W0260720

HANDBUCH DER INNEREN MEDIZIN

BEGRÜNDET VON

L. MOHR† UND R. STAEHELIN

DRITTE AUFLAGE

HERAUSGEGEBEN VON

G. v. BERGMANN UND R. STAEHELIN
BERLIN BASEL

UNTER MITWIRKUNG VON

V. SALLE
BERLIN

DRITTER BAND
KRANKHEITEN DER VERDAUUNGSORGANE

ZWEITER TEIL

DARM · BAUCHFELL · BAUCHSPEICHELDRÜSE
LEBER UND GALLENWEGE

SPRINGER-VERLAG BERLIN HEIDELBERG GMBH
1938

KRANKHEITEN DER VERDAUUNGSORGANE

BEARBEITET VON

W. BAUMANN · G. v. BERGMANN · J. BRINCK · A. GIGON
N. HENNING · H. KALK · G. KATSCH · M. LÜDIN
O. MERKELBACH · O. MÜLLER · H. SCHWIEGK
F. STROEBE

MIT 504 ZUM TEIL FARBIGEN ABBILDUNGEN

ZWEITER TEIL

DARM · BAUCHFELL · BAUCHSPEICHELDRÜSE
LEBER UND GALLENWEGE

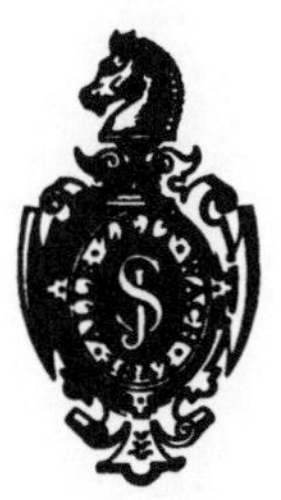

SPRINGER-VERLAG BERLIN HEIDELBERG GMBH
1938

ISBN 978-3-662-23550-8 ISBN 978-3-662-25627-5 (eBook)
DOI 10.1007/978-3-662-25627-5

URSPRUNGLICH ERSCHIENEN BEI JULIUS SPRINGER IN BERLIN 1938
SOFTCOVER REPRINT OF THE HARDCOVER 3RD EDITION 1938

Inhaltsverzeichnis.

Erster Teil (S. 1—789).

Zweiter Teil (S. 791—1514).

Die Krankheiten des Darmes.

Von

NORBERT HENNING-Fürth und WALTHER BAUMANN-Bonn.

Mit 116 Abbildungen.

I. Allgemeiner Teil.

A. Anatomische Vorbemerkungen.

Der Darmschlauch des Menschen besteht aus Dünn- und Dickdarm. Beide Teile lassen sich schon makroskopisch leicht voneinander unterscheiden. Nicht nur das größere Kaliber ist dem Dickdarm eigen, kennzeichnend sind für ihn vor allem die drei longitudinal verlaufenden bandförmigen Muskelstreifen, die Tänien, zwischen denen die in Haustren angeordnete Darmwand ausgespannt ist. Auch die Appendices epiploicae kommen dem Dickdarm zu.

Der Dünndarm teilt sich in Duodenum, Jejunum und Ileum. Er beginnt am Pylorus als Duodenum, das eine hufeisenförmige Schlinge bildet, teilweise retroperitoneal liegt und in der Flexura duodeno-jejunalis endigt. Das unmittelbar an den Pförtner angrenzende Stück wird von den Röntgenologen infolge seiner besonderen funktionellen Konfiguration als Bulbus duodeni bezeichnet. Man unterscheidet weiterhin die Pars horizontalis superior, die Pars descendens, die Pars horizontalis inferior und die Pars ascendens. Die Pars descendens enthält die VATERsche Papille mit den Mündungen des großen Gallengangs und der Pankreasgänge. Die Lage der VATERschen Papille schwankt nicht unerheblich. Mit Hilfe der modernen Röntgentechnik kann sie gelegentlich dicht hinter dem Bulbus duodeni nachgewiesen werden.

Jejunum und Ileum sind im Gegensatz zum Duodenum infolge eines gut ausgebildeten Gekröses beweglich und liegen in den mittleren und unteren Partien des Abdomens. Beide Teile gehen unmerklich ineinander über. Eine exakte Grenze läßt sich nicht festlegen. Als charakteristisch für das Ileum seien die PEYERschen Plaques erwähnt, makroskopisch sichtbare, ovale, längsgestellte Inseln von lymphatischem Gewebe, die immer dem Mesenterialansatz gegenüberliegen. Die KERCKRINGschen Falten, die im Duodenum am dichtesten stehen, nehmen analwärts an Zahl ab, bis sie im Ileum verschwinden. Die Schlingen des Jejunums liegen vorwiegend links, die des Ileums mehr rechts in der Bauchhöhle. Die Gesamtlänge des Jejuno-Ileums beträgt rund 6 m gegen etwa 30 cm Duodenumlänge.

Das Ileum mündet in der rechten Unterbauchgegend unter Vermittlung der Valvula BAUHINI in das Coecum (Typhlon). Die BAUHINsche Klappe liegt etwa 8 cm oberhalb des Cöcalgrundes. Zwischen Colon ascendens und Coecum findet sich eine tentoriumähnliche Scheidewand (BAUERMEISTER). Darunter wölbt sich in einem schwalbennestartigen Ausbau die Ileummündung vor. Die aus 2 Falten bestehende BAUHINsche Klappe verhindert bei normalem Kaliber den Rücktransport von Cöcalinhalt in das Ileum.

Der Dickdarm gliedert sich in Coecum mit Appendix, Colon ascendens, transversum, descendens, Sigma und Rectum. Zwischen den einzelnen Abschnitten liegen drei Krümmungen, die Flexura hepatica, lienalis und sigmoidea. Das Lumen des Dickdarms beträgt etwa 5—9 cm gegenüber dem Dünndarmlumen von 3—5 cm. Tänien und Haustren wurden bereits erwähnt.

Der erste Abschnitt, das Coecum, ist ein Blindsack, in den unterhalb der BAUHINschen Klappe ein zweiter, dünner Blindsack, die Appendix mündet. Letztere, ein 3—10 cm langes, knapp bleistiftdickes, wurmförmiges Gebilde, besitzt ein eigenes Mesenteriolum und ist daher gut beweglich. Das Coecum geht über in das Colon ascendens, das am rechten Rande der Bauchhöhle aufsteigt und an der Flexura hepatica dicht unterhalb der Leber in den horizontal verlaufenden Teil (Colon transversum) übergeht. Konfiguration und Verlauf des Transversums schwanken stark. Mit dem Magen besteht eine Verbindung durch das Ligamentum gastro-colicum. An der Flexura lienalis beginnt die Pars descendens, die

die Bauchhöhle nach links begrenzt. Sie endigt an der Flexura sigmoidea in Höhe der linken Darmbeinschaufel.

Das Sigma verläuft nach rechts unten. Es ist bei dem langen Mesosigma gut beweglich. Das Rectum verläuft im kleinen Becken nach rückwärts, abwärts und vorwärts. In seinem untersten Abschnitt, der Ampulle, verläßt es das Peritoneum. Nach der äußeren Haut hin wird die Ampulle verschlossen durch den Sphincter ani, der aus einem inneren glatten und einem äußeren quergestreiften Anteil besteht. Die Bedeutung der dachartig vorgewölbten Querfalten, die in der Ampulle angetroffen werden, ist noch nicht endgültig geklärt. Die Gesamtlänge des Dickdarms beträgt etwa $1^1/_2$—2 m.

Die ungleich kürzeren Entfernungen, die man in vivo mit Hilfe von Sonden ermittelt hat, geben kein Bild von der wahren Darmlänge. Die auf diese Weise festgestellten „Darmlängen" von 2,20—2,70 m (v. D. REIS und SCHEMBRA) sind offenbar durch abnorme Raffungen des Darmes, sowie dadurch zu erklären, daß die Sonde immer den kürzesten Weg nimmt (GANTER).

Die Darmwand setzt sich aus Mucosa, Muscularis und Serosa zusammen. Die Schleimhaut zeigt an verschiedenen Stellen einen verschiedenen Bau. Im Duodenum und Jejunum zeichnet sie sich durch die ringförmige Anordnung zu den KERCKRINGschen Falten aus. Die Oberfläche ist in fingerförmige Zotten aufgeteilt, die aktiver Kontraktion (Zottenpumpe) fähig sind. Zwischen den Zotten senken sich Drüsen ein, die LIEBERKÜHNschen Krypten. Über eine spezifische Drüsenart, die BRUNNERschen Drüsen, verfügt das Duodenum. In der Submucosa verteilen sich die Blutgefäße. Die Muscularis besteht aus einer inneren zirkulären und einer äußeren longitudinalen Schicht. Am Dickdarm ist die Längsmuskelschicht in drei schmale verdickte Bänder zusammengefaßt.

Das Duodenum erhält sein arterielles Blut aus der Arteria hepatica, der Arteria gastroduodenalis superior und inferior. Den Dünndarm bis einschließlich des Colon transversums versorgt die Arteria mesenterica superior, das Colon descendens, Sigmoid und obere Rectum die Arteria mesenterica inferior. Die mittleren und unteren Teile des Rectums werden von der Arteria haemorrhoidalis media und inferior durchblutet.

Das gesamte Venenblut des Darmes vereinigt sich zur Pfortader. Eine Ausnahme macht nur ein Teil des Blutes aus dem Plexus haemorrhoidalis, das in die Vena hypogastrica fließt. Die vom gleichen Plexus haemorrhoidalis ausgehenden Venae haemorrhoidales superiores gehören zum Quellgebiet der Pfortader.

Die Lymphbahnen des Darmes verlaufen zunächst im Mesenterium zu den mesenterialen Lymphdrüsen. Die Lymphgefäße vereinigen sich schließlich zum Ductus thoracicus.

Die Innervierung des Darmes beruht auf der Einlagerung von Nervengeflechten. Das MEISSNERsche Geflecht liegt in der Submucosa, das AUERBACHsche zwischen den Muskelschichten. Diese Plexus stehen mit dem Zentrum durch Vagus und Splanchnicus in Verbindung. Die tiefsten Darmabschnitte werden vom Plexus lumbalis und von Sacralwurzeln (Nn. erigentes und hypogastrici) versorgt.

B. Physiologische Vorbemerkungen.

Der Darm dient beim Ernährungsvorgang als Transport-, Sekretions-, Verdauungs- und Resorptionsorgan. Der ihm vom Magen zugeführte Chymus wird nach Mischung mit den Sekreten der großen Verdauungsdrüsen und denen des Darmes bis zu resorptionsfähigen Körpern gespalten, die in den Blut- bzw. Lymphstrom abwandern. Die unverdaulichen Reste werden im Colon eingedickt und verlassen nach Einwirkung durch Mikroorganismen als Faeces den Körper.

Der Darm vollführt verschiedenartige Bewegungen. Unregelmäßige Kontraktionen und Tonusschwankungen finden unabhängig von der Transporttätigkeit statt. Am gefüllten Dünndarm entstehen die sog. Pendelbewegungen durch Ineinandergreifen von Kontraktionen der Ring- und Längsmuskelschicht, wodurch eine intensive Mischung des Inhalts erzielt wird. Die daneben einsetzende *Peristaltik* befördert den Chymus schubweise der BAUHINschen Klappe entgegen. Eine eigenartige Funktion der Muscularis mucosae verhindert Darmverletzungen durch spitze Gegenstände. Bei Berührung der Spitze weicht die Schleimhaut durch eine beutelförmige Einziehung der Muscularis mucosae aus, so daß ein anderes stumpfes Ende des Gegenstandes herumgehebelt wird und die Führung übernimmt. Bei starker Dickdarmfüllung kann der Dünndarmtransport durch die Valvula BAUHINI reflektorisch gehemmt werden. Der Dickdarm zeigt träge Pendelbewegungen. Infolge der Ringmuskelkontraktionen bilden sich zwischen den Tänien funktionelle Ausstülpungen, die sich vorwärts bewegen („Haustrenfließen"). Die peristaltikischen Bewegungen entstehen am Dickdarm selten, sind aber außerordentlich wirkungsvoll, da sie den Inhalt schnell weiterbefördern (große Colonbewegungen, HOLZKNECHT). Bedeutungsvoll für die Mischung des Chymus und die Resorption ist die Tätigkeit der Muscularis mucosae.

Der Defäkationsakt erfolgt unter Mitwirkung der Bauchpresse durch Mastdarmperistaltik, während die Sphincteren erschlaffen. Stuhldrang wird normalerweise erst empfunden, wenn die Inhaltsmassen in die Ampulle eintreten, die in der Zwischenzeit leer gefunden wird.

Über die *Darmsekretion* des Menschen wissen wir wenig. An Untersuchungsmaterial steht gewöhnlich nur Darminhalt, der sich aus verschiedenen Drüsensekreten zusammensetzt, zur Verfügung. Man kann Darminhalt mit langen Sonden (GANTER, VAN DER REIS) aus beliebigen Darmabschnitten gewinnen. Als Produktionsquelle des eigentlichen Darmsaftes müssen die BRUNNERschen Drüsen im Duodenum, die LIEBERKÜHNschen Drüsen und die *Becherzellen* angesehen werden. Für die Verdauung sind verschiedene Darmfermente vorhanden. Die Enterokinase dient als Aktivator des tryptischen Pankreasfermentes. Arginase (Darmlipase) spaltet emulgiertes Fett, Diastase Stärke, Erepsin die höheren Produkte der Eiweißverdauung bis zu den Aminosäuren. Eine Nuklease spaltet aus Nucleinsäure Purinbasen ab. An dem Abbau der Nahrung nehmen auch die Darmbakterien teil, die im unteren Dünndarm und im Dickdarm in großen Massen auftreten.

Die Darmsekretion erfolgt auf nervöse und humorale Reize, wozu sich noch lokale mechanische und chemische Reize gesellen, die vom Darminhalt ausgehen. Die Sekretionserregung geht aus von den Geflechten der Darmwand. Die Saftabsonderung sistiert nicht auf Vagusdurchtrennung.

Der Hauptort für die *Nahrungsresorption* ist der Dünndarm, der anatomisch faßbare Resorptionsorgane besitzt, die Zotten. Letztere bewältigen ihre Aufgabe zum Teil mechanisch. Auf ihrer Kontraktilität beruht die sog. Zottenpumpe. Im Hungerzustand zeigt die ruhende Zotte einen elliptischen Querschnitt. Bei Auftropfen von Flüssigkeit stellt sich im Tierversuch sehr schnell ein kreisrunder Querschnitt ein. Das Wasser tritt geradezu momentan in den zentralen Lymphraum und wird durch die einsetzenden Pumpbewegungen weiter befördert (VERZÁR). Der eigentliche Ort der Resorption liegt in den Deckepithelzellen. Durch die Pumpbewegungen wird die Resorption beschleunigt. Die wesentlichen Kräfte der Resorption stellen Filtration, Osmose sowie der Vorgang der Hydrotropie dar.

Bei der Resorption der Kohlenhydrate überwiegen die Kräfte der Diffusion. Zur Resorption gelangen die diffusiblen Monosaccharide. Nach der Ansicht v. MERINGS wird der Zucker auf dem Blutwege in die Leber transportiert, wo er als Glykogen in den Leberzellen gespeichert wird. Neuerdings wird auch die Meinung wieder vertreten, daß der Zucker in physiologischen Konzentrationen primär in die Lymphe gelangt (R. KELLER). Im Dickdarm werden die Kohlenhydrate ebenfalls resorbiert oder vergoren.

Die Fette werden nach neueren Untersuchungen (VERZÁR) nicht als Alkaliseifen resorbiert, da diese bei der leicht sauren bis neutralen Reaktion im Dünndarm nicht stabil sind. Die bei der fermentativen Spaltung durch die Pankreaslipase entstehenden Fettsäuren gehen mit den gepaarten Gallensäuren wasserlösliche Verbindungen ein. Die an die Darmepithelien adsorbierten Gallensäuren leiten nach dieser Auffassung immer wieder neue Fettsäuremengen in wasserlösliche Form in die Zellen. Von hier gelangt es in den zentralen

Lymphraum. Da das Chylusfett Neutralfett ist, muß das Darmepithel die Fähigkeit besitzen, Neutralfett aus den Fettsäuren und dem gleichfalls resorbierten Glycerin zu resynthetisieren. Die Fettresorption kommt anscheinend nur dem Dünndarm zu.

Eiweiß wird nach Spaltung in die Aminosäuren resorbiert. Die Aminosäuren gelangen in die Blutbahn. Der Resorptionsort liegt fast ausschließlich im Bereich des Dünndarms. Daneben wird allerdings auch natives heterologes Eiweiß resorbiert, was zum mindesten für den Säugling nachgewiesen ist (Moro).

Wasser wird schon im Dünndarm resorbiert, wo es über den zentralen Lymphraum in die Blutbahn gelangt (Verzár). Der Anfangsteil des Dickdarms wird als Hauptort für die Wasserresorption angesehen.

Auf dem Blutwege erfolgt auch die Resorption der Alkalisalze. Die Resorptionsgeschwindigkeit entspricht der Diffusionsgeschwindigkeit (Höber), die in der Anionenreihe von PO_4 nach SO_4, NO_3, Br, Cl, in der Kationenreihe von Mg nach Ca, Na, K ansteigt. Auf der schlechten Resorption von $MgSO_4$ und Na_2SO_4 beruht nach diesem Gesetz vorwiegend ihre Abführwirkung.

Gärungs- und Fäulnisprodukte (organische Säuren, Indol, Skatol, Phenol, Kresol, Histamin u. a.) werden teilweise bereits im untersten Dünndarm resorbiert. Die Unschädlichmachung der enterogenen Gifte einschließlich der Stoffwechselprodukte der Bakterien erfolgt in der Darmwand, im Blut, in der Leber oder in den Nieren. Klinisch wertvoll ist der Nachweis des in der Leber am Indol durch Anlagerung an Schwefelsäure entstehenden Indols im Harn bei vermehrter Darmfäulnis.

Alkohol wird von allen Teilen des Darmes resorbiert, ebenso Gase. Von letzteren verschwinden eingeführte CO_2 und C_2H_2 am schnellsten, langsamer O_2, am langsamsten Stickstoff und Wasserstoff aus dem Darm.

Auch Bakterien durchwandern unter bisher nicht geklärten Bedingungen das Deckepithel; sie gelangen in die Lymphfollikel der Schleimhaut und von da aus in die mesenterialen Lymphdrüsen.

Die Bedeutung der Darmbakterien für den Wirtsorganismus ist noch wenig geklärt. Bekanntlich sind Magen und oberster Dünndarm praktisch keimfrei. Die spärlichen hier anzutreffenden Bakterien sind Vertreter einer grampositiven Flora (Milchsäurestäbchen, anhämolytische Streptokokken, weiße Staphylokokken u. a.). Im unteren Dünndarm nehmen gramnegative Elemente (Coli lact. aerogenes) zu, die schließlich im Dickdarm neben Enterokokken und Anaerobiern das Bild beherrschen. Die Zusammensetzung der Darmflora ist abhängig von ihrem Nährboden, der Nahrung des Wirtsorganismus. Am sichtbarsten lassen sich auf die Bakterientätigkeit Darmgärung und Fäulnis zurückführen. Daß den Darmbakterien des Menschen eine wesentliche Bedeutung bei der Verdauung im Sinne einer fermentativen Spaltung der Nahrungsmittel zukommt, ist bisher nicht angenommen worden.

C. Allgemeine Diagnostik der Darmkrankheiten.

1. Die unmittelbare Untersuchung des Darmes.

Für die Untersuchung Darmkranker gilt der ärztliche Grundsatz, vor der lokalen Organexploration stets eine genaue Gesamtuntersuchung vorzunehmen. Ein wesentlicher Teil der Untersuchung bleibt auch nach der Verfeinerung unserer modernen diagnostischen Methode die *Anamnese.*

Die wichtigsten aus der Befragung des Kranken zu erfahrenden Symptome sind Appetitlosigkeit, Obstipation, Diarrhöe, Flatulenz, Schmerzen und Gewichtsverlust.

Eine mangelhafte *Appetenz* findet sich meist nur bei schwereren Krankheitszuständen, insbesondere bei solchen, die mit einer stärkeren Giftüberschwemmung des Organismus einhergehen, wie z. B. bei akuter fieberhafter Enteritis, bei der akuten Appendicitis und beim akuten Ileus. Für die allgemeine Praxis gilt die Regel, daß der Appetitverlust um so deutlicher wird, je näher der erkrankte Darmteil dem Magen liegt.

Unter *Obstipation* versteht man eine verlängerte Passagezeit im Dickdarm. Aus der Definition folgt, daß man eine Obstipation nicht ausschließen kann, wenn täglich Stuhl abgesetzt wird. Manche Kranke, die in Wirklichkeit an einer hochgradigen Stagnation im Enddarm leiden, kommen sogar mit der Klage der Diarrhöe (Pseudodiarrhöe der Enddarmstenosen). Am sichersten läßt sich eine Obstipation nach Eingabe eines Farbstoffes (Kohle, Carmin) oder durch das Röntgenverfahren nachweisen. Kennzeichnend ist für viele Fälle auch die harte, trockene und bröcklige Beschaffenheit des Stuhles, der infolge der langen Dickdarmverweildauer übermäßig eingedickt wurde.

Eine Obstipation entsteht entweder auf funktioneller Basis ohne greifbare anatomische Ursache (habituelle Obstipation) oder infolge einer Wegstörung im Verlauf des Dickdarmes oder auch infolge einer Darmlähmung bzw. eines Funktionsausfalles des Defäkationsapparates.

Die *Diarrhöe* ist der häufige Stuhl mit verminderter Konsistenz, der durch beschleunigten Dickdarmtransport der Ingesta entsteht. Sie kann ebenfalls auf rein funktioneller Basis zustande kommen (psychische Diarrhöe). Häufiger bedeutet die Diarrhöe eine Erkrankung des Dickdarms oder eine Dünndarmerkrankung, die auf den Dickdarm übergegriffen hat. Dabei ist zu bemerken, daß Dünndarmkatarrhe mit beschleunigter Dünndarmpassage sogar mit Obstipation einhergehen können. Maßgebend für die Feststellung einer Diarrhöe ist ausschließlich die verminderte Konsistenz, nicht die Zahl der abgesetzten Stühle. Die sog. Pseudodiarrhöen bei Enddarmstenosen, denen in Wirklichkeit eine hochgradige Obstipation zugrunde liegt, kommen durch Reizung des oberhalb der Stenose gelegenen Darmabschnittes durch die harten Ingesta zustande. Es bildet sich hier eine lokale Entzündung mit gesteigerter Sekretion aus, die die Verflüssigung der gestauten und eingedickten Massen bewirkt. Bei hochgradiger Mastdarmstenose sieht man auch ruhrähnliche Stühle, die nur aus Schleim, Eiter und Blut bestehen und in gehäufter Zahl unter Tenesmen abgesetzt werden.

Die häufigsten Ursachen für das Symptom Diarrhöe sind die akute Enteritis, die infektiösen Darmkrankheiten der Typhus- und Ruhrgruppe, die Cholera, die Amöbendysenterie, eine seltene die Infektion mit Balantidium coli. Auch spezifische Infektionen (Gonorrhöe, Lues, Tuberkulose) gehen oft mit Diarrhöe einher. Ob den Diarrhöen des Morbus BASEDOW und des Morbus ADDISON nur eine gesteigerte Erregung des vegetativen Nervensystems zugrunde liegt, steht dahin. Auch die anaphylaktischen Diarrhöen harren noch ihrer Deutung. Von den Dickdarmerkrankungen, die mit Diarrhöe einhergehen, sind außer den oben erwähnten die urämische Colitis und die Colitis infolge Hg-Vergiftung bedeutungsvoll. Sie gehören zum Typus der Ausscheidungsentzündung. Seltenere Formen sind die septischen Diarrhöen und das Darmamyloid.

Als *Flatulenz* bezeichnet man den vermehrten Abgang von Winden. Die Flatulenz kann isoliert auftreten, oder sie ist vergesellschaftet mit Blähungsgefühl. Beide Symptome beruhen auf einer Anhäufung von Gasen im Darm (Meteorismus). Flatulenz tritt schon beim Gesunden nach dem Genuß blähender Speisen auf. Der Meteorismus vieler Kreislaufkranker beruht auf mangelhafter Gasresorption. Hat sich ein beträchtlicher Meteorismus ausgebildet, so tritt ein Circulus vitiosus dadurch ein, daß die Dehnung der Wand die

Blutzirkulation verschlechtert und dadurch die Gasresorption wiederum herabsetzt. Die höchsten Grade des Meteorismus trifft man bei der Darmlähmung des akuten Ileus und der Peritonitis.

Die normale Tätigkeit des Darmes bleibt für das Individuum unbemerkt. Bei gesteigerter Motorik wird ein Ziehen empfunden, das von knurrenden und glucksenden Geräuschen begleitet sein kann. Bei weiterer Steigerung der Darmbewegungen — ob sie von Spasmen begleitet sein müssen, ist nicht bekannt — verspürt der Betroffene *Leibschmerzen*, die einen kolikartigen Charakter haben. Derartige Schmerzen treten gewöhnlich bei der akuten Gastroenteritis auf. Bekannt ist ihre Linderung durch Erhöhen des intraabdominellen Druckes. Der Kranke kann die Schmerzen nicht genau lokalisieren. Sie kommen in kurzdauernden und wiederkehrenden Attacken. Ihre Intensität ist gewöhnlich nicht sehr erheblich. Sichere schwere Darmspasmen, wie sie z. B. bei der Colica mucosa, bei der Porphyrinurie und bei der Bleivergiftung beobachtet werden, können enorme Schmerzen verursachen. Starke Schmerzen werden auch beim Strangulationsileus und bei der akuten lokalen und diffusen Peritonitis empfunden. Der nicht selten mit Kollaps einhergehende Peritonealschmerz läßt sich meist lokalisieren. Der Kundige unterscheidet ihn leicht von einer Darmkolik daran, daß der Peritonitiskranke mit allen Mitteln Bewegungslosigkeit anstrebt (oberflächliche Atmung), während der von einer Kolik Befallene die Bauchmuskeln ständig bewegt.

Ein *Gewichtsverlust* wird nur von einem Teil der Darmkranken angegeben. Er fehlt häufig bei leichteren Affektionen des Dickdarms, da die wichtigsten Nahrungsstoffe im Dünndarm resorbiert werden. Auch nach jahrelangen Diarrhöen, wie sie z. B. bei den Dyspepsien vorkommen, kann ein deutlicher Gewichtssturz fehlen, weil die Kranken gelernt haben, die mangelhafte Resorption eines Nahrungsstoffes durch reichlicheren Genuß eines resorbierbaren Stoffes (z. B. von Fett) zu kompensieren. Am deutlichsten tritt die Abmagerung in Erscheinung bei schwerer Enterocolitis und bei Ausfall der äußeren Pankreassekretion. Hierher gehört auch die manchmal enorme Abmagerung bei der Magencolonfistel. Der Gewichtsverlust wird erheblicher, wenn er zum Teil auf Wasserverlust beruht, der bei allen schwereren Diarrhöen anzunehmen ist.

Das Symptom des *Fiebers* läßt bei Erkrankungen des Darmes im allgemeinen keine eindeutigen diagnostischen Schlüsse zu, da erhöhte Körpertemperaturen bei vielen Krankheitsbildern beobachtet werden. Hierher gehört vor allem die Appendicitis, sowie die Perisigmoiditis und Periproktitis. Auch bei der Colitis gravis ulcerosa gehören Fiebertemperaturen zur Regel. Demgegenüber verlaufen andere chronische Darmkrankheiten (z. B. die sog. Dyspepsia) fieberlos.

Am besten vom Kranken zu lokalisieren sind Beschwerden, die ihre Ursache in Erkrankungen des Rectums und des Afters finden. Diese Beschwerden stehen in Beziehung zur Defäkation.

Den Abschluß der Anamnese bildet die Frage nach der Beschaffenheit des Stuhles, nach der jeweiligen Menge und nach der Häufigkeit der Defäkationen. Beimengungen von unverändertem Blut, Schleim, Membranen, Helminthen fallen dem Laien auf. Konsistenz, Farbe und abnorme Geruchsentwicklung sind ebenfalls leicht anamnestisch zu ermitteln.

Die Feststellung der objektiven Symptome beginnt mit der Prüfung des Allgemeinzustandes, der bei schwerem Darmkrankheitszustand stets beeinträchtigt ist. Da der Darm den Sitz der Resorption darstellt, sind Intoxikationserscheinungen durch resorbierte Bakterien oder durch Toxine schon a priori leicht zu erwarten.

Das Gesicht wird bei Wasserverarmung infolge Diarrhöe faltig, die Augen sind haloniert und sinken zurück. Das Individuum macht einen vorzeitig gealterten Eindruck, der noch verstärkt wird, wenn gleichzeitig das körpereigene Fett eingeschmolzen wird. Pigmentationen bilden sich auf der Haut an Druckstellen bei manchen Fällen von Enterocolitis.

Die Ausatmungsluft kann bei starker Unterernährung Acetongeruch annehmen. Das Verhalten der Zunge ist nicht einheitlich. Eine hochrote Zunge mit abgeflachten Papillen wird bei chronischer Enterocolitis nicht selten beobachtet.

Die Prüfung der Schleimhautfarbe läßt schwerere Grade von *Anämie* stets erkennen. Hypochrome Anämien sind bei chronischen Darmkrankheiten häufig, hyperchrome Anämien vom Typ der Perniciosa findet man hauptsächlich bei der Sprue, bei chronischen Dünndarmstenosen und bei einem geringen Teil der Bothriocephalusträger.

Eine eingehende, möglichst auch röntgenologische Untersuchung der Lungen kann bei unklaren Diarrhöen die Diagnose einer Darmtuberkulose erleichtern.

Die speziellere Diagnostik eines Darmleidens beginnt mit der *Inspektion des Abdomens*. Schon die Form des Bauches kann einen Meteorismus, Ascites, lokale, durch Tumoren bedingte Vorwölbungen erkennen lassen. Das wichtigste, durch die Inspektion zu erhebende Zeichen ist die Feststellung peristaltischer Bewegungen. Letztere sind ausnahmsweise bei sehr schlaffen und dünnen Bauchdecken unter physiologischen Bedingungen sichtbar. Gewöhnlich stellen sie ein diagnostisch bedeutungsvolles pathologisches Symptom dar.

Bei der Suche nach peristaltischen Bewegungen soll der Kranke den Atem anhalten. In vielen Fällen kann man das Symptom durch leichte mechanische Reize der Bauchhaut auslösen.

Die pathologische Stenosenperistaltik entsteht bei Wegstörungen des Dünndarms meistens in der linken Bauchseite. Die Bauchwand bewegt sich, „als ob ein Knäuel von Schlangen sich darunter winde“ (Carnot). Gurrende und quietschende Geräusche sind dabei oft auf Distanz hörbar. Bei Dickdarmstenosen läuft die sichtbare Peristaltik von rechts nach links. Der gleichzeitige Kolikschmerz kann fehlen, besonders wenn es sich um eine subchronische inkomplette Darmstenose handelt.

Bei der Palpation des Leibes achte man auf Hernien (Hernia lineae albae, umbilicalis, inguinalis, cruralis). Wichtig ist der Tonus der Bauchdecken. Auffällig schlaffe Bauchdecken, durch die man leicht die ganze Bauchhöhle abtasten kann, findet man nach Ascitespunktionen, bei Wöchnerinnen und bei vielen Multipara. Eine Steigerung des intraabdominellen Druckes wird hervorgerufen durch Meteorismus. Lokale und diffuse Entzündungen des Peritoneums (Cholecystitis, Appendicitis, Peritonitis) rufen örtliche oder allgemeine Spannung der Bauchdecken hervor. Auf einer lokalen Reizung des Peritonealüberzuges beruht es auch, wenn z. B. bei einer Colitis ulcerosa der Verlauf des Colons druckempfindlich gefunden wird.

Von den einzelnen Darmabschnitten läßt sich beim Gesunden nur das Colon palpatorisch erfassen. Der Dünndarm wird bei der Dünndarmstenose während der Stenosenperistaltik fühlbar. Derartige Steifungen lassen sich auch palpieren, wenn sie sich an der Oberfläche des Bauches nicht sichtbar widerspiegeln. Tumoren des Dünndarms werden als solche durch die Palpation im allgemeinen nicht erkannt. Am ehesten kann man palpatorisch noch die Ileocöcaltumoren und die Sigmatumoren wegen ihrer charakteristischen Lokalisation deuten. Die Entscheidung, ob ein im Bauch fühlbarer Tumor dem Darm angehört oder nicht, fällt heute im allgemeinen dem Röntgenologen zu, wenn andere klinische Merkmale im Stich lassen. Für einen Darmtumor sprechen im

Zweifelsfalle tympanitischer Klopfschall, Plätschern und Durchspritzgeräusche. Die früher viel geübte Aufblähung des Dickdarms mit Luft ist längst durch das ergiebigere Röntgenverfahren (Kontrasteinlauf) verdrängt worden.

Die Untersuchung auf hyperästhetische Zonen (HEAD, MACKENZIE) erfolgt durch Bestreichen, Stechen, Kneifen usw. der Bauchdecken und des Rückens. Sie beruht darauf, daß Gewebe, die mit taktiler Sensibilität ausgestattet sind, mit Hyperästhesie antworten, wenn sie vom selben Segment innerviert werden wie das erkrankte Organ. So lassen sich z. B. bei Jejunalerkrankungen Druckpunkte auf der linken Bauchseite in Höhe des Nabels sowie links neben dem ersten Lendenwirbel feststellen. Bei Affektionen des Coecums und Colon ascendens lassen sich Druckpunkte rechts von der Medianlinie zwischen Nabel und Symphyse und rechts neben dem zweiten Lendenwirbel ermitteln. Die Feststellung hyperästhetischer Zonen ist in starkem Maße von der individuellen Empfindlichkeit des Kranken abhängig. Bei indolenten Personen läßt die Methode meist im Stich.

Der einzige Darmteil, der dem Untersucher in ausreichender Weise zugängig ist, ist der *Mastdarm*. Die Mastdarmdiagnostik beginnt mit der Inspektion des Afters. Hypertrophische Hautläppchen deuten auf Varicen hin. Bei der Fissura ani findet man den After infolge des Sphincterkrampfes mit Beteiligung des Levator ani häufig trichterförmig eingezogen. Die „Vorpostenfalten“ verraten dem Kundigen nicht selten schon von außen den Sitz der Fissur. Analprolapse sind an der roten Farbe und glänzenden Oberfläche der Rectalschleimhaut zu erkennen. Die sehr schmerzhaften Spontanthrombosen (fälschlicherweise auch „eingeklemmte Hämorrhoidalknoten“ genannt) erscheinen als bläulichschwärzliche Knoten.

An die Inspektion des Afters schließt sich die digitale Untersuchung des Rectums. Bei Einführung des Fingers ist auf den Tonus des Sphincters zu achten. Er ist vermindert bei Tumoren und anderen Lokalerkrankungen des Rectums, sowie bei altem Hämorrhoidalleiden, vermehrt bei der Analfissur. Bei Fissurkranken läßt sich die Rectaluntersuchung im allgemeinen erst nach Anästhesierung der Fissur durchführen. Innerhalb des Sphincters können Fissuren, Thromben und Polypen getastet werden. Die erweiterten Hämorrhoidalvenen entziehen sich oft dem tastenden Finger, da sie komprimiert werden. Man untersucht gewöhnlich in Knieellenbogenlage. Etwas höher gelangt man mit dem Finger, wenn man Patienten knieend untersucht und sie gleichzeitig auffordert, zu pressen.

Vervollständigt wird die Untersuchung des Mastdarms durch die Rektoskopie, eine ungefährliche und wenig eingreifende Methode, die bei entsprechender Vorbereitung (Säuberung) des Darmes ohne weiteres auch ambulant ausgeführt werden kann. Mit dem auf dem Prinzip des Röhrensuchers konstruierten Rektoskop kann man das Lumen in geeigneten Fällen bis in etwa 30 cm Tiefe übersehen. Man führt das Instrument in Knieellenbogenlage, bei dekrepiden Kranken in Seitenlage ein (Technik siehe spezieller Teil). Die Hauptdomäne der rektoskopischen Untersuchung bilden Entzündungen und Tumoren. Von letzteren lassen sich unter Sicht des Auges leicht Stückchen zur mikroskopischen Prüfung mit einer Probeexcisionszange, die durch den Tubus eingeführt wird, entnehmen.

2. Die Untersuchung der Darmfunktion.

a) Prüfung der Sekretion und Resorption.

Unsere Kenntnisse über die Darmsekretion des Menschen sind außerordentlich gering. Normales menschliches Darmsekret ist kaum bekannt. An Untersuchungsmaterial steht gewöhnlich nur Darm*inhalt*, d. h. eine Mischung von

Mund-, Magen-, Pankreas-, Gallen- und Darmsekret zur Verfügung. Die Gewinnung des Darminhaltes ist seit den Untersuchungen von SCHELTEMA, EINHORN und GROSS mit Hilfe der Duodenalsonden, die nach dem Vorgehen von GANTER und VAN DER REIS auch in tiefe Darmabschnitte gebracht werden können, möglich.

Die Einführung des Duodenalschlauches erfolgt zunächst dadurch, daß man die weiche und dünne Sonde bis etwa 45 cm schlucken läßt. Die Olive liegt jetzt im Magen. Darauf bringt man den Kranken in rechte Seitenlage und läßt langsam weiter schlucken. Die Antrumperistaltik erfaßt die Olive und transportiert den Schlauch durch den Pylorus. Die Lage der Olive im Duodenum (70—80 cm Tiefe) verrät sich durch das Abtropfen von fadenziehender, goldgelber, klarer, alkalischer Flüssigkeit. Die Bedeutung der Duodenalsondierung beruht im wesentlichen auf dem Nachweis einer abnormen Bakterienflora. Demgegenüber treten Fermentuntersuchungen infolge der stark wechselnden Zusammensetzung des Duodenalinhalts stark zurück.

Eine Vermehrung oder Verminderung der Darmsekretion läßt sich beim Menschen nicht sicher feststellen. Immerhin darf man annehmen, daß bei schweren atrophischen Veränderungen des Darmes das Sekret, wenigstens was seinen Fermentgehalt anlangt, vermindert sein muß. Für die akuten Entzündungen des Darmes ist mit einer Sekretsteigerung zu rechnen. Ist die Sekretion übermäßig stark, so reicht die Eindickung im Colon nicht aus, der Stuhl wird diarrhöisch.

Für die Untersuchung der Darmresorption steht fast ausschließlich die Stuhluntersuchung zur Verfügung. Sie ermöglicht die Feststellung einer mangelhaften Ausnutzung der Nahrung. Letztere ist eine Funktion der Fermente, der Darmwand und der Schnelligkeit des Transportes. Störungen der Vitaminresorption, die bei schwerer Enteritis entstehen können, manifestieren sich am Auftreten der entsprechenden Mangelkrankheiten (z. B. „sekundärer" Skorbut bzw. sekundäre Pellagra).

b) Prüfung der Motilität.

Als klinische Zeichen gesteigerter Motilität gelten vermehrte Darmgeräusche und häufiger Abgang von Stuhl und Flatus. Verlangsamte Motilität bzw. Darmlähmung gibt sich durch Fehlen der Darmgeräusche, durch Meteorismus und Seltenerwerden bzw. Aufhören der Stuhlentleerung zu erkennen. Ein besseres Urteil über die Darmmotilität kann man durch Ermittlung der Passagezeit gewinnen. Man fügt einer Mahlzeit einen leicht wieder zu erkennenden Stoff zu, wie Carminpulver, Tierkohle oder Lykopodiumsamen und fahndet im Stuhl nach dem Teststoff. Eine gewisse Bedeutung kommt dieser Methode in der klinischen Diagnostik der Magencolonfistel zu, die mit einer starken Verkürzung der Passagezeit einhergeht. Übertroffen werden die klinischen Kennzeichen durch die Röntgenmethode, die neben der reinen Passagezeit auch die Anteile der einzelnen Abschnitte des Verdauungsschlauches an der gesamten Passagezeit aufdeckt.

3. Die Untersuchung des Stuhles.

a) Die Beschaffenheit des Stuhles bei frei gewählter Nahrung.

Die Beschaffenheit des Stuhles hängt beim gesunden Individuum von der Zusammensetzung der Nahrung ab. Die Konsistenz steht in enger Beziehung zum Wassergehalt. Durch verminderte Wasserresorption (beschleunigte Passage) oder durch vermehrte Sekretion wird der Wassergehalt des Stuhles gesteigert, so daß er breiig und schließlich flüssig abgesetzt wird. Mit der verminderten

Konsistenz geht auch die Formung des Stuhles verloren. Die Konsistenz bzw. der Wassergehalt hängt daneben auch ab von der Art der Ernährung. Vegetabilienreiche Kost liefert einen wasserreichen, Fleischkost einen wasserarmen Stuhl. Bei vermehrter Wasserresorption (z. B. bei habitueller Obstipation) ist der Stuhl dunkel, trocken und bröcklig. „Schafkot"-form wird bei der spastischen Obstipation beobachtet.

Die Farbe des normalen Stuhles bei gemischter Ernährung ist dunkelbraun. Heller wird der Stuhl bei lacto-vegetabilischer Ernährung. Der hellgelbe Säuglingsstuhl enthält unverändertes Bilirubin. Eine Schwarzfärbung des Stuhles beruht auf Eisenmedikation (grünstichig), auf dem Genuß von Heidelbeeren oder Brombeeren, auf kleinen Wismut- (grünstichig) oder Kohlegaben. Nach Kalomelverabreichung werden grüngefärbte Stühle beobachtet. Eine dunklere Färbung des Stuhles wird auch durch Rotwein, schwarzen Kaffee, Schokolade und dunkle Kirschen hervorgerufen. Grüne Gemüse bedingen eine Grünfärbung des Stuhles. Rötlich gefärbte Stühle werden nach Genuß von Senna, Faulbaum, Santonin oder Phenolphthalein beobachtet. Weißliche (tonfarbige) Stühle erscheinen beim Gallenabschluß vom Darm oder nach großen Gaben von Wismut- oder Bariumsalzen. Große Blutungen aus den oberen Verdauungswegen bedingen einen schwarzroten („Pech"-) Stuhl. Blut aus dem Dickdarm wird unverändert ausgeschieden.

Der *Geruch* des normalen Stuhles wird als fäkulent bezeichnet. Bei vermehrter Eiweißfäulnis, wie z. B. bei der Fäulnisdyspepsie oder bei „Teerstühlen" (faulendes Blut) überwiegt der faulige Gestank. Demgegenüber tritt ein mehr scharfer beißender Geruch nach niederen Fettsäuren auf, wenn die Kohlenhydrate der Gärung anheimfallen („Gärungsstuhl").

Schleim findet sich in inniger Vermischung mit diarrhoischem Stuhl bei Dünndarmkatarrhen. Er ist dabei gallig verfärbt. Bei Dickdarmentzündungen werden größere Mengen von Schleim abgesondert, die makroskopisch von den Faeces getrennt erscheinen. Weißliche röhrenförmige oder bandförmige Membranen erscheinen im Stuhl bei der Colica mucosa.

Eiter im Stuhl findet man bei geschwürigen Entzündungen des Dickdarms. In größeren Mengen deutet er auf einen durchgebrochenen periproktitischen, perisigmoiditischen oder perityphlitischen Absceß hin.

Kleinere Eiterbeimengungen werden am besten mikroskopisch mit Hilfe der Peroxydasereaktion erkannt.

Tumorfetzen im Stuhl stammen gewöhnlich von zerfallendem Darmcarcinom. Ihr Nachweis gelingt am sichersten nach Gefrierschnitt bzw. nach Einbettung mikroskopisch.

Konkremente (hauptsächlich Gallensteine) werden, sofern sie nicht zu klein sind, mittels des Stuhlsiebes aufgefunden. „Pseudogallensteine", die nach Ölkuren im Stuhl auftreten, verraten sich durch ihre weichere und fettige Beschaffenheit.

Große Bedeutung hat der Nachweis okkulter Blutbeimengungen im Stuhle erlangt. Unter exakten Kautelen ausgeführt (hämoglobinfreie Ernährung), liefert die positive Probe im Stuhl den Nachweis einer Blutung im Verlauf des Verdauungstraktes. Zum Nachweis dienen hauptsächlich die Guajac- und Benzidinproben. Bei negativem Ausfall dieser gebräuchlichen Blutproben ist darauf hingewiesen worden (SNAPPER), daß ein Teil des Blutfarbstoffes unter Eisenabspaltung im Darm zu Porphyrin umgewandelt wird. Allgemeine Gültigkeit hat jedoch der Porphyrinnachweis im Stuhl noch nicht erlangt. Dem Kopratoporphyrin (Deuteroporphyrin) wird allein eine hämatogene Herkunft eingeräumt (SCHUMM, BOAS).

b) Die Untersuchung des Probestuhles.

ADOLF SCHMIDT verdanken wir den Gedanken, daß man die Ausnützung eines Stuhles nur beurteilen könne, wenn man vorher eine bekannte Kost von einfachem Aufbau verabreicht. So entstand die SCHMIDTsche Probekost, die sich mit gewissen Modifikationen für speziellere Zwecke allgemein in die klinische Diagnostik der Verdauungskrankheiten eingeführt hat.

Die Probediät wird wenigstens drei Tage lang gegeben. Begonnen und beendigt wird die Kost mit der Einnahme von 0,3 g Carminpulver in Oblate, um den Probestuhl sicher abzugrenzen. Der Kranke erhält als

1. Frühstück: $^1/_2$ l Milch, Tee mit Milch oder Milchkakao, ein Brötchen mit Butter und ein weiches Ei.

2. Frühstück: Einen Teller Haferschleimsuppe, Haferbrei (mit Milch) oder Mehlsuppe.

Mittagesssen: 125 g gehacktes Rindfleisch mit Butter gebraten, so daß es innen roh bleibt, dazu 125 g fein zerriebenen Kartoffelbrei mit Milch.

Nachmittagsmahlzeit wie zum 1. Frühstück, jedoch ohne Ei.

Abendessen: $^1/_2$ l Milch oder Tee mit Milch oder Milchkakao, ein Brötchen mit Butter und 1—2 weiche Eier oder Rühreier.

Als Getränk kann außerdem Fleischbrühe, dünner Kaffee oder etwas Wein erlaubt werden. Zulagen von Gemüsen oder Früchten sind zu vermeiden.

Der normale Probestuhl ist hellbraun, wenn ausschließlich Milch getrunken wurde, rotbraun bei Kakaogenuß. Bei Verreiben mit Wasser in der Reibschale zeigt er sich fast völlig homogen. An korpuskulären Elementen sind lediglich einige Haferspelzen und Kakaoschalenreste erkennbar. Bei pathologischen Probestühlen (s. spezieller Teil bei den einzelnen Krankheitsbildern) können Bindegewebsreste, Kartoffelklümpchen, Fett und Fleischreste schon makroskopisch festgestellt werden.

Die weitere Untersuchung des Probestuhles gliedert sich in die mikroskopisch-chemische und die chemische Untersuchung.

Die mikroskopisch-chemische Untersuchung beginnt mit der Betrachtung des Nativpräparates. Eine Platinöse mit Stuhl wird mit einem Tropfen physiologischer Kochsalzlösung auf einem Objektträger verrieben und mit einem Deckglas bedeckt. Normalerweise finden sich mikroskopisch Kakaoschalenstückchen, vereinzelte Kartoffelzellen, grobe und unregelmäßig begrenzte gelbe Schollen aus fettsaurem Kalk, Reste von Muskelfasern mit abgerundeten Ecken ohne erkennbare Querstreifung, Reste von Haferspelzen und zahllose Bakterien. Pathologisch (s. spezieller Teil) sind größere Mengen von gut erhaltenen Muskelfasern mit Querstreifung und spitzen Ecken, Bindegewebe, Kartoffelzellen, Tropfen von Neutralfett und Fettsäurenadeln.

Nach Besichtigung des Nativpräparates werden weitere Präparate unter Zusatz von 1 Tropfen Lugolscher Lösung, bzw. 1 Tropfen Sudanlösung, bzw. 1 Tropfen 30%iger Essigsäurelösung angefertigt.

Im Lugolpräparat erhält man einen Überblick über etwa noch vorhandene unverdaute Stärke, die sich intensiv blau färbt. Erythrodextrin, ein Zwischenprodukt bei der Kohlehydratverdauung, färbt sich rosarot. Pathologische Mikroorganismen (jodophile Bakterien), die in Gärungsstühlen enthalten sind, färben sich schwarzblau. Das Sudanpräparat läßt die Menge an Neutralfett, die unter normalen Bedingungen verschwindend gering ist, infolge der orangeroten Anfärbung leicht beurteilen. Das Essigsäurepräparat erlaubt (nach Erhitzung über der Sparflamme eines Bunsenbrenners) ein Urteil über die Menge an Gesamtfett.

Die chemische Untersuchung des Stuhles beginnt mit der Prüfung der Reaktion, die bei normalen Probestühlen meist amphoter ist. Bei pathologischen Stühlen kann eine deutlich alkalische (Fäulnis) oder saure Reaktion (Gärung) angetroffen werden.

Einen guten Einblick in pathologische Gärungsvorgänge vermittelt die Gärungsprobe nach Strasburger (s. spezieller Teil).

Die Sublimatprobe (Schmidt) dient zur Feststellung von Gallenfarbstoff in hellen Stühlen. Man läßt ein Gemisch von konzentrierter wässeriger Sublimatlösung und Stuhl 24 Stunden stehen. Der normale Stuhl hat sich nach dieser Zeit rot gefärbt (Urobilin). Eine grüne Färbung (pathologisch) zeigt das Vorhandensein von unverändertem Bilirubin an.

Übergießt man nach Adlersberg und Porges eine Stuhlprobe auf einem Objektträger mit 20%iger Trichloressigsäure und läßt die Flüssigkeit vorsichtig abdampfen, so färben sich bilirubinhaltige Teilchen grün, urobilinhaltige rötlich, was sich auch mikroskopisch gut beobachten läßt.

Der Nachweis von Fermenten im Probestuhl tritt in der modernen Klinik mehr und mehr zurück. Ihr diagnostischer Wert ist umstritten.

Eine gewisse Bedeutung besitzt die Schmidtsche Kernprobe in der Modifikation von Kashiwado. Getrocknete und angefärbte Zellkerne (Thymus) werden einer durch Carmin abgegrenzten Nahrung beigefügt. Finden sich im Stuhl gefärbte Kerne vor, so deutet das auf eine beeinträchtigte Darm- bzw. Pankreasverdauung hin.

Der Bakteriengehalt der *Faeces* ist außerordentlich hoch. Strasburger hat berechnet, daß etwa ein Drittel der Trockensubstanz auf Bakterien entfällt. Über den Nachweis der diagnostisch wichtigen pathogenen Erreger siehe spezieller Teil.

4. Die Röntgenuntersuchung des Darmes.

Die Röntgenuntersuchung bildet gerade in der Diagnostik vieler Darmkrankheiten einen unentbehrlichen Teil der klinischen Gesamtuntersuchung. An richtiger Stelle in den Untersuchungsgang eingeschaltet, führt sie häufig schneller und sicherer zur Klärung der Diagnose als die übrigen Untersuchungsmethoden, deckt manchmal krankhafte Befunde auf, deren Nachweis auf andere Weise nicht möglich ist. In anderen Fällen können bereits bekannte Erkrankungen in ihrer Art und Ausdehnung genauer bestimmt, durch Serienuntersuchungen objektive Unterlagen über Rückgang oder Fortschreiten des Leidens gewonnen werden.

Die Röntgenuntersuchung und ihre Auswertung hat in möglichst engem Zusammenhang mit den übrigen klinischen Untersuchungen zu erfolgen, schon deshalb, weil der Gang der Röntgenuntersuchung sich nach der klinischen Fragestellung richtet. Es ist deshalb die Kenntnis der Anamnese und eine genaue klinische Untersuchung vor Beginn der Röntgenuntersuchung unbedingt erforderlich.

In manchen Fällen gibt schon die einfache Untersuchung ohne Anwendung von Kontrastmitteln wichtige Aufschlüsse, so bei Darmstenosen. Meist wird jedoch das Darminnere durch Einführen von Kontrastmitteln sichtbar gemacht.

Beim *Dünndarm* erfolgt die Füllung per os. Zur Erzielung einer gleichmäßigeren Füllung ist von Pansdorf empfohlen worden, das Kontrastmittel fraktioniert, und zwar in Abständen von 10—15 Minuten je 1—2 Schluck des Kontrastmittels zu verabfolgen. Für manche Fragestellungen, vor allem für den Nachweis funktioneller Störungen ist es, wie auch Weltz betont, mehr zu empfehlen, die Kontrastmahlzeit auf einmal zu geben.

Die Untersuchung des oberen Jejunums erfolgt sogleich im Anschluß an die Magenuntersuchung, die des übrigen Dünndarms in Abständen von $^1/_2$—1—2 Stunden, je nach der Lage des Falles.

Das Schleimhautrelief des Dünndarms zeigt sehr mannigfaltige Formen, die sich während der Darmtätigkeit infolge der Bewegungen der Muscularis mucosae dauernd ändern (FORSSELL). Die Unterscheidung zwischen normalen und pathologischen Reliefbildern wird dadurch erschwert. Doch lassen sich auch

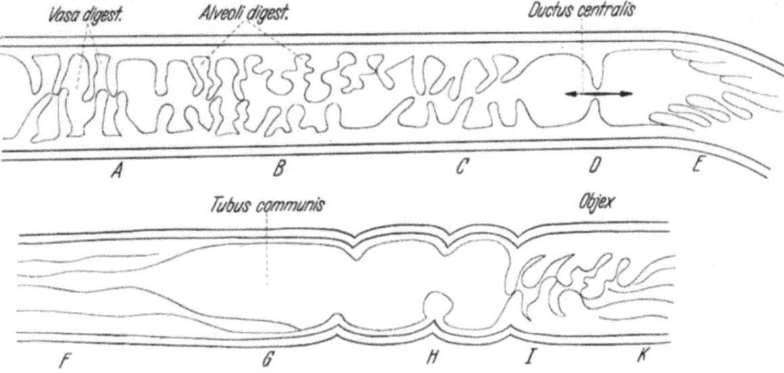

Abb. 1. Schleimhautformationen des Dünndarms. (Nach FORSSELL.)

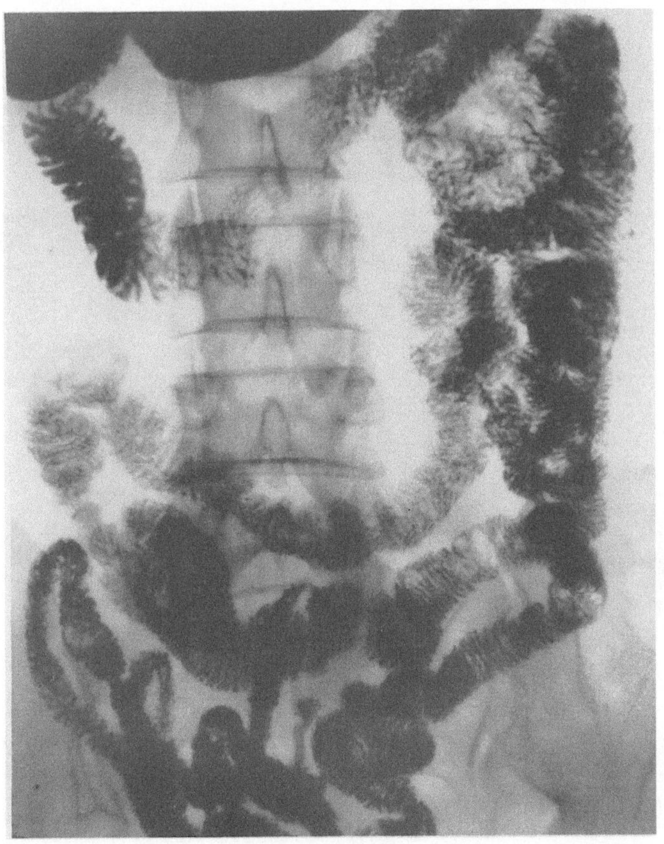

Abb. 2. Normaler Dünndarm, Bariumfüllung.

am Dünndarm eindeutige Veränderungen am Schleimhautrelief bei entzündlichen Erkrankungen und Tumoren nachweisen. Daneben spielt besonders bei den Entzündungen die Beobachtung von Änderungen des Tonus, der Motilität, und der Sekretion eine wichtige Rolle. Jede dieser Funktionen kann für sich in einzelnen Abschnitten des Dünndarms verstärkt oder vermindert sein. Andererseits sind oft wechselseitige Beziehungen zwischen den verschiedenen Störungen nachzuweisen.

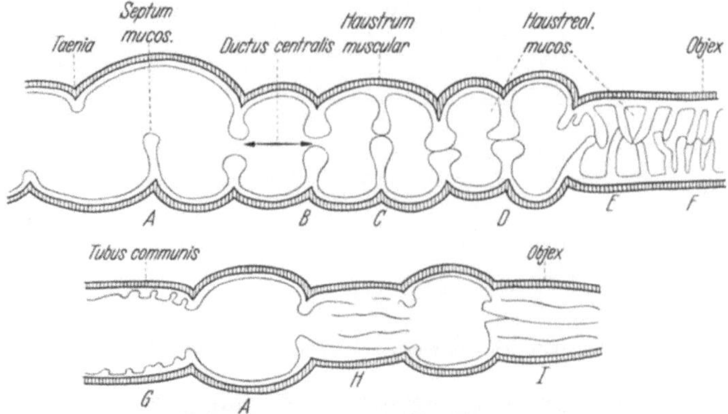

Abb. 3. Schleimhautformationen des Dickdarms. (Nach Forssell.)

Bei Anwendung der üblichen wässerigen Bariumaufschwemmung beginnt der Übertritt in das Coecum normalerweise nach 2—3 Stunden. Er ist nach etwa 5—7 Stunden beendet.

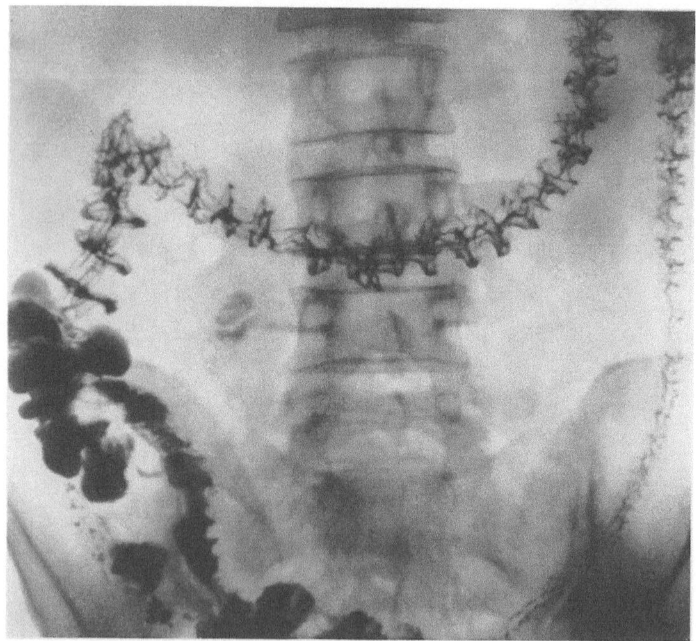

Abb. 4. Normales Schleimhautrelief des Colons, ruhiger Typ. Kontrasteinlauf; retrograde Ileumfüllung

Der Weitertransport des Kontrastmittels im Dickdarm zeigt so große Verschiedenheiten, daß eine Norm für die Füllungszeiten der einzelnen Colonabschnitte nicht einfach zu bestimmen ist. Im allgemeinen ist etwa 6—8 Stunden nach der Kontrastmahlzeit die Colonfüllung bis zur linken Flexur vorgedrungen. Nach ALBRECHT ist nach 10 Stunden das Colon descendens, nach 20 Stunden auch das Rectum gefüllt.

Während am Dickdarm mit der Kontrast*passage* vorwiegend die *Funktionsstörungen* nachgewiesen werden können, ist für die Erkennung *morphologischer* Veränderungen, insbesondere für den Nachweis feinerer Veränderungen, wie sie in vielen Fällen einfacher Schleimhautentzündungen zu finden sind, der Kontrast*einlauf* wesentlich aufschlußreicher. Die Untersuchung beginnt dabei

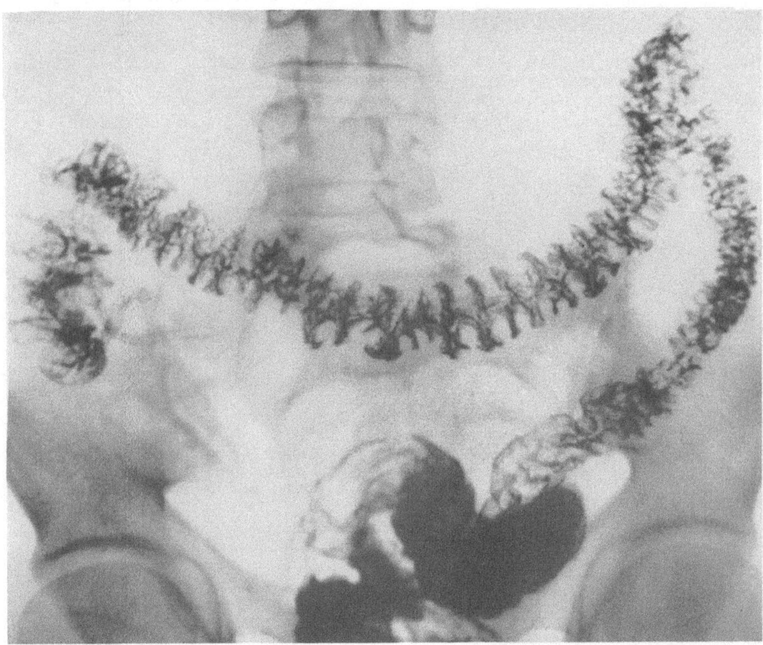

Abb. 5. Normales Schleimhautrelief des Colons, belebter Typ. Kontrasteinlauf.

mit einer Füllung des gesamten Dickdarms mit möglichst geringen Mengen Kontrastmittels, da sonst die nachherige Entleerung zur Darstellung des Schleimhautreliefs ungenügend ist. Meist genügen 1—$1^1/_2$ Liter der Kontrastaufschwemmung (Barium sulfur. puriss. oder Roebaryt 500 : 1000); die besonders im Ausland empfohlenen kolloidalen Kontrastmittel (Umbrathor usw.) sind wesentlich teurer und geben kaum bessere Reliefbilder. Häufig werden auch die unteren Ileumschlingen mitgefüllt oder ihre Füllung ist bei stärkerer Dickdarmfüllung oder durch Palpation, Pressenlassen u. ä. zu erzielen, ein Befund, über den früher viel diskutiert worden ist, der nach der heutigen allgemeinen Anschauung nicht als pathologisch anzusehen ist (TÖNNIS und EICHLER u. a.). Die Füllung des Darmes läßt Lageveränderungen, Einengungen des Darmlumens, Tonusstörungen und gröbere Veränderungen der Darmwand erkennen. Anschließend wird das Kontrastmittel soweit wieder entleert, daß möglichst nur ein feiner Wandbeschlag bestehen bleibt, der die Vertiefungen der Faltentäler ausfüllt und die Faltenkämme freiläßt oder sie nur mit einem feinen Schleier überzieht. Die Entleerung kann entweder direkt durch das Darmrohr, nötigenfalls unter aktiver Mitwirkung des Kranken durch Pressen, oder einfach durch die Defäkation geschehen. Bei zunächst unvollständiger Entleerung führen wiederholte Entleerungsversuche oft doch noch zu einer befriedigenden Reliefdarstellung.

Mit der Luftaufblähung nach A. W. FISCHER, die an die Reliefdarstellung angeschlossen wird, lassen sich Stenosen manchmal besonders schön darstellen. Sie kann außerdem zur Prüfung der Dehnungsfähigkeit des Darmes herangezogen werden.

Die Ausbildung der Haustren kann im normalen Füllungsbild sehr wechselnd sein. Im unteren

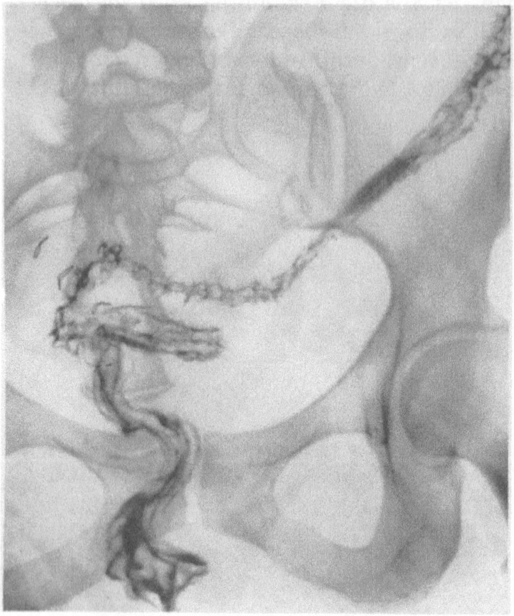

Abb. 6. Normales Schleimhautrelief des Sigmas und Rectums.

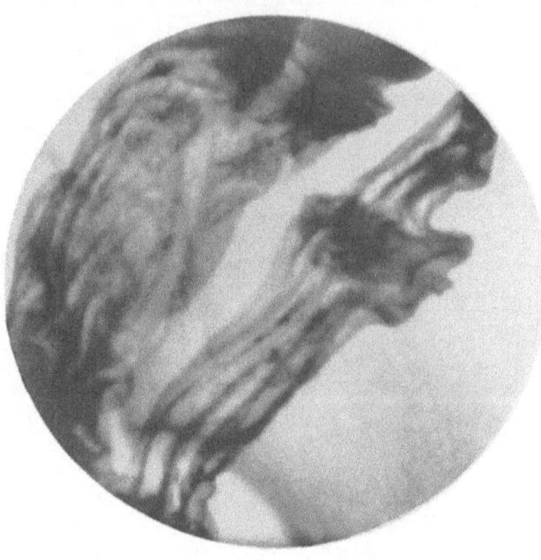

Abb. 7. Ausgeblendete Aufnahme mit dosierter Kompression. Im Colon transversum (links) Relief durch Kotreste überlagert, im Colon descendens Längsfalten.

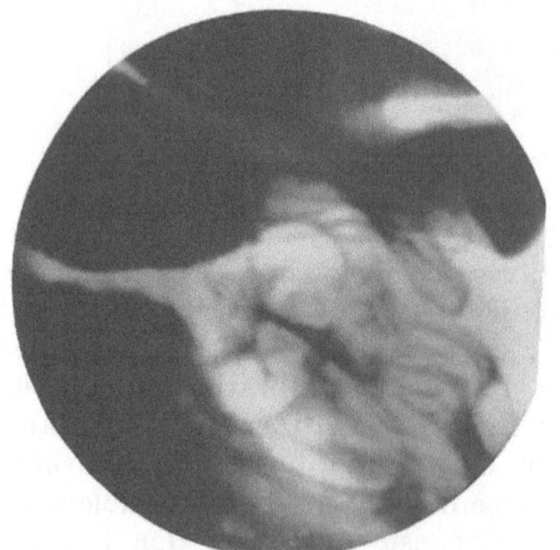

Abb. 8. Gezielte Kompressionsaufnahme. Geschlossene Ileocöcalklappe „en face". Kontrasteinlauf.

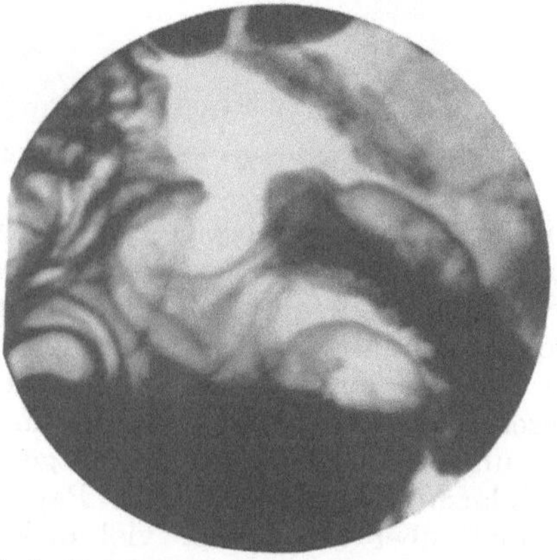

Abb. 9. Gezielte Kompressionsaufnahme. Geöffnete Ileocöcalklappe im Profil. Kontrasteinlauf.

Descendens und im Sigma ist sie meist weniger ausgesprochen. Aus einer kräftigen Haustrierung darf nicht ohne weiteres auf Darmspasmen geschlossen werden.

Das normale Reliefbild des Dickdarms zeigt einige charakteristische Merkmale. Von kranial nach caudal findet sich im allgemeinen ein Übergang von Quer- zu Längsfalten, so daß im Colon ascendens vorwiegend Querfalten, im Transversum und oberen Descendens Quer- und Längsfalten, im unteren

Descendens, Sigma und Rectum vorwiegend Längsfalten angetroffen werden. Das Faltenkaliber schwankt in gewissen Grenzen, im Mittel wird es als strohhalmdick angegeben. Im Rectum sind die Schleimhautfalten meist etwas breiter. Nach KNOTHE ist zwischen einem ruhigen und einem belebten Relieftyp zu unterscheiden, die als Ausdruck eines Konstitutionstyps aufgefaßt werden. Sie unterscheiden sich im wesentlichen durch die Zahl der Falten bei gleichem Faltenkaliber.

Ein charakteristisches Bild gibt die Ileocöcalklappe. Sie kann besonders bei adipösen Personen tiefer eingezogen und breiter erscheinen.

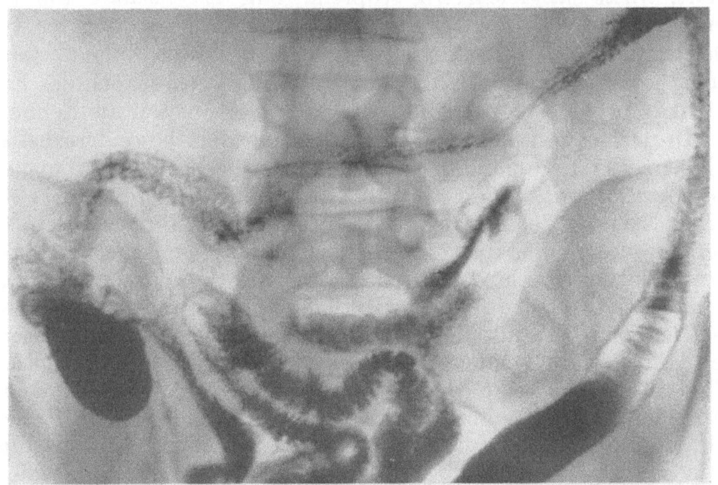

Abb. 10. „Irritation." Kontrasteinlauf.

Unter der Bezeichnung „Irritation" hat KNOTHE ein Reliefbild beschrieben, das sich häufig auf irgendwelche Reize von anderen Organen, von der Haut oder vom Darm selbst aus einstellt: Es kommt zu einer Vermehrung und Verschmälerung der Schleimhautfalten, die gleichzeitig zusammenrücken. So entsteht eine feine Kräuselung des Reliefs. Im Füllungsbild bewirken dabei die quergetroffenen Schleimhautfalten manchmal eine feine Zähnelung der Darmkontur, die nicht mit entzündlichen Veränderungen verwechselt werden darf. Das Bild der „Irritation" findet sich häufig auch bei der Colica mucosa.

D. Allgemeine Therapie der Darmerkrankungen.

1. Die Ernährung des Darmkranken.

a) Die Diät bei Darmerkrankungen.

Die Aufgaben, die sich die Diätetik der Darmkrankheiten zu stellen hat, sind verschiedener Art. Es liegt nahe, die Nahrung, die in direkten Kontakt mit dem erkrankten Organ gelangt, nach ihren spezifischen Einwirkungen auf den Darm auszuwählen.

Eine Forderung, die häufig an eine Darmdiät gestellt werden muß, ist das Prinzip der Schonung. Die Nahrungsstoffe sollen den Darm möglichst wenig mechanisch und chemisch belästigen. Die größte Schonung des Darmes wird durch 1—3 Hungertage erreicht, eine Maßnahme, die bei akuter Enteritis und bei der Einleitung einer chronischen Dyspepsiebehandlung mit Nutzen getroffen wird. Die eigentliche strenge Schonungsdiät ist flüssig. Sie besteht aus 5%igen Zuckerlösungen und Suppen aus Kufekes Kindermehl, Maizena oder Mondamin. Auch Reis-, Hafer-, Tapioka-, Sagoschleimsuppen gehören hierher. Diese Suppen werden, um den Calorienbedarf zu decken, mit frischer, nicht gebräunter Butter angereichert. Diese Nahrung kann durch Zusatz von Plasmon, Nutrose u. dgl. auch in Hinsicht auf den Eiweißbedarf vervollständigt werden. Als Getränke dient Tee. Diese Kost wird hauptsächlich bei schwereren Entzündungen des Darmes am Platze sein. Ihre Bestandteile werden sämtlich im oberen Dünndarm resorbiert. Da sie keine Cellulose und keine sonstigen peristaltikerregenden Stoffe enthält, wirkt sie gleichzeitig stopfend, eine Eigenschaft, die wegen der bestehenden Diarrhöen erwünscht ist. Die Diät wird bei Besserung der Symptome oder bei leichteren Fällen reichhaltiger gemacht durch Zulage von Kohlehydratbreien, Toast, Zwieback, altem Weißbrot, weichgekochten Eiern und milden Weichkäsen. Gelee, Aspik und weißes Fleisch bauen die Schonungskost weiter aus. In der letzten Form ist die Schonungsdiät besonders bei entzündlichen Dickdarmerkrankungen angezeigt. Das Gegenteil der Darmschonung erreicht die sog. *Obstipationsdiät* bei der chronischen Darmträgheit. Hier soll unter Vernachlässigung der Forderung leichter Resorption vor allem die Peristaltik angeregt werden, was durch mechanische und chemische Faktoren erzielt wird. Prinzip der Obstipationskost ist, schwer resorbierbare, weil in Cellulose eingehüllte Kohlenhydrate zu reichen. Infolge der erschwerten Resorbierbarkeit gelangen die Nahrungsbestandteile unverdaut bis in den Dickdarm. Hier werden sie von den ansässigen Gärungserregern vergoren. Die Gärungsgase wirken neben der Cellulose peristaltikfördernd. Eine derartige Kost besteht aus Schrotbrot (Pumpernickel, Kommißbrot, Grahambrot, Knäckebrot), Rohgemüsen, Hülsenfrüchten und rohem Obst. Starke Zuckerlösungen wirken durch Mitnahme des Lösungswassers abführend. Besonders zweckmäßig ist die Zugabe von Milchzucker, der nüchtern genossen schon allein als mildes Laxan wirkt. Die Cellulose der Obstipationskost hat außer der mechanischen Wirkung noch die Eigenschaft, eine starke Eindickung des Stuhles zu verhüten. Auf diese Weise bleibt die Inhaltsmenge des Darmrohrs größer, was sich weiter als Reiz für die Motorik auswirkt.

Mit gewissen Modifikationen angewandt erfüllt die letztgenannte Diät eine weitere Forderung. Die Reaktion im Darm wird durch die angeregte Tätigkeit der Gärungserreger sauer. Man wird von einer solchen Gärungskost Gebrauch machen, wenn es gilt, pathologische Fäulnisvorgänge (Fäulnisdyspepsie) durch Verdrängung der Fäulniserreger zu beseitigen, indem man die Wachstumsbedingungen der Gärungserreger begünstigt.

Andererseits kann der Diät die Aufgabe zufallen, gesteigerte pathologische Gärungsvorgänge durch Begünstigung des Wachstums der Fäulniserreger zu beseitigen. Das kann durch eine Antigärungskost erreicht werden, die frei von gärfähigem Material ist. Eine derartige Diät setzt sich für eine gewisse Zeit ausschließlich aus Eiweiß und Fett zusammen.

Als eine spezielle Heilnahrung bei akuten Diarrhöen der Kinder und Erwachsenen hat seit einigen Jahren die *rohe Apfeldiät* Bedeutung gewonnen. Man gibt rohe geriebene Äpfel in größeren Mengen über den Tag verteilt. Die Wirkung der Apfeldiät ist in ihrem Wesen noch unbekannt. Die Pektine allein sind jedenfalls unwirksam (Frank).

Betrachtet man die einzelnen Nahrungsmittel nach ihrer diätetischen Bedeutung bei den Darmkrankheiten gesondert, so ergibt sich zunächst für die Eiweißträger, daß jungem, bindegewebsarmem Fleisch, weich gekochten Eiern und mageren Fischen der Vorzug zu geben ist. Die Extraktivstoffe der Fleischbrühe rufen bei anfälligem Darm leicht Diarrhöen hervor.

Bei den Fetten gilt im allgemeinen der niedrige Schmelzpunkt als Grad der Bekömmlichkeit. Rohe Butter und Olivenöl werden meistens am besten vertragen. Die Fette sind in der Darmdiätetik besonders bedeutungsvoll, weil sie in vielen Fällen wegen ihrer relativ guten Verdaulichkeit eine ausreichende Caloriengabe ermöglichen. Die relative Unverträglichkeit von vielen Fleisch- und Wurstarten beruht zum Teil auf ihrem Gehalt an Fett mit hohem Schmelzpunkt.

Für die Kohlehydratträger gilt die Tatsache, daß feine Mehle, bzw. die daraus hergestellten Backwaren den Darm mechanisch am wenigsten reizen. Daraus ergibt sich ihre Benutzung bei gewissen Diarrhöen. Cellulosereiche Brotsorten wirken peristaltiksteigernd und finden besonders bei habitueller Obstipation Verwendung.

Peristaltikerregend wirken durch ihren Gehalt an Cellulose auch die meisten Gemüse und rohen Obstarten. Durch starkes Kochen und Pürieren kann diese Eigenschaft stark herabgesetzt werden.

Der *diätetische Wert* der Kuhmilch wird dadurch etwas eingeschränkt, daß offenbar nicht allzuselten eine Abführwirkung nach ihrem Genuß eintritt, die bei der Zusammensetzung dieses wichtigen Nahrungsmittels wohl nur als allergische Diarrhöe gedeutet werden kann. Einheitlicher peristaltikfördernd wirken die verschiedenen Vergärungsprodukte der Milch (Yoghurt, 2tägiger Kumys), saure Milch und Molke, insbesondere die saure Molke.

Von den Genußmitteln wirkt das Nicotin anregend auf die Peristaltik ein. Das gleiche gilt für saure Weine (Moselwein), Apfelwein und kohlensäurehaltige Getränke. Dagegen kommt den meisten Rotweinen wegen ihres Gerbsäuregehaltes eine erhebliche Stopfwirkung zu. Stopfend wirken weiter Tee und fettarmer Wasserkakao, abführend starker Kaffee. Süße Liköre können abführend wirken, Kognak dagegen nicht. Wasser verabreicht man bei Neigung zu Diarrhöen am besten in abgekochter Form.

Bedeutungsvoll bei der Darreichung von Getränken ist ihre Temperatur. Eisgekühlte Getränke müssen bei Diarrhoikern verboten werden, da sie die Peristaltik anregen. Die Speisen sollen weder zu heiß noch zu kalt genossen werden. Auf einwandfreie Rohprodukte ist bei der Herstellung einer Darmdiät besonders zu achten.

b) Die künstliche Ernährung.

Versteht man unter *künstlicher* Ernährung eine Ernährung, bei der die Tätigkeit des Kauens und Schluckens ausgeschaltet ist, so gehört zur künstlichen (enteralen und parenteralen) Ernährung die Sondenfütterung in den Magen, die duodenale Sondenernährung, die jejunale Sondenernährung, die Jejunalfistelernährung, die Rectalernährung, die subcutane und intravenöse Ernährung. Für die Behandlung der Darmkrankheiten kommen für gewisse Fälle und jeweils nur für kurze Zeiträume die rectale, die subcutane und intravenöse Ernährung in Betracht. Auf den Wegen der subcutanen und intravenösen Infusion kann man wasser- und kochsalzverarmten Patienten, deren Darmresorption darniederliegt (Ileus), schnell den notwendigen Ersatz bringen. Eine ausreichende Ernährung auf diesem Wege ist bisher nicht möglich. Am leichtesten läßt sich noch Traubenzucker den Kochsalzlösungen zufügen (s. spezieller Teil). Rectale Eingüsse von Nährlösungen sind nur berechtigt, wenn das Colon als resorptionsfähig anzusehen ist. Die vielen Rezepte, die ältere Autoren für die rectale Ernährung verwandten, sind heute so gut wie völlig aufgegeben, da man erkannt hat, daß im Dickdarm von den Nahrungsstoffen nur Wasser, Kochsalz, Traubenzucker und Alkohol gut resorbiert werden. Eine große Rolle in der modernen Klinik spielt der Tröpfcheneinlauf mit physiologischer Kochsalzlösung, die etwa

5% Glukose enthält. Man greift zu dieser Maßnahme, wenn es nicht ratsam erscheint, irgendwelche Nahrungsmittel per os zu geben (blutendes Ulcus, Darmblutungen, Ileus). Etwas beeinträchtigt wird der Wert dieser wirkungsvollen Applikationsart durch die starken Blähungen, die sich während des Tropfklystiers einstellen.

2. Die physikalische Therapie der Darmkrankheiten.

Die empirisch gefundenen Wärme- und Kälteapplikationen gehören zum Grundstock der Therapie bei den meisten Darmerkrankungen. Wärmeapplikationen dienen zur Bekämpfung der Eingeweideschmerzen, die häufig spastischer Genese sind. Man verwendet heiße Umschläge, Kataplasmen, Wärmflaschen und elektrische Heizkissen. Die Wirkung kann nur segmental erklärt werden, da eine Erwärmung tiefer gelegener Organe durch die Bauchdecken hindurch mit der erwähnten Methode nicht möglich ist. Die Diathermie hat sich in der Behandlung der Darmkrankheiten keinen Platz erobert. Erfahrungen mit der Kurzwellentherapie liegen noch nicht vor. Bei Neigung zu Blutungen scheinen sie kontraindiziert zu sein.

Kälteapplikationen finden Anwendung bei großen Darmblutungen. Die Kälte wird am häufigsten in Form des Eisbeutels angewandt.

Massage des Bauches wird lediglich zur Unterstützung der Obstipationsbehandlung geübt. Bei allen entzündlichen Darmkrankheiten besteht strikte Gegenanzeige. Die Bauchmassage (Streichungen entsprechend dem Verlauf des Colons, Vibrationsmassage) soll nüchtern und bei entleerter Blase vorgenommen werden. Gymnastik (unter Einschluß der sog. Zwerchfellgymnastik) und Sport unterstützen in geeigneten Fällen die Wirkung der Massage.

3. Die medikamentöse Therapie der Darmkrankheiten.

Neben der diätetischen Behandlung spielt die Anwendung von Medikamenten in der Therapie der Darmkrankheiten eine große Rolle. Teils sollen die Pharmaca die Wirkung der Diät unterstützen und ergänzen. Manchmal stellt aber die Verordnung von Arzneimitteln die eigentliche Therapie dar.

Was die Applikationsart der wirksamen Stoffe darstellt, so unterscheidet man wie bei den Erkrankungen anderer Organe die enterale und parenterale Gabe. Die enterale Applikationsart erfüllt beim Darm noch die besondere Forderung einer lokalen Therapie, da das per os genommene Mittel unmittelbar das erkrankte Organ passieren muß, falls es nicht etwa vorher resorbiert wird. So wird man bei allen Erkrankungen des Dünndarms das indizierte Pharmakon oral geben, wenn beabsichtigt ist, den Arzneistoff an die Schleimhaut des erkrankten Organs zu bringen.

Für den Dickdarm steht eine andere Art der Lokaltherapie zur Verfügung, der medikamentöse Einlauf. Er findet fast ausschließlich bei entzündlichen Erkrankungen des Colons Anwendung und steht bei dieser speziellen Indikation hinsichtlich der Wirksamkeit bisher an erster Stelle. Man kennt neben den großen medikamentösen Spülungen des Dickdarmes, die heute auch gern mit dem sog. subaqualen Darmbad ausgeführt werden, die Verweilklysmen, die der Kranke möglichst lange, am besten eine Nacht lang halten soll. Die Flüssigkeitsmenge hierbei beträgt je nach Lage des Falles 10—100 ccm. Mikroklysmen von wenigen ccm dienen der Lokalbehandlung des ampullären und sphinkteralen Anteils. Auch Suppositorien stellen eine hervorragende Applikationsart für die Behandlung der letzten Darmabschnitte dar.

Zur Technik der medikamentösen Eingießung ist zu bemerken, daß der Reinigungseinlauf vorauszugehen hat. Zur Eingießung bedient man sich des gebräuchlichen Irrigators mit Darmrohr, oder man wählt eine 100—200 ccm fassende Spritze. Die intensivste Art der Dickdarmspülung wird erreicht, wenn die Flüssigkeit nach Anlegung einer Cöcalfistel (bei schweren Fällen von Colitis ulcerosa) vom Coecum aus durch den Darm geleitet wird.

Die Menge der Arzneimittel, die bei Erkrankungen des Darmes zur Verfügung stehen, ist fast unabsehbar. Im folgenden sollen die einzelnen Gruppen besprochen werden.

a) Mittel zur Beeinflussung der Motilität.

Die Mittel zur Beeinflussung der Motilität gliedern sich in Stopf- und Abführmittel.

Die sog. Stopfmittel setzen sich vorwiegend zusammen aus Adstringentien und Absorbentien. Unter den Adstringentien stehen an erster Stelle die Verbindungen der Gerbsäure und die Salze des Wismuts und Aluminiums. Bewährte Tanninpräparate, aus denen die Gerbsäure erst allmählich und in tiefen Darmteilen frei wird, sind Tannalbin (gehärtete Eiweißverbindung der Gerbsäure), Tannigen (Diacetyltannin), Tannoform (Methylenditannin), Tannokoll (Tannin-Gelatineverbindung), Tannyl (Oxychlorcaseintannat), Tannismut (Bismuth. bitannic.) u. a. m. Man gibt die Tanninpräparate in gleicher Weise per os und als Klysma. Von den Wismutpräparaten ist an erster Stelle das Dermatol (Bismuth. subgallic.) zu erwähnen. Daneben stehen Bismuth. subnitric., Bismuth. carbonic., Bismuth. salicylic., Bismuth. tribromphenylic., (Xerophorm), Bismuth. proteinic. (Bismutose) usw. in Gebrauch. Almol (kolloides Aluminiumhydroxyd) ist ein brauchbares Aluminiumpräparat, Argentum nitricum, Adsorgan (Chlorsilber-Kieselsäureverbindung) sind als Silberverbindungen zu erwähnen.

Auch die Kalkpräparate (Calc. carbonic., salicylic., tribasic. phosphoric.) werden zu den Adstringentien gerechnet.

Ergänzend wirkt die Verordnung von stopfenden Früchten und Drogen der Volksmedizin. Die Stopfwirkung beruht meist auf dem Gehalt an Gerbsäure, wie z. B. bei den Eicheln (Eichelkakao) und den Heidelbeeren.

Die stopfende Wirkung der Adsorbentien beruht auf ihrer Eigenschaft, schädliche Stoffe des Darminhaltes zu binden. Inwieweit durch Adsorbentien bakterielle Toxine, Bakterien, schädliche Verdauungsprodukte von der Resorption zurückgehalten werden können, steht dahin. Insbesondere muß bezweifelt werden, daß Gase in nennenswerten Mengen durch derartige Mittel gebunden werden können. Das am meisten gebrauchte Adsorbens ist die Kohle in Form der Tierblutkohle (Carbo animalis). Weitere Mittel sind Bolus alba, Talcum und Kieselgur.

Schließlich besteht die Möglichkeit, durch Opiate am nervösen Bewegungsapparat des Darmes anzugreifen. Am promptesten wirkt Opium in Form der Tinct. opii, weniger wirksam sind die aus dem Opium gewonnenen Alkaloide. Man verordnet Opium, wenn es notwendig erscheint, den Darm für einige Tage ruhig zu stellen, so bei der akuten Darmblutung, Typhus und nach Hämorrhoidenoperationen. Zur Bekämpfung chronischer Diarrhöen ist das Mittel kontraindiziert. Eine Ausnahme bilden die im Gefolge schwerer Darmtuberkulose auftretenden Diarrhöen, bei denen es symptomatisch gute Dienste leistet.

Uzara, eine afrikanische Asklepiadee, enthält in ihrer Wurzel Glykoside und andere Substanzen, die die Darmperistaltik durch periphere Sympathicusreizung herabsetzen. Die Wirkung ist ähnlich der des Adrenalins, das bei Diarrhöen mit Vorteil als Mikroklysma gebraucht wird.

Handelt es sich um die Beseitigung einer gesteigerten Motorik, die mit Spasmen und Koliken einhergeht (wobei Diarrhöen fehlen können), so sind vor allem Atropin, Belladonna, Papaverin bzw. moderne Markenpräparate wie Bellafolin, Eupaverin, Eupaco, Syntropan, Perparin, Octinum am Platze. Bei heftigen Koliken, wie sie z. B. bei schwerer Colica mucosa auftreten, lassen die genannten Mittel jedoch nach eigner Erfahrung fast völlig im Stich, da die krampflösende Dosis offenbar höher liegt als ihre toxische Dosis.

Abführmittel spielen eine große Rolle in der Bekämpfung der Obstipation. Obwohl von einem chronischen Gebrauch nicht dringend genug abgeraten werden kann, sind sie zur Behebung akuter Verstopfung bzw. zur Einleitung einer Obstipationstherapie oft nicht zu entbehren.

Von den Abführmitteln im engeren Sinne müssen die Gleit- bzw. Schiebemittel sowie die Quellmittel abgegrenzt werden. Sie wirken dadurch, daß sie selbst nicht resorbiert werden, durch ihre physikalische Beschaffenheit den Darminhalt gleitfähiger machen bzw. dadurch, daß sie außerdem im Darmtractus aufquellen und die Menge des Kotes erhöhen. Grundstoffe dieser Art sind Paraffin. liquid. und Agar-Agar. Als Hausmittel wird gequollener Leinsamen verwandt. Fabrikpräparaten sind gewöhnlich Abführmittel zugesetzt. So enthält z. B. Agarol (ebenso Obstinol) Agar, Paraffinöl und Phenolphthalein, Regulin, Cascara sagrada, Normacol einen quellbaren Pflanzenschleim der Bassorinreihe und Frangula. Ein reines Gleitmittel (Paraffin. liquid.) darf unbedenklich zu längerem Gebrauche verordnet werden. Diese rein physikalisch wirkenden Stoffe sind vor allem indiziert bei „spastischer" Obstipation und bei der Colica mucosa bzw. der Colitis mucosa.

Die eigentlichen Abführmittel gliedern sich in die salinischen, in die auf den Dickdarm wirkenden und in die auf den gesamten Darm wirkenden Stoffe.

Die Wirkung der salinischen Abführmittel (Glaubersalz, Bittersalz) beruht darauf, daß sie infolge ihres hohen osmotischen Druckes Wasser aus dem Blute anziehen. Die Salzlösungen halten, da sie schwer resorbierbar sind, ihr Lösungswasser im Darmlumen zurück. Auf diese Weise wird die physiologische Wasserresorption im Dickdarm gehemmt; es kommt zu wässeriger Entleerung. Eine befriedigende Erklärung der gleichzeitig einsetzenden Peristaltiksteigerung steht noch aus. Gewöhnung tritt, da die Wirkung in erster Linie osmotisch entsteht, nicht ein. Die Abführwirkung ist am deutlichsten und erfolgt am schnellsten, wenn das Mittel in dünner Lösung (etwa 5%) nüchtern in kaltem oder lauwarmem Zustand genommen wird. Gibt man starke Konzentrationen, so setzt im Dünndarm eine starke Sekretion ein, die die Lösung verdünnt. Daher erfolgt die Stuhlentleerung später. Salinische Abführmittel enthalten die Quellen von Karlsbad, Marienbad, Franzensbad, Tarasp, Kissingen, Mergentheim u. a. Auf demselben Prinzip der langsamen Resorption und dem Anziehen von Lösungswasser beruht die Abführwirkung von Milchzucker, Invertzucker (Honig), Mannit und Lävulose. Wahrscheinlich wird der osmotische Effekt bei diesen Stoffen unterstützt durch den Reiz von Gärungsprodukten (Milchsäure, Buttersäure), die sich durch die Tätigkeit der Gärungserreger im unteren Dünndarm und im Dickdarm entwickeln.

Eine zweite Gruppe von Abführmitteln zeichnet sich dadurch aus, daß sie isoliert die Bewegungen des Dickdarms steigert. Allen (Rheum, Senna, Aloë, Cascara sagrada, Frangula) ist der Gehalt an Oxymethylanthrachinonderivaten (Emodinaloin, Chrysophansäure u. a.) gemeinsam. Die synthetisch hergestellten Präparate Istizin (Dioxyanthrachinon), Isacen (Diacetyl-bis-oxyphenyl-isatin) gehören hierher. Die Wirkung dieser Stoffe wird in der Darmwand gesucht (MAGNUS). Eine Reizung der Schleimhaut tritt nicht ein. Vorwiegend auf den Dickdarm beschränkt ist auch die Wirkung des Phenolphthaleins. Fast alle Fabrikpräparate, Abführ- bzw. „Blutreinigungstees" enthalten ein Mittel der Dickdarmgruppe.

Die Peristaltik des ganzen Darmes wird gesteigert durch die sog. Drastica, die wohl nur noch selten Anwendung finden. Drastica sind Crotonöl, Tubera

Jalapae, Koloquinthen, Resina Podophylli, Gutti. Die Stoffe erzeugen eine akute Enteritis mit starker Sekretion und heftigen Diarrhöen. Auf den ganzen Darm wirkt auch Ricinusöl durch seinen Gehalt an Ricinolsäure, die im Darme abgespalten wird. Das Öl selbst unterstützt mechanisch die Wirkung. Eine nennenswerte Entzündung wird dabei nicht beobachtet. Ricinusöl ist ein auch heute noch gern benutztes Mittel, wenn es sich darum handelt, eine akute, gründliche Darmentleerung herbeizuführen. Es wird z. B. benutzt zur Vorbereitung für die röntgenologische Magen-Darmuntersuchung und zur Einleitung der Therapie bei akuter Enteritis. Der vielen Menschen widerwärtige Geschmack wird verdeckt durch gleichzeitige Gabe von Citronensaft, schwarzem Kaffee oder Fleischbrühe.

Die Wirkungsweise des Kalomels ist umstritten. Es scheint am gesamten Darm anzugreifen. Wegen der Vergiftungsgefahr infolge Resorption bei Versagen der Abführwirkung wird es heute nicht mehr viel benützt.

Am autonomen System greifen Physostigmin und Pilocarpin an. Sie wirken als parasympathische Reizmittel auf die nervösen Elemente der Darmwand. Störend wirken die gleichzeitig auftretenden Sphincterspasmen am Anus und an der Blase. Therapeutisch wird Prostigmin bei postoperativer Darmlähmung benutzt. Kompliziert ist die Wirkung des Nicotins, das ebenfalls am autonomen System angreift. Die Peristaltiksteigerung wird durch ein Überwiegen der primären Erregung der Vagusganglien erklärt (P. TRENDELENBURG).

Von den Hormonen, die die Darmperistaltik anregen, ist in erster Linie das zu den quaternären Ammoniumbasen gehörende Cholin zu erwähnen. Cholin ist der physiologische Reizstoff des Vagus. Seinen Angriffspunkt verlegt MAGNUS in die nervösen Elemente der Darmwand. Am wirksamsten ist das therapeutisch verwandte Acetylcholin. Auch die Extrakte aus dem Hypophysenhinterlappen (Hypophysin, Pituitrin), die die Peristaltik der gesamten Hohlorgane mit glatter Muskulatur anregen, können abführend wirken.

Soll lediglich der Dickdarm entleert werden, eine Forderung, die besonders bei Vornahme der modernen Röntgenuntersuchung des Colons erfüllt werden muß, so greift man zum Einlauf. Häufigere oder gar regelmäßige Klistiere zur Bekämpfung der Obstipation sind streng zu widerraten, da sie das Übel nur verschlimmern und die Darmträgheit erhöhen. Einläufe wirken teils durch Verflüssigung des Darminhaltes, teils durch Anregung der Peristaltik infolge Dehnung der Wand. Zusätze wie Seife, Glycerin, Syrup steigern den Effekt. Glycerin- und Seifensuppositorien wirken peristaltikerregend, weil sie durch starken Wasserentzug die Nervenendigungen der Darmwand reizen.

b) Carminativa.

Unter Carminativa sind Medikamente zu verstehen, die auf pathologische Gasansammlung im Darm transportfördernd bzw. resorptionsfördernd einwirken. Eine sichere Prüfung dieser Stoffe durch das Experiment liegt bisher anscheinend nicht vor. Man verwendet sie bei Meteorismus und Flatulenz. Praktisch scheinen sie sich häufig gut zu bewähren. Am wahrscheinlichsten ist eine peristaltikfördernde und krampflösende Wirkung. Es handelt sich um Pflanzenblätter, Blüten, Wurzeln und Samen, die ätherische Öle enthalten, wie Baldrian, Fenchel, Kümmel, Anis, Pfefferminzblätter, Kamillen- und Orangenblüten. Man gibt sie in Form der Aufgüsse.

c) Bactericide und antifermentative Mittel, Anthelminthica.

Stoffe, die imstande sind, die bakterielle Belegschaft des Darmes abzutöten, sind bisher nicht bekannt geworden. Alle bisher empfohlenen Mittel haben sich als unwirksam herausgestellt. Der Mißerfolg früherer Bestrebungen erklärt sich wohl vor allem daraus, daß die Bakterien teilweise in Schleim eingehüllt sind, teils auch bei bakteriellen Entzündungen in der Schleimhaut selbst liegen und sich dadurch dem Angriff des Chemotherapeuticums entziehen. Ältere „Darmdesinfizienzien“, die heute noch praktisch verwandt werden, sind Thymol, Menthol, Resorcin, Kreosot und Salicylpräparate. Über die Chemotherapie der infektiösen Darmerkrankungen siehe Bd. 1 dieses Handbuches.

Auch die Immunotherapie, die nur zum geringeren Teil in den Rahmen dieses Kapitels fällt, hat die in sie gesetzten Hoffnungen bei den Darmkrankheiten nur zum geringen Teile erfüllt. Das gilt für die sog. bactericiden Seren wie für Bakteriophagen D'HÉRELLES. Ebenso war die aktive Immunisierung mit Vaccinen, die prophylaktisch nach der peroralen Methode von BESREDKA zu großen Erfolgen geführt hat, therapeutisch erfolglos.

Hierher gehören schließlich Bestrebungen, die darauf hinzielen, durch Änderungen des Nährbodens die Bakterienflora des Darmes zu beeinflussen. So läßt sich die pathologisch gesteigerte Darmfäulnis zurückdrängen durch Verordnung einer kohlehydratreichen Kost, die das Wachstum von Gärungserregern begünstigt. Man hat auch Bakterien zugeführt, die eine pathologische Flora verdrängen sollten. Am bekanntesten geworden sind hier die Bemühungen NISSLES. Dieser Autor verfüttert „hochwertige“ Colibacillen, von denen er annimmt, daß sie eine minderwertige Darmbelegschaft überwuchern bzw. ersetzen können. Auch Milchsäurebakterien, Hefepräparate, Joghurtbakterien, Kefirbakterien u. a. m. sind zu diesem Zwecke verfüttert worden, ohne daß eine sichere Beurteilung der Erfolge bisher möglich wäre.

Weit erfolgreicher als die bisherigen antibakteriellen Mittel sind Medikamente, die gegen *tierische* Parasiten des Darmes Anwendung finden. So werden Extrakte aus Filix mas gegen Bandwürmer benützt. Santonin und Ol. chenopodii gelten als Spezifica gegen Spul- und Madenwürmer. Allgemeine Anerkennung fand die Verwendung von Emetin und Yatren bei Amöbenruhr. Mit intravenösen Salvarsangaben läßt sich in vielen Fällen die Lambliainfektion beseitigen.

d) Substitutionstherapie.

Die Behandlung von Darmkrankheiten mit darmeigenen Fermenten hat sich keinen Platz in der praktischen Therapie erobert. Am häufigsten sieht sich der Arzt noch in die Lage versetzt, durch Verordnung von Salzsäure und Pepsin den gleichzeitigen Funktionsausfall des bei einem Entzündungsprozeß mitbeteiligten Magens zu bekämpfen. Diese alte Medikation wirkt nicht selten schlagartig für sich allein auf alle Symptome bei den sog. „gastrogenen Diarrhöen“. Bei schwerer chronischer Enterocolitis mit Beteiligung des Pankreas hat sich uns die gleichzeitige über lange Zeit fortgesetzte Gabe von Pankreaspräparaten sichtlich bewährt. Die im Handel befindlichen Präparate (Pankreon, Pankreocym, Pankreasdispert, Festal, Intestinol) sind sämtlich wirksam. Man sollte sie nur in genügenden Dosen (wenigstens 2 Tabletten zu jeder größeren Mahlzeit) verabreichen. Die alte, auch in neuere Lehrbücher getreulich übernommene Vorschrift, man solle Pankreaspräparate immer zusammen mit einem Alkali nehmen lassen, rührt wohl noch aus der Zeit her, da man die Wirkung eines Alkalipulvers im Magen nicht kannte. Da das Alkali im Magen nach einer momentanen Säurebindung sekundär zur Säuresekretion reizt, erreicht man das Gegenteil der beabsichtigten Schonung des zugeführten Pankreasfermentes im Magen. Viel sinnvoller scheint der neuerdings von einigen Firmen eingeschlagene Weg, die Tabletten mit einer Hülle (formalingehärtete Gelatine) zu umgehen, die erst im Darme gelöst wird.

Über den Wert der Hemicellulase, die seit einigen Jahren für die Behandlung der Gärungsdyspepsie empfohlen wird, läßt sich etwas Abschließendes noch nicht sagen. In einigen Pankreaspräparaten findet sich Hemicellulase als Zusatz.

Neueren Datums sind Bestrebungen, Extrakte aus Darmschleimhaut zuzuführen, der bekanntlich weitgehende entgiftende Funktionen zugeschrieben werden (BECHER). Ein im Handel befindliches Präparat, das unter anderem bei Colitis gravis sowie bei nutritiver Allergie empfohlen wird, ist das Torantil. Eine endgültige Beurteilung kann noch nicht gegeben werden.

e) Die medikamentöse Behandlung der akuten Darmblutung.

Die akute große Darmblutung, kenntlich am Kollaps, der Melaena und der nachfolgenden Anämie, stellt stets ein dramatisches Ereignis dar, das zu sofortigem Handeln zwingt.

Handelt es sich um eine Blutung aus den höheren Darmabschnitten, so setzt sich die medikamentöse Bekämpfung aus 2 Komponenten zusammen, der Ruhigstellung des Darmes und der eigentlichen Blutstillung.

Die Ausschaltung der schädlichen Darmperistaltik, die durch das ins Lumen ergossene Blut gereizt wird, wodurch sich ein Circulus vitiosus bilden kann, erfolgt am zuverlässigsten durch perorale Gaben von Tinct. opii über mehrere Tage. Im Verein mit strenger Bettruhe, völliger Nahrungskarenz (außer Tropfeinlauf) und lokaler Kälteapplikation stellt die Opiumgabe sicher eine sehr wirksame Maßnahme dar.

Alle sog. Haemostyptica sind bei inneren Blutungen unsicher in der Wirkung. Man tut daher gut, sich nicht auf eines der gleich zu erwähnenden Mittel zu verlassen, sondern gibt mehrere gleichzeitig. Das gilt für die intravenösen Injektionen von hypertonischen Kochsalzlösungen, von Calciumsalzen, von subcutanen und intramuskulären Gelatineinjektionen (schmerzhaft), von peroralen Kochsalzgaben, von Klauden-, Koagulen- und Stryphnoninjektionen. Mit Vorteil wird auch Adrenalin peroral gegeben, das bekanntlich im Magendarmkanal in wesentlich höherer Dosierung angebracht ist als bei parenteraler Darreichung.

Etwas günstigere Bedingungen für das therapeutische Handeln liegen vor, wenn es sich um eine Blutung im Bereich des Dickdarms handelt, der einer lokalen Behandlung zugänglicher ist als der Dünndarm.

Auch bei Dickdarmblutungen wird man zum Opium greifen, um die Motilität möglichst herabzusetzen. Auf die oben erwähnten Haemostyptica verzichtet man ungern, wenn es sich um eine schwere Blutung (Tumor, Colitis gravis, Diverticulitis) handelt. Neben der Applikation per injectionem tritt hier aber die Bekämpfung durch medikamentöse Klysmen in den Vordergrund. Bei Blutungen aus dem Rectum, der Ampulle und dem Sphinctergebiet können Haemostyptica auch in Form der Suppositorien an die Blutungsquelle herangeführt werden.

II. Spezieller Teil.

A. Entzündliche Erkrankungen des Darmes einschließlich der sog. Dyspepsien.

1. Die Diarrhöe, Begriffsbestimmung, Ursachen.

Unter Diarrhöe wird im klinischen Sprachgebrauch das gehäufte Absetzen von Stühlen verminderter Konsistenz verstanden. Ausschlaggebend ist bei dieser Definition die breiige oder wässerige Beschaffenheit, nicht die Häufigkeit der Entleerungen. Häufige Produktionen von kleinen Mengen normal oder vermehrt eingedickter Faeces, die bei nervösen Individuen gelegentlich beobachtet werden, können nicht als Diarrhöe bezeichnet werden, wohl aber trifft die Bezeichnung zu, wenn nur ein- bis zweimal pro Tag ein dünnbreiiger bis wässeriger Stuhl geliefert wird. In der weit überwiegenden Mehrzahl der Fälle geht jedoch die Verminderung der Konsistenz mit einer Vermehrung der Defäkationen einher.

Die Diarrhöe stellt ein wichtiges klinisches Symptom dar, das bei den meisten Darmkrankheiten wenigstens zeitweise beobachtet wird. Ein „Durchfall" tritt ein bei mangelhafter Eindickung und beschleunigter Passage im Dickdarm. Daraus geht hervor, daß eine echte Diarrhöe immer eine Funktionsstörung — verminderte Wasserresorption und beschleunigter Transport — des Dickdarms zur Voraussetzung hat, wenn man nicht etwa die Prämisse macht, daß einem funktionstüchtigen Colon zu große Mengen von flüssigem Inhalt vom Dünndarm her zugeführt werden bzw. auch vom Colon selbst sezerniert werden. Im letzteren Falle würde es sich nur um eine relative Leistungsinsuffizienz des Colons einer gesteigerten Aufgabe gegenüber handeln. Nach dieser Erklärung darf man aus dem alleinigen Symptom der Diarrhöe nicht auf eine Erkrankung bestimmter Darmabschnitte schließen. Die Diarrhöe, die in Form der häufigen dünnen Entleerungen manifest wird, sagt also lediglich etwas über die relative Dickdarmresorption und Motorik aus. Die „Dünndarmdiarrhöe", worunter ich an dieser Stelle einen beschleunigten Transport und eine dadurch bedingte oder unabhängig davon bestehende verminderte Dünndarmresorption verstehe, zu der außerdem eine gesteigerte Dünndarmsekretion treten kann, braucht sich durch das Symptom diarrhoischer Stühle nicht zu verraten. Es kann sogar bei beschleunigtem Dünndarmtransport, den nur das Röntgenverfahren verrät, klinisch eine hartnäckige Obstipation bestehen.

Nach der alten Einteilung Nothnagels gehen die Reize, die zur Diarrhöe führen, vom Nervensystem, von der Darmwand, vom Darminhalt und vom Blute aus.

Ein Beispiel für die Entstehung von Diarrhöen durch Reizung der Peristaltik und Sekretion auf dem Wege des Nervensystems stellen die sog. psychischen Diarrhöen dar, die bei Individuen nach psychischen Erregungen beobachtet werden. Im weiteren Sinne gehören hierher auch die Diarrhöen bei Morbus Basedow, wo ein Erregungszustand des vegetativen Nervensystems besteht. Die Addison-Diarrhöe hat man durch Fehlen des Adrenalins erklärt, wodurch es zu einem Überwiegen des Parasympathicus kommt.

Die häufigsten Ursachen für das Zustandekommen von Diarrhöe liegen zweifellos in der Darmwand. Hierher gehören die großen Gruppen der unspezifischen Darmentzündungen (akute und chronische Enteritis, Colitis und Enterocolitis), der akuten infektiösen Darmkrankheiten (Paratyphus, Typhus, bacilläre und Amöbenruhr, Cholera), die spezifischen Entzündungen des Darmes (Tuberkulose, Gonorrhöe, Lues, Aktinomykose), Tumoren, leukämische Infiltrate und das Darmamyloid.

Ein in seiner Zusammensetzung veränderter Darminhalt führt zur Reizung der Darmwand und damit zur Diarrhöe bei den sog. Dyspepsien (wobei die Frage offenbleibt, ob es wirklich chronische Darmdyspepsien ohne Wandentzündung gibt), bei Eingeweidewürmern, bei mangelhafter Magenverdauung infolge einer Achylia gastrica und bei Ausfall der Pankreasfermente. Auch bei Choledochusverschluß kann die mangelnde Fettspaltung und Resorption zu Diarrhöe führen.

Vom Blute aus können Diarrhöen entstehen, wenn bei schweren Infekten Stoffwechselprodukte der Bakterien durch die Darmschleimhaut ausgeschieden werden (Eliminationsenteritis, -colitis). Derartige Diarrhöen werden unter anderem beobachtet bei Sepsis, schwerer Pneumonie und Malaria. Unter die Rubrik der Ausscheidungsentzündung fallen schließlich die Diarrhöen der Urämischen als Symptom der urämischen Colitis und die Diarrhöe bei Quecksilbervergiftung als Zeichen der Colitis mercurialis.

Unklar blieb bisher der Mechanismus der allergischen Diarrhöen. Bekannt waren seit langer Zeit Erbrechen und heftige Durchfälle als Hauptsymptome der experimentellen Anaphylaxie bei Carnivoren. Als anatomisches Substrat findet man eine allergische Entzündung der Wand (SCHITTENHELM und WEICHARDT). Zur Gruppe der allergischen Diarrhöe gehört auch ein Teil der Fälle von Colica mucosa („Darmasthma" v. STRÜMPELL). Hier spielt wenigstens zum Teil eine Steigerung des Vagustonus eine Rolle.

2. Die nervöse Diarrhöe.

Bei den innigen Beziehungen des zentralen zum autonomen Nervensystem scheinen Äußerungen psychischer Affekte an der Motilität und Sekretion des Verdauungsschlauches nicht verwunderlich. Beziehungen zwischen Psyche und Funktion gelten für alle Abschnitte des Gastrointestinaltrakts. Die Kenntnis solcher Zusammenhänge ist vor allem wichtig bei der Behandlung organischer Darmkrankheiten.

So kannte ich einen Studenten, der an einer subchronischen, in Besserung befindlichen Colitis ulcerosa litt. Der Fall blieb mir im Gedächtnis, weil er in schlagender Weise die Abhängigkeit der Zahl der Stuhlentleerungen von der auf deren Vorgang gerichteten Aufmerksamkeit zeigte. Die erste Entleerung — geformter Stuhl mit Schleimbeimengungen — erfolgte nach dem ersten Frühstück. Den Tag über, der durch Vorlesungen und praktische Übungen ausgefüllt war, trat ein Stuhldrang nicht ein. Allabendlich jedoch war der Kranke genötigt, wegen plötzlich einsetzender Tenesmen etwa 10mal im Verlauf weniger Stunden die Toilette aufzusuchen, wobei jedesmal nur wenige ccm Schleim entleert wurden.

Hier war offenbar auf bestimmte Vorstellungen, wahrscheinlich infolge der nach Wegfall äußerer Ablenkungen auf die Krankheit gerichteten Aufmerkkeit, ein bedingter Reflex eingefahren und fixiert.

Ähnliche Reflexmechanismen kommen bei Darmgesunden vor, die in der Woche unter angespannter Tätigkeit täglich zur selben Stunde den Defäkationsakt erledigen und an Ruhetagen ohne jeden ersichtlichen Grund 2—3mal Stuhldrang verspüren.

Unangenehmer für die Betroffenen ist das plötzliche Gefühl des Stuhldranges, wenn aus äußeren Gründen nicht die Möglichkeit besteht, einen Abort aufzusuchen. Solche Fälle sind von FLEINER, BOAS und STRASBURGER geschildert worden. FLEINER nennt derartige im Anschluß an Zwangsvorstellungen entstandene Diarrhöen „habituell gewordene emotionelle Durchfälle".

Daß heftige psychische Erregungen, insbesondere Angst oder ein plötzlicher Schreck, bei darmgesunden labilen Individuen zu plötzlichen explosiven wässerigen Entleerungen führen können, ist allgemein bekannt. Der Volksmund hat für derartige Ereignisse prägnante und drastische Bezeichnungen gefunden. Bekannt sind solche nervöse Diarrhöen z. B. in der Form der „Examensdiarrhöen".

Als nervöse Diarrhöe im engeren Sinne sind Durchfälle bei Darmgesunden zu verstehen, die auf Motilitäts- bzw. Sekretionssteigerung durch psychische Impulse entstehen.

Die sichere Umreißung des eigentümlichen Krankheitsbildes begegnet auch heute im Einzelfall nicht selten erheblichen Schwierigkeiten, die in der mangelhaften Funktionsprüfung des Dünndarmes begründet liegen. Kaum je wird mit Sicherheit entschieden werden können, daß der Darmtractus anatomisch intakt ist. Die wenig befriedigende Darmfunktionsdiagnostik darf uns andererseits nicht zu dem Extrem führen, eine nervöse Diarrhöe bei Gesunden ganz abzulehnen, wie das jüngst von PORGES geschehen ist, der die Auffassung vertritt, daß nervöse Erregungszustände nur bei gleichzeitigem Darmkatarrh eine Diarrhöe verursachen können.

Die Symptomatologie der nervösen Diarrhöen, die in reiner Form immerhin selten beobachtet werden, ist relativ monoton. Im Anschluß an einen seelischen Insult kommt es zu Kollern im Leib, bisweilen auch zu leicht ziehenden Schmerzen, worauf sich bald Stuhldrang einstellt. In leichteren Fällen findet man ausschließlich die Motilität des Dickdarms gesteigert; der entleerte Stuhl zeigt sich geformt. Es gibt nervöse Individuen, die auch ohne besondere Traumen häufige kleine, geformte Stühle von normaler Beschaffenheit absetzen. In der Mehrzahl der durch eine plötzliche seelische Alteration bedingten Diarrhöen trifft man jedoch breiige oder sogar wässerige Stühle an. Hier muß sich der Reiz des autonomen Systems also auch am sekretorischen Apparat des Darmes („Schwitzen in den Darm", URY) ausgewirkt haben, da es sich gewöhnlich um einen wenig konsistenten Dickdarminhalt handelt.

Kennzeichnend für den weiteren Verlauf ist die Erfahrung, daß die explosiv einsetzende Diarrhöe ohne jede Behandlung nach Abklingen der psychischen Erregung verschwindet.

In anderen Fällen wirkt sich die psychische Erregung nur in einer gesteigerten Tätigkeit des Dünndarms aus (Tormina intestini nervosa). Es kommt zu einer peristaltischen Unruhe des Dünndarms, die der Betroffene als Ziehen und Poltern im Leib empfindet und die nicht selten als quietschende, gurrende oder kollernde Geräusche auf Distanz gehört werden können. Falls infolge einer beschleunigten Peristaltik ungenügend abgebauter Chymus in tiefere Darmabschnitte gelangt, so sind die Vorbedingungen für eine Veränderung mikrobieller Vorgänge im Sinne einer gesteigerten Fäulnis oder Gärung gegeben, woraus sich eine sekundäre Reizung der Darmwand erklären läßt. So scheint die Entstehung eines organischen Darmleidens aus einer zunächst rein funktionellen Störung zum mindesten wahrscheinlich. In der praktischen Therapie wird man einer solchen Ätiologie freilich eine besondere Bedeutung nicht zumessen können, da im Einzelfall die Entscheidung schwer fallen dürfte, ob die funktionelle Betriebsstörung oder die organische Schädigung, die ja ihrerseits die nervöse Organbereitschaft steigert, als primäre Ursache anzuschuldigen ist.

Differentialdiagnostisch kommt bei dem akuten Einsetzen und dem schnellen Abklingen der nervösen Diarrhöe eigentlich nur eine Enteritis acuta in Betracht. Das Fehlen eines Diätfehlers, der anamnestische Nachweis früherer diarrhöischer Attacken im Anschluß an psychische Emotionen führen in den nicht häufigen echten Fällen schnell auf den richtigen Weg. Schwerer dürfte es schon fallen, eine larvierte Enteritis mit nervösem Faktor auszuschließen. Hier ist eine Funktionsprobe des Darmes mit genauer makroskopischer und mikroskopischer Stuhlanalyse unerläßlich.

Aus der Natur des Leidens ergibt sich, daß eine eigentliche Darmbehandlung meist überflüssig ist. Ja, sie kann schädlich wirken, indem dadurch die Psyche des Kranken noch weiter bis in die symptomlose Zeit hinein auf das Organ hingelenkt wird, wodurch die Funktionsstörung fixiert werden kann.

Trotzdem wird es zweckmäßig sein, dem Patienten gewisse Kostvorschriften zu geben. Eine strenge Diät (cellulosearme Kohlehydratsuppen usw.) sollte sich nur auf die Zeit heftigster Diarrhöen beschränken. Dann baue man das Regime schnell zu einer gemischten Kost auf. Läßt man alle Kostvorschriften außer acht, so wird bei den Kranken — gewöhnlich handelt es sich um Neurotiker — zu leicht der Eindruck erweckt, daß der Arzt „es nicht so genau nimmt".

Das Hauptgewicht der Behandlung ruht sicherlich auf psychotherapeutischem Gebiet. Hypnose oder gar die Psychoanalyse werden meist entbehrlich sein. Schon die Ablenkung der gedanklichen Vorstellungen von dem drohenden Ereignis der plötzlichen Diarrhöe wirkt zuverlässig. In diesem Sinne kann eine Reise mit vielen neuen Eindrücken, eine indifferente Badekur angezeigt sein. Auch physikalische Behandlung mit warmen Bädern, die schließlich zu einer roborierenden Kaltwasserbehandlung umschlägt, dürfte in diesem Sinne erfolgreich wirken.

Medikamentös soll eine Herabminderung der Reflexerregbarkeit bei gleichzeitiger „Tonisierung" angestrebt werden. Erstere erreicht man besonders durch lange fortgesetzte Gaben von Luminaletten (3—5 Tabletten à 0,015 über den Tag verteilt) oder Brom-, Hopfen-, bzw. Valerianapräparaten, letztere durch eine Arsen- oder Eisenkur. Im Anfall selbst sind Belladonnapräparate angezeigt, bei heftigen Diarrhöen rein nervöser Genese scheint Opiumtinktur in einmaliger Gabe erlaubt und zweckmäßig.

Auf das anscheinenend noch wenig benutzte Mikroklysma mit Adrenalin, das die motorische Darmunruhe zuverlässig herabsetzt, möchte ich nachdrücklich hinweisen.

3. Die Gärungsdyspepsie.

Begriffsbestimmung. NOTHNAGEL verstand unter Darmdyspepsie abnorme Verdauungsvorgänge innerhalb des Darmrohres. Eine dyspeptische Verdauungsstörung kommt nach AD. SCHMIDT dadurch zustande, daß unresorbierte Nahrungsstoffe in tiefere Darmabschnitte gelangen, wo sie bakterieller Zersetzung anheimfallen. Nach der älteren Auffassung trägt die einfache Dyspepsie das Kennzeichen der anatomisch intakten Darmwand. Die Funktionsstörung kann sich auf die mangelhafte Resorption von Kohlehydrat, Eiweiß oder Fett beziehen, wonach eine Gärungs-, Fäulnis- oder Seifendyspepsie unterschieden wird. Die alte Auffassung von der reinen Funktionsstörung bei anatomisch intaktem Darm wird mehr und mehr verlassen. Bei allen chronischen Dyspepsien dürfte es sich in Wirklichkeit um Entzündungen des Darmes handeln, wobei die Frage offen bleibt, ob rein funktionelle Störungen — etwa eine psychisch bedingte Beschleunigung des Dünndarmtransportes — als primär anzusehen sind.

Genese. In der Genese der Gärungsdyspepsie muß als Hauptfaktor die Tatsache gewertet werden, daß größere Mengen unresorbierter Kohlehydrate in tiefere Darmteile gelangen, als es der Norm entspricht. In diesen Darmteilen (im unteren Ileum und Coecum) fallen sie der bakteriellen Gärung anheim. Beim Gärungsvorgang bilden sich Säuren und Gase. Als Ursache nahm AD. SCHMIDT eine konstitutionelle Schwäche der Celluloseverdauung an, wodurch die die Stärke umhüllenden Zellmembranen nicht genügend angegriffen werden. v. NOORDEN verwarf diese Lehre unter Hinweis darauf, daß ein cellulosespaltendes Ferment im Dünndarm des Menschen nicht vorhanden sei. Nach der v. NOORDENschen Theorie werden die Gärungserreger (Hefen aus frischem Obst) mit der in Cellulose eingeschlossenen Stärke eingeführt. Die Gärung beginnt schon im Magen oder im oberen Dünndarm. Infolge des Reizes der Gärungsprodukte auf die Darmwand wird der Dünndarmtransport beschleunigt, wodurch die unverdaute Stärke in großer Menge in den eigentlichen „Gärkessel", das Coecum, gelangt. Neben dem exogenen Faktor, der Zufuhr von gärfähigem Material und Gärungserregern, braucht v. NOORDENs Theorie eine endogene Ansprechbarkeit des Dünndarms, der auf den Reiz der Gärungsprodukte mit gesteigerter Peristaltik reagiert.

Strasburger sieht die Ursache der Gärungsdyspepsie in einer ungenügenden Diastaseeinwirkung in dem oberen Teile des Dünndarms. Er läßt dabei die Frage offen, ob das Pankreas oder der Darm für diesen isolierten Fermentmangel anzuschuldigen ist. Keine der eben erwähnten Auffassungen hat sich bisher beweisen lassen. Merkwürdigerweise sind sich alle älteren Autoren in der Ansicht einig gewesen, daß es sich bei der Gärungsdyspepsie um eine rein funktionelle Störung innerhalb des Darmes handele, obwohl histologisches Material außer dem einen bekannten Fall von Ad. Schmidt nicht vorlag. Denkt man an die Tatsache, daß bei der chronischen Enterocolitis in gewissen Stadien reine Gärungsstühle geliefert werden, so wird die Auffassung der chronischen Gärungsdyspepsie als reine Funktionsstörung bei anatomisch intakter Darmwand zum mindestens recht problematisch. Der Einwand, man finde in den Gärungsstühlen keine Entzündungszeichen, spricht durchaus nicht gegen eine Entzündung gewisser Darmabschnitte als Ursache der „Gärungsdyspepsie". Von den neueren Autoren, die die Gärungsdyspepsie lediglich als ein fakultatives Symptom der Typhlitis auffassen, ist besonders Porges zu erwähnen. Dieser Autor läßt die von früheren Forschern aufgestellten Theorien, wonach die der Gärungsdyspepsie zugrunde liegende Störung sich im Dünndarm abspiele („mangelhafte Celluloseverdauung", „Gärung im oberen Dünndarm durch eingeführte Erreger", „mangelhafte Diastasewirkung im oberen Dünndarm"), außer acht. Nach Porges gelangen unter physiologischen Bedingungen beträchtliche Nahrungsreste ins Coecum. Die nicht resorbierten Kohlehydrate beginnen im Ileum zu gären und treffen gärend im Coecum ein. Nach ein bis zwei Stunden ist die Gärung beendet, wenn mittlere Mengen leicht aufschließbarer Kohlenhydrate verabreicht wurden. Während der Darminhalt langsam gegen das Transversum hin vorrückt, beginnt die Fäulnis der Eiweißreste, die im Transversum beendet wird. Im Transversum beginnt die Eindickung. Stellt man sich nun vor, daß der gärende Coecuminhalt in kurzer Zeit durch den gesamten Dickdarm transportiert wurde, so wäre das Ergebnis ein dünner Gärungsstuhl. Nach dieser Lesart wäre also zur Erzeugung von Gärungsstühlen nur die schnelle Dickdarmpassage notwendig. Porges erklärt sie durch eine gesteigerte motorische Welle, die vom erkrankten Typhlon aus über den ganzen Dickdarm hinzieht. Allerdings trägt auch Porges einer beschleunigten Dünndarmpassage Rechnung, wenn er angibt, daß die Stühle eine besonders starke Nachgärung zeigen, wenn infolge einer die Dünndarmzeit herabsetzenden Ileitis größere Mengen von gärfähigem Material in den Gärkessel des Coecums gelangen.

Nach den Erfahrungen, die ich in den letzten 10 Jahren an der Leipziger Klinik sammeln konnte, liegt jeder chronischen Gärungsdyspepsie eine Gastroenteritis bzw. auch -colitis zugrunde, was sich mit den Vorstellungen Porges' etwa deckt. Es spricht nicht gegen unsere Vorstellung, daß die Diarrhöen sofort aufhören, wenn man die Kohlehydrate aus der Nahrung entfernt, hat man doch in den letzten Jahren die Enteritis (ohne Colitis) mit Obstipation kennen gelernt.

Nach unserer Auffassung ist die „Gärungsdyspepsie" genetisch etwa folgendermaßen zu erklären: Eine gestörte Magenfunktion braucht als primäre Ursache nicht angenommen zu werden, trotzdem in unserem Material Sekretionsstörungen im Magen (Superacidität und Sub- bzw. Anacidität) vorwiegen, worauf bereits H. Meyer hingewiesen hatte. Gelangt gärfähiges Material, insbesondere aber in Cellulosehüllen eingeschlossene Stärke infolge der gesteigerten Peristaltik des entzündeten Dünndarms in tiefere Darmteile (unteres Ileum und Coecum), so entwickelt sich unter dem Einfluß der hier ansässigen Gärungserreger (vorwiegend Colibacillen) eine pathologisch gesteigerte Gärung. Die gegen die Norm vermehrten Gärungsprodukte verursachen einen verstärkten Reiz auf die

Dickdarmperistaltik, wodurch es zu einer beschleunigten Dickdarmpassage und Entleerung kommt. Als wesentlichster Moment in der Genese der Gärungsdyspepsie käme hiernach die beschleunigte Darmpassage in Betracht. Die reichlich gebildeten Gärungsprodukte rufen einen Circulus vitiosus hervor, indem sie bei längerer Einwirkung auf die Dickdarmschleimhaut wahrscheinlich eine Colitis auslösen (bzw. die vorhandene Colitis verschlimmern), wodurch die peristaltische Ansprechbarkeit des Colons weiterhin gesteigert wird. Hiermit in Zusammenhang steht die Erfahrung, daß nur die leichteren Fälle von Enterocolitis auf die Antigärungskost mit einem Sistieren der Diarrhöe antworten. In schwereren Fällen schlägt der Charakter der Stühle, die nur unwesentlich an Konsistenz gewinnen, in das Aussehen der Fäulnisstühle um (s. unten).

In vielen Fällen von akuter Sommerdiarrhöe, die nach übermäßigem Genuß von unreifem Obst beobachtet wird, zeigen sich ebenfalls typische Gärungsstühle. v. Noorden erklärte aus dieser akuten Gärungsdyspepsie die Genese der chronischen Gärungsdyspepsie, indem er annahm, daß die an den Früchten haftenden Gärungserreger (Hefen) als die eigentlichen Urheber der pathologischen Gärung anzusprechen seien, die schon in den oberen Darmteilen beginnt. Wie schon Strasburger hervorhob, findet man aber in den Stühlen keine Hefezellen in nennenswerter Menge. Die Entstehung dieser akuten Gärungsdiarrhöe läßt sich zwangslos erklären durch den hohen Gehalt unreifer Früchte an Fruchtsäuren, die bekanntlich die Darmperistaltik steigern. Das diastatische Ferment muß, wie Biedermann und Strasburger gezeigt haben, erst die Zellwände durchwandern, bis es die eingeschlossene Stärke verdauen kann. Da dieser Prozeß längere Zeit erfordert, so werden größere Mengen von Zucker (Stärke kann nur nach Verzuckerung vergoren werden) erst im unteren Dünndarm bzw. im Coecum frei, wo er den Gärungserregern anheimfällt. Faktoren für die Steigerung der Motilität sind die schon erwähnten Fruchtsäuren, der hohe Gehalt an Cellulose und schließlich die entstandenen Gärungsprodukte.

Symptomatologie. Die subjektiven Beschwerden der Kranken bestehen in leicht ziehenden Schmerzen im ganzen Leib. In manchen Fällen fehlen Schmerzen völlig. Dafür empfinden die Patienten ihre Darmbewegungen in Form eines leisen Ziehens, das sich hauptsächlich vor den Stuhlentleerungen einstellt. Sie hören gurrende, quietschende oder auch polternde Darmgeräusche. Es besteht eine gesteigerte Flatulenz. Die Winde riechen entweder säuerlich stechend oder sind geruchlos. Die Gewichtsabnahme kann beträchtlich sein, häufig wird sie aber vermißt, weil das Nahrungsfett gut resorbiert und von den Patienten instinktiv in reichlicher Menge genossen wird.

Objektiv findet der Untersucher daher häufig einen relativ guten oder leidlichen Ernährungszustand. Die Zunge bietet meist ein uncharakteristisches Aussehen. Einige Male habe ich sie auffällig hochrot gefunden. Das Abdomen zeigt sich gewöhnlich nicht meteoristisch vorgewölbt. Die Perkussion verrät jedoch einen vermehrten Gasgehalt der Därme. Eindrucksvoll ist der Befund des Plätscherns, das man durch leichte Erschütterungen der Bauchwand in der Gegend des Coecums auslösen kann. Man nimmt das Coecalplätschern am leichtesten wahr, wenn man dicht neben der stoßenden Hand mit Hilfe eines Schlauchstethoskopes auskultiert. Bei der Palpation des Abdomens ergibt sich in der überwiegenden Mehrzahl der Fälle ein Druckschmerz derselben Gegend.

Die fraktionierte Magenausheberung liefert in der Mehrzahl der Fälle Sekretionsanomalien (Superacidität oder Sub- bzw. Anacidität), ein Zeichen, daß auch der Magen in den Prozeß der Enteritis mit einbezogen ist.

Die Untersuchung des Duodenalsaftes hat mir besondere Hinweise nicht geliefert. Bemerkenswert scheint mir, darauf hinzuweisen, daß ich eine pathologische Bakterienbesiedlung im Duodenum nicht nachweisen konnte. Es fand sich in einigen, am eigenen Material durchgeführten Untersuchungen bakterioskopisch und kulturell lediglich die spärliche physiologische grampositive Belegschaft.

Ausschlaggebend für die Diagnose bleibt das Ergebnis der Stuhluntersuchung. Der Stuhldrang, der sich 3—4mal täglich einstellt, erfolgt ohne Tenesmus. Die Stühle sind gewöhnlich gelb, von dünn- bis dickbreiiger Konsistenz, schwammig, schäumend bzw. von Gasblasen durchsetzt. Der Geruch ist nicht fäkulent, sondern ausgesprochen säuerlich stechend. Die Reaktion gegen Lackmus ist sauer.

Soll eine genauere Analyse des Stuhles vorgenommen werden, so empfiehlt es sich, dem Kranken mindestens 3 Tage lang die sog. SCHMIDTsche Probekost (s. S. 801) zu verabreichen.

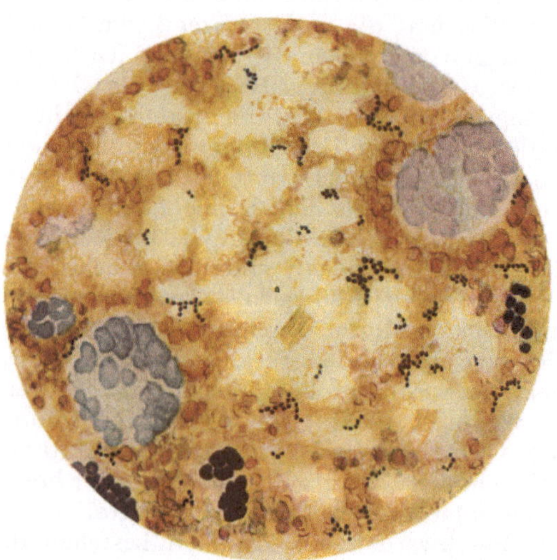

Abb. 11. Faeces bei Gärungsdyspepsie. Mikroskopisches Bild. Stärke- und erythrodextrinhaltige Zellen; Klostridien. Färbung mit LUGOLscher Lösung. (Nach STRASBURGER.)

Nach Feststellung der makroskopischen Beschaffenheit und der Reaktion verdünnt man eine kleine Stuhlprobe mit physiologischer Kochsalzlösung und breitet die Verdünnung auf einem Teller mit schwarzem Boden aus. Als typisches Kennzeichen des Gärungsstuhles erkennt man jetzt etwa stecknadelkopf- bis hirsekorngroße bläulich transparente Klümpchen, die Kartoffelpartikelchen entsprechen. Schleim kann fein zerteilt in kleinen Fäden oder Klümpchen sichtbar werden. Sein Nachweis ist jedoch für den Gärungsstuhl keineswegs obligatorisch.

Es folgt die mikroskopische Untersuchung. Im Nativpräparat, das man sich durch Verdünnen einer kleinen Stuhlmenge mit Kochsalz herstellt, fallen zunächst große ovale Gebilde auf, die als Aufhellungen gegenüber den Massen von Detritus und Bakterien wirken. Es sind die für den Gärungsprobestuhl charakteristischen Kartoffelzellen (vom Kartoffelpüree der Probekost), die von einer dünnwandigen Membran umschlossen sind. Neben diesen nicht zu übersehenden großen Gebilden bemerkt man fast immer Muskelfasern, die als Zeichen einer ungenügenden Verdauung mit spitzen Ecken versehen sind, und nicht selten noch die Querstreifung erkennen lassen. Bindegewebsfasern finden sich nur bei gleichzeitigem Salzsäuremangel des Magens. Seifenschollen sind mäßig zahlreich. Nicht selten sieht man reichlich Fettsäurenadeln, die aus den Seifen infolge der sauren Reaktion frei werden (GOIFFON).

Versetzt man eine zweite Öse Stuhles mit einem großen Tropfen LUGOLscher Lösung zur Anfertigung eines mikroskopischen Präparates, so erkennt man im Mikroskop, daß die oben beschriebenen großen Kartoffelzellen zahlreiche Stärkekörner enthalten, die sich je nach dem Grade der Verdauung dunkelblau, violett oder rosa gefärbt haben. Mit starker Trockenlinse oder Ölimmersion entdeckt man außerdem wechselnde Mengen von schwarzblaugefärbten „jodophilen“ Bakterien („granulosehaltige Bakterien“). Hierzu gehören die großen ovalen, hefeähnlichen Klostridien (Clostridium butyricum). Sie liegen in Ketten oder in Nestern zusammen. Neben diesen plumpen Elementen findet man bei aufmerksamer Musterung zahlreiche zarte jodgefärbte Kokken in Kettenanordnung. Auch lange, fadenförmige Bacillen, die sich mit Jod nicht färben, sind beschrieben worden. Der Nachweis der jodophilen Bakterien ist wichtiger als der Befund unverdauter Stärke. Letztere kann fehlen, wenn jodgefärbte Mikroorganismen noch vorhanden sind. Auch für die nächste Prognose eines Falles bleibt der Befund von jodfärbbaren Bakterien, insbesondere der Klostridien von Bedeutung. Nach eingeleiteter Therapie muß mit Rückfällen gerechnet werden, solange sich Klostridien im Stuhl finden.

Die Untersuchung eines fraglichen Gärungsstuhles wird abgeschlossen durch die Gärungsprobe. Man füllt zu diesem Zwecke ein Gärungsröhrchen nach STRASBURGER mit verdünntem Stuhl an und stellt das Röhrchen für 24 Stunden

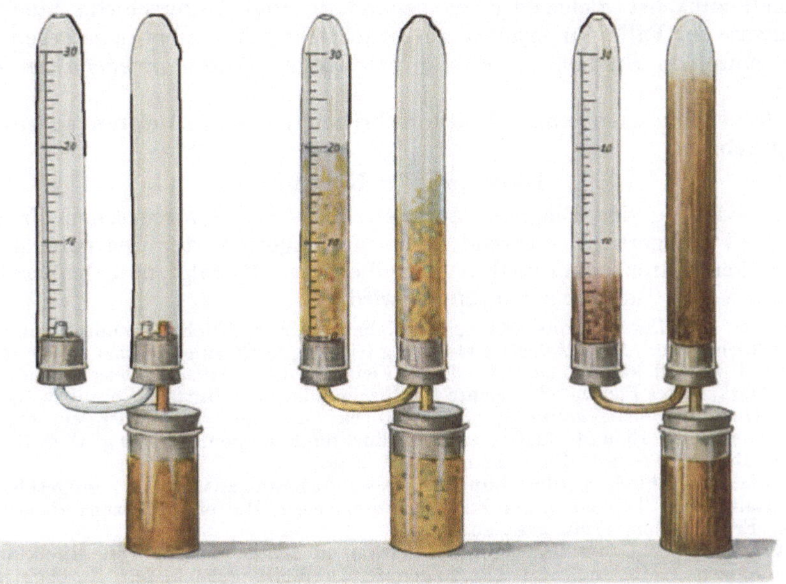

a b c
Abb. 12. Brutschrankprobe. *a* Normal, *b* Gärung, *c* Fäulnis. (Nach STRASBURGER.)

in einen Brutschrank. Die Gärungsprobe ist positiv, wenn sich eine deutliche Gasbildung erkennen läßt (Abb. 12). Dabei fällt die Reaktion gegen Lackmus meist stärker sauer aus als vorher.

Die Essigsäureprobe zeigt die Menge an Gesamtfett meist nicht als vermehrt.

Die Sublimatprobe fällt stark positiv aus. Bilirubin (Grünfärbung) wird aber sehr selten nachgewiesen.

Zur Vornahme der Sublimatreaktion setzt man einer etwa 10%igen Stuhlverdünnung einige ccm einer gesättigten wässerigen Sublimatlösung zu. Die Reaktion entwickelt sich in Zeiten von 5 Stunden bis zu 24 Stunden. Bei normalen Stühlen erscheint die Flüssigkeit und noch stärker der Bodensatz rot gefärbt. Bilirubin liefert eine grüne Farbe.

Eigene p_H-Messungen an Gärungsstühlen lieferten Werte zwischen 4,8 und 6,8.

Wie man sieht, läßt sich eine für klinische Zwecke völlig ausreichende Kotanalyse bei Gärungsdyspepsie sehr leicht und ohne großen Zeitverlust ausführen. Quantitative chemische Analysen erübrigen sich zum mindesten für den praktischen klinischen Gebrauch.

Therapie. Jede bisher gebräuchliche Behandlung der Gärungsdyspepsie ist vorwiegend oder rein diätetisch. Sie fußt auf dem Prinzip, die Gärungserreger gewissermaßen durch „Aushungern“ zurückzudrängen. Das Aushungern erfolgt zunächst durch Weglassen der Kohlehydrate aus der Nahrung. Später werden aufgeschlossene Kohlehydrate zugelegt, die schon im Dünndarm restlos gespalten und resorbiert werden. Die Aussichten einer derartigen Behandlung hängen ab von der Schwere des anatomischen Grundleidens, der Enteritis. Bei Sachkenntnis und Geduld auf beiden Seiten darf die klassische sog. Gärungsdyspepsie als heilbar bezeichnet werden. Auch eine allmähliche Toleranzsteigerung gegenüber cellulosereicherem Material läßt sich in den meisten Fällen erzielen.

Handelt es sich um eine relativ leichte Störung, die noch dazu erst kurze Zeit besteht, so mag es genügen, für einige Zeit grobe Gemüse und Nahrungsmittel, die Stärke in Cellulosehüllen eingeschlossen enthalten, aus der Kost zu entfernen. Als zweckmäßiger hat es sich mir jedoch gezeigt, jeden Fall prinzipiell zunächst gleichartig zu behandeln, und Unterschiede hinsichtlich der Schwere der Fälle nur insofern zu berücksichtigen, als bei schwereren Fällen für die einzelnen Stadien im Kostaufbau längere Zeiten innegehalten werden müssen.

Im folgenden seien einige Diätvorschriften früherer Autoren auszugsweise wiedergegeben.

Diät nach v. NOORDEN.

Nach Klärung der Diagnose auf der Basis der SCHMIDTschen Probekost folgen 1—3 Hungertage, während derer nur ungezuckerter Tee gereicht wird. Die Kranken halten dabei strikte Bettruhe inne. Es folgt nun die erste Diätstufe, die 8—14 Tage lang verabfolgt wird.

1. Stufe: *1. Frühstück*, 250—300 ccm milchzuckerfreie Milch, (Bouma-) Milch, dazu 2 weichgekochte Eier. *2. Frühstück*, 100—200 g frischer, feinkörniger Quark, der mit Butter angereichert werden kann, dazu eine Tasse Fleischbrühe. *Mittags*, Fleischbrühe mit gekochtem Mark, zartes Fleisch oder leichte Flußfische (blau) mit Butter, Wein- bzw. Citronengelee, ein Glas Rotwein. *Nachmittags*, 300—400 ccm milchzuckerfreie Milch, ein weiches Ei. *Abends*, Rührei aus Ei und Butter, zarter gekochter Schinken, 30—40 g alter Holländer Käse mit Butter, Tee mit Rotwein oder mit Rum.

2. Stufe: Allmählich werden Suppen, Breie, Aufläufe aus Zucker, aufgeschlossenen Mehlen, Reis, Sago, Tapioka unter Zufügung von Eiern, Butter, milchzuckerfreier Milch, Gelatine, Fruchtsäften, Wein usw. zugelegt.

3. Stufe: Zu der Grunddiät werden langsam steigende Mengen von Milch, Joghurt oder dreitägigem Kefir zugesetzt. Es folgen feines Weizengebäck, fein durchgetriebenes Gemüse, fein passiertes Apfelmus, später Kartoffelbrei, Süßspeisen aus aufgeschlossenen Mehlen, denen Eierklarschnee oder Schlagsahne beigefügt sein darf. Schokolade und Kakao sollen 5 Minuten kochen.

4. Stufe: Langsame Zulagen von gröberem Weizenbrot, Zerealienbrei, später von Stückkartoffeln. Zuletzt folgen Roggenbrot, Gemüse in landläufiger Zubereitung und rohes Obst.

Diätschema nach STRASBURGER.

1. Stufe (1—2 Tage, Bettruhe): *1. Frühstück*, Tee mit Saccharin. *2. Frühstück*, Fleischbrühe, evtl. 25 g Branntwein. *Mittagessen*, Bouillon mit Mark, 25 g Branntwein oder 100 g Rotwein. *Nachmittags*, Tee mit Saccharin. *Abends*, Tee mit Rum.

2. Stufe (2—3 Tage): *1. Frühstück*, Tee mit Saccharin, 2 gekochte oder gebackene Eier. *2. Frühstück*, Bouillon, 150 g Quark (frisch) oder 50 g Edamer bzw. Schweizer Käse mit Butter. *Mittags*, Bouillon mit Mark oder Ei, 200 g gekochtes oder gebratenes Fleisch, Fisch oder Geflügel, Citronen- oder Weingelee, 100 g Rotweinwasser. *Nachmittags*, Tee mit Saccharin, Quark oder Käse wie unter 2. *Abends*, Rührei ohne Mehl, 100 g Fleisch oder Geflügel oder gekochten Schinken, Tee oder 100 g Rotwein.

3. Stufe (2—3 Tage): *1. Frühstück*, Tee mit Zucker, 1—2 Zwieback mit Butter. *2. Frühstück*, Bouillon, 1—2 Spiegeleier oder gekochte Eier, oder Aufschnitt oder Käse mit Butter. *Mittags*, Bouillon, 200 g Fleisch oder Fisch, Geflügel, Citronen- oder Weingelee, 100 g Rotweinwasser. *Nachmittags*, Tee mit Zucker, 1—2 Zwieback mit Butter, evtl. Käse. *Abends*, Spiegeleier, Rührei oder gekochte Eier mit Butter, 100 g Fleisch, Fisch, Schinken oder Quark oder 50 g Käse, Tee oder Rotwein.

4. Stufe (2—3 Tage): *1. Frühstück*, Tee mit Zucker, 2—3 Zwieback mit Butter. *2. Frühstück*, Bouillon oder Wasserkakao, Spiegeleier oder gekochtes Ei oder Aufschnitt oder Käse mit Butter. *Mittags*, ein Teller Suppe aus Kufekes Kindermehl, Nestle- oder feinstem Weizenmehl, 200 g Fleisch oder Fisch oder Geflügel, Wein oder Citronengelee, 100 g Rotwein-

wasser. *Nachmittags*, ein altgebackenes Brötchen oder Toast mit Butter, Tee mit Zucker. *Abends*, Eier, 100 g Fleisch, Fisch, Schinken, Quark, Mondamin- oder Maizenabrei. Etwas Tee mit Rum.

5. Stufe (2—3 Tage): *1. Frühstück*, Tee oder Kaffee mit Zucker, Zwieback mit Butter. *2. Frühstück*, Bouillon, Eier oder Käse oder Aufschnitt. Ein altbackenes Brötchen mit Butter oder Toast. *Mittags*, ein Teller Schleimsuppe, 100 g weichen Reisbrei, Grießbrei, Fleisch, Geflügel, Rotweinwasser. *Nachmittags*, Kakao mit 100 g Milch, Zwieback mit Butter oder Toast. *Abends*, Eier, Fleisch, Fisch, Quark, ein Teller Brei.

6. Stufe (2—3 Tage): *1. Frühstück*, Tee oder Kaffee, ein Brötchen mit Butter. *2. Frühstück*, Bouillon, eine Scheibe Weißbrot mit Butter, Käse oder Aufschnitt. *Mittags*, Schleimsuppe, 200 g Fleisch, Fisch, Geflügel, Stärke- oder Grißepudding, Rotweinwasser. *Nachmittags*, Kakao mit 150 g Milch, 2 Schnitten Weißbrot mit Butter, drei Zwieback. *Abends*, Fleisch, Fisch, Quark, 200 g Brei.

Ich selbst pflege nach folgendem Schema vorzugehen:

Vor Beginn der Behandlung wird ein mildes Abführmittel gereicht. Darauf folgt für 1—3 Tage (je nach dem Ernährungszustand) die

Diät	Medikamente
1. Stufe.	
1. Frühstück: Tee mit Saccharin.	1 Tablette Cebion.
2. Frühstück: 1 Tasse Fleischbrühe.	
Mittags: 1 Tasse Fleischbrühe, 1 Glas Rotwein.	1 Tablette Cebion.
Nachmittags: Tee mit Saccharin.	
Abends: 1—2 Tassen Fleischbrühe, 1 Glas Rotwein.	1 Tablette Cebion.
2. Stufe (etwa 2 Tage).	
1. Frühstück: Tee mit Saccharin.	1 Tablette Cebion.
2. Frühstück: 1 Tasse Fleischbrühe, 50 g Sahnenquark.	1 Teelöffel Calc. carbonic., 2 Tabletten Pankreon.
Mittags: 1 Tasse Fleischbrühe etwa 125 g weißes Fleisch bzw. gekochter Fisch, 1 Glas Rotwein.	1 Eßlöffel Calc. carbonic., 3 Tabletten Pankreon, 1 Tablette Cebion.
Nachmittags: Tee mit Saccharin.	
Abends: 1 Tasse Fleischbrühe, 2 weich gekochte Eier, 1 Glas Rotwein.	1 Eßlöffel Calc. carbonic., 3 Tabletten Pankreon, 1 Tablette Cebion
3. Stufe (etwa 2 Tage).	
1. Frühstück: Tee mit Saccharin.	Medikamente wie bei Stufe 2.
2. Frühstück: 1 Tasse Fleischbrühe, 100 g Sahnequark oder Weichkäse, 20 g Butter, 25 g Weinbrand.	
Mittags: 1 Tasse Fleischbrühe, etwa 125 g weißes Fleisch oder gekochten Flußfisch mit Butter, 1 Glas Rotwein.	
Nachmittags: Tee mit Saccharin.	
Abends: 1 Tasse Fleischbrühe, 2—3 weiche Eier oder Spiegeleier oder Rühreier (auf Wasserdampf bereitet), 100 g Schweizer- oder Holländer Käse, 1 Glas Rotwein.	
4. Stufe (etwa 2 Tage).	
1. Frühstück: Tee mit 10 g Traubenzucker.	1 Tablette Cebion, 1 Teelöffel Calc. carbonic.
2. Frühstück: Fleischbrühe mit Knochenmark, 100 g Holländer- oder Schweizerkäse mit 20 g Butter, 25 g Weinbrand.	1 Teelöffel Calc. carbonic., 3 Tabletten Pankreon.
Mittags: Fleischbrühe mit Mark, 125 g weißes Fleisch oder gekochter Flußfisch mit Butter, Gelatinespeise mit Traubenzucker, 1 Glas Rotwein.	1 Eßlöffel Calc. carbonic., 3 Tabletten Pankreon, 1 Tablette Cebion.
Nachmittags: Tee mit 10 g Traubenzucker.	
Abends: Tee mit 10 g Traubenzucker, Eier oder weißes Fleisch oder Fisch, Rotweingelee (mit Traubenzucker).	1 Eßlöffel Calc. carbonic., 3 Tabletten Pankreon, 1 Tablette Cebion.

Diät	Medikamente
5. Stufe (etwa 4 Tage).	
1. Frühstück: Tee mit 10 g Traubenzucker. 2. Frühstück: Fleischbrühe, 100 g Käse, 20 g Butter, 25 g Weinbrand. Mittags: 200 g Suppe aus Kufekes Kindermehl oder Maizena oder Mondaminmehl, weißes Fleisch oder Fisch und Nachspeise wie bei Stufe 4. Nachmittags: Tee mit 10 g Traubenzucker. Abends: 200 g Suppe aus aufgeschlossenem Mehl wie Mittags, sonst wie Stufe 4.	Medikamente wie bei Stufe 4.
6. Stufe (etwa 4—6 Tage).	
1. Frühstück: 2 Zwieback oder 1 Scheibe Toast mit 20 g Butter. Tee oder Kakao mit Sahne. 2. Frühstück: 1 Scheibe Toast, Käse, feingeschabter Schinken, Butter. Fleischbrühe. Mittags: Suppe wie bei Stufe 5 oder Haferschleim-, Gerstenmehl-, Weizenmehlsuppe. Weißes Fleisch oder Fisch. Nachspeise wie bei Stufe 4. Rotwein. Nachmittags: 2 Zwieback mit Butter oder 1 Scheibe Toast oder 2 Albertkeks. Tee mit Traubenzucker. Abends: Suppe wie mittags. Sonst wie bei Stufe 5.	Medikamente wie bei Stufe 4.
7. Stufe (etwa 14 Tage).	
1. Frühstück: wie bei Stufe 6. 2. Frühstück: wie bei Stufe 6. Mittags: Suppe wie bei Stufe 6 oder Sagosuppe mit Rotwein oder Fleischbrühe mit Grießklößchen. Weißes Fleisch bzw. Fisch. Nudeln, Makkaroni, Spätzle oder Reis. Nachspeise aus feinen Mehlen, Milch, Fruchtsaft. Nachmittags: 1—2 Scheiben Toast mit Butter oder Zwieback, Tee mit Traubenzucker. Abends: Wie Mittags oder Toast bzw. altes Weißbrot mit Butter und kaltem Aufschnitt. Rotwein oder Tee.	Medikamente wie bei Stufe 4.

Von dieser Stufe ab werden allmählich fein püriertes Gemüse (Karotten, grüne Erbsen ohne Schalen, Tomatenpüree, Blumenkohl, Spinat, Spargelspitzen) zugelegt, bis man schließlich zu Kartoffelpüree übergeht. Grobe Gemüse (Sauerkraut, Weißkohl, Rotkohl, Hülsenfrüchte, Gurken, Pilze) und grobes Brot sind auf längere Zeit zu meiden. Mein Diätschema läßt natürlich Bewegungsfreiheit nach beiden Richtungen. In vielen leichteren Fällen wird man ohne Furcht vor Rückschlägen schneller vorwärts gehen können. In schwereren Fällen und bei ängstlicheren Kranken empfiehlt sich zweifellos ein Zulegen Schritt für Schritt. In den schwersten Fällen von chronischer Enteritis wird man mit der schematischen Darreichung einer Antigärungskost nicht zum Ziel kommen, da hier das Stuhlbild leicht zum Extrem des Fäulnisstuhles (s. u.) umschlägt. Mit dem Darreichen von Gemüsen, Kartoffeln und frischen Obstsäften wird die Cebionmedikation, die während des strengen Regimes unbedingt angezeigt war, entbehrlich.

Prognose. Die Voraussage richtet sich nach der Schwere der lokalen Veränderungen. Im allgemeinen wird man mit den angegebenen Maßnahmen schnell ein Sistieren der Diarrhöen erreichen. Eine Anfälligkeit des Darmes gegenüber schwereren Belastungsproben bleibt fast immer zurück.

4. Die Fäulnisdyspepsie.

Begriffsbestimmung. Nach der alten Auffassung von AD. SCHMIDT verstand man unter Fäulnisdyspepsie eine abnorme faulige Zersetzung des Darminhaltes, wobei eine Entzündung der Darmwand abgelehnt wurde. STRASBURGER sprach von einer primären Fäulnisdyspepsie, wenn die schlecht verdaute (fäulnisfähige) Nahrung als solche der Fäulnis in größerem Maßstabe anheimfällt, von einer sekundären, wenn von der ungenügend verwerteten Nahrung ein Reiz auf die Darmwand ausgeübt wird, der zur Absonderung eines fäulnisfähigen Sekretes führt. Nach unserer Meinung ist die Fäulnisdyspepsie lediglich ein Symptomenkomplex, muß also stets als sekundär auf eine übergeordnete Schädigung zurückgeführt werden. Die übergeordneten Schädigungen sind bekannt. Entweder handelt es sich darum, daß größere Mengen von Eiweiß in den Bereich der im untersten Ileum besonders aber im Coecum ansässigen Fäulniserreger gelangen (schlechte Ausnützung der Nahrung durch mangelhaften Kauakt, Magensaftmangel, Resektionsmagen, Pankreasinsuffizienz oder Enteritis mit beschleunigter Passage), oder es erfolgt ein überreichliches Angebot von eiweißreichem Darmsekret, das faulig zersetzt wird (Enterotyphlitis bzw. -colitis, Dünndarmcarcinom, Darmtuberkulose). Dauert das Symptom der Fäulnisstühle längere Zeit an, so darf man nach unseren Beobachtungen wohl stets auf eine Entzündung des Darmes schließen, woraus sich ergibt, daß die Fäulnisdyspepsie wie die Gärungsdyspepsie als Symptome einer Enteritis aufzufassen sind, die nicht selten beide Störungen in einem Krankheitsfall zeigt.

Genese. Unter normalen Bedingungen findet eine stärkere Fäulnis im Darme nicht statt, weil das Nahrungseiweiß zum größten Teil im Dünndarm, der schnell durcheilt wird und keine Fäulniserreger in nennenswerter Menge erhält, zur Resorption gelangt. Da zum Vorgang der Fäulnis eine längere Zeit erforderlich ist, kann sie erst in einem Darmteil einsetzen, der die Ingesta längere Zeit zurückhält. So bildet vorwiegend der Anfangsteil des Dickdarmes mit seinen obligaten Gehalt an Fäulnisbakterien den eigentlichen Fäulniskessel. Wird nun diesem Kessel Eiweiß in größerer Menge zugeführt (unverdautes Nahrungseiweiß oder Darmsekret, insbesondere ein eiweißreiches Darmexsudat), so sind die Vorbedingungen für eine pathologische Fäulnis erfüllt. Dabei kann, wenn die anatomische Störung vorwiegend das Coecum befallen hat, die Ausnützung des Stuhles gut sein. Infolge der gesteigerten Sekretion und der durch die Entzündung gesteigerten Peristaltik kommt es zur Diarrhöe, zum Absetzen von Stühlen verminderter Konsistenz. Die Gasbildung bei der Fäulnis erfolgt langsamer und in geringerer Menge als bei der Gärung. Neben Methan, Kohlensäure und Wasserstoff werden Methylmercaptan und Schwefelwasserstoff als stinkende Gase geliefert.

Unverdautes Eiweiß gelangt in größerer Menge in das Coecum bei schlechtem Kauakt und bei Achylia gastrica, die durch Fehlen der Bindegewebsverdauung eine Aufbereitung der Fleischbrocken erschwert. Hinzutreten mag beim Magensaftmangel das Ausbleiben der Salzsäure als physiologisches Stimulans für das Pankreas. Die in dieser Weise von AD. SCHMIDT gebildete Vorstellung einer „funktionellen Pankreasachylie" hat sich jedoch bis heute für den Menschen nicht sicher beweisen lassen, besonders in Anbetracht der Tatsache, daß nur ein sehr geringer Prozentsatz der Achyliker an Diarrhöen leidet. In gleicher Weise wie der Magensaftmangel muß sich eine beschleunigte Entleerung des Magens (wie beim Resektionsmagen) auswirken. Entscheidend bleibt jedoch der schnelle Dünndarmtransport, der eine genügende Resorption des Nahrungseiweißes verhindert und das fäulnisfähige Material in Massen zum Dickdarm befördert.

Eiweißreiche Flüssigkeit (Exsudat) wird von einer entzündeten Darmwand abgesondert. Dabei kann es sich um eine diffuse Entzündung oder um eine örtliche Reizung durch tuberkulöse Ulcera, durch einen zerfallenden Tumor oder um eine Wegstörung mit Inhaltsstauung handeln.

Bei einer Betrachtung der hier aufgeführten Ursachen für die pathologische Fäulnis fällt es auf, daß sich unschwer ein gemeinsamer Nenner für die Entzündung des Dünn- und Dickdarmes mit oder ohne erkennbarer Beteiligung des Magens erkennen läßt. Dabei scheint die wichtigste Ursache in den typischen Fällen von „Fäulnisdyspepsie" mit reichlich Muskelfasern im Stuhl in der beschleunigten Dünndarmpassage zu liegen. Für jene Fälle mit fauligen dünnen Stühlen ohne mikroskopisch erkennbare Ausnutzungsstörung des Eiweißes muß man den Sitz des Leidens mehr in den oberen Dickdarm verlegen und annehmen, daß vorwiegend eiweißreiches, vom Coecum geliefertes Exsudat faulig zersetzt wurde.

Symptomatologie. Die Symptomatologie der chronischen Fäulnisdyspepsie ist die der chronischen Enteritis. Der Ausbruch des Leidens erfolgt in vielen Fällen so allmählich und schleichend, daß die Kranken den Beginn nicht festzulegen vermögen. Manche Patienten haben schon seit der Kindheit einen „anfälligen Darm" gehabt. Nicht so selten läßt sich jedoch nach unseren Erfahrungen die chronische Enteritis auf eine früher durchgemachte Darminfektion (Typhus, Paratyphus, bacilläre Ruhr) zurückführen. Seit dieser Infektionskrankheit besteht eine gesteigerte Anfälligkeit des Magen-Darmtraktes gegenüber stärkeren Belastungen. Da die ersten Erscheinungen flüchtig sind und auf einfache, dem Laien geläufige Maßnahmen wieder verschwinden, wird der Arzt gewöhnlich erst dann aufgesucht, wenn das Leiden schon jahrelang besteht und dem Betroffenen erhebliche Beschwerden verursacht.

Das führende Symptom bilden die Diarrhöen. Dünnflüssige bis breiige, dunkle, faulig stinkende Stühle werden 1—4mal am Tag abgesetzt. Die Appetenz hat gewöhnlich nicht gelitten. Neben Poltern und Rumoren im Leib klagen manche Kranke über Spannungsgefühl und Schmerzen im linken Ober- und Unterbauch, sowie in der Gegend des Coecums. Oft wird jeder Schmerz vermißt. Die vermehrt abgehenden Winde verbreiten denselben fauligen Gestank wie die Stühle. Das Körpergewicht hält sich im allgemeinen lange Zeit auf befriedigender Höhe.

Die Untersuchung des Kranken liefert in vielen Fällen ein relativ mageres Ergebnis. Der Ernährungszustand ist normal oder wenig beeinträchtigt.

Bezüglich der objektiven Symptome verweise ich auf das Kapitel chronische Enteritis bzw. Enterocolitis. Für den Symptomenkomplex „Fäulnisdyspepsie" interessiert hier nur der Stuhlbefund.

Der Stuhl ist dunkelbraun, flüssig oder breiig, von fauligem Gestank und stark alkalischer Reaktion. Sichtbare Schleimbeimengungen fehlen. Der negative Schleimnachweis läßt sich diagnostisch nicht gegen eine Enteritis verwerten. In vielen Fällen ist die Massigkeit des Stuhles bemerkenswert. Bei gemischter, freigewählter Kost kann man makroskopisch leicht unverdaute Nahrungspartikelchen erkennen. Die SCHMIDTsche Probekost wirkt ähnlich wie bei der „Gärungsdyspepsie" auch hier nicht selten günstig auf die Diarrhöe ein. Wie schon ältere Autoren hervorheben, ist die Stopfwirkung der Probediät noch auffallender, wenn sie ohne Milch gereicht wird, da viele der Befallenen auf Milch besonders leicht mit Diarrhöe reagieren.

Der Probestuhl entspricht in Farbe und Reaktion dem Stuhl bei freigewählter Nahrung. Nach Verreiben auf dem Teller findet man makroskopisch reichlich rote bis linsengroße Fleischfetzchen und (besonders bei der häufig gleichzeitig vorhandenen Achylia gastrica) auch Bindegewebsfasern. Mikroskopisch sieht man in ausgeprägten Fällen massenhaft Muskelfasern, oft in Verbänden liegend, deren völlige Unversehrtheit sich aus ihren scharfen Kanten und aus der gut erhaltenen Querstreifung ergibt (Abb. 13). Für eine besonders starke Störung der Muskelverdauung („Beefsteakstuhl") hat v. NOORDEN eine isolierte Störung der Trypsinverdauung im Sinne der Dystrypsie HEMMETERs angenommen. Nicht selten findet man Tripelphosphatkrystalle. Setzt man mit einem solchen Stuhl eine Gärungsprobe an, so zeigt sich statt einer mit saurer Reaktion einhergehenden Frühgärung nach 24 Stunden die sog. „Spätgärung" (AD. SCHMIDT)

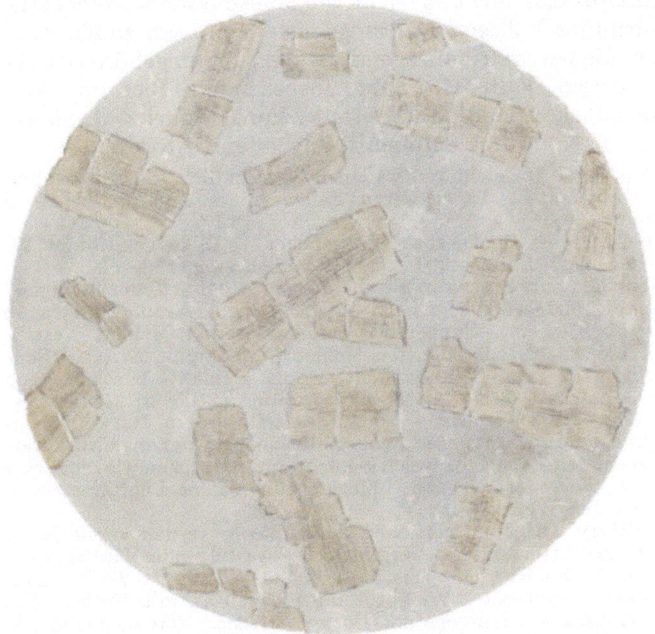

Abb. 13. Muskelreste mikroskopisch. Grobe Ausnutzungsstörung des Fleisches (primäre Fäulnisdyspepsie). Die Muskeln stark maceriert, zeigen zumeist nur noch Längsstreifen. (Nach STRASBURGER.)

nach 48—72 Stunden. Dabei kommt es zu einer geringeren Gasbildung, die Schaumbläschen der echten Gärung fehlen und die Reaktion bleibt alkalisch. Die gebildeten Gase sind nach AD. SCHMIDT die gleichen wie bei der echten („Früh-") Gärung, nur die prozentische Zusammensetzung ist eine andere. Es enthalten nach dem letztgenannten Autor das Gasgemisch der Frühgärung 78% CO_2, 17,3% CH_4 und 4,7% H_2, wogegen sich bei der Spätgärung 28,5% CO_2, 58,1% CH_4 und 13,4% H_2 ergeben.

Die Differentialdiagnose hat in erster Linie die Aufgabe, ein Darmcarcinom auszuschließen, was bei tiefem Dünndarmsitz nicht immer leicht fallen dürfte. Immerhin werden auffallender Gewichtsverlust bei relativ kurzer Krankheitsdauer, okkultes Blut im Stuhl, verkürzte Senkungszeit bei gleichzeitiger Anämie meist auf den richtigen Weg leiten. Das Röntgenverfahren läßt leider bei der genannten Lokalisation nicht selten im Stich, wenn es nicht zu einer erheblichen Verengerung des Lumens kommt. In zweiter Linie wird eine Pankreasinsuffizienz auszuschließen sein, wie sie uns bei der chronischen Pankreatitis und beim Pankreascarcinom begegnet. Der Ausfall der Pankreasfunktionsproben (Stuhluntersuchung nach Butterbelastung, Diastasebestimmung im Blut und Harn, Ermittlung der atoxylresistenten Lipase im Serum, Traubenzuckerbelastung nach STAUB-TRAUGOTT) ermöglicht im allgemeinen eine Abgrenzung, trotzdem weder die bisherige Pankreasdiagnostik noch die Dünndarmdiagnostik unseren modernen Ansprüchen genügt.

Therapie. Die Behandlung setzt sich zum Ziel, die pathologische Darmfäulnis möglichst einzuschränken. Am schnellsten erreicht man dieses Ziel dadurch, daß man den Fäulnisbakterien die Nahrung durch 2—3 Hungertage entzieht. Die Darmfäulnis wird aber nicht nur durch Eiweiß gesteigert, auch grobe Pflanzenkost wirkt in ähnlichem Sinne (STRASBURGER). Pflanzliches Eiweiß fault nach RODELLA nicht so leicht wie Muskeleiweiß. Nächst dem Eiweiß und den groben cellulosehaltigen Nahrungsmitteln müssen zunächst alle Stoffe vermieden werden, die peristaltikanregend wirken. Dahin gehören starker Kaffee, stark gesalzene Speisen, kalte Getränke, insbesondere Bier und kohlensäurehaltige Getränke, starke Bouillon (Peptonwirkung), starke Gewürze, erhitzte Fette, Weißwein. v. NOORDEN empfiehlt folgende Kostordnung:

Stufe 1: 1—3 Fasttage. In leichteren Fällen 2—3 stündlich 150 ccm dünnen Tee bzw. Pfefferminz- oder Kamillentee. In schweren Fällen nur subcutane, besser intravenöse Traubenzuckerinfusionen.

Stufe 2: 3—4tägige reine Zuckerkost (Rohrzucker 1 : 10 in gekochtem Wasser oder dünnem Tee), 5—7mal täglich 150—300 ccm, allmählich steigernd.

Stufe 3: An Stelle des Zuckerwassers gleiche Mengen Yoghurt oder 3tägigen Kefir oder Milch. Steigerung auf 1500—2000 ccm nach einer Woche. Darauf Zufügen von frischer abgekochter Sahne (bis 250 ccm). Suppen aus aufgeschlossenen Mehlen (Nestles, Kufekes, Dr. Klopfers usw. Kindermehl) oder feinsten Mehlen (Mondamin, Maizena, Sago, Tapioka usw.). Die Nahrung wird 2stündlich gereicht, wobei kleine Gaben von Kognak, Rotwein, Rum erlaubt sind. An Stelle dieser Kostordnung (Stufe 3) können zweistündlich ausschließlich 50—80 g Toast gereicht werden, der teilweise in Rotwein gestippt wird. Dabei kein Getränk, sondern intravenöse Zuckerinfusionen. Oder man verabreicht täglich 5—7mal 40—50 g geschälten Reis, ganz weich gekocht und so trocken wie möglich zubereitet. Der Reis kann mit Zucker oder schwacher Fleischbrühe schmackhafter gemacht werden. Wasserversorgung wie bei Weizenbrotkost.

Stufe 4a) (fleischlos): Die Modifikationen der Stufe 3 werden vereinigt. Dazu folgt langsam steigend etwas Butter. Hieraus ergibt sich etwa folgendes Kostgerüst nach 2 bis $2^1/_2$ Wochen nach Beginn der Kur: *Morgens*, Teemilch (1—2 Eßlöffel Teeblätter in 250 ccm heiße Milch eingetragen), geröstetes Weißbrot oder Zwieback mit Butter. *2. Frühstück*, Zerealienmehlbrei. Gebäck wie morgens mit Butter. *Mittags*, Zerealiensuppe, Reisgericht. Gebäck mit Topfenkäse und Butter. Rotwein. Zu den Suppen etwa 20 g Pflanzeneiweißpulver verkochen. *Nachmittags*, 300 ccm gekochte Milch, Kefir oder Yoghurt, Gebäck mit Butter. *Abends*, wie mittags. Vor dem Schlafengehen: 300 ccm Milch-Kefir oder Yoghurt.

Stufe 4b): Zulage von 1—2 Eiern. Gelegentlich statt Zerealiensuppe Suppe aus feinen Leguminosenmehlen.

Stufe 4c): Zulage von gebratenem geschabten Rindfleisch, Geflügelbrust und Fischen, Gallerte. Später Gemüse (durchgeseiht) wie Karotten, Artischoken, junge Erbsen, Spinat, Kochsalat, Blumenkohl, Spargelspitzen.

Darauf allmählich Übergang zur Normalkost, die in leichteren Fällen nach 2—3 Wochen, in schwereren Fällen kaum vor 4—5 Wochen erreicht wird.

PORGES hat die Vorstellung entwickelt, daß man die Fäulnis durch Gärung unterdrücken müsse. Zu diesem Zweck reicht er schwer aufschließbare Kohlenhydrate, die bis ins Coecum gelangen. Hierfür eignen sich nach seiner Meinung besonders Schwarzbrot und Kartoffeln, „deren Cellulosegehalt nicht so groß ist, daß er beträchtliche Reizwirkungen im Coecum verursachen würde, aber hinreichend, um die vollständige Aufschließung der Stärke im Dünndarm zu verhindern". Er gibt seinen Kranken pro Tag mindestens 200 g Schwarzbrot und 200 g Kartoffeln. Letztere werden bei Achylia gastrica nur püriert gereicht. Schlägt unter diesem Regime die Fäulnisdiarrhöe in Gärungsdiarrhöe um, so wird letztere durch laufende Gaben von Calc. carbonic. beseitigt.

Ich selbst pflege in Anlehnung an v. NOORDENs Vorschriften im allgemeinen nach folgendem Behandlungsschema vorzugehen: Beginn der Kur mit einem Abführmittel (Ol. ricini), falls der Zustand des Kranken nicht dagegen spricht.

Diät	Medikamente
Stufe 1 (2—3 Tage). Strenge Bettruhe.	
Intravenöse Infusion (am besten Tropfinfusion) von 5% Traubenzuckerlösung. Im übrigen völlige Nahrungskarenz. In leichteren bis mittelschweren Fällen daneben stündlich 50 ccm dünner Tee mit Saccharin.	100 mg Cebion intravenös.
Stufe 2 (1—3 Tage).	
Stündlich 70 ccm Tee mit 10% Dextropur.	3 × 1 Tablette Cebion.
Stufe 3 (2—3 Tage).	
1. Frühstück: 200 g Tee mit 20 g Dextropur.	3 × 1 Tablette Cebion.
2. Frühstück: 200 g Tee mit 20 g Dextropur.	
Mittags: 200 g Yoghurt oder 3tägiger Kefir, 1 Glas säurearmer Rotwein.	2 Tabletten Pankreon oder Festal, vor und zum Essen Salzsäure bei Achylie oder 2 Tabletten Acidolpepsin „stark“ bzw. Paractol.
Nachmittags: 200 g Tee mit 20 g Dextropur.	
Abends: wie mittags.	Salzsäure und Pankreon wie mittags.
Stufe 4 (2—3 Tage).	
1. Frühstück: 200 g Tee mit 20 g Dextropur.	3 × 1 Tablette Cebion.
2. Frühstück: 200 g 3tägiger Yoghurt, 25 g Kognak.	2 Tabletten Pankreon oder Festal, Salzsäure.
Mittags: 400 g Yoghurt, 1 Glas Rotwein.	3 Tabletten Pankreon, Salzsäure bzw. Acidolpepsin oder Paractol.
Nachmittags: 200 g Tee mit 20 g Dextropur.	
Abends: 400 g Yoghurt, 1 Glas Rotwein.	3 Tabletten Pankreon, Salzsäure.
Stufe 5 (2—4 Tage).	
1. Frühstück: 1 Teller Kufekes Kindermehl mit 10 g frischer Butter.	3 × 1 Tablette Cebion, 2 Tabletten Pankreon.
2. Frühstück: 300 g Kefir oder Yoghurt.	2 Tabletten Pankreon.
Mittags: 1 Teller eingedickter Haferschleim mit 10 g Butter, 300 g Yoghurt.	
Nachmittags: 200 g Tee mit 20 g Dextropur.	
Abends: wie mittags.	
Stufe 6 (etwa 2 Tage).	
1. Frühstück: 200 g Tee mit 20 g Dextropur, 2 Scheiben Toast mit Butter.	Wie bei Stufe 3.
2. Frühstück: 300 g dreitägigen Kefir oder Yoghurt.	
Mittags: Schleimsuppe mit Butter, Reis in Fleischbrühe gekocht. Rotwein.	
Nachmittags: wie 1. Frühstück.	
Abends: wie mittags.	
Stufe 7 (etwa 2 Tage).	
1. Frühstück: 200 g Tee mit 20 g Dextropur, 2 Scheiben Toast mit Butter.	Wie bei Stufe 3.
2. Frühstück: 300 g Kefir oder Yoghurt.	
Mittags: Schleimsuppe, geschabtes Kalbfleisch und Eigelb, Toast, Butter, Rotwein, Mondaminpudding.	
Nachmittags: wie 1. Frühstück.	
Abends: wie mittags.	

Diät	Medikamente
Stufe 8 (etwa 8 Tage).	
Wie Stufe 6, außerdem Zulage von zartem gekochten oder gut durchgebratenem Fleisch oder Fisch sowie Kartoffelpüree mittags und abends.	Wie bei Stufe 3.
Stufe 9.	
Wie Stufe 9, außerdem mittags und abends Zulage von feinen passierten Gemüsen. Frische Obstsäfte. Hierauf folgt allmählich Übergang zur normalen Kost.	Medikamente wie bei Stufe 3, ohne Cebion.

5. Die Sprue.

(Aphthae tropicae, idiopathische Steatorrhöe).

Begriffsbestimmung. Unter Sprue versteht man eine zunächst in Südostasien, später auch in europäischen Ländern (nichttropische Sprue) beobachtete chronische Darmkrankheit, deren Hauptsymptome Fettdiarrhöen, Anämie und schwere Abmagerung sind.

Ätiologie. Die Ätiologie der Krankheit blieb lange dunkel. Die Suche nach Erregern hat eine ganze Reihe von Forschern betrieben (R. BENEKE, AD. SCHMIDT, JUSTI, UNGERMANN, BAHR, LE DANTEE, DOLD, KOHLBRUGGE, DE HAAN). Plumpe, grampositive Stäbchen, Oidien (Monilien) oder Blastomyceten wurden angeschuldigt. ELDERS (1918) dachte bereits an eine Avitaminose. PORGES (1935) hält die in der Literatur beschriebene endemische Sprue für eine „Seifendyspepsie", die dadurch entsteht, daß durch Beschleunigung der Dünndarmpassage unresorbierte Seifen in den Dickdarm gelangen, wo sie eine Reizwirkung hervorrufen, die zur Diarrhöe führt. Letzten Endes sieht PORGES die Sprue (auch die tropische) als eine besondere Form der Enterotyphlitis an. K. HANSEN, der die europäische Sprue besonders eingehend studiert hat, sucht die Genese in einer primären funktionellen Fettresorptionsstörung (Störung der Neutralfettresynthese in den Darmepithelzellen). HESS THAYSEN erklärt die einheimische und tropische Sprue, sowie die GEE-HERTERsche Krankheit (Cöliakie der Kinder) für identisch und schlägt die Bezeichnung idiopathische Steatorrhöe vor.

Neuerdings gewinnt die Auffassung als Avitaminose mehr und mehr an Boden. Für diese Ansicht spricht zunächst die Erfahrung, daß fließende Übergänge Sprue und Pellagra bestehen. Die Pellagra ist also eine Erkrankung, bei deren Pathogenese ein Mangel an Vitamin B_2-Komplex nachgewiesen ist. Während bei der Pellagra Hautveränderungen und nervöse Symptome im Vordergrund stehen, beherrschen bei der Sprue Fettdiarrhöen, hyperchrome Anämie und Zungenerscheinungen das klinische Bild. Allerdings darf die Sprue ebensowenig wie die Pellagra auf das Fehlen eines isolierten Wirkstoffes zurückgeführt werden. SLOT hält sie für eine gemischte B_2-Komplex- und C-Avitaminose. Als entscheidend für die Beurteilung der Genese darf man jedoch die Tatsache ansehen, daß eine reichliche B_2-Komplexzufuhr die Magen-Darmerscheinungen zum Verschwinden bringt (RHOADS und MILLER). Inwieweit sekundär ein B_2-Mangel infolge der durch das Darmleiden verursachten Resorptionsstörung angenommen werden muß, dürfte schwer zu entscheiden sein. Beim Hund wird nach B_2-komplexarmer Ernährung das Krankheitsbild der „black tongue" beobachtet. Es vereinigt die Symptome der Pellagra, der Sprue und der perniziösen Anämie, welch letztere wiederum nahe Beziehungen zur Sprue verrät.

Symptomatologie. Die Krankheit entsteht im allgemeinen so schleichend, daß sich der Beginn nicht genau festlegen läßt. Gewöhnlich lassen sich bei Feststellung des manifesten Leidens Diarrhöen jahrelang zurückverfolgen. Darauf folgt ein Stadium, das den Kranken meist veranlaßt, einen Arzt aufzusuchen. Es treten massige graue Stühle auf. Gleichzeitig bildet sich eine sehr quälende aphthöse Stomatitis. Das Körpergewicht sinkt rapide. Eigenartige Hautpigmentationen und eine beträchtliche Anämie vervollständigt das klinische Bild.

Beim voll ausgeprägten Krankheitsbild überrascht zunächst die extreme Abmagerung, die auf völligen Schwund der Fettpolster und auch der Muskulatur beruht. In den Endstadien zeigen sich Ödeme in den abhängigen Partien. Neben dem allgemeinen Fettschwund fällt besonders der Fett- und Muskelschwund der Nates auf, die zu schlaffen Hautfalten werden (HESS-THAYSEN).

Die Haut ist verdünnt, knitterig und fein gerunzelt. Das Hautkolorit ist gelblich- bzw. bräunlichgrau. Stärker pigmentierte Stellen finden sich in symmetrischer Anordnung unabhängig von der Belichtung im Gesicht, an den Unterarmen, am Scrotum, sowie an den Unterschenkeln. Die Schleimhäute bleiben zum Unterschied von der ADDISONschen Krankheit frei. In schweren Fällen bemerkt man Hautblutungen (HOLST u. a.), die offenbar skorbutischen Charakters sind. Die Kopfbehaarung ist schütter, die einzelnen Haare stehen wirr auf der Unterlage. Nicht selten verrät sich eine starke Brüchigkeit der Nägel.

Im Vordergrund stehen die Symptome von seiten des Magen-Darmkanals. Im Munde sieht man häufig die HUNTERsche Glossitis, seltener eine Glossitis bzw. Stomatitis aphthosa. Das Abdomen ist meteoristisch aufgetrieben. Äußerst kennzeichnend sind die Stühle, die schon durch ihre Massigkeit imponieren. Tägliche Mengen bis zu 2 kg sind beschrieben worden. Die Anzahl der abgesetzten Stühle schwankt sehr. Die Stühle sind grauweiß, gelblich oder hellbraun, locker, von Schaumblasen durchsetzt, von üblem, ranzigem oder säuerlichem Geruch, wässeriger bis dickbreiiger Konsistenz und saurer Reaktion. Die Gasblasen beruhen entweder auf einer echten Gärung oder auf einer Einwirkung der freien Fettsäuren auf die Carbonate. Im Mikroskop beherrschen Massen von Neutralfetttropfen und Fettsäurenadeln das Bild.

Röntgenologisch fanden SNELL und Mitarbeiter Schwellung der KERCKRINGschen Falten, Dilatation des Dünndarms und Hypomotilität. Ulceröse Veränderungen sind röntgenologisch im Magen-Darmkanal nicht beschrieben worden. Die Passagezeit ist nicht verkürzt (SNELL und Mitarbeiter, HESS-THAYSEN, HANSEN u. v. STAA).

Das Skelet zeigt in schweren Fällen eine hochgradige Kalkarmut mit starken Verbiegungen. Die Ursache liegt teils in den starken Kalkverlusten durch den Stuhl in Form der Kalkseifen, teilweise mag ein sekundärer Vitamin D-Mangel verantwortlich zu machen sein, der sich infolge der Resorptionsstörung im Darmkanal entwickelt.

Am Zentralnervensystem finden sich im allgemeinen keine objektiven Störungen. Dagegen sind Klagen über Parästhesien in Händen und Füßen (Ameisenlaufen, Handschuhgefühl) ziemlich häufig. Motilitätsschwund (Muskelschwäche, Ataxie) werden auf die Muskel- und Knochenveränderungen bezogen (HANSEN).

Es besteht gewöhnlich eine Anämie, die meist hyperchromen Charakter zeigt. Die feineren Blutbefunde weisen in der Literatur keine Regelmäßigkeit auf. Jedenfalls scheinen Megalocyten oft vorzukommen. Bemerkenswert ist der Befund von KRJUKOFF, CASTLE u. a., die Megaloblasten im Sternalpunktat fanden. Im weißen Blutbild wird oft wie bei der Perniciosa eine Leukopenie ermittelt. Leukocytose tritt nur bei Sekundärinfektionen in Erscheinung. Im Differentialblutbild besteht eine relative Lymphocytose. Die Thrombocytenzahl ist nur selten vermindert. Lebertherapie wirkt nach neueren Arbeiten günstig (BLOOMFIELD und WYCKHOFF, BAUMGARTNER und CASE u.a.). Im ganzen ergibt sich also doch ein ziemlich weitgehendes Analogon zur Perniciosa, wiewohl die Befunde meist nicht so ausgeprägt sind. Regelmäßige intravitale Knochenmarksuntersuchungen werden hier Wandel schaffen.

Im Mineralstoffwechsel ist die Tatsache wesentlich, daß mit dem Stuhl große Ca-Mengen zu Verlust gehen, was für die tropische (SCOTT), die einheimische Sprue (HOLMES und STARR) und für die Coeliakie (HERTER) nachgewiesen wurde. Hand in Hand damit geht ein Absinken des Blutkalkspiegels. Diese Kalkverluste aus dem Darm werden jedoch bei allen Fettdiarrhöen beobachtet, indem Ca an die freien Fettsäuren gebunden wird. Anscheinend spielt aber wohl auch eine Resorptionsstörung des fettlöslichen D-Vitamins eine Rolle. Infolgedessen wird der Kalk im Knochen ungenügend fixiert und ausgeschwemmt.

Nach peroraler Gabe von 50 g Glukose findet sich nur ein geringer Anstieg der Blutzuckerkurve (HESS-THAYSEN u. a.).

Für eine Störung der Eiweißresorption haben sich keine Anhaltspunkte ergeben.

Der Mechanismus der Fettdiarrhöen war lange umstritten. Neuerdings scheint es durch die Untersuchungen von FANCONI, PARSONS, PATTERSON, LAWAETZ und VOGT-MØLLER bewiesen, daß das zugeführte Fett nur zu einem sehr geringen Prozentsatz resorbiert wird.

Pathologische Anatomie. Die anatomischen Befunde stehen in einem auffälligen Gegensatz zu dem schweren Krankheitsbild. Eine Atrophie der Darmschleimhaut scheint nicht vorzuliegen (W. FISCHER). Oberflächliche Entzündungen mit kleinen Defektbildungen werden von HANSEN vermerkt. Immerhin ist eine Coecumperforation mit Peritonitis beschrieben worden (LOW und FAIRLEY). Charakteristische Darmveränderungen sind jedenfalls für die Sprue nicht bekannt. Auch an den großen Verdauungsdrüsen, die eine im Rahmen der allgemeinen Kachexie sich bewegende Atrophie zeigen, findet sich nichts für die Krankheit Charakteristisches.

Therapie. Eine sicher wirkende Therapie existierte bisher nicht. Nach den Erfahrungen älterer Autoren waren die Aussichten leichter und mittelschwerer Fälle günstig zu beurteilen, schwere Fälle gingen an Kachexie und Superinfektionen zugrunde. Leichte Fälle von tropischer Sprue pflegten nach Verlassen der Tropen auszuheilen. Auch im neueren Schrifttum herrscht noch eine beträchtliche therapeutische Unsicherheit. Die Wirkung von Uzara (HEGLER) dürfte wohl mit Recht bezweifelt werden. Diätetisch scheint sich die Ansicht Bahn zu brechen, daß man reichlich Eiweiß bei geringen Fett- und Kohlehydratmengen geben soll. Frische Früchte empfehlen FANCONI, ANTOINE u. a. Andere Forscher sehen Erfolge von Pankreaspräparaten (LAMBERT, SCHAEFER u. a.). HOLMES und STARR schreiben dem Parathormone eine besondere Wirkung zu. Die Beurteilung wird zweifellos erschwert dadurch, daß leichtere Fälle auch spontan heilen, und daß Spontanremissionen vorkommen. Trotzdem verdient es Beachtung, wenn Forscher wie RHOADS und MILLER auch in schwersten Fällen noch von fortgesetzten Leberextraktinjektionen Heilung sehen. In leichteren Fällen genügt es nach CASTLE und RHOADS, B_2-Komplexkonzentrate in Form von Vitox oder Marmite zu geben. Eine endgültige Klärung wird erst nach längerer Nachprüfung dieser aussichtsvollen Beobachtungen möglich sein.

6. Allergische Diarrhöen.

Bei einer Reihe von Infektionskrankheiten, die den Darm anatomisch intakt lassen, kommt es nicht selten zu heftigen Diarrhöen. Hierher gehören Sepsis,

Pneumonie, Malaria, Grippe, Erysipel, Masern. Auch die im Anfangsstadium des Typhus und im Stadium algidum der Cholera zu beobachtenden Diarrhöen müssen unter dieselbe Rubrik gerechnet werden. Offenbar handelt es sich um Reizwirkung durch Giftstoffe, die vom Blut oder vom Darminhalt aus an die Darmwand herangetragen werden.

Bei dem mangelnden anatomischen Befund in diesen Fällen hat man in den letzten Jahren auf die Ähnlichkeit mit allergischen Zuständen hingewiesen, spielen doch allergische Symptome in der Symptomatologie akuter Infektionskrankheiten eine beträchtliche Rolle. Jedenfalls kommen explosive Diarrhöen mit Erbrechen beim allergischen Zustandsbild nicht selten vor.

Wenn wir mit KÄMMERER unter Allergie eine teils angeborene, teils erworbene spezifische Reaktivität gegen bestimmte, für den normalen Organismus harmlose, im übrigen sehr verschiedenartige Stoffe (Allergene) verstehen, die bereits in winzigen Mengen wirken, so zeigt dies, daß die Bezeichnung anaphylaktische Diarrhöe zu eng gefaßt ist, weil als Antigene nur Eiweißkörper fungieren, die primär durch parenterale Einverleibung den Organismus sensibilisiert haben.

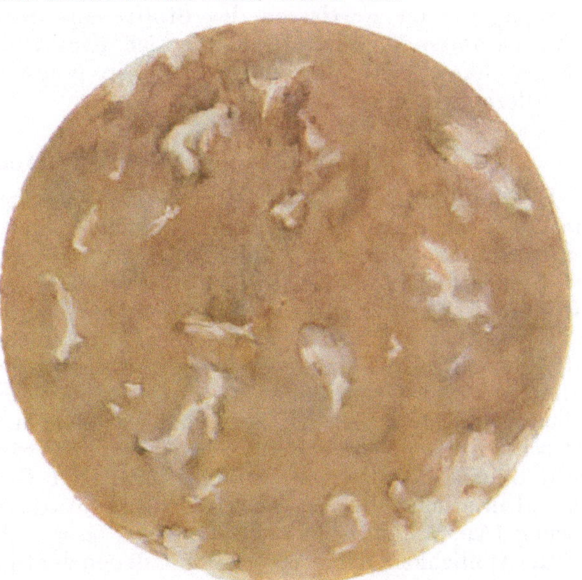

Abb. 14. Glasige Schleimfetzen im Stuhl bei durchfallendem Licht. (Nach SRTASBURGER: Handbuch der inneren Medizin, 2. Aufl.)

Die Existenz echter anaphylaktischer Durchfälle wurde bewiesen durch SCHITTENHELM und WEICHARDT (1911), die bei Hunden im anaphylaktischen Shock eine Enteritis anaphylactica mit schweren Hämorrhagien beobachteten. Beim Menschen haben NEUBAUER und STÄUBLI (1906) zuerst auf akute Diarrhöen aufmerksam gemacht, die mit heftigem Erbrechen, Kollapspuls, Albuminurie, Indicanurie, ohne Fieber einhergingen und schnell wieder verschwanden. Im Darminhalt wurden reichlich Eosinophile neben CHARCOT-LEYDENschen Krystallen gefunden.

Nicht nur in Ärztekreisen ist es bekannt, daß der Genuß von Eiern, Fischen, Krebsen, Hummern, Milch, Erdbeeren bei manchen Individuen zu Erbrechen und Durchfall führt. Nach BRUGSCH gehören zu den Nahrungsmittelallergenen auch Spinat, Salat, Mayonnaise, Rhabarber u. a. m., nach KENNEDY außerdem Weizen, Schokolade, Kraut, Orangen, Tomaten, Kartoffeln, Blumenkohl, Bananen, Nüsse, Möhren, Schweinefleisch. Jeder Arzt, der sich mit der Aufklärung unklarer, schnell wieder abklingender Diarrhöen befaßt hat, wird diese Aufzählung durch Mitteilung selbst ermittelter Allergene vermehren können.

Die allergischen Diarrhöen sind gekennzeichnet durch ihren explosiven Charakter. Sie verraten ihren Charakter durch gleichzeitiges Auftreten anderer Symptome des allergischen Symptomenkomplexes wie Temperatursenkung, Blutdrucksenkung, Kollaps, Urticaria, QUINCKEsches Ödem, Hautblutungen, Schnupfen, Conjunctivitis, Eosinophilie im Blut oder im Stuhl. GUTMANN sah Schleimsekretion und Pseudomembranbildung im Mund, Quaddeln im Oesophagus, heftige Oberbauchschmerzen, Gallenblasenkoliken, Haematemesis, blutig-schleimige Stühle, KARRENBERG Herpes der Mundschleimhaut. Als Kennzeichen der allergischen Diarrhöe bei unsicherer Anamnese muß die überraschende und schlagartige Wirkung von Adrenalin angesehen werden, worauf besonders SCHORER hinweist.

Daß in der Pathogenese der Colica mucosa (s. dort) ebenfalls allergische Faktoren eine Rolle spielen, hat STRÜMPELL zuerst vermutet.

Wahrscheinlich werden allergische Magen-Darmaffektionen nur zum Teil als solche erkannt. Die Auffindung des Allergens bedeutet zugleich die einfachste Therapie, die im Fortlassen des Stoffes aus der Nahrung beruht. In allen komplizierteren Fällen bedient man sich der „Eliminationsdiät" (ROWE) bzw. der „Suchkost" (FUNK), die durch einen langsamen, systematischen Aufbau die Allergene ermittelt.

7. Endokrin bedingte Diarrhöen.

Durchfälle bei Morbus BASEDOW und ADDISON sind seit langem bekannt. Ihre Deutung bei ADDISONscher Krankheit fällt relativ leicht, wenn man sich vergegenwärtigt, daß die Adrenalinproduktion sistiert und somit der Reiz für den Sympathicus fortfällt, so daß ein erhöhter Vagustonus resultiert. Schwerer wird die Erklärung für die BASEDOW-Diarrhöen. Indessen haben EPPINGER und HESS auch hierfür eine Reihe von Fällen einen erhöhten Vagustonus glaubhaft gemacht. Die BASEDOW-Diarrhöen treten im allgemeinen bei schweren Fällen auf und gelten daher als prognostisch ernst. Ein besonderes Interesse haben die *Fettdiarrhöen* bei BASEDOW-Kranken in der Literatur hervorgerufen. Sie scheinen nur sehr selten beobachtet zu werden. Ihre Deutung ist bisher völlig dunkel. Weder eine Pankreasstörung (H. CURSCHMANN), noch die Hyperperistaltik allein (UMBER), noch eine thyreotoxisch bedingte Darmresorptionsstörung (AD. SCHMIDT) hat sich beweisen lassen. Vielleicht ist es erlaubt, hier auf die Ähnlichkeit der Fettstühle mit denen der Sprue hinzuweisen, wo ebenfalls eine greifbare Ursache bis vor kurzem zu fehlen schien. Es scheint daher nicht völlig abwegig, die Fettresorptionsstörung im bedingten Mangel eines Teilfaktors, des Vitamin B_2-Komplexes zu suchen. Damit würde übereinstimmen, daß Pankreon gewöhnlich keine deutliche Besserung bringt, daß das Fett in der Entleerung gut gespalten ist, und daß die N-Resorption ungestört bleibt (SALOMON, FALTA).

8. Die akute und chronische Enterocolitis.

Ätiologie. Die Entstehungsbedingungen der Krankheiten lassen sich nur in einem Bruchteil der Fälle mit überwiegender Wahrscheinlichkeit eruieren. Die meisten Kranken geben an, daß sich die Symptome plötzlich nach Genuß einer bestimmten Speise entwickelt haben. Angeschuldigt werden besonders Wurst, Fleisch- und Fischgerichte. Es liegt nahe, hier bakterielle Ursachen, z. B. eine Infektion mit Proteus oder Coli anzunehmen. Fließende Übergänge in den Symptomen führen zu der Paratyphus B-Infektion, an die besonders zu denken ist, wenn mehrere Individuen gleichzeitig nach Einverleibung der angeschuldigten Speise erkranken. Die Bedingungen für das Wachstum pathogener Keime (Paratyphus B, GÄRTNER-Bacillen usw.) sind gegeben, wenn eine kalt angemachte Speise vor dem Genuß längere Zeit bei wachstumsgünstiger Temperatur aufbewahrt wird (z. B. Kartoffelsalat). Außer den eben erwähnten, allgemein bekannten Erregern infektiöser Darmentzündungen kommen in Betracht Streptokokken (STRASBURGER, VAN DER REIS), Staphylokokken (eigene

Beobachtungen) und Enterokokken. Die Pathogenität der letztgenannten Mikroorganismen ist erst in den letzten Jahren mehr und mehr erkannt worden. Nachdem darauf hingewiesen worden war, daß sie als Erreger von Gallenwegsentzündungen in Frage kommen (LÖWENBERG, KWASNIEWSKI und HENNING) stellte GUNDEL und SEEBER ihre pathogene Bedeutung bei Darmentzündungen in den Vordergrund. Sie fanden den Keim in 50% ihrer Fälle, in 40% sogar als Reinkultur. Auch die Bacillen der Pseudoruhrgruppe, sowie die sog. Colitisbacillen (H. BRAUN und LIESS) lassen sich in einem Teil der Fälle nachweisen. Der bakteriellen Genese gegenüber kommen abführende Gifte wie Quecksilber, Arsen und Drastica kaum in Betracht. Kältereize dürfen ätiologisch allein nicht angeschuldigt werden. Jedoch stellt die Abkühlung sicher einen bedeutsamen Faktor dar, der besonders zu fürchten ist, wenn schon eine gewisse angeborene oder (nach Ablauf einer Enterocolitis) erworbene Labilität des Darmes besteht. Dabei scheint es relativ irrelevant, ob die Abkühlung den Körper trifft („Erkältung") oder das Magen-Darmlumen (kalte Getränke, Eis). In manchen Fällen mag die Enterocolitis durch Weitergreifen der Entzündung von einer Gastritis aus zu erklären sein. Gesichert scheint mir die Auffassung nur bei den Darmentzündungen nach Gastroenterostomie mit oder ohne Resektion.

Pathologische Anatomie. Wie lückenhaft unsere Kenntnisse in der pathologischen Anatomie der Enterocolitis sind, wird uns heute besonders bewußt, da die pathologische Anatomie der Magenentzündung durch Beschaffung einwandfreien Materials wesentlich bereichert worden ist. Die schon in der Agone einsetzenden und postmortalen Veränderungen erschweren die feine mikroskopische Beurteilung.

Makroskopisch ist die Schleimhaut geschwollen, ödematös und mit Schleim bedeckt. Charakteristisch ist bei akuter Enterocolitis eine diffuse Rötung der Schleimhaut. Die herdförmige Rötung betrifft die Höhen der KERCKRINGschen Falten, die Zottenspitzen und die Umgebung der Follikel, die von einem roten Saum umgeben sind und deutlich über dem Niveau der Schleimhaut liegen (follikuläre Entzündung). Bei den Follikeln können sich follikuläre Ulcera bilden. Blutextravasate sind keine Seltenheiten. Bei den flachen Substanzverlusten sog. katarrhalischer Geschwüre ist stets zu prüfen, ob man nicht postmortale Veränderungen vor sich hat. Demgegenüber treten die Rötung und Ödeme bei den chronischen Formen zurück. Die Färbung ist mehr graurot oder bräunlichrot. Atrophische Stellen sind makroskopisch schwer zu erkennen. Schiefergraue Flecke deuten auf alte Blutungen. Makroskopisch erkennbare hypertrophische Prozesse in Form von Beeten und Polypen sind selten und kommen am ehesten im Colon vor. Die Melanose der Schleimhaut darf nicht als Entzündungszeichen angesehen werden (BOCKUS, WILLARD und BANK).

Mikroskopisch zeichnet sich die akute Entzündung aus durch lymphocytäre Infiltration in den Interstitien zwischen den Schläuchen der LIEBERKÜHNschen Drüsen und in der Unterschleimhaut. Abschilferung der Deckzellage, Blutaustritte, trübe Schwellung der Drüsenepithelzellen vervollständigen das Bild. Der chronischen Enterocolitis verleihen ähnlich wie am Magen hypertrophische und atrophische Veränderungen Gepräge. Erstere bewirken eine Verlängerung und Schlängelung der Drüsenschläuche mit Sekretstauung, die zur Cystenbildung führen kann (Enteritis cystica). Auch das interstitielle Gewebe beginnt zu wachsen. Atrophische Zonen verraten sich durch Drüsenschwund. Die vom atrophischen Prozeß verschonten Lymphfollikel überragen deutlich das Schleimhautniveau. Als sicheres Zeichen wird Schwellung und unscharfe Begrenzung der Lymphfollikel angesehen.

Symptomatologie. Die *akute* Enterocolitis beginnt plötzlich aus vollem Wohlbefinden. Die Kranken fühlen sich übel und bemerken ein leichtes Ziehen im

Leib, das sich schnell zu heftigen Koliken steigert. In vielen Fällen besteht das erste stürmische Symptom in Erbrechen. Bald nach dem Auftreten der Darmkoliken erfolgt unter hörbaren Darmgeräuschen die erste explosive Entleerung von dünnem übelriechenden Stuhl, wobei große Gasmengen mit abgehen. In schweren Fällen folgen jetzt unter ständig wiederkehrenden Koliken die dünnen Entleerungen, die schließlich wasserähnlich werden und den fäkulenten Geruch verlieren. Bedrohliche Allgemeinsymptome entwickeln sich. Neben Fieber und initialem Schüttelfrost kann sich ein bedrohlicher Kollapszustand mit spitzer Nase, Akrocyanose, kühlen Extremitäten und kleinem jagenden Puls entwickeln, wozu sich die Zeichen der Austrocknung (Stehenbleiben von aufgehobenen Hautfalten, Heiserkeit, Wadenkrämpfe und fast völlige Anurie) gesellen. Von diesen schwersten Fällen, die im Zustandsbild der Cholera nostras zum Exitus kommen können, führen alle Übergänge zu mittleren und leichtesten Fällen, die lediglich das Symptom der akuten Diarrhöe zeigen.

Was die Klagen der Kranken im einzelnen anlangt, so deuten Koliken, die bald im Anschluß an die Mahlzeiten auftreten, auf Dünndarmschmerzen. Sie werden gewöhnlich in der linken Bauchseite oder auch in der Nabelgegend empfunden. Die im Anschluß an das Essen auftretende Darmentleerung beruht auf dem gastrocolischen Reflex, der bekanntlich auch unter physiologischen Bedingungen angetroffen wird. Auf die Dünndarmbeteiligung lassen sich, wie vor allem PORGES beschrieben hat, Schweißausbruch nach dem Essen, Schwindel, Schläfrigkeit, Herzklopfen und Kollaps zurückführen. Am leichtesten werden die genannten Dünndarmsymptome nach eigener Erfahrung bei Gastroenterostomierten beobachtet, wo die Speisen fast unmittelbar nach dem Genuß in die erkrankten Darmpartien gelangen. Außer den von PORGES erwähnten Zeichen nenne ich noch Pulsverlangsamung, Brechreiz, tachykardische Attacken, Beklemmungsgefühl in der Herzgegend (durch Zwerchfellhochstand). Bei Beteiligung des Dickdarmes werden die Schmerzen auch in der Coecum- und Sigmoidgegend empfunden. Schließlich stellt sich, hervorgerufen durch die Proktitis, ein quälender Tenesmus mit Brennen im After ein.

Bei der Untersuchung findet man, abgesehen von den bereits oben geschilderten Zeichen, nicht selten eine trockene, borkig belegte Zunge. Der Leib ist weich, nicht aufgetrieben. Bei starker Beteiligung des Colons ist letzteres in seinem Verlaufe deutlich druckschmerzhaft. Für stärkere Dünndarmbeteiligung spricht ein Druckschmerz links vom Nabel, sowie links neben dem ersten Lendenwirbel (PORGES). Im Coecum sowie im Verlauf des Dickdarmes läßt sich gewöhnlich Plätschern nachweisen. Ein Milztumor ist bei akuten Formen keine Seltenheit. Stuhl wird 5—20mal pro Tag abgesetzt. Die extreme Häufigkeit der Stühle, die etwa eine akute Dysenterie kennzeichnet, wird vermißt.

Die Beschaffenheit der Stühle ist abhängig vom Stadium der Krankheit und von der Ernährung. Die schon oben erwähnten initialen faulig riechenden Dejekte enthalten gewöhnlich makroskopisch erkennbare Nahrungsreste. Das wichtigste makroskopische Kennzeichen aber ist der Schleim, der sich mehr oder weniger fein verteilt in der Stuhlmasse findet. Geringere Beimengungen lassen sich noch leicht im durchfallenden Licht nachweisen, worauf besonders STRASBURGER aufmerksam macht. Der Schleim zeigt sich entweder glasig farblos oder bräunlich tingiert. Abgesehen von der braunen Beschaffenheit der Stühle kommen auch grüne oder (selten) goldgelbe Tönungen vor, die bei unverändertem Gallenfarbstoff für einen besonders schnellen Transport sprechen. Die goldgelbe Farbe bei schwammiger, geleeartiger Konsistenz entspricht der sog. Jejunaldiarrhöe NOTHNAGELs. Kleine Blutbeimengungen werden nicht selten angetroffen. Die Eiweißprobe fällt positiv aus. Die Sublimatprobe AD. SCHMIDTs verrät häufig die Anwesenheit von Bilirubin (Grünfärbung). Für den mikroskopischen Befund lassen sich feste Normen nicht aufstellen. Gärungs- und Fäulnisbilder wechseln miteinander ab bzw. überdecken sich gegenseitig.

Der spärliche und hochgestellte Urin enthält häufig Eiweiß, hyaline Zylinder, reichlich Urobilinogen und Indican.

Leichte bis mittelschwere Formen pflegen bei geeigneter Behandlung in wenigen Tagen symptomlos abzuklingen. Der Kranke hat freilich mit einer länger dauernden Labilität seines Darmes gegenüber leichteren Belastungen zu rechnen.

Die *chronische* Enterocolitis kann sich aus der akuten entwickeln. In manchen Fällen läßt sich jedoch ein akuter Beginn nicht eruieren. Die Krankheit hat sich vielmehr nach Angabe der Kranken ganz schleichend entwickelt. Manche Kranke geben auch an, seit der Kindheit an Diarrhöen zu leiden.

In leichteren Fällen berichten die Kranken nur, dauernd dünne Stühle abzusetzen, sich aber im übrigen leidlich wohl zu fühlen. In schwereren Fällen besteht deutliche Prostration. Gewichtsverluste von 30—50 Pfund werden vermerkt. Die Schmerzen treten gegenüber denen der akuten Form wesentlich zurück. Koliken werden meist nur als ziehende Schmerzen in Form des „Bauchkneifens" geschildert. Die Zahl der Entleerungen schwankt zwischen 1 und 6 pro Tag. Verschlimmerungen wechseln mit Perioden der Besserung. Intelligente Kranke geben bisweilen an, daß der Stuhl sich durch Spülen schlecht von der Abortschüssel entfernen lasse, was für vermehrten Schleimgehalt spricht.

Objektiv findet man gewöhnlich den Ernährungszustand erheblich herabgesetzt. Haut und Schleimhäute sind blaß. Die Beschaffenheit der Zunge kann uncharakteristisch sein. Wiederholt sah ich sie hochrot. Seltener sieht man die Merkmale der HUNTERschen Glossitis. Die Atrophie zeigt sich häufiger als in der diffusen Form nur am Rande. Das Abdomen ist eingefallen. Bezüglich der Druckpunkte verweise ich auf den Befund bei der akuten Form.

Die chronische Enterocolitis zeichnet sich gegenüber der akuten durch die meist nachweisbaren Sekundärschädigungen an anderen Organen aus.

Die bereits erwähnte Anämie pflegt in keinem ausgesprochenen Fall zu fehlen. Sie zeigt meist mikrocytären hyperchromen Charakter mit den Zeichen vermehrter Erythropoese. Eisengaben zeigen Wirkung. Bei jahrelangem Verlauf kann es vorkommen, daß die Reaktionsfähigkeit des Mutterorgans erlischt, so daß sich das Bild der aplastischen Anämie mit schwerer Anämie, Granulocytopenie und Thrombopenie entwickelt. In seltenen Fällen schließlich bildet sich eine hyperchrome Anämie mit typischen Zungenerscheinungen, die man als Perniciosa bezeichnen muß. Die Genese dieser „sekundären Perniciosa", die älteren Autoren (siehe v. NOORDENs Darstellung) viel Kopfzerbrechen bereitet hat, ist nach der Auffindung des CASTLEschen intrinsic factor in der Antrumschleimhaut (HENNING und BRUGSCH, MEULENGRACHT) leicht verständlich. Man braucht nur anzunehmen, daß die Antrumschleimhaut am entzündlichen (atrophischen) Prozeß des Darmtraktes mitbeteiligt ist. Die Identität dieser hyperchromen Anämie mit der Perniciosa läßt sich heute durch das Ergebnis der Sternalpunktion (Promegaloblastenmark) und durch den Erfolg der Lebertherapie leicht beweisen.

Auch die Leber kann sekundär erkranken. Häufig deutet lediglich eine stärkere Urobilinogenurie auf den Leberschaden hin. In anderen Fällen findet man Leber und Milz deutlich vergrößert. GUTZEIT und WENDT vermuten, daß sich eine echte LAENNECsche Lebercirrhose durch eine vorausgegangene Darmentzündung entwickeln kann. Auch PORGES vermerkt einen analogen Fall. Ich selbst habe Leber- und Milzschwellung bei mittelschweren Formen der Enterocolitis nach erfolgreicher Behandlung wiederholt verschwinden sehen.

Klinisch bedeutsam sind eigenartige bräunliche Pigmentationen, die sich kloasmaartig im Gesicht und, was mir als besonders charakteristisch auffiel, streifenförmig an der Oberlippe dicht oberhalb des Lippenrots ausbilden. Auch auf der Mundschleimhaut sind sie nicht selten. Zu gleicher Zeit bemerkt man nicht selten eine Auflockerung des Zahnfleisches mit Neigung zu Blutungen, sowie eine suprapapilläre Keratose, Zeichen, die unzweifelhaft als skorbutisch zu deuten sind. Die innigen Beziehungen der erwähnten Pigmentflecken zu den Nebennieren als dem Stapelort des Vitamins C ergeben sich aus der Tatsache, daß Vitamin C die Pigmentationen zum Verschwinden bringt (Morawitz). Diese skorbutische Komplikation ist entweder aus einer lange fortgesetzten Angstdiät oder aus einer verminderten Resorption des an sich in genügender Menge aufgenommenen C-Vitamins zu verstehen.

An weiteren seltenen Komplikationen kennt man Exantheme vom Charakter des Erythema multiforme, Tetanie, Neuritiden und Myalgien. Die schon von älteren Autoren studierten Gelenkerkrankungen (syndrome entéroarticulaire der Franzosen) sind neuerdings wieder Gegenstand erhöhten Interesses gewesen (Fletcher und Graham, Pemberton und Peirce, Labbé, Haft u. a.). Die Mehrzahl der Autoren faßt die zu beobachtenden Rheumatoide als Toxiinfektion auf, die vom Darmtrakt ausgehen. Eine Herabsetzung der äußeren Pankreasfunktion, die ich gelegentlich beobachten konnte, dürfte ähnlich wie die schon früher von Funk und Richards beschriebene Glykosurie als toxisch infektiös anzusprechen sein.

Die Beschaffenheit der Stühle entspricht dem Gärungs- bzw. dem Fäulnisstuhl. Die Beimengung von Schleim, auf die ältere Autoren als entscheidendes Zeichen für eine Entzündung so großes Gewicht legten, ist keineswegs obligat. Fäulnisstühle scheinen häufiger vorzukommen. Als charakteristisch für schwere Fälle sehe ich das Phänomen des Umschlagens einer vermehrten Fäulnis in pathologische Gärung mit den charakteristischen Stuhlbildern an. Der Umschlag erfolgt in manchen Fällen schnell entsprechend der dargereichten Diät. Diätetisch schwer zu beeinflussen ist die Fäulnis, da sie in schweren Fällen nicht leicht auf eine Antifäulniskost verschwindet. Das eiweißreiche Exsudat, das in den Darm sezerniert wird, genügt, um der Fäulnisflora geeignete Wachstumsbedingungen zu bieten. Aufschluß über das Vorherrschen von Fäulnis bzw. Gärung bringt die Probediät, die mehrere Tage lang gegeben werden muß. Blutbeimengungen werden gewöhnlich vermißt. Eiter findet sich nur in den schwersten Fällen.

Der Urin enthält relativ häufig vermehrtes Indican. Die Menge ist nicht deutlich vermindert.

Therapie. Die Behandlung der akuten Enterocolitis stellt bei einsichtigen Kranken eine durchaus dankbare Aufgabe dar. In allen nicht unmittelbar bedrohlichen Fällen ist ein einmaliges Abführen mit Ol. ricini oder Kalomel am Platze, um den zersetzten Darminhalt samt Giften und Erregern schnell zu entfernen. Nach dem Abführen sind kleine Opiumdosen für die ersten Tage zweckmäßig. Sie stellen besonders den Dünndarm ruhig und begünstigen dadurch eine bessere Resorption. Man soll indessen in allen schwereren Fällen dem Grundsatz v. Noordens folgen, der die Behandlung mit 1—3 Hungertagen beginnt. Auch die Flüssigkeit soll in dieser Zeit möglichst eingeschränkt werden. Wo sich eine deutliche Austrocknung nachweisen läßt, muß die notwendige Flüssigkeit parenteral (subcutane oder besser intravenöse Normosallösung mit 5% Traubenzuckerzusatz) zugeführt werden. Die bei schlechter Kreislauftätigkeit notwendigen Analeptica gebe man ebenfalls parenteral. Nach der Hungerperiode sollen Getränke auch nur in kleinen Mengen (dafür öfters) verabreicht werden. Die erste Kost setzt sich zusammen aus Tee mit Traubenzucker (wird im Dünndarm resorbiert), feinem Weißgebäck und aufgeschlossenen Zerealien in Form von dicken Suppen und Breien. Tanninreicher Rotwein ist erlaubt. Der Aufbau der Kost erfolgt nach den Gesichtspunkten, wie sie bei der

Behandlung der Fäulnisdyspepsie geschildert wurden. Von der Behandlung mit reiner Apfelkost möchte ich nach unliebsamen Erfahrungen abraten.

Die sog. Stopfmittel sind entbehrlich. Das gilt sowohl für Tannin-, wie Kohle-, wie Boluspräparate.

Auch für die wesentlich schwierigere und viel Geduld von seiten des Arztes und des Kranken voraussetzende Behandlung der chronischen Enteritis empfehle ich nach eigenen Erfahrungen den Beginn mit 1—3 Hungertagen. Die weitere Behandlung, die fast ausschließlich diätetisch ist, richtet sich nach dem Ausfall der Stuhlanalyse, die man wenigstens 3—5 Tage lang unter Probekost verfolgt. Man bekämpft die vorherrschende Störung und richtet seine Maßnahme nach den unter Gärungs- bzw. Fäulnisdyspepsie gegebenen Richtlinien ein. Ich kann mich der klassischen Darstellung v. NOORDENs nur anschließen, wenn ich betone, daß Schematismus in der Diät bei der chronischen Enterocolitis am wenigsten in der Darmdiätetik angebracht ist und fast sicher Rückschläge bringt. Am leichtesten und schnellsten läßt sich die pathologische Gärung beseitigen. Sehr häufig erlebt man aber, daß der Stuhl nach relativ kurzer Zeit das Bild der Fäulnis zeigt. Vor dem Umschlagen schützt nur eine in allen schwereren Fällen täglich durchzuführende sachverständige Stuhlkontrolle, die bevorstehende Rückfälle regelmäßig eher anzeigt als die Beschwerden des Kranken. Der Wechsel von Gärung und Fäulnis erklärt sich aus der schnellen und einseitigen Entwicklung der Darmbakterien unter dem entsprechenden Nährsubstrat. Man kann dem Umschlagen immer dadurch begegnen, daß man den Nährboden etwas eher umstellt. Einen derartigen öfteren Wechsel zwischen Antigärungs- und Antifäulniskost hat bereits AD. SCHMIDT empfohlen. Sehr spät und nur schrittweise dürfen Gemüse, Obst, Kompott, Pilze, Hülsenfrüchte, Vollkornbrot, Marmelade, Nüsse, Mandeln und ähnliche schwer aufschließbare Speisen erlaubt werden. Von Fetten, die als Calorienträger von besonderer Wichtigkeit sind, gestattet man lange Zeit nur frische Butter und vermeide alle erhitzten Fette, die peristaltiksteigernd wirken. Milch ist in der ersten Zeit fast immer bedenklich wegen des Milchzuckergehaltes. Mit gutem Erfolg kann dafür dreitägiger Kefir gegeben werden, der praktisch milchzuckerfrei ist und dessen Eiweiß relativ schlecht zur Fäulnis neigt. Von Bluttransfusionen habe ich keine eindeutige Wirkung gesehen. Eine große, früher wenig erkannte Bedeutung kommt einer ausreichenden Vitamindarreichung zu. In der Diät der chronischen Enterocolitis besteht immer die Gefahr eines sekundären Skorbutes, weil frische C-vitaminhaltige Früchte gemieden werden. Andererseits dürfte die Resorption des C-Vitamins, wenn es in an sich ausreichenden Mengen zugeführt wird, gestört sein. Schließlich bedingt eine gleichzeitig vorhandene Achylie einen größeren Verbrauch an C-Vitamin, weil es durch die zahlreiche Bakterienbelegschaft im Magen und oberen Dünndarm größtenteils zerstört wird (STEPP und Mitarbeiter). Wie ich schon oben bemerkt, kann sich auf diese Weise ein klassischer Skorbut entwickeln. Zur Verhütung muß man in schwereren Fällen zu intravenösen Cebion- bzw. Cantaninjektionen (100 mg pro die) greifen. Auch in leichteren Fällen wird man die tägliche Darreichung von frischen Fruchtsäften nicht außer Acht lassen. Daß sich sekundär auch eine Pellagra infolge eines relativen Mangels an B_2-Komplexvitamin entwickeln kann, beschrieben MORAWITZ und MANCKE. Immerhin braucht auf ein so seltenes Ereignis prophylaktisch nicht geachtet zu werden.

Bei den sekundär tetanischen Anfällen empfiehlt sich die intravenöse Darreichung von Calcium Sandoz, Parathormone oder A. T. 10, einem bestrahlten Ergosterinprodukt. Mikrocytäre Anämien werden mit Eisen (Ferr. reduct. oder Ferrostabil), hyperchrome mit Leber- bzw. Antrumpräparaten behandelt. Von physikalischen Maßnahmen, die geeignet erscheinen, den Krankheitsprozeß günstig zu beeinflussen, mögen alle Methoden erwähnt werden, die eine lokale Wärmeapplikation bewirken, wie Prießnitzsche Umschläge, heiße Breiauflagen u. dgl. Blutungen werden nach den früher gegebenen Richtlinien behandelt.

Prognose. Die Voraussage der Krankheit richtet sich nach dem Alter und nach der Art der anatomischen Veränderungen. Schon Strasburger bezeichnet die Ausheilung alter Entzündungen als sehr fraglich. Ich bin der Meinung, daß bei sehr alten und ausgedehnten Veränderungen eine anatomische Ausheilung nicht mehr eintritt. Zu diesem Standpunkt glaube ich mich auf Grund von ausgedehnten endoskopischen Erfahrungen bei der chronischen Colitis berechtigt. Darauf beruhen auch wohl die Rückfälle, mit denen die Patienten nach erfolgreichen Behandlungen immer wieder zu rechnen haben. Als günstig darf man bei geeigneter Behandlung die Prognose der akuten Form bezeichnen. Demgegenüber gilt es bei schweren chronischen Formen schon als lohnende Aufgabe, die Krankheit zu beherrschen. Schwerste, lang vernachlässigte Fälle mit hochgradiger Abmagerung haben eine schlechte Prognose. Der Tod erfolgt unter fortschreitendem Gewichtsverlust an Decubitus mit Sepsis oder Pneumonie.

9. Die akute und chronische Enteritis.

Die Abgrenzung der akuten Entzündung des Dünndarmes (Enteritis) gegenüber der akuten Entzündung des gesamten Darmes (Enterocolitis) dürfte fast immer schwer fallen. Aus diesem Grunde existiert bis heute keine sichere Symptomatologie einer akuten Dünndarmentzündung. Die anatomisch bekannten Formen akuter Enteritis (Arsen-, Phosphorvergiftung, hämorrhagische Enteritis nach ausgedehnten Hautverbrennungen, septische Enteritis) gehen mit akuten heftigen Diarrhöen einher. Klinische Gesichtspunkte, die das Freibleiben des Dickdarmes beweisen, existieren nicht. Im Stuhl finden sich außer unverdauten Nahrungsresten winzige Schleimflöckchen, oft auch chemische Blutbeimengungen bei alkalischer Reaktion. Unverändertes Bilirubin spricht für die Schnelligkeit des Dünndarmtransportes.

Für die *chronische* Enteritis hat sich im Laufe der letzten Jahre immerhin eine Symptomatologie herausgeschält, die an die Möglichkeit klinischer Diagnostik denken läßt. Schon Nothnagel, Ad. Schmidt und v. Noorden betonten, daß die isolierte Enteritis ohne Diarrhöe verlaufe. Nothnagel stellt dieses Symptom als charakteristisch hin und gründet seine Diagnose auf Indicanurie und unverdaute Nahrungsbestandteile im Stuhl, besonders auf die deutlich nachweisbare Kreatorrhöe. Schärfer umschrieb v. Noorden die Forderungen, die zur Wahrscheinlichkeitsdiagnose der Enteritis erfüllt werden müssen.

Er rechnet zu den Wahrscheinlichkeitszeichen den häufigen Nachweis von leicht verdaulichen Nahrungsbestandteilen und fein verteilten Schleimfetzen in einem äußerlich normal erscheinenden Stuhl. Dabei muß eine Störung der Magen- und Pankreasfunktion ausgeschlossen werden. Auch bei flüssigem Stuhl ist der Verdacht gerechtfertigt, wenn bei dem erwähnten mikroskopischen Befund der fäkulente Geruch fehlt. Dabei kann unveränderter Gallenfarbstoff nachweisbar sein.

In neuerer Zeit hat sich besonders Porges um die diagnostische Aufklärung der Enteritis bemüht. Ätiologisch denkt dieser Autor vor allem an eine alimentäre Überlastung des Dünndarmes durch eine übergeordnete Mageninsuffizienz (Achylie mit Sturzentleerung, Magenresektion oder Gastroenterostomie), oder durch lange fortgesetzte Darreichung von schwer aufschließbarer Nahrung (Rohkost). Nach eigenen Erfahrungen sieht man die Enteritis am häufigsten und ausgeprägtesten nach Eingriffen am Magen, wodurch die Verweildauer der Speisen herabgesetzt wird. Ob dabei eine Schädigung der Dünndarmschleimhaut durch die an dieser Stelle unphysiologische Magensalzsäure als ätiologischer Faktor mit in Rechnung zu stellen ist, darf zum mindesten diskutiert werden. Gutzeit sieht die Ursachen der Gastroenteritis in Betriebsstörungen des Magen-Darmkanals, die durch die mannigfachen Ansprüche des Lebens an die körperliche und seelische Leistungsfähigkeit bedingt werden. Er zählt zu den subjektiven Symptomen kolikartige Schmerzen im linken Mittelbauch, die in die linke Seite und in den Rücken ausstrahlen. Diese Koliken treten besonders nach Mahlzeiten auf. Die Schmerzen lassen sich durch Alkali nicht beeinflussen. Manche Kranke klagen über Unruhe im Leib, Flatulenz, Blutandrang zum Kopf und Schweißausbruch ebenfalls nach den Mahlzeiten. Auch Mattigkeit, Benommenheit, Schwindelgefühl, ja Ohnmachtsanfälle und Kollapszustände werden als Dünndarmsymptome aufgefaßt.

Diffuser sind die Beschwerden, die GUTZEIT auf die „Gastroenteritis" bezieht, was nicht auffällig ist, da sich Magen- und Darmsymptome hier überschneiden. Aber auch dieser Autor betont die Neigung zur Obstipation.

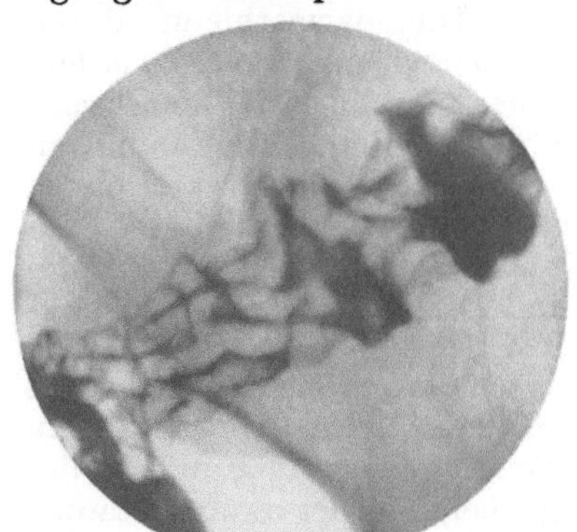

Abb. 15. Pat. D. Schleimhautschwellung im Colon descendens und Sigma. Gezielte Kompressionsaufnahme des unteren Colon descendens. Faltenverlauf regelmäßig, zum Teil Querstellung der Falten.

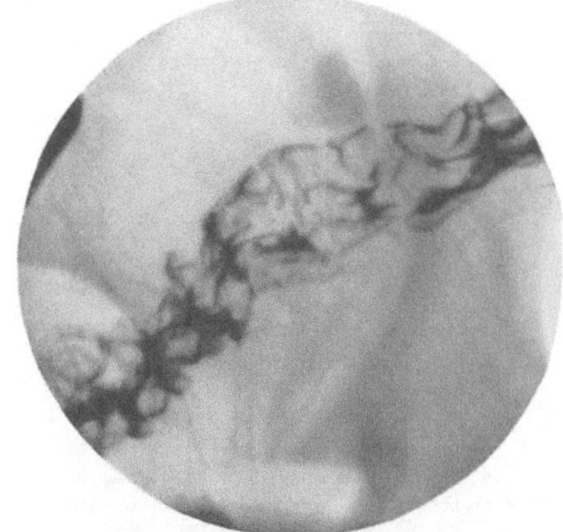

Abb. 16. Pat. H. Schleimhautschwellung in den unteren Colonabschnitten. Gezielte Kompressionsaufnahme des unteren Colon descendens. Der Faltenverlauf ist stellenweise gestört.

Objektiv findet PORGES eine hyperästhetische Form der linken Bauchdecken in Höhe des Nabels, die sich bis zur Gegend des ersten Lendenwirbels fortsetzt. Ein besonders deutlicher Druckpunkt läßt sich über dem Rectus abdominis unmittelbar links neben dem Nabel feststellen („Dünndarmdruckpunkt"). Zu diesen klinischen Merkmalen gesellt sich ein charakteristischer Stuhlbefund, der auf den beschleunigten Dünndarmtransport bezogen werden muß. Die beschleunigte Peristaltik schneidet mit der BAUHINschen Klappe ab. Im Dickdarm kann sogar ein verlangsamter Transport folgen, was mit der alten Erfahrung übereinstimmt, daß bei Achylie mit Eilentleerung des Magens auch eine Obstipation anzutreffen ist (EINHORN, KATSCH, HENNING). Bei dem langen Dickdarmaufenthalt der Ingesta kommt es durch Ferment- und Bakterieneinwirkung zu einer Zerstörung der meisten unverdauten Nahrungsbestandteile und zu einer normalen Eindickung. Eine Ausnahme machen nach PORGES die durch den hastigen Dünndarmtransport der Resorption entgangenen Seifen, die im Dickdarm nicht mehr resorbiert werden können. Infolgedessen sieht der letztgenannte Autor als charakteristisches Merkmal vermehrte Fettreste im Stuhl in Form von Seifenschollen und Fettsäurenadeln an. GUTZEIT beschreibt einen Wechsel von dünnbreiigen Entleerungen mit harten Stühlen. Auch der von PORGES beschriebene reichliche Gehalt von Seifen und Fettsäurenadeln findet bei GUTZEIT Bestätigung. Fettbelastungen mit dem Cholesterinöltrunk nach BÜRGER ergaben im Bilanzversuch eine vermehrte Ausscheidung im Stuhl (GUTZEIT und WENDT). Neben dem vermehrten Fett finden sich alle Bilder des Gärungs- und Fäulnisstuhles (s. oben) mit und ohne Schleimbeimengung. Bei dieser Gelegenheit sei betont, daß die diagnostische Bedeutung, die die ältere Forschergeneration dem Dünndarmschleim als Entzündungszeichen beimaß, in der letzten Zeit mehr und mehr zurücktritt. Es dürfte sich hier mit dem Schleimnachweis so verhalten, daß nur der positive Befund verwertet werden darf. Die Unsicherheit unserer Dünndarmdiagnostik beruht darauf, daß wir den Inhalt des erkrankten Dünndarmes so gut wie nie zu Gesicht bekommen. Immer treten Veränderungen während der Dickdarmpassage dazu. Während einer verlängerten Dickdarmzeit kann der fein verteilte Dünndarmschleim durch Bakterieneinwirkung zerstört werden. Abgesehen davon ist keineswegs sicher, daß nicht auch Entzündungen ohne vermehrte Schleimsekretion im Dünndarm vorkommen.

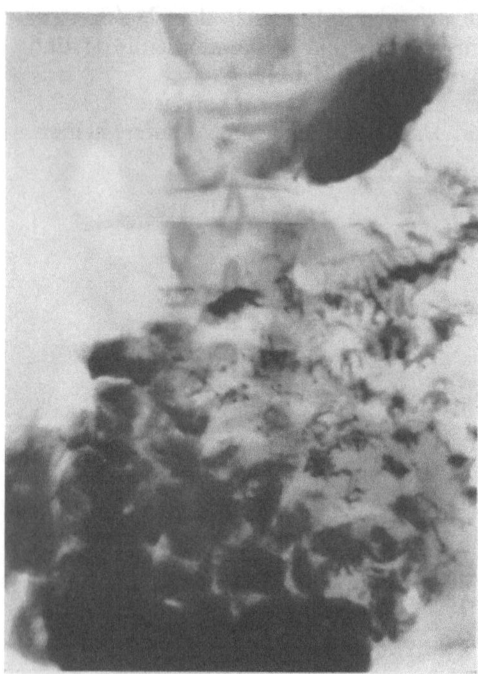

Abb. 17. Pat. L. Chronische Gastroenteritis. Aufnahme $1^1/_2$ Stunden nach Kontrastmahlzeit. Erhebliche Schleimhautschwellung im oberen Jejunum. Hyperperistaltik in den mittleren Dünndarmabschnitten, Supersekretion. Atonie im unteren Dünndarm.

Bei den akuten Formen der Enteritis und Enterocolitis ist das Krankheitsbild meist so eindrucksvoll, daß auch wegen des manchmal schweren Allgemeinzustandes des Kranken, eine *Röntgenuntersuchung* unterbleibt. Röntgenbefunde der akuten Stadien liegen deshalb kaum vor.

Bei den chronischen Formen sind in leichten Fällen röntgenologisch manchmal keine eindeutigen Veränderungen am Darm festzustellen. In anderen Fällen findet man, besonders am Colon, eine Vergröberung des Schleimhautreliefs. Auch an Stellen, an denen normalerweise Längsverlauf der Schleimhautfalten vorherrscht, wie am Colon descendens und Sigma, besteht Neigung zur Querstellung der Falten. Bei schwereren Entzündungen kann die Regelmäßigkeit des Reliefs stellenweise gestört sein.

Derartige Veränderungen sind bisher vorwiegend am Colon beschrieben worden, doch lassen sie sich auch am Dünndarm nicht so ganz selten nachweisen. Ihre Beurteilung setzt jedoch hier besonders große Erfahrung voraus. In schweren Fällen ist am auffallendsten eine Störung des gerade am Dünndarm so eindrucksvollen Spieles der Schleimhautumformung, so daß man den Eindruck einer gewissen Starre des Reliefs gewinnt.

Andererseits besteht in den entzündeten Darmabschnitten manchmal eine Steigerung der Motilität, die besonders bei gleichzeitiger Steigerung der Sekretion, zu beschleunigter Entleerung des Kontrastmittels und Verminderung der Haftfähigkeit führt. In anderen Fällen finden sich Tonusstörungen der erkrankten Darmabschnitte. Dabei können atonische Bezirke mit hypertonischen abwechseln. Durch Kombination von Tonus-, Motilitäts- und Sekretionsstörungen ergeben sich sehr wechselvolle Bilder, deren Deutung nicht immer einfach ist, zumal auch ohne das Vorliegen einer organischen Darmerkrankung Funktionsstörungen beobachtet werden. Erhebliche Vermehrung der Sekretion kann manchmal an stellenweiser Verdünnung des Kontrastschattens [zusätzliche Unschärfe (Dyes, Weltz)] erkannt werden. Bei Untersuchung im Stehen sind Flüssigkeitsspiegel in mäßig erweiterten Dünndarmschlingen (Gutzeit und Kuhlmann), unter Umständen auch im Coecum nachzuweisen.

Wie man sieht, setzt sich der Nachweis der Enteritis ohne Colitis zusammen aus gewissen subjektiven Symptomen und aus dem Nachweis eines beschleunigten Dünndarmtransportes bzw. seiner Folgen auf das Stuhlbild. Dazu treten in gewissen Fällen Röntgenzeichen, wie Verbreiterung der Kerckringschen Falten, die auf ein Ödem der Schleimhaut schließen lassen usw. Der strenge anatomische Nachweis steht zweifellos noch aus. Wir sind beim Dünndarm nicht in der glücklichen Lage, uns mit ähnlicher Leichtigkeit in den Besitz von frischen Resektionspräparaten setzen zu können, wie das beim Magen der Fall ist. Inwieweit man aus dem beschleunigten Dünndarmtransport allein auf eine Entzündung schließen darf, wird weiterer Forschung vorbehalten bleiben müssen.

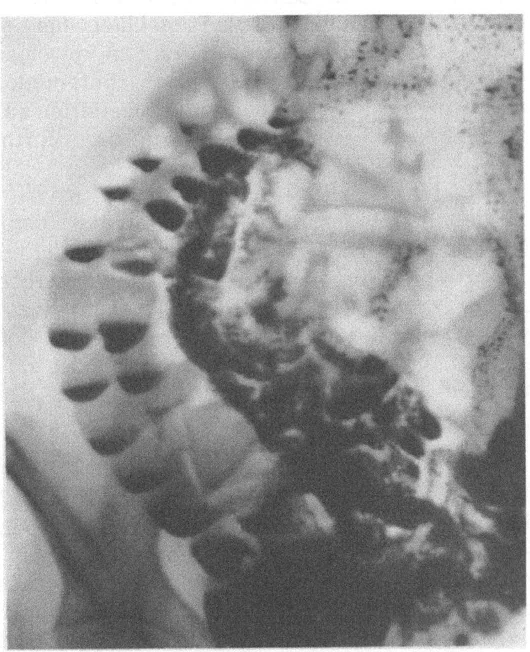

Abb. 18. Pat. S. Chronische Enterocolitis. Aufnahme 2 Stunden nach Kontrastmahlzeit. Kontrastmittel vorwiegend im unteren Dünndarm, beginnende Füllung des Colon ascendens. Flüssigkeitsspiegel im Colon ascendens, Schichtung.

Bezüglich der Therapie verweise ich auf das Kapitel Enterocolitis. Bei der Bedeutung einer guten Magenfunktion für die Entstehung der Enteritis ist an eine etwaige Erkrankung dieses vorgeschalteten Organs besonders zu denken. In dieser Hinsicht fahnde man nach einer Achylie und führe gegebenenfalls Salzsäure zu.

B. Geschwüre bzw. geschwürige Entzündungen des Darmes.

Geschwürsbildungen, aboral vom peptischen Bereich, kommen im gesamten Darmkanal vor. Die Tatsache, daß eine isolierte Geschwürsbildung unterhalb des Ulcus pepticum jejuni nicht mehr zur Kennzeichnung eines Krankheitsbildes verwandt werden kann, deutet bereits darauf hin, daß wesentliche und charakteristische Symptome von isolierten Darmgeschwüren im allgemeinen nicht ausgehen. Das gilt fast ohne Einschränkung für die Defektbildungen im Dünndarm bei Typhus, Tuberkulose und nach Verbrennungen der Haut. Bei Sektionen von Lungentuberkulosefällen, die intra vitam keinerlei Darmsymptome geboten haben, ist man oft überrascht über die schweren ulcerösen Veränderungen im Dünndarm. Typhusgeschwüre machen sich bekanntlich häufig erst bemerkbar durch ihre Komplikationen (Penetration, Perforation und Blutung). Auch kennzeichnende Stuhlbefunde lassen Dünndarmulcera vermissen, da die Entzündungsprodukte (Eiter, Schleim, Zellen) im Dickdarm zerstört werden. Die einzige Ausnahme macht der Blutfarbstoff, der sich häufig im Stuhl nachweisen läßt. In den tieferen Abschnitten des Dickdarmes pflegen

Geschwürsbildungen durch ihre eigene Sekretion und durch Reizung der Schleimhaut flüssige Abgänge zu verursachen, die jedoch neben dem normalen Stuhl erscheinen. In diesen pseudodiarrhoischen Entleerungen finden sich Leukocyten, Erythrocyten und Schleim. Größere, makroskopisch erkennbare Eitermassen rühren nie von einem isolierten Ulcus her, sie verraten entweder eine diffuse Colitis gravis oder einen ins Lumen durchgebrochenen periproktitischen oder perisigmoiditischen Absceß. Der röntgenologische Nachweis beschränkt sich auch heute noch, abgesehen von Einzelfällen auf den Dickdarm (s. Colitis ulcerosa). Die Gefahren bestehen in Perforation, Blutung und Narbenstenose.

1. Decubital-, Sterkoral- bzw. Dehnungsgeschwüre.

Sie treten gelegentlich vereinzelt im Rectum und an den Flexuren auf. Ihre Entstehung wird auf den Druck eingedickter Kotmassen bezogen. Auch die Ulcerationen, die oberhalb von Dickdarmstenosen vorgefunden werden, gehören hierher. Schließlich sind die seltenen Bezoare als Ursachen von Decubitalgeschwüren zu erwähnen. Die Dehnung der Darmwand durch die gestauten Inhaltsmassen hat eine Verminderung der Zirkulation zur Folge, die im Verein mit dem mechanischen Druck und dem Reiz der Entzündungsprodukte die Gewebsschädigung begünstigt.

2. Geschwüre nach Hautverbrennungen.

Nach ausgedehnten Hautverbrennungen bilden sich gelegentliche Ulcerationen im Darmkanal aus, deren Sitz vorwiegend im oberen Duodenum zu suchen ist. Die Ulcera entwickeln sich sehr schnell, oft schon nach 1—2 Tagen und machen sich subjektiv meistens nur bemerkbar durch ihre Neigung zu großen Blutungen und zur Perforation. Es handelt sich anatomisch um hämorrhagische Erosionen und um echte unregelmäßig geformte Ulcerationen, die sich morphologisch deutlich vom Ulcus pepticum duodeni unterscheiden. Die Gefährlichkeit beruht außer auf der Neigung zu schweren Blutungen und zur Perforation auf dem schweren Shockzustand, der gleichzeitig infolge der Verbrennung besteht. Im übrigen heilen diese Defektbildungen schnell und symptomlos ab. Die Entwicklung eines chronischen Ulcus duodeni nach Hautverbrennung scheint bisher nicht beobachtet worden zu sein. Hinsichtlich der Genese neigte man schon länger der Ansicht zu, daß der parenterale Eiweißzerfall (Eiweißzerfallstoxikose Pfeiffers) anzuschuldigen sei. Ein tieferes Verständnis in die eigenartigen Vorgänge vermittelten jedoch erst die Arbeiten von F. Kauffmann sowie von Eppinger und Leuchtenberger, aus denen hervorgeht, daß Histamin bzw. histaminähnliche Körper, die beim parenteralen Eiweißzerfall entstehen, die Geschwürsbildung verursachen. Unter der Wirkung des Histamins kommt es zu einem Ödem, das das Deckepithel von der Unterlage abhebt und in seiner Ernährung beeinträchtigt. Durch die Einwirkung des Magensaftes in Verbindung mit der Erweiterung und Durchlässigkeitssteigerung der Capillaren entwickeln sich die Substanzverluste. Nach dieser Erklärung leuchtet ohne weiteres ein, daß sich die Verbrennungsgeschwüre nur im oberen Duodenum (und im Magen), weil im Bereich der peptischen Einwirkung, bilden.

3. Tuberkulöse Darmgeschwüre.

Pathogenese und pathologische Anatomie. Die Tuberkulose bildet neben Typhus und Dysenterie die häufigste Ursache von Darmgeschwüren. Gewöhnlich stellt die Darmtuberkulose die Komplikation einer fortgeschrittenen Lungentuberkulose dar. Die Angaben über die Häufigkeit wechseln. Neuere Autoren (Ort, v. Baumgarten, Heinze, Ulrici) verzeichnen Zahlen zwischen 50 und 90% bei Autopsien. Ulrici betont, daß nur die Hälfte dieser sekundären

Darmtuberkulosen diagnostiziert war. Manchmal findet man auch schwere progrediente Darmtuberkulosen bei relativ gutartigen cirrhotischen Phthisen. Die Tuberkelbacillen gelangen mit dem Sputum in den Darm, wo sie mit Vorliebe zunächst im unteren Ileum in der Nähe der Valvula BAUHINI oder im Coecum Fuß fassen. Nach Resorption durch das Epithel entwickeln sich in der Submucosa Tuberkel, aus denen durch Verkäsung, Durchbruch ins Lumen und Konfluieren sich lentikuläre Ulcera entwickeln. Die Affinität zu den PEYERschen Plaques ist auffällig. Es bilden sich auf ihnen längsgestellte, auf den übrigen Schleimhautbezirken aber quergestellte, nicht selten ringförmige Ulcera, die manchmal große Areale des Darmlumens besetzen und nur kleine Schleimhautreste stehen lassen. Die Ränder sind unterminiert, der Ulcusgrund oft schmierig belegt. Man erkennt darauf makroskopisch die kleinen gelblichgrauen verkäsenden Tuberkel. Auch auf die Muscularis und Serosa greift der Prozeß über. Eine völlige Heilung wird sehr selten beobachtet, wenngleich einzelne Ulcera anatomisch ausheilen können. Neben dieser rein ulcerativen Form wird in seltenen Fällen eine Form angetroffen, bei der eine starke Wucherung des Granulationsgewebes im Vordergrund steht, wodurch sich geschwulstähnliche Verdickungen des Darmes ausbilden können. Die proliferierende Form findet sich nicht selten ohne Lungenbefund. Sie tritt als Tumor in der Ileocöcalgegend oder mehr diffus im unteren Ileum auf, wobei Übergänge zum ulcerösen Typ möglich sind. Die Infektion erfolgt wahrscheinlich peroral durch den Typus bovinus (ANDERSON und UMRO). Die tuberkulösen Ulcera neigen zu Schrumpfung und Perforation. Größere Blutungen sind infolge der Obliteration der Gefäße des Geschwürsbodens nicht charakteristisch.

Symptomatologie. Subjektive Beschwerden fehlen in vielen Fällen vollständig, auch wenn anatomisch ausgedehnte Veränderungen vorliegen. Als Frühsymptom darf eine manchmal plötzlich einsetzende Verstopfung bei Phthisikern gelten, für die eine sonstige Ursache nicht zu eruieren ist. Noch charakteristischer ist der Wechsel von Obstipation und Diarrhöe bei offener Lungentuberkulose. Manchmal beginnt das Leiden klinisch akut unter den Zeichen einer Appendicitis (GLOGAUER). Diarrhöen deuten mehr auf eine Beteiligung der mittleren oder auch unteren Colonabschnitte, wenn sie nicht durch eine gleichzeitige Amyloidose zu erklären sind. Der Stuhl unterscheidet sich makroskopisch nicht von den Entleerungen, wie sie bei chronischer Enteritis bzw. Enterocolitis beobachtet werden. Gärungs- und Fäulnissymptome mit oder ohne Schleimbeimengungen werden beobachtet. Die Untersuchung des Kranken ergibt in vielen Fällen überhaupt kein greifbares Symptom. Verdächtig ist nach eigenen Erfahrungen eine erhebliche Anämie, für die eine andere Ursache nicht aufgefunden werden kann. In anderen Fällen deutet ein Druckschmerz in der Ileocöcalgegend verbunden mit einer lokalen Abwehrspannung der Bauchdecken auf den spezifischen Prozeß in der Tiefe hin. H. U. GLOOR hält bei gleichzeitigem Bestehen der Symptome Anämie, Obstipation, negative PIRQUETsche Cutanreaktion und positive Benzidinreaktion im Stuhl die Diagnose für sicher. Leicht wird die klinische Diagnose, wenn der Kranke bei blassen Schleimhäuten, Klagen über Kollern im Leib, Diarrhöen, Austrocknungserscheinungen den Befund eines palpablen wurstförmigen Tumors in der Ileocöcalgegend bietet, der röntgenologisch als Tuberkulose imponiert. Merkwürdig und auffallend sind die Gelüste dieser Kranken nach den heterogensten Speisen. Die Darmtuberkulose kann mit oder ohne Fieber verlaufen. Freilich läßt sich die Zugehörigkeit des Fiebers zur Darmaffektion nicht immer mit genügender Sicherheit gegenüber der Lungenerkrankung sicherstellen. Hohes Fieber, das durch den Lungenbefund nicht erklärt wird, deutet bei gleichzeitiger Bauchdeckenspannung und Schmerzen auf Absceß bzw. Perforation in einem abgeschlossenen Hohlraum. Sehr häufig sieht man dementsprechend lokale Perforationsperitonitis.

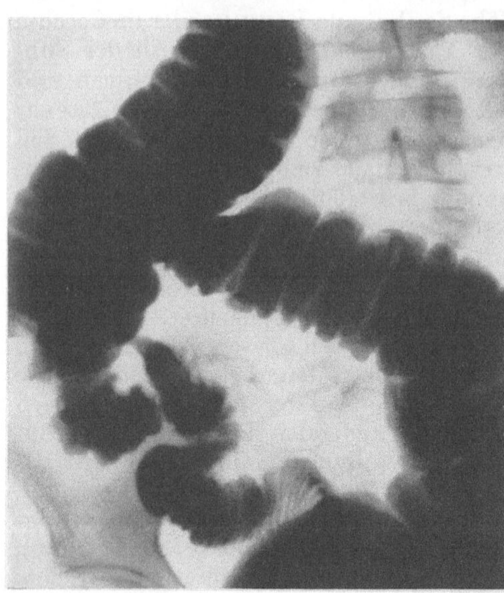

Abb. 19. Pat. K. Seit kurzem Schmerzen im rechten Unterbauch. Kavernöse Lungentuberkulose. Ileocöcaltuberkulose. Schleimhautschwellung mit Geschwürsbildung. Beginnende Tumorbildung.

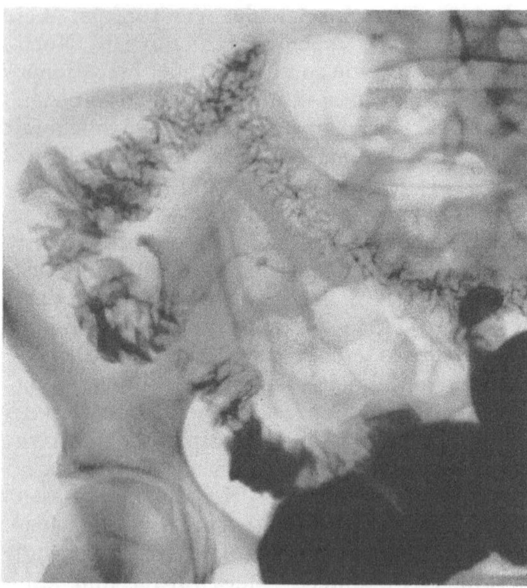

Abb. 20. Derselbe Pat. wie Abb. 19. Reliefbild. Hochgradige Schleimhautschwellung im Coecum, in der letzten Ileumschlinge und an der Ileocöcalklappe.

Beim Fehlen deutlicher klinischer Zeichen fällt es auch dem gewiegten Untersucher schwer, die sekundäre Darmtuberkulose im Krankheitsverlauf einer offenen Lungentuberkulose auszuschließen. Die okkulte Blutung im Stuhl kann fehlen. Dem Nachweis von Tuberkelbacillen im Stuhl kann bei gleichzeitig vorhandener offener Lungentuberkulose keinerlei Bedeutung zugemessen werden. Anders liegen die Dinge, wenn tägliche Auswurfskontrollen für längere Perioden ein negatives Ergebnis liefern. Vielleicht darf man in verdächtigen Fällen die Zeichen eines beschleunigten Dünndarmtransportes (s. Kapitel Enteritis) im Stuhl für eine spezifische Erkrankung dieses Darmabschnittes verwerten. Ausgedehntere Untersuchungen über diese Fragen scheinen zu fehlen.

Bei der Fütterungstuberkulose des Kindes durch infizierte Milch gelangen die Tuberkelbacillen durch die Darmwand in die mesenterialen Lymphknoten, wo sie eine spezifische Entzündung hervorrufen. Durch Verlegung der Lymphwege leidet die Fettresorption. Es bildet sich das Krankheitsbild der „Tabes meseraica“ mit den Symptomen Fieber, Abmagerung, Anämie und Fettstühle aus.

Röntgenologisch finden sich bei der *Dickdarmtuberkulose* grundsätzlich die gleichen Formen der entzündlichen Schleimhautveränderungen wie bei den übrigen Colitiden, so daß in manchen Fällen eine Unterscheidung nach dem Röntgenbild nicht ohne weiteres möglich ist. Doch zeigt die Dickdarmtuberkulose häufig einige charakteristische Merkmale, die die Diagnose einer Tuberkulose auch ohne gleich zeitiges Vorliegen einer Lungentuberkulose oder sonstiger klinischer Tuberkulosebefunde wahrscheinlich machen können. Im Gegensatz zur echten Colitis ulcerosa sind häufig die verschiedenen Formen der Entzündung — Geschwürsbildung (Stadium I), grobe Schleimhauthöckerung (Stadium II), Pseudopolypenbildung (Stadium III der Colitis ulcerosa), Schrumpfung — bei der Tuberkulose gleichzeitig nachzuweisen. Selten wird das ganze Colon befallen. Besonders häufig sind das Coecum, das untere Ascendens und die letzte Ileumschlinge, die Flexuren und die unteren Abschnitte des Descendens betroffen. Zwischen den erkrankten Darmabschnitten findet sich normale Schleimhautzeichnung oder das Bild der „Irritation". Eine breite Wulstung der Lippen der Ileocöcalklappen kann als einziges Zeichen einer beginnenden Coecumtuberkulose nachweisbar sein. Charakteristisch ist die starke Neigung zur Verengerung des Lumens, die teils durch Schrumpfung, teils durch Kontraktion der befallenen Wandabschnitte zustande kommen kann. Die *hyperplastische Form* der Darmtuberkulose kann große Tumoren bilden, deren Abgrenzung gegen eine maligne Neubildung manchmal Schwierigkeiten macht. Im Gegensatz zu der meist scharfen Begrenzung eines malignen Tumors findet sich bei der Tuberkulose häufig ein allmählicher Übergang zur gesunden Schleimhaut. Gleichzeitiges Befallensein anderer Wandabschnitte spricht ebenfalls für Tuberkulose.

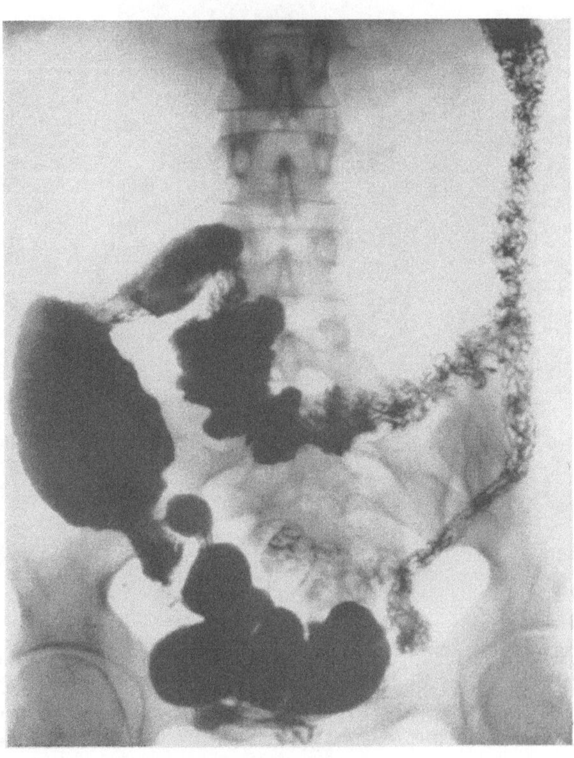

Abb. 21. Pat. M. Seit mehreren Monaten Darmbeschwerden mit Durchfall. Kavernöse Lungentuberkulose. — Tuberkulose des Coecumascendens, auf das Transversum übergreifend. Sehrumpfung im Coecum und an der rechten Flexur.

Auch bei der Verfolgung der Kontrastpassage ist die Dickdarmtuberkulose häufig nachzuweisen, besonders wenn sie im Coecum und an der Ileocöcalklappe lokalisiert ist. Als STIERLINsches Symptom ist der Schattenausfall im erkrankten Coecumascendens bei der Kontrastpassage bekannt. Zwischen dem kontrastgefüllten unteren Dünndarm und oberen Colon ascendens bleibt das Coecum konstant ausgespart. Es sind höchstens feine unregelmäßige Wandbeschläge in diesem Bezirk nachzuweisen. Das Symptom beruht auf einer starken Kontraktionsneigung des erkrankten Darmabschnittes, wenn nicht eine echte Stenose infolge hyperplastischer Tuberkulose die Ursache ist.

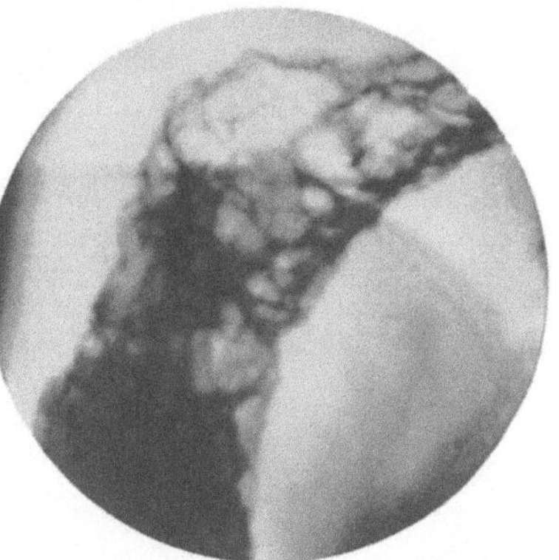

Abb. 22. Derselbe Pat. wie Abb. 21. Gezielte Reliefaufnahme des oberen Colon ascendens. Höckerige Schleimhautoberfläche, stellenweise Pseudopolypenbildung.

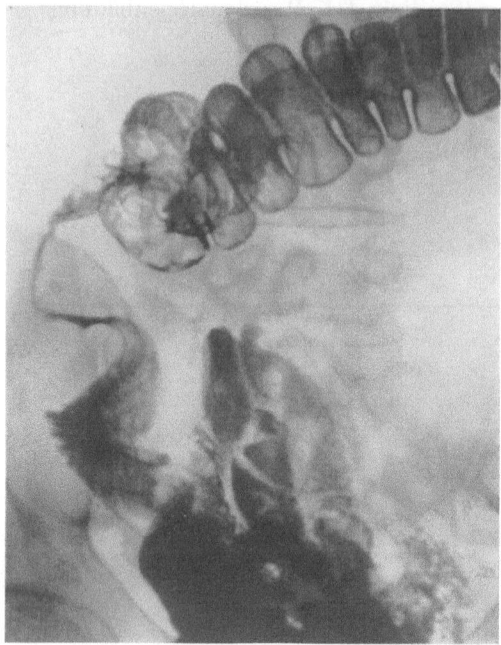

Abb. 23.

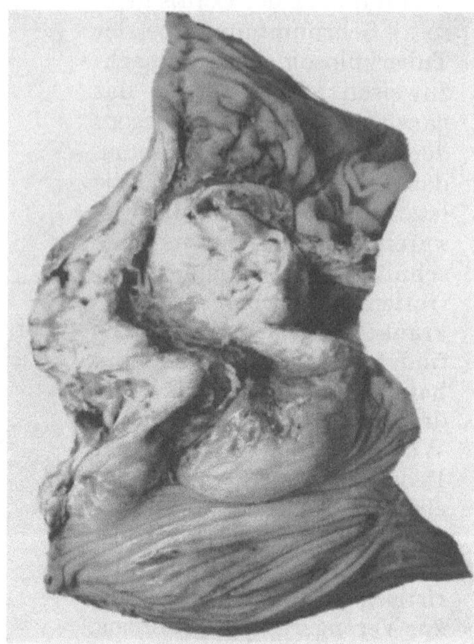

Abb. 24.

Abb. 23. Pat. L. Seit 11 Jahren zeitweise Darmbeschwerden mit Durchfällen, in letzter Zeit wiederholt subileusartige Zustände. Palpabler Tumor in der rechten Bauchseite. Röntgenbefund: Hochgradige Schrumpfung des ganzen Colon ascendens, in das das Ileum von unten einmündet. Coecum und Ileocöcalklappe sind nicht mehr nachzuweisen. Stauung im erweiterten unteren Ileum.

Abb. 24. Resektionspräparat zu Abb. 23. Histologisch Tuberkulose, Bacillen im Präparat nachgewiesen.

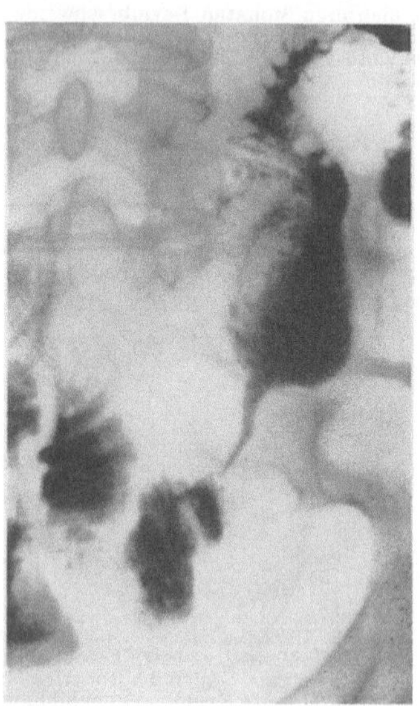

Abb. 25.

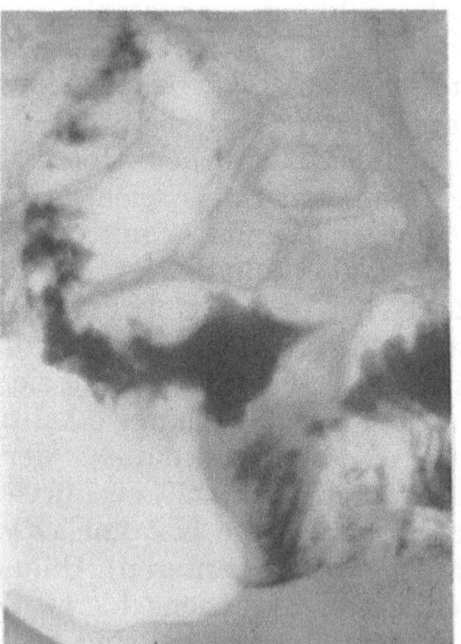

Abb. 26.

Abb. 25 und 26. Pat. G. Seit Jahren Darmbeschwerden. Anaemia perniciosa. Röntgenbefund: Mehrere Dünndarmstrikturen, nur geringe Behinderung der Darmpassage. Sektion: Darmtuberkulose.

Die tuberkulösen Geschwüre und Schleimhautschwellungen im *Dünndarm* lassen sich im Röntgenbild ebenfalls nachweisen, wenn auch nicht so gut und sicher wie im Dickdarm. Am besten gelingt der Nachweis der Erkrankung in der letzten Ileumschlinge bei retrograder Füllung nach Kontrasteinlauf. Tuber. kulosestenosen im Dünndarm kommen röntgenologisch selten zur Beobachtung- Sie treten häufig in der Mehrzahl auf.

Differentialdiagnostisch ist in diesem Zusammenhang die von CROHN beschriebene regionäre Ileitis zu erwähnen. Sie ähnelt der Ileocöcaltuberkulose stark. Es handelt sich um eine chronische ulceröse Entzündung der Schleimhaut des unteren Ileum. Die Entzündung kann auch auf das Coecum übergreifen. Nicht selten treten tumorartige entzündliche Infiltrationen der Darmwand mit Neigung zu Stenosen, Perforationen und Verwachsungen hinzu. Die Patienten klagen über kolikartige Schmerzen, Abmagerung, Erbrechen und Diarrhöen. Fieber ist meist vorhanden, ebenso eine mikrocytäre Anämie. Objektiv findet man gewöhnlich einen walzenförmigen Tumor in der rechten Unterbauchgegend. Die Stühle sind manchmal blutig und schleimig, manchmal finden sich jedoch auch Obstipationsstühle. Röntgenologisch ist eine sichere Unterscheidung von der Tuberkulose anscheinend nicht möglich. Therapeutisch wird die Resektion des befallenen Darmabschnittes empfohlen.

Therapie. Die Behandlung des voll entwickelten klinischen Bildes der Darmtuberkulose gilt bis jetzt als hoffnungslos. Anders liegen die Aussichten, wenn es gelingt, einen lokalisierten Prozeß frühzeitig zu erfassen, so daß dieser chirurgisch angegangen werden kann. Meist wird es sich in solchen Fällen um tuberkulöse Ileocöcaltumoren handeln, die wiederholt durch Coecum- bzw. Ascendensresektionen geheilt worden sind. Auch das künstliche Pneumoperitoneum, das in geeigneten Fällen die Darmschlingen vom parietalen Peritoneum entfernt und damit peritoneale Schmerzen beseitigt, wirkt häufig günstig, wiewohl eine einheitliche Beurteilung noch nicht erzielt ist (LYON). Hinsichtlich der diätetischen Therapie sei auf das Kapitel Enteritis bzw. Enterocolitis verwiesen. Man sei jedoch in der Diätetik etwas großzügiger als bei unspezifischen Entzündungen. In schwereren Fällen, insbesondere bei fortgeschrittener Lungentuberkulose gebe man unbedenklich Opium, das oft die Diarrhöen zum Stillstand bringt.

4. Syphilitische Geschwüre.

Die syphlitischen Veränderungen des Darmes gehören zur tertiären Lues und finden sich infolgedessen auch bei der Lues congenita. Die Prädilektionsstelle ist der obere Dünndarm, insbesondere das Jejunum. Als erste spezifische Veränderung bilden sich dort gummöse Plaques aus, die meist quergestellt sind und gewöhnlich keine Beziehungen zu den PEYERschen Plaques zeigen. Sie treten in größerer Zahl auf (FRÄNKEL beobachtete in einem Falle 31). Die Plaques stehen in der Regel gruppenweise zusammen. Durch Zerfall des spezifischen Granulationsgewebes entstehen Ulcera, die eine ausgesprochene Neigung zu ringförmiger Ausbreitung verraten. Durch Schrumpfung des Bindegewebes kommt es schließlich zu ringförmigen, multiplen Stenosen. Spirochäten sind histologisch bisher nicht nachgewiesen worden (BONNE, NISHIKAWA).

Die bisher bekannt gewordenen Symptome der sehr seltenen Krankheit sind Anämie, schwere Darmblutung, Perforation und hochsitzende, multiple Stenosen, die röntgenologisch leicht erfaßt werden können. Die Therapie besteht in der Resektion der befallenen Darmabschnitte.

5. Gonorrhoische Geschwüre.

Die Frage, ob die gonorrhoische Proktitis mit Geschwürsbildung einhergehen kann, ist bisher nicht mit Sicherheit entschieden. Die seltenen bisher mitgeteilten Fälle (JULLIEN, BAER) werden von anderer Seite als unspezifisch aufgefaßt (HARLSS). Zum mindesten sind Geschwürsbildungen bei der Rectalgonorrhöe außerordentlich selten. Die beschriebenen Ulcera finden sich vorwiegend an der Vorder- und Hinterwand des Rectums.

Dem Internisten kommt die Rectalgonorrhöe meist erst als Rectalstenose (s. dort) zu Gesicht. Differentialdiagnostisch helfen das Fahnden nach Gonokokken, die WASSERMANNsche Reaktion und die Komplementbindungsreaktion auf Gonorrhöe nach COHN auf die richtige Fährte.

Auch *röntgenologisch* werden bei luetischen und gonorrhoischen Dickdarmerkrankungen fast nur die Endzustände der Proktitis in Form von Stenosen nachgewiesen. Auf sie wird später eingegangen werden.

6. Croupöse (diphtherische) Darmentzündung. (Urämie, Hg-Vergiftung.)

Unter croupöser Darmentzündung versteht man eine schwere Entzündung vorwiegend des Rectums, die mit pseudomembranösen Auflagerungen, Nekrosen und Geschwüren einhergeht. Die Veränderungen finden sich fast nur auf den Faltenkämmen, was für die Beteiligung mechanischer Faktoren spricht. Der fast gleichartige anatomische Befund läßt sich auf verschiedenartige Ursachen zurückführen.

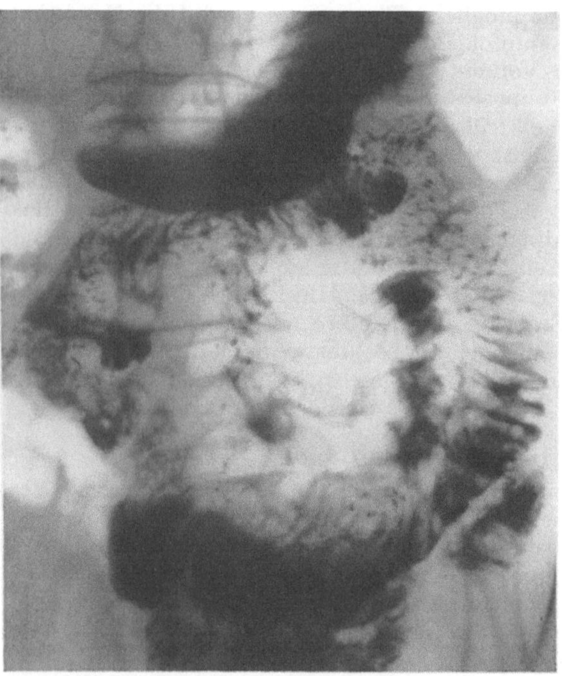

Abb. 27. Pat. Z. Chronische Nephritis. Präurämie. Hochgradige Schleimhautschwellung im Dünndarm.

So beobachtet man eine croupöse Darmentzündung gelegentlich bei schweren Infektionskrankheiten und hochgradiger Kachexie. Bei den letzten Ergebnissen der Vitaminforschung darf zum mindesten die Vermutung ausgesprochen werden, daß es sich in diesen Fällen um eine Mangelkrankheit handelt. Eine genaue Angabe des fehlenden Wirkstoffes läßt sich freilich noch nicht mit Sicherheit liefern. Aller Wahrscheinlichkeit nach handelt es sich aber um einen Faktor des B-Komplexes. BROWN, LARIMORE u.a. denken an das Vitamin B_1, andere Autoren (MACKIE) an den B_2-Komplex, oder den gesamten B-Komplex (ELSOM). Nach den vorliegenden experimentellen und klinischen Befunden ist jedenfalls eine Behandlung mit Leber- oder Hefeextrakten zu versuchen.

Ein ähnliches Krankheitsbild entsteht bei Retentionsurämie und ist stets Anhaltspunkt für eine schlechte Prognose. Es handelt sich hier offenbar um eine Ausscheidung von Giftstoffen, die die Schleimhaut schädigen (Eliminationsentzündung).

Bei chronischer Niereninsuffizienz werden Schleimhautschwellungen im ganzen Darmtrakt (einschließlich Magen-Duodenum) beobachtet, deren Ausmaß anscheinend von der Schwere und der Dauer der Nierenstörung abhängt (Abb. 27).

Schließlich beobachtet man ein analoges Zustandsbild bei Quecksilbervergiftung. Es muß sich in diesen Fällen nicht immer um tödliche Dosen eines löslichen Quecksilbersalzes handeln. Auch bei therapeutischen Dosen wurde die hämorrhagische Colitis beobachtet. Ich selbst sah sie z. B. nach einmaliger intravenöser Injektion des früher viel benutzten Quecksilberdiureticums Novasurol. Auch Kalomel kann gefährlich werden, wenn es bei Hydrops gereicht wird. Die Genese dieser Colitis mercurialis hat man sich so vorzustellen, daß sich das Quecksilber beim Ausscheidungsprozeß in den Zellen anreichert und sie dabei zur Nekrotisierung bringt. Für den Fall, daß die croupös-ulceröse Colitis ausheilt, können sich Stenosen entwickeln.

Die klinischen Symptome ähneln der akuten Dysenterie. Sie bestehen in Leibschmerzen, Tenesmen, häufigen Stühlen, die Schleim, Eiter und Blut enthalten. Die Behandlung richtet sich nach dem Grundleiden und entspricht im übrigen der Therapie bei Dysenterie (s. dort).

7. Geschwüre bei Blutkrankheiten.

Von den Blutkrankheiten, die mit Darmerscheinungen einhergehen, steht die akute Myeloblastenleukämie an erster Stelle. Die Darmbeteiligung verrät sich durch Diarrhöen und Melaena. Anatomisch handelt es sich um Myeloblastenansammlungen, die eine ausgesprochene Affinität zu den PEYERschen Plaques zeigen. Letztere schwellen makroskopisch an und können manchmal als knollige Tumoren imponieren. Durch Zerfall entstehen Ulcera. Nach eigener Beobachtung einschlägiger Fälle fehlt bei mikroskopischer Betrachtung die Schleimhaut. Die PEYERschen Plaques bestehen aus großen, einkernigen oxydasehaltigen Zellen (Myeloblasten), die nach dem Darmlumen hin an Färbbarkeit abnehmen. Es handelt sich hier also um denselben Entstehungsmechanismus wie bei der leukämischen Stomatitis.

Auch bei anderen Blutkrankheiten sind gelegentlich Geschwüre im Darm beobachtet worden, so bei der Agranulocytose bzw. Panmyelophthise, bei schwerem Skorbut, beim Morbus WERLHOF und bei der Lymphogranulomatose.

8. Colitis ulcerosa (gravis, chronica purulenta).

Begriffsbestimmung und Ätiologie. Unter Colitis ulcerosa (BOAS) versteht man eine offenbar nichtinfektiöse, akut oder schleichend einsetzende, geschwürige Dickdarmentzündung mit scharf umrissenem klinischen, röntgenologischen und rektoskopischen Befund, Neigung zu Rezidiven und stets zweifelhafter Prognose. Dysenteriebacillen oder Amöben werden in den Stühlen vermißt.

Hinsichtlich der Ätiologie sind trotz zahlreicher Arbeiten, die das Schrifttum der letzten Jahre enthält, wesentliche Erfolge nicht zu verzeichnen, so daß sich der heutige Stand der Forschung wenig vom Ergebnis der Homburger Tagung für Verdauungs- und Stoffwechselkrankheiten (1914) unterscheidet.

Während einige Forscher (SCHÜTZ, ROSENHEIM, STEPP) die Angabe liefern, die Krankheit entwickle sich auf dem Boden einer chronischen Dyspepsie (Enterocolitis), andere die Auffassung vertreten, daß die Ätiologie überhaupt nicht einheitlich sei (SCHOTTMÜLLER), stand die ältere Generation auf dem Standpunkt, daß die Abgrenzung gegenüber der Dysenterie dadurch erschwert sei, daß man auch bei der letzteren nur in einem Bruchteil der Fälle Erreger fand. Die Nachkriegsforschung hat mit erstaunlichem Eifer die Erregersuche fortgesetzt. Daß die Zahl der beschuldigten Erreger von Jahr zu Jahr anwuchs, zeigt deutlich den völligen Mißerfolg der bisherigen Bemühungen. Als Erreger wurden unter anderem bezeichnet Colibacillen, Bact. lactis aerogenes, Proteus vulgaris, Streptokokken, Staphylokokken, Enterokokken, Klostridien, Pneumokokken, Anaerobier, filtrierbare Formen des Tuberkelbacillus, Balantidium coli,

Sarcophaga canaria (die Fleischfliegenlarve) und Spirillen. Ein Autor (MURRAY) denkt sogar an eine Entstehung durch psychisches Trauma.

Viel Staub haben die Untersuchungen BARGENS (seit 1924) aufgewirbelt. Dieser Autor beschrieb einen nichthämolysierenden Diplostreptococcus, den er mit geeigneten Kulturmethoden aus den Stühlen isolierte, als Erreger. Der Keim zeichnete sich dadurch aus, daß er im Tierversuch nach intravenöser Applikation ulceröse Veränderungen im Dickdarm hervorrief. Eine Behandlung mit Vaccine oder mit einem spezifischen Serum war erfolgreich. BARGENS Untersuchungen, die an einem ungeheueren Material (MAYO-Clinic) durchgeführt wurden, fanden teils Bestätigung (z. B. KRACKE, FRADKIN und GREY), teils Ablehnung (PAULSON, FELSEN u. a.). Auf breiter Basis haben GALLART MONES und DOMINGO SANJUAN BARGENS Ergebnisse nachgeprüft (1935). Nach dem Urteil von GALLART MONES und SANJUAN handelt es sich um unspezifische, nicht tierpathogene Streptokokken (meist Streptococcus faecalis), die etwa in gleicher Häufigkeit aus den Stühlen bei Gesunden und Colitiskranken isoliert werden konnten.

MACKIE beobachtete gelegentlich bei seinen Colitiskranken avitaminotische Zeichen, wie symmetrische Hautveränderungen, Zungenerscheinungen, Ödeme, die er jedoch, da sie erst in fortgeschrittenen Stadien auftreten, für sekundär hält. Indessen liegen Tierversuche vor (MC. CARRISON, TILDEN und MILLER), wonach bei vitaminarmer Ernährung ein der menschlichen Colitis ulcerosa ähnliches Bild entsteht. Auch HARE sowie LARIMORE vermuten ätiologisch eine Avitaminose. Beschuldigt wird vor allem Vitamin B_2-Komplex. Es scheint jedoch beim heutigen Stand der Forschung verfrüht, aus den relativ vereinzelten Befunden Folgerungen zu ziehen.

Pathologische Anatomie. In vielen Fällen umgreift die Entzündung den gesamten Dickdarm, ja, sie kann bis ins untere Ileum reichen. Häufig findet man jedoch nur Teile des Dickdarmes, wie besonders die Abschnitte von der Flexura sigmoidea abwärts befallen. Der Darm ist meist im ganzen verdickt, die Schleimhaut gerötet und geschwollen. Die Geschwüre ähneln den Dysenteriegeschwüren, sind von verschiedener Größe und meist unregelmäßiger Form. In seltenen Fällen bleiben nur kleine erhabene Schleimhautinseln stehen. Fast in allen älteren Fällen bilden sich Pseudopolypen, die relativ selten carcinomatös entarten (in 2,5% nach BARGEN). Auch Schrumpfungserscheinungen, kenntlich an einer Verkürzung des gesamten Dickdarmes mit Verengerung des Lumens werden nach längerer Dauer kaum vermißt.

Symptomatologie. Die Krankheit kommt zwischen dem 15. und 50. Lebensjahre vor und befällt das weibliche Geschlecht etwas häufiger als das männliche. Sie kann akut mit hohem Fieber und ganz schleichend fieberlos einsetzen. In relativ seltenen Fällen läßt sich eine echte Bacillenruhr in der Anamnese nachweisen, die nicht ausgeheilt ist. Meistens bleibt die Krankenbefragung jedoch völlig ergebnislos. Zeiten der Besserung wechseln mit Perioden der Verschlimmerung.

Ist das Krankheitsbild voll ausgeprägt, so klagen die Kranken über Schmerzen im Leib, die entsprechend dem Verlauf des Colons lokalisiert sind. Im Vordergrund stehen jedoch die starke subjektive Hinfälligkeit, sowie der auf die Entzündung der untersten Darmabschnitte zu beziehende Symptomenkomplex: Quälende Tenesmen und häufige (bis 30 und mehr) Abgänge der flüssigen, vorwiegend aus Schleim, Eiter und Blut bestehenden Stühle. Gewöhnlich findet man das hellrote Blut nur in kleinen Portionen dem Abgang beigemischt. Seltener sind Fälle, in denen Blut in Form des reinen Blutstuhles geliefert wird.

Objektiv findet man in allen schwereren Fällen eine erhebliche Abmagerung. Ob die regelmäßig vorhandene hypochrome Anämie durch die Blutverluste, durch Vitaminmangel oder toxisch bedingt ist, steht dahin. Das weiße Blutbild bietet außer einer mäßigen Leukocytose und Linksverschiebung nichts Besonderes. Leichte Fieberbewegungen pflegen selten zu fehlen. Eine erhebliche Wasserverarmung der Gewebe läßt sich nur in schweren Fällen nachweisen. Die Palpation des Leibes löst entlang dem Colonverlauf Schmerzen aus. Eine muskuläre Abwehrspannung spricht für Beteiligung des Peritoneums. Bei der Betrachtung des Afters zeigen sich perianale Ekzeme, gelegentlich auch Fisteln als Folge von periproktitischen Abscessen, Ulcera können sich bis zur Analschleimhaut vorschieben.

Auch die *Austastung des Rectums* liefert häufig einen charakteristischen Befund. Nach behutsamem Eingehen (in schweren Fällen empfiehlt sich ein vorbereitender Mikroeinlauf von 2%-iger Pantocainlösung), das durch die große Schmerzempfindlichkeit bedingt ist, fühlt man gewöhnlich den Sphinctertonus vermehrt, was besonders gegen ein tiefsitzendes Carcinom spricht. Die Schleimhaut fühlt sich weich und schlüpfrig (infolge der Sekretauflagerungen) an. Auch eine granulierte Schleimhautoberfläche, Ulcera, Polypen und Stenosen lassen sich bereits durch diese einfache Untersuchungsmethode sicherstellen.

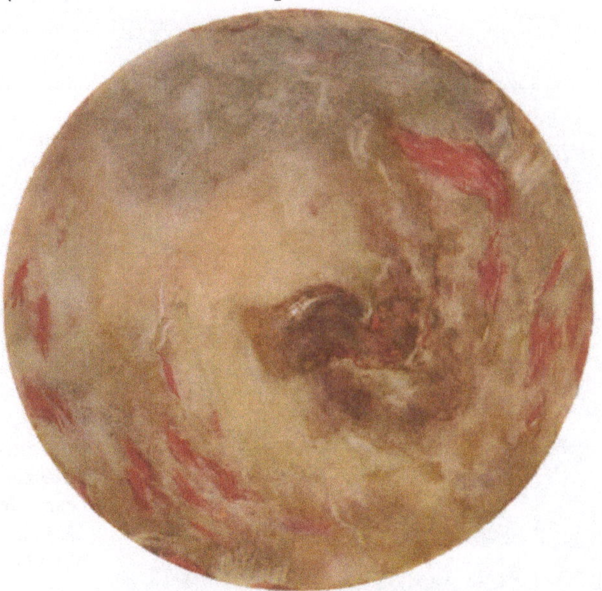

Abb. 28. Schleim, Blut und Eiter in den Faeces bei Colitis ulcerosa. (Nach STRASBURGER.)

Die diagnostische Methode der Wahl liegt jedoch zweifellos in der direkten Betrachtung der unteren Darmabschnitte durch *das Rektoskop*. Auch bei dieser in der Hand des Geübten ganz ungefährlichen und an sich schonenden Untersuchungsmethode ist die gesteigerte Schmerzempfindlichkeit des Colitiskranken in Betracht zu ziehen, die sich nach eigener Erfahrung besonders bei der Dehnung des Lumens durch Lufteinblähung zu erkennen gibt. Die Rektoskopie, die ähnlich wie die Oesophagoskopie und Gastroskopie eine direkte anatomische Diagnose in vivo ermöglicht, hält uns am sichersten über den Verlauf der Krankheit auf dem Laufenden. Als begünstigender Umstand, der den Wert der Methode erhöht, tritt die Erfahrung hinzu, daß die schwersten Veränderungen sich fast ausnahmslos in den untersten Abschnitten finden.

In schweren Fällen erblickt man meistens ein relativ enges Lumen, das mit einem dicken, gelblich weißen Belag (Eiter und Schleim) ausgekleidet ist. Erst nach Abtupfen erscheint die tiefrote, stumpfe, oft samtige oder fein granulierte Schleimhaut, die so empfindlich gegen mechanische Traumen ist, daß schon die geringfügige Berührung mit dem Stieltupfer eine kleine Blutung erzeugt. In ähnlicher Weise hinterläßt der Druck mit dem offenen Rohr des Instruments blutende Furchen. Die Gefäßzeichnung ist verschwunden. Zur Sichtung der Ulcera gehört eine gewisse Erfahrung, was wohl mit dem monokulären Sehen zusammenhängt. Größe und Tiefe der Ulcera wechseln stark. Die Form ist immer unregelmäßig. Nach der Heilung hinterlassen die Geschwüre Narben, die auch nachträglich die Diagnose noch erlauben. Kleine, gestielte oder breit aufsitzende Polypen fehlen in älteren Fällen selten. Manchmal tragen sie eine gelbe, nicht abstreifbare Kappe aus fibrinösem Exsudat. Sie können, wie ich einwandfrei beobachtet habe, bei Heilungs- und atrophischen Vorgängen spurlos verschwinden. Auch über die Höhe und den Grad einer Stenose unterrichtet die Rektoskopie schnell und sicher.

Die atrophische Schleimhaut ist blaßgrau und deutlich gekörnt (eigene Beobachtung). An vielen Stellen bemerkt man Pigmenteinlagerungen, die teils als Folge von Blutungen, teils durch Aufnahme von Medikamenten (Kohle, Silber) zu erklären sind. Die normale Gefäßzeichnung fehlt hier ebenso wie die Fältelung der Schleimhaut.

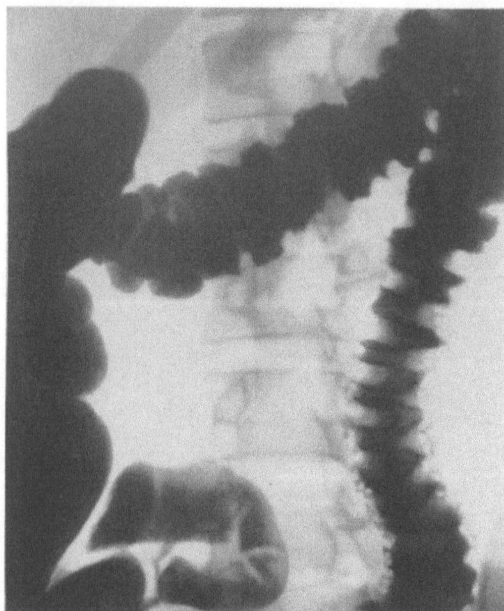

Abb. 29. Pat. J. Colitis ulcerosa, akutes Stadium. Besonders hochgradige Schleimhautwulstung im Colon descendens mit Querbalken und Unterminierung der Schleimhaut.

Neben den hier beschriebenen Bildern vermerkten GALLART MONES und DOMINGO SANJUAN in Anfangsstadien lediglich eine hyperämische, leicht blutende Schleimhaut bzw. miliare Abscesse, die sich als kleine gelbliche Erhabenheiten präsentieren.

An *Komplikationen* sind Rheumatoide, Perforationsperitonitis, größere Blutungen, Stenosen, pericolitische Abscesse, periproktitische Abscesse, Neuritiden und Sepsis bekannt. Als seltene Komplikationen aus meinem Material erwähne ich eine ziemlich akut auftretende Paralyse des ganzen Dickdarmes mit Durchwanderungsperitonitis, ausgedehnte Thrombosen an allen Extremitäten, sowie eine Halbseitenlähmung nach Hirnembolie.

Die *geschwürigen Darmerkrankungen* verschiedener Ätiologie zeigen im *röntgenologischen* Bild große Ähnlichkeit, so daß eine Unterscheidung in ätiologischer Hinsicht im allgemeinen der übrigen klinischen Untersuchung vorbehalten ist. Dagegen gibt die Röntgenuntersuchung vor allem am Dickdarm Aufschluß über die Ausdehnung und auch über die Art und Schwere der anatomischen Veränderungen. Dabei ist die Untersuchung mittels Kontrasteinlaufes wesentlich aufschlußreicher als die Darmpassage.

Die eindrucksvollsten Bilder finden sich bei der *Colitis ulcerosa.* KNOTHE kam auf Grund systematischer Untersuchungen mit der Reliefdarstellung zu einer Einteilung des Krankheitsbildes der Colitis ulcerosa in *3 Stadien,* deren Nachweis vor allem bei fortlaufender Untersuchung für die Beurteilung der Heilungsaussichten von großer Bedeutung ist. Im 1. Stadium, das klinisch durch profuse eitrig-schleimige Durchfälle gekennzeichnet ist, besteht eine hochgradige Schleimhautwulstung, die in Form von breiten Querbalken auftreten oder auch zu völlig ungeordneten Bildern führen kann. Daneben finden sich feine divertikelähnliche Auszackungen und feine unregelmäßige Begleitschatten des Kontrastschattens, die Ulcerationen und Schleimhautunterminierungen entsprechen. In weniger schweren und nicht mehr ganz frischen Fällen läßt das Füllungsbild des Colons manchmal eine sehr feine, wie samtartige Zähnelung der Darmkontur erkennen. Die Haustrierung des Colons fehlt oder ist nur eben angedeutet.

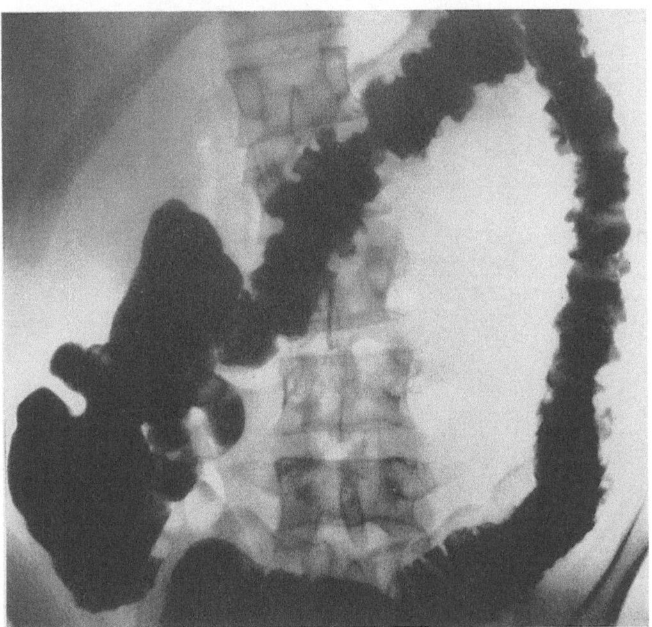

Abb. 30. Pat. Sch. Colitis ulcerosa, akutes Stadium. Grobe, unregelmäßige Schleimhautwulstung, besonders im Colon descendens, das sofort nach der Füllung sich fast restlos wieder entleerte.

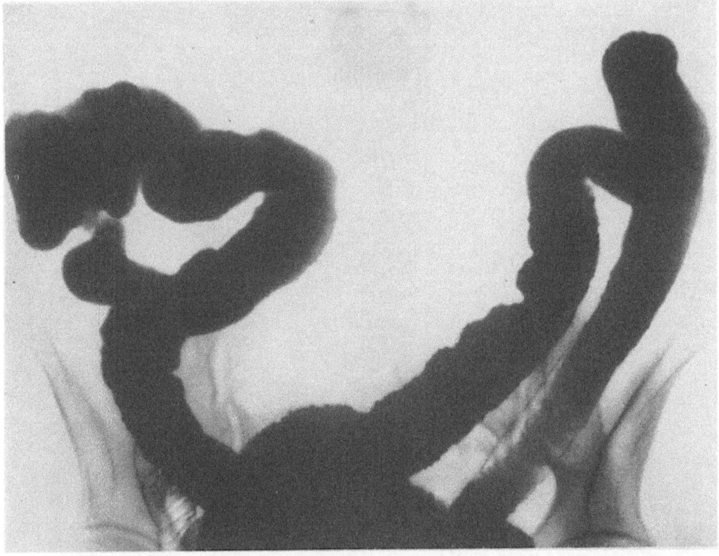

Abb. 31. Pat. C. Vor 30 Jahren ruhrähnliche Erkrankung. Jetzt seit 4 Wochen Durchfälle mit Schleim- und Blutbeimengung. Röntgenbefund: Feine, samtartige Zähnelung der Darmkontur, fehlende Haustrierung. Sektion: Colitis ulcerosa.

Meist sind große Colonbezirke, wenn nicht das ganze Colon befallen. Infolge des hochgradigen Reizzustandes des Darmes und der vermehrten Sekretion

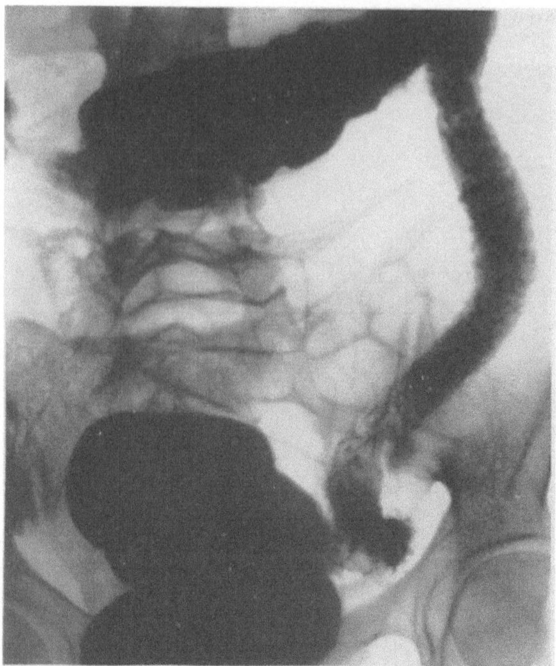

Abb. 32. Pat. A. Seit einigen Monaten Durchfälle mit Schleim und Blutbeimengung. — Colitis ulcerosa, Stadium II. Schlechte Entfaltung des Colon descendens, grobhöckeriges Relief.

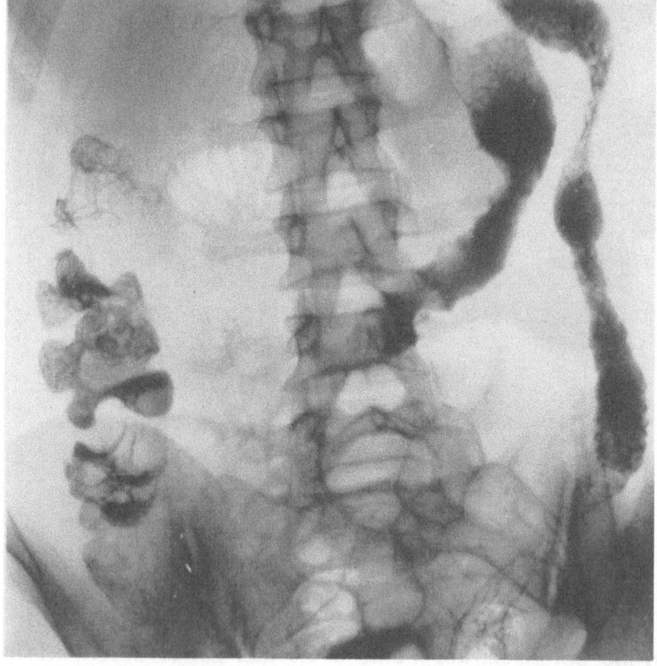

Abb. 33. Derselbe Pat. wie Abb. 32. Aufnahme nach teilweiser Entleerung des Kontrastmittels.

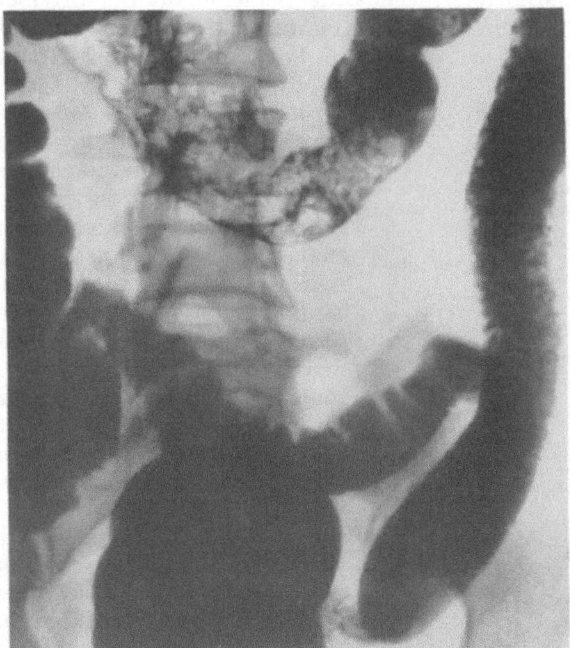

Abb. 34. Derselbe Pat. wie Abb. 32 und 33 nach 4monatiger Behandlung. Klinisch wesentliche Besserung. Röntgenbefund: Das Colon descendens entfaltet sich wieder besser, noch keine Haustrenbildung. Relief im Colon descendens mehr feinhöckerig, stellenweise polypös. (Übergang zum Stadium III.)

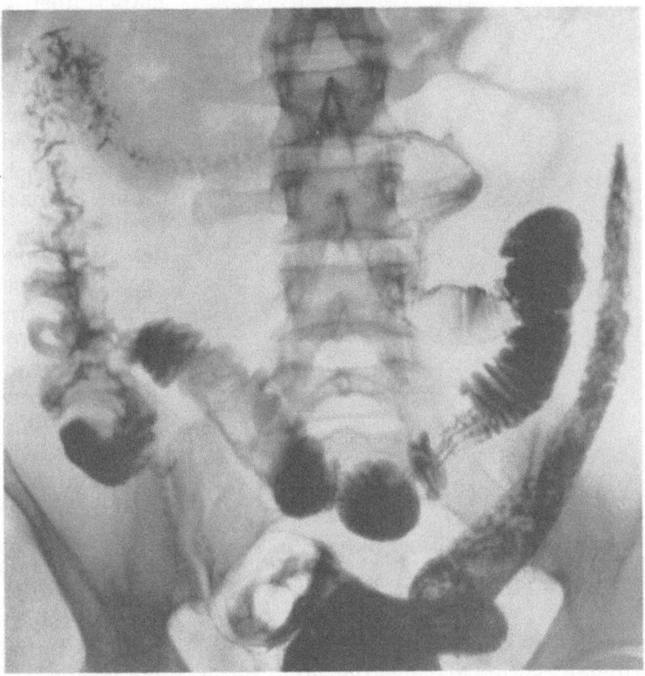

Abb. 35. Aufnahme nach teilweiser Entleerung des Kontrastmittels, zu Abb. 34.

haftet das Kontrastmittel schlecht an der Schleimhaut und wird meist so vollständig wieder entleert, daß eine Reliefdarstellung mit dünner Schicht oft kaum gelingt.

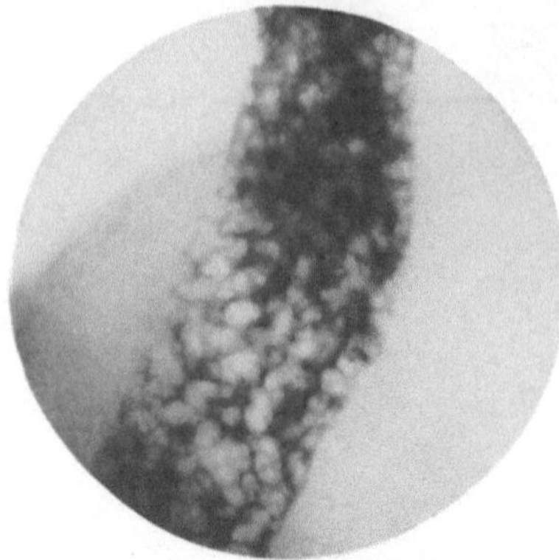

Abb. 36. Gezielte Blendenaufnahem aus dem Colon descendens zu Abb. 35. „Pseudopolyposis."

Bei Besserung der Krankheit treten die geschwürigen Veränderungen im Röntgenbild zurück und auch die hochgradigen Schleimhautwulstungen verschwinden. Statt dessen zeigt die Darmoberfläche jetzt eine grobhöckerige oder meist unregelmäßig-wabige Beschaffenheit. Schleimhautfaltenzeichnung fehlt noch, die Haustrierung kann wenigstens stellenweise wieder deutlicher werden, häufig finden sich jedoch noch haustrenlose Bezirke, die über größere Strecken eingeengt sind infolge Kontraktion der Darmwand und vielleicht auch infolge gleichzeitig beginnender Schrumpfung. Dieses röntgenologische Bild kann über längere Zeit bestehen bleiben, es können Rückfälle eintreten, die nach Knothe jedoch nicht wieder zum Röntgenbild des Stadium 1 führen. Bei fortschreitender Besserung tritt dann an Stelle der ungleichmäßigen, grobhöckerigen eine feinkörnige Beschaffenheit der Darmschleimhaut, die ganz regelmäßig über große Darmabschnitte sich erstrecken kann und bei voller Ausbildung von der echten Polyposis des Colons nicht zu unterscheiden ist. Dies Bild entspricht dem Stadium 3 nach Knothe. Rückschläge in das Bild des Stadiums 2 kommen vor. Sind noch genügend Schleimhautinseln übrig geblieben, so kann von ihnen aus die Wiederherstellung normaler Schleimhaut und damit im Röntgenbild das Auftreten eines Faltenreliefs erfolgen. In ungünstigeren Fällen kommt diese Regeneration der Schleimhaut nicht zustande, das Relief behält die feinhöckerige Beschaffenheit bei oder zeigt eine fast völlige Glätte. Bei tiefergehenden Wandveränderungen kann gleichzeitig eine mehr oder weniger hochgradige Schrumpfung des Colons zustande kommen, die im Sigma und Descendens

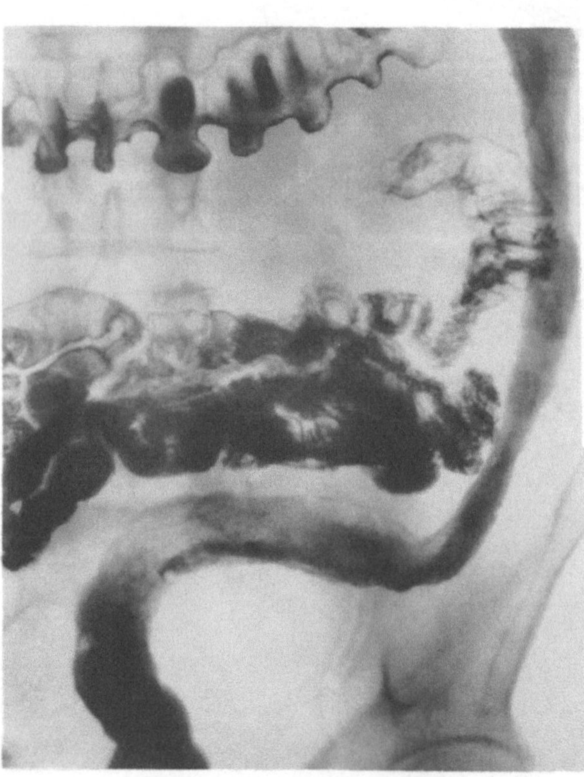

Abb. 37. Pat. G. Seit Jahren wegen Colitis in Behandlung, wiederholt frische Schübe. Längere Zeit mit Cöcalfistel behandelt. Schrumpfung des Colon descendens und Sigma. Glatte Innenwand mit völliger Zerstörung der Faltenstruktur.

meist am ausgesprochensten ist. Sie soll bei Fällen, die mit einer Darmfistel behandelt worden sind, eher auftreten, als in den Fällen, in denen der Darm in den Funktionsablauf eingeschaltet bleibt (SCHINZ).

Das gleiche röntgenologische Bild mit Befallensein ausgedehnter Colonabschnitte zeigen die ruhrartigen Erkrankungen. Eine Abtrennung von der echten Colitis ulcerosa nach dem Röntgenbefund ist nicht möglich.

Therapie. Die therapeutischen Bestrebungen entsprechen in ihrer Mannigfaltigkeit den Ergebnissen der ätiologischen Forschung, indem viele Autoren die Resultate ihrer „spezifischen" Behandlung rühmen. Wenn wir zunächst mit der sog. spezifischen Therapie beginnen, so empfiehlt HURST polyvalentes Dysenterieserum, BARGEN Vaccineinjektionen bzw. Diplostreptokokkenserum, BORGBJAERG, KNORR u. a. Autovaccine, v. FRIEDRICH sowie TOENISSEN Antivirus nach BESREDTKA. Auf RACHWALSKY geht die Behandlung mit Bluttransfusionen zurück, von der eine Reihe von Autoren (H. STRAUSS, v. BERGMANN, SCHOTTMÜLLER u. a.) gute, ja schlagartige Erfolge gesehen haben. Nach eigenen ausgedehnten Nachprüfungen am großen Material der Leipziger Klinik kommt der Transfusion auch in gehäufter Anwendung eine sichere Wirkung nicht zu. Das gilt sowohl für den Allgemeinzustand, wie für den rektoskopischen Befund. Bei dieser Stellungnahme scheint mir trotzdem bei schwer kachektischen und anämischen Kranken die Transfusion als Blutersatz und Knochenmarksreiz indiziert. Im Sinne der Umstimmungstherapie muß auch die Eigenblutinjektion (BENSAUDE, OURY und DAUG) gewertet werden. Schließlich mag die hierhergehörende künstliche Erzeugung eines anaphylaktischen Shocks mit Pferdeserum (KALK) erwähnt werden, die begreiflicherweise wenig Nachahmer finden dürfte. Ein von RIGLER angegebener Extrakt aus Darmschleimhaut (Histonon), dem eine darmgiftbindende Funktion zugeschrieben wird, erwies sich in eigenen Untersuchungen als wirkungslos. SCHOTTMÜLLER empfahl große Eisendosen (2—4 g Ferrum reduct.), SCHUR Emetin. hydrochlor.-Injektionen (3mal täglich 0,02 subcut.). Die früher viel geübte Dickdarmspülung (mit Argentum, Adsorgan, Acriflavin, Tannin, Yatren u. dgl.) wird von manchen Autoren, weil angeblich reizend, abgelehnt. Schließlich seien die Autoren (s. oben) erwähnt, die in der Colitis ulcerosa eine Mangelkrankheit sehen. Sie empfehlen vitaminreiche (B_2-komplexreiche) Ernährung. Auch Vitamin C ist angeblich mit Erfolg verwandt worden (HETENYI). Bekanntlich sind die Aussichten einer therapeutischen Aufgabe umgekehrt proportional der Anzahl der empfohlenen Heilmittel. Die verschiedenartigen Ergebnisse der modernen Colitistherapie erklären sich aus der Seltenheit der Krankheit, die den meisten Autoren nur in relativ wenigen Fällen zur Beobachtung kam, aus einer vielleicht in manchen Fällen vorhandenen Ansprechbarkeit auf unspezifische Reize, sowie daraus, daß die sich auf Decendens, Sigma und Rectum beschränkende Form an sich günstige Aussichten bietet (SNAPPER). Zusammenfassend muß ich sagen, daß eine interne Behandlungsart, die sichere Aussicht auf Erfolg bietet, bisher nicht existiert.

Ein wichtiges Teilstück der inneren Behandlung bietet eine lange Zeit fortgesetzte Diättherapie, die zweifellos in leichteren Fällen allein Heilung bringen kann. Prinzip der Colitisdiät ist eine reichliche Zufuhr von Nahrungsstoffen, die im Dünndarm möglichst vollständig resorbiert werden. Man gibt daher feine Mehle von verschiedenster Art, Breie, Nudeln, Kartoffelpüree, zartes Fleisch, zarte Fische, Eier, Milch, weiche Käse und reichlich Butter. Schwarzbrot, cellulosehaltige Gemüse, rohes und geräuchertes Fleisch, Kaffee, säurereiche Weine sind zu meiden. Auf die Zufuhr von Vitaminen in Form von Fruchtsäften, Hefeextrakten (Levurinose „Blaes", „Cenovisextrakt, Vitox usw.), Leberextrakte oder auch als reine Stoffe (Vitamin C als Cebion) ist besonders zu achten. *Stopfmittel* sind entbehrlich.

Die chirurgische Therapie hat einzugreifen, wenn die innere Behandlung versagt, oder wenn entsprechende Komplikationen nachweisbar sind bzw. drohen. An Methoden sind bekannt geworden: Appendikostomie, Cöcostomie, Anus praeter an verschiedenen Stellen, Totalresektion des Colons. An eigenen Fällen hat die Cöcostomie, von der aus tägliche Colonspülungen durchgeführt wurden, Vorzügliches geleistet. Man hüte sich jedoch, die Fistel zu früh zu schließen, bevor eine wenigstens 1—2 jahrelange Symptomlosigkeit die Dauerheilung wahrscheinlich macht. (Auch im ausgeschalteten Dickdarm, der übrigens besonders zur Schrumpfung zu neigen scheint, flammen Rezidive auf.)

Prognose. Die Prognose richtet sich nach dem Alter der Krankheit, nach der Schwere des klinischen Bildes und vor allem nach dem Ausmaß der Dickdarmbeteiligung. So darf man die Voraussage günstig stellen, wenn nur die aboralen Partien (Rectum, Sigmoid, Descendens) befallen sind. Die Mortalität der das ganze Colon ergreifenden Entzündung ist hoch (50% nach Lockhardt-Mummery). Obwohl die erwähnte Statistik 30 Jahre zurückliegt, so dürfte eine wesentliche Besserung der Resultate heute nicht erreicht sein. Die guten Resultate Bargens sind in Europa bisher nicht beobachtet worden.

C. Lokale Entzündungen der Darmwand.

1. Appendicitis.

Ätiologie und Pathogenese. Die Appendicitis hält sich in ausgesprochenem Maße an bestimmte Altersgruppen. Während sie bei Säuglingen, Kleinkindern und Greisen selten beobachtet wird, findet sich eine Häufung zwischen dem 10. und 30. Lebensjahr. Das männliche Geschlecht ist vermehrt befallen.

Eine restlos befriedigende Klärung der Ätiologie ist bisher nicht erzielt worden. Einigkeit herrscht dagegen über eine Reihe von begünstigenden Faktoren. So spielt der anatomische Bau sicherlich keine untergeordnete Rolle. Der enge und oft lange Blindsack birgt die Möglichkeiten der Stauung, insbesondere, wenn eine Biegung oder Knickung der Achse, hervorgerufen durch Form und Ansatz des Mesenteriolums, hinzutritt. Möglicherweise spielt auch die Gerlachsche Klappe, eine Schleimhautduplikatur am Appendixeingang mit. Die zahlreichen, in der Schleimhaut verstreuten Lymphfollikel verleihen dem Wurmfortsatz eine starke Ähnlichkeit mit Tonsillargewebe. Nach dem 10. Lebensjahr bildet sich das lymphatische Gewebe deutlich zurück. Schon ältere Autoren haben auf diese Ähnlichkeit, speziell in bezug auf die Appendicitis aufmerksam gemacht („Angina“ des Wurmfortsatzes, Sahli).

Die Ursache der Appendicitis liegt zweifellos in einer bakteriellen Entzündung der Wand. Über diesen Punkt herrscht Einigkeit. Auch darüber, daß nicht ein spezifischer Erreger, sondern mehrere verantwortlich zu machen sind, scheinen Meinungsverschiedenheiten nicht mehr zu bestehen. Nach neueren Untersuchungen werden vor allem Enterokokken, anhämolytische Streptokokken, Pneumokokken, Friedländerbacillen und Influenzabacillen angetroffen (Gundel, Pagel und Süssbrich). Der häufige kulturelle Colibefund erklärt sich aus der leichten Züchtbarkeit dieses Keims, der fast regelmäßig im appendicitischen und postappendicitischen Abscessen enthalten ist, wohin er wahrscheinlich erst sekundär gelangt. Zweifel herrschen noch heute über die Frage, ob man eine exogene Infektion vom Munde aus, eine endogene von der heimischen Darmflora, oder gar eine hämatogene (Kretz) annehmen soll. Die meisten Anhänger scheint die mit großer Sachkenntnis vorgetragene Ansicht Aschoffs gefunden zu haben. Aschoff lehrt, daß die Infektion immer enterogen entstehe, nie hämatogen. Sie beginnt am Schleimhautepithel. Die Neigung des Wurmfortsatzes zu Entzündungen beruht nach ihm auf Inhaltsstagnation, die wahrscheinlich eine Virulenzsteigerung der stets ansässigen Enterokokken auslöst. Die ätiologische Verknüpfung mit der Tonsillitis wird abgelehnt wegen der andersartigen Tonsillarflora. Indessen besteht kein Zweifel an der Tatsache, daß Appendicitis gleichzeitig mit Angina vorkommt, wie neuerdings z. B. ROST wieder betont hat.

Für die Möglichkeit der örtlichen Infektion sprechen die experimentellen Untersuchungen von EICHHOFF und PFANNENSTIEL, die bei künstlicher Infektion der Appendix und gleichzeitig gesetzter Stenose des Ausgangs nur mit Eitererregern eine Entzündung hervorrufen konnten.

Vom Interesse ist der Gedanke LATERIS, der die Appendicitis unter dem Gesichtspunkt des SHWARZMANNschen Phänomen betrachtet. Spritzte er 0,5 ccm eines Coli- oder Typhusbacillenfiltrates in das distale Lumen der Appendix und infundierte er nach SHWARTZMANN 20 Stunden später 1 ccm desselben Filtrates in die Ohrvene, so entwickelte sich einigemal eine echte Appendicitis 24 Stunden nach der Reinjektion. LATTERI vermutet hiernach, daß bakterielle Toxine, die in der Appendix stets vorhanden sind, unter gewissen Bedingungen eine gesteigerte Empfindlichkeit des Gewebes bedingen, so daß eine Entzündung auf der Basis des SHWARTZMANNschen Phänomens möglich sei, wenn analoge bakterielle Toxine auf dem Blutwege in die Appendix gelangen.

Der ätiologische Wert von Fremdkörpern (Emaillesplittern, Fischgräten, Kirschkernen u. dgl.), der früher recht hoch eingeschätzt wurde, erfährt heute eine sehr geringe Einschätzung. Die Berechtigung des modernen Standpunktes geht schon daraus hervor, daß derartige Fremdkörper sehr selten in entzündlichen Wurmfortsätzen angetroffen werden. Demgegenüber wollen Gelegenheitsbefunde von Fremdkörpern, wie sie auch in neuerer Zeit noch mitgeteilt werden (z. B. PICK) nicht viel besagen.

Die Frage, wieweit Parasiten (Oxyuris, Trichocephalus) die Schleimhaut verletzen und dadurch der bakteriellen Invasion das Tor öffnen, ist eifrig diskutiert worden (LÄWEN, RHEINDORF, ASCHOFF). Die Möglichkeit muß jedenfalls offen gelassen werden.

Auch die Rolle des Kotsteins ist lange umstritten worden. Grund dazu bot die Tatsache, daß man Kotsteine etwa in 50% der schweren Appendicitisfälle antrifft. Wandgangrän und Perforation mit Durchtritt des Steines in die Bauchhöhle konnten die Vorstellung erwecken, als sei der Stein die Ursache der Wandnekrose. ASCHOFF hat dagegen nachgewiesen, daß die Steinbildung ein sekundärer Vorgang in einer bereits erkrankten Appendix ist. Ist der Stein aber einmal vorhanden, so wird er einen vorhandenen Katarrh durch Stauung zum mindesten unterhalten können. Die Gangrän wird nicht vom Stein verursacht, da sie sich meist distal vom Stein zuerst entwickelt. Bei Ausdehnung des gangränösen Prozesses durchwandert dann der Stein die morsche Wand (ASCHOFF).

Die Bildung eines „Paraffinoms" der Appendix (Paraffinspeicherung in der veränderten Schleimhaut nach längerer Paraffindarreichung), wie sie JAFFÉ beschreibt und der er Bedeutung hinsichtlich der Entstehung von Appendicitis zumißt, mag der Seltenheit wegen mitgeteilt werden.

Alt und verständlich ist die Auffassung, daß eine Entzündung des Coecums (Typhlitis) auf die Appendix per continuitatem übergreifen könne. Während nun im Coecum eine Entzündung nicht unmittelbar schwere Folgen nach sich zieht, bewirkt schon die Schleimhautschwellung in der engen Appendix eine Verlegung des Lumens bzw. eine Inhaltsstauung, die ihrerseits wiederum den Entzündungsreiz steigern kann. Greift der Prozeß auf die tieferen Wandschichten über, so können sich später Schrumpfungsprozesse anschließen, die durch Verlegung der Lichtung das Entstehen von Rezidiven begünstigen.

Die Appendicitis ist nicht infektiös. Seltene Beobachtungen von kleinen Epidemien (WALTHER) können diese allgemeine Erfahrung nicht widerlegen.

Die akute bzw. subakute syphilitische Appendicitis (s. EVANS und ROWLANDS), die gewöhnlich mit anderen Zeichen des sekundären Stadiums auftritt, und die infolge einer Verlegung des Lumens zum Anfall führende tuberkulöse Appendicitis (bei Coecumtuberkulose) stellen Seltenheiten dar.

Von erheblichem praktischen Interesse ist die Frage, ob eine Appendicitis durch Trauma entstehen kann. In früherer Zeit wurde die Frage von manchen Versicherungsträgern und Gutachtern abgelehnt. Schon STRASBURER hat diesen Standpunkt bemängelt mit dem Hinweis darauf, daß einige Fälle beobachtet seien, in denen der kausale Zusammenhang mit einem Trauma gegeben war. Im einzelnen wird man an die Anerkennung einer traumatischen Appendicitis die Bedingungen knüpfen, die auch sonst bei traumatisch bedingten inneren Krankheiten gefordert werden. Es ist also der Nachweis zu führen, daß vorher keinerlei Beschwerden bestanden haben, daß ein geeignetes Trauma stattfand und daß die ersten Symptome sich bald, spätestens nach einigen Tagen entwickelt haben. Schließlich müssen anatomische Veränderungen nach dem Stadium ihrer Ausbildung das Trauma wenigstens rein zeitlich zulassen.

Erschwert wird die Beurteilung dadurch, daß eine akute Appendicitis auch ganz latent verlaufen kann (SCHMORELL). Daß es aber einwandfreie Fälle von traumatischer Appendicitis gibt, beweist die Mitteilung von LUTZ, die hier wiedergegeben werden mag.

Ein 15jähriger Schüler stößt sich beim Turnen die Barrenstange in die rechte untere Bauchgegend. Unter heftigen Schmerzen treten sofort peritoneale Symptome ein. Nach 28 Stunden hat sich das Bild einer schweren Appendicitis herausgebildet. Bei der Operation findet sich ein Hämatom der Bauchdecken, frisches Blut in der Bauchhöhle, subseröser, frischer Bluterguß am Coecum. Obere Hälfte der Appendix ebenfalls stark blutig durchtränkt, distales Ende nur wenig gerötet. Hämatom im Mesenteriolum. Im Präparat fanden sich makroskopisch frisches, geronnenes und mit Eiter durchsetztes Blut, Einrisse in der Mucosa, kleine Abscesse in der Wand, mikroskopisch Schleimhautulcera, phlegmonöse Eiterung in der Submucosa und Muscularis.

Auch DESMAREST bejaht die traumatische Appendicitis. Nach diesem Autor kann auch eine indirekte Gewalteinwirkung zur Appendicitis führen, indem durch die Drucksteigerung im Abdomen Inhalt in die Appendix gepreßt wird, wodurch Schleimhautläsionen als Entzündungspforten hervorgerufen werden können.

Die Meinungen über das Vorkommen einer primär *chronischen* Appendicitis sind noch immer geteilt. Die Mehrzahl der Autoren scheint jedoch der besonders von ASCHOFF verfochtenen Ansicht zuzuneigen, daß die chronische Appendicitis immer die Folge eines akuten Reizzustandes ist, indem die sich entwickelnden narbigen Veränderungen zu neuen Infekten disponieren (sekundäre chronische Appendicitis). Demgegenüber nehmen andere Autoren (PAYR, OBERNDERFER) eine primär chronische Entzündung des Wurmfortsatzes an. ALEXANDER betrachtet die chronische Appendicitis (wie die akute) als Teilerscheinung einer Erkrankung des Coecums, bestehend in Atonie und Blähung durch Gärungsgase. Daß chronische Veränderungen in der Appendix Beschwerden machen, darf man aus dem Erfolg der Appendektomie schließen (KÜMMELL).

Pathologische Anatomie. Im ersten Stadium einer akuten Appendicitis (dem Primärinfekt ASCHOFFS) findet sich in einer Schleimhautfurche des distalen Teils ein oberflächlicher Epitheldefekt, der mit fibrinös-leukocytärem Exsudat bedeckt ist. Die darunterliegende Mucosa und Submucosa zeigt leukocytäre Infiltration. Der Vorgang ist rückbildungsfähig (Appendicitis simplex).

Das zweite Stadium zeichnet sich aus durch eine größere ulceröse Zerstörung und durch eine phlegmonöse Entzündung der ganzen Wand. Die Beteiligung der

Serosa kann frühzeitig zu Verklebungen führen. Bis zur Entwicklung dieses Stadiums rechnet man etwa 24 Stunden. Bei Rückbildung entstehen narbige Veränderungen, Stenosen, ja Atresie des ganzen Wurms.

Bilden sich aus diesem Stadium tiefgreifende, penetrierende Geschwüre oder Wandabscesse, so läßt sich ein weiteres Stadium abgrenzen. Jetzt wandern Bakterien durch die Wand, es kommt zur lokalen (bei Verklebungen) oder allgemeinen Peritonitis. Zu diesem Stadium kommt es bei Fortschreiten des Prozesses am 2. Krankheitstage.

Schließlich kommt es am 3. Tage oder später zur Perforation des Ulcus bzw. zur Wandgangrän mit periappendikulärem Absceß oder allgemeiner Peritonitis.

Mannigfache Abwandlungen des hier beschriebenen Entzündungsprozesses sind möglich. Die sicherste Spontanheilung stellt zweifellos die völlige Obliteration dar, während Narbenstenosen neue Attacken begünstigen. So findet man in solchen Fällen z. B. eine hypertrophische Muscularis mit einem chronischen Katarrh der Schleimhaut als Ausdruck der chronischen Appendicitis. Bilden sich, wie oben geschildert, Verklebungen mit der Umgebung aus, so entsteht der perityphlitische Tumor, ein Konvolut von adhärenten Darmschlingen, in dessen Inneren die Appendix liegt. Der Tumor kann entsprechend den wechselnden Lagerungsverhältnissen von Appendix und Coecum in verschiedener Gegend des Abdomens angetroffen werden. Man findet ihn entweder zwischen Coecum und vorderer Bauchwand, oder hinter dem Coecum, oder medianwärts vom Coecum, oder unterhalb des Coecums im kleinen Becken. Treten Lageanomalien des Coecums hinzu, so sind neue Varianten möglich.

Symptomatologie. Viele leichtere Fälle von akuter Appendicitis verlaufen symptomlos. Andere Attacken werden zwar empfunden, führen aber den Kranken nicht zum Arzt. Nur so ist es zu erklären, daß man autoptisch häufig Restzustände derartiger leichterer Anfälle beobachtet. Nach SONNENBURG erleben über die Hälfte aller Menschen einmal einen appendicitischen Anfall.

Das Vollbild des klinisch faßbaren appendicitischen Anfalls ist gekennzeichnet durch das plötzlich auftretende Syndrom Schmerz, Übelkeit, Erbrechen, Stuhlverhaltung, Fieber, Pulsbeschleunigung, lokale Abwehrspannung und Leukocytose.

Der Schmerz entsteht meist plötzlich. Er wird als kolikartig, brennend oder stechend geschildert und strahlt von seiner Lokalisation im rechten Unterbauch nicht selten in die rechte Flanke, ins rechte Bein oder in den rechten Hoden aus. Auch das Urinieren ist manchmal schmerzhaft. Der Schmerz steigert sich beim tiefen Inspirium, beim Pressen und Husten.

Das initiale Erbrechen zeigt sich in etwa 50% der Fälle. Von ernster Bedeutung ist das Späterbrechen, weil es auf die Serosabeteiligung (Peritonitis) hindeutet.

Der Stuhl ist gewöhnlich angehalten. Initiale Diarrhöen gelten als prognostisch ungünstig.

Objektiv findet man in Frühstadien einen guten Gesamtzustand. Im Vordergrund des Interesses steht der Lokalbefund. Schon bei Betrachtung des Abdomens während der Atmung fällt auf, daß sich die rechte untere Bauchgegend geringer inspiratorisch hebt als die linke (KÜSTERsches Zeichen). Der rechte untere Bauchdeckenreflex kann fehlen.

Bei der Palpation des Leibes fällt eine vermehrte Abwehrspannung („défense musculaire") in der entsprechenden Gegend auf. Am MC. BURNEYschen Punkt, in der Mitte zwischen Nabel und vorderem Darmbeinstachel läßt sich ein deutlicher Druckschmerz nachweisen, der manchmal auch etwas tiefer und weiter außen am LANZschen Punkt angetroffen wird. Plötzliches Nachlassen des

Druckes (BLUMBERG) ruft ebenfalls Schmerz hervor. Das gleiche bewirkt Drucksteigerung im Coecum, hervorgerufen durch Aufwärtsstreichen entlang dem Verlauf des Colon descendens (ROVSING). Infolge der Nachbarschaft des M. psoas hält der Kranke den rechten Oberschenkel häufig im Hüftgelenk flektiert. Bei geringfügigen Beschwerden wird der Schmerz deutlicher, wenn man bei gleichzeitiger tiefer Palpation das gestreckte rechte Bein stark im Hüftgelenk beugen läßt, wodurch die Appendix auf dem Psoas nach oben, dem palpierenden Finger entgegen, gehoben wird. Ob man die erkrankte Appendix selbst fühlen kann, wie manche Autoren glauben, erscheint fraglich und praktisch bedeutungslos. Bei tiefsitzender Appendix läßt sich der Druckschmerz mittels der rectalen bzw. vaginalen Untersuchung nachweisen, die bei Verdacht auf Appendicitis nie versäumt werden sollte. Im übrigen vermeide man, bei sonst klarem Krankheitsbild, jedes eingehende und brüske Palpieren, weil dadurch möglicherweise eine Perforation herbeigeführt werden kann.

Die Zunge ist meist belegt. Fieber läßt sich gewöhnlich, nach Transport häufig nur rectal nachweisen. Hohe Temperaturen sind im Beginn nicht die Regel. Auch die Pulsbeschleunigung, die in allen klinisch in Erscheinung tretenden Fällen nachweisbar ist, bewegt sich in mäßigen Grenzen. Eine später einsetzende Pulsbeschleunigung deutet auf peritoneale Beteiligung.

Der Urin enthält nicht selten Spuren von Eiweiß. In schwereren Fällen kann auch stärkere Albuminurie beobachtet werden. Indicanurie stellt einen häufigen Befund dar.

Die Zählung der *Leukocyten* in Verbindung mit der Ermittlung des Differentialblutbildes steht seit CURSCHMANN in hohem Ansehen. In leichteren Fällen, wo das Peritoneum ungereizt bleibt, kann die Leukocytose völlig vermißt werden. Bei mittelschweren bis schweren Fällen hat man jedoch mit einer Leukocytose verbunden mit wechselnd starker Linksverschiebung zu rechnen. Eine fehlende oder geringe Leukocytose oder gar Leukopenie bei schwerem Allgemeinzustand beruht auf mangelhafter Reaktion des Organismus bzw. auf toxischer Schädigung des Knochenmarks und trübt die Prognose. Eine hochgradige Leukocytose bedeutet nach SONNENBURG eine schwere Infektion (peritoneale Reizung) bei guter Reaktionslage des Organismus. Auch die Änderung der Leukocytenzahl im Verlauf des Krankheitsprozesses wird mit Vorteil diagnostisch verwandt. Das gilt besonders in bezug auf die Rückbildung der Entzündung, sowie auf die Entwicklung von sekundären Abszedierungen.

Die *Senkungsgeschwindigkeit der Erythrocyten* liefert je nach Lage und Stadium des Falles verschiedenartige Ergebnisse. In unkomplizierten Frühfällen fällt sie gewöhnlich normal aus, worauf bereits JOSEPH und MARENS (1923) hingewiesen haben. Hierin liegt ein wichtiges Unterscheidungsmerkmal gegenüber der Adnexitis, die meist mit beschleunigter Senkungszeit einhergeht. Auch schwere phlegmonöse Appendicitisfälle machen von der eben mitgeteilten Regel keine Ausnahme. Dagegen steigt die Senkungsgeschwindigkeit an bei Perforation (Peritonitis) und bei perityphlitischen Prozessen. Auch beim ersten Fall gilt die Voraussetzung, daß die Perforation nicht allzu früh erfolgt (SCHÜRMANN), da zur Steigerung der Senkungsgeschwindigkeit eine gewisse Latenzzeit erforderlich ist.

Die *Röntgendiagnostik* befaßt sich naturgemäß ausschließlich mit der chronischen Appendicitis (s. unten).

Verlauf und Komplikationen. Der Verlauf einer Appendicitis ist stets, auch bei zunächst leichtem Krankheitsbild, unsicher. Die Rückbildung eines ausgeprägten appendicitischen Ausfalls kann in wenigen Tagen vor sich gehen. Bei ungünstigem Verlauf kommt es in schlimmsten Fällen zur diffusen Peritonitis. Falls sich vorher Verklebungen um den Wurmfortsatz gebildet hatten, entwickelt sich der periappendikuläre Absceß. An weiteren abgesackten Eiterungen beanspruchen die größte praktische Bedeutung der subphrenische und der Douglasabsceß. Letzterer kann in die Blase oder den Darm durchbrechen. Kriecht die Infektion auf dem Blutwege weiter, so ist die Folge eine septische Mesenterialvenenthrombose, die sich bis in die Leber fortsetzen und dort Absceßbildungen hervorrufen kann. Thrombosen können sich auch in den Venen des Beckens bilden und zu mehr oder weniger ausgedehnten Lungeninfarkten führen. Der gelegentlich auftretende Ileus beruht entweder auf Darmlähmung infolge diffuser Peritonitis oder auf mechanischer Passagebehinderung durch den entzündlichen Tumor. Später können Adhäsionen dasselbe Ereignis herbeiführen.

Chronische Appendicitis, Appendicopathia.

Die chronische Appendicitis entsteht nach Auffassung der meisten Autoren aus der akuten. Häufig läßt sich anamnestisch der erste akute Anfall festlegen. Ist das nicht der Fall, so liegt der Beginn meistens so weit zurück, daß er vergessen wurde. Das gilt besonders für die Fälle, in denen der Beginn bis in die Kindheit zurückreicht. Außerdem kann die erste akute Entzündung auch latent verlaufen, wie wir aus Fällen wissen, in denen die ersten Symptome die Perforationszeichen sind. Die Beschwerden sind häufig vieldeutig. Kennzeichnend bleibt immer der Schmerz im rechten Unterbauch, der sich manchmal nach Erschütterung des Körpers, nach Bücken und Heben, aber auch nach Diätfehlern einzustellen pflegt. Auch die Untersuchung pflegt an objektiven Zeichen arm zu bleiben, wenn es nicht etwa gelingt (im Gegensatz zur akuten Entzündung) den Wurm als derbe, empfindliche kleine Walze selbst zu tasten. Sicherer wird die Diagnose, wenn sich röntgenologisch weder nach Kontrasteinlauf noch nach peroraler Breipassage eine Füllung der Appendix erzielen läßt. Aber auch die Röntgenmethode hat mich gelegentlich im Stich gelassen, indem bei der Operation trotzdem ein normaler Wurm gefunden wurde.

Die larvierte chronische Appendicitis ist gekennzeichnet durch Verstopfung abwechselnd mit Durchfällen, Appetitlosigkeit, Abmagerung. Oft rezidiviert die Appendicitis während der Menses. Eine chronische Obstipation bei Frauen verschwindet oft nach Entfernung der chronisch veränderten Appendix. Auch Symptome, die auf den Harnapparat hindeuten, wie kolikartige Schmerzen, Brennen in der Harnröhre, Colipyelitis, Hämaturie infolge einer akuten im Gefolge der Appendicitis entstandenen Glomerulonephritis hat Kümmell durch Appendektomie geheilt. In Modifikation des Rovsingschen Versuchs läßt sich ein Schmerz im rechten Unterbauch erzeugen, wenn man den vorher entleerten Darm vom After aus mit Luft füllt (Dreyer).

Kümmell führt als Symptome des vieldeutigen Krankheitsbildes auch asthmatische und Angina pectoris-Anfälle an, die er durch Fernwirkung erklärt. Der Schmerzpunkt liegt nach diesem Autor nahe am Nabel, 1—2 cm senkrecht oder rechts unterhalb desselben. Auch der Solarispunkt ist manchmal druckempfindlich.

Die chronische *Entzündung* der Appendix läßt sich mit den genannten Merkmalen nicht beweisen. Knickungen, Stenosen und Adhäsionen können nicht ausgeschlossen werden, ganz abgesehen davon, daß Erkrankungen des Coecums (Typhlitis, Typhlatonie), eine larvierte Colica spastica, eine dyskinetische Obstipation, eine vagotonische Darmneurose ähnliche Beschwerden verursachen. Für diese Zustände hat man auch die Bezeichnung „Pseudoappendicitis“ gebraucht. Die Häufigkeit der Coecumerkrankung ergibt sich aus seiner Eigenschaft als „Gärkessel“, in dem sich ein bakterienreicher und dünnflüssiger Inhalt lange aufhält. Auch Tuberkulose und Aktinomykose siedeln sich ja besonders leicht hier an.

Besonders schwer fällt die sichere Abgrenzung der chronischen Appendicitis gegenüber der *Typhlitis*. PORGES ist der Ansicht, daß die Diagnose chronische

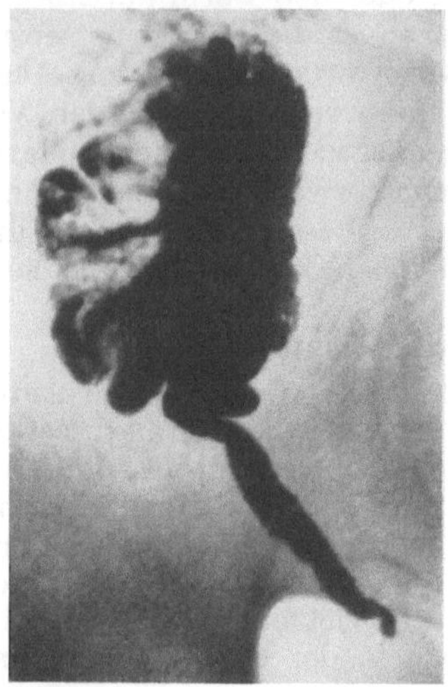

Abb. 38. Pat. W. Normale Appendix, frei verschieblich. Perorale Füllung.

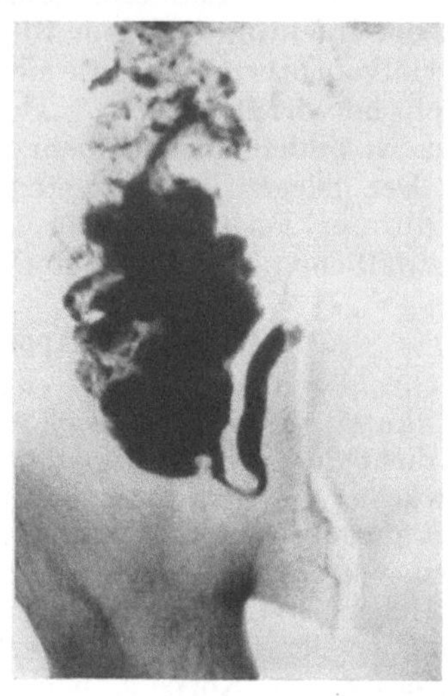

Abb. 39. Derselbe Pat. wie Abb. 38. Appendix jetzt hochgeschlagen, im Anfangsteil kontrahiert.

Appendicitis gewöhnlich bei einer Typhlitis gestellt wird. Auf die Typhlitis führt er die Schmerzen in der Blinddarmgegend 4—5 Stunden nach den Mahlzeiten, nach Bücken und Erschütterungen des Körpers zurück. Die anatomischen Veränderungen in der Appendix werden von ihm nicht als beschwerdeauslösend angesprochen. Nicht ganz so weit geht ALEXANDER, der die chronische Appendicitis als Teilerscheinung bzw. als Folge einer Cöcalerkrankung (bestehend in Atonie und Blähung durch Gärungsgase) ansieht. Er empfiehlt dementsprechend cellulosearme Kost und Paraffin zur Stuhlregelung.

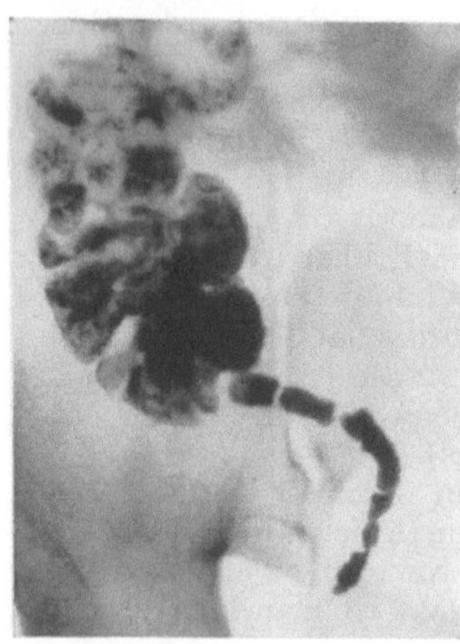

Abb. 40. Derselbe Pat. wie Abb. 38 und 39. Aufnahme 24 Stunden nach der Kontrastmahlzeit. Segmentierung des Appendixschattens durch Eindickung.

Die *Röntgenuntersuchung* bedeutet für die Erkennung der *chronischen Appendicitis* eine wertvolle Ergänzung der klinischen Untersuchung.

Die Appendixfüllung kann rectal oder peroral erfolgen. Beide Methoden führen bei sorgfältiger Untersuchungstechnik zu gleich guten Ergebnissen. Der Kontrasteinlauf bietet den Vorteil der schnelleren Durchführbarkeit der Untersuchung und der Möglichkeit einer genaueren morphologischen Untersuchung des Dickdarms (BERG, KNOTHE, KADRNKA). Man wird deshalb, wenn die Untersuchung von vornherein auf die Appendix gerichtet ist, zunächst die rectale Füllung der Appendix versuchen. Bei negativem Ergebnis wird die perorale Füllung sofort angeschlossen, so daß die Anwendung des Kontrasteinlaufs keinen Zeitverlust bedeutet.

Beim Kontrasteinlauf ist eine pralle Füllung des Coecums anzustreben. Massierende Palpation, Pressen und Hustenlassen unterstützen die Appendixfüllung. Häufig tritt sie erst bei der Defäkation ein, manchmal erst nach wiederholten Versuchen, so daß mehrfache Kontrolldurchleuchtungen in $^1/_2$—1stündlichen Zwischenräumen bei anfänglich negativem Befund nötig sind. Ist die Appendix auch dann nicht dargestellt, so wird anschließend die perorale Füllung versucht. Nach CZEPA setzt man dem Kontrastmittel so viel Bittersalz zu, daß 2—3 dünnflüssige oder breiige Stühle innerhalb der nächsten 12 Stunden erzielt werden. Meist genügen dazu 2—3 Teelöffel Bittersalz. Die dadurch erreichte Verflüssigung des Coecuminhaltes und die Verstärkung der Peristaltik sollen die Appendixfüllung begünstigen. CZEPA fand, daß eine bei der ersten Kontrastpassage ungefüllt gebliebene Appendix in manchen Fällen beim 2. oder 3. Versuch doch noch dargestellt werden konnte. Erst wenn nach dreimaliger Verabreichung des Barium-Bittersalzgemisches die Appendixfüllung ausbleibt, ist man deshalb berechtigt, die Nichtfüllbarkeit der Appendix festzustellen. Sie ist nahezu als Beweis für das Vorliegen krankhafter Veränderungen und als wichtigstes röntgenologisches Krankheitszeichen an der Appendix anzusehen, da die normale Appendix bei Beachtung der angegebenen Untersuchungstechnik praktisch immer Kontrastfüllung aufweist.

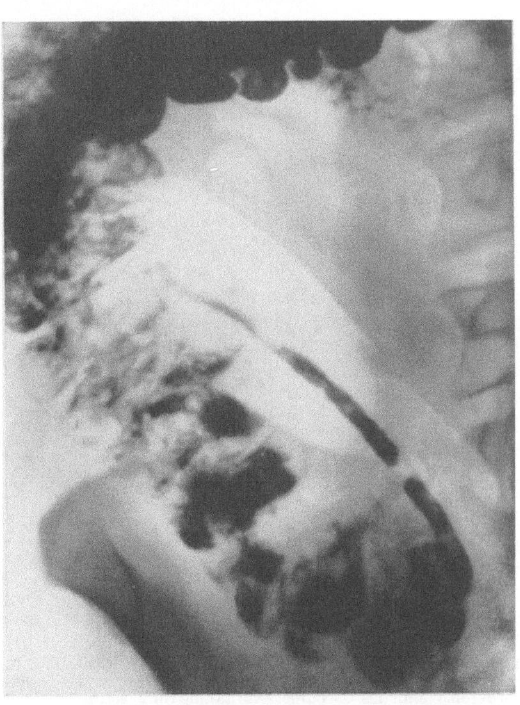

Abb. 41. Pat. W. Chronische Appendicitis. Lange Appendix, am Colon ascendens medial hochgeschlagen und fixiert. Unregelmäßige Kontrastfüllung im distalen Appendixabschnitt.

Der normale Appendixschatten wechselt seine Lage spontan oder bei Palpation. Mangelhafte Beweglichkeit spricht für Verwachsungen. Von manchen Untersuchern wird die Lage lateral und hinter dem Coecum als verdächtig auf Adhäsionen bezeichnet. Bei retrocöcaler Lage kann die Prüfung der Verschieblichkeit schwierig sein.

Unregelmäßigkeiten des Kontrastschattens der Appendix sind meist durch Kot- oder Schleimreste bedingt, runde Aufhellungen durch Kotsteine. Die häufig zu beobachtende Segmentierung kommt durch Eindickung des Kontrastmittels, seltener durch ringförmige Kontraktionen zustande. Eine pathologische Bedeutung kommt diesen Befunden nicht zu. Bei konstanter, fadendünner Appendixfüllung ist narbige Einengung des Lumens beobachtet worden.

Abknickungen des Appendixschattens erweisen sich meist als Projektionsfolge (GOTTHEINER). Echte Knickbildungen sind pathologisch. Meist werden sie jedoch nicht dargestellt, weil die Abknickung die Kontrastfüllung des distalen Appendixabschnittes verhindert (CZEPA). Es kann dadurch das Bild der abnorm kurzen Appendix entstehen, die immer verdächtig auf Verlegung der Appendixlichtung durch krankhafte Veränderungen ist.

Die Dauerfüllung der Appendix nach Entleerung des Coecums über mehrere Tage oder auch Wochen ist offenbar kein Krankheitszeichen (ASSMANN, CZEPA, STRÖM u. a.). STIERLIN sah darin eine „Disposition zur Erkrankung“ infolge Stauung des Appendixinhaltes.

Der Nachweis einer isolierten Druckschmerzhaftigkeit kann besonders bei gleichzeitiger Fixation der Appendix zur Sicherung der Diagnose beitragen. Doch ist die Abgrenzung von anderen Druckpunkten (Mesenterialdrüsen, Adnexe!) häufig schwierig, andererseits kann der Druckschmerz auch bei kranker Appendix fehlen. KNOTHE beobachtete Schleimhautschwellungen im Coecum und Irritation des Dickdarmreliefs bei Appendixerkrankungen.

Von der Appendix ausgehende *Abscesse* und *entzündliche Tumoren* können zu Verlagerungen und Defektbildung am Coecumschatten führen. Der Defekt

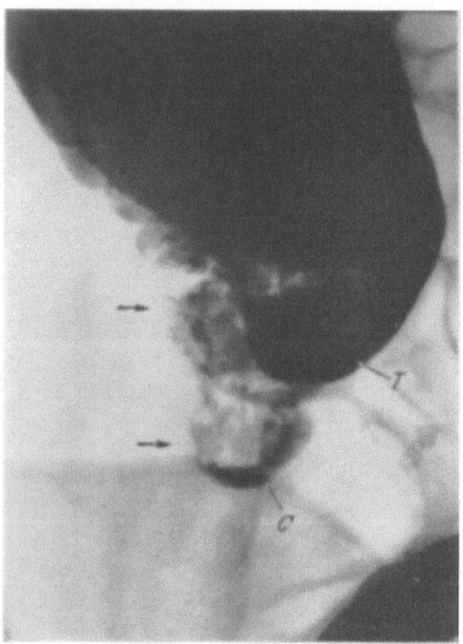

Abb. 42. Pat. Sch. Perityphlitischer Absceß, ins Coecum durchgebrochen. Defekt an der lateralen und vorderen Wand des Coecums. Aufnahme im 2. schrägen Durchmesser. *T* tiefhängendes Transversum, *C* Coecumpol, → Wanddefekt.

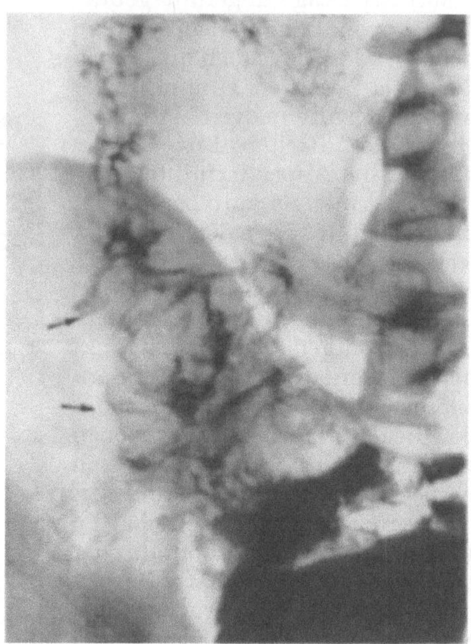

Abb. 43. Derselbe Pat. wie Abb. 42. Reliefbild. Man erkennt die schweren Schleimhautveränderungen im Coecum, die allmählich in eine Schleimhautschwellung des Colon ascendens übergehen.

ist meist auf eine Wand des Coecums beschränkt, scharf, oft bogenförmig begrenzt. Die Coecumschleimhaut zeigt manchmal Schwellung oder das Bild der Irritation. Bei den primären Erkrankungen des Coecums (Tumoren, Tuberkulose, Aktinomykose) finden sich dagegen meist ausgedehntere Schleimhautveränderungen im Coecum mit unregelmäßiger Begrenzung des Kontrastschattens, so daß die Abgrenzung gegen den perityphlitischen Absceß meist möglich ist (POHL). In das Coecum durchgebrochene Abscesse werden durch teilweise Kontrastfüllung des Abscesses manchmal direkt dargestellt.

Prognose. Über die Prognose der unbehandelten bzw. der intern behandelten akuten Appendicitis dürften neuere Zahlen aus begreiflichen Gründen nicht vorliegen. Man rechnet, daß 80—90% auch ohne Operation ausheilen. Zählt man alle leichteren Fälle mit, die einen Arzt nicht aufsuchen, so liegt der Prozentsatz noch wesentlich höher. Trotzdem sieht man die akute Appendicitis stets als ernste Erkrankung an, weil sich der wahrscheinliche Verlauf im Einzelfall nie voraussagen läßt. Auch bei Abklingen des ersten Anfalls läßt sich nichts über den Charakter eines Rezidivs aussagen. Gegenüber dem unberechenbaren und heimtückischen Charakter der Krankheit kann die Besserung der Prognose durch die chirurgische

Therapie kaum hoch genug eingeschätzt werden. Beträgt doch die Mortalität bei strikter Einhaltung der chirurgischen Indikation nur etwa 1%. Die Appendektomie schließt auch die Möglichkeit von Rezidiven sowie die chronische Appendicitis aus.

Therapie. Die Behandlung der klinisch gesicherten akuten Appendicitis sollte stets die chirurgische sein. Dieser Standpunkt kann nicht erschüttert werden dadurch, daß eine geringe Mortalität die Appendektomie belastet. Die Mortalität der nicht chirurgisch angegangenen Krankheit liegt in allen ausgesprochenen Fällen wenigstens 10mal so hoch.

Wenn irgend möglich ist die Appendektomie innerhalb der ersten 48 Stunden auszuführen (Frühoperation). Je früher der Eingriff erfolgt, desto sicherer ist die Aussicht auf Erfolg. Sind die klinischen Zeichen bei Beginn der Erkrankung nur wenig ausgeprägt, so ist ein Abwarten unter ständiger Symptomenkontrolle bis zum 2. Tage statthaft. Klingt der Anfall ab, so darf man von dem Eingriff absehen. Indessen ist die Einsicht des Laienpublikums gerade bei der „Blinddarmentzündung" so groß, daß es keinen Fehler bedeutet, in Hinsicht auf spätere Anfälle auch leichtere Fälle zu operieren.

Den Eingriff zwischen dem 3.—8. Krankheitstag bezeichnet man als Intermediäroperation. Die Aussichten sind zweifellos ungünstige, weswegen die meisten Chirurgen in dieser Zeit den Eingriff ablehnen.

Eine Spätoperation — nach dem 8. Tage, aber noch während der akuten Entzündungsperiode — muß erwogen werden, wenn der periappendicitische Tumor wächst oder mindestens die Neigung zur Rückbildung vermissen läßt, oder wenn sich Zeichen der Abszedierung bemerkbar machen.

Günstiger ist wieder die Prognose der Intervalloperation (opération à froid), die frühestens 6 Wochen nach dem akuten Anfall ausgeführt werden soll. Die Anzeige ergibt sich vornehmlich daraus, daß der Kranke schon mehrere Anfälle überstanden hat.

Die *interne* Behandlung tritt in ihre Rechte bei ganz leichten Fällen, bei Weigerung des Kranken, sich einem operativen Eingriff zu unterziehen, bei gleichzeitig bestehenden chirurgischen Gegenindikationen sowie nach Ablauf der ersten 48 Stunden. Die innere Behandlung sucht den erkrankten Darm möglichst ruhig zu stellen. Dazu gehört strikte Bettruhe und die möglichst völlige Nahrungskarenz während der ersten Tage. Auch Flüssigkeit soll nur in kleinsten Mengen zugeführt werden. Gaben von Tct. opii simplex (3 bis 4mal 5--10 Tropfen pro die) unterstützen die genannten Maßnahmen. Schmerzlindernd und vielleicht resorptionsfördernd wirkt die Verordnung von feuchtwarmen Umschlägen auf die rechte Unterbauchgegend. Bei der Opiumtherapie tut erhöhte Aufmerksamkeit not, da eine gewisse Tarnung des Krankheitsbildes einsetzt. Man wird daher in kritischen Augenblicken lieber von diesem Mittel absehen. Die sich einstellende Obstipation kann nach 6—8 Tagen, wenn der Verlauf günstig war, nach Belieben durch einen Einlauf beseitigt werden.

Demgegenüber gilt die Abführbehandlung im allgemeinen als kontraindiziert, trotzdem ein so großer Kenner wie SONNENBURG sie für leichtere Fälle von Appendicitis simplex empfahl in der Ansicht, daß durch das Abführmittel eine Stauung in der Appendix beseitigt werden könne.

Nach Abklingen der akuten Symptome verordne man eine schlackenarme, vegetabile Diät, die sich vorwiegend aus Breien und Fruchtsäften zusammensetzt. Bettruhe sollte der Kranke auch bei anscheinend leichteren Attacken wenigstens 8 Tage nach erreichter Fieberfreiheit innehalten.

2. Lokale Entzündungen des Dickdarmes.

(Colitis infiltrativa, Typhlitis, Sigmoiditis.)

An Häufigkeit und an praktischer Bedeutung können sich die lokalen Entzündungen des Colons mit der Appendicitis nicht messen. Hinsichtlich der

Prognose unterscheiden sie sich vorteilhaft von der Wurmfortsatzentzündung. Die Prädilektionsstellen sind das Coecum, die Flexura hepatica und lienalis, sowie besonders das Sigmoid. Es handelt sich um eine Entzündung, die von der Schleimhaut aus auf die Muscularis übergreift und relativ selten das Peritoneum mit erfaßt. Perforationen in die freie Bauchhöhle kommen kaum vor. Diese Eigentümlichkeit und die verhältnismäßig große Heilungstendenz bedingen den gutartigen Charakter.

Sicheres über die Genese ist nicht bekannt. Jedoch deuten die Prädilektionsstellen darauf hin, daß Stasen im Kottransport, wodurch es möglicherweise zu kleinen Schleimhautläsionen bzw. zu gesteigerter Bakterien- oder Giftresorption kommt, bedeutungsvoll sind.

Die Typhlitis wurde bereits im Kapitel Appendicitis erwähnt. Bei den engen Beziehungen zur Appendix nimmt es nicht Wunder, daß die Symptome prinzipiell dieselben sind. So läßt sich sagen, daß die Typhlitis die Symptome einer leichten Appendicitis bzw. einer chronischen Appendicitis macht. Die Unterscheidung wird noch erschwert dadurch, daß Typhlon und Appendix auch gleichzeitig entzündet sein können. Wenn somit manche Autoren der Meinung sind, ein großer Teil der sog. chronischen Appendicitisfälle müsse als Typhlitis angesehen werden, so ist diese Ansicht subjektiv. Ein sicheres Unterscheidungsmerkmal existiert nicht, wenn die Röntgenuntersuchung eine einwandfreie Appendixfüllung ergibt.

Für die Praxis darf man sicher dort eine Typhlyitis durch Kotstauung (Typhlitis stercoralis) annehmen, wo bei gleichzeitigen Obstipationsbeschwerden plötzlich kolikartige Schmerzen in der Blinddarmgegend auftreten, ohne daß sich dann ein objektiver Tastbefund ergibt. Nach Einlauf bzw. auch nach Abführmittel werden große Massen von Stuhl abgesetzt.

Unter die Rubrik Typhlitis gehört wohl auch FISCHLERs „Typhlatonie“. Greift die Entzündung von der Schleimhaut aus auf die tieferen Wandschichten über, so läßt sich ein deutlicher Palpationsbefund in Gestalt eines glatten walzenförmigen Tumors erheben, der beim Fehlen einer vorausgegangenen schwereren appendicitischen Attacke als das infiltrierte Coecum selbst aufgefaßt werden darf.

Sehr selten sind gleichartige Entzündungen an den beiden Flexuren. Dagegen zeigt sich das Sigmoid häufiger befallen, so daß das typische Bild der infiltrativen Colitis eigentlich nur hier vorkommt. Die Krankheit befällt meistens Männer jenseits des 30. Lebensjahres. Die akute Form wird häufiger beobachtet als die chronische. Die Symptome bestehen in Schmerzen, Fieber, Abgeschlagenheit, typischem Palpationsbefund, Obstipation oder Diarrhöe und Leukocytose.

Die Schmerzen werden im linken Unterbauch lokalisiert, sie können zum After, zur Blase oder auch in den linken Rücken ausstrahlen. Der Charakter wechselt vom Druck über ein Wundgefühl bis zum Kolikschmerz. Mittels der Palpation läßt sich ein wurstförmiger, sehr druckempfindlicher Tumor in der Sigmagegend nachweisen, der mehrere Zentimeter breit ist zum Unterschied vom normalen kontrahierten Sigmoid.

Der Tastbefund ändert sich, wenn Adhäsionen entstehen oder wenn sich ein Exsudat bildet. Dann läßt sich der Tumor nicht mehr scharf abgrenzen. Bildet sich ein (perisigmoiditischer) Absceß, so stehen neben dem starken Druckschmerz die Allgemeinzeichen der Eiterung im Vordergrund.

Ein einheitlicher Stuhlbefund existiert nicht. Entweder sind die Entleerungen diarrhoisch, auch mit Schleim- und Blutbeimengung, oder es wird ein kleinkalibriger geformter Stuhl geliefert. In manchen Fällen kann es sogar zum Okklusionsileus kommen. Oberhalb des erkrankten Darmabschnittes findet man dann eine starke Gasfüllung, die sich leicht röntgenologisch nachweisen läßt. Die Rektoskopie versagt meist, weil man mit dem Rohr nicht bis in die gewünschte Höhe gelangt. Gelingt die Besichtigung doch, so erblickt man eine geschwollene, hyperämische Schleimhaut mit Blutungen und evtl. Oberflächendefekten bei verengtem Lumen. In günstigen Fällen klingt die Entzündung bald restlos ab. Bleibt sie jedoch längere Zeit (wie die nach Colitis ulcerosa als Komplikation vorkommende Sekundärform) bestehen und entwickelt sich außerdem eine deutliche Kachexie, so kann die Unterscheidung von einem Sigmacarcinom fast unüberwindliche Schwierigkeiten bereiten, wenn man bedenkt, daß Gewichtsabnahme, okkultes Blut und beschleunigte Erythrocytensenkung bei beiden Erkrankungen im Stich lassen und daß schon das normale Sigmoid infolge seiner schlechten Füllbarkeit zu röntgenologischen Fehlschlüssen verleitet hat. Die Ähnlichkeit mit einem Sigmacarcinom kann so weit gehen, daß erst der mikroskopische Befund entscheidet. Am meisten entspricht dem Sigmacarcinom eine besondere Form der Sigmoiditis, die chronische tumorartige Sigmoiditis bzw. Persigmoiditis. In diesen Fällen fühlt man einen höckerigen, gegen den gesunden Darm gut abgegrenzten Tumor. Anatomisch zeichnet sich diese Form, die nicht selten als Komplikation einer Diverticulitis oder einer ulcerösen Colitis auftritt, durch Befallensein des subserösen Bindegewebes und Hypertrophie der Muscularis aus. Besonders gefährlich sind akute Formen mit stürmischen Symptomen wegen der Gefahr von Komplikationen in Gestalt von perikolitischen Abscessen.

Für die Behandlung gelten diätetisch die Regeln, die für die Colitistherapie gegeben wurden. Die Nahrung soll möglichst vollständig schon im Dünndarm resorbiert und frei von mechanisch reizenden Partikeln sein. Daraus ergibt sich eine sehr reichhaltige Kost, in der cellulosereiche Produkte und Fleisch zurücktreten und die sich zusammensetzt aus feinem Weißbrot, Milch, Sahne, kohlenhydrathaltige Breie und Suppen, püriertem Obst und Gemüse sowie Butter. An sonstigen Maßnahmen sind Bettruhe, heiße Kompressen, Fangopackungen, Öleinläufe, evtl. mit Zusatz von Dermatol, zu nennen.

Bei akuter Erkrankung und stürmischen Symptomen empfiehlt sich die Laparotomie mit dem Ziel der Entfernung des erkrankten Darmstückes. Bei der chronischen Form ist eine interne Behandlung angezeigt. Hier wird der Chirurg einzugreifen haben, wenn Komplikationen (Abscesse, Stenosen durch Narbenschrumpfung) eingetreten sind.

D. Erkrankungen des Mastdarmes.

1. Spezielle Untersuchungsmethoden des Mastdarmes.

Die wesentlich besseren Ergebnisse der Mastdarmuntersuchung gegenüber der sonstigen Darmdiagnostik beruhen darauf, daß der Enddarm nahe der Körperoberfläche liegt. Es ergeben sich daher ähnliche Möglichkeiten wie bei der Untersuchung des Mundes und der Speiseröhre. Die direkte Betrachtung des Darminneren mit Hilfe der Prokto- bzw. der Rektoskopie ist als Methode der Wahl zu bezeichnen. Sie gestattet uns die anatomische Diagnose am Lebenden, die noch verfeinert werden kann durch histologische Untersuchung von Gewebspartikeln, die durch Probeexcision unter Sicht des Auges von erkrankten Wandteilen gewonnen werden. Der Rektoskopie gegenüber tritt die Röntgenuntersuchung als selbständige Methode etwas in den Hintergrund, wenngleich sie den endoskopischen Befund in vielen Fällen ergänzt.

a) Inspektion des Afters und digitale Untersuchung.

Die beste Körperlage des Kranken für die Inspektion, Austastung und Rektoskopie, ist die Knieellenbogenlage, die durch die rechte oder linke Seitenlage nur bei großer Hinfälligkeit des Kranken ersetzt wird.

Jede spezielle Untersuchung des Enddarmes beginnt mit der Betrachtung des Afters. Nach Entfaltung der Gesäßbacken achte man auf Intertrigo, Analekzem, breite Kondylome, Furunkel, Analfisteln und „äußere Hämorrhoiden". Unter letzterer Bezeichnung versteht man lappenförmige Hautgebilde um den After herum, die als Reste von abgelaufenen Thrombophlebitiden zu gelten haben und stets auf innere Hämorrhoiden hindeuten. In selteneren Fällen kann man auch Analfissuren ohne besondere Kunstgriffe von außen sehen. Häufiger verraten sie sich (zum mindesten im Beschwerdestadium) durch eine auf dem Hypertonus des Sphincter beruhenden trichterförmigen Einziehung des Afters. Daß jedes Heraustreten von Darmschleimhaut (Analprolaps, „eingeklemmte Hämorrhoiden") unmittelbar wahrgenommen werden kann, bedarf keiner weiteren Erläuterung.

Mit Ausnahme eines einzigen Falles — der Analfissur (s. dort) — schließt sich an die Inspektion des Afters die *digitale Austastung* an. Diese einfache Untersuchung hat zwar seit Einführung der Rektoskopie stark an Wert verloren. Sie besitzt aber dank der Benützung des Tastgefühls auch spezifische Vorzüge.

Nachdem man die Hand mit einem Gummihandschuh bekleidet hat, führt man den mit Vaseline versehenen Zeigefinger unter drehenden Bewegungen in den After ein. Wo ein erhöhter Sphinctertonus bestehen sollte, fordert man den Kranken dabei auf, zu pressen. Bei großer Empfindlichkeit (eingeklemmte Hämorrhoidalknoten, Fremdkörper, Colitis gravis) kann man die Untersuchung durch vorherige Eingießung eines Oberflächenanästheticums (z. B. 2 ccm 2%iges Pantocain) schmerzloser gestalten. Man achte auf den Sphinctertonus. Er ist herabgesetzt bei altem Hämorrhoidalleiden und fast regelmäßig bei tiefsitzenden Mastdarmstenosen. Nach Überwindung des Sphincter ani, an dem man häufig zwei hintereinanderliegende Portionen unterscheiden kann, fühlt man an der Vorderwand beim Mann die kastaniengroße glatte Prostata, bei der Frau die Portio vaginalis des Uterus. An der Hinterwand der Ampulle läßt sich die vordere Fläche des Kreuzbeins abtasten. Unter normalen Verhältnissen fühlt man die Ampulle als glattwandige Höhle ohne Inhalt. Größere Kotmassen sprechen für eine proktogene Obstipation. Die Schleimhaut ist glatt, aber nicht besonders schlüpfrig. Letztere Eigenschaft spricht für eine Proktitis bzw. Ampullitis mit Schleimauflagerung. Innere Hämorrhoidalknoten sind im allgemeinen als solche schwer zu fühlen, da sie nur unter besonderen Bedingungen gefüllt sind. Der für ausgeprägte Hämorrhoiden sprechende Tastbefund beruht auf der Vergrößerung der Schleimhautoberfläche. Man fühlt an Stelle der glattwandigen Höhle zahlreiche weiche Faltenbildungen. Deutlich dagegen sind akute Thrombophlebitiden als längsgestellte, sehr schmerzhafte Stränge zu tasten. Bei größerer Übung erfaßt der Finger auch flache Ulcera und Fissuren im Sphincterring. Fremdkörper, Polypen, Carcinome und Stenosen, sofern sie tief genug sitzen, vervollständigen den Bereich des tastenden Fingers. Die relativ geringe Einführtiefe läßt sich etwas verbessern durch Untersuchung bei aufrechter Körperhaltung.

Ist lediglich eine digitale Untersuchung des Rectums geplant (etwa zur Prüfung der Prostata), so erübrigt sich eine besondere Vorbereitung des Kranken. Letztere kann auch unterbleiben, wenn als endoskopische Methode nur die Proktoskopie geplant ist und nicht gleichzeitig Diarrhöen bestehen.

b) Proktoskopie.

Das Proktoskop ist ein kurzes Rektoskop mit speziellem Indikationsbereich. Seine Anwendung empfiehlt sich gegenüber der Rektoskopie, wenn die Veränderungen nur wenige Zentimeter vom After entfernt liegen. Gewöhnlich ergibt sich die Wahl des Proktoskops aus einem positiven Tastbefund (tiefsitzendes Carcinom) oder aus der Anamnese in Verbindung mit der Analinspektion (innere Hämorrhoiden). Die Technik der Einführung entspricht der des Rektoskops. Spezielle Proktoskope mit seitlicher Öffnung (FERGUSSON, BLOND) oder mit einer Vorrichtung zur Erzeugung von Unterdruck (HENNING) dienen zur Verödungstherapie intraanaler und intrarectaler Hämorrhoiden (s. dort).

c) Rektoskopie.

Die modernen Instrumente der verschiedenen Hersteller weisen nur geringfügige Unterschiede voneinander auf, woraus zu schließen ist, daß Streitfragen in technischer Hinsicht bei dem allgemein im Gebrauch stehenden Typus nicht mehr bestehen. In der Tat hat das Rektoskop seit 30 Jahren seine Gestalt nicht mehr gewechselt, so daß hier eine ausgereifte Konstruktion angenommen werden darf. Das heutige Rektoskop geht zurück auf den alten Mastdarmspiegel KELLYs. Um seine Entwicklung haben sich vor allem SCHREIBER, H. STRAUSS, FOGES und v. ALDOR verdient gemacht.

Das Instrument besteht aus einem großkalibrigen Außenrohr, das mit einem Obturator verschlossen wird. Das Außenrohr (Tubus) zeigt eine Markierung von 1—30 cm. Von der Seite des Untersuchers wird als Lichtquell ein langer, der Wand anliegender Leitungsstab eingeführt, der an seiner Spitze eine elektrische Lampe trägt. Das Einblickrohr kann mit einem Glasfenster verschlossen werden. Außerdem befindet sich hier eine Lupe, die nach Bedarf vor das Auge geschaltet werden kann. Mittels eines Doppelgebläses kann Luft zur Entfaltung des Darmes eingeführt werden. Wie man sieht, handelt es sich im Prinzip um einen Röhrensucher (Syringoskop), wie er von den Otologen für die Oesophagotracheoskopie benutzt wird. Das beträchtliche Kaliber ist notwendig, weil der Durchmesser des Gesichtsfeldes mit dem Durchmesser des Instrumentes (im Gegensatz zu „optischen“ Instrumenten) identisch ist. Außerdem ergibt sich die Notwendigkeit des großen Kalibers aus der Verwendung als Operationsinstrument (Abtragung von Polypen, Probeexcisionen, Lokalbehandlung von Ulcera u. dgl.).

Im Gegensatz zur Proktoskopie muß der Kranke zur Rektoskopie sorgfältig vorbereitet werden. Abführmittel sind nicht erforderlich. Ich pflege am Vorabend einen Einlauf zu verordnen. Am frühen Morgen erhält der Kranke einen zweiten Einlauf, sowie 15 Tropfen Tct. opii. Etwa 2—3 Stunden nach diesem Einlauf kann die Untersuchung ausgeführt werden. Die Zeit von 2—3 Stunden ist notwendig, damit im Darm verbliebene Wassermengen, die die Untersuchung stören würden, resorbiert werden können.

Für die Untersuchung empfiehlt sich die Knieellenbogenlage, weil sie einen negativen Druck im Abdomen bedingt, wodurch sich der Darm in vielen Fällen spontan entfaltet. Letztere erspart dem Kranken das unangenehm empfundene Aufblähen mit Luft. Bei dekrepiden Patienten wählt man die linke Seitenlage, die nach FOGES mit Beckenhochlagerung kombiniert werden kann. Um die Untersuchung besonders bei Frauen etwas dezenter zu gestalten, schlägt STRASBURGER vor, das Gesäß mit einer Schürze zu bedecken, die eine schlitzförmige Öffnung hat.

Das Instrument pflege ich bei empfindlichen Kranken vorher anzuwärmen. Darauf versieht man es am Einführungsende mit Vaseline und führt es mit Hilfe des Obturators durch den verschlossenen Sphincter. Der Durchtritt wird erleichtert, wenn der Kranke gleichzeitig den Sphincter durch Pressen erschlafft. Da der Sinn der Methode darin liegt, unter Sicht des Auges vorwärts zu gehen, *soll man nur bis zur Überwindung des Sphincterwiderstandes im Dunkeln einführen.* Darauf wird der Obturator entfernt und die Lampe eingeschaltet.

Das Anbringen des Verschlußfensters erübrigt sich in vielen Fällen bei genügender Übung, wenn es nämlich der Untersucher versteht, den Weg ohne Lufteinblasen zu finden. Es sei hier als bekannt vorausgesetzt, daß das Lumen im Anfang etwas nach der Symphyse zu verläuft. Von der Ampulle aus wendet es sich nach oben (manchmal so steil, daß das Okularende fast senkrecht zum Boden zeigt) dem Kreuzbein zu, um sich dann nach rechts zu wenden. Man folgt den Krümmungen durch entsprechendes Hebeln des Rohres und kann auf diese Weise häufig bis zu einer Tiefe von 30 cm und mehr vordringen. In anderen Fällen setzen erhebliche Abwinkelungen des Lumens dem Einführen ein vorzeitiges Ende, da die Möglichkeit des Ausgleichens solcher Winkel durch Hebeln des Rohres begrenzt ist. Die Methode ist, genügende Übung des Untersuchers vorausgesetzt, im ganzen recht schonend. Gefahren liegen im dunklen Vorschieben, im Luftaufblähen bei tiefgreifenden Defekten und Carcinomen, sowie in dem Versuch, carcinomatöse Stenosen mit Gewalt zu überwinden.

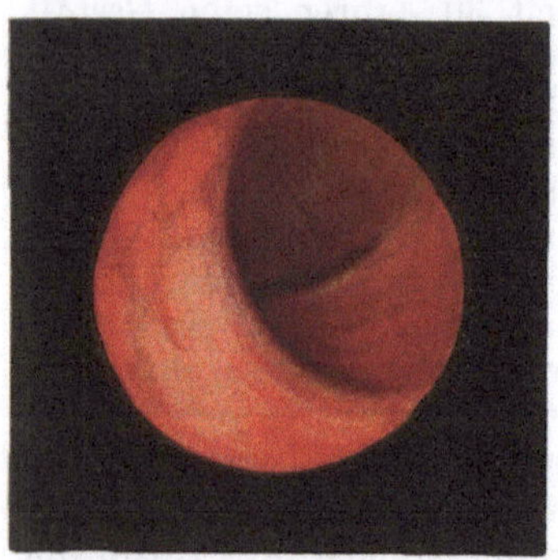

Abb. 44. Rektoskopisches Bild der Ampulle, mit der Kokzygeal- und Sacralfalte. Die Schleimhaut ist etwas dunkel, hyperämisch. (Nach J. Strasburger.)

Bei einwandfreier Vorbereitung und Untersuchungstechnik gelingt eine einwandfreie Beurteilung aller Schleimhautbezirke. Viele Untersucher pflegen die feinere Betrachtung der Schleimhaut erst auf dem Rückwege vorzunehmen, wo die Schleimhaut meist durch das zurückwandernde Rohr besser entfaltet ist. Auflagerungen von Schleim, Eiter, Blut oder Stuhlreste beseitigt man mit kleinen Wattetupfern, die auf lange Holzstäbchen aufgedreht sind, von denen man stets eine gewisse Menge vorrätig hält. Zur Stillung kleiner Blutungen aus Geschwürskratern, nach Probeexcisionen u. dgl. verwendet man die gleichen Tupfer, nachdem man sie vorher in Suprareninlösung getaucht hat. Zur Vornahme von Probeexcisionen dienen kleine Greifzangen, mit denen man unter Sicht des Auges genügend große Partikelchen entnehmen kann, die dann in Formalinlösung eingelegt und entsprechend histologisch verarbeitet werden. Auch Auflagerungen der Schleimhaut werden mit Vorteil rektoskopisch entnommen und mikroskopisch bzw. kulturell untersucht (Nachweis von Gonokokken, Ruhrbacillen, eosinophilen Zellen).

Die normale Mastdarmschleimhaut zeigt eine sehr helle Rotfärbung. Die Oberfläche ist spiegelglatt. Man erkennt mühelos die zarte Gefäßzeichnung. Die Beurteilung pathologischer Bilder bereitet dem Anfänger erfahrungsgemäß große Schwierigkeiten. Man achte auf Rötung der Schleimhaut mit Verlust der Gefäßzeichnung, auf feine Körnelung bzw. samtartige Trübung der Oberfläche, auf leichtes Bluten bei Berührung mit dem Tupfer, auf leichte Verletzlichkeit bei Druck mit dem offenen Rande des Rohres, auf schleimige, eitrige oder fibrinöse Beläge auf Hämorrhoidalknoten, thrombosierte Venen, Fistelöffnungen, Pigmentflecken (bei Addisonscher Krankheit), Polypen, Carcinome, Stenosen anderer Genese und Ulcera. Bei stenosierenden Carcinomen läßt sich meist nur das untere Ende einstellen. Die Ausdehnung der malignen Stenose ermittelt das Röntgenverfahren, das in diesen Fällen stets als Ergänzung zuzuziehen ist. Die genauere Mitteilung der rektoskopischen Befunde folgt bei Schilderung der speziellen Krankheitsbilder.

2. Proktitis.

Ätiologie. Der letzte Abschnitt des Dickdarmes, das Gebiet der Ampulle und der Sphincterkanal spielt in der praktischen Darmpathologie eine überragende Rolle. Insbesondere ist es die Neigung zu Entzündungen (Proktitis), die diesen Darmabschnitt auszeichnet. Die Ätiologie läßt sich nicht in allen Fällen mit wünschenswerter Klarheit übersehen. Zum Teil dürften mechanische Schädigungen, die mit der besonderen Funktion des Mastdarmes zusammenhängen, in Form von harten Scybala oder darin enthaltenen Fremdkörpern wie Obstkerne, Fischgräten, verantwortlich zu machen sein. Auch chemische und bakterielle Noxen, die sich aus dem längeren Verweilen des Stuhles ergeben, können mitwirken. Insbesondere scheinen die Bedingungen für eine derartige Genese erfüllt bei der proktogenen Form der Obstipation. Andere Schädigungen darf man auf ungeeignete therapeutische Maßnahmen wie häufige Einführung von harten Darmrohren, reizende Suppositorien zurückführen. Besonders exponiert für mechanische Läsionen ist die Sphincterschleimhaut beim Defäkationsakt, wenn harte und großkalibrige Kotballen durchgepreßt werden. Allerdings muß man zur Entstehung von Entzündungen eine Bakterieninvasion infolge Oberflächenverletzung annehmen. Auch die bakterielle Einwanderung vom After her ist praktisch bedeutungsvoll. Man denke nur an die Proktitis gonorrhoica, die bei der Frau durch verschlepptes Urethral- oder Vaginalsekret, bei Männern durch Päderastie oder durch infizierte Finger verursacht wird. Auch eine luische Infektion durch den After ist auf diese Weise möglich. C. v. Noorden weist mit Recht darauf hin, daß infektiöses Material in der Umgebung des Afters nach dem Pressen geradezu angesaugt wird. Meines Erachtens spielt die Betätigung des Levator ani hierbei wesentlich mit. Die Dysenterie pflegt sich ebenso wie die Colitis ulcerosa im Mastdarm am deutlichsten zu zeigen und hier zuletzt auszuheilen. In diesen Fällen werden die Erreger von den oberen Darmteilen zugeführt. Möglich ist daneben eine Infektion vom Blut- und Lymphwege aus. Die Regelmäßigkeit, mit der man proktitische Veränderungen bei inneren Hämorrhoiden findet, spricht für die Wirkung des Stauungsfaktors, der durch Prolaps noch gesteigert wird. Inwieweit der bei Oxyuriasis zu beobachtende Juckreiz auf eine durch die Oxyuren hervorgerufene Proktitis oder durch Stoffwechselprodukte der Parasiten selbst bedingt ist, steht dahin.

Symptomatologie. Die quälendsten Symptome verursacht zweifellos die akute Proktitis, die nach den subjektiven Beschwerden weitgehende Ähnlichkeit mit der Fissura ani besitzt. Bei leichteren Entzündungen klagen die Kranken nur über ein Druckgefühl im After verbunden mit häufigem Stuhldrang. In schwereren Fällen ist der Zustand außerordentlich quälend. Das Druckgefühl steigert sich zu heftigen Schmerzen von brennendem oder schneidendem Charakter. Die Schmerzen strahlen aus nach dem Damm, in die Hoden, in die Leistengegend, die Sacralgegend und manchmal in beide Beine, so daß eine „doppelseitige Ischias" vorgetäuscht werden kann. Sie schwellen periodisch an. Außerordentlich quälende Tenesmen setzen in den Stadien der Steigerung ein. Sie zwingen die Kranken, mit größter Eile die Toilette aufzusuchen, wo entweder kleine geformte Stuhlmengen abgesetzt werden, die mit weißlichem Schleim oder Eiter (auch mit Blutbeimengung) überzogen sind, oder auch nur wenige Tropfen entzündliches Sekret. Da der Sphinctertonus erheblich gesteigert ist, wird der Stuhl in kleinkalibriger, oft bandartiger Form entleert. Das Durchtreten des normal eingedickten Stuhles durch den krankhaft kontrahierten Sphincter bzw. durch die entzündete Schleimhautpartie verursacht dieselben, oft als unerträglich geschilderten Schmerzen wie bei der Fissura ani.

Schon die *Inspektion* des Afters liefert meist Kennzeichen, die als charakteristisch anzusprechen sind. Infolge des Austretens von entzündlichem Sekret aus der Sphincterschleimhaut kommt es zu einer Dauerbenetzung der Analfalte, woraus sich bald eine lokale Dermatitis entwickelt. Die Analhaut erscheint infolgedessen in einem Oval von wechselnder Größe gerötet. In der Falte selbst erblickt man in der Regel auch oberflächliche längsgestellte Substanzverluste, die ihrerseits wieder nässen. Der After ist zeltförmig eingezogen (Wirkung des Sphincterspasmus).

Eine Digitaluntersuchung verbietet sich bei diesem akuten Entzündungszustand nicht selten wegen der starken Schmerzhaftigkeit ohne besondere Vorbereitung. Dasselbe gilt für die Prokto- bzw. Rektoskopie. In schwereren Fällen, die auch nach Betupfen der Analschleimhaut mit Cocain- bzw. Pantocainlösung hinsichtlich des Sphinctertonus unbeeinflußt bleiben, injiziere ich etwa 2 ccm $^1/_2$%ige Novocainlösung mit feiner Nadel in die Muskulatur des Sphincters. Der Erfolg tritt prompt ein. Es läßt sich jetzt sowohl der Finger wie das Rektoskop anstandslos einführen.

Der nun eindringende Finger fühlt die Schleimhaut heiß und glatt. Schleim-, Eiter- bzw. Blutbenetzung des herausgezogenen Fingers deuten auf die verschiedenen Grade der Entzündung.

Sicherung erfährt die Diagnose durch die Prokto- bzw. Rektoskopie.

Da die geschilderten Beschwerden auf die untersten Schleimhautpartien hindeuten, wähle man mit Vorteil zunächst das handlichere kurze Proktoskop, das eine kürzere Entfernung vom Auge zuläßt. Sollte es sich erweisen, daß die Veränderungen höher hinaufreichen, so kann die Rektoskopie sofort angeschlossen werden.

Der Mastdarmspiegel zeigt verschiedenartige Bilder der akuten Proktitis. Entweder sieht man die Schleimhaut nur düsterrot und mit eitrig-schleimigen Auflagerungen bedeckt, oder es finden sich schmierig belegte Ulcera verschiedener Ausdehnung und Tiefe. Gelegentlich entdeckt man einen eingekeilten Fremdkörper als Ursache. Schließlich kann auch ein sehr tiefsitzendes Carcinom ziemlich unvermittelt die Symptome einer akuten bzw. subakuten Proktitis auslösen. Die reine Proktitis endigt häufig schon dort, wo die ampulläre Erweiterung beginnt.

Mit der Sichtbarmachung der Proktitis im Endoskop sollte die Untersuchung nicht beendet sein, wenn nicht etwa ein Fremdkörper als Ursache gefunden wird, der zu entfernen ist. Das Proktoskop dient gleichzeitig zur Entnahme von Material (Eiter, Schleim, Gewebe), das der mikroskopischen, bakteriologischen (bakterioskopischen und kulturellen) oder histologischen Prüfung zugeführt wird. So gelingt z. B. der Nachweis einer eosinophilen Proktitis, einer Balantidium- bzw. Amöbeninfektion, einer Rectalgonorrhöe, unter besonders günstigen Bedingungen auch einer rectalen Lues.

Die Prognose der akuten Proktitis ist abhängig von der Schwere des Entzündungsprozesses bzw. auch von der Art der Erreger. Die meisten unkomplizierten und lokalisierten Prozesse pflegen unter entsprechender Therapie symptomlos auszuheilen.

Greift der Entzündungsprozeß von der Schleimhaut auf das periproktale Gewebe über, so steigern sich die Schmerzen unter Fieberanstieg. Die Periproktitis kann zurückgehen. Häufig kommt es jedoch zur Bildung des periproktitischen Abscesses, der klinisch die Allgemeinzeichen der eitrigen Entzündung liefert. Man kann den Absceß oberhalb des Sphincters als pralle, fluktuierende und äußerst schmerzhafte Vorwölbung tasten. Manchmal verrät er sich auch als umschriebene Rötung und Schwellung neben dem After. Entsprechend dieser verschiedenen Lokalisation kann der Absceß in das Darmlumen oder auch nach außen durchbrechen. Das letztere Ereignis bleibt nicht unbemerkt. Auf Durchbruch in den Darm deutet eine einmalige größere Eitermenge im Stuhl.

Gegenüber den beschriebenen stürmischen Symptomen der akuten Proktitis geht die ungleich häufigere *chronische Proktitis* mit wesentlich milderen Beschwerden einher. Sehen wir hier ab von der chronischen Proktitis als einer Teilerscheinung der chronischen Ruhr bzw. der Colitis ulcerosa, so dürfte die übergroße Mehrzahl der Alltagsproktitiden durch ein ebenso häufiges Alltagsleiden, die Hämorrhoiden bedingt sein. Daneben mag die nicht übermäßig häufige proktogene Obstipation (Dyschezie) mit der mechanischen Belastung der Rectumschleimhaut durch stagnierende Kotmassen als ursächlich bedeutungsvoll genannt werden.

Die Kranken suchen den Arzt gewöhnlich wegen des Nässens auf, das sie in der Afterfalte verspüren. Das entzündliche Sekret der Sphincterschleimhaut kann nach meiner Vorstellung auch bei bestem Sphinctertonus nicht zurückgehalten werden, da der Schluß des Sphincters für die untersten Schleimhautabschnitte bedeutungslos ist. Das Sekret wird in den Sphincterkanal selbst

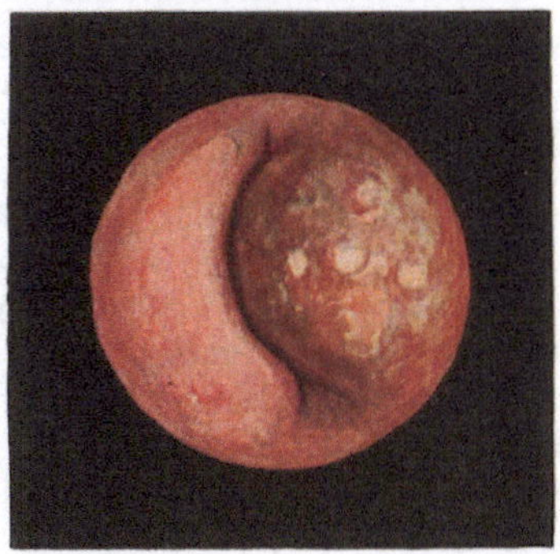

Abb. 45. Tumorähnliches Bild am Eingang der Flexura sigmoidea bei Colitis ulcerosa. (Nach J. STRASBURGER.)

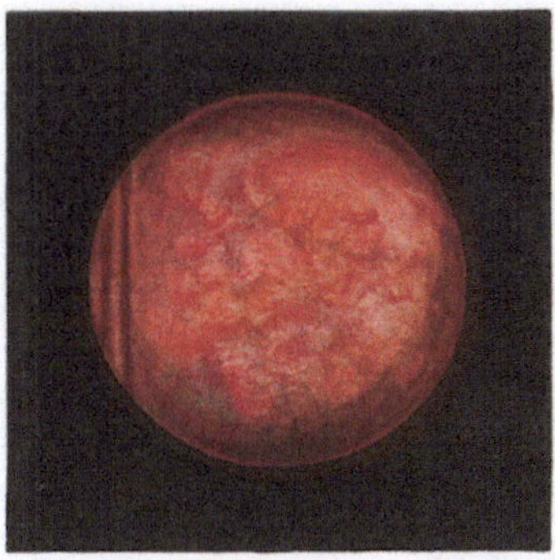

Abb. 46. Proctitis granulosa haemorrhagica. (Nach J. STRASBURGER.)

abgesondert. Diese Auffassung erklärt besser das Dauernässen, als die ältere Vorstellung, durch die länger dauernde Proktitis komme es zu einer Sphinctererschlaffung (v. NOORDEN). Jener Teil des entzündlichen Sekretes, das oberhalb des Sphincters geliefert wird, gelangt bei gelegentlichen Sphincteröffnungen mit den Flatus zusammen nach außen. Die Benetzung der Haut verursacht Juckreiz und Analekzem. Abgesehen von diesen Symptomen kann die chronische Proktitis latent verlaufen. Jedem Proktologen sind die zahllosen Fälle bekannt, in denen subjektive Symptome überhaupt nicht vermerkt werden. In anderen Fällen klagen die Kranken über häufigeren Stuhldrang, der etwas schmerzhaft ist, sowie über leichte Tenesmen. In allen derartigen Zuständen sollte die eingehende proktologische Untersuchung nicht vernachlässigt werden, da das Mastdarmcarcinom in den Anfangsstadien analoge Beschwerden bieten kann.

Die Inspektion des Afters ergibt das bereits erwähnte Eczema ani. Sehr häufig deuten Lappenbildungen der Haut am After oder eine Fistel auf innere Hämorrhoiden bzw. auf abgeklungene thrombophlebitische Prozesse.

Die Einführung des Fingers bereitet dem Kranken gewöhnlich keine Schmerzen, wenn nicht eine Komplikation in Gestalt einer Fissur oder einer akuten Thrombophlebitis vorliegt. Man fühlt bei älteren Hämorrhoidalleiden den Sphinctertonus herabgesetzt, die Schleimhaut des Sphincterkanals glatt infolge der reichlichen Sekretbenetzung.

Im Proktoskop erscheint die Schleimhaut gerötet und vermehrt durchtränkt. Die Gefäßzeichnung ist ebenso verloren gegangen wie der spiegelnde Glanz. Die Oberfläche zeigt die Beschaffenheit eines stumpfen Samtes. In anderen Fällen entspricht sie der Narbe eines feinen Saffianleders. Auch gröbere Warzenbildungen sind beobachtet worden. Gewöhnlich finden sich entzündliche

Auflagerungen in Form von glasigem Schleim, der in anderen Fällen durch reichliche Leukocytenbeimengungen getrübt sein kann. Die Falten erscheinen verdickt. In manchen Fällen ist die Ampulle, die normalerweise eine glattwandige Höhle darstellt, von grob gefälteter Schleimhaut umkleidet. Die „Hämorrhoidalproktitis" zeichnet sich nach eigenen Beobachtungen dadurch aus, daß sie gewöhnlich in Höhe des Sphincter internus aufhört.

Neben der eben mitgeteilten häufigsten Form der Proktitis lassen sich einige seltenere Abarten unterscheiden. So kann die Schleimhaut bei gleichzeitiger Rötung und Glätte abnorm trocken erscheinen (Proctitis sicca). Eine Bevorzugung und Vermehrung der Follikel zeigt die *Proctitis granulosa* mit einer grob- bzw. feinkörnigen Oberfläche, wobei die geschwollenen und ödematösen Follikel in ihrer transparenten *Beschaffenheit* an kleine Sagokörner erinnern. Seltener trifft man nach unserem Material die *Proctitis erosiva* bzw. ulcerosa. Die kleinen unregelmäßig geformten, meist flachen Substanzverluste zeigen in der Regel einen schmierigen, gelblichweißen Belag.

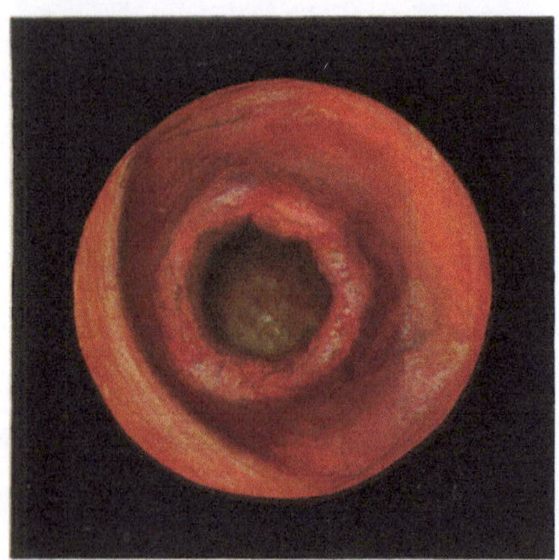

Abb. 47. Frische syphilitische Mastdarmverengerung, 8 cm oberhalb des Afters. (Nach J. STRASBURGER.)

Die von NEUBAUER und STÄUBLI zuerst beschriebene *eosinophile Proktitis* gehört zu den akuten Krankheitsbildern. Sie beginnt mit Diarrhöe von blutig-schleimigen Charakter. Die Rectalschleimhaut zeigt neben akuter Rötung und Schwellung diffuse gelbliche Auflagerungen, die mikroskopisch fast ausschließlich aus eosinophilen Leukocyten bestehen. Daneben findet man Haufen von eosinophilen Granula und CHARCOT-LEYDENsche Krystalle. Offenbar handelt es sich um eine allergische Erkrankung ähnlich der allergischen Form der Colica mucosa, was schon daraus hervorgeht, daß in manchen dieser Fälle Darmparasiten gefunden werden.

Für die *Proctitis gonorrhoica* muß die Geringfügigkeit der Beschwerden als wichtiges Symptom hervorgehoben werden. Wegen ihrer Neigung zu Komplikationen (Infiltrationen, Abscesse, Ulcera, Stenosen) sollte die Möglichkeit einer rectalen Gonorrhöe bei jeder weiblichen Genitalgonorrhöe geprüft werden. Bei unvorsichtiger Manipulation liegt allerdings die Gefahr der Darminfektion durch die Rektoskopie vor.

Die *Proctitis syphilitica* kommt in Früh- und Spätformen vor. Ihre Erkennung setzt eine besondere Erfahrung voraus. Der Verdacht ist gerechtfertigt, wenn sich neben den positiven Serumreaktionen Hautaffektionen finden, die als luisch anzusprechen sind. Im Proktoskop sieht man Exantheme, Papeln, Ulcera und Strikturen. Letztere entstehen als Spätfolge der gummösen Infiltrate des Mastdarms, die zunächst geschwürig zerfallen. Im Geschwürsstadium leiden die Kranken an den Beschwerden der Colitis bzw. Proctitis ulcerosa. Charakteristisch ist der tiefe Sitz der ringförmigen Ulceration bzw. der Stenose. Gegen Carcinom spricht das Fehlen von tumorösen Massen. Entscheidende Bedeutung kommt der histologischen Untersuchung von excidierten Gewebsstückchen zu, in denen auch der Pallida-Nachweis gelingen kann. Bei alten Stenosen und negativem Ausfall der Seroreaktionen (auch Komplementbindung auf Gonorrhöe und FREIsche Probe auf Lymphogranuloma inguinale) läßt sich eine sichere Diagnose kaum stellen. Die antiluische Therapie läßt bei der schon vorhandenen Stenose naturgemäß im Stich.

Die Proctitis tuberculosa ist meist Teilerscheinung einer Darmtuberkulose. Die spezielle Schilderung findet sich in einschlägigen chirurgischen Hand- und Lehrbüchern.

Die Therapie der Proktitis umfaßt allgemeine und lokale Maßnahmen. Bettruhe dürfte nur bei der stürmischen akuten Proktitis angezeigt sein. An erster Stelle steht die Erzielung eines weichen Stuhles, um die mechanische Läsion der Mastdarmschleimhaut beim Defäkationsakt auszuschließen. Als zweckmäßig erweist sich die Verabreichung von Paraffin liquid. In der Nahrung sollen ähnlich wie bei der Colitis ulcerosa grobe zellulosehaltige Bestandteile fehlen. Bei heftigen Tenesmen sind Opium- bzw. Belladonnapräparate nicht zu umgehen. Ihre Wirkung wird gesteigert durch die Applikation von heißen Kompressen auf den Damm bzw. durch warme Sitzbäder. Da durch die Opiatgaben eine (erwünschte) Obstipation eintritt, muß alle paar Tage ein Abführmittel (Karlsbader-, Bittersalz, Ricinusöl u. dgl.) gereicht werden.

Nach Abklingen der ärgsten Beschwerden kann man mit einer unspezifischen Mikroklysmabehandlung beginnen. Hierzu eignen sich Kamilleabkochungen, Dermatolöl, Argentumlösungen (1: 5000 bis 1: 100) u. dgl.

Wo diese Behandlung, wie in den chronischen Fällen, nicht zum Ziel führt, tritt die Lokalbehandlung mit Hilfe des Proktoskops in ihre Rechte. Entweder bringt man mit einem Pulverbläser Pulver (Dermatol, Bolus alba u. dgl.) auf die Schleimhaut, oder letztere wird mit Argentumlösungen betupft. Diese Behandlungsart hat sich mir besonders bei den hypersekretorischen Formen bewährt. Man schiebt dabei das Proktoskop bis zur oberen Begrenzung der Veränderungen vor, säubert die Schleimhaut durch Abtupfen mit einem feuchten Stieltupfer von Auflagerungen und pinselt um die ganze Zirkumferenz von oben nach unten mit einer $1^0/_{00}$—1%igen Höllensteinlösung aus. Zweckmäßigerweise erfolgt eine Neutralisation mit einem in Kochsalzlösung getauchten Tupfer. Falls die Pinselung als schmerzhaft empfunden werden sollte, kann man zunächst eine Anästhesierung mit 2%igem Pantocain vornehmen. Diese Argentumätzung pflege ich 2mal pro Woche vorzunehmen. Wenn irgend möglich soll das Grundleiden (am häufigsten innere Hämorrhoiden) gleichzeitig mit in Angriff genommen werden.

3. Hämorrhoiden.

Unter Hämorrhoiden versteht man variköse Erweiterungen der Hämorrhoidalvenen. Sie werden eingeteilt in äußere, intermediäre und innere Hämorrhoiden, je nachdem, ob sie an die Schleimhaut grenzen, im Sphinctergebiet oder oberhalb des Sphincters zur Entwicklung gelangen. Hämorrhoiden sind außerordentlich häufig. Das männliche Erwachsenenalter ist vorzugsweise befallen.

Die venöse Versorgung des Rectums besteht aus der Vena haemorrh. superior, aus den Vv. haemorrh. mediae und aus den Vv. haemorrh. inferiores. Die V. haemorrh. sup. leitet ihr Blut der Pfortader zu, wogegen das Blut der Vv. haemorrh. med. und inferiores in die Vena cava inferior gelangt. Die genannten Rectalvenen sind durch Venenplexus miteinander verbunden.

Genese. Zur Genese der Hämorrhoiden ist in den letzten Jahren neues Material nicht beigebracht worden. Die alte Theorie, daß Störungen im Pfortaderkreislauf eine wichtige Rolle spielen, hat man seit FRERICHS abgelehnt. Die Theorie erfährt keine Belebung, wenn sie neuerdings wieder ohne stichhaltige Unterlagen propagiert wird (BLOND und HOFF). Daß der Stauungsfaktor an sich bei den klappenlosen Venen wirksam sein dürfte, wird allgemein anerkannt. Nachdem sich aber, wie ich auf Grund eigener Untersuchungen mitteilen kann, bei den Patienten, die den Arzt ihrer Hämorrhoiden wegen aufsuchen, nur ganz ausnahmsweise Störungen im Pfortaderkreislauf nachweisen lassen, muß man die zur Venektasie führenden Stauungen an einer anderen Stelle suchen. Gegen die Rolle der portalen Stauung spricht vor allem, daß bei der ausgeprägten Pfortaderstauung, wie sie die Lebercirrhose im Stadium des Ascites darstellt, besonders mächtige Hämorrhoiden im allgemeinen vermißt werden. Viel sinnfälliger scheint es daher, die Störung in der Zirkulation der Analgegend selbst zu suchen. In diesem Sinne mögen sitzende Lebensweise, reichliche Nahrungsaufnahme, mangelhafte Bewegung, reichlich entwickeltes Fettgewebe im Abdomen, proktogene Obstipation wirksam sein. Als weiteren Faktor betrachte ich auch die landläufige habituelle Obstipation. Es ist zwar durch nichts bewiesen, daß der verlängerte Aufenthalt der Ingesta die Stauung der Hämorrhoidalvenen begünstigt. Hat man aber einmal beobachtet, in wie erstaunlicher Weise die Hämorrhoidalvenen sich mit Blut füllen, wenn der Kranke anhaltend und energisch preßt, so wird es verständlich, daß die immer wiederkehrende und heftige *Drucksteigerung in den rectalen Venen*, die beim anstrengenden Herausbefördern von harten und dicken Kotballen durch den gesteigerten und verlängerten Preßakt eintritt, eine Stauung bewirkt, die mit der Zeit zur Erweiterung der Venenwandungen führen kann. Diese in ähnlicher Form bereits von Schminke geäußerte Ansicht beschuldigt also nicht die Obstipation als solche, sondern den gesteigerten Preßakt, der ja auch die bekannten Hämorrhoidalblutungen verursacht. Zu diesen Faktoren kommt die angeborene variköse Veranlagung.

Symptomatologie. Eine subjektive Symptomatologie der komplikationslosen Hämorrhoiden existiert nicht. Daraus erklärt sich die überraschende Tatsache, daß es bei der ungeheuren Verbreitung der Hämorrhoiden nur relativ wenig Hämorrhoidalkranke gibt. Alle Beschwerden rühren von den Komplikationen her, denen der Hämorrhoidenträger stets ausgesetzt ist. Die Komplikationen sind Proktitis, Thrombophlebitis, Fissura ani, Periproktitis bzw. Analfistel und Rectumprolaps.

Die häufigsten und gemeinhin als „Hämorrhoidalbeschwerden" bezeichneten Klagen der Kranken haben als anatomisches Substrat eine Proktitis. Die Beschwerden tragen meist einen wenig bedrohlichen Charakter. In den mildesten Fällen klagen die Kranken lediglich über etwas Jucken, Brennen oder über einen leichten Druck im After. Häufig wird auch angegeben, daß aus dem After eine Sekretabsonderung stattfinde, die sich beim Abgang von Flatus verstärke (s. Kapitel Proktitis).

Bei der Betrachtung des Afters findet man in diesen Fällen häufig ein im Sinne der Rima ani längsgestelltes ovales Analekzem. Der After selbst kann glatt und faltenlos erscheinen. Nicht selten entdeckt man ältere und frische Kratzeffekte. Der eingeführte Finger fühlt einen vermehrten Tonus des Schließmuskels als Zeichen der Proktitis. Die Untersuchung selbst ist dem Kranken meist schmerzhaft. Der Tastbefund entspricht dem der Proktitis (siehe dort). Die Hämorrhoiden lassen sich nur bei größerer Ausdehnung als weiche, lappige Gebilde im Sphincterkanal und darüber tasten.

Mit Hilfe eines von mir gefundenen kleinen Kunstgriffes kann man sich in vielen Fällen ein eindrucksvolles Bild von der Größe zunächst nicht sichtbarer intermediärer Hämorrhoiden machen. Man führt nach Anlegen eines Gummihandschuhs den gut eingefetteten Finger möglichst tief in das Rectum ein. Darauf läßt man den Kranken den Oberkörper aufrichten und anhaltend und kräftig pressen. Während des Pressens wandert der eingeführte Finger langsam zurück. Bei diesem, dem normalen Defäkationsakt nachgeahmten Vorgang füllen sich äußere Hämorrhoiden als bläuliche durch die Haut schimmernde Knoten. Intermediäre Knoten verschiedener Größe prolabieren ganz oder teilweise neben dem Finger, oder sie werden im eröffneten Sphincterkanal wenigstens sichtbar. Zu gleicher Zeit sieht man den entzündlichen Zustand der Schleimhaut (siehe Proktitis).

Gelingt es nicht, mit diesem Handgriff Hämorrhoiden sichtbar zu machen, so setzt man nach dem Vorgehen von H. STRAUSS bzw. BOAS eine BIERsche Saugglocke auf. Man ist immer wieder erstaunt, zu sehen, in welch ungeahnter Weise sich ein anscheinend ganz unschuldiger Anus unter der Saugglocke verändern kann. Unsichtbare, tiefsitzende äußere Varicen füllen sich zu mächtigen Gebilden. Der Anus steigt als plumpe Knospe empor und entfaltet sich schließlich unter Nachlassen des Sphinctertonus. Aus der Tiefe steigen die rosigen, mit granulierter Schleimhaut bedeckten Gipfel innerer Knoten. Entfernt man die Saugglocke, so sinkt das ganze Gebilde momentan in sich zusammen. Eine noch intensivere Saugwirkung läßt sich mit der von mir angegebenen Saugglocke erreichen, weil der Unterdruck mit einer Saugpumpe gesteigert werden kann (siehe Therapie). Blutende Stellen, die nahe der Haut sitzen, und die man erfahrungsgemäß schwer findet, beginnen unter der Saugglocke zu spritzen.

Den besten Eindruck über die Ausdehnung der erweiterten Venen und den Grad der Proktitis vermittelt das Protoskop.

Ich möchte auch hier der oft geäußerten Ansicht entgegentreten, mit der Prokto- bzw. Rektoskopie könne man Hämorrhoiden nicht sehen. Das trifft nur für den Unkundigen zu, der das Bild der inneren Hämorrhoiden nicht kennt und dazu an der wichtigsten Stelle, dem Sphincterkanal, vorübergeht, weil fast alle Kranken reflektorisch das Instrument ausstoßen, wenn das Ende in diese Gegend gelangt. Die Behauptung, durch das Rohr würden die Hämorrhoiden komprimiert, trifft nur für die Gegenden zu, die außerhalb des Gesichtsfeldes liegen.

Als Untersuchungsinstrument kann man das bekannte, dem gebräuchlichen Rektoskope beigegebene kürzere Proktoskop benutzen. Einen gewissen Vorteil bieten Instrumente mit seitlicher ovaler Öffnung, wie sie von FERGUSSON, BENSAUDE, JUNGHANNS, BLOND u. a. angegeben worden sind. Die inneren Hämorrhoidalknoten fallen in das seitliche Fenster vor. Eine Kombination von Proktoskop, Saugglocke und Injektionsapparat stellt das von mir angegebene Instrument dar (siehe Therapie).

Man sieht in der Ampulle die tiefer liegenden Venen als „Falten“ von der Farbe der umgebenden Schleimhaut. Die typische Schlängelung der „Faltenkämme“ spricht für den venösen Untergrund, von dem man sich durch einen Einstich mit feiner Nadel leicht überzeugen kann. Oberflächliche Venen schimmern bläulich oder auch dunkelrot durch. Im Sphincterkanal präsentieren sich die Varicen als Knoten von verschiedener Größe und Färbung. Letztere hängt von der Dicke der bedeckenden Schleimhaut ab. In der Höhe des Sphincters selbst sieht man häufig sehr feine, nur stecknadeldicke, geschlängelte, rote, also sehr oberflächliche Venektasien. Sie finden sich auch auf größeren tiefliegenden Knoten der unteren Region. Bei älteren Hämorrhoidalleiden tragen viele der Knoten des Sphincterkanals „Reizpyramiden“ oder „Hämorrhoidalzähne“, weißliche spitze Kegelfortsätze, die wohl als Wucherungen des Epithels infolge der Stauung zu deuten sind. Die die Knoten bedeckende Schleimhaut ist dunkelrot, von samtiger oder körniger Oberfläche, ohne feine Gefäßzeichnung, auffällig feucht und häufig mit schleimigen oder eitrigen Auflagerungen bedeckt. Bei Betrachtung mit der Lupe entdeckt man nicht selten oberflächliche Epitheldefekte.

Eine der häufigsten Komplikationen innerer oder intermediärer Hämorrhoiden ist die akute oder chronische *Hämorrhoidalblutung*. Letztere kann zu schwerster Anämie von aregeneratorischem Charakter führen. Ob die immer wieder übernommene Ansicht, es komme deshalb nicht zu einer Knochenmarksreaktion, weil der einzelne kleine Blutverlust keinen genügenden Reiz für das Knochenmark darstelle, zutrifft, kann hier nicht geprüft werden. Ein Beweis für diese

Theorie steht jedenfalls aus. Ebenso verständlich dürfte die Auffassung sein, daß das Knochenmark schließlich erlahmt, so daß sich der Symptomenkomplex der aplastischen Anämie mit Granulocytenverminderung und Thrombopenie entwickelt, wie ich verschiedentlich beobachten konnte.

Die Blutung kann sehr geringfügig sein. Meist klagen die Kranken, daß bei jeder Defäkation wechselnde Mengen von hellrotem flüssigen Blut neben dem normal konfigurierten Stuhl entleert werden. Manche Patienten geben an, daß ihre Hämorrhoidalbeschwerden nach der Blutung geringer werden, woraus schon die alten Ärzte das Wort der „goldenen Ader" geprägt haben.

Die Inspektion des Afters führt bei der Suche nach der Blutungsquelle nicht zum Ziel, da äußere Varicen so gut wie nie zu Blutungen neigen. Außerdem muß der betreffende Knoten prall gefüllt werden, wenn er bluten soll. Bei Blutungsherden, die nahe der äußeren Haut liegen, eignet sich zum Nachweis der blutenden Stelle die bereits erwähnte Saugglocke. Liegt die Quelle höher, so läßt sie sich leicht mit dem von mir angegebenen Proktoskop (siehe Therapie) finden, wenn man die intrarectalen Knoten durch Betätigung der Saugpumpe füllt. Man sieht dann das Blut in feinem Strahl in das Gesichtsfeld spritzen.

Die *akute Thrombophlebitis* stellt eine äußerst schmerzhafte Komplikation der Hämorrhoiden dar. Sie entsteht am häufigsten in den äußeren und intermediären Varicen. Die Komplikation beginnt mit einem heftigen Schmerz. Der Kranke gibt gleichzeitig an, es sei „etwas herausgetreten". Er hat ein störendes Fremdkörpergefühl, starke Schmerzen, besonders beim Defäkationsakt, beim Abgang von Winden, sowie beim Gehen und Sitzen.

Bei der Untersuchung ergibt sich ein erbsen- bis walnußgroßer, ödematöser Tumor, der mit Haut, manchmal auch teilweise mit Schleimhaut bedeckt ist. Die Schleimhaut zeigt häufig oberflächliche Defekte. In dem derben und höchst druckschmerzhaften Knoten finden sich stets ein oder mehrere bläulich durchschimmernde Flecken. Solche Knoten können in der Mehrzahl auftreten. Manchmal umgibt statt dessen den After ein mächtiger ödematöser Ringwall, an dessen Tiefe noch bläuliche, strangulierte Knoten liegen, deren Inhalt ebenfalls thrombosiert ist. Die thrombosierten Venen sind sehr schmerzhaft. Liegen sie innerhalb des Afters, so lassen sie sich als harte sehr empfindliche Stränge tasten. Die akute Thrombophlebitis, von Laien und vielen Ärzten als „eingeklemmte Hämorrhoiden" bezeichnet, klingt bei konservativer Behandlung allmählich ab, indem der Knoten nach bindegewebiger Umwandlung mehr und mehr einschrumpft. Als Überreste sieht man später am After eigentümliche lappenartige Hautfalten, die das Reinigen des Afters erschweren, von Unkundigen als äußere Hämorrhoiden bezeichnet, ja von Chirurgen zum Ziel von Operationen gewählt und mit dem Paquelin in dem Glauben entfernt werden, daß man damit eine Hämorrhoidenoperation ausgeführt habe. Bei dem großen Heer von Unkundigen, das sich mit der Therapie des Hämorrhoidalleidens befaßt, ist es nicht verwunderlich, daß gerade diese unschuldigen Hautläppchen, weil sie am leichtesten sichtbar sind und am sichtbarsten etwas Absonderliches darstellen, in völliger Verkennung ihrer Bedeutungslosigkeit als Angriffspunkte für eine differente Therapie dienen und letztere fast in jedem Falle belasten, sei es durch Ausbleiben des Erfolges (Verschorfen nach v. LANGENBECK) oder durch Setzen von lästigen Nekrosen (Injektionsbehandlung). In Wirklichkeit sind die beschriebenen hypertrophischen Hautlappen wirklich harmlos, weil sie in ihrem Inneren verödete Gefäße beherbergen. In diesem Zusammenhang mag auch gleich erwähnt werden, daß dieselbe Harmlosigkeit den äußeren Hämorrhoiden zukommt. Fast alle Komplikationen gehen von den inneren Hämorrhoiden aus. Eine sachgemäße Therapie wird sich also vor allem den letztgenannten zuwenden.

Die eben geschilderte Rückbildung der thrombosierten Knoten stellt die Regel dar. In selteneren Fällen perforiert der Thrombus durch die dünne Wand. Aus dem freiliegenden Bett der Vene wird nun die *Fissura ani*, das schmerzhafte Aftergeschwür (Bensaude, Blond und Hoff). Die gegebene Deutung der Genese der Analfissur trifft meines Erachtens für alle typischen „Fissuren" zu. Damit ergibt sich aber gleichzeitig eine Einengung des Begriffes, der oberflächliche strichförmige Einrisse der Schleimhaut, die nach meiner Beobachtung sicher beim Ausstoßen harter und dicker Kotknollen entstehen und bald abheilen, ausschließt.

Man findet das schmerzhafte Aftergeschwür gewöhnlich an der vorderen oder hinteren Commissur. Es tritt gewöhnlich in der Einzahl auf. Zwei Geschwüre gleichzeitig sah ich in etwa 10% meiner Fälle. Schon die äußere Betrachtung des Afters liefert, falls das Ulcus nicht unmittelbar sichtbar ist, wertvolle Hinweise auf das Vorhandensein einer Fissur. Der After ist infolge des Sphincterkrampfes, an dem sich auch der Levator ani beteiligt, zeltförmig eingezogen. Die sog. Vorpostenfalte (sentinel pile), ein Rest des ehemaligen Hämorhoidalknotens (Blond und Hoff) zeigt den Sitz des Ulcus an. Will man die Fissur in ihrer vollen Ausdehnung einstellen, so ist, wie auch Blond und Hoff hervorheben, eine vorherige Anästhesie wegen der starken Schmerzempfindlichkeit unerläßlich. Vor der Anästhesie tut man beim Fehlen einer Vorpostenfalte gut, den Anus mit einer Sonde nach Schmerzpunkten auszutasten, die den Geschwürssitz zuverlässig anzeigen. Spritzt man nach den Angaben von Blond und Hoff ein Lokalanaestheticum unter den Geschwürsboden, so verschwindet der Sphincterkrampf. Der Anus entfaltet sich, und das Geschwür erscheint in seiner längsovalen Gestalt mit gereinigtem Grund, der gewöhnlich kein Granulationsgewebe trägt. In vielen Fällen erkennt man noch die streifige glatte Venenwand auf dem Grunde.

Die Fissurbeschwerden sind in ihrer typischen Ausprägung allgemein bekannt. Als führende Beschwerden gelten die heftigen, schneidenden Schmerzen, die jede Defäkation zu einem gefürchteten Ereignis machen und bis zu 1—2 Stunden danach anhalten. Die Schmerzen strahlen gewöhnlich in die Kreuzbeingegend aus. Auch Ausstrahlungen in die Hoden, in die Leistengegend, in die Oberschenkel sind nicht ungewöhnlich. Die ausstrahlenden Schmerzen werden nicht selten falsch gedeutet. So sah ich jüngst einen Fissurkranken, der in einer Nervenklinik monatelang wegen „doppelseitiger Ischias" behandelt worden war. Die angebliche Ischias verschwand sofort nach Anästhesierung des Sphincters (siehe Therapie). Der Schmerz beruht teilweise wohl auf direkter Reizung der Venenwand, teilweise sicher auf dem Sphincterkrampf. Die ausstrahlenden Schmerzen entstehen nach Blond und Hoff durch Weiterleitung auf dem Wege des sympathischen Geflechtes, das die Venenstämme umgibt. Durch Ausstrahlung auf dem Wege der Gefäßnerven sind wohl auch die Blasenstörungen (Sphincterspasmen der Harnblase) zu erklären, die nicht so selten bei Fissura ani beobachtet werden. Der Stuhl selbst ist manchmal geformt, häufig auch bandförmig-kleinkalibrig infolge des starken Sphincterkrampfes. Wegen dieses „Stenosenstuhles" erfolgte die Einweisung meiner Kranken gelegentlich auch als „Mastdarmstenose". Frisches Blut in Streifen kann dem Stuhl aufgelagert sein.

In relativ seltenen Fällen gesellt sich zur Thrombophlebitis eine Infektion des Thrombus, die zur Vereiterung führt (Thrombophlebitis purulenta). Es bildet sich dann das Bild des *periproktitischen Abscesses* aus, der gewöhnlich spontan perforiert. Die meisten dieser Kranken kommen erst mit dem Endzustand der *Fistula ani* zum Arzt. Es ist das Verdienst von Blond und Hoff, auf diesen auch nach meinen Erfahrungen häufigsten Entstehungsmodus der Analfisteln nachdrücklichst hingewiesen zu haben. Da der periproktitische

Absceß sich in wechselnder Höhe entwickeln kann, trifft man die Fisteln sowohl innerhalb wie außerhalb des Spincterkanals an. Man unterscheidet komplette Fisteln, die teils in den Darm und teils nach außen münden und unvollständige äußere und innere Fisteln, die nur nach außen bzw. nur nach innen münden. Manchmal existieren auch mehrere Öffnungen bei einem weitverzweigten Gangsystem. In vielen Fällen bestehen die einzigen Beschwerden in der dauernden Absonderung von Sekret. Äußere Fistelöffnungen werden bei der Untersuchung gewöhnlich leicht entdeckt. Innere sind nur proktoskopisch festzustellen. Die Unterscheidung, ob eine komplette Fistel vorliegt, ergibt sich am leichtesten aus dem Farbstoffversuch: Man injiziert einige Kubikzentimeter Methylenblaulösung in die Hautmündung und achtet darauf (gegebenenfalls mit Hilfe des Proktoskops), ob die Flüssigkeit im Darmkanal erscheint. Eine Darstellung des Gangsystems gelingt mühelos durch das Röntgenbild nach Einspritzen von Kontrastflüssigkeiten (Jodipin).

Eine weitere Komplikation der Hämorrhoiden stellt der Hämorrhoidalprolaps dar. Ob jeder Rectumprolaps auf die hämorrhoidale Genese zurückzuführen ist, wie Blond und Hoff lehren, kann hier nicht entschieden werden. In den von mir bisher untersuchten Fällen fehlten hochgradige intermediäre und innere Hämorrhoiden nie.

Nach älterer Anschauung wurde der Prolapsus ani et recti auf eine Erschlaffung des den Mastdarm fixierenden Gewebes zurückgeführt. Nach Blond und Hoff führt das Hämorrhoidalleiden nach längerem Bestehen zu einer Erschlaffung (Atrophie) des Sphincters und des muskulären Beckenbodens, so daß bei einem Preßakt die nicht mehr straffe, sondern durch die Hämorrhoidalknoten gewulstete Schleimhaut oder das Rectum vorfallen kann (Prolapsus mucosae bzw. Prolapsus ani). Die Richtigkeit dieser Anschauung wird anatomisch bewiesen werden müssen. Tatsache ist jedenfalls, daß bei hochgradigen inneren Hämorrhoiden oft ein auffällig geringer Sphincterschluß besteht. Ob dieses Symptom nicht im Sinne des Bayliss-Starlingschen Gesetzes zu verstehen ist, wie z. B. beim tiefsitzenden Rectumcarcinom, steht dahin. Jedenfalls hat sich die Auffassung des Analprolapses als Komplikation des Hämorrhoidalleidens therapeutisch als außerordentlich segensreich erwiesen.

Die Beschwerden eines kleinen Schleimhautprolapses können relativ geringfügig sein. Manche Patienten klagen nur über leichtes Nässen. Handelt es sich um einen größeren Vorfall, so findet sich der Kranke in seinem Wohlbefinden stark beeinträchtigt. Der Darm tritt nicht nur bei jedem Stuhlgang heraus und stempelt damit den Defäkationsakt zu einem unerfreulichen umständlichen und unsauberen Ereignis. Auch bei Hustenstößen, beim Bücken, ja beim Gehen pflegt in ausgeprägten Fällen der Darm vorzufallen. Da die Reposition aus äußeren Gründen nicht in jedem Augenblick vorgenommen werden kann, kommt es in dem vorgelagerten Teile zur Stauung und mechanischen Schädigung, wodurch die bereits vorhandene hämorrhoidale Proktitis zu extremen Graden gesteigert wird. Die dauernde Beschmutzung der Wäsche mit Stuhlresten, Schleim und Blut, die stete Furcht vor dem Heraustreten des Darmes bringt den Kranken schließlich in eine seelische Unsicherheit, die kaum überboten werden kann. Dazu tritt die Gefahr der Inkarzeration und Nekrose, wenn der Prolaps nicht schnell genug reponiert wird.

Therapie. Die Behandlung der Hämorrhoiden richtet sich fast ausschließlich gegen Fälle, die bereits Komplikationen aufweisen, da nur letztere den Träger subjektiv krank machen. Eine rationelle Therapie wird sich aber mit der Bekämpfung der Komplikationen nicht begnügen, sondern gleichzeitig das Grundleiden angehen.

Daß man die varikösen Venenräume nicht durch konservative Maßnahmen irgendwelcher Art beseitigen kann, liegt auf der Hand. Auch die Varicen des Ober- und Unterschenkels werden durch komprimierende Methoden nicht beeinflußt. Für die Entfernung der Hämorrhoiden kommt neben chirurgischen Eingriffen die Injektionstherapie in Betracht.

Mit dieser Teilung möchte ich zum Ausdruck bringen, daß die Injektionsbehandlung keinesfalls, wie das neuerdings behauptet wird, in die Hand des Chirurgen gehört. Ich sehe nicht ein, warum diese äußerst dankbare und segensreiche Methode nicht auch von Internisten und praktischen Ärzten geübt werden soll. Die spezielle proktologische Schulung in der Methodik ist für den Chirurgen genau so notwendig, wie für die Vertreter der letztgenannten Disziplinen.

Die chirurgischen Maßnahmen sind die Operation nach v. LANGENBECK und WHITEHEAD. Am häufigsten dürfte wohl die v. LANGENBECKsche Operation ausgeführt werden, bei der nach Dehnung des Sphincters die vorgefallenen submukösen Knoten des untersten Darmteiles samt den hypertrophischen (als äußere Hämorrhoiden betrachteten) Hautwülsten auf einer breiten Zange mit dem Paquelin abgebrannt werden. Etwas mühevoller und technisch schwieriger ist die Operation nach WHITEHEAD, der die Knoten excidiert.

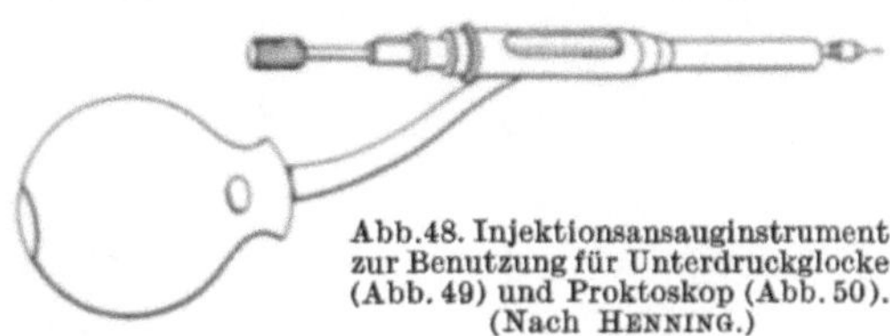

Abb. 48. Injektionsansauginstrument zur Benutzung für Unterdruckglocke (Abb. 49) und Proktoskop (Abb. 50). (Nach HENNING.)

Die „unblutige“ Injektionsbehandlung wurde im englischen Sprachgebiet bereits in der 2. Hälfte des vorigen Jahrhunderts geübt. In Deutschland hat LANGE bereits 1887 Carbolsäure-Glycerinlösungen in die durch Ansaugen sichtbaren inneren Knoten injiziert. Nach dem Weltkrieg setzte sich BOAS für ein analoges Verfahren unter Benutzung von Alkohol ein. Neben diesem intravenösen Verfahren, das mit der Injektionsbehandlung der Krampfadern zu vergleichen ist, steht die paravenöse submuköse Injektion von Mitteln, die durch einen Entzündungsreiz einen Schrumpfungsvorgang auslösen und dadurch die Zirkulation in den erweiterten Bluträumen abdrosseln. Vertreter der letzten Richtung sind z. B. BENSAUDE und im deutschen Sprachgebiet BLOND und HOFF. Als Injektionsmittel werden in neuester Zeit gewöhnlich Chinin-Urethanlösungen oder Traubenzucker-Glycerinlösungen benutzt. Eine Entscheidung, ob die intravenöse oder die paravenöse Injektion den Vorzug verdient, dürfte noch nicht möglich sein, da beide Methoden mit Erfolg geübt worden sind.

BLOND und HOFF haben die Operationsmethode mit der Injektionsmethode hinsichtlich ihrer Leistungsfähigkeit verglichen. Sie kommen zu dem Ergebnis, daß die Vorteile bei weitem auf der Seite der Injektionsbehandlung liegen. Letztere ist in Wirklichkeit radikaler als die Operation, weil mit der Injektion auch die hochgelegenen intrarectalen Gefäße erreicht werden. Die Injektionstherapie kann ambulant ohne Belästigung des Kranken durchgeführt werden. Komplikationen sind bei Beherrschung der Technik kaum zu fürchten. Ich selbst bin unabhängig von den Arbeiten der genannten Autoren zu demselben Ergebnis gekommen und halte die Injektionstherapie der Hämorrhoiden für eine der dankbarsten ärztlichen Aufgaben. Komplikationen habe ich bei Hunderten von Fällen nicht gesehen. Die Mortalität beträgt nach KILBOURNE, der über 20 000 Fälle durch Umfrage gesammelt hat, 0%.

Für die Injektionstherapie stehen eine Reihe von Proktoskopen bzw. Anoskopen im Gebrauch (BENSAUDE, JUNGHANNS, BLOND u. a.). Ich verwende eine Apparatur, die verschiedenen Ansprüchen gerecht wird. Für Fälle mit geringem Sphinctertonus wende ich das Verfahren von BOAS an. Ich benutze dazu eine Saugglocke, die mit einem Injektions-Ansaugapparat unter

Vermittlung eines Gummischeibengelenks in Verbindung steht (Abb. 48). Mit Hilfe einer doppelventiligen Saugpumpe kann der Unterdruck gegenüber der BIERschen Saugglocke gesteigert werden. Meine Apparatur bietet dabei den Vorteil, daß man die prolabierten und blutgefüllten Knoten in Ruhe injizieren kann, da die Injektion unter der Glocke während des Unterdruckes vor sich geht. Der Injektionsapparat ist als automatische Tropfspritze ausgebildet, so daß das Auge während der Injektion den Injektionsort beobachten kann, was hinsichtlich der Sicherheit der Manipulation eine wesentliche Verbesserung darstellt. Größer ist der Anwendungsbereich meines Injektionsproktoskops (Abb. 50), das in Verbindung mit dem eben erwähnten Injektions-Ansaugapparat steht. Das Proktoskop von der handlichen Form einer Pistole dient zum Aufsuchen und Behandeln der höhergelegenen Hämorrhoiden. Ich habe das axiale runde Gesichtsfeld beibehalten, weil man damit den besten Überblick über die Größe und Ausdehnung der Veränderungen gewinnt. Für besondere Zwecke läßt sich das Rohr auch gegen ein solches mit seitlichem Fenster auswechseln. Nach Einführung des Instruments wird der Obturator entfernt und durch ein Beobachtungsfenster ersetzt, das zugleich als Lupe dient. Man setzt nun unter Sicht des Auges Tropfendepots der Injektionsflüssigkeit submukös dicht neben die sichtbaren Venen.

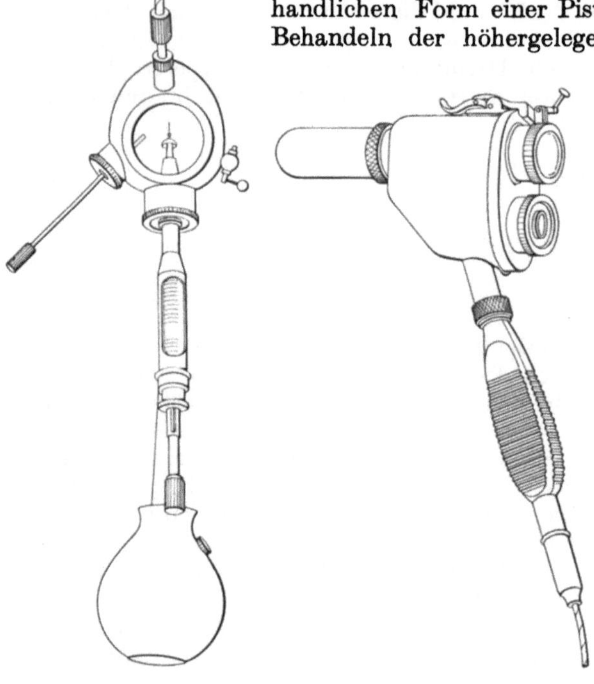

Abb. 49. Abb. 50.

Abb. 49. Unterdruckglocke mit angesetztem Injektionsansaugapparat. (Nach HENNING.)

Abb. 50. Injektionsproktoskop nach Entfernung des Obturators mit aufgesetzter Beobachtungslinse. Unter der Linse die Buchse für die Aufnahme des Injektionsansaugapparates. (Nach HENNING.)

Je nach Konzentration der gewählten Flüssigkeiten kann man auch größere Mengen injizieren, wie z. B. BENSAUDE, der Depots bis zu 5 ccm einer 5%igen Chinin-Urethanlösung setzt. BLOND und HOFF benutzten Antiproktan, das 30% bzw. 20% Chinin. bihydrochloric. enthält. Ich selbst habe 10—20% Chininlösungen neben dem Antiphlebin (Sächs. Serumwerke) angewandt. Vor der relativ seltenen Chininüberempfindlichkeit schützt man sich dadurch, daß man in der ersten Sitzung nur einen Tropfen injiziert. Die Sitzungen werden 1 bis 2mal pro Woche wiederholt. 6—8 Sitzungen genügen in mittelschweren Fällen.

Diese Therapie, die nicht warm genug empfohlen werden kann, ist nach meiner Ansicht überall dort anzuwenden, wo die Hämorrhoiden als Grundleiden anzusehen sind, also bei chronischen Blutungen, beim juckenden Analekzem, bei der Proktitis und beim Analprolaps. BLOND und HOFF empfehlen das Verfahren auch beim Pruritus ani. Es ist geradezu erstaunlich, zu sehen, wie mächtige Prolapse, die rezidivierend nach Operationen aufgetreten sind, oft schon nach 2—3 Injektionen verschwinden.

Bei der *Fissura ani* muß die Therapie zunächst gegen das schmerzhafte Geschwür selbst gerichtet werden. Die am meisten geübte Therapie besteht in Sphincterdehnung und Verschorfung in Chloräthylrausch oder Evipannarkose. Das Verfahren leistet Ausgezeichnetes. Ich wende es nur noch selten bei größeren Geschwüren an. Bei leichteren Fällen kann man den Sphincter in seiner ganzen Circumferenz mit Proktocaine, einem öligen Anaestheticum, von der Haut her injizieren. Der Sphincterkrampf läßt sofort nach. Die Fissur heilt bei der lang anhaltenden Sphincteranästhesie ab, ein Phänomen, das sehr für die Rolle des Spasmus in der Verhinderung der Heilung spricht. BLOND und HOFF injizieren Antiproktanlösung tropfenweise unter den Geschwürsboden, von der Vorstellung ausgehend, daß die hier bloßliegende Venenwand, die die Ausheilung verhindert, zerstört werden müsse. Ich kann die gute Wirkung dieser Methode nur bestätigen. Frappant ist die Schmerzstillung, die meist schon nach der ersten Injektion eintritt.

Die Behandlung der *akuten Thrombophlebitis* besteht darin, daß der Thrombus möglichst frühzeitig durch Einschnitt entfernt wird (PAYR, VÖLCKER, BLOND). In frühen Stadien springt der Thrombus auf die Incision von selbst heraus, und der Kranke ist beschwerdefrei. Ich habe bis zu 45 Thromben auf diese Weise in einer Sitzung entfernt. Die kleinen Stichincisionen, die in Lokalanästhesie ausgeführt werden, heilen in wenigen Tagen spurlos ab.

Für die Analfisteln, die früher wohl ausnahmslos chirurgisch angegangen wurden, empfehlen BLOND und HOFF wiederholte Injektionen einer Chininpaste, die, in den Fistelkanal gebracht, eine schrumpfende Entzündung hervorrufen soll.

Die *konservative* Behandlung der Hämorrhoiden besteht in Verordnung von Suppositorien, die meistens Belladonna und ein Lokalanaestheticum enthalten, in peinlichster Sauberhaltung des Afters und in der Erzielung eines regelmäßigen, nicht zu festen Stuhles. Bei akuter Thrombophlebitis empfehlen sich warme Sitzbäder. Eine besondere Aufmerksamkeit wird der Analtoilette nach der Defäkation gewidmet, weil man von der Vorstellung ausgeht, daß kleine Kotreste, die in dem zerklüfteten Sphincterring liegen bleiben, eine Infektion der Hämorrhoiden verursachen können. Dasselbe gilt für die durch Abwischen mit Klosettpapier schwer entfernbaren Kotreste in etwa vorhandenen äußeren hypertrophischen Hautlappen (Mariscae). Aus diesem Grunde empfiehlt v. NOORDEN Wattebäusche oder einen weichen Schwamm statt des Klosettpapiers. Andere Autoren (PROEBSTING und v. LENHOSSÉK) schreiben vor, nach jeder Defäkation ein kleines Wasserklystier zur Reinigung der untersten Darmabschnitte folgen zu lassen.

4. Mastdarmcarcinom.

Der Mastdarmkrebs wird an dieser Stelle gesondert geschildert, weil er sich infolge seiner leichteren diagnostischen Zugänglichkeit durch Finger und Rektoskop von den übrigen Darmcarcinomen wesentlich unterscheidet. Die klinischen Zeichen sind seit langem bekannt. Die Kranken geben manchmal eine ihnen unerklärliche Obstipation als erstes Symptom an. Darauf kommt es zu den Beschwerden einer heftigen Proktitis mit Druck im After, quälenden Tenesmen mit häufigen pseudodiarrhoischen Entleerungen von Schleim, Eiter und Blut, ausstrahlenden Schmerzen in die Kreuzbeingegend, in beide Beine und in die Blasengegend.

Objektiv bieten die Kranken häufig das Bild der Krebskachexie mit Abmagerung und sekundärer Anämie. Merkwürdigerweise finden sich jedoch relativ viele Fälle von Mastdarmcarcinom, die einen blühenden Gesamteindruck machen. Die Diagnose ist leicht, sofern nur daran gedacht wird. In vielen Fällen erreicht schon der palpierende Finger den harten knolligen Tumor, der meist schon einen Zerfallskrater erkennen läßt.

Trotzdem seit Jahrzehnten in allen Lehr- und Handbüchern auf die Wichtigkeit der digitalen Rectaluntersuchung hingewiesen wird, ist diese einfache Untersuchung immer noch nicht in den Besitzstand der Ärzteschaft übergegangen. Zweifellos werden durch diesen Umstand Frühfälle seltener dem Chirurgen übermittelt, als es möglich wäre. Als grobe Unachtsamkeit, ja als Kunstfehler muß es bezeichnet werden, wenn ein Arzt bei der Angabe, es gehe Blut mit dem Stuhle ab, lediglich den After von außen besichtigt und sich bei der Anwesenheit äußerer Hämorrhoiden mit der Diagnose Hämorrhoidalblutung begnügt.

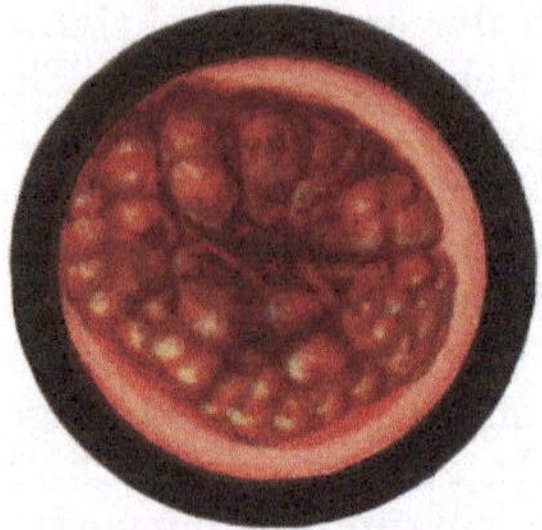

Abb. 51. Carcinom der Flexura sigmoidea. (Nach H. STRAUSS.) Nach J. STRASBURGER.)

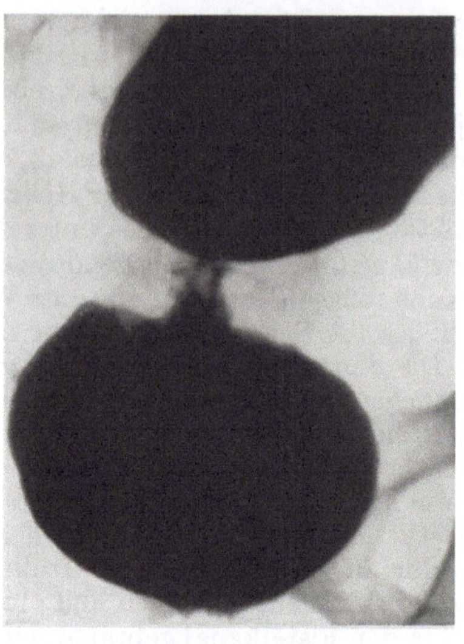

Abb. 52. Pat. Bey. Ringförmiges, stenosierendes Rectumcarcinom. Kontrasteinlauf.

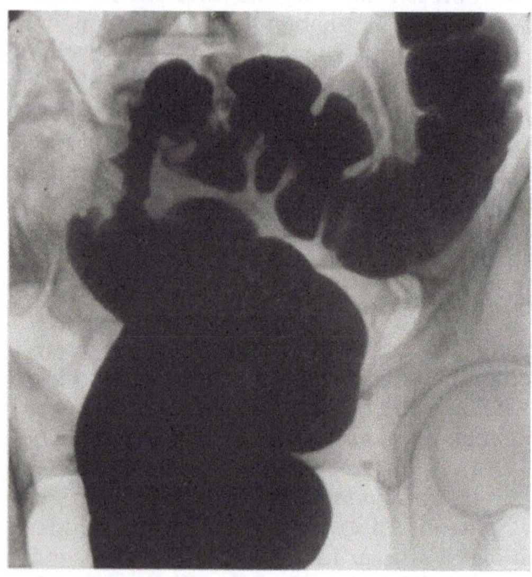

Abb. 53. Pat. Bo. Hochsitzendes Rectumcarcinom, stenosierend. Kontrasteinlauf, pralle Füllung.

Das endoskopische Bild des Rectumcarcinoms ist unverkennbar und kann höchstens mit dem außerordentlich seltenen luetischen Gumma verwechselt werden. Meist sieht man eine Verengerung des Lumens, die das normale großkalibrige Rektoskop nicht passiert. Die Stenose beginnt mit einem aufgeworfenen höckerigen Rand, dessen Festigkeit durch Betasten mit einem Tupferträger geprüft werden kann. Kann man einen Blick in den Krater werfen, so erblickt man mißfarbiges, nekrotisches Gewebe. Eine Probeexcision durch das Rektoskop gibt meistens Aufschluß über den histologischen Bau des Tumors. In der Mehrzahl der von mir auf diese Weise fest gestellten Tumoren handelte es sich um unreife Adenocarcinome.

Da das Rektoskop gewöhnlich nur das untere Ende des Tumors der Betrachtung freigibt, sagt die endoskopische Methode nichts über die Ausdehnung der carcinomatösen Veränderung aus. Hier hat die *Röntgenuntersuchung* einzusetzen.

Sie schafft gewöhnlich leicht Aufklärung über die Ausdehnung eines stenosierenden Tumors, wenn die Stenose für den palpierenden Finger oder das Rektoskop nicht mehr durchgängig ist. Außerdem ist die Beurteilung der Länge und Beweglichkeit des Sigmas und oberen Rectums und der Verschieblichkeit des Tumors selbst oft wertvoll für die Wahl der Operationsmethode. Kleine, flache Rectumcarcinome können dem röntgenologischen Nachweis leicht entgehen, besonders wenn eine einwandfreie Reliefdarstellung nicht gelingt. Zum Ausschluß eines Rectumcarcinoms sollte man sich deshalb niemals auf die Röntgenuntersuchung allein verlassen.

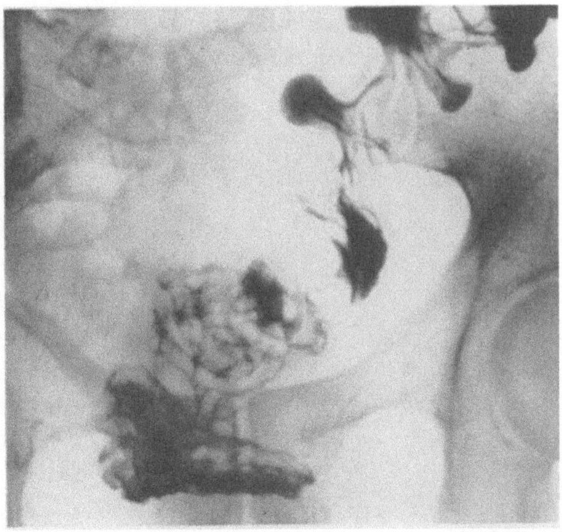

Abb. 54. Derselbe Pat. wie Abb. 53 nach teilweiser Entleerung des Kontrasteinlaufs. Tumor weit verschieblich.

Mastdarmstenosen auf entzündlicher Grundlage (Lues, Gonorrhöe, Lymphogranuloma inguinale u. a.) unterscheiden sich von den durch Tumoren bedingten meist durch die glatte Begrenzung und die *allmähliche* Erweiterung nach beiden Seiten hin. Ihre Ausdehnung übertrifft im allgemeinen die der Tumoren. Die Schleimhautzeichnung fehlt auch bei den entzündlichen Stenosen meist. Entzündliche Schleimhautveränderungen in der Umgebung, vor allem oberhalb der Stenose, kommen auch bei Tumoren nicht so ganz selten zur Beobachtung, so daß sie differentialdiagnostisch nicht verwertet werden können.

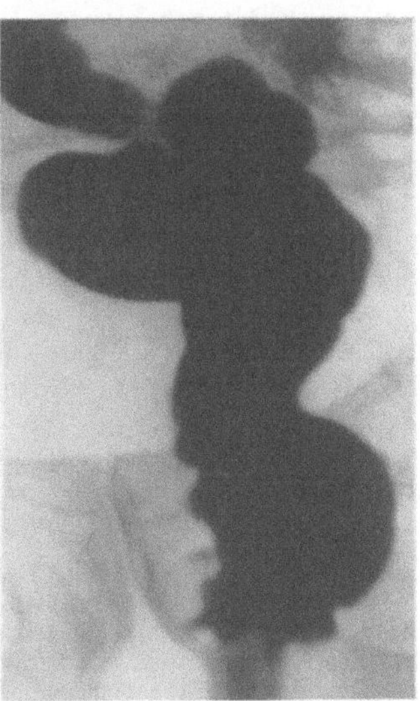

Abb. 55. Pat. E. Flaches Carcinom an der rechten Seitenwand des Rectums. Kontrasteinlauf.

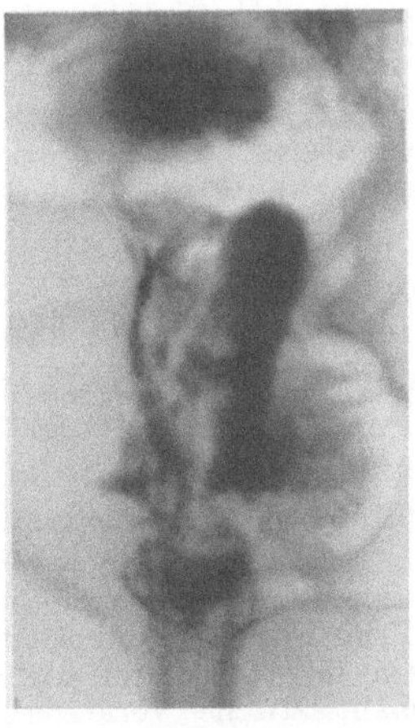

Abb. 56. Derselbe Pat. wie Abb. 55. Kombinierte Barium-Luftfüllung. Tumorschatten in der Luftaufhellung zu erkennen.

Die Therapie der Mastdarmkrebse ist bis heute eine chirurgische geblieben. 65—70jährigen Patienten sollte man die mit einer relativ hohen Mortalität belasteten Eingriffe nicht mehr zumuten, umsoweniger, als es bekannt ist, daß die Carcinome schon durch Anlegung eines Anus iliacus sinister häufig günstig beeinflußt werden können. So kenne ich einen Fall, der noch 12 Jahre nach dieser Palliativoperation lebte.

Wieweit die Strahlentherapie bei Verbesserung ihrer Methodik als vollwertiger Ersatz der Operation dienen kann, läßt sich noch nicht entscheiden. Bemerkenswert in dieser Hinsicht sind immerhin die Mitteilungen von CHAOUL, der den Tubus nach Resektion des Kreuzbeins unmittelbar an den Tumor heranbringt (Plesioröntgentherapie).

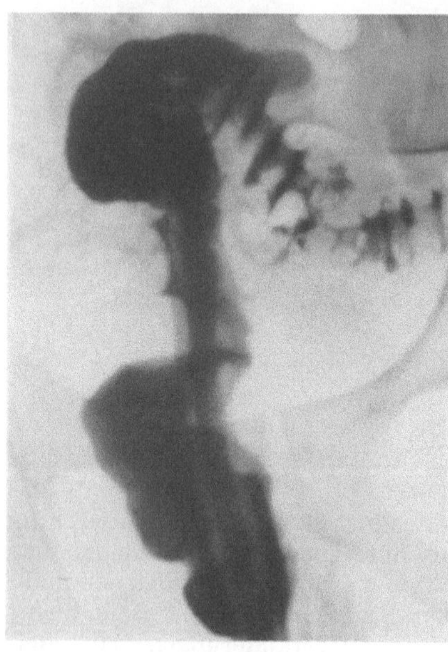

Abb. 57. Pat. H. 8 cm lange, entzündliche Rectumstenose, luisch? Schleimhautschwellung im Sigma. Rectoskopisch Schleimhaut glatt, nicht zerstört, Wand sehr derb.

5. Andersartige Mastdarmstenosen.

Bei Besprechung der Mastdarmstenosen wurde das Carcinom ausgeschaltet, weil es nicht immer stenosiert, und weil differentialdiagnostische Erwägungen gewöhnlich fortfallen.

In erster Linie hat man bei dem Befund einer Mastdarmverengerung an die Folgen einer ulcerösen Colitis bzw. Proktitis (auch Dysenterie) zu denken. Als seltenere Ursachen kommen Gonorrhöe, Lues, Tuberkulose und Lymphogranuloma inguinale in Frage.

Die Colitis- bzw. Proktitisgenese ergibt sich aus der Krankheitsgeschichte. Rektoskopisch wird man bei aufmerksamer Betrachtung stets weißliche Narben in der Schleimhaut finden. Subjektiv kann der Kranke das Engerwerden nicht bemerken, wenn die Diarrhöen fortbestehen.

Die dysenterische Stenose läßt sich rein morphologisch nicht von der Stenose bei unspezifischer Proktitis unterscheiden, da ja auch der Befund im akuten Stadium bei beiden Krankheiten identisch ist.

Bezüglich der rectalen Gonorrhöe, Lues und Tuberkulose verweise ich auf das Kapitel II, 3—5. Die häufigste Ursache von Mastdarmstenosen unter den 3 genannten spezifischen Entzündungen dürfte die Gonorrhöe sein.

Neben den erwähnten spezifischen Entzündungen scheint das Lymphogranuloma inguinale (Maladie de NICOLAS-FAVRE) eine bedeutende Rolle beim Zustandekommen entzündlicher Rectumstenosen zu spielen.

Diese in den Tropen schon lange bekannte Geschlechtskrankheit wurde in Deutschland 1925 zum ersten Male von FREI und HOFFMANN beschrieben. Im Anschluß an unbedeutende Primärläsionen der Genitalien entwickeln sich in der Leistengegend Drüsenschwellungen, die abscedieren können. Durch Verlegung der Lymphgefäße entstehen ödematös-elephantiastische Veränderungen am äußeren Genitale. Charakteristisch ist das Ödem der großen Labien. Die ano-rectale Komplikation wird vorwiegend bei Frauen beobachtet und findet ihre Erklärung durch die vom männlichen Geschlecht abweichenden Lymphwege, wodurch die Glandulae iliacae und hypogastricae einer direkten Infektion ausgesetzt sind.

Es bilden sich im Rectum ulceröse und schwielige Wandveränderungen aus, deren Entstehungsmechanismus noch ungeklärt ist. Die Neigung zur Stenosierung ist auffällig. Diagnostisch wegweisend ist die überwiegende Beteiligung der Frau, das Ödem der großen Labien und noch nachweisbare Drüsenschwellungen. Das sicherste diagnostische Hilfsmittel besteht im positiven Ausfall der FREIschen Intracutanreaktion.

Die FREIsche Probe beruht auf einer Allergie des erkrankten Organismus gegenüber verdünntem sterilisierten Eiter. Die Allergie kann Jahre nach Überstehen der Krankheit nachweisbar bleiben. Man injiziert eine kleine Menge der Impfstoffe intracutan. Bei positivem Ausfall bildet sich innerhalb von 48 Stunden eine von einem roten Hof umgebene Papel.

Wie groß die Bedeutung ist, die neuerdings der genannten Infektionskrankheit in der Genese unklarer Rectumstrikturen zukommt, geht z. B. aus einer Zusammenstellung von BENSAUDE und LAMBLING hervor, die in 19 von 21 entzündlichen Rectumstenosen die FREIsche Reaktion positiv fanden, auch ohne daß Labialödem oder Drüsenschwellung nachweisbar war. Das Lymphogranuloma inguinale stellt nach diesen Autoren die bei weitem häufigste Ätiologie entzündlicher Rectumverengungen dar. BARTHELS und BIBERSTEIN vertreten einen ähnlichen Standpunkt.

Als große Seltenheit sei die Schrumpfung des Rectums durch eine primäre Peri- und Paraproktitis aktinomycotica erwähnt (BARTSCH).

E. Wegstörungen des Darmes.

1. Darmstenose.

Begriffsbestimmung. Pathologisch - physiologische Vorbemerkungen. Unter Darmstenose versteht man eine Verengerung des Darmlumens, wodurch die Passage des Inhaltes gehemmt wird. Der hierdurch bedingte Symptomenkomplex unterscheidet sich wesentlich von der Aufhebung der Darmpassage (Ileus). Die Bezeichnung „chronischer Ileus“, die häufig für die chronische Darmstenose angewandt wird, sollte daher fallengelassen werden. Ein Ileus (Darmverschluß) kann nur kurze Zeit mit dem Leben vereinbart werden.

Bei der Betrachtung eines stenosierten Darmes unterscheiden sich die Abschnitte unterhalb und oberhalb der Enge sehr wesentlich. Während die jenseits der Stenose befindlichen Darmteile leer und anatomisch intakt gefunden werden, zeigt sich oberhalb eine Dilatation mit Hypertrophie der Muskulatur. Die Erweiterung bleibt im allgemeinen auf mäßige Grade beschränkt, sie nimmt nicht die extremen Grade wie beim Ileus an. Immerhin läßt sie sich eine beträchtliche Strecke oralwärts verfolgen. Die Hypertrophie der Muskulatur ist am erheblichsten dicht über der Enge ausgeprägt, um nach oben an Mächtigkeit allmählich abzunehmen. Die Schleimhaut ist entzündlich geschwollen und trägt in ausgesprochenen Fällen stets die von KOCHER zuerst beschriebenen Dehnungsgeschwüre.

Die anatomischen Veränderungen finden ihre Erklärung in Kompensationsvorgängen, die sich bei schleichender Entstehung der Enge ausbilden und die ungezwungen mit dem Kompensationsgeschehen am Herzen bei Ostienverengerung vergleichbar sind. Die Ingesta können bei erheblicher Einengung des Kalibers nur durch erhöhte Tätigkeit der oberen Darmteile weiterbefördert werden. Infolge der erhöhten Arbeit hypertrophiert die Muskulatur. Ist auf diese Weise die Erschwerung der Passage durch die Muskelhypertrophie ausgeglichen, so ist die Kompensation erreicht. Gelegentliche Insuffizienzen der Muskulatur bedingen Stauung und Erweiterung des suprastenotischen Abschnittes. Durch die Stauung und Zersetzung der Ingesta kommt es zu der ulcerösen Entzündung der Darmwand, die sich unmittelbar über der Enge findet. Bei Stenosen im Dickdarm endigt die rückläufige Erweiterung des Darmes, bzw. die Stauung zunächst an der BAUHINschen Klappe. Schließlich wird diese jedoch insuffizient, so daß auch das untere Ileum in den Bereich der Veränderungen einbezogen wird. Die Passagemöglichkeit einer Stenose steht naturgemäß in Abhängigkeit zur Weite des verbliebenen Lumens. Eine ebensogroße Rolle spielt aber die Konsistenz der Ingesta. Daraus folgt, daß in Darmabschnitten mit flüssigem Inhalt (Dünndarm) erheblichere Stenosen ertragen werden als in Darmgegenden, die bereits eingedickten Kot enthalten.

Ätiologie. Eine Darmstenose kann durch Einwirkung von außen oder durch Veränderungen der Darmwand selbst verursacht werden. Äußere Faktoren sind Tumoren, die den Darm komprimieren, peritoneale Stränge und verlagerte Bauchorgane.

Stenosen, die im Darmlumen selbst ihre Entstehung haben, beruhen häufig auf Narbenschrumpfung nach geschwürigen Entzündungen (Striktur). Die wichtigsten Primärerkrankungen sind Dysenterie, Colitis ulcerosa, Tuberkulose, Gonorrhöe, Lymphogranuloma inguinale, Ulcus pepticum duodeni, Aktinomykose und Lues. Bei Tumoren handelt es sich teils um den Tumor selbst, der das Lumen verlegt, teils um schrumpfende Vorgänge (Scirrhose). Praktisch

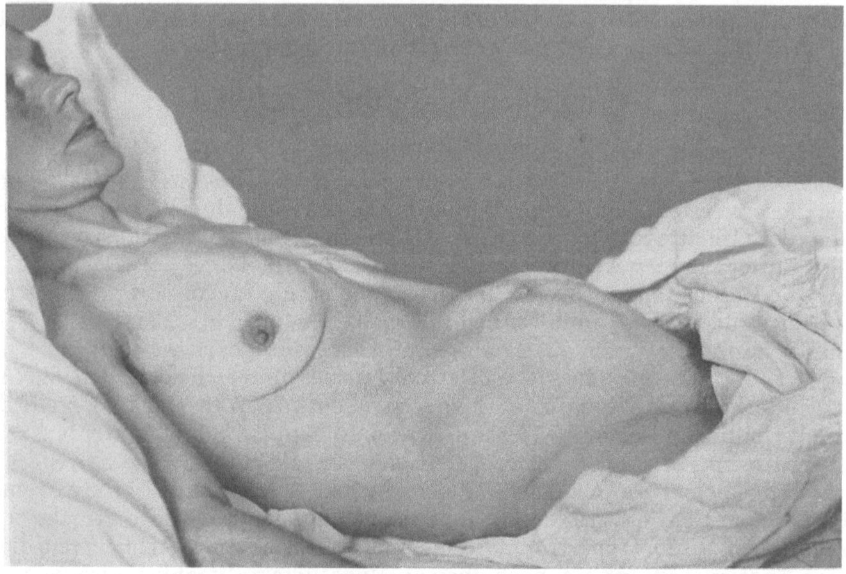

Abb. 58. Steifung des Dünndarmes bei chronischem Hindernis. Nach STRASBURGER.

wichtig ist die nicht so seltene Verlegung des Lumens durch einen großen in den Darm perforierten Gallenstein. Auch Kotsteine und Parasiten (Ascariden) können sich in ähnlicher Weise bemerkbar machen. Als seltenen exogenen Fremdkörper beschreibt SJÖBERG verklumptes Eisen nach lange durchgeführter Eisenmedikation mit hohen Dosen (4 g Ferr. reduct.). Schließlich sind die Bezoare als Ursachen einer Darmstenose zu erwähnen. SEIDMANN hat eben 10 derartige Fälle zusammengetragen.

Symptomatologie. Die verschiedene Konsistenz der Ingesta im Dünndarm und Dickdarm bedingt in erster Linie die klinisch bedeutungsvolle Einteilung in Dünndarm- und Dickdarmstenosen.

Dünndarmstenosen, die allmählich entstehen, können lange symptomlos bleiben, da ein wirkliches Passagehindernis für den dünnflüssigen Inhalt nur bei hochgradiger Einengung des Lumens gegeben ist. In solchen Fällen genügt allerdings ein relativ kleiner Fremdkörper (Kirschkern, Sauerkraut), um einen akuten Ileusanfall auszulösen. Bei Stauung der Ingesta treten als führendes Symptom Koliken auf, krampfartige Schmerzen im Leib, die nach verschiedenen Gegenden ausstrahlen können. Die Kranken pflegen dabei mit den Händen auf die schmerzende Gegend zu drücken, was ihnen Erleichterung bringt.

Die Koliken zeichnen sich durch periodisches An- und Abschwellen aus. Sie sind begleitet von lauten gurrenden Geräuschen. Bei schlaffen Bauchdecken und oberflächlicher Lage der befallenen Darmschlingen bemerkt man Steifungen. Der Darm sucht durch gesteigerte Peristaltik, die durch die Bauchdecken sichtbar wird, das Hindernis zu überwinden. Die palpierende Hand fühlt gleichzeitig den gesteigerten Tonus der Darmmuskulatur, wodurch die Schlingen ganz den Eindruck von harten Walzen machen. Durch mechanische Reizung der Bauchwand (Schlagen mit einem feuchten Tuch) lassen sich derartige Steifungen meist leicht provozieren. Steifungen müssen nicht, was häufig fälschlich angenommen wird, mit Kolikschmerzen einhergehen. Sie können subjektiv ganz

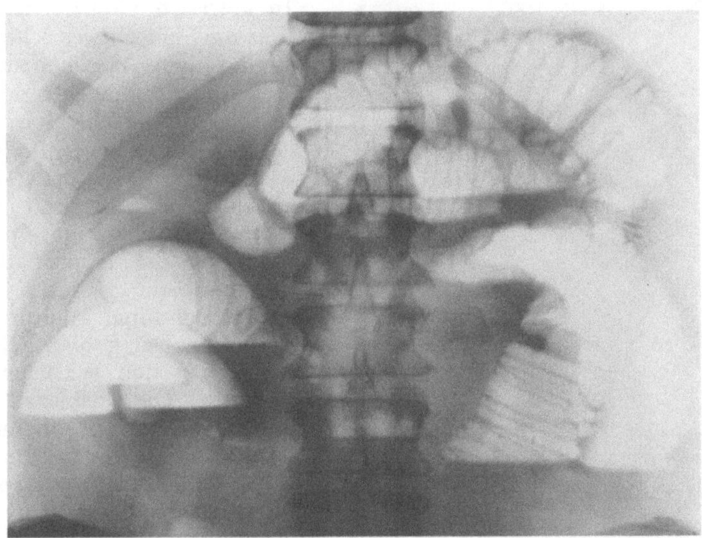

Abb. 59. Pat. W. Aufnahme im Stehen. Dünndarmileus bei Coecumtumor (s. Abb. 60).

unbemerkt bleiben. Die Darmsteifungen stellen abgesehen von den Röntgenzeichen wohl das wichtigste Symptom dar. Unterstützt wird die Diagnose, wenn man am nüchternen Kranken gleichzeitig Plätschern in den entsprechenden Gegenden nachweisen kann. Zum feineren Nachweis solcher Plätschergeräusche setze man ein Schlauchstethoskop auf und vollführe mit der Hand kurze Stöße in die Bauchwand. Die seit langem bekannte Indicanurie dient als Vervollständigung des Syndroms bei tiefer Dünndarmstenose.

Nach länger dauernder Dünndarmstenose bilden sich ziemlich regelmäßig mikrocytäre hyperchrome Anämien aus. Auch hyperchrome Anämien vom Typ der Perniciosa sind nicht selten beobachtet worden. Nach den heutigen Kenntnissen über die Genese des Symptomenkomplexes perniziöse Anämie muß man an eine vielleicht toxisch entstandene Störung in der Produktion des endogenen „intrinsic factor“ denken.

Diagnostische Sicherheit geben die *Röntgenzeichen,* die hier gemeinschaftlich für die gesamten Wegstörungen abgehandelt werden mögen.

Die wichtigste röntgenologische Maßnahme beim Verdacht auf eine Darmstenose oder einen völligen Darmverschluß ist die einfache Durchleuchtung oder Aufnahme des Abdomens im Stehen oder in rechter Seitenlage. SCHWARZ hat 1911 als erster auf den Nachweis von Gasblähung und Flüssigkeitsansammlung im Dünndarm und auf die „Aufrollung“ der Dünndarmschlingen bei chronischen Darmstenosen hingewiesen. KLOIBER konnte 1919 an einem großen Krankenmaterial die Wichtigkeit des Nachweises dieser röntgenologischen Symptome beweisen, durch den die Diagnose eines Ileus in kürzester Zeit und mit größtmöglichster Schonung des Kranken gestellt oder mit hoher Wahrscheinlichkeit ausgeschlossen werden kann. KLOIBER verlangte die Durchleuchtung oder Aufnahme des Abdomens im Stehen ohne Anwendung von Kontrastmitteln besonders auch beim Verdacht auf *akuten* Ileus, da diese Untersuchung für den Kranken kaum eine Belastung bedeutet. Die typische Spiegelbildung kann schon wenige Stunden nach Eintritt des Darmverschlusses nachweisbar sein.

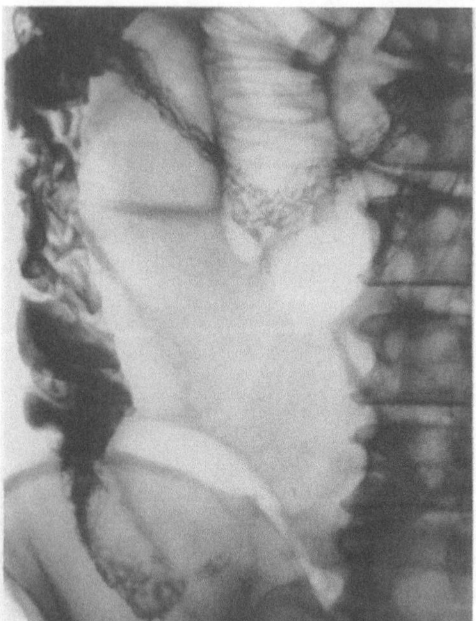

Abb. 60. Derselbe Pat. wie Abb. 59. Aufnahme im Liegen nach Kontrasteinlauf: Coecumcarcinom, das bis an die Ileocöcalklappe reicht. Geblähte Dünndarmschlingen.

In gewissen Grenzen ist der Sitz des Passagehindernisses schon aus der Lage und dem Aussehen der luftgeblähten Darmschlingen und Flüssigkeitsspiegel zu erschließen: die gasgeblähten Dünndarmschlingen liegen vorwiegend in den mittleren Abschnitten des Bauches und im kleinen Becken. Sie zeigen oft eine geringe Querrippung der Kontur durch die KERKRINGschen Falten, die bei stärkerer Dehnung allerdings völlig verstreichen. Der geblähte Dickdarm liegt mehr in den seitlichen Bauchabschnitten. Die Gasblasen im Dickdarm sind nach KLOIBER mehr hoch als breit, die im Dünndarm mehr breit als hoch, die Flüssigkeitsspiegel im Dünndarm scharf begrenzt, im Dickdarm infolge des weniger flüssigen Inhaltes manchmal weniger scharf. Bei Flüssigkeitsspiegeln in der Oberbauchmitte wird man das Hindernis im oberen und mittleren Dünndarm, bei Spiegeln im kleinen Becken eine Stenose im unteren Dünndarm oder Coecum vermuten dürfen. Ein Hindernis im Colon ascendens führt zur Rückstauung in den Dünndarm und kann deshalb eine Stenose im unteren Dünndarm vortäuschen. Aber auch beim Sitz der Stenose im unteren Dickdarm, z. B. im Sigma, können Spiegel im unteren Dünndarm beobachtet werden. Andererseits ist bei tiefsitzender Dünndarmstenose oder hochsitzender Dickdarmstenose manchmal eine sog. poststenotische Darmblähung im Dickdarm zu beobachten. Im Zweifelsfalle empfiehlt es sich, einen Kontrasteinlauf an die einfache Aufnahme im Stehen anzuschließen. Wenn auch beim geblähten Colon die Untersuchung oft nicht ganz leicht ist, so ist doch meist eine Klärung durch den Kontrasteinlauf möglich, wenigstens ein Ausschluß einer Dickdarmstenose. Da die Art des chirurgischen Eingriffes von der genaueren Klärung des Sitzes und der Art der Stenose abhängen kann, wird man in allen nicht ganz klaren Fällen den Kontrasteinlauf vornehmen, wenn nicht der Allgemeinzustand des Kranken auch die geringste zusätzliche Belastung verbietet. Von einer Kontrastpassage zur eventuellen genaueren Bestimmung des Sitzes eines Hindernisses im Dünndarm sollte dagegen Abstand genommen werden, wenn durch den Nachweis von Flüssigkeitsspiegeln im Dünndarm die Diagnose eines

Dünndarm-Ileus erhärtet ist, selbst in den Fällen, in denen der Zustand des Kranken anscheinend nicht bedrohlich ist. Die Verabfolgung von Kontrastmitteln bedeutet für den geschädigten Darm fast immer eine besondere Belastung und es kann durch das Kontrastmittel eine Zunahme der Stenose und damit eine rapide Verschlechterung des Zustandes bewirkt werden. Bei hochgradigeren Stenosen im Dünndarm gelingt es außerdem nicht immer, durch eine Kontrastmittelpassage den Sitz und die Art der Stenose wirklich genau festzulegen, da die Passage zu sehr verlangsamt ist und die Stenose deshalb nicht eindeutig dargestellt oder durch die geblähten Darmschlingen überlagert

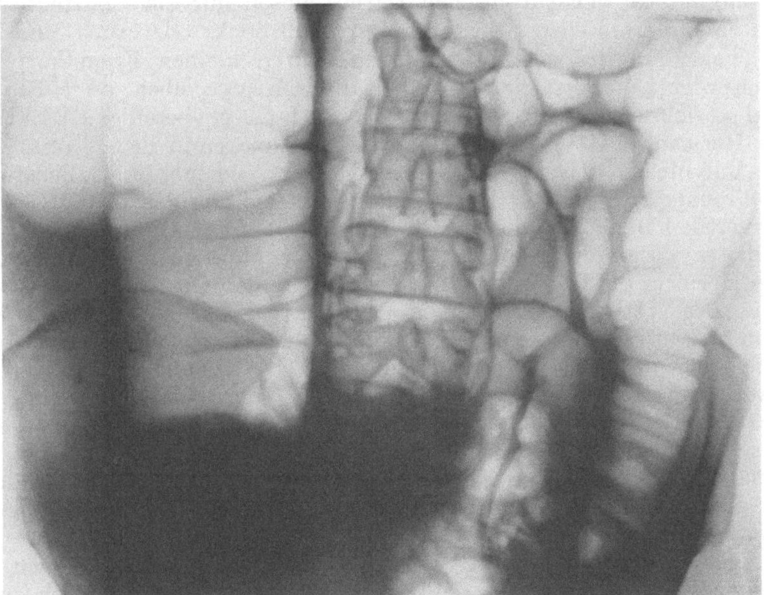

Abb. 61. Pat. Sch. Dickdarmileus durch Strang am Colon descendens.

und deshalb nicht erkannt wird. Von chirurgischer Seite wird vor der Verabreichung von Kontrastmitteln per os bei begründetem Verdacht auf eine Darmstenose deshalb immer wieder gewarnt.

Unter den Dünndarmstenosen zeigt die Duodenalstenose ein besonders charakteristisches klinisches Bild. Die suprapapilläre Stenose gleicht klinisch der Pylorusstenose. Eine Unterscheidung ist im allgemeinen nur durch das Röntgenverfahren möglich. Die infrapapilläre Stenose zeigt als führendes Symptom das massige Erbrechen von gallig gefärbter Flüssigkeit, die außerdem Pankreassaft enthält. Für die Entstehung sind bedeutungsvoll der arteriomesenteriale Verschluß bei Enteroptose und asthenischem Habitus, bewegliche Tumoren (wie z. B. ein großer Magenpolyp, der zeitweilig den Pylorus passiert, eigene Beobachtung) und Adhäsionen oder kongenitale Strangbildungen. Die Beseitigung des durch arteriomesenterialen Verschluß bedingte stürmische Symptome ist bekanntlich durch Bauchlage möglich.

2. Darmverschluß (Ileus).

Vorbemerkungen. Unter Darmverschluß versteht man das völlige Aufhören der Darmpassage durch ein Hindernis. Je nach den Ursachen unterscheidet man einen mechanischen und einen funktionellen bzw. dynamischen Ileus.

Der mechanische Ileus ist prognostisch günstiger, wenn es sich um eine einfache Verlegung des Lumens ohne Schädigung der Zirkulation handelt (Okklusionsileus). Bewirkt der mechanische Faktor gleichzeitig eine Beeinträchtigung der Blutversorgung, so wird dieser ernstere Zustand als Strangulationsileus bezeichnet. Der funktionelle Ileus entsteht häufiger durch Lähmung des Darmes (paralytischer Ileus), seltener durch spastischen Verschluß des Lumens. Er kann sich in Form des paralytischen Ileus mit dem mechanischen als dessen Folge kombinieren.

Ätiologie. Die Ursachen des mechanischen Ileus sind teilweise dieselben, die für die Entstehung der Darmstenose verantwortlich gemacht wurden. Der Ileus bildet ja bei den chronischen Darmstenosen nur ein Endstadium, wenn man an einen chronischen Schrumpfungsprozeß denkt oder auch eine Komplikation (Verschluß des verengten Lumens durch kleinen Fremdkörper). Die praktisch wichtigen Ursachen des Ileus hat McIver eben an einem großen Material zusammengestellt. Bei 335 Fällen fand er beteiligt: Einklemmung äußerer Hernien in 44%, Adhäsionen in 30%, Tumoren in 10%, Intussusception in 5%, Volvulus in 4%, Mesenterialvenenthrombose in 3%, Gallensteine und andere Fremdkörper in 2%, Einklemmung innerer Hernien in 0,9%, Meckelsche Divertikel in 0,6% und andere kongenitale Anomalien in 0,5%.

In dieser Zusammenstellung überrascht die Häufigkeit der inkarzerierten äußeren Hernien, die fast in der Hälfte der Fälle den Ileus hervorrufen. Damit wird die alte ärztliche Ansicht, die Unterlassung der Bruchpfortenpalpation bei akutem Ileus sei ein Kunstfehler, aufs neue unterstrichen. Auch die große Seltenheit der inneren Hernieneinklemmung (H. duodeno-jejunalis, H. bursae omentalis, H. intersigmoidea, H. in den perizökalen Bauchfelltaschen und im Recessus parajejunalis) geht aus McIvers Zusammenstellung hervor. Die Diagnose der Incarceration innerer Hernien ist im allgemeinen nur nach Laparotomie möglich. Eine Ausnahme bildet lediglich die praktisch bedeutungsvolle Hernia diaphragmatica, die leicht durch eine einfache Röntgendurchleuchtung zu erkennen ist.

An bandförmige und breite Adhäsionen muß man besonders nach vorausgegangenen Bauchoperationen denken. Sie kommen jedoch auch im nicht laparotomierten Abdomen vor als Folgezustände von Entzündungen mannigfacher Art.

Bei den Darmtumoren dürfte wohl immer die allmähliche Stenosierung der primäre Vorgang sein. Da sich die Verengerung bei geeigneter Lage (im aboralen Teil des Dickdarms) frühzeitig bemerkbar macht, treten Tumoren als Ursache des akuten Verschlusses relativ wenig in Erscheinung.

Unter Intussusception (Invagination) versteht man bekanntlich das Einwandern eines Darmteils in einen benachbarten, tiefer oder höher gelegenen. Dabei umgibt letzterer das eingewanderte Stück (Intussusceptum) wie eine Hülle (Intussuscipiens). Das mit einwandernde Mesenterium setzt durch seine Anspannung einer sehr tiefgehenden Invagination eine Grenze. Intussuscipiens sowohl wie Intussusceptum enthalten alle Schichten der Darmwand. Die Invagination tritt gewöhnlich in absteigender Form ein. Aus dem Vorgang der Einwanderung ergibt sich, daß im Bereich der Intussusception die Wandschichten übereinanderliegen. Dabei berühren sich zwischen der äußeren und mittleren Schicht Mucosa und Mucosa, zwischen der mittleren und inneren Serosa und Serosa. Die Umbiegung zwischen äußerer und mittlerer Schicht heißt Hals, die Umschlagstelle zwischen mittlerer und innerer Schicht Spitze. Sehr selten kommt es an der gleichen Stelle zu doppelter und dreifacher Invagination. Man unterscheidet eine Invaginatio enterica, ileocoecalis, ileocolica und colica. Die praktisch bedeutungsvollste ist die Invaginatio ileocoecalis. Sie tritt am häufigsten im Säuglings- und Kleinkindesalter auf. Die Ursachen der Invagination sucht die eine Anschauung in einer Lähmung des Intussusceptums, eine andere in einem Spasmus des Intussuscipiens.

Unter Volvulus versteht man die Achsendrehung einer Darmschlinge samt ihrem Mesenterium um mindestens 180°. Das Mesenterium bildet dabei die Achse. Die mesenteriale Achsendrehung wird fast ausschließlich an der Flexura sigmoidea beobachtet, wobei eine groß angelegte Schlinge und ein langes Mesenterium mit schmalem Ansatz prädisponierend wirken. Chronische Obstipation, die durch Stase der Kotmassen im Sigmoid den Darm dehnt und dessen Mesenterium verlängert, bildet einen weiteren disponierenden Faktor. Infolgedessen tritt der Volvulus vorwiegend bei älteren Individuen auf. Auch die Verknotung von zwei Darmschlingen, die ebenfalls mit Achsendrehung einschließlich des Mesenteriums einhergeht, fällt unter den Begriff des Volvulus.

Das Krankheitsbild des mesenterialen Darmverschlusses entspricht nur manchmal dem Bilde des akuten Ileus. Es wird daher an anderer Stelle für sich besprochen werden.

Von den Fremdkörpern, die einen Ileus durch Verstopfung des Lumens hervorrufen können, stehen an erster Stelle große Gallensteine, die in den Darm perforiert sind. Der Gallensteinileus ist gewöhnlich ein Dünndarmileus. Frauen mit Gallensteinanamnese sind vorwiegend befallen. Kotsteine als Ursache eines Darmverschlusses sind selten. Man findet sie im Coecum und in anderen Teilen des Colons. Kotsteine bilden sich häufig um einen „Steinkern“ aus Haaren, Schellack (bei Lackierern, die alkoholhaltige Politur trinken) oder aus unlöslichen Medikamenten (Eisen, Bariumsulfat, Kalkpräparate). Andere Fremdkörper, die zum Ileus führen können, werden von Psychopathen, Geisteskranken und Kindern verschluckt.

Das MECKELsche Divertikel, der Rest des Ductus omphalo-mesentericus, kann einen Strangulationsileus dadurch verursachen, daß es in der Art eines Stranges wirkt. Extrem selten ist dieses Ereignis nicht. PORTER konnte 101 Fälle sammeln.

Der *funktionelle (dynamische)* Ileus entsteht, wie schon oben erwähnt, wenn die Darmpassage durch Darmlähmung oder durch spastischen Verschluß des Lumens aufgehoben wird.

Die häufigste Form des funktionellen Ileus ist die paralytische. Die Darmlähmung ist der gefürchtete Endzustand der Peritonitis. Auch beim mechanischen Ileus wird das Darmstück oberhalb des Verschlusses mit der Zeit so geschädigt, daß durch die dauernde Überdehnung und Capillarschädigung schließlich eine Paralyse eintritt. In diesem Fall bildet der paralytische Ileus eine Komplikation des mechanischen, eine Erfahrung, der beim chirurgischen Eingriff stets Rechnung zu tragen ist. Leichtere Grade der Darmlähmung gehören zu den häufigsten Ereignissen nach Bauchoperationen, auch ohne daß eine Infektion des Bauchfells nachweisbar ist. Auch die bei Mesenterialvenenthrombose vorkommenden Störungen der Darmfunktion gehören hierher. Reflektorisch kann ein paralytischer Ileus entstehen bei Erkrankungen anderer Organe, unter denen die Nieren an erster Stelle stehen. Bekannt ist dieses Ereignis bei Steinkolik, bei Tumoren, nach Nierenoperationen. Zur Erklärung hat man auf die innigen Beziehungen des Splanchnicus zum Darm und zu den Nieren hingewiesen (EISENDRATH).

Der *spastische* Ileus stellt ein sehr seltenes Ereignis dar. NAGEL konnte 1922 neben 2 eigenen über 49 Fälle der Literatur berichten. Oft sind Bauchoperationen vorausgegangen. Auch bei Grippe sind vereinzelt Fälle beschrieben worden (COLMERS). Gewöhnlich handelt es sich beim spastischen Ileus um hysterische oder neurasthenische Individuen.

Beim mechanischen Verschluß durch Fremdkörper (Gallensteine usw.) tritt der spastische Faktor als Komplikation auf, indem dadurch der Verschluß bei einem Fremdkörper, der an sich noch passagefähig wäre, vollständig wird. Auch Bleikoliken sind gelegentlich unter der Diagnose Ileus operiert worden (MURPHY).

In diesem Zusammenhang möchte ich auf eine Ursache des spastischen Ileus hinweisen, die meines Erachtens beinahe unbekannt geblieben ist, und die praktisch vielleicht eine größere Rolle spielt als bisher angenommen wird.

Die akute Porphyrie, jene eigenartige Störung des Farbstoffwechsels, wird relativ häufig unter den Zeichen eines akuten bzw. subakuten Ileus manifest. Ich selbst sah einen Fall, bei dem röntgenologisch ein hoher Verschluß des Ileums nachgewiesen war. Der Chirurg war bereits bestellt, als die eigenartige Farbe des Urins auffiel, der beim Stehen stark nachdunkelte. Da die Krankheit vorwiegend Neuropathen und Psychopathen befällt, liegt die Vermutung nahe, daß der spastische Ileus der Neuropathen häufig auf der Grundlage der akuten Porphyrinurie entsteht, an die als extrem seltene Stoffwechselstörung in der allgemeinen Praxis wohl kaum gedacht wird. Ein Eingriff erübrigt sich nach den Erfahrungen der Leipziger Klinik in diesen Fällen, da der Spasmus zurückzugehen pflegt.

Pathologische Anatomie, Physiologie. Die Erweiterung der Darmteile oberhalb des Verschlusses wurde bereits bei der Darmstenose erwähnt. Beim Ileus steht die Dehnung mehr im Vordergrund, da die Zeit für eine Entwicklung der Muskelhypertrophie fehlt. Bei hochsitzendem Dünndarmverschluß kann auch der Magen an der Dilatation beteiligt sein. Die Darmwand ist entsprechend der Dehnung stark verdünnt. Nach dem Ereignis des Darmverschlusses tritt nach kurzdauernder Ruhe eine heftige, mit Koliken verbundene Peristaltik ein, die mit zunehmender Dehnung erlahmt. Die Dehnung des Darmes erfolgt durch flüssigen und gasförmigen Inhalt, wobei es bis heute nicht entschieden ist, ob die Flüssigkeitsanhäufung mehr auf eine pathologische Sekretion oder auf eingeschränkte Resorption zu beziehen ist. Offenbar handelt es sich um eine Summation beider Faktoren. Die Resorption wird schon durch die Dehnung eingeschränkt, die die feinen Blut- und Lymphgefäße der Darmwand komprimiert.

Der *Darminhalt* besteht beim Dünndarmileus aus Flüssigkeit und reichlich Gas. Die Flüssigkeit ist bräunlich, von faulig-fäkulentem Geruch. Auch beim höheren Dünndarmileus findet sich im gestauten Inhalt die gramnegative Dickdarmflora (ROTH, SENEBERGER und BRANDES, CANNON und DRAGSTEDT). Der Gasreichtum ist am größten beim Colonverschluß, was offenbar mit der größeren Bakterienmenge des Dickdarms zusammenhängt.

Die eben mitgeteilten Veränderungen gelten für den einfachen Okklusionsileus. Beim Strangulationsileus kommt es eher zur venösen Stase, die sich in einer dunkelroten Färbung mit Ödem der gestauten Bezirke zu erkennen gibt. Das in den Darm ergossene Exsudat zeigt hämorrhagische Beschaffenheit. Auch die bald einsetzende Exsudation aus dem befallenen Peritoneum ist hämorrhagisch. Die schneller eintretende Lähmung bedingt einen baldigen und hochgradigen Meteorismus. Thrombose der Mesenterialgefäße, Gangrän mit Durchwanderungsperitonitis oder Perforationsperitonitis folgen. Die Durchwanderung von Bakterien beginnt schon, wenn die Schleimhaut, die Hauptschranke für die Mikroorganismen, nekrotisch wird. Das Aussehen einer gangränösen Darmschlinge ist höchst charakteristisch. Das Peritoneum wird trüb, glanzlos und zeigt grau-weißliche Fibrinauflagerungen. Die schwärzlich-bläulichen Thromben schimmern durch die Gefäßwände. Die Schlinge selbst ist dilatiert, durch Ödem verhärtet und von dunkelrotem bis mißfarbenem Aussehen. Schon früh sammelt sich bei Strangulationsileus Flüssigkeit in der freien

Bauchhöhle an, die sich schnell vermehrt und sich schließlich trübt. Sie kann eitrigen, hämorrhagischen oder jauchigen Charakter zeigen.

Den Veränderungen des Blutes beim Ileus ist in den letzten Jahren erhöhte Aufmerksamkeit geschenkt worden. Was zunächst die zellige Zusammensetzung des Blutes anlangt, so tritt eine Vermehrung der Erythrocyten und Leukocyten ein, die sich zählerisch und durch Hämatokrit nachweisen läßt. Die Polyglobulie muß als Folge des gewaltigen Flüssigkeitsverlustes aufgefaßt werden, der beim Dünndarmileus einsetzt. Auch die Blutmenge sinkt aus demselben Grund, der Bluteiweißgehalt steigt und die Senkungszeit der Erythrocyten wird kürzer. Die Blutviscosität steigt an. Eine entzündliche Leukocytose bildet sich früh beim Strangulationsileus aus.

Auffällig und charakteristisch ist der Abfall der Blutchloride (Hypochlorämie) und der Anstieg der Alkalireserve und des Reststickstoffs. Diese Veränderungen erfolgen durch den gewaltigen Chloridverlust infolge des Erbrechens und des Ergießens von Flüssigkeit in den Darm. Die Hypochlorämie wurde 1925 durch Haden und Orr beschrieben und seitdem vielfältig bestätigt. Wie stark sich der Chloridverlust auf die Prognose auswirkt, zeigten schon 1912 Hartwell und Hogun, die Hunde mit hohem Dünndarmileus durch Kochsalzinfusion wochenlang am Leben erhalten konnten. Auch diese Erfahrung ist in den letzten Jahren reichlich bestätigt worden. Sie findet therapeutisch breite Anwendung beim Menschen (Miller, Orr und Haden, Prati, Binet u. a.).

Der Chloridverlust als Ausdruck des Flüssigkeitsverlustes erleichtert eine weitere Wasserausschwemmung. Wie beträchtlich die zu Verlust gehenden Flüssigkeitsmengen sind, wird klar, wenn man bedenkt, welche Quantitäten im Darm teils aufgenommen, sezerniert und rückresorbiert werden. Rowntree schätzt die Tagesmenge der Verdauungssäfte auf 5—7 l täglich.

Auch in anderen Organen bilden sich charakteristische Veränderungen aus. So verarmen Leber und Muskulatur an Glykogen (H. Lange und Specht), während der Blutzuckerspiegel zunächst ansteigt. Der Adrenalingehalt der Nebennieren sinkt ab (Alberti). Die Hypochlorämie führt zu einem Versagen der Nierentätigkeit, die sich in der schon erwähnten Rest-N-Steigerung zu erkennen gibt. Eine echte Retentionsurämie kann die Folge sein. Inwieweit bei der Niereninsuffizienz die herabgesetzte Diurese infolge des gewaltigen Flüssigkeitsverlustes in den Darm eine Rolle spielt (Dupront) steht dahin.

Auch die Todesursache hat man physiologisch chemisch zu ergründen gesucht. Nach der älteren Auffassung wird Vergiftung durch die Resorption einer toxischen Substanz angeschuldigt, eine verständliche Ansicht, wenn man bedenkt, daß der verschlossene Darm mit großen Massen von faulig-fäkulenter Flüssigkeit angefüllt ist, die von pathogenen Mikroorganismen wimmelt. Über die chemische Natur des fraglichen Toxins konnte jedoch etwas Sicheres nicht eruiert werden. Nesbitt (1899) dachte an Cholin und Neurin, Murphy und Mitarbeiter (1915) an ptomainähnlichen Körper. Whipple (1916) isolierte eine giftige Proteose. Dragstedt und Mitarbeiter (1919) beschuldigen giftige Amine, die von den Bakterien aus Aminosäuren abgespalten werden. Besonders das Histamin wurde verantwortlich gemacht (Gerard, Sweet, Wangensteen und Loncks u. a.). Williams (1927) fand im Dünndarminhalt bei hohem Verschluß ein echtes Toxin. Hübler (1927) zeigte, daß der bebrütete Inhalt verschlossener Dünndarmschlingen bei gesunden Tieren Ileussymptome hervorrief. Daß bakterielle Tätigkeit beim Ileustod keine wesentliche Rolle spielt, zeigten H. Lange und Buchholz. Sie hemmten die Bakterienentwicklung im gestauten Darminhalt durch Einbringen von Trypaflavin, ohne daß eine Lebensverlängerung eintrat. Indessen spielt die bakterielle Toxintheorie in der modernen amerikanischen Literatur noch eine große Rolle (McIver).

Der Gifttheorie des Ileustodes steht die Wasserverarmungstheorie gegenüber. Sie wurde zuerst von HARTWELL und HOGNET (1912) ausgesprochen. Schon ältere deutsche Autoren (LEICHTENSTERN, NOTHNAGEL) hatten auf den starken Wasserverlust hingewiesen. HARTWELL und HOGNET stützten ihre Theorie durch den experimentellen Befund, daß Tiere mit einfachem hohen Dünndarmileus durch Infusion von physiologischer Kochsalzlösung am Leben erhalten werden konnten. Dieses wichtige Ergebnis wurde später durch HADEN und ORR (1923) und zahlreiche andere Autoren bestätigt. Nach den Ergebnissen der letzten Jahre scheint die Erklärung des Todes bei einfachem hohen Dünndarmileus durch Wasserverarmung infolge des Verlustes von Verdauungssäften ausreichend, wenn man unter Wasserverlust gleichzeitig den Mangel an Natrium- und Chloridionen versteht. Beim tiefen Dünndarmverschluß mit seinem geringen Wasser-Salzverlust reicht die genannte Theorie nicht immer aus, um den Tod zu erklären (MCIVER). Beim Colonverschluß erfolgt der Tod gewöhnlich durch Perforations- oder Penetrationsperitonitis.

Symptomatologie. Beim *einfachen Okklusionsileus des Dünndarms* verläuft das Krankheitsgeschehen um so stürmischer, je höher die Passagestörung gelegen ist. Als erstes subjektives Symptom treten zunächst Kolikschmerzen auf, deren Lokalisation je nach Höhe des Verschlusses wechselt. Steifungen deuten auf Hypertrophie der Muskulatur infolge eines stenosierenden Prozesses. Sie lassen sich gelegentlich durch Reizung der Bauchhaut (Schlagen mit einem nassen Tuch) provozieren. Nicht immer sind mit den sichtbaren Steifungen gleichzeitig Kolikschmerzen verbunden. Bald setzt Erbrechen ein, um so eher, je höher das Hindernis liegt. Das Erbrochene ist zuerst uncharakteristisch stets massig und tritt oft auch aus der Nase heraus. Es enthält Gallenfarbstoff. Eine Rotfärbung durch Zusatz von konzentrierter Sublimatlösung beweist die Zersetzung des Bilirubins. Bald nehmen die erbrochenen Flüssigkeitsmassen fäkulenten Geruch an (Miserere). Eine Ausnahme machen die Duodenalverschlüsse. Die fäkulente Beschaffenheit rührt vom Überwuchern der auch im oberen Dünndarm spärlich vorhandenen Fäulniserreger her. (Ob auch geformter Stuhl durch den Brechakt entleert werden kann (beim Dickdarmverschluß), ist unsicher. Zum mindesten muß dieses Ereignis als extreme Seltenheit bezeichnet werden). Zwischen den einzelnen Brechanfällen besteht ein fäkulenter Foetor ex ore.

Schon auf Distanz vernimmt man häufig plätschernde und gurrende Geräusche, die beweisen, daß noch keine Lähmung des Darmes eingetreten ist. Immer lassen sich derartige Geräusche mit dem Stethoskop nachweisen.

Die Stuhlentleerung hört auf, bei Dünndarmverschlüssen können allerdings die im Colon vorhandenen Inhaltsmassen in der ersten Phase noch entleert werden. Auch die Entleerung von Flatus sistiert sehr bald, wodurch sich der Ileus klinisch scharf von einer hartnäckigen Obstipation unterscheidet.

Die Urinmenge nimmt rapide ab. Der hochgestellte Harn enthält beim Dünndarmverschluß frühzeitig Indican und andere Äther-Schwefelsäuren. Im urämischen Stadium finden sich Komazylinder.

Mit dem massenhaften Erbrechen machen sich die Symptome der Wasserverarmung geltend. Die Nase wird spitz, die Augen liegen tief in den Höhlen, aufgehobene Hautfalten gleichen sich nur langsam aus, die Stimme wird heiser, Wadenkrämpfe können eintreten. Hand in Hand damit gehen Symptome von seiten des Kreislaufs. Der Puls wird klein und frequent, die Extremitäten kühl und cyanotisch.

Infolge der gewaltigen Chloridverluste kommt es zu einer Alkalose, die sich in tetanischen Anfällen äußern kann. Andererseits führt der Chloridverlust zur Hypochlorämie mit Ansteigen des Reststickstoffs im Blut und zur hypochlorämischen Urämie.

Das Allgemeinbefinden hält sich beim Dünndarmileus gewöhnlich bis zu dem Zeitpunkt des Koterbrechens, dann tritt schneller Verfall ein. Die Kranken leiden unter quälendem Durst. Der Tod erfolgt an Urämie, oder infolge des hochgradigen Wasserverlustes, oder an Peritonitis infolge Bakteriendurchwanderung durch den geschädigten Darm. Das Bewußtsein bleibt meist bis zuletzt erhalten.

Der einfache Dickdarmileus verläuft im allgemeinen wesentlich protrahierter als der Dünndarmileus. Die Okklusionssymptome sind prinzipiell dieselben, unterscheiden sich jedoch nach Intensität und Zeit des Eintretens von denen des Dünndarmverschlusses. Die Koliken pflegen weniger heftig zu sein, was angeblich mit der an sich trägeren Peristaltik des Colons zusammenhängt. Das Erbrechen, insbesondere das fäkulente Erbrechen, tritt wesentlich später ein. Im Vordergrund des klinischen Bildes steht dafür der enorme Meteorismus (Stauungsmeteorismus). Seine Lage richtet sich nach dem Sitz des Verschlusses. Der Meteorismus beginnt oberhalb der Okklusion und treibt das Abdomen von Tag zu Tag mehr auf. Bei tiefem Colonverschluß bildet sich daher das Bild des Flankenmeteorismus aus. Der starke Meteorismus des Dickdarmverschlusses erklärt sich aus dem enormen Bakteriengehalt dieses Darmes. Die langsame Zunahme der Gasblähung wird dadurch bedingt, daß große Mengen der gebildeten Gase bei der erhaltenen Zirkulation noch auf dem Blutwege abtransportiert werden. Bei größerer Dehnung der Darmwand werden jedoch die kleinen Gefäße der Darmwand komprimiert, so daß die Zirkulation leidet. Das Anwachsen des Meteorismus beruht also auf der Verlegung des natürlichen Weges nach unten, auf der Zersetzung der stagnierenden Inhaltsmassen durch die darmeigenen Mikroben und (zuletzt) durch die Kompression der Darmwandgefäße.

Ein weiteres, frühes und charakteristisches Zeichen für den Dickdarmileus ist das Aufhören des Stuhl- und Windabganges.

Die Indicanurie tritt später auf als beim Dünndarmverschluß.

Die klinische Sonderstellung des *Strangulationsileus* ergibt sich aus der frühzeitigen Beeinträchtigung der Blutzirkulation in der betroffenen Darmwand. Strangulationssymptome entwickeln sich bei Volvulus, Incarceration, Umschnürung, Verknotung und Invagination. Der Beginn der subjektiven Beschwerden setzt gewöhnlich mit einem gewaltigen Schmerz ein, der mit dem akuten Perforationsschmerz oder auch mit dem Schmerz des akuten Coronarverschlusses verglichen werden kann. Der Schmerz wird zunächst an einem bestimmten Punkt empfunden, um dann nach jeweils verschiedenen Richtungen auszustrahlen. Kolikschmerzen pflegen sich dem initialen Strangulationsschmerz bald aufzupfropfen. Den Strangulationsschmerz bezieht man seit Nothnagel auf eine Reizung der mesenterialen Nerven und Plexus. Wahrscheinlich spielen auch Gefäßschmerzen eine Rolle. Ein bedrohlicher Kollapszustand, der sich schnell im Anschluß an den dramatischen Beginn entwickelt, läßt den Kranken die Fortdauer des Strangulationsschmerzes nicht mehr so heftig empfinden. Im Anfang, solange keine Komplikationen vorhanden sind, lindert Druck auf den Leib die Intensität des Schmerzes. Der Kolikschmerz läßt mit Eintritt der Lähmung der strangulierten Darmschlinge nach. Bei Strangulation des Dünndarms ist der Schmerz im allgemeinen stärker als beim gleichen Ereignis am Dickdarm. Da die Vergleichsmöglichkeiten jedoch fehlen, läßt diese alte Angabe diagnostisch praktisch im Stich. An den initialen Strangulationsschmerz schließt sich, ausgelöst durch den Reiz des Peritoneums, bald ein reflektorisches Erbrechen an, das unmerklich in das echte Stauungserbrechen übergeht.

Leicht erkennbar gegenüber dem einfachen Okklusionsileus bleiben für den Strangulationsileus die schweren Allgemeinsymptome, die sich unmittelbar im Anschluß an den primären Schmerz entwickeln. Der Puls wird klein und frequent. Kalter klebriger Schweiß bedeckt die kühle Haut. Die weiße spitze Nase, die tiefliegenden halonierten Augen, die kühlen und bläulichen Extremitäten, die trockene Zunge, der Singultus könnten bei langsamerer Entwicklung auch an eine Perforationsperitonitis denken lassen, wenn nicht die lokalen Symptome dagegen sprächen. Die Körpertemperatur wird normal oder subnormal gefunden. Die Atmung wird frequent und oberflächlich, die Harnabsonderung nimmt ab. Schnell treten die Zeichen der Wasserverarmung (trockene, faltige Haut, Heiserkeit, Muskelkrämpfe) ein.

Das schlagartige Ausbleiben von Stuhl- und Windentleerung liefert eine weitere Unterscheidungsmöglichkeit gegenüber dem einfachen Okklusionsileus. Gelegentlich kommen allerdings Durchfälle vor, die als Vagusreiz aufgefaßt werden („Cholera herniaire").

Beim Volvulus können Blutbeimengungen im Stuhl erscheinen, typisch sind sie für die Invagination. Reichlichere Blutmengen werden beim Verschluß einer Mesenterialarterie entleert.

Die strangulierte Darmschlinge wird durch Gasansammlung bei Aufhebung der Gasresorption früh aufgetrieben. Manchmal, besonders bei schlaffen oder dünnen Bauchdecken erkennt man diesen eigenartigen Zustand schon durch die Betrachtung des Leibes. Steifungen lassen sich in dem betreffenden Gebiet wegen der Darmlähmung nicht nachweisen. Der Klopfschall ist wegen der starken Spannung der Darmschlinge meist nicht tympanitisch. Dafür erbringt der Stäbchenplessimeterversuch den Nachweis des Metallklangs ähnlich wie beim Spannungspneumothorax. Bei der Palpation erweist sich die strangulierte Schlinge als prall-elastisch, örtlich fixiert und ohne Peristaltik (v. WAHLsches Zeichen).

Die Peritonitis als Endzustand des Strangulationsileus tritt im allgemeinen nach 2—4 Tagen ein. Sie ist die Folge der Bakteriendurchwanderung durch die in ihrer Ernährung gestörte, infarzierte Darmwand oder auch Folge einer Perforation.

Der spärliche Urin enthält Eiweiß und verschiedenartige Zylinder neben Indican.

Die Symptomatologie des *dynamischen* Ileus ist im wesentlichen diejenige des einfachen Okklusionsileus. Auf gewisse Eigentümlichkeiten ist jedoch hinzuweisen.

Der als Komplikation des mechanischen Ileus, oder auch bei Peritonitis entstehende *paralytische Ileus* zeichnet sich vor allem durch eine diffuse Auftreibung des Leibes aus. Geräusche und Steifungen fehlen ebenso wie Koliken. Die Kranken klagen dafür über ein sehr schmerzhaftes Spannungsgefühl im Leib. Der Zwerchfellhochstand führt zur Erschwerung der Atmung. Erbrechen und Miserere tritt später auf als beim mechanischen Ileus. Stuhl- und Windverhaltung vervollständigen das klinische Bild.

Der *spastische Ileus* entspricht klinisch einem milden Okklusionsileus. Der primäre Okklusionsshock fehlt. Kolikschmerzen und Steifungen, Meteorismus der betroffenen Schlingen können nachweisbar sein. Dazu tritt Kot- und Windverhaltung. Das Allgemeinbefinden bleibt viel länger gut als beim mechanischen Ileus. In manchen Fällen tritt Miserere ein. Gewöhnlich löst sich jedoch der Krampf, was sich durch Abgang von Stuhl und Winden zu erkennen gibt.

Verlauf und Prognose. Erfolgt beim vollständigen Darmverschluß kein therapeutischer Eingriff, so führt der Zustand abgesehen von wenigen Fällen zum Tode, dessen Ursachen bereits erörtert wurden. Am schnellsten endet der

Strangulationsileus (insbesondere durch Verknotung) letal. Schon am ersten Tage kann der Exitus im Kollaps entstehen, noch ehe der Ionen- und Säfteverlust oder gar die Peritonitis sich entwickelt. Am längsten ist der Verlauf beim einfachen tiefen Dickdarmverschluß. Bei längerem Verlauf bieten die Kranken zuletzt die Symptome der diffusen Peritonitis oder sie gehen infolge des Wasser- und Salzverlustes (s. o.) zugrunde. Am günstigsten in bezug auf die Möglichkeit einer spontanen Rückbildung liegen die Verhältnisse beim funktionellen Ileus (aseptische Darmlähmung nach Laparotomie, paralytischer Ileus nach Nieren- oder Gallenkolik, spastischer Ileus bei akuter Hämatoporphyrie). Daß der arterio-mesenteriale Verschluß im allgemeinen schon auf Bauchlagerung zurückzugehen pflegt, wurde bereits bemerkt.

Durch die chirurgische Therapie bessert sich die Prognose erheblich. Allgemeingültige Mortalitätszahlen lassen sich begreiflicherweise nicht mitteilen. Die Sterblichkeit wechselt in ziemlich weiten Grenzen, wobei der Zustand der Kranken, der Zeitpunkt des Eingriffs und die Art der Behandlung die wichtigsten Faktoren darstellen.

So wurden nach einer Statistik von BRAUN und WORTMANN etwa $^2/_3$ der Fälle geheilt, wenn operiert wurde, solange Gangrän und größerer Säfteverlust fehlten. Zwischen 26 und 51% bewegen sich die Mortalitätszahlen amerikanischer Autoren aus den Jahren 1920—1936 (CODMAN, RICHARDSON, SONTLAR, TUTTLE, BRILL, MILLER, SMITHIES, CORNELL, VICK, VIDGOFF, MCIVER).

Es liegt nicht im Rahmen dieses Handbuches, die Art und Technik der notwendigen Eingriffe zu schildern. Anzustreben ist immer die Radikaloperation, die den natürlichen Kotlauf wieder herstellt. Im Einzelfall kann der Eingriff beim Strangulationsileus in Durchtrennung eines Stranges, in Reposition einer strangähnlichen Schlinge oder in einer Resektion bestehen. In manchen Fällen wird zunächst eine Darmfistel als Palliativoperation angelegt.

Beim Okklusionsileus ist ebenfalls möglichst frühzeitig zu operieren, wenn es sich um einen akuten Verschluß handelt. Aber auch beim Darmverschluß als Endstadium eines stenosierenden Prozesses sollte mit dem Eingriff nicht lange gezögert werden, da die oben beschriebenen pathologisch-physiologischen Vorgänge die Widerstandskraft des Organismus bald schwächen. Immerhin kann man hier in Ruhe den Ileus zu lokalisieren versuchen.

Es darf als eine Erkenntnis des letzten Jahrzehnts bezeichnet werden, daß die therapeutischen Maßnahmen vor der Operation ebenso bedeutungsvoll für den guten Ausgang anzusehen sind wie der Eingriff selbst. Diese Erfahrung beruht auf der Tatsache, daß viele Ileussymptome nicht auf der Giftresorption sondern auf dem Ionen- und Wasserverlust beruhen. Die Zuführung der verlorenen Substanzen stellt daher die erste Aufgabe der modernen Ileusbehandlung dar. Alle neueren Untersucher sind sich einig in der Beobachtung, daß die Zufuhr von Kochsalzlösung den Zustand des Kranken überraschend bessert.

Man kann die Kochsalzlösung isotonisch oder hypertonisch verwenden. Für hypertonische Kochsalzlösungen kommt nur die intravenöse Infusion in Betracht, die den Salz- und Wasserverlust des Organismus am schnellsten ausgleicht. Manche Autoren schlagen auch für die intravenöse Darreichung eine isotonische Lösung vor, der zur Auffüllung des Glykogendepots der Leber 5—10% Traubenzucker beigefügt werden soll. Man kann auf diese Weise relativ schnell 1—2 l Flüssigkeit in die Zirkulation bringen. Bei freier Dickdarmpassage wird die intravenöse Applikation unterstützt durch einen Tropfeinlauf mit physiologischer Kochsalz- oder Ringerlösung.

Eine weitere notwendige Maßnahme bildet die Entleerung des Magens durch Spülung. Dadurch wird nicht nur die Dehnung des Organs vermieden. Auch große Mengen von Giftstoffen werden entfernt. Die Gefahr der Aspirationspneumonie wird herabgemindert. Manche Autoren empfehlen aus dem gleichen Grund die Entleerung der oberen Darmabschnitte mit Hilfe der Duodenalsonde. Die Absaugung des Darminhalts mit der Duodenalsonde kann durch einen leichten Unterdruck beschleunigt werden (WANGENSTEEN und PAURE u. a.).

Daß eine Nahrungszufuhr per os zu unterbleiben hat, bedarf keiner Begründung. Der quälende Durst wird durch die parenterale und rectale Flüssigkeitszufuhr bekämpft. Daneben mag man Eisstückchen reichen, die der Kranke im Munde zergehen läßt. Darmeinläufe können in manchen Fällen den Ileus beseitigen. Das gilt insbesondere für den Verschluß durch eingedickte Kotmassen, aber auch für andere Fremdkörper. Bei Strangulationsileus darf man von einem Einlauf in Hinsicht auf den Verschluß nichts erwarten. Als Einlaufflüssigkeiten werden lauwarme Kochsalzlösung, Öl, hypertonische (5—8%) Kochsalzlösungen und Milch-Siruplösungen verwandt.

Die heftigen Koliken werden nach Sicherung der Diagnose mit Opiumderivaten bekämpft. Spasmolytica (Atropin, Papaverin, Bellafolin, Belladenal, Octinum, Syntropan u. a.) können neben der Linderung der Kolikschmerzen auch an der Beseitigung des Ileus dadurch mitwirken, daß ein rein spastischer Ileus gelöst oder die spastische Komponente bei einer Fremdkörperobturation beseitigt wird. Beim Strangulationsileus darf man auf derartige Mittel keine Hoffnung setzen. Daß beim paralytischen Ileus Opiumabkömmlinge und Spasmolytica kontraindiziert sind, darf als selbstverständlich vorausgesetzt werden. Hier sind neben chirurgischen Maßnahmen Mittel anzuwenden, die die Peristaltik und Tonus des Darmes anregen wie das Acetylcholin, Hypophysin, Neohormonal, Doryl und Physostigmin (Prostigmin).

Zur Behandlung des Kollapses und der Kreislaufschwäche sind die bekannten peripheren und zentralen Kreislaufmittel heranzuziehen.

F. Geschwülste des Darmes.

1. Darmcarcinom.

Vorkommen. An Häufigkeit steht der Darmkrebs unter den Krebsen der übrigen Organe an 3.—4. Stelle. Das geht besonders aus der großen Statistik von STAEMMLER hervor, wonach 11,5% aller Carcinome dem Darm angehören. Der Lokalisation nach befällt der Krebs im Darm vorwiegend das Rectum, an zweiter Stelle das Coecum und die drei Colonflexuren. Das Dickdarmcarcinom verhält sich der Häufigkeit nach zum Dünndarmcarcinom etwa wie 20 : 1. Die Hälfte aller Darmcarcinome sind Rectumcarcinome. Das männliche Geschlecht überwiegt. Bemerkenswert ist die Erfahrung, daß gerade vom Darmkrebs auch jugendliche Individuen befallen werden, während das Prädilektionsalter dem bekannten Krebsalter (5.—7. Jahrzehnt) entspricht. Eine relativ große Anzahl der Rectumcarcinome entsteht aus degenerierten Polypen (SCHMIEDEN und WESTHUES).

Pathologische Anatomie. Makroskopisch unterscheidet man nach STAEMMLERS Einteilung Carcinome, die sich vorwiegend in der Darmlichtung entwickeln und solche, die mehr in der Darmwand wachsen. Unter der ersteren Art finden sich fungös-polypöse und zottig papillomatöse Tumoren. Zu den letzteren gehören ulzerierende und nicht zum Zerfall neigende Formen.

Am häufigsten findet man das flache Krebsgeschwür mit aufgeworfenem Rand. Diese Form beherrscht insbesondere das Rectum. Sie neigt zur ringförmigen Stenosierung. Über die Veränderung oberhalb der Krebsstenosen wurde bereits gesprochen. Histologisch sind die Darmcarcinome stets Zylinderzellenkrebse, mögen sie nun als Adenocarcinom, als Gallertkrebs, als Markschwamm, als cirrhöses Adenocarcinom oder als Carcinoma solidum auftreten. Plattenepithelkrebse (vom After ausgehend) sind selten.

Symptomatologie. Die Frühzeichen des Darmkrebses sind verwaschen und vieldeutig, sofern sie überhaupt subjektiv oder objektiv bemerkt werden. Mancher Darmkrebs bleibt auffällig lange latent. In vielen Fällen sind es lediglich Allgemeinerscheinungen, wie Gewichtsabnahme und Schwächegefühl, die den Arzt nach einem malignen Tumor zu fahnden veranlassen, oder eine unerklärte Anämie lenkt die Aufmerksamkeit des Untersuchers in dieselbe Richtung. Die erwähnten Allgemeinsymptome haben nur Bedeutung, wenn sie früh auftreten. Leider bilden sie sich häufig erst aus, wenn der Tumor bereits inoperabel geworden ist. Das gilt besonders für die Dickdarmcarcinome. Die Anämie zeigt bei Dickdarmkrebsen stets den mikrocytären Typus. Bei stenosierenden Dünndarmcarcinomen kann gelegentlich das Bild der perniziösen Anämie entstehen.

Nicht selten ergibt eine genaue Kontrolle der Körpertemperatur Fiebersteigungen, die auf Eiweißzerfall zu beziehen sind. Auch die relativ seltenen Metastasen in den klinisch erreichbaren Lymphknoten sind zu beachten. Häufiger sind Lebermetastasen, die sich teils als fühlbare Knoten, teils durch das Symptom eines Ikterus bemerkbar machen.

Wesentlich erleichtert wird die Diagnose, wenn Magendarmbeschwerden auftreten. Die Kranken klagen über Völlegefühl im Leib, Appetitmangel, Poltern, Gurren und Quietschen und schließlich über Koliken, falls der maligne Prozeß (wie meistens) zur Stenosierung neigt. So besteht denn das „typische" Syndrom für das Darmcarcinom in Abmagerung, Anämie und den Zeichen der fortschreitenden Darmstenose. Bei Dünndarmstenosen steht galliges Erbrechen im Vordergrund. Schließlich kann durch einen Fremdkörper, einen Spasmus oder durch steigende Verengerung der Ileus eintreten.

Schmerzen werden häufig abgesehen von den Kolikschmerzen völlig vermißt. In anderen Fällen klagen die Kranken über Schmerzen im ganzen Leib oder über Schmerzen, die nach verschiedenen Richtungen ausstrahlen. Bekannt ist der Symptomenkomplex der Ischias, der stets eine genaue Untersuchung des Rectums veranlassen sollte.

Störungen der Darmentleerung können bei Dünndarmcarcinomen völlig fehlen. Bei Dickdarmkrebsen kann Obstipation oder Diarrhöe bestehen. Bekannt sind die Pseudodiarrhöen mit Tenesmen beim Mastdarmcarcinom (s. o.). Stuhlunregelmäßigkeiten lassen sich beim Dickdarmcarcinom etwa in $^4/_5$ der Fälle nachweisen.

Objektiv steht der Nachweis von sichtbarem oder okkultem Blut mit an erster Stelle. Große Blutungen bei Darmkrebs sind selten. Beim Rectumcarcinom sieht man nicht selten kleine frischrote Blutmengen in den spritzerartigen, pseudodiarrhoischen Entleerungen. Die stillschweigende Annahme, daß es sich um Hämorrhoidalblutungen handele, hat schon ungezählte Rectumcarcinome inoperabel werden lassen. Der Nachweis von okkultem Blut ist bedeutungsvoller als der des sichtbaren Blutes, weil die ausschließlich okkulte Blutung wesentlich häufiger vorkommt. Daß Hämorrhoiden und Carcinom gleichzeitig vorkommen, liegt bei der Häufigkeit des Hämorrhoidalleidens auf der Hand.

Weitere objektive Symptome sind Meteorismus, Darmsteifungen und besonders der palpable Tumor. Bei Fehlen des letzteren suche man besonders sorgfältig die Prädilektionsstellen (s. o.) ab. Der carcinomatöse Tumor ist stets hart, häufig knollig, verschieblich und druckschmerzhaft. Der Nachweis eines solchen Tumors hängt unter ungünstigen Bedingungen (fettreiche Bauchdecken, stärkere Spannung) wesentlich von der Palpationstechnik des Untersuchers ab. Mit dem Nachweis eines palpablen Tumors erhebt sich die schwierige

Frage, ob er dem Darm angehört oder nicht. Relativ leicht ist die Entscheidung, wenn die übrigen Symptome auf einen Darmtumor hinweisen. Ältere Klärungsmethoden, wie Luftaufblähung des Dickdarms sind heute als obsolet zu bezeichnen. Die Röntgenmethode wird zum mindesten beim Dickdarm stets die Zugehörigkeit im positiven oder, was noch mehr bedeutet, im negativen Sinne klären können. Fühlbare Tumoren findet man in etwa 50% der Fälle (ANSCHÜTZ, KUTTNER und SCHERK).

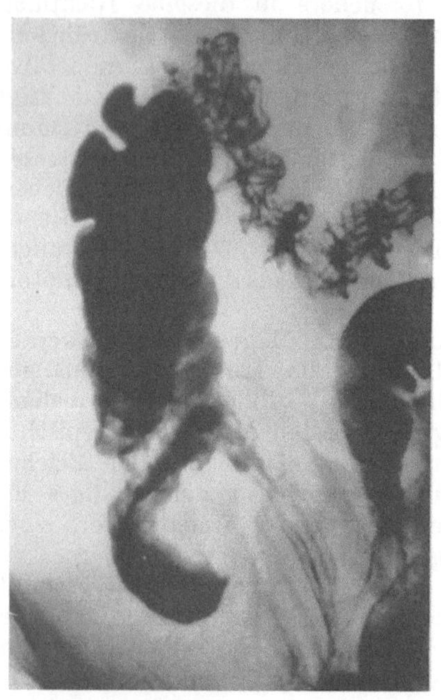

Abb. 62. Pat. C. Umschriebener Füllungsdefekt an der medialen Wand des Coecums, Abbruch der Schleimhautfalten am Rande.

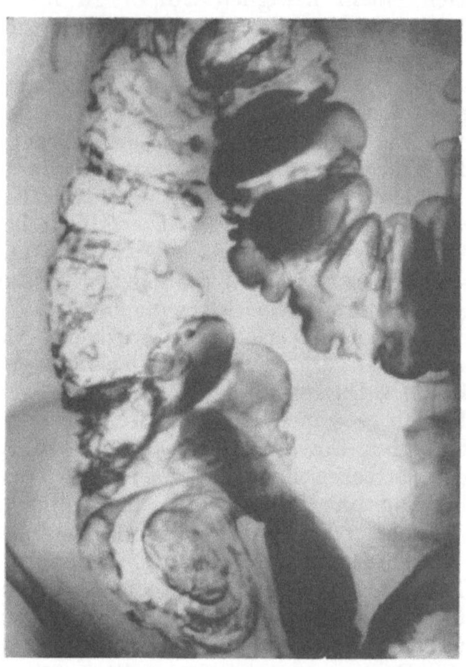

Abb. 63. Derselbe Pat. wie Abb. 62. Luftaufblähung nach teilweiser Entleerung des Kontrastmittels. Einragen des umschriebenen Tumors in das Darmlumen. Delle im Zentrum = Einmündung der Appendix.

Spätsymptome sind die schon erwähnten Metastasen in Leber und Drüsen. Auch der nicht so seltene Ascites kann als Zeichen der Metastasierung nur den Wert eines Spätzeichens beanspruchen.

Ausschlaggebend für die Diagnose des Dickdarmkrebses abgesehen vom digital oder rektoskopisch erreichbaren Mastdarmkrebs bleibt das *Röntgenverfahren* (s. u.).

Das Dünndarmcarcinom ist extrem selten. Daß die wenigen Fälle außerdem meist bis zum Auftreten von Komplikationen unerkannt bleiben, liegt daran, daß der Dünndarm bei der Röntgenuntersuchung im allgemeinen zu wenig beachtet wird. Abgesehen vom Duodenalkrebs (s. o.) finden sich Carcinome im oberen Jejunum und im unteren Ileum. Die übrigen Teile des Dünndarms sind praktisch krebsfrei. Kennzeichnend für den Dünndarmkrebs sind neben Allgemeinsymptomen der Nachweis von okkultem Blut und Stenoseerscheinungen. Besonders geschickten Untersuchern gelang es bisher gelegentlich, den Tumor auch *röntgenologisch* zu fassen.

Das Vorkommen eines perniziös-anämischen Blutbildes bei stenosierendem Dünndarmtumor wurde bereits vermerkt. Schwierig ist die Abgrenzung gegenüber anderen stenosierenden Prozessen (Tuberkulose, Aktinomykose, Lues). In vielen Fällen wird erst die Biopsie entscheiden.

Das *Duodenum* steht in der relativen Häufigkeit der Dünndarmcarcinome im Vordergrund. Als typischer Sitz darf die VATERsche Papille bezeichnet werden. Die Diagnose gilt als schwierig, solange nicht etwa die Symptome einer Duodenalstenose mit galligem Erbrechen vorhanden sind. Röntgenologisch dürfte bei der heutigen Untersuchungstechnik der Duodenalkrebs immer zu fassen sein.

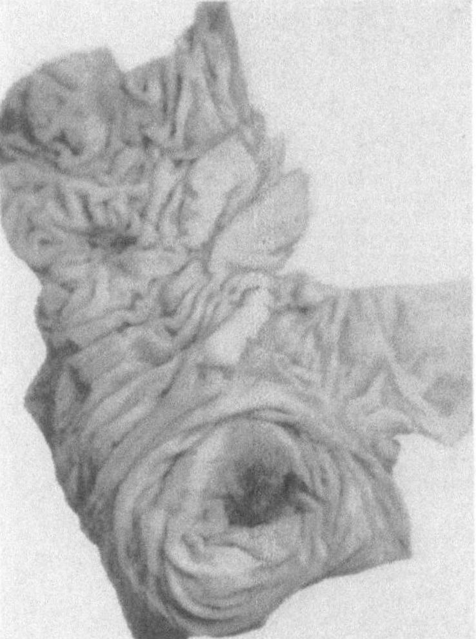

Abb. 64. Resektionspräparat des Tumors. Die Einmündung der Appendix liegt im Zentrum des Tumors.

Röntgenbefunde bei Darmgeschwülsten. Der Röntgenuntersuchung kommt für den Nachweis oder Ausschluß eines Darmtumors besondere Bedeutung zu, da sie, wie keine andere Methode unter günstigen Untersuchungsbedingungen anatomische Veränderungen am Darm direkt zur Darstellung bringt.

Am *Dickdarm* hat für den Nachweis morphologischer Veränderungen der Kontrasteinlauf den Vorzug. Dabei wechselt die

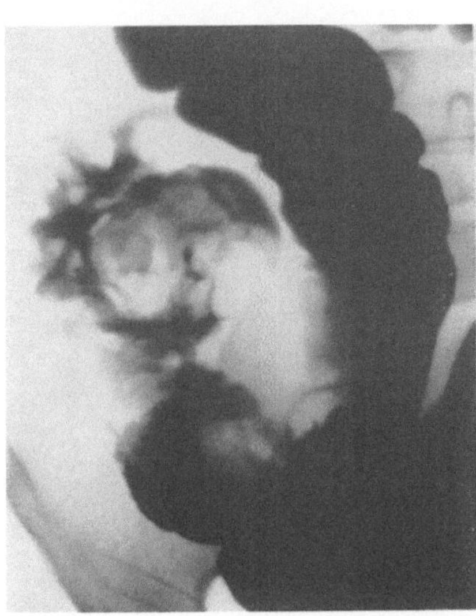

Abb. 65a.

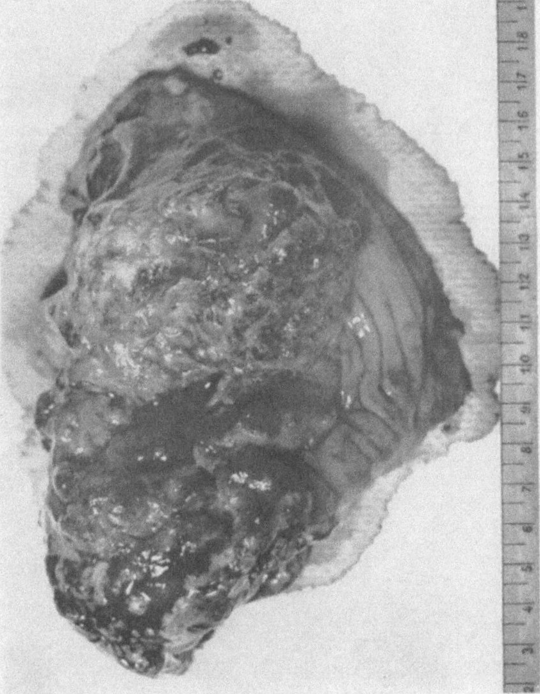

Abb. 65b.

Abb. 65a. Pat. F. Blumenkohlcarcinom des Colon ascendens. Ileocöcalklappe infiltriert. Außerdem gekipptes Coecum.

Abb. 65b. Resektionspräparat zu Abb. 65a.

Untersuchungstechnik je nach der Lage des Falles (pralle Füllung, Reliefdarstellung, kombinierte Barium-Luftfüllung, s. o. Kap. C, 4, allgemeine Diagnostik).

Bei den *expansiv* wachsenden, ins Darmlumen hineinragenden Tumoren steht der *Füllungsdefekt* im Kontrastschatten im Vordergrund. An die Stelle der normalen Schleimhautzeichnung tritt entsprechend der Oberflächengestaltung des Tumors ein *unregelmäßiges Relief*, am Tumorrand brechen die

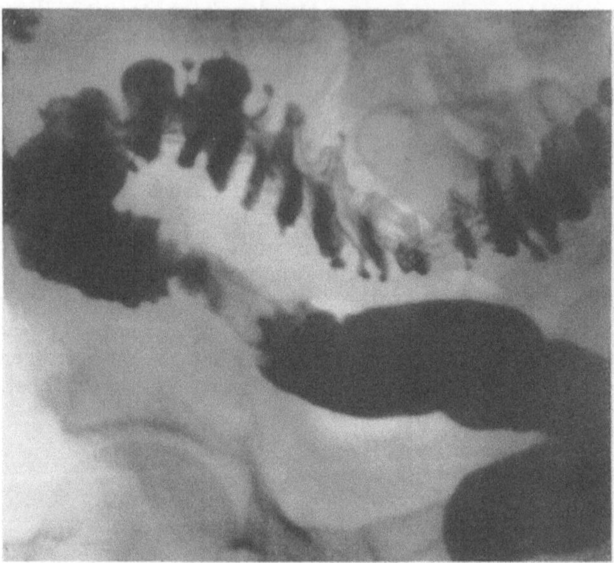

Abb. 66. Pat. Sch. Kontrasteinlauf: Einengung des Darmlumens im unteren Sigma mit etwas unregelmäßiger Begrenzung. Divertikulosis des oberen Sigmas.

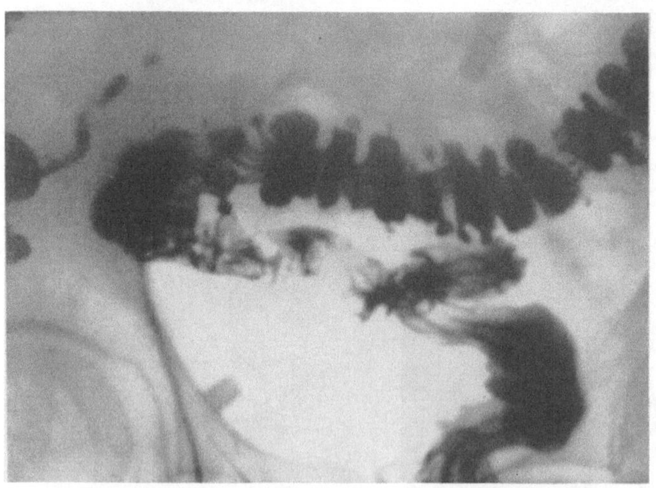

Abb. 67. Reliefbild zu Abb. 66. Zerstörung des Schleimhautreliefs in umschriebenem Bezirk. Abbruch der Schleimhautfalten am Tumorrand: Kleiner Scirrhus des Sigmas. Operativ bestätigt. Ausgedehnte Drüsen- und Lebermetastasen.

Schleimhautfalten scharf ab. Die befallenen Wandabschnitte sind *starr* und meist *unregelmäßig begrenzt.*

Bei den flachen, vorwiegend *infiltrierend* wachsenden Schleimhautcarcinomen findet man als erstes Symptom die Zerstörung des Schleimhautreliefs, die Starre der Wand ist meist ebenfalls nachzuweisen. Bei den submukösen Tumoren können eindeutige Reliefveränderungen zunächst fehlen, so daß die starre und meist nicht ganz regelmäßig begrenzte Darmkontur den einzigen Hinweis auf eine maligne Wandinfiltration geben kann. Doch kommen Tumoren nur

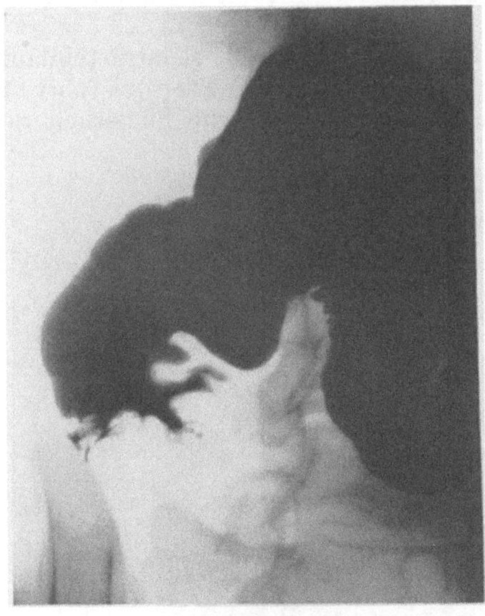

Abb. 68.

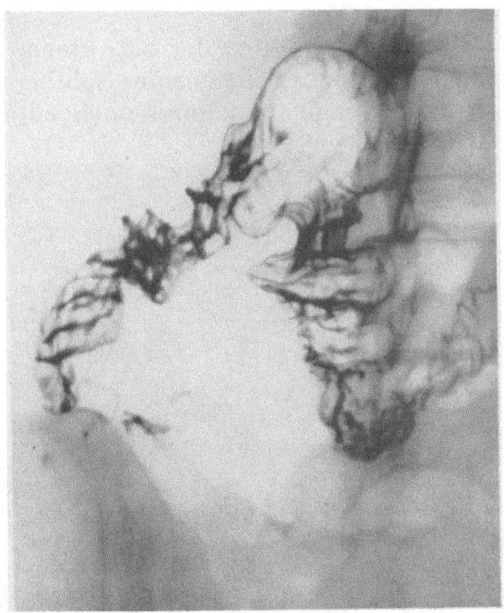

Abb. 69.

Abb. 68. Pat. J. M. Kontrasteinlauf: Stop im Colon ascendens mit unregelmäßiger Begrenzung. „Tumorzapfen" des Kontrastschattens.

Abb. 69. Reliefbild zu Abb. 68.

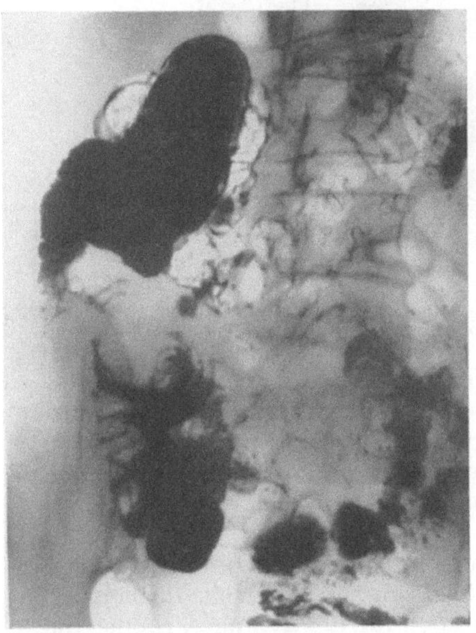

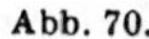

Abb. 70.

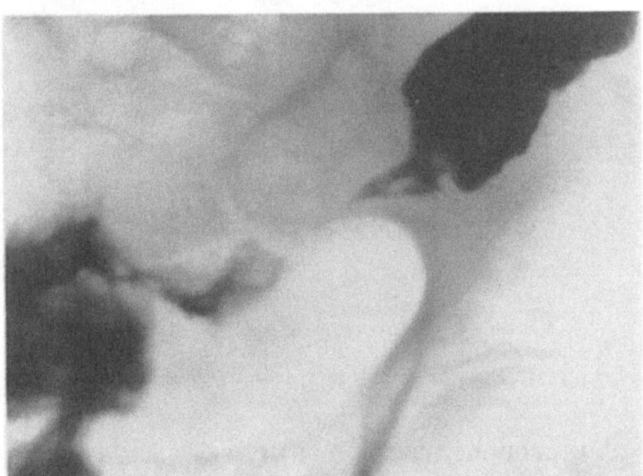

Abb. 71. Pat. K. Klinisch Verdacht auf Colontumor. Kontrasteinlauf wegen Insuffizienz des Sphincters nicht möglich. Kontrastpassage: Unvollständige Stenose im unteren Colon descendens durch Tumor. Zapfenförmige, etwas unregelmäßige Begrenzung des Kontrastschattens im Beginn der Stenose. Histologische Untersuchung eines abgegangenen Gewebsstückchens: Adenocarcinom.

Abb. 70. Derselbe Pat. wie Abb. 68 und 69. Kontrastpassage. Darstellung eines gänseeigroßen, stenosierenden Tumors in der Mitte des Colon ascendens, nur geringe Verlangsamung der Dünndarmpassage.

sehr selten in so frühen Stadien zur Beobachtung. Meist ist die Mucosa schon mit ergriffen, so daß auch hier das genaue Absuchen des Schleimhautreliefs am ehesten zum Nachweis der Wandinfiltration führt. Bei den scirrhösen

Carcinomen ist schon frühzeitig eine mehr oder weniger ausgesprochene Einengung des Lumens durch Schrumpfung der Darmwand nachzuweisen. Die Darstellung von Stenosen gelingt manchmal besonders gut mit der kombinierten Barium-Luftfüllung.

Ist die Darstellung der betroffenen Darmabschnitte mittels Kontrasteinlaufs nicht möglich (Insuffizienz des Sphincter ani, unüberwindlicher Stop), so führt die Kontrastpassage manchmal noch zum Ziele. In bezug auf die Sicherheit des

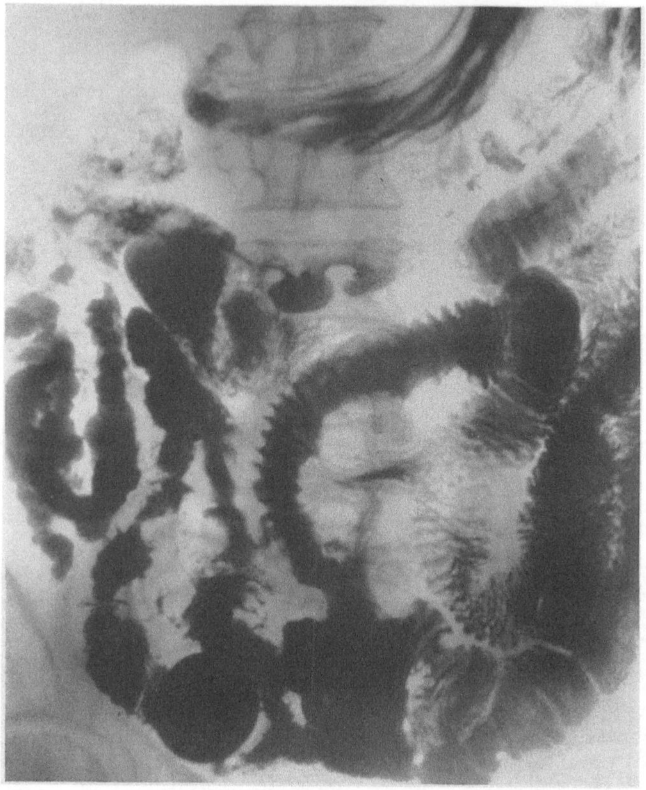

Abb. 72. Pat. P. Multiple flache Wanddefekte im mittleren Dünndarm. Atonie des mittleren Dünndarms, verlangsamte Passage. Tod an Darmperforation. Sektion: Multiple Lymphosarkome des Dünndarms.

Tumornachweises, vor allem der Anfangsstadien, steht sie jedoch der Einlaufuntersuchung weit nach. Die Kontrastpassage muß unterbleiben, wenn schon subileusartige Erscheinungen bestehen. Durch Verlegung der Stenose mit eingedicktem Kontrastmittel kann eine akute Verschlimmerung des Krankheitsbildes eintreten.

Die seltenen Sarkome des Dickdarms sind röntgenologisch von den Carcinomen nicht abzugrenzen.

Am *Dünndarm* sind die Sarkome verhältnismäßig häufiger. Sie sollen von den Carcinomen manchmal dadurch zu unterscheiden sein, daß sie mehr flächenhaft größere Darmabschnitte befallen (das gilt besonders für die Lymphosarkome, die häufig multipel auftreten), und daß sie später als die häufig zirkulär wachsenden Carcinome des Dünndarms zu Stenosen führen. Sorgfältiges Absuchen des ganzen Dünndarms bei wiederholten Durchleuchtungskontrollen und genaue Beachtung des Schleimhautreliefs ist besonders für die Erkennung der nicht stenosierenden und vorwiegend nach außen wachsenden Dünndarmtumoren wichtig.

Am *Duodenum* ist bei den Tumoren der Pars descendens die Abgrenzung gegen Tumoren, die vom Pankreas oder vom Ductus choledochus auf das Duodenum übergreifen, oft nicht möglich. Ulzerierende Carcinome des Bulbus duodeni können fälschlich als große Ulcera peptica angesehen werden. Genaues Reliefstudium schützt auch hier am ehesten vor Fehldeutungen.

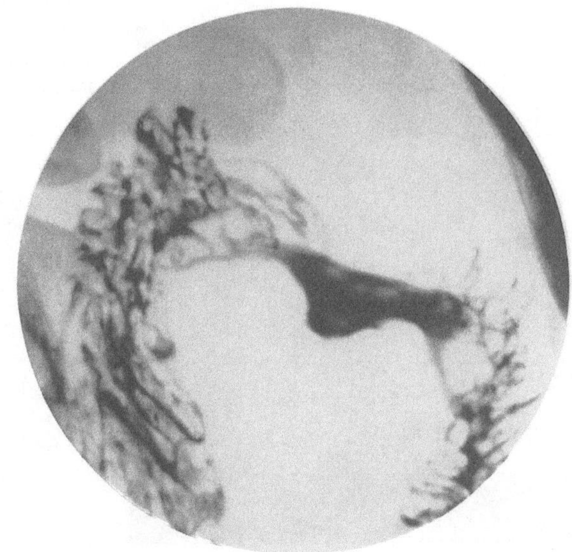

Abb. 73. Zirkuläres, nicht stenosierendes Jejunum-Carcinom, unmittelbar unterhalb der Flexura duodeno-jejunalis. (Beobachtung von HOHENNER, Röntgenprax. 6, 677.)

Die seltenen gutartigen Darmtumoren sind von den Carcinomen und Sarkomen röntgenologisch nicht mit Sicherheit zu unterscheiden, so daß eine Operation in jedem Falle angezeigt ist.

Kleinere Tumoren und vor allem gestielte Polypen führen manchmal zur Invagination mit dem Bilde eines Darmverschlusses. Am Dickdarm sind durch Kontrasteinlauf, eventuell auch gleichzeitige Kontrastpassage, wiederholt Invaginationen nachgewiesen worden. Charakteristisch ist besonders der Stop des Kontrastmittels in ganzer Breite des Darmes. Solange zwischen den an der Invagination beteiligten Darmabschnitten noch ein schmaler freier Raum bleibt, kann das Kontrastmittel an den Rändern weiter vordringen, so daß das Bild einer Gabelung oder Zangenbildung des Kontrastschattens entsteht. Außerdem kann eine schmale Kontrastfüllung im Zentrum des invaginierten Darmabschnittes zustande kommen, wenn kein vollständiger Verschluß besteht.

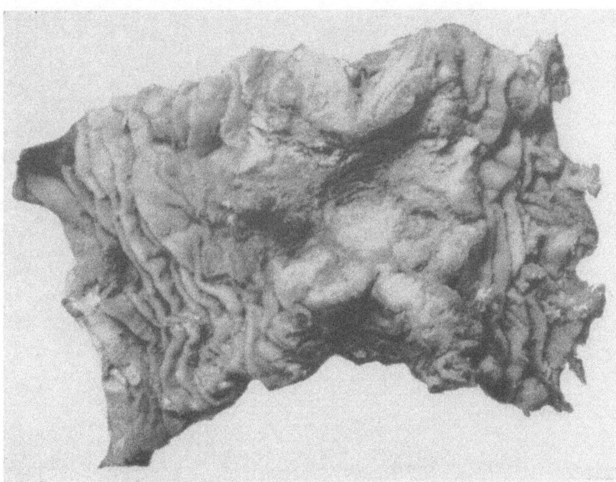

Abb. 74. Resektionspräparat zu Abb. 73.

Eine besondere Stellung nimmt die flächenhafte diffuse Polyposis ein, die sich oft über große Abschnitte des Dickdarms und manchmal auch des Dünndarms im Röntgenbild nachweisen läßt. Sie ist bei praller Füllung nur an einer leichten Kerbung der Konturen oder auch gar nicht zu erkennen. Die Untersuchung mit dünner Schicht oder die kombinierte Barium-Luftfüllung geben Bilder, die von denen der Pseudopolyposis auf entzündlicher Grundlage nicht zu unterscheiden sind (s. Abb. 36, Pseudopolyposis bei Colitis ulcerosa). Manchmal sind gleichzeitig größere, auch gestielte Polypen nachzuweisen.

Tumoren, die von der Umgebung auf den Darm übergreifen, ergeben, wenn sie die Wand infiltrieren und in das Lumen einwachsen, den gleichen röntgenologischen Befund wie primäre Darmtumoren. Eine Klärung gelingt manchmal durch den Nachweis des Primärtumors. Einengung des Darmes durch

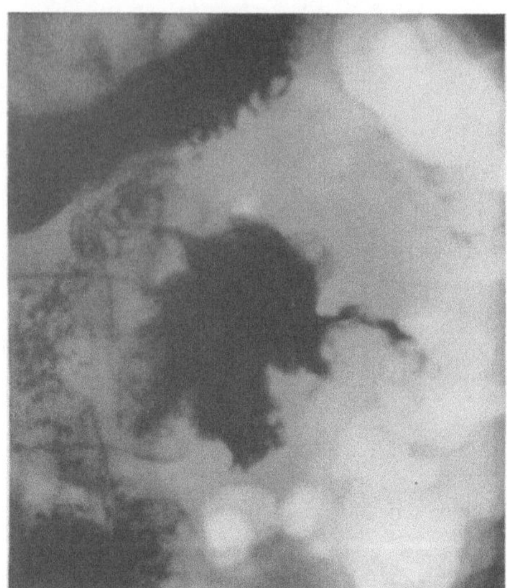

Abb. 75.

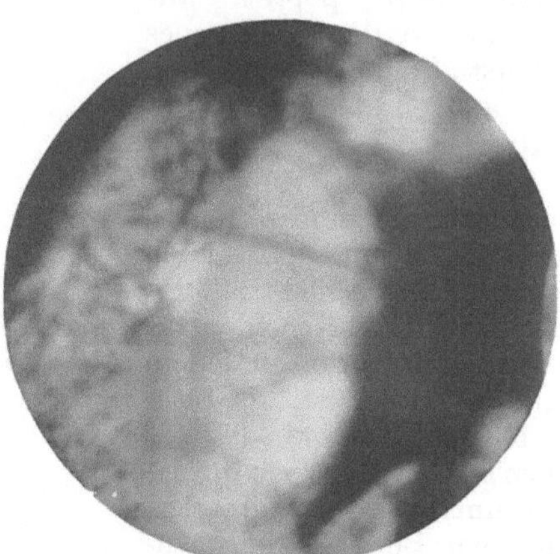

Abb. 76.

Abb. 75. Pat. L. I. Zerstörung des Schleimhautreliefs in umschriebenem Bezirk in einer Jejunumschlinge. Von dort aus füllt sich eine unregelmäßig begrenzte apfelgroße Höhle. Op.: Zerfallendes Myosarkom des oberen Jejunums, von der Darmwand ausgehend.

Abb. 76. Detailaufnahme zu Abb. 75.

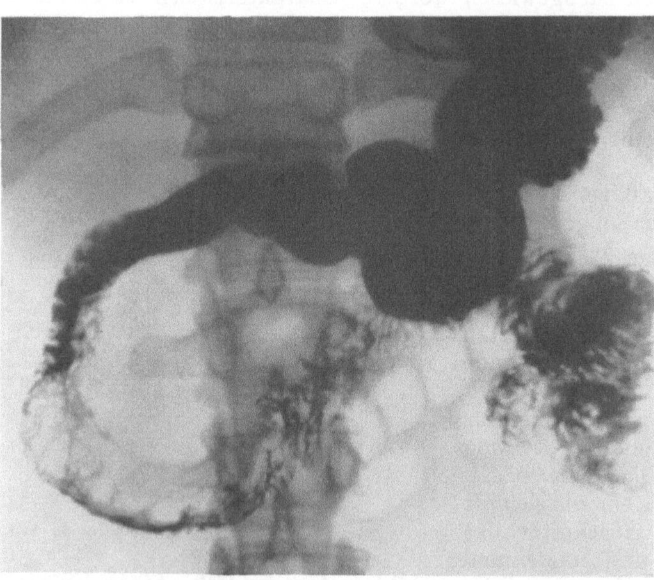

Abb. 77. Pat. L. II. Füllungs- und Schleimhautdefekt in der Pars descendens und Pars inf. duodeni, äußere Wand zum Teil frei. Beginn etwas unterhalb der Papilla Vateri. Op.: Gemischtzelliges Sarkom.

einfache Kompression von außen läßt das Schleimhautrelief, die Motilität und die Dehnbarkeit der Darmwand intakt und ist dadurch von stenosierenden Darmtumoren zu unterscheiden. Zur Prüfung der Dehnbarkeit der Darmwand ist die Luftaufblähung nach A. W. FISCHER gut geeignet. Besonders wichtig ist der Nachweis eines einwandfreien Schleimhautreliefs in dem komprimierten Darmabschnitt.

Die entzündlichen Tumoren des Darmes, wie sie am häufigsten als hyperplastische Form der Tuberkulose des Coecums und als Folge einer Diverticulitis am Sigma vorkommen, sind im Röntgenbild von den Neubildungen oft nicht zu trennen, sobald die Schleimhaut schwerere Veränderungen aufweist. Der übrige klinische Befund, eventuell Röntgenkontrollen in kürzeren Zwischenräumen lassen die Diagnose in manchen Fällen klären.

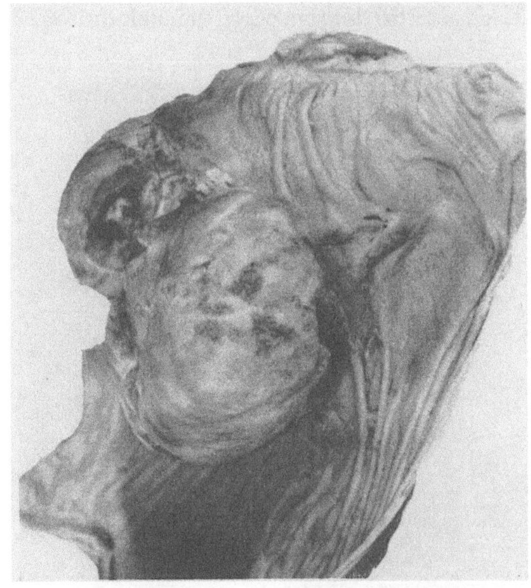

Abb. 78. Derselbe Pat. wie Abb. 77. Resektionspräparat. Oberhalb des Tumors die Papilla Vateri.

Komplikationen, Verlauf. Schon oben wurde vermerkt, daß eine ganze Reihe von Darmkrebsen erst an plötzlich auftretenden Komplikationen erkannt wird. Am häufigsten sind die Zeichen der subchronischen Darmstenose oder des akuten bzw. subakuten Ileus. Andere Komplikationen sind Perforationsperitonitis, retroperitoneale, periproktitische und pericolitische Abscesse, Übergreifen auf Nachbarorgane. Der Darmkrebs führt ohne radikale Entfernung in $^1/_2$ bis zu 3 Jahren zum Tode.

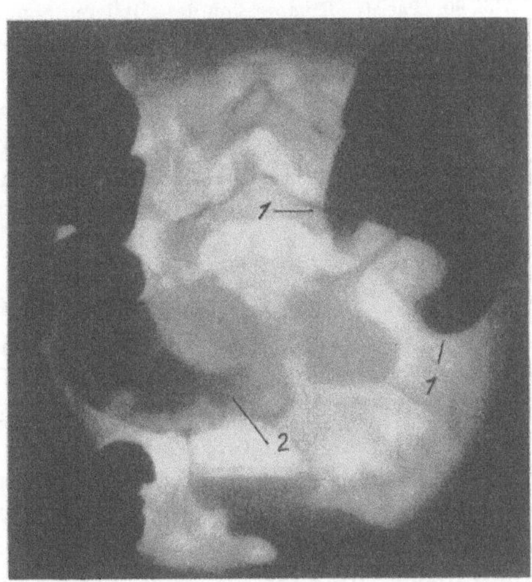

Abb. 79. Coloninvagination im mittleren Colon transversum bei Coloncarcinom. Perorale und rectale Kontrastfüllung. 1 Zange um den Kopf des Invaginates, 2 Ende des per os gegebenen Kontrastmittels. Dazwischen Füllungsschleier zwischen äußerem und mittlerem Zylinder. (Aus REISER u. GURNIAK: Fortschr. Röntgenstr. **36**, 359.)

Therapie. Als Behandlung des Darmcarcinoms ist in allen Fällen die radikale chirurgische Entfernung anzustreben. Über die Möglichkeit einer wirklichen Radikaloperation entscheidet meistens erst der Befund bei eröffnetem Abdomen. Die Möglichkeit einer Radikaloperation ist abhängig von den subjektiven Symptomen, die die Kranken in verschiedenen Stadien zum Aufsuchen eines Arztes veranlassen, von der wechselnden Indolenz des Kranken, von der Höhe der ärztlichen Diagnostik, insbesondere der Röntgendiagnostik, und von der Beurteilung des jeweiligen Chirurgen. Infolgedessen haben Statistiken, die die Operabilität der Darmcarcinome in Prozenten ausdrücken, nur einen sehr bedingten Wert. Die mitgeteilten Zahlen schwanken zwischen 10 und 70% (ANSCHÜTZ, RAUSCH, ROTTER, KÜTTNER, WITZEL, KUTTNER und SCHERK u. a.). Die Indikationen zum Radikaleingriff und die Operationsmethoden s. die chirurgischen Hand- und Lehrbücher. Auch die Erfolge der Radikaloperation schwanken in weiten Grenzen. Bei relativ hoher

Operationsmortalität (um 30% in unkomplizierten Fällen) tritt eine wirkliche Dauerheilung nur relativ selten ein, eine Tatsache, die mit den Ergebnissen der Krebsoperation an anderen Organen identisch ist. So lebten nach der bekannten

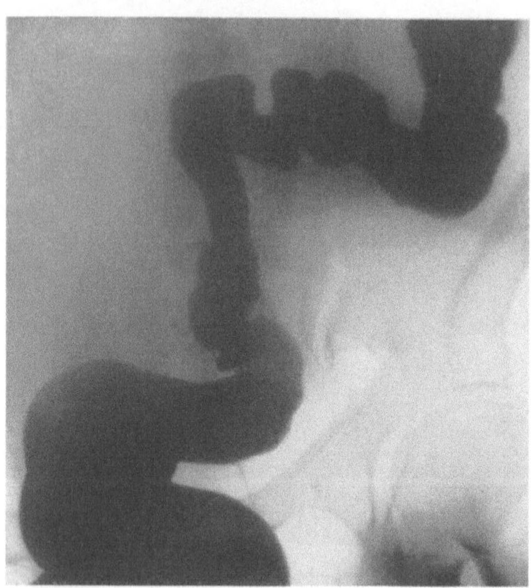

Abb. 80.

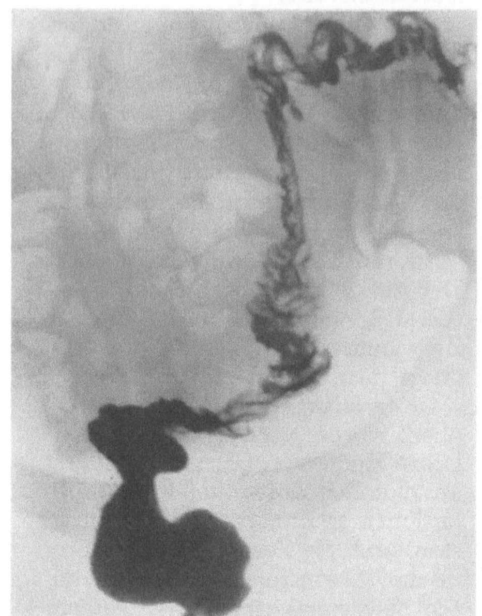

Abb. 81.

Abb. 80. Pat. O. Kompression des mittleren Sigmas durch großen, vom Genitale ausgehenden Tumor.
Abb. 81. Derselbe Pat. wie Abb. 80. Normales Schleimhautrelief in dem verengten Bezirk.

Statistik KÜTTNERs 3 Jahre nach dem Eingriff noch 32,5%, 10 Jahre später nur noch 12,8% der Fälle. Berücksichtigt man bei diesen Zahlen den hohen Hundertsatz der Fälle, die nicht mehr operiert werden, so ist das Ergebnis eines halben Jahrhunderts an aufgewandter Mühe nicht sehr erfreulich.

2. Sarkom des Darmes.

Viel seltener als das Darmcarcinom ist das Darmsarkom. Auf 100 Darmkrebse entfällt etwa 1 Sarkom (v. NOORDEN, STAEMMLER, KEY, KUTTNER, SCHERK u. a.). Darmsarkome finden sich vorwiegend im Duodenum und Ileum und im Rectum, während der Dickdarm weniger befallen wird. Im Rectum handelt es sich nach STRASBURGER oft um Melanosarkome. Das männliche Geschlecht überwiegt (nach STAEMMLER im Verhältnis von 60% : 35,5%, nach RADEMACHER von 60% : 40%). Auffallend ist das Vorkommen bei Kindern. Anatomisch handelt es sich meist um Rundzellen- bzw. Lymphosarkome, seltener um Spindelzellen-, Myo- und Riesenzellensarkome.

Die klinische Diagnose Darmsarkom ist im allgemeinen nicht möglich. Immerhin existieren einige vom Carcinom abweichende Symptome. Bemerkenswert ist das schnellere Wachstum. Auch die Allgemeinsymptome Abmagerung, Anämie und Kräfteverfall pflegen sich schneller zu entwickeln als beim Carcinom. Demgegenüber treten die Erscheinungen der Stenose in den Hintergrund. Nicht selten kommt es sogar infolge der frühzeitigen Zerstörung der Muscularis zur lokalen Erweiterung des Darms (NOTHNAGEL). MADELUNG spricht von einer aneurysmatischen Dilatation durch das eigenartige Wachstum des Sarkoms.

Die fehlenden Stenoseerscheinungen bei einem nachgewiesenen malignen Darmtumor lassen danach den Verdacht auf ein Sarkom rechtfertigen. Wenn im weiteren Verlauf des Leidens doch Wegstörungen auftreten, so hängt das meist mit der erheblichen Größe zusammen, die Sarkome im Spätstadium zu erreichen pflegen, wenn der tödliche Ausgang nicht vorher durch eine Komplikation eingetreten ist. Infolge des großen Umfanges bzw. des großen Gewichtes entstehen Abknickungen, Verdrängungen und Torsionen der beteiligten Darmschlinge, die leicht das Bild der Stenose oder des Ileus hervorrufen können.

Das Stuhlbild bietet nichts Besonderes. Obstipation, Diarrhöen und normale Entleerungen werden beobachtet. Okkultes Blut kann fehlen. Nicht selten bildet der Nachweis des palpablen Tumors neben den allgemeinen Tumorzeichen das erste objektive Lokalsymptom. Die fühlbare Geschwulst ist hart, höckrig oder glatt und meist verschieblich. Mittels der Perkussion läßt sich Dämpfung oder gedämpfte Tympanie nachweisen. Lymphosarkome, die vom lymphatischen Apparat des Darmes ausgehen, können multipel entstehen und dementsprechend als multiple Tumoren fühlbar werden.

Ausschlaggebend für die Diagnose bleibt gewöhnlich das *Röntgenbild.* Schon Reiche (1919) fand röntgenologisch die befallenen Darmabschnitte erweitert und atonisch.

Die *therapeutischen* Aussichten sind noch ungünstiger als beim Carcinom. Mitteilungen von operativer Heilung (Michel, Hahn, Engström u. a.) sind als große Seltenheiten aufzufassen. Metastasen pflegen sich frühzeitig einzustellen. Eine etwas günstigere Prognose in bezug auf die Lebensdauer bietet das Lymphosarkom wegen seiner großen Strahlenempfindlichkeit. Es kann gelingen, den Tumor für eine beträchtliche Zeit durch Röntgenbestrahlung klinisch zum Verschwinden zu bringen, wie der viel zitierte Fall von Reiche beweist.

3. Darmpolypen.

Unter Polypen versteht man mehr oder weniger kugelige Tumoren, die durch einen Stiel mit der Schleimhaut verbunden sind. Über den histologischen Bau ist mit diesem makroskopischen Begriff nichts ausgesagt. Im engeren Sinne wird die Bezeichnung allgemein auf die Adenome des Darmes angewandt, unabhängig davon, ob ein Stiel immer nachweisbar ist. Wegen ihrer Neigung zu carcinomatöser Degeneration stehen sie in ihrer klinischen Bedeutung zwischen den malignen und benignen Tumoren des Darmes.

Die Adenome gehen von den Lieberkühnschen Drüsen aus. Ihre Größe ist außerordentlich variabel. Sie kommen vereinzelt oder multipel vor. Gelegentlich sind große Strecken des Darmes von ihnen übersät.

Histologisch zeigen die Polypen acinösen Bau mit hohem mehrschichtigen Zylinderepithel. Der Stiel besteht aus Bindegewebe.

Im Gegensatz zu früheren Mitteilungen darf man die adenomatösen Polypen als überaus häufigen Befund annehmen. Feyrter fand sie vereinzelt in 24% aller Autopsien im Darmkanal.

Am häufigsten kommen die Polypen im Rectum vor. Darauf folgen S-Romanum und Colon. Isolierte Polyposen des Duodenums und Ileums (Döring, Gehrig, Golden) sind sehr selten. Außerordentlich selten dürfte die sog. miliäre Adenomatose des Duodenums sein (Pavel und Milcon, Baumann u. a.).

Die Genese der Darmpolypen ist bis heute umstritten. Schon ältere Autoren wiesen auf hereditäre Faktoren hin (Port, Döring). Auch das jugendliche

Alter der Erkrankten sprach für diese Auffassung. In neuerer Zeit ist der erbliche Faktor wieder unterstrichen worden. So sah TØNNESEN 4 Fälle von Polyposis coli und 2 Fälle von Rectumcarcinom in einer Familie innerhalb von 3 Generationen. Auch JÜNGLING teilt den Stammbaum einer Familie mit, in der sich die Polyposis intestini durch 3 Generationen dominant vererbte. 15 von 30 Familienmitgliedern erkrankten. Ähnliche Beobachtungen stammen von HÜCHTEMANN.

Ein entgegengesetzter Standpunkt ist in letzter Zeit durch FEYRTER vertreten worden. Dieser Autor sah in 24% aller Autopsien Darmpolypen. Über 75 Jahre alte Individuen trugen fast ausnahmslos Polypen. Vor dem 35. Lebensjahr wurden Polypen außer bei diffuser Polyposis nicht gefunden. Danach schließt FEYRTER auf erworbene Bildungen ohne kongenitale, örtlich festgelegte Anlage. Schon lange war bekannt, daß Polypen auf dem Boden schwerer Entzündungen entstehen können. Man vermißt sie nach eigenen Erfahrungen bei Colitis chronica ulcerosa kaum. Ob es sich hier um dasselbe Krankheitsbild wie bei der echten Polyposis intestini handelt, ist kaum anzunehmen. trotzdem auch bei der seltenen Polyposis intestini die Schleimhaut als verändert geschildert wird. Man findet Trübung, Rötung und Körnelung der Schleimhaut (H. STRAUSS, WESTHUES, JÜNGLING). In der Literatur scheint die Trennung zwischen postdysenterischer bzw. postcolitischer Polyposis und der gemeinen Polyposis nicht immer exakt durchgeführt worden zu sein.

Praktisch bedeutungsvoll ist die Neigung der Polypen (Adenome) zur carcinomatösen Entartung. Die krebsige Degeneration wird bei ausgedehnter Polyposis so gefürchtet, daß SCHMIEDEN die Resektion großer Darmteile, z. B. des ganzen Dickdarms vorschlug. Viele andere Chirurgen sind ihm gefolgt, trotzdem die Häufigkeit der malignen Entartung recht verschieden beurteilt wird. So schätzt sie TØNNESEN auf 50—60%, FEYRTER nur auf 8%. Nach WESTHUES sind es die hyperämischen und breitbasig aufsitzenden Adenome, die carcinomatös degenerieren.

Klinische Symptome sind in vielen Fällen nicht zu erheben. Zweifellos werden die meisten Polypen nur autoptisch entdeckt. Selten bildet ein größeres Exemplar Veranlassung zu einer Invagination. Weiche und gefäßreiche Polypen können Ausgangspunkt von rezidivierenden Darmblutungen werden, deren Sitz manchmal außerordentlich schwer festgestellt werden kann. Das Bild der Colitis wird nicht selten bei Dickdarmpolyposis beobachtet, wobei allerdings die Frage offen bleibt, ob die Polypen nicht erst sekundär auf dem Boden einer chronischen Colitis gewachsen sind.

Therapie. Bei ausgedehnter Polyposis wird zur Vermeidung der krebsigen Entartung allgemein die Resektion der befallenen Darmabschnitte empfohlen. Einzelne, rektoskopisch erreichbare Tumoren lassen sich meist leicht mittels einer Zange oder mit dem Paquelin entfernen, wenn sie gestielt sind.

4. Andere gutartige Tumoren des Darmes.

Außer den Adenomen kommen im Darm Fibrome, Lipome, Myome, Cysten und Angiome vor. Eine Klinik dieser seltenen Tumoren läßt sich nicht aufstellen. Allenfalls kann man diagnostisch einen Tumor bzw. eine Darmstenose feststellen. In seltenen Fällen kann ein Tumor spontan mit dem Stuhl abgehen, wie z. B. ein hühnereigroßes Lipom im Falle KROP. Myome scheinen gern Blutungen auszulösen (RIJSSEL). Unter den Cysten spielen die Hauptrolle solche lymphangiomatöser Natur, während Enteromesenterialcysten sehr selten sind (BUKER). Hämangiome sind sehr selten und oft Ursache schwerer Darmblutungen. In einem von mir beobachteten Falle schwer chronischer ungeklärter Darmblutung wurde autoptisch ein Hämangiom des Dünndarms gefunden. Raritäten sind Dermoidcysten und Echinococcuscysten.

G. Krankheitsbilder infolge angeborener Form- und Lageanomalien.

1. Angeborene Form- und Lageanomalien.

Die endgültige Form und Lage des Darms im Bauchraum ist das Ergebnis eines komplizierten Entwicklungsganges in der frühen Embryonalzeit. Typische

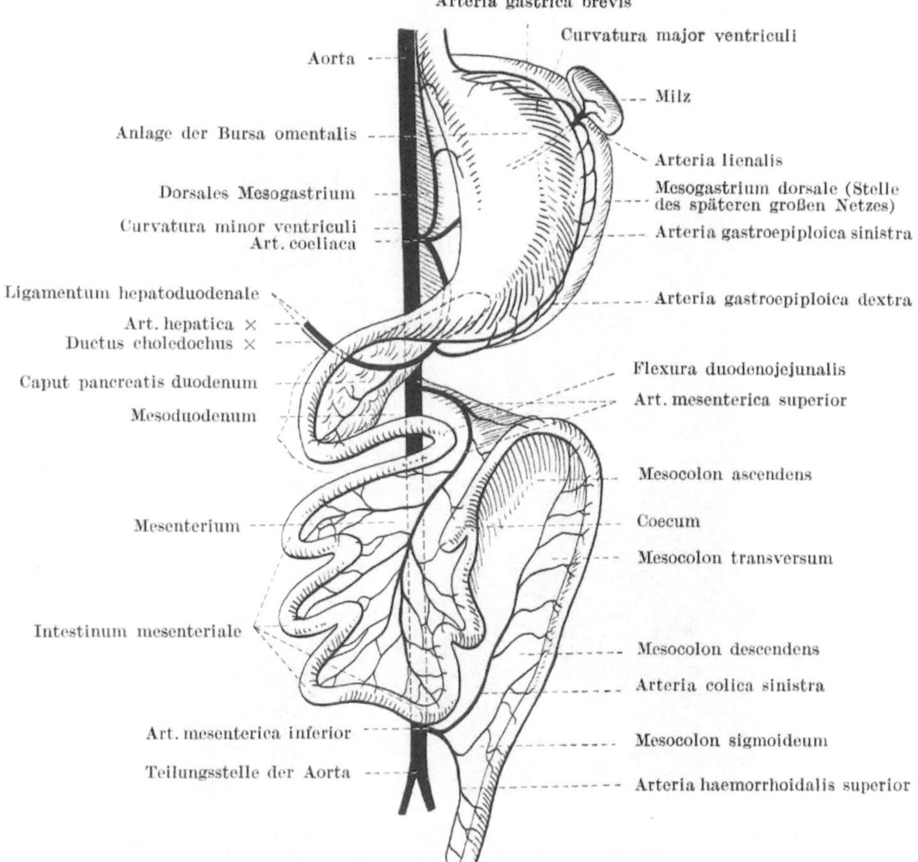

Abb. 82. Schema der embryonalen Entwicklung des Darmkanals und des Bauchfells. (Nach SOBOTTA.)

Lageveränderungen bei gleichzeitig verschiedenem Wachstum der einzelnen Darmabschnitte und ihre Fixierung an der hinteren Bauchwand spielen dabei die Hauptrolle. Störungen der Entwicklung können sowohl in einem als auch gleichzeitig in mehreren dieser Vorgänge auftreten, sie können einen einzigen kleinen Bezirk, z. B. das obere Duodenum oder auch gleichzeitig mehrere Darmabschnitte betreffen.

Im röntgenologischen Schrifttum der letzten Jahre sind unter gleichzeitiger Berücksichtigung der anatomischen Forschungsergebnisse die verschiedenen Möglichkeiten der Entwicklungsstörungen, vor allem die verschiedenen Formen des Duodenum mobile und des Mesenterium ileocolicum commune eingehend erörtert worden (ALTSCHUL, NELL, SANDERA, SPITZ u. a.).

Die wichtigsten Gruppen dieser Entwicklungsanomalien sollen in ihrer Bedeutung für die Klinik im folgenden kurz besprochen werden. Auf Einzelheiten hier einzugehen, verbietet der Raum. Doch erscheint es zum Verständnis der Anomalien zweckmäßig, die Grundzüge der Darmentwicklung kurz zu skizzieren.

Die zunächst in der Medianebene von kranial nach caudal gestreckt verlaufende Darmanlage erfährt eine Gliederung in *3 Schleifen:* die Vorschleifc,

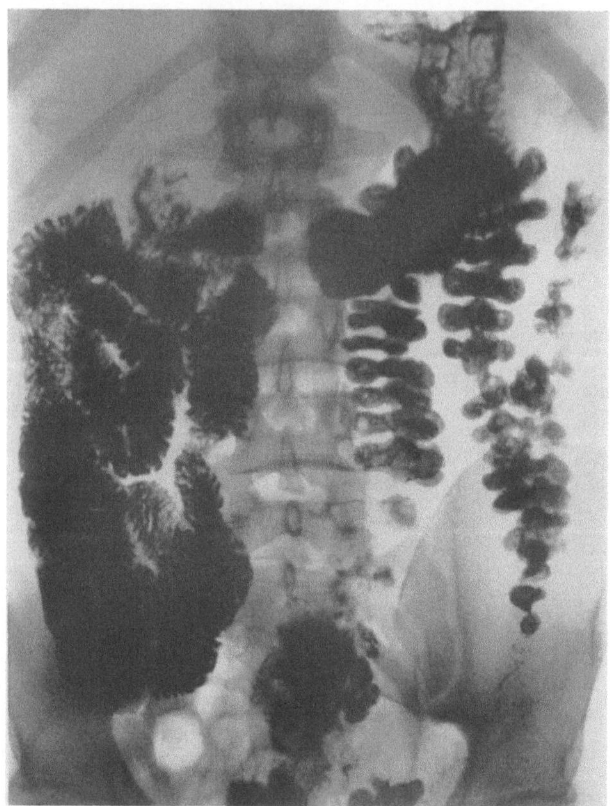

Abb. 83. Pat. K. Mesenterium ileocolicum commune. Der gesamte Dünndarm liegt rechts, der Dickdarm links von der Medianlinie, das Coecum median im kleinen Becken.

aus der sich Magen und oberes Duodenum bis zur Einmündung des Ductus choledochus und pancreaticus entwickeln; die Nabelschleife, die das infrapapilläre Duodenum, Dünndarm und proximales Colon umfaßt, und die im sog. Angulus colicus in die Nachschleife, die späteren distalen Colonabschnitte, übergeht. Die Vorschleife besitzt ein ventrales und dorsales, die Nabelschleife und die Nachschleife nur ein dorsales Mesenterium. Der obere, dem Magen entsprechende Teil der *Vorschleife* wird nach hinten ausgebuchtet, der untere Teil nach vorn konvex gebogen. Dabei setzt eine Drehung aus der sagittalen in die frontale Ebene ein, so daß die hintere Begrenzung des Magens nach links, der vordere konvexe Bogen des oberen Duodenums nach rechts gerichtet wird. Bei gleichzeitiger Senkung der mittleren Abschnitte vollführt die Vorschleife außerdem eine Teildrehung um ihre horizontale Achse im Sinne des Uhrzeigers.

Die *Nabelschleife* wird bei stärkerem Längenwachstum vorübergehend aus der Bauchhöhle in den Nabelstrang verlagert. Sie vollführt dabei um die Art. mesenterica sup. als Achse eine Drehung im umgekehrten Sinne des Uhrzeigers, so daß der absteigende präarterielle Schenkel nach rechts und caudal, der aufsteigende postarterielle Schenkel nach links und kranial wandert. Diese Drehung wird fortgesetzt bei der Rückverlagerung der Nabelschleife in den Bauchraum. Der stärker wachsende präarterielle Schenkel tritt zuerst durch den Nabelring in die rechte Bauchseite, die ersten Schlingen werden durch die nachfolgenden unter dem Stamm der Art. mesenterica sup. hindurch nach links oben

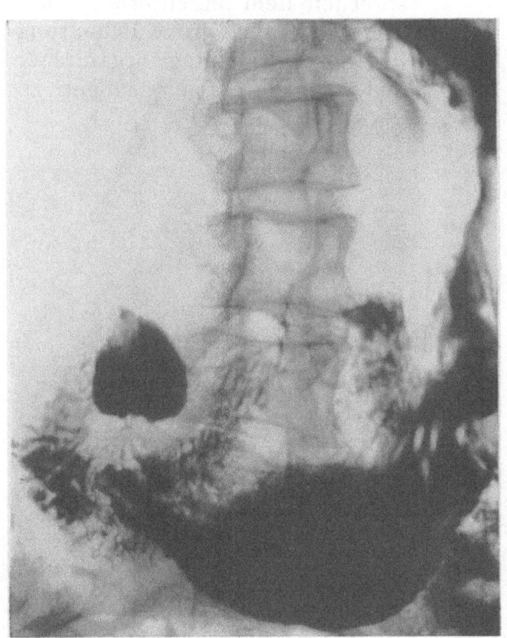

Abb. 84.

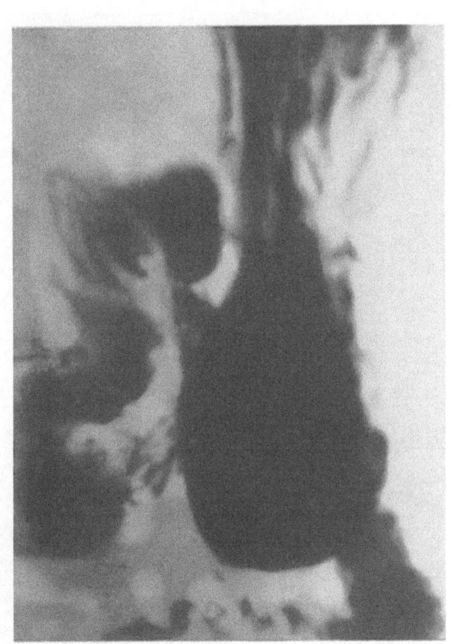

Abb. 85.

Abb. 84. Normaler Verlauf des Duodenums.

Abb. 85. Pat. v. W. Schleifenbildung der Pars sup. duodeni. (Aufnahme im linken schrägen Durchmesser.)

gedrängt. Dabei wird der Anfangsteil der Nabelschleife zum unteren Duodenalknie und zur Flexura duodeno-jejunalis gebogen. Die *Nachschleife* muß bei der Drehung und Umlagerung der Nabelschleife nach links und hinten ausweichen. In ihrem kranialen Teil entsteht dabei der Bogen der Flexura lienalis. Der zuletzt aus dem Nabelstrang in den Bauchraum zurücktretende Coecum-Ascendensteil der Nabelschleife wandert vor dem Dünndarm nach rechts oben und von dort durch Längenwachstum in die rechte Fossa iliaca.

Schließlich erfolgt die Verklebung der Mesenterien mit dem Peritoneum parietale, und zwar am Duodenum mit Ausnahme des Anfangsteils und am Colon mit Ausnahme von Coecum und Sigma. Das Mesocolon transversum wird quer über dem nunmehr an die hintere Bauchwand fixierten Duodenum und Pankreas angeheftet.

Das eindrucksvollste Bild der Darmanomalien bietet wohl das sog. *Mesenterium ileocolicum commune*. Die Drehung der Nabelschleife bei der Rückverlagerung aus dem Nabelstrang in den Bauchraum ist ausgeblieben. Der Dünndarm kommt vorwiegend in die rechte, das Colon in die linke Bauchseite zu liegen. Es fehlt die Ausbildung der Flexura duodeno-jejunalis. In der

Entwicklung des Colons, vor allem seiner proximalen Abschnitte, kommen dabei gewisse Unterschiede vor, die auf verschiedenem Längenwachstum des Coecum-Ascendens beruhen. So kann das Coecum median oder rechts im kleinen Becken oder in der rechten Fossa iliaca oder aber bei einer Wachstumshemmung des proximalen Colons, im rechten oder linken Oberbauch liegen. Dünndarm und Colon behalten an ihrem gemeinsamen Mesenterium eine abnorme Beweglichkeit. Dadurch ist die Möglichkeit zur Abknickung und zur Entstehung eines Volvulus oder einer Invagination einzelner Darmabschnitte mit Ausbildung eines Ileus gegeben (BRÄUNIG, KARELL, WEISS, PLASCHKES). Manche Autoren sprechen dem Mesenterium commune auch eine große Bedeutung für die Entstehung organischer und nervöser Darmstörungen zu (SANDERA, SPITZ).

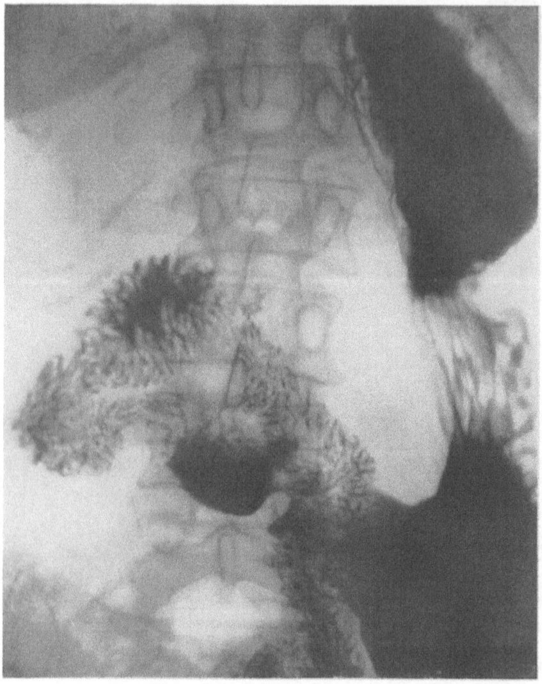

Abb. 86. Pat. Z. Duodenum inversum (außerdem Ulcusnarbe an der Hinterwand des Magens in Corpusmitte).

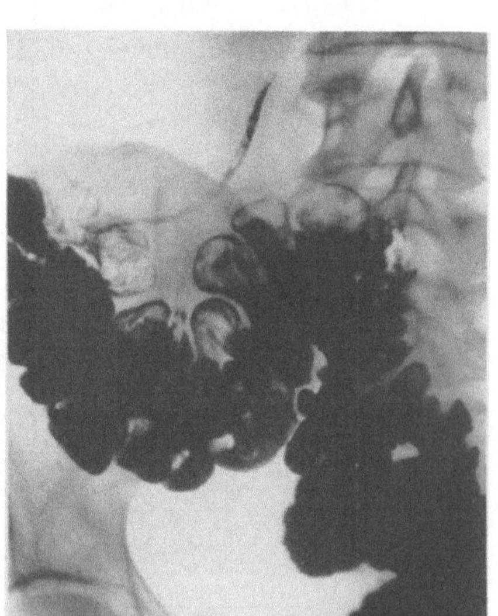

Abb. 87. Pat. Sch. Gekipptes Coecum.

Eine weitere Gruppe von Entwicklungsstörungen ist unter der Bezeichnung *Duodenum mobile* (Duodenum liberum) beschrieben worden. Nach normaler Lagerung der Vor- und Nabelschleifen ist die Anheftung des Duodenums an die hintere Bauchwand ganz oder zum Teil ausgeblieben. Die betreffenden Duodenalabschnitte besitzen an ihrem freien Mesenterium, das normalerweise nur im Anfangsteil der Pars superior bestehen bleibt, eine abnorme Beweglichkeit. Damit verbunden ist oft ein vermehrtes Längenwachstum mit Schleifenbildung an der Pars superior oder descendens.

Bei einer Untergruppe des Duodenum mobile, dem sog. *Duodenum inversum*, ist außerdem eine Hemmung der normalen Vorschleifendrehung mit abnormer Lagerung von Duodenum und Pankreaskopf anzunehmen. Den Verlauf des Duodenum inversum veranschaulicht die Abb. 86. Bei gleichzeitiger Hemmung des Längenwachstums kann die Flexura duodeno-jejunalis in der Mittellinie oder rechts von der Wirbelsäule liegen, ohne daß ein Mesenterium commune besteht (PERNKOPF, SANDERA, NELL u. a.).

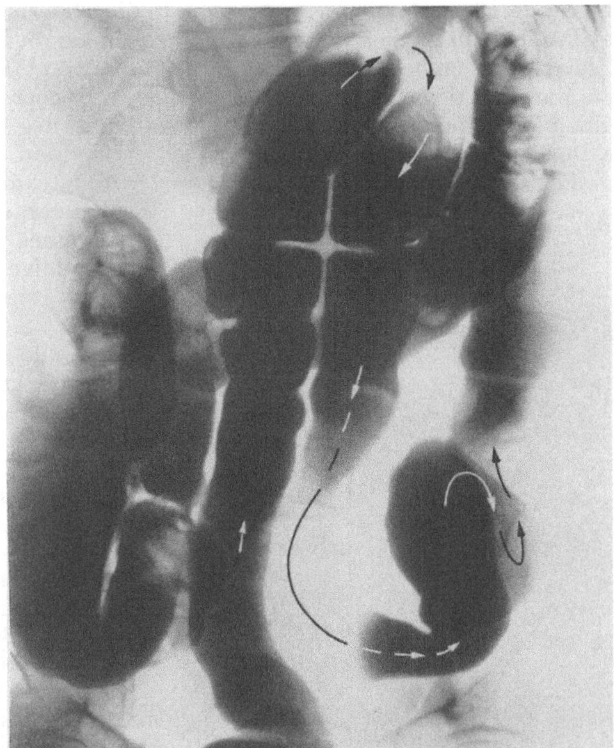

Abb. 88. Pat. N. Sigma elongatum, in alto fixatum (außerderm Ulcus ventriculi callosum).

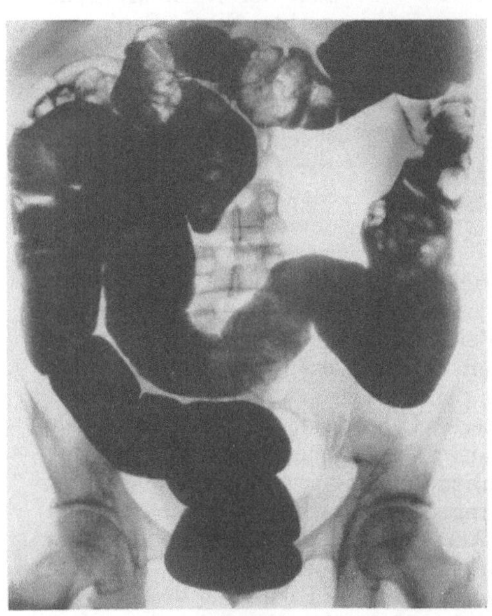

Abb. 89 a.

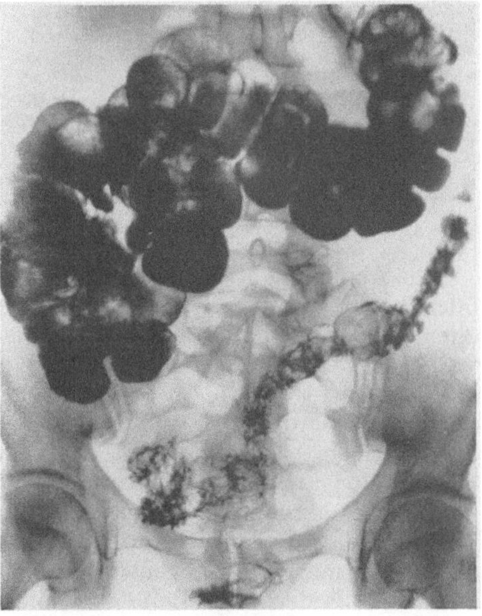

Abb- 89 b.

Abb. 89 a. Lange und etwas weite Sigmaschlinge, die nach rechts bis an den unteren Leberrand reicht und frei verschieblich ist.

Abb. 89 b. Derselbe Patient wie Abb. 89 a. Aufnahme nach Entleerung der distalen Colonabschnitte. Das kontrahierte Sigma liegt im kleinen Becken.

Die wichtigste Frage ist auch hier wieder, wieweit die abnorme Lage oder Beweglichkeit des Duodenums zu Beschwerden Anlaß geben kann. Die Angaben des Schrifttums geben kein einheitliches Bild. Soweit überhaupt Beschwerden angegeben wurden, waren sie denen einer Gastritis, Cholecystitis oder Pankreatitis ähnlich. In einzelnen Fällen fand sich bei der Röntgenuntersuchung eine Störung der Motilität des Duodenums mit Verzögerung der Entleerung und Erweiterung des Duodenums. Es wurde deshalb auch die sekundäreEntstehung entzündlicher Erkrankungen des Duodenums und des Magens infolge der Rückstauung mit Rückwirkungen auf Leber-Gallenblase und Pankreas in Erwägung gezogen (MIYAKE, SANDERA, HÜRTHLE). Durch Anlegen einer Duodeno-jejunostomie mit BRAUNscher Anastomose (RIESS, NELL u. a.) oder auch durch die Duodenopexie (MIYAKE) konnten Funktionsstörung und Beschwerden meist behoben werden.

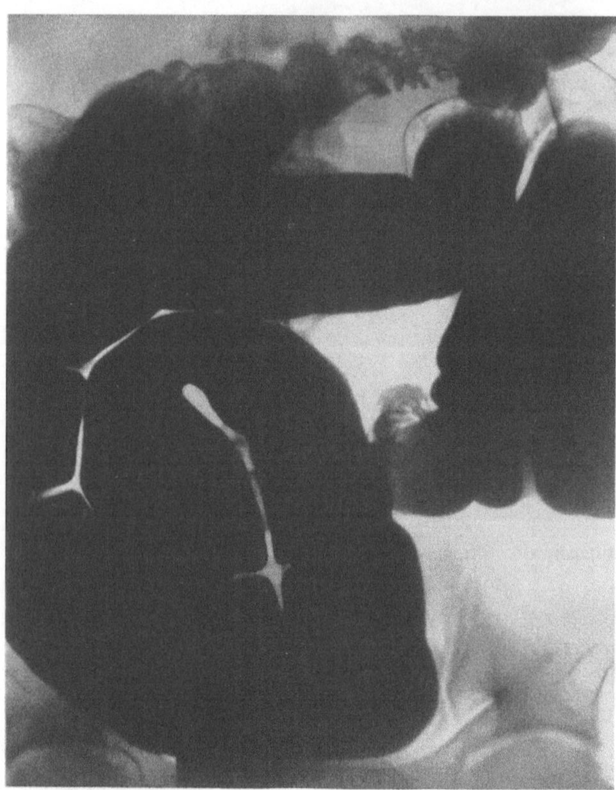

Abb. 90. Pat. H. Megasigma (außerdem Ulcus ventriculi).

SANDERA macht darauf aufmerksam, daß beim Duodenum mobile auffallend häufig Dystopien der Nachbarorgane (rechte Niere, Pankreas, Pfortaderstamm, Mesocolon transversum) vorkommen, die wenigstens in einem Teil der Fälle als Ursache der Fehlentwicklung des Duodenums anzusprechen wären.

Die Anomalien im Bereich des *Colons* beruhen größtenteils auf einer Hemmung oder Vermehrung des Längenwachstums oder auf fehlender Anheftung oder einer Verlängerung des Mesenteriums. Beide Störungen können gleichzeitig vorliegen. Die häufigsten Anomalien sollen kurz aufgezählt werden.

Bei dem sog. *gekippten Coecum* sieht der Coecumpol nach oben, die Appendix liegt im rechten Mittelbauch oder am unteren Leberrand. Das *Coecum mobile* zeigt vermehrte Beweglichkeit in wechselndem Grade, ebenso das *Dolichosigma* (Sigma elongatum), bei dem die Sigmaschlinge entweder weit nach oben oder nach rechts herüber reicht und an einem langen Mesenterium weit verschieblich ist. Abnorme Schlingenbildung im Colon transversum, descendens und Sigma infolge vermehrten Längenwachstums wird häufig beobachtet. Sie ist ohne praktische Bedeutung. Beim *Coecumhochstand* liegt eine Hemmung des Längenwachstums des Coecum-Ascendens vor. Bei der *Medianlage des Colon descendens* ist die Linksverlagerung der Nachschleife durch den Dünndarm nicht zustande gekommen.

In allen Fällen mit abnormer Beweglichkeit einzelner Colonabschnitte besteht wieder die Gefahr einer Invagination oder der Entwicklung eines Volvulus. Bei Erkrankungen des Wurmfortsatzes, besonders bei der akuten Appendicitis, kommt den Anomalien mit Verlagerung des Coecums (Situs inversus, Mesenterium commune, Coecumhochstand, Coecum mobile, gekipptes Coecum) besondere Bedeutung zu. Die Kenntnis der entwicklungsgeschichtlich bedingten Lagevariationen ist außerdem wichtig, weil sie erworbene Verlagerungen des Darmes vortäuschen können, besonders wenn es zu sekundären Verwachsungen gekommen ist. Bei stärkerer Verlängerung des Sigmas ist häufig Neigung zu Obstipation zu beobachten, besonders in den Fällen, in denen der Darm gleichzeitig abnorm weit ist. Im übrigen sei nochmals betont, daß die Form- und Lageanomalien des Darmes häufig harmlose Nebenbefunde darstellen, wenn sie auch unter besonderen Umständen einmal zu mehr oder weniger schweren Funktionsstörungen Anlaß geben können.

2. Enteroptose.

Schon früher bekannt fand die Enteroptose als Krankheit Eingang in die Vorstellungswelt der Ärzte, als GLÉNARD (1885) eine Anzahl von Magendarm- und nervösen Beschwerden auf die Senkung der Baucheingeweide bezog. In der Folge haben sich viele Autoren mit dem Mechanismus der Entstehung der Eingeweidesenkung befaßt und eine ganze Reihe von Meinungen ins Feld geführt, die hier nicht mehr einzeln erwähnt werden sollen, weil sie als überholt zu gelten haben.

An der Enteroptose nehmen teil: Magen, Leber, Gallenblase, Dünndarmschlingen, Milz, Nieren (besonders die rechte) und Colon. Man unterscheidet eine konstitutionelle Form, die gewöhnlich beim STILLERschen Habitus angetroffen wird und eine mechanisch bedingte (LANDAU), die ROVSING auch als maternelle Form bezeichnet. Erschlaffung der Bauchdecke infolge vieler Geburten wird bei der letzten Form als wesentlich angesehen. Aber auch hier muß eine besondere Disposition zusätzlich angenommen werden, da die Enteroptose längst nicht bei allen Multiparen angetroffen wird. Wesentlich an der modernen Auffassung, die schon für den Magen von FABER inauguriert und von der v. BERGMANNschen Schule propagiert wurde, ist die Verpflichtung, in geeigneten Fällen zu entscheiden, ob wirklich Funktionsstörungen der gesenkten Eingeweide vorliegen oder nicht. GLÉNARD hatte bekanntlich angenommen, daß Obstipation durch die Senkung des Colon transversum und die dadurch bedingte stärkere Knickung an den beiden Flexuren bedingt sei. A. F. HERTZ dachte an die Schwäche der Bauchwand, die beim Defäkationsakt ein genügendes Pressen erschwert. STILLER schließlich nahm bei seinem Konstitutionstyp die Obstipation als Ausdruck der allgemeinen Asthenie an.

Fragt man sich, ob die Enteroptose an sich als Krankheitsbild zu werten ist, so muß man wenigstens für die erworbene LANDAUsche Form ein Beschwerdesyndrom annehmen, das durch die Senkung der Eingeweide erklärt werden kann. Man findet diese Form vorwiegend bei Multipara der arbeitenden Bevölkerung, die sich nach den Geburten nicht die nötige Schonung und Pflege angedeihen lassen konnten. Sie klagen über Schweregefühl im Leib, über Rückenschmerzen und schnelle Ermüdung, insbesondere beim Arbeiten in gebückter Stellung. Rückenlage bringt die Beschwerden meist schnell zum Schwinden. Chronische Obstipation von „atonischem" Typ vervollständigt in vielen Fällen das Beschwerdebild.

Objektiv findet man einen Hängebauch, der besonders bei frontaler Sicht in Erscheinung tritt. Rectusdiastase ist häufig. Der GLÉNARDsche Handgriff, der darin besteht, daß der Untersucher von hinten mit beiden Händen den Hängebauch umfaßt und hebt, wird als Beweis für den Zusammenhang der Beschwerden mit der Ptose angesehen. Tatsächlich schwinden in vielen Fällen die Beschwerden der Kranken schlagartig bei Anwendung dieses Handgriffs. Im Liegen „fließt der Bauch auseinander", wobei ähnlich wie beim Ascites eine Ausladung an den Flanken entsteht. Tiefstand der Leber und der rechten Niere („Wanderniere") läßt sich durch Palpation häufig feststellen.

Von einer Coloptose spricht man, wenn die rechte Flexur bei erhaltener Mobilität unterhalb der Crista iliaca liegt (DURY und CHÊNE).

Kann man diese erworbene Form der Enteroptose als beschwerdeverursachend anerkennen — in vielen Fällen fehlt auch hier bei ausgeprägtem objektivem Befund jegliche Klage — so wird die der asthenischen Wuchsform zugehörige „Ptose" als Krankheitsbild heute fast allgemein abgelehnt. Es handelt sich hier lediglich um eine Lage- und Wuchsanomalie, die oft mit bester Funktion verknüpft ist. Gerade die Verfeinerung der morphologischen Magendiagnostik hat bewiesen, daß die Klagen der Enteroptotiker weniger auf der Ptose als auf einer organischen Erkrankung (Ulcus, Gastritis) beruhen.

Eine spezielle Behandlung der letztgenannten Form der Enteroptose im strengeren Sinne existiert bei der erwähnten Auffassung als Lage- und Wuchsanomalie nicht. Eine Therapie hat nur da einzugreifen, wo es gelingt, einwandfreie Funktionsstörungen der Bauchorgane nachzuweisen. Wenn trotzdem manche Astheniker über Allgemeinstörungen, wie Müdigkeit, geringe Leistungsfähigkeit, Schwindel und Neigung zu Kopfschmerzen klagen, so erklärt man diese Beschwerden durch Störungen in der Blutverteilung (WENCKEBACH), die in manchen Fällen durch eine Leibbinde prompt zu beseitigen sind.

Weit eher indiziert ist die Leibbinde bei der erworbenen Ptose vom Typus LANDAU, bei der die veränderte Statik der Bauchhöhle als wesentlicher Faktor der Beschwerden anzusprechen ist. Binden verschiedener Konstruktion sind von GLÉNARD, VERMEHREN, WALTON, CURTIS, ROVSING u. a. angegeben worden. Gymnastik, sportliche Betätigung, Tonika, schlackenreiche Kost, Paraffin, in geeigneten Fällen auch Mastkuren können die Bindenbehandlung wirksam unterstützen.

3. Die Hirschsprungsche Krankheit.

HIRSCHSPRUNG (1888) hat als erster ein Krankheitsbild beschrieben, dessen hervorstechendes Merkmal in einer gewaltigen Erweiterung des Dickdarms besteht. Unter HIRSCHSPRUNGscher Krankheit im engeren Sinne versteht man eine angeborene Erweiterung des Colons (insbesondere des Sigmas), die schon beim Säugling in Erscheinung tritt. Die klinischen Symptome sind hartnäckige Stuhlträgheit, hervorgerufen durch die Ansammlung gewaltiger Kotmassen in den erweiterten Gebieten und Folgeerscheinungen der Koprostase. Im weiteren Sinne kann man vom HIRSCHSPRUNGschen Symptomenkomplex auch sprechen, wenn angeborene mechanische Hindernisse wie abnorme Schlingenbildung des Sigmas, angeborene Stenosen, die eine sekundäre Erweiterung des Dickdarms hervorrufen, vorhanden sind.

In der englischen Literatur findet man die Bezeichnung Megacolon, idiopathische Dilatation des Colons. HURST plädiert für den Namen anale Achalasie (s. u.).

Abzugrenzen von der HIRSCHSPRUNGschen Krankheit ist das Dolichosigmoid, eine Verlängerung des Sigmas ohne Volumenzunahme. Es handelt sich um eine häufig (in 6—8%) vorkommende anatomische Varietät, die beim Manne überwiegt (BENSAUDE und MANOT).

Buttersack teilt den Stammbaum einer Familie mit, in der die Krankheit als Erbanlage erkennbar ist (3 Fälle in 2 Generationen). Plaut beobachtete das Leiden bei Vater und Sohn. Daß angeborene Faktoren in der Genese des Leidens im Vordergrund stehen, wird auch für die Fälle betont, die klinisch erst später manifest werden (Ogawa, Schilling, Plaut, Hagen-Torn).

Hinsichtlich der Ätiologie nahm Hirschsprung eine kongenitale Anomalie des Colons an (Megacolon congenitum). Andere Autoren haben fortschreitende Erweiterung des Dickdarms als Folge eines mechanischen Hindernisses angesprochen. Solche Hindernisse werden Analfissuren, Spasmen an der Sigmoid-Rectumgrenze, Abknickungen durch abnorme Länge der Flexur (Dolichosigmoid). Ein Ventilverschluß, der freilich durch Palpation und Sondierung von unten her schwer beweisbar ist, wird vielfach angenommen. Hurst nimmt eine mangelhafte Erschlaffung des Sphincter ani bei der Defäkation als primäre Störung an (anal achalasia) und setzt damit das Leiden in Parallele zur idiopathischen Oesophagusdilatation. Beim Fehlen der Sphinctererschlaffung wird die Absetzung des Stuhles und der Gase erschwert, so daß es zur Stauung und Erweiterung des Colons mit Hypertrophie der Wand kommt. Die Ursache der fehlenden Sphinctererschlaffung sieht Hurst in einer Störung des Gleichgewichts zwischen dem sympathischen und parasympathischen Nervensystem, wobei der Sympathicus überwiegt. Als Stütze seiner Theorie führt Hurst an, daß nach Exstirpation des Colons auch das im Rectum eingepflanzte Ileum sich erweitert. H. Pässler stellt neuerdings die Hypothese auf, daß das idiopathische Megacolon auf einer Sympathicusreizung durch Adrenalinabgabe chromaffiner Zellen beruht. (H. Pässler, Megacolon und Megacystis. Leipzig 1938.)

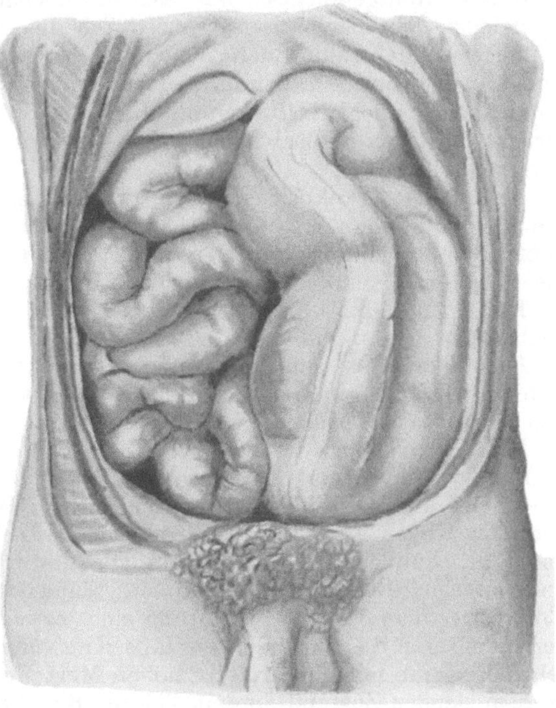

Abb. 91. Megasigma congenitum bei jungem Mann, der an Furunkelsepsis starb. Keine Störungen der Stuhlentleerung. Nach Strasburger.

Pathologisch-anatomisch findet man den Dickdarm, insbesondere das Sigma hochgradig erweitert und mit stagnierenden Kotmassen gefüllt. Der größte Teil der Bauchhöhle wird durch die erweiterte Flexur in Anspruch genommen. Die Muskulatur ist hypertrophisch, die Schleimhaut atrophisch (Ogawa). Andere Beobachter fanden eine normale oder eine entzündete Schleimhaut. „Dehnungs“geschwüre sind nicht selten (Kredel).

Klinisch ist das führende Symptom die hartnäckige Verstopfung, die schon in der frühesten Jugend beginnt. Überläßt man die Kranken sich selbst, so erfolgt manchmal mehrere Wochen lang kein Stuhlabgang. Dann werden gewöhnlich große Massen ungeformten Stuhles auf einmal entleert (6—8 Nachtgeschirre im Falle Schwarz). Andere Fälle suchen den Arzt wegen Diarrhöen auf, die zunächst nicht an die Krankheit denken lassen. Schmerzen treten im allgemeinen nur bei Komplikationen (Entzündung, Ulcera, Ileus) auf. Erbrechen ist selten. Auch Fälle ohne subjektive Beschwerden scheinen vorzukommen (USPENSKY).

Objektiv findet man gewöhnlich einen aufgetriebenen Leib, der einen grotesken Umfang annehmen kann, wie z. B. beim „balloon man" FORMADI, dessen Leibumfang 220 cm betrug. Der Mastdarm wird gewöhnlich leer angetroffen. Röntgenologisch läßt sich die hochgradige Erweiterung der Flexura sigmoidea leicht nachweisen. Eine durch die Bauchdecke sichtbare Peristaltik fehlt meist. Man fühlt einen riesigen, eiförmigen Tumor von teigiger Konsistenz und glatten Konturen, der im kleinen Becken verschwindet und meist bis zum Rippenbogen reicht. Druckempfindlichkeit ist nur ausnahmsweise vorhanden. Drückt man den Tumor nach unten, so wird in manchen Fällen Stuhldrang verspürt.

Macht die Krankheit schon in früher Jugend Erscheinungen, so bleiben die Kinder gewöhnlich im Wachstum zurück. Bei Erwachsenen pflegen Allgemeinsymptome lange Zeit zu fehlen, was mit der Beschreibung von symptomlosen Fällen (USPENSKY) gut übereinstimmt.

Der Urin kann vermehrte Mengen von Indican, bisweilen auch Eiweiß enthalten.

Komplikationen sind Entzündung der Darmwand infolge der Stauung, Dehnungsgeschwüre, Perforation mit lokaler oder diffuser Peritonitis und Ileus. Die Prognose ist ernst.

Die *Behandlung* aller schweren Fälle von HIRSCHSPRUNGscher Krankheit ist in erster Linie chirurgisch. Der radikalste Eingriff besteht in der Resektion des Colons und der Einpflanzung der Valvula Bauhini in das Rectum. Gelingt der Eingriff, so ist ein gutes Ergebnis gewährleistet, da Rectum und Dünndarm die Funktion des entfernten Dickdarms übernehmen (BRÜNING). Von anderen Eingriffen sind zu erwähnen: Anlegung eines Anus praeter naturalis, Enteroanastomose zur Ausschaltung eines erweiterten Darmteils und Fixierung der Flexura an die Bauchdecken, falls Knickungen vorliegen. Daß die chirurgischen Eingriffe mit einer relativ hohen Mortalität belastet sind, liegt vor allem an dem elenden Zustand, in dem sich die Kranken (oft Kinder) vorher befinden.

Die Theorie HURSTs (s. o.) hat zum Eingriff der Sympathektomie Veranlassung gegeben (WADE, RANKIN, LEARMONTH, PÄSSLER u. a.). Die Erfolge lassen sich noch nicht eindeutig beurteilen, da eine interne Behandlung gewöhnlich gleichzeitig mit einsetzte.

Die erste Aufgabe der Behandlung besteht darin, die gewaltigen Stuhlmassen per vias naturales zu entfernen. Die Darreichung von Abführmitteln ist abzulehnen. Besser sind Einläufe. Bisweilen genügt die tiefe Einführung eines Darmrohres allein, um große Massen von Stuhl und Winden zu entfernen, wenn ein mechanischer Verschlußmechanismus (Knickung) vorliegt. Gegebenenfalls wird das Rohr unter Führung des Rektoskops vorgeschoben. Durch Spülungen wird eine noch ausgiebigere Entleerung des Sigmas erzielt.

In leichteren Fällen, oder zur Hebung des Allgemeinzustandes vor einer geplanten Operation ist die innere Behandlung gerechtfertigt, die nach anfänglicher Darmreinigung mittels Spülung versuchen soll, einen befriedigenden Kotlauf herzustellen. Regelmäßige Klistierbehandlung ist abzulehnen, weil dadurch das Erwachen der normalen Austreibungskräfte hintangehalten wird. Richtiger erscheint die Verabreichung von Abführmitteln, die einen wenig eingedickten Stuhl in die Flexura sigmoidea befördern. Die Wahl des Mittels, ob mild oder kräftiger wirkend, hängt vom Einzelfall ab. Über die Wahl der zu verordnenden Kost herrscht keine Einigkeit. VON NOORDEN lehnt Grobkost ab, weil sie die erkrankte Sigmawand mechanisch schädigen könne. Atropin und ähnlich wirkende Präparate können gerechtfertigt sein, wo Spasmen zwischen Rectum und Sigma als ursächliche Faktoren wirksam sind.

Hurst baut die Therapie auf seiner Deutung der Ätiologie auf. Ein konisches Darmrohr aus Hartgummi wird allmorgendlich so tief eingeführt, wie es ohne Schmerzen ertragen wird. Diese schonende Dehnung dauert jeweils eine halbe Stunde. Nach dieser Zeit wird ein Versuch zur Defäkation gemacht.

4. Divertikel des Verdauungsschlauches.

Divertikel sind mit Schleimhaut ausgekleidete Ausstülpungen des Lumens. Sie finden sich im gesamten Verdauungstrakt von der Speiseröhre bis zum Dickdarm. Bekanntlich bezeichnete man als wahre[1], angeborene solche, die alle Schichten der Wand enthalten, und als falsche (erworbene) hernienartige Durchtritte der Mucosa und Submucosa durch Muskellücken. Schon Berg hob hervor, daß diese alte Einteilung den Tatsachen nicht gerecht wird. Die Mehrzahl der vorkommenden Divertikel sind falsche, also Ausstülpungen der Mucosa durch die Muskulatur. Bei angeborener Anlage tritt das Divertikel meist erst im späteren Leben auf.

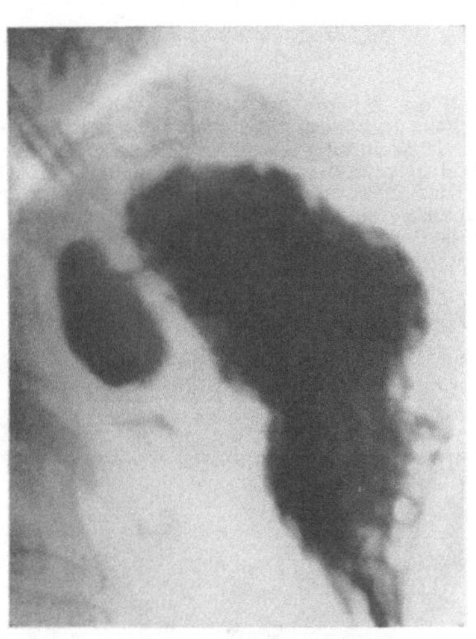

Abb. 92. Magendivertikel mit typischem Sitz an der Hinterwand unmittelbar unterhalb der Kardia.

Bariéty hat hervorgehoben, daß der absteigende Teil des Duodenums, aus dem entwicklungsgeschichtlich die großen Verdauungsdrüsen durch Ausstülpung entstehen, am häufigsten von Divertikelbildung befallen ist, woraus die große Bedeutung des Anlagefaktors erhellt. Auch versprengte Pankreasinseln in der Wand von Divertikeln (Magen, Duodenum, Dünndarm) werden als disponierende Faktoren angeschuldigt (Nauwerck, Holzweissig). Daneben sind Gefäßlücken in der Muskulatur (v. Hansemann) an der Ansatzstelle des Mesenteriums oder an der Täniengrenze sowie die Ausführungsgänge der Leber und des Pankreas angeschuldigt worden. Mechanisch spielt die Pulsion und schließlich, falls die Ausbuchtung einmal vorhanden ist, die Retention eine Rolle. Auch die Traktion von außen infolge von entzündlichen Adhäsionen kann sich zu diesen Faktoren gesellen.

Magendivertikel sind außerordentlich selten. Rivers berichtet, daß bei 91935 Röntgenuntersuchungen nur 35 Magendivertikel entdeckt wurden. Hillemand, Garcia-Calderon und Artisson berichten über eine bisher bekannte Gesamtkasuistik von 106 Fällen. Es sind vorwiegend Frauen in mittlerem Alter befallen.

Die einzige Methode, Magendivertikel mit Sicherheit festzustellen, besteht in der Röntgenuntersuchung.

Charakteristisch ist ihre Lage unmittelbar unterhalb der Kardia an der Hinterwand. Einzelne Fülle von Magendivertikeln in Pylorusnähe und an anderen Magenabschnitten sind beschrieben worden. Die röntgenologischen Symptome sind die gleichen wie die der Duodenaldivertikel. Retention über viele Stunden ist besonders bei den Divertikeln des Magenfornix häufig.

[1] Die Oesophagusdivertikel werden an anderer Stelle abgehandelt.

Barsony und Koppenstein haben als „Spitzendivertikel des Magenfundus" eine Sonderform der kardianahen Divertikel beschrieben. Die Konturen des Divertikels bilden die direkte Fortsetzung der Magenkonturen, die nur durch eine zirkuläre Abschnürung unterbrochen werden. Die Autoren vergleichen diese Divertikel mit den Magendivertikeln des Schweines (s. auch Keitz, Pernkopf) und den angeborenen Divertikeln des Gallenblasenfundus.

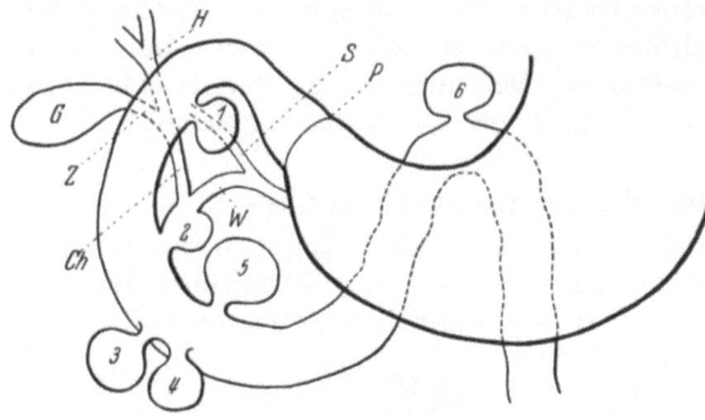

Abb. 93. Schema des Sitzes der echten Duodenaldivertikel (nach Schinz-Baensch-Friedl). 1 Hohes Duodenaldivertikel neben der Einmündung des akzessorischen Pankreasganges (*S*); 2 divertikelartige Erweiterung der Ampulla Vateri; 3, 4, 5 Divertikel in der Nähe der Flexura duodeni inferior; 6 Divertikel der Flexura duodenojejunalis; *P* Pylorus; *H* Ductus hepaticus; *G* Gallenblase; *Z* Ductus cysticus; *Ch* Ductus choledochus; *W* Ductus pancreaticus.

Die Mehrzahl der Magendivertikel verläuft symptomlos. In anderen Fällen bestehen ulcusartige Beschwerden, worauf bereits Åkerlund hingewiesen hat. Offenbar sind diese Beschwerden durch eine Entzündung im Sack zu erklären. An weiteren Komplikationen sind zu erwähnen die maligne Degeneration (Mayo, Mellon, Cunha, Rivers u. a.), die Stieldrehung (Engel, Neil Sinclair), schwere Blutungen (Hillemand) und die sehr seltene Neigung zur Perforation (Delherun).

Therapeutisch haben Hurst und Briggs eine Art von Auswaschung empfohlen, die in verschiedenen Lagewechseln des Kranken nach Trinken von Wasser besteht. Hillemand und Mitarbeiter geben Wismut und Belladonna. Bei Anzeichen einer malignen Degeneration tritt die chirurgische Therapie in ihre Rechte.

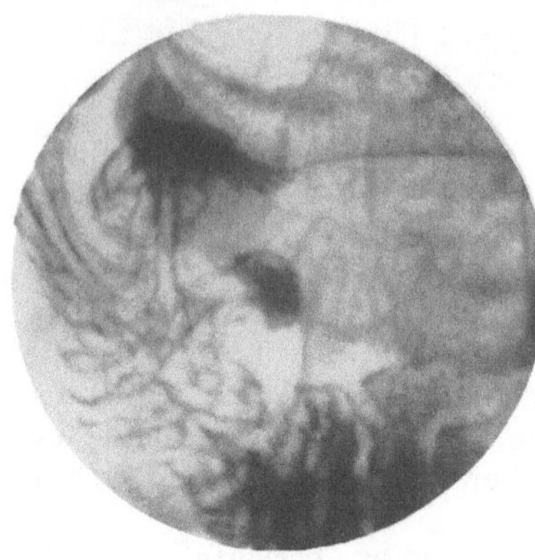

Abb. 94. Pat. mit Gallensteinen. Zwei breitgestielte Duodenaldivertikel in der Papillengegend. Flüchtige Füllung. Schleimhautschiene im Stiel. Schleimhautzeichnung am Grunde des oberen Divertikels, darüber Luftblase.

Das *Duodenum* ist, wie bereits erwähnt, der häufigste Sitz der Divertikelbildungen. Vor allem wird die Pars descendens betroffen. Die klinischen Symptome sind vielgestaltig, sofern sie nicht völlig fehlen. Schweregefühl im Epigastrium nach den Mahlzeiten mit Ausstrahlen nach dem Nabel oder in den Rücken, ulcusähnliche Beschwerden mit Hungerschmerz und Periodizität sind beschrieben worden. Menwissen beschreibt an Krankheitszeichen dyspeptische Erscheinungen, Beschwerden wie beim Ulcus, bei Leber- und Gallengangserkrankungen oder Pankreatitis. Übergreifen der durch Retention entstandenen Divertikulitis auf den Leber- und Pankreasgang kann die Erscheinungen einer Cholangitis, cholangenen Cirrhose oder Pankreasfunktionsstörungen hervorrufen („Papillensyndrom" Lemmel, Fulde u. a.). Als weitere Komplikationen sind Gangrän, Perforationsperitonitis, Stieldrehung, schwere Blutungen, phlegmonöse Duodenitis und Retention von Fremdkörpern zu nennen (Célice).

Bei der Röntgenuntersuchung mit Kontrastmittel stellt sich das Duodenaldivertikel als ein runder oder ovaler Kontrastschatten mit glatten Rändern dar, der mit dem Darmlumen durch einen meist verhältnismäßig schmalen Stiel in Verbindung steht. In dem Divertikelstiel sind fast immer zarte Längsfalten nachzuweisen (OEHNELL, Schleimhautschiene nach ALBRECHT). Im Divertikelsack, vor allem in größeren Divertikeln, ist nur selten Schleimhautzeichnung zu erkennen, auch Peristaltik ist nicht immer zu beobachten (FREUD). Die Füllung des Divertikels mit Kontrastmittel kann sehr flüchtig sein, so daß es leicht übersehen wird oder wenigstens die Fixierung des Befundes durch eine Röntgenaufnahme schwierig sein kann. In anderen Fällen bleibt der Kontrastschatten auch nach der Entleerung des Magens und Duodenums noch längere Zeit ganz oder teilweise bestehen. Restfüllungen über mehrere Tage sind beobachtet worden. Die Entleerungsbedingungen hängen vor allem von der Lage des Divertikels und von der Weite und Länge des Divertikelstiels ab. Entzündliche Schleimhautschwellung im Divertikelstiel kann die Entleerung erschweren und so zur Stauung und Verschlimmerung der Entzündung führen. Druckschmerz in der Divertikelgegend und Schleimhautschwellung in den benachbarten Duodenalabschnitten bestärken den Verdacht einer Divertikulitis. Der Nachweis dieser Veränderungen und die Beobachtung der Entleerung des Divertikels ist wichtig für die Entscheidung, ob vorhandene Beschwerden durch das Divertikel bedingt sind. Die Füllung des Divertikels mit Kontrastmittel kann ausbleiben, wenn das Divertikel oder der Divertikeleingang durch Speisereste, Schleimhautschwellung, Kompression des Divertikelstiels u. a. verlegt ist.

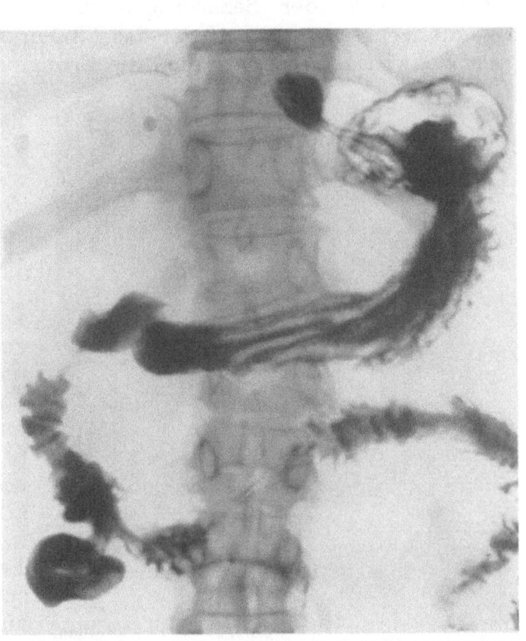

Abb. 95. Duodenaldivertikel, vom unteren Knie nach lateral unten abgehend. Schleimhautschiene im Stiel, Aufhellungen durch Speisereste im Divertikel. Schleimhautschwellung im Duodenum. Druckschmerz über dem Divertikel. Kontrastmittelrest im Divertikel 24 Stunden nach Kontrastmahlzeit. Divertikulitis.

Der erste röntgenologisch erhobene und operativ bestätigte Befund eines Duodenaldivertikels wurde 1916 von FORSSELL und KEY veröffentlicht. Sie beschrieben bereits die wesentlichsten Symptome, die wenig später (1920) auf Grund von weiteren 6 Beobachtungen von CLAIRMONT und SCHINZ bestätigt werden konnten.

Die Unterscheidung von anderen Veränderungen am Duodenum ist im allgemeinen nicht schwierig. Wichtig ist vor allem der Nachweis der Schleimhautschiene im Divertikelstiel. Sie fehlt bei den Pseudodivertikeln infolge Durchbruchs eines zerfallenden Pankreascarcinoms (HERRENHEISER) oder eines Gallenblasencarcinoms, die meist auch zu Veränderungen der benachbarten Duodenalwand führen. Duodenalulcera, die an der Pars descendens sehr selten sind, zeigen die typische konkave Begrenzung der Nischenbasis. Die häufigen Ulcustaschen am Bulbus duodeni dürften kaum einmal zu Verwechslungen Anlaß geben, zumal Divertikel an der Pars superior duodeni selten vorkommen. Die kontrastgefüllte Gallenblase zeigt manchmal eine feine Zähnelung der Konturen, besonders am Fundus. Gleichzeitige Kontrast- oder Luftfüllung der Gallenwege kann die Diagnose erleichtern, doch ist sie nicht in allen Fällen, in denen eine Verbindung zwischen Gallenblase und Duodenum besteht, zu beobachten.

Die Therapie sucht durch Einnahme gewisser Körperhaltungen, die sich aus dem Röntgenbefund ergeben, die Entleerung der Blindsäcke zu fördern. Als Hilfsmittel werden Duodenalspülungen, Paraffin. liquid., Wismut, Barium und Belladonna empfohlen. LEMMEL schlägt als Mittel der Wahl die jejunale Ernährung vor. Führt die innere Behandlung nicht zum Ziel, so kommt der chirurgische Eingriff, die Entfernung des Sackes in Frage. Die Operation ist technisch wegen der Beziehungen zum Pankreas und der retroperitonealen Lage oft recht schwierig. Sogar das Finden des Divertikels bereitet nicht selten große Schwierigkeiten. Da auch die Erfolge der Eingriffe oft sehr zu wünschen übrig lassen, ist allgemeine Zurückhaltung am Platze. Manche Autoren ziehen die harmlosere Gastroenterostomie als Eingriff vor. Neuerdings wird allerdings die Resektion wieder mehr empfohlen (LOCKWOOD, FULDE, CÉLICE, LOEPER).

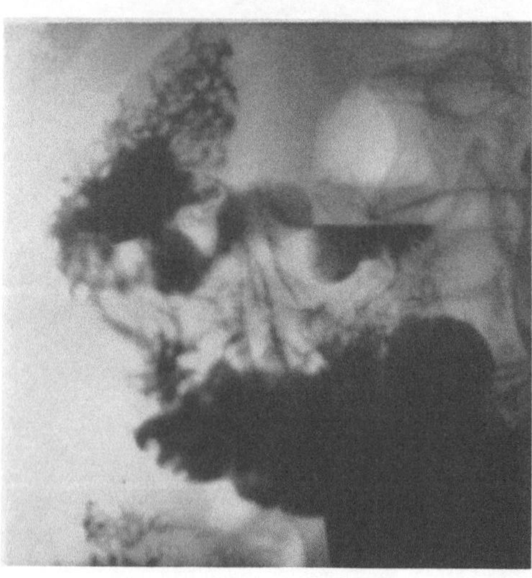

Abb. 96. Pat. mit Ulcus duodeni, typische Beschwerden. Duodenaldivertikel kurz vor der Flexura duodenojejunalis mit Retention. Dreischichtung des Inhaltes (Barium, Sekret, Luft). Zweites Divertikel an der Pars descendens duodeni.

Eine relativ große Bedeutung kommt dem MECKELschen Divertikel zu, jenem Rest des Ductus omphalomesentericus, der sich etwa 40—60 cm von der BAUHINschen Klappe entfernt im Ileum an dessen Konvexität findet. Es handelt sich um einen echten Blindsack des Darms, an dem alle Schichten teilnehmen. Das Vorkommen ist häufig (bei etwa 1% aller Leichen). Die Länge schwankt zwischen 2 und 15 cm. Ausnahmsweise sind noch größere Gebilde beobachtet worden, die dann ein eigenes Mesenteriolum besitzen wie die Appendix. Das Ende liegt entweder frei in der Bauchhöhle, oder es ist durch einen Strang mit dem Nabel verbunden. Ganz selten ist dieser Ductus noch durchgängig, so daß durch die im Nabel gelegene Mündung etwas Darminhalt entleert wird (offenes MECKELsches Divertikel). Die Wand des Divertikels unterscheidet sich histologisch nicht von der benachbarten Dünndarmwand. Gelegentlich sind Inseln von Magenfundusschleimhaut gefunden worden.

Die klinische Bedeutung des MECKELschen Divertikels beruht auf seinem Mitwirken am Ileus (s. dort) infolge Einklemmung einer Darmschlinge durch den fixierten Strang, durch Invagination des Divertikels in den Darm oder durch Eintreten eines langen Divertikels in einen Bruchsack.

Höchst eigenartig ist die gelegentlich beobachtete Bildung von Entzündungen und Geschwüren im MECKELschen Blindsack, die zur Perforation kommen können. Nahe liegt die Auffassung, daß es sich um Entzündungen und Ulcera infolge der Inhaltsstauung handelt, liegen doch beinahe analoge Verhältnisse vor wie in der Appendix. Aber schon DAHL (1920) hat auf eine andere Möglichkeit hingewiesen. Er bringt die Entstehung der Geschwüre in ursächlichen Zusammenhang mit den Inseln aus Magenschleimhaut (Fundusdrüsen), die bisweilen im MECKELschen Divertikel angetroffen werden, und faßt die Ulcera als peptisch entstanden auf. BÜCHNER, der die peptische Genese der Magenulcera entsprechend der alten GÜNSBURGschen Theorie neuerdings wieder verfochten hat, schließt sich der Meinung DAHLs an, nicht ohne hierbei auf den schärfsten Widerspruch KONJETZNYs zu stoßen, der die Geschwüre als rein entzündlich erklärt.

Die *Dickdarmdivertikel* sind seit langem bekannt. Sie kommen nicht selten gemeinschaftlich mit Divertikeln an anderen Darmteilen vor. Das männliche Geschlecht und das höhere Alter sind bevorzugt. Um die Erkennung und klinische Würdigung hat sich besonders SPRIGGS mit seinen Mitarbeitern verdient gemacht.

Anatomisch handelt es sich um falsche Divertikel. Der Sack besteht aus Schleimhaut, die sich durch Muskellücke zwängt und nach außen hin infolgedessen nur noch von Serosa bedeckt wird. Die Säckchen stülpen sich besonders dort zwischen die Mesenterialblätter, wo die Gefäße durchtreten, oft auch an den Ursprungsstellen der Appendices epiploicae in der Nähe der Tänien. Offenbar besteht hier eine angeborene Schwäche oder Dehiszenzneigung der Muskulatur. Vielleicht bilden die Venenscheiden die Austrittsstelle. Begünstigende Faktoren sind Inhaltsstauung, Obstipation und erhöhter Gasdruck. Da die Träger meist adipös sind, glaubt man, daß dem Fettansatz eine dehnende Rolle bei der Bildung der Bruchpforten zukomme. Experimentell konnte v. HANSEMANN durch Drucksteigerung in Leichendärmen nur divertikelartige Ausstülpungen erzielen, wenn es sich um Organe von alten Individuen handelte.

Die Tatsache, daß Dickdarmdivertikel bei gewissenhaftem Suchen an Leichendärmen sehr häufig nachzuweisen sind, daß aber Störungen von seiten der Divertikel relativ selten intra vitam bemerkt werden, lehrt, daß ein Großteil der Fälle symptomlos verläuft. Kommt es jedoch zu länger dauernder Kotstauung, so kann sich eine Entzündung in den Blindsäckchen entwickeln. Bekannte Komplikationen sind Perforation, Absceßbildung, Gangrän.

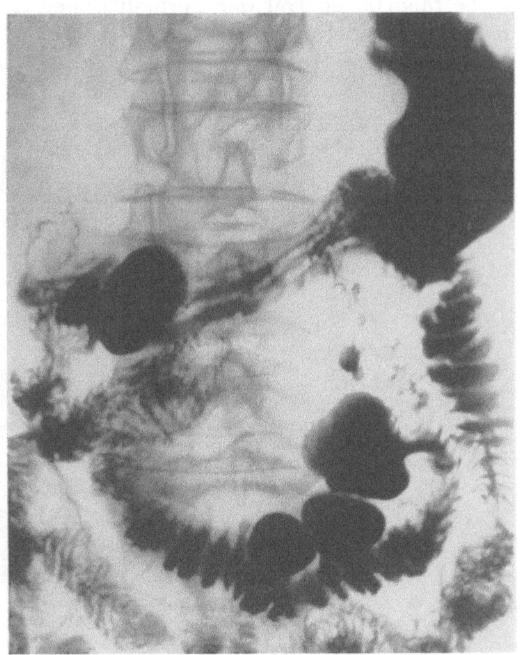

Abb. 97. Pat. F. Mehrere bis kleinapfelgroße Divertikel am oberen Jejunum, Füllung sehr flüchtig.

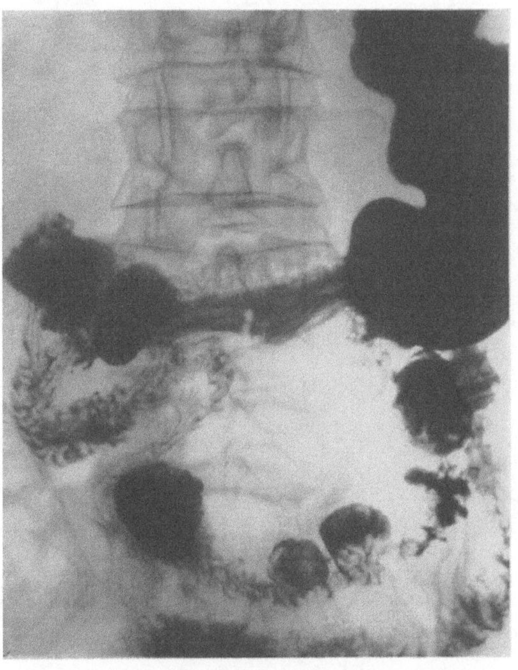

Abb. 98. Derselbe Pat. wie Abb. 97. Aufnahme wenige Minuten später. Einige Divertikel sind wieder entleert, andere, vorher nicht sichtbare Divertikel gefüllt.

Ein beträchtlicher Teil der pericolitischen Abscesse geht auf eine Divertikulitis zurück. Besonders bedeutungsvoll ist das Auftreten von Blutungen infolge

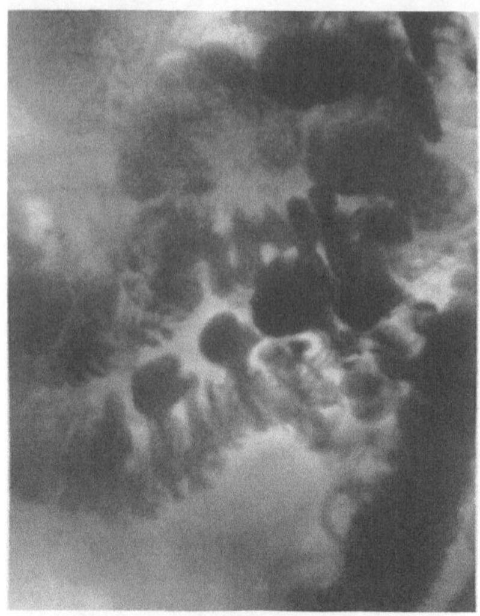

Abb. 99. Pat. G. Zahlreiche Divertikel am oberen Jejunum, Füllung sehr flüchtig.

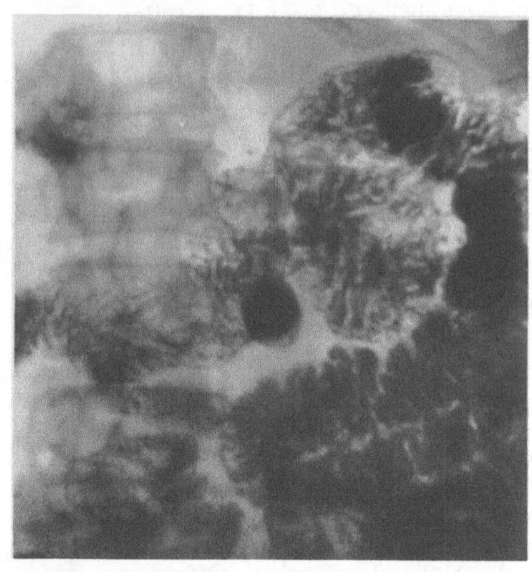

Abb. 100. Derselbe Pat. wie Abb. 99. Aufnahme kurze Zeit später. Die Divertikel sind bis auf 1 wieder entleert.

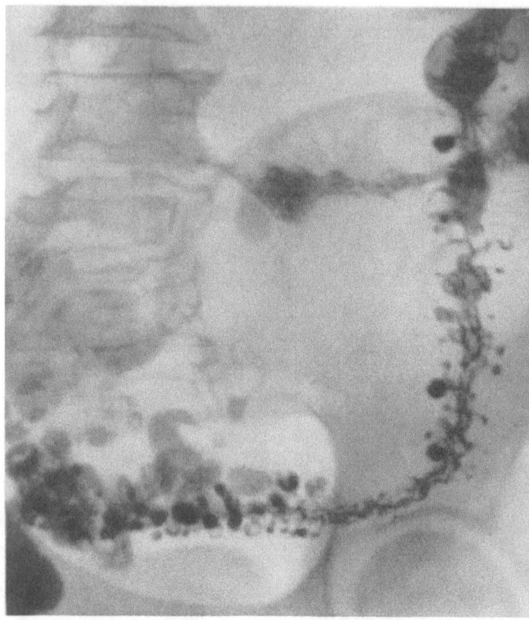

Abb. 101. Pat. Li. Zahlreiche Divertikel am Colon descendens und am Sigma. Aufnahme 24 Stunden nach Kontrastmahlzeit. Kontrastmittel aus dem Colon größtenteils schon entleert. In einigen Divertikeln nur teilsweise Kontrastfüllung neben Kot bzw. Luft.

Gefäßarrosion, die bei den engen Beziehungen des Divertikelsackes zu den Mesenterialgefäßen leicht verständlich sind. Ich selbst sah zwei Fälle von abundanten rezidivierenden Dickdarmblutungen, die die Betroffenen in Lebensgefahr brachten. Bei der später durchgeführten Röntgenuntersuchung fanden sich multiple Dickdarmdivertikel.

Das klinische Bild der Divertikulitis ist demnach vielgestaltig. Dumpfer Druck im linken Unterbauch, Obstipation wechselnd mit Diarrhöe, Abgang von Schleim und Blut, akute Ereignisse wie peritoneale Reizung, Peritonitis, pericolitische Abscesse, Fistelbildungen wechseln miteinander ab. Über die Häufigkeit der carcinomatösen Entartung gehen die Meinungen weit auseinander. Sie dürften nicht sehr groß sein (BERG).

Eine einwandfreie Diagnose ermöglicht lediglich das *Röntgenverfahren* Die Divertikel stellen sich als Ausstülpungen mit mehr oder weniger deutlicher Stielbildung dar. Füllung und Entleerung des Divertikels hängen vor allem von seiner Lage und der Weite des Divertikelstiels ab. Die Divertikel des Dünndarms sind oft bis kleinapfelgroß, stehen meist in breiter Verbindung mit dem Darm und füllen sich sehr flüchtig, so daß sie leicht der Beobachtung entgehen können. Im oberen Jejunum kommen sie meist in der Mehrzahl vor, im übrigen Dünndarm sind sie selten. Die Divertikel des Dickdarms sind meist klein, ihr Stiel ist schmäler. Ihre Füllung bleibt deshalb nach der Entleerung des übrigen Colons oft noch bestehen. Die Colondivertikel finden sich am häufigsten im Sigma und im unteren Colon descendens. Bei der Enge des Zugangs und der festeren Konsistenz des Darminhaltes kann es durch Stauung

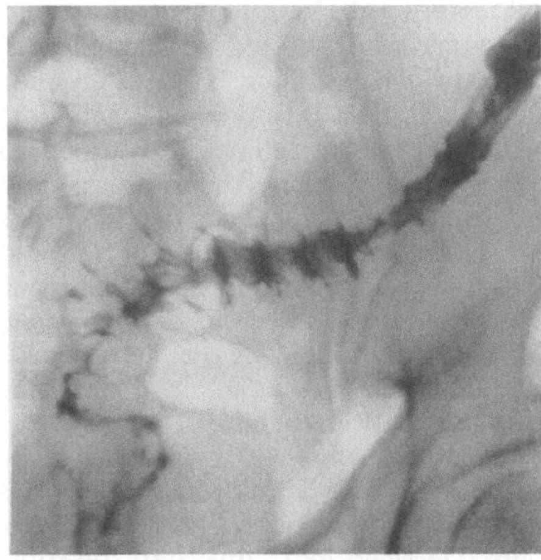

Abb. 102. Pat. Lü. Reliefbild des Sigmas nach Kontrasteinlauf. Divertikulitis. Breite Schleimhautwülste im Sigma. Divertikel nur zum Teil mit Kontrastmittel gefüllt, Kontrastmittel im Divertikelstiel.

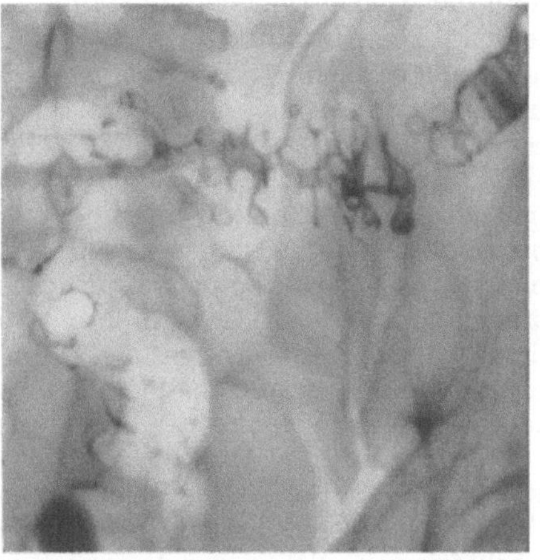

Abb. 103. Derselbe Pat. wie Abb. 102. Aufnahme nach Luftaufblähung nach A. W. FISCHER. Sigma schlecht zu entfalten, kontrahiert sich sofort wieder. Einige Divertikel sind jetzt besser entfaltet, mit Kontrastmittel und Luft gefüllt.

im Divertikel leicht zu entzündlichen Schleimhautschwellungen und damit zur Verlegung des Divertikelstiels kommen. Die Kontrastfüllung des Divertikels wird in diesem Falle ganz ausbleiben. Auch durch Kotfüllung des Divertikels bei schlechter Säuberung des Darmes vor der Untersuchung oder infolge einfacher Eindickung des Kotes im Divertikel ohne entzündliche Veränderungen kann die Kontrastfüllung zum Teil oder ganz verhindert werden. Feine spitze Ausziehungen der Darmkontur infolge Kontrastfüllung im Anfangsteil des Divertikelstiels können dann auf das Vorhandensein von Divertikeln hindeuten.

Das Reliefbild des Darmes bietet in unkomplizierten Fällen von Divertikulosis keine Besonderheiten. Manchmal ist das Einstrahlen der Schleimhautfalten in den Divertikelstiel zu erkennen. Im Divertikel selbst ist im allgemeinen keine Schleimhautzeichnung nachzuweisen. Entzündungen der Divertikel und ihrer Umgebung zeigen sich im Röntgenbild durch Verbreiterung und häufig auch Querstellung der Schleimhautfalten. Durch stärkere Schleimhautwulstung und durch gleichzeitige Kontraktionsneigung des betroffenen Darmabschnittes kann die Darmlichtung eingeengt werden. Die Entwicklung entzündlicher Tumoren im Gefolge der Divertikulitis und die Ausbildung der sog. Diverticulitis fibroplastica führt zu röntgenologischen Befunden, die mit denen bei malignen Tumoren große Ähnlichkeit besitzen und von ihnen oft nicht mit Sicherheit zu unterscheiden sind.

Die *Behandlung* der Divertikulitis ist konservativ, so lange keine chirurgischen Komplikationen vorliegen. Lactovegetabile Kost, tägliche Paraffingaben per os, Spülungen unter gelindem Druck bringen bald Besserung der Beschwerden. Die Divertikulosis als Nebenbefund bedarf keiner Behandlung. Bei Perforation, Fistelbildungen, Incarceration ist chirurgisches Eingreifen gerechtfertigt.

H. Nervöse Erkrankungen des Darmes.

1. Die habituelle Obstipation.

Von habitueller Obstipation oder chronischer Stuhlverstopfung spricht man, wenn der Dickdarm nicht imstande ist, sich seines Inhalts ausreichend zu entledigen. Die Häufigkeit der Stuhlentleerung schwankt unter physiologischen Bedingungen nicht unbeträchtlich. Die Mehrzahl der gesunden Kulturmenschen hat eine Entleerung in 24 Stunden. Gewöhnlich tritt Stuhldrang nach dem ersten Frühstück ein. Aber auch 2 Entleerungen pro Tag oder eine Entleerung alle 48 Stunden fällt durchaus in den Bereich der Norm. Andererseits kann eine schwere Obstipation mit hochgradiger Kotstauung bestehen, trotzdem das Individuum täglich etwas Stuhl absetzt. Kennzeichen der Verstopfung ist daher nicht die Häufigkeit der Entleerung, sondern ihre Ausgiebigkeit, die sich röntgenologisch leicht kontrollieren läßt. Ein wichtiger Faktor im rhythmischen Eintreten des Stuhldranges ist offenbar die Gewöhnung. Unter den Begriff der habituellen (funktionellen) Obstipation fallen nur die Fälle, in denen eine mechanische Hinderung des Kotlaufes nicht nachzuweisen ist.

Wichtig für die Entleerungsfähigkeit des Dickdarmes — es handelt sich bei der habituellen Obstipation ausschließlich um eine Funktionsstörung des Dickdarms — sind hereditäre Faktoren, Art der Ernährung und die Art der Beschäftigung. Schon der Vergleich mit dem Tierreich lehrt uns, daß die reine Fleischernährung mit der seltenen Entleerung einer Menge harten Stuhles einhergeht, wogegen die Herbivoren häufig große Mengen weniger konsistenter Faecesmassen absetzen. Ähnlich liegen die Verhältnisse beim Menschen. Auch hier liefert schlackenarme Kost wenig und konsistenten Stuhl, eine cellulosereiche Ernährung größere Stuhlmengen von geringerer Konsistenz. Ein nicht unbeträchtlicher Teil der Obstipationsfälle ist auf falsche Ernährung verbunden mit zu geringer körperlicher Bewegung zurückzuführen.

Neben der habituellen Obstipation, die als Funktionsstörung des Dickdarmes für sich allein auftritt, kennen wir eine sekundäre Obstipation, die als mechanisch oder nervös bedingte Reaktion auf irgendeiner Änderung der Lebensweise, der Diät, eines Medikamentes oder auf einer primären Erkrankung beruht. So kennen wir die Verstopfung, die eintritt, wenn aus irgendeinem Grund Bettruhe erforderlich wird, wenn aus therapeutischen oder prophylaktischen Gründen eine sehr schlackenarme Diät verabfolgt wird (Ulcusdiät, Typhusdiät), wenn Medikamente verordnet werden, die den Darm ruhig stellen, oder wenn Reflexmechanismen, ausgehend von erkrankten Organen der Bauchhöhle wirksam werden (Ulcus ventriculi, duodeni, Appendicitis). Auch die im Gefolge von Rückenmarkskrankheiten, von Vergiftungen (Bleiintoxikation), Meningitis entstehende Darmträgheit, sowie die mechanisch bedingte Obstipation durch Stenosierung (Tumoren, Adhäsionen, Kompression) fallen in den Rahmen der sekundären oder symptomatischen Stuhlverstopfung.

Hinsichtlich der Unterteilung der Obstipation in bestimmte Formen hat sich bis jetzt eine einheitliche Nomenklatur nicht durchsetzen können, was wohl im wesentlichen darin begründet liegt, daß es im Einzelfall oft schwer fällt, einen funktionell oder topographisch faßbaren Typus festzustellen. Die mehr oder weniger stark schematisierenden Vorstellungen der Autoren versagen nicht selten.

Fleiner stellte auf Grund der Beschwerden und des Stuhlbildes die *atonische Obstipation* der *spastischen* gegenüber, Begriffe, die noch heute im Sprachgebrauch des Arztes verankert sind. Bei der atonischen Obstipation sah Fleiner die Ursache in einer mangelhaften Tätigkeit der Darmmuskulatur, bei der spastischen dachte er an Koprostase infolge länger dauernder spastischer Kontraktionen des Dickdarmes, die mit Kolikschmerzen einhergehen und zum Absetzen einer ungenügenden Menge eines kleinkalibrigen, knolligen, schafkotartigen Stuhles führen. Boas, Strasburger, Ad. Schmidt u. a. bestritten jedoch bald die Berechtigung der Fleinerschen Einteilung, weil die für die spastische Obstipation angegebenen Symptome auch bei der „atonischen“ beobachtet wurden. Insbesondere wandte man sich gegen die Bezeichnung Atonie, die sicher nicht dem Wesen der Darmfunktionsstörung bei der habituellen Obstipation entspricht, da von einer echten Atonie nicht die Rede sein kann. In der modernen Literatur gebraucht man daher lieber die von Schwarz geprägte Bezeichnung hypokinetische Obstipation, der die dyskinetische (spastische) gegenübergestellt wird.

Ätiologie. Bei der *hypokinetischen* Form der Verstopfung dachte v. Noorden an eine Unterfunktion des Auerbachschen Geflechts als Ursache, wobei zu entscheiden war, ob dem Plexus zu wenig Reize zufließen, oder ob er selbst auf die vorhandenen Reize zu wenig anspricht. Über die Menge des in der Darmwand gebildeten Peristaltikhormons, des Cholins (le Heux, Magnus) in Fällen von habitueller Obstipation läßt sich bisher nichts aussagen. Lange bekannt als obstipationsbegünstigend ist aber die Verringerung der mechanischen Reize, die von einem ungünstig zusammengesetzten Darminhalt ausgehen. Schon oben wurde darauf hingewiesen, daß schlackenreiche Ernährung peristaltikanregend wirkt. Fehlen in einer Kost die mechanisch reizenden Stoffe (Cellulose), so wird die Darmmotorik herabgesetzt. In gleicher Richtung wirkt der Fortfall körperlicher Bewegung. Man braucht nur an die plötzlich entstehende Obstipation zu denken, die sich im Gefolge einer länger dauernden Eisenbahnfahrt, Autoreise oder nach erzwungener Bettruhe einstellt. Demzufolge leiden an habitueller Obstipation besonders Berufskreise mit vorwiegend sitzender Beschäftigung wie Schuhmacher, Schneider, Bürobeamte, Kraftfahrer und Gelehrte. Strasburger hat die Meinung verfochten, daß eine übernormale gute Ausnützung der Nahrung im Dünndarm den Dickdarmbakterien so wenig Wachstumsbedingungen bietet, daß diese sich nur spärlich entwickeln und mit ihrer Stoffwechselproduktion die Darmwand nur wenig reizen. Tatsächlich hat dieser Autor im Stuhl bei habitueller Obstipation auffallend wenig Bakterien bei einem übermäßig ausgenützten Stuhl (wenig Muskelfaserreste, wenig Kartoffelzellreste) nachweisen können. Ad. Schmidt und Lohrisch sahen auf Grund der Strasburgerschen Anschauungen die Ursachen der habituellen Obstipation in einem konstitutionell bedingten abnorm guten Celluloselösungsvermögen des Dünndarms. Eine Erschütterung des Strasburger-Schmidtschen Theorie ist bisher nicht erfolgt. Der Hinweis v. Noordens, daß die gute Ausnützung sekundär durch die längere Verweildauer im Darm bedingt sei, wurde von Ad. Schmidt dadurch entkräftet, daß er nach Verzögerung der Darmmobilität durch Opium keine bessere Verdauung des Stuhles erzielen konnte. Inwieweit die „hyperpeptische Obstipation“ Strasburgers praktisch ätiologisch wirklich eine Rolle spielt, steht dahin.

Neben den ungenügenden Reizen, die vom Darminhalt ausgehen, spielt in vielen Fällen sicher die verringerte Ansprechbarkeit des Auerbachschen Plexus eine beachtliche Rolle. Dafür spricht schon das geringe Ansprechen mancher Därme auf starke Abführmittel.

Wie schon oben mitgeteilt, ist die Bezeichnung spastische Obstipation (FLEINER 1893) auf Widerstand gestoßen. Trotzdem ist sie im praktischen ärztlichen Sprachgebrauch des Alltags fest verwurzelt. Niemand wird leugnen, daß gewisse Obstipationsfälle spastischer Faktoren eine Rolle spielen, die therapeutisch zu beachten sind, wenn auch Kombinationen mit der hypokinetischen Form im selben Darm vorkommen. Die Neigung zu Spasmen bildet nur eine Teilerscheinung der allgemeinen vagischen Übererregbarkeit. Besonders häufig kommt die spastische Obstipation beim Ulcus duodeni im Beschwerdestadium vor. Die Spasmen können so hochgradig werden, daß es schließlich in seltenen Fällen zum spastischen Ileus kommt (s. o.). Bevorzugter Ort der Spasmen ist die linke Flexur, die auch bei der Colica mucosa als wesentlicher Ort der quälenden Koliken bekannt ist. Nach den grundlegenden Röntgenuntersuchungen von SINGER und HOLZKNECHT beruht die dyskinetische Obstipation auf einer Hypermotilität des Dickdarms. Diese Hypermotilität macht sich erkenntlich teils als beschleunigter Transport, teils als Spasmus, teils als Antiperistaltik. STIERLIN fand als röntgenologisches Substrat eine Dissoziation der verschiedenen Bewegungsformen des Dickdarms wie Verringerung der peristaltischen und großen Colonbewegungen bei gleichzeitiger Hypertonie. OPPENHEIMER beobachtete, daß bei Spasmen im Dickdarm nur kleine Strecken durch die an sich normalen großen Colonbewegungen entleert werden.

Die *röntgenologische Erforschung* der habituellen Obstipation brachte im Gegensatz zu der bisher klinischen Einteilung eine topographische. In manchen Fällen zeigt sich die Koprostase im gesamten Dickdarmabschnitt. Meist entspricht dieser Röntgenbefund Fällen von hypokinetischer Obstipation. Vielfach staut sich aber der Inhalt in ganz bestimmten Abschnitten des Colons. So kennt man einen Ascendenstyp (STIERLIN), bei dem die Inhaltsmassen im Coecum und Colon ascendens liegen bleiben, eine Transversostase bzw. Transversumobstipation und eine Descendensobstipation (GROEDEL, HESS THAYSEN). Bei einer praktisch besonders wichtigen Form bleiben die Kotmassen erst in der erweiterten Ampulle recti liegen (proktogene Obstipation, Proktostase, H. STRAUSS, bzw. Dyschezie BARNES, HERTZ). Diese Fälle sind klinisch leicht daran zu erkennen, daß man bei rectaler Untersuchung die Ampulle, die bekanntlich normalerweise stets leer angetroffen wird, mit Kotmassen angefüllt findet. Bis zum Rectum verläuft der Transport normal. Man erklärt diesen eigenartigen Befund damit, daß der Defäkationsreflex, der durch das Eintreten der Kotsäule in das Rectum ausgelöst wird, fehlt. Daneben mögen allerdings auch organische Veränderungen im Sphinctergebiet wirksam sein, die die Defäkation erschweren, wie z. B. schmerzende Hämorrhoidalknoten oder Sphincterkrampf bei Analfissur. Auch die Zivilisationsgewohnheit, das Defäkationsgefühl zu unterdrücken, mag an der Ausbildung dieser proktogenen Obstipation beteiligt sein. Eine erschwerte Defäkation und damit eine Neigung zur Proktostase tritt auch ein, wenn die bei der Defäkation wirksamen Muskeln erlahmen wie z. B. bei Frauen, die viel geboren haben und infolgedessen über eine unzureichende Beckenboden- und Bauchmuskulatur verfügen. A. F. HURST neigt neuerdings zu der Ansicht, daß alle Fälle von Obstipation auf Dyschezie beruhen. Eine Rolle dabei spielt nach seiner Ansicht allerdings auch der Fortfall des gastrocolischen Reflexes, durch den allmorgendlich nach dem Frühstück der Colon-Ascendens-Inhalt in das Sigma und von da ins Rectum geschoben wird. In vielen Fällen wird dieser Reflex nicht abgelöst von einem zweiten Reflex, der das Rectum zur Kontraktion und den Sphincter zur Erschlaffung bringt. Auf diese Weise bleiben die eben angekommenen Massen in der Ampulle liegen.

Interessant sind die Befunde, die OPPENHEIMER auf Grund röntgenologischer Untersuchungen als Ursache verschiedener Obstipationsformen erhoben hat.

OPPENHEIMER geht aus von der Tatsache, daß die Peristaltik in der gleichen Weise automatisch ist wie die einzelne Herzrevolution. Aber ebenso wie die Herzarbeit in starkem Maße von extrakardialen Faktoren abhängig ist, wird die Peristaltik bestimmt von einer Reihe nicht automatischer Einflüsse (wie endokrine, vegetativ-zentralnervöse Einflüsse). Insbesondere spielt der Chemismus des Inhalts eine Rolle, der seinerseits von mannigfachen Faktoren abhängig ist (Nahrungsart und -Menge, Fermentabgabe, Resorptionssekretion u. a.). Auch diese Faktoren sind wieder endokrinen und nervösen Steuerungen unterworfen.

Bei der normalen Dickdarmbewegung füllt sich das Colon zunächst durch die Haustrenperistaltik sehr langsam bis zur linken Flexur. Dann folgt Haustrenruhe und Tonusverlust, der sich durch Guirlandenbildung des Transversums anzeigt. Die nun folgende große Colonbewegung entleert den Inhalt des Quercolons unter dessen gleichzeitiger Streckung ins Descendens. Eine geringe langwellige Peristaltik füllt nun allmählich das Sigma. Darauf strafft eine „große Sigmabewegung“ das Sigmoid und treibt den Inhalt in die Ampulle, worauf die Defäkation erfolgt. Wichtig bei diesen Beobachtungen ist die Regel, daß die große Colonbewegung nur erfolgt, wenn der Inhalt bis zur linken Flexur vorgedrungen ist, und wenn das Transversum erschlafft ist.

Bei verschiedenen Formen der habituellen Obstipation hat OPPENHEIMER wesentliche Abweichungen von der geschilderten Colonmotilität festgestellt. So tritt bei der atonischen (hypokinetischen) Obstipation die große Colonbewegung zu spät oder gar nicht ein. Die Haustrenperistaltik schiebt dann den Inhalt langsam und kontinuierlich ins Descendens. Die Obstipation vom Ascendenstyp entsteht dadurch, daß unmittelbar nach der Füllung des Ascendens das ganze Transversum in schmaler Spur gefüllt wird, und daß eine sofort folgende große Colonbewegung die sehr kleine Inhaltsmenge ins Descendens treibt. Der Rest des Kotes stagniert dann im Ascendens. Bei lokalen Spasmen im Dickdarm reißt die große Colonbewegung nur kleine Stücke des Transversuminhalts ab und befördert sie weiter, gleichgültig, ob die Spasmen von der Ring- oder von der Längsmuskulatur erzeugt werden. Die Obstipation entsteht also in diesem Falle dadurch, daß die an sich normalen großen Colonbewegungen zu kleine Strecken des Querdarms entleeren.

Symptomatologie. Die habituelle Obstipation setzt oft bereits in der Jugend ein. Das Vorkommen in verschiedenen Generationen mancher Familien ist bekannt. v. NOORDEN denkt in diesen Fällen allerdings mehr an übernommene Lebens- und Ernährungsgewohnheiten als an echte Vererbung. In anderen Fällen wird der Beginn der Obstipation mit einem bestimmten Ereignis in Zusammenhang gebracht. Frauen geben z. B. nicht so selten die erste Geburt als Anfang an. Auch Änderungen der Lebensweise (Beginn eines Berufes mit geringer körperlicher Bewegung) bezeichnen gelegentlich den Anfang des Leidens. In den meisten Fällen vermißt man jedoch so klare Angaben. Die Verstopfung entwickelt sich dann ganz allmählich. Bezüglich der Verteilung auf die Geschlechter hat man entschieden den Eindruck, daß Frauen, insbesondere ältere, vermehrt betroffen sind. v. NOORDEN gibt zu, daß die Dyschezie das weibliche Geschlecht bevorzugt befalle, im übrigen verteile sich die Obstipation etwa gleichmäßig auf beide Geschlechter. Die Meinung des eben genannten Autors, daß es schwer falle, über die Häufigkeit der habituellen Verstopfung etwas annähernd Befriedigendes auszusagen, besteht auch heute noch zu Recht. Die Ursachen für diese Tatsache liegen darin begründet, daß es viele fließende Übergänge zum Normalen gibt, und daß die meisten Obstipierten vom Arzt nicht erfaßt werden, weil sie sich selbst mit einem der unzähligen Mittel helfen, die ihnen in Tageszeitungen, von Apothekern und Kurpfuschern unter mehr oder weniger mystischen Bezeichnungen angeboten werden.

Subjektive Beschwerden können oft völlig fehlen. Die Betroffenen fühlen sich absolut frisch und leistungsfähig, klagen nur darüber, daß der Stuhl nicht von selbst kommt. In anderen Fällen besteht eine ganze Skala von Beschwerden.

Die Patienten klagen über eingenommenen Kopf, Arbeitsunlust, Gefühl der Abgeschlagenheit, innere Unruhe, Unfähigkeit geistiger Konzentration, Appetitlosigkeit, pappigen Geschmack auf der Zunge, Schwindel. Auch Völle im Leib, das Gefühl des Aufgetriebenseins, Kollern im Bauch werden angegeben. Eine Reihe von Kranken gibt an, daß nach der Defäkation Stuhldrang zurückbleibt, der von ihnen als mangelhafte Entleerung gedeutet wird. Daß daneben zum mindesten die erhebliche Anstrengung angegeben wird, die mit der Absetzung der trockenen und harten Skybala verbunden ist, leuchtet ein. Kleine Einrisse, die durch mechanische Läsion der Sphincterschleimhaut entstehen, gestalten die Defäkation schmerzhaft. Noch gefürchteter wird das Stuhlabsetzen, wenn entzündliche Prozesse an der Proktalschleimhaut vorhanden sind (Proktitis, Ulcus ani, thrombophlebitisch veränderte Hämorrhoidalknoten). Das oben erwähnte Gefühl mangelhafter Entleerung nach der Defäkation ist eine besondere Eigentümlichkeit der spastischen Obstipation. Bei vielen Fällen dieser Art treten kolikartige Schmerzen im Leib, am häufigsten im linken Oberbauch auf. Stuhldrang tritt im allgemeinen öfter auf als bei der atonischen Obstipation. Da es bei der Defäkation aber nur zu einer unvollkommenen und jeweils kurzen Sphinctererschlaffung kommt, wird der Stuhl in kleinen Mengen abgesetzt und zeigt kleinkalibrige, bandförmige Beschaffenheit, wobei die einzelnen Teile auffällig kurz sind.

Bei der Obstipation vom Ascendenstyp werden die Beschwerden in die rechte Unterbauchgegend verlegt. Die Kranken klagen über Völle und Druck, oft auch über ziehende, ja krampfartige Schmerzen in dieser Gegend. Eine sichere Unterscheidung von der chronischen Appendicitis dürfte rein klinisch schwer fallen, besonders wenn ein appendicitischer Anfall in der Anamnese nachweisbar ist.

Inwieweit die Allgemeinbeschwerden der Obstipierten auf die Resorption giftiger Stoffwechselprodukte infolge der Koprostase bezogen werden dürfen, ist noch völlig unentschieden.

Bekanntlich ist Dünndarminhalt giftig, was MAGNUS-ALSLEBEN dadurch bewies, daß Dünndarminhalt gesunde Hunde und Kaninchen nach intravenöser Injektion schnell tötet. Die Gifte des Darminhalts werden in der Leber entgiftet, was daraus hervorgeht, daß die Injektion des gleichen Darminhalts in einer Mesenterialvene wirkungslos bleibt. Die alte von BOUCHARD begründete Lehre von der intestinalen Autointoxikation ist neuerdings besonders von BECHER studiert worden. Dieser Autor nimmt die Möglichkeit einer Vergiftung durch Darminhalt an, wenn bei abnorm starker Giftbildung im Darm die Filterfähigkeit der Leber nicht mehr ausreicht, oder daß bei normaler Giftproduktion die entgiftende Funktion der Leber gelitten hat. Für unsere Betrachtung kommt lediglich die erste Möglichkeit in Frage. BECHER hält eine Vermehrung der Darmgiftbildung schon dadurch für möglich, daß der Darminhalt länger als normal im Darme verweilt, und bezieht Störungen wie Reizbarkeit, leichte Ermüdbarkeit, Kopfschmerzen, Schlaflosigkeit, Verwirrtheit auf eine vermehrte Darmgiftbildung infolge der Obstipation. Als giftige Stoffe werden Indol (HERTER), Phenol, Kresol (BECHER), Histamin (LIEB, MELLANBY und TWIST, BECHER u. a.), Bakterientoxine u. a. angegeben.

Mit Recht weist aber STRASBURGER darauf hin, daß bei der habituellen Obstipation nicht flüssige, also leicht resorbierbare, sondern trockenere Massen im Darm zurückgehalten werden. Man kann sich kaum vorstellen, daß aus den eingetrockneten bröckligen Stühlen bei Obstipation Stoffe in nennenswerter Menge resorbiert werden können, um so weniger als die genauere Untersuchung zeigt, daß beim typischen Obstipationsstuhl nicht eine vermehrte, sondern eine verminderte Fäulnis vorhanden ist. Jedenfalls läßt sich, wie man STRAS-

BURGER beipflichten muß, an Obstipationsstühlen weder eine Neigung zu Gärung noch zu Fäulnis in nennenswertem Ausmaß nachweisen. Am ehesten darf eine vermehrte Resorption von Giften noch angenommen werden, wenn es durch den Reiz der eingetrockneten Kotmassen zu sog. Stercoraldiarrhöen kommt, wobei die sezernierten Sekretmassen zur Fäulnis neigen. Beweisend sind die Gründe STRASBURGERs gegen die Rolle der habituellen Obstipation beim Zustandekommen der intestinalen Autointoxikation nicht. Bedenkt man jedoch, daß gerade die Obstipierten, die über die meisten Beschwerden klagen, Neurastheniker von hypochondrischem Einschlag sind, so lassen sich die geklagten subjektiven Empfindungen auch leicht als funktionell erklären. Eine einigermaßen befriedigende Scheidung von funktionellen und organisch bedingten Symptomen läßt sich bis heute nicht durchführen. Die Forschung ist an dieser Fragestellung bisher vorbeigegangen, soweit es sich um einen ernsthaften Versuch experimenteller Art handelt.

Objektive Krankheitszeichen außer dem weiter unten zu erwähnenden Stuhlbefund sind gewöhnlich nicht nachweisbar. Über die Verteilung der Geschlechter und über die Altersbeziehungen wurde bereits gesprochen. Äußerlich drückt die Obstipation dem Befallenen ihren Stempel nicht auf. Auch die Bevorzugung eines bestimmten Konstitutionstypus läßt sich für den praktischen Alltag nicht aufrecht erhalten. Daß neurasthenische Symptome und hypochondrische Vorstellungen genetisch primär wirksam sind, muß wohl abgelehnt werden. Gewiß können seelische Depressionen hemmend auf die Darmperistaltik einwirken. Andererseits ist die psychotherapeutische Beeinflußbarkeit mancher Fälle seit langem bekannt, was ebenfalls für die engen Beziehungen zwischen Zentralnervensystem und Darmmotorik spricht. Für die Mehrzahl der Kranken scheiden jedoch seelische Faktoren ursächlich aus. Dabei ist zuzugeben, daß bei entsprechender Veranlagung neurasthenische und hypochondrische Merkmale durch die Beschwerden einer lange bestehenden Stuhlträgheit ausgelöst werden können. Die meisten Obstipierten befinden sich durchaus im seelischen Gleichgewicht.

Auch der Befund, der sich bei der Untersuchung des Abdomens ergibt, fällt für gewöhnlich recht dürftig aus. Bei der Inspektion des Leibes ergibt sich gewöhnlich nichts Wesentliches. Insbesondere vermißt man fast regelmäßig eine durch Meteorismus hervorgerufene Auftreibung. Auch lokale Auftreibungen des Abdomens lassen sich nur gelegentlich bei dünnen und schlaffen Bauchdecken feststellen. Sie beruhen auf der örtlichen Ansammlung von Kot und Gasen und finden sich beim Ascendenstyp im rechten Hypochondrium, bei der Transversostase im Mesogastrium, bei Dyschezie und Descendenstyp im linken Hypochondrium entsprechend dem Verlauf des Descendens. Gleichzeitig bestehende Spasmen verhindern das Weiterwandern der Darmgase und rufen subjektiv das Gefühl der Blähung hervor. Polternde und gurrende Geräusche sind oft schon auf Entfernung wahrnehmbar.

Mittels der Palpation gelingt es öfters, die topographische Form der Koprostase aufzuklären. Die Konsistenz der mit Kot gefüllten Darmabschnitte hängt von der Höhe der Stase ab. Das gestaute Coecum und Ascendens fühlt sich teigig an, da hier auch bei längerem Verweilen eine extreme Eindickung nicht erreicht wird. Ist das Transversum Sitz der Stase, so kann man die haustrierten Skybala als harte, kugelige Gebilde durchtasten. Dasselbe trifft auch für das Descendens zu. Allerdings fühlt man das Descendens auch bei vielen Gesunden als harten und oft knolligen Strang. Ein dünner und glatter, harter Strang spricht für einen leeren, kontrahierten Darmabschnitt. Druckempfindlichkeit der befallenen und besonders der kontrahierten Darmteile ist nicht ungewöhnlich. Die Dyschezie läßt sich am leichtesten durch den rectalen Palpationsbefund erkennen. Die Ampulle zeigt sich, falls der Kranke nicht unmittelbar vorher seinen Darm entleert hat, mit Kotmassen angefüllt, während sie normalerweise gewöhnlich leer angetroffen wird.

Frühere Forschergenerationen haben sich besonders mit der Frage der *Magensekretion* bei habitueller Obstipation befaßt. Greifbare Ergebnisse haben diese Untersuchungen (SCHMIDT, v. NOORDEN u. a.) für unser heutiges Denken nicht gezeitigt, da die damaligen diagnostischen Methoden nicht ausreichten. Für die meisten Fälle von unkomplizierter habitueller Stuhlträgheit läßt sich nach eigenen Erfahrungen keine andere Verteilung der Aciditätstypen ermitteln, als sie der normalen Streuungskurve entspricht. Wenn v. NOORDEN in einem hohen Prozentsatz der Fälle mit spastischem Einschlag Superacidität nachwies, so wird die Frage zu erheben sein, ob hier nicht Magenkrankheiten (Ulcus, Gastritis) vorlagen, bei denen ja öfters gleichzeitig eine symptomatische Obstipation besteht, die eng an das Beschwerdestadium der periodisch exacerbierenden Magenkrankheit geknüpft ist. Diese Form der symptomatischen Obstipation fällt nicht in den Rahmen unserer Darstellung. (Ältere Literatur bei C. v. NOORDEN, Darmkrankheiten.)

Der wesentlichste und sicherste Befund für die Diagnose der Obstipation ergibt sich aus der Betrachtung des Stuhles. Er wird selten und erschwert abgesetzt, ist gewöhnlich, wenn auch nicht regelmäßig, wasserarm und an Menge gering. STRASBURGER hat sich besonders mit dem Wassergehalt von Obstipationsstühlen beschäftigt. Er fand eine Reduktion des Wassergehaltes auf etwa 60% gegenüber 75—80% beim Normalen. Die Wasserarmut verrät sich durch die trockene, harte, manchmal bröcklige Beschaffenheit. Die relativ geringe Masse des Stuhles erklärt STRASBURGER durch eine stärkere Ausnutzung, die er als primäre Hyperpepsie ätiologisch beschuldigt, während sie nach v. NOORDEN sekundär durch die längere Passagezeit zu verstehen ist. Die Farbe ist meist dunkler als es der Norm entspricht. Eine schwärzlich-braune Färbung ist nicht selten. Allerdings spielt die Zusammensetzung der Nahrung hier eine beträchtliche Rolle. Die Formung der Faeces unterliegt beträchtlichen Schwankungen. In vielen Fällen von habitueller Verstopfung werden großkalibrige kurze Zylinder oder dicke Kugelgebilde abgesetzt. Häufig, am ehesten bei spastischem Einschlag, besteht der Stuhl aus zahlreichen kirschgroßen Knollen, die gewöhnlich zu größeren Konvoluten verbacken sind. Die Bezeichnung Schafkot hat sich für diese Form allgemein eingebürgert. Seltener trifft man auf Stuhlformen, die, wie STRASBURGER beizupflichten ist, offenbar durch Spasmen im Sphinctergebiet zu erklären sind. Es handelt sich um kleinkalibrige, zylindrische und bandförmige, kurze Gebilde von der Dicke eines Bleistiftes. Nicht ganz selten zeigen die harten Kotballen einen Überzug aus milchigem, glänzenden Schleim, so daß sie wie lackiert aussehen. Der Überzug wird durch einen mechanischen Reiz der harten Massen auf die Schleimhaut erklärt. Im Einzelfall wird bei diesem Befund zu entscheiden sein, ob nicht etwa eine Sekretionsneurose im Sinne der Colica mucosa vorliegt. Die von BOAS beschriebene *fragmentierte Stuhlentleerung*, bei der unter heftigen Tenesmen häufig kleine geformte Stuhlpartikelchen abgesetzt werden, beruht auf einem Reizzustand im Sphinctergebiet. Er wird selten bei nervösen Personen angetroffen.

Eine Indicanurie wird bei fast allen einfachen und leichteren Formen der Obstipation vermißt. Ausgenommen ist die Obstipation vom Ascendenstyp. Der Grund hierfür liegt offenbar darin, daß bei der Stagnierung im Coecum und Ascendens die Kotbeschaffenheit noch flüssig ist, und daß in dem wasserreichen Milieu die Fäulniserreger leichter fortkommen. Andererseits können aus den flüssigen Massen die Fäulnisprodukte leichter resorbiert werden.

C. v. NOORDEN weist außerdem darauf hin, daß vorwiegend die Fälle mit spastischem Einschlag die starke Indicanurie zeigen.

Die Röntgenuntersuchung dürfte in den meisten Fällen von habitueller Obstipation entbehrlich sein, wenn nicht Verdacht auf eine organisch bedingte Stenose besteht. Kommt es jedoch darauf an, den topographischen Typus der Koprostase festzustellen, so ist das Röntgenverfahren die Methode der Wahl.

Die *Röntgenuntersuchung* vermag zunächst organische Veränderungen am Darm als Ursache der Funktionsstörung auszuschließen. In Frage kommen vor allem organische Stenosen (durch Darmtumoren, narbig-entzündliche Veränderungen und Adhäsionsstränge), angeborene Darmanomalien (Megasigma, Sigma elongatum u. a.), entzündliche Erkrankungen des Dünn- und Dickdarms, unter denen die Divertikulitis des Colon descendens und Sigmas besonders zu erwähnen ist. Bei den beiden letzten Gruppen wird häufig eine wechselseitige Beeinflussung der Funktionsstörung und der organischen Veränderungen anzunehmen sein.

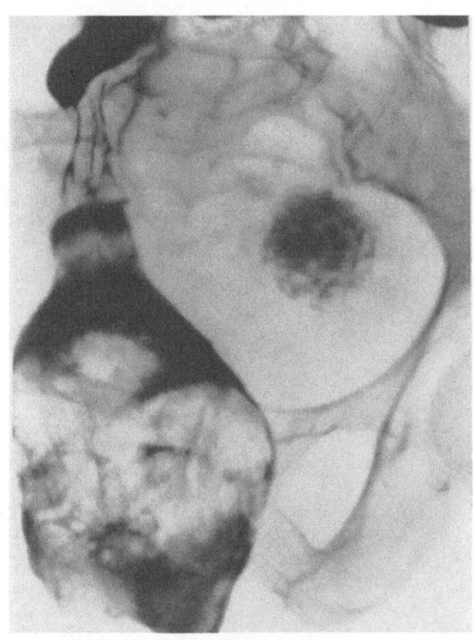

Abb. 104. Kottumor im Rectum bei hochgradiger proktogener Obstipation. Schleimhautschwellung im oberen Rectum. Am linken Kreuzbeinrand verkalktes Uterusmyom (Kontrasteinlauf).

Auf die Häufigkeit der Obstipation als Begleitsymptom einer chronischen Gastro-Enteritis ist in den letzten Jahren besonders von GUTZEIT und KUHLMANN wiederholt hingewiesen worden.

Zum Ausschluß *organischer* Veränderungen am Dickdarm empfiehlt sich die Anwendung des Kontrasteinlaufs, während bei den *reinen Funktionsstörungen* der sog. habituellen Obstipation die Kontrastpassage besser Aufschluß gibt.

Allerdings ist es nicht immer möglich, die röntgenologischen Befunde eindeutig in einem der obengenannten Obstipationstypen unterzubringen, obwohl die Aufstellung dieser Typen sich vorwiegend auf röntgenologische Untersuchungen stützt.

Verhältnismäßig einfach sind die Befunde bei der sog. proktogenen Obstipation (STRAUSS): Nach normaler Transportzeit im übrigen Darm ist die Entleerung des Rectums gestört. Eine abnorm breite Füllung des Rectums und oft auch des unteren Sigmas über mehrere Tage hin ist die Folge. Bei hochgradiger Stauung kann es zur Bildung eines harten Kottumors im Rectum kommen, der bei der Untersuchung mit Kontrasteinlauf allseitig von Kontrastmittel umspült wird und dadurch von den wandständigen echten Tumoren leicht zu unterscheiden ist.

Vieldeutiger sind die röntgenologischen Symptome meist schon bei dem sog. Ascendenstyp (STIERLIN) und der Transversostase. In ausgesprochenen Fällen findet sich bei ersterem eine Stauung im Colon ascendens und im Anfangsteil des Colon transversum; der Abtransport in die distalen Colonabschnitte erfolgt verlangsamt und in kleinen Schüben, so daß diese nur geringe Kontrastfüllung zeigen. Bei der Transversostase erfolgt die Colonfüllung bis zur linken Flexur in normaler Zeit, auch die Entleerung des Colon ascendens ist meist nicht gestört, doch bleibt die große Colonbewegung und damit der Übertritt in das Colon descendens aus. Es entsteht also eine abnorm breite und langdauernde, fast isolierte Füllung des Colon transversum.

In anderen Fällen ist die Fortbewegung des Darminhaltes in allen Darmabschnitten gleichmäßig verlangsamt.

Wichtiger als die Aufstellung einzelner Obstipationstypen erscheint es für die Behandlung, die Störungen des Tonus und der Motilität, die als Ursache der Obstipation anzusehen sind, durch die Röntgenuntersuchung zu erfassen, wenn man auch versucht hat, Obstipationstyp und Tonus- und Motilitätsstörung

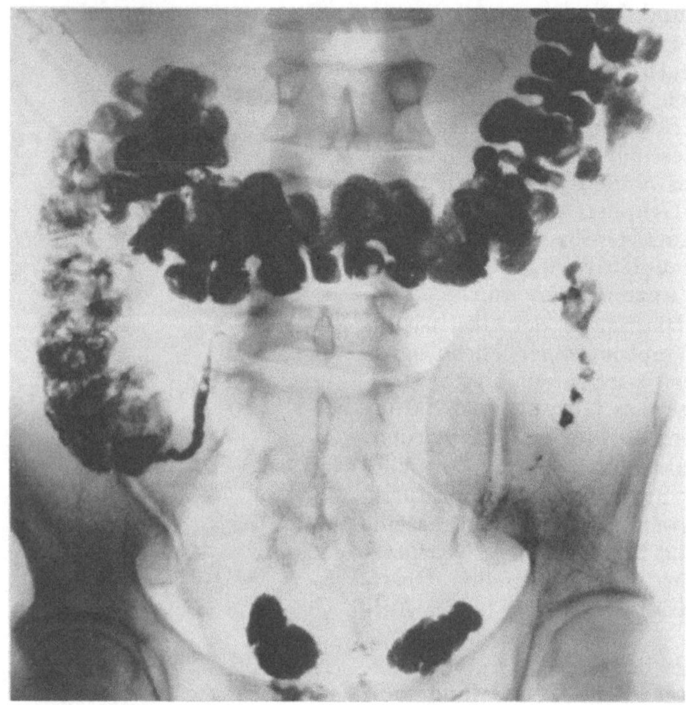

Abb. 105. Transversostase. Aufnahme 44 Stunden nach Kontrastmahlzeit.

in feste Beziehung zueinander zu bringen. Da Steigerung des Tonus und Herabsetzung der Motilität gleichzeitig vorliegen und im Einzelfall die verschiedenen Darmabschnitte sich auch wieder verschieden verhalten können, so entstehen oft recht wechselvolle Bilder, deren praktische Auswertung erhebliche Schwierigkeiten machen kann.

Der Schluß auf Spasmen im Colon auf Grund einer engen und tiefen Haustrierung ist nur mit großer Vorsicht erlaubt. Eindeutig ist der Befund einer ausgesprochenen Segmentierung in den frühen Füllungsstadien nach Kontrastpassage. Bei längerem Verweilen des Kontrastmittels im Colon kommen ähnliche Bilder durch stärkere Eindickung auch ohne spastische Kontraktion des Darmes zustande.

Komplikationen. Am leichtesten verständlich als Folgeerscheinung einer lange bestehenden Obstipation sind *Entzündungen der Dickdarmschleimhaut*, die man mechanisch durch den Druck der stagnierenden Massen erklären kann. Auffälligerweise kommen derartige Katarrhe aber sehr selten vor, wenn nicht Mißbrauch mit starken Abführmitteln oder mit differenten Einlaufflüssigkeiten getrieben wurde. Auch aus dieser Tatsache geht die relative Harmlosigkeit der Kotstauung für die Darmschleimhaut hervor. Die von älteren Autoren angenommene Entstehung einer chronischen Colitis aus habitueller Obstipation ist zum mindesten unbewiesen.

Ein eigentümlich zeitlich verknüpfter Symptomenkomplex entsteht bei den sog. Stercoraldiarrhöen. Bei diesem Zustandsbild wechseln hartnäckige Obstipationsperioden mit heftigen Diarrhöen ab. Während der Zeit der Verstopfung fühlt der Kranke sich meistens wohl. Es setzt nun spontan nach anfänglichem Kneifen eine heftige Kolik (Kotkolik) ein, die Patient und Arzt außerordentlich beeindrucken kann. Während der heftigen Kolikattacke windet sich der Kranke vor Schmerzen. Der Leib ist häufig meteoristisch aufgetrieben. Das blasse Gesicht, die spitze Nase, der frequente, kleine, fast unfühlbare Puls erwecken den Verdacht einer Perforationsperitonitis. Nach Einlauf oder auch spontan folgen explosive, faulig stinkende, breiige oder wäßrige Entleerungen (Stercoraldiarrhöen), die sich oft an die Ausstoßung größerer Massen von eingedicktem Stuhl anschließen. Die Diarrhöen können einige Tage anhalten, worauf dasselbe Spiel wieder beginnt. Aller Wahrscheinlichkeit nach kommt es oberhalb der Kotstauung hier zu fauliger Zersetzung des Darminhalts, die ihrerseits eine lokale Reizung der Schleimhaut hervorruft. Das gleiche Zustandsbild entwickelt sich in vielen Fällen von Colica mucosa. Während der Durchfallperioden fühlen sich die Patienten elend. Der Dickdarm wird subjektiv als „wund“ empfunden. Sobald die Verstopfungsperiode einsetzt, sind alle Beschwerden verschwunden.

Eine relativ seltene Komplikation bilden die sog. Kottumoren (Koprolithen). Sie entstehen nach der Anschauung FIELDs dadurch, daß Kotpartikelchen in den Haustren liegen bleiben und durch Apposition aus den vorüberstreichenden Massen allmählich unter Eindickung wachsen. Kottumoren können Kindskopfgröße erreichen und sind häufig mit echten Geschwülsten verwechselt worden. Ihr Sitz ist vor allem das Sigmoid, aber auch die übrigen Teile des Colons. Am seltensten sind Coecum und Ascendens betroffen, was mit der flüssigen Konsistenz der hier vorhandenen Ingesta zusammenhängt. Frühere Forschergenerationen haben sich bemüht, diese Kottumoren gegenüber echten Geschwülsten rein klinisch abzugrenzen, was oft um so schwerer gelang, als die großen und harten Massen auf Einlauf nicht immer abgingen. Das einzige klinische Zeichen, das meines Erachtens manchmal verwendbar ist, besteht in einer gewissen Nachgiebigkeit der Tumoren auf den Druck des palpierenden Fingers hin. Auch dieses Zeichen versagt bei härteren Gebilden. Die sicherste Methode, derartige Gebilde als Koprolithen zu erkennen, besteht in der Anwendung des Röntgenkontrasteinlaufs, der die Tumoren als Aussparungen im Darmlumen zeigt, die vom Kontrastmittel umflossen werden. Die Mengen an Stuhl, die nach erfolgreicher Bekämpfung derartiger Koprolithen abgesetzt werden, muten geradezu phantastisch an. Bekannt ist die Mitteilung von LYNDS, wonach 20 kg Stuhl auf einen Einlauf abgingen. Fälle, in denen mehrere Nachtgeschirre voll Stuhl geliefert wurden, sind jedem erfahrenen Praktiker bekannt. Hervorzuheben weil anscheinend wenig bekannt ist die Tatsache, daß große und sehr harte Kotsteine gelegentlich durch interne Maßnahmen nicht per vias naturales zu entfernen sind, wie ein Fall eigener Beobachtung beweist, in dem zwei nahezu kindskopfgroße kugelige und steinharte Gebilde aus dem Sigmoid operativ entbunden werden mußten.

Über die Frage, ob die häufig bei habitueller Obstipation vorhandenen Hämorrhoiden als Komplikation aufzufassen sind, läßt sich Beweisendes nicht mitteilen, da Hämorrhoiden häufig auch ohne Verstopfung vorkommen. Verständlich ist jedenfalls, daß durch die erschwerte Defäkation die bereits angelegten Venenerweiterungen im Analgebiet sich schneller und stärker ausbilden.

Andererseits spielt die erstaunliche Tatsache, daß eine Verödungstherapie der Hämorrhoiden gelegentlich eine jahrzehntealte, hartnäckige Obstipation schlagartig zum Verschwinden bringt, wie ich wiederholt beobachten konnte, eine rein sekundäre Rolle der Hämorrhoiden. Dagegen muß man annehmen, daß der Durchtritt von großkalibrigen und harten Stuhlmassen durch die Sphincterenge dort leicht kleinere schmerzhafte Einrisse der Schleimhaut hervorruft, die freilich nicht mit der echten Fissura ani (s. Kap. Hämorrhoiden) verwechselt werden dürfen. Auch Blutungen aus oberflächlichen Hämorrhoidalvenen können auf diese Weise entstehen.

Fieber gehört nur ausnahmsweise zum Bild der habituellen Obstipation. Indessen findet man bei sorgfältiger Beobachtung seiner Kranken gelegentlich Fälle, die während der Obstipationsperiode leichte Fieberbewegungen aufweisen. Die Temperatur fällt mit der erfolgreichen Darreichung eines Abführmittels sofort ab. Dieses „Kotfieber" (NOTHNAGEL) kommt besonders bei den oben beschriebenen cyclisch verlaufenden Fällen mit Kotkoliken und Durchfällen während oder kurz vor Eintreten der Kolik vor. Sogar Schüttelfröste sind in diesem Zusammenhang beobachtet worden. Es kann wohl kaum ein Zweifel darüber bestehen, daß dieses Fieber auf die Resorption von Giftstoffen aus dem Darm zurückzuführen ist.

Schon EBSTEIN sah bei habitueller Obstipation nicht selten Albuminurie und Zylindrurie auftreten, die nach Abführung prompt verschwand. In der französischen Schule (CHIRAY und LEBON) spricht man von einer renalen Form der Obstipation. Attacken von krisenartiger, bisweilen erheblicher Oligurie können mit der Albuminurie vergesellschaftet einsetzen. Die Nierenfunktion ist nicht nachweisbar gestört. Daß manche Fälle von Colipyelitis auf eine durch Koprostase begünstigte lymphogene Harninfektion zurückzuführen sind, erscheint nach den bekannten Untersuchungen von ASLE und von WALLERSTEIN durchaus möglich.

Erscheinungen von seiten des Kreislaufs wie respiratorische Arrhythmie, Extrasystolie, Bradykardie, Ausdrucksformen der Vasoneurose auf der Haut beweisen auch jenseits des Magendarmkanals das krankhafte Zusammenspiel des sympathischen und parasympathischen Systems. Bekanntlich kann Hochstand des Zwerchfells, hervorgerufen durch Gasblähung der linken Flexur, zu besonders ausgeprägten kardialen Symptomen, die sich bis zur Angina pectoris steigern können, Veranlassung geben (gastrokardialer Symptomenkomplex ROEMHELDS).

Diagnose. Mit der Feststellung einer Obstipation durch die Anamnese allein ist nur ein Teil der ärztlichen Diagnostik geleistet. Die wichtigste Entscheidung besteht stets in der Frage, ob eine funktionelle habituelle Obstipation vorliegt, oder ob die Erschwerung des Kotlaufs als Symptom einer organischen Erkrankung insbesondere eines Tumors anzusehen ist. Leicht wird diese Entscheidung fallen, wenn die Stuhlträgheit schon Jahre besteht. Eine in höherem Alter anscheinend unmotiviert einsetzende Obstipation ist stets tumorverdächtig. Hierauf ist zu klären, ob hypokinetische oder spastische Faktoren überwiegen, was die therapeutische Beeinflußbarkeit oft wesentlich erleichtert. Die Festlegung der topographischen Form bildet den Schlußstein der diagnostischen Arbeit. Oft läßt sie sich, genügende Erfahrung vorausgesetzt, durch die Palpation des Leibes treffen. Entscheidend bleibt in unklaren Fällen die Röntgenpassage. Die digitale Austastung der Ampulle, verbunden mit der Rektoskopie ist die souveräne Methode zur Erkennung der Dyschezie. Die einfache Rectaluntersuchung sollte in keinem Falle versäumt werden, schon in Hinsicht auf etwa vorliegende Hämorrhoiden und Komplikationen (Fissur!), die oft von schamhaften Patientinnen verschwiegen werden, ganz abgesehen vom Rectumcarcinom.

Die Betrachtung des Einzelfalles wird abgerundet durch Eruierung der Lebensweise (Beruf, Zusammensetzung der Nahrung). Daß übergeordnete Krankheiten des Zentralnervensystems (Tabes dorsalis, Sklerosis multiplex) auszuschließen sind, bedarf keiner Erörterung. Eine sorgfältige Untersuchung wird auch funktionelle Störungen des Nervensystems mit berücksichtigen und auf neurasthenische, hypochondrische Symptome und depressive Phasen achten.

Bei Frauen sollte in ätiologisch nicht geklärten Fällen stets eine gynäkologische Untersuchung angeschlossen werden, um zu entscheiden, ob nicht etwa eine Erkrankung des Uterus oder der Adnexe mechanisch oder reflektorisch in der Entstehung oder Unterhaltung der Stuhlträgheit wirksam ist.

Prognose. Daß die Voraussage quoad vitam günstig ist, bedarf keiner Begründung. Die Gefahren, die durch Komplikationen heraufbeschworen werden können, sind relativ gering. Abgesehen von wenigen extremen Fällen stellt die habituelle Obstipation ein relativ harmloses Leiden dar. In bezug auf die Heilung liegen die Aussichten sehr verschieden. Anhaltspunkte für die Beurteilung der völligen Heilungsmöglichkeit gibt vor allem die Dauer des Bestehens und die familiäre Belastung. Es darf jedoch nicht verschwiegen werden, daß jahrzehntealte Fälle nicht selten restlos ausheilen. Eine große Resistenz des Falles darf angenommen werden, wenn der Erbfaktor klar zutage liegt. Viele Fälle, die anfänglich gut auf die eingeschlagene Therapie ansprechen, werden später rückfällig. Für die überwältigende Mehrheit der Fälle gilt jedoch der Satz, daß, eine genaue Untersuchung, eine sachgemäße Behandlung und die genügende Geduld des Kranken vorausgesetzt, eine Heilung möglich ist. Günstiger reagieren, wie v. NOORDEN beizupflichten ist, im allgemeinen die hypokinetischen Formen. Aber auch in Fällen mit überwiegend spastischer Komponente lassen sich nicht selten schnell glänzende Erfolge erzielen, wenn nicht lokale Entzündungen vorliegen, die immer wieder spasmogen wirken.

Therapie. Die überwältigende Mehrzahl aller Obstipationsfälle ist hypokinetischen Charakters. Die Therapie besteht im wesentlichen in der Darreichung einer geeigneten Diät. Nimmt man die Theorie hin, daß die Hypoperistaltik auf einer ungenügenden Erregung des AUERBACHschen Plexus beruht, so wird es Aufgabe der Therapie sein, die Ansprechbarkeit dieses Nervengeflechts zu steigern. Eine entsprechende Wirkung der Diät ist durch thermische, mechanische und chemische Reize zu erzielen.

Thermisch wirkt die Kälte. Ein Glas kalten Wassers auf nüchternem Magen getrunken leistet in leichten Fällen gute Dienste. Bekanntlich wirken auch Glauber- und Bittersalzwässer in kaltem Zustand stärker als warm.

Gesteigerte mechanische und chemische Reize werden von einem Darminhalt geliefert, der reich an Cellulose ist. Cellulose wird bekanntlich im menschlichen Darm in nennenswerter Menge nicht verdaut. Die schwer angreifbare Cellulose („Schlacke") wirkt als Ballast, hält die Menge des Kotes hoch und reizt dadurch die Peristaltik. „Alles, was die Verdauung verschlechtert, bessert die Stuhlentleerung", sagt treffend AD. SCHMIDT. Auch die starke Eindickung des Stuhles wird durch hohen Cellulosegehalt verhindert. Eine Steigerung erfährt die mechanische Wirkung cellulosereicher Nahrung dadurch, daß eine chemische Wirkung hinzutritt. Eingeschlossen in die pflanzlichen Hüllen finden sich verdauliche Nahrungsbestandteile wie Eiweiß und besonders Kohlehydrate. Die eingeschlossenen Bestandteile sind den Verdauungsfermenten nur bedingt zugänglich und geraten daher vor ihrer völligen Verdauung in den Dickdarm, wo sie Fäulnis- bzw. Gärungserregern Wachstumsbedingungen bieten. Bei der hierdurch gesteigerten Fäulnis oder Gärung werden Stoffe frei, die ihrerseits peristaltikerregend wirken (Essigsäure, Buttersäure, Valeriansäure). Die gleichzeitig entstehenden Gase (Kohlensäure, Wasserstoff, Methan) wirken teils peristaltikerregend, teils tragen sie durch Bildung feinster Bläschen zur Auflockerung des Stuhles bei. Am stärksten wird eine cellulosereiche Kost wirken, wenn die Aufschließung durch Hitze und Zerkleinerung vermieden wird. Rohvegetabilien sind daher weniger verdaulich und von besserer Abführwirkung als gekochte.

Die cellulosereiche Kost darf in fast allen Fällen von habitueller Obstipation gereicht werden. Dieser Satz gilt keineswegs allein für die hypokinetischen Formen. Auch die unkomplizierten Fälle mit überwiegend spastischem Einschlag reagieren darauf glänzend, wie man v. Noorden, der diese These immer wieder verfochten hat, zustimmen muß. Das Verständnis für diese wichtige Erfahrung wird erleichtert durch die paradox anmutende Tatsache, daß die vegetabile Grobkost einen weichen, die „feine", schlackenarme Kost dagegen einen harten und bröckligen Stuhl liefert.

Die Nahrungsmittel, aus denen sich eine cellulosereiche Kost zusammensetzt, seien kurz angeführt. Von Gemüsen sind geeignet Erbsen, Bohnen, Linsen, alle Kohlarten, Blattgemüse, Salate, Rettich, Radieschen, Gurken und besonders auch Pilze. Letztere besitzen bekanntlich als Gerüstsubstanz keine Cellulose, sondern Chitin, das noch wesentlich schwerer angreifbar als die Cellulose ist. Von Brotsorten sind alle diejenigen zu bevorzugen, die das ganze Getreidekorn einschließlich der Schalen enthalten, wie rheinisches oder Hamburger Schwarzbrot, Pumpernickel, Kommisbrot, Grahambrot, Knäckebrot. Zu empfehlen sind weiter alle rohen Obst- und Beerenarten mit Ausnahme der durch ihren Tanningehalt stopfenden Heidelbeeren und Preißelbeeren. Bei den Kompotten tritt der Zuckergehalt hinzu (s. u.), bei manchen auch ihr Gehalt an Fruchtsäuren. Hier sei besonders der Dörrpflaumen gedacht.

Andere Nahrungsmittel wirken osmotisch oder chemisch peristaltiksteigernd. Hierher gehört vor allem der Zucker in den Früchten, im Honig oder auch in Form des zugesetzten Rohrzuckers. Besonders wirksam ist der Milchzucker, den man wegen seiner geringen Süßigkeit in höherer Konzentration geben kann als Rohrzucker. Als Getränke wirken durch ihren Gehalt an organischen Säuren saurer Moselwein, Apfelwein, saure Milch, Buttermilch, ein- bis zweitägiger Kefir, essighaltige Salate, Citronensaft und anderer saurer Obstsaft. Auch stark gesalzene und gewürzte Speisen regen die Peristaltik an.

Die unterstützende Wirkung der Fette ist bekannt. Ihre Wirkung ist teils mechanisch zu erklären, da bei erhöhter Zufuhr ein Teil unresorbiert bleibt und den Stuhl geschmeidig macht. Teilweise wirkt auch die bei der Verdauung entstehende Fettsäure als peristaltischer Reiz. Benutzt wird vor allem Olivenöl und Butter.

Unterstützend wirkt erfahrungsgemäß auch die Darreichung von größerer Flüssigkeitsmenge zu den Mahlzeiten.

Fast ebenso wichtig wie die Darreichung einer mechanisch und chemisch genügend anregenden Kost erweist sich die notwendige willensmäßige Erziehung und Gewöhnung des Darmes an eine regelmäßige Entleerung. Da das Zusammenspiel der Faktoren, die zur Defäkation führen, unter physiologischen Bedingungen beim Kulturmenschen kurze Zeit nach dem ersten Frühstück einsetzt, ist es zweckmäßig, diesen Zeitpunkt dem trägen Darm zur Entleerung „vorzuschreiben". Der Kranke erreicht die Gewöhnung des Darmes durch immer wiederholte tägliche Defäkationsversuche zur selben Zeit, die weiter unten geschildert werden.

Im einzelnen pflege ich bei allen unkomplizierten Fällen von hypokinetischer Obstipation etwa nach folgendem Schema vorzugehen.

Nüchtern 1 Glas eisgekühltes Wasser oder Fruchtsaft mit 3 Eßlöffeln Milchzucker. 1 Eßlöffel Paraffin.

1. Frühstück: Kaffee, Grahambrot, Butter, Honig oder Marmelade.

2. Frühstück: Rohes Obst oder Buttermilch oder 1—2tägiger Kefir.

Mittagessen: Suppe aus Leguminosen (Erbsen, Linsen, Bohnen), grüne Gemüse, Salate, alle Kohlarten, gekochter Fisch mit flüssiger Butter, wenig Fleisch, rohes Obst oder süße Kompotte.

Als Getränk reichlich CO_2-haltige Wässer, Fruchtsaft, Apfelwein, saurer Moselwein.

1 Eßlöffel Paraffin.

Nachmittags: Kaffee, Grahambrot, Butter, Honig oder Marmelade.

Abends: Wie mittags, oder Grahambrot, Butter, Mayonnaisensalate, geräucherte Fleischwaren, saure Gurken, Sahnenkäse, Obst.

Reichlich Getränk wie mittags.

1 Eßlöffel Paraffin.

Vor dem Schlafengehen: rohes Obst.

Dieses Schema kann naturgemäß nur Anhaltspunkte liefern und muß jeweils für den speziellen Fall modifiziert werden. So empfiehlt sich in allen hartnäckigen Fällen die tägliche Darreichung von 15—30 Backpflaumen, die nach Quellung, oder wie v. NOORDEN angibt, nach Pürierung genommen werden.

Wo Anhaltspunkte für spastische Faktoren vorliegen, bleibt zwar das Prinzip der Behandlung, die vegetabile Belastungskost, dasselbe. Aber die gröbsten Gemüse (grobe Kohlarten, besonders in roher Form), rohes Obst, Fruchtsäfte in größerer Menge, Feigen, Datteln, werden ausgeschaltet. Dafür wählt man weichere Gemüse, weiche Kompotte, reichlich Fett in Form von Olivenöl, Butter und Sahne. Atropin oder atropinähnlich wirkende Körper lassen sich in diesen Fällen nicht entbehren.

Nach Beendigung des ersten Frühstücks sucht der Kranke täglich mit der Regelmäßigkeit eines Uhrwerks die Toilette auf. Männern empfehle ich die Prozedur mit dem Rauchen einer Zigarre oder Zigarette einzuleiten, teils und vorwiegend weil diese Handlung in der Richtung eines bedingten Reflexes wirken kann, teils wegen der peristaltikfördernden Wirkung des Nicotins. Auf der Toilette fängt der Kranke, unabhängig von einem empfundenen Stuhldrang in regelmäßigen Abständen zu pressen an. Das Pressen soll wenigstens 10 Minuten fortgesetzt werden. Ist der Versuch fruchtlos, so wird ein Glycerinzäpfchen eingeführt (PATTERSON). Nach $^1/_4$stündigem Umhergehen wird ein zweiter Versuch genau wie der erste ausgeführt. Führt auch dieser Versuch noch nicht zum Ziel, so darf man ruhig bis zum nächsten Tag warten und dann die gleichen Maßnahmen wiederholen. Besonders wertvoll sind diese Manipulationen auch bei proktogener Obstipation.

Zur Unterstützung der genannten Maßnahmen empfehlen sich in allen Fällen von hypotonischer Obstipation körperliche Bewegung, gymnastische Übungen und hydrotherapeutische Prozeduren. Körperliche Bewegung ist in allen Fällen mit sitzender Lebensweise anzuraten. Von geeigneten Übungen, die die Bauchpresse kräftigen und zugleich eine milde Massage des Darmes bewirken, wird seit langer Zeit das Rudern (auch in Ruderapparaten) empfohlen (EWALD). An gymnastischen Übungen sind Aufrichten aus der Rückenlage ohne Unterstützung der Hände, Rumpfbeuge und Heben der gestreckten Beine in Rückenlage empfehlenswert. Bei Frauen mit schlaffen Bauchdecken ist das Tragen einer gutsitzenden Leibbinde unumgänglich notwendig.

Die Bauchmassage verspricht nur Erfolg, wenn sie von erfahrener Hand lange Zeit durchgeführt wird. Schiebende Bewegungen entlang dem Verlauf des Colons sind wesentlich. Beklopfungen des Darmes sind ebenfalls zweckmäßig. Ähnlich wie die Streichungen und Knetungen wirkt das wiederholte langsame Abrollen einer schweren Eisenkugel in der Richtung des Dickdarmverlaufs. Die Kugel kann dem Kranken nach Instruktion selbst in die Hand gegeben werden.

Hydrotherapeutische Maßnahmen, die besonders in Sanatorien gepflegt werden, haben zweifellos einen Nutzen in der Bekämpfung der Obstipation, auch wenn es sich endgültig herausstellen sollte, daß die Wirkung auf Suggestion beruht. Es kommen in Betracht kalte Duschen auf den Leib, oder auch abwechselnd kalte und warme Übergießungen mit nachträglicher Abreibung.

Daß die habituelle Obstipation der Psychotherapie in vielen Fällen durchaus zugänglich ist, dürfte allgemein bekannt sein, trotzdem diese Art der Behandlung wohl relativ selten geübt werden dürfte. Schon im vergangenen Jahrhundert wurde die hypnotische Behandlung der Obstipation erfolgreich geübt (FOREL), wobei anscheinend Dauerheilungen erzielt wurden (s. auch DELIUS). Da man an dieser Tatsache nicht vorübergehen kann, ist die Frage offen, ob nicht die diätetische Therapie zum Teil auch durch Suggestion wirkt.

Die bisher mitgeteilten diätetischen Maßnahmen erweisen sich bei hypokinetischer und spastischer Obstipation als äußerst wirksam. Weit refraktärer verhalten sich einfache Diätmaßnahmen gegenüber der *Obstipation vom Ascendenstyp*. Wie schon ältere Autoren (AD. SCHMIDT, V. NOORDEN) hervorgehoben haben, kann die schlackenreiche Belastungskost bei dieser Obstipationsform sogar zu Gärungskatarrhen führen. Die genannte Kost bezweckt ja im wesentlichen eine Verhinderung der Stuhleindickung in den weiter aboral gelegenen Darmpartien. Da sich im Coecum und Ascendens harte Stuhlmassen fast niemals finden, entfällt die Notwendigkeit einer derartigen Kost schon a priori. Man kommt im allgemeinen mit einer gemischten Normalkost aus und verwendet in Fällen, wo entzündliche Faktoren wahrscheinlich sind, sogar eine schlackenarme Schonkost (V. NOORDEN). Um die relative Eindickung auch im Ascendens zu verhüten, stehen Paraffinöl, Leinsamen (auch in Form des Koprolin), Quellpräparate wie Agar-Agar und Normacol zur Verfügung. Gerühmt werden von V. NOORDEN isotonische Bitterwasserlösungen. Auch die Zugabe von Atropin erweist sich als nützlich, da bei dieser Form der Obstipation spastische Momente offenbar mitspielen. In vielen hartnäckigen Fällen genügen jedoch alle diese Mittel nicht, man muß zu Abführmitteln greifen. Am besten bewähren sich Präparate aus der Gruppe der Anthrachinonderivate (Senna, Rheum, Cascara, Isticin usw.).

Auch die *Dyschezie* bedarf besonderer Behandlungsmaßnahmen. Die schlackenreiche Kost ist hier von Nutzen, um eine Verhärtung des Kotes in der Ampulle zu verhüten. Die Hauptaufgabe des ärztlichen Handelns liegt jedoch darin, einer Anhäufung des Stuhles in der Ampulle entgegenzuarbeiten. Da der Kranke die Füllung der Ampulle meist nicht als Stuhldrang empfindet, soll der aufmerksame Arzt sich häufig durch die rectale Austastung von der Füllung überzeugen und bei positivem Befund sofort für Abhilfe sorgen. Das souveräne Mittel ist hier das Mikroklysma aus Seifenwasser oder Olivenöl. Häufig genügen auch einfache Glycerinzäpfchen. Harte Kotmassen müssen manuell ausgeräumt werden. HURST (s. o.) rühmt für diese Fälle („anal Achalasia") die Dehnungsbehandlung des Sphincters analog der bekannten Kardiadehnung bei der idiopathischen Oesophagusdilatation. Eigene Erfahrungen über diesen interessanten therapeutischen Versuch fehlen mir. Relativ günstig liegen die Heilungsaussichten bei den Fällen, in denen eine organische Erkrankung des Plexus pelvicus (bei Tabes, multipler Sklerose) nicht anzunehmen ist. Liegt gleichzeitig eine Proktitis vor, so bedarf diese unbedingt der Lokalbehandlung (s. dort). Dasselbe gilt auch für innere Hämorrhoiden (s. dort), besonders wenn diese bei stärkerer Ausbildung die Schleimhaut in zahlreichen Wülsten und Falten vorwölben und beim Preßakt durch die erfolgende Knotenfüllung nach meiner Ansicht mechanisch den Weg durch die Sphincterenge verlegen bzw. die Passage erschweren. Auch ein Hypertonus des Sphincters, den man in vielen Fällen von Hämorrhoiden und Proktitis antrifft, ist geeignet, die Dyschezie zu unterhalten. Er verschwindet nach sachgemäßer Behandlung leicht. Die Kräftigung der Bauchpresse (s. o.) ist bei der Dyschezie, die oft bei Frauen mit schlaffen Bauchdecken vorkommt, ganz besonders anzustreben. Schon ältere Autoren (PENNINGTON, GANT, GOEBEL) haben darauf aufmerksam gemacht, daß eine hypertrophische HOUSTONsche Klappe zwischen Sigma und Ampulle der normalen Kotpassage hinderlich sein könne und haben daher die operative Abtragung dieser Klappe empfohlen. Ähnliche Ziele verfolgt H. STRAUSS (1933), wenn er im Rectum abnorm derbe und vergrößerte Klappen beschreibt, die sich beim Pressen zum Teil überdecken, so daß eine Art von Stenose entsteht. STRAUSS beseitigt die Falten durch Galvanokaustik mit einem von ihm angegebenen Instrument.

Grundsatz der *medikamentösen Behandlung* der habituellen Obstipation für den erfahrenen Therapeuten ist, möglichst wenig davon Gebrauch zu machen. Leider besteht auch heute noch bei manchen Ärzten die ganze Therapie in der Verordnung eines Abführmittels ohne eingehende Untersuchung. Wie aus der vorhergehenden Schilderung hervorgeht, kommt man in den meisten Fällen, wo es sich um die unkomplizierte hypokinetische Form handelt, völlig ohne Medikamente aus. Abführmittel wirken immer nur symptomatisch. Eine Heilung des Leidens ist dadurch nicht zu erzielen. In vielen Fällen verschlimmern sie sogar die Obstipation dadurch, daß der Darm allmählich immer stärkere Reizmittel zur Tätigkeit benötigt. Auch entzündliche Reizungen können durch fortgesetzten Gebrauch von starken Abführmitteln hervorgerufen werden. Damit soll die Unentbehrlichkeit der Abführmittel bei vorübergehender Obstipation, wie sie sich bei vorübergehender Bettruhe im Verlauf anderer Krankheiten einzustellen pflegt, nicht in Abrede gestellt werden. Dasselbe gilt auch in manchen Fällen für den Anfang der Behandlung sowie für den Sonderfall der Ascendensobstipation (s. o.).

Es kann nicht Aufgabe dieser Darstellung sein, die Legion von Abführmitteln bekannter und geheimgehaltener Zusammensetzung aufzuzählen. Es können nur prinzipielle Richtlinien aufgezeigt werden.

Nur für kurzdauernden Gebrauch geeignet sind die Drastika Jalape, Koloquinthen, Podophyllin, Ricinusöl, Kalomel, Phenolphthalein, aber auch Glaubersalz- und Bittersalzwässer. Für die Ascendensobstipation sind, falls andere Maßnahmen (s. o.) nicht ausreichen, kleine Dosen von Rheum, Cascara sagrada, Senna, Faulbaumrinde, Rhamnus cathartica, Isticin angezeigt. Bei Nierenreizung sind Phenolphthalëin, Senna- und Cascarapräparate kontraindiziert. Verursachen die Anthrachinonderivate Schmerzen, so setzt man Alkali oder auch Belladonna zu.

Noch harmlosere, freilich auch weniger prompt wirkende Mittel sind die schon erwähnten morgendlichen Milchzuckergaben und abendlichen Darreichungen von Magnesiumperhydrol oder gebrannter Magnesia.

Sehr beliebt sind in neuerer Zeit Mittel, die ohne spezifische Wirkung auf den Darm den Stuhl teils vermehren, teils seine Schlüpfrigkeit und Gleitfähigkeit erhöhen. Als Quellmittel dienen Agar-Agar, das in verschiedenen Handelspräparaten enthalten ist, Semen Lini, Semen Psylli und Normacol. Als Gleitmittel genießt das flüssige Paraffin weite Verbreitung. Man gibt das geschmacklose Öl, da es gelegentlich getrennt vom Stuhl entleert wird, auch in Emulsionen, von denen das Mitilax nach eigener Erfahrung besonders wirksam ist. Andere derartige paraffinhaltige Präparate sind Cristolax und Paraffinal. Eine außerordentlich wohlschmeckende Emulsion stellt die jüngst in den Handel gebrachte Creme Nujol dar.

Inwieweit das früher viel gelobte ZUELZERsche „Peristaltikhormon“ Neohormonal heute noch im Gebrauch steht, ist mir nicht bekannt. Das Präparat wurde aus Milz hergestellt. Wahrscheinlich beruhte seine Wirkung auf Cholin, dem eigentlichen Hormon der Darmbewegung. Da das Neohormonal besonders bei Ascendensobstipation gelobt wurde, wären Versuche mit Acetylcholin angezeigt. Auch das MERCKsche Präparat Doryl (Carbaminoylcholinchlorid), das dem Acetylcholin in der Erregung auf das parasympathische System überlegen ist, dürfte eines Versuchs bei der Ascendensobstipation wert sein. Größere Erfahrungen über die Cholinkörpertherapie scheinen bisher nicht vorzuliegen. Bei spastischer Obstipation ist natürlich dieses Vagusreizmittel kontraindiziert.

Bezüglich der Anwendung von Kochsalz-, Glauber-, Bittersalz- und Schwefelquellen in Kurorten (Karlsbad, Marienbad, Mergentheim, Schuls-Tarasp, Kissingen, Homburg, Nenndorf, Aix-les Bains u. a.) wurde schon oben erwähnt, daß eine Daueranwendung abzuraten ist. Die Quellen wirken als Abführmittel, womit gleichzeitig gesagt ist, daß sie an sich nicht geeignet sind, die Obstipation zu heilen. Zum Glück sind in den genannten Kurorten diätetisch geschulte Ärzte tätig, die eine rationelle Therapie einleiten. Andernfalls setzt die Obstipation sofort nach Verlassen des Kurorts wieder ein. Psychische Faktoren des Milieuwechsels, die Entspannung des Nervensystems und Suggestion mögen bei Dauererfolgen, wie sie in Kurorten unter der Hand erfahrener Ärzte erreicht werden, wesentlich mit wirksam sein.

Unentbehrlich in der Behandlung vieler Fälle von spastischem Einschlag ist das Atropin in Dosen von 1—2 mg täglich. Man muß es, wie v. NOORDEN mit Recht hervorhebt, noch lange nach der schnell eintretenden Beschwerdefreiheit weitergeben, da sonst leicht Rückfälle eintreten. Da das Atropin bei vielen Individuen schon in geringen Dosen unangenehme Nebenwirkungen hervorruft, hat eine rührige Industrie in den letzten Jahren eine Reihe von ähnlich wirkenden Präparaten hergestellt, die bei gleicher Wirksamkeit geringere Nebenwirkungen zeigen sollen. Ich erwähne neben dem älteren Eumydrin, das auch mit Papaverin als Papavydrin kombiniert verwandt wird, Bellafolin, Octin (Methylaminomethylhepten), Syntropan (Tropasäureester des 1—3-Diäthylamino-2,2-dimethyl-1-propanol), Eupaco (Eupaverin + Atropin methylbromat.), Belladenal (Bellafolin + Phenyläthylbarbitursäure) zeigt eine besonders prompte Wirkung. Papaverin wird im allgemeinen wegen seiner relativ flüchtigen Wirkung nicht angewandt.

Gänzlich abzulehnen ist das gewohnheitsmäßige Vornehmen von *Klysmen*, weil sie den Darm mit Sicherheit von seiner physiologischen Arbeit mehr und mehr entfernen. Statt Erziehung des Darmes tritt Abstumpfung ein. Außerdem wirkt sich die tägliche bzw. regelmäßige Füllung mit großen Wassermengen in einer schädlichen Dehnung und Erschlaffung der Ampulle aus. Die gelegentliche Anwendung des Einlaufs bei passagerer Stuhlträgheit nach Operationen u. dgl. soll damit nicht berührt werden. Die Notwendigkeit regelmäßiger Mikroklysmen von 100—200 ccm Menge bei der Dyschezie wurde bereits hervorgehoben. Kleine Klistiere aus Öl, flüssigem Paraffin leisten gleichfalls gute Dienste, besonders wenn das Öl längere Zeit im Darme gehalten wird.

Die schon längere Zeit bekannte Verabreichung von Acidophilusmilch wird neuerdings von WEINSTEIN, WEISS, RETTGER und LEVY wieder empfohlen. Die Autoren geben langdauernd und intermittierend $^1/_2$—1 l Acidophilusmilch mit 30—90 g Milchzucker. Die Milch wird täglich 3—4mal zwischen den Mahlzeiten genommen. Die Therapie soll der alleinigen Verordnung von Milchzucker, der ebenfalls das Wachstum der Acidophilusflora begünstigt, überlegen sein.

Eine Heilung der Obstipation strebt NISSLE dadurch an, daß er längere Zeit hindurch nach einem bestimmten Plan biologisch hochwertige Colirassen verfüttert, die eine etwa vorhandene pathologische Coliflora verdrängen sollen. Er nimmt an, daß die Obstipation hervorgerufen wird durch eine Schädigung des AUERBACHschen Plexus infolge neurotrop toxisch wirkender Substanzen der Darmflora bzw. der von ihnen zersetzten Ingesta. Die Behandlung mit NISSLE berichtet über Heilung mit seinem unter dem Namen Mutaflor im Handel befindlichen Colibacillenpräparat.

GLÄSSNER empfiehlt die Kohlensäure, deren peristaltische Reizwirkung schon bekannt war als Abführmittel. Er führt Weinsteinsäure bzw. Citronensäure und Natr. bicarbonic. in Suppositorien ein. Es bildet sich CO_2 in Mengen von 100—200 ccm, die einen Defäkationsreiz setzt. Die Erfolge bei habitueller besonders auch bei proktogener Obstipation werden gerühmt.

Auch Beziehungen der Darmträgheit zu Störungen der inneren Sekretion wurden therapeutisch verfolgt. In Benutzung der Gedankengänge BOENHEIMS, der eine Entstehung der Obstipation durch Unterfunktion der Nebenschilddrüse annahm, sah LORETI gute Erfolge nach Behandlung mit Parathormon. In Hundeversuchen ließ sich erregende Wirkung des Nebenschilddrüsenhormons auf die Darmmuskulatur beweisen.

Schließlich berichtet LENART über günstige Beeinflussung der chronischen Obstipation durch Röntgentiefenbestrahlung, die aus anderer Indikation (gynäkologische Erkrankungen) vorgenommen wurde.

Chirurgische Eingriffe, wie sie gelegentlich bei habitueller Obstipation ausgeführt worden sind (Ausschaltung des Ascendens durch Ileotransversostomie, Resektion des gesamten Ascendens, Resektion des größten Teils des Dickdarmes) werden bei dem hohen Risiko derartig großer Eingriffe nur extrem selten ausgeführt werden dürfen, wenn jede interne Hilfe versagt. Die Durchtrennung von peritonealen Strängen und breiten Adhäsionen, die gelegentlich den Kotlauf hemmen, soll hierbei nicht berührt werden, da es sich nicht um die habituelle Obstipation, sondern um eine sekundäre Form handelt.

2. Meteorismus.

Meteorismus, die übermäßige Ansammlung von Gas in den Därmen, ist ein Symptom und kein Krankheitsbild. Seine Schilderung fällt daher eher in den Rahmen einer Abhandlung über pathologische Physiologie. Anscheinend existieren aber einige seltene Krankheitsbilder, bei denen der Meteorismus das einzige faßbare Symptom bildet.

Hierher gehört zunächst der *Meteorismus hystericus*, der bei entsprechender seelischer Reaktionslage nach heftigen Gemütsbewegungen, bei Eintritt der Menses, aber auch ohne nachweisbare Ursache ziemlich unvermittelt einsetzt. Angeblich kann der Meteorismus auch willkürlich erzeugt werden. Auf die Schilderung der Symptome darf ich hier verzichten. Die Unterscheidung von einem paralytischen Ileus dürfte bei Berücksichtigung des guten Gesamtzustandes im allgemeinen leicht fallen. STRASBURGER nimmt für einen Teil der Fälle eine Dauerkontraktion des Zwerchfells bei Entspannung der Bauchmuskeln als Ursache an. Für andere Fälle denkt man an das willkürliche Verschlucken von großen Luftmengen bei offenem Pylorus. Die Schnelligkeit, mit der die per os zugeführte Luft den ganzen Darmkanal passieren kann, ist jedenfalls erstaunlich. In eigenen zu anderen Zwecken ausgeführten Versuchen blies ich Kranken in linker Seitenlage mit einem Doppelgebläse kontinuierliche Luft in den Magen. Schon nach wenigen Minuten erfolgten salvenartige Abgänge von geruchlosem Flatus, die nur aus der zugeführten Luft bestehen konnten. Klinisch und röntgenologisch boten sich die Zeichen des Meteorismus.

Als Tympanismus vagotonicus hat BÀLINT ein weiteres Zustandsbild beschrieben. Es handelt sich um einen Meteorismus, der durch Vagusdämpfung (Atropin) beseitigt und durch Physostigmin hervorgerufen werden kann. STRASBURGER bemerkt hierzu mit Recht, daß man hier außerdem an eine Gasresorptionsstörung unter parasympathischem Einfluß denken muß, da vagotonische Spasmen allein einen Meteorismus nur nach längerem Bestehen zur Folge haben können.

3. Colica mucosa. Colitis mucosa. Myxoneurosis intestinalis pseudomembranacea. Schleimkolik des Darmes.

Begriffsbestimmung und Pathogenese. Nach der klassischen Definition verstehen wir unter Colica mucosa eine chronische Erkrankung nervöser Individuen (meist Frauen), die durch periodisches Absetzen von schleimigen oder pseudomembranösen Massen mit oder ohne Koliken bei anatomisch intakter Darmschleimhaut gekennzeichnet ist. Auf die älteren Diskussionen, ob eine Entzündung des Darmes vorliege, kann ich hier nicht eingehen. Als feststehend gilt, daß man in älteren Fällen rektoskopisch häufig Entzündungszeichen im Rektoskop nachweisen kann. Sicher ist gleichfalls, daß in typischen Fällen häufig jede entzündliche Veränderung vermißt wird. Die überwältigende Mehrzahl der führenden älteren Kliniker nahm eine neurogene Entstehung der Krankheit an (v. LEYDEN, NOTHNAGEL, v. NOORDEN, EINHORN, EWALD, v. STRÜMPELL u. a.). Die Kombination von Entzündung und Myxorrhöe erklärt v. NOORDEN einerseits durch Aufpfropfung der nervösen Komponente auf eine schon vorhandene Colitis. Andererseits nimmt er eine sekundäre Colitis an, die sich aus dem Mechanismus der Colica entwickelt. Ein Beweis für diese Auffassungen wird schwer zu erbringen sein. Die Bezeichnung Colitis mucosa wird jedenfalls den Fällen mit sicheren Entzündungserscheinungen vorbehalten bleiben müssen.

Eine neue Beleuchtung erfährt das Krankheitsbild durch dessen Deutung als allergische Reaktion. Nach der bekannten Arbeit von NEUBAUER und STÄUBLI war es STRÜMPELL (1910), der die Colica mucosa zuerst als „Darmasthma" bezeichnete. Damals stand die Lehre von der Allergie noch in den Anfängen. BONDYTSCHEK wies auf das häufige Zusammentreffen der neuroarthritischen Konstitution mit der Colitis membranacea hin. BRUGSCH hat in neuerer Zeit Anfälle von Colica mucosa nach Genuß von Eiern, Spinat, Salat, Mayonnaise, Rhabarber usw. beobachtet. Weglassen der betreffenden Nahrungsmittel hatte die Beseitigung der Darmsymptome zur Folge. DORST und MORRIS nehmen bei der gleichen Auffassung einer Allergie des Darmkanals gegen normale Darmbakterien an. Nach KENNEDY, der ebenfalls die allergische Genese der Schleimkolik postuliert, kommen als Allergene vor allem Weizen, Eier, Milch, Schokolade, Tomaten, Orangen und viele andere Nahrungsmittel in Betracht. In ähnlicher Weise äußern sich KATSCH, HENNING u. a. MOGENA fand in 18 von 20 Fällen eine Bluteosinophilie. Als nutritive Allergene erwiesen sich neben Eiweiß auch Fette und aromatische Substanzen sowie Darmbakterien, deren Autovaccinen starke Intracutanreaktionen ergaben. Der Befund, der diese Autoren auf den Gedanken einer allergischen Erkrankung brachte, war der Nachweis von zahlreichen eosinophilen Zellen und CHARCOT-LEYDENschen Krystallen im Darmschleim neben der parasympathischen Übererregbarkeit. Mit der Annahme einer allergischen Reaktion bzw. einer allergischen Entzündung ist für das Verständnis der Krankheit viel gewonnen.

Inwieweit die häufig nachweisbare Achylia gastrica ursächlich infolge der mangelhaften Aufbereitung des Nahrungseiweißes in Frage kommt, steht dahin.

Die von BOAS nach habitueller Anwendung von Tannin- und Alauneinläufen beobachtete Enteritis membranacea muß wohl von der echten „neurogenen" (allergischen) Colica mucosa abgetrennt werden. Die BOASsche Form scheint übrigens in neuerer Zeit sehr selten geworden zu sein, wie eine vor wenigen Jahren angestellte Umfrage ergab.

Symptomatologie. Die Krankheit befällt fast ausschließlich das weibliche Geschlecht im jüngeren Erwachsenenalter. Alle Autoren sind sich einig darüber, daß die Patientinnen meistens neurasthenisch bzw. hysterisch waren. BARKER beschreibt depressive Affektstörungen. CHIRAY, LARDENNOIS und BAUMANN sprechen von „malaise psychique" und „dépression nerveuse". MATTHIEU beschreibt Angstzustände, Bewegungsdrang, epileptiforme Anfälle, gesteigerte Affektlabilität und Depressionen. Nach eigenen Erfahrungen handelt es sich in der überwiegenden Mehrzahl der Fälle um Psychopathen, die oft psychotische Züge, Depressionen, Zwangsideen, zeigen.

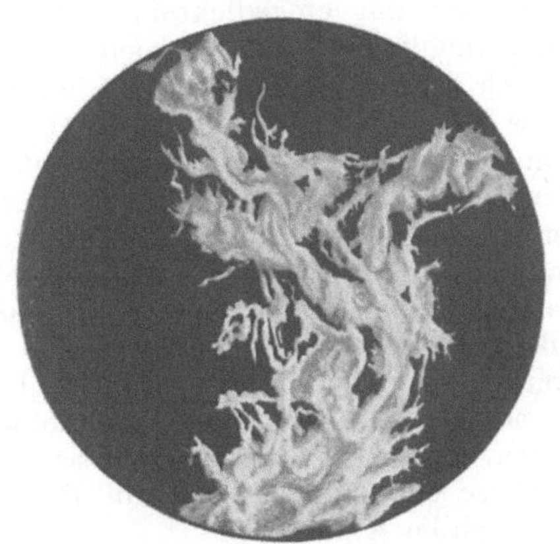

Abb. 106 Schleim bei Myxoneurose. (Nach STRASBURGER.)

Viele Patienten geben an, daß sie schon vor den Colica-Anfällen an Obstipation gelitten haben. Die von v. NOORDEN gemachte Angabe, daß häufig eine Appendicitis vorausgegangen sei, trifft für mein Material nicht zu. Ich kenne wohl Fälle, in denen die Appendix entfernt war. Eine genauere Exploration ergab jedoch, daß Fehloperationen vorlagen. Der Colicaanfall, der nicht immer den Abgang von Schleimmassen zur Folge hat, war als appendicitischer Anfall gedeutet worden. In vielen Fällen können sich die Kranken des ersten Anfalls genau entsinnen. Die beschuldigten Ursachen sind so mannigfach, daß sie ätiologisch kaum in Betracht kommen. Sie sind mehr aus dem Kausalitätsbedürfnis des Laien zu erklären.

Manchmal sind die Anfälle an die Menses gekoppelt. Jedenfalls erlebt man in Exacerbationsstadien häufig eine Steigerung während der Menstruation.

Der klassische Anfall beginnt mit Kolikschmerzen von wechselnder Stärke, die manchmal im ganzen Leib, häufig aber in Gegend der linken Flexur und des Descendens empfunden werden. Die Koliken zeigen ein rhythmisches An- und Abschwellen wie die Wehen. Ihre Dauer ist äußerst verschieden. Es kommen Anfälle von wenigen Minuten und solche von einigen Tagen vor. Daß die Kolik auch fehlen kann, wurde bereits vermerkt. Mit dem Abgang des Schleimes, der entweder in glasigen Klumpen und Ballen oder auch in fibrinartigen Membranen geliefert wird, tritt schnell eine Beruhigung ein.

In schweren Fällen kann das Zustandsbild durchaus alarmierend wirken. Die Kranken, die offenbar an schwerstem Kolikschmerz leiden, bieten Zeichen, die dem Unkundigen eine Peritonitis vortäuschen können. Die Teilnahmslosigkeit, das verfallene Gesicht mit spitzer weißer Nase und halonierten Augen, kalter Schweiß bei frequentem oft kaum fühlbarem Puls lassen zunächst leicht den Gedanken an eine Perforationsperitonitis aufkommen. Allerdings widerspricht einer derartigen Annahme das weiche Abdomen, das meist sogar eine Tiefenpalpation zuläßt. Gewöhnlich werden die Fälle nach eigener Erfahrung als Appendicitis, Parametritis oder noch häufiger als Nierenkolik der Klinik überwiesen. Die sofortige Diagnose kann schwierig sein, wenn der Kranke nicht von den Schleimabgängen erwähnt.

Bei der Palpation des weichen Abdomens findet man gewöhnlich das Transversum, die linke Flexur oder das Descendens als harte, sehr druckempfindliche Walze kontrahiert.

Als wenig bekannte Begleitsymptome beschreibt BARKER Akroparästhesien vasomotorischen Ursprungs, Bradykardie, Ohnmachtsanfälle, Drehschwindel und vorübergehendes Doppeltsehen. In eigenen Fällen beobachtete ich gleichzeitig typische MENIÈRE-Anfälle mit Erbrechen, Nystagmus, Drehschwindel und Ohrensausen.

Das wichtigste objektive Zeichen besteht im Nachweis der entleerten Schleimmassen. Gewöhnlich werden sie allein entleert. Manchmal erfolgt ihre Absetzung zusammen mit eingedicktem Stuhl. Die Absonderungen zeigen Band- oder unregelmäßige zerfetzte Formen. Auch röhrenförmige Ausgüsse des Darmlumens ähnlich den diphtherischen Membranen der Trachea kommen zur Beobachtung. Diese Membranen sind undurchsichtig, weiß und von beträchtlicher Festigkeit. Von den Kranken werden sie nicht so selten als Bandwurmstücke gedeutet. Daneben kommen auch lockere glasige Schleimmassen vor, wie sie sonst nur bei der Dysenterie geläufig sind. Mikroskopisch findet man Zylinderzellen, Detritus, Bakterien, häufig auch eosinophile Zellen und CHARCOT-LEYDENsche Krystalle. Daß die Grundsubstanz aus Mucin und nicht aus Fibrin besteht, erwiesen bereits mikrochemische Untersuchungen von AKERLUND, A. SCHMIDT u. a. Auch kleine Blutbeimengungen sind gelegentlich festgestellt worden. Sandartige Konkremente, die überwiegend aus kohlensaurem und phosphorsaurem Kalk bestehen, haben bei älteren französischen Autoren die Annahme einer gichtischen Diathese entstehen lassen. Im Blut kann man nicht selten gleichzeitig eine Eosinophilie nachweisen.

Die Kolikanfälle häufen sich gewöhnlich in Exacerbationsstadien. Sie können täglich eintreten, um dann Intervallen von Wochen und Monaten Platz zu machen. In manchen Fällen lassen sich vor Ausbruch psychische Traumen nachweisen. Es steht also das psychische Moment ebenso im Vordergrund wie beim Asthma bronchiale.

Magenbeschwerden, wie dumpfer Druck nach dem Essen, Erbrechen, Sodbrennen, treten nach eigener Beobachtung nicht selten während der Anfallszeit auf. Auch PORGES erwähnt sie. Über ihre Natur ist bisher nichts Sicheres bekannt. Die Möglichkeit der allergischen Genese liegt auch hier nahe.

Nach dem Abklingen der Kolik ist der Kranke im allgemeinen völlig beschwerdefrei. Ist die Colica mit einer Colitis kombiniert, so klagen die Patienten nach Abklingen der Attacke über einen länger dauernden und gleichmäßigen Schmerz entsprechend dem Colonverlauf.

Wie schon oben erwähnt, soll man bei der modernen Auffassung als allergische Krankheit, die sicher für die echten Fälle zutrifft, nach Allergenen suchen, um, wenn möglich, daraus therapeutische Folgerungen zu ziehen. Tatsächlich läßt sich in manchen Fällen eine nutritive Allergie oft schon anamnestisch feststellen. Eine sorgsame Eliminationsdiät dürfte die Allergie, die gegen verschiedene Nahrungsstoffe gerichtet sein kann, in vielen Fällen aufdecken. MOGENA hat Allergie bei 30% seiner Patienten finden können.

Die Differentialdiagnose ist bei sorgsamer Prüfung der in Frage kommenden Organe leicht. Eine Sedimentuntersuchung in Verbindung mit intravenöser oder retrograder Pyelographie schaltet die Urolithiasis aus. Vor Verwechslung mit Appendicitis und Incarceration schützt die Fieberlosigkeit, die fehlende Leukocytose und der Nachweis der kontrahierten Colonabschnitte. Derartige Erwägungen können aber nur auftauchen, wenn die Schleimabsonderung noch nicht bekannt ist, die die Diagnose sofort klärt.

Therapie. Die Therapie setzt sich zusammen aus der Bekämpfung der Kolikanfälle und dem Versuch einer Kausaltherapie.

In allen schweren Fällen ist Bettruhe angezeigt, eine Maßnahme, die von den recht mitgenommenen Kranken gewöhnlich von selbst ergriffen wird. STRASBURGER empfiehlt als erste Handlung größere Einläufe von lauwarmem Wasser unter geringem Druck, um die Entfernung der Schleimmassen zu beschleunigen. Ich habe mit Einläufen recht schlechte Erfahrungen bei dem äußerst reizbaren Darm gemacht. In vielen Fällen wird dadurch der Schmerz eher verstärkt, ohne daß die Schleimabgabe erfolgt. In guter Übereinstimmung damit steht der Befund von v. JAGIČ, der autoptisch den zäh anhaftenden Schleim nicht einmal mit einem kräftigen Wasserstrahl loslösen konnte. Demgegenüber macht v. NOORDEN den Vorschlag, zunächst Morphin (0,01 subcut.) zu geben. Sobald der Schmerz beseitigt ist, erfolgt nach Atropin eine schnelle Entleerung von Schleim und Kotbröckeln. Wenn man auch bei den Psychopathen, um die es sich meist handelt, Morphin nur mit größter Zurückhaltung und nur in den schwersten Fällen reichen soll, so erscheint die Vorschrift v. NOORDENs doch prinzipiell recht zweckmäßig, da Atropin allein häufig im Stich läßt. v. NOORDEN erklärt die Wirkung der von ihm empfohlenen Kombination aus der durch das Morphium zunächst erfolgenden Sekretionsanregung, die die Loslösung des zähen trockenen Schleimes begünstigt. Die modernen Spasmolytica, die in den letzten Jahren in großer Anzahl hergestellt worden sind, haben sich in eigenen, ziemlich ausgedehnten Prüfungen gerade bei der Colica mucosa dem Atropin nicht als überlegen erwiesen. Es gibt leider schwere Fälle, in denen keines der mir bekannten Spasmolytica in therapeutischer Dose den Colonspasmus löst. Atropin wirkt manchmal erst, wenn unangenehme toxische Nebenerscheinungen wie psychische Unruhe, heiße trockene Haut, quälende Trockenheit im Halse und Tachykardie auftreten. Auch die in anderen Fällen recht wirksamen Adrenalinmikroklysmen versagen häufig. Das gleiche gilt von den synthetischen Präparaten mit adrenalinartiger Wirkung (Ephetonin usw.). Eine zuverlässige medikamentöse Spasmolyse existiert also bis heute in schweren Fällen nicht.

Um so mehr soll man sein Augenmerk auf unterstützende physikalische Handlungen richten. Obenan steht die Applikation von lokaler Wärme in Form von heißen feuchten Umschlägen, Breiauflagen, Heizkissen usw. Von der Anwendung der Kurzwellen sah ich keinen Erfolg. Ebenso ist vom Gebrauch des subaqualen Darmbades abzusehen, da es anscheinend die Reizbereitschaft des Darmes nur erhöht. Ein sicheres Mittel zur Lösung lokaler Spasmen sehe ich in der konsequenten Anwendung der Massage, die allerdings von einer gewissen Eindringlichkeit sein soll und im ersten Augenblick die Schmerzen eher verstärkt. Sehr bald verschwinden unter der massierenden Hand die walzenförmigen harten Darmabschnitte gleichzeitig mit dem Krampfschmerz. Als sehr zweckmäßig erweist sich schließlich die Verordnung von Sedativa wie Bromate, Luminaletten, Prominaletten, Hovaletten u. a. m.

Die Diät soll im Anfall und unmittelbar darauf flüssig-breiig sein, die spätere Diät richtet sich gegen die oft gleichzeitig bestehende spastische Obstipation (s. dort). In vielen Fällen wirkt v. NOORDENs schlackenreiche Kost Wunder, es kann jedoch kein Zweifel darüber bestehen, daß es Fälle gibt, die nur auf eine schlackenarme Kost gut ansprechen.

Die kausale Therapie in neuerer Auffassung besteht in der Ermittlung des zu beschuldigenden Allergens. Hat man das Glück, ein oder wenige nutritive Allergene durch eine allmählich aufbauende Eliminationskost zu ermitteln, so genügt die Entfernung aus der Nahrung, um Heilung herbeizuführen. In anderen Fällen ist eine spezifische oder unspezifische Desensibilisierung zu versuchen.

J. Erkrankungen der Darmgefäße.

1. Embolie und Thrombose der Mesenterialgefäße.

Ätiologie und Pathogenese. Die häufigeren Verschlüsse der Mesenterialgefäße betreffen die Venen. Die Thrombose der Mesenterialvenen entsteht entweder nach einer infektiösen Darmerkrankung in den kleinen Darmvenen selbst und steigt gegen die Pfortader auf oder sie geht von der thrombosierten Vena portae retrograd auf die Darmvenen über. Seltener sind die Verschlüsse der Arteriae mesentericae. Sie ereignen sich überwiegend durch Embolie. Die Thromben stammen von einer Endocarditis mitralis oder aortae, von der Wand eines erweiterten linken Vorhofs bei Klappenfehlern, von einer sklerotisch veränderten Aortenwand oder auch aus thrombosierten Lungenvenen.

Der arterielle Verschluß findet sich fast ausschließlich in der Art. mesent. superior. Wird die Arterie selbst verlegt, so kommt es zu einer Ernährungsstörung im unteren Duodenum, im gesamten Dünndarm und im Colon bis zur linken Flexur. Bei den nur vereinzelt beschriebenen Embolien in der Art. mesent. inferior ist die Blutversorgung im Descendens und im Sigmoid aufgehoben. Es entsteht in der Regel bei einem Verschluß eines Hauptastes der Art. mesent. superior, dem häufigsten Ereignis, ein hämorrhagischer Infarkt mit Gangrän, trotzdem Kollateralen zwischen den beiden Mesenterialarterien vielleicht existieren (funktionelle Endarterie). Wenn nur kleine Ästchen einer Arterie obturiert werden, so kommt es zu Ulcerationen im Darm. Bei dem außerordentlich selten beobachteten Verschluß der Mesenterica inferior tritt die Gangrän nur in einem Teil der Fälle ein, weil offenbar die Kollateralen hier in Tätigkeit treten. Bei der Venenthrombose kommt es infolge des unverminderten arteriellen Zuflusses ebenfalls zur hämorrhagischen Infarzierung.

Symptomatologie. Das Krankheitsbild beginnt meist akut, abgesehen von seltenen Fällen, in denen vorher lange Zeit Anfälle von Angina abdominalis bei Sklerose der Mesenterialarterien bestehen. Das erste Zeichen ist gewöhnlich der heftige, unvermittelt einsetzende Kolikschmerz, der im ganzen Leibe angegeben wird. Dazu treten die Zeichen des Kollapses, kleiner frequenter Puls, kühle Extremitäten, kalter klebriger Schweiß und Untertemperatur. Bald bilden sich peritoneale Erscheinungen aus. In einem Teil der Fälle erfolgen kurz darauf Durchfälle, die blutigen Charakter annehmen. Die Beschaffenheit des entleerten Blutes richtet sich nach der Höhe des Blutaustrittes im Darm.

Hämatemesis ist selten. Es entwickeln sich schließlich die klassischen Zeichen einer diffusen Peritonitis. In anderen Fällen stehen die Symptome des paralytischen Ileus im Vordergrund. Indem die erbrochenen Massen allmählich fäkulenten Charakter annehmen, bildet sich eine lokale oder diffuse Auftreibung des Abdomens aus. Es besteht völlige Stuhl- und Windverhaltung, wozu später ebenfalls die diffuse Durchwanderungsperitonitis tritt, falls der Patient nicht schon vorher zum Exitus gekommen ist. Beide Typen überschneiden sich häufig. Zur Melaena kommt es etwa in der Hälfte der Fälle. Die Thrombose der Mesenterialvenen läßt sich klinisch im allgemeinen nicht von der arteriellen Embolie abgrenzen. Auch hier setzen die Symptome im allgemeinen schlagartig ein.

In einem von mir genauer beobachteten Fall bestanden 8 Tage vorher im Anschluß an eine akute Tracheobronchitis dumpfe Leibschmerzen um den Nabel herum bei normaler Darmtätigkeit. In meiner Anwesenheit entwickelte sich eines Tages im Verlauf von Stunden eine akute Peritonitis unter Gähnen, Aufstoßen, Singultus, Übelkeit, Erbrechen und Bauchdeckenspannung, ohne daß ein akuter Schmerzanfall eintrat. Bei der Operation am selben Tage fand sich ein seröses Exsudat in der Bauchhöhle und die blutige Infarzierung eines etwa 60 cm langen Dünndarmstückes infolge Thrombosierung der Mesenterialvenen.

Die *Diagnose* ist relativ leicht zu stellen, wenn Melaena auftritt. Manchmal läßt sich das infarzierte Darmstück auch als walzenförmiger Tumor fühlen. Wird kein Blut nach außen entleert, so läßt sich das Krankheitsbild kaum von anderen Affektionen abgrenzen, die zu einem akuten Ileus führen. Bekanntlich treten auch bei der Invagination Blutungen ins Darmlumen ein.

Prognose. Das Leiden endigt meistens tödlich. Bei größerer Ausdehnung des Gefäßverschlusses erfolgt der tödliche Ausgang spätestens nach 48 Stunden im schweren Kollaps. Überstehen einzelne Patienten den Kollaps, so tritt der Tod infolge der Peritonitis ein. Bei kleineren Gefäßverschlüssen besteht die Möglichkeit eines Kollateralkreislaufes, insbesondere auch bei Obturationen von Ästen der Mesenterica inferior.

Therapie. Die Methode der Wahl besteht in der möglichst frühzeitig vorzunehmenden Resektion des infarzierten Darmstückes. Da dieses meist von beträchtlicher Länge ist, muß man naturgemäß mit einer hohen Mortalität rechnen. Immerhin sind Heilungen auch bei Resektion der ganzen von der Art. mesent. superior versorgten Darmabschnitte erzielt worden. Die innere Behandlung ist ausschließlich symptomatisch.

2. Sklerose der Mesenterialarterien.

(Angina abdominalis, Dyspraxia intestinalis intermittens angiosclerotica.)

In der älteren Literatur spielte der Symptomenkomplex der Angina abdominalis eine beträchtliche Rolle, seitdem SCHNITZLER, ORTNER u. a. das Krankheitsbild beschrieben hatten (1902). Wenn die Angina abdominalis in neuerer Zeit mehr und mehr als Diagnose in der ambulanten und klinischen Praxis verschwindet, so mag der Grund wohl in der fortgeschrittenen modernen Bauchdiagnostik zu suchen sein. Konnte noch v. NOORDEN 1921 schreiben, daß er das Leiden nicht für selten halte, so darf ich wohl behaupten, die allgemeine Ansicht der heutigen Zeit zu vertreten, wenn ich sage, daß die Dyspraxia intestinalis eine sehr seltene Krankheit ist. v. BERGMANN rechnet sie zu seinen Cavete-Diagnosen.

Symptomatologie. Unabhängig von der Nahrungsaufnahme, manchmal aber auch nach einer reichlichen Mahlzeit machen sich unter heftigsten Bauchschmerzen Zeichen der motorischen Darminsuffizienz bemerkbar. In kürzester Zeit bildet sich ein Meteorismus mit Stuhlverhaltung aus. Die Dauer der Schmerzanfälle ist verschieden, sie schwankt zwischen Minuten und Stunden. Gewöhnlich soll es sich um das Ausbreitungsgebiet der Art. mesenterialis superior handeln. Infolgedessen findet man einen Meteorismus, an dem das Colon descendens und das Sigmoid nicht beteiligt sind. Das Fehlen von Steifungen und Peristaltik erlaubt eine Abgrenzung gegenüber der Darmstenose. In manchen Fällen können sich diese Schmerzattacken mit Meteorismus täglich einstellen. Im Anfall tritt häufig ein erhebliches Ansteigen des Blutdruckes ein.

Ob die der Angina pectoris sehr ähnlichen Anfälle von Angina abdominis, die ebenfalls als Ausdruck einer spastischen Verlegung des Lumens sklerotischer Mesenterialarterien gedeutet werden, in vielen Fällen nicht nur auf eine Coronarsklerose zu beziehen sind, muß die moderne Elektrokardiographie entscheiden. Hier treten anfallsweise zusammenschnürende Schmerzen im Epigastrium auf, die wie bei der Arbeitsangina den Befallenen zwingen, jede Bewegung einzustellen. Die Schmerzen können in die Gegend des Herzens, in die linke oder beide Schultern und in den linken Arm ausstrahlen. Eine sichere Abgrenzung von der echten Angina pectoris, deren Schmerzen bekanntlich ebenfalls in der

Magengrube empfunden werden können, scheint klinisch allein jedenfalls nicht möglich.

Differentialdiagnose. Die Diagnose des hier erörterten Krankheitsbildes ist deshalb in neuester Zeit so selten geworden, weil die Diagnostik des Magendarmkanals einschließlich der Gallengangsdiagnostik so wesentlich verfeinert wurde. Es ist wahrscheinlich, daß Schmerzanfälle ähnlicher Art, die von einem Ulcus ventriculi, duodeni, von einer Gastritis, einer Cholangitis mit oder ohne Stein oder durch eine Darmkolik ausgelöst werden, früher auf spastische Verengerungen sklerotischer Mesenterialarterien bezogen wurden. Eine sorgfältige Röntgenuntersuchung wird die Diagnose gewöhnlich klären.

Therapie. Die Therapie der Dyspraxia intermittens abdominalis entspricht im wesentlichen der Behandlung der Coronarsklerose. Alle Anlässe, die erfahrungsgemäß Anfälle auslösen, sind zu vermeiden. Hierher gehören körperliche Anstrengungen, Aufregungen, große und üppige Mahlzeiten, besonders auch blähende Speisen. Die Diät soll cellulosearm gehalten und in häufigen kleinen Mahlzeiten genommen werden. In manchen Fällen erweist sich der Schutz vor Abkühlung als erfolgreich. Wesentlich ist das Ruhen nach der Mahlzeit, weil sich sonst 2 schmerzauslösende Faktoren (Magendarmtätigkeit und Bewegung) addieren können. Im akuten Anfall sind Nitrite (Amylnitrit, Nitroglycerin) wirksam. Als Medikamente, die unabhängig vom Anfall gegeben werden können, empfehlen sich Diuretin, Euphyllin, Theominal usw. Alkohol- und besonders Tabakgenuß sind streng zu verbieten.

K. Parasiten des Darmes.

Allgemeines. Durch den Weltkrieg erfuhren die Darmparasiten eine ungeheure Verbreitung. Auch heute wird die Diagnose bei Unterlassung geeigneter Untersuchungsmethoden noch viel zu selten gestellt. Das gilt nicht nur für Parasiten, die relativ umständlich zu finden sind.

Für den Nachweis der Darmschmarotzer steht in erster Linie die Untersuchung des Stuhles zur Verfügung. Wurmeier verschiedener Herkunft lassen sich im gewöhnlichen Stuhlausstrich mikroskopisch nachweisen. Als wesentlich leistungsfähiger möchte ich nach eigener Erfahrung die Anreicherungsmethode nach Tellmann empfehlen: Man verreibt ein erbsengroßes Stück Kot mit gleichen Teilen Äther und Salzsäure, filtriert durch ein Haarsieb oder durch einige Mullschichten und zentrifugiert das Filtrat. Die Eier finden sich angereichert im Sediment.

Daß man beim Fahnden nach Oxyureneiern in erster Linie den Abstrich vom After morgens vor dem ersten Stuhl durchmustern soll, ist seit langem bekannt.

Protozoen sollen im frischen, noch körperwarmen Stuhl, zweckmäßig sogar mittels eines heizbaren Objekttisches untersucht werden, da sie sonst bald bewegungslos werden. Hierher gehören z. B. der Trichomonas intestinalis, das Balantidium coli, die Entamoeba histolytica und coli. Die Lamblia intestinalis findet man beweglich nur im körperwarm gehaltenen frischen Duodenalsaft.

Die Diagnose der Enthelminthiasis wird oft schon von den Kranken gestellt. Man soll sich aber auf derartige Angaben nicht verlassen, da Verwechslungen von Bandwurmgliedern mit Schleimmembranen, Pflanzenfasern und anderen Nahrungsresten nicht selten vorkommen. Hinsichtlich der Stuhluntersuchung gilt der alte Satz, daß nur der positive Befund etwas aussagt. Bei Ascariden können unter Umständen weibliche geschlechtsreife Tiere im Darm fehlen. Bei Cestoden können die geschlechtsreifen Eierproduzenten abgegangen sein. Verbessert wird die Ausbeute beim Fahnden auf Wurmeier und Würmer, wenn ein Abführmittel gegeben wird.

Der Verdacht auf das Vorhandensein von Darmparasiten wird in vielen Fällen durch eine Eosinophilie im Blute erweckt, die bei unklarer Diagnose stets Veranlassung zur parasitologischen Stuhluntersuchung geben sollte. Das Auftreten von Eosinophilen im Stuhl sowie der gleichzeitige Nachweis von CHARCOT-LEYDENschen Krystallen kann ebenfalls nur den Verdacht erwecken, da das Symptom auch bei anderen allergischen Darmkrankheiten vorkommt.

Demgegenüber wird die Oxalämie bzw. die Oxalurie bei Parasitenträgern bis jetzt diagnostisch nicht wesentlich benutzt. Man findet die Oxalurie bei Trägern von Tänien und anderen Eingeweidewürmern, von Amöben, Trichocephalus, Lamblien, Blastocysten u. a. m. (GUIDECEANDREA, LOEPER und TONNET). Die Herkunft der Oxalurie ist unklar. LOEPER und TONNET glauben, daß die Oxalsäure aus den Kohlehydraten der Leiber abgestorbener Parasiten entsteht.

Das Beherbergen von Darmschmarotzern ist nicht unbedingt mit subjektiven oder objektiven Krankheitssymptomen verknüpft. Sehr häufig werden Parasiten zufällig bei bestem Wohlbefinden entdeckt. In anderen Fällen treten Störungen auf. Diese Störungen sind teils nervöser, teils mechanischer und teils toxischer Art. Als toxische Störung sind vor allem Anämien praktisch bedeutungsvoll. Sie treten teils in Form mikrocytärer hypochromer Anämien, teils auch in Form der megalocytären Perniciosa auf. Für die letzteren Fälle muß eine Schädigung des „intrinsic factor" — Produzenten, also der Antrumschleimhaut durch die Giftwirkung der Parasiten angenommen werden. Die hypochromen Anämien können auch durch die fortgesetzten kleinen Blutverluste, die durch Saugen an der Darmschleimhaut entstehen, erklärt werden.

1. Cestoden (Bandwürmer).

Von den vielen beim Menschen angetroffenen Bandwürmern spielen nur drei eine erhebliche Rolle, die Taenia saginata, die Taenia solium und der Bothriocephalus latus.

Die Bandwürmer stellen im voll ausgebildeten Zustand eine Reihe von Tierkolonien dar, die aus einem mit Haftapparat bewehrten Kopf, einem kurzen Hals und einer Reihe von Einzelindividuen, den zwitterigen Proglottiden bestehen. Die in den Proglottiden gebildeten Eier entwickeln sich im Körper eines Zwischenwirtes, der sie durch den Darmkanal aufnimmt, zur Finne (Cysticercus). Letztere bildet sich, wenn sie wiederum in den Magendarmkanal des eigentlichen Wirtes gelangt, zum Bandwurm aus.

Der in Mitteleuropa bei weitem häufigste Bandwurm ist die *Taenia saginata* (mediocannelata) (Abb. 107). Der hakenkranzfreie, aber mit 4 Saugnäpfen versehene Kopf ist etwa 2 mm breit. Die Saugnäpfe sind pigmentiert. An den nur wenige Millimeter langen Halsteil schließt sich die Kette der Proglottiden, die bis zu 10 m lang werden kann. Die Proglottiden zeichnen sich durch einen in 20—35 feine Seitenäste auslaufenden Uterus sowie durch die seitliche Geschlechtsöffnung aus. Sie werden teils mit dem Stuhl, teils auch ohne Stuhl entleert, wobei zuckende Bewegungen beobachtet werden. Die runden oder ovalären Eier tragen als Charakteristikum eine dicke, radiär gestreifte Schale, innerhalb derer die sechs Haken des Embryo zu erkennen sind. Die Finne findet sich im Muskelfleisch des Rindes und auch der Ziege, wo sie erfahrungsgemäß, da sie ziemlich klein ist, der Fleischbeschau oft entgeht.

Sehr selten ist die *Taenia solium*, der Schweinebandwurm, geworden. Ihr Kopf ist etwa stecknadelkopfgroß und kugelig. Er wird gekrönt von einem zweireihigen Hakenkranz (Rostellum). Die vier Saugnäpfe sind nicht pigmentiert. An den kurzen Halsteil (etwa 1 cm lang) schließt sich die 1—3 m lange Proglottidenkette an. Die Proglottiden haben eine kürbiskernartige Form. Sie unterscheiden sich von denen der Taenia saginata durch ihren nur wenige (7—10) und plumpe Seitenäste tragenden Uterus. Die seitliche Geschlechtsöffnung ist vorhanden. Die Eier sind sehr ähnlich denen der T. saginata. Die Glieder werden nur mit dem Stuhl entleert. Die Finne (Cysticercus cellulosae) findet sich im Schwein. Allerdings kann auch der Mensch durch Selbstinfektion zum Zwischenwirt werden. Die Finne kann beim Menschen in verschiedenen Organen vorkommen.

In den nordischen Ländern hat der *Bothriocephalus latus* eine außerordentlich große Verbreitung. Sein langer, nackter, mandelförmiger Kopf trägt zwei seitliche längliche Furchen (Saugnäpfe). An den kurzen fadenförmigen Hals schließt sich die 5—10 m lange Kette der Proglottiden. Diese sind wesentlich breiter als lang, tragen eine mittlere, d. h.

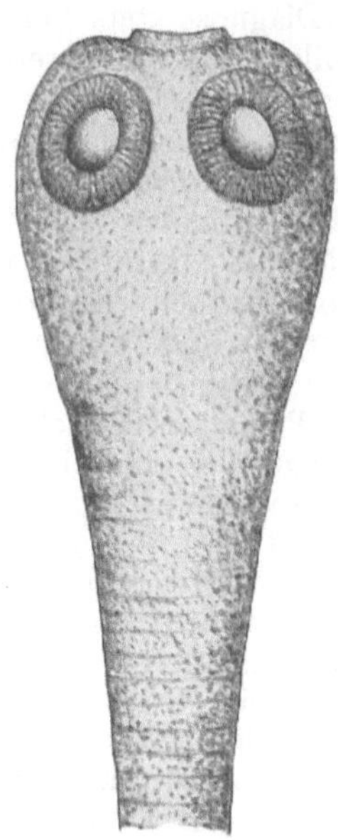

Scolex.

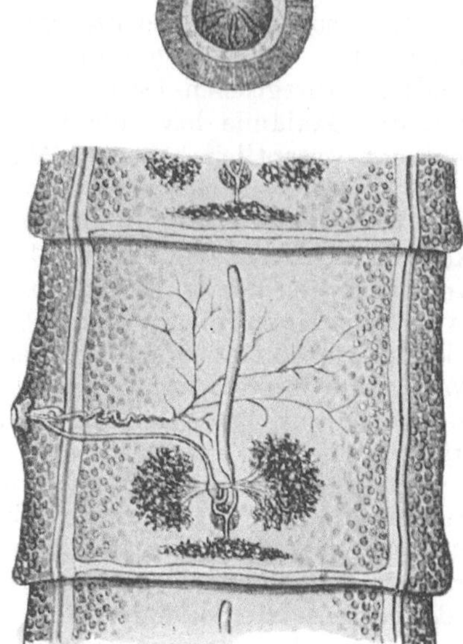

Proglottis mit Geschlechtsorganen.

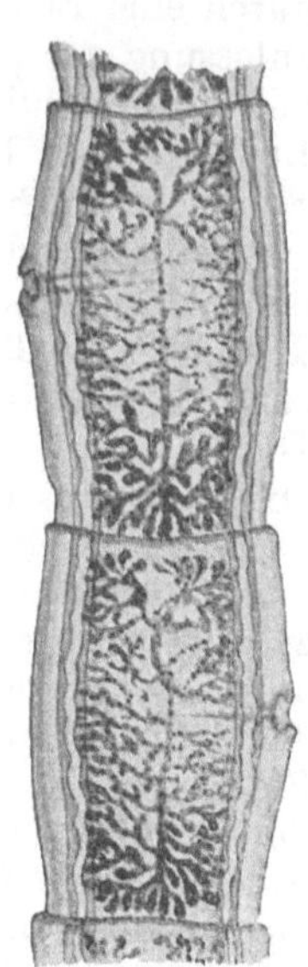

Proglottiden mit reifem Uterus.

Abb. 107. Taenia saginata. (Nach F. ZSCHOKKE.)

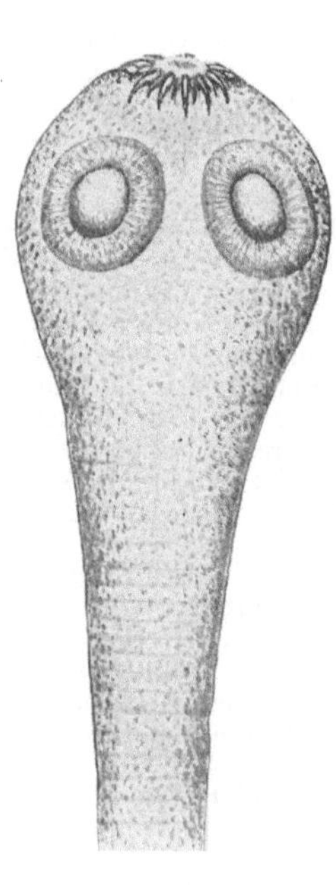

Scolex.

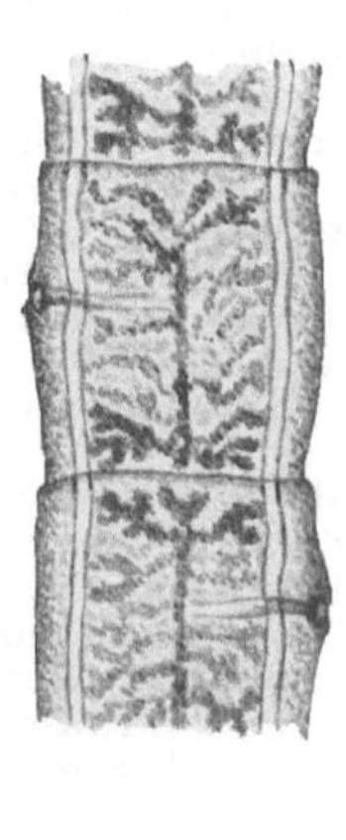

Glied mit reifem Uterus.

Abb. 108. Taenia solium. (Nach F. ZSCHOKKE.)

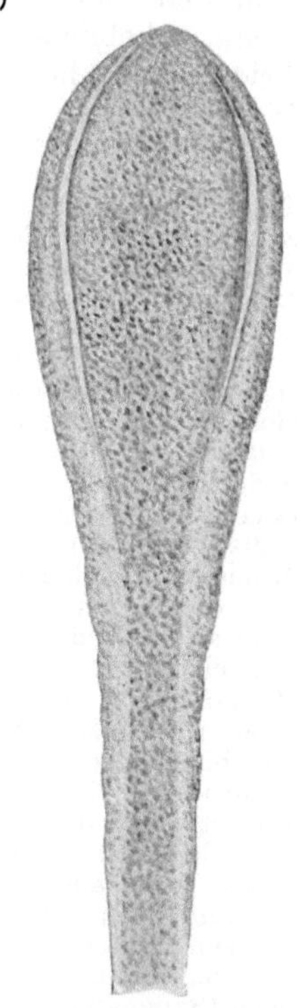

Abb. 109. Dibothriocephalus latus. Scolex. (Nach F. ZSCHOKKE.)

flächenständige Geschlechtsöffnung und einen rosettenförmigen Uterus. Die großen ovalen Eier sind sehr leicht an der wabigen Struktur der Schale und an dem einpoligen Deckel zu erkennen. Zwischenwirte sind Hecht, Barsch, Seeforelle, Quappe, Saibling, Äsche u. a. Diese Fische infizieren sich durch den Verzehr kleiner Planktonkrebse (Cyclops sternuus und Diaptomus grazilis), die als erste Zwischenwirte die im Wasser zu Wimper-Oncosphären ausgeschlüpften Eier aufnehmen. Der Bothriocephalus latus hat also wie die Trematoden 2 Zwischenwirte. Die im zweiten Zwischenwirt sich entwickelnde zweite Larve (Plerocercoid) erreicht bereits eine Länge von 8—35 mm. Sie findet sich oft in reichlichen Mengen in verschiedenen Organen der genannten Fische. Sie sterben erst bei etwa 60° ab. Die geographische Verbreitung des Bothriocephalus wird durch reichlichen, insbesondere auch durch den rohen Fischgenuß erklärt. Auch der Hechtkaviar spielt dabei eine Rolle. Große Teile der Bewohner der Ostseeländer sind Bothriocephalusträger.

Sehr selten ist die Taenia cucumeria (Dipylidium carxinum), die 35 cm lang wird. Der keulenförmige Kopf (Rostellum) trägt in 3—4 Ringen 48—60 kleine Haken. Die reifen Glieder zeigen die Form von Kürbiskernen („Tenenmeria"). Sie sind oft rötlich gefärbt. Die Geschlechtsöffnungen liegen symmetrisch an beiden Seiten. Die Eier liegen zu 8—15 Stück in kokonartigen Säckchen, sind kugelig und dünnschalig. Der Parasit hat Hund und Katze als Wirtstier. Als Zwischenwirte sind die Hundelaus (Pulex serraticeps) und der Menschenfloh (Pulex irritans) bekannt. Durch Verzehren dieser Ektoparasiten infizieren sich die Tiere von neuem. Auch Menschen besonders Kinder können durch Infektion mit Cysticercoiden beim Spielen mit Hunden infiziert werden.

Die *Symptomatologie* der Bandwurmkrankheit ist außerordentlich bunt. Viele Träger merken von ihren Parasiten nur den Abgang von Proglottiden. Andere klagen über Appetitmangel, Heißhunger oder Wechsel beider Appetenzstörungen, Aufstoßen, Übelkeit, Geschmacksstörungen. Dazu kommen unbestimmte Leibschmerzen, die in eigenen Fällen vorwiegend links des Nabels lokalisiert waren und nicht selten kneifenden und kolikartigen Charakter zeigten. Nach sauren und gewürzten Speisen nehmen die Beschwerden zu, daher ihre Verwendung als Einleitung zur Bandwurmabtreibung. Auch Stuhlunregelmäßigkeiten, Speichelfluß, Sodbrennen, Kitzelgefühl in der Nase, Kopfschmerzen zum Teil vom Migränetypus, Enuresis nocturna, epileptoide Anfälle, Mattigkeit, psychische Depressionen, Abmagerung, ja Fieber und Anämien werden beschrieben. Die Träger von Taenia solium können sich durch Unsauberkeit selbst infizieren. Die zur Entwicklung gelangenden Cysticerken siedeln sich in den verschiedensten Organen (Auge, Gehirn, Muskulatur, Haut) an, um unter Umständen diagnostisch höchst unklare Krankheitsbilder zu produzieren. In der Muskulatur lassen sich die Cysticerken durch das Röntgenbild nicht selten in großer Zahl nachweisen. Mit geeigneter Technik gelingt es heute auch, die Tänie samt ihrem kontrastbreigefüllten Darmkanal als Aussparung röntgenologisch darzustellen (Abb. 110).

Pathophysiologisch am interessantesten ist offenbar der Dibothriocephalus latus durch die Eigenschaft, bei seinem Wirt schwere Anämien hervorzurufen. Die überwältigende Mehrzahl der Bothriocephalusträger wird allerdings nicht anämisch. Lediglich die Eosinophilie weist im Blut auf die Helminthiasis hin. Nach EHRSTRÖM erkranken nur 0,1—0,2‰ aller Träger an der für diesen Wurm typischen Anämie, der Perniciosa, so daß man der Taenia nur einen auslösenden Faktor bei konstitutioneller Anlage zubilligen kann.

Die durch den Bothriocephalus hervorgerufene Anämie zeigt alle Eigenschaften der Perniciosa. Sie spricht ebenso wie die „echte" kryptogenetische Form auf Leber- bzw. Magenpräparate an, so daß kein Grund vorliegt, sie von der BIERMERschen Anämie abzutrennen. Die Lebertherapie wirkt sogar ohne Wurmabtreibung. Abgesehen davon pflegt die erfolgreiche Wurmkur auch für sich allein eine endgültige Heilung herbeizuführen.

Auch bei anderen Tänien kann sich gelegentlich die Perniciosa entwickeln, wie aus Mitteilungen der Literatur (s. NAEGELI) hervorgeht. Anscheinend kommt dieses Zusammentreffen — beschrieben wurde es bei der T. saginata — relativ viel seltener vor. Eine genügend sichere Beurteilung ist jedoch nicht möglich, da die absolute Häufigkeit der Perniciosa bei der ungeheuren Verbreitung des Bothriocephalus naturgemäß viel mehr in Erscheinung tritt. Auch bei der Taenia saginata-Perniciosa ist die endgültige Heilung durch die Abtreibung zu erzielen (SCHREIBER). Im übrigen findet man bei den übrigen Taenien so gut wie regelmäßig eine Bluteosinophilie.

Die *Diagnose* darf sich nur auf den Nachweis von Proglottiden oder Eiern gründen. Findet man bei sicherem Vorhandensein einer Taenia keine Proglottiden oder Eier, so soll man mit der Abtreibungskur warten, bis der Nachweis wieder glückt, weil Würmer mit kurzer nicht geschlechtsreifer Proglottidenkette giftfester sind als ausgewachsene. In einzelnen Fällen gelingt es auch, die Tänien röntgenologisch darzustellen.

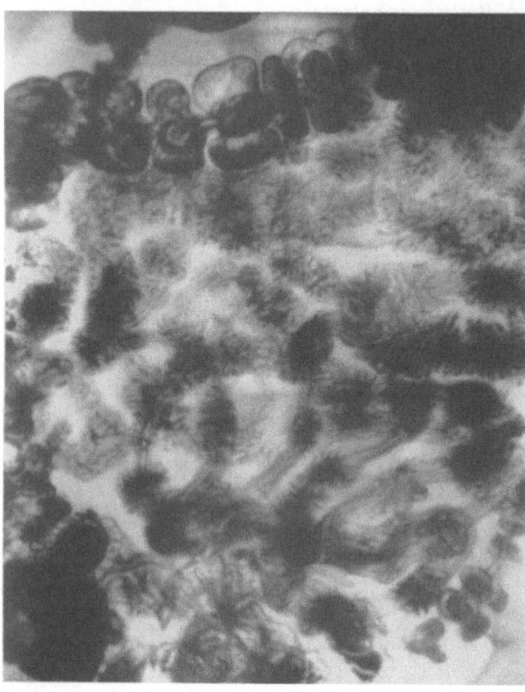

Abb. 110. Tänie im Dünndarm. Bandförmige Aussparungen im Kontrastschatten mehrerer Dünndarmschlingen durch die Tänie, innerhalb der Aussparungen stellenweise strichförmige Kontrastschatten infolge Kontrastfüllung des Täniendarmes.

Therapeutisch stehen die Ätherextrakte aus der Wurmfarnwurzel (Aspidium filix mas) immer noch an erster Stelle. Die Bandwurmkur beginnt mit der Darreichung eines Abführmittels (Ricinusöl) am Mittag des vorhergehenden Tages, um die Passage für den Wurm freizumachen. Am Vorabend reicht man nach altem Ritus einen Salzhering (Matjeshering) mit Zwiebeln oder eine Portion Heringssalat. Am Kurtage nimmt der Patient 8—10 g Extr. filic. maris nüchtern oder nach Genuß einer Tasse schwarzen Kaffees. Nach 1—2 Stunden wird wieder Ricinusöl gereicht. Der Stuhl mitsamt dem Wurm wird aufgefangen. Falls der Kopf nicht, was sehr häufig vorkommt, am unversehrten Wurm sitzt, muß danach durch Suchen auf dem Stuhlsieb geforscht werden. Zur Sicherheit schließt man regelmäßig einen Einlauf an, um das Haften des Kopfes in tieferen Darmteilen zu vermeiden. Das ergebnislose Suchen nach dem Kopf beweist noch nicht, daß der Wurm sich wieder entwickeln wird. Aus eigener Erfahrung muß ich schließen, daß in Fällen, in denen der Kopf auch trotz peinlichsten Suchens auf dem Stuhlsieb nicht gefunden wurde, doch eine Abtötung des Wurmes erzielt werden kann, wie der Enderfolg beweist.

Statt des Extr. filicis kann man das bewährte Helfenberger Bandwurmmittel geben, das Filixextrakt und Ricinusöl in Kapseln enthält. Unangenehme Reizwirkungen auf den Magen werden vermieden durch die Verabreichung des Extraktes mit Hilfe der Duodenalsonde, eine Methode, die prompte Erfolge zeitigt. Ein recht gutes Präparat stellt auch das Filmaronöl (Kombination einer aus der Farnwurzel gewonnenen Säure mit Ricinusöl) dar, das in Kapseln genommen wird. Vergiftungserscheinungen kommen bei einer Dosierung, die zwischen 8 und 10 g liegt, kaum vor.

Von anderen Bandwurmmitteln sind zu erwähnen die Granatwurzel (Punica granatum) als Macerationsdekokt (180,0 Rinde auf 1000,0 Wasser 24 Stunden maceriert, dann auf 150,0 eingekocht in 3—4 Portionen schnell aufeinander zu trinken, schmeckt unangenehm), das aus der Granatwurzel isolierte Pelletierin. tannic. (macht leicht Vergiftungserscheinungen), die Flores Koso und das Kamalapulver. Sie spielen praktisch kaum noch eine Rolle. Für Kinder mit Taenia nana verordnet man gern Kürbiskerne (Semnio curcurbitae maximae, geschält, zerstoßen und mit Zucker gemischt).

2. Nematoden (Faden-, Rund- oder Spulwürmer).

Unter Nematoden verstehen wir langgestreckte, spindel-, fadenförmige oder zylindrische Würmer, deren Größe zwischen mikroskopischer Kleinheit und einem Meter Länge schwankt. Sie sind unsegmentiert, tragen am vorderen Ende eine Mundöffnung und am hinteren Ende die Afteröffnung. Bei getrennten Geschlechtern (in der Mehrzahl) sind die Weibchen größer, die Männchen verraten sich außerdem durch einen gekrümmten oder eingerollten Schwanzteil. Die Geschlechtsöffnung der Männchen mündet in den After, die der Weibchen liegt in der Bauchmitte. Neben der peroralen Infektion durch Eier kommt das Eindringen der Larven durch die Haut oder durch den Mund vor. Auch Nebenwirte spielen eine Rolle. Von den zahlreichen Species, die bisher im Darm des Menschen gefunden wurden, sind 8 praktisch bedeutungsvoll, nämlich Ascaris lumbricoides, Oxyuris vermicularis, Trichocephalus trichiurus (dispar), Ankylostoma duodenale, Ankylostoma braziliense, Necator americanus, Tricninella spiralis und Strongyloides stercoralis (Anguillula intestinalis).

a) Ascaris lumbricoides (Spulwurm).

Der dem Regenwurm sehr ähnliche, jedoch weißliche *Ascaris lumbricoides* wird als Männchen 15—20, als Weibchen 25—40 cm lang. Seine Verbreitung ist außerordentlich, besonders bei Landkindern, die unter ungenügenden hygienischen Verhältnissen leben.

Das Weibchen legt täglich etwa 15000 Eier, die leicht im Stuhl nachgewiesen werden können. Sie tragen als charakteristisches Merkmal eine dicke undurchsichtige Schale, die außen mit einem gebuckelten gallertigen Eiweißbelag versehen ist. Unter geeigneten Bedingungen entwickeln sich die zunächst ungefurchten Eier in etwa 40 Tagen zu einer spiralig eingerollten Larve innerhalb der Schale. Nur diese entwickelten Larveneier sind infektionsfähig, wenn sie in den Darmkanal des Menschen gelangen. Bemerkenswert ist der weitere Weg. Nach Verdauung der Eihülle durchbohren die Larven die Darmwand und gelangen nach der einen Ansicht durch die Bauchhöhle infolge aktiver Wanderung zum Zwerchfell und von da nach Durchbohrung zur Lunge. Nach einer anderen Ansicht gelangen sie mit dem Pfortaderblutstrom in die Leber, von hier aus wiederum auf dem Blutwege durch das rechte Herz in die Lungen. Hier häuten sie sich und wachsen zu Larven von 2—3 mm Länge heran. Von der Lunge aus wandern die Parasiten durch Bronchien und Trachea zur Speiseröhre, von wo sie wiederum in den Darm gelangen. Hier erreichen sie die Geschlechtsreife. Die Wanderung dauerte beim Versuchstier (Meerschweinchen) wenigstens 8 Tage (YOSHIDE).

Die Ascariden leben gewöhnlich im Dünndarm. Von hier können sie in Magen, Nase, Trachea, Choledochus, Lebergallengang usw. gelangen, wodurch mannigfache Komplikationen hervorgerufen werden können. Masseninfektionen sind keine Seltenheiten. Sie erfolgen durch Genuß verunreinigter Gemüse, die mit Jauche begossen sind. Hunderte von Exemplaren sind abgetrieben worden. Derartige, manchmal zu Knäueln verknotete Wurmhaufen können schwerwiegende Wegstörungen hervorrufen. Einen seltenen Fall, in dem die Ascaridenmasse ein MECKELsches Divertikel verstopfte und außerdem zum Ileus führte, beschreibt VILLIGER. Interessant ist die Beobachtung B. GRÜBERs, der Ascarideneier in Netzgranulomen nachwies. Er nimmt an, daß weibliche Würmer den gesunden Darm perforieren können (Ascaridenperitonitis), eine alte Ansicht, die vorher STRASBURGER ablehnte.

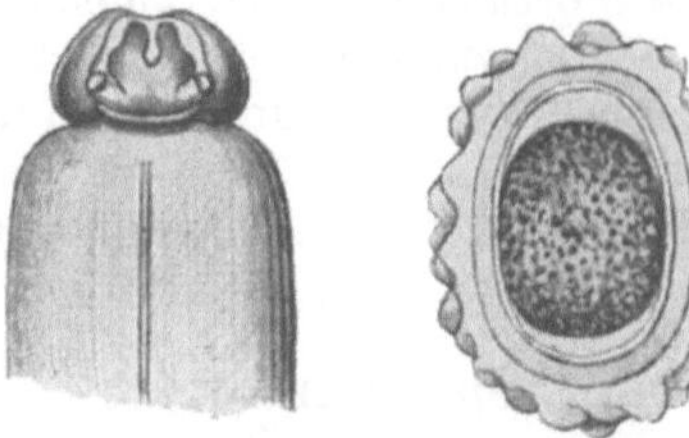

Vorderende. (Nach CLAUS.) Ei.
Abb. 111. Ascaris lumbricoides. (Aus F. ZSCHOKKE.)

Die Infektion mit Ascariden pflegt im allgemeinen ziemlich harmlos zu verlaufen. Bei vielen Patienten, insbesondere bei Kindern gelten schlechtes Aussehen, halonierte Augen, Blässe, Jucken in der Nase, Speichelfluß, Leibschmerzen und unmotivierte Durchfälle als charakteristisch. Die oben erwähnten Wurmknäuel können gelegentlich als Tumoren durch die Bauchdecken gefühlt werden, sie werden selten auch einmal als Aufhellung im Kontrastmittel bei der Röntgenuntersuchung beobachtet (s. Abb. 112).

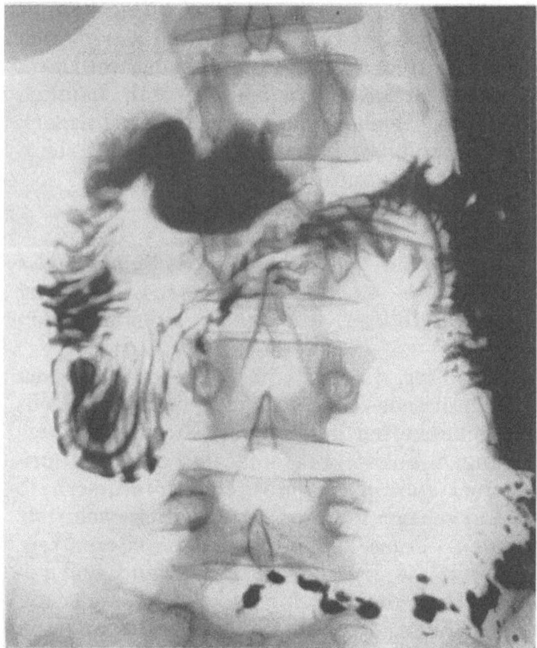

Abb. 112. Ascaris im unteren Knie und in der Pars inf. duodeni.

In der *Therapie* der Ascarideninfektion besteht in erster Linie das altbewährte Santonin (aus dem Zitwersamen). Man gibt bei Erwachsenen Trochisci Santonini 0,05 3mal täglich 3 Tabletten, bei Kindern 0,025 3mal täglich 3 Tabletten. Dazu wird täglich ein Abführmittel gereicht. Das Santonin kann auch in Ricinusöl gelöst gegeben werden. Eine vorübergehende Xanthopsie ist dabei nicht selten. Ein gleichwertiges Mittel ist das aus der Alge Digenea hergestellte Helminol, das als völlig unschädlich geschildert wird. Erwachsene nehmen von den überzuckerten Tabletten, die aus Extrakt und Phenolphthalein bestehen, 3 Tage lang 3mal täglich 3 Tabletten, größere Kinder 3mal täglich 2 Tabletten, kleine Kinder von den gleichfalls im Handel befindlichen überzuckerten Kügelchen 3mal täglich einen Kinderlöffel voll. Außerordentlich wirksam ist auch Ol. Chenopodii anthelminth. Freilich sind bei höherer Dosierung höchst unangenehme Vergiftungserscheinungen beschrieben worden. Man gibt Erwachsenen nüchtern 3mal 16 Tropfen, Kindern 3mal 8 Tropfen in 2stündigen Abständen. 2 Stunden nach der letzten Gabe wird mit Ricinusöl abgeführt. Diese Prozedur wird 3 Tage lang vorgenommen. K. ZIEGLER hat mit dieser Behandlung ausgezeichnete Erfolge gesehen. Das Chenopodiumöl wird seines schlechten Geschmackes wegen in Kapseln gegeben. Wegen der gelegentlich beobachteten Ertaubungen und Lähmungen empfiehlt v. NOORDEN, nur die Hälfte der mitgeteilten Mengen zu verordnen.

b) Oxyuris vermicularis (Madenwurm, Pfriemenschwanz).

Der Madenwurm gehört zu den häufigsten Endoparasiten des Menschen. Er wächst im unteren Dünndarm und Coecum zum geschlechtsreifen Individuum heran. Von hier aus gelangen die Weibchen in die Ampulle, wo sie ihre Eier ablegen. Die Eiablage erfolgt aber auch außerhalb des Afters, den die Weibchen aktiv durchwandern, in der Analgegend und in der Vagina.

Die Übertragung erfolgt durch direkte Infektion ohne Zwischenwirt. Die Massen von Würmern, die man häufig bei Kindern findet, erklärt man durch Selbstinfektion. Daneben spielt die Übertragung durch infizierte Gemüse und Früchte sowie durch Fliegen eine Rolle.

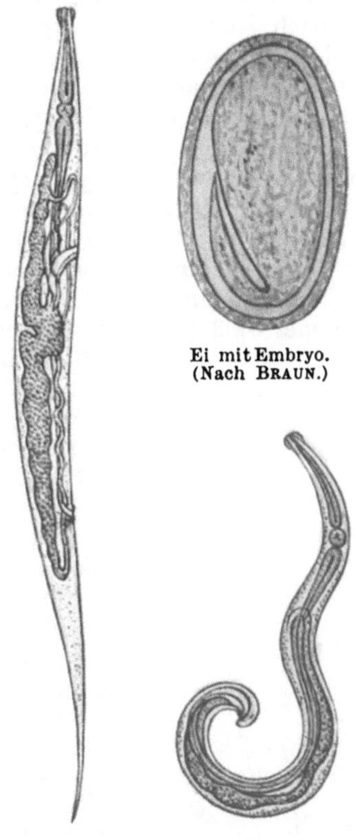

Ei mit Embryo. (Nach BRAUN.)

Weibchen. (Nach CLAUS.) Männchen.

Abb. 113. Oxyuris vermicularis. (Aus F. ZSCHOKKE.)

Das Männchen ist etwa 3—5 mm lang und zeichnet sich durch den eingerollten Hinterleib aus. Das Weibchen wird bis zu 12 mm lang. Sein Hinterleib ist zu einem langen dünnen Faden ausgezogen. Die dünnschaligen elliptischen Eier sind gewöhnlich an einer Seite abgeplattet. Man erkennt darin einen kaulquappenartigen Embryo.

Ein Teil der *Symptome* entsteht dadurch, daß die mit embryonenhaltigen Eiern vollgepfropften Weibchen besonders nachts den After durchwandern und sich zur Eiablage in die Analspalte, gelegentlich in die Vulva und die Scheide begeben. Es entsteht ein quälender Juckreiz, infolge des Kratzens bilden sich Hautreizungen. Daß von älteren Autoren auch Fisteln, Hämorrhoiden und Analprolaps auf die Oxyuren bezogen werden, ist als Fehlschluß zu bezeichnen (s. Hämorrhoiden). Im allgemeinen werden den Madenwürmern keine erheblichen pathogenen Potenzen zugebilligt. Die alte Ansicht MEHELNIKOFFS, daß sich die Oxyuren zur Liebesfeier in den Processus vermiformis begeben und dort die Appendicitis hervorrufen, wird heute wohl überwiegend abgelehnt, trotzdem die Würmer anscheinend die Fähigkeit besitzen, die Darmschleimhaut anzubohren. Sicher scheint aber, daß die Oxyuren, wenn sie sich in Massen im Wurmfortsatz aufhalten, Beschwerden in der Blinddarmgegend verursachen können (Pseudoappendicitis verminosa).

Die *Diagnose* der Oxyuriasis gelingt meist leicht durch die makroskopische Sichtbarkeit der lebhaft beweglichen Parasiten im frisch entleerten Stuhl. Die Eier findet man, wie bereits erwähnt, am leichtesten im Analabstrich. In vielen Fällen gelingt es nach eigenen Erfahrungen auch leicht, die lebenden Würmer im Proktoskop zu sehen.

Die *Behandlung* der Oxyuriasis hat außerordentlich ungleichmäßige Erfolge aufzuweisen. In vielen Fällen verschwinden die Würmer anscheinend ganz von selbst ohne jede besondere Maßnahme. In anderen Fällen genügt die Beseitigung der Infektionsmöglichkeit durch Beschmutzung der Finger. Schließlich kennt jeder erfahrene Therapeut aber auch Fälle, in denen auch die sorgsamste Behandlung nicht zum Ziele führt, so daß man neben der oralen Infektion notgedrungen eine endoenterale Fortpflanzung und Entwicklung annehmen möchte.

In allen hartnäckigen Fällen setzt die Behandlung Geduld von seiten des Arztes und des Kranken voraus. Nach K. ZIEGLER, dem in diesen Dingen besondere Erfahrung zugemessen werden muß, sind drei Aufgaben zu erfüllen, nämlich das Verhüten der Autoinfektion, die Entfernung oder Abtötung der reifen Parasiten des Mastdarms und die Vernichtung oder Vertreibung der jüngeren Elemente aus Dünndarm und Coecum.

Die erste Forderung wird erfüllt durch Kurzschneiden der Fingernägel, die nach jedem Stuhl sorgfältig zu waschen und zu bürsten sind. Der After wird abends mit Ungt. ciner. oder mit Vermiculinsalbe versehen. Die Verhütung des unwillkürlichen Kratzens während des Schlafes erfolgt durch das Tragen von hoch- und tiefreichenden leinenen Badehosen.

Die im Mastdarm anwesenden Würmer werden allabendlich durch Einläufe mit $1^0/_{00}$ Benzol in physiologischer Kochsalzlösung entfernt.

Die eigentliche Abtreibung höher wohnender Parasiten gelingt nach eigener Erfahrung noch am zuverlässigsten durch v. NOORDENs Kur. Man gibt 3mal am Tage, beginnend eine Stunde nach dem Frühstück in Abständen von 30 bis 45 Minuten ein Pulver folgender Zusammensetzung: Santonin 0,03 (— 0,05), Kalomel 0,03 (— 0,06), Sacch. lact. 0,3. Abends wird ein leichtes vegetabiles Abführmittel gereicht. Diese Prozedur wird an 2 aufeinanderfolgenden Tagen in Abständen von je einer Woche 3—5mal wiederholt, so daß sich das ganze Verfahren über 4—6 Wochen hinzieht.

Ein leistungsfähiges Mittel ist die Gelonida Aluminii subacetici. Man nimmt 8 Tage lang jeden Tag 3mal 10 Minuten vor jeder Hauptmahlzeit 2 Tabletten zu 1,0, Kinder unter 8 Jahren zu 0,5. Am ersten, vierten und siebenten Tag wird ein Abführmittel gegeben. Nach 10 Tagen wird die Kur wiederholt. Ähnlich ist die Anwendung des Aluminiumbenzoesäurepräparates „Oxymors“. An weiteren Mitteln sind zu erwähnen das Butolan, der Carbaminsäureester des p-Oxydiphenylmethans, Santonin und Helminol. Auch das bereits genannte Chenopodiumöl (s. o.) kann versucht werden. Oxylax (Tub. Jalapae und Dihydrophthalophenon) wirkt lediglich als Abführmittel. Gerühmt wird auch Allisatin (BANCK).

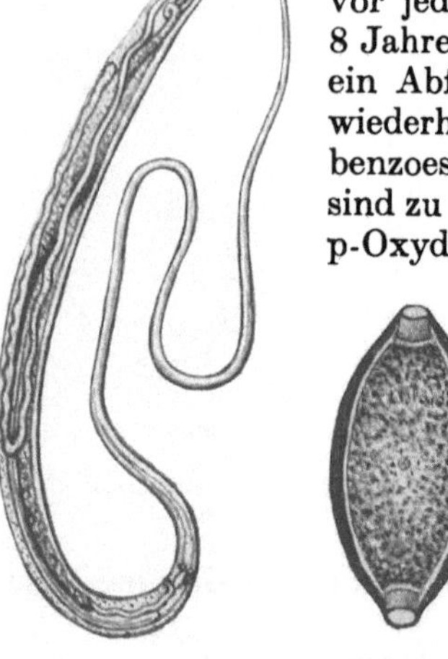

Abb. 114. Trichocephalus trichiurus. (Nach CLAUS.) Aus F. ZSCHOKKE.

c) Trichocephalus trichiurus (dispar).

Der Trichocephalus trichiurus ist charakterisiert durch das ungleichmäßige Kaliber des Leibes. Letzterer setzt sich zusammen aus einem dünnen Vorderende und einem dicken, die Genitalorgane enthaltenden Hinterleib. Das Männchen trägt das Schwanzende spiralig eingerollt und wird 40—45 mm lang. Die Länge des Weibchens übertrifft dieses Maß nur unwesentlich. Außerordentlich charakteristisch sind die Eier. Sie haben Citronenform, eine sehr dicke Schale und tragen an beiden Enden je eine durch einen Pfropf verschlossene Öffnung. Die Entwicklung des ungefurcht abgesetzten Eies dauert etwa 30 Tage. Die Eierlarven sind sehr resistent.

Der Trichocephalus trichiurus ist über den ganzen Erdball verbreitet. Er gehört zu den häufigsten Endoparasiten des Menschen.

Aufenthaltsorte des Schmarotzers sind Wurmfortsatz, Coecum und Dickdarm. Mittels des dünnen Vorderendes gräbt sich der Wurm in die Schleimhaut ein, hält sich dadurch fest und gewinnt Blut zur Nahrung. Ein Zwischenwirt ist nicht bekannt. Die Eier gelangen mit beschmutzten rohen Vegetabilien in den Darmkanal, ihre Schalen werden vom Pankreassaft verdaut.

In der übergroßen Mehrzahl verursacht der Wurm anscheinend keine Krankheitssymptome, um so weniger als er meist nur in wenigen Individuen angetroffen wird. Handelt es sich um eine der selteneren Masseninfektionen, so werden Diarrhöen, Koliken und gelegentlich auch peritoneale Reizerscheinungen beobachtet. Daß okkulte Blutungen durch Trichocephalen hervorgerufen werden können, darf nicht mehr bezweifelt werden.

Im Blut findet sich oft Eosinophilie. In seltenen Fällen werden schwere Anämien von sekundärem Charakter (mikrocytär hypochrom) beobachtet.

Der Abtreibungstherapie gegenüber verhält sich der Wurm besonders resistent. In Frage kommen Extr. filic. maris, Kalomel, Thymol (3—4mal täglich 1,0 mehrmals in Zwischenräumen von 10 Tagen) und Benzinklistiere (1 Eßlöffel Benzin auf 1 l Wasser). Als leistungsfähig erwies sich nach eigener Erfahrung gelegentlich auch das subaquale Darmbad. Werden vereinzelte Trichocephaluseier nur als Nebenbefund bei anderen Würmern entdeckt, so schließe ich mich der Ansicht STRASBURGERs an, der in Anbetracht des Mißverhältnisses zwischen klinischer Bedeutung und dem Haftungsvermögen des Parasiten einen speziellen Abtreibungsversuch für überflüssig hält.

d) Ankylostoma duodenale (Hakenwurm), Ankylostoma braziliense, Necator americanus.

Die praktisch wichtige Gattung Ankylostoma ist charakterisiert durch die große rundliche Mundöffnung, die mit hakenförmigen Zähnen besetzt ist. Man findet die Gattung als Schmarotzer im Darm des Menschen und verschiedener Säugetiere.

Ankylostoma duodenale erreicht in den männlichen Individuen eine Länge von 10 mm, in den weiblichen von 15 mm. Die elliptischen Eier haben rundliche Pole, eine dünne glatte und transparente Schale und zeigen schon bei der Entleerung Furchungsstadien.

Der Parasit ist besonders in den warmen Ländern verbreitet. Die Fortpflanzungsbedingungen der Eier rufen seine außerordentliche Verbreitung in Ziegeleien und Bergwerken hervor, wo erstmals gegen Ende des 19. Jahrhunderts Massenerkrankungen festgestellt wurden.

Die zahlreichen, mit den Faeces entleerten Eier brauchen zu ihrer Entwicklung Wärme und Feuchtigkeit. Unter diesen Bedingungen wachsen aus den Eiern 0,2—0,25 mm lange Larven, die sich vom Stuhl ernähren. Sie können auch in feuchter Erde lange am Leben bleiben. Nach zwei Häutungen erreicht die Larve eine Länge von etwa 0,8 mm. Sie gelangt entweder mit der Nahrung (beschmutzte Hände, Trinkwasser) in den Darmkanal, oder sie durchbohrt aktiv die unverletzte Haut und gelangt passiv auf dem Blutwege durch das rechte Herz in die Lungen. Von hier aus wandern die Larven wiederum aktiv durch die Luftwege über den Larynx in die Speiseröhre. Im Duodenum und Jejunum siedeln sie sich an, indem sie sich mit dem Vorderende tief in die Schleimhaut einbohren. Sie ernähren sich aus den Blutgefäßen der Submucosa.

Die parenterale Infektion spielt offenbar die größere Rolle. Am Orte des Eindringens (Hände, unbekleidete Füße) entstehen scabiesähnliche Erscheinungen, die V. SCHILLING als Prodromalstadium der Krankheit bezeichnet hat. Nach Ansiedlung einer größeren Anzahl von Würmern im Dünndarm klagen die Befallenen über Appetitlosigkeit, Übelkeit, Erbrechen und Leibschmerzen. Auch Durchfälle und Fieber wurden beschrieben. Blut läßt sich bei Masseninfektion im Stuhl leicht nachweisen. In diesem Stadium findet man im Blute Leukocytose und Eosinophilie. Später stellt sich eine ziemlich schnell zunehmende Anämie ein, die vorwiegend dadurch bedingt ist, daß die Würmer durch Anfressen der Schleimhaut Wunden setzen, die nachbluten. Die Eosinophilie erreicht hohe Werte (bis zu 70%), die an Trichinosis denken lassen. Die mit schwerer Prostration einhergehende Anämie endigt tödlich, wenn die Ursache nicht gefunden und beseitigt wird. Entgegen der älteren Auffassung entsteht nie das Blutbild der Perniciosa (NAEGELI). Fast stets handelt es sich um hypochrome Anämien mit niedrigem Färbeindex. Die Schwere der Erscheinung geht der Menge der vorhandenen Würmer parallel. Die ersten subjektiven Symptome entstehen etwa 5 Wochen nach der Infektion.

Therapeutisch bedient man sich des Extr. filic. maris in der bei den Bandwürmern (s. dort) besprochenen Weise. Überdosierung soll gerade bei Ankylostomaträgern leicht zur Amaurose führen. Die Kur wird in Abständen von 2—3 Wochen so lange wiederholt, bis der Stuhl frei von Eiern bleibt. Bei schwerer Anämie ist diese Kur jedoch kontraindiziert, ebenso in den Tropen. Thymol in Dosen von 2,0 zweimal in Abständen von 2 Stunden gegeben (dazu nach 2 Stunden Ricinusöl) leistet sehr gute Dienste. Die erwähnte Applikation ist in 3—4tägigen Abständen mehrfach zu wiederholen. (Die darauf eintretende Dunkelfärbung des Urins ist harmlos.) Bei schweren Fällen darf auch die Thymolbehandlung nicht als harmlos angesehen werden, was jedoch bei der ernsten Prognose solcher Fälle nicht von der Einleitung einer Kur abhalten darf. Auch das Ol. chenopodii hat sich als sehr wirksam empfohlen (s. Ascariden).

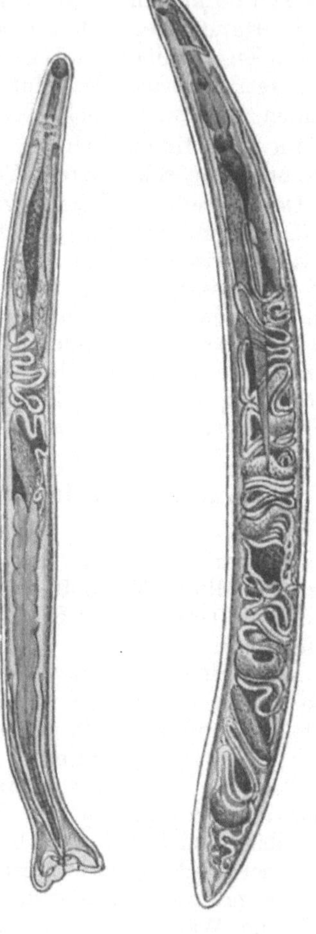
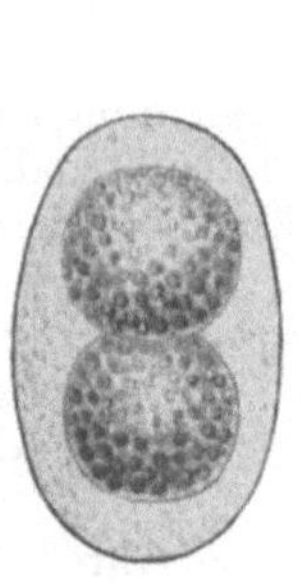
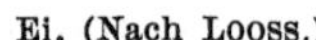
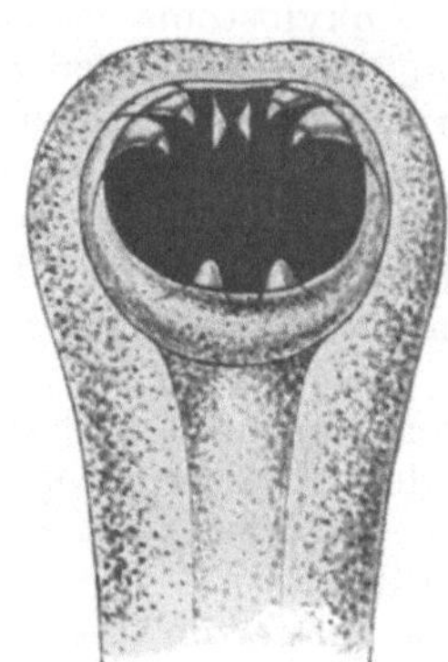

Ei. (Nach LOOSS.) Mundkapsel. (Nach VERDUN.) Männchen. Weibchen. (Nach LOOSS.)

Abb. 115. Ankylostoma duodenale. (Aus F. ZSCHOKKE.)

Außerordentlich bedeutungsvoll ist die *Prophylaxe* in gefährlichen Bezirken (Bergwerke, Ziegeleien). Durch Trockenlegen der Bergwerke, Desinfektion der

Stühle, Anlage von hygienischen Aborten und Sauberkeit beim Essen wird die Übertragung vermieden. Wurmträger werden durch die regelmäßige Stuhlkontrolle frühzeitig erkannt und können behandelt werden.

Necator americanus („hookworm") ist dem Ankylostoma ähnlich. Unterschiede ergeben sich besonders in der Bezahnung der Mundkapsel. Das Männchen wird 9—10 mm, das Weibchen 9—11 mm lang. Die Eier zeigen spitzere Pole als die des Ankylostoma duodenale. Der „Hakenwurm" tritt in Amerika an die Stelle von Ankylostoma duodenale. Er findet sich indessen weit verbreitet in allen warmen Ländern. Die Entwicklungsbahnen entsprechen denen des Ankylostoma duodenale.

Ankylostoma braziliense lebt im Darm von Hunden, Hauskatzen, Löwen, aber auch im Menschen. Bisher wurde die Art nur in tropischen Gegenden beobachtet.

e) Trichinella spiralis.

Die Trichine unterscheidet sich von den übrigen Nematoden dadurch, daß sie nur im letzten kurzen Lebensabschnitt im Darm verschiedener Säugetiere und des Menschen parasitiert. Über die Schilderung der Morphologie des Parasiten, seiner Entwicklungsbahnen und der durch ihn hervorgerufenen schweren Erkrankung s. Bd. I.

f) Strongyloides stercoralis (Anguillula intestinalis).

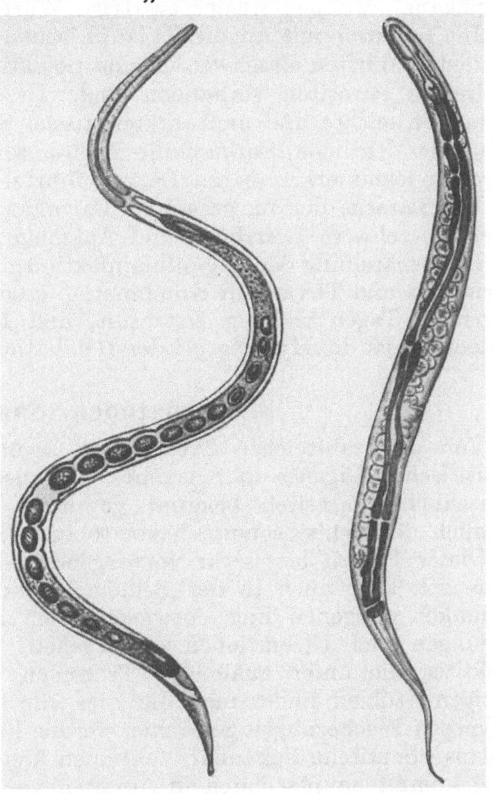

Reifes Tier aus Darm des Menschen. (Nach BRAUN.) Frei lebendes Weibchen. (Nach ZINN.)

Abb. 116. Strongyloides stercorales. (Aus F. ZSCHOKKE.)

Der Strongyloides stercoralis ist gekennzeichnet durch die Eigentümlichkeit, daß sich zwei Generationen regelmäßig abwechseln (Heterogonie). Von diesen Generationen ist die eine, parasitisch lebende, parthenogenetisch, die andere, frei lebende, getrennt-geschlechtlich. Die im Darmkanal des Menschen lebende zwittrige Generation führt den Namen Anguillula intestinalis. Dieser fadenförmige Wurm wird 2,2 mm lang. Die Würmchen bohren sich in die Darmschleimhaut ein und legen hier ihre Eier ab, aus denen 0,2 mm lange Larven ausschlüpfen. Letztere wandern in das Darmlumen zurück und gelangen mit dem Stuhl ins Freie. Bei genügend hoher Temperatur (26—35°) entwickeln sich die Larven in etwa 30 Stunden zu geschlechtsreifen Formen. Diese frei lebende Form führt den Namen Anguillula stercoralis. Die Männchen werden 0,7 mm, die Weibchen 1 mm lang. Die gelblichen, elliptischen Eier, die mit einer dünnen Schale versehen sind, zeigen die Durchmesser von 0,07 und 0,045 mm. Aus diesen Eiern entwickeln sich 0,22 mm lange Larven, die nach einer Häutung die morphologischen Eigentümlichkeiten der parasitischen

Generation annehmen. Diese Larven gelangen vorwiegend durch aktives Eindringen in die Haut in den Menschen. Mit dem Blut- und Lymphstrom werden sie in den Darm transportiert, wo sich die reife parasitische, parthenogenetische Form entwickelt. Dieser Generationswechsel (Heterogonie) spielt sich nur in den Tropen ab, wo die äußeren Bedingungen für die Entwicklung der im Stuhl abgesetzten Larven gegeben sind. Im europäischen Klima werden diese Larven nicht geschlechtsreif. Sie gelangen peroral oder durch die Haut wieder in den Darmkanal, wo sich wieder zwittrige Würmer daraus entwickeln.

Die Infektion mit Anguillula ist in Deutschland selten. Wie bei Ankylostoma duodenale dürften Beschwerden und objektive Symptome nur entstehen, wenn zahlreiche Parasiten vorhanden sind. In einem von mir beobachteten Fall bestanden leichte und uncharakteristische Sensationen im Leib. Objektiv ließ sich eine deutliche Eosinophilie nachweisen, die zum Auffinden der mikroskopisch leicht erkennbaren Larven führte.

Der Parasit, der im gesamten Darmkanal zu Hause ist, kann bei Masseninfektion schwere Diarrhöen und Anämien hervorrufen.

Die Behandlung der Anguillulainfektion gilt als schwierig. Als wirksam werden Farnkraut und Thymol in Kombination geschildert. Man gibt an 4 aufeinanderfolgenden Tagen je 2,5 g Extr. filic. und 1,5 g Thymol. Prophylaktisch von Bedeutung ist die Hygiene bei der Defäkation und die Desinfektion des Stuhles.

3. Trematoden (Saugwürmer).

Von den zahlreichen Trematoden kommen für den Menschen die endoparasitischen Digenea in Betracht. Von dieser Species sind etwa 20 Arten als menschliche Parasiten bekannt geworden. Von praktischer Bedeutung ist lediglich das Schistosomum haematobium (Bilharzia haematobia).

Dieser Parasit lebt zwar vorwiegend in der Leber und in den Nieren. Er kann sich aber auch in der Schleimhaut des Enddarms ansiedeln. Um die submukös gelegenen Eier entwickeln sich Entzündungen, die mit polypösen Bildungen und Ulcerationen einhergehen. Klinisch zeigt sich eine ulceröse Proktitis, die unter quälenden Tenesmen verläuft. In den schleimig-eitrig-blutigen Stühlen findet man die Eier, die auch durch Probeexcision aus den polypösen Wucherungen gewonnen werden können. Häufig entsteht ein Rectalprolaps. Septische Sekundärinfektionen können sich anschließen. Die Erkrankung kommt hauptsächlich in Ägypten vor.

4. Protozoen.

Von den im menschlichen Darm gefundenen Protozoen haben nur wenige pathogene Eigenschaften.

Harmlos erscheint der Flagellat Cercomonas hominis, ein etwa 10 μ großer elliptisch zugespitzter Flagellat mit einer Geißel.

Umstritten ist die Rolle von Trichomonas hominis, eines Flagellaten von etwa 10 μ Länge und birnförmig zugespitzter Gestalt, der an seinem stumpfen Ende 3 Geißeln trägt. Er findet sich ziemlich selten bei Enteritischen und kann im Stuhl, besonders nach Abführmitteln angetroffen werden. Lynch hat kürzlich einen Fall von akuter ulceröser Colitis beschrieben, wobei er die Parasiten in reichen Mengen in der Darmwand nachweisen konnte. Ob es sich um eine sekundäre Einwanderung handelt, ist damit freilich nicht erwiesen, da es schon früher bekannt war, daß Trichomonas sich gern in zerfallenden Geweben (z. B. in Carcinomen) ansiedelt.

Die pathogene Rolle des Balantidium coli, eines 50—70 μ langen ovalen, allseitig bewimperten Infusoriums, wird nicht mehr bestritten (Brumpt und

WALKER, RIDDER, ZABEL u. a.). Es lebt im Dickdarm und verursacht schwere dysenterieartige Diarrhöen. Aus dem neueren Schrifttum ist eine Mitteilung ZIEMANNS[1] bemerkenswert, der die Krankheit bei 2 Menschen und 2 Schimpansen beobachtete. Die Erkrankung kann einen sehr bedrohlichen Charakter annehmen. Therapeutisch werden Yatrengaben per os sowie intravenöse Emetininjektionen empfohlen.

Therapeutisch kommt vor allem die Emetinbehandlung in Betracht. In ZIEMANNS Fällen verschwanden Parasiten und Krankheitssymptome nach 0,05 Emetin täglich in Kombination mit Karlsbader Salz und hohen Chinineinläufen (1 : 1000).

Die Lamblia intestinalis ist ein birnförmig zugespitzter Flagellat von etwa 10 μ Länge mit 4 Geißelpaaren. Er lebt auf dem Epithel des Dünndarms und kann mühelos im frischen Duodenalsaft nachgewiesen werden, wo er durch seine lebhafte Beweglichkeit auffällt. Nach der Kopulation entstehen Cysten, die mit dem Stuhl entleert werden. Seine Rolle als Erreger von hartnäckigen Diarrhöen ist seit langem bekannt (MORITZ und HÖLZL u. a.). Nach dem Weltkrieg scheint eine Verbreitung der Lambliasis eingesetzt zu haben. Wiederholt sind Gruppenerkrankungen z. B. bei Bergarbeitern beschrieben worden. Aus neuerer Zeit stammt die Erkenntnis, daß die Lamblien auch unklare Beschwerden im Oberbauch hervorrufen. Bei sonst nicht zu klärenden Leibschmerzen sollte man stets im frischen Duodenalinhalt nach den Parasiten suchen. So beschreibt STALDER eine Duodenocholangitis mit heftigen Koliken im rechten Oberbauch, die nach Abtreiben der Lamblien verschwand. Neben cholangitischen Symptomen kann das Bild des Ulcus ventriculi oder duodeni imitiert werden (GROTT und PETRYNOWSKI). Die Bluteosinophilie ist nicht regelmäßig nachweisbar.

Therapeutisch steht die intravenöse Neosalvarsantherapie an erster Stelle. Auch Spirocid (Stovarsol) ist erfolgreich angewandt worden. Nach eigenen Erfahrungen verdienen intravenöse Injektionen mit Curcumen, das in die Leber ausgeschieden wird, Beachtung. Die Emetinbehandlung der älteren Autoren wird nicht einheitlich beurteilt.

5. Fliegenlarven (Myiasis intestinalis).

Vorübergehend gelangen mit infizierter Nahrung Fliegenlarven in den Darm, die in größeren Mengen Krankheitserscheinungen auslösen können. Sie sind an der länglichen segmentierten Gestalt, die allseitig mit gefiederten Borsten besetzt ist, leicht zu erkennen. Gewöhnlich handelt es sich um Larven von Homalomyia canicularis, Sarcophage, Musca u. a. m. Man unterscheidet eine akute und eine chronische Form der Myiasis intestinalis. Schwere, dysenterieartige Diarrhöen werden beschrieben. Eine genügende Klärung des Krankheitsbildes steht noch aus, da die Möglichkeit einer sekundären Besiedlung des bereits abgesetzten Stuhles nicht immer leicht auszuschließen ist.

Literatur.

A. Lehrbücher.

ASSMANN, H.: Klinische Röntgendiagnostik der inneren Krankheiten, 5. Aufl. Leipzig: F. C. W. Vogel 1934.

BARCLAY, A. E.: The digestive tract. Cambridge: University Press 1936. — BLOND, K. u. H. HOFF: Das Hämorrhoidalleiden. Leipzig: Franz Deuticke 1936. — BOAS: (1) Diagnostik und Therapie der Darmkrankheiten. Berlin 1898/99. — (2) Diätetik der Magen- und Darmkrankheiten. Leipzig 1920.

CHIRAY, M., G. LARDENNOID et J. BAUMANN: Les colites chroniques. Paris: Masson & Cie. 1934.

[1] Arch. Schiffs- u. Tropenhyg. 29 (1926).

EINHORN: Krankheiten des Darmes, 1901. — EWALD: Klinik der Verdauungskrankheiten, Bd. 3. Berlin 1902.

GRIFFON, R.: Manuel de coprologie clinique. Paris: Masson & Cie. 1935.

HANSEN, K. u. H. v. STAA: Die einheimische Sprue. Leipzig: Georg Thieme 1936. — HARVIER, P.: Pathologie digestive. Paris: Masson & Cie 1935.

LEDDEN-HÜLSEBOSCH, VAN: Makro- und mikroskopische Diagnostik der menschlichen Exkremente. Atlas. Berlin: Julius Springer.

MCIVER, M. A.: Acute intestinal obstruction. New York: Hoeber 1935.

NOORDEN, C. v. u. H. STRASSNER: Klinik der Darmkrankheiten. München u. Wiesbaden: J. F. Bergmann 1921. — NOTHNAGEL: Die Erkrankungen des Darms und des Peritoneum. Spezielle Pathologie und Therapie, 2. Aufl., Bd. 17. 1903.

PATZELT, V.: Der Darm. Berlin: Julius Springer 1936. — PORGES, O.: Darmkrankheiten, ihre Diagnose und Therapie. Berlin u. Wien: Urban & Schwarzenberg 1935. — PRIBRAM: Krankheiten des Darmes. EBSTEIN-SCHWALBES Handbuch der inneren Medizin, 2. Aufl., Bd. 2. 1905.

ROGER-VIDAL-TEISSIER: Nouveau traité de Médecine. Pathologie de l'appareil digestif. (Intestin). Tome 14. Paris: Masson & Cie. 1924.

SCHINZ, H., W. BAENSCH u. E. FRIEDL: Lehrbuch der Röntgendiagnostik, 3. Aufl. Leipzig 1932. — SCHMIDT: Funktionsprüfung des Darms, 2. Aufl. 1908. — SCHMIDT u. v. NOORDEN: Klinik der Darmkrankheiten, 1921. — SCHMIDT u. STRASBURGER: Die Fäzes des Menschen, 4. Aufl. 1915. — SEILER, F.: Allgemeine Diagnostik und Therapie der Darmerkrankungen. Handbuch der inneren Medizin, 2. Aufl., Bd. 3/2. Berlin: Julius Springer 1926. — STRASBURGER, J.: Die einzelnen Erkrankungen des Darmes. Handbuch der inneren Medizin, 2. Aufl., Bd. 3/2. Berlin: Julius Springer 1926.

B. Monographien und Einzelpublikationen.

a) Allgemeines.

ALBRECHT, H. U.: Die Röntgendiagnostik des Verdauungskanals. Leipzig 1931. — ALEXANDER: Pentosurie und Darmstörung. Arch. Verdgskrkh. **24**. — ARNOLD, L.: Über keimhemmende Kräfte im Dünndarm. Klin. Wschr. **1927 I**, 607—609. — ARIEL, M. B.: Über die Bedeutung der sekundären fuso-spirochätösen Infektion bei Perforation und Entwicklung von Peritonitiden bei tuberkulösen und typhösen Darmgeschwüren. Acta med. scand. (Stockh.) **82**, 29—42 (1934). — ASSMANN, H.: Die klinische Röntgendiagnostik der inneren Erkrankungen, 5. Aufl. Berlin 1934.

BALLI, R.: Appunti sulla morfologia e sulla fisiologia della regione vateriani nell'uomo. (Beiträge zur Morphologie und Physiologie der Regio vaterina beim Menschen.) Riv. Radiol. e Fisica med. **5**, Festschr. BUSI, Parte 1, 1—11 (1931). — BARTH, H.: Über die Bildung echter Dünndarmsteine. Virchows Arch. **267**, H. 3, 716—725 (1928). — BECHHOLD, H. u. M. SCHLESINGER: Diät bei der Behandlung von Darmaffektionen durch Adsorptivdesinfektion. Dtsch. med. Wschr. **1933 I**, 813. — BECKER, R. u. A. OPPENHEIMER: Normale und pathologische Funktionen der Verdauungsorgane im Röntgenbild. Leipzig 1931. — BEER, E. J. DE, CH. J. JOHNSTON and D. WRIGHT WILSON: The composition of intestinal secretions. J. of biol. Chem **108**, 113—120 (1935). — BENSAUDE, R.: Rectoscopie. Paris: Masson & Cie. 1919. — BERG, H. H.: (1) Röntgenuntersuchungen am Innenrelief des Verdauungskanals, 2. Aufl. Leipzig 1931. — (2) Reliefbilder des Darmkanals. Verh. Ges. Verdgskrkh., 7. Tagg **1927**. — (3) Ergebnisse des Röntgenstudiums der Magen-Darmschleimhaut. Schweiz. med. Wschr. **1930 I**, 48. — (4) Röntgendiagnostik des Dickdarms. Röntgenprax. **3**, 145 (1930). — BERNER: Die Funktionsprüfung des gesunden Dickdarms. Röntgenprax. **6**, 273—280 (1934). — BESREDKA, A.: Principes de la bactériothérapie intestinale non specifique. Presse méd. **1932 I**, 353, 354. — BICKEL, A. u. H. R. KANITZ: Über die Zusammensetzung des reinen Darmsaftes aus dem untersten Abschnitte des Ileums beim Menschen. Biochem. Z. **270**, 378—381 (1934). — BICKEL, G.: La colibacillose. Etude pathogénique et clinique. Rev. méd. Suisse rom. **54**, 1037—1062 (1934). — BLIX, G.: A contribution to the chemistry of the primary calculi of the small intestine. Acta chir. scand. (Stockh.) **76**, 25—34 (1935). — BOAS, J.: (1) Kritik der katalytischen Reaktion für den Nachweis von okkulten Blutungen. Arch. f. Verdgskrkh. **23**. — (2) Kalziumpräparat. Dtsch. med. Wschr. **1924 II**. — (3) Klin. Wschr. **1931 II**, 2311; **1932 I**, 1051. — BOENHEIM: Die Bedeutung der Blutdrüsen für den Verdauungstraktus. Arch. Verdgskrkh. **35**. — BÖWING, H.: Vegetatives Nervensystem und Pathologie der Verdauung. Arch. Verdgskrkh. **33**. — BOGENDÖRFER, L. u. K. WEBER: Zur Frage der Adsorptionsbehandlung von Darminfektionen. Fortschr. Ther. **3**, H. 8, 272—274 (1927). — BORCHARDT, L.: Organotherapie. Erg. inn. Med. **18**. — BROT, M.: Semen psyllii als Laxans. Schweiz. med. Wschr. **1922 II**. — BRÜNING: Über den Bauchschmerz. Arch. klin. Chir. **116**. — BRÜNING u. GOHRHAND: Schmerz bei der Darmkolik. Berl. klin. Wschr. **1921 II**.

CANAVERO, M.: Studio dell'assarbimento dei grassi e delle sostanze proteiche dopo la colectomia. (Ricercha sperimentali.) Policlinico, sez. chir. **40**, 629—641 (1933). — CATEL: Normale und pathologische Physiologie der Bewegungsvorgänge im gesamten Verdauungskanal, Teil I u. II. Leipzig: Georg Thieme 1936 u. 1937. — CHAOUL, H.: Röntgenologische Untersuchungen an der normalen Innenwand des Verdauungskanals. Berlin 1928. — CHAOUL, H. u. A. ADAM: Die Schleimhaut des Verdauungskanals. Berlin 1931. — CURSCHMANN, H.: Schilddrüsenextrakt bei Obstipation. Med. Klin. **1924 I**.

DECKER, jun.: Pneumoperitoneum. Münch. med. Wschr. **1920**. — DESGEORGES, P.: De l'auto-infection intestinale chronique. Rev. Méd. **44**, No 2, 163—188 (1927). — DETERMANN, A.: Zur Technik der Einlauf-Röntgenuntersuchung. Röntgenprax. **7**, 329—331 (1935).

EINHORN, M.: Die Methoden der künstlichen Ernährung usw. Albus Sammlung zwangloser Abhandlungen, herausgeg. von H. STRAUSS, Bd. 7, H. 3. Halle: Carl Marhold 1922. (Mit zahlreichen Angaben aus amerikanischer und englischer Literatur.) — EISLER, F.: Zur Technik der Dickdarmuntersuchung. Röntgenprax. **2**, 741, 742 (1930). — ENDERLEN u. HOTZ: Darminnervation. Mitt. Grenzgeb. Med. u. Chir. **23**. — ERLBACH: Über die Behandlung von Darmerkrankungen mit Knoblauch (Allium sativum). Münch. med. Wschr. **1928 I**, 87.

FELLINGER, K.: Untersuchungen über das Verhalten der Dickdarmflora bei Anämien, insbesondere bei der BIERMERschen Krankheit. Wien. klin. Wschr. **1933 II**, 1380—1383. — FERVERS: Anregende Wirkung des Pituitrins auf die Darmperistaltik bei Ileus und nach Laparotomie. Med. Klin. **1922 I**. — FISCHER, A. W.: (1) Über die Röntgenuntersuchung des Dickdarms mit Hilfe einer Kombination von Lufteinblasung und Kontrasteinlauf. Arch. klin. Chir. **134**, 209—269 (1925). — (2) Über die Leistungen der Dickdarmröntgenologie. Röntgenprax. 8, 577—579 (1936). — FISCHER, A. W. u. H. PANSDORF: Über die diagnostische Bewertung des normalen, benignen und malignen Reliefs des Kolon im Röntgenbild. Chirurg **1**, 911—917 (1929). — FLEISCHER, F.: Rektoskopie. Erg. inn. Med. **17**. — FLOREY, H. W. and H. E. HARDING: The functions of Brunner's glands and the pyloric end of the stomach. J. of Path. **37**, 431—453 (1933). — FONIO, A.: Über die Schlußperistaltik des Colon-Rectumabschnittes. Schweiz. med. Wschr. **1931 II**, 1143—1145. — FORSSELL: Normale und pathologische Reliefbilder der Schleimhaut. Verh. Ges. Verdgskrkh. Wien **1927**. — FRANK, E.: Erfahrungen über die Behandlung von Durchfallserkrankungen im Kindesalter mit Aplona und Pektin. Dtsch. med. Wschr. **1937 II**, 1328. — FRICK u. BLÜHBAUM: Eine neue Anwendungsart der Kolloide in der Röntgendiagnostik. Fortschr. Röntgenstr. **38**, 1111 (1928).

GALAMBOS: Bariumsulfat als Ersatz des Bismutum subnitricum zur Behandlung von Duodenumulkus. Wien. klin. Wschr. **1933**. — GEORGIEWSKY, S. u. S. ANDREJEW: Über die Abhängigkeit der amylolytischen Fähigkeit des Darmsaftes von der Art der Nahrung. Pflügers Arch. **235**, 428—437 (1935). — GIGON, A.: Allgemeine Diätetik der Magen- und Darmkrankheiten. Erg. inn. Med. **14**. — GOERITZ: Über Optannin. Dtsch. med. Wschr. **1917 II**. — GRASSMANN, W. u. H. RUBENAUER: Über Cellulose und Hemicellulose mit besonderer Berücksichtigung ihrer therapeutischen Anwendung. Münch. med. Wschr. **1931 II**, 1817—1819. — GREGERSEN: Untersuchungen über okkulte Blutungen. Arch. Verdgskrkh. **23**. — GRÖPLER: Behandlung des akuten Darmkatarrhs mit Caseosan, subkutan injiziert. Ther. Gegenw. **1921**. — GUNDEL, M.: Die pathogenetische Bedeutung der Enterokokken. Dtsch. med. Wschr. **1933 II**, 1381—1385.

HAENISCH: (1) Über die Röntgendiagnose der Dickdarmuntersuchungen. 7. Röntgen-Kongr. — (2) Beiträge zur röntgenologischen Dickdarmdiagnostik. 10. Röntgen-Kongr. — (3) Über die Leistungen des Röntgenverfahrens bei den Untersuchungen des normalen und pathologischen Dickdarms. Münch. med. Wschr. **1911 II**, 2768. — HAUSMANN: Die methodische Gastrointestinalpalpation usw. Berlin: S. Karger. — HELLER, H.: Über das insulotrope Hormon der Darmschleimhaut (Duodenum). II. Mitt. Naunyn-Schmiedebergs Arch. **177**, 127—133 (1935). — HERRNHEISER, G.: Die Röntgenuntersuchungen im Rahmen des klinischen Untersuchungsganges. Fortschr. Röntgenstr. **42**, 689 (1930). — HERTEL, E. u. F. SARTORIUS: Experimentelle Untersuchungen über den Einfluß der Magenresektion auf Bakteriologie und Chemie des Dünndarms und ihre klinische Bedeutung. Arch. klin. Chir. **176**, 197—235 (1933). — HESS-THAYSEN: Beiträge zur Klinik und Röntgenologie der habituellen chronischen Obstipation. Arch. Verdgskrkh. **24**. — HEUPKE, W.: Stickstoffausnutzung und Stickstoffbilanz der Nahrungsmittel im Darm. Verh. dtsch. Ges. inn. Med. **1933**, 420—422. — HOLZKNECHT, G.: Röntgenologisches zur Diagnose und Therapie von Verstopfung und Durchfall. Verh. Ges. Verdgskrkh. **1926**. — HORNE, E. A. and H. E. MAGEE: Glycogen synthesis in the small intestine. J. of Physiol. **78**, 288—294 (1933). — HURI, M.: L'antivirusthérapie locale suirant la méthode de Besredka dans le traitement des infections intestinales aiguës et chroniques. C. r. Soc. Biol. Paris **113**, 575—577 (1933).

JACOBOWITZ, L.: Die perorale Behandlung von infektiösen Darmerkrankungen mit Targesin. Dtsch. med. Wschr. **1928 II**, 1125, 1126. — JÜRGENSEN, CH.: Prozentische chemische Zusammensetzung der Nahrungsmittel des Menschen. Berlin: August Hirschwald.

Kaestle u. Brügel: Die Bewegungsvorgänge des menschlichen Dünn- und Dickdarms während der Verdauung auf Grund röntgenographischer und röntgenkinematographischer Untersuchungen. Münch. med. Wschr. **1912 I**, 446. — Kahlson, G.: Die Darmwand als Bildungsstätte des Cholins und dessen Bedeutung für die Darmmotorik. Klin. Wschr. **1933 I**, 1015—1017. — Kalkbrenner: Eine neue röntgenologische Untersuchungsmethode des Dickdarms. Fortschr. Röntgenstr. **38**, 325 (1928). — Kantor: Röntgendiagnostic of diseases and abnormalities of the colon. Radiology **19**, 269—281 (1932). — Kappis: Sensibilität der Bauchhöhle. Klin. Wschr. **1925**. — Kienböck, R.: Über Röntgenuntersuchung des Dickdarms. Wien. klin. Wschr. **1926 I**. — Kitagawa, R.: Zur Frage der Fettresorption seitens des Dickdarms. Tohoku J. exper. Med. **24**, 329—349 (1934). — Knothe: (1) Schleimhautstudien am normalen und kranken Dickdarm. Z. klin. Med. **108**, 199 (1928). — (2) Die Dickdarmschleimhaut, ihre normale und pathologische Funktion im Röntgenbild. Leipzig 1932. — Kokas, E. v. u. G. v. Ludany: Die hormonale Regelung der Darmzottenbewegung I. Pflügers Arch. **232**, 293—298 (1933). — Kreuzfuchs, S.: Der Mechanismus der Colonentleerung und die Colonkapazität. Röntgenprax. **7**, 302—305 (1935). — Küster, E.: Die Bedeutung der normalen Darmbakterien im Handbuch von Kolle-Wassermann. — Kuhlmann, F.: Zur Technik der Reliefdarstellung des Dickdarms. Röntgenprax. **6**, 237 (1934). — Kulenkampff: Zur allgemeinen Bauchdiagnostik. Dtsch. med. Wschr. **1921 II**.

Lang, S.: Beeinflussung der Darmmotilität durch Abführmittel und Stopfmittel. Erg. inn. Med. **13**. — Lapp, F. W.: Praktische Diät. V. Über Ernährung bei Darmkrankheiten. Fortschr. Ther. **10**, 598—605 (1934). — Lappena, M.: Schleimhautstudien am normalen und kranken Dickdarm. Z. klin. Med. **108**. — Laurell, H.: Über die Lagerung von freier Flüssigkeit, freiem Gas und beweglichen gasgeblähten Därmen in der Bauchhöhle. Acta radiol. (Stockh.) 8, H. 2, 109—118 (1927). — Lawson, H.: The distribution of excitation and inhibition following sympathetic stimulation of the large intestine. Amer. J. Physiol. **111**, 209—222 (1935). — Lenz, E.: Dauerkur mit Carbo animalis als Darmdesinfiziens. Korresp.bl. Schweiz. Ärzte **1918**, Nr 41. — Lotze, H.: Über den Wirkungsmechanismus oraler Eisenmedikationen auf die Darmflora. Eine experimentell-bakteriologische Studie. Dtsch. Arch. klin. Med. **175**, 505—519 (1933).

Magee, H. E. and E. Reid: The absorption of glucose from the alimentary canal. J. of Physiol. **73**, 163—183 (1931). — Mahler, P.: Beitrag zur Therapie hypersekretorischer Darmneurosen. Ther. Gegenw. **72**, 245—249. — Mahler, P. u. W. Nonnenbruch: Über die Fettresorption im Darm. Med. Klin. **1932 II**, 1380, 1381. — Maingot, G., R. Sarasin et H. Duclos: Exploration radiologique des colons et de l'appendice au moyen des solutions floculantes. Paris 1935. — Malpoth, G.: Zur Vorstellung über die Wirkung der Apfeldiät. Klin. Wschr. **1931 I**, 1159—1162. — Maret, E.: Plumbum aceticum. Münch. med. Wschr. **1918 I**. — Masson, J.: La supériorité des images en relief dans l'exploration radiologique du colon. Presse méd. **1936 I**, 167, 168. — Marx: Über die Laktase im Darme. Arch. Verdgskrkh. **33**. — Menk, W.: Yatren bei infektiösen Darmkrankheiten. Münch. med. Wschr. **1922 II**. — Moss, R.: Berliner Bäder-Almanach.

Niles, W. L. and J. C. Porrey: The clinical significance of B. coli hemolyticus. Amer. J. med. Sci. **187**, 30—36 (1934). — Nissle, A.: (1) Dtsch. med. Wschr. **1916**. — (2) Münch. med. Wschr. **1919**; **1921**. — (3) Das Problem der Dysbakterie des Dickdarms und ihrer Behandlung. Klin. Wschr. **1932 II**, 1456—1459. — (4) Die Beziehungen zwischen Darmflora und chronischen Gelenkerkrankungen und ihre Bedeutung für neue kausale Therapie. Münch. med. Wschr. **1933 I**, 760—762.

Palugyay, J.: Zur Technik der Röntgenuntersuchung des Dickdarmes. Röntgenprax. **5**, 452—466 (1933). — Pansdorf, H.: (1) Röntgenbeobachtungen über Fettverdauung. Fortschr. Röntgenstr. **1926**. — (2) Experimentelle Studien zur Röntgenologie des Dünndarms. Erg. med. Strahlenforsch. **5**, 21—70 (1931). — (3) Die fraktionierte Dünndarmfüllung und ihre klinische Bedeutung. Fortschr. Röntgenstr. **56**, 627 (1937).

Reis, V. van der: (1) Diagnostische und therapeutische Fortschritte auf dem Gebiete der Dünndarmerkrankungen. Karlsbad. ärztl. Vortr. **13**, 283—300 (1932). — (2) Darmbakterien der Erwachsenen und ihre klinische Bedeutung. Erg. inn. Med. **27**. — Rieder: Die physiologische Dünndarmbewegung beim Menschen. Fortschr. Röntgenstr. **33**, H. 4. Robinson, C. S.: The hydrogen ion concentration of the contents of the small intestine. J. of biol. Chem. **108**, 403—408 (1935). — Rochas, A.: Über Alonuzal. Presse méd. **1922**, Nr 35. — Rotbart: Hypermotilität des Kolons. Dtsch. med. Wschr. **1921 I**. — Roux, J. Ch. et R. Goiffon: L'équilibre microbien intestinal. La régulation des germes de l'intestine. La dysmicrobie digestive. Presse méd. **1935 I**, 81—83. — Royer, M.: (1) Adsorption de l'urobiline par l'intestin. C. r. Soc. Biol. Paris **111**, 466—468 (1932). — (2) Adsorption des Urobilins durch den Darm. Rev. Soc. argent. Biol. 8, 401—404 (1932).

Sandera, R.: Zur Technik des Kontrasteinlaufs. Röntgenprax. **4**, 394 (1932). — Sarasin, R.: Ein Apparat zur Verabreichung von Kontrasteinläufen und hauptsächlich zur Untersuchung der Schleimhaut. Röntgenprax. 4, 803 (1932). — Saupe, E.: Über neuere Methoden der röntgenologischen Dünn- und Dickdarmuntersuchungen und ihre Ergebnisse.

Med. Welt **1934**, 941—945, 977—988. — SCHLESINGER, E.: Röntgendiagnostik der Magen- und Darmkrankheiten. Berlin: Urban & Schwarzenberg 1917. — SCHMIDT, AD.: Über Pneumoperitoneum. Dtsch. med. Wschr. **1919 I**. — SCHÖBL, O. and T. KOMATSU: Nachprüfung verschiedener Stämme der pathogenen Darmbakterien auf ihre Stellung in dem Stoffwechselspektrum. Kitasato Arch. of exper. Med. **11**, 233—245 (1934). — SCHÜTZ: Über Wirkungsmechanismus und Anwendungsgebiet der erdigen Mineralwässer. Erg. inn. Med. **9**. — SCHUMM: Die spektrsch. Analyse. Organische Farbstoffe, Jena 1927. — SCHWARZ: Klinische Röntgendiagnostik des Dickdarmes. Berlin: Julius Springer 1935. — SCHWARZ, G.: Der gegenwärtige Stand der Röntgendiagnostik des Dickdarms. Fortschr. Röntgenstr. **53**, 380—388 (1936). — STIERLIN, E.: Chronische Funktionsstörungen des Dickdarmes. Erg. inn. Med. **10**. — STRAUB, W. u. E. LEO: Resorption von Wasser und von Wasser aus Salzlösungen im Darm. Naunyn-Schmiedebergs Arch. **170**, 534—545 (1933). — STRAUSS, H.: Erkrankungen des Rektums und Sigmoides. (Illustration der Rektoskopie.) Berlin: Urban & Schwarzenberg 1922. — SUDA, G.: Über die reflektorischen Beziehungen zwischen Nase und Verdauungsorganen. Arch. Verdgskrkh. **32**.

TESCHENDORF, H. J.: Beitrag zur Reliefdiagnostik des Dickdarms. Fortschr. Röntgenstr. **45**, 46—56 (1932). — TESCHENDORF, W.: Lehrbuch der röntgenologischen Differentialdiagnostik der Erkrankungen der Bauchorgane. Leipzig 1937. — TÖNNIS, W. u. P. EICHLER: Zur Diagnose der Insuffizienz der Valvula ileocoecalis. Mitt. Grenzgeb. Med. u. Chir. **40**, 648—655 (1928). — TÖNNIS, HORSTER, REIMERS u. RÜDEL: (1) Experimentelle Untersuchungen zur intestinalen Autointoxikation. II. HORSTER, H.: Über abnorme Dünndarmflora und ihre pathogenetische Bedeutung bei experimentell intestinaler Intoxe. Z. exper. Med. **84**, 740—751 (1932). — (2) Experimentelle Untersuchungen zur intestinalen Autointoxikation. VI. Zusammenfassende Darstellung der Versuchsergebnisse. Z. exper. Med. **84**, 482—486 (1932).

VERZÁR, F.: Über die Kräfte der Resorption aus dem Darm. Klin. Wschr. **1933 I**, 389—494.

WALTHER, H. E.: Die Darstellung der untersten Partien des Dickdarms im Rö.Bild. Acta radiol. (Stockh.) **15**, 488 (1934). — WEBER, H. and F. PARKES WEBER: The mineral waters and health resorts of Europe. London: Smith, Elder & Co. — WEISS: Die sog. langen Bazillen der Fäzes usw. Arch. Verdgskrkh. **33**. — WELLS, H. S. and R. G. JOHNSON: The intestinal villi and their circulation to absorption and secretion of fluid. Amer. J. Physiol. **109**, 387—402 (1934). — WENDT, H.: Die Fettresorption aus dem Darm und ihre Störung. Erg. inn. Med. **42**, 213—272 (1932). — WESTENBRINK, H. G. K.: Über die Anpassung der Darmresorption an die Zusammensetzung der Nahrung. Arch. néerl. Physiol. **19**, 563—583 (1934). — WILLIAMS, J. LISLE and G. F. DICK: The excretion of nonprotein nitrogen substances by the intestine. J. amer. med. Assoc. **100**, 484—487 (1933). — WINTERSTEIN, O.: Über die Untersuchungen mit dem Duodenalschlauche. Schweiz. med. Wschr. **1924 I**. (Vollständige Literaturangaben.) — WOLFF, A.: Das Rektum und das untere Sigmoid. Fortschr. Röntgenstr. **42**, 358 (1930).

YAGUE, L. R.: Über Herzsymptome intestinalen Ursprunges. Ref. Arch. Verdgskrkh. **30**, 124.

ZIMMER, E. A.: Zur Erkennung und Bewertung von Darmanastomosen im Röntgenbilde. Fortschr. Röntgenstr. **51**, 169—180 (1935). — ZONDEK, B.: Über Dickdarmperistaltik (Beobachtungen am experimentellen Bauchfenster). Arch. Verdgskrkh. **27**. — ZONDEK, B. u. UCKO: Hormonwirkung und Wasserstoffionenkonzentration. Klin. Wschr. **1924 II**.

b) Spezieller Teil.

1. Entzündliche Erkrankungen des Darmes einschließlich Dyspepsien.

ADAM, A.: Dyspepsie-coli. Jb. Kinderheilk. **101**, H. 5/6. — ADELSBERGER, L. u. H. MUNTER: Abh. Verdgskrkh. **12**, H. 5 (1934). — ALBU u. WERZBERG: Eosinophilie der Darmentleerungen. Z. klin. Med. **74**, 400 (1912). — ALEXANDER, A.: (1) Ther. Gegenw. **1910**, Nr 12. — (2) Gärungsdyspepsie. Z. physik. u. diätet. Ther. **1919**, 44. — (3) Dtsch. med. Wschr. **1923 I**, 35. — ARNOLD: Diastase des Fäzes bei Gärungsdyspepsie. Zbl. inn. Med. **1913**, Nr 1.

BACHEM: Uzara. Berl. klin. Wschr. **1911 II**. — BAYER, L.: Dünndarmatonie als diagnostisch verwertbares Symptom bei Erkrankungen des Leber-Gallensystems. Dtsch. med. Wschr. **1934 II**, 1270. — BEIJNEN, G. J. W.: Diarrhöen tropischen Ursprungs. Geneesk. Tidskr. **1932**, 4190—4199. — BERGMANN, v.: Referat über die nervösen Erkrankungen des Magens. Verh. dtsch. Kongr. inn. Med. **1924**, 768. — BICKEL: Nervöse Diarrhöe. Berl. klin. Wschr. **1910 I**. — BIRT, E.: (1) Beitrag zur Klinik der Sprue. Dtsch. Arch. klin. Med. **120**, 460 (1916). — (2) Amöben und Sprue. Arch. Schiffs- u. Tropenhyg. **25**, 131 (1921). — BITTORF: (1) Fettstühle bei Basedow. Dtsch. med. Wschr. **1912 I**. — (2) Gastrogene Diarrhöe und Achylia pancreatica. Dtsch. med. Wschr. **1914 II**. — BLUM, R.: Vasomotorische Erkrankungen des Dickdarmes. Z. klin. Med. **101**, 1024 (1924). — BOCKUS, H. L., J. H. WILLARD and J. BANK: J. amer. med. Assoc. **101**, 1—6 (1933). — BOGENDÖRFER u. KÜHL: Fermentgehalt des menschlichen Dünndarmes. Dtsch. Arch. klin. Med. **142**, 301 (1923). — BROWN, PH. W., J. A. BARGEN and H. M. WEBER: Chronic inflammatory lesions of the small intestine (regional enteritis). Amer. J. digest. Diss. a. Nutrit. **1**, 426—432 (1934). — BRUGSCH, TH.: (1) Pankreassekretion. Z. exper. Path. u. Ther. **6**, 326 (1909). — (2) Dyspankreatismus. Z. exper. Path. u. Ther. **20**, 473 (1918). — (3) Med. Klin. **1930 II**, 1435—1438. — BÜRGER: Gärungsdyspepsie. Münch. med. Wschr. **1918 I**, 318.

CATEL, W. u. G. PALLASKE: Über die experimentelle Erzeugung einer Enteritis durch Colibakterien. Jb. Kinderheilk. **139**, 165—192 (1933). — CHVOSTEK: Morbus Basedowii und die Hyperthyreosen. Berlin 1917. (Literatur.). — COMBE: Intestinale Autointoxikation und ihre Behandlung (deutsch von WEGELE, Stuttgart 1909). — CURSCHMANN, H.: Thyreotoxische Diarrhöen. Arch. Verdgskrkh. **20**, 1 (1914).

DAVID, W.: Die diätetische und medikamentöse Behandlung der Durchfallskrankheiten. Fortschr. Ther. **3**, H. 11, 385—390. — DEHN, O.: Röntgenologische Beobachtungen zur Dünndarmpathologie. Fortschr. Röntgenstr. **36**, 1175—1180 (1927). — DELOCH: Funktionsprüfung des Pankreas durch Untersuchung des Duodenalsaftes. Arch. Verdgskrkh. **30**, 27 (1922). — DETERMANN: Zu schnelle Magenentleerung. Münch. med. Wschr. **1919 I**, 714. — DOLD, A.: (1) Über Ätiologie der Sprue. Arch. Schiffs- u. Tropenhyg. **21**, 1 (1917). — (2) Weitere Studien über Ätiologie der Sprue. Arch. Schiffs- u. Tropenhyg. **23**, 461 (1919). — (3) Die Ätiologie der Sprue. Arch. Schiffs- u. Tropenhyg. **1922**. — DOLD, H.: Die Sprue (tropische Aphthen). D. MENSES, Handbuch der Tropenkrankheiten, 3. Aufl., Bd. 2, 1924. — DOLD and W. FISCHER: Anatomical findings in experimental sprue. China med. J., März **1919**. — DÜNNER, L., H. HIRSCHFELD u. M. GERALDY: Zur Pathogenese und Klinik der nichttropischen Sprue. (Fettresorptionskrankheit.) Klin. Wschr. **1934 I**, 138—141.

EINHORN: (1) Achylia gastrica. Arch. Verdgskrkh. **1**, 158 (1896). — (2) Verstopfung und Diarrhöe als Folgezustand mancher Magenerkrankungen. Arch. Verdgskrkh. **3**, 139 (1898). — ELDERS, C.: Indische Sprue. Gravenhage 1918. — EPPINGER u. HESS: Die Vagotonie.

FALTA: (1) Basedowdiarrhöen. Verh. dtsch. Kongr. inn. Med. **1910**, 346. — (2) Die Erkrankungen der Blutdrüsen. Berlin 1913. — FANCONI, G.: Der intestinale Infantilismus und ähnliche Formen der chronischen Verdauungsstörung. Ihre Behandlung mit Früchten und Gemüsen. Abh. Kinderheilk. **1928**, H. 21. — FISCHER, W. u. H. v. HECKER: Beitrag zur Kenntnis der Sprue. Virchows Arch. **237**, H. 3, 417 (1922). — FLEINER: Jkurse ärztl. Fortbildg **1913**, H. 3. — FLETSCHER, A. A. and D. GRAHAM: The large bowel in chronic arthritis. Amer. J. med. Sci. **179**, 91—93 (1930). — FROBOESE, C. u. E. THOMA: Sprueähnliche oder pellagroide Erkrankung. Z. klin. Med. **124**, 478—489 (1933). — FUNK, C.: Die diätetische Behandlung der Allergie. Leipzig 1934.

GRAM, H. C.: Vorkommen und klinisches Bild der Gärungsdyspepsie. Ugeskr. Laeg. (dän.) **89**, Nr 16, 313—322 (1927). — GRÖER: Behandlung mit Adrenalin. Münch. med. Wschr. **1915 I**. — GROSS u. GULEKE: Die Erkrankungen des Pankreas. Berlin: Julius Springer 1924. — GROTE, L. u. H. STRAUSS: Untersuchungen bei einem Fall chronischer Pankreatitis. Arch. Verdgskrkh. **28**, 123 (1921). — GÜNZBURG: Sekretionsstörungen des Magens und Pankreasfermente. Med. Klin. **1918 II**, 1179. — GÜRBER: Uzara. Münch. med. Wschr. **1911 II**, 2100. — GUTMANN, R.: Presse méd. **1932 II**, 1654—1657. — GUTZEIT, K. u. F. KUHLMANN: Zur Röntgendiagnose der Gastroenteritis. Fortschr. Röntgenstr. **47**, 141—152 (1933).

HAFT, H. H.: The colon changes in chronic arthritis compared with other chronic diseases. Amer. J. med. Sci. **185**, 811—815 (1933). — HEGLER, C.: Zur Frage der einheimischen Sprue. Dtsch. med. Wschr. **1928 II**, 1505—1507. — HEIMBECK, J.: Acidose bei akuter Enteritis. Norsk. Mag. Laegevidensk. **89**, Nr 2, 131—135, englische Zusammenfassung S. 135 (1928). — HESS THAYSEN, TH. E.: (1) The coeliac affection, idiopathic steatorrhoeas. Lancet **1929 I**, 1086—1089. — (2) La stéatorrhée idiopathique, la sprue tropicale et non tropicale et l'infantilisme intestinal. Arch. des Mal. Appar. digest. **24**, 123—169 (1934). — HOLMES, W. H. and P. STARR: Anutritional disturbance in adults resembling celiac disease and sprue. Emaciation, anemia, tetany, chronic diarrhea and malabsoption of fat. (Eine der Coeliakie und der Sprue ähnliche Ernährungsstörung bei Erwachsenen. Abmagerung, Tetanie, chronische Diarrhöe und schlechte Fettresorption.) J. amer. med. Assoc. **92**, 975—980 (1929). — HOLMGREN, I.: Entérocolite a flore intestinale iodophile. (Enterocolitis durch jodoph. Darmbakterien.) Acta med. scand. (Stockh.) **66**, H. 4/5, 484—498 (1927). — HOLST, J. E.: Ein in Dänemark aufgetretener Fall von Sprue. Acta med. scand. (Stockh.) **66**, H. 1/2, 74—99 (1927).

ISAAC-KRIEGER: Trypsin im Kot. Arch. Verdgskrkh. **26**, 351 (1920).

JANOWSKI: Nervöse Diarrhöe. Med. Klin. **1911 II**. — JUSTI, K.: Beiträge zur Kenntnis der Sprue. Arch. Schiffs- u. Tropenhyg. **17**, Beih. 10 (1913). — JUSTMANN, L.: Über die Behandlung der chronischen Durchfälle mit Pepton-Witte. Arch. Verdgskrkh. **44**, 80—89 (1928).

KÄMMERER, H.: Allergische Diathese und allergische Erkrankungen, 2. Aufl. München 1934. — KARRENBERG: 36. Ber. Heufieberbund. **1933**, 159. — KENNEDY: Brit. med. J. **1932**, 3729. — KLOSE: Chirurgische Behandlung der Kolitis. Ther. Halbmh. **1920**, 281. — KNORR, K. v.: Behandlung mit Autovakzinen. Wien. klin. Wschr. **1925 I**. — KUHLMANN, F.: Dünndarmstörungen im Röntgenbild. Fortschr. Röntgenstr. **54**, 433—469 (1936). — KUTTNER, L.: Chronische Diarrhöen. Dtsch. med. Wschr. **1907 II**, 1769.

LABBÉ, M.: Rhumatismes et troubles intestinaux. Nutrition (Paris) **2**, 143—150 (1932). — LAMPÉ, E.: (1) Gärungsdyspepsie. Münch. med. Wschr. **1924 I**. — (2) Jkurse ärztl. Fortbildg, März **1924**. — LIPPMANN, v.: Indikationsstellung zur operativen Behandlung der schweren diffusen Kolitis. Ther. Halbmh. **1920**, 346.

MATTHES: Jejunaldiarrhöe. Lehrbuch der Differentialdiagnose. — MEYER: Funktionelle Insuffizienz der Bauchspeicheldrüse. Z. exper. Path. u. Ther. **20**, 273 (1919). — MEYER, H.: Gärungsdyspepsie. Dtsch. Arch. klin. Med. **92**, 452 (1908). — MORO: Bedeutung der endogenen Infektion des Dünndarms für Zustandekommen der Dyspepsie. Münch. med. Wschr. **1919 II**, 1134.

NEUBAUER, O. u. STÄUBLI: Eosinophiler Darmkatarrh. Münch. med. Wschr. **1906 II**. — NISSLE: Weiteres über Mutaflorbehandlung. Münch. med. Wschr. **1919 I**, 678. — NOORDEN, v. (SCHMIDT-NOORDEN): Dyspepsien nach Gastroenterostomie, S. 598.

OEHNELL: Verdauungsstörungen nach Gastroenterostomie. Münch. med. Wschr. **1919 I**, 484. — OPPLER: Gastrogene Diarrhöe. Dtsch. med. Wschr. **1896 II**.

PEMBERTON, R. and E. G. PEIRCE: The relation of the intestinal tract and diet to the treatment of arthritis. Ann. int. Med. **5**, 1221—1237 (1932). — PORGES, O.: (1) Über Dünndarmkatarrh ohne Dickdarmkatarrh. Z. klin. Med. **109**, 28—34 (1928). — (2) Weitere Erfahrungen zur Klinik des Dünndarmkatarrhs und der Seifendyspepsie. Klin. Wschr. **1933 I**, 938—941. — PORGES, O. u. H. ESSEN: Über die Pathogenese und Therapie der sog. dyspeptischen Diarrhöen. Z. klin. Med. **109**, 12—27 (1928).

REED, A. and J. E. ASH: Atypical sprue. Arch. int. Med. **40**, Nr 6, 786—799 (1927). — REGELSBERGER (OTFRIED MÜLLER): Nervöse Diarrhöe. Arch. Verdgskrkh. **23**, 199 (1917). — REHDER: Jejunitis. Dtsch. Arch. klin. Med. **172**, 622—627 (1932). — REIS, V. DER: Eine Apparatur für Darmwaschungen und Transintestinalspülungen. (Entero-Lavator.) Dtsch. Arch. klin. Med. **157**, H. 1/2, 108—113 (1927). — REIS, V. DER u. GOSMANN: Verdauung pflanzlicher Zellwandungen und Rohfaserstoffe beim Menschen. Klin. Wschr. **1925 I**. — RHOADS, C. P. and D. K. MILLER: Intensiv liver extract therapy of sprue. J. amer. med. Assoc. **103**, 387—391 (1934). — RIEDER, W.: Erfahrungen bei der Behandlung einer Sprue-Tetanie mit A. T. 10. Münch. med. Wschr. **1934 II**, 1610, 1611. — RODELLA: Klinische und experimentelle Darmfäulnis. 6. Mitt. Arch. Verdgskrkh. **25**, 29. 1919. — ROSENHEIM: Diätetische Behandlung chronischer diffuser Darmkatarrhe bei Erwachsenen. Beitr. klin. Med., Senatorfestschr. **1904**. — ROWE: Food Allergy. Philadelphia 1931.

SALOMON: Deutsche Klinik, Bd. 12, S. 527. 1909. — SALOMON u. ALMAGIA: Fettstühle bei Basedow. Wien. klin. Wschr. **1908 I**. — SCHEER, VAN DER: Die tropischen Aphthen. C. MENSES Handbuch, 2. Aufl., Bd. 3. 1914. — SCHITTENHELM u. WEICHARDT: Anaphylaktische Durchfälle. Dtsch. med. Wschr. **1911 I**. — SCHMIDT: (1) Die Funktionsprüfung des Darms, 2. Aufl. 1908. — (2) Diagnose und Therapie chronischer Diarrhöen. Slg Abh. Verdgskrkh. **2**, H. 1 (1909). — SCHMIDT, AD.: (1) Fäzesgärung. Dtsch. Arch. klin. Med. **61**, 280 (1898). — (2) Flatusanalysen. Dtsch. Arch. klin. Med. **61**, 546 (1898). — (3) Verdauungsprobe. Dtsch. Arch. klin. Med. **65**, 219 (1900). — (4) Pankreasachylie. Dtsch. med. Wschr. **1914 II**. — SCHMIDT u. A. v. NOORDEN: Klinik der Darmkrankheiten, S. 309. 1921. — SCHMIDT u. STRASBURGER: (1) Intestinale Gärungsdyspepsie. Dtsch. Arch. klin. Med. **69**, 570 (1901). — (2) Die Fäzes des Menschen, 4. Aufl. 1915. — SCHOPPE: Vergleichende Untersuchungen über tryptisches Ferment. Arch. Verdgskrkh. **28**, 289 (1921). — SCHORER: Schweiz. med. Wschr. **1925 I**. — SCHÜTZ, R.: (1) Über chronische Magendarmdyspepsie und chronisch-dyspeptische Diarrhöen. Dtsch. Arch. klin. Med. **94**, 125 (1908). — (2) Ther. Mh. **23**, H. 7 (1909). — SINGER, G.: Dünndarmstörungen nach Magenoperationen. Med. Klin. **1928 I**. — SLOT, J. A.: Ein Fall von Pellagra, wahrscheinlich als Folge einer chronischen Darmerkrankung. Geneesk. Tijdschr. Nederl.-Indië **75**, 124—130, engl. Zusammenfassung, S. 130 (1935). — SNAPPER, J.: Über sprueähnliche Erkrankungen. Wien. med. Wschr. **1933 I**, 158—160. — SPEIDEL, P.: Über indische Sprue mit Bekanntgabe eines eigenen obduzierten Falles. Diss. Tübingen. — STEPP, W.: Beziehungen der chronischen gastrogenen Darmdyspepsie zur Kolitis. Zbl. inn. Med. **1917**, Nr 37. — STEPP, W. u. F. KUHLMANN: Über das Verhalten des Dünndarms bei chronischer Gastritis mit Obstipation. Med. Klin. **1932 I**. — STORM VAN LEUWEN, W.: Die Beziehungen der Allergie zum Magen-Darmtraktus. Verh. Ges. Verdgskrkh. (6. Tagg Berlin, Sitzg 13.—16. Okt. 1926), **1927**, 242—248, 257—270. — STRASBURGER: (1) Grenzen physiologischer und pathologischer Nachgärung. Dtsch. Arch. klin. Med. **61**, 571 (1898). — (2) Weitere Untersuchungen über Fäzesgärung und Untersuchungen über diastatisches Ferment in den Fäzes. Dtsch. Arch. klin. Med. **67**, 238 (1900). — (3) Bakterienmenge im Stuhl und Darmantisepsis. Z. klin. Med. **48**,

H. 5/6 (1902). — (4) Akute Darmerkrankungen im Felde und Suprareninbehandlung. Med. Klin. **1915 II.** — (5) Handbuch der inneren Medizin, 1. Aufl., Bd. 3/2. Berlin 1926. — STRAUSS, L.: (1) Einfluß der Ausschaltung des Mundspeichels bei Magen- und Darmkranken. Arch. Verdgskrkh. **33**, 163 (1924). — (2) Lokalisation und Größe der Stärke- und Zelluloseverdauung beim Menschen. Arch. Verdgskrkh. **34**, 288 (1925). — STRÜMPELL: Med. Klin. **1910 I.**

TABORA, v.: Darmerscheinungen der Achylia gastrica. Münch. med. Wschr. **1904 I**, 865. THARFINN, E.: A contribution to the knowledge of native sprue in Sweden. Acta med. scand. (Stockh.) **80**, 389—402 (1933).

URY: Diarrhöe. Arch. Verdgskrkh. **14**, 506 (1908).

WANDEL: Gärungsdyspepsie. Med. Klin. **1919**, 911. — WEIL: Die Röntgendiagnostik der Dünndarmerkrankungen. Erg. inn. Med. **15**, 599 f. (1917). — WEISS, H.: Anteil der Zellmembranen an der Nachgärung in menschlichen Fäzes. Arch. Verdgskrkh. **35**, 311 (1925). — WEISS, R. F.: (1) Gärungsdyspepsie. Dtsch. med. Wschr. **1924 I.**—(2) Arch. Verdgskrkh. **33**, 87. — WENDT, H.: Über chronische Gastroenteritis. Z. ärztl. Fortbildg **31**, 637—642, 673—678 (1934). — WENT: Behandlung mit Autovakzinen. Dtsch. med. Wschr. **1925 II**, 1695. — WESTPHAL, K.: Hämorrhagische Erosionen des Rektums. Münch. med. Wschr. **1921 II**, 1307. — WIENER: Eosinophilie des Darmschleims. Berl. klin. Wschr. **1912 I**, 258.

ZADEK, E.: Über Sprue. Med. Klin. **1928 I**, 776, 777. — ZOLLNER, S.: Physiologische Schwankungen in der Motorik des Dünndarms. Fortschr. Röntgenstr. **56**, 644 (1937).

2. Geschwüre bzw. geschwürige Entzündungen des Darmes.

ALBU: Identität der Colitis ulcerosa und postdysenterica. Med. Klin. **1920 II**, 1003. — ALLODI, A. e B. ALLOATTI: Contributo allo studio coprologico nei colitic (con speciale riguardo al valove del dosaggio della mucina e albumina solubili, ammoniaca, acidi organici totali ed azoto totale nelle feci di soggetti colitici). Arch. Sci. med. **56**, 697—728 (1932). — ANDERSON, J. and W. T. UNNRO: Tuberculosis hyperplasia of the large intestine. Edinburgh med. J., N. s. **38**, 159—173 (1931).

BANKS, B. M. and J. A. BARGEN: Relapses in chronic ulcerative colitis; causes and prevention. Arch. int. Med. **53**, 131—139 (1934). — BARGEN, J. A.: (1) Changing conceptions of chronic ulcerative Colitis. J. amer. med. Assoc. **91**, 1176—1181 (1928). — (2) Specific serum treatment in chronic ulcerative colitis. Arch. int. Med. **43**, 50—60 (1929). — (3) Complications and sequelae of chronic ulcerative colitis. Arch. int. Med. **43**, 335—352 (1929). — (4) Chronic ulcerative Colitis. A review of investigations on etiology. Arch. int. Med. **45**, 559—572 (1930). — BARGEN, J. A. and M. W. COMFODT: The association of chronic ulcerative colitis and multiple polyps. Arch. int. Med. **45**, 122—133 (1930). — BARGEN, H. A., E. C. ROSENOW and G. F. C. FASTING: Serum treatment for chronic ulcerative colitis. Arch. int. Med. **46**, 1039—1047 (1930). — BARRON, M.: Simple nonspecific ulcer of the colon. Arch. Surg. **17**, 355—407 (1928). — BAUMSTARK: Dtsch. med. Wschr. **1911 I.** — BEITZKE: Virchows Arch. **124**, Beih., 225 (1908). — BENSAUDE, R., P. ONRY et H. DANY: L'hémosérothérapie et la médication de choc dans la colite ulcéreuse grave. Arch. des Mal. Appar. digest. **23**, 577—592 (1933). — BESREDKA, A.: Bactériothérapie et vaccinothérapie locale dans les entéro-colites infectieuses. Ann. Tomarkin-Found. **2**, 11—25 (1932). — BOAS: Dtsch. med. Wschr. **1903 I.** — BONNE, C.: Erworbene Dünndarmsyphilis. Virchows Arch. **279**, 753—767 (1931). — BORGBJAERG, A.: Vaccinebehandlung der Colitis ulcerosa. Arch. Verdgskrkh. **43**, 94—107 (1928). — BOUINE, DE: Colitis haemorrhagica seu ulcerosa. Chir. Grenzgeb. **33**, H. 4 (1921). — BRUINE PLOOS VAN AMSTEL, DE: Ätiologie der Colitis haemorrhagica purulenta. Meedisch Weekbl. **27**, 433 (1920). — BUCKA, E.: Über Autovaccinebehandlung der Colitis ulcerosa. Arch. Verdgskrkh. **42**, H. 4, 561—568 (1928). — BÜCKING, W.: Über die Behandlung der Colitis gravis mit besonderer Berücksichtigung der Bluttransfusionen. Arch. Verdgskrkh. **50**, 145—156 (1931). — BUIE, L. A. and J. A. BARGEN: Chronic ulcerative colitis. A. disease of systemic origin. J. amer. med. Assoc. **101**, 1462—1466 (1933). — BURNFORD, J.: Ulcerative colitis: Its treatment by ionization. Summary of twenty-eight cases. Brit. med. J. **1930**, Nr 3641, 640, 641. — BUTTIANX, R.: Sur la présence des spirilles dans les selles des colitiques. C. r. Soc. Biol. Paris **103**, 1015, 1016 (1930). — BUTTIANX, R. et A. SEVIN: Sur l'étiologie des colites ulcéreuses. C. r. Soc. Biol. Paris **108**, 1259, 1260 (1931).

CONRATH: Bruns' Beitr. **21**. — CRAWFORD, P. M. and H. P. SAWYER: Intestinal tuberculosis in 1400 autopsies. Amer. Rev. Tbc. **30**, 568—583 (1934).

DALL'ACQUA: Les côlites ulcéreuses graves non amibiennes. Radiologie des côlites. Verh. 1. internat. Kongr. Gastroenterol. **1935**, 863—909. — DONALI, M.: Les Côlites ulcéreuses graves non amibiennes. I. Congr. Gastro-Entérol. Bruxelles 1935. — DÜNNER: Colitis suppurat. Ther. Gegenw., Mai **1917**.

FRIEDRICH, L. v.: Zur Frage der Antivirustherapie der Colitis. Arch. Verdgskrkh. **49**, 67—78 (1931). — FROEMSDORFF: Prognostische Bemerkungen über Ruhr. Arch. Verdgskrkh. **32**, 143 (1924).

GAEHLINGER et A. BÉCART: A propos de la vaccination par voie buccale dans les colites essai de mise au point. (Perorale Vaccination bei Colitis.) Presse méd. **1929 I**, 138—140. — GALLART, M. F. et P. DOMINGO: Sur l'étiologie de la colite ulcéreuse. C. r. Soc. Biol. Paris **118**, 1011—1014. — GALLART, M. F. et D. SANJUAN: Les Colites ulcéreuses graves non amibiennes. I. Congr. Gastro-Entérol. Bruxelles **1935**. — GLATZ, H.: Über die Darmtuberkulose und die Beziehungen ihres Ablaufs zu dem der Lungentuberkulose. Z. Tbk. **49**, H. 4, 241—254 (1927). — GLOGAUER, O.: Atypische Verlaufsformen der Darmtuberkulose. Dtsch. med. Wschr. **1928 I**, 872, 873. — GLOOR, H. U.: Zur Frühdiagnose der komplizierten Darmtuberkulose bei Lungenphthise. Verh. dtsch. Ges. inn. Med. (39. Kongr. Wiesbaden, Sitzg 25.—28. April 1927) **1927**, 295—299, 318—321. — GOIFFON, R.: Les Côlites ulcéreuses graves non amibiennes. I. Congr. Gastro-Entérol. Bruxelles 1935. — GRAM, H. C. og FLEMMING MØLLER: On the early diagnosis of the tuberculous enterocolitis. Acta tbc. scand. (København.) **4**, 300—358 (1929). — GROTE: (1) Zur Klinik und Ätiologie der schweren chronischen Dickdarmentzündung. Med. Klin. **1920 II**. — (2) Endzustände chronischer Ruhr. Arch. Verdgskrkh. **30**, 13 (1922).

HAMMER, G.: Zur Röntgendiagnose der Darmtuberkulose. Fortschr. Röntgenstr. **36**, 519—542 (1927). — HARDY, T. L. and E. BULMER: Ulcerative colitis. A survey of ninety-five cases. Brit. med. J. **1933**, Nr 3800, 812—815. — HARE, D. C.: Non-specific colitis in relation to deficiency disorders and anaemia. Brit. med. J. **1934**, Nr 3838, 162—165. — HARVIER, P., J. RACHET et J. BLUM: Colite aigue ulcéro-gangréneuse rapidement mortelle. Pemière manifestation d'une amibiase latente. Arch. des Maladies Appar. digest. **1**, No 3, 267—277 (1927). — HAUSMANN: Die luetischen Erkrankungen der Bauchorgane. Halle a. S.: Carl Marhold 1913. — HEUSLE, W.: Zur Behandlung der Colitis ulcerosa mit Bluttransfusion. Med. Klin. **1932 II**, 1461, 1462. — HURST, A. F.: A paper on ulcerative colitis. Brit. med. J. **1931**, Nr 3668, 693, 694. — HURST, A. F., H. THURSFIELD, W. EDGECOMBE, L. S. DUGEON, J. A. RYLE, A. ABRAHAMS, F. P. WEBER and WYBAUW: Discussion on the diagnosis and treatment of colitis. Proc. roy. Soc. Med. **20**, Nr 4 (Sect. Med., 23. Nov. 1926), 1—14 (1927).— HUTET, G.: Les côlites non spécifiques. Rev. Méd. **50**, 48—83 (1933).

KADRNKA, S. et R. AUDEOUD: Radiologie des colites ulcéreuses signes directs et indirects. Arch. des Mal. Appar. digest. **26**, 369—412 (1936). — KAULICK, L.: Perforation des geschwürigen Dickdarms durch den Kontrasteinlauf. Med. Klin. **1930 II**, 1042, 1043. — KIENBÖCK, R.: Zur Röntgendiagnose der Colitis ulcerosa. Fortschr. Röntgenstr. **20**, 231—239 (1913). — KLOSE: Chirurgische Behandlung der Kolitis. Ther. Halbmh. **1920**, 281. — KNORR, K. v.: Über die Autovaccinebehandlung der Colitiden. Wien. klin. Wschr. **1927 II**, 935—937. — KNOTHE, W.: (1) Zur röntgenologischen Differenzierung entzündlicher und neoplastischer Dickdarmveränderungen. Fortschr. Röntgenstr. **40**, Kongr.-H., 55, 56 (1929). — (2) Die entzündlichen unspezifischen wie spezifischen Erkrankungen des Colons im Röntgenbild. Verh. dtsch. Röntgenges. **22**, 9, 10 (1930). — (3) Die Entzündungen des Dickdarms im Röntgenbild. Fortschr. Röntgenstr. **54**, Kongr.-H., 26—47 (1936). — KOEHLER, G. D.: Myiasis intestinalis als Ursache der Colitis ulcerosa mit Ausgang in Heilung. Dtsch. Arch. klin. Med. **176**, 491—495 (1934). — KÖNIG: Dtsch. Z. Chir. **34**. — KÖRNER, E. u. M. SCHAEFER: Über die Kolitis. Med. Klin. **1927 I**, 502—505. — KRACKE, R. R.: Chronic ulcerative colitis: Etiology. South. med. J. **23**, 785—789 (1930). — KREMER: Beitrag zur topischen Diagnose tuberkulöser Dickdarmulcera. Beitr. Klin. Tbk. **58**. — KÜTTNER: Isolierter tuberkulöser Tumor des Colon ascendens. Dtsch. Z. Chir. **100**, 212 (1909). — KUHLMANN, F.: Erscheinungsformen der Darmtuberkulose. Röntgenprax. **7**, 245—249 (1935).

LAHEY, F. H.: Surgery in ulcerative colitis. Surg. Clin. N. Amer. **11**, 245—252 (1931). — LARDENNOIS, G.: (1) Les côlites infectieuses ulcéro-hémorragiques. Rev. Méd. **50**, 1—27 (1933). — (2) Les Côlites ulcéreuses graves non amibiennes, I. Congr. Gastro-Entérol. Bruxelles 1935. — LARIMORE, J. W.: Chronic ulcerative colitis. Observations of treatment by diet. J. amer. med. Assoc. **90**, Nr 11, 841—844 (1928). — LIPPMANN, v.: Indikationsstellung zur operativen Behandlung der schweren diffusen Kolitis. Ther. Halbmh. **1920**, 346.

MACKIE, TH. T.: (1) Ulcerative colitis due to chronic infection with Flexner-Y bacillus. Report of case with cure by autogenous vaccine. J. amer. med. Assoc. **98**, 1706—1710 (1932). — (2) Ulcerative colitis. II. The Factor of deficiency states. J. amer. med. Assoc. **104**, 175—178 (1935). — MCLAUGHIN, A. J. G.: Intestinal tuberculosis. Its early diagnosis, treatment and prevention. Lancet **1933 I**, 1333—1338. — MELCHIOR: Verbrennungsgeschwüre. Chirurgie des Duodenum. Stuttgart 1917. — MOGENA, H. G.: Le facteur allergique dans les colites. Arch. des Mal. Appar. digest. **25**, 57—72 (1935). — MUR, J.: The irritable colon. Brit. J. Radiol. **3**, 391—400 (1930). — MURRAY, C. D.: Psychogenic factors in the etiology of ulcerative colites and bloody diarrhea. Amer. J. med. Sci. **180**, 239—248 (1930).

NISHIKAWA, K.: Über die erworbene Syphilis des Darmes. Arch. f. Dermat. **153**, H. 3, 539—563 (1927).

OHLY: Über die durch Ruhr bedingten chronischen Erkrankungen des Dickdarms. Arch. Verdgskrkh. **27**, 191 (1921).

PANSDORF, H.: Die Röntgendiagnostik der entzündlichen Dickdarmerkrankungen und ihre Abgrenzung gegenüber dem Carcinom. Röntgenprax. **2**, 732—740 (1930). — PAULSON, M.: (1) Chronic ulcerative colitis with reference to a bacterial etiology. Experimental studies. Arch. int. Med. **41**, Nr 1, 75—96 (1928). — (2) The present status of idiopathic ulcerative colitis. With especial reference to etiology. J. amer. med. Assoc. **101**, 1687—1694 (1933). — PFEIFFER, H.: Verbrennungsgeschwüre. Wien. klin. Wschr. **1919 II**, 1195.

RACHWALSKY, E.: Weitere Erfahrungen mit Bluttransfusionen bei Colitis ulcerosa gravis. Dtsch. med. Wschr. **1930 II**, 1952, 1953. — REGELSBERGER, N.: Über Schleimhautdarstellung mit Umbrathor. Beitrag zur Röntgenologie der Colitis ulcerosa. Röntgenprax. **2**, 876 (1930). — RÉVÉCZ, V.: Positives und negatives Stierlinsymptom bei Ileozökaltuberkulose. Fortschr. Röntgenstr. **26**, 32 (1918). — ROSENFELD, A.: Colitis ulcerosa. Acta chir. scand. (Stockh.) **70**, 118—122 (1932). — ROSENHEIM: Dtsch. med. Wschr. **1908 I**. — ROTHER, J.: (1) Zur Röntgensymptomatologie der Darmtuberkulose. Z. Tbk. **65**, 24—37 (1932). — (2) Beiträge zur Problematik der Darmtuberkulose. Z. Tbk. **71**, 281—285 (1934). — (3) Zur Röntgendiagnostik der Darmtuberkulose. Röntgenprax. **7**, 589—595 (1935). — ROTHER, J. u. G. v. D. WETH: Zur Röntgendiagnostik der Darmtuberkulose. Beitr. Klin. Tbk. **75**, 123—128 (1928).

SAHLGREN: Okkulte Blutungen bei Darmtuberkulose. Hygiea (Stockh.) **79**, H. 11 (1917). — SARASIN, R.: Les états réactionels du gros intestin. Fortschr. Röntgenstr. **53**, 376—380 (1936). — SCHLESINGER, H.: Mitt. Ges. inn. Med. Wien **1912**, Nr 4. — SCHMIDT: Die schweren entzündlichen Erkrankungen des Dickdarms (Homburger Tagung 1914). Anschließende Diskussion. Arch. Verdgskrkh. **22** (1916). — SCHMIDT, AD.: Mitt. Grenzgeb. Med. u. Chir. **27**, 150 (1913). — SCHNECK, FR.: Yatren 105 — Behandlung der Colitis. Ther. Gegenw. **71**, 523—525 (1930). — SCHOTTMÜLLER: Zur Behandlung der Colitis gravis und der Folgezustände ausgedehnter Darmausschaltung. Dtsch. med. Wschr. **1932 II**, 1551 bis 1555. — SCHULTE, W.: Postdysenterische Narbenverengerungen. Inaug.-Diss. Göttingen 1920. — SCHUR, H.: Das Emetinum hydrochloricum in der Behandlung der Colitis ulcerosa. Wien. klin. Wschr. **1927 I**, 188. — SEUFFER, E.: Darmtuberkulose und Therapie Vorl. Mitt. Beitr. Klin. Tbk. **66**, H. 1/2, 213—218 (1927). — SINEK, FR.: Bluttransfusionen bei septischen Erkrankungen und Colitis ulcerosa. Med. Klin. **1934 I**, 368. — SMITH, D.: A note on the serum treatment of ulcerative colitis. Glasgow med. J. **120**, 9—13 (1933). — SNAPPER, J.: Les Côlites ulcéreuses graves non amibiennes. I. Congr. Gastro-Entérol. Bruxelles **1935**. — SOPER, H. W.: Chronic ulcerative colitis. Ann. int. Med. **1**, Nr 5, 313—350 (1927). — STENSTRÖM, B.: Das polyposisähnliche Colonrelief, unter Umständen ein Röntgensymptom bei Pankreasaffektionen. Acta radiol. (Stockh.) **16**, 589—595 (1935). — STIERLIN, E.: (1) Die Radiographie in der Diagnostik der Ileocöcaltuberkulose und anderer Krankheiten des Dickdarms. Münch. med. Wschr. **1911 I**, 1231. — (2) Die radiologische Diagnostik der Ileocoecaltuberkulose und anderer ulcerativer und indurierender Dickdarmprozesse. 40. Chir.-Kongr. 1911. — (3) Zur Röntgendiagnose der Colitis ulcerosa. Z. klin. Med. **75** (1912). — (4) Klinische Röntgendiagnostik des Verdauungskanals. Münch. med. Wschr. **1911 I**. Wiesbaden 1916. — STRASBURGER: (1) Münch. med. Wschr. **1900 I**. — (2) Akute bazilläre Ruhr, chronische bazilläre Ruhr und Ruhrfolgen. Wien. med. Wschr. **1921 I**. — STRAUSS, H.: (1) Folgezustände der Ruhr. 2. Homburger Tagung, S. 167. — Verh. 1. Tagg Verdgs- u. Stoffwechselkrkh. Homburg. **1916**. Ref. von SCHMIDT und eingehende Aussprache. — (2) Dtsch. med. Wschr. **1915 II**. — (3) Arch. Verdgskrkh. **21**, H. 1 (1917). — (4) Albus Slg Abh. Verdgskrkh. **6** (1921). — (5) Bluttransfusionen zur Behandlung der Colitis gravis. Arch. Verdgskrkh. **45**, 285—293 (1929).

TOENNIESSEN, E.: Die Behandlung der Colitis ulcerosa mit Antivirus nach BESREDKA. Verh. dtsch. Ges. inn. Med. (41. Kongr., Wiesbaden, Sitzg. 8. Nov. 1929) **1929**, 274—277.

UDAONDO, C. B.: Le problème étilogique des colites ulcéreuses chroniques. Arch. des Mal. Appar. digest. **18**, 1081—1114 (1928).

VIMTRUP, BJ.: Les Côlites ulcéreuses graves non amibiennes. I. Congr. Gastro-Entérol. Bruxelles 1935.

WENDT, H.: Über chronische Gastroenteritis. Z. ärztl Fortbildg **31**, 637—642, 673—678 (1934). — WINDHOLZ: Dickdarmbefund bei Amöbendysenterie. Fortschr. Röntgenstr. **53**, 812 (1936).

ZOO DE JONG, H. H. VAN DER: Eine einfache Methode für die Reinzüchtung des Diplococcus Bargen in Fällen von Colitis ulcerosa. Nederl. Tijdschr. Geneesk. **1934**, 5537—5540. — ZWEIG, W.: (1) Arch. Verdgskrkh. **14**, 284 (1908). — (2) Zur Colitisfrage. Dtsch. med. Wschr. **1927 I**, 95—97.

3. Lokale Entzündungen der Darmwand.

AARON: Append. larvata. Arch. Verdgskrkh. **1913**, 344. — ALBU: Beiträge zur Pathologie und Therapie der Blinddarmerkrankungen. Chir. Grenzgeb. **17**, 349 (1907). — ALBU u. ROTTER: Bericht über die Sammelforschung der Berl. med. Ges. betreffend die Blinddarmentzündungen usw. Berl. klin. Wschr. **1909 I**; **1909 II**. — ALEXANDER, A.: Über Typhlitis stercoralis et flatulenta. Ein Beitrag zur Frage der chronischen Appendicitis. Arch. Verdgskrkh. **43**, 38—46 (1928). — ARNSPERGER, L.: Entzündliche Tumoren der Flexura sigmoidea. Mitt. Grenzgeb. Med. u. Chir. **1910**, 557. — ASCHOFF, L.: (1) Die Wurmfortsatzentzündung. Jena 1908. — (2) Pathogenese und Ätiologie der Appendizitis. Erg. inn. Med. **1912**, 1. — (3) Appendicopathia oxyuria. Med. Klin. **1913**, Nr 7. — (4) Müssen wir unsere Anschauungen über die Ätiologie der Wurmfortsatzentzündung ändern? Berl. klin. Wschr. **1920 II**. — (5) Über chronische Appendicitis. Med. Klin. **1928 II**, 1660, 1661. — (6) Der appendizitische Anfall, seine Ätiologie und Pathogenese. Mit einem kurzen Beitrag über die Lymphgefäßverhältnisse am menschlichen Wurmfortsatz von H. LENG. Berlin u. Wien: Julius Springer 1930. — (7) Appendicitis und Angina. Beitr. path. Anat. **87**, 481—487 (1931). — (8) Der appendicitische Anfall. Rück- und Ausblick. Münch. med. Wschr. **1931 II**, 1419—1423.

BIRCHER: Coecum mobile. Med. Klin. **1910 II**. — BIRT, ED.: Über die Pathogenese des Rezidivierens des appendicitischen Anfalls. Arch. klin. Chir. **176**, 686—700 (1933). — BITTORF: (1) Zur Klinik der umschriebenen Entzündungen des Dickdarmes und seines Peritoneums. Dtsch. Arch. klin. Med. **86**, 487 (1906). — (2) Über Perikolitis. Mitt. Grenzgeb. Med. u. Chir. **20**, 150 (1909). — BLUMENBERG: Ein neues diagnostisches Symptom bei Appendizitis. Münch. med. Wschr. **1907 II**, 1177. — BOAS u. v. HABERER: Referate über chronische Appendizitis auf der Tagung der Gesellschaft für Verdauungs- und Stoffwechselkrankheiten. Wien 1925. — BROCHER, J. E. W. u. R. HOFFMANN: Atypisch verlaufende Appendicitis. Schweiz. med. Wschr. **1935 I**, 305—307. — BRÜTT: Über Pseudoappendizitis und -peritonitis bei Grippeerkrankungen. Bonner Beitr. **120**, 313 (1920). — BRUINE PLOOS VAN AMSTEL, DE: Nederl. Mschr. Geneesk. **1**, 631 (1921).

CASE: X-Ray studies of the ileocoecal region and the appendix. Amer. Quaterly Roentgenol., Nov. **1912**. — COHN, N.: Der Wurmfortsatz im Röntgenbild. Dtsch. med. Wschr. **1913 I**, 606—608. — CZEPA, A.: (1) Beiträge zur Röntgendiagnostik der Appendix. Fortschr. Röntgenstr. **36**, 60—95 (1927). — (2) Weitere Beiträge zur Röntgendiagnostik der Appendix. Fortschr. Röntgenstr. **40**, 214—240 (1929).

DESMAREST, E.: L'appendicite traumatique existe. Presse méd. **1930 I**, 313, 314. — DÖHNER, B.: (1) Die chronische Appendicitis im Röntgenbilde. Fortschr. Röntgenstr. **35**, 228—237 (1927). — (2) Zur Frage der Appendixdiagnostik. Fortschr. Röntgenstr. **36**, 1023—1030 (1927). — DORSEY, A. H. E.: Bacteriology and pathogenesis of appendicitis. Surg. etc. **50**, 562—571 (1930). — DREYER: (1) Zur Frage des Coecum mobile. Beitr. klin. Chir. **75**, 113 (1911). — (2) Zur Diagnose der chronischen bzw. Intervallappendizitis. Münch. med. Wschr. **1912 II**, 1845.

EBNER: Aktuelle Fragen aus dem Gebiet der Appendizitislehre. Med. Klin. **1910**, Beih. 6.— EICHHOFF, E. u. W. PFANNENSTIEL: Experimentelle Untersuchungen zur Ätiologie der Appendicitis. Bruns' Beitr. **151**, 171—202 (1930). — EVANS, GRIFFITH and E. ROWLANDS: Two cases acute syphilitic appendicitis. Brit. med. J. **1930**, Nr 3600, 11, 12.

FAHR: Über Typhlitis. Berl. klin. Wschr. **1920 I**. — FINSTERBUSCH, R. u. F. GROSS: Was leistet die Röntgenuntersuchung bei der Diagnostik der Erkrankungen des Wurmfortsatzes? Arch. klin. Chir. **164**, 454—477 (1931). — FISCHER, W.: Der jetzige Stand der Pathogenese der Appendizitis. Dtsch. med. Wschr. **1921 I**. — FISCHLER: (1) Typhlatonie. Mitt. Grenzgeb. Med. u. Chir. **20**, 663 (1909). — (2) Münch. med. Wschr. **1911 II**, 1237. — FONIO, A.: Röntgenbefunde bei der chronischen Appendicitis. Schweiz. med. Wschr. **1927 II**, 1189—1200. — FÜTH: Appendizitis und Schwangerschaft. Arch. Gynäk. **101**, H. 2 (1914).

GEORGE and GERBER: The value of the roentgenmethod in the study of chronic appendicitis, caecum and inflammatory condition both congenital and acquired, about the terminal ileum. Surg. etc. **1913**. — GLANS: Primäre Enteritisphlegmone staphylococc. ilei. Berl. klin. Wschr. **1918 I**. — GOETERS, W.: Die Beteiligung des Wurmfortsatzes bei Allgemeininfektionen. Virchows Arch. **291**, 886—911 (1933). — GOTTHEINER: (1) Die normale und pathologische Appendix im Rö.Bild. Fortschr. Röntgenstr. **35**, 1—16 (1927). — (2) Die Röntgendiagnostik der Appendix. Erg. med. Strahlenforsch. **3**, 425—486 (1928). — GRIGORIEFF: Die Appendix im Röntgenbild. Russ. Internisten-Kongr. Moskau 1911. — GUBERGRITZ, M. M.: Zur Frage der chronischen Appendicitis. Dtsch. med. Wschr. **1927 I**, 476—479. — GUNDEL, W. u. F. MAYER: Über die Statistik und Häufigkeit der Appendicitis. Erg. Chir. **26**, 490—521 (1933). — GUNDEL, W., W. PAGEL u. F. SÜSSBRICH: Untersuchungen zur Ätiologie der Appendicitis und postappendikulären Peritonitis. Beitr. path. Anat. **91**, 399—438 (1933).

Hansemann, v.: Ätiologie und Pathologie der Epityphlitis. Dtsch. med. Wschr. **1908 I**, 771. — Hausmann: Methodische Intestinalpalpation usw. Berlin: S. Karger 1910. — Henselmann: Appendixbilder. Fortschr. Röntgenstr. **26**, 205. — Hofer, H.: Über traumatische Appendicitis. Diss. Berlin. — Hüffer, B. u. M. Kaspsar: Die praktische Bedeutung der Röntgenuntersuchung für die Diagnose der chronischen Appendicitis. Bruns' Beitr. **149**, 481—500 (1930).

Israelski, M.: Ergebnisse und Grenzen der Röntgendiagnostik der chronischen Appendicitis. Fortschr. Röntgenstr. **45**, 503—521 (1932).

Jaffé, R.: Über ein „Paraffinom" der Appendix. Dtsch. med. Wschr. **1934 I**, 508, 509.

Kadrnka, S.: Wert der Kontrasteinlaufmethode zur Appendixdarstellung. Röntgenprax. **6**, 73—84 (1934). — Karewski: Appendizitis vom Standpunkt der Chirurgie. Kraus-Brugsch' Handbuch der speziellen Pathologie und Therapie, Bd. 6, 2. Hälfte, Teil 3, S. 571. 1923. — Klink: Das epidemische Auftreten der Appendizitis. Ther. Gegenw., Okt. **1909**. — Klose: Münch. med. Wschr. **1910 I**. — Knothe, W.: Röntgenologische Beobachtungen an der Appendix. Röntgenprax. **2**, 1057 (1930). — Kohl: Weitere Beobachtungen über Wert und Bedeutung der Leukozytose und des neutrophilen Blutbildes bei Appendizitis. Mitt. Grenzgeb. Med. u. Chir. **22**, 542 (1911). — Kretz: Über die Ätiologie der Appendizitis. Verh. dtsch. path. Ges. **1910**. — Kümmell: Akute und chronische Appendizitis. Dtsch. med. Wschr. **1921 I**. — Kümmell sen., H.: Der Kampf um die chronische Appendicitis. Klin. Wschr. **1928 II**, 1799—1802. — Kuttner, L.: (1) Über chronische Appendicitis. Z. ärztl. Fortbildg **24**, Nr 19, 622—626 (1927). — (2) Über Pseudoappendizitis und epityphlitisähnliche Krankheitsbilder. Beitr. klin. Chir. **37** u. **51**.

Laewen u. Reinhardt: Appendicitis oxyuri. Münch. med. Wschr. **1919 I**, 50. — Latteri, S.: Il fenomeno di Sanarelli - Shwartzman nel'appendice. Riv. Pat. sper., N. s. **2**, 389—405 (1934). — Liertz, R.: Die radiographische Darstellung des Wurmfortsatzes. Dtsch. med. Wschr. **1910 II**, 1269, 1270. — Lutz, K.: Die traumatische Appendicitis. Dtsch. med. Wschr. **1930 I**, 649—651.

Mayer, J. B.: Appendicitis paratyphosa. Mitt. Grenzgeb. Med. u. Chir. **43**, 550—556 (1934).

Oppenheimer, A.: (1) Verlauf, Diagnose und Therapie der sog. chronischen Appendicitis. Dtsch. med. Wschr. **1931 II**. — (2) Die Röntgenzeichen der sog. chronischen Appendicitis. Fortschr. Röntgenstr. **44**, 600 (1931). — Ostro, M. and H. L. Granoff: Röntgenological diagnosis of appendiceal abscess. Amer. J. Roentgenol. **34**, 606—609 (1935).

Palugyay, J.: (1) Was leistet die Röntgenuntersuchung bei der Diagnostik der chronischen Appendicitis? Wien. klin. Wschr. **1935 II**, 1523, 1524. — (2) Diagnose der chronischen Appendicitis. Wien. klin. Wschr. **1936 II**, 46. — Pariset, P.: La sindrome diaframmatica delle forme croniche di appendicite e di colecistidte. Riforma med. **1933**, 355—357. — Payr, E.: Über die sog primär-chronische, klinisch-anfallsfreie Appendicitis Die Gelegenheitsappendektomie. Dtsch. Z. Chir. **200**, 307—363 (1927). — Perotti, D. e C. Guidotti: Ricerche col clisma opaco sul comportamento degli sfinteri del colon nelle appendiciti e nelle colecistiti croniche. (Kontrasteinlaufuntersuchungen über das Verhalten der Colonsphincteren bei chronischer Appendicitis und chronischer Cholecystitis.) Radiol. e Fis. med. I **1**, 59—66 (1934). — Pohl, R.: Postappendicitische Abscesse im Rö.Bild. Fortschr. Röntgenstr. **42**, 19—36 (1930). — Porges, O.: Über den Zusammenhang zwischen Typhlitis und Erkrankungen der Gallenwege. Wien. med. Wschr. **1928 II**, 1366—1369.

Rheindorf: Müssen wir unsere Ansicht über die Ätiologie der Appendizitis ändern? Berl. klin. Wschr. **1921 I**, 5, 6, 8. — Rieder, H.: Zur Untersuchung des Wurmfortsatzes besonders bei Appendicitis Münch. med. Wschr. **1914 II**, 1492. — Ritter, C.: Zur Entstehung der akuten Appendicitis. Dtsch. Z. Chir. **200**, 364—387 (1927). — Rohdenburg, G. L.: So-called chronic appendicitis. (Sogenannte chronische Appendicitis.) Arch. of Path. a. Labor. Med. **3**, Nr 6, 947—954 (1927). — Rosenheim: (1) Über Sigmoiditis. Z. klin. Med. **54**. — (2) Die Erkrankungen der Flexura sigmoidea. Slg Abh. Verdgskrkh. **2** (1910). — Rost, F.: Appendixsymptome bei Angina. Med. Klin. **1927 II**, 1931, 1932.

Scheltema: Append. chron. ulcerosa. Nederl. Tijdschr. Geneesk. **65**, 2815 (1921). — Schembra, F. W.: Postappendicitischer Absceß im Röntgenbild. Röntgenprax. **6**, 167 (1934). — Schmidt, Ad.: (1) Appendizitische Streitfragen. Prag. med. Wschr. **1907 I**. — (2) Referat über Colitis infiltrativa. Verh. 1. Tagg Verdgs- u. Stoffwechselkrkh. **1916**. — Schmidt, Ad. u. R. Kaufmann: Perkolitische Adhäsionen nach Ruhr. Münch. med. Wschr. **1917 I**. — Schmidt, W.: Über den Wert der Leukozytenzählung bei Appendizitis. Mitt. Grenzgeb. Med. u. Chir. **23**, 864 (1911). — Schmorell, H.: Zur Frage der traumatischen Appendicitis. — Schütz, E.: Nochmals zur Frage der chronischen Appendicitis. Wien. med. Wschr. **1927 II**, 1354—1356. — Sonnenburg: (1) Pathologie und Therapie der Perityphlitis, 6. Aufl. 1908. — (2) Diagnose und Therapie des Frühstadiums der akuten Appendizitis. Dtsch. Z. Chir. **105**, 363 (1910). — (3) Ref. über Leukozytose. Dtsch. med. Wschr. **1911 I**. — (4) Die akute Kolitis. Mitt. Grenzgeb. Med. u. Chir. **24**, 228 (1912). — Sprengel: (1) Appendizitis. Deutsche Chirurgie, Lief. 46, 1906. — (2) Zur Frage der traumatischen

Appendizitis. Dtsch. med. Wschr. **1911 II**. — STALDER, H.: Symptomatologie und Diagnostik der chronischen Appendicitis. (Ein Beitrag zur Röntgenologie der Appendix.) Schweiz. med. Wschr. **1935 II**, 984—987. — STEINTHAL: Gibt es eine traumatische Appendicitis? Münch. med. Wschr. **1927 II**, 1660—1662. — STERN-SCHMID: Traumatische Entstehung innerer Krankheiten, 2. Aufl., Teil 3, S. 33. Appendizitis und Trauma. 1913. — STOHR, R.: Seltene Erkrankungen unter dem Bilde einer akuten Appendicitis. Med. Klin. **1935 I**, 578—580. — STRASBURGER: (1) Med. Klin. **1915 II**. — (2) Chronische bazilläre Ruhr und Ruhrfolgen. Dtsch. med. Wschr. **1921 I**. — STRÖM, S.: On the roentgendiagnostic of changes in the appendix and coecum. Acta radiol. (Stockh.) **2**, 133—161 (1921). — SUDECK Über die entzündlichen Dickdarmgeschwülste. Berl. klin. Wschr. **1920 I**.

THIES: Pupillendifferenz. Mitt. Grenzgeb. Med. u. Chir. **28**, 415 (1915). — THOM, B.: Die Röntgendarstellung und Diagnostik des Wurmfortsatzes. Röntgenprax. **3**, 673—679 (1931). — TÖLKEN: Appendizitis und Kolitis. Dtsch. med. Wschr. **1911 II**, 1833.

VILLARET: Ist die Blinddarmentzündung heute häufiger als früher? Dtsch. med. Wschr. **1904 I**.

WALTHER, K.: Zur Infektiosität der Appendicitis. Untersuchungen über epidemieartiges Auftreten im Reichsheer. Arch. klin. Chir. **166**, 72—85 (1931). — WALTON, H. J. and S. WEINSTEIN: The Roentgen diagnosis of chronic appendicitis. Amer. J. Roentgenol. **24**, 631—633 (1930). — WILMS: Das Coecum mobile als Ursache mancher Fälle von sog. chronischer Appendizitis. Dtsch. med. Wschr. **1908 II**.

4. Erkrankungen des Mastdarms.

ALDOR: Med. Klin. **1912 I**. — ALEXANDER, A.: Unblutige Heilung der Hämorrhoiden nach BOAS. Dtsch. med. Wschr. **1923/24 I**, 792.

BOAS: Arch. Verdgskrkh. **26**, 1 (1920). — BURKHARDT, W.: Rektumstriktur und Polyarthritis chron. bei Lymphogranulomatosis inguinalis. Schweiz. med. Wschr. **1933 II**, 1330—1332.

CHAOUL: Röntgenbestrahlung bei Rektumkarzinom. Münch. med. Wschr. **1920 I**, 7.

DECKER: Polypen als Ursache von Mastdarmblutung. Münch. med. Wschr. **1913 I**. — DICK, W.: Über entzündliche Rektumstrikturen. Bruns' Beitr. **160**, 303—336 (1934).

EWALD, C. A.: Berl. klin. Wschr. **1911 I**.

FOGES: Atlas der rektalen Endoskopie. Berlin u. Wien 1910. — FRICKE, O.: Eine neue Methode der röntgenologischen Darstellung des Rektumcarcinoms. Röntgenprax. **5**, 365—368 (1933).

HARLSSE: Rektalgonorrhöe. Münch. med. Wschr. **1919 II**, 1143. — HENNING, N.: Über eine neue Apparatur für die Verödungstherapie der Hämorrhoiden. Dtsch. med. Wschr. **1936 I**.

IRSIGLER: Über die Röntgendarstellung des Mastdarmkrebses. Zbl. Chir. **1934**, 965.

MILOSLAVICH: Postdysenterische Mastdarmerkrankung. Med. Klin. **1919 II**.

NOORDEN, W. v.: Zur Salbenbehandlung der Hämorrhoiden. Münch. med. Wschr. **1921 I**. — NORDMANN: Med. Klin. **1920 I**.

PEWSNER: Arch. Verdgskrkh. **16**, 455 (1910).

ROSENBERG: Arch. Verdgskrkh. **13**, 174 (1907). — ROSENHEIM: Albus Slg Abh. 5, **2**, H. 6 (1910). — RUGE, E.: Mastdarmstrikturen. Albus Slg Abh. 5, **1913**.

SCHREIBER: Albus Slg Abh. 5, **1**, H. 1/2 (1908). — STEIN: Arch. Verdgskrkh. **26**, H. 3/4 (1920). — STEMMLER: Zur Operation der Mastdarmfistel. Dtsch. med. Wschr. **1919 II**. — STRAUSS, H.: (1) Die Proktosigmoskopie. Leipzig 1910. — (2) Erkrankungen des Rektum und Sigmoideum. Wien u. Leipzig: Urban & Schwarzenberg 1922.

THOSS: Über die Ursache der Mastdarmfistel. Münch. med. Wschr. **1920 II**.

VÖLCKER: Behandlung der Hämorrhoiden. Med. Klin. **1921 I**.

WESTPHAL: Hämorrhagische Erosionen des Rektums. Münch. med. Wschr. **1921 I**, 41.

5. Wegstörungen des Darmes.

ABELES: Röntgendemonstrationen zu einigen neueren Kapiteln der Röntgenologie. Fall eines Adhäsionsileus. Münch. med. Wschr. **1929 I**, 262. — ABELL, I.: Acute intestinal obstruction. J. amer. med. Assoc. **95**, 1899—1903, 1905—1907 (1930). — ALBERTI, V.: Contributo allo studio dell'occlusione intestinale sperimentale. Comportamento delle sostanze dosabili col metodo Folin nelle surrenali di cane. (Beitrag zum Studium des experimentellen Darmverschlusses. Verhalten der mit FOLINS Verfahren bestimmbaren Substanzen in den Nebennieren des Hundes.) Boll. Soc. Biol. sper. **9**, 231—234 (1934). — ALFÖLDY, Z. v.: Die chronischen Passagestörungen des Duodenums. Röntgenprax. **6**, 282—287 (1934). — ALLEMANN, R.: Zur Diagnose und Therapie des chronisch-intermittierenden subtotalen Ileus. Schweiz. med. Wschr. **1934 I**, 331—333. — ASSMANN, H.: Zur Röntgendiagnostik der Dünndarmstenosen. Z. Nervenheilk. **47**, 48 (1913).

Bayer, L.: Das typische Röntgenbild der chronischen Dünndarmstenose. Fortschr. Röntgenstr. 48, 192—198 (1933). — Becker, B.: Was bedeutet der Befund von Flüssigkeitsspiegeln im Abdomen bei der Röntgenuntersuchung? Zugleich ein Beitrag zur Differentialdiagnose des Ileus im Röntgenbild. Röntgenprax. 8, 145—156 (1936). — Binet, L.: Remarques biologiques sur le mécanisme et le traitement de l'occulusion intestinale. Bull. Soc. nat. Chir. Paris 56, 370—373 (1930). — Binet, L., P.-G. Viala et M. Burnstein: L'hypochlorémie au cours de l'occlusion intestinale n'est pas un mythe. Paris méd. 1934 II, 374 bis 376. — Brandes, K.: Über die Veränderungen im Blut und Wasserhaushalt beim experimentellen Dünndarmileus des Hundes. Bruns' Beitr. 157, 364—400 (1933). — Braun, W.: Der Darmverschluß und seine chirurgische Behandlung. Klin. Wschr. 1925 I. — Braun u. Boruttau: Dtsch. Z. Chir. 96, 544 (1908). — Braun u. Wortmann: Der Darmverschluß und die sonstigen Wegstörungen des Darmes. Berlin: Julius Springer 1924. — Buchholz, W. u. H. Lange: Ileus und Darmflora. Kann für die Intoxikation beim Ileus die abnorme Entwicklung der Darmflora verantwortlich gemacht werden? Münch. med. Wschr. 1927 I, 233, 234. — Bumm, E.: Zur Klinik und Röntgenologie der chronischen subakuten Wegstörungen im Colon. Arch. Verdgskrkh. 53, 155—192.

Case, J. T.: (1) Chronic obstruction of the small intestine. Radiology 9, Nr 1, 1—14, 56—59 (1927). — (2) Roentgenological aid in the diagnosis of ileus. Amer. J. Roentgenol. 19, 413—425 (1928). — Cataliotti, F.: Sul comportamento di alcuni elettroliti del sangue nelle occlusioni intestinali (Ricerche sperimentali). Über das Verhalten einiger Elektrolyten des Blutes bei Darmverschluß (experimentelle Untersuchungen). Policlinico, sez. chir. 41, 17—28 (1934). — Ceconi, M. e G. Cigada: La sindrome umorale nell'addome acuto e la terapia ipertonica. (Der humorale Befund beim Darmverschluß und die Therapie durch hypertonische Lösungen.) Boll. Poliambul. Ronzoni 8, 229—271 (1934). — Curschmann: Die Behandlung des Ileus. Verh. dtsch. Kongr. inn. Med. 1889.

Denis, R.: Les bases physiologiques de la thérapeutique salée dans l'occlusion intestinale. (Die physiologischen Grundlagen der Salztherapie bei Darmverschluß.) Presse méd. 1929 II, 1527, 1528. — Dittler u. Mohr: Hormonal. Mitt. Grenzgeb. Med. u. Chir. 25, 902 (1913). — Dupout, R.: Le phénomène de Blum. Essai d'interprétation du rôle des chloruves dans l'occlusion. Bull. méd. 1930 I, 243, 244. — Durst, H. u. St. Utzschneider: Beitrag zur Röntgendiagnose des Darmverschlusses. Münch. med. Wschr. 1932 I, 597—600.

Eggs, Fr.: Zur Frage der Transmineralisation beim Dünndarmverschluß. Dtsch. Z. Chir. 239, 692—702 (1933). — Engstadt, J. E.: Spastic paralysis of the jejunum. J. amer. med. Assoc. 90, Nr 25, 2003—2005 (1928).

Fibich: Dringliche Bauchchirurgie und Röntgendiagnostik. Zbl. Chir. 1935, 97—100. — Fink, v.: Über paralytischen Ileus. Zbl. Chir. 1919, Nr 34. — Fleiner: Retentionsvorgänge im Magendarmkanal. Jkurse ärztl. Fortbildg, März 1920. — Freude, E.: Zur Frage der Entstehung und Behandlung der Mastdarmstenose. Arch. Verdgskrkh. 50, 196—204 (1931). — Freund, F.: Frühdiagnose des Strangulationsileus, verursacht durch die Appendix. Fortschr. Röntgenstr. 52, 200 (1935). — Frey, W. v.: Untersuchungen über Ileus und Fäulnisgifte. Z. exper. Med. 82, 278—322 (1932). — Friedenwald, J. u. M. Feldmann: (1) Chronische intermittierende Duodenalstauung. Arch. Verdgskrkh. 53, 20—32 (1933). — (2) Chronic intermittent duodenal stasis. Amer. J. Roentgenol. 32, 161—166 (1934). — Fromme: Über spastischen Ileus. Dtsch. med. Wschr. 1914 I, 1010.

Gatch, W. D., H. M. Trusler and K. D. Ayers: Acute intestinal obstruction: Mechanism and significance of hypochloremia and other blood chemical Changes. (Akuter Ileus: Mechanik und Bedeutung der Hypochlorämie und anderer chemischer Blutveränderungen.) Amer. J. med. Sci. 173, Nr 5, 649—667 (1927). — Glatzel, J.: Le métabolisme basal dans l'occlusion intestinale. Presse méd. 1934 I, 86, 87. — Gosset, A., L. Binet et D. Petit-Dutaillis: De la valeur du chlorure de sodium employé en solution hypertonique et à haute dose comme moyen curatif ou préventif de l'intoxication dans les occlusions du tube, digestif. Presse méd. 36, No 2, 17—21 (1928). — Gross, O.: Beiträge zur Röntgendiagnose des Darmverschlusses. Arch. klin. Chir. 164 (Payr-Festschr.) 407—411 (1931).

Haden, R. L. and Th. G. Orr: (1) The Excretion of nitrogen after upper gastrointestinal tract obstruction. (Die Stickstoffausschwemmung nach hohem Darmverschluß.) J. of exper. Med. 45, Nr 3, 433—436 (1927). — (2) The blood chlorides in proteose intoxication. (Der Chloridgehalt des Blutes bei Eiweißvergiftung.) J. of exper. Med. 48, 639—645 (1928). — Häbler, C.: (1) Weitere molekular-pathologische und experimentelle Untersuchungen über den Darmverschluß. Verh. dtsch. Ges. inn. Med. (39. Kongr. Wiesbaden, Sitzg 25.—28. April 1927) 1927, 313—316, 318—321. — (2) Molekularpathologische und experimentelle Untersuchungen über die Todesursache beim Dünndarmverschluß. II. Z. exper. Med. 62, 62—96 (1928). — (3) Molekularpathologische und experimentelle Untersuchungen über die Todesursache beim Dünndarmverschluß. III. Mitt. Der Beweis für die Intoxikationstheorie. Z. exper. Med. 70, 153—186 (1930). — (4) Früh- und Fehldiagnose des Ileus. Dtsch. med. Wschr. 1935 I, 1036—1038. — Hegge, E.: Untersuchungen über Blutveränderungen bei paralytischem Ileus. Norsk. Mag. Laegevidensk. 93, 1033—1059, englische Zusammenfassung S. 1058, 1059 (1932). — Hellmer, H.: Zur Röntgendiagnostik der Dünndarmstrikturen. Acta radiol. (Stockh.) **6**, 534—544 (1926). — Heritage, K.: A note on the use of acetylcholine in paralytic ileus. Lancet **1933 II**, 1258, 1259. — Heusser, H.: (1) Die Diagnose des akuten Ileus. Helvet. med. Acta **1935**, H. 1, 3—32. — (2) Die Erkennung und Behandlung des akuten Darmverschlusses. Stuttgart: Ferdinand Enke 1936. — Higashi, S.: On the relation of acute intestinal obstruction to the blood sugar content and the serum jodate value. 5. The rôle played by the contents of the obstructed segment and of the segmente above and below the obstruction. Mitt. med. Akad. Kioto **8**, 867—880, englische Zusammenfassung S. 1036, 1037 (1933). — Hintze, A.: Krebs und Darmverschluß. Förderung der Diagnose durch das Röntgenverfahren. Arch. klin. Chir. **183** (Kongr.-Ber.), 482—539 (1935). — Høegh-Guldberg, O.: Blutveränderungen bei hochsitzendem Darmverschluß. Ugeskr. Laeg. (dän.) **1934**, 1300—1308. — Holt, R. L.: The toxaemia of acute intestinal obstruction. The value of Bacillus Welchii antitoxin in its treatment. Lancet **1934 I**, 724—728. — Honigmann: Atropinbehandlung. Zbl. Grenzgeb. Med. u. Chir. **5**, Nr 7 (1900). — Hurst, A. T.: A case of Addison's anaemia with subacute combined degeneratio of the spinal cord and normal gastric secretion following chronic obstruction of the ileum. Guy's Hosp. Rep. **83**, 47—52 (1933).

Izumi, J.: (1) Studien über den Milchsäurestoffwechsel beim Ileus. I. Mitt. Zeitliche Veränderung des Blutmilchsäurespiegels beim Ileus. Tohoku J. exper. Med. **22**, 201—216 (1933). — (2) Studien über den Milchsäurestoffwechsel beim Ileus. II. Mitt. Milchsäurestoffwechsel in der Leber beim Ileus. Tohoku J. exper. Med. **22**, 217—226 (1933).

Jaeger, F.: Über Darminvagination beim Erwachsenen. Arch. klin. Chir. **181**, 374—381 (1934).

Kloiber, H.: (1) Die Röntgendiagnostik des Ileus ohne Kontrastmittel. Arch. klin. Chir. **112**, 513—591 (1919). — (2) Weitere Erfahrungen mit der Röntgenuntersuchung des Ileus ohne Kontrastmittel. 11. Röntgenkongr. 1920. — (3) Der Wert der Röntgenuntersuchung des Ileus an der Hand von 100 Fällen. Münch. med. Wschr. **1921 II**, 1181—1183. — Klotz: Pituitrin. Münch. med. Wschr. **1912 II**. — Kocher: Über Ileus. Mitt. Grenzgeb. Med. u. Chir. **4**, H. 2. — Köster, R.: Über einen besonderen Fall von Ileus spasticus invaginatus auf rein psychogener Grundlage. Med. Klin. **1927 I**, 205—206. — Kornblum, K.: The significance of small intestinal stasis. Radiology **13**, 17—28 (1929). — Kraas, E.: (1) Die röntgenologischen Zeichen des Darmverschlusses. Chirurg. **2**, 829—833 (1930). — (2) Beitrag zur Ätiologie und Klinik der chronischen Duodenalstenose und des Megaduodenums. Bruns' Beitr. **157**, 489—504 (1933). — Kretschmer: Zur Klinik und Röntgenologie der Dünndarmstenosen. Dtsch. med. Wschr. **1920 I**, 69. — Kretz, J.: Fall von Zökumstenose und hyperchromer Anämie. Med. Klin. **1925 I**. — Kunz, E.: Der Volvulus des Coecums und Dickdarmanfangs. Arch. klin. Chir. **151**, 547—564 (1928).

Lange, H.: Ursachen der Asthenie bei experimentell erzeugtem Ileus. Münch. med. Wschr. **1925 II**, 1144. — Laurell, H.: Röntgenbilder bei Flüssigkeit in der Bauchhöhle, in den Dünndärmen und an diesen beiden Stellen (bei vertikaler Strahlenrichtung). Ein Beitrag zur Diagnose Ileus (ohne Kontrastpassage). Uppsala Läk.för. Förh., N. F. **39**, 125—138 (1933). — Leichtenstern: Ziemssens Handbuch der speziellen Pathologie und Therapie, Bd. 7, 2. Hälfte. Leipzig 1878.

Mairano, M.: Sul comportamento del cloruro di sodio e dell'azoto residuo nel sangue nell'occlusino intestinale alta e bassa. Minerva med. (Torino) **1930 II**, 289—292. — Mangione, G.: Richerche sull'occlusione intestinale. Sulla deviazione all'esterno dei succhi digestivi. (Untersuchungen über den Darmverschluß. Über die Ableitung der Verdauungssäfte nach außen.) Atti Soc. med.-chir. Padova ecc. **12**, 522—524 (1934). — Marcuse: Der röntgenologische Nachweis der Dünndarmverengerung. Wien. klin. Wschr. **1911 II**. — Martens: Ileus im Röntgenbilde. Med. Klin. **1928 II**, 1417—1419, 1605. — Mayer, A.: Münch. med. Wschr. **1924 II**. — Melchior: Arteriomesenterialverschluß. Berl. klin. Wschr. **1914 II**, 1637. — Meller, O.: Beiträge zum Röntgenbild des Ileus mit topischer und kausaler Diagnose. Röntgenprax. **2**, 964—968 (1930). — Meulengracht: Darmstriktur und perniziöse Anämie. Arch. Verdgskrkh. **28**, 216 (1921). — Miani, A.: Ricerche sul glicogeno del fegato e dei muscoli nell'occlusione intestinale. Giorn. Clin. med. **12**, 747—756 (1931). — Miller, G.: Treatment of intestinal obstruction. Lancet **1931 I**, 1078—1080.

Naunyn: Über Ileus. Mitt. Grenzgeb. Med. u. Chir. **1**, H. 1 (1895). — Nell, W.: Der akute und chronische infrapapilläre Duodenalileus. Med. Welt **1935**, 83—85, 122—124. — Nonnenbruch, W., Z. Stary, A. Bareuther u. H. Thellen: Studien über den Muskelstoffwechsel beim experimentellen Darmverschluß. Naunyn-Schmiedebergs Arch. **176**, 563—572 (1934).

Ochsner, A.: Physiologic consideration of ileus. Amer. J. Roentgenol. **37**, 433—445 (1937). — Ochsner, A., J. M. Gaye and R. A. Cutting: Treatment of experimental ileus by hypertonic saline solutions. Proc. Soc. exper. Biol. a. Med. **29**, 911—913 (1932). — Orr, T. G. and R. L. Haden: Chemical factors in the toxemia of intestinal obstruction. J. amer. med. Assoc. **91**, 1529, 1530 (1928).

Pannhorst, R.: Ileus bei Dickdarmdivertikulose. Röntgenprax. 4, 341—346 (1932). Pape, R.: Ein Fall von entzündlicher Tumorbildung im Mesocolon transversum unter dem Bilde der Dickdarmstenose. Fortschr. Röntgenstr. 39, 148—152 (1929). — Payr: (1) Arch. klin. Chir. 77, H. 3. — (2) Verh. dtsch. Kongr. inn. Med. 1910, 276. (3) Zbl. Chir. 1918, 446. — Pearse jr., H. E.: Is toxaemia the cause of death in uncomplicated intestinal obstruction? Ann. Surg. 93, 915—919 (1931). — Perthes: Ref. über Darmverschluß auf der Verslg dtsch. Ges. Chir. 1925. Disk.bem. von Anschütz. — Platon, E.: Beitrag zur Pathologie und Therapie des akuten Darmverschlusses. Norsk. Mag. Laegevidensk. 88, Nov.-Beil., 1—174 (1927). — Plaut:, Th. Volvulus der Flexur bei Vater und Sohn. (Zugleich ein Beitrag zum Rassenproblem.) Klin. Wschr. 1929 I, 1177. — Polonovski, M. u. J. Driessens: L'hyperpolypeptidémie au cours de l'occlusion intestinale aigue. C. r. Soc. Biol. Paris 115, 1427—1429. — Prati, M.: Il trattamento con cloruro sodico ad alte dosi nella occlusione intestinale sperimentale. Riv. Pat. sper. 5, 168—177 (1930). — Presser, H.: Verschluß des Dünndarms durch Gallenstein. Wien. med. Wschr. 1929 I, 285. — Prévôt, R.: Zur Röntgendiagnose des intermittierenden Ileus. Röntgenprax. 6, 655—663 (1934). — Propping: (1) Chir. Grenzgeb. 1910, 536. — (2) Gallensteinileus. Med. Klin. 1920 I.

Rafinesque: Etudes sur les invaginations intestinales chroniques. Thèse de Paris 1878. — Randall, O. S.: Multiple myeloma complicated by intestinal obstruction due to amyloid infiltration of the small intestine. Amer. J. Canc. 19, 838—846 (1933). — Ranzel: Arteriomesenterialer Darmverschluß. Dtsch. Z. Chir. 150, 361 (1919). — Reiser, E.: Dünndarminvagination hervorgerufen durch ein Meckelsches Divertikel. Röntgenprax. 7, 90—94 (1935). — Reisinger, M.: Über akute und subakute Darminvaginationen und ihre durch vererbte Polyposis intestini bedingten Rezidive. Dtsch. Z. Chir. 227, 255—271 (1930). — Rost: (1) Askaridenileus. Dtsch. Z. Chir. 15, 251 (1919). — (2) Die neuen Erkenntnisse der pathologischen Physiologie des Ileus und ihre Verwertung für die praktische Therapie. Chirurg 2, 292—699 (1930). — Roth, H. W., P. Seulberger u. K. Brandes: Experimentelle Untersuchungen beim hohen Dünndarmverschluß. III. Die Bakteriologie des hohen Dünndarmileus. Bruns' Beitr. 154, 426—474 (1932).

Sackur: Hormonal. Dtsch. med. Wschr. 1913 I. — Samuelson, Sch.: Zur Röntgendiagnose des Ileus. Röntgenprax. 2, 297—305 (1930). — Schirmer: Röntgenuntersuchung bei Ileus. Schweiz. med. Wschr. 1927 II, 940—941. — Schmieden u. Scheele: Kraus-Brugsch' Handbuch der speziellen Pathologie und Therapie, Bd. 6, 1. Hälfte, Teil 2, S. 403 bis 553. — Schnitzler: Med. Klin. 1911 I. — Schnohr, E.: (1) Untersuchungen über den Chlorgehalt der Gewebe bei Ratten mit hohem Darmverschluß. Hosp.tid. (dän.) 1932, 929—933. — (2) A study on the cause of death in nigh intestinal obstruction. Observations on chlorine, urea and water. Kopenhagen: Arnold Busk 1934. — Schwarz, G.: (1) Die Erkennung der tiefen Dünndarmstenosen mittels des Röntgenverfahrens. Wien. klin. Wschr. 1911 II, 1386. — (2) Die röntgenologische Diagnostik der Wegstörungen des Darmes. Verh. Ges. Verdgskrkh. 1928, 96—109, 140—165. — Seidmann, M.: De l'occlusion intestinale par phytobézoars. Paris 1938. — Seulberger, P., K. Brandes u. W. Roth: Experimentelle Untersuchungen beim hohen Dünndarmverschluß. IV. Zur Frage der Resorption beim hohen Dünndarmileus. Bruns' Beitr. 158, 1—38 (1933). — Sjöberg, H.: Symptoms of ileus from retention of iron in coecum following the administration of large doses of iron. Acta med. scand. (Stockh.) 85, 129—135 (1935). — Skeodowski: Chronische Verengerung des Dünndarmes. Mitt. Grenzgeb. Med. u. Chir. 5, 329 (1899/1900). — Starlinger, F.: Darmverschluß durch Invagination beim Kinde und beim Erwachsenen. Wien. klin. Wschr. 1931 I, 143—145. — Steindl, H.: Zur Pathogenese des Darmverschlusses durch ein Meckelsches Divertikel. Med. Klin. 1935 II, 77—79. — Stierlin, E.: Zur Röntgendiagnostik der Dünndarmstenose und des Dünndarmileus. Med. Klin. 1913 I, 983—986. — Stutzin: Zur Behandlung akuter Darmlähmungen. Med. Klin. 1919 I, 263.

Titone, M.: Ricerche sperimentali sui corpi creatinici del sangue nell'occlusione intestinale acuta. (Experimentelle Versuche über die Kreatinkörper im Blut bei akutem Darmverschluß.) Riv. Pat. sper., N. s. 1, 229—240 (1934). — Treves: Darmobstruktion. Engl. 1883, deutsch. (A. Pollack), Leipzig 1886. — Trinchera, C.: Anatomia patologica e fisiopatologia del pancreas nelle occlusioni intestinali. Studio sperimentale. (Pathologische Anatomie und Physiopathologie des Pankreas bei Darmokklusion.) Policlinico, sez. chir. 41, 319—340 (1934).

Virchow: Virchows Arch. 5 (1853).

Wagner, G. A.: Behandlung des paralytischen Ileus. Berl. klin. Wschr. 1919 II, 1241. — Walawelski, H.: Ileus und Blutzucker. Experimentelle Studie. Arch. klin. Chir. 178, 645—653 (1934). — Wangensteen, O. H. and J. R. Paine: Treatment of acute intestinal obstruction by suction with the duodenal tube. J. amer. med. Assoc. 101, 1532—1539 (1933). Weber, G.: Über die Bedeutung der Röntgenuntersuchung für die Diagnose des Ileus im Kindesalter. Mschr. Kinderheilk. 47, 11—23. — Welter: Ref. Kongreßzbl. inn. Med. 7, 372. — White, J. C. and E. M. Bridge: Loss of chloride and water from the tissues and blood in acute high intestinal obstruction. An experimental study on dogs with duodenal obstruction. Boston med. J. **196**, Nr 22, 893—897 (1927). — Wilms: Der Ileus. Deutsche Chirurgie, Lief. 46. 1906. — Würtz, M.: Ist die Röntgendurchleuchtung bei Ileusverdacht zuverlässig? Diss. Würzburg 1933. — Wynen: Röntgendiagnose bei Ileus. Fortschr. Röntgenstr. **34**, 971, 972 (1926).

6. Geschwülste des Darmes.

Åkerlund, A.: Zur direkten Röntgendiagnostik der Dünndarmtumoren. Acta chir. scand. (Stockh.) **71**, 1—22 (1932). — Albrecht: Geschwülste des Dünn- und Dickdarmes. Hochenegg-Payrs Lehrbuch der speziellen Chirurgie. Berlin 1918. — Anschütz, G.: (1) Karzinom Mitt. Grenzgeb. Med. u. Chir. Suppl.-Bd. **3** (1907). — (2) Über unspezifisch entzündliche Geschwülste des Dickdarms. Dtsch. Z. Chir. **243**, 379—399 (1934).

Becker, Fr.: (1) Über Polyposis des Dickdarmes. Diss. Halle 1927. — (2) Beitrag zur Kenntnis der cystischen Tumoren des Darmes und seines Aufhängeapparates. Schweiz. med. Wschr. **1929 II**, 979—984, 1006—1011. — Bonn, F. L.: Polyposis intestini. Fortschr. Röntgenstr. **34**, 769 (1926). — Borelius u. Sjövall: Polyposis intestini. Beitr. klin. Chir. **99**, 424 (1916). — Budelmann, G.: Über Polypen und Polyposis des Dickdarmes. Diss. Kiel. — Burgess, A. H.: A lecture on cancer of the gastro-intestinal tract. (Über Carcinom des Verdauungstraktes.) Brit. med. J. **1927**, Nr **3443**, 1—5.

Capecchi, E.: Sarcoma primitivo dell'appendice. Policlinico, sez. chir. **34**, H. 4, 153 bis 164 (1927). — Chacul: Röntgenbestrahlung beim Rectumkarzinom. Münch. med. Wschr. **1920 I**.

Demel, R.: Zur Klinik der Dickdarmphlegmone, maligne Tumoren vortäuschend. Arch. klin. Chir. **170**, 146—151 (1932). — Disqué, L.: Ein Fall von Ulcus carcinomatosum duodeni. Arch. Verdgskrkh. **30**, Nr 5/6 (1932). — Dyes, O.: Systematisches zum Röntgenbild des Dickdarmcarcinoms. Fortschr. Röntgenstr. **46**, 287—295 (1932).

Eickenbusch: Ein Beitrag zum Röntgenbilde der Polyposis coli. Fortschr. Röntgenstr. **36**, 662—664 (1928). — Engelstad, R. B.: Luetische Stenosen im Verdauungstrakt. Drei Fälle. Acta radiol. (Stockh.) **13**, 249—263 (1932). — Esser: Dtsch. Arch. klin. Med. **93**, 535 (1908).

Feldmann, M.: The early diagnosis of carcinoma of the colon roentgenographically considered. Radiology **22**, 493—498 (1934). — Feyrter, Fr.: Zur Lehre von der Polypenbildung im menschlichen Darm. Wien. med. Wschr. **1929 I**, 338—342. — Finsterer: Doppelcarcinom des Dickdarms. Fortschr. Röntgenstr. **53**, 93—95 (1936). — Fischer, A. W.: (1) Röntgenologische Diagnostik bösartiger und entzündlicher Dickdarmgeschwülste. Erg. med. Strahlenforsch. **1** (1925). — (2) Kombination von Lufteinblasung und Kontrasteinlauf. Arch. klin. Chir. **134**, H. 2/3 (1925). — (3) Zur röntgenologischen Diagnostik und Differentialdiagnostik der Polyposis coli. Fortschr. Röntgenstr. **34**, 716—720 (1926). — (4) Diagnose solitärer und multipler Polypen und Pseudopolypen im Röntgenbilde. Münch. med. Wschr. **1928 I**, 804. — (5) Med. Klin. **1928 II**, 1179. — (6) Über die diagnostische Bewertung des normalen, benignen und malignen Koloninnenreliefs. Arch. klin. Chir. **157**, 58 (1929). — (7) Über das Erzwingen der Darstellung von Stenosekanälen und über nicht erkannte Tumorinvagination. Röntgenprax. **2**, 1114—1117 (1930). — Fischer, A. W. u. Schmidt-La Baume: Rektalstrikturen und Lymphogranuloma inguinale. Dtsch. med. Wschr. **1932 I**, 527—529. — Fleischner, F.: Wandveränderungen und Stenosen am Dickdarm als Folge extrakolischer Krankheitsherde. Fortschr. Röntgenstr. **45**, 252—271 (1932). — Flemming-Möller, P.: Über die Röntgendiagnostik des Cancer coli. III. Zbl. Chir. **1934**, 423, 424. — Friedrich: Med. Klin. **1912 I**. — Fuchs, W.: Ein Fall von Dünndarmmyom. Diss. Greifswald 1927.

Gehrig, R.: Über isolierte Polyposis des Zwölffinger- und oberen Dünndarms. Dtsch. Z. Chir. **207**, H. 1/4, 286—294 (1927). — Goedel, A.: Zur Kenntnis des primären, isolierten Darmlymphogranuloms. Wien klin. Wschr. **1929 I**, 426, 427. — Golden, R.: Non malignant tumors of the duodenum. Report of two cases. (Gutartige Geschwülste des Duodenums.) Amer. J. Roentgenol. **20**, 405—413 (1928). — Graham, H.: Multiples adenomas of colon (polyposis). Amer. J. Surg. **5**, 234—240 (1928). — Groedel, F. M.: Die Invaginatio ileocoecalis im Röntgenbild. Fortschr. Röntgenstr. **22**, 206—208 (1914). — Gütig, C.: Polyposis des ganzen Magen-Darmtraktes. Fortschr. Röntgenstr. **51**, 312 (1935). — Gütig, C. u. A. Herzog: Polypenbildung im ganzen Magen-Darmtrakt. Röntgenprax. **6**, 671—676 (1934).

Haenisch, G. F.: Die Röntgenuntersuchung bei Verengungen des Dickdarms. Röntgenologische Frühdiagnose des Dickdarmkarzinoms. Münch. med. Wschr. **1911 II**, 2375 bis 2381. — Hauser: Dtsch. Arch. klin. Med. **55**, 429 (1895). — Heine, J.: Karzinoid des Dünndarms als Ursache eines Darmverschlusses. Dtsch. Z. Chir. 205, H. 112, 126—129 (1927). — Hess Thaysen, Th. E.: Die Frühdiagnose des Krebses im Magendarmkanal. Z. ärztl. Fortbildg **24**, Nr 22, 717—724 (1927). — Hilpert, F.: Über Dickdarmstenose infolge entzündlicher Erkrankungen der weiblichen Beckenorgane. Mschr. Geburtsh. **91**,

279—287 (1932). — HINSTORFF, D.: Röntgendiagnostik der Darminvagination im Säuglingsalter durch Kontrasteinlauf. Röntgenprax. **4**, 152—157 (1932). — HINZ: Carcinom. Arch. klin. Chir. **99**, 305 (1912). — HOHENNER, K.: Beitrag zur Frühdiagnose des Dünndarmcarcinoms. Röntgenprax. **6**, 677—679 (1934). — HOLLAENDER, L.: Über Entleerungsstörungen und Darmerweiterungen bei Dickdarmcarcinomen. Fortschr. Röntgenstr. **38**, 861—868 (1928). — HRABOVSZKY, Z. v.: Zur Röntgendiagnostik der bösartigen Geschwülste des Zwölffingerdarms. Fortschr. Röntgenstr. **52**, 580—594 (1935). — HÜCHTEMANN, E.: Das hereditäre Auftreten der Polyposis recti und ihre Beziehungen zum Carcinom. Diss. Tübingen 1926 (1927).

JÜNGLING, O.: Polyposis intestini. Hereditäre Verhältnisse und Beziehungen zum Carcinom. Bruns' Beitr. **143**, 476—483 (1928).

KARSNER, H. T. and C. BURTON jr.: Analysis of 104 cases of carcinoma of the large intestine. Amer. J. Canc. **16**, 933—970 (1932). — KIENBÖCK, R. u. L. SCHÖNBAUER: Ein Fall von Darminvagination. Fortschr. Röntgenstr. **48**, 426—430 (1933). — KLOIBER, H.: Die Röntgenuntersuchung der Darminvagination. Fortschr. Röntgenstr. **28**, 351—363 (1921). — KNOP, FR.: Fibrolipom des Darmes. Röntgenprax. **5**, 519, 520 (1933). — KÜTTNER: Bericht über 800 Rektumkarzinome. Münch. med. Wschr. **1920 II**. — KUTTNER, L. u. G. SCHERK: Zur Diagnose des Darmcarcinoms. (Beobachtungsergebnisse an 217 Fällen von Darmcarcinom.) Med. Klin. **1928 II**, 1375—1377.

LANDAUER: Darmlipome. Ther. Gegenw. **1919**, 258. — LEHMANN, C.: Ein Fall von Invaginatio ileocoecalis im Röntgenbilde. Fortschr. Röntgenstr. **21**, 561—562 (1914). — LEMMEL, G.: Beitrag zur röntgenologischen Diagnostik der chronischen Dünndarmstenosen. Röntgenprax. **2**, 1034—1042 (1932). — LENGEMANN, W.: Klinisches Bild der Aleukie durch Knochenmarksmetastasen bei Dünndarmcarcinom. Z. klin. Med. **126**, 161—165 (1933). — LUTZ, K.: Entzündliche Rektumstrikturen durch Lymphogranuloma inguinale. Dtsch. med. Wschr. **1932 II**, 1360, 1361.

MADELUNG: Carcinom. Arch. klin. Chir. **81**, (1906). — MARKUS, H.: Magen-Duodenaladenomatose mit maligner Degeneration des Duodenaladenoms. Klin. Wschr. **1933 I**, 617, 618. — MICHLSTAEDTER, G.: Contributo allo studio dei tumori benigni dell'intestino. Arch. ital. Mal. Appar. diger. **2**, 539—560 (1933). — MUNK, FR.: Sarkom. Beitr. klin. Chir. **60**, 197 (1908).

PAPE, R.: Zur Kenntnis der Lymphogranulomatose des Darmes. Med. Klin. **1936 II**. — PAVEL, J. et ST. M. MILCOU: Adénomatose miliaire du duodénum. Presse méd. **1933 II**, 1812. — POHLANDT, K.: Tumoren des Bulbus duodeni. Fortschr. Röntgenstr. **43**, 337 bis 346 (1931). — POLAK, E.: Ein Beitrag zur Kasuistik der submukösen Lipome des Darmes. Acta chir. scand. (Stockh.) **63**, 65—76 (1928).

REGNIER, E.: Die Invaginatio ileocoecalis im Röntgenbilde. Fortschr. Röntgenstr. **31**, 697—701 (1924). — REICHEL: Lymphosarkom. Med. Klin. **1919 I**, 632. — REISER, E. u. H. GURNIAK: Über Darminvaginationen. Fortschr. Röntgenstr. **36**, 359—366 (1927). — RENANDER, A.: Der Wert der Röntgendiagnostik bei Cancer coli. Acta radiol. (Stockh.) **9**, 213—220 (1928). — RIJSSEL, E. C. VAN: Myome im Magen und Darm. Mitt. Grenzgeb. Med. u. Chir. **43**, 533—549 (1934). — RÖSCH, H. u. J. GERBER: Zur Klinik und pathologischen Anatomie des multiplen primären Dünndarmsarkoms. Dtsch. Arch. klin. Med. **168**, 218—230 (1930). — RUH, O.: Polyposis coli und Carcinom. Diss. München 1926 (1927).

SCHLESINGER, E.: Radiumbehandlung des Rektumkarzinoms. Z. physik. u. diät. Ther. **22**, 249 (1918). — SCHMITZ, F.: Zur Differentialdiagnose benigner Tumoren des Magens und Darms. Röntgenprax. **2**, 1118—1123 (1930). — SCHÜMANN: Sarkom. Dtsch. Z. Chir. **102**, 422 (1909). — SCHWARZ, G.: (1) Zur röntgenologischen Frühdiagnose des Carcinoms am Magendarmkanal. Wien. med. Wschr. **1933 II**, 1294—1297, 1344. — (2) Zur röntgenologischen Frühdiagnose des Carcinoms am Magendarmkanal. Wien. med. Wschr. **1934 I**, 89—93. — SHIFLETT, E. L.: Tumors of the duodenum and hypertrophied gastric mucosa prolapsing through the pyloric canal into the duodenum. Case reports, with a review of the literature. Radiology **19**, 79—90 (1932). — SJÖSTRÖM, F. M.: Über Diagnostik und Desinvagination von Darminvaginationsfällen mit Hilfe von Röntgendurchleuchtung. Acta chir. scand. (Stockh.) **74**, 125—171 (1934). — SORGE: Ein Fall von Polyposis intestinal. Med. Klin. **1913 I**, 601. — SPITZ, L.: Über das Mesenterium commune und den Situs inversus partialis der Bauchorgane in der Röntgenliteratur. Drei weitere Fälle von Mesenterium commune. Die klinische Bedeutung des Mesenterium commune. Fortschr. Röntgenstr. **46**, 36—46 (1932). — SPRIGGE, E. I.: Diverticulitis. Brit. med. J. **1929**, Nr 3586, 569—574. SPRIGGS, E. I. and C. A. MARXER: Multiple diverticula of the colon. Lancet **1927**, 1067 bis 1074. — STRASBURGER: Die Sarkome des Dickdarms. Inaug.-Diss. Bonn 1894. — STRAUCH, F. W.: Erkennung und Behandlung der Darmsenkung. Dtsch. med. Wschr. **1926 II**, 1769 bis 1772. — STRAUSS, H.: (1) Dolichosigmoid als Krankheitsbild. Med. Klin. **1929 II**, 1579. — (2) Über Dickdarm- und Rectumpolypose. Dtsch. med. Wschr. **1932 II**, 1313—1315. — STRAUSS, H. u. J. ZIEGLER: Zur Frühdiagnose von Solitärpolypen im oberen Sigmaschenkel. Med. Klin. **1933 I**, 669—671.

TØNNESEN, H.: (1) Über Polyposis intestini. Hosp.tid. (dän.) **1929 I**, 264—274. — (2) Polyposis gastro-intestinalis. Eine klinische Studie über dänische Fälle aus den letzten 20 Jahren. Kopenhagen: Arnold Busk 1931.

WESTHUES, H.: Zur Klinik der Dickdarmpolypen und deren Beziehungen zum Dickdarmcarcinom. Ther. Gegenw. **69**, 385—388 (1928). — WINDHOLZ, FR.: Zur Erkenntnis der kleinen Carcinome des Dünndarms. Frankf. Z. Path. **35**, H. 3, 422—427 (1927). — WOLFSOHN, G.: Beitrag zur Kenntnis des Jejunalcarcinoms mit Bemerkungen über die Krebsresistenz des Dünndarms. Arch. Verdgskrkh. **42**, H. 4, 464—475 (1928).

7. Krankheitsbilder infolge angeborener Form- und Lageveränderungen.

ABEL: Pathologie und Therapie der Duodenaldivertikel. Chirurg **10**, 149—155 (1938). — AKERLUND, A.: (1) Duodenaldivertikel und gleichzeitige Erweiterung des VATERschen Divertikels bei einem Fall von Pankreatitis. Fortschr. Röntgenstr. **25**, 540—550 (1918). — (2) Magendivertikel, simulierende Duodenaldivertikel an der Flexura duodeno-jejunalis. Fortschr. Röntgenstr. **26**, 327—334 (1918). — (3) Diverticula of the stomach from a roentgenological point of view. Acta radiol. (Stockh.) **2**, 476—485 (1923). — ALBRECHT, H. U.: (1) Duodenaldivertikel. Fortschr. Röntgenstr. **38**, 605—619 (1928). — (2) Zur Klinik der Duodenaldivertikelerkrankung. Dtsch. med. Wschr. **1930 II**. — (3) Zur Häufigkeit und klinischen Bedeutung der Colondivertikel. Dtsch. med. Wschr. **1936 I**, 688, 689. — ALLAN: Congenital diverticulum of the great curvature of the fundus. Canad. med. Assoc. J. **1930**, 23, 43.

BAENSCH, W.: Zur Röntgendiagnostik des Duodenaldivertikels unter besonderer Berücksichtigung seiner Ätiologie. Fortschr. Röntgenstr. **30**, 323—326 (1922). — BARKER, L. F.: On the management of the spastic colon and mucous colopathy, especially in hypervagotonic persons. (Über die Behandlung des spastischen Kolons und der mucösen Kolopathie besonders bei Vagotonikern.) Amer. J. med. Sci. **178**, 606—615 (1929). — BARSONY, TH.: Das Divertikel als zweite Krankheit. Wien. klin. Wschr. **1928 II**, 1308. — BARSONY, TH. u. E. KOPPENSTEIN: (1) Spitzendivertikel des Magenfundus. Fortschr. Röntgenstr. **46**, 414—422 (1932). — (2) Klinische und röntgenologische Erfahrungen über die Divertikel des Magens. Wien. klin. Wschr. **1932 II**, 1089—1091. — BASTIAN, G.: Multiple Divertikelbildung des Duodenums. Fortschr. Röntgenstr. **42**, 610—612 (1936). — BAUERMEISTER, W.: Ein Fall von chronischer infiltrativer Dickdarmentzündung im Anschluß an multiple Divertikel. (Diverticulitis.) Arch. Verdgskrkh. **47**, 242—246 (1930). — BAYER, L. u. H. PANSDORF: Der röntgenologische Nachweis von Divertikeln im Bereich des Verdauungskanals und seine klinische Bedeutung. Erg. med. Strahlenforsch. **6**, 493—560 (1933). — BECKER u. OPPENHEIMER: Zur Diagnostik der Diverticulitis des Dickdarms. Röntgenprax. **3**, 1099—1101 (1931). — BÉCLÈRE, H. et P. PORCHER: Le diagnostic radiologique de la diverticulose colique. J. de Radiol. **14**, 380—390 (1930). — BELL, J. C. and R. GOLDEN: Magendivertikel. Bericht über 4 Fälle. J. amer. med. Assoc. **94**, 534—539 (1930). — BENSAUDE, R. et O. MONOD: Le dolicho-sigmoide. Ann. Méd. **27**, 364—394 (1930). — BENSON, R. L.: Allergic relations of normal and abnormal floras of the intestine. J. Allergy **5**, 152—165 (1934). — BERG, H. H.: (1) Divertikel des Magens und des Duodenums. Handbuch der inneren Medizin, 2. Aufl., Bd. 3. Berlin 1926. — Über Divertikulosis des Dickdarms. Dtsch. med. Wschr. **1929 II**, 1159—1161, 1206—1208. — (3) Lage- und Formveränderungen des Digestionstraktus, insbesondere Ptose und Divertikel. Über das klinische und röntgenologische Bild der Hiatusbrüche und der Divertikel des Magen-Darmkanals. Verh. Ges. Verdgskrkh. **1931**, 67—83, 98—125. — BERNER, F.: (1) Zur Differentialdiagnose der Appendicitis bei Mesenterium commune. Med. Klin. **1933 II**, 1169, 1170. — (2) Eigentümlichkeiten in der Lage der Baucheingeweide als Ursachen von Fehldiagnosen. Dtsch. med. Wschr. **1934 I**, 350. — BERNSTEIN, A.: Über Divertikel des Duodenums. Med. Klin. **1928 I**, 88. — BERNSTEIN, B.: Diverticulum of the stomach. Amer. J. Roentgenol. **20**, 224 (1928). — BEUTEL, A. u. P. MAHLER: Zur Symptomatologie und Diagnose der kardianahen Magendivertikel. Fortschr. Röntgenstr. **41**, 630—635 (1930). — BITTORF: Münch. med. Wschr. **1906 I**. — BONNAR, J. M. and B. KAPLAN: Diverticulum of the cardia of the stomach. Case report. Amer. J. Roentgenol. **34**, 351—353 (1935). — BRANDT, M.: Über Magendivertikel. Frankf. Z. Path. **34**, 527 (1926). — BRODIN et TEDESCO: A propos des diverticules de la grosse tubérosité de l'estomac. Arch. des Mal. Appar. digest. **37**, No 6, 668 (1937). — BRÜCKNER, G.: Kardianahes Magendivertikel. Röntgenprax. **3**, 73—75 (1931). — BRÜNING, F.: Die operative Behandlung der Obstipation unter besonderer Berücksichtigung der HIRSCHSPRUNGschen Krankheit. Med. Klin. **1927 II**, 1133—1138. — BUCHEM, E. S. P. VAN: Divertikel der Pars superior duodeni. Röntgenprax. **7**, 743—751 (1935). — BUMM, R.: Die Divertikel des Dickdarms und ihre Komplikationen. Arch. klin. Chir. **174**, 14—31 (1933). — BUTTERSACK, P.: Über familiäres Vorkommen der HIRSCHSPRUNGschen Krankheit. Münch. med. Wschr. **1927 II**, 1626—1628.

CASE, J. T.: (1) Diverticula of small intestine, other than MECKEL's diverticulum. J. amer. med. Assoc. 75, 1463 (1920). — (2) Der röntgenologische Nachweis des multiplen Dickdarmdivertikels. Fortschr. Röntgenstr. 30, 43—46 (1922). — (3) Jejuno-ileal diverticula. Acta radiol. (Stockh.) 6, 230—240 (1926). — CÉLICE, J. et PARROT-MANSON: Les diverticules duodéneaux. (Die Duodenaldivertikel.) Presse méd. 1935 II, 1313—1316. — CHRIST, A.: Multiple Divertikel des Jejunum. Anatomische und klinische Beiträge zur Kenntnis eines seltenen Krankheitsbildes. Dtsch. Z. Chir. 236, 560—570 (1932). — CLAIRMONT, P.: Zur Divertikulose des Dickdarms. Chirurg 7, 270—279 (1935). — CLAIRMONT, R. u. H. SCHINZ: Zur Diagnose und Chirurgie der Duodenaldivertikel. Dtsch. Z. Chir. 159 (1920). — CONCETTI: Arch. Kinderheilk. 27 (1900). — CRÄMER: Coecum mobile und chronische Appendicitis. Münch. med. Wschr. 1912 I, 627—629, 709—712. — CURSCHMANN, H.: Über Diverticulosis des Darmes. Verh. dtsch. Ges. inn. Med. 1934, 337—341. — CZEPA, A.: Zur Frage des Situs viscerum inversus partialis. Fortschr. Röntgenstr. 35, 90—92 (1926).

DEHN, O.: Zur Frage über das Sigma elongatum. Röntgenprax. 1, 565 (1929). — DÖHNER, B.: Ein weiterer Fall von Mesenterium commune. Fortschr. Röntgenstr. 35, 238—240 (1926).

EICHBAUM, F.: Sigmoiddivertikel als Ausgangsherde septisch-pyämischer Infektionen. Mitt. Grenzgeb. Med. u. Chir. 42, 517—529 (1931). — EWALD: Berl. klin. Wschr. 1908 II.

FENSTER, E.: Varicen im Dünn- und Dickdarm mit tödlicher Blutung. Frankf. Z. Path. 45, 316—320 (1933). — FINSTERER, H.: Zur Pathologie und Therapie des Duodenal divertikels. Fortschr. Röntgenstr. 52, 306—308 (1935). — FISCHER, A. W.: Länge- und Lagevariationen des Dickdarms und ihre klinische Bedeutung. Klärung der sog. Adhäsionsbeschwerden. Fortschr. Röntgenstr. 36, 185, 186 (1927). — FLEISCHNER, F.: Das cardianahe Magendivertikel. Klin. Wschr. 1924 II, 1619—1621. — FORSSELL, G. u. E. KEY: Ein Divertikel an der Pars descendens duodeni mittels Röntgenuntersuchung diagnostiziert und operativ entfernt. Fortschr. Röntgenstr. 24, 48—57 (1916). — FRENTZEL-BEYME, A.: Duodenaldivertikel und Pankreatitis. Med. Klin. 1934 II, 1296—1299. — FREUD: Röntgendiagnostik der Erkrankungen des Duodenums. Jkurse ärztl. Fortbildg 8 (1917). — FRIEDLAENDER, G.: Diverticula of the duodenum. (Divertikel des Duodenums.) Brit. J. Radiol. 10, 26—37 (1937). — FULDE, W.: Duodenaldivertikel als Ursache chronischer Pankreasstörungen. Dtsch. Arch. klin. Med. 173, 404—411 (1932).

GARDNER, C. E. jr. and D. HART: Anomalies of intestinal rotation as a cause of intestinal obstruction. Report of two personal observations; review of one hundred and three reported cases. Arch. Surg 29, 942—981 (1934). — GILE, J. F.: Diverticulum of the stomach. New England J. Med. 204, 268 (1931). — GOODWIN, P.: Diverticulum of the stomach. Illinois med. J., Dez. 1928, 444—449. — GRASER: Über multiple Darmdivertikel der Flexura sigmoidea. Münch. med. Wschr. 1899 I, 721. — GREY, J.: Diverticulum of the stomach. Amer. J. Roentgenol. 14, 110 (1935). — GUTZEIT u. KUHLMANN: Über Divertikel und divertikelähnliche Gebilde des Magens. Dtsch. Arch. klin. Med. 175, 291—301 (1933).

HABERER, H. v.: Diverticulitis. Zbl. Chir. 1934 I, 805—811. — HAGEN-TONN, J.: Megalosigma, eine selbständige klinische Form, seine Entstehung, seine Symptome und seine Behandlung. Arch. klin. Chir. 161, 511—516. — HAHN, O.: Das Duodenaldivertikel. Erg. Chir. 23, 351 (1930). — HAUDEK, M.: Zur klinischen Bedeutung der Duodenaldivertikel. Wien. klin. Wschr. 1924 II. — HAVLICEK, H.: Die Gallenblasen-Zwölffingerdarmfistel im Röntgenbild. Fortschr. Röntgenstr. 33, 944—948 (1925). — HERRNHEISER, G.: Carcinomatöse Pseudodivertikel der Pars descendens duodeni. Fortschr. Röntgenstr. 28, 384—391 (1921). — HILLEMAND, P., J. GARCIA-CALDERON et ARTISSON: Les Diverticules de l'estomac. Arch. des Mal. Appar. digest. 27, No 9 (1937) (ausführliche Literaturangaben). — HIRSCHSPRUNG: Jb. Kinderheilk. 27, 1 (1888). — HOCHE, O. u. E. RUCKENSTEINER: Duodenum inversum. Ein Beitrag zur Klinik und Therapie der Fehlanlagen im Bereich des Zwölffingerdarms. Bruns' Beitr. 159, 43—50 (1934). — HOFMANN, H. A. u. F. KAUFFMANN: Traktionsdivertikel des Duodenums, röntgenologisch diagnostiziert und operativ entfernt. Zbl. Chir. 1921, 650—653. — HOLZWEIHSIG, H.: Ein Beitrag zur Kenntnis der Duodenaldivertikel. Mitt. Grenzgeb. Med. u. Chir. 34, 527—533 (1922/23). — HÜRTHLE: Beiträge zur Kenntnis des Duodenums inversum. Fortschr. Röntgenstr. 48, 265—270 (1933). — HUMMEL, R.: Differentialdiagnostische Schwierigkeiten zwischen Divertikulose des Dickdarms und Neubildung. Med. Welt 1935, 1657, 1658. — HURST, A. F. u. P. J. BRIGGS: (1) Guy's Hosp. Rep. 1924, 413. — (2) Brit. J. Radiol. 1925, 1.

IBRAHIM: Dtsch. med. Wschr. 1905 I.

JANSSON, G.: Die Röntgensymptome bei Diverticulosis et Diverticulitis coli. Acta chir. scand (Stockh.) 71, 524—537 (1932). — JONAS, S.: Über das sog. angeborene Divertikel der Cardia. Wien. med. Wschr. 1926 II, 1062—1067. — JORDAN, S. M. and F. H. LAHEY: Divertucula of the alimentary tract. Surg. Clin. N. Amer. 1926, 754—747—765. — JOSSELIN, DE JONG u. MUSKENS: Chir. Grenzgeb. 21, 647 (1910). — JOSSELIN DE JONG u. PLANTENGA: Megakolon. Nederl. Tijdschr. Geneesk. 2, 1773 (1920).

KAISER, R.: Ein erworbenes Divertikel an der Vorderwand des Magens. Zugleich ein Beitrag zur röntgenologischen Gutachtertätigkeit. Röntgenprax. 7, 327—329 (1935). —

KALBFLEISCH, W.: Diverticula of the stomach. Amer. J. Roentgenol. **20**, 208 (1928). — KANTOR, J. L.: Anomalies of the colon: Their Roentgen diagnosis and clinical significance. Résumé of ten years' study. Radiology **23**, 651—662 (1934). — KARELL, U.: Drei weitere Fälle von Mesenterium commune. Röntgenprax. **2**, 522—527 (1930). — KAUTZKY, A.: Drei Fälle von Duodenaldivertikeln. Fortschr. Röntgenstr. **52**, 89—91 (1935). — KEITH, A.: Diverticula of the alimentary tract of congenital or of obscure origin. Brit. med. J. **1910**, 376. — KIENBÖCK, R.: Über das Sigma elongatum mobile. Münch. med. Wschr. **1913 I**, 68, 69. — KLEINSCHMIDT: Erg. inn. Med. **9**, 300 (1912) (ausgedehnte Literaturzusammenstellung). — KNITTEL, G.: Ein Beitrag zur Frage der Form- und Lageveränderungen des Dickdarms auf Grund röntgenologischer Untersuchungen. Fortschr. Röntgenstr. **45**, 457—467 (1932). — KÖHLER, B.: Über Duodenaldivertikel und ihre Bedeutung für die Entstehung von Gallenwegsleiden. Acta chir. scand. (Stockh.) **70**, 59—77 (1932). — KÖNTZEY, E.: Pseudodiverticulum ventriculi acquisitum. Zbl. Chir. **1926**, 2265—2267. — KOPPENSTEIN, E.: Über Divertikel des Magens. Fortschr. Röntgenstr. **38**, 803—818 (1928). — KREMSER, K.: Über vielfache Divertikelbildung im cardialen Magenabschnitt. Röntgenprax. **6**, 524—527 (1934). — KRINKE, J.: Eine erworbene Magenhiatushernie und ein subdiaphragmatisches Magendivertikel. Röntgenprax. **7**, 106, 107 (1935).

LAURELL, H.: Zur Frage der Entstehung cardianaher Magendivertikel und ZENKERscher Oesophagusdivertikel. Acta radiol. (Stockh.) **12**, 455—478 (1931). — LEMMEL, G.: Die klinische Bedeutung der Duodenaldivertikel. Arch. Verdgskrkh. **56**, 59—70 (1934). — LENARDUZZI, G.: Kongenitale Divertikel des Magens, funktionelles Divertikel des Colons, Pseudodivertikel der Gallenblase. Arch. di Radiol. **8**, 444—456 (1932). — LEVY, D. M.: Über Divertikel des Dickdarms. Münch. med. Wschr. **1932 I**, 354, 355. — LINDBLOM, A. F.: Des altérations roentgenologiques de l'estomac et du duodénum dans les pancréatites. Acta radiol. (Stockh.) **9**, 255—265 (1928). — LINK, E.: Die HIRSCHSPRUNGsche Krankheit bei Erwachsenen. Inaug.-Diss. Königsberg 1906. — LOCKWOOD, A. L.: Diverticula of stomach and small intestine. (Divertikel des Magens und Dünndarms.) J. amer. med. Assoc. **98**, 961—964 (1932). — LOEPER, M. et J. TAUZUN: Le diagnostic du dolichocolon. Presse méd. **1933 I**, 873, 874. — LOEPER, M. et E. BIOY: Les crises abrégées des diverticules du duodénum. (Die kurz dauernden Krisen der Duodenaldivertikel.) Arch. des Mal. Appar) digest. **25**, 777—800 (1935). — LUNDBLAD, O.: Über Diverticulitis-Sigmoiditis, mit besonderer Berücksichtigung der Behandlung. Acta chir. scand (Stockh.) **65**, 590—597 (1929). — LYNCH, J. M.: Diverticula and diverticulitis. J. amer. med. Assoc. **98**, 973—977 (1932). — LYONS, C. G.: Megaduodenum. Case report Amer. J. Roentgenol. **25**, 381—383 (1931).

MAHN, J.: Die Divertikel des Verdauungskanals. Klin. Wschr. **1931 II**, 1265—1271, 1313—1318. — MANDL, F.: Zur pathologischen Lage des Duodenums und der Flexura duodeno-jejunalis und ihre klinischen Folgeerscheinungen. Wien. med. Wschr. **1935 I**, 289—291. — MARFAN: Rev. mens. Mal. Enf., April **1895**. — MAYO, C. H.: Diverticula of the gastro-intest. tract. J. amer. med. Assoc. **1912**, 260—264. — MAYO, W.: Diverticulitis of the sigmoid. Brit. med. J. **1929**, Nr 3586, 574—576. — MELCHIOR, E.: Beiträge zur chirurgischen Duodenalpathologie. IV. Duodenum liberum (Duodenum mobile mesenteriale). Arch. klin. Chir. **128**, 16—19 (1924). — MELLON, R. R.: The incidence of carcinoma in gastro-intestinal diverticulosis. Surg. etc. **1921**, 177—182. — MERKELBACH, O.: Jejunoileal-Divertikel. Z. klin. Med. **124**, 426—434 (1933). — MEUWISSEN, M. W. A.: Duodenumdivertikel. Nederl. Tijdschr. Geneesk. **1935**, 2197—2205, deutsche Zusammenfassung S. 2205. — MEYER, O.: Med. Klin. **1913 I**, 959. — MINZ, S. L.: Über Duodenum mobile. Arch. klin. Chir. **151**, 632—639 (1928). — MIJAKE, H.: Das „primäre Duodenum mobile" als Ursache von Kolikanfällen. Arch. klin. Chir. **122**, 269—275 (1923). — MÖHLMANN, TH.: Zur Differentialdiagnose der Duodenaldivertikel (Divertikel bei Karzinom des Pankreas). Röntgenprax. **2**, 352—359 (1930).

NAUCK, E. G.: Über ein Divertikel des Magens mit tödlicher Blutung. Frankf. Z. Path. **1924**, 191—200. — NAUWERK, C.: Zur Kenntnis der Divertikel des Magens. Dtsch. med. Wschr. **1920 I**, 119—121. — NELL, W.: (1) Ein Beitrag zur Ätiologie des „echten" Megaduodenums. Bruns' Beitr. **157**, 401—413 (1933). (2) Über einige röntgenologisch bisher noch nicht dargestellte Hemmungsmißbildungen der Darmanlage. Bruns' Beitr. **163**, 598 bis 617 (1936).—(3) Die Röntgendiagnose der klassischen Lageanomalien des Duodenums. Fortschr. Röntgenstr. **55**, 40—51 (1937). — NETER: (1) Arch. Kinderheilk. **32**, 232. — (2) Münch. med. Wschr. **1907 II**, 1817.

ÖHNELL, H.: Zur Frage der klinischen Bedeutung der Duodenaldivertikel. Arch. Verdgskrkh. **31**, 127—174 (1923). — OGAWA, K.: Beitrag zur HIRSCHSPRUNGschen Krankheit mit besonderer Berücksichtigung ihres Entstehungsmechanimus (jap.). J. of orient. Med. **6**, Nr 6, 1—30, deutsche Zusammenfassung S. 6161—6165 (1927). — OSCHINSKY, B.: Beitrag zur Diverticulitis des Dickdarms. Arch. Verdgskrkh. **51**, 415—426 (1932). — OURY, P. et P. CHÉNE: La ptose colique. (Die Coloptose.) Nutrition (Paris) **3**, 435—445 (1933).

PANNHORST, R.: Ileus bei Dickdarmdivertikulose. Röntgenprax. **4**, 341—346 (1932). — PANSDORF, H.: Ein reines kongenitales Pylorusdivertikel bei gleichzeitig bestehendem Ulcus duodeni. Röntgenprax. **1**, 176—179 (1929). — PAUL, L. W.: Diverticula of the fundus of the stomach. Radiology **24**, 47—52 (1935). — PEISERT, TH.: Über drei Fälle von cardianahen Magendivertikeln. Diss. Köln 1936. — PENDERGRASS, R. C.: The roentgendiagnosis of duodenal diverticula. Radiology **17**, 1216—1229 (1931). — PERNKOPF, E.: (1) Die Entwicklung der Form des Magen-Darmkanals beim Menschen. Z. Anat. **64**, 96—275 (1922).— (2) Anat. Anz. **66** (1929). — PERTHES: Arch. klin. Chir. **77** (1905). — PETRIVALSKI: Arch. klin. Chir. **86** (1908). — PLASCHKES, S.: Beitrag zur Bedeutung des Mesenterium ileocolicum commune. Arch. Verdgskrkh. **50**, 205. — POLGAR: Röntgenbild und klinische Bedeutung der genuinen Duodenaldivertikel. Fortschr. Röntgenstr. **35**, 1220—1230 (1927).

QUERVAIN, F. DE: (1) Zur Diagnose der erworbenen Dickdarmdivertikel und der Sigmoiditis diverticularis. Dtsch. Z. Chir. **128**, 67—85 (1914). — (2) Über Divertikelbildung am Magen, insbesondere über funktionelle Divertikel. Mitt. Grenzgeb. Med. u. Chir. **1915**, 690—708. — (3) Zur Diagnose der erworbenen Dickdarmdivertikel. Med. Z. Chir. **128**.

RAVE: Über Duodenaldivertikel. Klin. Wschr. **1926 I**, 655—657. — REGNIER, E.: Multiple Dünndarmdivertikel. Fortschr. Röntgenstr. **38**, 1101 (1928). — RIECKER, H. H.: A clinical interpretation of duodenal diverticulum. (Die klinische Bedeutung des Duodenaldivertikels.) Amer. J. digest. Dis. a. Nutrit. **2**, 217—220 (1935). — RIESS, P. u. R. SANDERA: Das Duodenum „inversum“, eine Form des Duodenum mobile. Arch. klin. Chir. **169**, 69 (1932). — RIVERS, A. B., G. A. STEVENS and B. R. KIRKLIN: Diverticula of the stomach. Surg. etc. **60**, 106—113 (1935). — RÖVEKAMP: Zur röntgenologischen Differentialdiagnose des Duodeno-Jejunaldivertikels. Fortschr. Röntgenstr. **36**, 298—300 (1927). — ROSEDALE, R. S.: Jejunal diverticulosis. Surg. etc. **61**, 223—228 (1935). — ROTHBART, L.: Echtes Magendivertikel. Fortschr. Röntgenstr. **30**, 563 (1923). — ROUX, J.-C. et BÉCLÈRE: Les diverticules de la région cardiaque de l'estomac. Arch. des Mal. Appar. digest. **26**, No 1 (Jan. 1936). — ROUX, J.-C. et FR. MOUTIER: Ptose et mobilité anormales du duodénum. Nutrition (Paris) **3**, 447—473 (1933).

SANDERA, R.: (1) Zur Frage der Divertikel und Divertikuloide des Duodenums im Röntgenbild. Fortschr. Röntgenstr. **42**, 54—69 (1930). — (2) Diagnose und Differentialdiagnose des Mesenterium ileocolicum commune im Röntgenbilde. Fortschr. Röntgenstr. **43**, 207—221 (1931). — (3) Das Duodenum mobile im Röntgenbilde. Fortschr. Röntgenstr. **44**, 574—599 (1931). — (4) Das echte Duodenum inversum. Eine typische Lagevariation des Duodenums. Fortschr. Röntgenstr. **46**, 576—582 (1932). — (5) Über Lagevariationen der Flexura duodeno-jejunalis und des oberen Jejunums bei einem Typus des invers gelagerten Duodenums. Fortschr. Röntgenstr. **48**, 22—29 (1933). — SCHÄFER, H.: Kongenitale Anomalien des Duodenums mit Divertikelbildungen. Fortschr. Röntgenstr. **29**, 776, 777 (1922). — SCHIFFER, E.: Über Colondivertikel und ihre Komplikationen. Röntgenprax. **5**, 865—877 (1933). — SCHILLING, K.: Ein Fall von HIRSCHSPRUNGscher Krankheit. Münch. med. Wschr. **1927**, 416, 417. — SCHMIDT, E. A. and P. H. GUTTMANN: Multiple diverticula of the jejunum and duodenum. Simulating gastric diverticula and complicated by cholelithiasis. Amer. J. Roentgenol. **31**, 200—203 (1934). — SCHMIDT, J. E.: Beitr. klin. Chir. **61**, 682 (1909). — SCHMIEDEN, V.: Das Coecum mobile als Krankheitsursache. Studien über die Form der Bauchhöhle. Arch. klin. Chir. **157**, 525 (1929). — SCHMIEDEN, V. u. KRAAS: Zur Ätiologie und Klinik des Megaduodenums. Med. Klin. **1931 II**, 1445 bis 1447. — SCHREIBER: Arch. Verdgskrkh. **13**, 101 (1907). — SINCLAIR, N.: Congenital diverticulum of the stomach in an infant. Brit. J. Surg. **17**, Nr 65, 182—184 (Juli 1929). — SPRIGGS, E. I. and O. A. MARXER: Intestinal diverticula. Quart. J. Med. **19**, Nr 73 (1925). — STEUER, K.: Zur klinischen Bedeutung der Duodenaldivertikel. Klin. Wschr. **1936 I**, 491 bis 493, 524—529.

THALER, W.: Über das Duodenaldivertikel. Münch. med. Wschr. **1936 II**, 2055—2058.

USPENSKY, A. E.: Die Bedeutung der Röntgenstrahlen für die Feststellung latenter Formen von HIRSCHSPRUNGscher Krankheit. Arch. Verdgskrkh. **42**, H. 5/6, 622—636 (1928).

VELDE, G.: Über das Mesenterium commune. Fortschr. Röntgenstr. **37**, 558, 559 (1928).
VELDE, G. u. F. LITTEN: Mesenterium commune. Fortschr. Röntgenstr. **36**, 828—834 (1927).

WALZEL, P.: Zur röntgenologischen Beurteilung des Situs inversus viscerum totalis. Fortschr. Röntgenstr. **45**, 157—159 (1932). — WANKE, R.: Duodenalanomalien im Röntgenbild und ihre klinische und therapeutische Bedeutung. Fortschr. Röntgenstr. **39**, 249 bis 262 (1929). — WHEELER, W. J. C. DE: Perforative diverticulitis of the colon. Some problems during the treatment of a fatal case. Brit. med. J. **1930**, Nr 3600, 5—6. — WIGAND, R.: Ein Beitrag zur Symptomatologie der HIRSCHSPRUNGschen Krankheit. (Abnorme Pulsationen in Bauch- und Lendengegend.) Dtsch. Arch. klin. Med. **166**, 43—48 (1930). — WILMS: Der Ileus. Deutsche Chirurgie, Lief. 46, S. 417. 1906. — WOLFF, E.: Die sog. Diverticulitis des Colon und ihre Diagnose durch das Röntgenbild. Fortschr. Röntgenstr. **26**, 153—165 (1918/19).

ZIESLER, E.: Eine seltene Form von Magendivertikeln. Acta radiol. (Stockh.) **18**, 71 bis 76 (1937). — ZWEIG, W.: Divertikelbildung im S. romanun. Wien. med. Wschr. **1927**, 1374—1376.

8. Nervöse Erkrankungen.

ALBRECHT, H.: (1) Zur Frage der Antiperistaltik im Dickdarm bei schwerer Obstipation. Münch. med. Wschr. **1912 II**, 1592—1595. — (2) Röntgenbefunde bei Obstipation. 29. Kongr. inn. Med. 1912. — ALBU: Autointoxikationen des Intestinaltraktus. Berlin: August Hirschwald 1895. — ARENDT, J.: Die Bedeutung des CANNON-BOEHMschen Punktes für die funktionelle Gliederung des Dickdarms. Fortschr. Röntgenstr. **51**, 508—520 (1935).

BALINT: Tympanismus vagotonicus. Berl. klin. Wschr. **1917 I**, 425. — BARKER, L. F.: On the concomitants of the intestinal malady commonly known as mucous colitis (Pseudomembranous mucous colopathy; myxoneurosis intestinalis). Atlanta Proc. Inter-State postgrad. med. Assoc. N. Amer. **1928**, 526—530. — BECHER, E.: (1) Neue Befunde über das Verhalten von Darmfäulnisprodukten im Blut. Verh. Ges. Verdgskrkh. **1934**, 131, 132, 139. — (2) Die Entgiftung der Darmgifte. Med. Welt **1935**, 518, 519. — BECKER, R. u. A. OPPENHEIMER: (1) Der physiologische Ablauf der Dickdarmbewegungen. Fortschr. Röntgenstr. **42**, 730 (1930). — (2) Normale und pathologische Funktionen der Verdauungsorgane im Röntgenbild. Leipzig 1931. — BERGMANN, G. v.: (1) Der retrograde Transport durch große Colonbewegungen. 8. Röntgen-Kongr. 1912. — (2) Einiges Klinische über Darmbewegungen und Darmform. 9. Röntgen-Kongr. 1913. — (3) Vom Wesen und der Behandlung der habituellen Obstipation. Ther. Gegenw. **69**, H. 1, 1—7, (1928). — BERGMANN, G. v. u. G. KATSCH: Über Darmbewegung und Darmform. Dtsch. med. Wschr. **1913 II**, 1294—1297. — BERGMANN, G. v. u. LENZ: Über die Dickdarmbewegungen des Menschen. Dtsch. med. Wschr. **1911 II**. — BERNER, F.: Die Funktionsprüfung des kranken Dickdarms. Fortschr. Röntgenstr. **55**, 211—231 (1937). — BLOCH, W.: Über die Fortbewegung des Darminhaltes im Dickdarm beim Menschen. Fortschr. Röntgenstr. **17**, 121—127 (1911). — BOAS, I.: Obstipation und Hämorrhoiden. Deutsche Klinik, Bd. 5. 1905. — (2) Gibt es eine spastische Obstipation? Med. Klin. **1908 II**. — (3) Weitere Beiträge zur Lehre von der sog. spastischen Obstipation. Arch. Verdgskrkh. **1909**, 683. — (4) Die Colitis membranacea, eine aussterbende Krankheit. Med. Klin. **1931 II**, 1451, 1452. — (5) Umfrage über Colitis membranacea. Einleitende Bemerkungen. Arch. Verdgskrkh. **53**, 416—425 (1933). — BOEHM, G.: (1) Die spastische Obstipation und ihre Beziehung zur Antiperistaltik. Dtsch. Arch. klin. Med. **102**, 431 (1911). — (2) Die Obstipation im Röntgenbild. Radiol. Rdsch. **2**, 56, 57 (1933). — BOUCHARD: Leçons sur les autointoxications. Paris 1887.

CHIRAY, M. and J. LEBON: Contribution à l'étude de la stase intestinale chronique. Presse méd. **35**, No 42, 657—660 (1927). — COMBE: Traitement de l'entérite muco-membraneuse. Paris 1905. — CRÄMER: Darmatonie. München 1906. — CURSCHMANN: Topographisch-klinische Studien (Anomalien der Lage, Form und Größe des Dickdarms und ihre klinische Bedeutung). Dtsch. Arch. klin. Med. **53**, 1 (1894). — CZYHLARZ: Arch. Verdgskrkh. **16**, 576 (1910).

DUNIN: Über habituelle Stuhlverstopfung, deren Ursachen und Behandlung. Berl. Klinik **1894**, H. 34.

EBSTEIN: Die chronische Stuhlverstopfung. Stuttgart 1901. — EINHORN: (1) Z. physik. u. diät. Ther. **20**, 289 (1916). — (2) Die membranöse Enteritis und ihre Behandlung. Arch. Verdgskrkh. **4**, 455. — ELSNER: Dtsch. med. Wschr. **1905 II**. — EVANS, G.: Constipation: Its nature and diagnosis. Brit. med. J. **1929**, Nr 3596, 1044—1048. — EWALD: (1) Dtsch. med. Wschr. **1893 II**. — (2) Dtsch. med. Wschr. **1910 I**.

FISCHL, L. u. F. PORGES: Zur Frage der Dickdarmperistaltik im Röntgenbild. Münch. med. Wschr. **1911 II**, 2063, 2064. — FLEINER: (1) Über Behandlung der Konstipation usw. Berl. klin. Wschr. **1893 I**. — (2) Die Verstopfung. KRAUS-BRUGSCH' Handbuch der speziellen Pathologie und Therapie, Bd. 6, S. 139. 1920. — FRIEDENWALD, J. and S. MORRISON: The significance of membranes in the mucous form of colitis. J. Labor. a. clin. Med. **18**, 1242—1248 (1933).

GAUSS, H.: The spastic colon. Ann. int. Med. **3**, 1128—1139 (1930). — GERSUNY: Wien. klin. Wschr. **1896 II**. — GLAESSNER, K.: Therapeutische Versuche bei habitueller Obstipation. Arch. Verdgskrkh. **52**, 43—49 (1932). — GLAESSNER u. SINGER: Wien. klin. Wschr. **1910 I**. — GLENARD: De l'enteroptose 1889. — GOODHART: Lancet **1902**, 1241. — GROEDEL: Med. Klin. **1914 I**. — GUBERGRITZ, M.: Darmneurosen. Arch. Verdgskrkh. **44**, 1—22 (1928).

HAAS, L.: Entstehung und röntgenologische Differenzierung gewisser Formen der chronischen Obstipation. Klin. Wschr. **1933 II**, 1970—1972. — HERTZ: Constipation and allied intestinal disorders. London 1909. — HESS, L. u. J. FALTISCHEK: Zur Lehre von der Obstipation. Wien. med. Wschr. **1932 II**, 1574—1576. — HESS-THAYSSEN: Arch. Verdgskrkh. **24**, 98 (1918); **25**, 196 (1919). — HOLZKNECHT, G.: (1) Die normale Peristaltik des Colon.

Münch. med. Wschr. **1909 II**, 2401—2403. — (2) Röntgenologisches zur Diagnostik und Therapie von Verstopfung und Durchfall. Verh. Ges. Verdgskrkh. **1926**, 175—192, 224, 225. — Holzknecht u. Singer: Münch. med. Wschr. **1911 II**.

Jagic: Zur Histologie der Enteritis membranacea und des Dickdarmkatarrhs. Wien. klin. Rdsch. **1901**, Nr 41. — Jagic, v.: Neurosen der Respirations- und Verdauungsorgane. Wien. med. Wschr. **1919 II**. — Jonas: Arch. Verdgskrkh. **28**, 770 (1912).

Katsch, F.: (1) Physiologisches und Pharmakologisches über Darmbewegungen und Darmform. 9. Röntgen-Kongr. 1913. — (2) Der menschliche Darm bei pharmakologischer Beeinflussung seiner Innervation. Fortschr. Röntgenstr. **21**, 159—198 (1914). — Kelling, G.: Über habituelle Obstipation. Med. Klin. **1933 I**, 663—666, 699—701. — King: Arch. Verdgskrkh. **15**, 359. — Kitagawa: Beitrag zur Kenntnis der Enteritis membranacea. Z. klin. Med. **18**, 2 (1890). — Komarowski: Arch. Verdgskrkh. **16**, 74 (1910). — Kreuzfuchs, S.: Der Mechanismus der Colonentleerung und die Colonkapazität. Röntgenprax. **7**, 302—305 (1935).

Langenhagen: (1) Semaine méd. **1898**. — (2) Lancet, 30. April **1904**. — Lenart, E.: Über die günstige Einwirkung der Röntgenstrahlen auf die Obstipation. Strahlenther. **28**, H. 3, 598—601 (1928). — Lenz: Arch. Verdgskrkh. **25**, 54, 128 (1919). — Leyden: Verh. Ver. inn. Med. Dtsch. med. Wschr. **1882**, 228. — Lohrisch: Dtsch. Arch. klin. Med. **79**, 383 (1904). — Loreti, M.: La stitichezza in rapporto alle paratiroidi. (Die Obstipation in ihrer Beziehung zu der Gl. parathyreoideae.) Clin. med. ital. **35**, 32—44 (1934).

Mahler, P.: Obstipatio spastica postdysenterica. Med. Klin. **1928 II**, 1392. — Mannaberg: Wien. med. Wschr. **1901 II**. — Mathieu: Aerophagie. Arch. Verdgskrkh. **10**, 29 (1904). — Mathieu et Roux: (1) Gaz Hôp. Paris **1905**, 1131. (2) Pathologie gastrointestinale, p. 433. Paris 1909. — Meyer-Betz, F.: Zur Kenntnis der normalen Dickdarmbewegung. Münch. med. Wschr. **1912 II**, 2715—2718. — Meyer-Betz, F. u. Th. Gebhardt: Röntgenuntersuchungen über den Einfluß der Abführmittel auf die Darmbewegungen des gesunden Menschen. Münch. med. Wschr. **1912 II**, 1793—1797. — Mummery: Lancet, 15. Juni 1907.

Nissle, A.: Die Heilung der chronischen Obstipation mit Mutaflor, ihre Grundlagen und ihre Bedeutung. Münch. med. Wschr. **1929 II**, 1745—1748. — Noorden, C. v.: (1) Über die Behandlung der Colica mucosa. Z. prakt. Ärzte **1898**, Nr 1. — (2) Spastische Verstopfung und Adhäsionen. Z. klin. Med. **76**, 417 (1912). — (3) Über Durchfall und Verstopfungskrankheiten. Med. Klin. **1921 II**. — (4) Zur Behandlung der Stuhlträgheit. Med. Klin. **1930 II**, 1429—1432. — Noorden, C. v. u. Dapper: Die Schleimkolik des Darms und ihre Behandlung. Berlin 1903.

Ortner, N.: Zur Therapie der chronischen hypokinetischen Obstipation im höheren Lebensalter (Greisenalter) und dessen teilweiser Hygiene. Med. Klin. **1935 I**, 15—17.

Pape, R.: (1) Zur Röntgenologie der Obstipation. Wien. Arch. inn. Med. **28** (1936). — (2) Über die Bedeutung des Darmtonus bei der Obstipation. Radiol. Rdsch. **5**, 111—119 (1936). — Payr: (1) Obstipationsursachen und -formen (Konstitution, Pathologie und Eingeweidesenkung), Anzeigestellung zu Operationen bei Obstipation. Arch. klin. Chir. **114**, H. 4. — (2) Eingeweidesenkung und Konstitution. Zbl. Chir. **4** (1921).

Redwitz, v.: Über Obstipation bei Ulcus ventriculi. Dtsch. med. Wschr. **1919 II**. — Reiss: Pathologische Physiologie der chronischen Obstipation. Klin. Wschr. **1922 I**. — Rieder, H.: Die physiologische Dickdarmbewegung beim Menschen. Fortschr. Röntgenstr. **18**, 85—121 (1911). — Roith: Beitrag zur Lehre von der Antiperistaltik. Grenzgeb. **19**, 33 (1909). — Rosenberg: Mitt. Grenzgeb. Med. u. Chir. **21**, 807 (1910). — Rosenfeld: Zur Behandlung der chronischen Obstipation. Ther. Gegenw. **1914**, 462. — Rosenfeld, G.: Zbl. inn. Med. **1923**, Nr 3. — Rosenheim: Foetor ex ore gastrointestinalen Ursprungs. Ther. Gegenw., Nov. **1902**. — Rost: Pathologische Physiologie des Chirurgen, 3. Aufl., S. 234 (1925). — Rothmann, M.: Z. klin. Med. **23**, 326 (1893).

Schindler: Zivilisationsobstipation. Münch. med. Wschr. **1924 II**. — Schlayer, C. R.: Über Obstipation. Z. ärztl. Fortbildg **24**, Nr 18, 590—593. — Schmidt: Über Begriff und Wesen der chronischen funktionellen (habituellen) Obstipation. Internat. Beitr. Path. u. Ther. Ernährgsstörungen **3**, H. 1. — Schmidt, Ad.: Ther. Mh., Jan. **1899**. — Schmidt u. Königs: Dtsch. Arch. klin. Med. **61**, 545 (1898). — Schütz: Verh. dtsch. Kongr. inn. Med. **1905**, 489. — Schur, H. u. A. Löw: Die radiologische Darstellung anatomischer Veränderungen des Darmrohrs unter Zuhilfenahme von Pituitrin nebst kurzen Bemerkungen über den physiologischen Ablauf der Darmbewegungen. Wien. klin. Wschr. **1937 I**, 499, 500. — Schwarz: (1) Med. Klin. **1909 II**, 1339. — (2) Zur Physiologie und Pathologie der menschlichen Dickdarmbewegungen. Münch. med. Wschr. **1912 II**, 1489. — Schwarz, G.: (1) Zur genaueren Kenntnis der großen Colonbewegungen. Münch. med. Wschr. **1911 II**, 2060—2063. — (2) Über hypokinetische und dyskinetische Formen bei Obstipation. Münch. med. Wschr. **1912 II**, 2153—2155. — (3) Über Reportationsfähigkeit des menschlichen Dickdarms und eine Methode ihrer klinischen Prüfung. Münch. med. Wschr. **1926 II**, 1284 bis 1287. — SICK, K.: Münch. med. Wschr. **1916 II.** — SIMON, O.: Die chronische Obstipation. Erg. inn. Med. **5**, 153. — SINGER: (1) Die atonische und die spastische Obstipation. Slg. Abh. Verdgskrkh. **1909.** — (2) Med. Klin. **1910 I.** — (3) Die objektiven Symptome des chronischen Colonspasmus. Dtsch. med. Wschr. **1912 I**, 1084—1086. — SINGER u. G. HOLZKNECHT: Über objektive Befunde bei der spastischen Obstipation. Münch. med. Wschr. **1911 II**, 2537—2539. — STARCK, H., J. STRASBURGER, W. WOLFF u. VAN DER REIS: Colitis membranacea. Arch. Verdgskrkh. **54**, 97—101 (1933). — STIERLIN, E.: (1) Ein Beitrag zur radiologischen Erforschung der Colonperistaltik. Z. klin. Med. **70** (1910). — (2) Der Einfluß des Sennainfuses auf die Verdauungsbewegungen beim Menschen. Münch. med. Wschr. **1910 II**, 1434—1438. — (3) Über die Obstipation vom Ascendenstypus. Münch. med. Wschr. **1911 II**, 1906—1911. — (4) Über chronische Funktionsstörungen des Dickdarms. Erg. inn. Med. **10**, 383 (1913). — STRASBURGER: (1) Untersuchungen über die Bakterienmenge in menschlichen Fäzes. Z. klin. Med. **46**, H. 5/6 (1902). — (2) Über Verstopfung und Durchfall. Ref. Tagg Ges. Verdgs- u. Stoffwechselkrkh., Sept. **1925.** — STRAUCH: Arch. Verdgskrkh. **29**, 34 (1922). — STRAUSS, H.: (1) Hormontherapie bei Obstipation. Z. ärztl. Fortbildg **25**, 425—427. — (2) Über proktogene Obstipation. Ther. Mh. **1906.** — (3) Über valvulogene Defäkationsstörungen. Dtsch. med. Wschr. **1933 II**, 1708, 1709.

TOBIAS: Gibt es eine spastische Obstipation? Z. diät. u. phys. Ther. **12**, 477 (1908). — TÖNNIS, HORSTER, REIMERS, RÜDEL: (1) Experimentelle Untersuchungen zur intestinalen Autointoxikation. I. Experimentelle Erzeugung einer intestinalen Autointoxikation und ihre klinische Wirkung. Z. exper. Med. **84**, 728—739 (1932). — (2) III. Histologische Befunde an Leber und Nieren bei experimenteller intestinaler Autointoxikation. Z. exper. Med. **84**, 752—764 (1932). — (3) IV. Chemische und physikalisch-chemische Untersuchungen am Darm und im Blut bei intestinaler Autointoxikation. Z. exper. Med. **84**, 765—774 (1932). — (4) V. Versuche zur Beeinflussung der experimentellen intestinalen Autointoxikationen. Z. exper. Med. **84**, 775—781 (1932).

VORBERG: Münch. med. Wschr. **1918 I**, 389.

WEINSTEIN, L., J. E. WEISS, L. RETTGER and M. N. LEVY: Therapeutic application of acidophilus milk in simple constipation. A report of thirty- six cases. Arch. int. Med. **52**, 384—397 (1933). — WESTPHALEN: (1) Über die chronische Obstipation. Arch. Verdgskrkh. **6** u. **7**. — (2) Über die sog. Enteritis membranacea. Berl. klin. Wschr. **1901 I**, 370. — WINDHOLZ, F.: Zur Röntgendiagnostik der angeborenen anatomischen und funktionellen Dickdarmstenosen. Fortschr. Röntgenstr. **54**, 282—289 (1936).

ZUNTZ: Verh. Ver. inn. Med. Berlin **1884.**

9. Erkrankungen der Darmgefäße.

BUCH, M.: (1) Arch. Verdgskrkh. **9**, 395, 489. — (2) Enteralgie und Kolik. Arch. Verdgskrkh. **10**, 466 (1904).

DECKART: Mitt. Grenzgeb. Med. u. Chir. **5** (1900).

FREY, W.: Angina abdominalis. Klin. Wschr. **1922 II**, 1984.

GERHARDT, C.: Würzburg. med. Z. **1863.**

HASENFELD: Dtsch. Arch. klin. Med. **59**, 193 (1897). — HUCHARD: Maladies du coeur et de l'aorte, 3. Ed., Tome 2, p. 240. 1899.

KREUZFUCHS: Angina abdominis. Dtsch. med. Wschr. **1910 I.** — KUSSMAUL: Würzburg. med. Z. **1864.**

MARTINEZ, F.: Abdominelle Arteriosklerose und die Obliteration der mesenterialen Arterien. Arch. españ. Enf. Appar. digest., Mai/Juni **1921.** — MATTHES: Med. Klin. **1906 I.**

ORTNER: Wien. klin. Wschr. **1902 II**, 1166.

PAL: Gefäßkrisen. Leipzig 1905. — PERUTZ: Münch. med. Wschr. **1907 I.**

REICH: Erg. Chir. **7.**

WEBER, H.: Seltene Ursache einer tödlichen Darmblutung. Virchows Arch. **285**, 46—52 (1932). — WEIL: Zur Klinik der Mesenterialvenenthrombose. Münch. med. Wschr. **1914 II**, 1106.

10. Parasiten.

ABDULKADIR-LUFTI: Xanthochromie und Darmparasiten. Dtsch. med. Wschr. **1934 II**, 1472—1475.

BÖNNIGER: Behandlung der Oxyuriasis. Ther. Halbmh. **1921**, 82. — BRUCKE, K.: Über Erkrankungen des Menschen an Lamblia intestinalis. Arch. Verdgskrkh. **49**, 216—231 (1931).

FERNANDEZ MARTINEZ, F.: Parasitisme intestinal et sue gastrique. Arch. des Mal. Appar. digest. **24**, 120—122 (1934). — FIEBIGER, I.: Parasiten des Darmes. Verh. Ges. Verdgskrkh. **1933**, 225—259. — FISCHER, O.: Chronische Darmstörungen und Amöbeninfektion. Münch. med. Wschr. **1935 I**, 336—338. — FISCHER, W.: Neuere Arbeiten über Wurminfektion des Menschen. Erg. inn. Med. **22**, 371 (1922).

GÖBEL: Oxyuriasis. Erg. inn. Med. **22**, 106 (1922). — GOEPPI, E. e S. DELEONARDI: Anemia ipochromica achilica in amebiasi intestinale cronica. Boll. Soc. med.-chir. Catania **3**, 110—128 (1935). — GOLDSCHMIDT, E.: Beitrag zur Diagnose und Therapie der Askaridiasis. Münch. med. Wschr. **1925 I**, 52. — GROTT, J. et M. PETRYNOWSKI: L'infection du duodénum et des vois biliaires par les lamblias. Arch. des Mal. Appar. digest. **23**, 186—215 (1933). — GRUBER, G. B.: Bauchfellentzündung durch Ascariden. Münch. med. Wschr. **1931 II**, 1129—1131. — GUIDICEANDREA, V.: Ossaluvia e parassitosi intestinale. Policlinico, sez. prat. **1933**, 1755—1758.

KREITMAIR: Helminal. Münch. med. Wschr. **1925 I**, 57.

LOEPER, M. et J. TONNET: Parasitox intestinale et oxalémie. Bull. Soc. méd. Hôp. Paris, III. s. **49**, 1507—1509 (1933). — LYNCH, K. M.: Invasion of the wall of the intestine by trichomonas hominis. Amer. J. trop. Med. **12**, 247—253 (1932).

MOSLER u. PEIPER: Tierische Parasiten. NOTHNAGELs Spezielle Pathologie und Therapie, 2. Aufl., Bd. 6. 1904.

RIDDER: Münch. med. Wschr. **1931 I**, 268.

SCHMIDT u. STRASBURGER: Die Fäzes des Menschen, 4. Aufl. Berlin 1915. — SEIFERT: BRAUNs Die tierischen Parasiten des Menschen, 4. Aufl. Würzburg 1908. — SILBERSTERN, E.: Ein Fall von akuter Enteritis mit auffallender Vermehrung von Blasocystis hominis im Stuhle. Klin. Wschr. **1929 I**, 553, 554. — STALDER, H.: Duodenocholangitis und Lamblia intestinalis. Schweiz. med. Wschr. **1934 I**, 106, 107.

VILLIGER, E.: Beitrag zu den chirurgischen Komplikationen bei Ascariden. (Ileus bei einem mit Ascariden vollgepfropften MECKELschen Divertikel.) Schweiz. med. Wschr. **1929 II**, 909, 910.

ZABEL, E.: Über Balantidiencolitis. Arch. Verdgskrkh. **1938** (im Druck). — ZIEGLER: Behandlung der wurmartigen Darmparasiten. Ther. Mh. **1918**, H. 3—5.

Die Krankheiten des Bauchfells.

Von

NORBERT HENNING-Fürth und WALTHER BAUMANN-Bonn.

Mit 6 Abbildungen.

1. Anatomische und pathologisch-physiologische Vorbemerkungen.

Die Oberfläche des Peritoneums entspricht in ihrer Größe etwa der äußeren Körperoberfläche. Diese Tatsache erklärt die schweren Erscheinungen, die auftreten, wenn größere Teile des Bauchfells erkrankt sind. Noch verständlicher werden die schweren und schnell einsetzenden Symptome, die sich z. B. bei der akuten Entzündung einstellen, wenn man an die große Resorptionskraft denkt, mit der das Bauchfell ausgerüstet ist. Flüssigkeiten werden schneller aufgesogen als vom Unterhautzellgewebe. Adhäsionen bewirken bereits eine deutliche Verlangsamung der Resorption (FRIEDRICH). Andererseits kann das Bauchfell unter geeigneten Bedingungen auch gewisse Stoffe aus dem Organismus austreten lassen, wie Dialysierversuche bei künstlich urämisch gemachten Versuchstieren zeigen, in denen die Bauchfellspülflüssigkeiten hohe Rest-N-Werte aufwiesen (JENEY). Wasser und wasserlösliche Stoffe gelangen unmittelbar in die Blutgefäße, Fette und kolloidale Körper werden in den Lymphgefäßen abtransportiert. Bekannt ist die erhebliche bactericide Kraft des Bauchfells, wobei die schnell ausgewanderten Leukocyten eine wesentliche Rolle spielen. Daß der Peritonealflüssigkeit eine besondere bactericide Wirkung zukommt, lehnt NOETZEL ab. Es kann aber gar kein Zweifel daran bestehen, daß einige Bakterien im Bauchfell weniger leicht zu einer allgemeinen Entzündung führen als z. B. in einer Gelenkhöhle.

Bedeutungsvoll sind die *Schutzvorrichtungen*, über die das Bauchfell verfügt. Die sicherste besteht zweifellos in seiner Fähigkeit zu Verklebungen, die sich die Chirurgie bei vielen Maßnahmen mit in Rechnung stellt. Die Verklebungen bewirken in vielen Fällen die schnelle und sichere Abgrenzung eines entzündlichen Prozesses. Besonders das Netz betätigt sich an der Bildung derartiger Verklebungen. Auf der anderen Seite können breite und strangförmige Verwachsungen später zu mannigfachen Beschwerden und Passagestörungen führen. Die Bildung von entzündlichen Ergüssen wird ebenfalls als Schutzvorrichtung aufgefaßt, weil dadurch einerseits infolge des Überwiegens der Transsudation über die Resorption der Einstrom giftiger Produkte in den Kreislauf verlangsamt wird. Andererseits tritt eine starke Verdünnung der Giftstoffe ein. Ein gewisser Schutz bei Entzündungen tritt auch dadurch ein, daß die Resorptionskraft bei Entzündungen schnell nachläßt. Immerhin bleibt sie bei der großen Oberfläche des Bauchfells so groß, daß stürmische Vergiftungserscheinungen bei diffusen akuten Entzündungen entstehen.

2. Akute Peritonitis.

Ätiologie. Die akute Peritonitis entsteht am häufigsten dadurch, daß von einem Organ der Bauchhöhle, aus deren Nähe oder von der Körperoberfläche aus Bakterien in die Bauchhöhle gelangen. In erster Linie stammt das infektiöse Material aus dem Magendarmkanal. Bei Frauen spielt die Infektion von den inneren Genitalien aus eine beträchtliche Rolle. Seltener handelt es sich um die Fortpflanzung einer Entzündung per continuitatem oder auf hämatogenem bzw. lymphogenem Wege.

Bei der gastro-enterogenen Form der akuten Peritonitis stehen an erster Stelle die Perforationen von Geschwüren (Ulcus ventriculi und duodeni, Appendicitis, typhöse und tuberkulöse Ulcera, Carcinome, Dehnungsgeschwüre). Aber auch schwere Entzündungen (Gastritis phlegmonosa) und Störungen der Blutversorgung (Strangulationsileus) führen zu einer Bakteriendurchwanderung durch die Darmwand und damit zur Peritonitis, ohne daß eine anatomische Perforation vorhanden sein muß.

Von großer praktischer Bedeutung ist daneben die Perforation der bakteriell entzündeten Gallenblasen. Als seltenere Ursachen seien Leberabscesse, Milzabscesse, Nierenabscesse, Pyonephrose, Prostataabscesse, vereiterte Ovarialcysten, Bauchdeckenabscesse genannt. Selten ist auch das Übergreifen einer eitrigen Pleuritis oder Perikarditis auf das Peritoneum.

Bei der von den weiblichen Genitalien ausgehenden Form der Peritonitis steht als begünstigender Faktor die Zeit der Geburt, des Wochenbetts und der Aborte bzw. Frühgeburten an erster Stelle. Die Erreger gelangen bei einer septischen Endometritis entweder auf dem Lymphwege in die Bauchhöhle oder durch die Tubenmündungen. Auch die Perforation des Uterus mit Instrumenten kann das infektiöse Material in die Bauchhöhle befördern. Die gonorrhoische Peritonitis der Frau erfolgt über die Tubenöffnung, von einer geplatzten Pyosalpinx oder auch durch die Tubenwand hindurch. Für die Pneumokokkenperitonitis der kleinen Mädchen wird neben der hämatogenen und appendicitischen Genese auch die Infektion von der Vagina aus über Uterus und Tube diskutiert (s. u.).

Entsprechend der mannigfachen Entstehung der akuten Peritonitis können vielerlei Bakterien als Erreger gefunden werden. Bei der gastroenterogenen Peritonitis handelt es sich stets um eine Mischflora, von der besonders Colibacillen und Anaerobien zu nennen sind. Streptokokken finden sich vorwiegend bei puerperaler Peritonitis, bei Verletzungen der Bauchwand und bei hämatogenen Infektionen, wie sie in Fällen von Sepsis oder Scharlach (Kojis und McCabe) gelegentlich beobachtet werden. Die Gonokokken werden häufig bei der von den weiblichen Adnexen ausgehenden Form der Peritonitis angetroffen. Staphylokokken sind seltenere Erreger. Die Pneumokokken wurden bereits oben erwähnt.

Pathologische Anatomie. Das feinste makroskopische Zeichen der Bauchfellentzündung besteht im Fehlen des spiegelnden Glanzes infolge Abschilferung des Epithels und Exsudatbildung. Rötung, Injektion der Gefäße, fibrinöse Beläge und kleine Blutungen treten dazu. Die Entzündung kann fibrinös, serös, eitrig und jauchig sein. In manchen, schnell zum Tode führenden Formen sieht man auffällig geringe Entzündungszeichen. Der schnelle Tod tritt in solchen Fällen durch die rapide Überschwemmung des Organismus mit Giften ein, ehe sich stärkere Entzündungszeichen wie z. B. ein Exsudat bilden konnten. Das entzündliche Exsudat sammelt sich naturgemäß zunächst in den abhängigen Partien (kleines Becken, Lumbalgegenden) an. Kleinere Gasmengen sind gewöhnlich auf Fäulnisbakterien zu beziehen. Bei Anwesenheit größerer Gasansammlungen ist an Perforation vom Magen-Darmkanal zu denken. Im letzteren Falle finden sich häufig mehr oder weniger verdaute Speisereste. Diese Perforationsperitonitis ist stets eitrig-fibrinös bzw. jauchig. Unter günstigen Bedingungen, besonders bei wenig virulenten Erregern kommt es zu

Verklebungen, die eine weitere Ausdehnung der Entzündung verhindern. Leicht werden sich abriegelnde Verklebungen bilden können, wenn von früheren Entzündungen her bereits Adhäsionen gebildet wurden.

Die allgemeine Peritonitis bildet sich durch Ausbreitung von einem Herde aus, oder sie tritt primär als allgemeine Entzündung auf. Bekannt ist der letztere Fall besonders bei der Appendicitis, die gleich im Beginn eine allgemeine Reizung des Peritonaeums hervorrufen kann. Man findet hier den „Früherguß", der wegen seiner Sterilität oder Bakterienarmut als vorwiegend toxisch bedingt aufgefaßt wird. Die seltene hämatogene Peritonitis ist naturgemäß allgemein. Neben den Verklebungen gibt es im Bauchraum „Organbarrieren", die in vielen Fällen eine Abgrenzung des Entzündungsprozesses begünstigen. Man denke nur an die Pelveoperitonitis der Frauen, an den Douglasabsceß und an den subphrenischen Absceß.

a) Akute allgemeine Peritonitis.

Symptomatologie. Bei der häufigsten Form der akuten Perforationsperitonitis steht im Beginn der Erkrankung der Perforationsschmerz, der als vernichtend geschildert wird („als ob etwas gerissen sei"). Handelt es sich um eine langsamere Durchwanderung der Magen- bzw. Darmwand, so bilden sich die Symptome schleichender aus. Das führende subjektive Symptom sind heftige Leibschmerzen, die zunächst an den Ursprungsstellen, später im ganzen Abdomen verspürt werden. Die Schmerzen sind kontinuierlich und unterscheiden sich dadurch leicht von einem Kolikschmerz. Ihr Charakter ist bohrend oder schneidend. Alle Bewegungen, die sich auf die Bauchhöhle fortpflanzen, wie Aufsetzen, Husten, tiefes Atmen, Pressen verstärken den Schmerz. Insbesondere tritt die Schmerzsteigerung bei Betasten des Leibes, ja schon durch Druck der Bettdecke ein. Die Beteiligung des Serosaüberzuges der Harnblase erklärt die Schmerzen beim Wasserlassen, die in manchen Fällen frühzeitig angegeben werden. Im Anfang der stürmischen Krankheit fehlt das Erbrechen selten. Bei Magenperforationen kann es fehlen. In einigen Fällen, deren Entstehung ich zufällig beobachten konnte, sah ich als erstes objektives Zeichen ein unmotiviertes wiederholtes Gähnen. Bekannt ist auch der Singultus, der für eine Beteiligung der Zwerchfellgegend spricht. Das Erbrechen bleibt bei der allgemeinen Peritonitis bestehen, bei später einsetzendem paralytischen Ileus kann es fäkulent werden. Es steigert die Schmerzen der Kranken hochgradig. Abklingen des Erbrechens ist im Sinne einer Lokalisierung des Entzündungsprozesses zu deuten.

Bei der Untersuchung der Kranken fallen in erster Linie die schweren Allgemeinerscheinungen auf. Schon im Anschluß an den Perforationsschmerz entwickelt sich ein schwerer Shockzustand, der sich allerdings nach einiger Zeit wieder beheben kann. Der Kranke liegt unbeweglich auf dem Rücken. Insbesondere wird der Rumpf aus Angst vor der Schmerzsteigerung ruhig gehalten. Die Atmung ist oberflächlich und frequent. Charakteristisch ist die „Facies abdominalis" mit der spitzen und weißen Nase, den tiefliegenden halonierten Augen, der livíden Verfärbung des Gesichtes, der stärkeren Ausbildung der Falten. Kalter, klebriger Schweiß, ein ängstlicher, schmerzverzogener Gesichtsausdruck vervollständigt das Bild. Der Puls ist klein, weich und frequent, die Extremitäten kühl und cyanotisch. Über die Körpertemperatur läßt sich schwer etwas Allgemeines aussagen, hohes, mittleres und leichtes Fieber kommt vor, ohne daß man daraus Rückschlüsse auf die Schwere des Prozesses ziehen könnte. Untertemperaturen werden besonders bei den schwersten Fällen (Kollaps) beobachtet. In derartigen Fällen muß die Temperatur im Rectum ermittelt werden, wo sich dann regelmäßig eine Erhöhung ergibt.

Das Sensorium ist anfangs immer frei. Euphorie in den letzten Stadien gehört zu den häufigeren Vorkommnissen. Bewußtseinsstörungen werden vorwiegend bei septischer Peritonitis beobachtet.

Große Beachtung schenkt man dem Verhalten der Zunge. Sie ist belegt, in leichteren Fällen feucht, in schweren Fällen aber trocken, rissig und mit bräunlichen Borken belegt.

Von ausschlaggebender Bedeutung ist der Befund des Abdomens. Schon frühzeitig verrät sich die vermehrte Spannung der Bauchdecken (défense musculaire) und das Fehlen der Bauchdeckenreflexe. Das Zeichen fehlt, wenn das parietale Blatt des Peritoneums durch das Netz vom Entzündungsprozeß verschont bleibt. In frühen Stadien kann der Ort der stärksten Muskelspannung auf den Ausgangspunkt der Peritonitis hinweisen.

Die beginnende Lähmung des Darmes verrät sich durch einen auffälligen Meteorismus, der eine Vorwölbung des zunächst eingezogenen Leibes bewirkt. Durch Einschiebung des gasgefüllten Colon transversum zwischen vorderer Bauchwand und Leberoberfläche verschwindet die Leberdämpfung. In späteren Stadien läßt die Spannung der Bauchdecken und des Zwerchfells nach. Die Leber hat jetzt infolge der Drucksteigerung von unten her Kantenstellung eingenommen. Das Abdomen ist kugelig vorgewölbt und zeigt Flankenauftreibung.

Der Nachweis des Exsudates gelingt nur bei größeren Mengen durch Auftreten der Flankendämpfung. Eine große diagnostische Bedeutung kommt dem Nachweis des Ergusses nicht zu.

Wichtiger ist das Erfassen von Gas in der freien Bauchhöhle. Schon wenige Kubikzentimeter können auf der Röntgenaufnahme erkannt werden, da sie sich zunächst als sichelförmige Aufhellungen zwischen Leber und Zwerchfell ansammeln. Magen- oder Darmperforationen führen in einem Teil der Fälle ebenfalls zur Luftansammlung unter dem Zwerchfell. Die Luftsichel ist meist breiter und flacher als beim subphrenischen Absceß. Sie verschwindet bei Lagewechsel vollständig, wodurch sie vom subphrenischen Absceß auch röntgenologisch meist zu unterscheiden ist. Häufig findet sich die Luftsichel unter beiden Zwerchfellen.

Die Beteiligung der Leber- oder Milzoberfläche kann sich durch perihepatitisches bzw. perisplenitisches Reiben verraten.

Über das Verhalten des Stuhles läßt sich eine Regel nicht aufstellen. In septischen Fällen bestehen Diarrhöen. Mit dem Eintreten des paralytischen Ileus setzt absolute Stuhl- und Windverhaltung ein. Auskultatorisch herrscht in diesem Stadium „Grabesruhe“ über dem meteoristisch aufgetriebenen Abdomen.

Der Urin ist spärlich und hochgestellt. Er liefert fast immer eine starke Indicanreaktion. Das Indican entsteht durch gesteigerte Fäulnis in den paretischen Darmschlingen oder in der Peritonealhöhle selbst bei jauchiger Entzündung. Albuminurie ist kein seltener Befund.

Im Blutbild findet sich meist eine deutliche Leukocytose mit Linksverschiebung. Letztere fehlt auch bei der Leukopenie nicht, die man in schwereren Fällen antreffen kann.

Nicht vernachlässigen sollte man in allen zweifelhaften Fällen die *Senkungsgeschwindigkeit der Erythrocyten*. Bei der allgemeinen akuten Peritonitis finden sich die höchsten Werte, die überhaupt beobachtet werden. Geringere Beschleunigungen sind selten (Dahl). Eine Latenz von 12 Stunden pflegt allerdings bei Perforationsperitonitis zu bestehen, wenn das Grundleiden (z. B. Ulcus pepticum) nicht mit einer beschleunigten Senkung ausgestattet ist. Als Frühzeichen kann daher die Senkungsreaktion nicht dienen.

Aus der mitgeteilten Symptomatologie der akuten Peritonitis heben sich einige besondere Formen heraus, deren Kenntnis in therapeutischer und prognostischer Hinsicht bedeutungsvoll ist.

Die wichtigste Form ist zweifellos die Perforationsperitonitis. Ihre charakteristischen Kennzeichen (akuter Beginn aus völligem Wohlbefinden heraus, Perforationsschmerz mit anschließendem Shock) wurden bereits erwähnt.

Die Perforationsperitonitis tritt auch als gefürchtete Komplikation des Typhus abdominalis auf. Wegen der schweren Benommenheit der Kranken sind die subjektiven Beschwerden oft geringer. Insbesondere kann der akute Perforationsschmerz fehlen. Das findet seine Erklärung auch darin, daß die Infektion des Bauchfells schleichend erfolgt. In manchen Fällen tritt sie schon

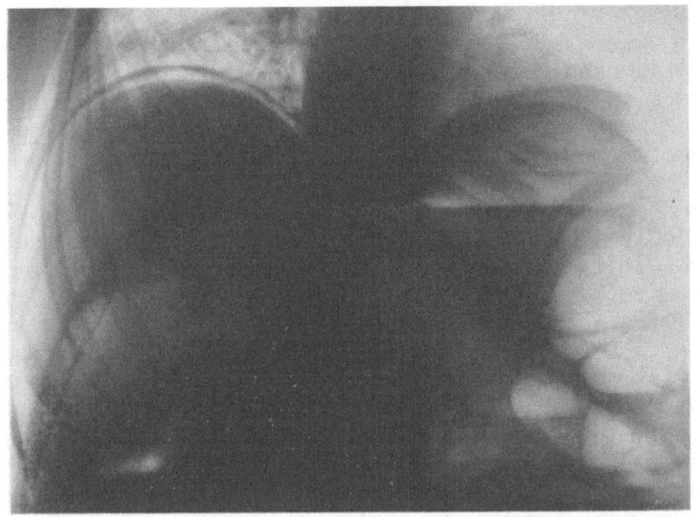

Abb. 1. Schmale Luftsichel unter beiden Zwerchfellkuppen nach Perforation eines Ulcus duodeni. Subileus des Dünndarms (Spiegelbildung im oberen Dünndarm).

ohne Perforation ein, wenn der Geschwürsgrund eine entsprechende Tiefe erreicht hat. In letzterem Falle — die peritonitischen Symptome sind relativ mild und lokalisiert — ist bei der hohen Mortalität der wegen Peritonitis bei Typhösen ausgeführten Eingriffe eine konservative Behandlung angezeigt. Bei Perforation ist die operative Therapie die Methode der Wahl, trotzdem sie gerade beim Typhus mit hoher Mortalität belastet ist (77% in 30 Fällen nach einer neuen Zusammenstellung von Panagia).

Bei der *septischen Peritonitis* stehen akute Vergiftungserscheinungen im Vordergrund. Infolge der Überschwemmung des Bauchfells mit hochvirulenten Keimen und der damit verknüpften enormen Giftresorption tritt der Tod ein, ehe es zu einer erheblichen, anatomisch faßbaren Entzündung gekommen ist. Erreger sind gewöhnlich hämolytische Streptokokken.

Eine in vielen Fällen gutartigere Form stellt die Pneumokokkenperitonitis dar. Sie befällt fast nur Mädchen zwischen dem 3.—13. Lebensjahr. Unter schlagartig einsetzendem Fieber bis 40° bilden sich die peritonitischen Symptome aus. Initialer Schüttelfrost und Herpes labialis unterstreichen die Ähnlichkeit mit der croupösen Pneumonie. Die Bauchdeckenspannung ist meist geringer als bei der Perforationsperitonitis. Es besteht eine Leukocytose bis zu Werten von 40000. Das Exsudat ist grüngelblich-eitrig, von fadem Geruch. Die Punktion der Bauchhöhle kann die Diagnose leicht klären, indem das Punktat reichlich die charakteristischen lanzettförmigen grampositiven Diplokokken enthält. Auch die Laparoskopie ist zur diagnostischen Entscheidung vorgeschlagen worden (LOEWE). Ich bin indessen der Ansicht, daß man in Fällen von akuter Peritonitis auf diese an sich schöne Methode verzichten soll, wenn die Diagnose mittels der viel harmloseren Probepunktion gestellt werden kann. In den meisten Fällen bilden sich die anfänglichen stürmischen Symptome zurück, die Darmtätigkeit setzt wieder ein. Die sich bildenden Abscesse können durch Punktion, operative Eröffnung oder Spontandurchbruch entleert werden. Erfahrungsgemäß werden viele derartige Fälle als Appendicitis operiert. Die Therapie soll im Gegensatz zur Perforationsperitonitis konservativ sein. Chirurgische Maßnahmen sind erst nach Bildung von Abscessen erlaubt. Die Erreger wandern anscheinend von den Tuben aus ein. Die Mortalität beträgt etwa 50%.

Noch gutartiger ist die Gonokokkenperitonitis der Frauen. Sie entwickelt sich besonders nach einem Abort, nach einer Geburt oder auch im Anschluß an die Menses. Es handelt sich meist nur um eine Pelveoperitonitis. Verwechslungen mit einer Appendicitis können vorkommen, wenn die Untersuchung des Urethral- und Cervixsekrets auf Gonokokken versäumt wird. Die anfangs stürmisch einsetzenden Symptome klingen unter konservativer Behandlung bald ab.

Als seltenes Vorkommnis mögen die hämatogenen Peritonitiden bei Scharlach (KOJIS und MCCABE) und Morbus Bang (KNOBLOCH) erwähnt werden.

Diagnose und Differentialdiagnose. Die Diagnose ist bei ausgeprägter diffuser Peritonitis nicht zu verfehlen. Wichtig ist die Beachtung akuter, sich schnell zurückbildender Peritonismen bei akuten Infektionskrankheiten, besonders bei der Pneumonie. Für eine Peritonitis spricht die trockene Zunge, die fehlende Leberdämpfung, die Bauchdeckenspannung in Verbindung mit den aufgehobenen Bauchdeckenreflexen und die hohe Leukocytose. Dem letzten Symptom kommt eine erhöhte Bedeutung dann zu, wenn Schmerz und stärkere Bauchdeckenspannung fehlen. Schwierigkeiten entstehen in der Abgrenzung einer Darmkolik bei Colica mucosa, bei Steinkolik in einer tiefstehenden Wanderniere, bei Stieldrehung von Tumoren der weiblichen Adnexe, bei Ileus, Pankreasnekrose und Verschluß von Mesenterialgefäßen. Glücklicherweise ist bei einem Teil dieser Ereignisse die Laparotomie ebenfalls angezeigt. Im übrigen lassen sich die genannten Vorkommnisse bei Beachtung ihrer feineren Symptomatologie im allgemeinen leicht von der akuten Peritonitis abgrenzen.

Verlauf und Prognose. Die Voraussage der akuten Peritonitis außer der Pneumokokken- und Gonokokkenperitonitis ist stets dubiös zu stellen. Das gilt auch für leichtere Fälle, bei denen trotz des anfänglich guten Allgemeinzustandes stets mit einer plötzlichen Verschlechterung zu rechnen ist. Die schweren Fälle führen spätestens in einigen Tagen zum Tode. Ja bereits nach Stunden ist der letale Ausgang beobachtet worden. Spontanheilungen unter Resorption des Ergusses oder unter Bildung einiger abgesackter Abscesse kommen gelegentlich vor. Letztere perforieren in den Darm, in das hintere Scheidengewölbe oder nach außen, falls sie nicht operativ entleert werden. Prognostisch am ungünstigsten ist die jauchige Peritonitis und die Streptokokkenperitonitis.

Therapie. Die oben mitgeteilte trübe Prognose gilt für den unbeeinflußten Ablauf der Krankheit. Die Therapie ist in allen Fällen, die zeitig genug erkannt werden, chirurgisch. Es ist bereits in das allgemeine ärztliche Denken eingegangen, daß der Erfolg vom Zeitpunkt des Eingriffs abhängt. Die Frühdiagnose, die die Frühoperation erlaubt, ist daher Ziel der ärztlichen Bemühung. Hinsichtlich der Art und Technik der Maßnahmen muß ich auf die chirurgischen Hand- und Lehrbücher verweisen. Der Sinn der Operation liegt in der Verstopfung des Perforationsloches und in der Ableitung des bakteriellen Exsudats.

Bei der Gonokokkenperitonitis ist die chirurgische Behandlung kontraindiziert, da die Krankheit trotz der anfangs stürmischen Symptome fast immer günstig endigt.

Die innere Behandlung beschränkt sich auf Schmerzstillung, Ruhigstellung des Darmes, bzw. Anregung der Darmperistaltik je nach dem Stadium und Bekämpfung der Kreislaufschwäche.

Opium oder die Opiumalkaloide erfüllen die Forderung der Schmerzstillung und der Ruhigstellung des Darmes in den Anfangsstadien. Die Ruhigstellung des Darmes wird angestrebt aus der Überlegung, daß dadurch möglicherweise die weitere Ausbreitung des Prozesses erschwert bzw. der Bildung von Adhäsionen Vorschub geleistet wird. Die Kombination dieser Alkaloide mit Extr. Belladonna, Atropin oder einem der modernen atropinähnlichen Körper verstärkt die Wirkung auf den Darm. Hat sich bereits ein paralytischer Ileus ausgebildet, so ist statt der genannten Mittel Hypophysin, Physostigmin bzw. Prostigmin in Anwendung zu bringen. Der Kreislauf ist unter Heranziehung von Strophanthin, Cardiazol, usw. laufend zu überwachen.

Auch an Versuchen, der Infektion des Bauchfells von der immunotherapeutischen Seite her beizukommen, hat es nicht gefehlt. In neuerer Zeit wird ein Mischserum (Coli-Gasbrand-Enterokokken) für alle Fälle von Peritonitis nach Perforation im Magendarmkanal empfohlen (Gundel und Süssbrich). Dick berichtet über Minderung der Mortalität (von 35% auf 25% in operierten Fällen) bei intravenöser, intramuskulärer und intraperitonealer Applikation eines Colianaerobierserums in Fällen von gastroenterogener Perforationsperitonitis. Bei Streptokokkenperitonitis mag das Streptokokkenserum, dessen antitoxische Wirkung sicher erwiesen ist, angewandt werden.

Die Nahrungszufuhr per os ist zunächst verboten. Einerseits wird dadurch die Darmperistaltik angeregt, andererseits wird das Genossene bald durch Erbrechen wieder entleert. Der quälende Durst mag durch vorsichtiges Zergehenlassen von Eisstückchen im Munde gelindert werden. Wirkungsvoller sind rectale oder intravenöse Traubenzucker-Kochsalztropfeinläufe. Bei gehäuftem Erbrechen ist auch dem Symptomenkomplex der Hypochlorämie Beachtung zu schenken, der durch intravenöse Injektionen von hypertonischer Kochsalzlösung wirksam begegnet werden kann.

b) Die lokalisierte akute Peritonitis.

Eine örtliche akute Entzündung des Bauchfells findet sich bei vielen Entzündungen der Bauchorgane, wenn der Serosaüberzug mit befallen ist. Die Besprechung dieser Form der umschriebenen Entzündung erübrigt sich hier, da sie bereits unter den entsprechenden Organerkrankungen (Ulcus ventriculi und duodeni, Cholecystitis, Appendicitis bzw. Perityphlitis, Perikolitis usw.) erfolgt ist. Auch die Schilderung der umschriebenen Formen der Peritonitis, die von den weiblichen Genitalien ausgehen, liegt außerhalb des Rahmens dieser Darstellung.

Es bleibt lediglich eine praktisch wichtige Form der Peritonitis übrig, der subphrenische Absceß.

c) Der subphrenische Absceß.

Die häufige Entstehung des subphrenischen Abscesses ist anatomisch bedingt. Der sog. subphrenische Raum wird nach unten durch große Organe (Leber, Magen, Colon transversum, Netz, Milz) vom Bauchraum getrennt. Der retroperitoneale Anteil zerfällt durch die vorspringende Wirbelsäule, der peritoneale Anteil durch das Ligamentum suspensorium hepatis in eine rechte und linke Hälfte. Diese Mitteilung erklärt, daß der subphrenische Absceß fast stets einseitig entsteht.

Der rechtsseitige subphrenische Absceß entwickelt sich vorwiegend im Anschluß an ein perforiertes Ulcus duodeni, eine eitrige Cholangitis oder eine Appendicitis, der linksseitige am häufigsten nach einem perforierten Magengeschwür. Auch nach Leber-, Nieren-, Pankreas- und Milzabscessen kann der subphrenische Absceß als Komplikation entstehen. In seltenen Fällen erfolgt die Infektion des subphrenischen Raumes auch von Thoraxorganen aus (Pericarditis, Pneumonie, Lungenabsceß und -Gangrän, Pleuraempyem). Es handelt sich also in erster Linie um die Fortpflanzung eines Prozesses von den benachbarten Organen aus, seltener um eine Weiterwanderung von ferneren Organen per continuitatem oder durch die Lymphwege.

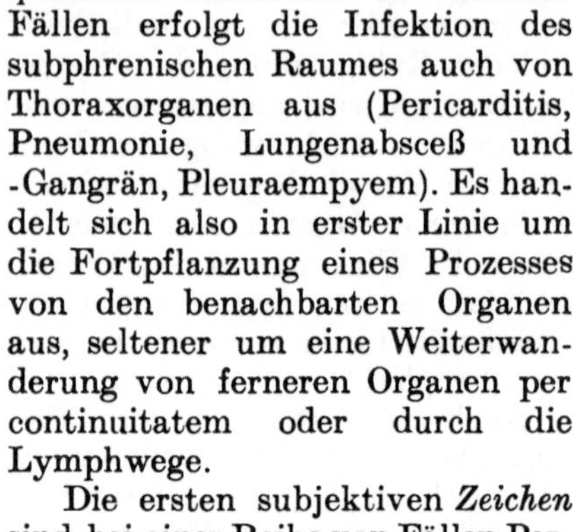

Abb. 2a. Sagittale Aufnahme im Stehen: Breite Luftblase unter dem rechten Zwerchfell mit Flüssigkeitsspiegel; darüber kleiner Pleuraerguß.

Die ersten subjektiven *Zeichen* sind bei einer Reihe von Fällen Perforationsschmerz und die Schmerzen im rechten bzw. linken Oberbauch. In anderen Fällen entwickeln sich die Schmerzen ganz allmählich.

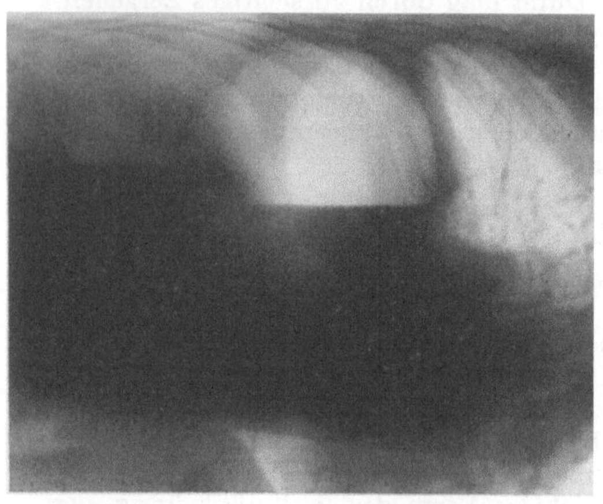

Abb. 2b. Aufnahme in linker Seitenlage.

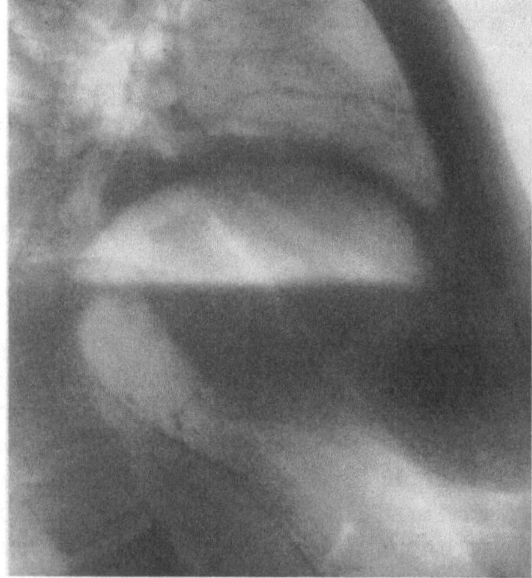

Abb. 2c. Seitliche Aufnahme im Stehen.

Abb. 2a—c. Subphrenischer Absceß (Fall von Dr. HOHENNER-Leipzig).

Objektiv besteht Fieber mit oder ohne Schüttelfröste bei schwerem Krankheitsbild, das teils mehr die Züge der akuten Peritonitis, teils mehr der Sepsis trägt. Sehr kennzeichnend ist der Druckschmerz entsprechend der Lage des Abscesses. Am deutlichsten tritt er häufig zutage, wenn man auf den unteren Thorax von beiden Seiten in frontaler Richtung einen Druck ausübt. Dieses Zeichen kann bei rechtsseitigem subphrenischen Absceß auch dann positiv ausfallen, wenn die Palpation der Leber schmerzlos ertragen wird. Nicht so selten findet man ähnlich wie beim paranephritischen Absceß eine lokale Vorwölbung

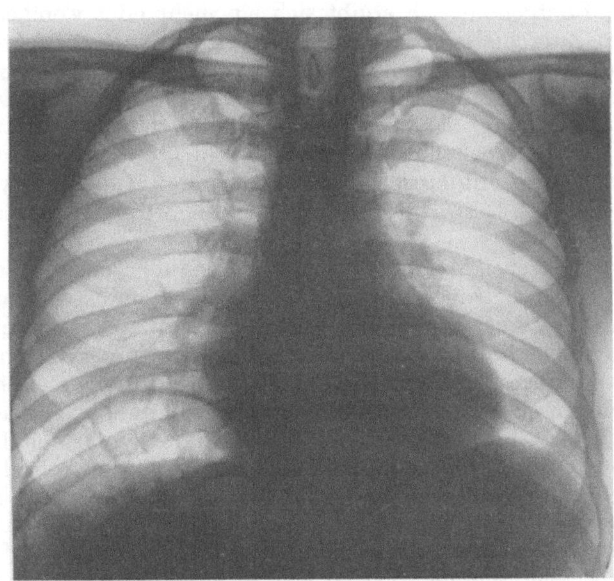

Abb. 3. Pat. B. Interposition des Colons zwischen Leber und Zwerchfell. Aufnahme im Stehen.

verbunden mit einem Ödem der Haut. Bei der physikalischen Untersuchung des Thorax ergibt sich eine massive Dämpfung entsprechend dem Zwerchfellhochstand. Bei rechtsseitiger Lokalisation wird die Leber durch Herabdrücken fühlbar. Bei linksseitigem Absceß findet man vorne eine Verkleinerung des TRAUBEschen Raumes. Das hochstehende Zwerchfell verhält sich hinsichtlich seiner Verschieblichkeit nicht einheitlich. Bekannt ist die Schwierigkeit der Abgrenzung gegenüber einem Pleuraerguß. Findet man eine nach oben konvexe (entsprechend der Form des Zwerchfells) Begrenzung, so ist dieses Zeichen für einen subdiaphragmatischen Sitz zu verwenden. Aber auch dieses Zeichen läßt im Stich, wenn sich zum subdiaphragmatischen Absceß der nicht seltene Pleuraerguß gesellt. Die Probepunktion bringt gewöhnlich Klarheit. Erfahrungsgemäß kommen aber Irrtümer auch dann noch vor, wenn die Punktion Eiter geliefert hat, indem auch dann nicht selten Pleuraempyem angenommen wird. Bei gleichzeitigem Erguß in Pleura und subphrenischen Raum fördert die Punktion nicht selten Exsudate verschiedener Qualität zutage. Findet man bei schwerem Krankheitsbild nur einen serösen oder wenig getrübten Pleuraerguß, so muß das stets ein Anlaß sein, die subphrenischen Räume nach Eiter zu durchforschen.

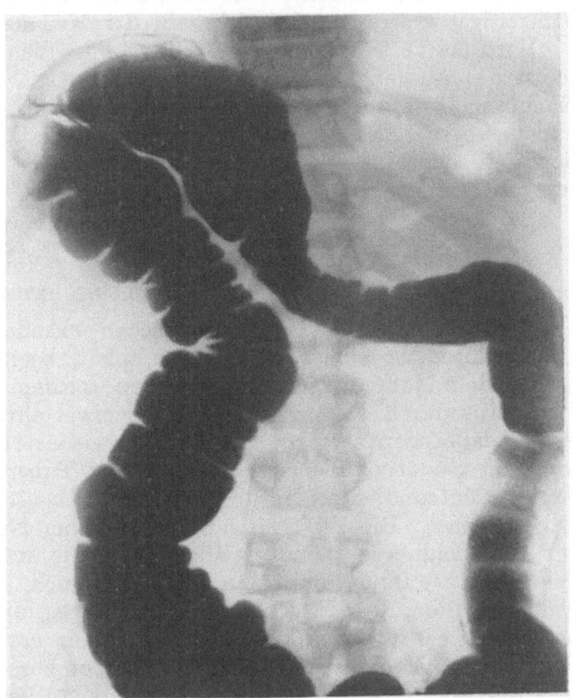

Abb. 4. Derselbe Pat. wie Abb. 3. Kontrasteinlauf.

Im Blutbild findet sich Leukocytose mit Linksverschiebung und evtl. toxischer Granulation, im Urin häufig febrile Albuminurie, Urobilinogenurie und Indicanurie.

Röntgenologisch ergibt sich ein mehr oder weniger ausgeprägter Hochstand des Zwerchfells der betroffenen Seite mit verminderter oder aufgehobener Beweglichkeit. Bei gashaltigen Abscessen gesellt sich dazu eine mehr oder weniger umfangreiche Luftblase unter der Zwerchfellkuppel. Die Blase wird unten durch einen Flüssigkeitsspiegel begrenzt, der der Eiteransammlung entspricht.

Ist die vorhandene Gasmenge sehr groß, so kann der Befund Anlaß zu Verwechslung mit einem Pyopneumothorax geben („Pyopneumothorax subphrenicus", LEYDEN). Der Röntgenbefund wird in derartigen Fällen stets Klarheit liefern.

Differentialdiagnostisch soll man außer einem Pleuraempyem auch Leberabscesse, Leberechinococcus und Lebersyphilis mit in den Kreis der Betrachtungen einbeziehen. Die souveräne Methode ist zweifellos die Röntgenuntersuchung, die in ausgesprochenen Fällen immer Klarheit schaffen dürfte. Verwechslungen mit einer Interposition des Colons zwischen Leber und Zwerchfell sind durch Beachtung der Haustrenzeichnung, Verwechslungen mit der Magenluftblase durch Kontrastmittelgabe im allgemeinen leicht zu vermeiden. Die Interposition des Colons bleibt auch bei Lagewechsel meist erhalten.

Bei gashaltigen Abscessen der Bursa omentalis, bei perityphlitischen und anderen intraperitonealen Abscessen kann zur Sicherung, daß die Gasansammlung außerhalb des Darmkanals liegt, eine Kontrastfüllung des Darmes nötig sein. Die Lage nichtgashaltiger Abscesse ist manchmal aus der Verlagerung der Nachbarorgane zu diagnostizieren.

Die Therapie besteht naturgemäß in der chirurgischen Entleerung des Eiters. Die Technik des Eingriffs braucht hier nicht erörtert zu werden. Es gelingt bei frühzeitiger Operation die Mehrzahl der Kranken zu retten.

Wird bei Verkennen des Krankheitsbildes die chirurgische Therapie versäumt, so ist der Ausgang fast regelmäßig ungünstig. Der Absceß kann in eines der Nachbargebiete durchbrechen. Selten folgt auch die günstige Perforation nach außen, wogegen der Einbruch in die Pleura, in die Lunge oder in die Bauchhöhle den tödlichen Ausgang beschleunigt, wenn der Kranke bei der starken Giftresorption dieses Ereignis noch erlebt.

3. Die chronische Peritonitis.

a) Die chronische allgemeine exsudative Peritonitis.

Das Krankheitsbild der chronischen exsudativen Peritonitis, das in der älteren Literatur eine gewisse Rolle spielt, beginnt in seinen Umrissen in zunehmendem Maße undeutlich zu werden, seitdem die Diagnose der tuberkulösen Peritonitis durch Tierversuch und Kulturverfahren verfeinert worden ist. Alle länger dauernden serösen Ergüsse, die wieder resorbiert werden, sind ähnlich wie die exsudative Pleuritis zunächst auf Tuberkulose verdächtig. Sekundäre Ergüsse entzündlicher Natur findet man bei chronischer Nephritis und bei Lebercirrhose. Die Peritonitis bei chronischer Nephritis ist vielleicht im Sinne der Ausscheidungsentzündung ähnlich wie die urämische Perikarditis zu deuten. Wie oben erwähnt, kann man im Tierversuch bei Urämie durch Peritonealspülungen den Rest-N senken (JENEY). Bei der Lebercirrhose ist immer zu prüfen, ob ein entzündliches Exsudat nicht erst sekundär nach wiederholten Bauchpunktionen durch Infektion von außen her seinen entzündlichen Charakter erhalten hat. Bekannt ist das Krankheitsbild der Polyserositis mit Beteiligung des Peritoneums, der Pleuren und des Perikards. Sekundär nach einer Polyserositis tritt eine Verdickung der Leberkapsel auf (Zuckergußleber). Gleichzeitig mit der dadurch bedingten Schrumpfung der Leber setzt eine Obliteration des an der Entzündung beteiligten Perikards ein. Dazu kommen Verwachsungen des Herzbeutels mit der Umgebung (schwielige Mediastinoperikarditis) mit ihrer Rückwirkung auf die Herzleistung. Es entsteht das Bild der perikarditischen Pseudolebercirrhose. Der dabei sich entwickelnde Ascites ist teilweise auf die Herzinsuffizienz, teils aber auch auf die Pfortaderstauung infolge der Verdickung und Schrumpfung der Leberserosa zu beziehen. Auch bei rheumatischer Endokarditis ist eine chronische exsudative Peritonitis beschrieben worden (ALLAN und JEGGIE), was in Übereinstimmung mit dem Befund von ASCHOFFschen Knötchen im Peritoneum bei akutem Gelenkrheumatismus steht (RHEA).

Pathologisch-anatomisch findet man die Serosa regelmäßig verdickt und weißlich verfärbt. Kleine Knötchen, die gelegentlich angetroffen werden, können makroskopisch den Verdacht auf Tuberkulose erwecken, ohne jedoch mit Tuberkeln identisch zu sein. Das Aussehen des Ergusses wechselt. Er kann gelblich serös, aber auch stark getrübt sein. Die Kennzeichen des entzündlichen Ergusses gegenüber dem Stauungserguß sind bekannt. In der Klinik des Alltags richtet man sich meist nach dem spezifischen Gewicht. Ein spezifisches Gewicht um 1018 spricht für ein Exsudat. Beträgt der Wert 1016 oder weniger, so handelt es sich meist um einen Erguß nicht entzündlichen Charakters. Zuverlässigere Anhaltspunkte gewinnt man durch die Eiweißbestimmung (KJELDAHL). Exsudate haben einen Eiweißgehalt von 4—6%, Transsudate einen solchen von $^1/_2$—3% (RUNEBERG). Es besteht eine gewisse, wenngleich keine strenge Parallelität zwischen Eiweißgehalt und Höhe des spezifischen Gewichtes, sodaß es sich in Zweifelsfällen empfiehlt, die quantitative Eiweißbestimmung auszuführen. Eine sehr leicht auszuführende Probe stellt auch die makroskopische und mikroskopische Untersuchung eines eingetrockneten Tropfens dar (HENNING und NORPOTH). Bei dieser Methode wandert das Eiweiß während des Trocknungsprozesses an die Peripherie des Tropfens und bildet dort einen mehr oder weniger breiten, glänzenden und durchsichtigen Ringwall. Die Mächtigkeit dieses Ringes liefert ein sinnfälliges Bild von der Eiweißmenge.

Auch die RIVALTAsche Probe wird seit langem zur Unterscheidung herangezogen. Sie beruht darauf, daß in Exsudaten der sog. Essigsäurekörper vorhanden ist, der durch stark verdünnte Essigsäure ausgefällt wird. Man versetzt 2 Tropfen Eisessig mit 200 ccm Wasser und läßt in diese Lösung einen Tropfen der zu prüfenden Flüssigkeit fallen. Bei Exsudaten bildet sich auf dem Wege des Tropfens eine rauchige Trübung.

Klinisch steht der sich langsam bildende Bauchhöhlenerguß im Vordergrund. Er wird aus den bekannten Symptomen Leibauftreibung mit Flankenausladung, Dämpfung in den abhängigen Partien, Undulation usw. erkannt. Bei Aufsetzen eines Stethoskops und Beklopfen der entgegengesetzten Seite soll ein Doppelgeräusch auftreten (LIAN und ODINET). Bei multiplen Verklebungen läßt ein Teil der sog. Ascitessymptome im Stich, wie besonders das Wandern der Dämpfung bei Lagewechsel. Eingeschlossene Exsudathöhlen können evtl. als tumoröse Resistenzen getastet werden. Bei größeren Ergüssen stellen sich mechanisch bedingte Störungen des Kreislaufs und der Atmung ein, wie Ödeme der unteren Extremitäten und der Bauchhaut durch Kompression der Vena cava inferior mit stärkerer Bauchvenenzeichnung, die entsprechend dem Kollateralkreislauf nach der oberen Hohlvene eine Strömungsrichtung nach oben zeigt, und Atemnot infolge des Zwerchfellhochstandes. Schmerzen sind gering oder fehlen. Gewöhnlich besteht aber Schwäche, Appetitmangel und leichtes Fieber. Die Senkungszeit der Erythrocyten ist gegenüber den Stauungstranssudaten beschleunigt.

Die chronische nicht tuberkulöse Peritonitis ist prognostisch als günstig anzusehen. Der Erguß wird nach Wochen bis Monaten resorbiert. Verwachsungen können zu sekundären Störungen führen.

Die Diagnose ergibt sich bei Vorfinden eines Ergusses nach Ausschaltung einer Lebercirrhose oder einer anderen Ursache für eine Pfortaderstauung, einer Peritonaealcarcinose und einer tuberkulösen Peritonitis, wenn der Erguß die Merkmale des Exsudates verrät. Eine tuberkulöse Peritonitis wird sich meist nur durch die Biopsie ausschließen lassen.

Die Behandlung der chronischen exsudativen Peritonitis ist konservativ. Sie besteht vorwiegend in Bettruhe und lokaler Wärmeapplikation.

b) Die chronische örtliche adhäsive Peritonitis.

Die chronische circumscripte Form der Peritonitis, die gewöhnlich durch Übergreifen von Eingeweideentzündungen auf das Bauchfell entsteht, ist gekennzeichnet durch die allmähliche Ausbildung von Verwachsungen. Neben der bakteriellen Genese werden auch mechanische Faktoren, Stoß, Druck, Reibung

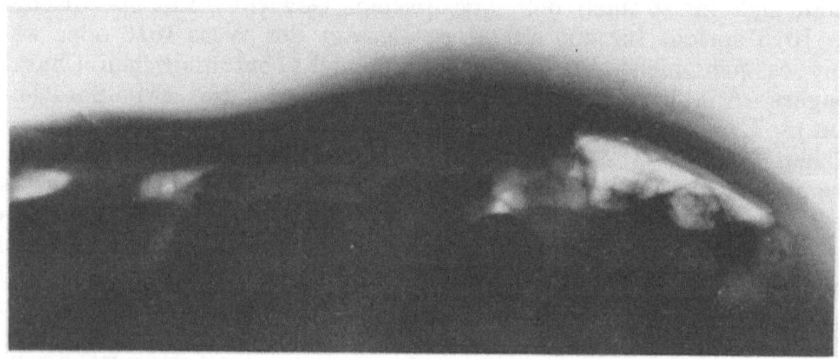

Abb. 5. Breiter Tumor der vorderen Bauchwand, mit dem Mesenterium verwachsen. Geringes Pneumoperitoneum, Gasblähung des Darmes.

ursächlich beschuldigt. So findet man z. B. umschriebene Entzündung des Bauchfells im Bereich alter Hernien. Häufig ist Verlötung der Umgebung bei Ulcus ventriculi und duodeni, Cholecystitis, Appendicitis, Colitis und Sigmoiditis. Auch die unter verschiedenen Bedingungen entstehende Perisplenitis und Perihepatitis gehört hierher. Außerordentlich häufig sind entzündliche Adhäsionen im Bereich des weiblichen kleinen Beckens. Besonders die gonorrhoische Infektion leistet der Bildung dieser Verklebungen Vorschub. Eine große Rolle spielt praktisch die Entstehung der Adhäsionen nach Laparotomien. Sie entstehen besonders durch mechanische Insulte, wie durch grobes Anfassen, durch Fremdkörper, Ligaturen, Tamponaden, durch chemische Reize sowie durch Eintrocknen der Serosa. Nach der Auffassung PAYRs unterscheidet man physiologische Adhäsionen, die nach entzündlichen Prozessen und Traumen auftreten, von pathologischen Adhäsionen, die schon nach leichten Traumen, nach einfacher Baucheröffnung auftreten, sich nicht zurückbilden, sondern im Gegensatz dazu einen progredienten Charakter zeigen (Verklebungskrankheit). Man muß hier wohl eine konstitutionell bedingte Bereitschaft annehmen.

Nach neuerer Auffassung verursacht nur ein kleiner Teil der Adhäsionen Beschwerden. Besonders in der Klinik der Magenkrankheiten haben die Fortschritte der Diagnostik dazu geführt, die Adhäsionen als Ursache von Beschwerden mehr und mehr abzulehnen. Am wichtigsten ist die Tatsache, daß durch Stränge ein Ileus entstehen kann. Ein Volvulus kann sich durch Schrumpfung des Mesenteriums entwickeln. Im ganzen sind Beschwerden häufiger bei strangförmigen Adhäsionen. Die Adhäsionsschmerzen zeichnen sich in vielen Fällen durch ihre Hartnäckigkeit aus. Sie können in Form des Kneifens,

Schneidens, Reißens oder auch als ausgesprochene Kolik auftreten. Übelkeit, Erbrechen, Obstipation vervollständigen das bunte Bild. Besonders dann sind Beschwerden zu erwarten, wenn Zerrungen an der parietalen Serosa ausgeführt werden.

Am leichtesten lassen sich Verwachsungen objektiv nachweisen im weiblichen kleinen Becken durch die vaginale Untersuchung. Für die anderen Lokalisationen ist die Röntgenmethode heranzuziehen.

Die Diagnose ergibt sich im allgemeinen aus der Anamnese. Sie erfährt eine wesentliche Stütze durch die Röntgenuntersuchung des Magendarmkanals.

Peritoneale Verwachsungen sind bei der Röntgenuntersuchung des Magen-Darmkanals manchmal an Verziehungen und Fixation einzelner Magen- oder Darmabschnitte zu erkennen. Die Darmpassage kann dabei verlangsamt sein. Doch können auch ausgedehnte Verwachsungen dem Nachweis entgehen.

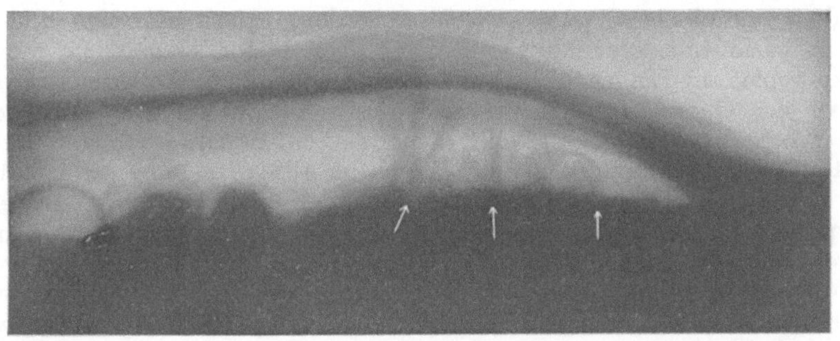

Abb. 6. Pneumoperitoneum. Ausgedehnte Verwachsungen zwischen Darm und vorderer Bauchwand. (Aus W. Teschendorf: Lehrbuch der röntgenologischen Differentialdiagnostik der Erkrankungen der Bauchorgane. Leipzig: Georg Thieme 1937.)

Gut darzustellen sind sowohl feine Adhäsionsstränge als auch breite, flächenhafte Verwachsungen durch das künstliche Pneumoperitoneum. Die Ausarbeitung der Methode geht vor allem auf Rautenberg und Götze zurück. Nach entsprechender Vorbereitung des Patienten (gründliche Darmreinigung, Entleerung der Harnblase) werden 1—$1^1/_2$ l Gas durch Punktion in den Bauchraum eingefüllt und dann Durchleuchtungen und Aufnahmen bei verschiedener Lagerung des Patienten durchgeführt, wobei die Konturen der einzelnen Organe sich aus der Aufhellung des Pneumoperitoneums gut abheben und Verwachsungen zwischen den Organen und der Bauchwand bzw. dem Zwerchfell durch mehr oder weniger breite Verschattungen zu erkennen sind. Auch Tumoren der inneren Bauchwand lassen sich sehr schön darstellen, doch ist die Art des Tumors (Hämatom, maligne oder benigne Neubildung) im allgemeinen nicht festzustellen.

Da die Anlegung eines Pneumoperitoneums für den Patienten doch immer einen größeren Eingriff bedeutet, wird die Methode von den meisten Röntgenologen kaum noch angewandt, zumal die meisten Erkrankungen der Bauchorgane, zu deren Nachweis sie dienen soll, bei der fortschreitenden Verfeinerung der übrigen Untersuchungsmethoden auf anderem Wege einfacher zu klären sind und die Bewertung von peritonealen Verwachsungen für das Krankheitsbild oft zweifelhaft bleiben muß. W. Teschendorf, der sich auch weiterhin für die ausgiebige Anwendung des Pneumoperitoneums einsetzt, gibt an, daß die Beschwerden des Patienten durch Verwendung des leicht resorbierbaren Stickoxydul statt Luft auf ein Minimum reduziert werden, so daß die Untersuchung auch ambulant durchgeführt werden könne.

Man hüte sich, die Diagnose Adhäsionen zu stellen, ohne eine exakte Untersuchung durchgeführt zu haben. Viele Fälle von Ulcus duodeni, jejuni, Gastritis, Cholecystitis, Cholelithiasis segeln auch heute noch häufig unter der Fehldiagnose „Verwachsungen".

Wichtiger als die Therapie ist die Prophylaxe bei Bauchoperationen, die in schonendem, sauberen Operieren, in Zurückhaltung mit Drainage und Tamponade, Vermeidung des Austrocknens usw. besteht. Noch wesentlicher ist das Unterlassen von Laparotomien ohne zwingende Indikation, wozu häufig die explorative Laparotomie gehört, die vor der Erschöpfung aller anderer diagnostischer Methoden ausgeführt wird. Die Mittel, die vom Chirurgen in der Peritonealhöhle selbst angewandt wurden, um Verklebungen zu vermeiden, haben sich nicht bewährt, was schon aus ihrer enormen Zahl hervorgeht.

Eine vitale Indikation, Adhäsionen operativ anzugehen, besteht nur beim Ileus. Am besten sind die Resultate, wenn der Ileus bzw. hochgradige Beschwerden von einem Strang ausgelöst werden. Flächenförmige und ausgedehnte Adhäsionen operativ anzugehen, ist aussichtslos. Vor jedem wegen Adhäsionen geplanten Eingriff sollte sich der nachdenkliche Chirurg klar darüber sein, daß jede Operation neue Verwachsungen begünstigt. Das gilt vor allem für die echte Verklebungskrankheit, trotzdem die Beschwerden auf die Dauer unerträglich werden können. Bevor überhaupt Eingriffe ohne zwingende Indikation erwogen werden, verdienen die physikalischen Methoden Anwendung, die hyperämisierend wirken wie Fango- und Moorpackungen usw. Auch die Massage besonders in der Form der Saugmassage der Bauchdecken verdient Beachtung. Man beachte auch die Erfahrung, daß sich Adhäsionen spontan zurückbilden können und operiere daher nie im Beginn etwaiger Beschwerden.

c) Tuberkulöse Peritonitis.

Ätiologie. Die klinisch isolierte tuberkulöse Entzündung des Bauchfells ist eine relativ häufige Krankheit. Sie befällt meist Kinder und Jugendliche. Den höchsten Prozentsatz im Altersaufbau stellen Kinder von 2—5 Jahren. Jenseits des 40. Lebensjahres ist die Krankheit sehr selten. Sie entsteht durch hämatogene, lymphogene oder direkte Aussaat von einem bereits vorhandenen aktiven Herd. Als derartige Herde fungieren der Häufigkeit nach Lungen, Drüsen, Darm, Knochen (Albrecht)[1]. Auch die weiblichen Genitalien kommen als Ausgangspunkt in Betracht. Die tuberkulöse Peritonitis ist somit nur das klinisch augenfällige Zeichen einer bereits bestehenden Organtuberkulose. Unter einer großen Anzahl von Lungentuberkulosen fand Meixner die Beteiligung des Peritoneums in 4%. Manchmal gesellt sich die Krankheit zu einer Lebercirrhose mit Ascites. Nicht zum Begriff der tuberkulösen Peritonitis gehört die Mitbeteiligung des Bauchfells bei einer allgemeinen Miliartuberkulose oder die umschriebene Erkrankung der Serosa bei spezifischen Darmgeschwüren.

Pathologische Anatomie. Das Bauchfell ist stark gerötet, verdickt und zeigt zahllose Tuberkel, die zu kleineren und größeren knolligen Tumoren konfluieren können. Weitere Zeichen der spezifischen Entzündung sind Verkäsung und eitrige Einschmelzung. Die meisten Fälle verlaufen unter Exsudatbildung. Letzteres ist besonders im Anfang serös, später hämorrhagisch, trübe oder auch eitrig. Meist finden sich Fibrinniederschläge. Durch bindegewebigen Ersatz der Fibrinschwarten entstehen die ausgedehnten Adhäsionen. Charakteristisch ist die Veränderung des Netzes, das zu einem dicken querverlaufenden walzenförmigen Tumor zusammenschrumpft. Man unterscheidet verschiedene Formen der tuberkulösen Peritonitis, die sich jedoch vielfach mischen, die seröse Form, die trockene

[1] Zit. nach Petermann.

adhäsive, die knollige tumoröse und die eitrig-ulceröse, je nachdem welche Reaktion des Gewebes im Vordergrund steht. Eine anatomische Heilung ist möglich durch Resorption der Tuberkel und des Ergusses. Die ausgedehnten Adhäsionen bleiben jedoch zurück.

Symptomatologie. In der Regel entwickelt sich das Leiden so schleichend und allmählich, daß die Kranken den Zeitpunkt nicht genau anzugeben wissen. Eine einmalige hämatogene Aussaat scheint allerdings mit plötzlichen peritonitischen Erscheinungen einherzugehen. Die gewöhnlichen subjektiven Symptome sind Mattigkeit, Neigung zu Diarrhöen und leichte Schmerzen im Leib. Erbrechen ist selten. Das auch in den Frühstadien vorhandene Fieber bleibt meist unbeachtet. Später tritt Abmagerung und Anämie hinzu. Der aufgetriebene Leib, der in starkem Gegensatz zu dem sonst mageren Körper steht, ist das führende objektive Symptom. Er ist am deutlichsten bei der vorwiegend exsudativen Form ausgeprägt. Bei der Untersuchung ergibt sich der Befund eines freien oder abgesackten Exsudates. Bei der vorwiegend adhäsiven Form steht auch wohl ein Meteorismus im Vordergrund. Abgesackte Exsudate gleichen palpatorisch cystischen Tumoren. Die Diagnose ist leicht, wenn ein Erguß nachgewiesen wird, wenn knollige Tumoren zu fühlen sind, und wenn eine primäre spezifische Erkrankung auf die gleichartige Natur des abdominalen Leidens hinweist. Auch laparoskopisch läßt sich die Diagnose durch den Nachweis von Knötchen leicht stellen. Bedeutungsvoll zur Sicherung der Diagnose ist das Ergebnis der Ergußuntersuchung. Er zeigt entzündlichen Charakter, also hohen Eiweißgehalt (s. chronische exsudative Peritonitis). Mikroskopisch überwiegen die Lymphocyten bei Zurücktreten von Gelapptkernigen und Endothelzellen. Ein hämorrhagischer Erguß spricht für Tuberkulose oder Carcinose. Das Exsudat enthält so wenig Bacillen, daß der mikroskopische Nachweis nur selten gelingt. Aussichtsreich ist die Meerschweinchenimpfung oder die Kultur auf den modernen Nährböden. Bei längerem Bestehen treten schrumpfende Prozesse in den Vordergrund. Das Exsudat wird kleiner und gekammert. Das Netz wandert als schrumpfende Walze nach oben. Steht die Knötchenbildung im Vordergrund, so fühlt man an den verschiedensten Stellen knollige Tumoren, die zum Teil auch durch Verpacken von Darmschlingen vorgetäuscht werden. Die Diarrhöen wurden bereits erwähnt. Bei gleichzeitiger Mesenterialdrüsentuberkulose können Fettstühle beobachtet werden, die man durch Verlegung der resorptiven Lymphbahnen erklärt.

Prognose. Relativ günstig ist die exsudative Form, die in einem gewissen Prozentsatz spontan heilt. Im übrigen richtet sich die Voraussage nach dem Umfang der Mitbeteiligung anderer Organe. Fast stets ungünstig ist die Prognose im Säuglingsalter. Ungünstig sind prognostisch meist auch die eitrig-ulcerösen Fälle.

Therapie. Große Erfolge brachten die Hochgebirgsliegekuren (Bernhard, Rollier). Wesentlich ist gute, reichliche Ernährung und Bettruhe, wo eine Hochgebirgskur aus äußeren Gründen nicht durchgeführt werden kann. Die älteren lokalen Behandlungsmittel suchen eine Hyperämie hervorzurufen. Hierher gehören die Schmierseifen,- Kataplasmen-, Fönbehandlung. Wirksamer ist schon die Bestrahlung mit kurzwelligem Licht, das sich in der Hochgebirgsbehandlung so segensreich auswirkt. Zur Röntgenbestrahlung eignen sich die exsudatarmen, fibrösen, knolligen und käsig-ulcerösen Formen. Schließlich besitzen wir in der Laparotomie ein wirksames Mittel, das zufällig von Spencer-Wells[1] (1862) entdeckt wurde. Für die operative Methode eignet sich vorwiegend die exsudative Form. Die Mortalität schwankt zwischen 7—10%.

Vergleicht man die Ergebnisse der verschiedenen Methoden, so erreichte die Hochgebirgsbehandlung 66% Heilung und 18% Besserung (Rollier), die

Röntgenbehandlung 50—60% (BIRCHER), bei der chirurgischen Behandlung schwanken die Angaben zwischen 28 und 56%.

Die schon auf MOSETIG[1] (1893) zurückgehende Lufteinblasung in das Abdomen wird von einer Reihe von Autoren geübt. Man führt wechselnde Menge von Luft oder Sauerstoff (bis zu 3 l) mit einem Pneumothoraxfüllapparat nach Ablassen des Ergusses in die Bauchhöhle ein. Bezweckt wird auch hier die Hyperämie.

4. Die Tumoren des Peritoneums.

a) Die bösartigen Tumoren des Peritoneums.

Primäre maligne Tumoren finden sich im Peritoneum außerordentlich selten. Bekannt sind Gallertcarcinome, Endotheliome mit Psammombildung, Angiosarkome. Klinisch und anatomisch handelt es sich gewöhnlich um multiple Tumoren mit hämorrhagischem Ascites. Im allgemeinen ist der Befund von malignen Tumoren im Peritoneum als Metastasierung aufzufassen. Der Primärtumor findet sich im Ovar, Uterus, Magen, Darm oder Pankreas.

Das Krankheitsbild der Peritonitis carcinomatosa hat eine gewisse Ähnlichkeit mit der tuberkulösen Peritonitis. Man denke nur an den hämorrhagischen Erguß und an den Tastbefund, der in beiden Fällen palpable Tumoren liefert. Allerdings sind die Tumoren bei der Carcinose meist größer und härter. Das Exsudat kann chylös sein. Fieber fehlt meist. Mikroskopisch findet man bei der Carcinose statt der Lymphocyten reichlich endotheliale Zellen und häufig Tumorzellen, die der Kundige an ihrer starken Variabilität, den zahlreichen Mitosen, den großen Nukleolen, dem zart strukturierten Kern und der relativen Kerngröße erkennt. Bei der tuberkulösen Peritonitis entscheidet schließlich der Kultur- bzw. Züchtungsversuch auf Tuberkelbacillen. Der Verlauf der Bauchfellcarcinose ist gewöhnlich rapider als der einer tuberkulösen Peritonitis, der durch Punktion entleerte Ascites sammelt sich sehr schnell wieder an.

Die Behandlung der Bauchfellcarcinose kann nur symptomatisch sein, da sie stets tödlich endet. Größere Ergüsse müssen durch die Bauchpunktion entleert werden. Auch durch Röntgenbestrahlungen lassen sich manchmal vorübergehende Erfolge erzielen.

b) Gutartige Tumoren des Peritoneums.

Gutartige Geschwülste im Bauchfell sind selten. Relativ häufig sind cystische Tumoren, die vom Mesenterium oder vom retroperitonealen Gewebe ausgehen. Teilweise handelt es sich um Pseudotumoren, die durch Platzen eines Lymphgefäßes entstanden sind, oder um Lymph- bzw. Hämangiome. Andere cystische Tumoren entstehen aus versprengten Keimen, aus dem WOLFFschen Gang, aus Nebennieren oder Pankreaskeimen. Die Teratome können sehr groß werden, Lipome findet man meist im Mesenterium. Auch Myome, Fibrome und Fibromyome kommen vor.

Nach Platzen eines pseudomyxomatösen Ovarialtumors gelangen die Tumorzellen in die Bauchhöhle und entwickeln sich zu neuen Geschwülsten (Pseudomyxoma peritonei). Auch durch Platzen einer Mucocele des Wurmfortsatzes kann eine derartige Aussaat erfolgen. Es kommt zur Ausbildung von zahllosen kleineren und größeren, traubenartigen, gallerthaltigen Tumoren auf dem Bauchfell. In der Bauchhöhle findet sich häufig ein sirupdickes Exsudat. Anatomisch handelt es sich um benigne Tumoren. Klinisch können sie durchaus als maligne imponieren. In manchen Fällen, wo der Prozeß auf das kleine Becken beschränkt bleibt, kommt es zu narbiger Abkapselung. Breitet sich das pseudo-

[1] Zit. nach PETERMANN.

mucinöse Material auf dem ganzen Peritoneum aus, so handelt es sich gewöhnlich um Fälle, die unter Ascitesbildung und Kachexie letal enden.

Auch Echinococcuscysten können im Peritoneum angetroffen werden. Sie stammen meist von einem Leberechinococcus, der geplatzt ist oder punktiert wurde, wodurch es zu einer peritonealen Aussaat kam. Cysticerken finden sich selten als traubenförmige kleine Cysten im Mesenterium.

Die Therapie der gutartigen Bauchfelltumoren kann, falls eine Indikation (subjektive Störungen, mechanische Behinderung der Darmpassage usw.) dazu vorliegt, nur eine chirurgische sein.

Literatur.

D'ACIERNO, S. A.: The role of the traumatic factor in the pathogenes. of pericol. bands and membranes. N. Y. med. J. **116** (1922). — ALLAN, G. A. and J. F. HEGGIE: Glasgow med. J. **120**, 193 (1933). — ARNELL, S.: Roentgenological signs of appendicitical abscesses. Acta radiol. (Stockh.) **12**, 359—368 (1931). — D'ARRIGO, A.: Contributo allo studio des processo intimo di regressione des tuberculo peritoneale in seguito alla laparotomia. Ann. ital. Chir. **3**, H. 3 (1924).

BARTH: Fortschritte in der Beurteilung und Behandlung der eitrigen Perforativperitonitis. Dtsch. med. Wschr. **1905 I**. — BARTLEHT, E.: Mesenteric. cysts. Surg. Clin. N. Amer. **3** (1923). — BAUER, A.: Über mesenteriale und retroperitoneale Zysten. Bruns' Beitr. **70**, 829 (1910). — BAUMANN, M.: (1) Ileus durch Mesenterialcyste. Münch. med. Wschr. **1923 I**. — (2) Zur Kenntnis des subphrenischen Abszesses. Bruns' Beitr. **128**, H. 2, 477 (1923). — BIGGS, M.: Pseudomyxoma peritonei. Ann. Surg. **71** (1920). — BIRCHER, E.: Behandlung mit Röntgenstrahlen. Strahlenther. **11**, 246 (1920). — BOLLER, R. u. R. PAPE: Zur Diagnose abdomineller Cysten mit Hilfe des Pneumoperitoneums. Wien. Arch. inn. Med. **22**, 161—176 (1932). — BORCHGREVINK: Zur Kritik der Laparotomie bei seröser Bauchfelltuberkulose. Chir. Grenzgeb. **6**. — BORRMANN, A.: Über Polyserositis chronica und verwandte Zustände. (Ein Fall von Zuckergußdarm.) Virchows Arch. **264**, H. 3, 700—729 (1927). — BRYANT, J.: Visceral adhesions and bands. Amer. J. med. Sci. **163**, Nr 1 (1922).

CARTOLARI, E.: Sulle cisti mesenteriche e retroperit. Clinica chir. **21**, No 4 (1913). — CHAUFFARD: Echinococcose péritonéale. J. des Prat. **35**, Nr 40 (1921). — CHIARI, O.: Über chronische subphrenische Peritonitis. Arch. klin. Chir. **122**, H. 4 (1923). — CLAIRMONT u. RANZI: Wien. klin. Wschr. **1905 I**. — COURTOIS-SUFFIT: Maladies du péritoine. Paris 1892.

DECIO, C.: La cura chirurg. della peritonit. toberculare. Arch. ital. Chir. **5** (1922). — DICK, W.: Bruns' Beitr. **154**, 241 (1931).

EBSTEIN: Diffuse Erkrankungen des Peritoneums. EBSTEIN-SCHWALBEs Handbuch der praktischen Medizin, Bd. 2. 1900. — ENGLÄNDER: Diagnostische Bedeutung des prozentischen Eiweißgehaltes der Aszitesflüssigkeiten. Wien u. Leipzig 1906. — ERKES: Durchwanderungsperitonitis bei akuten Erkrankungen der Darmschleimhaut. Zbl. Chir. **1918**, 97. — EWALD: Klinik der Verdauungskrankeiten. Bd. 3. Berlin 1902.

FALCONE, R.: Sulla mesenterite retratile. Arch. ital. Chir. **6**, H. 2 (1922). — FARLEY, K.: Peritoneal echinococcosis. Med. J. Austral. **2**, Nr 8 (1922). — FARMACHIDIS, G.: Aproposito di un caso di epithelioma primitivo del peritoneo. Riforma med. **36**, No 21 (1920). — FINKELSTEIN, H. u. F. ROHR: (1) Die Behandlung der tuberkulösen Bauchfellentzündung im Kindesalter. Slg Abh. Verdgskrkh. 8. — (2) Albus Slg Abh. Verdgskrkh. 8, H. 1 (1922). — FINSTERBUSCH, R. u. F. GROSS: (1) Der Wert der Röntgenuntersuchung bei Perforationen im Bereich des Magendarmkanals. Chirurg **4**, 598—603 (1932). — (2) Der Wert des frühzeitigen röntgenologischen Nachweises des spontanen Pneumoperitoneums bei perforiertem Magengeschwür und sonstigen Erkrankungen des Verdauungstraktus. Acta radiol. (Stockh.) **13**, 567—590 (1932). — (3) Spontanes Pneumoperitoneum bei Ileus. Röntgenprax. **4**, 585—590 (1932). — FISCHER, A. W.: Über Deutung und Bewertung der sog. Adhäsionsbeschwerden. Chirurg. **6**, 537—542 (1934). — FRANK, A.: Die Abdominaltuberkulose des Kindes. Erg. inn. Med. **21** (1922). — FRIEDENTHAL, G. (TIETZE): Erfahrungen bei der chirurgischen Behandlung der akuten exsudativen Peritonitis. Inaug.-Diss. Breslau 1912. — FRIEDRICH, R.: Arch. klin. Chir. **165**, 569. — FRITZ, A.: Zur Behandlung der exsudativen Form der Peritonealtuberkulose mit Pneumoperitoneum. Med. Klin. **1922 I**. — FROMME: Handbuch der Gynäkologie, 1910.

GEHRELS: Die chirurgische Mesenterialdrüsentuberkulose. Erg. Chir. **12**, 333. — GELPKE, H.: Behandlung des tuberkulösen Ascites. Korresp.bl. Schweiz. Ärzte **1918**. — GIRON, E.: Traitement médico-chirurg. des peritonit. tuberc. J. des Prat. **38**, No 36 (1924). — GÖDEL, A.: Zur Kenntnis der Peritonealcysten. Frankf. Z. Path. **26**, H. 3 (1922). — GÖTZE: (1) Die Röntgendiagnostik bei gasgefüllter Bauchhöhle, eine neue Methode. Münch. med.

Wschr. **1918 II**, 1275. — (2) Pneumoperitoneale Röntgendiagnostik. Verh. dtsch. Röntgenges. **1920**. — (3) Ein neues Verfahren der Gasfüllung für das Pneumoperitoneum. Münch. med. Wschr. **1921 I**, 233, 234. — GOLDSCHMID, E.: Das Wesen des Pseudomyxoma peritonei nach Cystoma ovarii. Arb. path. Anat. **9**, H. 1 (1914). — GRAFF, MATTHES u. SELLHEIM: Die akute allgemeine Peritonitis. Berl. Klin. **1907**, H. 231. — GRASER u. PENZOLDT: PENZOLDT-STINTZINGS Handbuch der Therapie innerer Krankheiten, Bd. 4, Chirurgische und interne Behandlung der Peritonealerkrankungen. — GRAY, H. M. W.: Remarks on abnormal intraabdominal adhesions. Lancet **1913 I**. — GUBAL: Les abscès sousphréniques. Rev. de Chir., Jan. **1909**. — GUNDEL, M. u. F. SÜSSBRICH: Fortschr. Ther. **9**, 517 (1933).

HAGEN: Über die gynäkologische Peritonitis. Münch. med. Wschr. **1909 II**, 1787. — HANDFIELD, J.: Retrop. cystes. Their pathology, diagnosis, and treatment. Brit. J. Surg. **12**, Nr 45 (1924). — HARBITZ: Chronische Peritonitis mit Lymphangiektasien und Aszites chylosus. Zbl. Path. **31**, H. 23. — HARTTUNG, H.: Zur Diagnose des subphrenischen Abszesses bei ungewöhnlich hohem Zwerchfellstand. Zbl. Chir. **1934**, 1750—1755. — HAUG, E. u. K. HEUDORFER: Über postoperative Adhäsionen nach gynäkologischen Laparotomien. Münch. med. Wschr. **1923 I**. — HAYTHORN, S. R.: Amer. J. Path. **9**, 725 (1933). — HERZFELD: Chirurgische Behandlung der tuberkulösen Bauchfellentzündung. Chir. Grenzgeb. **1899**, 184. — HERZOG: Zur Diagnose der chronischen Peritonitis. Dtsch. med. Wschr. **1918 I**. — HERZOG, F.: Ein Fall von maligner Deckzellengeschwulst des Peritoneum. Beitr. path. Anat. **58**, H. 2 (1914). — HIGGINS, T.: Mesenteric cysts. Brit. J. Surg. **12**, Nr 45 (1924). — HIRSCHEL: Intraperitoneale Anwendung des Kampferöls. Münch. med. Wschr. **1912 II**, 2004. — HOLLENBACH: Pseudoappendizitis durch Tuberkulose der Mesenterialdrüsen. Dtsch. med. Wschr. **1921 I**. — HUFSCHMID: Beitrag zur Behandlung der exsudativen tuberkulösen Peritonitis. Beitr. z. Chir. **129** (1923).

IWATÔ, Y.: Okayama-Igakkai-Zasshi (jap.) **45** (1933).

JÓSA, L.: Über Peritonitis chronica fibrosa incapsulans (Zuckergußdarm). Zbl. Chir. **54**, Nr 27, 1689—1694 (1927). — JURA, V.: Sulla mesenterite retrattile e sclerosante. Policlinico, sez. prat. **31**, H. 18 (1924).

KAUFMANN, E.: Über Peri- und Mesosigmoidverwachsungen. Z. Geburtsh. **83**, H. 3, (1921). — KEHL u. ERB: Beitrag zur Frage der Entstehung der Peritonitis chronica. Virchows Arch. **246** (1923). — KIENBICHL, E. E.: Das spontane Pneumoperitoneum subphrenicum, seine Erkennung und Bedeutung bei den Magen- und Zwölffingerdarmgeschwüren. Diss. Gießen 1932. — KLEIN, ST.: La tuberculose isolée des ganglions lymphatique abdominaux. Revue de la Tbc. 8, No 3, 340—350 (1927). — KLEINMANN, H.: Zur Therapie der Peritonitis tuberculosa. Schweiz. Rdsch. Med. **20**, Nr 5 (1920). — KLOTZ: Pituitrin bei Peritonitis. Münch. med. Wschr. **1912 II**, 2047. — KNEISE, O.: Differentialdiagnose der Mesenterialdrüsentuberkulose. Arch. Gynäk. **100**. — KNOBLOCH, E.: Münch. med. Wschr. **1932 II**, 1432. — KÖNIGER: Die zytologische Untersuchungsmethode. Jena 1908. — KÖNNECKE: Pneumokokkenperitonitis. Bruns' Beitr. **115**, H. 2. — KÖRTE: (1) Chronische Peritonitis. GARRÉ, KÜTTNER u. LEXERS Handbuch der praktischen Chirurgie, Bd. 3. — (2) Erkrankungen des Peritoneums. BERGMANN, BRUNS u. MIKULICZ, Handbuch der praktischen Chirurgie, 1900; 5. Aufl. 1923. — KOHLMANN: Klinik und Röntgendiagnose des subphrenischen Abscesses. Fortschr. Röntgenstr. **32**, H. 3/4. — KOJIS, F. G. u. E. J. MCCABE: Amer. J. med. Sci. **185**, 710 (1933). — KRAMARENKO, J.: Eine neue Technik der Anlegung des Pneumoperitoneums. Fortschr. Röntgenstr. **33**, 389—391 (1925). — KRAUSE, P.: Über das Pneumoperitoneum und seine Bedeutung für die Diagnose abdomineller Erkrankungen. Münch. med. Wschr. **1926 II**, 1342. — KÜMMELL, H.: Endresultate der operativen und nichtoperativen Behandlung der Peritonitis tuberculosa. Zbl. Chir. **1913**, Nr 40. — KÜSTNER, H. u. H. MEYER: Die physikalischen Grundlagen des Pneumoperitoneums. Fortschr. Röntgenstr. **29**, 551—553 (1922).

LASSER-RIETSCHER: Behandlung der tuberkulösen Peritonitis mit künstlicher Höhensonne. Med. Klin. **1918 I**, 12. — LAURELL, H.: (1) Röntgenologische Zeichen abdomineller Ergüsse. Zugleich ein Beitrag zur Röntgendiagnostik der Peritonitis. Acta radiol. (Stockh.) **5**, 63—104 (1926). — (2) Über die Lagerung von freier Flüssigkeit, freiem Gas und beweglichen gasgeblähten Därmen in der Bauchhöhle. Acta radiol. (Stockh.) 8, 109—119 (1927). — (3) Über die Röntgensymptome bei einem Fall von intra- und retroperitonealer Entzündung usw. Acta radiol. (Stockh.) 8, 289—302 (1927). — LAURELL, H. u. A. WESTERBORN: Ein Beitrag zur Röntgendiagnose abgekapselter, intraperitonealer Eiteransammlungen. Arch. klin. Chir. **147**, 593—614 (1927). — LEDDERHOSE: Subphrenische Abszesse. Dtsch. med. Wschr. **1913 II**, 1489. — LIEBMANN, E. u. H. SCHINZ: Beitrag zur Kenntnis zirkumskripter Abszeßbildung im Abdomen. Dtsch. Z. Chir. **159**, 389—414 (1920). — LINDIG, P.: Über Entstehung, Bedeutung und Behandlung von Adhäsionen im Bauchraum. Klin. Wschr. **1922 I**. — LOEWE, O.: Kinderärztl. Prax. **3**, 200 (1932). — LOREY: (1) Hydroperitoneum. 8. Röntgen-Kongr. 1912. — (2) Über das Einblasen von Luft in die Bauchhöhle als diagnostisches Hilfsmittel bei der röntgenologischen Untersuchung der Bauchorgane. Festschrift zum 25jährigen Bestehen des Eppendorfer Krankenhauses, 1914. — LOTSCH, F.:

Das Krankheitsbild des subphrenischen Abscesses. Klin. Wschr. **1924 II**, 2012. — LUGINBÜHL, M.: Operative oder konservative Behandlung der Bauchfelltuberkulose. Bruns' Beitr. **140**, H. 3, 526—531 (1927). — LYON, E.: (1) Zur Röntgendiagnose eitriger Abszesse unterhalb des Zwerchfells. Dtsch. med. Wschr. **1920 II**, 1303. — (2) Ist das Pneumoperitoneum ein Fortschritt in der Behandlung der Peritonitis tuberculosa exsudativa? Arch. Verdgs.krkh. **40**, H. 1/2, 120—129 (1927).

MACKENZIE, WALLIS and SCHOELBERG: On chylous and pseudochylous ascites. Quart. J. Med. **3**, 301 (1910); **4**, 153 (1911). — MARTENS: Erkennung und Behandlung der Perforationsperitonitis. Med. Klin. **1908 II**. — MARTIUS, H.: Über die postoperativen Bauchfellverwachsungen. Münch. med. Wschr. **1922 I**. — MASSINI, O.: Pseudomyxoma peritonei. Prensa med. argent. **6**, No 27 (1923). — MATTHES: Pneumokokken auf dem Peritoneum. Klin.-ther. Wschr. **1912 II**. — MATTHES u. GARRÈ: KRAUSE u. GARRÈs Lehrbuch der Therapie innerer Krankheiten, Bd. 2, Kap. 9. — MATTICK, W.: Intraperiton. oxygen. inflations in the treatment of ascitic. tubercul. peritonit. Amer. Rev. Tbc. **8** (1924). — MAYDL: Über subphrenische Abszesse. Wien 1894. — MAYER, A.: Über postoperative Adhäsionen. Zbl. Gynäk. **46**, Nr 23 (1922). — MAYO, W.: The peritoneal manifestations of chronic multiple serositis. Amer. J. Surg. **76**, Nr 4 (1922). — MEYER, H.: Das Pneumoperitoneum als Untersuchungsmethode für den Magendarmkanal. Fortschr. Röntgenstr. **33**, 509—527 (1925). — MICHAELSON, E.: Contribution à l'étude du périton. Acta chir. scand. (Stockh.) **53**, H. 5 (1921). — MINKOWSKI: (1) Über Synthese des Fettes aus Fettsäuren im Organismus des Menschen. Arch. exper. Path. u. Ther. **21**, 373 (1886). — (2) Chylöser Aszites. Jber. schles. Ges. vaterl. Kult. **2**, 70 (1911). — MÜLLER, L. R.: Über die Empfindungen in unseren inneren Organen. Mitt. Grenzgeb. Med. u. Chir. 18, 600 (1908). — MUTTERMILCH: Z. klin. Med. **46**, 123.

NAEGELI: Klinische Bedeutung und Bewertung der abdominalen Verwachsungen. Dtsch. Z. Chir. **163**, 408 (1921). — NAUMANN, H.: Versuche einer biologischen Behandlung der peritonealen Verwachsungen. Dtsch. med. Wschr. **1924 II**. — NOACK: Peritonealverwachsungen nach schweren Bauchquetschungen. Mitt. Grenzgeb. Med. u. Chir. **4**, 641. — NOORDEN, V.: Peritonitis. SCHWALBEs Diagnostische Irrtümer. 1923. — NOSSEN, H.: Über Tumoren des Mesenterium. Beitr. klin. Chir. **132**, H. 3 (1924). — NOTHNAGEL: Die Erkrankungen des Darmes und des Peritoneums. Spezielle Pathologie und Therapie, 2. Aufl., Bd. 17. 1903. — NOVAK, E.: Pseudomyxoma peritonei. Bull. Hopkins Hosp. **33** (1922).

OEHRLEIN, A.: Über Mesenterialcysten. Diss. Erlangen 1921.

PAGENSTECHER: Dtsch. Z. Chir. **62**, 313. — PANAGIE, A.: Riforma med. **1933**, 279. — PARTSCH, F.: (1) Zur Untersuchungstechnik des Pneumoperitoneums. Fortschr. Röntgenstr. **29**, 806, 807 (1922). — (2) Das diagnostische Pneumoperitoneum in der Chirurgie. Fortschr. Röntgenstr. **35**, Erg.-Bd. (1924). — PAYR, E.: Biologisches zur Entstehung, Rückbildung und Vorbeugung von Bauchfellverwachsungen. Zbl. Chir. **1914**, Nr 3 u. Nr 16; **51**, Nr 14 (1924). — PETERMANN, J.: Die Chirurgie des Bauchfells und des Netzes. Die Chirurgie, Bd. 5, S. 127—210. Berlin u. Wien: Urban & Schwarzenberg 1927. — PFEFFERKORN: Behandlung der Bauchfelltuberkulose und Mesenterialdrüsen mit künstlicher Höhensonne. Zbl. inn. Med. **1923**, Nr 22. — PIC: Le traitement de la peritonite tuberculeuse. Lyon méd. **1924**, 508. Ref. Zbl. Chir. **1924**, 2784. — PICK, FR.: Perikarditische Pseudolebercirrhose. Z. klin. Med. **29**. — POPPER, H.: Die Diagnose der Darmperforation mit Hilfe der Röntgendurchleuchtung. Dtsch. med. Wschr. **1915 II**, 1034—1036. — POPPERT: WULLSTEIN-WILMS' Lehrbuch der Chirurgie, Bd. 2, I. 1909. — POZZI, G.: Le peritoniti acute di origine biliare. PRIBRAM, H.: Therapie der Bauchfelltuberkulose. Prag. med. Wschr. **1887 II**.

QUINCKE: Über fetthaltige Transsudate. Dtsch. Arch. klin. Med. **16**, 121 (1875).

RAUE, F.: (1) Das Pneumoperitoneum in der klinischen Diagnostik. Mitt. Grenzgeb. Med. u. Chir. **38**, 132—148 (1925). — (2) Über das Pneumoperitoneum und seine Bedeutung für die Diagnose abdomineller Erkrankungen. Münch. med. Wschr. **1926 II**, 1342. — RAUTENBERG, E.: (1) Klinische Anwendung der Röntgenphotographie der Leber und Milz. Berl. klin. Wschr. **1914 II**, 1608, 1609. — (2) Meine Methode zur Darstellung des Pneumoperitoneums. Berl. klin. Wschr. **1919 I**, 561, 562. — REITTER, K.: Verlauf und Therapie der Peritonitis tuberculosa. Wien. klin. Wschr. **1924 I**. — RHEES, L. J.: Amer. J. Path. **9**, 719 (1933). — RICHARZ, A.: (Unter WITZEL): Über die klinische Bedeutung der peritonealen Adhäsionen. Inaug.-Diss. Bonn 1904. — RIEDEL: Mitt. Grenzgeb. Med. u. Chir. **2**, 483. — RITTER: Sensibilität des Bauchfells. Z. Chir. **1908**, Nr 20. — RITTER, LIEBERMANN u. A. v. WAHLENDORF: Über retroperitoneale Lipome. Arch. klin. Chir. **115**, H. 4 (1921). — ROHR: Pneumokokkenperitonitis. Mitt. Grenzgeb. Med. u. Chir. **23**, 659 (1911). — RÓNA, D.: Über Lymphangioma cysticum mesenterii. Beitr. klin. Chir. **84**, H. 6 (1913). — ROTTER: Zur Behandlung der diffusen Peritonitis. Arch. klin. Chir. **93**, 1 (1910). — RUNEBERG: Diagnostische Bedeutung des Eiweißgehaltes in pathologischen Transsudaten und Exsudaten. Berl. klin. Wschr. **1897 II**.

SAEGESSEN, M.: Schweiz. med. Wschr. **1900**. — SCHEIDT, R.: Über subphrenische Abszesse. Diss. Marburg a. L. 1934. — SCHILDHANS, W.: Pseudomyxoma peritonei.

Virchows Arch. **244** (1923). — SCHINZ, H.: Abdominale Röntgendiagnostik. Schweiz. med. Wschr. **1921 II**. — SCHIRMER, R.: Ein Beitrag zum Mesenterialcystenileus bei Kindern. Münch. med. Wschr. **1924 I**. — SCHITTENHELM, A.: Über Röntgendiagnostik mit Hilfe künstlicher Gasansammlung in der Bauchhöhle. Dtsch. med. Wschr. **1919 I**, 566, 567. — SCHLAYER: Adhäsive Perikardobliteration und Kardiolyse (Polyserositis). Münch. med. Wschr. **1910 I**, 729. — SCHMIEDEN: Mesenterialdrüsentuberkulose im ileozökalen Winkel Ref. Med. Klin. **1920 I**, 219—(2) Münch. med. Wschr. **1920 II**.— SCHMID, H.: Über retroperitoneale und mesenteriale Tumoren. Arch. Gynäk. **118**, H. 3 (1923). — SCHNITZLER, H.: Zur Histologie und Klinik der intraabdominalen postoperativen Adhäsionen. Arch. klin. Chir. **129**, H. 4 (1924). — SCHÖNBAUER, L.: Über postoperative Adhäsionen. Wien. klin. Wschr. **1924 II**. — SCHÖNBAUER, L. u. H. SCHNITZLER: Zur Histologie und Klinik der intraabdominellen postoperativen Adhäsionen. Arch. klin. Chir. **129**, H. 4 (1929). — SCHOTTMÜLLER, H.: Pneumothorax subphrenicus infolge Ulcus perforatum. Dtsch. med. Wschr. **1921 I**, 892, 893. — SEELIG, M.: Pseudomyxoma peritonei. Surg. etc. **1920**, Nr 5. — SERGENTS, E.: Traitement de la periton. tuberc. J. des Prat. **38**, No 17 (1924). — SIEGERT: Über Zuckergußleber und perikarditische Pseudoleberzirrhose. Virchows Arch. **153**. — SOLIERI, S.: Sulla mesosigmoidite fibrosa. Policlinico, sez. chir. **31**, H. 11 (1924). — SONNENBURG: Perityphlitis, 6. Aufl. 1908. — SPALDING, GL.: Intraabd. and intrapelvic. adhesions. Internat. Clin. **3**, Ser. 30 (1920). — SPRENGEL: Appendizitis. Deutsche Chirurgie, 1906. — STABERER, v.: Retroperitoneale Tumoren. Arch. klin. Chir. **110**. — STEIGER: Zur Röntgentherapie der Peritonealcarcinose. Strahlenther. **14**, H. 1. — STEPHAN, S.: Röntgenbehandlung. Strahlenther. **10**, 957 (1920). — STERNBERG, A.: Zur Diagnostik der Mesenterialdrüsentuberkulose. Z. Tbk. **47**, H. 2, 117—121 (1927). — STIEDA: STICH-MAKKAS, Fehler und Gefahren bei chirurgischen Operationen, S. 511. Jena 1913. — STOCKER, H.: Das Pneumoperitoneum subphrenicum beim perforierten Ulcus duodeni. Chirurg **5**, 896—901 (1933). — STUHL, K.: Zur Behandlung der Bauchfelltuberkulose mit Tuberkulin. Med. Klin. **1924 I**.

TESCHENDORF, W.: (1) Zur Erkennung intraabdomineller Verwachsungen. Dtsch. med. Wschr. **1923 I**.—(2) Zur Verwendung eines leicht resorbierbaren Gases (Stickoxydul) für die Darstellung der Gelenke und des Pneumoperitoneums. Fortschr. Röntgenstr. **53**, 476—479 (1936).—(3) Differentialdiagnostik der Röntgenbilder bei künstlichem Pneumoperitoneum usw. Lehrbuch der röntgenologischen Differentialdiagnostik der Erkrankungen der Bauchorgane. Leipzig 1937. — TOMISELLI, A.: Contributo allo studio dei tumori solide primitive del mesentere. Gaz. internat. med.-chir. **27**, No 1—3 (1922).

UNGAR: Über chronische Peritonitis und peritoneale Tuberkulose bei Kindern. 17. Verh. Ges. Kinderheilk. (Naturforscherverslg) **1900**, 158. — UNGER, E.: Akute Peritonitis. KRAUS-BRUGSCH' Handbuch der speziellen Pathologie und Therapie, Bd. 6, 2. Hälfte, Teil III, S. 497. — UNGER, W.: Die Röntgenbehandlung der Peritonealtuberkulose. Zbl. Gynäk. **1926**, Nr 27.—Weitere Literatur bei F. HÄRTEL: Die tuberkulöse Peritonitis. Erg. Chir. **6** (1913).

VIERORDT, H.: Die einfache chronische exsudative Peritonitis. Tübingen 1884. — VIRCHOW: Adhäsive Peritonitis. Virchows Arch. **5** (1853). — VOGEL, C.: Über Bauchfellverwachsungen. Erg. Chir. **16** (1923). — Weitere Literatur bei A. WERESCHINSKI: Beiträge zur Morphologie und Histogenese der intraperitonealen Verwachsungen. Leipzig: F. W. C. Vogel 1925.— VOSS, H.: Zur Pathologie der Peritonealtuberkulose. Beitr. Klin. Tbk. **23**, 455 (1912).

WEBER, E.: Über die Bedeutung der Einführung von Sauerstoff bzw. Luft in die Bauchhöhle für die experimentelle und diagnostische Röntgenologie. Fortschr. Röntgenstr. **20**, 453—455 (1913). — WEIL, A.: Über die röntgenologische Bedeutung normaler und abnormaler Gasansammlungen im Abdomen. Fortschr. Röntgenstr. **24**, 1—13 (1916). — WEIL, S.: Erg. Chir. **1911**. — WEILAND, W.: Ein röntgenologisches Phänomen bei perforiertem Magengeschwür. Münch. med. Wschr. **1915 I**, 389—391. — WEINBERG, M. et M. LAGUIERE: Presse méd. **1935 I**. — WERESCHINSKI, A.: Zur Frage über die Mesenterialcysten. Verh. russ. Pirogoff-Ges. **1921**. — WIEMER: Beiträge zur Klinik der subphrenischen Abszesse. Münch. med. Wschr. **1924 I**. — WOLFF, W.: Münch. med. Wschr. **1934 I**, 903.

ZANGEMEISTER, W.: Über retroperitoneale Cysten. Mschr. Geburtsh. **54** (1921). — Weitere Literatur bei KÖRTE: Handbuch der praktischen Chirurgie, Bd. 3. Stuttgart 1923. — ZOLLINGER, F.: Peritonitis tuberculosa und Unfall. Schweiz. Z. Unfallheilk. **21**, Nr 6, 121 bis 134 (1927).

Die Krankheiten der Bauchspeicheldrüse.

Von

G. KATSCH und J. BRINCK-Greifswald.

Mit 16 Abbildungen.

A. Allgemeine Diagnostik.

Die verborgene Lage des Pankreas brachte es mit sich, daß seine Erkrankungen wenig beachtet wurden. Die Unauffälligkeit mancher Symptome trug hierzu bei und ferner die Tatsache, daß Pankreaserkrankungen oft Zweitschäden sind und der auf die primäre Krankheit gerichteten Aufmerksamkeit entgehen. Noch bis vor wenigen Jahren beachtete man fast nur den Krebs des Pankreas und die seltenen Cysten, weil sie als Geschwülste deutlich tastbar waren. Daneben entstand eine langsam zunehmende Kenntnis der akuten Pankreasnekrose, oder, wie man sich damals ausdrückte, der Pankreasapoplexie. Die große Zahl der leichten Pankreasstörungen blieb unbeachtet. Vor 17 Jahren sagte mir Prof. GOLDSCHMIDT, der am Institut von ASKANAZY lange Zeit bei allen Sektionen das Pankreas systematisch untersucht hatte: histologische Veränderungen am Pankreas sind ungeheuer häufig. Sie sind ohne Interesse, die Klinik merkt nichts davon. Einige klinische Erlebnisse, von guten Ärzten und Klinikern lange verkannte Fälle, die später zu schweren Pankreasschäden und selbst zu Tod und Autopsie führten, brachten mich zu der Überzeugung, daß eine klinische Pathologie dieses hochwertigen vielseitigen Organs zwar nur ganz ungenügend vorhanden sei, daß sie aber entwickelt werden müsse. Durch Bemühungen um klinisch leicht erfaßbare Zeichen wurden immerhin fühlbare Fortschritte erzielt. Schon vorhandene Laboratoriumsmethoden wurden so erst fruchtbar. Es bestand ja die Tatsache, daß die Physiologie des Pankreas sehr viel weiter entwickelt war als die Pathologie. Deshalb suchte man ohne rechte Führung durch klinische Zeichen nach einer sog. funktionellen Pankreasdiagnostik. „Die Diagnostik des Pankreas wurde zu sehr ins Laboratorium verlegt" (KATSCH 1924).

Heute sind die Laboratoriumsmethoden etwas bereichert und in manchem gewandelt. Aber noch immer liegt der Schwerpunkt, auch ihres Nutzens, in der Wahl der Augenblicke, in denen man sie anwendet. Es kommt darauf an, aus klinischen Zeichen, welche die Vorgeschichte und das Zustandsbild ergeben, den Verdacht zu fassen, daß ein Pankreasschaden vorliegt. BERGER, der in den letzten Jahren sich eingehend mit den Pankreaserkrankungen beschäftigt hat, wiederholt meine These: die Verdachtsdiagnose ist das wichtigste. Besteht aus klinischer Kenntnis sinnvoll gefaßt ein Verdacht auf Pankreasschaden, dann treten die Laboratoriumsmethoden in ihr Recht. Sie werden dann die Verdachtsdiagnose mehr oder weniger stützen oder zur sicheren Diagnose erheben. Im übrigen können die klinischen Zeichen recht deutlich sein, so daß für den, der mit ihnen vertraut ist, auch ohne Laboratoriumshilfen die Diagnose auf Pankreaserkrankung oft mit großer Wahrscheinlichkeit zu stellen ist.

a) Vorgeschichte.

Jede Angabe über eine zurückliegende oder bestehende Erkrankung im Oberbauch muß den Gedanken an das Pankreas wecken, ganz besonders Angaben, die auf durchgemachte Erkrankungen der Gallenwege verdächtig sind. Aber auch das Ulcus ventriculi oder duodeni sowie schwere Formen der Gastritis erinnern uns, daß sie zu Nachbarschaftserkrankungen des Pankreas führen können. Quetschung oder stumpfe Verletzung des Oberbauchs (knock out), stattgehabte Laparotomien sind zu nennen.

Von den durchgemachten Infekten eines Kranken beachten wir die, die das Pankreas geschädigt haben können, nicht nur die Parotitis epidemica, sondern alle mit erheblichen toxischen Parenchymwirkungen einhergehenden Infekte (Typhus, Diphtherie, Scharlach, Gärtnerintoxikation usw.), ferner schwere Vergiftungen (Alkoholismus, Quecksilber), Narkosen. Schließlich geben Kreislaufschäden Hinweise, auch das Pfortadersyndrom.

Darüber hinaus kann die Vorgeschichte unmittelbare Hinweise auf durchgemachte Pankreaserkrankungen ergeben: Schilderung entsprechender Schmerzen, verdächtige Verdauungsstörungen, vorübergehende Zuckerausscheidung, hypoglykämische Beschwerden.

b) Allgemeine Symptome.

Der allgemeine Krankheitseindruck kann von äußerster Heftigkeit sein bei der akuten Pankreasnekrose (s. S. 1081). Er kann sehr schwer sein bei lange dauernder digestiver Insuffizienz (s. S. 1075), so daß man von Pankreaskachexie sprechen kann, auch in Fällen, in denen kein Krebs vorliegt. Andererseits können die Allgemeinsymptome bei akuten und chronischen Schäden gering, unauffällig sein, ja sie können fehlen. Es gibt Fälle von latenten Pankreasschäden. Zu nennen sind von allgemeinen Zeichen: Gewichts-Kräfteverluste, Beschwerden, die ganz allgemein auf den Verdauungsapparat hinweisen: Appetitstörung, Zungenbelag, Darmkollern, Gasbauch, Stuhlunregelmäßigkeiten. Gewisse neurasthenische Beschwerden können einerseits die Folge verschlechterter Resorption im Darm sein, andererseits kennen wir sie bei leichten oder werdenden Schäden der Bauchspeicheldrüse als Ausdruck abnormer Blutzuckerbewegung, zum Teil mit hypoglykämischen Reaktionen (Brinck 1934). Parästhesien, Schweißausbrüche, Blutstauungen, Schwindelgefühl, Zittern, Unlustgefühl, Shockzustände mit Krampferscheinungen oder psychotischen Reaktionen können vorkommen und leicht als neurotisch gedeutet werden.

c) Pankreasschmerz.

Ein Druckschmerz mitten im Epigastrium, gedeutet als Überempfindlichkeit des Plexus solaris, findet sich zwar bei vielen Bauchkrankheiten. Aber die Lagebeziehungen machen verständlich, daß dieser Schmerz besonders bei Pankreaskrankheiten deutlich oder heftig sein kann. Bezeichnender ist die *Linksstrahlung des Schmerzes.* Von dem Schmerzzentrum im Oberbauch ziehen quälende Schmerzen nach links hinüber, den Rippenbogen entlang in die Milz- oder Nierengegend. Sie können wie der Schmerz der linken Zwerchfellhälfte durch Vermittlung des Phrenicus in die linke Schulter strahlen (Katsch, Ortner), auch fächerförmig in die linke Bauchseite und seltener in den linken Nervus ischiadicus. Irreführend kann es sein, wenn ein Kranker in diesen

Ausstrahlungsgebieten mehr Schmerz empfindet, als im Oberbauch. Lumbago oder Intercostalneuralgie, auch Pleuritis diaphragmatica sind Fehldiagnosen, die vorkommen. Eine gleichzeitig bestehende Pyelitis kann zur Fehldeutung führen. Öfters strahlt der Schmerz in der linken Rippenbogengegend auch nach oben, so daß an Angina pectoris gedacht wird. Mit dem Schmerz der Angina pectoris teilt der Pankreasschmerz nicht nur die Linksseitigkeit, sondern das eigentümlich Peinliche, als Vernichtungsgefühl Bezeichnete. Sehr große Heftigkeit kann bei beiden Schmerzbildern vorkommen. Der Pankreasschmerz kann einige Zeit nach Nahrungsaufnahme Steigerung erfahren, ähnlich wie der Schmerz des Kranken mit Magen- oder Zwölffingerdarmgeschwür. Das ergibt Unterscheidungsschwierigkeiten. Freilich kann auch zu den Schmerzen eines Geschwüres, wenn dieses bis ins Pankreas vorgedrungen ist, ein echter Pankreasschmerz sich hinzugesellen. Der in der Verdauungsphase auftretende oder sich steigernde Pankreasschmerz ist verständlich in den Fällen, in denen der Ausführungsgang verlegt oder verengt ist. Ist dieses nicht der Fall, so hat man wohl weniger an Krampfzustände in dem muskelschwachen Gangsystem zu denken, das mit den Gallenwegen deshalb nicht verglichen werden kann. Eher dürfte das mächtige Anschwellen des blutgefäßreichen Organes in der Tätigkeitsphase oder ein Pankreasödem im Spiele sein. Spannung oder Entzündung der Pankreaskapsel dürfte schmerzhaft sein. Dies ist sehr verständlich, da sie in eigentümlicher Häufung VATER PACCINIsche Körperchen und zentripetale Nervenbahnen enthält.

Die tastende Hand findet nicht nur den Solarpunkt druckempfindlich oder *druckschmerzhaft*; sondern Druckschmerz kann, etwa dem Verlauf des Organs folgend, nach links hinüber bestehen. Oft besteht ein Druckpunkt, der dem unteren Milzpol entspricht. Vielleicht ist der eigenartige präkomatöse Oberbauchschmerz bei Diabetikern auch ein Pankreasschmerz. Manchmal kann man den Pankreasschmerz provozieren durch Einguß von 2—4 ccm Narkoseäther ins Duodenum (nach KATSCH und v. FRIEDRICH 1922), dasselbe wird unter Umständen durch eine fettreiche Mahlzeit erreicht.

Für die ganze Klinik der Pankreaskrankheiten ist von sehr großer Bedeutung, daß es einen charakteristischen Pankreasschmerz gibt, der gelegentlich bei deutlicher Ausprägung geradezu pathognomonisch sein kann.

Schon bei älteren Autoren findet man Einzelangaben, daß bei Pankreaskranken ein vom Epigastrium nach links ausstrahlender Schmerz beobachtet wurde (z. B. MINNICH 1894, ORTNER). Das waren einzelne kasuistische Erhebungen. Der Schmerz wurde nicht als charakteristisch erfaßt. Der alte PIROGOFF äußerte bei der Krankenvisite gelegentlich bei eigentümlichen Bauchschmerzen „hic pankreas laborat“. Er verriet aber seinen Schülern nicht, woran er dies erkannte. OSER, KÖRTE, ADOLF SCHMIDT (1922) hoben hervor, daß Pankreasschmerzen nichts Charakteristisches hätten. Dem Lehrbuch von GROSS und GULECKE (1924), der vorigen Auflage dieses Handbuches (Bearbeitung von UMBER 1926), ist der typische Pankreasschmerz nicht geläufig. OSER fand Gastralgie und Pankreasschmerz nicht unterscheidbar. Viele Kliniker sind dadurch irregeführt worden, daß Gallenkoliken und Pankreasschmerz oft gleichzeitig oder abwechselnd beim gleichen Kranken auftreten. Das hat z. B. den Altmeister NAUNYN (1892) getäuscht. Ein in die linke Schulter ausstrahlender Schmerz wurde von ihm als Gallenkolik mit kontralateraler Lokalisation und Schmerzausstrahlung gedeutet. Auch HEAD, der große Kenner der visceralen Sensibilität ist irregeführt worden, wenn er linksseitige Hyperästhesien bei Cholecystitis beschreibt. Pankreaserkrankungen sind ihm nicht geläufig. Erst KATSCH (1923) hat die Bedeutung des Linksschmerzes für die Pankreasdiagnostik erkannt, herausgearbeitet und ihr weitgehende Anerkennung verschafft. Dennoch stößt man noch heute auf Äußerungen im Schrifttum, in denen ein charakteristischer Pankreasschmerz nicht anerkannt wird.

d) Überempfindlicher Halbgürtel. (HEADsche Zone.)

Wie KATSCH gezeigt hat, kann der linksseitige Pankreasschmerz objektiviert werden durch Aufsuchen des entsprechenden überempfindlichen Halbgürtels in der Haut (hyperalgetische Zone, HEADsche Zone). Die Lage ist aus Abb.1 zu ersehen, sie entspricht etwa dem 7. bis 8. Dorsalsegment nach HEAD. Gerade für die Pankreasdiagnostik haben sich die HEADschen Zonen als besonders nützlich erwiesen. Es handelt sich bei den HEADschen Zonen um Reflexhyperästhesien in den äußeren Bedeckungen. HEAD fand je nach dem erkrankten Organ Halbgürtel von bestimmter Lage; nur war ihm gerade die Pankreaserkrankung nicht geläufig. Diese Ausstrahlungshyperästhesien, die übrigens vor HEAD schon von dem Kopenhagener Kliniker LANGE beschrieben waren, sind noch heute zu wenig bekannt und gewertet, obwohl gute Kliniker auf ihre Bedeutung hingewiesen haben (GOLDSCHEIDER 1908, v. BERGMANN 1922, RUDOLF SCHMIDT 1910, L. R. MÜLLER, MACKENZIE 1921). Der mir in mündlicher Unterredung oft gemachte Einwand, HEADsche Zonen seien Suggestionsprodukte des Arztes, ist hinfällig. Selbstverständlich kann man einer Hysterischen irgendeinen Schmerz suggerieren. Aber ein Arzt soll schließlich erkennen, ob er es mit hysterischen Kranken zu tun hat oder nicht. Zudem wechselt ein suggerierter Schmerz die Lage. Eine Hautzone bei Visceralerkrankung dagegen wird zwar je nach Intensität des Schmerzes breiter oder schmäler, verschwindet auch und kommt wieder; aber sie behält ihre charakteristische Lage.

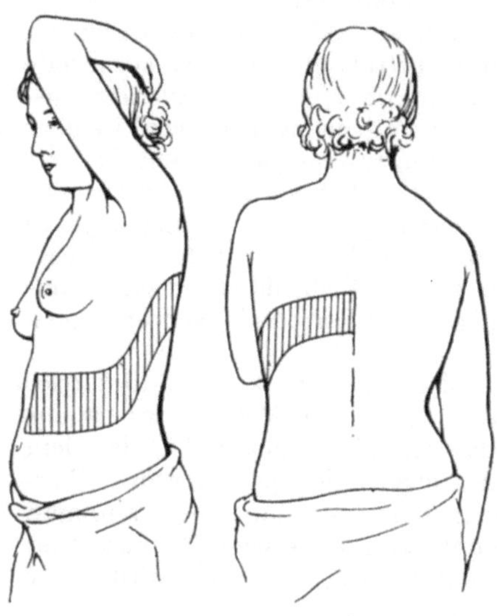

Abb. 1a–b. Überempfindlicher Halbgürtel bei Pankreatitis.

KAUFFMANN (1921) konnte mit objektiven Methoden zeigen, daß die Latenzzeit der Schmerzempfindung im Bereich hyperalgetischer Zonen eine andere ist, daß im hyperalgetischen Segment auch vasomotorische Veränderungen vorkommen.

Diese Prüfung durch KAUFFMANN mit dosierten Wärmereizen ergab in streng segmentaler Anordnung eine Gesetzmäßigkeit der Erscheinungen. Auch in der Tiefe der Muskulatur besteht veränderte Sensibilität. Durch paravertebrale Anästhesie sind diese diagnostischen Phänomene vorübergehend zu beseitigen (v. BERGMANN 1922).

Bei diesen objektiven Sensibilitätsveränderungen sind es wieder die Ausstrahlungen nach links, die wir buchstäblich als führend bewerten. Wir stellen die Hautüberempfindlichkeit fest durch Bestreichen mit einer Nadel. Die hyperalgetische Zone kann sich darstellen als vollständiger Halbgürtel, der vom Epigastrium über den unteren Rippen herumzieht und hinten etwa die Gegend des 10. bis 12. Brustwirbeldorns trifft — also dem 8. Dorsalsegment entspricht. Häufiger ist dieser Halbgürtel nicht vollständig, wir finden ihn nur vorn und hinten neben der Wirbelsäule. Neben der Prüfung der Oberflächenhautsensibilität mit der Nadel ist auch die Untersuchung der Klopfzone nach MENDEL sehr oft ergiebig, wie sie KALK (1928) herausgearbeitet hat. Das Ergebnis deckt sich nicht immer mit dem, was uns die streichende Nadel brachte. Wir erkennen durch die Klopfmethode eine etwas tiefere Hyperästhesie. HEAD hat diese tiefere Überempfindlichkeit durch gelindes Kneifen von Hautfalten aufgesucht. Die Klopfmethode ist besser.

e) Tastbefund.

Durch Palpation ist die Bauchspeicheldrüse nur in wenigen Fällen gegenüber ihren Nachbarorganen abzugrenzen. Das normale Pankreas ist als dünnes und tief gelagertes Organ durch die Bauchdecken nicht tastbar, höchstens bei extremer Gastroptose und Magerkeit. HAUSMANN (1918) konnte mit seiner gut durchgearbeiteten Palpationstechnik das normale Pankreas auch nur in 0,5—1% der Fälle tasten. Er hält die Pankreaspalpation für die schwierigste Aufgabe der abdominalen Diagnostik. Wenn er bei einem Individuum, das nicht gerade hochgradigst schlaffe und abgemagerte Bauchdecken hat, ein Pankreas tasten kann, so hält er dasselbe einer Induration für verdächtig. Eine Verhärtung der Bauchspeicheldrüse ist jedoch, worauf HORSTER (1931) hinweist, nur mit größter Vorsicht für die Diagnose zu verwerten. Abweichungen in Größe und Härte eines Organs finden sich nicht immer nur bei krankhaften Veränderungen, sondern auch auf der Höhe der Verdauung (v. BERGMANN-GULECKE 1910). ARNSPERGER (1911) beschrieb eine Konsistenzvermehrung des Pankreaskopfes als Folge entzündlicher Veränderungen des Lymphgewebes ohne wesentliche Beteiligung der einzelnen Drüsenläppchen. GROTT (1935) hat in neuester Zeit einen Beitrag zur palpatorischen Untersuchung der Bauchspeicheldrüse geliefert. Seine Technik ähnelt der von HAUSMANN. Er versucht den äußeren Rand des linken Musculus rectus zur Seite zu schieben, um auf diese Weise mehr an die Bauchspeicheldrüse heranzukommen. Der Kranke liegt dabei in Rückenlage mit angezogenen Beinen mit Unterlegung einer Faust oder einer 6—8 cm dicken Rolle unter die Lendenwirbelsäule. GROTT gelingt auf diese Weise die Durchführung der Untersuchung bei 75% der Männer und bei Frauen sogar in 96% der Fälle. Im wesentlichen gewinnt diese Methode dadurch praktische Bedeutung, daß sie die Bestimmung der Druckschmerzhaftigkeit an der Stelle der Kreuzung der Bauchspeicheldrüse mit der Lendenwirbelsäule und der Bauchaorta erlaubt. Der vom Druck verursachte Schmerz ist nach GROTT von Bedeutung, weil die mit einer tastbaren Geschwulst verlaufende Bauchspeicheldrüsenerkrankung im allgemeinen selten vorkommt.

Ein Pankreastumor im eigentlichen Sinne wird also sehr selten zu tasten sein. Kopftumoren können fühlbar werden. Das Pankreaskopfcarcinom ist weniger beweglich als eine Geschwulst des Magenpförtners. Deutlichere Hinweise auf die Bauchspeicheldrüse ergeben sich, wenn man das ganze Organ als wurstförmiges Gebilde quer über den Oberbauch verlaufend durchfühlt.

Hingewiesen sei in diesem Zusammenhang auf das COURVOISIERsche Symptom. Man versteht darunter die mächtige Schwellung und Dehnung der gesunden Gallenblase, die Erweiterung der Gallenwege durch Druckverengerung des Ductus Choledochus, im Gegensatz zu der bei Gallensteinen oft kleinen und geschrumpften Gallenblase. Der große, weiche und leicht palpable Gallenblasentumor kommt bei Pankreaskopfaffektionen häufiger vor.

Hinter dem stark aufgetriebenen Leib ist in manchen Fällen ein *Ascites* verborgen. Er kann seine Ursache in sekundärer Pfortaderthrombose bei Pankreasnekrosen und in carcinomatösen Veränderungen haben. Auch ohne Pfortaderverlegung kann bei Pankreaskrebs durch Begleiterkrankung des Bauchfells oder Krebsaussaat in der Bauchhöhle Bauchwassersucht auftreten.

Fieber werden wir im allgemeinen nicht zu erwarten haben. Bei akuten Pankreasnekrosen mit hochgradigen Vergiftungssymptomen werden Untertemperaturen beobachtet. In anderen Fällen bestehen, besonders bei chronisch rezidivierenden Pankreatitiden, subfebrile Temperaturen. Selbst bei schwersten akuten Pankreasnekrosen hat SCHMIEDEN im allgemeinen nur Temperaturerhöhungen bis 38° gesehen.

Parotisschwellung und Mundspeichelfluß. Der Zusammenhang zwischen Ohrspeicheldrüse und Bauchspeicheldrüse, der nicht nur histologisch und physiologisch besteht, sondern der auch an Hand zahlreicher klinischer Zusammenhänge deutlich wird, spielt bei der Beurteilung des Mundspeichelflusses für die Diagnose chronischer Pankreasveränderungen eine Rolle. Er ist zwar nicht häufig, dafür aber meist sehr auffällig. Die Ansichten über die Art des Zusammenhanges zwischen Pankreaserkrankung und Speichelfluß sind geteilt. Man spricht von reflektorischem Vorgang (WALKO 1909, HORSTERS 1931). Andere sehen im Speichelfluß ein vikariierendes Symptom (GLÄSSNER). OSER (1898) sowie FRIEDREICH (1875) glauben nur an eine Vermittlung des Magens und an einen Mechanismus des Speichelflusses bei der Nausea. Wir konnten bei chronischen Pankreatitiden ebenso wie bei Diabetes mellitus gelegentlich eine Hypertrophie der Ohrspeicheldrüse feststellen und glauben ebenfalls an vikariierende Vorgänge. Das Symptom ist selten.

f) Stuhluntersuchung.

Die Stuhluntersuchung bedeutet eine Funktionsbewertung des tubulären Pankreas, daher gebührt ihr ein wichtiger Platz in der Pankreasdiagnostik. Die schwere Pankreasinsuffizienz ist leicht durch makroskopische Betrachtung der Stühle zu erkennen. Geringere Störungen werden aufgedeckt durch *mehrfache Untersuchungen,* durch *Belastungsproben,* durch *mikroskopische* oder *chemische Analyse der Stühle.* Wichtig ist von vornherein zu betonen, daß bei vielen Pankreaskranken völlig normale Stühle vorkommen.

Die *makroskopische Betrachtung des Stuhles* zeigt bei schweren Störungen den typischen Fettstuhl (Salbenstuhl, Butterstuhl). Es werden große Kotmassen bis zu 1 kg, teilweise übel riechend, dickbreiig in sich gebunden, von hellem weißlichem oder graphitartigem glänzendem Aussehen entleert. Um die Entleerung herum findet sich in schweren Fällen ein See von in der Kälte gerinnendem flüssigem öligem Neutralfett. Unverdaute Muskelstücke können in der Kotmasse sichtbar sein. Beimengungen, die auf eine Darmerkrankung hinweisen, wie Schleim, Eiter, Blut fehlen. Allerdings können bei länger bestehendem Pankreasschaden mit Insuffizienzerscheinungen sekundäre Enterokolitiden auftreten, ebenso wie es umgekehrt ascendierend zu Pankreatitiden kommt. Die Pankreasstühle zeichnen sich durch ihren explosiven Charakter und durch einen besonders üblen Geruch aus.

Es gibt jedoch zahlreiche Fälle von Pankreasschäden auch schwerer Art, wo man spontane Fettstühle vermißt. Belastungsproben sind nötig. Differentialdiagnostisch kommt bei der Beurteilung der Stühle Sprue, Pellagra, Magendickdarmfistel in Frage. Auch der acholische Stuhl bei Gallenwegsverschluß ist im wesentlichen ein Fettstuhl, der nicht allein in der fehlenden Gallenbeimengung seine Ursache hat.

Es wird öfters die selbstverständliche Tatsache nicht bedacht, daß ein sinnfälliger Pankreasstuhl nicht auftreten kann bei einem Kranken, der wenig Nahrung aufnimmt, vor allem wenig Fett. Appetitlosigkeit und ausgesprochener Widerwille gegen Fett erschweren es öfters Fettbelastungsproben anzustellen. Diese sind an sich bei symptomenarmem Bilde auch für den praktischen Arzt ein einfaches Mittel, um Pankreasstühle zu provozieren. Zur Aufdeckung weniger grober Ausnutzungsstörungen stehen 3 Wege zur Verfügung.

1. Belastungsproben. Bei leichten und chronischen Schäden ist dies das einfachste Verfahren.

2. Mikroskopische Aufsuchung von Zeichen schlechter Nahrungsausnutzung.

3. Genaue quantitativ-chemische Stuhlanalyse in genauem Stoffwechselversuch. Hierbei muß die Zusammensetzung der Nahrung bekannt sein, so daß man nicht nur Ausnutzungsreste, sondern Ausnutzungsbilanzen bestimmt.

Während der 3. Weg ein wissenschaftlich geleitetes Laboratorium voraussetzt, ist die mikroskopische Stuhluntersuchung klinisch eingebürgert und oft auch in der Praxis durchführbar. Um unkomplizierte mikroskopische Bilder zu erhalten, geht man von der SCHMIDT-STRASBURGERschen Probekost aus.

Stuhluntersuchung nach SCHMIDT-STRASBURGERscher Probekost (1901). Ausführung nach Originalvorschrift:

Die Kost enthält 102 g Eiweiß, 111 g Fett und 191 g Kohlehydrate. Die Dauer des Versuchs beträgt 3 Tage.

Zusammensetzung der Kost im einzelnen:

1. Frühstück: $^1/_2$ Liter Milch, Tee oder Kakao, letzterer mit viel Milch. 1 Semmel mit Butter oder 50 g Zwieback.

2. Frühstück: $^1/_2$ Liter Haferschleim (bestehend aus 40 g Haferflocken, 10 g Butter, 200 g Milch, 300 g Wasser, etwas Salz, durchgeseiht. Zum 1. und 2. Frühstück ist 1 weiches Ei erlaubt.

Mittag: 125 g (Rohgewicht) gehacktes Rindfleisch mit 20 g Butter leicht überbraten, so daß es innen roh ist. 250 g Kartoffelmilchbrei.

Nachmittag: Wie erstes Frühstück ohne Ei.

Abends: $^1/_2$ Liter Milch oder 1 Teller Suppe wie zum 2. Frühstück, 1 Semmel mit Butter, 1—2 weiche oder gerührte Eier.

Der Stuhl wird bei dieser Kost makroskopisch besichtigt, wobei auf unverdaute Fleischreste geachtet wird. Mikroskopisch wird insbesondere auf Muskelfasern geforscht, auf Querstreifung der Muskelfasern ist zu achten (Fehlerquelle: beschleunigte Darmpassage). Weiterhin mikroskopische Untersuchung auf ungespaltenes Neutralfett in Form von Fetttröpfchen nach Färbung auf dem Objektträger mit einer Sudanlösung (eine Messerspitze Sudan, 10 ccm 96%igen Alkohol, 90% Eisessig durchgeschüttelt, filtriert). Untersuchung auf Stärkekörner durch Zusatz von LUGOLscher Lösung fällt selten positiv aus, ist aber ein schweres Symptom.

Um eine wirkliche Belastung der Bauchspeicheldrüsenfunktion zu erzielen, die auch Störungen der einzelnen Sekretreaktionen erkennen läßt, hat KATSCH die SCHMIDTsche Probediät in folgender Weise modifiziert:

Wir geben am 1. Tage die übliche SCHMIDTsche Probekost, der wir am 2. Tage 2—300 g Kartoffelbrei, am 3. Tage 125 g Rindfleisch in der vorschriftsmäßigen Form zubereitet, am 4. Tage 200 g Butter zusetzen. Die einzelnen Belastungen werden durch Kohle- bzw. Carmingaben voneinander abgegrenzt, so daß man sie schon makroskopisch unterscheiden kann.

Auswertung wie bei der Originalmethode. Durch die zusätzlichen Belastungen erhält man mehr positive Befunde. GAULTIER hat vorgeschlagen, die Probekost auf einen Tag zu beschränken. Dem ist im allgemeinen zu widerraten, die positiven Befunde werden jedenfalls nicht vermehrt. Man muß wissen, daß sehr geringfügige Reste funktionierenden Pankreasgewebes unter Umständen genügen können, damit die Verdauung störungslos verläuft, auch die mikroskopischen Zeichen der Ausnutzungsschwäche können fehlen. Je planvoller man untersucht, desto häufiger gelingt es, die latente Schwäche aufzudecken. Es sei besonders auf den mikroskopischen Nachweis von Fett hingewiesen. BERGER gebraucht hierfür den Ausdruck okkulte Steatorrhoe.

Der Fettnachweis wird diagnostisch noch verwertbarer, wenn es gelingt, mikroskopisch Muskelfasern mit erhaltener Querstreifung als Beweis einer Störung der Eiweißverdauung nachzuweisen. Wichtig ist dabei die Kenntnis der Magenverdauung. Bei Achylie werden nicht nur einzelne Muskelreste, sondern ganze mit bloßem Auge erkennbare Fleischstückchen entleert. Wir selbst legen auf die Erkennung von Muskelfasern großen Wert. Wir halten deren Nachweis für beweisender als den Fettnachweis.

Wenn auch die Störungen der Kohlehydratverdauung bei Pankreaserkrankungen seltener beobachtet werden, so legen wir doch darauf Wert, regelmäßig den Stuhl nach Zusatz von starker LUGOLscher Lösung zum Präparat auf unverdaute Stärkekörner zu durchforschen.

Historisches Interesse beansprucht die *Zellkernprobe nach* SCHMIDT-KASHIWADO (1911), die darauf beruht, daß mit der Nahrung zugeführte Zellkerne zwar vom Bauchspeichel, nicht aber vom Magen- und Darmsekret aufgelöst werden. Die Probe liefert nur bei fortgeschrittener Erkrankung positive Resultate, man wird auf ihre Anwendung in der Pankreasdiagnostik verzichten können.

Bei der duodenalen Diagnostik sei auch noch auf die Probe von DELHOUGNE (1931) hingewiesen, der ins Duodenum Pepton einführt und den Abbau des Peptons mit Hilfe der MÖRNERschen Probe nachweist. BRINCK konnte mit der Probe keine verwertbaren Resultate erzielen.

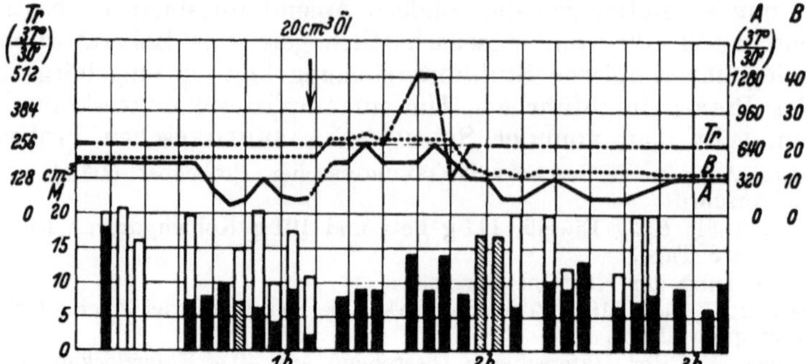

Abb. 3. Hypofunktionskurve (Hypochylia pancreatica) bei 10jähriger Cholelithiasis und lipomatöser Atrophie des Pankreas. Leichte diabetische Stoffwechselstörung (— — — Amylase, —·—·— Trypsin, ······ Bilirubin). a) Sondenreiz: fehlend bei Amylase und Trypsin. b) Ölreiz: fehlend bei Amylase, nur spurweise bei Trypsin. c) Gallenstoß fehlend (Cholelithiasis). d) Reichliche Duodenalsaftmenge. Lebhafter, aber gut abtrennbarer Magensaftzustrom. (Nach BERGER, HARTMANN und LEUBNER 1935.)

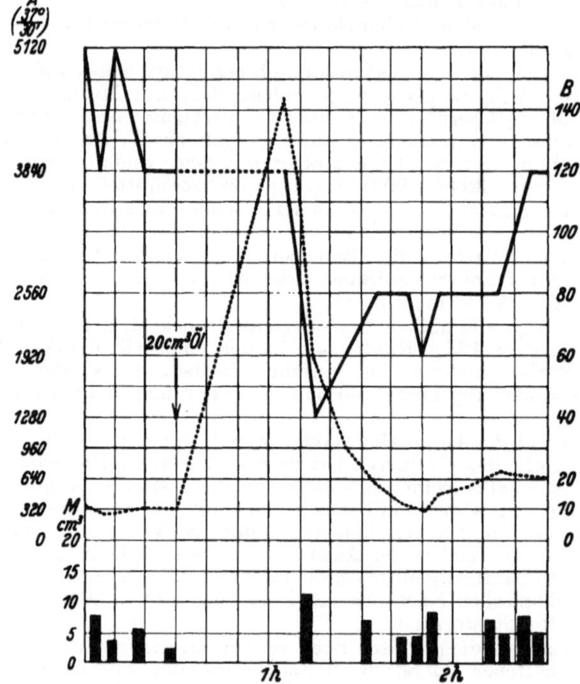

Abb. 4. Hyperfunktionskurve (Hyperchylia pancreatica) bei chronischer Ruhr. Amylase. a) Sondenreiz: Überanstieg der Amylasewerte bis 5120 Einheiten (pathologisch erhöhter Nüchternwert). b) Ölreiz: Sekretstop von 35 Minuten, verspäteter Abfall der Amylasekurve nach der Sondenreizsteigerung, vielleicht auch durch den Gallenzufluß bedingt, jedoch nur Absinken zu hochnormalen Werten und sofort wieder übernormale Kurvenlage. c) Gallenstoß: hoher Bilirubinanstieg. d) Duodenalsaftmenge: gering. (Nach BERGER, HARTMANN und LEUBNER 1935.)

Methodik der fortlaufenden Untersuchung des Duodenalsaftes. Fraktionierte Pankreasfermentbestimmung nach BERGER, HARTMANN und LEUBNER.

Nach der Sondeneinführung in das Duodenum, die in 3—10 Minuten erreicht wird, und nach röntgenologischer Kontrolle der Sondenlage, wird der Untersuchte mit leicht erhöhtem

Gangunterbindung zu atrophischen Vorgängen der Drüse geführt habe. In gewissem Umfange wird dadurch die LOMBROSOsche Auffassung gestützt. *Bewiesen scheint uns ein pankreatisches Resorptionshormon nicht.* Die Versuche von LICHT und WAGNER über den Einfluß des Insulins auf die Fettresorption halten wir allerdings zur Ablehnung der LOMBROSOschen Auffassung nicht für geeignet. Wir glauben auch nicht, daß das Insulin ein resorptionsförderndes Hormon darstellt, obwohl wir bei manchen Pankreaskranken den Eindruck hatten, daß die Nahrungsmittelausnutzung bei kombinierter Fermentsubstitution und Insulintherapie dem Endeffekt nach günstiger erscheint.

Schon in den Versuchen von FRIEDRICH MÜLLER ergab sich, daß bei zwei Pankreaskranken zwar der Fettgehalt des Trockenkots gegenüber der Norm nur wenig, der Anteil an Neutralfett dagegen bedeutend erhöht war. Dies ist in der Tat für Bauchspeichelmangel sehr charakteristisch. In acholischen Fettstühlen überwiegen die Fettsäuren und -seifen. Enthalten solche Stühle reichlich Neutralfett, so dürfte stets *auch* Bauchspeichelmangel vorliegen.

Die Ausnutzung des mit der Nahrung eingenommenen *Eiweißes* ist bei Pankreaserkrankungen meist weniger gestört als die Fettausnutzung. Die Ausschläge sind geringer. Der Nachweis derartiger Störungen ist diagnostisch deshalb seltener verwertbar.

Gelangt kein Trypsin in das Duodenum, so sollte man annehmen, daß die mit dem Stuhl ausgeschiedene Stickstoffmenge sich vergrößert. Dem ist nicht in allen Fällen so. Selbst die vollkommene Entfernung des Pankreas braucht die Eiweißspaltung und Assimilation nicht zu beeinflussen, da es im Magen- und Darmkanal eine ganze Reihe von Darm- und Bakterienfermenten gibt, die der Eiweißverdauung dienen können. Seit ABELMANN (1890) wissen wir, daß im Tierversuch Pankreasexstirpation den N-Verlust im Kot stark steigern kann. Diese Versuche, die experimentell mehrfach bestätigt wurden, konnten in zahlreichen Fällen auch klinisch bestätigt werden. Ein Azotorrhöe oder besser Kreatorrhöe fand sich in vielen Fällen von Pankreaserkrankungen. Der Stickstoffverlust ist aber relativ geringer als der Fettverlust. Er ist durchschnittlich 20—25% des aufgenommenen Nahrungsstickstoffes.

Den erhöhten Stickstoffverlust im acholischen Stuhl erklärt sich FRIEDRICH MÜLLER dadurch, daß die Erhöhung der Fettmengen die N-Resorption behindert.

Bei Achylia gastrica kann Kreatorrhöe auftreten, ohne Störung der Fettverdauung, weil nur die Pepsin-Salzsäure das kollagene Bindegewebe löst. Die Kohlehydratverdauung ist bei leichterer Pankreaserkrankung nur selten gestört. Ausnutzungsversuche über die Verwertung der mit der Nahrung aufgenommenen Kohlehydrate sind uns nicht bekannt.

g) Darmsymptome.

Daß die genauen Ausnutzungsbilanzen so oft wenig grobe Störungen ergaben, stimmt gut mit unseren neueren klinischen Erfahrungen überein. Seit wir leichte Pankreasschäden gut kennen, wissen wir, daß bei diesen nicht sehr charakteristische Darmsymptome vorkommen ohne typische Fettstühle, ohne die erörterten Zeichen des sog. Pankreasstuhles. Hierher gehören die zum Teil unter den Allgemeinsymptomen erwähnten Angaben über Stuhlunregelmäßigkeiten. Man hört von sporadischen explosiven Defäkationen, von stinkenden Stühlen durch veränderte Bakterienflora; andererseits kann der Stuhl angehalten sein bei schmerzhafter Pankreatitis besonders in der Form, daß man eine Darmparese annehmen muß. Lästigste Formen von Gasblähung und Flatulenz kommen vor. Es ergeben sich manchmal in großen Abständen Anfälle, die an das Bild des paralytischen Ileus erinnern, das die großen Attacken der Pankreasnekrose begleiten kann. Gasblähung an der Flexura lienalis des Colons erzeugt unter Umständen den RÖMHELDschen sog. gastrokardialen Symptomenkomplex. Linksseitiger Pankreasschmerz, drückende Colonblähung induzieren beklemmende Herzempfindungen oder Herzschmerzen und können gelegentlich ein Gemisch linksseitiger Beschwerden hervorrufen, das schwer zu analysieren ist. Inappetenz, Übelkeit, selbst Erbrechen kann die Dyspepsia flatulenta pancreatica begleiten. Daß unter den Appetitstörungen der Widerwille gegen Fett diagnostisch wichtig ist, sei nochmals erwähnt (Anorexia pancreatica).

h) Untersuchungen auf Pankreasfermente im Magendarmkanal.

α) Im Magen. Führt man in den Magen Fett ein, so kommt es zu Rückfluß von Duodenalsaft. Das ist aus der experimentellen Physiologie bekannt. Klinisch wurden hierauf Methoden aufgebaut, die bezweckten, im ausgeheberten Mageninhalt Pankreasfermente nachzuweisen. Volhard (1903) empfahl ein Ölprobefrühstück. Er weist damit in 86% der Fälle, Faubel (1907) nur in 56% der Fälle im normalen Magen Trypsin nach. Schon hieraus ergibt sich, daß negative Befunde wenig besagen und irgendwie mengenmäßige Vorstellungen über den gelieferten Bauchspeichel nicht gewonnen werden. Zu berücksichtigen ist, daß Trypsin bei saurer Reaktion nicht wirkt. Die zu untersuchenden Proben müssen deshalb vorher alkalisiert werden. Außerdem wird Trypsin durch Salzsäure zerstört. Schon durch Zeitverluste entstehen für die Untersuchung grobe Fehlerquellen. Ein praktischer Nutzen kommt diesen Verfahren für die Pankreasdiagnostik heute nicht mehr zu. Wenn man das Öl durch anderes Fett ersetzt (Palminfrühstück nach Ehrmann 1910), so wird hierdurch nichts gewonnen. Es ist sehr unwahrscheinlich, daß die Einführung von Witte-Pepton in den Magen (100 ccm einer 5%igen Lösung) (Bassler 1925) bessere Resultate zur Prüfung der Verdauungspankreaskraft ergibt. Apperly und Cameron (1923) untersuchten die Magenacidität nach intraduodenaler Applikation von 250 ccm 0,4%iger gewärmter Salzsäure in $^1/_4$stündigen Intervallen. Bei Pankreasgesunden erfolgt rasche Abnahme der Acidität. Sinkt die Acidität langsamer, so nimmt Apperly an, daß eine Störung der äußeren Pankreassekretion vorliegt. Es ist hierzu zu bemerken, daß Apperly glaubt, die Aciditätsregulierung im Magen geschähe durch Rückfluß von alkalischem Bauchspeichel — ein Lehre, die widerlegt ist. Man vergleiche in diesem Handbuch das Kapitel über Aciditätsregulierung im Magen. Zur Beurteilung der Pankreassekretion kommt das Verfahren unseres Erachtens nicht in Betracht.

β) Im Duodenalsaft. Mit Hilfe der Einhornschen Duodenalsonde ist es möglich, den Duodenalsaft gleichsam an der Quelle aus dem Duodenum selbst zu entnehmen. Auf diese Weise gelingt es, unter Anwendung bestimmter Bedingungen den Pankreassaft direkt zu gewinnen, seine Menge zu schätzen und die Fermentkraft zu untersuchen.

Der Duodenalsaft besteht freilich aus einem Gemisch von Bauchspeichel- und Dünndarmsaft, sehr häufig auch von Galle, Magensaft und Mundspeichel. Es ist nur in manchen Fällen möglich, einzelne dieser Teile für die Untersuchung auszuschalten.

Die Mengenbestimmung des Bauchspeichels im Duodenalsaft ist nicht absolut, da man den Abfluß bzw. Rückfluß, nicht kontrollieren kann. Infolgedessen kann man bei Fermentbestimmungen nicht die gelieferte Ferment*menge*, sondern nur die *Konzentration* der einzelnen Fermente messen.

Weiterhin ist zu berücksichtigen, daß die Fermentwirkung von verschiedenen nicht übersehbaren Faktoren abhängig ist (Ionisierung, Anwesenheit von Gallensäuren und Eiweiß, Anwesenheit anderer Fermente). Auch muß angenommen werden, daß die Sonde an sich einen Reiz darstellt.

Deloch (1922) verwendet 30 ccm n/10 Salzsäure, die er durch die Sonde verabreicht und wodurch ein vermehrter Fermentgehalt zu erzielen ist. Simon (1927) führte 20 ccm 10—30%iger warmer Magnesiumsulfatlösung ein. Die Fermentzahlen wurden nach seiner Angabe dadurch oft über das 3—4fache gesteigert, bei Fällen von Pankreasschädigung kam es zu keiner Reaktion, sondern gelegentlich zu einem Sistieren der Bauchspeichelsekretion.

Erwähnt sei die Einführung von wässeriger Peptonlösung, die Stepp (1926) zur Erregung der Gallenblasenentleerung empfahl. Chiray und Bolgert (1936) erregen die Pankreassekretion durch intravenöse Injektion von einem aus Duodenalschleimhaut hergestellten „Sekretin".

Milch (Chiray, Lebon und Gozlau 1925) reizt ebenfalls gleichzeitig den Gallefluß. Die Anwendung von Insulin subcutan (Collazo und Dobreff) oder Histamin subcutan (Skarschinskaja) zur Anregung der Pankreassekretion scheint nicht nachgeprüft zu sein.

Wir verwenden zur Anregung der Pankreassekretion die schon von Claude Bernard angegebene Tatsache, daß Äther einen lebhaften Reiz auf die Sekretionstätigkeit des Pankreas ausübt, ohne den Gallefluß wesentlich anzuregen. Katsch hat mit v. Friedrich hierauf fußend ein klinisches Verfahren ausgearbeitet (1922). Durch duodenale Injektion von 2 ccm reinen Narkoseäthers wird Bauchspeichelfluß erregt. Die Probe hat sich weitgehend eingebürgert. Sie kann bei Duodenalsondierung an die Prüfung der Gallensekretion und Gallenblasenentleerung (mit Öl oder Hypophysin) angeschlossen werden.

In dem gewonnenen Saft, der zunächst rein quantitativ erfaßt wird, ist es möglich, Fermentbestimmungen (Trypsin nach FULD 1908, Diastase nach WOHLGEMUTH 1901, Steapsin nach KANITZ) durchzuführen. Die rein quantitative Erfassung des Pankreassaftes nach Ätherreiz kann klinisch bei sehr auffallenden Unterschieden nützlich sein. Fermentbestimmungen haben sich wenig eingebürgert. Allerdings ist es heute schon möglich, aus dem völligen Ausbleiben der Pankreassekretion nach Ätherreiz auf einen Verschluß des Pankreasganges oder auf einen Funktionsausfall der Drüse zu schließen. Wenn auf Ätherreiz kein Saftstrom einsetzt, so muß ein grober Pankreasschaden vorliegen. In zweifelhaften Fällen empfiehlt es sich, den Versuch zu wiederholen. Das Ätherverfahren ist mehrfach nachgeprüft worden (LANGANKE 1922, GROTE 1922, ISAAK-KRIEGER 1924, BAER 1924, LABBÉ 1925 u. a.). Im Prinzip sind die Ergebnisse bestätigt worden, wenn auch von einer Reihe von Autoren (GROTE 1922) der Reiz als „unphysiologisch" abgelehnt wird. Wir selbst haben mit ihm gut arbeiten können. Wesentlich war für uns die gleichzeitige Möglichkeit zur Feststellung des Pankreasätherschmerzes (s. o. S. 1021).

Was die Fermentbestimmung im Duodenalsaft betrifft, so sieht man nach Äther in normalen Fällen neben der reichlichen Ergießung von Bauchspeichel meist auch einen gesteigerten Gehalt an Fermenten in den einzelnen Proben. Diese Steigerung ist für die drei Fermente nicht gleichmäßig und parallel gehend. Man muß allerdings berücksichtigen, daß die Fermentwirkung eine Reaktionsbeschleunigung ist, die von vielerlei Faktoren beeinflußt wird. Die Ungleichheit der Fermentwirkung braucht nicht auf ungleichen Mengen der verschiedenen Fermente zu beruhen. Auf Veranlassung von KATSCH hat BICKERT (1925) nach Ätherreiz in 5-Minuten-Abständen Saftproben aus dem Duodenum entnommen (fraktionierte Duodenalsaftuntersuchung). Vor dem Ätherreiz bestand fast konstante tryptische und diastatische Kraft. Nach der Äthergabe kam es zunächst zu einem Absinken, dann allmählich wieder zu einem mächtigen Anstieg der Fermentwirkungen. Eine halbe Stunde nach dem Äther begann die diastatische Kraft schnell, die tryptische Kraft langsam abzusinken.

Belangvoll sind nur grobe Ausschläge nach der negativen Seite. Man erkennt allenfalls Gangverlegungen. Auch bei Sialangitis treten Gangverlegungen vorübergehend auf.

Ob es auch zu einer *Supersekretion* als Ausdruck einer erhöhten Reizbarkeit des Pankreas kommen kann, über die von GLÄSSNER (1920), KUTTNER (1914) u. a. in letzter Zeit von GUBERGRITZ (1930) und GOLDSTEIN (1930) sowie von BERGER (1935) berichtet wird, ist noch nicht bewiesen, weil die Mengenmessung zu fehlerhaft ist.

Will man in dieser Richtung zu einer Bewertung des gewonnenen Duodenalsekrets kommen, so ist es, wie KATSCH (1923) schon feststellte, wichtig, die ablaufenden Sekretmengen in Anlehnung an die PAWLOWschen Sekretionskurven in festen kleinen Zeitabständen festzustellen. Die statische Betrachtungsweise der Fermentproduktion des Pankreas müßte also abgelöst werden durch eine kinetische (s. auch OKADA und Mitarbeiter 1928, 1933).

Interessant erscheint die Methode von GUBERGRITZ-GOLDSTEIN, die nach Einführung von 30 ccm einer 0,5%igen Salzsäurelösung über kürzere oder längere Zeit die Pankreassekretion beobachteten. Aus den einzelnen Portionen stellten sie eine Kurve auf, die bei Insuffizienz des Pankreas nach einem gewissen Anstieg rasch abfiel, wobei dieses rasche Sinken längere oder kürzere Zeit, nicht unter 1 Stunde, anhielt. Bei schweren Pankreaserkrankungen dauert die Rückkehr der Fermentkonzentration zur Norm noch länger. GUBERGRITZ und GOLDSTEIN haben diese Methode noch erweitert, indem sie das Anpassungsvermögen der normalen Bauchspeicheldrüse gegenüber den wechselnden Lebensbedingungen studierten. Sie haben normalen Personen 2—4 Wochen eine einseitige Diät gegeben, an die sich das Pankreas anpassen muß. Es produziert dann in größerer Menge und größerer Konzentration diejenigen Fermente, die bei einseitiger Diät erforderlich sind und vermindert diejenigen, deren es zur Zeit nicht bedarf. Je nachdem, ob man eine vorwiegende Fett- oder Eiweißdiät als Kost gibt, wird gegen Ende der Beobachtungszeit ein starkes Anwachsen des betreffenden Fermentes beobachtet. Diastase macht eine Ausnahme. Ist das Pankreas aber nicht vollkommen funktionstüchtig, so ist das Anpassungsvermögen nur gestört.

Berger, Hartmann und Leubner haben eine Methodik ausgearbeitet zur Gewinnung von Fermentkurven, die in kurzfristiger Fraktionierung gewonnen wurden.

Diese war möglich auf Grund der von Boldyreff (1927) beim Tier und v. Iwanoff beim Menschen gefundenen Tatsache, daß schon im Nüchternzustande eine periodische Nüchternsekretion des Pankreas abläuft, die in $^1/_2$—$1^1/_2$stündigen Arbeits- und Ruheperioden vor sich geht, daß weiterhin nach Belastung mit einer Latenz von wenigen Minuten gleichfalls ein ständiger Wechsel von Arbeits- und Ruheperioden einsetzt. Es handelt sich bei den Ruheperioden häufig nicht um eine Absonderungssperre, sondern um Perioden verminderter Absonderung. Die Autoren halten eine mindestens 5minutige Fraktionierung für notwendig. Zunächst beobachtet man eine längere Ruhezeit bei ruhender Sonde, es sollen auf diese Weise der Sondenreiz sowie Reize der Umwelt ausgeschaltet werden. Magensaftproben, Blasengalleproben können leicht ausgeschieden werden. Je mehr unter die 5-Minuten-Grenze herabgegangen wird, desto natürlicher werden die Schwankungen des Sekretionsvorganges nach Menge und Fermentkraft erfaßt.

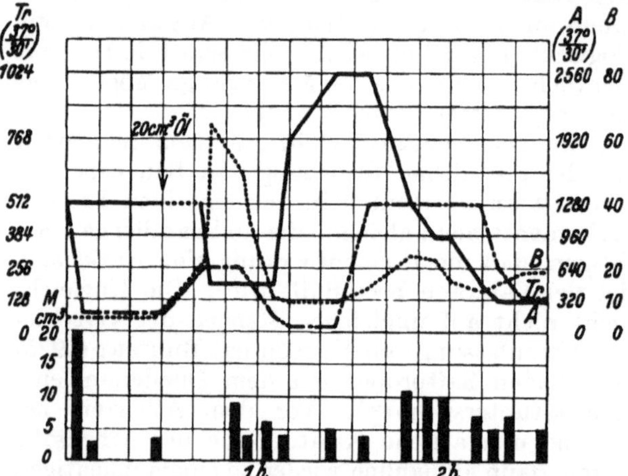

Abb. 2. Normalkurve (— — — Amylase, —·—· Trypsin, ... Bilirubin). a) Sondenreiz der Amylasekurve bei Einsetzen der Ölbelastung noch nicht abgeklungen. b) Ölreiz: kurzer Sekretstop. Abfall der Amylasekurve, als verspätete Rückkehr von der Sondenreizsteigerung und durch die Galleverdünnung. Kräftiger halbstündiger Amylaseanstieg (mittlerer Typ), mit nachfolgendem niederen Trypsinanstieg. c) Bilirubin: mäßiger Gallenstoß. d) Mittlere Duodenalsaftmengen. Keine Magensaftbeimischung. (Nach Berger, Hartmann und Leubner 1935).

Berger, Hartmann und Leubner fanden 4 Typen der Fermentkonzentrationskurve nach Sondenreiz: Frühanstieg, Spätanstieg, schwankender, unregelmäßiger Verlauf ohne Steigerung und fehlender Reiz. Am häufigsten wurden Frühanstiege und Ausbleiben der Reize beobachtet. Ausgangspunkt waren Ruhewerte von 320 oder 640 Amylaseeinheiten.

Die Ruhekurve nach Abklingen des Sondenreizes verläuft entsprechend den eigentlichen Ruhewerten der Nüchternarbeit. Die Autoren reizen dann mit 20 ccm körperwarmen Olivenöls. Die Einführung in das Duodenum wird vom leistungsfähigen Pankreas in der Regel mit einem Anstieg der Fermentkonzentrationen, weniger mit einem Anstieg der Saftmenge beantwortet. Zwischen Fermentwirkung und Duodenalinhaltsmenge bestehen keine festen Beziehungen.

Nach Ölbelastung konnten Berger und Mitarbeiter zwei Kurventypen herausarbeiten: sie fanden eine Hypofunktionskurve mit fehlendem Sondenreiz und fehlendem Ölreiz, im Gegensatz zu einer Hyperfunktionskurve mit Überanstieg der Amylasewerte auf Sondenreiz und verspätetem Absinken der Amylasekurve nach Ölreiz zu hochnormalen Werten bei übernormaler Kurvenlage.

Das Verfahren nach Berger ist reichlich kompliziert und verlangt sowohl vom Untersucher als auch vom Untersuchten einen erheblichen Zeitaufwand. Wir können uns indessen vorstellen, daß damit Rückschlüsse auf den anatomischen Zustand der Bauchspeicheldrüse mit gewissen Einschränkungen möglich werden. Berger ist sich klar, daß die Resultate zunächst nur als vorläufige zu bewerten sind. Derartige Untersuchungen können zur Klärung physiologischer Fragen der Pankreassekretion von Bedeutung sein (Hartmann 1936). Auch eine Therapiekontrolle erscheint auf diese Weise möglich (Schnetz 1936, Hartmann 1937).

Als Beispiel für die Bedeutung der fraktionierten Duodenalsondierung führen wir 3 Kurventypen nach Berger, Hartmann und Leubner (Abb. 2—4) an.

Bei der duodenalen Diagnostik sei auch noch auf die Probe von DELHOUGNE (1931) hingewiesen, der ins Duodenum Pepton einführt und den Abbau des Peptons mit Hilfe der MÖRNERschen Probe nachweist. BRINCK konnte mit der Probe keine verwertbaren Resultate erzielen.

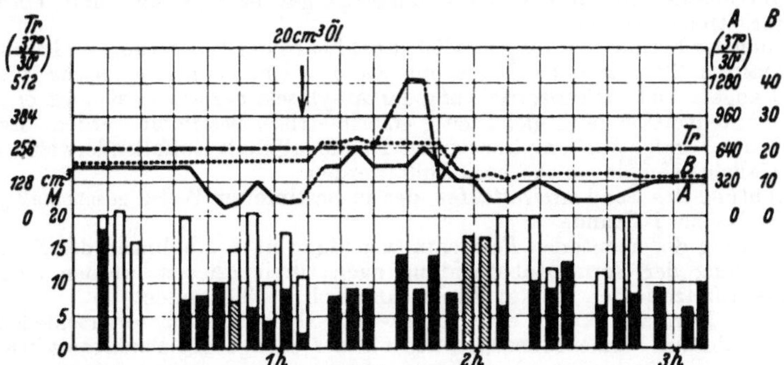

Abb. 3. Hypofunktionskurve (Hypochylia pancreatica) bei 10jähriger Cholelithiasis und lipomatöser Atrophie des Pankreas. Leichte diabetische Stoffwechselstörung (— — — Amylase, —·—·—· Trypsin, ······ Bilirubin). a) Sondenreiz: fehlend bei Amylase und Trypsin. b) Ölreiz: fehlend bei Amylase, nur spurweise bei Trypsin. c) Gallenstoß fehlend (Cholelithiasis). d) Reichliche Duodenalsaftmenge. Lebhafter, aber gut abtrennbarer Magensaftzustrom. (Nach BERGER, HARTMANN und LEUBNER 1935.)

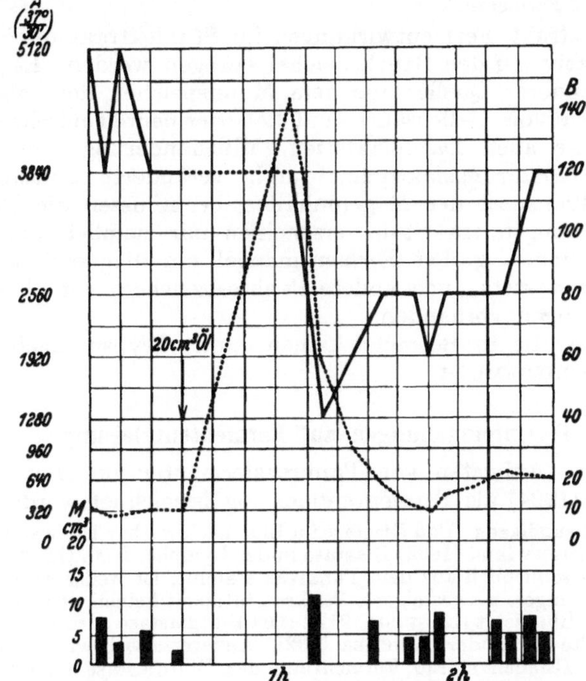

Abb. 4. Hyperfunktionskurve (Hyperchylia pancreatica) bei chronischer Ruhr. Amylase. a) Sondenreiz: Überanstieg der Amylasewerte bis 5120 Einheiten (pathologisch erhöhter Nüchternwert). b) Ölreiz: Sekretstop von 35 Minuten, verspäteter Abfall der Amylasekurve nach der Sondenreizsteigerung, vielleicht auch durch den Gallenzufluß bedingt, jedoch nur Absinken zu hochnormalen Werten und sofort wieder übernormale Kurvenlage. c) Gallenstoß: hoher Bilirubinanstieg. d) Duodenalsaftmenge: gering. (Nach BERGER, HARTMANN und LEUBNER 1935.)

Methodik der fortlaufenden Untersuchung des Duodenalsaftes. Fraktionierte Pankreasfermentbestimmung nach BERGER, HARTMANN und LEUBNER.

Nach der Sondeneinführung in das Duodenum, die in 3—10 Minuten erreicht wird, und nach röntgenologischer Kontrolle der Sondenlage, wird der Untersuchte mit leicht erhöhtem

Becken auf den Untersuchungstisch gelegt. Auffangen des aus der Sonde fließenden Duodenalsaftes in 5-Minuten-Abständen in einem Reagensglasgestell mit 30 Röhrchen. Magensaft und Gallestöße sind gesondert aufzufangen. Möglichst unter die 5-Minuten-Grenze herabgehen, da die Schwankungen des Sekretionsvorganges nach Menge und Fermentkraft dadurch naturgetreuer werden.

Bestimmung der Fermentwirkung möglichst bald nach der Entleerung, und zwar Diastase nach WOHLGEMUTH, Trypsin nach GROSS und FULD — eine nephelometrische Methode von LEUBNER ist angemeldet. Die Beobachtung der Amylasekurve erwies sich am ergiebigsten.

Bilirubinkonzentration kann gleichzeitig colorimetrisch bestimmt werden. Es hat sich ergeben, daß die Fermentwirkungskurven im Duodenalinhalt auffallenderweise durch die wechselnde Gallebeimengung nicht beeinflußt werden.

1. Beobachtung des Sondenreizeffektes, der in bestimmter Weise gesetzmäßig abläuft. Er dauert oft bis zu 1 Stunde.

2. Beobachtung der spontanen Fermentabscheidung nach Abklingen des Sondenreizes.

3. Beobachtung der Fermentabscheidung nach Ölreiz (20 ccm werden eingespritzt). Die Dauer des Ölreizeffektes beträgt durchschnittlich 2—3 Stunden.

Es wird eine Normalfunktion, eine Hyper- und Hypofunktion unterschieden[1].

Es muß sowohl auf Fermentkonzentration als auf Menge des Pankreassaftes geachtet werden.

Die Untersuchung beansprucht den Kranken für 3—4 Stunden. Eine große Zahl von Fermentbestimmungen sind danach auszuführen. Ähnlich ist die „Dreistundenmethode" von OKADA und Mitarbeitern (1928). Diese Autoren aspirieren fortlaufend den Duodenalinhalt nach verschiedenen Reizen (Äther, Alkohol, HCl) und bestimmen in den gewonnenen Fraktionen die drei Fermente.

γ) Im Stuhlextrakt. Fermentwirkungen im Stuhlextrakt dürfen nicht ohne weiteres quantitativ auf den Bauchspeichel bezogen werden. Es gibt Fermentwirkungen aus anderer Quelle: aus dem Mundspeichel, dem Magensaft, dem Darm. Wirkungen von Gallensäure und Leberfermenten mischen sich ein. In wechselnder Weise auch Darmbakterien. Milieuänderungen durch Salzsäuremangel, durch Ernährungsfaktoren, durch veränderte Aufsaugung, durch beschleunigten Transport des Mageninhaltes, beeinflussen die Resultate. Die Fermentuntersuchungen im Stuhl erscheinen mir ziemlich wertlos, denn in den Fällen, in denen grober Fermentmangel ein diagnostisch verwertbares Resultat gibt, sind stets auch andere Pankreaszeichen, vor allem erkennbare Ausnutzungsstörungen vorhanden.

Die Verfahren, die in Betracht kamen, sind: Trypsin nach FULD-GROSS, Diastase nach WOHLGEMUTH.

i) Untersuchungen auf Fermententgleisung.

Das vermehrte Auftreten von Pankreasfermenten im Blut oder im Urin ist von KATSCH (1924) als Fermententgleisung bezeichnet worden.

Physiologische Grundlagen. Daß Diastase im Blut nachweisbar ist, war schon MAGENDIE 1846 bekannt. RÖHMANN fand (1892) Diastase in der Lymphe, BIAL (1892) im Serum. Daß die Blutdiastase ausschließlich aus dem Pankreas stammt, ist weder erwiesen noch wahrscheinlich, um so weniger, als gesteigerte Pankreastätigkeit keinen nennenswerten Einfluß auf die Diastase im Blut zeigt (NOGUCHI 1912). Die Blutdiastase wird nach Pankreasexstirpation um die Hälfte vermindert (ZUCKER 1932). Andererseits bewirkt Unterbindung der Pankreasgänge bei Hunden starke Vermehrung der Blutdiastase (LÉPINE und BARRAL 1851, WOHLGEMUTH und SCHLESINGER 1908). Es genügt die Abschnürung eines kleinen Teiles der Drüse, um gesteigerte Blutwerte zu erzielen. Diese pflegen dann allerdings nur für kurze Zeit sich zu halten. Auch nach Pankreasverletzung sieht man bei Hunden deutliche Steigerung der Diastase in Blut und Harn. Nach WOHLGEMUTH ist beim Normalen der Blutdiastasewert konstanter als im Urin. Dies ist meines Erachtens einfach abhängig vom Wechsel der Harnkonzentration und der Reaktion des Harnes.

Lipasen gehören ebenfalls zum normalen Bestand des Serums; sie stammen, wie die Diastasen, aus verschiedenen Organen. Indessen fand RONA (1922) eine Möglichkeit, die Pankreaslipase von den anderen lipolytischen Fermenten zu unterscheiden. Die im Serum anwesenden Lipasen verhalten sich gegenüber Giften sehr verschieden. Die eigentliche

---

[1] BERGER, HARTMANN und LEUBNER: Wien. Arch. inn. Med. 28, 1, 211 (1936), Tabelle der Grenzwerte S. 223.

Serumlipase wird sowohl durch Atoxyl als durch Chinin wirkungsunfähig. Leberlipase ist chininresistent, wird aber durch Atoxyl vergiftet. Umgekehrt ist die Pankreaslipase nach Chininvergiftung unwirksam, ist aber atoxylfest. Der Nachweis atoxylresistenter Lipase im Serum ist daher ein Pankreaszeichen.

Nach BERGER (1933) kommen 4 Mechanismen als *Ursache der Fermententgleisung* in Betracht.

1. Stauung im Gangsystem mit Auseinanderweichen der Kittstellen, bei Steineinklemmung und anderen Stenosen der großen Gänge, oder bei multiplen Stenosen durch Entzündungsprodukte in den feinsten Verzweigungen, wie es durch chronische Sialangitis und bei Abschnürung durch schrumpfendes Bindegewebe (chronische Pankreatitis) möglich ist.

2. Parenchymschaden mit Aufhebung der retrograden Impermeabilität (Toxine, Infektionen).

3. Zellauflösung in einem noch fermentführenden Stadium der Zelle, wie beim explosiven Massenuntergang in der schweren Autodigestion.

4. Nimmt man mit LÉPINE (1870) an, daß in gewissem Umfang Pankreasfermente wie eine Art Inkret ins Blut abgegeben werden oder physiologisch durch Resorption aus dem Dünndarm ins Blut gelangen (BOLDYREFF), so könnte auch eine Steigerung dieser hypothetischen Normalvorgänge zu vermehrtem Fermentgehalt des Blutes führen.

Am meisten durchgesetzt hat sich die *Diastasebestimmung im Urin nach* WOHLGEMUTH. Dies Verfahren ist zugleich das älteste zum Nachweis einer Fermententgleisung.

Quantitative Diastasebestimmung nach WOHLGEMUTH im Urin. 12 Reagensgläser werden numeriert in einen Reagensglasständer gestellt, Glas 2—12 wird mit je 1 ccm einer auf p_H 6,8 eingestellten Phosphatpufferlösung (KH_2PO_4 45,38 g auf 1000 Aqua dest. zu gleichen Teilen gemischt mit Na_2HPO_4 59,38 g auf 1000 ccm Aqua dest.) beschickt. In Glas 1 pipettiert man 2 ccm Harn. Von Glas 1 pipettiert man 1 ccm nach Glas 2, von Glas 2 wieder 1 ccm nach Glas 3 usw. Es werden dadurch Verdünnungen, die sich wie 1 : 2, 1 : 4, 1 : 8, 1 : 16 verhalten, erreicht. Zu sämtlichen Gläsern gibt man jetzt je 2 ccm einer 0,1%igen Stärkelösung (lösliche Stärke von KAHLBAUM), die Beschickung mit Stärkelösung muß in schneller Folge geschehen. Die Gläser werden in ein Wasserbad von 38—40° gebracht, in dem sie $^1/_2$ Stunde stehen müssen (Verdauungsversuch). Dann Unterbrechung des Fermentprozesses dadurch, daß alle Röhrchen gemeinsam in Eiswasser gestellt werden. Zusatz von 2 Tropfen 1/50 n-Jodlösung zu jedem Glas. In den Gläsern, die noch unverdaute Stärke enthalten, tritt sofort eine intensive Blaufärbung auf, die Farbe der andern Gläser bleibt hellgelb. Das Glas, in dem zuerst Blaufärbung eintritt, dient als Grundlage der Berechnung der Diastaseeinheiten. Die Berechnung erfolgt in folgender Weise:

Wieviel Kubikzentimeter 1%iger Stärke verdaut 1 ccm Harn bei 38—40° in 30 Minuten? Z. B. nehmen wir Glas 4 als Wert an, so haben wir eine Verdünnung von 1 : 8 ($^1/_8$ ccm Harn).

$^1/_8$ ccm verdaut 2 ccm $1^0/_{00}$ Stärke.
1 ccm Harn verdaut wieviel ccm Stärke?

$$\frac{2 \cdot 1}{^1/_8} = \frac{2 \cdot 1 \cdot 8}{1} = 16.$$

$$\text{Man schreibt } d\,\frac{38^0}{30\text{ Min.}} = 16.$$

Mithin ist 1 ccm Urin in der Lage, 16 ccm einer $1^0/_{00}$ Stärkelösung in 30 Minuten bis zum Dextrin oder weiter abzubauen. Als normale Diastasewerte rechnen wir auf Grund umfangreichster Erfahrungen Werte zwischen 16 und 32, selten beträgt der Wert 8 oder 64, letzteren betrachten wir als normalen Grenzwert.

Die Bewertung der Diastaseprobe muß folgende Tatsachen berücksichtigen: Amylasurie kommt vor, trotzdem im Duodenum reichlich fermenthaltiger Bauchspeichel nachgewiesen wird.

Amylasurie weist in der Mehrzahl der Fälle auf eine Schädigung des Pankreas hin. Doch kann auch von der Ohrspeicheldrüse Diastaseentgleisung ausgehen (GROBIG 1934). Normalwerte sprechen nicht gegen eine Pankreasstörung.

Die Art der Erkrankung ebenso wie die Schwere der Erkrankung können aus einer Fermententgleisung nicht geschlossen werden. Jedoch kann, ohne damit zu schematisieren, gesagt werden, daß bei akuten Zuständen in vermehrtem Maße Fermententgleisung beobachtet wird, wogegen bei chronischen, insbesondere cirrhotischen Zuständen des Pankreas besonders bei Diabetes mellitus, niedrige Amylasewerte im Harn gefunden werden (KATSCH 1936, BRINCK und GÜLZOW 1937).

Am besten vergleicht man den Wert der Amylasurie mit dem der Albuminurie (HARTMANN) oder mit der Bilirubinentgleisung bei Leberaffektionen (KATSCH).

SCHMIEDEN und SEBENING (1927) halten die Diastaseprobe im Urin nach WOHLGEMUTH für wertvoll, sie beobachten aber immerhin 20% Versager.

Bei der akuten Pankreasnekrose wird nach BERNHARD (1931) die Diastase zunächst erhöht, später unter Umständen normal gefunden.

Die Probe ist nützlich, aber nicht sehr empfindlich. Sie verläuft bei sehr vielen Pankreasschäden negativ.

Diastase im Blut. Es lag nahe, die entgleisten Fermente nicht erst bei der Ausscheidung im Harn, sondern im Blut aufzusuchen, um so mehr als bei Nierenschaden der Diastasewert im Harn unter die Norm, ja auf 0 sinkt (s. unten).

Auch dazu ist die WOHLGEMUTHsche Methode verwandt worden. Bei akuten Pankreasnekrosen findet man Erhöhung über 128—512 Einheiten und mehr. Für die Diagnostik leichter Krankheiten ist nach unserer Erfahrung die WOHLGEMUTHsche Methode zu unempfindlich.

In Modifikation einer Methode von RONA und EWEYK hat OTTENSTEIN (1931) ein Verfahren zur Bestimmung der diastatischen Kraft im Blut ausgearbeitet, das als Mikrobestimmung auszuführen ist. Das Wesen der Methode besteht darin, daß die aus Glykogen durch Fermentwirkung entstehenden Spaltprodukte in Form der Glucose erfaßt und nach HAGEDORN-JENSEN bestimmt werden. Erfahrungen unserer Klinik (BALTZER und BRINCK 1935) zeigten, daß das Verfahren verbesserungsfähig war. Die von BALTZER (1935) verbesserte Methode ist von uns viel angewandt worden. Der auf diese Weise gewonnene Blutglykogenasewert reagiert empfindlicher als der Blutamylasewert nach WOHLGEMUTH. Bei groben Abweichungen lieferten beide Verfahren ein gleichsinniges Ergebnis.

Bei der Verwertung der Ergebnisse der Diastasebestimmung im Blut ist es in Anbetracht der größeren Empfindlichkeit der Ausschläge natürlich, daß sich das Symptom „erhöhter Wert der Blutdiastase“ nicht nur bei wichtigeren eigentlichen Pankreaskrankheiten fand, sondern daß sich häufig ein Mitreagieren der Bauchspeicheldrüse bei verschiedenen Krankheitszuständen zeigte (KATSCH 1934, BRINCK und GÜLZOW 1937). Wir fanden Zusammenhänge zwischen Bauchspeicheldrüse und verschiedensten Organen. Der Blutglykogenasewert nach BALTZER ist beeinflußt durch die Drüsen mit innerer Sekretion (Erhöhung bei Morbus Basedowii, bei Menstruation). Verständlich war eine Erhöhung bei vielen Erkrankungen des Magen-Darmkanals, besonders der Gallenwege. Bemerkenswert sind Erhöhungen bei Lungentumoren (LÜHR). Hohe Werte der Blutdiastase bei niedrigen Diastasewerten im Urin sind Ausdruck einer Niereninsuffizienz (KATSCH, VOLHARD, MELLINGHOFF). Auf Beziehungen zur Leberdiastase weisen Anstiege der Blutdiastase nach Galaktosezufuhr sowie nach Jodtetragnostinjektionen hin. Die Fermententgleisung wie sie in der Erhöhung der Blutdiastase zum Ausdruck kommt, kann flüchtig sein, wie Histaminversuche von BRINCK und GÜLZOW (1937) beweisen. Sie kann in Schüben auftreten (s. Beobachtung Abb. 5).

Der Ablauf der Blut- und Urindiastase im Verlauf einer akuten Pankreatitis mit cystischem Pankreastumor, deren akute Erscheinungen bei konservativer Behandlung zurückgingen, zeigt Abb. 6.

Niedrige Werte finden wir bei schrumpfenden Prozessen der Bauchspeicheldrüse, insbesondere oft beim Diabetes mellitus, bei der die Lebercirrhose begleitenden Pankreascirrhose.

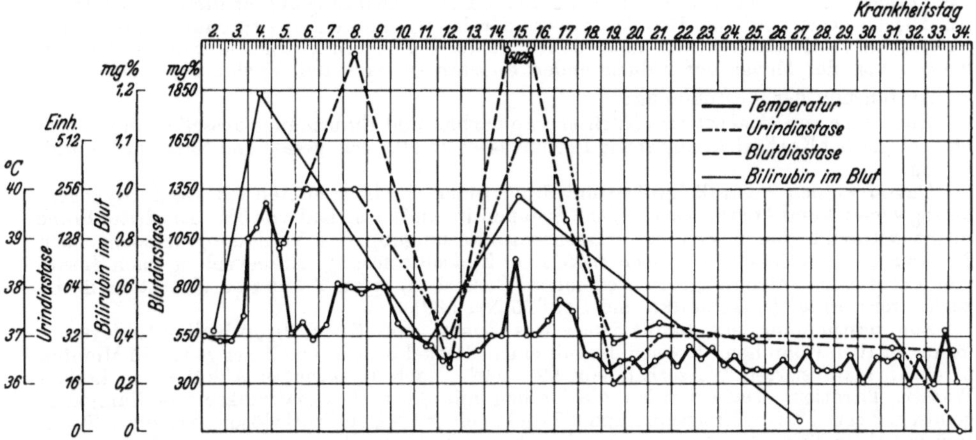

Abb. 5. Diagnose: Cholecystitis, Cholangitis. Vom 3.—10. und vom 13.—18. Krankheitstage mehrere cholangitische Schübe. Parallel der Temperatur gehen Bilirubinspiegel, Blut- und Urindiastase in die Höhe. Oberbauchattacken an diesen Tagen.

Die mit der Methode erhaltenen normalen Werte schwanken etwa zwischen 200 und 300 mg-%. Das Verfahren, die glykogenspaltende Kraft des Serums zu bestimmen, ist, darüber muß man sich klar sein, nicht ideal. Ihm haften

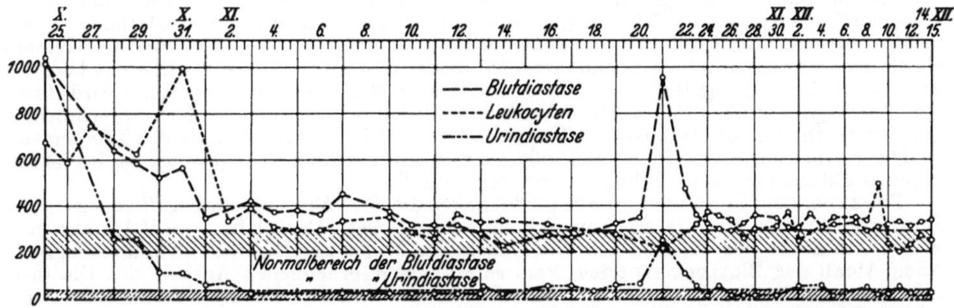

Abb. 6. Diagnose: Akute Pankreatitis: Linksschmerz, linksseitige HEADsche Zone Fermententgleisung, deren Verlauf in der Kurve zum Ausdruck kommt. Beachtenswert erscheint das Auftreten einer Leukocytenvermehrung 2—3 Tage nach Anstieg der Blutdiastase. Die über Monate durchgeführte Bestimmung der Blutdiastase nach BALTZER zeigt in ihrer Gleichmäßigkeit und geringen Schwankungsbreite die Sicherheit der Methode (s. auch Abb. 8).

die Mängel jeder Fermentkraftbestimmung an. Eine Sicherheit, daß eine Veränderung in der glykogenspaltenden Kraft einer Serumprobe stets auf Veränderung im Pankreas bezogen werden müsse, gibt es nicht. Es wäre gefährlich und sehr bedenklich, eine Pankreasdiagnostik nur mit Hilfe der BALTZERschen Blutwerte zu treiben. Trotzdem bestätigt es sich klinisch, daß recht häufig die Veränderung des Blutdiastasespiegels auf das Pankreas bezogen werden darf, und daß die Schwankungen dieses Blutwertes nicht nur diagnostisch unterstützen, sondern für die Bewertung von Krankheitsverläufen und die Prognostik nützlich sind. Betont sei auch, daß es auf eine sehr sorgfältige und gleichmäßige Handhabung des Verfahrens ankommt. Es ist kein Verfahren für den praktischen Arzt.

Blutdiastasebestimmung nach BALTZER. Grundlagen der Methodik: 0,1 ccm Capillarnüchternblut läßt man auf 9 ccm einer 0,3%igen wässerigen Glykogenlösung während 2 Stunden einwirken. Danach wird die Summe der reduzierenden Substanzen bestimmt, die sich zusammensetzt aus dem Blutzucker, dem Reduktionswert des Glykogens und dem Reduktionswert der aus dem Glykogen durch die Diastasewirkung abgespaltenen Saccharide. Als Diastasewert wird der Reduktionswert der letztgenannten Spaltprodukte bezeichnet. Er errechnet sich dadurch, daß man die Menge der reduzierenden Substanzen vor der Verdauung von der Menge der reduzierenden Substanzen nach der Verdauung abzieht.

Ausführung der Bestimmung:

Entnahme von 3mal 0,1 ccm Nüchterncapillarblut und Einbringung desselben in je 1 ccm physiologischer Kochsalzlösung sowie 1 ccm Wasser und 0,1 ccm gesättigter Natrium-Fluoridlösung.

Davon werden 2 Parallelproben mit 9 ccm einer frisch bereiteten 0,3%igen Glykogenlösung versetzt und kommen sofort für 2 Stunden in ein Wasserbad von 38°. Die dritte Probe bleibt während dieser Zeit im Eisschrank. Beendigung des Verdauungsversuchs nach 2 Stunden durch Zusatz von 5 ccm 0,45%iger Zinksulfatlösung. Enteiweißung nach Zusatz von 1 ccm $^1/_{10}$n-Natronlauge in siedendem Wasserbad, nach 3 Minuten Filtration durch zuckerfreies Filter (SCHLEICHER und SCHÜLL Nr. 589).

Zur Bestimmung des Reduktionswertes Zusatz von 6 ccm $^1/_{200}$n-Kaliumferricyanidlösung in allen Röhrchen. Kochen der mit einem Deckel bedeckten Gläser genau 15 Minuten in einem stabilisierten Wasserbad von 99—100°. Nach 15 Minuten Abkühlen in kaltem Wasser, Titration. Dazu werden die Proben mit 3 ccm Kochsalzzinksulfatkaliumjodidgemisch, 3 ccm 3%iger Essigsäure und 2 Tropfen einer 1%igen Stärkelösung versetzt. Titration mit $^1/_{200}$n-Thiosulfatlösung (ganz ähnlich der Blutzuckerbestimmung nach HAGEDORN-JENSEN).

Die Berechnung des Reduktionswertes erfolgt derart, daß die zur völligen Entfärbung verbrauchte Anzahl Kubikzentimeter der Thiosulfatlösung (multipliziert mit dem ihr entsprechenden Reduktionswert) (als Prozente Glucose berechnet) in der von HAGEDORN JENSEN angegebenen Tabelle nachgesehen werden, wobei für je 2 ccm Kaliumferricyanidlösung, die nicht bei der Titration mit Thiosulfat zurückgeführt wurden, 0,385% in Rechnung gestellt werden. Der aus der Doppelbestimmung erhaltene Wert abzüglich des aus der Leerbestimmung gewonnenen Wertes stellt den gesuchten Diastasewert dar.

Die von BALTZER angegebene Methodik stellt insoweit eine neue Untersuchungsbestimmungsmethode dar, als sie Fehlermöglichkeiten der alten OTTENSTEINschen Methode zu vermeiden versucht. Der Leerwert wird nicht aus den einzelnen Komponenten errechnet, sondern als Gesamtleerwert gleich dem Hauptversuch direkt bestimmt. Die Filtration des Leerversuchs verläuft nach der BALTZERschen Methode schneller, die Diastasewirkung wird durch den Zusatz des Zinksulfats nach Schluß des Verdauungsversuches sofort unterbrochen. Die Verwendung eines stabilisierten Wasserbades ermöglicht eine gleichmäßige Temperatur.

Die Normalwerte bei dieser Methode schwanken zwischen 200—300 mg-% bei einem Eigenreduktionswert des Glykogens von 110—120%.

BOGENDÖRFER, CRAMER und PAPE (1935) haben die *Beziehungen zwischen Blutdiastase und Blutzucker* untersucht. Es ergaben sich ihnen nach peroraler Gabe von 100 g Dextrose Kurven, in denen dem Steigen des Blutzuckers das Fallen der Diastase im Blut entsprach. Nach Abfall des Blutzuckerspiegels kam es zu einem erheblichen Anstieg des Diastasegehaltes im Blut über die Ausgangswerte. BOGENDÖRFER führt dieses auf einen Sekretionsreiz zurück. Der Umstand, daß dem höchsten Blutzuckerwert der niedrigste Diastasewert entspricht, wird von BOGENDÖRFER mit dem Berechnungsmodus erklärt, durch den der Diastasewert gewonnen wird. Wir sind der Ansicht, daß dieser Auffassung diejenigen Fälle widersprechen, bei denen im diabetischen Koma eine erhöhte Blutdiastase bis 588 gefunden wurde (KATSCH), wie wir überhaupt die auch von uns in vielen Fällen beobachtete Korrelation zwischen Blutzucker und Blutdiastase nicht mit Gesetzmäßigkeit bei Diabetikern fanden.

Daß nach oraler Nahrungszufuhr ein Anstieg der Blutdiastase erfolgt, und daß dieser Anstieg parallel mit einem Sekretionsreiz geht, konnten wir ebenso wie BOGENDÖRFER beobachten.

BOGENDÖRFER hat versucht diese Feststellungen zu einer Methode auszubauen, durch die er pathologische Abwandlungen vom Normalzustand zu erfassen glaubt. Er unterscheidet nach peroraler Gabe mit 40 g Dextropur 2 Typen von pathologischen Kurven je nachdem auf den Zuckerreiz die Blutdiastasewerte abnorm stark oder abnorm wenig ansteigen bzw. sinken.

Bei dem ersten Typ handelt es sich um eine Fermententgleisung. Bei dem zweiten Typ handelt es sich um Insuffizienzerscheinungen. Eine colorimetrische Methode der Diastasebestimmung beschreibt O. FISCHER (1936). Erfahrungen mit dieser Methode stehen nicht zur Verfügung.

Lipasebestimmung im Blut nach RONA. Das Prinzip der Methode beruht darauf, daß es möglich ist, durch verschiedene Gifte lipolytische Fermente näher nach ihrer Herkunft zu bestimmen: Chinin hemmt die Wirkung der aus dem Pankreas stammenden fettspaltenden Substanz, während Atoxyl die Wirksamkeit der Substanz nicht beeinflußt. Die Wirkung beider Gifte gegenüber der aus der Leber stammenden fettspaltenden Substanz ist umgekehrt.

Die Ausführung der Methode erfolgt mit Hilfe der Tropfzählmethode nach Rona und Michaelis.

Prinzip dieser Methode: Bei der Stalagmometrie (d. h. Tropfenzählmethode) ist die Tropfengröße umgekehrt proportional der Tropfenzahl. Wenn nun auf eine Fettlösung ein fettspaltendes Enzym einwirkt, so wird sich die ursprüngliche Tropfenzahl entsprechend der Spaltung der Fette in Glycerin und Fettsäuren verändern. Sie wird sich vermindern. Ist das Ferment vergiftet, z. B. durch Atoxyl, so bleibt die Abnahme der Tropfenzahl aus. Tritt bei einer Pankreaserkrankung Pankreasferment in die Blutbahn über, kommt es zu einer Fermententgleisung von atoxylresistenter Lipase ins Blut, so erfolgt Fettspaltung, die sich durch die Verminderung der Tropfenzahl dokumentiert.

Ausführung der Methode. Erforderliche Lösung:

1. Gesättigte Tributyrinlösung, die durch $^1/_2$—1stündiges Schütteln von Tributyrin in 1 Liter Aqua dest. am besten im Schüttelapparat hergestellt wird. Haltbarkeit der Lösung 24 Stunden.

2. Atoxyllösung 0,2:100.

3. Phosphatpuffer $p_H = 7{,}6$ besteht aus 1 Teil primärem und 14 Teilen sekundärem Natriumphosphat.

Methode selbst: 3 ccm Serum werden mit 3 ccm des Puffergemisches und 2 mg = 1 ccm der Lösung Atoxyl versetzt. Nach $^1/_2$ Stunde Hinzufügen von 50 ccm Tributyrin, durchmischen, 3 Minuten warten, Tropfenzahl bestimmen. Nach 60 Minuten und 90 Minuten wiederum Auszählung der Tropfenzahl. Hat sich die Tropfenzahl um mindestens 6 vermindert, so ist Pankreaslipase ins Blut übergetreten, es hat eine Fermententgleisung von Lipasen stattgefunden. Normalerweise findet sich keine Pankreaslipase im Blut.

Verunreinigungen dürfen nicht vorkommen, weil die Oberflächenspannung und somit die Tropfengröße dadurch beeinflußt wird.

Die Tropfpipette muß gut durchgespült werden. Die Untersuchung läuft bei Zimmertemperatur ab.

Es ist zweckmäßig, die nach 90 Minuten ermittelte Tropfenzahl der Beurteilung zugrunde zu legen.

Schon die ersten Untersuchungen über atoxylresistente Lipase im Serum bei Pankreaskranken ergaben, daß Vermehrung der Blutdiastase und der atoxylresistenten Lipase bei Pankreaskranken nicht parallel gehen (Katsch und Bickert 1925, neuerdings Bernhard 1933 u. a.). Es könnte sein, daß aus den Unterschieden diagnostischer Nutzen zu ziehen ist. Nach Bernhard ist die Lipaseprobe bei subakuten Pankreasnekrosen mit etwas längerem Verlauf dem Wohlgemuthschen Diastasenachweis überlegen. Tritt nach demselben Autor Pankreaslipase im Serum auf, so vollzieht sich der Abfall langsamer als der der Blutdiastase. Auch das Auftreten von atoxylresistenter Lipase im Serum ist kein pathognomonisches Pankreaszeichen. Bernhard fand es auch bei Struma, Diabetes mellitus, perniziöser Anämie, Prostatahypertrophie und bei Krebs. Inwieweit bei diesen Fällen von einem sekundären Pankreasschaden die Rede sein kann, hat Bernhard nicht geprüft. Sicher ist es nützlich, die Diastase- und Lipasebestimmung gleichzeitig heranzuziehen (Berger 1933, Simon 1927). Paralleluntersuchungen von atoxylresistenter Lipase im Serum und Diastase nach Baltzer im Blut oder im Serum sind noch nicht ausgeführt.

Trypsin im Blut und Urin. Eine verwertbare Trypsinbestimmung im Blut gibt es nicht (Baumann). Eine Bestimmungsmethode im Harn hat Baumann (1933) ausgearbeitet. Er fand bei geringen Pankreasschäden eine Zunahme des aktiven Trypsins im Harn, die etwa der Diastasevermehrung entsprach. Von anderer Seite ist das Verfahren bisher nicht nachgeprüft.

Auch um den Nachweis von Antitrypsin im Serum haben sich einige Autoren bemüht (Brieger und Trebing 1908, v. Bergmann und K. Meier 1908).

k) Harn- und Blutzuckerbestimmung.

Es ist seit langem beobachtet, daß Sekretionsstörungen der Bauchspeicheldrüse oft ohne nennenswerte Schädigung der insulären Sekretion einhergehen und umgekehrt. Nach histologischen Befunden könnte man anderes erwarten.

Durch das Mikroskop sieht man häufig Bilder mit gleichzeitiger Schädigung der Tubuli und der Inseln, sowohl bei Pankreatitis wie bei Diabetes. Durch die räumliche Verschmelzung der beiden Organe ist dies verständlich. Für die Klinik ergibt sich aus dieser histologischen Tatsache die Anregung, *bei manifester Funktionsstörung des einen Pankreasorgans nach latenter Störung des anderen mit Sorgfalt zu forschen.* Dies empfehlen wir als Richtlinie für die Anwendung der Proben auf Störung im Zuckerstoffwechsel in allen Fällen, in denen Verdacht auf einen Pankreasschaden vorliegt.

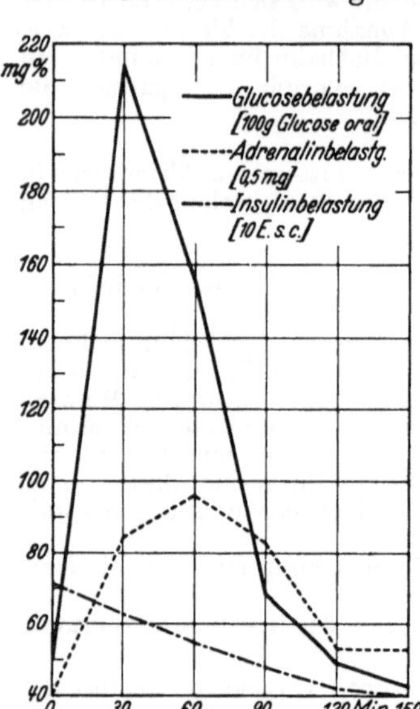

Abb. 7. Operierter Magen (Billroth I) mit Anacidität. Pankreasschaden mit Fermententgleisung (Blutdiastase 528 mg-%, Urindiastase 128). Neurasthenische Beschwerden, Schwindelanfälle, spastische Zeichen, positiver Babinski, als Ausdruck einer Bereitschaft zu hypoglykämischen Reaktionen bei dauernd niedrigem Nüchternblutzucker. Die Kurve zeigt den Verlauf des Blutzuckers nach verschiedener Belastung. Substitutionstherapie mit großen Dosen Pankreon besserte die subjektiven Beschwerden. Die niedrige Blutzuckerlage verschwand.

Bei *akuter* Pankreaserkrankung (akute Sekretstauung, akute Schmerzpankreatitis, Pankreasödem, Autodigestion) ist eine Störung der Inselfunktion oft nur sehr vorübergehend nachzuweisen. Es kommt darauf an, diese *flüchtige Störung* zu erfassen. Man muß deshalb in und nach Schmerzanfällen häufig Harnzuckeruntersuchungen vornehmen (Katsch), wenn es möglich ist, auch Blutzuckeruntersuchungen. Daß bei fehlender Nahrungszufuhr und Erbrechen Zuckerausscheidung nur schwer zu erwarten ist, sei unterstrichen. Als Regel für die Praxis habe ich empfohlen, bei jedem Verdacht auf Pankreaserkrankung, bei Erkrankung der Gallenwege in ihren verschiedenen Phasen, bei Ileusverdacht und bei allen unklaren Erkrankungen im Oberbauch auf Störung des Zuckerstoffwechsels zu fahnden. Berger vertritt energisch denselben Standpunkt. Bernhard (1928, 1930), der sich besonders mit der Bedeutung der Hyperglykämie bei akuten Pankreaserkrankungen beschäftigt hat, konnte tierexperimentelle Untersuchungen von Calzavara (1925) bestätigen, daß bei der Pankreasnekrose des Menschen eine Blutzuckervermehrung rasch auftreten und als Frühsymptom von größter Wichtigkeit sein müsse. Bei dem akuten Pankreasödem (Zoepfel), das ein Vorstadium der Pankreasnekrose darstellt, pflegt die Hyperglykämie entweder nicht hochgradig zu sein, oder sie fehlt. In diesen Fällen ist sie jedoch häufig mit Hilfe der Zuckerbelastung zu provozieren.

In welcher Weise man eine derartige Zuckerbelastung durchführt ist verhältnismäßig gleichgültig. Schmieden und Sebening (1927), Bernhard (1928) geben peroral 50 g Traubenzucker. Die meisten Untersucher geben 100 g Traubenzucker, dem etwas Citronen- oder Apfelsinensaft, oder einige Tropfen Tinct. chinae hinzugesetzt werden kann. Uns hat sich das Verfahren nach Traugott-Staub bewährt: die Untersuchten erhalten in $1^1/_2$stündigem Abstand 2mal 50 g Traubenzucker. Es können mit dieser Methode auch bei normalem Nüchternblutzucker Störungen der Inselfunktion nachgewiesen werden. Besonders wichtig ist eine derartige Kontrolle der Inselfunktion nach Gallenblasen- und Pankreasoperationen (Schmieden-Sebening 1927, Bernhard 1928, Jorns 1928). Rezidive und Spätschädigungen im Sinne eines Diabetes können zeitig erkannt werden. Man sollte Nachuntersuchungen über Jahre fortsetzen.

Die Bedeutung einer hyperglykämischen Reaktion wird nicht eingeschränkt dadurch, daß viele Fälle beschrieben wurden, bei denen trotz bedeutender Störung des Pankreas weder eine spontane noch alimentäre Glykosurie zu finden war (H. Strauss, Simon, Labée u. a.).

Pankreatitis kann aber auch zu einem Reizstadium der Inselfunktion und dadurch zur *Hypoglykämie* führen. Katsch hat für manche Shockzustände mit Krämpfen, die bei akuter Pankreasnekrose beobachtet wurden (TOMASCHNY 1905), eine Erklärung in plötzlicher übermäßiger Insulinausschüttung vermutet. Auch BERNHARD (1928) beschreibt bei akuter Pankreasnekrose hypoglykämische Nüchternwerte. BRINCK (1934) fand bei zahlreichen Fällen von akuter und chronischer Pankreatitis im Nüchternblut niedrige Blutzuckerwerte. Hypoglykämische Reaktionen nach Magenresektionen sind als Ausdruck einer Pankreatitis aufzufassen (BRINCK 1937). Besonders auffallend waren hypoglykämische Reaktionen nach Traubenzucker oder nach Adrenalininjektion, die ebenfalls als Ausdruck einer Pankreatitis aufgefaßt werden mußten. SCHNETZ (1936) hat die Funktionsprüfung des Inselapparates weiter ausgebaut. Eine eigene Beobachtung gibt folgende Abb. 8 wieder. Die Adrenalin-Glykosurie als Pankreasfunktionsprobe ist von GHEDINI vorgeschlagen. Die mit Hypoglykämie einhergehenden Beschwerden können durch Kohlehydratzufuhr beseitigt werden. Das ist auch diagnostisch zu verwerten. Die vermehrte Insulinausschüttung kommt wohl dadurch zustande, daß Inselgewebe eingeschmolzen und damit in vermehrtem Maße Insulin frei wird, oder daß der Entzündungsprozeß auf den Inselapparat einen Reiz ausübt. Zum dritten kann es bei länger bestehender Pankreaserkrankung mit Einschmelzung und Schrumpfung des exkretorischen Parenchyms zu einer Vermehrung des Inselapparates kommen. Wir kennen die vermehrte Insulinproduktion nach Gangunterbindung (HERXHEIMER, MANSFELD, TAKATS).

LOEWI (1908) hat als Methode zur Untersuchung der Pankreasfunktionen die Feststellung einer Adrenalinmydriasis angegeben. Die Methode besteht darin, daß nach Einträufeln von Adrenalin in das Auge die Pupillen erweitert werden. Ihr liegt die Annahme zugrunde, daß das Produkt der inneren Sekretion des Pankreas das sympathische Nervensystem hemmt. Wo eine Pankreaserkrankung vorliegt, da muß jedes Mittel, das die Erregbarkeit des Sympathicus verstärkt, z. B. Adrenalin, eine verstärkte Reaktion des sympathischen Nervensystems auslösen. Diese erhöhte Reizbarkeit äußert sich in der Erweiterung der Pupillen. Nach Injektion von 3 Tropfen einer 0,1%igen Adrenalinlösung, die nach 5 Minuten wiederholt wird, konnte LOEWI nach 30—60 Minuten eine Erweiterung der Pupillen bei einigen Diabetikern und bei anderen Pankreaskranken beobachten. Der Wert dieser Methode ist umstritten. Man findet sie auch bei anderen Erkrankungen des endokrinen Systems (Hyperthyreoidismus). Viel angewandt wird die Probe nicht mehr.

l) Gelbsucht.

Gelbsucht verschiedenen Grades wird öfters bei Pankreaserkrankungen getroffen. Der Zusammenhang kann ein dreifacher sein.

1. Es gibt hämatogen-toxische Wirkungen, die sowohl die Parenchymzellen der Leber als auch das Pankreasparenchym treffen. Hepatozellärer Ikterus und hämatogener Pankreasschaden treten nebeneinander auf. Das kommt vor bei schweren Infekten, besonders septischen Erkrankungen, bei WEILscher Krankheit usw. Bisweilen auch bei der akuten Hepatose, dem sogenannten Icterus simplex. Der chronische bei Lebercirrhose auftretende Pankreasschaden dürfte zum Teil gleichfalls auf eine parallel laufende toxische Parenchymschädigung zu beziehen sein. Andererseits kommen hier zirkulatorische Schäden für das Pankreas in Betracht. Auch bei chronischer Kreislaufinsuffizienz können Pankreas und Leber gleichzeitig vasculär verursachte Störungen zeigen, wobei ein geringer Ikterus das auffällige Zeichen sein kann.

2. Es kann eine Erkrankung der Gallenwege, die zum Stauungsikterus führt, gleichzeitig einen Pankreasschaden bewirken. Der Zusammenhang zwischen beiden Erkrankungen kann canaliculär oder lymphogen zu erklären sein, s. S. 1048.

3. Schwellung des Pankreaskopfes, auch Krebs am Pankreaskopf, setzen Stauung oder Sperre im Gallengang. Je nach der topographischen Anlage des Pankreaskopfes, die in nicht unerheblichen Grenzen schwankt, tritt eine solche Sperre des Choledochus leichter oder schwerer ein. Die durch entzündliche

Schwellung des Pankreaskopfes verursachte Gallenstauung kennzeichnet sich öfters durch erhebliche Schwankungen in der Stärke der Gelbsucht. Veränderungen des Schwellungszustandes sind die Ursache. Bei entzündungsfreien Gallenwegen *kann* durch Kopfpankreatitis, Pankreaskopfkrebs eine besonders auffällige Dehnung der Gallenblase sich einstellen (COURVOISIERsches Zeichen). Bei der chronischen Pankreatitis unterschieden früher verschiedene Autoren die *Pankreatitis mit Ikterus* und die Pankreatitis ohne Ikterus. Man trifft diese Einteilung bis in die neueste Zeit (CALZAVARA). Diese Einteilung ist eine ziemlich äußerliche, um so mehr, als der kausale Zusammenhang zwischen Pankreatitis und Ikterus früher wenig beachtet wurde, öfters auch mit heutigen Mitteln nicht ganz leicht zu klären ist. Den Namen *Pankreatitis mit Ikterus* verdient nur diejenige Erkrankung, bei der die Pankreatitis mit Kopfschwellung zur Stauung in den entzündungsfreien Gallenwegen führt. Die Pankreatitis mit Ikterus hat das Besondere, daß die Ausnutzungsinsuffizienz infolge des gleichzeitigen Abschlusses der Galle vom Darm besonders ausgeprägt zu sein pflegt (s. S. 1067).

m) Sonstige Stoffwechselbefunde.

Die bei Pankreasschäden vorkommenden Störungen der Nahrungsausnutzung machen es verständlich, daß bei längerer Krankheit eine Beobachtung des *Körpergewichts* wichtig ist.

Von PARNET und DODS (1922) wurde die Bestimmung der *Kohlensäurespannung* in der alveolaren Luft als Methode der Bestimmung der Pankreasfunktion angegeben. Nachprüfungen dieses Verfahrens sind uns nicht bekannt.

Bei der akuten Pankreasnekrose findet ein hochgradiger Eiweißzerfall statt. Dabei tritt eine Vermehrung des Rest-N-Gehaltes im Blutserum auf (BERNHARD 1935, EHRMANN 1930, R. BAUER 1932, BAUMANN 1933 u. a.). BERNHARD beschreibt Rest-N-Erhöhungen bis 250 mg-% mit ausgesprochen urämischen Erscheinungen. In 25 Fällen von akuter Pankreasnekrose war der Rest-N im Blutserum 14mal über 40 mg-% erhöht. Es bestand eine gewisse Parallelität mit dem Grad der Diastase- und Lipaseentgleisung. Als Ursache der Rest-N-Erhöhung kommt neben Schädigung der Niere am meisten das erhöhte Angebot an harnfähigen Substanzen und die Kreislaufschwäche in Frage. R. BAUER beobachtete einen Fall von chloropenischer Urämie bei Pankreastumor. Nach Pankreasexstirpation beobachteten ADLERSBERG und WACHSSTEIN 1937 das Auftreten einer chloropriven Urämie. Es bestand Insulinunterempfindlichkeit. HORSTERS (1931) hat bei Pankreaserkrankungen neben dem Blutzucker auch Werte für Harnstoff und Harnsäure bestimmt. Er fand in Fällen von chronischer Pankreatitis mit Diabetes eine Verminderung von Blutharnstoff und Blutharnsäure.

Die Blutkörperchensenkungsgeschwindigkeit war manchmal erhöht, meist ohne Veränderungen.

n) Kreislaufzeichen.

Wir beobachten in zahlreichen, auch chronischen Fällen eine Hypotonie und finden unter den Fällen, die HORSTERS (1931) aufzählt, ebenfalls eine Häufung von niedrigen Blutdrucken. Inwieweit diese Tatsache mit dem Nachweis eines blutdrucksenkenden Kreislaufhormons (des Padutins) aus dem Pankreas in Zusammenhang zu bringen sei (FREY), lassen wir offen. An sonstigen Kreislaufsymptomen fällt besonders bei der akuten Pankreasnekrose das plötzliche Versagen des peripheren Kreislaufs mit Cyanose, kleinem Puls usw. auf.

o) Blutbild.

Das Blutbild bei Pankreaserkrankungen zeigt im allgemeinen wenig eindrucksvolle Veränderungen. Bei akuter Pankreasnekrose und eitriger Pankreatitis kommen hohe Leukocytenwerte vor (nach ROSENOW und DREYFUSS 1928 sowie ROLOFF 1927 bis zu 55000 mit erheblicher Linksverschiebung). Die Zahl der Leukocyten nimmt bei Verschlechterung zu, geht bei Besserung zurück. Wichtig bei abwartender Behandlung akuter Pankreaszustände (BERNHARD 1931). HORSTERS (1931) hat bei chronischen Pankreatitiden geringe Anämie, sonst keine Veränderung des Blutbildes beobachtet.

Auch andere Forscher berichten über Anämien (CHVOSTEK 1918, NEUBURGER 1932, HOLLER und KULKA 1927, zuletzt BRUGSCH 1932), sowohl hyperchrome als hypochrome. Bei ersteren waren gesteigerte Hämolyse, in einzelnen Fällen Megaloblasten nachzuweisen. Das Auftreten von Makrocytose bei interstitieller Pankreatitis (HOLLER und KULKA) setzen wir in Analogie zu der gleichen Erscheinung bei Lebercirrhose (SCHULTEN und MALAMOS). Schwieriger zu erklären sind Beobachtungen von perniciosaähnlichen Blutveränderungen CHVOSTEK glaubt für die gesteigerte Hämolyse den Übertritt von Hämolysin in das Blut bei Störung der äußeren Pankreassekretion verantwortlich machen zu müssen. Andere beschuldigen den Übertritt von Lipasen. Experimentell Anämien durch Unterbindung der Pankreasgänge oder Verkleinerung der Bauchspeicheldrüse zu erzeugen, ist noch nicht gelungen (SEKI, FODOR und KUNOS). NAEGELI glaubt, daß es sich bei den Störungen der äußeren Funktion der Bauchspeicheldrüse in den beobachteten Fällen um Veränderungen handelt, wie sie bei der allgemeinen Beteiligung des Magen-Darmtraktes bei der perniziösen Anämie zu erwarten seien. Wir selbst beobachteten einen Fall, bei dem die Diagnose einer Pankreatitis auf Grund einer Glykosurie, die mit Neigung zu Hypoglykämien abwechselte, einer erhöhten Blutdiastase und verminderter Fettverwertung bei SCHMIDTscher Probekost gestellt wurde. Gleichzeitig bestand eine linksseitige HEADsche Zone. Im Blutbild fanden sich Anämie mit erhöhtem Färbeindex, Anisocytose, Polychromasie, Leukopenie, Megalocyten. Beeinflussung durch Campolon.

Wir glauben nicht, daß die Pankreatitis ursächlich für die Entstehung der perniziösen Anämie in Frage kommt, sondern daß in solchen Fällen neben anderen Veränderungen am Verdauungsrohr auch Veränderungen am Pankreas dem Gesamtbild der Anämia perniciosa sich zugesellen.

Im ganzen hat also das Blutbild in der Diagnostik der Pankreaserkrankungen wenig Bedeutung.

p) Röntgendiagnostik der Bauchspeicheldrüse.

Ein *Eigenschatten* des Pankreas ist im allgemeinen nicht darstellbar. Enthält es große Tumoren, besonders Cysten, so kann deren Eigenschatten von dem mit Gas (auch künstlich) gefüllten Darm sich abheben. Als Seltenheit ist Gas- und Spiegelbildung in solchen Cysten auf dem Röntgenbild gesehen worden. Pankreas*steine* kommen häufiger vor als sie im Röntgenbild sich abzeichnen. Sie sind klein, oft weich (kohlensaurer Kalk), stellen sich bei fettem Bauch nicht dar. Röntgenbilder von Pankreassteinen gelten als sehr selten. Nach meiner Ansicht werden sie jedoch öfters übersehen[1].

Pneumoperitoneum. Mit dem künstlichen Gasbauch läßt sich das Pankreas im Röntgenbild darstellen (GOETZE, PÜSCHEL 1920, HESSEL 1921 u. a.). Größen- und Formveränderungen werden so erkennbar. Indessen gehört dieses Verfahren selbst in vielen Kliniken nicht zum normalen Rüstzeug; bei akuten Zuständen wird seine Anwendung selten möglich sein. Wir verfügen nicht über eigene Erfahrung, haben jedoch anschauliche Bilder von GOETZE gesehen.

Mittelbare Zeichen. Druck- oder Zugwirkung des krankhaft veränderten (geschwollenen oder schrumpfenden) Pankreas können Form und Lage der Nachbarorgane verändern. Wir studieren den „röntgendarstellbaren Pankreasraum" (HARING).

Am Magen kann das Bild des extragastralen Tumors entstehen, an der kleinen Kurvatur, am Corpus ventriculi, am Pförtnerteil. Auf das Pelottensymptom ist zu achten. Es besteht darin, daß eine Aufhellung des radiologischen Magenschattens, oder ein Füllungsdefekt des Magenbildes bei Bauchlage des Patienten auftritt, oder bei mäßigem Palpationsdruck am stehenden Kranken. — Alle Zerrungen des Magens durch Perigastritis können den Verdacht einer Pankreaserkrankung erwecken, da Perigastritis nicht selten von Peripankreatitis ausgeht. SANDERA hat auf die Querfältelung des Canalis egestorius als Ausdruck

[1] ENGEL und LYSHOLM haben zur röntgenologischen Pankreasuntersuchung die Entwicklung von CO_2 im Magen nach Einnahme eines Brausepulvers verwendet und von dem gasgefüllten Magen zwei Aufnahmen — eine frontale und eine ventrodorsale in Bauchlage — gemacht. ENGEL, A. u. E. LYSHOLM: A new roentgenological method of pancreas examination und ist practical results. Acta radiol. (Stockh.) **15**, 635 (1934).

einer Pankreatitis adhaesiva hingewiesen. Diese Deutung ist nicht in allen Fällen erlaubt. Bei der akuten Pankreasnekrose kann der paretische ganz mit Luft gefüllte Magen ein ziemlich charakteristisches Bild ergeben.

Am Duodenum können ebenfalls Kompressionssymptome durch das vergrößerte Pankreas vorkommen. Bemerkenswert kann die Weitung der Duodenalschleife sein, die diese bei Tumoren erfährt. Ein Krebs des Pankreaskopfes kann

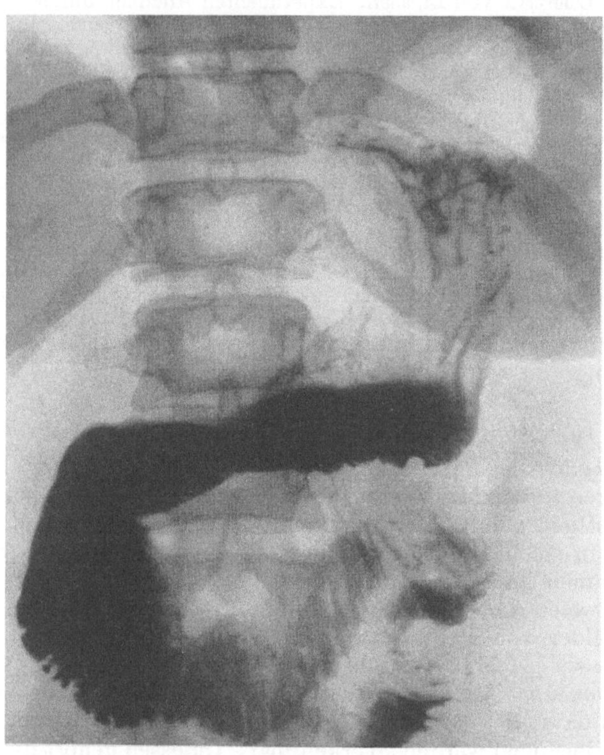

Abb. 8. Akute Pankreatitis, die klinisch durch Linksschmerz Fettunverträglichkeit, linksseitige HEADsche Zone, Subikterus, schlechte Fettausnutzung bei Nahrungsbelastung, Fermententgleisung (s. Abb. 6), Leukocytose, Hypochylie sichergestellt werden konnte. Es wurde in der Mitte des Oberbauches ein scharf umschriebener, auf Druck schmerzhafter Tumor getastet, nachdem die zunächst vorhandene Bauchdeckenspannung zurückgegangen war. Klinisch wurde eine akute Pankreatitis mit cystischem Pankreastumor angenommen. Die Beschwerden und der Tumor gingen im Verlaufe der Behandlung mit hohen Atropindosen und Pankreasschonkost zurück. Röntgenologisch sehr kurzer hochstehender Magen mit Sekret, große Kurvatur im Canalisgebiet eingedellt, Schleimhautzeichnung, soweit darstellbar, normal. Kurvatur außer der Eindellung im Canalis glatt. Sofortiger Übertritt, Bulbus nicht deutlich darstellbar, große Duodenalschlinge. Starke Verbreiterung des Duodenum descendens, dort Stockung und nur sehr langsames Weitergleiten des Kontrastbreies. Innerhalb der Schlinge ist ein gut faustgroßer Tumor tastbar, dort auch Druckschmerz. Die hier wiedergegebene Aufnahme im Stehen zeigt kurzen hochstehenden Magen, Schleimhaut soweit dargestellt, normal, große Kurvatur im Canalisgebiet leicht eingedellt, sonst Kurvatur glatt, keine Peristaltik, Bulbus scheint nicht deform, oberer Teil des Duodenums außerordentlich breit. Unteres Duodenum auf den ersten Aufnahmen nur schwach, später besser gefüllt. Nach der Behandlung Rückgang des Befundes am Duodenum.

geradezu eine Duodenalstenose veranlassen, z. B. an der Pars descendens duodeni. Liegt als Anomalie ein Pankreas annulare vor, das das Duodenum umgreift, so kann schon geringe Anschwellung der Drüse zu einer radiologisch erkennbaren Duodenalstenose führen (s. Abb. 8 u. 9).

Selbst die Gallenblase kann durch Pankreastumoren verdrängt werden. Auch das Colon transversum (vgl. KÖHLER, ASSMANN).

Bedeutungsvolle Symptome an anderen Organen. Sehr wichtig beim Aufbau der Diagnose eines Pankreasschadens kann oft der Tatbestand sein, daß die Röntgenuntersuchung des Magen-Darmkanals an anderen Organen keinen Befund ergibt.

Andererseits sind gewisse Befunde der Nachbarorgane wichtig, weil sie häufig zu Pankreaserkrankungen in Beziehung stehen. Hier sind an erster Stelle alle Erkrankungen der extrahepatischen Gallenwege mit und ohne Gallensteine zu nennen. Ferner das Ulcus der kleinen Kurvatur, besonders wenn es tief penetriert. Ebenso das Duodenalgeschwür der Hinterwand. Besondere Beziehungen zur Pankreatitis haben Duodenaldivertikel. Nicht nur das Divertikel der Papilla

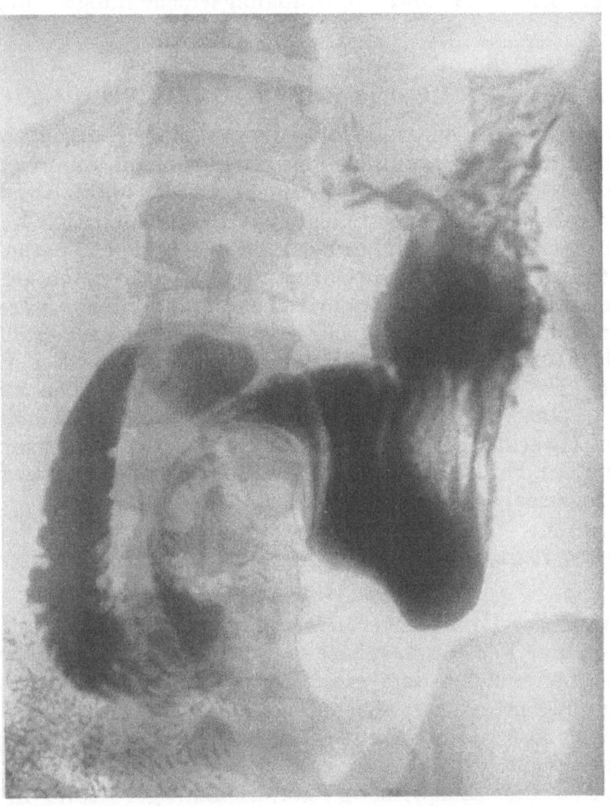

Abb. 9. Pankreaskopftumor, wahrscheinlich Sarkom (durch Operation bestätigt). Großer palpabler, gut abgrenzbarer, nicht verschieblicher Tumor im mittleren und linken Mittelbauch. Magen: große Kaskade nach hinten und vorn verlagert. Schleimhautfalten etwas breit (wahrscheinlich durch die Kompression). Canalis rechts unten eingedellt. Bulbus nicht deform, große Duodenalschlinge, Druckschmerz über dem Tumor. Die hier wiedergegebene Magenübersicht im Stehen zeigt einen ziemlich kurzen hochstehenden Magen, starke Impression am Sinus und Canalis, sowie am unteren Korpus. Große Duodenalschlinge, Stockung in der Passage unmittelbar hinter dem Genu inferior duodeni.

Vateri, das durch seine Lage und ferner dadurch erkennbar sein kann, daß Choledochus und Wirsungianus sich mit Kontrastmittel füllen (das Eindringen von Kontrastmittel in diese Gänge dürfte stets pathologisch sein!).

Veränderte Motilität des Dünndarms, Gasbildung im Darm, kann mit Pankreastörung zusammenhängen. Bei Pankreasinsuffizienz kommt es wie nach experimenteller Pankreasexstirpation zu einer beschleunigten Dünndarmpassage (Wendt 1937).

Schließlich kann das linke Zwerchfell bei Pankreaserkrankung etwas höher rücken oder in der Beweglichkeit eingeschränkt sein. Dies kommt entweder reflektorisch zustande bei Pankreasschmerz, oder auch durch Entzündungsvorgänge, die per continuitatem vom Pankreas bis zum Zwerchfell wandern (Schöning 1921); wie denn auch vom entzündeten Pankreas aus linksseitig kleine Pleuraergüsse verursacht werden.

Auch wenn die Röntgendiagnostik bei Pankreaskrankheiten oft unergiebig ist, so liefert sie gelegentlich sehr wertvolle Hilfen.

q) Laparoskopie.

Durch *Laparoskopie* können retroperitoneal gelegene Organe wie das Pankreas nicht zur Erscheinung gebracht werden. Sie treten ins Gesichtsfeld, sobald sie wesentlich vergrößert sind und Verdrängungserscheinungen der Bauchhöhle machen (KALK).

B. Pathogenese und Pathomorphologie.

Vergleicht man unsere Kenntnisse über die pathologische Anatomie der Bauchspeicheldrüse mit unseren Kenntnissen über die Pathologie anderer Organe, so fällt auf, *in wie geringem Maße bekannte Tatsachen Eingang in eine klinische Betrachtungsweise gefunden haben.* Es erscheint unmöglich, daß eine derartige Mannigfaltigkeit pathologisch-anatomischer Veränderungen, wie sie in der pathologisch-anatomischen Literatur niedergelegt sind (GRUBER 1929), vorkommen soll, ohne daß die Klinik Krankheitsbilder, die den pathologischen Veränderungen entsprechen, sieht.

Es kann in den nachfolgenden Betrachtungen nicht darauf ankommen, eine eingehende Darstellung der pathologischen Anatomie der Bauchspeicheldrüse zu liefern. Es muß deshalb eindringlichst auf den oben zitierten Handbuchbeitrag von GRUBER hingewiesen werden. Die nachfolgende Zusammenstellung hat den Zweck, über die Forschungen und Tatsachen zur Pathogenese und Morphologie der Pankreaserkrankungen das zu bringen, was für die Klinik uns von unmittelbarer Wichtigkeit erscheint.

1. Die entzündlichen Veränderungen des Pankreas.

a) Ätiologie.

Die Entstehung der Pankreasveränderungen ist abhängig von dem Zustand, insbesondere von der Verdauungsphase, in der sich die Bauchspeicheldrüse in dem Augenblick befindet, in dem eine Schädigung das Organ trifft. Auf der Höhe der Verdauung präsentiert sich infolge der Tätigkeit des Drüsenapparates die Bauchspeicheldrüse als strotzend gefülltes durchblutetes Organ, wogegen sie im nüchternen Zustand blaß und kollabiert erscheint (v. BERGMANN 1910).

Während durch die Einspritzung bakterienhaltiger Galle in den Hauptpankreasgang beim Hunde und nach dessen Unterbindung POLYA (1906, 1908, 1912) und andere Autoren schwere Pankreasnekrosen erzielen konnten, gelang GULEKE (1910, 1912) dies auch mit steriler Galle bzw. mit Einbringen von Öl in den Pankreasgang. Die Schwere der dadurch erzielten Pankreasveränderung wurde beeinflußt durch die Verdauungstätigkeit der Drüse. Nach Fasten überstanden die Tiere den Eingriff, während sie bei Vornahme des Eingriffs auf der Höhe der Verdauung zugrunde gingen.

Eine Infektion der Bauchspeicheldrüse kann ascendierend oder descendierend erfolgen. Eine Keimansiedlung in der Bauchspeicheldrüse kommt nur dann zustande, wenn schon primär eine Gewebsschädigung vorliegt (A. MAYER 1920).

Auch uns erscheint ebenso wie v. BERGMANN (1932) das infektiöse Moment nicht das Wesentlichste an dem Zustandekommen eines Pankreasschadens zu sein. Wohl können, wie aus den oben wiedergegebenen Versuchen von POLYA hervorgeht, die Bakterien ähnlich wie Galle oder Enterokinase auf die Fermente aktivierend wirken. Primär muß aber wohl ein Gewebsschaden der Infektion vorausgehen.

Es kann ausgehend von katarrhalischen Erkrankungen des Duodenums, besonders bei Insuffizienzen der VATERschen Papille, bei Duodenaldivertikeln (ÅKERLUND 1918, CASE 1916, 1917, KATSCH 1925 u. a.), bei Gastroenteritiden

(BRINCK und GÜLZOW 1937), bei Gastritiden (VOIT und PRAGAL 1935) zu einer *ascendierenden* Infektion der Bauchspeicheldrüse kommen. Die Abflußbehinderung aus dem Ductus Wirsungianus geht der bakteriellen sekundären Infektion voraus. Daß Pankreasbeteiligungen wie GULEKE annimmt, bei katarrhalischen Prozessen des Magens und Darms selten sind, können wir auf Grund klinischer Erfahrungen nicht bestätigen.

Descendierend kommt es zu einer Infektion der Bauchspeicheldrüse, entweder auf dem *Lymphwege* oder auf dem *Blutwege*. Der *Lymphweg* spielt besonders eine Rolle bei manchen Infektionen der Bauchspeicheldrüse, die von Erkrankungen der Gallenblase ausgehen. BARTELS (1904, 1906, 1907) hat eingehend die lymphatischen Verbindungen zwischen Duodenum und Pankreas und weiterhin die regionären Drüsen beim Menschen beschrieben. ARNSPERGER (1904, 1911, 1924, 1925) beschreibt eine von der entzündeten Gallenblase ohne Beteiligung der tiefen Gallengänge ausgehende Lymphadenitis pancreatica mit Anschwellung des Kopfes (s. auch HAGGARD 1908).

Als dritte Infektionsmöglichkeit ist die *hämatogene* metastatische Entzündung der Bauchspeicheldrüse anzusehen. FRIEDREICH (1875) fand in Fällen von puerperaler Sepsis umschriebene Eiterherde im Pankreas. Mit einer Metastasierung in die Bauchspeicheldrüse ist bei jeder septischen Erkrankung zu rechnen, besonders wenn der Herd im Bereich der Pfortader liegt. Wir selbst sahen einen Fall von descendierender Pankreatitis bei perityphilitischem Absceß. Inwieweit Pankreasaffektionen bei Mumps (SIMONIN 1903, EDGECOMBE 1908, NEURATH 1911), bei Typhus abdominalis, bei Scharlach, bei Influenza, bei Malaria, nach Bang-Infektion (KATSCH) Ausdruck einer hämatogen zustande gekommenen Entzündung sind, ist zweifelhaft (DIECKHOFF 1895, OSER 1898). Liegen hierbei nicht Parenchymschäden vor, die als Folge eines anderwärts im Organismus sich vollziehenden Eiweißzerfalls entstehen? In vielen derartigen Fällen wird epithelial-toxisch oder auch neural-vasomotorisch das Parenchym geschädigt (BRINCK und GÜLZOW 1937). Dieser Parenchymschädigung folgt eine Entzündung, die auch sekundär infiziert werden kann.

Bakteriologie des Pankreas. BRÜTT (1923, 1927) hält auf Grund bakteriologischer Untersuchungen von Bauchexsudat, Galle, Pankreassubstanz und Leber, die in einem erheblichen Prozentsatz der Fälle negativ verliefen, in anderen Fällen Bact. coli, Staphylokokken, Streptokokken, Bact. lact. aerogenes, Gasbacillen als Befund ergaben, die Rolle der Infektion bei dem Zustandekommen der akuten Pankreasnekrosen nur für eine sekundäre. KATSCH (1924) erwähnt das Vorkommen von vergrünenden Streptokoken bei einem Fall von Sialangie. Das Vorkommen von Bakterien in der geschädigten Bauchspeicheldrüse und ihrem Sekret ist abhängig von dem Keimgehalt des Duodenums bzw. der Gallenwege und des Magens (SÖRENBERG 1931). Bei Magen-Darm-Gesunden hat der Magen- und Duodenalinhalt im allgemeinen als steril zu gelten, im Jejunum und Ileum findet sich nach unten zunehmend eine grampositive Flora (Enterokokken), und im Ileum nach dem Dickdarm zunehmend ist eine gramnegative Flora, vorwiegend das Bact. coli vorhanden. Bei krankhaften Veränderungen im Magen-Darmkanal kommt es zu Änderungen dieser sonst nach Art und Ort konstanten Bakterienbesiedlung, vor allem kommt es zur Aufwanderung der gramnegativen Dickdarmflora. Ein Aufwandern der gramnegativen Dickdarmflora konnten wir auch beobachten bei Störungen der Gallenblasen- und Pankreasfunktion (BRINCK, 1933 s. S. 1076).

Als Ursache besonders chronischer Veränderungen der Bauchspeicheldrüse müssen auch *Intoxikationen* verschiedenster Art angesehen werden. FRIEDREICH beschreibt 1875 eine chronische interstitielle Pankreatitis als Folge übermäßigen Alkoholgenusses (Säuferpankreas), gleichzeitig mit dem Auftreten einer Lebercirrhose. Sowohl der Leberschaden als auch der Pankreasschaden sowie die meist ebenfalls nachweisbare anacide Gastritis stellen coordinierte Erkrankungen dar. Die dabei gefundenen Veränderungen am Magen-Darmkanal sind nicht Folge der Cirrhose, sondern Ursache derselben. Poggenpohl (1909) fand ebenso wie Lando (1906) eine mehr oder minder starke Bindegewebswucherung in Form einer lobulären Sklerose, die interacinös, paraacinös, intraacinös, periinsulär und intrainsulär sein kann. Der Grad der Parenchymveränderungen — am häufigsten findet man Atrophie und fettige Degeneration — ist vom Grade der Bindegewebswucherung abhängig. Die Veränderungen im Pankreas gehen denjenigen in der Leber voran (Poggenpohl 1909). Als Ausgangspunkt der Pankreassklerose gelten ihm die Ausführungsgänge (Perisialangitis pancreatica chronica). Die Veränderungen der Ausführungsgänge werden von anderen (Weichselbaum 1912 und Lissauer 1912), die bei Säufern ohne Lebercirrhose nach Veränderungen der Bauchspeicheldrüse suchten, nicht gefunden. Der Alkohol erzeugt den chronischen Gastroduodenalkatarrh, für die Entstehung der Leber- bezw. Pankreasschäden werden die dabei im Darm entstehenden abnormen Gärungsprozesse verantwortlich gemacht (Poggenpohl, 1909).

Zu ähnlichen Veränderungen kommt es auch wohl bei Intoxikationen nach Infektionskrankheiten. Nach Ruhr, Cholera, Typhus, nach Influenza und Grippe, nach Angina und anderen Infekten (s. auch oben) sind chronische Pankreatitiden beschrieben worden. Lues und Tuberkulose kommen weniger hämatogen oder lymphogen infektiös als toxisch zur Erklärung der Entstehung einer chronischen Pankreatitis in Frage.

b) Veränderungen des Pankreasganges.

Ähnlich wie bei den Gallenwegserkrankungen gibt es auch bei den Pankreaserkrankungen *fließende Übergänge von Störungen des neuromuskulären Apparates am Ausgang des Ductus Wirsungianus über die Sialangitis zur Pankreolithiasis.*

Nach den Untersuchungen von Westphal (1922, 1923, 1928, 1936), Kalk (1928), in letzter Zeit von Stocker (1932) liegen manchen klinisch als Pankreaserkrankung zu deutenden Störungen in den ersten Stadien funktionelle Veränderungen, Motilitätsneurosen zugrunde, die Dyskinesie der Papilla Vateri ändert die Verhältnisse in den Pankreasgängen. Dadurch werden die Beziehungen zwischen den großen Pankreasgängen und den Gallengängen gestört (s. später). Westphal spricht geradezu von einer Einheit der großen Pankreasgänge mit den großen Gallengängen, wobei es sowohl zu einer Schädigung der Leber- und Gallengänge durch Pankreassaft als auch seltener zu autodigestiven Schädigungen des Pankreas durch Galle kommen kann. Die Dyskinesie geht dem Fermentschaden voraus. Stocker konnte eine Dyskinesie des Gallengangsystems sowohl im hyper- als auch im hypomotilen Sinne als Wegbereiterin einer akuten Pankreasnekrose in mehreren Fällen feststellen.

Folge der *Dyskinesie des Pankreasganges* kann eine *Sialangia pancreatica* (Katsch) sein; es handelt sich dabei um einen chronischen Infekt des Pankreasganges ohne Entzündung der Drüse. Sialangie und Cholangie können gleichzeitig vorhanden sein.

Die akute canaliculäre Entzündung des Pankreas, die wir auch als *Sialangitis* bezeichnen können, kommt zustande, wenn der Sekretabfluß aus irgendwelchen Gründen aufgehoben ist und es gleichzeitig entweder direkt fortgeleitet oder ascendierend zu einer Infektion des Pankreasganges kommt. Von den feineren und feinsten Ausführungsgängen der Drüse aus kann es dann zu einer Einschmelzung des Parenchyms kommen (Dieckhoff 1895). Die Drüse erscheint mitunter von zahllosen miliaren Eiterherden durchsetzt (Gruber). Die Pankreasgänge zeigen dabei eine erweiterte Lichtung, in der gestautes eiweißhaltiges Sekret vorhanden ist neben einer mehr oder minder dichten Masse von Leukocyten und lymphocytären Zellen. Die Speichelgangswand und ihr Stützgewebe kann ausgesprochen leukocytär durchsetzt sein. Zu einer ausgesprochenen makroskopisch sichtbaren Eiterbildung kommt es nicht. Derartige Bilder sind wichtig, sie erklären manche klinischen Pankreaszeichen, für die bei grober Untersuchung weder Chirurg noch pathologischer Anatom eine Grundlage findet. Makroskopisch erscheint in diesen Fällen das Pankreas vielleicht etwas groß, derb, äußerlich deutlich verfärbt, manchmal gerötet. Den makroskopischen Bildern fehlt aber auch häufig jene spezifische Beweiskraft.

Bei der akuten Sialangitis kommt es infolge Verlegung der Ganglichtung durch Zellen des entzündlichen Exsudates und durch abgeschuppte Gangepithelien leicht zu einem Abflußhindernis für den Bauchspeichel. Dieser eingedickte Bauchspeichel kann innerhalb entzündlich veränderter erweiterter Speichelgänge nachgewiesen werden (van Loghen 1903). Der Speichelpfropf erweitert die peripher davon gelegenen Speichelgänge, es kommt zu Epithelwucherungen, die Entzündungsvorgänge kommen nicht zur Ruhe, es kommt zu einer weiteren Eindickung der Pfröpfe, man kann von Konkretionen halbweichen Zustands (Virchow) sprechen. Infolge des dauernden Abflußhindernisses kommt es zu einem vermehrten Druck auf das Pankreasparenchym mit nachfolgender Atrophie, zu regenerativer Knospung der Pankreasgänge, zu bindegewebigen Indurationen, zur Perisialangitis, zur Pankreascirrhose. Die zusammengesinterten und mehrfach geschichteten Erstarrungsmassen des Bauchspeichels werden von Kalksalzen durchsetzt, wir finden harte, rauhe ockerfarbene bis weißgrau oder hellgrau rötliche Steine. Jede Bildung von *Pankreassteinen* vollzieht sich auf diese Weise.

Ohne Sialangitis keine Sialolithiasis. Die Vorstufen der Steinbildung findet man nicht selten (Gruber). Die Häufigkeit der Pankreassteinbildung überhaupt ist umstritten. Chiari fand unter 10000 Sektionen einen einzigen Fall. Guleke als Chirurg hält Steine für weniger selten.

Die Sialangitis pancreatica geht der Speichelstauung voraus (Möckel 1921, Oser 1898, Albu 1912). Inwieweit der primär entzündlichen Gangerkrankung eine Bakterieneinwanderung vom Darm her vorausgegangen ist, ist schwer zu entscheiden. Es sind Fälle beschrieben, bei denen es im Anschluß an eine Fischvergiftung mit akuter Gastroduodenitis zu einer Sialangitis und Pankreatitis mit Steinbildung gekommen ist (Lazarus 1904). Die Steine des Pankreasganges finden sich meist im Kopfteil (Orth 1927, Lazarus 1904 u. a.) seltener im Schwanzgebiet (Oser 1898). Die Größe schwankt von mikroskopischer Kleinheit bis zur Walnußgröße. Meist wird eine Vielzahl von Steinen gefunden.

Das Steingewicht schwankt nach Möckel zwischen wenigen Milligramm bis zu 60 g. Man findet eine große gestaltliche Unregelmäßigkeit der Pankreassteine. Bei größeren Konkrementen überwiegt ein rundliches Aussehen oder eine Walzengestalt. Gruber (1929) beschreibt eine birnenähnliche, gegen die Spitze abgerundete Form der Steine. Die Oberfläche der Pankreassteine wird als rauh und unregelmäßig gekörnt bezeichnet. Es werden auch zackige und stachelige Pankreaskonkremente beschrieben. Übertritt von Gallensteinen in die Pankreasgänge ist möglich (Bilirubingehalt!).

Die Pankreassteine bestehen aus kohlensaurem Kalk in Verbindung mit phosphoraurem Kalk, reine Karbonatsteine sind selten. Der Anteil der organischen Substanz an der Steinzusammensetzung ist gering.

Beziehungen zwischen den großen Gallen- und Pankreasgängen.

Die Häufigkeit von Gallenwegserkrankungen in der Vorgeschichte akuter und chronischer Pankreasaffektionen zwingt zu Untersuchungen über die Beziehungen zwischen Gallengang und Pankreasgang. Die anatomischen Verhältnisse an den Mündungsstellen der großen Gänge sind in letzter Zeit von Schmieden und Sebening (1927), Clairmont (1923) u. a. verantwortlich gemacht worden für das oben angegebene häufige Zusammentreffen von Affektionen beider Organe.

Ductus choledochus und Ductus pancreaticus treffen sich in der Papilla Vateri, nachdem sie nebeneinander den Pankreaskopf passiert haben. Die Art der Einmündungen in das Duodenum variiert. Über die verschiedenen Formen

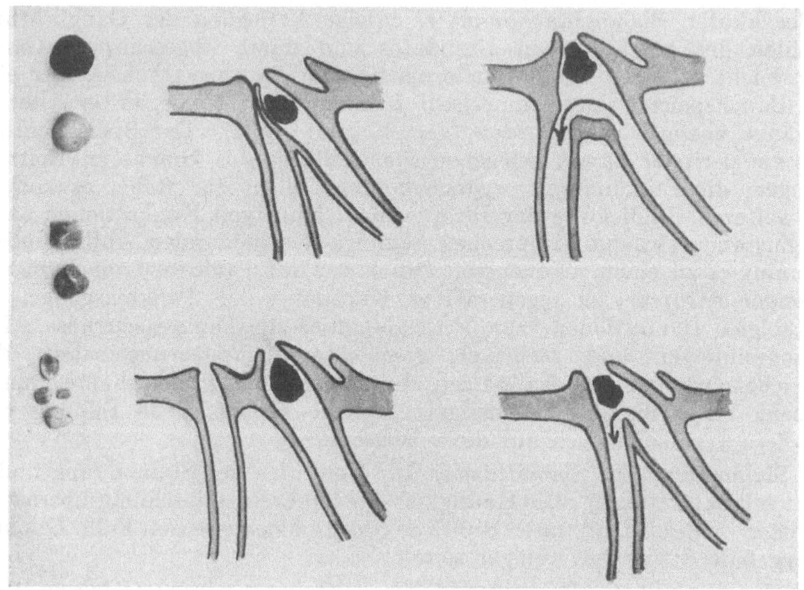

Abb. 10.

der Einmündung gibt am besten beiliegende Abbildung Auskunft (Abb. 10), wiedergegeben nach Schmieden und Sebening.

Abweichungen in den Beziehungen zwischen Gallengang und Hauptpankreasgang sind nicht selten. Letulle (1898) hat die Variationen der Papillen- und Divertikelform an der Gallenpankreasgangsmündungsstelle untersucht und dabei 4 Typen des Vaterschen Mündungsbezirks festgestellt. 1. Keine Ampulle, der Ductus pankreaticus vereinigt sich mit dem Ductus choledochus vor dessen Mündung. 2. Es besteht eine gemeinsame Mündungsampulle beider Gänge, sie ist 4—6 mm hoch, 6—7 mm weit. 3. Keine Ampulle. Die beiden Gänge münden hintereinander auf einem kleinen Höcker. 4. Keine Ampulle. Die beiden Gänge münden hintereinander oder auf einer größeren Papille.

In der Vaterschen Papille konnte Oddi (1887) eine sphincterartige, glatte Muskelanordnung sowohl des Gallengangs als auch des Ductus Wirsungianus nachweisen. Helly (1899) konnte diese Sphinctereinrichtung bestätigen. Dieser Oddische Sphincter ist ein sehr komplizierter Apparat, der über das Mündungsgebiet des Gallen- und Speichelgangs hinaus die distalen von den Gangenden in das Duodenum warzenartig vorragende Divertikelportion umfängt. Für die Entstehung entzündlicher und akut degenerativer Pankreaserkrankungen ist es wichtig, daß die verschiedenen Anteile der Muskelversorgung nicht absolut auf alle Reize gleichgeschaltet reagieren. Es kann auf diese Weise ein Hin- und Herfluß zwischen Gallen- und Pankreassystem infolge offener Gangmündungen möglich werden (WESTPHAL 1923, 1937). Es ist an anderer Stelle schon ausgeführt worden, daß das bei den Dyskinesien der großen Gallenwege je nach der Lage des Choledochus und Ductus Wirsungianus nebeneinander Zustände resultieren, die Galle und das Trypsin hin und her schieben, ohne daß der Weg ins Duodenum bei jeder Mahlzeit richtig gefunden wird (v. BERGMANN).

Wenn bei Dyskinesien die Druckregulierung innerhalb der Gallenwege — die Gallenblase stellt eine Art Druckventil dar — gestört ist, so können nicht nur die großen Gallenwege als Reservoir vikariierend einspringen, sondern es können die Pankreasgänge mitbeteiligt werden. Druckmessungen im System der Pankreas- und Gallengänge ergaben, daß auf der Höhe der Verdauungsphase der Druck im Pankreasgang höher als im Gallengangsystem ist. Nur im Nüchternzustand ist es umgekehrt (HARMS).

Gleiche Folgen hat das Auftreten eines Verschlußsteins in der Papilla Vateri. Die dabei entstehenden Möglichkeiten zeigt oben wiedergegebenes Bild. OPIE (1901) hat als erster einen in der Papilla Vateri eingeklemmten Gallenstein gefunden und die Aufmerksamkeit auf den Sekretrückfluß in den Pankreasgang gelenkt. Neuere Autoren nehmen in 20—60% der Fälle die Möglichkeit des Gallerückflusses in das Pankreas an. Nach DEMEL 1936 ist der Papillenstein als Ursache der akuten Pankreasnekrose selten nachzuweisen.

Bei Choledochusverschluß kann es zur Kompression des Pankreasganges kommen, bei cholangitischen Prozessen können entzündliche Pankreasschwellungen die Folge sein; das Ineinandergreifen dieser Vorgänge ist wichtig für die Entstehung akuter und chronischer Pankreasaffektionen. Die Häufigkeit einer sekundären Beteiligung des Pankreas bei Cholecystopathien, aber auch bei Gastritiden, Duodenitiden, Magen- und Zwölffingerdarmgeschwüren, wird dadurch erklärt. Auf die Bedeutung für das Zustandekommen der akuten Pankreasnekrosen wird später eingegangen.

Über die Beziehungen zwischen Gallenblase und Pankreas durch Lymphbahnen siehe Ausführungen oben.

c) Veränderungen des Pankreasparenchyms.

Die Beteiligung des Parenchyms der Bauchspeicheldrüse an den entzündlichen Veränderungen des Pankreas ist häufig. Diese Veränderungen gehören zu den rückgängigen Störungen der Bauchspeicheldrüse (DIECKHOFF 1895). Die Sialangitis, wie wir sie früher beschrieben haben, die auf die feineren und feinsten Ausführungsgänge der Drüse übergreift, kann zu einer Einschmelzung des Parenchyms führen, so daß Abscesse entstehen können. Derartige Bilder gehen über zu *akuten interstitiellen, schließlich eitrigen Entzündungen*. Bei diesen besteht nach FRIEDREICH (1875) eine stärkere Rötung, eine prallere Gewebshärte, vor allem eine Vergrößerung der Drüse. Es kann zu einer abscedierenden Pankreatitis kommen, wie wir sie bei schweren Pankreasnekrosen noch kennenlernen werden. Geht die entzündliche Veränderung in Eiterung über, so kommt es zunächst zur Ausbildung punktförmiger Herde, die sich mehr und mehr vergrößern, schließlich wohl auch zu umfangreichen Abscessen zusammenfließen. Durch Übergreifen derartiger Prozesse auf die Außengrenze der Bauchspeicheldrüse kann es zur lokalen oder allgemeinen Bauchfellentzündung kommen. Übergang in Gangrän bzw. Verjauchung erinnert an Bilder, wie wir sie bei der akuten Pankreasnekrose sehen. Dabei besteht eine Neigung zu Blutungen in das interacinöse Gewebe ebenso wie in die Umgebung des Organs. Man hat auch von einer sogenannten akuten hämorrhagischen Entzündung des Pankreas gesprochen, jedoch sind Blutungen als Teilerscheinungen einer Pankreatitis

(ORTH 1887, ZIEGLER 1906) von DIECKHOFF 1895 nicht gesehen. Eine hämorrhagische akute Pankreatitis sui generis erscheint nach allem ziemlich fraglich (OSER 1898). Diese wechselnden Bilder einer Pankreatitis mit degenerativen Vorgängen am Parenchym, mit Zellinfiltrationen im interacinösem Gewebe, mit Eiterung können deutliche Übergänge zur Pankreasnekrose zeigen.

Am Anfang einer derartigen Entwicklung steht sehr häufig das *Pankreasödem* (ZÖPFEL 1922), ein glasiges Ödem, welches das Pankreas völlig durchsetzt und einhüllt, auch das kleine Netz und das Mesocolon transversum erfüllt. Das Drüsengewebe ist dadurch mäßig geschwollen und verhärtet. Auch mikroskopisch ist nur ein entzündliches Ödem nachweisbar. Weder makroskopisch, noch mikroskopisch besteht irgendeine Nekrose des Drüsengewebes. Es fehlt jegliche Hämorrhagie. GRUBER (1929) nimmt an, daß ZÖPFEL dieses Pankreasödem zu einseitig in seinem Wesen und seinen Folgen bewertet hat. Klinische Angaben, besonders auch von chirurgischer Seite (SCHMIEDEN und SEBENING 1927 u. a.) lassen jedoch die Bedeutung des akuten Pankreasödems für das Zustandekommen einer akuten Pankreasnekrose als nicht gering erscheinen. Sowohl bei der akuten als auch chronischen Histaminvergiftung fand EPPINGER (1933, 1936) eine seröse Entzündung mit auffallend breiten Zwischenräumen zwischen Epithelien und Blutcapillaren im Pankreas, Veränderungen, die denen ähnlich sind, wie er sie in Leber und Magen beschrieben hatte. Mitunter beobachtete er auch eine mit Blutung einhergehende Zerwühlung des Parenchyms. Die seröse Entzündung im Pankreas mit all ihren Folgen leitet Veränderungen ein, die in lokalen Pankreasnekrosen ausklingen können. Klinische Beobachtungen nach Histamingaben sowie bei Infektionskrankheiten lassen uns das Vorkommen eines Pankreasödems als Ausdruck einer serösen Entzündung in hohem Maße wahrscheinlich erscheinen (BRINCK und GÜLZOW 1937).

d) Die chronische Pankreasentzündung

kommt zustande durch Zunahme des bindegewebigen Gerüstes bei gleichzeitiger Verminderung des Drüsengewebes. Diese Entwicklung geht mit einer zunehmenden Härte und Höckerung der Bauchspeicheldrüse einher. RIEDEL (1896) bezeichnet den manchmal auch vergrößerten Pankreaskopf in solchen Fällen als eisenhart. Eine chronische Pankreatitis entwickelt sich gewöhnlich aus einer Folge von akuten Zuständen, einem hypertrophischen Stadium folgt ein geschrumpftes atrophisches Pankreas. Man erkennt deutlich manchmal schon bei schwacher Vergrößerung eine Bindegewebsvermehrung; Gefäße, Drüsenausführungsgänge und Drüsenläppchen sind von Bindegewebe umscheidet (GRUBER 1929). Eine derartige Bindegewebsvermehrung findet man nicht nur perilobulär, sondern auch interlobulär (DIECKHOFF 1895, OPIE 1901).

Man kann wohl nur mikroskopisch feststellen, ob eine chronische Entzündung vorliegt oder nicht (HEIBERG 1914, GRUBER 1929, GULEKE 1912). Nicht jedes leicht vergrößerte und härter sich anfühlende Pankreas ist chronisch entzündet. Die Vermehrung der Konsistenz und Größe der Bauchspeicheldrüse in der Digestionsphase kann ähnliche Bilder machen.

Mikroskopisch sieht man, wie von den dichten Bindegewebsmassen, die balgartig das Läppchen einschließen, Stränge in das Innere ziehen, die Acini auseinanderdrängen, so daß diese vereinzelt im bindegewebigen Stroma liegen. Stellenweise ist hierdurch der Zusammenhang der Läppchen völlig aufgehoben, einzelne Drüsenschläuche und Ausführungsgänge (DIECKHOFF 1895) liegen zerstreut in einem dünnen Knäuel von Bindegewebe. Das Fettgewebe ist vermehrt, das Gangepithel gewuchert (GRUBER 1929). Die LANGERHANSschen Inseln pflegen gewöhnlich gut erhalten zu sein.

Klinisch wichtig erscheint die Unterscheidung in interlobuläre Pankreatitis, bei der die LANGERHANSschen Inseln fast bis zuletzt erhalten bleiben, bei der wir deshalb wohl auch selten, oder wohl erst im Endstadium Glykosurie erleben und in interacinöse Pankreatitis, bei der die Glykosurie häufig gefunden wird. Eine derartige Unterscheidung wird sich aber nicht in allen Fällen glatt durchführen lassen (OPIE 1901, GULEKE 1912).

OSER (1898) unterscheidet die chronische Entzündung der ganzen Drüse von einer umschriebenen chronischen Entzündung eines einzelnen Drüsenteiles.

Erstere kommt entweder hämatogen oder auf dem Lymphwege (ARNSPERGER 1911, CAPELLI 1909, ROSTOCK 1927) oder als Folge akuter Schübe einer Sialangitis pancreatica infolge eines vom Duodenum aufsteigenden Katarrhs (GRUBER 1929, GULEKE 1912, 1924, DELAGÉNIÈRE 1906, VAUTRIN 1908, SAMTER 1910, DESJARDINS 1905, QUÉNU und DUVAL 1905) zustande.

Letztere findet man regelmäßig im Nachbargebiet penetrierender Magen- und Zwölffingerdarmgeschwüre. Zwischen Geschwürsgrund und Drüsengewebe findet man dabei eine dicke entzündliche Schwiele von fibrösem Gewebe, die noch weit in das Parenchym eindringen kann, aus dessen Bindegewebe sie stammt (GRUBER 1929, CLAIRMONT 1923).

Das Endstadium einer derartigen chronisch-entzündlichen Pankreatitis ist eine *Pankreascirrhose* wie wir sie im Zusammenhang mit der Lebercirrhose gerade beschrieben haben.

Diese Endstadien einer chronischen Entzündung sind nicht immer leicht von rein vasculären Pankreasschrumpfungen (Arteriosklerose, obliterierende Endarteriitis) zu unterscheiden. Auch dort finden wir eine Atrophie und Sklerose häufig mit entzündlichen Veränderungen gepaart.

Bei mechanischer Behinderung des Sekretabflusses kommt es zu gleichen Bildern. Nach Unterbindung der Ausführungsgänge kommt es zu einer Sklerose des Pankreas. Dabei bleiben die LANGERHANSschen Inseln am längsten erhalten, ja können sogar noch adenomartig hypertrophieren. Das Pankreasgewebe ist hochgradig atrophiert, das Fettgewebe vermehrt, das Bindegewebe umgibt Reste von Drüsengewebe, umscheidet die Gefäße, die Inseln liegen entweder in Fettmassen eingehüllt oder von Bindegewebe umgeben (HESS 1909, GULEKE 1912, HAPPEL 1906, HERXHEIMER 1926, JORNS 1926, 1927 BRINCK und SPONHOLZ 1938 u. a.).

Eine Schrumpfung der Bauchspeicheldrüse kann auch eintreten als Folge häufiger Pankreasnekrosen. Es kann zu einer fibrösen Heilung von Nekrosen kommen.

e) Spezifische Entzündung der Bauchspeicheldrüse.

Die Bauchspeicheldrüse bei Malaria. Pankreasveränderungen durch Anhäufung von ungeheuren Mengen der Malariaplasmodien in den Haargefäßen der Bauchspeicheldrüse und durch die Toxine der Malaria sind sicher häufiger als zumeist angenommen wird (SEYFARTH 1926). Es kann zu Blutungen kommen (ROSS 1902). Es sind indurative chronische Pankreasveränderungen beschrieben (MARTIN 1907, PRIONE 1903).

Lymphogranulomatose der Bauchspeicheldrüse. Schon CHIARI beschreibt Lymphogranulomatoseknötchen in der Bauchspeicheldrüse, Befunde, die später CORONINI (1928) und auch GRUBER (1929) in einzelnen Fällen bestätigen konnten. Allzuselten ist die Beteiligung der Bauchspeicheldrüse an einer Lymphogranulomatose nicht. Es finden sich im Pankreas zahlreiche Herde der entzündlichen Neubildung mit reichlicher Capillarbeteiligung. Es besteht eine Neigung zur Nekrose solcher Herde. Das Drüsengewebe kann weit auseinander gedrängt sein. Man hat den Eindruck eines scheinbar regellosen Durcheinanders von lymphogranulomatösem Gewebe und Pankreasgewebe.

Mycosis fungoides der Bauchspeicheldrüse. Bei einem Fall von Mycosis fungoides mit einem außerordentlich vielgestaltigen Hautbefund fanden EICHLER und ROTTMANN (1928) neben anderen Befunden auch an der Bauchspeicheldrüse haselnußgroße, weiße, runde Knoten, die auf der Schnittfläche fest und unscharf begrenzt waren. Dieses mykoside Infiltrat drängte die Pankreasdrüsen auseinander und war stellenweise in die Läppchen unter Zerstörung eingedrungen.

Erwähnt sei hierbei ein Fall von *Oidiomykose* der Bauchspeicheldrüse den Pio Foa (1881) beschrieben hat. Überall zwischen den Drüsenzellen zeigten sich Spuren von Soor.

2. Vasculäre Pankreasveränderungen.

Bei Stauung im Gebiet der Pfortader oder bei Herzfehlern oder Lungenerkrankungen mit Behinderung der Blutzufuhr zum Herzen bzw. mit Störungen des kleinen Kreislaufs kommt es zu einer *venösen Hyperämie der Bauchspeicheldrüse.* Das Organ ist blutreicher und feuchter und sieht grauweiß- bis graurot aus.

Dauert die Störung des venösen Blutabflusses länger, dann kommt es zu einer Stauungsinduration mit Atrophie des Drüsengewebes und Zunahme des Bindegewebes. Histologisch findet man eine übermäßige Blutfülle in den feinsten Pankreasgefäßen, Atrophie der Parenchymzellen, eine Vermehrung des Bindegewebes, das Inselgewebe dürfte meist gut erhalten sein (Glahn 1925).

a) Blutungen.

Im Zuge derartiger oben beschriebener Stauungsvorgänge kommt es häufig zu kleinen Blutaustritten. Nach Knape (1912) und Ricker (1911) kommen derartige hämorrhagische Diapedesen in der Bauchspeicheldrüse neurovasculär zustande, nicht durch fermentative Pankreaswirkung. Knape erklärt auch das Zustandekommen einer Pankreasnekrose durch neurovasculäre Reize, dem sich die Fermentwirkung anschließt. Auch Marchand nimmt abnorme Innervationszustände der Gefäße als mitbeteiligt bei der Entstehung schnell einsetzender Blutungen des Pankreas an. Man findet nach solchen Blutungen Eisenablagerungen im Bindegewebe der Bauchspeicheldrüse. Sehr leicht kommt es zu Blutungen bei feinsten Traumen. Nach Gruber (1929) finden sich Pankreasblutungen bei Herz- und Gefäßaffektionen, bei entzündlichen und bei toxischen und infektiösen Erkrankungen, bei Nierenaffektionen, bei Vergiftungen der verschiedensten Art, bei Blutkrankheiten. Pankreatische Blutungen sind jedenfalls danach nicht selten. Blutungen als Teilerscheinungen einer Pankreatitis werden in der Literatur auch als akute hämorrhagische Entzündung des Pankreas bezeichnet (s. S. 1049).

Als *Pankreasapoplexie* beschrieb Zenker Hämorrhagien des Pankreas als Ursache plötzlichen Todes. Es handelte sich um Fälle, bei denen ein plötzlicher Tod erklärt werden mußte durch ausgedehnte hämorrhagische Infiltrationen des Pankreas. Zenker (1874) nahm an, daß durch die Pankreasveränderungen es zu einer mittelbar oder unmittelbar reflektorisch bedingten Herzlähmung als Grund des plötzlichen Todes kommen könne.

Eine derartige Auffassung könnte man auch für Fälle heranziehen, die einen plötzlich eintretenden Tod durch eine Steineinklemmung in der Papilla Vateri erklären wollen (Papillentod, Fälle von Aschoff, mündlich von Dr. Welcker mitgeteilt).

Die Anschauung von Zenker ist umstritten. Heiberg (1914) spricht von einer akuten hämorrhagischen Pankreasnekrose. In der Literatur mehrfach veröffentlichte massige und höchst gefährliche Blutungen in das Pankreas erklären sich am besten wohl durch eine vorhergegangene Pankreasnekrose.

Derartige Blutungen können bis in die Bauchhöhle durchsickern.

Bei in das Pankreas penetrierenden Magen- und Duodenalgeschwüren kann es zu Arrosionsblutungen aus den Drüsen der Bauchspeicheldrüse kommen.

Weiterhin können Blutungen in das Bindegewebe bei krankhaften Gefäßwandveränderungen gefunden werden. Die Arteriosklerose der Milzarterien oder einer Pankreashauptarterie kommt ursächlich in Frage (Körte 1898, Seitz 1892 u. a.).

b) Sklerose der Pankreasgefäße.

Sklerotische Veränderungen der großen Gefäße der Bauchspeicheldrüse fallen gewöhnlich nur, wenn man darauf achtet, in die Augen. Der Befund kann häufig erhoben werden. Als Ursache wurde früher namentlich der Alkoholismus angenommen. Bei Lebercirrhotikern (LANDO 1906, POGGENPOHL 1909), bei urämischer Nierenerkrankung (SEITZ 1892), bei chronischer Bleivergiftung (DRAPER 1886) findet man feinste Arteriensklerosen im fibrös-veränderten Pankreas. FAHR (1913) fand an kleinen und kleinsten muskulären Gefäßen Wandverdickungen mit Zunahme des intimalen bzw. subendothelialen Bindegewebes. Diesen Arteriolenveränderungen stehen Wandveränderungen hyaliner Art in den feinsten Gefäßverzweigungen gegenüber.

Bei Arteriosklerose der Bauchspeicheldrüse kommt es zu ausgebreiteter Bindegewebswucherung und Schrumpfung. Chemisch findet sich dabei eine Verminderung des Eiweißes, bei Fettvermehrung (HOPPE-SEYLER 1924).

Man findet oft entzündliche Veränderungen der Bauchspeicheldrüsengefäße, die örtlich umschrieben auftreten und progressiv zu verlaufen pflegen. Besonders findet man derartige Veränderungen am Boden von Duodenal- oder Magengeschwüren, welche in die Bauchspeicheldrüse eingedrungen sind. Eine derartige Vasculitis führt gerne zur Thrombose (GRUBER 1929).

Luische Gefäßveränderungen siehe unter Lues.

Sehr häufig ist bei einer Periarteriitis nodosa neben der Beteiligung anderer Organe eine solche der Bauchspeicheldrüse beschrieben. Man spricht von einer interstitiellen periarteriitischen Pankreatitis (GRUBER 1929).

c) Thrombose im Pankreasbereich.

Zu Thrombusbildungen in Gefäßen der Bauchspeicheldrüse kommt es im Anschluß an eine Endarteriitis sowie in Begleitung von entzündlichen Vorgängen an den Gefäßwänden. Auf die fortgeleitete Entzündung aus dem Boden peptischer Geschwüre (KASPAR 1920) sei nochmals hingewiesen. Thrombosen entstehen im Bereich von Pankreasnekrosen. MADER (1884) sah eine solche der Milzvenen. Infarktbildungen der Bauchspeicheldrüse sind selten. RICKER spricht ebenso wie MARCHAND von hämorrhagischen Infarzierungen bei großen Pankreasblutungen (GRUBER 1929).

3. Die Entstehung und Pathologie der akuten Pankreasnekrose.

Über die Entstehung und Morphologie der akuten Pankreasnekrose, wie sie dem Chirurgen während der Operation, dem pathologischen Anatomen auf dem Obduktionstisch zu Gesicht kommt, ist in den letzten Jahrzehnten experimentell, pathologisch-anatomisch und klinisch eifrig gearbeitet worden. Die Ergebnisse dieser Forschungen liegen in großen Zusammenfassungen vor. Ich verweise auf das Referat von SCHMIEDEN und SEBENING (1927), weiterhin auf die Zusammenstellung von GRUBER (1929).

Die ersten pathologisch-anatomischen Veränderungen, die das Bild der akuten Pankreasnekrose einleiten, sind von chirurgischer Seite beschrieben worden. Wir erleben zunächst das akute Pankreasödem, was ZÖPFEL (1922) als glasiges Ödem des geschwollenen Pankreas beschrieben hat. Das Ödem betraf den Pankreaskopf und die nächste Umgebung. Blutung bestand nicht, ebenfalls waren Nekrosen oder Fettgewebsnekrosen nicht sichtbar, das Pankreas fühlte sich härter als gewöhnlich an. In ultraakuten Fällen können makroskopisch erkennbare Veränderungen der Bauchspeicheldrüse vollkommen fehlen (SCHMIEDEN 1927). Wir glauben mit zahlreichen chirurgischen Autoren im

Gegensatz zu GRUBER (1929), daß es sich beim Ödem um eine Vorstufe der akuten Pankreasnekrose handelt, bei der es allerdings nicht immer zur Ausbildung des schwersten Krankheitsbildes zu kommen braucht. Unsere Auffassung deckt sich mit den Ergebnissen neuerer experimenteller Untersuchungen von EPPINGER (1936), der im Histaminshock eine Pankreatitis serosa beschrieben hat, wir selbst beobachteten ähnliche Veränderungen im hypoglykämischen Shock (BRINCK und GÜLZOW 1937).

Im weiteren Verlaufe der akuten Pankreasnekrose bilden sich drei Veränderungen aus, die das Bild in irgendeiner Richtung beherrschen können.

Von jeher fiel die *Blutung* in die Bauchspeicheldrüse als eindrucksvollste Veränderung auf. Man hat deshalb viele Fälle von akuter Pankreasnekrose auch als sog. Pankreasapoplexie angesprochen. Das Pankreasbett ist in diesen Fällen blutig durchsetzt, die Blutung kann auf das retroperitoneale Gewebe übergreifen, das Pankreas kann in einem Wall von durchblutetem Gewebe eingemauert liegen. In anderen Fällen findet man beschränkte Blutungsherde. Die ungleiche Durchtränkung der Drüsen mit Blut und Ödemflüssigkeit und die stellenweise Umwandlung von Blutaustritten in Hämatin gibt dem Pankreasgewebe ein marmoriertes Aussehen. Man hat in Fällen, wo neben der Blutung entzündliche Veränderungen nachgewiesen wurden, auch von einer hämorrhagischen Pankreatitis gesprochen. Wir glauben heute mit GRUBER (1929) und wohl der Mehrzahl der übrigen Forscher auf diesem Gebiet, daß die Blutung nicht das Primäre bei derartigen Veränderungen darstellt, und daß die Entzündung bei der akuten Pankreaserkrankung meist auch etwas Sekundäres ist und dem Abtransport des nekrotischen Materials dient.

Die *Nekrose* stellt das zweite pathologisch-anatomische Substrat bei der akuten Pankreasnekrose dar. Ihr kommt, darin dürfte GULEKES (1912) Auffassung heute als richtig anerkannt sein, die führende Rolle bei der Entstehung der Pankreasnekrose zu. Über ihr Zustandekommen siehe später. Morphologisch finden wir kalkweiße oder ganz hellschwefelgelbe, scharf gerandete Punkte oder Stippchen, die BALSER (1882) als Fettnekrose, CHIARI (1895) als Fettgewebsnekrose bezeichnete. Die eigentliche Pankreasnekrose repräsentiert sich, wenn man von Ödem und Blutungen absieht, als schwarzgrünlich verfärbte Herde, die histologisch weder an den Drüsen noch an den Gerüstzellen eine Kernfärbung zeigen. CHIARI bezeichnete bei seinen ersten grundlegenden Versuchen derartige Veränderungen als Autodigestionsnekrose. Die intravital entstandene Nekrose unterscheidet sich, was die Veränderungen an den Drüsenzellen und an den Gerüstzellen anlangt, wenig von den postmortalen oder agonalen Gewebsveränderungen, die wir gerade bei der akuten Pankreasnekrose sehr häufig auf dem Sektionstisch sehen. Der Unterschied zwischen beiden Erscheinungen beruht dain, daß um die Gebiete der optimal schnell einsetzenden und fortschreitenden Selbstzersetzung und Ertötung Gürtelstrecken einer entzündlichen Veränderung mit Blutüberfüllung und Blutaustritten, mit Umwallung und Ödembildung und Ansammlung von farblosen Blutzellen und Gewebswanderzellen gefunden werden.

Die *Entzündung* stellt das dritte morphologische Substrat dar, das wir bei der akuten Pankreasnekrose finden. Die entzündlichen Veränderungen mit Ödem, Randgürtel von Entzündungszellen, die je nachdem, ob eine reine Zersetzung vorliegt, oder ob eine bakterielle Schädigung damit verbunden ist, verschiedenartig zusammengesetzt sein können — wir sehen Lymphocyten, Plasmazellen, eosinophile Zellen, Mastzellen u. a. —, sind als sekundär aufzufassen. Sie dienen der Organisation, der Sequestrierung des kranken Gewebes.

Die oben zitierten Fettgewebsnekrosen sind nicht von Anfang an vorhanden. Sie sind nicht, wie BALSER (1882) zunächst angenommen hat, Folgen übermäßiger Wucherung von Fettzellen, sondern, worauf CHIARI (1895) hingewiesen hat, Erscheinungen rückgängiger Natur, welche nachfolgend der Verkalkung anheimfallen und welche von reaktiver einkapselnder Entzündung umgeben sind. Derartige Fettgewebsnekrosen sind von KNAPE (1912) erst etwa 16 Stunden nach experimenteller Schädigung der Pankreasgänge beobachtet worden. Die Fettgewebsnekrose kann auf das benachbarte Gewebe übergreifen, und zwar findet der Transport auf dem Blut- und Lymphweg statt (GULEKE 1912, ROSTOCK 1927) sowie durch direkten Kontakt des in die Bauchhöhle reichenden Pankreasgewebes.

Zusammenfassend ist zu sagen, daß Entzündung und Blutung Folgeerscheinungen der primär aufgetretenen Pankreasnekrose sind.

Wie kommt es nun zum Auftreten dieser Pankreasnekrose?

Auch darüber liegt eine fast unübersehbare Literatur vor. BERNHARD (1935) spricht von einem anscheinend hoffnungslosen Problem. Wir haben oben schon ausgeführt, daß die Blutung nicht das Primäre darstellt. Ebenso ist die Entzündung als primäre Ursache für das Zustandekommen einer Pankreasnekrose abzulehnen. Wenn heute zahlreiche Kliniker von Pankreatitis sprechen, so verbirgt sich dahinter sehr häufig eine Pankreasnekrose. Auch die Fettgewebsnekrosen sind Folgeerscheinungen der Pankreasnekrose, nicht ihre Ursache.

Heute kann man unterscheiden zwischen einer vasculären Form der Entstehung der Pankreasnekrose und einer canaliculär fermentativen Entstehung der Pankreasnekrose.

Voraussetzung für das Zustandekommen einer akuten Pankreasnekrose ist wohl der Zustand der sekretorischen Drüse. Auf der Höhe der Verdauung, wenn die Bauchspeicheldrüse geradezu strotzend erigiert und stark durchblutet ist, sind die Voraussetzungen gegeben, die das Zustandekommen einer akuten Pankreasnekrose begünstigen. Der canaliculäre Weg erscheint auf Grund ungezählter Tierexperimente und zahlreicher Beobachtungen am Menschen derjenige, der am wahrscheinlichsten ist. Wir verweisen in diesem Zusammenhang auf die Ausführungen über die Beziehungen zwischen Gallen- und Pankreaswegen.

Durch die in die Pankreaswege geratene Galle kommt es zu einer Aktivierung des Trypsinfermentes und damit zur intravitalen Selbstverdauung. Meist dürfte diese Selbstverdauung in den Pankreaszellen selbst erfolgen. Im Gegensatz zu dieser Auffassung hat POPPER (1932) den Standpunkt vertreten, daß das Eindringen von Pankreassaft in die Gallenwege und das danach erfolgende diffundierende Übergreifen der Fermentaktivierung vom untersten intrapankreatisch verlaufenden Teil des Ductus choledochus häufiger zu einer Pankreasnekrose Veranlassung gibt, als der umgekehrte Vorgang der Aktivierung des Pankreassaftes durch einströmende Galle. Der seltene Befund galliger Imbibition der Pankreasgänge bei Autopsien spricht für die POPPERsche Auffassung (DEMEL 1936, WESTPHAL 1936). Das Vorkommen von Pankreasnekrosen unter Freilassung des Kopfteiles spricht dagegen (BORCHARD, BENDA 1901, GULEKE 1910, WALZEL 1933). Bei diesen Zusammenhängen zwischen Gallen- und Pankreaswegen kann ein Papillenstein oder ein Spasmus des Sphincter Oddi eine Rolle spielen. Eine Aktivierung des Ferments durch Eindringen von Duodenalinhalt in die Gallen- oder Pankreaswege glauben WALZEL (1933) und STOCKER (1932) bewiesen zu haben. Selbstaktivierung der Fermente im Pankreas ohne Hinzutritt eines Aktivators ist möglich (BABKIN 1906, SSAWITSCH 1909, LINTWAREW 1901, EDELMANN 1918, WERTHEIMER, CAMUS und GLEY 1902, WESTPHAL 1936).

Die Rolle der Bakterien bei dem Zustandekommen einer akuten Pankreasnekrose ist noch nicht geklärt, sie können zweifellos als Fermentaktivatoren in

Frage kommen (KACZANDER 1932). NORDMANN (1929) beobachtete eine akute Pankreasnekrose nach Eintritt infizierter Galle in die Pankreasgänge.

Alle diese canaliculär entstandenen Fälle von Pankreasnekrose konnten experimentell reproduziert werden. Derartige Versuche gehen zurück auf v. BERGMANN und GULEKE (1910), die durch Einspritzen steriler Galle gleichzeitig mit dem Einbringen von Öl in den Pankreasgang beim Hunde eine akute Pankreasnekrose erzeugen konnten. POLYA (1911) verwandte bakterienhaltige Galle und erhielt namentlich nach Unterbindung des Hauptpankreasganges Pankreasnekrosen. Bei Anwendung steriler Versuchsbedingungen war eine Pankreasnekrose nur zu erzielen, wenn das Experiment auf der Höhe der Verdauungstätigkeit der Drüsen vorgenommen wurde. Diese Vorgänge erklären sich durch die Aktivierung vornehmlich des tryptischen Fermentes.

Neben der fermentativen Entstehung der Pankreasnekrose auf canaliculärem Wege, wie wir sie experimentell fast regelmäßig reproduzieren können, gibt es sicher auch andere Ursachen. Wir teilen nicht die Auffassung von PETERMANN (1932), der eine Entsteh ng auf nervöser oder ischämischer Basis ablehnt. Wir stützen unsere Auffassung durch die Untersuchungen von EPPINGER, der im Histaminshock am Pankreas alle Übergänge vom Pankreasödem bis zu schwersten Pankreasnekrosen mit Blutungen und Einschmelzungen beobachten konnte.

Die Pankreasblutung bei akuter Bauchspeicheldrüsennekrose entsteht nach Annahme der meisten Autoren durch fermentative Beeinflussung der Gefäßwand, also durch Andauung der Blutbahnen. Im Gegensatz zu dieser Auffassung sehen RICKER (1911) und KNAPE (1912) in der Pankreasblutung ebenso wie in der Pankreasnekrose eine auf dem Weg über die Gefäßnerven vermittelte Störung. Diese Störung kommt zustande dadurch, daß der Pankreassaft zwischen die Pankreasläppchen heraustritt. Infolge der so entstehenden capillären Stase kommt es zur Nekrose. Die Blutungen sind infolgedessen unabhängig von der Trypsinwirkung. Die Fettgewebsnekrosen entstehen fermentativ.

Zusammenfassend muß heute noch gesagt werden, daß eine einheitliche Antwort auf die Frage der Ätiologie der akuten Pankreasnekrosen nicht gegeben werden kann. Es ist im Tierexperiment gelungen, durch mechanische und toxische Schädigungen, durch Gefäß- und Gewebsalterationen beim Hunde ein dem menschlichen ähnliches Krankheitsbild zu erzeugen. Überblickt man aber die sehr reichhaltige Literatur (EPPINGER 1936, SEIDEL 1910, GULEKE und v. BERGMANN 1910, HILDEBRAND 1895, 1891, 1912, DOBERAUER 1906, 1906, KÖRTE 1911, NORDMANN 1913, 1929, POLYA 1911, PAYR und MARTINA 1906 u. a.), so kommt man zu dem Eindruck, daß die letzten Einzelheiten noch nicht geklärt sind, daß im Gegenteil wohl vielerlei Ursachen wirksam sein können.

SCHMIEDEN (1927) kommt zu folgender Einteilung der möglichen Ursachen:

1. Canaliculärer Weg: a) biliär, b) intestinal. 2. Lymphweg: a) biliär, b) intestinal. 3. Vasculär: a) embolisch, b) spastisch, c) toxisch. 4. Traumatisch.

Man wird sich bei Beurteilung mancher Krankheitsbilder, wie sie uns die Klinik bietet, klar sein müssen, daß eine akute Pankreasnekrose, wenn sie kleinere Partien des Organs befällt, sehr häufig sowohl dem Blick des Operateurs als auch des Obduzenten entgehen kann.

Die Ausheilung einer derartigen akuten Pankreasnekrose kann erfolgen durch Sequesterbildung im pankreatischen Drüsengewebe, es kommt dann zur Bildung von großen Zerfallshöhlen, die fälschlicherweise als Pankreascysten angesprochen worden sind. Die nekrotischen Pankreasfetzen können zur Abstoßung kommen. CHIARI (1876) beschreibt den Fall einer Sequestration nach Perforation des Magens durch Ulcera rotunda oder den Abgang des sequestrierten Pankreas durch den Darm mit Fäkalmassen. Durch oder trotz Abstoßung beträchtlicher Pankreasteile kann es zur Heilung kommen.

Als weitere Folge einer akuten Pankreasnekrose sind Eitersenkungen in dem retroperitonealen Raum beschrieben (RUPANNER 1927). Über gallige Peritonitis ohne Verletzung des Gallensystems schrieben CLAIRMONT und HABERER (1911).

SEBENING (1933) beschreibt die Folgezustände nach akuter, operativ geheilter Pankreasnekrose. Die klinischen Zeichen einer Pankreasstörung bildeten sich zurück. Sog. Cysten kamen nur selten zur Beobachtung.

Die Fettgewebsnekrosen können im günstigen Falle zur Ausheilung kommen, es findet endlich eine Aufsaugung durch nachbarliches Granulationsgewebe oder eine völlige Verkalkung innerhalb eines einschneidenden Narbengewebes statt. Eine bindegewebige völlige Vernarbung hält TRUHART (1902) für möglich, er spricht im Gegensatz zu REITMANN (1906) von einer chronischen Gewebsinduration. Es kann sich aus Heilungsvorgängen der akuten Pankreasnekrose ebenso wie aus solchen der Fettgewebsnekrosen ein fibröses Pankreas entwickeln. Wir erhalten bei Ausheilung derartiger Vorgänge unter Umständen klinisch und funktionell ähnliche Bilder wie bei der eigentlichen chronischen Pankreatitis.

4. Pankreascysten.

Einteilung. Die Pankreascysten in weitestem Sinne teilt man nach WEGELIN (1921) und YAMANE (1921) in Erweiterung einer Einteilung von KÖRTE (1912) in 4 Gruppen ein: 1. dysontogenetische Cysten, 2. Cystadenome, 3. Retentionscysten, 4. Pseudocysten.

Eine scharfe Trennung der verschiedenen Cysten voneinander wird nicht in allen Fällen möglich sein.

Vorkommen. Überblickt man die vorwiegend chirurgische Literatur, so hat man den Eindruck, daß die Pankreascysten zu den häufigsten Pankreaserkrankungen gehören. Sicher stellen sie das in jeder Hinsicht besterforschte Krankheitsbild der Pankreaspathologie dar. Ihre Häufigkeit ist aber, nimmt man alle Pankreaserkrankungen zusammen, gering.

Entstehungsursache. Retentionscysten des Pankreas entstehen auf dem Boden einer Sialangitis mit Sekretstauung und Konkrementbildung, durch Tumorwachstum, durch außerhalb des Pankreas gelegene Umstände (Schwielen und Verwachsungen in der Umgebung des Pankreaskopfes, Choledochussteine, Lymphdrüsenschwellungen in Kopfnähe und ähnliches). Die Pseudocysten gelten als die häufigsten Cysten des Pankreas. Sie entstehen auf dem Boden einer Schädigung des Organs, die mit Austritt von Pankreassaft und Blut einhergeht. Neben einem Trauma werden akute hämorrhagische Pankreatitis, sowie geringere umschriebene Pankreasentzündungen als Ursache genannt (REINHARDT 1916). Die Pseudocysten findet man zwischen Leber und Magen, zwischen Magen und Colon, zwischen den Blättern des Mesocolon transversum bzw. retroperitoneal. Es handelt sich meist um Einzelcysten von kugeliger Form mit klarem serumartigem bis dunklem grauschwarzem schmierenartigem Inhalt. In den Cysten kann sich sequestierte Drüsensubstanz finden. Befallen können Kopf, Körper und Schwanz sein. Der Schwanz scheint bevorzugt; in vielen Fällen handelt es sich um sog. peripankreatische Cystoide, ganz außerhalb der eigentlichen Bauchspeicheldrüse. Mikroskopisch unterscheiden sich die Pseudocysten von den Retentionscysten dadurch, daß sie keine epithelialen Auskleidungen haben. Sie entstehen durch Erweichung nekrotischer Herde auf entzündlicher (BERNHARD) oder auf anämischer Basis oder auf dem Boden von Fettgewebsnekrosen. Eine sichere Entscheidung über die Entstehung der Pseudocysten wird in vielen Fällen nicht zu treffen sein.

5. Pankreasadenome.

Die ersten Veröffentlichungen über Inseladenome stammen von WILDER, ALLAN, POWER und ROBERTSON (1927). Sie beschrieben einen Fall von Krebs der LANGERHANSschen Inseln mit Lebermetastasen, bei denen die Krebszellen morphologisch durchaus den Inselzellen glichen. Aus den Tumorknoten konnte Insulin gewonnen werden. Ähnliche Fälle sind auch sonst in der Literatur beschrieben (Frank 1931, Terbrüggen 1931, Howland, Campbell, Walter, Maltby und Robinson). Bei letzteren Fällen handelt es sich um Inseladenome ohne Metastasenbildung.

Klinisch zeigen derartige Kranke allmählich zunehmend die typischen Erscheinungen einer Hypoglykämie mit Verwirrtheitszuständen, die sich bis zu einem komatösen Bild steigern können. Howland und Mitarbeiter heilten ihre Kranke durch Tumorexstirpation.

Beim Diabetes mellitus kann es zu Regeneratbildungen, ja sogar zur Adenombildung des Inselapparates kommen, so daß Spontanhypoglykämie gefunden wird (Bielschowsky 1932, Büchner 1932, Terbrüggen 1933).

C. Spezielle Pathologie.

1. Die leichten Pankreasschäden.

(Pankreatitis, Pankreatopathie.)

a) Begriffsbestimmung.

Wenn wir die leichten Pankreasschäden in einer klinischen Darstellung zusammenfassen, so liegt diesem Verzicht das Bekenntnis zugrunde, daß in vielen Fällen eine spezielle Eingruppierung leichter Pankreasschäden *klinisch* nicht gelingt. Es ist selbstverständlich, daß im Einzelfall der Arzt bemüht sein wird einen Pankreasschaden genauer zu kennzeichnen. Es wird ihm des öfteren gelingen, unter Umständen mit Leichtigkeit. In anderen Fällen wird er zweifelnd oder gar nicht zu einer Aussage über den Werdegang oder die morphologische Pathologie gelangen. Überdies ergeben Pankreasschäden verschiedensten Werdegangs klinische Bilder, die sehr verwandt sein können.

Nichtsdestoweniger werden wir einige klinische Bilder herausheben. Sie sollen der Anschaulichkeit und der Orientierung dienen, keine feste stets verwendbare Einteilung bieten.

Den Pankreasschäden verschiedenster Herkunft ist dieses gemeinsam, daß sie sehr *häufig Zweitkrankheiten* oder Begleitkrankheiten bei anderen Krankheitsvorgängen sind, die zunächst die ärztliche Beachtung mehr fesseln. Jederzeit freilich kann ein Pankreasschaden aus der Kulisse des pathologischen Beiwerks sich hervorschieben. Er beherrscht dann die Szene. Das Begleitsyndrom wird zur Hauptkrankheit. Auch der Übergang vom leichten Schaden zu schweren und schwersten Krankheitsbildern kann drohen.

Insofern bestehen *Übergänge zu den schweren Bildern der Pankreaspathologie*, die fließend oder auch sehr plötzlich überschritten werden können. Die digestive Insuffizienz, der sekundäre Diabetes als Ausdruck der insulären Insuffizienz, die akute Autodigestion können aus leichten Pankreasschäden sich entwickeln. Daß auch die Entstehung des Pankreascarcinoms aus chronischer oft latenter Pankreatitis mit Gewebsumbau und Neigung zu atypischer Regeneratbildung hervorgehen kann, möchte man vermuten, nachdem wir wissen, daß die chronische Gastritis den Boden abgeben kann für die Entstehung des Magencarcinoms und die polypöse Proktitis für den Krebs des Mastdarmes.

b) Vorkommen.

Die leichten Pankreasschäden gehören zu den häufigen Krankheiten. Es geht nicht mehr an, diesen, von Katsch im Jahre 1924 ausgesprochenen Satz zu verneinen. Wir dürfen ihn heute wiederholen und uns dabei auf eine außerordentlich erweiterte eigene Erfahrung, aber auch auf die Zustimmung zahlreicher Kliniker des In- und Auslandes stützen. Wer nicht in der Lage ist, die klinischen Bilder zu erkennen oder an der Zuverlässigkeit der dargebotenen Erkennungszeichen über Gebühr zweifelt, der möge sich von den pathologischen

Anatomen wenigstens von der Tatsache überzeugen lassen, daß Pankreasschäden verschiedener Art und Pathogenese häufig sind (vgl. S. 1044).

Zuzugeben ist, daß es oft für den Kranken gleichgültig sein mag, wenn der Arzt die Pankreasbeteiligung bei Typhus, bei Scharlach, oft auch wenn er eine geringe Pankreatitis bei Cholecystopathie übersieht oder nicht beachtet. Solche leichten Schäden jedoch grundsätzlich zu ignorieren, widerspricht dem heutigen Ziel vorbeugender Gesundheitsführung, das uns verpflichtet werdende, leichte, verborgene Schäden zu beachten, weil mehr daraus werden kann.

Wenn die heute vom Arzt geforderte Ganzheitsbetrachtung sich mit greifbaren Dingen beschäftigen und nicht ins Philosophische abgleiten soll, so muß sie auch die Zweitschäden oder Zweigerkrankungen, die begleitenden unspezifischen Krankheitsvorgänge an den Organen berücksichtigen, die nicht (offenbar oder scheinbar) Hauptkriegsschauplatz sind.

Im einzelnen ist ein Pankreasschaden besonders häufig als *Folgekranksein bei Erkrankung der Gallenwege*. Canaliculär oder auf dem Lymphweg wird das Pankreas mitbefallen (s. S. 1048). Der Hundertsatz der Pankreasbeteiligung ist verhältnismäßig gering, wenn man die Einzelanfälle von Cholecystopathien betrachtet und berücksichtigt, daß Zeichen vorübergehender Funktionsstörung am Pankreas nicht stets einen auch morphologisch vorhandenen Schaden bedeuten. Dagegen wird die Zahl der Pankreasbeteiligungen sehr hoch, wenn man beim einzelnen Kranken den gesamten Krankheitsverlauf verfolgt oder zu überschauen in der Lage ist. Fast jeder Kranke mit chronischen Veränderungen an den Gallenwegen erlebt irgendwann im Verlauf seines langen, zeitweilig latenten Krankseins Schädigungen des Pankreas. Sie können sich wiederholen und zeitweilig das Bild beherrschen. Freilich wird dies noch heute unendlich oft verkannt. Der Kranke und sein Arzt wissen, daß Gallensteine vorliegen. Hierauf beziehen sie auftretende Beschwerden und Störungen, auch wenn in gewissen Beschwerdeperioden oder Anfällen leicht festzustellen ist, daß die Erscheinungen andersartig sind und auf das Pankreas hinweisen.

Duodenaldivertikel führen nicht zwangsläufig zu einer Pankreatitis. Aber das Zusammentreffen von Duodenaldivertikeln mit Zeichen von Pankreasschaden beim gleichen Kranken fällt doch auf, so daß rein aus diesem klinischen Zusammentreffen eine kausale Beziehung recht wahrscheinlich ist. Sie ist leicht verständlich für Divertikel an der VATERschen Papille (ACKERLUND 1918), die diese krankhaften Vorgänge im Speichelgang begünstigen. Aber dieses Zusammentreffen wird auch beobachtet bei Duodenaldivertikeln, die keine Beziehung zum Speichelgang haben. Man ist geneigt in solchen Fällen anzunehmen, daß Entzündungsvorgänge, die sich im Divertikel abspielen, auf dem Lymphweg nach dem Pankreas übertragen werden (s. S. 1044).

Der Lymphweg als Mittler kommt gelegentlich auch bei anderen entzündlichen Erkrankungen im Bauch in Betracht, z. B. bei *Appendicitis*. Doch scheinen belangvollere Schäden dieser Herkunft selten (s. auch LÖSCHKE 1934).

Bei *Magen- und Duodenalgeschwüren* und, wie wir hervorheben müssen, auch bei schwerer Gastritis, können entzündliche Vorgänge auf das benachbarte Pankreas (BRINCK und RODRIGUEZ 1933, VOIT und PRAGAL 1935) übergreifen. Derartige Entzündungen betreffen oft kleine Gebiete der Drüse und bleiben latent (s. S. 1053). Sie können indessen auch weitergreifen, Beschwerden und Funktionsstörungen verursachen. Im ganzen ist jedoch eine Pankreatitis bei weitem nicht so häufig beim Ulcus wie bei Cholecystopathie.

Häufig ist der hämatogen toxisch entstandene Pankreasschaden bei *Infektionskrankheiten*. Fast alle Infektionskrankheiten scheinen gelegentlich Pankreasstörungen hervorzurufen. Aus historischen Gründen ist an erster Stelle die Parotitis epidemica zu nennen, bei der übrigens die Pankreasbeteiligung recht häufig ist, wenn man nicht nur die Fälle mit groben Schmerzen zählt. Unter anderen Infekten sind Typhus und Scharlach hervorzuheben (BRINCK und GÜLZOW 1937, GÜLZOW 1937). Malaria macht chronische Pankreatitis.

Wir haben auch bei Lymphogranulomatose und bei Bangbacilleninfektion Pankreatitiden gesehen, doch zweifeln wir, ob in diesen Fällen ein hämatogen toxischer Entstehungsweg angenommen werden soll. Ich glaube vielmehr, daß der Pankreasschaden von erkrankten benachbarten Lymphknoten seinen Ausgang nahm (KATSCH 1933).

In gewissen Aktivitätsstadien der Tuberkulose kann man Pankreasstörungen feststellen (BRINCK und GÜLZOW 1937), selten auch bei Lues.

Verschiedene Statistiken beschäftigen sich mit der Frage, ob Pankreatitis beim männlichen oder weiblichen Geschlecht häufiger sei. Die einen finden größere Häufigkeit bei Männern, andere bei Frauen. Wir haben unser sehr großes Beobachtungsmaterial nicht durchgezählt, haben indes nicht den Eindruck, daß das Geschlecht etwas mit der Bereitschaft zur Pankreaserkrankung zu tun hat.

Aus der Literatur entsteht der Eindruck, daß die Rasse nicht ohne Einfluß ist, insofern bei den Völkern mit nordischem Rasseneinschlag Pankreaserkrankungen häufiger beschrieben sind, besonders in Deutschland und England. Indessen kann dieser Eindruck des Schrifttums dadurch hervorgegangen sein, daß in diesen Ländern mehr auf das Pankreas geachtet worden ist. Im übrigen beziehen sich diese Statistiken fast nur auf die akute Pankreasnekrose. Über die geographische Verbreitung der leichten Pankreaserkrankungen ist kaum ein Urteil möglich.

c) Pathogenese.

Der sehr verschiedenartige Werdegang akuter und chronischer Pankreasschäden ist im allgemeinen Teil besprochen. Wie verweisen auf den Abschnitt „Pathogenese und Pathomorphologie“ (s. S. 1044).

d) Klinische Bilder, Symptomatologie.

α) Latente Pankreatitis. Jahrelange systematische Heranziehung aller auf das Pankreas sich beziehenden diagnostischen Methoden hat uns zu der Überzeugung gebracht, daß recht häufig latente Pankreasschäden vorkommen. In solchen Fällen können nennenswerte Beschwerden, die auf das Pankreas hinweisen oder auch nur Verdacht einer Pankreasbeteiligung in einem Gesamtkrankheitsbild nahelegen, vollkommen fehlen. Dennoch weisen gelegentliche Diastasevermehrungen im Blute oder eine Bereitschaft zur Zuckerausscheidung auf Funktionsstörungen des Pankreas hin. Auch autopische Befunde am Pankreas lehren recht häufig, daß von dieser Organkrankheit hervorgerufene Beschwerden oder Funktionsstörungen während des Lebens nicht vorhanden waren. Mindestens wurden sie nicht beachtet. Der Kreis der latenten Störungen wird selbstverständlich eingeengt, je mehr von den Ärzten an das Pankreas gedacht, auf geringe Störungen geachtet und nach Pankreaszeichen gefahndet wird. Als Beweis für die Häufigkeit latenter Schäden kann auch angeführt werden, daß die vielen sorgfältigen Untersuchungen des Pankreas von Diabetikern sehr häufig Veränderungen des tubulären Organanteils feststellen (vgl. STÄMMLER 1924). Ein klinisches Korrelat zu diesen Veränderungen ist anamnestisch nur selten vorhanden. Beobachtet man ferner über längeren Zeitraum Kranke, die eine Zeitlang deutliche Pankreaszeichen und erhebliche Beschwerden aufweisen, so kann man auch nach Eintritt der Beschwerdefreiheit mit unseren Laboratoriumsmethoden feststellen, daß das Abklingen des Pankreasschadens oft noch über lange Zeit sich hinzieht. In dieser Hinsicht verhält es sich mit den Pankreaserkrankungen nicht anders als mit anderen Organkrankheiten, etwa einer Gastritis oder Hepatitis oder Nephritis. Gewiß soll man Menschen, bei denen man einen latenten Pankreasschaden vermutet oder für erwiesen hält, nicht mit einer schwerwiegenden Diagnose belasten oder „krank“ schreiben. Aber ebenso sicher entspricht es dem heute mit Recht so stark betonten Bestreben, mehr Vorsorge als Fürsorge zu treiben (Kötschau), wenn latente Organschäden, die zufällig oder durch umsichtige Fahndungen bekannt sind, für die Gesundheitsführung des damit Befallenen, eine vernünftige, von Übertreibungen freie Berücksichtigung finden.

β) **Pankreatitis dolorosa.** Pankreasschmerzen, die beim Pankreasödem und in gewissen Stadien der akuten Pankreasnekrose in unerhörter Heftigkeit vorkommen, können bei leichteren Schäden in verschiedenster Stärke, auch nur angedeutet auftreten. Man kann sie in ihrer Eigenart am besten studieren, wenn bei einem Kranken geringe chronische Beschwerden oder einzelne vorübergehende Schmerzattacken dem großen, allenfalls tödlichen Pankreasanfall vorangehen. Es kommt darauf an, daß man Charakter und Topik dieser Schmerzen kennt und sie durch sorgsame Analyse des subjektiven Beschwerdebildes aufdeckt. Es sei auf die genaue Schilderung der Pankreasschmerzen im Kapitel über allgemeine Symptomatologie S. 1020 verwiesen. Jeder linksseitige Oberbauchschmerz, besonders wenn er lateralwärts in die Milzgegend oder die Gegend des linken Nierenbeckens ausstrahlt, soll beim Arzt den Verdacht auf Pankreaserkrankung wecken und ihn unter Umständen veranlassen, durch Heranziehung aller diagnostischen Methoden, gegebenenfalls mit Hilfe einer Klinik, die Verdachtsdiagnose zu stützen oder zu sichern. Daß ein Pankreasschmerz auch bei geringer Ausprägung sehr typisch sein kann und ein hochwertiges führendes Symptom darstellt, ist zuerst von Katsch in einem Referat über die Klinik der Pankreaserkrankungen (1924) herausgestellt worden. Internisten und Chirurgen haben dem inzwischen beigestimmt. Ich nenne Berger (1933), v. Bergmann (1932), Bogendörffer (1934), Schmieden (1927), Bernhard (1935), A. W. Fischer. Ich möchte aus starker Überzeugung empfehlen sich nicht davon beirren zu lassen, wenn andere Autoren auch heute noch schreiben (z. B. Skoog 1930), der Pankreasschmerz sei mehr oder weniger uncharakteristisch. Es liegt nicht allen Ärzten, Schmerzbilder sehr sorgsam zu analysieren, besonders, da manche klinischen Schulen der letzten Ärztegeneration etwas einseitig bestrebt waren, nur objektive Krankheitszeichen für wirklich wertvoll zu halten. Gewiß können Pankreasschmerzen so geringfügig sein, daß das Typische daran nur wenig hervortritt. Gewiß kann das Pankreas ernstlich krank sein, ohne daß überhaupt Schmerzen auftreten. Gewiß kann ein Pankreasschmerz auf der linken Seite ausstrahlen, nach oben hin in die Schulterblattgegend oder nach dem Herzen, so daß an Angina pectoris gedacht wird, nach unten hin bis in die Leiste, nach einzelnen Krankenberichten sogar bis in den linken Ischiadicus. Gewiß kann bei Erkrankung des Pankreaskopfes der Schmerz einmal in der Mitte des Epigastriums oder auch teilweise nach rechts herüber empfunden werden. Gewiß können Koliken der Gallenwege gleichzeitig vorhanden sein und das Schmerzbild etwas komplizierter gestalten. Das alles ändert nichts daran, daß ein typischer Pankreasschmerz existiert, daß er oft leicht zu erkennen ist und daß dieses Symptom hohen Wert besitzt, weil es die Diagnose führt und dem Arzt ohne jedes Rüstzeug zugänglich ist.

Der Pankreasschmerz läßt sich häufiger als andere viscerale Schmerzen objektivieren, weil eine entsprechende Head*sche Zone* nicht selten nachweisbar ist (vgl. S. 1022). Auch das Aufsuchen empfindlicher Hautgürtel liegt freilich vielen Ärzten nicht und wird deshalb nicht mit Sorgfalt und Interesse betrieben. Andererseits sollte gerade der praktische Arzt das, was möglich ist, aus dieser ohne klinisches Gerät möglichen Sensibilitätsprüfung herausholen. Daß man hysterischen Personen beliebige Überempfindlichkeiten suggerieren kann, ist kein ernst zunehmender Einwand gegen den Wert der Headschen Zonen.

Eine andere Objektivierung des Pankreasschmerzes, die freilich umständlicher zu erreichen ist und auch verhältnismäßig selten gelingt, bietet sich auf folgende Weise: Wenn man bei einem Pankreaskranken, der zur Zeit schmerzfrei ist, nach dem Verfahren von Katsch und Friedrich 2—3 ccm reinen Narkoseäther mit der Sonde ins Duodenum einführt, so kann auf diesen Reiz hin nach einer gewissen Latenz der typische Pankreasschmerz auftreten. Bei gesunden Personen kommt dieses nicht vor.

Von subjektiven Angaben ist noch zu erwähnen, daß manche Kranken angeben nach kräftigen, besonders nach fettreichen Mahlzeiten Schmerzen zu haben. Doch hört man diese Angaben nicht in jedem Fall. Von den übrigen durch Befragen feststellbaren Beschwerden ist eine Abneigung gegen Fett gerade bei der schmerzhaften Pankreatitis ziemlich häufig. Geringe Darmstörungen fehlen selten ganz. Bald bestehen sie in einer leichten Neigung zu Durchfällen, bald in einer Darmparese mit Gasbeschwerden. Ansammlung von Colongas an der Flexura lienalis, die man perkutierend feststellt, kann gelegentlich den Arzt zu der Annahme bringen, daß lediglich das gasgespannte Colon den linksseitigen Schmerz erzeuge.

Geht man der Frage nach, welche Vorgänge im Pankreas den typischen Schmerz erzeugen, so stellt man fest, daß Hindernisse im Speichelgang, die geeignet sind eine Sekretstauung in der Drüse hervorzurufen, eine Bereitschaft zu Pankreasschmerzen bringen. Am ausgeprägtesten beobachtet man dies, wenn Entzündungsvorgänge zur Bildung von Pankreassteinen geführt haben. Daß in solchen Fällen eine deutliche Abhängigkeit von der Nahrungsaufnahme meistens hervortritt, ist einleuchtend. — Wir sehen das Syndrom der schmerzhaften Pankreatitis besonders bei den canaliculär verursachten Pankreasschäden, also insbesondere denen, die als Begleiter von Erkrankungen der Gallenwege auftreten. Seltener finden sich Schmerzen bei den toxisch hämatogen entstehenden Pankreasschäden. Dennoch kommen sie vor. Am längsten bekannt ist der Pankreasschmerz bei Parotitis epidemica. Nur wenn er vorhanden ist, wird ja von den meisten Ärzten eine Pankreasbeteiligung angenommen, während sie in Wirklichkeit viel häufiger sein dürfte. Gelegentlich kann man bei Parotitis die Drüse fühlen und man wird den Schmerz der entzündlich geschwollenen Drüse vergleichen mit dem, der in der Ohrspeicheldrüse entsteht. Freilich sind die Verhältnisse nicht ganz vergleichbar, weil die Bauchspeicheldrüse nicht von einer so festen Kapsel eingeschlossen ist wie die Ohrspeicheldrüse. Indessen schmerzen ja die geschwollenen Submaxillardrüsen auch. Man wird mithin auch in anderen Fällen von hämatogen toxischer Pankreatitis die Entstehung des Schmerzes zurückführen auf ein entzündliches Ödem oder eine Pankreatitis serosa. Daß bei dem Zöpfelschen Ödem sehr heftige Schmerzen entstehen, ist dem Chirurgen geläufig. Einfache Atrophie bringt keinen Pankreasschmerz. Ebensowenig die Pankreascirrhose, wenn der Ausführungsgang frei ist. Dennoch können gerade in Spätstadien der Pankreascirrhose durch Schrumpfungsvorgänge Sekretstauungen in Teilen des Gangsystems hervorgerufen werden. Solche Vorgänge werden durch Schmerzen gemeldet.

Was den Verlauf betrifft, so kann eine Pankreatitis dolorosa als Einzelattacke allenfalls nur wenige Tage, ja nur einen einzigen Tag bestehen, z. B. bei Infektionskrankheiten. Bei den canaliculär bedingten Formen von schmerzhafter Pankreatitis besteht natürlich eine Neigung zu Wiederholungen der Anfälle. Man trifft auch Kranke, die über lange Zeit, selbst durch Jahre, von gelinden oder selbst ziemlich heftigen Pankreasschmerzen geplagt sind. Solche Kranken schränken meist schon ohne ärztliche Verordnung ihre Nahrungsaufnahme sehr ein und magern stark ab. Derartige Krankheitsbilder können eines Tages in eine akute Pankreasnekrose ausmünden, aber auch in eine diffuse Cirrhose mit

Diabetes. Andererseits kommen Besserungen oder klinische Heilungen vor, z. B. nach Abgang von Pankreassteinen.

γ) **Die akute Infektpankreatitis.** Pathologisch-anatomisch sind Veränderungen am Parenchym, an den Gefäßen des Pankreas, bei vielen akuten Infektionskrankheiten sowie bei septischen Erkrankungen bekannt. Klinisch werden sie im allgemeinen — nach unserer Ansicht zu Unrecht — überhaupt nicht beachtet. Schmerzen erzeugt diese Art der Pankreatitis, wie schon oben erwähnt, im allgemeinen nicht. Wenn man ausnahmsweise dem Kranken die Mühe einer Duodenaluntersuchung im frischen Infekt auferlegt, so kann man indessen feststellen, daß die sekretorische Leistung des Pankreas sowohl was die Sekretmenge wie die Fermentleistung betrifft, stark absinkt *. Ohne nennenswerte Belästigung des Kranken kann man die Diastasewerte im Blut verfolgen. Ein erniedrigter Diastasewert im Blut kann auf die Funktionsschwäche des Pankreas hinweisen. Bei toxischer Enteritis (durch das Gift des Gärtnerbacillus) bei Typhus abdominalis können die Fermente im Blut über die Norm erhöht sein (Brinck und Gülzow 1937). Fermentwertschwankungen finden sich auch in den meisten der untersuchten Scharlachfälle (Gülzow 1937). Nicht alle Infektionskrankheiten sind mit moderner Methodik in größerem Ausmaß untersucht. Immerhin läßt sich aus unserem Untersuchungsmaterial zweierlei ablesen — nämlich, daß einerseits bei den meisten Infekten Pankreasstörungen vorkommen können, daß andererseits gewisse mikrobielle Toxine mehr als andere das Pankreas schädigen. Zu diesen rechnen wir einstweilen die toxische Enteritis, die Weilsche Krankheit, Typhus, Scharlach und Diphtherie. Luccarelli (1920) beobachtete 3 Fälle von Pankreatitis bei Grippe. Sie verliefen mit Schmerzen und schneller Abmagerung.

Nach Carnot (1922) ist auch bei Quecksilbervergiftung das Pankreas geschädigt. Man wird auch bei anderen nicht infektiösen Giften mit verwandten Schädigungen rechnen müssen.

Wenn der hämatogene Pankreasschaden im Infekt bisher in der Medizin nur in seltenen Einzelfällen beobachtet wurde, so mag es umwälzend erscheinen, wenn wir nunmehr häufig von der Pankreatitis des Typhuskranken usw. sprechen. Diese Umwälzung ist indessen für das ärztliche Denken nicht erheblich. Denn die Verdauungsschwäche, die fast jeden akuten Infekt mehr oder minder begleitet, die mit einer Appetitlosigkeit einhergeht und den Arzt zur Verordnung einer sog. leichten Fieberdiät veranlaßt, hat als pathologisches Substrat die hämatogen-toxische Schädigung der großen Verdauungsorgane — des Magens, der Leber, des Pankreas. Es mag daher scheinen, daß wir nur eine veränderte Ausdrucksweise bringen. Indessen scheint es uns nicht gleichgültig, wenn wir die Schondiät des Infektionskranken nicht mehr in Beziehung zu Fieber und Fieberhöhe setzen, und wenn wir diese Schondiät in Infekten, in denen nachweislich das Pankreas geschädigt ist, zielklar zur Pankreasschondiät gestalten. Wir reichen diesen Kranken eine frettfreie oder fettarme Kost, die fast ausschließlich aus leicht assimilierbaren Kohlehydraten besteht. In der Handhabung vieler Ärzte war aus der Empirie erwachsen die sog. leichte Fieberdiät in entsprechender Weise gestaltet. Andererseits trifft man auch auf die Empfehlung Infektkranke reichlich mit Sahne zu füttern, was uns bei Pankreasschaden unrationell erscheint.

Bessere Beobachtung der Infektpankreatitis und der Infekte, die sie in ausgesprochener Form hervorrufen, wird erst nach jahrelangen Erfahrungen ein Urteil in der Frage ermöglichen, ob von einer akuten Infektpankreatitis häufiger pathologische Residuen zurückbleiben und den Grund legen zu späteren chronischen Schädigungen der Drüse.

* Unsere diesbezüglichen Beobachtungen bestätigt soeben Garofeanu: Arch. des Mal. Appar. digest. **28**, 468 (1938).

Nicht nur für die chronischen Störungen des tubulären Pankreas ist diese Frage wichtig, sondern auch für Werdegang und Entwicklung manches insulären Diabetes. Die klinische Tatsache ist unleugbar, daß Infektionskrankheiten die Stoffwechsellage bei einem Diabetiker vorübergehend oder selbst für die Dauer empfindlich verschlechtern. Welches ist der Mechanismus dieser Verschlechterung? Man hat ein Recht an Regulationsstörungen zu denken, da auch seelische Erschütterungen zur Verschlechterung des Diabetes führen. Aber es scheint mir unnatürlich, nicht auch die Infektpankreatitis für die Infektverschlechterung des Diabetes in Rechnung zu stellen.

d) Pankreatitis mit leichter digestiver Insuffizienz. Subpankreatismus. Bei vielen Kranken beherrschen Verdauungs- oder Darmbeschwerden das Bild. Sie können mehr oder weniger plötzlich und heftig einsetzen, können andererseits ganz schleichend aus geringen Anfangsstörungen sich entwickeln und hinschleppen. Wir erwähnten schon die einfache Verdauungsschwäche bei Infektpankreatitis. Bekannt ist seit langem die *schwere* Verdauungsinsuffizienz bei Bauchspeichelmangel (s. a. unten). Bei dieser kommt es zu den sehr auffallenden, charakteristischen Pankreasstühlen. Verlangt man freilich den typischen Pankreasfettstuhl, um die Diagnose auf Pankreatitis zu stellen, so erkennt man nur einen Bruchteil der Pankreasschäden. Lehrreich und beweisend für die Bedeutung geringerer Darmsymptome ist es, wenn man Kranke beobachtet, die nach einem Anfall schwerer Verdauungsinsuffizienz sich allmählich erholen. Dann wechseln mit den noch gelegentlich sehr typischen Pankreasstühlen pathologische oder fast normale Entleerungen, an denen man nur mit Laboratoriumshilfe und unter Schwierigkeiten gewisse Zeichen für pankreatische Insuffizienz entdecken kann. Allmählich werden die Stühle immer weniger charakteristisch. Sie sind ab und zu noch breiig und etwas massig. Es kommt vor, daß 2- oder 3mal am Tage Stuhl abgesetzt wird. Manchmal haben sie etwas faseriges Aussehen und saure Reaktion. Dann wieder ist ein Stuhl stinkend. Findet einigermaßen vorsichtige Ernährung statt, so ist es oft kaum möglich, mit dem Mikroskop vermehrten Gehalt an Fett oder Stärkekörnchen oder quergestreifte Muskelfasern zu finden. Es ergeben sich allenfalls zweifelhafte klinische Befunde. Anders ist es, wenn der Kranke unvorsichtiger wird, wenn er sehr fettreiche, sehr fleischreiche Mahlzeiten aufnimmt oder auch große Mengen von Kartoffeln. Dann erscheint gelegentlich wieder ein Stuhl mit Zeichen von Subpankreatismus. Wenn man, wie es üblich ist, nur eine einzelne Stuhlprobe untersucht oder sie einem diagnostischen Laboratorium einschickt, so kann man, wenn es so trifft, einen völlig normalen Stuhlbefund erhalten, trotzdem noch ziemlich schwere Störungen vorhanden sind.

Parallel zu diesen Stuhlbefunden beobachtet man in ebenfalls wechselnder Weise andere Erscheinungen und subjektive Klagen. Der *Appetit* ist etwas launisch. Selbst Widerwille gegen das Essen oder leichte Übelkeit kommen vor. Nicht immer besteht eine Abneigung gegen Fett. Wo aber *Widerwille gegen Fett* angegeben wird, da soll man unbedingt an Pankreasstörung denken. Der Widerwille gegen Fett ist oft bei pankreatischen Schäden viel ausgeprägter als bei Cholecystopathie. Wenn ein Kranker mit nachgewiesener Cholecystopathie sehr ausgesprochen einen Widerwillen gegen Fett hat, so muß man prüfen, ob nicht andere Zeichen für eine Pankreasbeteiligung am Krankheitsbilde sprechen.

Zu den wenig charakteristischen Zeichen gehören Zungenbelag, Aufstoßen, Völlegefühl im Leib. Eine große Rolle spielt oft der *Tympanismus*. Es gibt nicht wenige Kranke mit leichtem Pankreasschaden, bei denen (mindestens zu Zeiten) der Gasbauch die einzige Beschwerde ist. Es mag dahingestellt sein, ob nur Mangel an Bauchspeichel vermehrte Gasbildung im Darm begünstigt. Es könnte durchaus sein, daß auch pankreatischer Saftfluß oder pankreatische

Dyschylie vermehrte Gasbildung begünstigen. Eine Analyse solcher Vorgänge ist schwer durchzuführen. Sicher ist, daß gewisse Pankreaskranke unter dieser Flatulenz leiden, die man allgemein gesprochen auf das veränderte intestinale Milieu, sicher auch auf veränderte Bakterienbelegschaft beziehen wird.

Bei Kranken, die unter dieser Flatulenz sehr leiden, dürfte neben der vermehrten Gasbildung noch ein zweiter Umstand im Spiel sein. Man beobachtet bei Pankreasattacken bisweilen eine sehr ausgesprochene *Darmparese* und *Magenparese*. Solche Zustände können geradezu an den Eindruck des dynamischen Ileus erinnern. Die spezielle Entstehungsweise dieser Störungen ist unklar.

Nur der sehr aufmerksame Beobachter wird hin und wieder geringe hypoglykämische Zustände bemerken. Gegensätzlich zu einer gewissen Inappetenz wird plötzlich einmal Heißhunger gemeldet oder eine quälende Flauigkeit. Der Kranke ist zittrig, unruhig, zeigt eine Art neurasthenischen Gebahrens. Nach Aufnahme von Kohlehydraten gehen diese Störungen schnell vorüber (BRINCK 1934).

Wenn es leicht ist, alle solche Störungen auf das Pankreas zurückzuführen, in Fällen, in denen das Krankheitsbild im Anfang heftige unverkennbare Pankreaszeichen bot, so kann es viel schwerer sein, sie richtig zu deuten, wenn von Anfang an nur die geringen oder uncharakteristischen Zeichen bestehen. Lehrreich sind auch solche Fälle, in denen jahrelang wegen Enterocolitis oder Dyspepsia flatulenta behandelt wurde, bis schließlich das Krankheitsbild in eine unverkennbare Pankreasinsuffizienz sich wandelt. Dann wird nachträglich die Deutung klar.

Häufig aber kommt es überhaupt nicht zu schweren Erscheinungen. In solchen Fällen wird man verdachtsmäßig die richtige Deutung finden, wenn man an das Pankreas denkt. Man wird sie manchmal ex iuvantibus sichern können und bisweilen durch Heranziehung von Belastungsproben oder durch klinische und Laboratoriumshilfen.

Es sei hier nochmals nachdrücklich darauf hingewiesen, daß man eine *geringe digestive Pankreasinsuffizienz* nur durch wirkliche *Belastungsproben* deutlich machen kann. Die von ADOLF SCHMIDT angegebene Probekost stellt eine solche Belastungsprobe nicht dar. Sie ist im Gegenteil geradezu eine Schonkost, die therapeutische Wirkungen hat. Will man zur Erkennung leichter Insuffizienzen von der SCHMIDTschen Probekost, deren Vorteil in der einfachen Zusammensetzung liegt, ausgehen, so mag man ihr abwechselnd besondere Zulagen an Fett, an Fleisch, an Kartoffeln hinzufügen. (Näheres in der Allg. Diagnostik.) Von sonstigen Laboratoriumsverfahren sei wiederum auf die Symptome der *Fermententgleisung* hingewiesen. Bei akutem Aufflackern kann die Diastase im Harn ansteigen. Die Blutdiastase reagiert empfindlicher. Wiederholte Untersuchungen in beschwerdereichen Tagen vermehren die positiven Befunde. Bei chronischen Veränderungen kann im Gegenteil der Diastasewert im Blut und Urin abnorm niedrig sein. Auch im Duodenalsaft ist dann der Fermentgehalt niedrig.

Gelegentliche Störungen des Inselorgans kann man sich deutlich machen, wenn man nach kohlehydratreicher Ernährung den *Harn auf Zucker* untersucht. Dies ist das Verfahren des Praktikers. Klinisch kann man mit Traubenzuckerbelastung und Blutzuckerkurven Veränderungen oder Labilität im Kohlehydratstoffwechsel aufdecken, gelegentlich Hyperglykämie oder Hypoglykämie finden.

Die Bewertung leichter chronischer Pankreasschäden wird oft dadurch erschwert, daß gleichzeitig andere Verdauungsorgane geschädigt sind. Es kann gleichzeitig eine chronische Gastritis bestehen oder eine Colitis stellt sekundär sich ein. Die canaliculäre Pankreatitis ist mit der Erkrankung der Gallenwege eben so verknüpft wie die Pankreascirrhose mit dem werdenden Leberschaden.

ε) Pankreatitis mit Glykosurie. Es ist bereits oben erwähnt, daß Störungen oder Labilität im Zuckerstoffwechsel in verschiedenen Stadien von Pankreatitiden vorkommen. Oft sind diese Störungen nur durch intime Prüfungen und mit Hilfe von Blutzuckerbestimmungen nachweisbar. Sie haben Bedeutung nicht wegen der Schwere der diabetischen Störung, sondern weil sie ein sicheres Pankreaszeichen sind, das die Diagnose bekräftigt und im Hinblick auf eine Diabetesprophylaxe. Allerdings kommen auch spontane Glykosurien vor. Sie sind häufiger als man denkt. Nur der Arzt, der in allen den Fällen, in denen nach unseren Erörterungen eine Krankheitsbeteiligung des Pankreas in Betracht kommt, *mehrfach* auf Harnzucker untersucht, findet diese vorübergehenden Zuckerausscheidungen. Es ist außerdem klar, daß in akuten Zuständen eines Pankreasschadens Harnzucker oft deshalb nicht gefunden wird, weil die Kranken gleichzeitig inappetent sind oder erbrochen haben. WÖHRMANN (1928) fand im Gallensteinanfall bei 2% der Kranken vorübergehende Zuckerausscheidung. Aus seiner Mitteilung ist nicht zu ersehen, ob es sich bei diesen 2% um Anfälle ohne stärkeres Erbrechen handelte. Jedenfalls darf man ziemlich sicher annehmen, daß Glykosurie im Gallensteinanfall noch wesentlich häufiger wäre, wenn nicht dabei erbrochen würde. Mit der Blutzuckerkurve haben wir selbst nach dem Abklingen von Gallensteinanfällen vorübergehende Störungen des Stoffwechsels häufiger gesehen.

Kommen nur in einer Harnprobe oder nur an einem Tag auftretende, aber auch über einige Wochen bestehende Zuckerausscheidungen bei Gallensteinkranken und bei irgendwelcher Stenose des Speichelgangs verschiedentlich vor, so trifft man andererseits Glykosurien nach Infektionskrankheiten. Lehrbuchmäßig wird in dieser Hinsicht vor allem an die Parotitis epidemica gedacht. Doch kommt es auch nach septischer Angina vor. Ich habe es einige Male in besonders auffallender Weise nach toxischen Enteritiden beobachtet. Ein Herr, der mit dem Bild der Cholera nostras erkrankte, schien hinterher einen mittelschweren Diabetes erworben zu haben. Doch verschwand dieser im Lauf von zwei Jahren.

Diese vorübergehenden Glykosurien haben große Bedeutung für die Frage des sekundären Diabetes, auf die wir weiter unten zurückkommen. Bei den ganz flüchtigen Zuckerausscheidungen (z. B. bei eingeklemmtem Papillenstein) kann die Frage aufgeworfen werden, ob es sich dabei um eine rein funktionelle Schädigung des Inselapparates handelt oder um materielle Veränderungen. Die Frage ist klinisch nicht zu entscheiden, und ist daher nur subjektiv zu beantworten. Bei manchen klinischen Pankreaskranken mit insulärer Insuffizienz bleibt die vorhandene diabetische Störung deswegen latent, weil die Kranken wegen ihrer Schmerzen, ihrer Bauchbeschwerden oder infolge Appetitmangels eine knappe fettarme Kost einhalten und somit unbeabsichtigt sich einer wirksamen antidiabetischen Diät unterwerfen. Wir können diese Behauptung damit stützen, daß man in solchen Fällen durch Kohlehydratbelastung die diabetische Störung leicht nachweisen kann.

Praktisch möchten wir empfehlen, bei Verdacht auf Pankreasbeteiligung mehrfach auf Harnzucker zu untersuchen, besonders wenn ein Schmerz auftritt, der auf Pankreasschmerz verdächtig ist. Dann möge man die Zuckerprobe auch an den 2 folgenden Tagen ausführen, weil der Zucker öfters mit Verspätung nach solchen Anfällen erscheint.

ζ) Pankreatitis mit Ikterus. Pankreatitis und Ikterus treffen nicht selten zusammen. Die gleichen toxischen Schäden, die auf dem Blutwege an die Leberzellen gelangen und zum hepatocellulären Ikterus führen, können auch die Drüsenzellen des Pankreas treffen und eine toxische parenchymatöse Pankreatitis hervorrufen. Da Erkrankungen der Gallenwege (Cholangitis, Cholelithiasis) häufig von canaliculär oder lymphogen bedingten Pankreasschäden begleitet sind, ist auch für diese Fälle das Zusammentreffen von Ikterus und Pankreassymptomen nichts Besonderes. Als *Pankreatitis mit Ikterus* bezeichnen wir indessen einen solchen Krankheitsfall, in dem durch Erkrankung und Anschwellung des Pankreaskopfes der Ductus choledochus zusammengedrückt und *sekundär Gallenstauung* und Ikterus hervorgerufen werden. Freilich ist es klinisch nicht immer leicht, die Syndromfolge bzw. die Kausalitätsbeziehung zwischen Pankreatitis und Ikterus klarzulegen.

Die Kopfpankreatitis mit sekundärem Ikterus ist bekannt seit dem Aufblühen der Gallensteinchirurgie. Jedem Chirurgen begegnen Fälle, die unter der Annahme eines Choledochussteines operiert werden. Bei offenem Bauche sieht man dann, daß die Verlegung des Ductus choledochus durch den geschwollenen, oft sehr harten Pankreaskopf bewirkt wird. Die erweiterten Gallenwege sind stein- und entzündungsfrei, doch kommen auch große Cholesterin-Solitärsteine in der infektfreien Stauungsgallenblase vor. Bei längerem Bestehen der Krankheit kann es sekundär zur Cholangitis kommen. Auch bei offenem Bauche ist die Entscheidung oft schwierig oder selbst unmöglich, ob eine entzündliche Geschwulst oder ein Krebs des Pankreaskopfes vorliegt (WALKO 1907).

Die gleichzeitige Erkrankung der beiden größten Verdauungsdrüsen und ihrer Gangsysteme gibt diesem Krankheitsbild besondere Züge. Nicht nur vermischen sich zwei Syndrome, sondern die Summation der Störungen macht, daß das Krankheitsbild in der Regel ein verhältnismäßig schweres ist. Es bedarf daher der Entschuldigung, wenn wir dieses Krankheitsbild unter den leichten Pankreasschäden besprechen. Es gehört hierher insofern, als auch leichtere Erkrankungen dieser Art vorkommen und als es oft gutartig verläuft. Es kann trotz schwerer Anfangssymptome ein dankbares Objekt für eine folgetreue diätetische Therapie sein.

Der Schmerz der Kopfpankreatitis wird meist im Epigastrium oder in der Nabelgegend angegeben. Die Linksstrahlung des typischen Pankreasschmerzes kann fehlen. Rechtsseitiger Schmerz, von Koliken der Gallenwege ausgelöst, kann hinzutreten, zeitweilig vordringlich werden. Es ist sinnlos und unzweckmäßig, in solchen Fällen von Rechtsstrahlung des Pankreasschmerzes zu sprechen.

Der oft harte Tumor des geschwollenen Pankreaskopfes kann je nach Beschaffenheit der Bauchdecken gut fühlbar sein. Der Tastbefund ist von dem bei Kopfcarcinom nicht zu unterscheiden. Die tastende Hand fühlt unter Umständen auch eine geschwollene große Gallenblase entsprechend der sog. COURVOISIERschen Regel.

Der Ikterus selbst wechselt manchmal sehr stark in seiner Intensität mit dem An- und Abschwellen der entzündeten Drüse. Entsprechend kann auch die Kotfarbe sehr wechseln. In anderen Fällen ist der Stuhl über lange Zeit mehr oder weniger bilirubinfrei. Bei totalem Gallengangverschluß fehlt das Urobilin im Harn (FRIEDRICH VON MÜLLERsches Zeichen). Zeichen mangelhafter Nährstoffausnutzung fehlen bei dieser Form von Pankreatitis selten ganz. Oft kommt es zu gröbster Störung der Fettausnutzung (F. MÜLLER 1887).

Die sehr *schnell fortschreitende Abmagerung*, die zur schweren Pankreasinsuffizienz gehört, sieht man gerade bei diesen ikterischen Formen. Ganz besonders, wenn die Kranken zur Bekämpfung der Abmagerung mit Fett gefüttert werden. Ich sah in einem Fall schnellen Gewichtssturz um 70 Pfund. MAYO ROBSON (1904) zitiert Fälle mit Abmagerung bis um 100 Pfund.

Ein gewisser Grad von *Anämie* stellt sich ein, wenn die Krankheit länger besteht. Auch hyperchrome Anämie ist beobachtet (WALKO 1907). In schwereren Fällen mit längerem Kranksein dürfte künftig auch auf avitaminotische

Symptome zu fahnden sein. Es dürfte sich dabei wohl nicht nur um Resorptionsstörungen handeln. Selbstverständlich können alle Folgen des schweren Ikterus eintreten. Der Hungerbradykardie fügt sich die cholämische Bradykardie hinzu. Der Blutdruck sinkt, das Cerebrum ist benommen. Blutungsbereitschaft tritt auf.

Zucker und Aceton bei mangelnder Kohlehydratzufuhr können im Harn erscheinen.

e) Diagnose.

Wie Katsch zuerst hervorgehoben und Berger bekräftigt hat, kommt es für die Diagnose vor allem darauf an, an die Pankreasschäden zu denken. Man wird auf diese Weise zuerst zu einer *Verdachtsdiagnose* geführt.

Der Verdacht muß auftauchen, wenn *Krankheiten vorliegen, die erfahrungsgemäß* (und zwar unter Berücksichtigung auch der neueren Erfahrungen) *mit Pankreasschädigungen verlaufen* können. Hierzu gehören mehr oder weniger alle Infektionskrankheiten (s. oben). Hierzu gehören ganz besonders die Erkrankungen der Gallenwege, Krankheiten, die mit toxischer Schädigung der Leber einhergehen, das penetrierende Ulcus der kleinen Kurvatur und das Duodenalulcus der Hinterwand. Auch stumpfe Bauchverletzungen sind zu nennen.

Ferner gibt es *führende Symptome*, die auf die Verdachtsdiagnose leiten. So der charakteristische *Linksschmerz*. Aber auch bei uncharakteristischen Schmerzen im Oberbauch soll man, wenn die Diagnose nicht sicher ist, das Pankreas in Verdacht nehmen. Dasselbe gilt für die *Darm- und Stuhlsymptome*. So selbstverständlich das Pankreas angeschuldigt wird, wenn ein massiver Fettstuhl regelmäßig geliefert wird, so wenig wird vielfach auf gelegentliche Ausnutzungsstörungen geachtet und noch weniger denken viele bei Darmbeschwerden und Stuhlunregelmäßigkeiten wenig charakteristischer Art, daß das Pankreas im Spiel sein könnte. Man achte einmal auf die Darmsymptome, die bei einer sicheren Pankreatitis im Verlauf der Parotitis epidemica auftreten: dann wird man sich überzeugen, daß mancher Pankreasschaden ärztlich als Enterocolitis oder Gastroenterocolitis oder Dyspepsia flatulenta bisher bezeichnet wurde. Die richtige Diagnose ist nicht unwesentlich für die Behandlung. Bei allen chronischen Darmstörungen oder Neigung dazu ist die Frage nach dem Zustand des Pankreas zu stellen.

Daß eine gelegentliche *Glykosurie* oder Vorgeschichtsangaben über vorgekommene Zuckerausscheidung die Überlegungen auf das Pankreas führt, ist selbstverständlich. Gelegentliche Neigung zu hypoglykämischen Zuständen liefert ein ähnliches Verdachtsmoment (Brinck). Von überstandenen ikterischen Krankheiten gilt dasselbe.

Ist der Pankreaskopf oder das ganze Pankreas verhärtet *tastbar*, so liegt hierin selbstverständlich ein hochwertiges führendes Symptom.

Ist man zur Verdachtsdiagnose gelangt, so gilt es, sie durch *genauere Prüfung* zu stützen, zu sichern oder abzulehnen. Hierfür steht dem Hausarzt in erster Linie *das Mittel der wiederholten Untersuchung* zur Verfügung. Druckschmerz und überempfindlicher Hautgürtel sind an einzelnen Tagen deutlicher. Launische Appetitstörungen, besonders mit Widerwillen gegen Fett bestehen. Der Stuhlbefund wechselt außerordentlich. Glykosurie ist nicht an allen Tagen vorhanden. Außerdem kann man durch Belastungsproben die Zeichen deutlicher werden lassen. Eine fettreiche Mahlzeit wird man als Belastungsprobe nur anwenden, wenn das Bild nicht unmittelbar gefährlich scheint. Bei chronischen Störungen ist sie ein Mittel, den Pankreasschmerz deutlicher hervortreten zu lassen. Ein anderes ist eine Einführung von 2 ccm Narkoseäther ins Duodenum. Die Stuhlsymptome der Ausnutzungsinsuffizienz werden deutlicher auf Nahrungsbelastung, besonders mit Fett. Unter Umständen ist hierzu eine mehrtägige Diätauflage nötig. Daß man eine Leistungsschwäche der Inseln an knapp ernährten Kranken nicht nachweisen kann, sollte selbstverständlich sein. Genügende Nahrungszufuhr mit reichlichem Kohlehydratgenuß (Weißbrot, Kartoffeln) provozieren die Zuckerausscheidung.

Eine *3. Phase der Diagnostik* umfaßt die Heranziehung von Untersuchungsmethoden, die ein Laboratorium oder klinische Mittel zur Voraussetzung haben. Hier ist an erster Stelle zu nennen die Untersuchung auf vermehrte Harndiastase. Die Untersuchung auf Blutdiastase nach BALTZER bedarf sorgfältiger Einspielung; sie ist empfindlicher. Niedrige Diastasewerte im Harn kommen nicht nur bei Pankreasschrumpfung und Pankreasatrophie vor, sondern auch bei verminderter Durchlässigkeit der Niere (Nephritis, Ren granulatus). Im letzten Fall ist meist der Wert der Blutdiastase erhöht. Es schließt sich an: die Bestimmung der atoxylresistenten Lipase im Serum. Die Methode ist noch wenig verbreitet. Die Ausführung erfordert Übung.

In bezug auf Zuckerstoffwechsel wird die Blutzuckerbestimmung und die Blutzuckerkurve nach Traubenzuckerbelastung herangezogen. Als letztes nennen wir die Heranziehung der *Duodenalsaftuntersuchung*. Bei hochgradiger Leistungsschwäche des Pankreas oder Verlegung des Speichelgangs sind die Fermentwerte sehr niedrig. Das ist besonders in den Fällen nützlich, in denen trotz Mangels an wirksamem Bauchspeichel die Stühle keine groben Ausnützungsausfälle zeigen. Dies kommt nämlich vor, durch ausgleichende Mehrleistung der Darmfermente unter Mitwirkung bakterieller Spaltungen (bakterielle Tryptasen). Geringe Schwankungen in der Fermentlieferung werden durch fraktionierte Duodenalsaftuntersuchung nach BERGER (1936) oder nach OKADA (1933) ermittelt.

Differentialdiagnostisch ist noch zu bemerken, daß auf alle Zeichen von Syphilis zu achten ist, da auch syphilitische Pankreaserkrankungen vorkommen, die in nicht zu späten Stadien einer spezifischen Behandlung zugänglich sind (s. unten).

f) Komplikationen.

Die wichtigste Komplikation einer Wirsungitis ist die *Pankreolithiasis*. Die Steine kommen einzeln oder in großer Zahl vor, bis zu 300 hat CARNOT in einem Fall gefunden. Nach mehreren Sektionsstatistiken sind Pankreassteine außerordentlich selten. Auf Tausende von Autopsien werden einzelne Fälle gezählt. Doch geben manche eine geringere Seltenheit an, z. B. GUIDICEANDREA (1896) in 1,6% der Sektionen. GULEKE (1912) als Chirurg hält nach seinen Erfahrungen die Pankreassteine für häufiger als die Sektionsstatistiken angeben. Dieser Ansicht muß ich mich anschließen. Die Steine gehen öfters per vias naturales ab, in manchen Fällen in großer Zahl. Durch fleißige Anwendung des Stuhlsiebes kann man sie finden. Immerhin bleiben die Steine eine ziemlich seltene Komplikation. Die gelegentlich auftauchende Annahme, Pankreassteine entstünden im entzündungsfreien Bauchspeichelgang, ist leicht zu widerlegen. Die unregelmäßig geformten, oft weichen, in der Regel bilirubinfreien Konkremente sind kalkreich. Da der physiologische Pankreassaft völlig kalkfrei ist, müssen der Konkrementbildung entzündliche Vorgänge vorausgehen. Öfters treffen Pankreolithiasis und Cholelithiasis zusammen.

Andererseits ist diese Komplikation erheblich, weil das Krankheitsbild dadurch schwerer wird. Es ist verständlich, daß bei Pankreolithiasis besonders heftige Schmerzattacken die Szene beherrschen können. Man spricht von Pankreaskoliken, obwohl der Schmerz wohl kaum durch die Kontraktion des Pankreasganges, sondern durch Sekretstauung und Ödem in der Drüse besonders

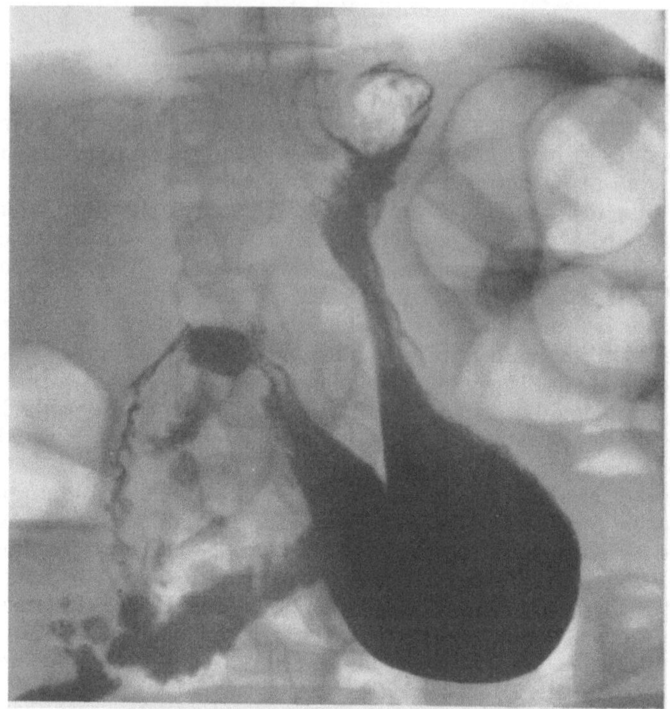

Abb. 11.

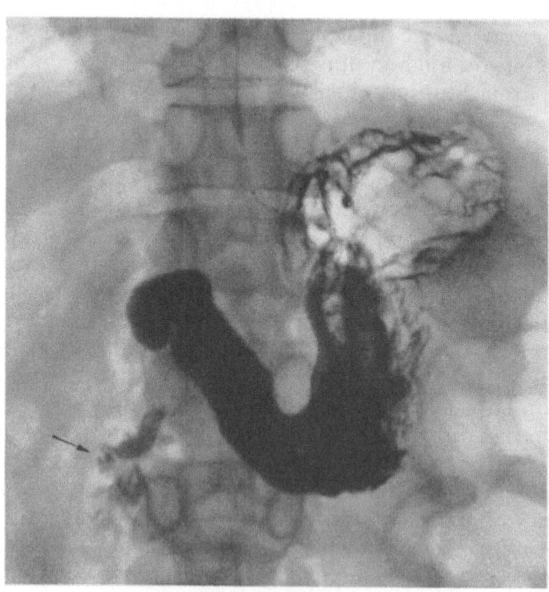

Abb. 12.

Abb. 11 und 12. Ausgedehnte Steinbildung im Pankreas (durch Sektion bestätigt). Klinisch Subileus. Blutdiastase 229 mg-%. Blutzucker: 59 mg-%. Ausgesprochener Heißhunger. Urindiastase 8, Meteorismus des Dickdarms. Klinisch Verdacht auf malignen Tumor im Colon. Die Röntgenuntersuchung zeigt schlanken angelhakenförmigen spitzwinkligen Magen, reichliche Niveaubildung im Darm. Caudaler Pol des Magens in Cristahöhe. Rundlicher Füllungsdefekt im Sinus möglich. Konturen glatt, starr, besonders im Canalis, Bulbus asymmetrisch, ganz schmales Duodenum descendens, in der Umgebung einige nicht sicher abgrenzbare Kontrastflecke. Die wiedergegebene Magenübersicht im Stehen zeigt spitzgewinkelten, schlanken Magen, etwas breiige Schleimhautfalten im Korpus, keine sicheren Aussparungen, Duodenum descendens nur ganz schmal, am rechten Wirbelsäulenrand in Höhe des 2. und 3. Lendenwirbels mehrere unregelmäßige Konkrementschatten, Niveaubildung in einigen Darmabschnitten.

Abb. 13. Magenübersicht in Bauchlage, am rechten Wirbelsäulenrand in Höhe des 2. und 3. Lendenwirbel mehrere unregelmäßige Konkrementschatten.

zur Zeit der digestiven Hyperämie hervorgerufen wird. Indessen kommt es auch vor, daß nur seltene und geringfügige Schmerzen bei Pankreolithiasis angegeben werden. Auf Grund häufiger schwerer derartiger Koliken kann man das Vorhandensein von Steinen vermuten. Die Diagnose wird gesichert, wenn man mit Hilfe des Stuhlsiebes die (bilirubinfreien) Konkremente findet. Einige Male hat uns auch die Röntgenplatte Steine in situ gezeigt (vgl. S. 1070, s. Abb. 11 und 12).

Festgeklemmte Pankreassteine können einen operativen Eingriff zur Beseitigung des Hindernisses dringlich machen. Daß die Entfernung eines Pankreassteines nicht unbedingt vor Rezidiven sichert, ist einleuchtend (GULEKE 1914).

Die Indikation zur Steinoperation ergibt sich besonders aus den heftigen, oft über Jahre die Kranken quälenden Schmerzen. Andererseits dadurch, daß die Anwesenheit von Steinen einen Circulus vitiosus herstellt. Sie vermehren die Sekretstauung mit allen ihren Folgen: Entzündung der zurückliegenden Drüsenteile, Gefahr der Nekrose, auch kleiner partieller Nekrosen, Gefahr der Cystenbildung, des sekundären Diabetes usw.

Cysten können ebenfalls als Komplikation der Pankreatitis entstehen, und zwar auf verschiedene Weise. Durch Hindernisse im Speichelgang werden Retentionscysten begünstigt. Durch partielle Autodigestion kommt es zu Autodigestionscysten. Auch nach stumpfer Verletzung des Pankreas kann ein Extravasat in eine Cyste übergehen. Bei sklerosierender Pankreatitis kommt es zu örtlichen Zirkulationsstörungen und Sekretverhaltung. Durch Schrumpfung des Zwischengewebes werden die Gänge gezerrt und verengt (s. S. 1050).

Klinisch wird der cystische Tumor tastbar oder macht Verdrängungserscheinungen an den Nachbarorganen, die bei Röntgenuntersuchung des Magens, des Duodenums, des Colons erkennbar sind (s. S. 1057). Die Tumorgröße kann wechseln, besonders bei Retentionscysten. Gerade bei diesen sind Schmerzattacken nicht selten. Steinbildung auch in der Cyste kommt vor.

Von den primären Cystenbildungen im Pankreas sind die sehr seltenen Echinokokkencysten durch die Blutreaktion erkennbar. Ich habe, obwohl seit 8 Jahren in Vorpommern tätig, noch keinen Echinococcus des Pankreas erlebt. Cystenadenome werden unter Umständen viel größer als die besprochenen sekundären Cysten. Sie können die Ausmaße großer Ovarialtumoren erreichen.

Auch die *akute Pankreasnekrose* kann eine Komplikation der chronischen Pankreatitis sein. Näheres in dem besonderen Abschnitt S. 1081.

Als Spätfolge der Pankreatitis kann ein *sekundärer Diabetes* auftreten. Auch dieser Komplikation ist unten ein besonderes Kapitel gewidmet.

Zu erwähnen ist noch die *Stenose des Duodenums*. Sie kann durch Schwellung des Pankreaskopfes entstehen, kann klinisch latent und nur bei der Röntgenuntersuchung auffindbar sein, kann aber auch das volle Bild der Duodenalstenose bzw. Gallenausgangsverengung erzeugen. Eine Disposition zur Entstehung der Duodenalstenose ist in jenen seltenen Fällen gegeben, in denen von Geburt der Pankreaskopf so angelegt ist, daß er mehr oder weniger vollständig das Duodenum umgreift. Entzündliche Schwellung in einem derartigen Pankreas annulare führt natürlich leicht zur Stenose.

Eine viel häufigere Komplikation ist die *Peripankreatitis*. Bei entzündlicher Erkrankung des Pankreas wird dessen Kapsel mitergriffen. Es bilden sich Verwachsungsstränge nach dem Magen, nach dem Duodenum, auch nach dem Colon und erzeugen dort Verzerrungen mit oder ohne Beschwerden. Die Röntgenologie findet und beschreibt sie oft als Perigastritis, Periduodenitis, oder bei Eröffnung des Bauches findet der Chirurg Verwachsungsstränge, Organverklebungen „unklarer Genese“.

g) Therapie.

Die Behandlung der leichten Pankreasschäden wird geleitet aus der Absicht das kranke Organ zu schonen und für die natürlichen Heilbestrebungen des Organismus günstige Umstände zu schaffen. Im einzelnen will man die Folge von Sekretstauung, von entzündlicher Schwellung oder selbst ausgeprägtes Ödem des Organs, ferner die Folgen der digestiven Ausnutzungsinsuffizienz behandeln. Endlich sind diabetische oder hypoglykämische Zustände zu berücksichtigen. Auch Schmerzbekämpfung kommt in Betracht.

Da Pankreasschäden oft Zweitkrankheiten sind, stellt es eine kausale Therapie dar, wenn gegen das primäre Leiden vorgegangen wird. Die Bekämpfung von Infektionen und Vergiftungen gehört hierher, ferner kommt die Behandlung von Erkrankungen der Gallenwege oft in Betracht, auch die des Ulcus ventriculi usw.

In bezug auf den Pankreasschaden selbst erfordern am dringlichsten das ärztliche Eingreifen die Zustände, in denen ödematöse Schwellung des Pankreas oder Sekretstauung vermutet wird. Dieses trifft oft zusammen. Heftiger Schmerz kündet solche Zustände an. Die wirksamste Maßnahme ist vollständige *Nahrungsentziehung*. Hierdurch wird die normalerweise ja sehr mächtige Verdauungshyperämie ebenso wie die digestive Sekretvermehrung vermieden. Die rätselhaft erscheinende Mitteilung nicht weniger Chirurgen, daß eine einfache Probelaparotomie für Pankreaskranke nützlich sei, erklärt sich, wie Katsch 1924 hervorhob, einfach dadurch, daß vor und nach der Operation längere Zeit keine Nahrung aufgenommen wird. In Anpassung an den Einzelfall ist dieses Mittel der Nahrungsentziehung gelegentlich radikal für mehrere Tage anzuwenden. Führt man irgendwie Wasser zu, so empfehle ich, nicht Kochsalzlösung zu geben. Die Abschwellung des entzündeten Pankreas wird gefördert durch Maßnahmen, die den Körper entwässern. Daher ist strengste Salzentziehung durchzuführen, und zwar länger als die Nahrungsentziehung.

Von der völligen Karenz geht man langsamer oder schneller dazu über, Fruchtsäfte und leicht aufgeschlossene Kohlehydrate zu geben (Breie aus Mondamin, Maizena, feinem Gries, Kufeke Mehl, salzfreies Röstbrot). Ist irgend etwas an kardialer Insuffizienz erkennbar, so fördert man die Entwässerung durch intravenöse Gaben von Strophantin- und Traubenzuckerlösung.

Wenn die Kost entwässernd wirken soll, so muß sie wirklich aufs strengste salzfrei sein. Es genügt nicht, daß bei der Zubereitung die Verwendung von Salz unterbleibt, sondern auch der in den Nahrungsmitteln enthaltene Salzgehalt muß berücksichtigt werden. Wir kommen auf diese entwässernde Diät im Kapitel über die Pankreasnekrose zurück. Diese Behandlung dient zugleich der Schmerzbekämpfung. Zur Unterstützung macht man laue Prißnitzumschläge um den Leib und verordnet Atropin in Dosen von 0,5—1 mg. In Tropfen, in Zäpfchen oder als Einspritzung unter die Haut gegeben, lindert es oft schnell den Schmerz. Es wirkt vermutlich durch Dämpfung der Pankreassekretion. Dazu mag auch eine antispasmotische Wirkung im Mündungsgebiet des Ductus Wirsungianus im Spiele sein.

In bezug auf die Pankreasschonkost, die vor allem bei mehr oder weniger deutlicher Pankreasinsuffizienz mehr oder weniger streng einzusetzen ist, können wir nicht scharf genug (obwohl im Gegensatz zu den meisten Darstellungen besonders chirurgischer Autoren) fordern, daß die sog. Wohlgemuthsche Eiweiß-Fettkost abgelehnt werde. Der Wohlgemuthsche Vorschlag geht auf Tierversuche zurück, in denen sich zeigte, daß Kohlehydrate eine verhältnismäßig große Pankreassekretmenge erregen. Ferner wurde festgestellt, daß bei einem operierten Kranken eine nach außen führende Pankreasfistel bei Eiweißfettkost weniger Sekret abgab. Diesen unbestrittenen physiologischen Feststellungen steht aber gegenüber, daß bei Fehlen der Pankreassekretion unverdaute Eiweißstoffe und besonders Fette den Darmkanal viel stärker belasten als leicht verdauliche Kohlehydrate. Leichte Kohlehydrate werden in großem Umfange durch Ausgleichsmöglichkeiten, über die der Körper verfügt, dennoch zur Resorption gebracht (Traubenzucker!). Es ist daher möglich, auch bei völligem Pankreasausfall in Form solcher Kohlehydrate nennenswerte Kohlehydratmengen dem Körper zuzuführen. Zersetzungsvorgänge und Giftbildung im Darm sind bei solcher Kost geringer. Freilich muß der Arzt, wenn diese strengste Pankreasschonkost aus reinen Kohlehydraten einige Zeit durchgeführt werden soll, sich wirklich bis ins einzelne um die Ernährung bekümmern. Denn es ist nicht ganz einfach, in diesem strengen diätetischen Rahmen eine calorisch ausreichende Ernährung zu bieten. Andererseits kann die mit Sorgfalt und ins einzelne gehende, mit Interesse durchgeführte strenge Pankreasschonkost sehr erfreuliche Erfolge ermöglichen, gerade bei jenen Fällen mit chronischer Pankreatitis und Abmagerung.

Auch die Kost bei akuter hämatogener Pankreatitis, bei Infektionen, ist eine derartige ausgesprochene Kohlehydratkost.

Die gelegentlich geäußerte Ansicht mit der WOHLGEMUTHschen Kost schone man auch die Inseln und treibe Diabetesprophylaxe, beruht auf alten Vorstellungen über den Diabetes. Eine calorisch knappe Kohlehydraternährung schädigt die Inseln nicht. Kommt es zur Glykosurie, so wird Insulin herangezogen.

Es ist uns öfters vorgekommen, daß Ärzte die von ihnen verordnete WOHLGEMUTHsche Kost nicht durchführen konnten, weil bei den Kranken ein intensiver Widerwille gegen Fett bestand. Dieser Widerwille gegen Fett, der zwar nicht bei allen Pankreaskranken, bei manchen aber um so ausgesprochener vorhanden ist, darf uns ein Fingerzeig sein.

Bei der Erweiterung der Schonkost können leicht auflösbare Eiweißstoffe in geringer Menge schneller hinzugefügt werden als Fette. Sie erleichtern die geschmackliche Gestaltung der Kost (z. B. Eiklar, Fleischsaft, gekochter magerer Fisch). Vitaminmangel ist zu vermeiden.

Erst später fügt man schrittweise und systematisch Fett hinzu. Man verwendet als Fettträger über lange Zeit ausschließlich Eigelb, tadellos frische Butter, allenfalls etwas gutes Olivenöl, wenn der Kranke es liebt. Vorsicht in bezug auf die Fettzufuhr bleibt bei chronischer Pankreatitis Dauerverordnung.

Im Rahmen der entwässernden Maßnahmen, die oben besprochen wurden, kann man auch die Entziehung von Magensaft in die Behandlung einsetzen (vgl. KATSCH und MELLINGHOFF 1933). Dies ist jedoch nur bei solchen Kranken eine wirksame Hilfe, die eine einigermaßen reichliche Magensaftbildung zeigen.

Medikamente. Atropin, das sich in der Schmerzbekämpfung nützlich zeigt, wird von uns auch in eine planmäßige längere Behandlung eingefügt, besonders bei der schmerzhaften Pankreatitis. Opiate zur Schmerzbekämpfung lehnen wir im allgemeinen ab, bei den chronischen Formen wegen der Gefahr der Gewöhnung, bei den akuten um das Bild nicht zu verschleiern.

Ersatztherapie. Sind Zeichen verschlechterter Ausnutzung der Nahrung vorhanden, oder auch nur Verdauungsstörungen, die man auf einen Pankreasschaden zurückführt, so verabfolgt man Präparate aus tierischem Pankreas. Wir empfehlen diese Präparate in nicht zu geringer Menge zu geben, etwa 6 bis 12 g auf die Mahlzeiten des Tages verteilt. Zweckmäßig sind Präparate, die durch eine Schutzhülle gegen die Zerstörung des Trypsins im Magensaft gesichert sind (Pankreon, Encypan). Guten Fermentgehalt zeigt das nach dem KRAUSE-Verfahren hergestellte Pankreas DISPERT. Durch einen zusätzlichen Gehalt an Hemicellulase empfiehlt sich Festal, besonders bei Tympanismus

(VELDE). Dieses Präparat hat bei manchen Kranken eine ganz gelinde abführende Wirkung, die, je nach dem Fall, erwünscht oder unerwünscht sein kann. Zufuhr großer Dosen von Pankreon besserte und regularisierte die Erscheinungen des Hyperinsulinismus (SCHNETZ 1936) sowie die Ausfallserscheinungen der äußeren Sekretion (SCHNETZ 1936, HARTMANN 1937).

Zur Ersatztherapie gehört auch die Verordnung von Salzsäure oder Salzsäure spendenden Präparaten, die sich empfiehlt, wenn neben dem Pankreasschaden eine Gastritis mit Subsekretion besteht (Paraktol, Acidolpepsin).

Insulin kommt selbstverständlich in Betracht, wenn Störungen des Kohlehydratstoffwechsels manifest werden. Schwierig ist die Frage zu beantworten, ob man auch bei solchen Pankreasschäden mit Insulin behandeln soll, die keine Glykosurie oder Hyperglykämie zeigen. Es scheint, daß diese Behandlung an vielen Orten angewendet wird. KLEE hat sie schon frühzeitig empfohlen. Wir selbst haben sie öfters angewendet. Nur in einzelnen Fällen hatten wir den Eindruck, daß sie nützlich sei. Beweisendes über den therapeutischen Effekt ist schwer zu erbringen.

2. Funktionelle Pankreasachylie.

a) Begriffsbestimmung.

Von funktioneller Pankreasachylie (SCHMIDT 1906, GLÄSSNER 1920) spricht man, wenn es entweder auf nervöser Basis oder bei Achylia gastrica reflektorisch zu einer verminderten oder fehlenden Pankreassekretion kommt (entweder durch Stuhlanalyse oder durch Fermentkraftbestimmung im Stuhlextrakt oder Duodenalsaft nachgewiesen). Es liegt nahe, in Analogie zur Hyper- und Hyposekretion des Magens eine Hyper- und Hypocholie der Bauchspeicheldrüse anzunehmen. Den Auffassungen über die funktionelle Pankreasachylie liegen Untersuchungen der PAWLOWschen Schule über die Bedeutung der Magensäure für die Pankreassekretion zugrunde (COHNHEIM und KLEE 1912). Ebenfalls experimentell belegt ist die Tatsache eines Pankreasappetitsaftes (PAWLOW 1898, GROSS 1912).

b) Vorkommen.

Klinisch konnten die Angaben von SCHMIDT, GLÄSSNER u. a. trotz ihrer einleuchtenden Begründung nur in seltenen Fällen durch Krankheitsbilder belegt werden (vgl. FRANK und SCHITTENHELM 1911, GROSS 1912, VOLHARD 1907, EHRMANN und LEDERER 1908, 1909, KUTTNER 1914, v. NOORDEN 1921, GÜNSBURG 1918).

KATSCH und VON FRIEDRICH untersuchten (1922) 20 Fälle von Achylie und Subacidität, die unter Heranziehung der Duodenalsondierung und der von ihnen eingeführten Ätherreizmethode. Sie fanden, daß in keinem Fall die Pankreassekretion fehlte. In einzelnen Fällen war sie, am Fermentgehalt gemessen, gering. So bei einem schweren Ikterus, bei einem Urämiker, bei einem älteren Achyliker, dessen neuralgische Bauchschmerzen damals die Diagnose Angina abdominalis veranlaßten (ein paar Jahre später hätten wir in diesem Fall wohl von Pankreatitis dolorosa gesprochen). In diesen Fällen mit verminderter Pankreassekretion konnte durch einen starken Ätherreiz eine Sekretsteigerung hervorgerufen werden. KATSCH und VON FRIEDRICH hielten daher eine funktionelle Pankreasachylie als pathologischen Mechanismus für möglich. Sie äußerten dies mit Zurückhaltung, weil sie andererseits bewiesen hatten, daß bei Fehlen der Magensekretion nicht gesetzmäßig die Pankreassekretion vermindert ist. Heute müssen wir noch mehr Zweifel zur Frage der funktionellen Pankreasachylie äußern, mindestens zur praktischen Bedeutung und Häufigkeit dieser Störung. Wenn in einem Fall verringerte Bauchspeichelbildung vorhanden ist, die sich durch Ätherreiz steigern läßt, so kann dies selbstverständlich eine organisch bedingte Funktionsschwäche sein. Andererseits sind die von KATSCH und VON FRIEDRICH zitierten Fälle solche, bei denen nach unserer heutigen Kenntnis mit Sicherheit eine Pankreasschädigung anzunehmen ist. Dasselbe gilt von den Ruhrfällen GLÄSSNERS. Wir betrachten daher den Mechanismus der Pankreasachylie nicht für endgültig widerlegt, halten ihn besonders als akute Störung für möglich. Eine praktisch wichtige Störung scheint sie uns nicht.

c) Diagnose.

Eine sichere Feststellung, daß Pankreasschwäche in einem gegebenen Fall rein funktionell sei, ist auch mit allen klinischen Mitteln heute unmöglich. Man wird allenfalls vermutungsweise eine solche Störung annehmen können.

Praktisch bleibt daher höchstens die Vorstellung übrig, daß eine Salzsäureersatz*therapie* bei Achylia gastrica zur nützlichen Nebenwirkung hat, daß sie auch einen weggefallenen normalen Reiz für die Bauchspeichelbildung ersetzt.

3. Die Pankreasinsuffizienz.

a) Begriffsbestimmung.

Von Pankreasinsuffizienz spricht man nicht nur, wenn ein vollkommener funktioneller Ausfall des tubulären Pankreas vorliegt und dementsprechend schwerste Störungen der Nahrungsausnutzung mit Abmagerung und „Pankreaskachexie“ sich ergeben; sondern man spricht von Insuffizienz schon dann, wenn durch Mangel an leistungsfähigem Bauchspeichel die Nahrungsausnutzung unvollständig ist und dementsprechend sich Darmstörungen einstellen. Wir schlagen vor, verschiedene Insuffizienzgrade zu unterscheiden. Ein gesunder Verdauungsapparat ist imstande, gewisse Sonderleistungen oder Spitzenleistungen zu bewältigen, z. B. reichliche fettreiche Mahlzeiten, die aus dem Rahmen der Durchschnittsernährung herausfallen. Eine Leistungsschwäche, die nur gegenüber solchen (selbstverständlich nicht übertriebenen) Spitzenleistungen sich zeigt, also einen Mangel an Reservekräften bedeutet, nennen wir Pankreasinsuffizienz I. Grades.

Treten schon bei normaler Ernährung Störungen auf, so sprechen wir von Pankreasinsuffizienz II. Grades.

Noch größere Leistungsschwäche, die zu diätetischer Einengung zwingt, ohne daß deshalb die Zeichen verschlechterter Ausnutzung völlig verschwinden, bezeichnen wir als Pankreasinsuffizienz III. Grades.

b) Vorkommen.

Pankreasinsuffizienz kann entstehen, wenn der Bauchspeichel nicht oder in ungenügender Menge in den Darm gelangt (Verlegung der Papilla Vateri durch Gallenstein oder Carcinom, Wirsungitis und Pankreolithiasis, Verstopfung des Ductus pancreaticus durch Spulwurm, Kompression des Speichelganges durch Pankreaskopfkrebs oder Tumor der Gallenwege). Andererseits kann die Leistungsminderung durch toxische Schädigung der Drüsenzellen, besonders vorübergehend, hervorgerufen werden bei vielen Infektionskrankheiten, bei Sepsis, bei Quecksilbervergiftung, bei Chlorzinkvergiftung (eigene Beobachtung von Katsch), wahrscheinlich durch Alkohol, vermutlich durch manche anderen Gifte. Zu leichten, seltener zu schweren Graden der Insuffizienz führt die Pankreascirrhose (oft gleichgeschaltet zur Lebercirrhose). Die einfache Pankreasatrophie (z. B. nach Ruhr, Fall Grote) führt unter Umständen zu einer schweren Insuffizienz, ist indessen in ausgeprägter Form selten. Sehr schwere Formen von Pankreasinsuffizienz werden besonders bei Pankreaskrebs beachtet: Parenchymschädigung, Parenchymzerstörung und Verlegung der Speichelgänge wirken zusammen.

c) Funktionelle Pathologie.

Mangelt es an Bauchspeichel, so leidet die Ausnützung sämtlicher Nahrungsstoffe im Darm. Das ergibt sich aus der Physiologie ohne weiteres. Klinisch machen wir die ergänzende Feststellung, sowohl durch Ausnutzungsprüfung im Stuhl als auch durch direkte Untersuchung und Fermentkraftprüfung des

Duodenalsaftes, daß die Ausnutzungsstörung für Fett, Eiweiß, Kohlehydrate nicht immer im gleichen Maße vorhanden ist (ALBU 1911), daß bei Prüfung auf Tryptase, Lipase, Diastase im Duodenalsaft sich nicht immer parallel gehende Minderung ergibt. Außerdem ist durchaus kein Parallelismus vorhanden zwischen den Fermentkraftbestimmungen im Duodenalsaft und den Ausnutzungsuntersuchungen im Stuhl. Das auffallendste ist, daß bei erheblichem Bauchspeichelmangel, der durch Speichelgangverlegung verursacht ist, bisweilen eine verhältnismäßig gute, überraschend gute Nahrungsausnutzung gefunden wird (F. MÜLLER 1887). Es kann zu einem weitgehenden funktionellen Ausgleich ungenügender Bauchspeicheldrüsenabsonderung in den Darm kommen. Die Schwierigkeit, Funktionsstörungen der Bauchspeicheldrüse zu erkennen, beruht zum Teil darauf (SCHMIDT 1906). Als Ausgleichsvorrichtungen klinisch immer in gleichem Maße zur Verfügung stehend, kommen nach SCHMIDT für die Eiweißverdauung das Magenpepsin und Darmerepsin in Frage. Die Kombination von Azotorrhöe und Kreatorrhöe soll für den Ausfall der pankreatischen Eiweißverdauung bezeichnend sein (EHRMANN 1910, GROSS 1919). Die Kohlehydratspaltung kann bei fehlender Pankreasfunktion durch die Diastase der Mundspeicheldrüsen teilweise ersetzt werden; die z. B. bei Achylia gastrica noch im Magen und vielleicht bis in den Darm hinein wirksam ist. Auffallend ist, daß die Kohlehydratverdauung sich klinisch selten gestört erweist. Beim Hunde wurde nach Pankreasexstirpation im Stuhl unverdaute Stärke gefunden (MINKOWSKI 1893). In die Fettverdauung können bei fehlendem Pankreassteapsin, Leberlipasen und Darmschleimhautlipasen vikariierend eingreifen. Für den Ablauf des Verdauungsvorganges bei Pankreasinsuffizienz ist die Frage des vikariierenden Eingreifens der Darmbakterien wichtig.

Die Darmflora zeigt bei völlig intakter Magen-Darmfunktion eine bestimmte Verteilung der einzelnen darmeigenen Bakterien nach Art und Ort. Magen und Duodenum sowie oberes Jejunum gelten als keimfrei. Im Jejunum kommt es nach unten zunehmend zum Auftreten verschiedenster grampositiver Keime, im Ileum werden in geringem Maße auch gramnegative Bakterien gesehen, die die wesentliche Dickdarmbelegschaft ausmachen. Die Verteilung der Bakterien nach Art und Ort ist abhängig vom intestinalen Milieu; bei Änderung desselben kommt es auch zur Änderung der Bakterienverteilung, man findet eine Aufwanderung zunächst der grampositiven Flora, später auch der gramnegativen Dickdarmflora unter Umständen bis in den Magen.

Bei einer Pankreasachylie können im Jejunum neben den obligaten grampositiven Keimen gramnegative Keime, die der Coli Aerogenesgruppe zuzurechnen sind, nachgewiesen werden. Einige dieser Bakterienarten zeigen tryptisches Verdauungsvermögen (Bacterium cloacae VAN DER REIS 1920).

Die Wirkung der Bakterienfermente auf den Verdauungsvorgang ist im einzelnen schwer abzuschätzen. Feststeht, daß es Darmbakterien gibt, die eine proteolytische Fermentwirkung zeigen. Der Abbau der Eiweißkörper durch Darmbakterien kann stark wirksame Umwandlungsprodukte und in seinem Endstadium einfachere Abbaustufen liefern als die Körperfermente. Eine Einwirkung der Darmbakterien auf Kohlehydrate kommt vor. Wann es zur Eiweißfäulnis, wann es zur Kohlehydratgärung kommt, ist abhängig von der Acidität. Amylolytische Bakterien sind im Dünndarm und im Dickdarm (Bacterium amylobacter) nachgewiesen (VAN DER REIS 1920).

Die Fettverdauung durch Bakterienfermente spielt wohl eine geringere Rolle, eine Fettspaltung der Bakterienfermente ist möglich, jedoch für die Verdauung unwesentlich, da beim pankreaslosen Hund im Dünndarm keine Fettverdauung durch Bakterienwirkung stattfindet (NOTHMANN und WENDT 1931), eine Resorption der Fette im Dickdarm aber nicht in Frage kommt. Man findet im Stuhl wohl die Zeichen einer Fettspaltung, nicht aber einer Fettresorption (siehe auch ältere experimentelle Versuche von ABELMANN 1890).

Vielleicht stellt die Aufwanderung der gramnegativen Dickdarmflora in die oberen Darmabschnitte bei Pankreasinsuffizienz einen Versuch dar, den Ausfall an Pankreasfermenten durch Bakterienfermente zu kompensieren.

d) Therapie.

Die Therapie richtet sich, wenn möglich, gegen die Vorgänge, die zur Pankreasinsuffizienz geführt haben. Bei mechanischer Behinderung des Speichelganges kommen unter Umständen chirurgische Eingriffe in Betracht.

Im übrigen besteht die bei hochgradiger Insuffizienz recht schwierige diätetische Aufgabe darin, eine Nahrung zuzuführen, die noch einigermaßen ausgenutzt wird und diese Nahrung nach dem Brennwert ausreichend zu gestalten. Da eine Pankreasinsuffizienz lange bestehen und allmählich höchste Grade der Abmagerung hervorrufen kann, auch in Fällen, die noch heilbar sind, so ist fortlaufende Beobachtung und Untersuchung der Stühle unerläßlich. Nur auf diese Weise kann man verfolgen, ob und für welche Nährstoffe die Ausnutzung sich bessert. Hauptbestandteile der Kost sind die leicht aufgeschlossenen Kohlehydrate, bei länger dauernder Insuffizienz wird man bedacht sein, etwas Eiweiß zuzufügen, wofür nur zarte und fein verteilte Eiweißnahrung in Betracht kommt. In solchen Lagen sind gewisse gute Nährpräparate wie Plasmon, Robural von Nutzen. Am vorsichtigsten sei man mit dem Fett (vgl. oben S. 1072). Nichts ist verkehrter als bei Pankreasinsuffizienz die sog. WOHLGEMUTHsche Eiweißfettkost zu verordnen. Wir können versichern, daß es selbst in Fällen, in denen eine Kopfpankreatitis über lange Zeit hochgradige Pankreasinsuffizienz erzeugt, gelingt, durch eine sehr sorgsame Kohlehydraternährung den Gewichtssturz und allgemeinen körperlichen Verfall aufzuhalten. Die Wendung im Krankheitsverlauf, wenn von der üblichen Eiweißfettkost auf diese Kohlehydratdiät umgeschaltet wird, ist deutlich und überzeugend.

Neben der Diätverordnung kommen Pankreasersatzpräparate in nicht zu geringer Dosis in Betracht (vgl. S. 1073). Bei Achylia gastrica wird außerdem Salzsäure verordnet. Parenterale Vitaminzufuhr kann nützen.

4. Der sekundäre Diabetes.

a) Begriffsbestimmung.

Die Bezeichnung sekundärer Diabetes ist seinerzeit von KATSCH (1928) eingeführt worden, weil er damit herausheben wollte, daß neben dem primären, erbbedingten Diabetes jenen Erkrankungen, die Folge einer erworbenen Pankreasschädigung sind, eine Häufigkeitsbedeutung zukommt. Diese Behauptung ist zur Zeit heftig umstritten. Sekundär ist ein Diabetes in unserem Sinne, wenn er durch eine akute oder chronische Pankreaserkrankung hervorgerufen wird. Für diese Fälle wird dabei die Auffassung vertreten, daß die von außen kommende, im Leben erworbene Schädigung wichtiger ist als die konstitutionelle Schwäche oder Erkrankungsbereitschaft, die in anderen Fällen den Ausschlag gibt.

b) Vorkommen.

Es will mir scheinen, daß vorläufig die Mehrzahl der Autoren den Begriff des sekundären Diabetes mehr oder weniger ablehnt. Nachdem zum Teil aus Mangel an Forschungsmethoden die Erbpathologie lange vernachlässigt war, sind wir ihr jetzt wenigstens in Deutschland mit erhöhtem Interesse zugewendet. Und gerade für den Diabetes ist die Bedeutung der Erbanlage heute besser erwiesen als früher. Eine eingehende Erörterung dieser Frage gehört nicht hierher. Ich stütze mich auf die Arbeiten meines Schülers PANNHORST, der das umfangreiche Beobachtungsgut an Zuckerkranken, über das meine Klinik durch die Diabetesstation auf Rügen verfügt, für seine erbpathologische Forschung zugrunde legte. Diese Forschung ergab, daß die diabetische Anlage in zunächst nicht durchschaubarer Weise meist als Krankheitsbereitschaft geringen oder höheren Grades vererbt wird. Von außen kommende sog. peristatische Momente sind bald mehr, bald weniger erforderlich. Das beweist das nichtkonkordante Verhalten erbgleicher Zwillinge. Die von außen kommende Schädigung wird vielfach mit Recht in Überernährung oder Alkoholismus gesehen. Daneben aber fühlen wir uns verpflichtet, auf die große Bedeutung erworbener Pankreasschäden hinzuweisen, sei es durch Infektionskrankheiten, sei es durch Lokalerkrankungen im Oberbauch. KATSCH wurde ursprünglich darauf geführt, daß bei chronischer Cholecystopathie nicht nur Bilder der Pankreatitis in den verschiedenen oben geschilderten klinischen Formen häufig sind, sondern daß in einer gewissen Häufung als Spätfolge (oft nach vielen Jahren) ein Diabetes anschließend beobachtet wird. Die kausale Verknüpfung lag daher nahe.

Dazu haben zahlreiche Autoren Stellung genommen. Die einen verneinen jegliche Beziehung von Gallenblasenaffektionen und Diabetes mellitus (SEEGEN 1893, NAUNYN 1892, 1906; KAUSCH 1899, LENNE 1898, LICHTWITZ) die anderen erkennen Beziehungen beider Erkrankungen an. Es wird von Leberdiabetes gesprochen (SINGER 1930). Die Leberreizung ist es, die die Zuckerharnruhr erzeugt (ORD 1887, WEIDENBAUM 1898). Andere nehmen an, daß der Entzündungsprozeß der Gallenblase entweder canaliculär oder auf dem Lymphwege auf die Bauchspeicheldrüse übergreift. Die chronische Pankreatitis führt zu einer Schädigung sowohl der Elemente der äußeren Sekretion als auch des Inselapparates (HERNANDO 1932, HOCHHAUS 1907, JONES, JOSLIN 1924, KATSCH 1928, UMBER 1922, MOLNAR 1929, REICHER, WIECHMANN 1929, WÖHRMANN 1928, KEHR, H. STRAUSS 1898). Eine dritte Gruppe von Autoren sieht in dem Zusammentreffen der Cholelithiasis und des Diabetes mellitus den Ausdruck einer gemeinsamen Ursache (SECKEL, STRAUSS 1898, HORWITZ 1929). Diese Gruppe lehnt eine ursächliche Verknüpfung beider Krankheiten ab. Für sie wird das konstitutionelle Moment bei dem Zusammentreffen beider Erkrankungen noch dadurch unterstrichen, daß Fettsucht derartige Krankheiten häufig begleitet (SECKEL und FINKE, CHIRAY, PAVEL et LE SARGE 1932, TERBRÜGGEN 1937).

KATSCH überblickte im Jahre 1928 einen Krankenbestand bei Diabetes, bei dem in mehr als 30% der Fälle der Diabetes als Folgeschaden einer Erkrankung der Gallenblase vorgestellt werden konnte. Darunter waren Fälle, bei denen zur Zeit des Ausbruchs oder der Erkennung der diabetischen Störung die Gallensteinerkrankung seit mehreren oder selbst seit 10 und mehr Jahren klinisch latent geworden war. In solchen Fällen kann natürlich der Zusammenhang (wenn er besteht) leicht übersehen werden. Ebenso in Fällen, wo dem Pankreasschaden ein inzwischen geheiltes Ulcus ventriculi voranging. Beobachtungen insonderheit über den Zusammenhang von Cholecystopathie und späterem Diabetes sind von nicht wenigen Untersuchern bestätigt worden (WÖHRMANN 1928, WÖHRMANN und HAUG 1929, SINGER 1930, HORWITZ 1929). Aus unser Greifswalder Klinik brachte FERGER im Jahre 1931 ähnlich lautende Erfahrungen. Auch in der amerikanischen Literatur stößt man auf Angaben über den besagten Zusammenhang (ADAMS 1925, BARBU 1926, TEDSTROM 1926, WARRER 1930, BEHREND 1927). In bezug auf den Ausbruch des Diabetes, in unmittelbarem Anschluß an schwere Infektionen, findet sich bei VON NOORDEN überzeugende Kasuistik. Anschließend an Mumps mit Pankreatitis sah MARCEL LABBÉ Diabetes entstehen. In vielen Einzelmitteilungen, auch des chirurgischen Schrifttums, findet man, daß nach einer partiellen Pankreasnekrose, auch nach Eingriffen am Pankreas, entweder unmittelbar oder häufiger nach einem gewissen Zeitraum Diabetes entstand. Im Anschluß an Pankreascysten, sowohl traumatischer als auch entzündlicher Genese, kann ein Diabetes entstehen (BERN-

HARD 1932). Für gewisse Fälle ist dieser Zusammenhang so sinnfällig und überzeugend, daß an dem Vorkommen eines sekundären Diabetes nach der oben gegebenen Begriffsbestimmung nicht gezweifelt werden kann. Uneinigkeit besteht nur darin, ob man dieses Vorkommnis als große Seltenheit betrachtet oder es für häufig hält.

Einzelne Autoren fanden bei Gallenblasenleidenden niemals oder selten Zucker (STRAUSS 1898, SEEGEN 1893, HOCHHAUS 1907, REICHER, UMBER), andere geben Prozentzahlen von 1,2—7,6%, JOSLIN (1924) fand häufig Diabetes bei Gallenblasenerkrankungen. Bei Diabetes wurden in zahlreichen Fällen von den verschiedenen Autoren Gallensteine gefunden. Die Angaben, die zum Teil auf klinischen Symptomen, zum Teil auf Sektionsergebnissen beruhen, schwanken zwischen 1% (SEEGEN 1893) und 22% (JONES, MOLNAR 1929), 38,9% (KATSCH 1928).

Der sichere Beweis, ob ein Diabetes rein primär (erbbedingt) oder rein sekundär (durch erworbene Pankreaskrankheit hervorgerufen) anzusehen ist, wird für alle Fälle wahrscheinlich auch in Zukunft nicht geführt werden können. Nicht immer liegen die Dinge so klar wie in dem Fall von UMBER 1922. Nach unserer Überzeugung kann man aber heute schon sagen, daß die Frage nach einem so entschiedenen „Entweder-Oder“ falsch gestellt ist. In einer Ordnungsreihe der vorkommenden Diabetesfälle werden die endständigen als rein primär oder rein sekundär aufzufassen sein. In einem großen Mittelgebiet dieser Ordnungsreihe wird die Frage vielmehr so stehen, daß zu prüfen ist, ob im Einzelfall die ererbte Krankheitsbereitschaft oder der im Leben erworbene Schaden mehr für das Werden der Krankheit verantwortlich ist. Ohne irgendwie den Erbfaktor zu leugnen, der uns erwiesen scheint, halten wir für wichtig auf die Fälle von sekundärem Diabetes hinzuweisen, gleichviel wieweit man uns in der Wertung der erworbenen Schädigung folgt — und zwar aus ärztlichen Gründen. Bei einem rein oder überwiegend sekundären Diabetes liegt keine erbbiologische Minderwertigkeit vor; es wäre in solchen Fällen falsch, Eheverbote oder gar Sterilisierungsmaßnahmen vorzuschlagen. Außerdem eröffnet uns die Berücksichtigung der sekundären Faktoren Möglichkeiten der ärztlichen Vorbeugung, die nicht außer acht gelassen werden sollten.

Eine Stütze für die diabetogene Bedeutung auch vorübergehender Pankreasschädigung liegt in der altbekannten Tatsache, daß bei Zuckerkranken in Infektionskrankheiten die Stoffwechsellage sich fühlbar verschlechtert, häufig auch nach Abklingen der Infektion schlechter bleibt. Man mag dies zum Teil auf Regulationsstörungen im Infekt beziehen. Aber es scheint uns natürlich, wenn man auch die parenchymatöse Infektpankreatitis, die doch erwiesen ist, zur Erklärung heranzieht. Kann aber eine erworbene Pankreasschädigung den Diabetes verschlechtern, so ist anzunehmen, daß sie auch zu dessen Entstehung wesentlich beitragen kann.

c) Klinisches.

Im cholecystitischen Anfall, besonders bei Steindurchtritt, kommt ganz vorübergehende Zuckerausscheidung vor, ebenso in akuten Infekten. Man mag zweifeln, ob man in solchen Fällen von rein funktioneller Störung des Inselapparates sprechen oder eine leichte Schädigung annehmen soll. Sicher gibt es auch nachhaltigere Schädigungen, die nicht mehr als funktionell gelten dürfen. Es ist einleuchtend, daß eine Pankreas- und Inselschädigung, die an Cholangitis anknüpft nicht sofort als maximaler Diabetes auftritt. Die Störung bleibt infolgedessen mehr oder weniger latent, besonders während der Krankenhausbehandlung, in der starke Belastung durch Überernährung im Anschluß an eine Cholecystopathie vermieden wird. Bei besonderem Interesse für diese

Zusammenhänge kann man allerdings durch Zuckerbelastung und Blutzuckerkurven öfters eine Neigung zu Hyperglykämie feststellen. Wie BRINCK (1934) zuerst auffiel, kann auch eine Labilität der Insulinbelieferung mit Neigung zu Hypo- und Hyperglykämien als erstes Stadium der Inselschädigung nachweisbar sein.

Kommt es zu manifestem Diabetes, so mag inzwischen die Cholecystitis oder das Ulcus latent geworden, die Infektionskrankheit, die den ersten Pankreasschaden setzte, vom Kranken fast vergessen sein. Ohne besonders auf diese Zusammenhänge gerichtete Fragen erfährt man vom Kranken nichts darüber. Statistiken, die auf der Durchsicht einiger Krankenblattjahrgänge einer Klinik beruhen, sind deshalb wertlos für solche Fragen.

Der Verdacht, daß ein sekundärer Diabetes vorliegen könnte, verstärkt sich, wenn zwischen der Cholecystopathie und dem Diabetes, gewissermaßen als *Brückensyndrom,* irgendeine Erscheinungsform des leichten tubulären oder canaliculären Pankreasschadens liegt (Pancreatitis dolorosa, digestive Insuffizienz usw.). Indessen ist es eine klinisch feststehende Beobachtung, daß Schädigungen des tubulären und insulären Pankreas sehr häufig nicht parallel gehen. Röntgenologisch fand HARING (1933) in einem Fünftel der von ihm am Magen-Darmkanal untersuchten Diabetiker Veränderungen, von denen wir ein Übergreifen auf die Bauchspeicheldrüse kennen (Hinterwandulcus, Duodenaldivertikel, Situsabweichungen u. ä.). Experimentell ist beobachtet, daß bei Ligatur des Speichelganges die Tubuli atrophieren, während die Inseln gut erhalten bleiben, ja sich vergrößern können. Die beiden miteinander verschmolzenen Organe sind teils den gleichen Schädigungen ausgesetzt, teils voneinander unabhängig.

Es sind Angaben gemacht worden, wonach Fälle von sekundärem Diabetes besonders gut oder besonders schlecht auf Insulin reagieren sollen. Von irgendeiner allgemein gültigen Regel haben wir uns nicht überzeugen können.

Der sekundäre Charakter eines Diabetes kann in gewissen Fällen daran erkannt werden, daß zwei diabetische Eltern nur gesunde Kinder haben.

Wir haben in mehreren Fällen die Heilung eines Diabetes feststellen können, der im Anschluß an einen schweren akuten Infekt entstand und anschließend immerhin Jahr und Tag vorhanden war. Besonders eindrucksvoll war das bei einem 40jährigen Herrn, der eine schwere Cholera nostras durchmachte, die lebensbedrohlich verlief. In der Rekonvaleszenz stellte sich ein mittelschwerer Diabetes heraus, der 2 Jahre bestand und dann restlos verschwand. Ähnliches beobachteten wir nach Ruhr und einmal nach Chlorzinkvergiftung. Reparative und regenerative Vorgänge im Pankreas sind histologisch bekannt.

Andererseits sind histologisch ebenso bekannt chronisch-entzündliche Vorgänge im Pankreas, die zu progressiver Parenchym- und Inselschädigung, auch makroskopisch sichtbarer Schrumpfung führen. Daher ist verständlich, daß ein sekundärer Diabetes sich langsam verschlimmern kann.

d) Diagnose.

Unter Berücksichtigung der eingehend erhobenen Vorgeschichte ergibt sich im Einzelfall, ob ein Diabetes, den wir zu behandeln haben, mit mehr oder weniger Wahrscheinlichkeit als sekundärer Diabetes anzusehen ist oder doch als überwiegend sekundär verursacht. Besonders wichtig scheint es uns, Kranke, die sichere Pankreasschäden durchgemacht haben, zu beobachten und bei ihnen auf prädiabetische Störungen und latenten Diabetes zu achten. (Wiederholte Untersuchung in größeren Abständen, Prüfung auf Harnzucker nach starker Kohlehydratbelastung mit Brot oder Kartoffeln, Blutzuckerkurve nach Traubenzuckerbelastung.)

e) Therapie.

Der wichtigste therapeutische Gesichtspunkt ist, daß unsere Auffassung vom sekundären Diabetes zu vorbeugenden Maßnahmen verpflichtet. Kranke, von denen man weiß, daß sie eine Pankreasschädigung durchgemacht haben, wird man nicht nur im eben erörterten Sinne beobachten, sondern man wird sie zu einer maßvollen Lebenshaltung veranlassen. Wenn heutzutage der Gedanke an Boden gewinnt, daß man in Familien, in denen die Erbanlage zum Diabetes vorliegt, durch knappe Ernährung Diabetesprophylaxe treiben soll, so gilt dies in gleichem Maße für Kranke, deren Pankreas geschädigt wurde, besonders wenn irgendwelche Verdachtsmomente dafür vorliegen, daß sie auf dem Wege zum Diabetes sind. Auch aus diesem Grunde ist es wichtig, daß man sich nicht nur um die Pankreaserkrankungen von äußerster Schwere kümmert, sondern, daß auch die Erkrankungen, die wir als leichte Pankreasschäden zusammengefaßt haben, erkannt und beachtet werden.

5. Die akute Pankreasnekrose.

(Pankreasapoplexie, Pankreatitis acuta haemorrhagica, Pankreas-Autodigestion.)

a) Begriffsbestimmung.

Das Krankheitsbild, das wir jetzt akute Pankreasnekrose nennen, wird durch diesen Namen pathogenetisch gekennzeichnet. Durch experimentelle Studien ist geklärt, daß ihm die mehr oder weniger ausgedehnte Selbstverdauung des Organs zugrunde liegt, hervorgerufen durch Aktivierung der hochwirksamen Pankreasfermente, besonders des Trypsins, innerhalb der Drüse selbst. Der ältere Name „Pankreasapoplexie“ schildert einerseits die große Plötzlichkeit, mit der oft die Krankheit einsetzt, andererseits die Tatsache, daß häufig große Blutungen im Pankreas gefunden werden. Jedoch sind diese Blutungen nicht das erste Geschehen, sondern Folge jener Verdauungsvorgänge in der Drüse, der auch die Gefäßwände zum Opfer fallen.

Die akute schwere Form der Pankreatitis serosa, als ZOEPFELsches Ödem bekannt, fassen wir als Vorstadium der akuten Nekrose auf und widmen ihr deshalb kein besonderes Kapitel; nicht nur, weil wir von diesem pathogenetischen Zusammenhang in Übereinstimmung mit vielen deutschen Autoren überzeugt sind, nicht nur, weil Pankreasödem und Pankreasnekrose histologisch nebeneinander getroffen werden, sondern weil klinisch das Stadium des akuten Ödems und das der Nekrose oft nicht zu unterscheiden sind. Auch in den operativen Berichten sind Pankreasödem und Pankreasnekrose nicht genügend auseinandergehalten, obwohl zwischen beiden Stadien prognostisch offenbar ein bedeutender Unterschied besteht. Man soll deshalb bemüht sein, trotz der pathogenetischen Zusammenfassung, am Krankenbett das Stadium Ödem und das Stadium Nekrose zu unterscheiden. Die akute Pankreasnekrose ist in nicht wenigen Fällen aufzufassen als Folge oder Komplikation eines subchronischen oder chronischen Pankreasschadens.

b) Vorkommen.

Die akute Pankreasnekrose ist nicht sehr häufig. Dem Schrifttum nach ist sie in den nordischen Ländern, unter Einschluß von Nordamerika, am stärksten verbreitet, weniger in Frankreich, noch seltener in Spanien und Italien. Sie ist äußerst selten in Japan. Dieser geographische Unterschied dürfte nicht durch Rassenfragen, sondern durch Ernährungsgebräuche zu erklären sein. Es ist klinisch und experimentell begründet, daß die Aufnahme großer, sehr fettreicher Mahlzeiten, nicht selten die Krankheit auslöst. So ist es wohl auch zu erklären, daß Pankreasnekrose, die in der Mehrzahl der Fälle eine Komplikation der Cholecystopathie ist, bei Männern häufiger getroffen wird, obwohl die Cholecystopathie bei den Frauen häufiger ist. Aus demselben Grunde erkranken dicke Leute häufiger als magere. Es sind nicht die konstitutionell Fetten, sondern die starken Esser.

c) Pathogenese.

Die ältere Auffassung, daß Bakterien die akute Pankreasnekrose erzeugen, ist besonders auf Grund zahlreicher experimenteller Studien verlassen. Bakterien können eine sekundäre Rolle übernehmen, wenn der Krankheitsverlauf dazu Zeit läßt. Auch gibt es eine eitrige Pankreatitis, die ein ähnliches Bild mit Selbstzerstörung hervorruft, aber noch seltener ist, und mit den meisten Fällen von akuter Nekrose nicht zusammengeworfen werden darf (s. unten). Unter den pathogenetischen Momenten, über die im einzelnen in dem Kapitel über Pathogenese, Pathomorphologie nachzulesen ist, steht im Vordergrund die Sekretstauung in der aktiven, lebhaft sezernierenden Drüse während der Verdauungsphase. Ferner das Eindringen von Duodenalinhalt in den Bauchspeichelgang. Daher sind so oft Erkrankungen der Gallenwege mit Motilitätsstörungen an der Papilla Vateri Wegbereiter der Krankheit (s. S. 1048).

Pankreassteine, in den Gang eindringende Spulwürmer, stumpfe Verletzungen des Oberbauches, in seltenen Fällen auch chirurgische Eingriffe haben Anlaß zur Pankreasnekrose gegeben. Wir verweisen auf die chirurgische Literatur (SCHMIEDEN und SEBENING 1927).

d) Krankheitsbild.

Das klinische Krankheitsbild der akuten Pankreasnekrose kann mit überwältigender *Plötzlichkeit* einsetzen. Der Ausdruck „ultraakut“ kehrt in vielen Schilderungen wieder. Meist wird auch angegeben, daß irgendwelche Krankheitsvorboten fehlen. Bei sorgfältiger Prüfung ist dies nur in den seltensten Fällen richtig. Geringfügige Attacken sind öfters vorangegangen oder wenig heftige Beschwerden, an denen der Kundige den leichten Pankreasschaden schon seit längerer Zeit erkennen konnte. Immerhin muß man auch heute sagen, daß der schwere Krankheitszustand nach oft geringen Vorboten einsetzt, die mißachtet und verkannt wurden. Öfters ging dem Ausbruch eine sehr fettreiche oder doch reichliche Mahlzeit voraus, manchmal unmäßiges Trinken.

Der *Schmerz* wird in Oberbauchmitte empfunden, anfangs in der Regel mit der typischen Linksstrahlung, oft ist er links im Rücken sehr heftig. Im weiteren Fortschreiten breitet sich das spontane Schmerzgefühl aus, entsprechend einer allgemeinen Sensibilitätsregel. Er ist dann weniger charakteristisch. Man muß versuchen von dem gequälten Kranken zu erfahren, wo er im Beginn den Schmerz empfand. Neben plötzlichem Beginn und Lokalisation ist der Schmerz gekennzeichnet durch äußerste Heftigkeit, die *Vernichtungsgefühl* und *Kollaps* mit sich bringt. Der Kranke ist wie im Shock. Gellendes Aufschreien ist beschrieben. MOYNIHAN (1925) schildert treffend, wie der Kranke mit Gallensteinattacken sich wälzt, während er im Pankreasanfall wie von Angst und Schmerz gefesselt liegt. Der Eindruck kann an Coronarembolie erinnern. Diesen beiden Krankheitsbildern ist auch die Gasblähung des Bauches gemeinsam. Sie ist beim Pankreaskranken sehr auffallend, man kann von einem *Ileusbild* sprechen. Der gashaltige geblähte Darm steht zwar selten in dem Maße still, daß keinerlei Darmgeräusche mit dem Hörrohr festzustellen wären. Aber die quälende Aufblähung des paretischen Darmrohrs erreicht hohe Grade. Der Stuhl ist angehalten. Einläufe fördern kaum Inhalt. Erbrechen, Würgen, Singultus können hinzukommen.

Der Bauch ist infolge dieser Darmblähung gespannt, an mehreren Stellen oder überall empfindlich. Eine brettharte Muskelspannung, wie bei Bauchfellentzündung, gehört nicht zum Bild. Druck der tastenden Hand auf den Leib steigert den Schmerz nicht besonders. Infolge der Gasblähung und weil oft fettreiche Personen erkrankt sind, ist nur in gewissen Momenten *als wurstförmige Geschwulst das Pankreas* zu tasten. Wenn vorhanden, ist dies natürlich ein Symptom, das die Diagnose sichern kann.

Der *Puls* ist dünn, schwach, oft auffällig langsam, Frequenzen unter 60 kommen vor. Der Blutdruck kann sehr niedrig werden. Bei der Plötzlichkeit, mit der diese Kreislaufveränderungen eintreten, wird man an den GOLTZschen Klopfversuch erinnert. Im weiteren Verlauf kann der Puls sehr frequent werden.

Kreislaufversagen und Schmerz zeichnen die *Gesichtszüge:* violette Blässe, gespannte Nasenflügel, flaches Atmen, Ausdruck der Hinfälligkeit, der Qual, der Angst.

Gelbsucht kann früher oder später hinzutreten. Die livide Gesichtsfarbe steigert sich mit zunehmender Vergiftung.

Einige Autoren (z. B. HALSTÄDT 1901) legen Gewicht auf eine eigenartige fleckige Cyanose am Bauch, besonders um den Nabel herum. Sie scheint selten zu sein.

Die *Temperatur* ist entsprechend dem allgemeinen Kollaps nicht erhöht, anfangs oft erniedrigt. Sie steigt dann im Laufe einiger Tage an, langsamer als bei Perforationsperitonitis.

Im Verlauf können *andere Erscheinungen* hinzukommen. Auf die anfängliche Darmlähmung können dünne Entleerungen folgen. Das Erbrochene kann bluthaltig werden. Dies gilt als sehr ungünstiges Zeichen. Heftiger *Speichelfluß* ist beobachtet (BRENTANO 1905, DREESMANN 1911). *Polyurie* kommt vor, besonders wenn rectale Einläufe nicht zurückkommen. Andererseits wird, wohl in Abhängigkeit von heftigem Erbrechen, vielleicht auch als toxisches Symptom, Anurie beobachtet. Dann mischen sich Züge eines urämischen Bildes ein. Die Zunge wird trocken und rissig.

Der *Harn* zeigt einen Hauch von Eiweißtrübung. Nach Maßgabe der zunehmenden Leberschädigung durch die Selbstvergiftung wird die Urobilinogenprobe positiv. In einzelnen Harnproben, besonders im Anfang kann die TROMMER*sche Probe* positiv sein. BERNHARD (1931) verlangt mit Recht, daß man nicht nur eine einzelne Harnprobe, sondern jede Harnportion auf Zucker untersuchen soll. In der überwiegenden Zahl der Fälle ist im Anfang der *Amylasegehalt des Harns* (und des Blutes) erhöht, oft auf sehr hohe Werte. Das kann sich jedoch in wenigen Tagen ändern.

Im *Blut* steigen die Leukocytenwerte auf Zahlen wie 15000 oder 35000. Ich halte es für gewagt, aus der Leukocytenzahl entscheiden zu wollen, ob das Stadium des ZOEPFELschen Ödems oder das der Nekrose vorliegt. Noch höhere Leukocytenwerte trifft man bei eitriger Pankreatitis (s. unten). Im Differentialblutbild überwiegen die Leukocyten (BRINGMANN 1924).

Wenn das Krankheitsbild einige Tage besteht, so steigt der Reststickstoff im Blut. Da experimentell erwiesen ist, daß der Pankreastod meist ein Vergiftungstod ist (v. BERGMANN und GULEKE 1910), so mag man für diese Giftanhäufung im Blut die Eiweißzerfallstoxikose anschuldigen oder sekundäre Leber- und Nierenschädigung. Auch der Mechanismus der hypochlorämischen Urämie kann sich (durch das Erbrechen) einmischen.

Im übrigen wird auch behauptet, daß neben dem Vergiftungstod ein Reflextod vorkommt, indem der überwältigende Schmerz zu tödlichem Kollaps führt (CALZAVARA 1924).

Der Verlauf führt bei voll entwickeltem Krankheitsbild meist in wenigen Tagen zum Tode. Manchmal schon in Stunden. Ein jüngerer Mann, der wegen Pankreatitis mit Pankreassteinen seit Monaten geringe Beschwerden hatte und von uns deswegen beraten war, ging nach dem Mittagessen in einem Gasthof auf sein Zimmer und wurde schon nach einigen Stunden dort tot aufgefunden. Der schnelle heftige Verlauf der Krankheit veranlaßte GIORDANO zu dem Ausdruck „Pankreasdrama", der vielfach aufgenommen wurde.

Verläuft die Attacke nicht tödlich, so tritt ganz allmählich Erholung ein. Der Kranke gewinnt nur langsam an Kraft. Erneute kleine Verschlechterungen können noch nach längerer Zeit auftreten. Es bietet sich mehr oder weniger eines der Bilder, die als „leichter Pankreasschaden" am anderen Orte geschildert sind. Ausklang mit tastbarer Cystenbildung kommt vor. Die Cyste kann noch nach längerer Zeit ohne stürmische Symptome weiter wachsen, kann auch allmählich zurückgehen und verschwinden. Zeichen insuffizienter Verdauung mit Neigung zu Fettstühlen oder ziemlich uncharakteristischen Durchfällen können jahrelang bestehen. Noch spät kann Diabetes als Folgeschaden auftreten.

e) Diagnose.

Die Diagnose galt früher als schwierig, wurde meist erst bei Operation oder Autopsie gestellt. Das ist heut nicht mehr berechtigt. Das Krankheitsbild hat so charakteristische Züge, daß es öfters sogar leicht zu erkennen ist, wenn geringe Pankreasstörungen schon längere oder kürzere Zeit vor der großen Attacke als solche ärztlich erkannt wurden. Wie wichtig es ist auf geringe Pankreassymptome zu achten, die Diagnostik der leichten Pankreasschäden nicht zu vernachlässigen, ergibt sich hieraus von selbst.

Insbesondere muß man vor Augen haben, daß Gallensteinkranke eine Bereitschaft für plötzliche schwere Pankreasanfälle haben.

Steht man ohne brauchbare Vorgeschichte oder vorherige Kenntnis des Kranken dem heftigen akutesten Krankheitsbild gegenüber, so kann die Unterscheidung gegenüber Ulcusperforation, Gallensteinperforation, perforierter Appendicitis oder auch Ileus schwierig sein. Beachtung der obigen Schilderung wird trotzdem meist die Unterscheidung ermöglichen. Nur in Zweifelsfällen, die selten werden sollten, entscheidet sich die Diagnose nach dem Bauchschnitt.

f) Therapie.

Pankreasgefahr gibt die Anzeige für vorbeugende Ernährungsführung. Das Schwergewicht vorbeugenden Handelns liegt in den Bemühungen, die Pankreasgefahr schon von weitem zu erkennen. Daher ist Sorgfalt auf die Diagnose der leichten Pankreasschäden zu verwenden. Insbesondere soll man bei allen Gallensteinkranken auf Zeichen achten, die eine Pankreasbeteiligung ankündigen. Entsprechend der experimentell gefundenen Tatsache, der die klinischen Erlebnisse nicht widersprechen, daß Stauung im Gangsystem des Pankreas erst dann gefährlich wird, wenn die Drüse sekretstrotzend auf der Höhe der Verdauungstätigkeit sich befindet, ist Mäßigkeit in der Ernährung und besondere Mäßigkeit in der Fettzufuhr zu verordnen.

Zeichnet sich das Bild der Pankreasattacke mit mehr oder minder großer Deutlichkeit ab, so ist schroffe Nahrungsentziehung geboten. Je früher diese Maßnahme einsetzt, desto mehr Erfolg verspricht sie. In der Nahrungsentziehung sind 2 Faktoren wirksam:

1. Wird die Bauchspeicheldrüse nicht zur Sekretion angeregt.
2. Wird durch Salzentziehung eine Abschwellung des Pankreasödems begünstigt.

Es steht für uns außer Frage, daß es im Stadium des ZOEPFELschen Ödems. öfters gelingt, allein mit diesen Maßnahmen das Krankheitsbild aufzuhalten. Ich habe schon vor Jahren behauptet, daß die mit einer Bauchoperation verbundene mehrtägige Nahrungsentziehung ein wirksamer Anteil des oft erfolgreichen chirurgischen Handelns ist. Anders scheint mir die Tatsache nicht erklärbar, daß gelegentlich eine Probelaparotomie rettend gewirkt haben soll.

Das Erbrechen unterstützt oft die Minderung des Kochsalzbestandes und damit die Entwässerung des Körpers. Es kann in gewissen Grenzen nützlich sein. Dementsprechend kann man gelegentlich Magensaftverluste künstlich herbeiführen, indem durch eine dünne Sonde Magensaft abgesaugt wird. Diese Form ableitender Therapie wurde von KATSCH und MELLINGHOFF (1933) begründet, als zeitgemäßer Ersatz der früheren Brechmittelbehandlung.

Die Darmausräumung durch Einläufe empfiehlt sich. Doch soll man im Anfang trotz des kollabierten Kreislaufs keine Kochsalzklistiere geben. Ist der akuteste Zustand überwunden, so baut man mit Fruchtsäften und leicht löslichen Kohlehydraten beginnend (Traubenzucker) ganz allmählich die Wiederernährung auf.

Ist der akute Pankreasanfall richtig überstanden, so hört damit die ärztliche Fürsorge keineswegs auf. Zunächst gilt es, weiter zu beobachten und klarzulegen, ob dem Kranken in besonderem Maße neue derartige Anfälle drohen. Nicht nur wird hiervon die Ernährungsführung des Kranken beeinflußt, sondern es erscheint uns gegebenenfalls die nachträgliche Bereinigung der Gallenwege (WALZEL 1933, BERNHARD 1935) als wichtigste chirurgische Indikation, so sehr wir in akuten Anfällen uns bemühen den chirurgischen Eingriff entbehrlich zu machen.

In der *Nachbehandlung* kommt ferner eine Diät- und Ersatztherapie dann in Frage, wenn ein gewisser Grad von Pankreasinsuffizienz infolge von Zerstörung eines Teils der Drüse zurückgeblieben ist. Entstandene Cysten empfehlen wir einige Zeit zu beobachten, ehe der Entschluß zur Operation gefaßt wird. Sie gehen bisweilen spontan zurück. Selbstverständlich muß der Träger einer Pankreascyste vor Traumen bewahrt werden.

Mit unserer zurückhaltenden Stellungnahme zum chirurgischen Eingriff im akuten Stadium finden wir Unterstützung bei einigen Chirurgen (A. W. FISCHER, BERNHARD 1935 u. a.). Immerhin stehen sich in der chirurgischen Literatur zwei Auffassungen gegenüber.

Operationsindikation. Die Mehrzahl der Chirurgen, vor allem KÖRTE (1911), GULEKE (1924), SCHMIEDEN (1927) sind unbedingte Anhänger der sog. *Frühoperation*. Die Tatsache, daß 95% der Nichtoperierten starben, ist für SCHMIEDEN die notwendige Begründung für den frühen Eingriff. Abwarten bedeutet bei dem unberechenbaren Verlauf der akuten Pankreasnekrose ein großes Risiko. Der Shock ist für SCHMIEDEN keine Gegenindikation. Allerdings soll man Moribunde nicht mehr operieren.

Der Erfolg des Eingriffs ist abhängig von dem Grad der vorhandenen Pankreasveränderungen. SCHMIEDEN hat festgestellt, daß das Stadium des Pankreasödems die besten Heilungsaussichten bietet. Wenn schon Nekrose und Erweichungsherde vorhanden sind, steigt die Mortalität, um sich in den Fällen mit Sequestrierung und Abscedierung geringgradig zu bessern. Siehe SCHMIEDEN und SEBENING, Tabelle S. 359.

Demgegenüber stehen in letzter Zeit Chirurgen wie NORDMANN, POLYA (1912, 1913, 1923, 1929) und WALZEL (1926, 1933) sowie BERNHARD, FELSENREICH 1933, DEMEL 1936, die für ein konservatives Verhalten bei der akuten Pankreasnekrose stimmen.

Der Ablauf des zur Pankreasnekrose führenden Geschehens kann nach WALZEL (1933) örtlich und zeitlich verschieden sein. Damit ändert sich die Prognose. Es muß gefordert werden, daß diese Unterscheidung, die wir aus der

Leberpathologie von der akuten Hepatose bis zur akuten Leberatrophie kennen und regelmäßig anwenden, auch in den Statistiken über Operationserfolge bzw. Mißerfolge bei Pankreaserkrankungen zum Ausdruck komme.

Je mehr sich die Symptome zusammendrängen, um so eher ist die Diagnose einer akuten Pankreasnekrose zu stellen. Um so mehr müssen wir mit einem schweren Fall rechnen. Leichter werden die Fälle verlaufen, bei denen die akute Pankreasnekrose Begleiterkrankung einer akuten oder chronisch-rezidivierenden Cholecystitis ist und wo wir mit einer spontanen Ausheilung rechnen können. Walzel (1933) begründet ebenso wie Polya (1911) seine konservativere Auffassung damit, daß er auf Grund seiner Operationsbeobachtungen zu der Ansicht gekommen ist, „daß mit dem Augenblick des Einsetzens des aktivierenden Prozesses infolge der im konkreten Falle gegebenen anatomischen und pathologischen Bedingungen das weitere Schicksal der Bauchspeicheldrüse unaufhaltsam besiegelt ist". Polya (1911) gebraucht bei Erörterung der Operationsindikation den Vergleich mit der Osteomyelitis, wo auch erst abgewartet wird, bis es zu einer Abgrenzung des Knochenmarkherdes gekommen ist.

Das Pankreasödem ist nicht immer das Vorstadium der Pankreasnekrose. Es kann sehr wohl Ausdruck einer Pankreatitis serosa sein, die wir in Begleitung einer akuten Cholecystitis, im Gefolge einer Infektionskrankheit oder als Ausdruck irgendeiner allergischen, am Pankreas lokalisierten Reaktion erleben. Walzel (1933) steht ebenso wie Polya (1911) auf dem abwartenden Standpunkt. Er empfiehlt die Spätoperation mit Ausnahme derjenigen Fälle, die einer Perforationsperitonitis ähneln. In diesen Fällen ist die Probelaparotomie bei leichten und schweren Fällen die Methode der Wahl.

Betrachtet man nach Kenntnis der Überlegungen von Walzel (1933) über die pathogenetische Einordnung der verschiedenen Stadien einer Pankreaserkrankung die von Schmieden und Sebening angegebene Tabelle, so gewinnt man den Eindruck, daß die Gegensätze zwischen den beiden Richtungen nicht unüberbrückbar sind.

Ein großer Teil der als Pankreasödem operierten Fälle wäre auch ohne Operation zur Ausheilung gekommen.

Die uns heutzutage zur Verfügung stehenden diagnostischen Hilfsmittel, insbesondere ihr Zusammenspiel, ermöglichen es, den Grad der jeweiligen Pankreasveränderung weitgehend zu erkennen. Insbesondere ist es möglich, Verschlimmerungen rechtzeitig zu beobachten, so daß rechtzeitig eingegriffen werden kann. Notwendig ist, daß man zur Beurteilung der Schwere des Falles, nicht nur einzelne diagnostische Hilfsmittel, sondern das gesamte klinische Bild heranzieht. Bernhard (1935) geht dabei von einer Einteilung des klinischen Verlaufes in drei Stadien aus. Die absolute Operationsindikation ist im dritten oder *peritonitischen Stadium* gegeben. Im ersten *Stadium des Schmerzes*, im zweiten *ileusartigen Stadium*, in allen nicht veralteten Fällen wird durch konservative Behandlung ein Abklingen der akuten Erscheinungen zu erzielen sein. Unter Berücksichtigung dieser Überlegungen hat Bernhard von 27 Fällen nur 2 verloren. Wir selbst haben gute Erfolge mit wirklich frühzeitiger durchgreifender Hungertherapie.

6. Die eitrige Pankreatitis.

(Pankreasabsceß, Pankreasphlegmone, Pankreasgangrän, Angiopankreatitis suppurativa.)

a) Begriffsbestimmung.

Als eitrige Pankreatitis bezeichnet man, wie der Wortsinn sagt, die diffuse oder abgegrenzte, mit Eiterbildung einhergehende Entzündung, die durch Eitererreger hervorgerufen wird. Durch Zerstörung von Gefäßen entstehen eitrig-hämorrhagische Bilder. Eindringen von Anaerobiern wandelt die eitrige Pankreatitis zur Gangrän.

b) Vorkommen.

Die eitrige Pankreatitis ist wesentlich seltener als die akute Pankreasnekrose, der sie durch die folgenschwere Zerstörung der Drüse ähnelt.

c) Werdegang.

Vereinzelt oder zahlreich können Abscesse im Pankreas entstehen vom Blut aus bei allgemeiner Sepsis, z. B. bei Puerperalerkrankungen. Nur selten ist in solchen Fällen der Pankreasabsceß die einzige eitrige Metastase. Andererseits können Eitererreger auf dem Lymphwege verschleppt werden, z. B. bei eitriger Cholecystitis oder appendizitischem Absceß. Schließlich gibt es die canaliculäre Aufwanderung von Eitererregern vom Duodenum bzw. von den Gallenwegen aus. Große und kleine Pankreascysten können nachträglich vereitern.

Es wird auch angegeben, daß auf dem Boden einer chronischen, nichteitrigen Pankreatitis als Komplikation die Pankreasphlegmone entstehen kann (Carnot 1922). Wir selbst haben erlebt, daß bei Typhus aus der harmlosen Infektpankreatitis eine eitrige Entzündung entstand.

d) Klinisches.

Die eitrige Pankreatitis ist durch die Schwere des Krankheitsbildes sehr verwandt mit der akuten Pankreasnekrose. Beide Krankheiten wurden früher verwechselt oder zusammengeworfen, solange man an eine bakterielle Entstehung der Pankreasnekrose glaubte. Die klinische Differentialdiagnose kann auch heute schwierig sein. Im allgemeinen beginnt die eitrige Pankreatitis viel weniger stürmisch als die akute Nekrose. Der Schmerzcharakter ist jedoch derselbe. Im Gegensatz zur Pankreasnekrose kommt hohes Fieber bis 40° vor, doch kann auch bei Pankreasabsceß das Fieber fehlen. Charakteristisch wird das Bild, wenn eine septische Fieberkurve mit Frösten auftritt. Erwartungsgemäß findet man hohe Leukocytose. Ein Tastbefund ist manchmal deutlich. Die Diastasewerte in Blut und Urin können vorübergehend hoch, bei fortschreitender Zerstörung der Drüse auch erniedrigt sein. Glykosurie verschiedenen Grades wird beobachtet.

e) Verlauf.

Der spontane Verlauf endet häufig mit Durchbruch in die freie Bauchhöhle und tödlicher Peritonitis. Es ist auffallend, daß Spontanheilung der an sich höchst lebensgefährlichen Krankheit unter Umständen vorkommt. Ein nicht zu großer Absceß kann sich durch den Speichelgang entleeren. Auch Durchbruch in den Magen wird erwähnt. Andere Heilungen wurden durch chirurgische Eingriffe ermöglicht. Die Heilung quoad vitam bedeutet nicht ohne weiteres die Heilung quoad functionem. Je nach Größe der stattgehabten eitrigen Einschmelzung und Zerstörung bleibt ein Organ zurück, das für die Verdauungsaufgaben in verschiedenem Grade insuffizient ist. Ferner sind Fälle mit Ausgang in Diabetes beobachtet (Nicolas, Mayo-Robson 1900, 1910).

f) Behandlung.

Wird die Diagnose gestellt oder vermutet, so kommt nur chirurgisches Handeln in Frage (vgl. Guleke 1924, Calzavara 1924). Ohne chirurgische Hilfe sind die Heilungsaussichten extrem schlecht. Auf die als seltenster Fall denkbare Spontanheilung zu hoffen, wäre nur unter Bedingungen erlaubt, unter denen chirurgische Hilfe unmöglich ist. Vom internistischen Standpunkt aus ist zu unterstreichen, daß man nach geglückter Operation noch immer einen Pankreaskranken vor sich hat. Man muß mehr oder weniger mit einer Defektheilung rechnen und entsprechende Folgerungen für die Ernährungsführung und weitere Beobachtung des Kranken ziehen.

7. Lues der Bauchspeicheldrüse.

Die ersten Beobachtungen über syphilitische Erkrankungen der Bauchspeicheldrüse sind schon alt. Rokitansky beschreibt 1861 Bauchspeicheldrüsenerkrankung als Luesfolge, darunter auch gummöse Prozesse. Schwielige luische Veränderungen sowie Gummata beschreiben Rostan (1855), Lancéreaux (1866), Klebs (1870), Drozda (1880).

Die Spirochaeta pallida wurde schon frühzeitig in der Bauchspeicheldrüse nachgewiesen. Man findet sie im Pankreas kongenital luischer Neugeborener (Levaditi und Sauvage 1905, Gierke 1906 u. a.). In der Bauchspeicheldrüse von Menschen mit erworbener Lues sind bisher Spirochäten nicht nachgewiesen worden.

Die angeborene Syphilis der Bauchspeicheldrüse ist wesentlich häufiger als die nach der Geburt erworbene. Birch-Hirschfeld fand unter 23 Leichen das Pankreas 13mal erkrankt (1875), später unter 124 Leichen von syphilitischen Neugeborenen 29mal eine Beteiligung der Bauchspeicheldrüse (1880).

Kastens (1898) fand geringere Verhältniszahlen, ließ allerdings weniger ausgesprochene, nur mikroskropisch sichtbare luische Zeichen außer acht. Chiari fand unter 10 000 Leichenöffnungen 12mal angeborene Lues bei Neugeborenen und Säuglingen war 8mal das Pankreas beteiligt.

Aus diesen Angaben geht hervor, wie wichtig gerade die ererbte Syphilis für die Entstehung luischer Pankreaserkrankungen sein kann. Klinische Studien über das Pankreas bei geheilter Erbsyphilis kennen wir nicht.

Die fetale und frühkindliche Lues kann das ganze Pankreas oder nur einen Abschnitt desselben befallen. Der Kopf soll nach Thomsen (1912, 1928) am meisten betroffen sein. Es dürfte aber schwierig sein, prinzipiell zwischen exsudativen und produktiven Formen zu unterscheiden. Man findet Fälle, bei denen sowohl entzündliche Infiltratbildung als auch schwielige Sklerosierung gemeinsam vorkommt. Gummiknoten des Pankreas sind nach Schlesinger (1898) niemals zu finden, sie sind sicher, wie Thomsen angibt, überaus selten.

Man findet mikroskopisch bei kongenitaler Lues der Bauchspeicheldrüse zunächst eine Vermehrung des interacinösen Bindegewebes mit Schwund des Parenchyms. Allmählich geht die Erkrankung in das Bild einer Pankreatitis interstitialis diffusa über.

Wenn auch die Langerhansschen Inseln, wie bei der chronischen Pankreatitis überhaupt, lange erhalten bleiben, so dürften doch kongenital-luische Veränderungen bei Entstehung des Diabetes mellitus eine Rolle spielen (Seyfarth 1920).

Die postfetal erworbene Lues ist sicherlich an der Bauchspeicheldrüse nicht häufig lokalisiert. Chiari hat sie unter seinen 1000 Sektionen nicht einmal aufgezeichnet.

Heiberg (1914) unterscheidet die Pankreassyphilis des Sekundärstadiums von der gummösen und der durch syphilitische Verschwielung (Pankreatitis sclerotica).

Die Pankreassyphilis im Sekundärstadium scheint nur klinisch beobachtet zu sein. Lilli Scholz (1924) beschreibt einen lehrreichen Fall, der als Sekundärluiker zur Sektion kam. Im Zuge einer Salvarsanbehandlung kam es zu Dermatitis, Diarrhöen und katarrhalischen Bronchialerscheinungen. Zuckerausscheidung war nicht beobachtet. Bei der Sektion fand sich außer der Pneumonie, an der der Kranke gestorben war, eine große ödematöse Leber, Lymphknotenschwellung im Abdomen und ein auffallend großes pralles Pankreas. Histologisch fand sich eine subakute und chronische Entzündung mit starker ödematöser Quellung und Verbreiterung, zum Teil auch mit fibröser Vermehrung des Stützgewebes. Im lockeren Stützgewebe lymphocytoide Zellen, Plasmazellen und Eosinophile, kein Spirochätennachweis. Es erscheint uns fraglich, ob hier nicht neben luischen Zeichen auch solche einer allergischen Pankreatitis serosa mit im Spiele sein können (Salvarsanüberempfindlichkeit).

Eine gummöse Pankreatitis ist bei Erwachsenen nur in etwa 10 Fällen beschrieben, ohne Schilderung von klinischen Erscheinungen. Daß Gummen unter Schwielenbildung ausheilen, ist selbstverständlich (Schlagenhaufer 1895, Margott Franke 1926 u. a.), besonders durch spezifische Behandlung (Gross 1920).

Die Verschwielung der Bauchspeicheldrüse (Pankreatitis sklerotica) ist sicher häufiger als die gummöse Form, sie stellt den Endausgang einer Pankreatitis interstitialis dar. Gross (1921) nimmt an, daß derartige Fälle einer Heilung nicht mehr zugeführt werden können, da es im Verlaufe der Entzündung zu einer Einsargung und zum Untergang des Parenchyms kommt.

Klinisch wird man keinerlei andere Beschwerden bei der Pankreaslues erwarten können als bei der chronischen Pankreatitis aus anderer Ursache. Man wird an eine luische Genese denken, wenn positive serologische Reaktionen bei gleichzeitigen Pankreaszeichen sich finden. Die Sicherstellung einer luischen Genese bringt der Erfolg einer antiluischen Therapie. Umber (1912) beschreibt einen durch Salvarsan geheilten Fall, ebenso Gross (1921).

Über die Beziehungen zwischen Diabetes und luischen Pankreasveränderungen hat in früheren Jahren eine lebhafte Diskussion stattgefunden (Ebstein 1913, Heiberg 1914). Seitdem wir den Inseldiabetes kennen, muß gesagt werden, daß jede das Pankreas verödende und zugleich das Inselgewebe schädigende Beeinflussung — nicht nur die luische — für die Auslösung des Diabetes in Frage kommt (Gruber 1929).

Die Therapie syphilitischer Pankreaserkrankungen ergibt sich aus obigen Angaben. Neben einer energischen antiluischen Behandlung kommt symptomatische Behandlung der Funktionsstörungen in Frage.

8. Tuberkulose der Bauchspeicheldrüse.

Die Tuberkulose der Bauchspeicheldrüse muß als selten bezeichnet werden, wenn man auch bei Durchsicht neuerer und älterer Literatur eine Beteiligung der Bauchspeicheldrüse an tuberkulösen Erkrankungen viel häufiger findet als früher vermutet wurde. KUDREWETZKI (1892) konnte unter 129 Bauchspeicheldrüsen von Phthisikern 13 finden (also 10%), bei denen sich tuberkulöse Veränderungen nachweisen ließen. Es handelt sich gewöhnlich um eine sekundäre Tuberkulose. Eine *primäre* Pankreastuberkulose ist mit Sicherheit *nicht* beschrieben worden.

Es handelt sich bei den tuberkulösen Herden meist um miliare Knötchen, die zusammenfließen können und die äußerlich an kleine Fettgewebsnekrosen erinnern können. Der Nachweis der miliaren Knötchen, und darin liegt die Kritik an manchen alten Statistiken, gelingt meist nur mikroskopisch.

Mit SEYFARTH (1920) unterscheidet man folgende Formen:

1. Chronische tuberkulöse Pankreatitis. CHABROL (1911) und SALLIS (1914) beschreiben atrophische und hypertrophische Formen. Die Vorgänge werden in Parallele gestellt zu der Lebercirrhose bei Tuberkulose. Wir sind mit GROSS (1921) der Auffassung, die auch GRUBER (1929) teilt, daß man derartige indurative Veränderungen *nicht als spezifische Erkrankung* bezeichnen kann, wenn auch unter Umständen eine Toxinbildung im Körper als Ursache in Frage kommt. Wir beobachteten ähnlich wie bei anderen Infektionskrankheiten auch bei der Lungentuberkulose, besonders *bei der exsudativen Form klinische Zeichen, die auf das Pankreas hinweisen.* Wir können uns vorstellen, daß es hämatogen zu einer serösen Pankreatitis kommt, die entweder ohne Folgen resorbiert wird, oder als chronische Pankreatitis induriert. Eine spezifische Veränderung allerdings ist nach unserer Ansicht dieser Vorgang nicht (s. S. 1063).

2. Größere von Lymphdrüsen oder anderen tuberkulösen Prozessen der Umgebung des Pankreas auf diese übergreifende tuberkulöse Herde (TRUHART) (1902). CHVOSTEK (1879) beobachtete eine hochgradige Duodenalstenose durch einen tuberkulösen Pankreastumor.

3. Die im eigentlichen interstitiellen Gewebe der Bauchspeicheldrüse vorkommenden miliaren Tuberkel (CHIARI, KUDREWETZKI 1892, NAKAMURA 1924).

Das klinische Bild der Pankreastuberkulose tritt im allgemeinen neben dem Bilde der primären Erkrankung nicht sonderlich in Erscheinung. Immerhin lohnt es, im Interesse der Kranken auch auf kleine Zeichen zu achten.

Die Erscheinungen entsprechen denen des „leichten Pankreasschadens“ (s. dort). Uncharakteristische Magen-Darmerscheinungen, Linksschmerz, HEADsche Zone, Fettstühle können die Beteiligung der Bauchspeicheldrüse im Zuge einer tuberkulösen Erkrankung wahrscheinlich machen. Nicht jeder Durchfall eines Tuberkulösen beruht auf Darmtuberkulose. Eine vorübergehende Glykosurie kann Hinweis sein, wenn man auch mit GRUBER die Frage des Zusammenhangs des Pankreasdiabetes mit der Tuberkulose äußerst vorsichtig behandeln soll (im Gegensatz zu SEYFARTH). Eine Fermententgleisung, die man häufiger findet, kann für eine Pankreatitis serosa sprechen, braucht keinen Hinweis für einen spezifischen Prozeß zu bedeuten.

Die Therapie richtet sich nach den Prinzipien der allgemeinen Therapie der Pankreaserkrankungen zu (s. S. 1072). Nur in extremen seltenen Fällen (SENDLER) wird eine chirurgische Behandlung in Betracht kommen.

9. Pankreaskrebs.

a) Vorkommen und Häufigkeit.

Nach neueren Zusammenstellungen der Pathologen, LUBARSCH, GRUBER (1929), EGENOLF (1928), kommen auf 100 Krebse etwa 2—3 der Bauchspeicheldrüse. GRUBER fand während seiner Mainzer Tätigkeit 3,7%, in Innsbruck 1,8%; die Häufigkeit in Mainz bezieht er auf die dortige Häufung des Gallensteinleidens. Pankreaskrebs vor dem 30. Jahr scheint noch seltener zu sein als andere Krebserkrankungen. Die meisten Fälle liegen zwischen dem 40. und 70. Jahr. Die Lokalisation des primären Pankreaskrebses ist ganz überwiegend im Kopf, sehr viel seltener in Körper, am seltensten im Schwanzteil.

Die Ausbreitung des Krebses kann auch von der Bauchspeicheldrüse auf die Nachbarorgane erfolgen. Die Entwicklung des Pankreaskopfkrebses erfolgt nicht selten zum Duodenum hin und greift gelegentlich unmittelbar auf den Zwölffingerdarm über. Als Folgen der Krebsausdehnung sind weiterhin beschrieben Pylorusstenose (BARDELEBEN 1891, KLEMPERER 1889), Einengung des Magens (RAHN 1796 u. a.), Einengung des Colons (BATTERSBY 1844), der lienalen meseraischen und portalen Gefäße (FÄHNDRICH 1891, MOLANDER und BLIX 1876, WRANY 1867, TEISSIER 1847, ANDRAL 1831, CHOUPIN und MOLLE 1893, BATTERSBY 1844, SANDWICH 1820 u. a.). Kompression der Aorta und Vena cava inferior (BOLDT 1882 u. a.). Ferner finden sich Angaben über Thrombose der Pfortader (WESENER 1883), Leitungsstörungen des Ductus thoracicus. Auch Ureterkompressionen sind bekannt (SOYKA 1874 u. a.).

b) Erscheinungen.

Je nach Sitz und Größe des Krebses ergeben sich sehr verschiedene Bilder. Alle Pankreassymptome, die wir kennen, können vorkommen (s. oben S. 1060). Da am häufigsten der Kopf der Drüse befallen ist, kann früh Gelbsucht als auffälliges Zeichen in Erscheinung treten. Es ist ein langsam sich verstärkender oder doch remissionsloser Ikterus. Bei Sitz im Körper oder im Schwanz der Drüse tritt oft der Schmerz früher hervor, doch kommt es unter Umständen erst spät zu auffälligen Zeichen, nach dem Krankheitsgefühl und Ernährungsstörung schon längere Zeit bestehen. Verdauungsstörungen bilden das Vorspiel: Inappetenz, leichte Übelkeiten und gelegentliches Erbrechen. Gasblähung und Darmstillstand oder Neigung zu Durchfällen. Bei allgemeiner Appetitlosigkeit kann besonderer Widerwille gegen Fett geäußert werden. Im übrigen ist die Inappetenz nicht so regelmäßig wie beim Magenkrebs. Ja es gibt Fälle, in denen auffallend lange der Appetit leidlich oder lebhaft bleibt: Es interferriert die Appetitlosigkeit des Krebskranken mit der Appetitsteigerung des Pankreasdiabetes.

Das harte, knotige Pankreas kann fühlbar sein. Das Kopfcarcinom ist weniger beweglich als der Körperkrebs, von dem es besonders mit Röntgenhilfe leicht unterschieden wird (abgesehen von der meist vorhandenen Gelbsucht). Das krebsige Organ ist meist vergrößert und sehr hart, doch kann auch ein chronisch entzündetes Pankreas „eisenhart“ (RIEDEL) sein. Der getastete Tumor ist oft größer als der vorhandene Krebs. Denn in seiner Umgebung findet sich meist entzündliche Verhärtung. Ist das ganze Organ tastbar und hart, so denkt man leicht an chronische Pankreatitis. Und doch ist unter Umständen ein Krebsknoten im Kopf Ursache der entzündlichen Verhärtung. Ist beim Kopfcarcinom Gallenstauung vorhanden, so tastet man oft eine prall gefüllte, große Gallenblase (COURVOISIERsches Zeichen), während bei Gallensteinverschluß Schrumpfblase vorkommt. Das Zeichen ist keine untrügliche Unterscheidungshilfe. In der bei Gallenstauung oft nur mäßig vergrößerten Leber können Tochtergeschwülste tastbar sein. Bei Druck auf die Pfortader tritt das Bild der Pfortaderstauung hinzu. Auch Cavakompression kommt vor. Druck auf Pförtner oder Zwölffingerdarm behindern deren Wegsamkeit und mehren die Neigung zu Erbrechen. In verschiedenem Grade können die Zeichen der Pankreasinsuffizienz auftreten durch Gangverlegung oder Wegfall von Drüsensubstanz (Ätherprobe!). Insofern hierfür manchmal die sekundäre

Pankreatitis verantwortlich ist, sind diese Störungen nicht immer fortschreitend. Vorübergehende Besserungen sind möglich. Häufig starke Kachexie.

Oft widerstehen die Inseln der krebsigen Zerstörung besser oder länger als die Acini. Andererseits kann es zur Glykosurie, sowie allen Zeichen des schweren Diabetes kommen. Auffällige Schwankungen und Rückläufigkeiten dieses Diabetes sind wiederum aus sekundären entzündlichen Veränderungen des Organes zu erklären.

Dasselbe gilt oft von den Pankreasschmerzen. Sie können kommen und gehen, fehlen im Gesamtverlauf selten ganz. In anderen Fällen sind sie sehr typisch vorhanden in qualvollster Stärke, über Monate sich steigernd, im Krankheitsbild vorherrschend, so daß Morphiumgaben notwendig werden.

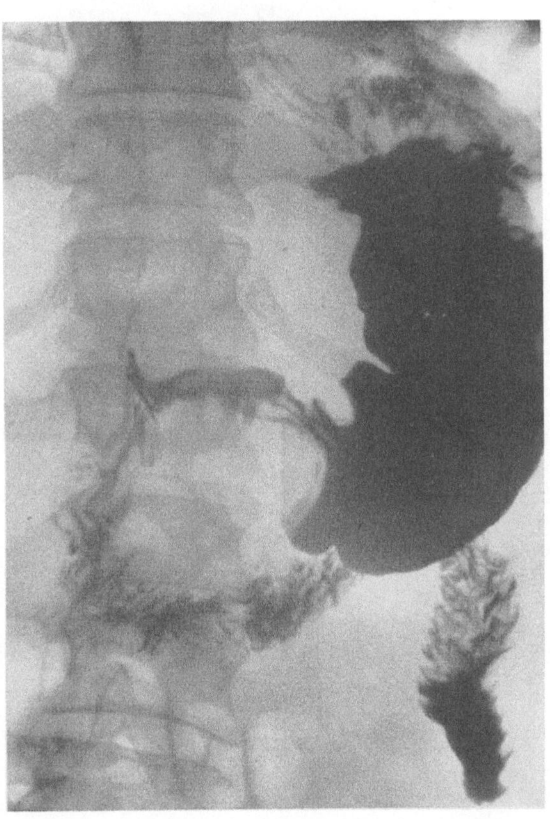

Abb. 13. Pankreaskopfcarcinom (durch Operation und Sektion bestätigt). Verlegung des Magenausgangs und der Gallenwege. Bei der Röntgenuntersuchung zeigt sich ein kurzer breiter Magen mit Verdacht auf mehrere Vorwölbungen an der Hinterwand des Korpus. Große runde Eindellung am Canalis an der großen Kurvatur, dadurch eingeengte Passage in den Dünndarm entlang der kleinen Kurvatur. Vor dieser Aussparung zirkuläre Schleimhautfalten im Canalis und viel Peristaltik, hier auch Resistenz. Später weiterer Übertritt, Bulbus ebenfalls eingeengt, Duodenalschleife kreisförmig, aber nicht vergrößert. Am Genu superior duodeni besteht ein Zacken, der nach außen oben reicht (retrograde Bariumfüllung des Ductus choledochus?). Die wiedergegebene Magenaufnahme im Stehen zeigt einen breiten kurzen Magen im linken Oberbauch. Wellige kleine Kurvatur, Zähnelung der großen Kurvatur, runde Eindellung der großen Kurvatur im Canalis, Bulbus auch von unten her eingeengt. Duodenalschleife nicht vergrößert. Vom Genu superior duodeni aus verläuft der oben schon erwähnte Füllungsstreifen.

c) Diagnose.

Eine häufige Fehldiagnose bei beginnendem Pankreaskrebs ist: Arteriosklerose der Bauchgefäße. Gasblähung und Darmparese bei einem älteren abmagernden Menschen verführen einerseits dazu und andererseits wird der Pankreasschmerz, wenn er in Anfällen auftritt, verkannt und als sog. Angina abdominalis gedeutet. — In den Fällen von Kopfkrebs mit Gelbsucht ist die Differentialdiagnose gegen Gallensteinleiden oft schwierig — besonders, wenn ein altes Gallensteinleiden tatsächlich besteht (s. auch Abb. 11) Hier wird die Stuhluntersuchung und Duodenaluntersuchung wichtig. Man findet nicht nur acholischen Stuhl und schlechte Fettresorption, sondern auch mangelhafte Fettspaltung und quergestreifte Muskelbruchstücke. Freilich weiß man dann noch nicht ohne weiteres, ob es sich um die Pankreatitis eines alten Gallensteinträgers handelt, oder um Steinverschluß des Choledochus vor der Papille, der zugleich den Speichelgang drosselt oder um einen Kopfkrebs des Pankreas. Alle Symptome müssen herangezogen werden. Und doch entscheidet bisweilen erst der weitere Verlauf oder ein Probebauchschnitt die Diagnose. Es sei besonders unterstrichen, daß der schnelle Verfall des Körpergewichtes und die Kachexie bei Pankreatitis mit schwerer Insuffizienz sehr leicht zu irriger Annahme eines Carcinoms führen kann.

Über die Verwertbarkeit von Röntgenbefunden verweisenn wir auf den allgemeine Teil S. 1040 (s. auch Abb. 14—16).

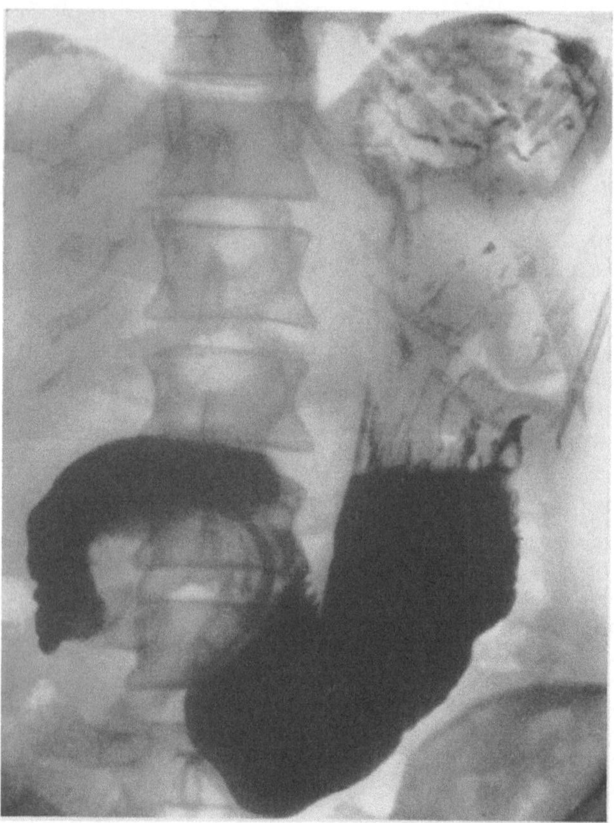

Abb. 14. Großer Tumor im Pankreaskopf, Carcinom (operativ bestätigt). Starke Kompression des Ductus choledochus, der sich bei der Operation auf Fingerdicke erweitert erweist. Große Gallenblase, Duodenum nach vorne gedrängt, am unteren Knie komprimiert, Tumor eingewachsen. Röntgenuntersuchung zeigt das Bild einer tiefen Duodenalstenose. Magen: Canalis füllt sich schlecht, ist nach links oben verdrängt. Keine Peristaltik, Übertritt nur auf manuellen Druck. Bulbus sehr groß, asymmetrisch, oberes Duodenum sehr breit, ohne KERKRINGsche Falten. Plötzlicher Abbruch der Füllung dicht vor dem Genu inferior. Von dieser Stelle aus geht der Kontrastbrei nur ganz langsam und in ganz dünnem Strahl weiter. Kleinapfelgroßer Tumor innerhalb der Duodenalschlinge. Die Magenübersicht im Stehen zeigt großen langen Magen, große Sekretschicht, Canalis schlecht gefüllt und von rechts unten her eingedellt. Bulbus groß und asymmetrisch, plötzliches Aufhören der Füllung im unteren Duodenum descendens.

d) Verlauf.

Die Krankheitsdauer bei Pankreaskrebs ist besonders kurz. Besonders das Kopfcarcinom führt meist in 6—8 Monaten zum Tode (UMBER). Jedoch haben wir vom Beginn der ärztlichen Behandlung auch Verlauf von mehr als 12 Monaten erlebt. Der Verfall der Kranken ist schneller als bei anderen Krebserkrankungen infolge der schweren Funktionsausfälle. Die Kranken erlöschen allmählich in Abmagerung und Kachexie unter meist „trockener“ Herzinsuffizienz. Manchmal herrscht zum Schluß die Cholämie vor, manchmal der Diabetes.

Ein diabetisches Koma war schon früher selten und kommt, seit wir das Insulin besitzen, wohl kaum vor. Unter Umständen beherrscht zum Schluß durch Pfortaderthrombose das Bild der Pfortaderstauung die Szene.

e) Therapie.

Die operative Behandlung des Pankreaskrebses ist wenig aussichtsreich. Eine Resektion nur ganz selten ausführbar, wenn nämlich Krebs sich auf einen Teil des Organs beschränkt. Durchgeführte Resektionen werden meist von einem Rezidiv gefolgt. Bei schwerer Gallenstauung bringt manchmal die operative Verbindung der Gallenblase mit dem Duodenum vorübergehende Erleichterung. Nachhaltigen Nutzen haben wir davon nicht gesehen. Auch die Ansicht der Chirurgen geht über die Zweckmäßigkeit des Eingriffs auseinander.

Trotz dieser schlechten Prognose stellt die Behandlung an den Arzt erhebliche Anforderungen. Der Verlauf ist immerhin so lang, daß man die Kranken nicht einfach ihrem Schicksal überlassen kann. Sorgsame Behandlung erleichtert nicht nur die oft erheblichen Beschwerden, sondern kann sicherlich auch den Tod um Monate hinausschieben. Dies ist ohne weiteres klar, insofern die Kachexie nur zu einem Teil Krebskachexie ist, zum anderen aber auf Stoffwechselstörung beruht, deren Wirkungen bei sorgsamer diätetischer Behandlung sich mildern lassen. Die Therapie der digestiven Pankreasinsuffizienz ist am anderen Ort besprochen. Gewiß ist es verkehrt, auf eine Zuckerausscheidung

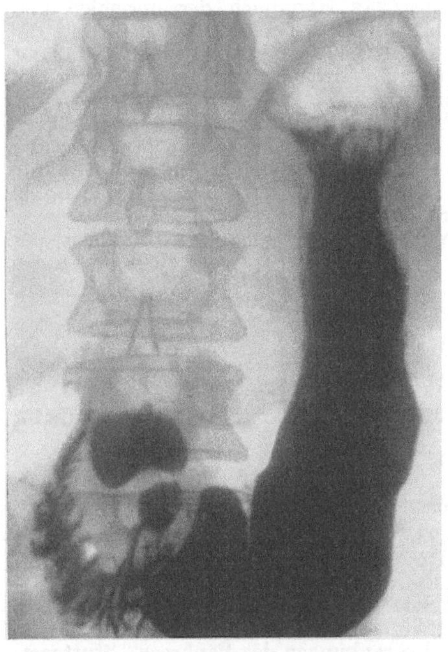

Abb. 15.

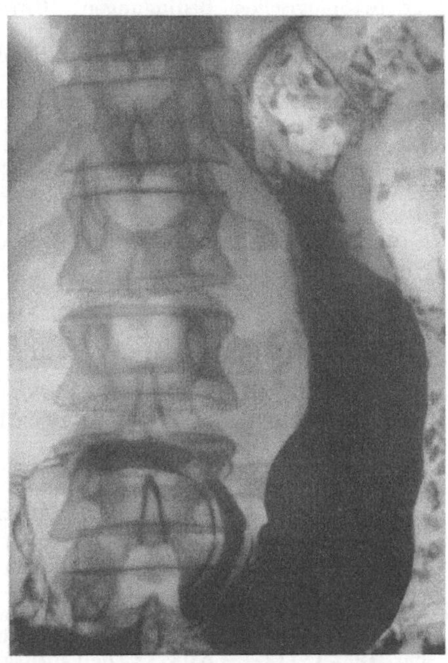

Abb. 16.

Abb. 15 und 16. Alte perniziöse Anämie (durch Lebertherapie kompensiert). Pankreaskopfcarcinom. Plötzlich einsetzende Schmerzen unter dem rechten Rippenbogen mit Ikterus. Tumor (Gallenblase) palpabel. Bilirubin im Blut bis 4,05 mg-% ansteigend. Blutdiastase im Beginn des Krankseins 465 mg-%, später absinkend bis 216 mg-%. Urindiastase im Beginn 128, absinkend bis 16 WOHLGEMUTH-Einheiten. Blutzucker zeigt bei geringer Nahrungsaufnahme ansteigende Tendenz bis 139 mg-%. Abb. 15 zeigt den Verlauf des Magen-Duodenalabschnittes. 2 Monate vor Beginn des Krankseins ohne besondere krankhafte Veränderungen. Abb. 16 zeigt den Zustand kurz nach Beginn des Krankseins mit Gelbsucht usw.: große Duodenalschlinge mit schlechter Füllung des präpylorischen Anteils, großer Pankreastumor. Die Diagnose konnte nicht restlos geklärt werden, da weder Sektion noch Operation. Differentialdiagnose zwischen chronischer Pankreatitis und Pankreaskopfcarcinom. Der Verlauf spricht für letztere Diagnose.

beim Kranken durch Pankreaskrebs zu pedantisch einzugehen. Vor allem ist schroffe Einschränkung der Kohlehydrate ganz falsch. Aber es sind bei Diabetes durch krebskrankes Pankreas vorübergehend bemerkenswerte Erfolge auch mit Gewichtsansatz möglich, in der Regel nur unter Heranziehung von Insulin. Viel Mühe macht bei manchen Kranken die Schmerzbekämpfung. Heftigste Schmerzen zwingen zu Opiaten bis zur Maximaldosis. Ist die Diagnose auf Krebs sichergestellt, so braucht auf die Suchtgefahr nicht zuviel Rücksicht genommen zu werden.

Literatur.

I. Zusammenfassende Arbeiten.

BABKIN: Die äußere Sekretion der Verdauungsdrüsen. Berlin: Julius Springer 1928. — BERGER, W.: Aus der inneren Klinik der Pankreaserkrankungen. Wien. klin. Wschr.

1933 II, 1473, 1504. — Bernhard, Fr.: Die Chirurgie der akuten Pankreaserkrankungen. Zbl. Chir. **62**, 71 (1935).

Calzavara, D.: Le pankreatiti. Bologna: Capelli 1924. — Carnot, P.: Maladies des Glandes Salivaires et du Pancréas. Paris: Baillière & Fils 1922. — Chiray et Bolgert: Le Diagnostic des Affections pancréatiques. Presse méd. **1936**.

Gross u. Guleke: Die Erkrankungen des Pankreas. Berlin: Julius Springer 1924. — Gruber, G. B.: Pathologie der Bauchspeicheldrüse. Henke-Lubarschs Handbuch der speziellen pathologischen Anatomie und Histologie, Bd. 5, Teil II. Berlin: Julius Springer 1929. — Gubergritz, M.: Fortschritte der funktionellen Pankreasdiagnostik. Slg Abh. Verdgskrkh. Halle: Carl Marhold 1930. — Guleke, N.: Die äußere Sekretion des Pankreas unter pathologischen Bedingungen. Bethe-Bergmanns Handbuch der normalen und pathologischen Physiologie, Bd. 3, S. 1253. Berlin: Julius Springer 1927.

Horsters, H.: Pankreatitis. Erg. Med. **12**, 133 (1931).

Katsch, G.: Krankheiten der Bauchspeicheldrüse. Lehrbuch der inneren Medizin von Assmann, Bergmann u. a., 3. Aufl. Berlin: Julius Springer 1936.

Schmieden, V. u. B. Sebening: Chirurgie des Pankreas. Verh. dtsch. Ges. Chir., 51. Tagg 1927. Arch. klin. Chir. **148**, 319 (1927). — Simon, H.: Die Ergebnisse und Methoden der Pankreasfunktionsprüfung. Erg. inn. Med. **32**, 83 (1927). — Skoog, T.: Studien über akute Pankreatitiden. Lund: Blom 1930. — Stepp, W.: Pankreas. Neue Deutsche Klinik, Bd. 8, S. 562. Berlin u. Wien: Urban & Schwarzenberg 1931.

Umber, F.: Erkrankungen des Pankreas. v. Bergmann-Staehelins Handbuch der inneren Medizin, 2. Aufl. Bd. 3, Teil II, S. 204. Berlin: Julius Springer 1926.

II. Einzelarbeiten.

A. Allgemeine Diagnostik.

a) Vorgeschichte und b) Allgemeine Symptome.

Berger, W.: Wien. klin. Wschr. **1933 II**, 1473, 1507. — Brinck, J.: Z. klin. Med. **127**, 488 (1934).

Katsch, G.: Verh. Kongr. Verdgskrkh. **1924**.

c) Pankreasschmerz.

Berger, W.: Wien. klin. Wschr. **1933 II**, 1473, 1507.

Gross u. Guleke: Die Erkrankungen des Pankreas. Berlin: Julius Springer 1924.

Katsch: Klin. Wschr. **1923 II**, 1804. — Katsch, G.: (1) Klin. Wschr. **1925 I**, 289. — (2) Die Krankheiten der Bauchspeicheldrüse. Lehrbuch der inneren Medizin von Assmann, v. Bergmann, 3. Aufl. Berlin: Julius Springer 1936. — Katsch u. v. Friedrich: Klin. Wschr. **1922 I**, 112. — Körte: Die Chirurgischen Erkrankungen des Pankreas. Stuttgart: Ferdinand Enke 1898.

Minnich: Zit nach Berger; s. a. O.

Naunyn, B.: Klinik der Cholelithiasis. Leipzig: F. C. W. Vogel 1892.

Ortner: Zit. nach Berger; s. a. O. — Oser: Die Erkrankungen des Pankreas. Nothnagels Handbuch. Wien: Alfred Hölder 1898.

Schmidt, A.: Erkrankungen des Pankreas. Handbuch der inneren Medizin von Kraus-Brugsch, Bd. 6, Teil I. Wien: Urban & Schwarzenberg 1922.

Umber: Erkrankungen des Pankreas. Handbuch der inneren Medizin von v. Bergmann-Staehelin, 2. Aufl., Bd. 3/2. Berlin: Julius Springer 1926.

d) Überempfindlicher Halbgürtel.

Bergmann, v.: (1) Münch. med. Wschr. **1918 I**, 520. — (2) Arch. klin. Chir. **121**, 774 (1922).

Goldscheider: Dtsch. Z. Chir. **95**, 1 (1908).

Head: Sensibilitätsstörungen der Haut bei Visceralerkrankungen. Deutsch von Sieffer. Berlin: August Hirschwald 1898.

Kalk: Z. klin. Med. **1928**, 109, 118. — Katsch: Kongreß-Verdauungskrkh. 1929. — Kauffmann: Münch. med. Wschr. **1921 II**, 1174.

Mackenzie: Krankheitszeichen und ihre Auslösung, 4. Aufl. Leipzig: Curt Kabitzsch 1921. — Müller, L. R.: Die Lebensnerven. Berlin: Julius Springer 1933.

Schmidt, R.: Die Schmerzempfindungen bei inneren Erkrankungen. Wien 1910.

e) Tastbefund.

Arnsperger: Münch. med. Wschr. **1911 I**, 729.

Bergmann, v.: Z. exper. Path. u. Ther. **3**, 401 (1906). — Bergmann, v. u. Guleke: Münch. med. Wschr. **1910 II**, 1673.

FRIEDREICH: Krankheiten des Pankreas. ZIEMSENS Handbuch Bd. 8, S. 1978.
GLÄSSNER: Klin. Wschr. **1924 I**, 363. — GROTT: Arch. Verdgskrkh. **58**, H. 3/4 (1935).
HAUSMANN: Gastroentestinale Palpation. Berlin: S. Karger 1918. — HORSTERS: Erg. Med. **15**, 133 (1931).
SCHMIEDEN u. SEBENING: Arch. f. Chir. **148**, 318 (1927).
WALKO: Münch. med. Wschr. **1909 I**, 786.

f) Stuhluntersuchungen. g) Darmsymptome.

ABELMANN: Über die Ausnutzung der Nahrungsstoffe nach Pankreasexstirpation mit besonderer Berücksichtigung der Fettresorption. Inaug.-Diss. Dorpat 1890.
BERGER: Wien. klin. Wschr. **1933 II**, 1473, 1507. — BRUGSCH: Dtsch. med. Wschr. **1909 II**, 2307. — BURKHARDT: Arch. f. exper. Path. **58**, 251 (1908).
GAULTIER: C. r. Soc. Biol. Paris **64**. — GROSS u. GULEKE: Die Erkrankungen des Pankreas, S. 56. Berlin: Julius Springer 1924.
HESS u. SINN: Med.-naturwiss. Arch. **1**, H. 1 (1907).
KASHIWADO: Dtsch. Arch. klin. Med. **104**, 584 (1911).
LICHT u. WAGNER: Klin. Wschr. **1927 II**, 1982. — LOMBROSO: (1) Arch. f. exper. Path. **56**, 357 (1907). — (2) Beitr. Physiol. **11**, 81 (1908). — (3) Arch. f. exper. Path. **60**, 99 (1909).
MÜLLER, F.: (1) Z. klin. Med. **12**, 45 (1887). — (2) Verh. Kongr. inn. Med. **1887**, 404. — (3) Berl. klin. Wschr. **1887 I**, 433.
NIEMANN: Z. exper. Path. u. Ther. **5**, 466 (1909).
POCZKA u. FISCHL: Dtsch. Arch. klin. Med. **177**, 14 (1934).
SCHMIDT u. STRASBURGER: (1) Dtsch. Arch. klin. Med. **69**, 57 (1901). — (2) Die Faeces. Berlin 1910.

h) Untersuchungen auf Pankreasfermente im Magen-Darmkanal.

APPERLY and CAMERON: Med. J. Austral. **1923**.
BAER: Zit. nach GUBERGRITZ; s. a. O. — BASSLER: Arch. int. Med. **35** (1925). — BERGER, HARTMANN u. LEUBNER: (1) Klin. Wschr. **1935 I**, 490. — (2) Wien. Arch. inn. Med. **28**, 1 (1936). — BERNARD, CL.: Leçons de physiologie experimental. Paris 1865. — BICKERT: Über Fermentuntersuchungen im Dienste der Pankreasdiagnostik. Inaug.-Diss. Frankfurt 1925. — BOLDYREFF: Pflügers Arch. **1927**, 218.
CHIRAY et BOLGERT: Le Diagnostic des Affections pancréatiques. Presse méd. **1936**. — CHIRAY et LEBON: Le tubage duodénal. Paris: Masson & Cie. 1924. — CHIRAY, LEBON et GOZLAN: Bull. Soc. méd. Hôp. Paris **39** (1925). — COLLAZO: Zit. nach GUBERGRITZ; s. a. O.
DELHOUGNE: Dtsch. Arch. klin. Med. **170**, 51 (1931). — DELOCH: (1) Mitt. Grenzgeb. Med. u. Chir. **35**, 265 (1922). — (2) Arch. Verdgskrkh. **30**, 27 (1922). — DOBREFF: Zit. nach GUBERGRITZ.
EHRMANN: Z. klin. Med. **69**, 319 (1910).
FAUBEL: Beitr. chem. Physiol. u. Path. **1907**.
GLÄSSNER: (1) Erg. inn. Med. **6**, 29 (1910). — (2) Klin. Wschr. **1924 I**, 363. — GOLDSTEIN: (1) Arch. Verdgskrkh. **48**, 304 (1930). — (2) Z. exper. Med. **61**, 694; **65**. — GROSS, O.: Arch. f. exper. Path. u. Ther. **1908**, 58, 157. — GROTE: Zbl. inn. Med. **48** (1922). — GUBERGRITZ: (1) Med. Klin. **1928 II**, 2007. — (2) Fortschritte der funktionellen Pankreasdiagnostik. Halle: Carl Marhold 1930. — (3) Arch. Verdgskrkh. **50**, 89 (1931).
HARTMANN: (1) Verh. Kongr. inn. Med. **1935**. — (2) Dtsch. med. Wschr. **1937 I**, 297.
KRIEGER, ISAAK: Arch. Verdgskrkh. **26**, 351 (1920). — KANITZ: Zit. nach KATSCH und v. FRIEDRICH. — KATSCH u. v. FRIEDRICH: Klin. Wschr. **1922 I**, 212. — KUTTNER: Störungen der Sekretion. KRAUS-BRUGSCH' Spezielle Pathologie und Therapie, Berlin: Urban & Schwarzenberg 1914.
LABBÉ, NEPVEUX et ADLERBERG: Arch. de Mal. Appar. digest. **15**, No 9 (1925). — LANGANKE. Klin. Wschr. **1922 II**, 1458.
OKADA: Der Mechanismus und die Pathologie der Verdauungsdrüsen. Nagoya J. med. Sci. **7**, 91 (1933). — OKADA, IMAZU, KURAMOCHI, MATSUBARA, TSUKAHARA: Proc. imp. Acad. Tokyo **4**, Nr 347 (1928).
SCHNETZ: Z. klin. Med. **131**, 51 (1936). — SIMON: Erg. inn. Med. **32**, 99 (1927). — STEPP: Münch. med. Wschr. **1926 II**, 1270. — SKARSCHINSKAJA: Zit. nach GUBERGRITZ, s. a. O.
VOLHARD: Münch. med. Wschr. **1903 II**, 2129.
WOHLGEMUTH: (1) Zbl. Biochem. **7**, 514 (1908). — (2) Biochem. Z. **9**, 111 (1908). — (3) Berl. klin. Wschr. **1910 II**, 2182, 2248. — (4) Klin. Wschr. **1923 II**, 2208.

i) Untersuchungen auf Fermententgleisung.

BALTZER: Klin. Wschr. **1935 II**, 1395. — BALTZER u. BRINCK: Klin. Wschr. **1935 I**, 929. — BAUMANN: Z. exper. Med. **91**, 120 (1933). — BERGER: Wien. klin. Wschr. **1933 II**,

1473, 1507. — BERGMANN, v. u. K. MEIER: Berl. klin. Wschr. **1908 II**, 1673. — BERNHARD: (1) Dtsch. Z. Chir. **231**, 1 (1931). — (2) Klin. Wschr. **1933 I**, 221. — (3) Zbl. Chir. **1935**, 71. — BIAL: Pflügers Arch. **52**, 137 (1892). — BICKERT: Über Fermentuntersuchungen im Dienste der Pankreasdiagnostik. Inaug.-Diss. Frankfurt 1925. — BOGENDÖRFER, CRAMER u. PAPE: Klin. Wschr. **1935 II**, 1469. — BRIEGER u. TREBING: Berl. klin. Wschr. **1908 II**, 1349. — BRINCK: Klin. Wschr. **1934 II**, 1686. — BRINCK u. GÜLZOW: (1) Z. klin. Med. **131**, 747 (1937). — (2) Klin. Wschr. **1937 I**, 498.

FISCHER: Klin. Wschr. **1936 I**, 791.

GROBIG: Über Diastasewerte im Blut bei Parotitis epidemica. Inaug.-Diss. Greifswald 1934.

KATSCH: (1) Münch. med. Wschr. **1934 I**, 505. — (2) Krankheiten der Bauchspeicheldrüse. Lehrbuch der inneren Medizin von ASSMANN, v. BERGMANN, 3. Aufl. Berlin: Julius Springer 1936. — (3) Jkurse ärztl. Fortbildg **1936**, Märzheft.

LEPINE: Sitzgsber. Akad. Wiss. Wien, Math.-naturwiss. Kl. **22**, 322, 870. — LEPINE u. BARRAL: Zit. nach NOGUCHI, s. a. O. 1851.

MAGENDIE: Zit. nach NOGUCHI, s. a. O. 1892. — MELLINGHOFF: Dtsch. med. Wschr. **1934 II**, 1127.

NOGUCHI: Arch. klin. Chir. **98**, 545 (1912).

OTTENSTEIN: (1) Biochem. Z. **1931**, **344**, 350. — (2) Klin. Wschr. **1931 II**, 1961.

RÖHMANN: Verh. Dtsch. chem. Ges. **25**, 3654 (1892); **27**, 3251 (1894). — RONA u. PAWLOWIC: Biochem. Z. **134**, 108 (1922).

SCHMIEDEN u. SEBENING: Arch. klin. Chir. **148**, 319 (1927). — SIMON: Erg. inn. Med. **32**, 91 (1927).

WOHLGEMUTH: (1) Grundriß der Fermentmethoden. Berlin: Julius Springer 1913. — (2) Klin. Wschr. **1929 II**, 1253. — WOHLGEMUTH u. SCHLESINGER: Zit. nach WOHLGEMUTH, 1908.

ZUCKER u. Mitarb.: Amer. J. Physiol. **102**, 209 (1932).

k) Harn- und Blutzuckerbestimmung.

BERGER: Wien. klin. Wschr. **1933 II**, 1473, 1507. — BERNHARD: (1) Bruns' Beitr. **144**, 158 (1928). — (2) Dtsch. Z. Chir. **212**, 209 (1928). — (3) Zbl. Chir. **1930**, 1152; **1935**, 71. — (4) Klin. Wschr. **1930 II**, 1346. — BRINCK: (1) Z. klin. Med. **127**, 488 (1934). — (2) Zbl. inn. Med. **1938**, 120.

CALZAVARA: Arch. ital. Chir. **1925**, 13.

HERXHEIMER: Klin. Wschr. **1926 II**, 2299.

JORNS: Zbl. Chir. **1928 I**, 462.

LABÉE, M.: Zit. nach GUBERGRITZ, s. a. O.

MANSFELD: Klin. Wschr. **1927 II**, 2378.

SCHNETZ: Dtsch. Arch. klin. Med. **179**, 466 (1936). — SIMON: (1) Klin. Wschr. **1924 I**. — (2) Erg. inn. Med. **32**, 88 (1927). — STRAUSS: Neue Deutsche Klinik, Bd. 2. Berlin: Urban & Schwarzenberg 1928.

TAKATS: Klin. Wschr. **1933 I**, 623. — TOMASCHNY: Münch. med. Wschr. **1905 II**, 2423.

l) Sonstige Stoffwechselbestimmungen.

ADLERSBERG u. WACHSTEIN: Klin. Wschr. **1937 I**, 85.

BAUER, R.: Klin. Wschr. **1932 I**, 2. — BAUMANN: (1) Dtsch. Z. Chir. **238**, 671 (1933). — (2) Med. Welt **1933**, Nr 20. — (3) Arch. klin. Chir. **177**, 630 (1933). — BERNHARD: Dtsch. Z. Chir. **245**, 398 (1935).

EHRMANN: Med. Klin. **1930 II**, 1363.

HORSTERS: Erg. Med. **15**, 131 (1931).

LOEWI: Zit. nach ZAK. (1) Wien. klin. Wschr. **1908 I**, 822. — (2) Arch. f. exper. Path. **60** (1909).

PARNETT and DODD: Lancet **1922 II**, 1138.

m) Blutbild.

BERNHARD: Dtsch. Z. Chir. **231**, 1 (1931). — BRUGSCH: Dtsch. Arch. klin. Med. **173**, 199 (1932).

CHVOSTEK: Wien. klin. Wschr. **1918 I**, 121.

FODOR u. KUNOS: Fol. haemat. (Lpz.) **45**, 97 (1932).

HOLLER u. KULKA: Wien. klin. Wschr. **1927 I**, 837. — HORSTERS: Erg. Med. **15** (1931).

NAEGELI: Lehrbuch der Blutkrankheiten. Berlin: Julius Springer 1930. — NEUBURGER: Z. klin. Med. **121**, 688 (1932).

ROLOFF: Dtsch. med. Wschr. **1927 II**, 1045. — ROSENOW u. DREYFUSS: Dtsch. med. Wschr. **1928 I**, 783.

SEKI: Fol. haemat. (Lpz.) **30**, 29 (1924).

n) Röntgendiagnostik der Bauchspeicheldrüse.

ASSMANN: Klinische Röntgendiagnostik der inneren Erkrankungen. Leipzig: F. C. W. Vogel 1929.

GÖTZE u. PÜSCHEL: Fortschr. Röntgenstr. **27**, 495.

HARING: Erg. med. Strahlenforsch. **6** (1933). — HESSEL: Verh. Röntgenges. **12**, 129 (1921).

KALK: Z. Krkhauswes. **1935**, 97. — KÖHLER u. ALBAN: Grenzen des Normalen und Anfänge des Pathologischen im Rö-Bild. Leipzig: Georg Thieme 1931.

SCHÖNING: Mitt. Grenzgeb. Med. u. Chir. **34**, 101 (1921).

WENDT: Arch. Verdgskrkh. **1937**.

B. Pathogenese und Pathomorphologie.

a) Die entzündlichen Veränderungen des Pankreas.

1. Ätiologie.

AECKERLUND: Fortschr. Röntgenstr. **25**, 540 (1918). — ARNSPERGER: (1) Bruns' Beitr. **43**, 235 (1904). — (2) Münch. med. Wschr. **1911 I**, 729. — (3) Klin. Wschr. **1924 I**, 739. — (4) Dtsch. Z. Chir. **189**, 189 (1925).

BARTELS: Arch. f. Anat. **1904**, **1906**, **1907**. — BERGMANN, v.: (1) Z. exper. Path. u. Ther. **8**, 401 (1906). — (2) Funktionelle Pathologie. Berlin: Julius Springer 1932. — BERGMANN, v. u. GULEKE: Münch. med. Wschr. **1910 II**, 1673. — BRINCK: Z. klin. Med. **123**, 380 (1933). — BRINCK u. GÜLZOW: Klin. Wschr. **1937 I**. — BRÜTT: (1) Virchows Arch. **246**, 53 (1923). — (2) Arch. f. Chir. **148**, 72 (1927).

CASE: (1) Amer. J. Roentgenol. **3**, 6 (1916). — (2) Z. Röntgenkde 8, 403 (1917).

DIECKHOFF: Beitrag zur pathologischen Anatomie des Pankreas mit besonderer Berücksichtigung der Diabetesfrage. Inaug.-Diss. Rostock 1895.

EDGECOMBE: Practicioner **1908**.

FRIEDREICH: Die Erkrankungen des Pankreas. ZIEMSENS Handbuch der speziellen Pathologie und Therapie, Bd. 8. 1875.

GROSS u. GULEKE: Erkrankungen des Pankreas. Berlin: Julius Springer 1924. — GRUBER: Pathologie der Bauchspeicheldrüse. HENKE-LUBARSCH' Handbuch der speziellen pathologischen Anatomie und Histologie, Bd. 5, II. Teil. — GULEKE: Erg. Chir. **4**, 408 (1912).

HAGGARD: J. amer. med. Assoc., 1. Aug. **1908**.

KATSCH: (1) Verh. Kongr. Verdgskrkh. **1924**. — (2) Jkurse ärztl. Fortbildg **16**, 3, 1 (1925). — (3) Arch. klin. Chir. **138**, 116 (1925). — (4) Klin. Wschr. **1925 I**, **289**.

LANDO: Z. Heilk. **27**, H. 1 (1906). — LISSAUER: Dtsch. med. Wschr. **1912 II**, 1972. — LOEWENBERG: Verh. Kongr. Verdgskrkh. **1931**.

MAYER, A.: Z. exper. Path. **20**, H. 2 (1920).

OSER: Die Erkrankungen des Pankreas. NOTHNAGELS Handbuch der speziellen Pathologie und Therapie, Bd. 18. Wien 1898.

POGGENPOHL: Virchows Arch. **196**, 466 (1909). — POLYA: (1) Berl. klin. Wschr. **1906 II**, 1562. — (2) Arch. Physiol. **121**, 483 (1908). — (3) Mitt. Grenzgeb. Med. u. Chir. **24**, 1 (1912).

SIMONI: Semaine méd. **1903**, 248.

VOIT u. PRAGAL: Münch. med. Wschr. **1935 I**, 1031.

WEICHSELBAUM: Wien. klin. Wschr. **1912 I**, **63**.

2. Veränderungen des Pankreasganges.

DIECKHOFF: Beiträge zur pathologischen Anatomie des Pankreas mit besonderer Berücksichtigung der Diabetesfrage. Inaug.-Diss. Rostock 1895.

KALK: Z. klin. Med. **109**, 118 (1928). — KATSCH: Verh. Kongr. Verdgskrkh. **1924**.

STOCKER: Dtsch. Z. Chir. **237**, 498 (1932).

WESTPHAL: (1) Verh. Kongr. inn. Med. **1922**. — (2) Z. klin. Med. **96**, 52 (1923); **109**, 55 (1928). — WESTPHAL, GLEICHMANN u. MANN: Über Gallenwegsfunktion und Gallensteinleiden. Berlin: Julius Springer 1931. — WESTPHAL: Münch. med. Wschr. **1936 II**, 1553.

α) Pankreassteine.

ALBU: Slg Abh. Verdgskrkh. **1912**, H. 3.

CHIARI: Zit. nach GRUBER, s. a. O.

LAZARUS: Z. klin. Med. **51**, 95 (1904); **52**, 146 (1904).

LOGHEN, v.: Z. Heilk. **26**, 133 (1903). — MÖCKEL: Frankf. Z. Path. **24**, 78 (1921).

ORTH: Zit. nach GRUBER, s. a. O. — OSER: Die Erkrankungen des Pankreas. NOTHNAGELS Handbuch der speziellen Pathologie und Therapie, Bd. 18. Wien 1898.

β) Beziehungen zwischen Gallengängen und Pankreasgängen.

Bergmann, v.: Funktionelle Pathologie. Berlin: Julius Springer 1932.
Clairmont: Schweiz. med. Wschr. **53**, 301 (1923).
Demel: Wien. klin. Wschr. **1936 II**, 1273.
Harms: Zit. nach Demel, s. a. O. — Helly: Arch. mikrosk. Anat. **54**, 614 (1899).
Letulle: Bull. Soc. Paris **78**, 491 (1898).
Oddi: Arch. de Biol. 8 (1887). — Opie: J. of exper. Med. **5**, 393, 397 (1900/01).
Schmieden u. Sebening: Arch. f. Chir. **148**, 319 (1927).
Westphal: Münch. med. Wschr. **1936 II**, 1553.

3. Veränderungen des Pankreasparenchyms.

Brinck u. Gülzow: Klin. Wschr. **1937**, 498.
Dieckhoff: Inaug.-Diss. Rostock 1895.
Eppinger: Die seröse Entzündung. Berlin: Julius Springer 1936. — Eppinger u. Leuchtenberger: Z. exper. Med. **85**, 581 (1933).
Friedreich: Die Erkrankungen des Pankreas. Ziemssens Handbuch der speziellen Pathologie und Therapie, Bd. 8. 1875.
Gruber: Pathologie der Bauchspeicheldrüse. Henke-Lubarsch' Handbuch der speziellen Anatomie und Histologie, Bd. 5, Teil II. Berlin: Julius Springer 1929.
Orth: Lehrbuch der speziellen pathologischen Anatomie, 1887. — Oser: Die Erkrankung des Pankreas. Nothnagels Spezielle Pathologie und Therapie, Bd. 18,1. Wien 1898.
Ziegler: Lehrbuch der speziellen pathologischen Anatomie. Jena 1906. — Zöpfel: Arch. klin. Chir. **157**, 301 (1922).

4. Chronische Pankreasentzündung.

Arnsperger: Münch. med. Wschr. **1911 I**, 729.
Capelli: Policlinico, sec. chir. **16**, 7, 8 (1909). — Clairmont: Schweiz. med. Wschr. **1923 I**, 301.
Delagénière: Arch. prov. de Chir. **1906**. — Desjardins: Étude sur les pancreatitis. Thèse de Paris **1905**. — Dieckhoff: Inaug.-Diss. Rostock 1895.
Guleke: (1) Verh. Ges. Verdgskrkh. **1924**. — (2) Erg. Chir. **4**, 408 (1912).
Happel: Über die Folge der Unterbindung der Ausführungsgänge des Pankreas beim Hunde. Diss. Marburg 1906. — Heiberg: Die Krankheiten des Pankreas. Wiesbaden: J. F. Bergmann 1914. — Hess, O.: Mitt. Grenzgeb. Med. u. Chir. **19**, 637 (1909). — Herxheimer: Klin. Wschr. **1926 II**, 2299.
Jorns: (1) Bruns' Beitr. **139**, 325 (1927). — (2) Klin. Wschr. **1926 II**, 2434.
Opie: J. of exper. Med. **5**, **393** (1901). — Oser: s. a. O.
Quénu et Duval: Rev. de Chir. **32**, 401 (1905).
Rostock: Bruns' Beitr. **138**, 171 (1927). — Riedel: Berl. klin. Wschr. **1896 I**, 1.
Samter: Med. Klin. **1910 II**, 1486.
Vautrin: Rev. de Chir. **37**, 589 (1908).

5. Spezifische Entzündungen der Bauchspeicheldrüse.

α) Malaria.

Martina: Dtsch. Z. Chir. **87**, 499 (1907).
Prione: Wien. med. Wschr. **1903**.
Ross u. Daniels: J. trop. Med. **1902**, 50.
Seyfarth, C.: Die Malaria. Henke-Lubarsch' Handbuch der pathologischen Anatomie und Histologie, Bd. 1, S. 224. 1926.

β) Lymphogranulomatose.

Chiari: Prag. med. Wschr. **31**, 425. — Coronini: Beitr. path. Anat. **80**, 405 (1928).
Gruber: s. a. O.

γ) Mycosis fungoides.

Eichler u. Rottmann: Arch. f. Dermat. **154**, 300 (1928).
Pio Foa: Giorn. internat. Sci. med. **3** (1881).

b) Vasculäre Pankreasveränderungen.

Draper: Zit. nach Körte, s. a. O.
Fahr: Verh. dtsch. path. Ges. **1930**, 295.

GLAHN and CHOBOT: Amer. J. Path. **1**, Nr 4, **373** (1925).
HOPPE-SEYLER: Path. Zbl. **34**, 615 (1924).
KASPAR: Dtsch. Z. Chir. **151** (1920). — KNAPE: Virchows Arch. **207**, 321 (1912). — KÖRTE: Die Chirurgischen Krankheiten und die Verletzungen des Pankreas. Stuttgart: Ferdinand Enke 1898.
LANDO: Z. Heilk. **27**, 1 (1906).
MADER: Bericht der Krankenanstalt Rudolfstiftung in Wien 1884. Zit. nach GRUBER. — MARCHAND: Störungen der Blutverteilung. Handbuch der allgemeinen Pathologie von MARCHAND u. KREHL, Bd. 1, S. 306. 1912.
POGGENPOHL: Virchows Arch. **196**, 466 (1909).
RICKER: Beitr. path. Anat. **50** (1911).
SEITZ: Z. klin. Med. **20**, 1 (1892).
ZENKER: Dtsch. Z. prakt. Med. **1874**, 41.

c) *Pankreasnekrose.*

BABKIN: Zbl. Physiol. **1906**, Nr 4. — BALSER: Virchows Arch. **90**, 520 (1882). — BENDA: Virchows Arch. **161**, 194 (1900). — BERGMANN, v. u. GULEKE: Münch. med. Wschr. **1910 II**. 1673. — BERNHARD: Zbl. Chir. **1935**, 71. — BRINCK u. GÜLZOW: Klin. Wschr. **1937 I**, 498. — BURKHARDT: Arch. f. exper. Path. **58**, 251 (1908).
CAMUS et GLEY: C. r. Soc. Biol. Paris **54**, 895 (1902). — CHIARI: (1) Wien. med. Wschr. **1876 I**, 292. — (2) Vortr. Verslg Naturforsch. Lübeck **1895**. — CLAIRMONT u. HABERER: Mitt. Grenzgeb. Med. u. Chir. **122**, 154 (1911).
DEMEL: Wien. klin. Wschr. **1936 II**, 1273. — DOBBERAUER: Arch. klin. Chir. **79**, 1164 (1906).
EDELMANN: Russk. Wratsch **1918**, 109. — EPPINGER: Die seröse Entzündung. Berlin: Julius Springer 1936.
GRUBER: s. a. O. — GULEKE: s. a. O.
HILDEBRAND: (1) Zbl. Chir. **1895**, Nr 12. — (2) Arch. klin. Chir. **57**, 435 (1898).
KACZANDER: Erg. inn. Med. **43**, 639 (1932). — KNAPE: Virchows Arch. **207**, 321 (1912).
LINTWAREW: Der Einfluß der verschiedenen physiologischen Bedingungen auf den Zustand und die Menge des Ferments im Safte der Bauchspeicheldrüse. Diss. St. Petersburg 1901.
NORDMANN: (1) Arch. klin. Chir. **102**, 66 (1913). — (2) Chirurg **1929**, 721.
PAYR u. MARTINA: Dtsch. Z. Chir. **83**, 189 (1906). — PETERMANN: Zbl. Chir. **1932**, 3066. — POLYA: Mitt. Grenzgeb. Med. u. Chir. **24**, 1 (1911). — POPPER: (1) Dtsch. Z. Chir. **236**, 124 (1932). — (2) Med. Klin. **1932 II**, 1384.
REITMANN: Z. Heilk. **27**, 163 (1906). — ROSTOCK: Bruns' Beitr. klin. Chir. **138**, 171 (1927). — RICKER: s. a. O. — RUPANNER: Schweiz. med. Wschr. **1927 I**, 505.
SCHMIEDEN u. SEBENING: Arch. klin. Chir. **148**, 319 (1927). — SEBENING: Med. Klin. **1933 I**, 107. — SEIDEL: Zbl. Chir. **1910**, 1601. — STOCKER: Dtsch. Z. Chir. **237**, 498 (1932). — SSAWITSCH: Zbl. Physiol. **1909**, Nr 1.
TRUHART: Pankreaspathologie. Wiesbaden: J. F. Bergmann 1902.
WALZEL: Wien. klin. Wschr. **1933 II**, 1441. — WERTHEMANN: Zit. nach WESTPHAL, s. a. O. — WESTPHAL: Münch. med. Wschr. **1936 II**, 1553.
ZÖPFEL: Dtsch. Z. Chir. **175**, 301 (1922).

d) *Pankreascysten.*

BERNHARD: Dtsch. Z. Chir. **236**, 281 (1932).
KÖRTE: Dtsch. med. Wschr. **1911 I**, 536.
REINHARD: Münch. med. Wschr. **1916 II**, 1413.
WEGELIN: Verh. dtsch. path. Ges., 18. Tagg, Jena **1921**.
YAMANE: Beitrag zur Kenntnis der Pankreascysten. Bern: Paul Haupt 1921.

e) *Pankreasadenome.*

BIELSCHOWSKY: Klin. Wschr. **1932 II**, 1492. — BÜCHNER: Klin. Wschr. **1932 II**, 1494.
FRANK: Dtsch. Arch. klin. Med. **171**, 175 (1931).
HOWLAND, CAMPBELL, MALTBY and ROBINSON: J. amer. med. Assoc. **93**, 674.
TERBRÜGGEN: (1) Beitr. path. Anat. **88**, 37 (1931). — (2) Münch. med. Wschr. **1933 II**, 1705.
WILDER: Dtsch. Z. Nervenheilk. **112**, 192. — WILDER, ALAN, POWERS and ROBERTSON: J. amer. med. Assoc. **89**, 348 (1927).

C. Spezielle Pathologie.

a) Die leichten Pankreasschäden.

Aeckerlukd: Fortschr. Röntgenstr. **6** (1918).

Berger: Wien. klin. Wschr. **1933 II**, 1473, 1504. — Berger, Hartmann u. Leubner: (1) Klin. Wschr. **1935 I**, 490. — (2) Wien. Arch. inn. Med. **28**, 1 (1936). — Bergmann, v.: Funktionelle Pathologie. Berlin: Julius Springer 1932. — Bernhard: Zbl. Chir. **1935**, 71. — Brinck: Z. klin. Med. **127**, 488 (1934). — Brinck u. Gülzow: Z. klin. Med. **131**, 747 (1937). — Brinck u. Rodriguez Olleros: Dtsch. Arch. klin. Med. **175**, 691 (1933).

Carnot: Maladies des glandes salivaires et du pancréas. Paris: Baillière et fils 1922.

Guidiceandrea: Policlinico **1896**, 33, 186. — Guleke: (1) Erg. Chir. **4**, 408 (1912). — (2) Verh. Kongr. Verdgskrkh. **1924**. — Gülzow: im Druck 1937.

Hartmann: Dtsch. med. Wschr. **1937 I**.

Katsch: Verh. Kongr. Verdgskrkh. **1924**. — Katsch u. Mellinghoff: Z. klin. Med. **123**, 390 (1933). — Katsch u. Wichels: Z. klin. Med. **123**, 432 (1933).

Loeschcke: Virchows Arch. **292**, 281 (1934).

Mayo Robson: Lancet **1904 I**, 773. — Müller, F.: Z. klin. Med. **12**, 1, 45 (1887).

Okada: Nagoya J. med. Sci. **7**, 91 (1933).

Schmieden u. Sebening: Arch. klin. Chir. **148**, 319 (1927). — Schnetz: Z. klin. Med. **131**, 51 (1936). — Skoog, T.: Studien über akute Pankreatitiden. Lund: Blom 1930. — Stämmler: Verh. Kongr. Verdgskrkh. **1924**. — Succarelli: Riv. Med. **28**, 134 (1920).

Velde: Med. Welt **1934**, Nr 43. — Voit u. Pragal: Münch. med. Wschr. **1935 II**, 1031.

Walko: Arch. Verdgskrkh. **13**, 497 (1907). — Wöhrmann: Z. klin. Med. **108**, 646 (1928). Wohlgemuth: Berl. klin. Wschr. **1907 I**, 47.

b) Funktionelle Pankreasachylie.

Cohnheim u. Klee: Hoppe-Seylers Z. **78**, 464 (1912).

Ehrmann u. Lederer: (1) Berl. klin. Wschr. **1908 II**, 1450. — (2) Dtsch. med. Wschr. **1909 I**, 879.

Frank u. Schittenhelm: Z. exper. Path. u. Ther. **8**, 237 (1911).

Glässner: Wien. klin. Wschr. **1920 II**. — Gross: Münch. med. Wschr. **1912 II**, 2797. — Günzburg: Med. Klin. **1918 II**, 1179.

Katsch u. v. Friedrich: Klin. Wschr. **1923 I**, 112. — Kuttner: Störungen der Sekretion. Kraus-Brugsch' Spezielle Pathologie und Therapie. Berlin: Urban & Schwarzenberg 1914.

Noorden, v., Schmidt: Klinik der Darmkrankheiten. Berlin: Julius Springer 1921.

Pawlow: Die Arbeit der Verdauungsdrüsen. Wiesbaden: J. F. Bergmann 1898.

Schmidt: Dtsch. Arch. klin. Med. **87**, 446 (1906).

Volhard: Münch. med. Wschr. **1907 I**, 403.

c) Die Pankreasinsuffizienz.

Abelmann: Über die Ausnutzung der Nahrungsstoffe nach Pankreasexstirpation mit besonderer Berücksichtigung der Fettresorption. Inaug.-Diss. Dorpat 1890. — Albu: Beitrag zur Diagnostik der inneren und chirurgischen Pankreaserkrankung. Slg Abh. Verdgskrkh. **3**, H. 1 (1911).

Ehrmann: Z. klin. Med. **69**, 319 (1910).

Gross: Med. Klin. **1919 II**, 811.

Minkowski: Arch. f. exper. Path. **31**, 85 (1893). — Müller: Z. klin. Med. **12**, 1, 45 (1887).

Nothmann u. Wendt: Arch. f. exper. Path. **162**, 472 (1931).

Reis, v. d.: Erg. inn. Med. **27** (1920).

Schmidt: Dtsch. Arch. klin. Med. **87**, 456 (1906).

Wendt: Erg. inn. Med. **42** (1934).

d) Sekundärer Diabetes.

Adams: Surg. etc. **1925**, 41—47.

Barber: J. amer. med. Assoc. **87**, 1635 (1926). — Behrend: Surg. diseases of the Gall Bladder, Liver and Pancreas. Philadelphia: Davis 1927. — Bernhard: Dtsch. Z. Chir. **236**, 281 (1932). — Brinck: Z. klin. Med. **127**, 488 (1934).

Chiray, Pavel et Le Sarge: Presse méd. **1932**, 1365.

Ferger: Z. klin. Med. **119**, 81 (1931). — Freund, I.: Arch. Verdgskrkh. **49**, 302 (1931).

Haring: Erg. med. Strahlenforsch. **6** (1933). — Haug u. Wöhrmann: Dtsch. med. Wschr. **1929 II**, 1217. — Hernando: An. Med. int. **1932**, 1041. — Hochhaus: Dtsch. med. Wschr. **1907 II**, 1677. — Horwitz: Med. Klin. **1929 II**, 1282.

JONES: Arch. int. Med. **35**. — JOSLIN: (1) The treatment of diabetes mellitus. London 1924. — (2) J. amer. med. Assoc. **83** (1924).
KATSCH: (1) Arch. Verdgskrkh. **43**, 223 (1928). — (2) Dtsch. med. Wschr. **1928 II**, 1508. — (3) Jkurse ärztl. Fortbild. **1930**. — KAUSCH: Dtsch. med. Wschr. **1899 I**, 105. KEHR: Mitt. Grenzgeb. Med. u. Chir. **20**, 45 (1909).
LABBÉ, M.: Presse méd. **1905**, 62. — LENNÉ: Arch. Verdgskrkh. **3**, 146 (1898). — LICHTWITZ: Diabetes mellitus. Handbuch der inneren Medizin von BERGMANN-STAEHELIN, Bd. 4, 1, S. 677. Berlin: Julius Springer 1926.
MOLNAR: Dtsch. med. Wschr. **1929 II**, 1127.
NAUNYN: (1) Klinik der Cholelithiasis. Leipzig: F. C. W. Vogel 1892. — (2) Diabetes mellitus. Wien 1906. — NOORDEN, v.: Die Zuckerkrankheit. Berlin: Julius Springer 1930.
ORD: Brit. med. J. **1887 I**, 497.
REICHER: Kongr. inn. Med. **31**, 520 (1914).
SECKEL: Z. klin. Med. **102**, 195. — SEEGEN: Diabetes mellitus, 1893. — SINGER: Z. klin. Med. **114**, H. 4/5 (1930). — STRAUSS: Berl. klin. Wschr. **1898 I**, 398.
TEDSTROEM, BOND, OLMESTID and MOORE: J. amer. med. Assoc. **87**, 1603 (1926). — TERBRÜGGEN: Klin. Wschr. **1937 I**, 161.
UMBER: Dtsch. med. Wschr. **1922 II**, 1221.
WARREN: The pathology of diabetes mellitus. Philadelphia 1930. — WEIDENBAUM: Verh. Kongr. inn. Med. **1898**, 122. — WIECHMANN: Münch. med. Wschr. **1929 I**, 98. — WÖHRMANN: Z. klin. Med. **108**, 646 (1928).

e) Die akute Pankreasnekrose.

BERGMANN, v. u. GULEKE: Münch. med. Wschr. **1910 II**, 1673. — BERNHARD: (1) Dtsch. Z. Chir. **231**, 1 (1931). — (2) Zbl. Chir. **1935**, 71. — BRENTANO: Freie chirurgische Vereinigung Berlin, 13. Nov. 1905. Zit. nach SCHMIEDEN und SEBENING, s. a. O. — BRINGMANN: Dtsch. Z. Chir. **185**, 211 (1924).
CALCAVARA: Le pancreatiti Capelli. Bologna 1924. — CARNOT: Le Maladie des glandes salivaires et du pancreas. Baillière 1922.
DEMEL: Wien. klin. Wschr. **1936 II**, 1273. — DREESMANN: Med. Klin. **1911 I**, 993.
FELSENREICH: Med. Klin. **1934 II**.
GULEKE: Verh. Ges. Verdgskrkh. **1924**.
HALSTEDT: Hopkins Hosp. Bull. **12**, 120 (1901).
KATSCH u. MELLINGHOFF: Z. klin. Med. **123**, 390 (1933). — KÖRTE: Arch. klin. Chir. **96**, 557 (1911).
MOYNIHAN: Ann. Surg. **81**, 132 (1925).
NORDMANN: (1) Chirurg **1929**, 721. — (2) Arch. klin. Chir. **127** (1923). — (3) Arch. klin. Chir. **102** (1913).
POLYA: Mitt. Grenzgeb. Med. u. Chir. **24**, 1 (1911).
SCHMIEDEN u. SEBENING: Arch. klin. Chir. **148**, 319 (1927).
WALZEL: Wien. klin. Wschr. **1933 II**, 1441.

f) Die eitrige Pankreatitis.

CALZAVARA: S. a. O. — CARNOT: S. a. O.
GULEKE: Verh. Kongr. Verdgskrkh. **1924**.
MAYO ROBSON: (1) Lancet **1900 I**, 230. — (2) Brit. med. J. **1910**, 23.

g) Lues der Bauchspeicheldrüse.

BIRCH-HIRSCHFELD: Arch. Heilk. **16**, 166 (1875).
CASTENS: Beiträge zur pathologischen Anatomie und Statistik zur Syphilis congenita. Inaug.-Diss. Kiel 1898. — CHIARI: Zit. nach GRUBER, s. a. O.
DROZDA: Wien. med. Presse **1881**, 38.
EBSTEIN: Syphilis des Pankreas. Handbuch der Geschlechtskrankheiten, Bd. 3, 1, S. 357. 1913.
FRANKE: Frankf. Z. Path. **34**, 443 (1926).
GIERKE: Zit. nach GRUBER. — GROSS: Virchows Arch. **229**, 90 (1921). — GRUBER: S. a. O.
HEIBERG: Die Krankheiten des Pankreas. Wiesbaden: J. F. Bergmann 1914.
KLEBS: Handbuch der pathologischen Anatomie, Bd. 2, S. 533. 1872.
LACÉREAUX: Traité historique et practique de la syphilis. Paris 1866. — LEVADITTI et SAUVAGE: Soc. Biol. Paris, 28. Okt. 1905. C. r. Soc. Biol. Paris **59**, 344 (1905).

ROKITANSKY: Lehrbuch der pathologischen Anatomie, Bd. 3. 1861. — ROSTAN: Bull. Soc. Anat. Paris **1855**, 26.

SCHLAGENHAUFER: Arch. f. Dermat. **31** (1895). — SCHLESINGER: Virchows Arch. **154**, 501 (1898). — SCHOLZ, LILLI: Virchows Arch. **247**, 467 (1927). — SEYFARTH, C.: Neue Beiträge zur Kenntnis der LANGERHANSschen Inseln im menschlichen Pankreas. Jena: Gustav Fischer 1920.

UMBER: Münch. med. Wschr. **1912 II**, 1478.

h) Pankreastuberkulose.

CHABROL: La tuberculose du pancreas. Revue de la Tbc. **2**, 8 (1911). — CHVOSTEK: Wien. med. Bl. **1879**, 1136.

GROSS: Virchows Arch. **229**, 90 (1921).

KUDREWETZKY: Z. Heilk. **13**, 101 (1892).

NAKAMURA: Virchows Arch. **253**, 286 (1924).

SALLIS: Revue de la Tbc. **2**, 11, 114 (1914). — SENDLER: Münch. med. Wschr. **1896 II**, 1193. — SEYFARTH: Neuere Beiträge zur Kenntnis der LANGERHANSschen Inseln im menschlichen Pankreas. Jena: Gustav Fischer 1920.

TRUHART: Pankreaspathologie. Wiesbaden 1902.

i) Pankreaskrebs.

ANDRAL: Gaz. Hôp. **1831**.

BARDELEBEN: Carcinom des Pankreas. Diss. von ROSENTHAL 1891. Zit. nach GRUBER, s. a. O. — BATTERSBY: Dubl. J. med. Sci. **25**, 219 (1844). — BOLDT: Statistische Übersicht über die Erkrankungen des Pankreas nach Beobachtungen der letzten 40 Jahre. Diss. Berlin 1882.

CHOUPIN et MOLLE: Loire med. **15**, H. 3, 62, 141 (1893).

FÄHNDRICH: Carcinom des Pankreas. Diss. Freiburg 1891.

GRUBER: s. oben.

KLEMPERER: Dtsch. med. Wschr. **1889 I**, 742.

MOLANDER u. BLIX: Hygiea (Stockh.) **1876**.

RAHN: Scirrhus des Pankreas mit Kompression der Kardia. Göttingen 1796.

SANDWITH: Edinburgh med. surg. J. **1820**, 380. — SOYKA: Prag. med. Wschr. **1876**, 24.

TEISSIER: J. med. Lyon **1847**, 1801.

UMBER: Erkrankungen des Pankreas. v. BERGMANN-STAEHELINS Handbuch der inneren Medizin, 2. Aufl., Bd. 3, 2. Teil. Berlin: Julius Springer 1926.

WESENER: Virchows Arch. **93**, 386 (1883).

Die Krankheiten der Leber und der Gallenwege.

Von

F. STROEBE-Berlin.

Mit Beiträgen von

H. SCHWIEGK-Berlin.

Mit 21 Abbildungen.

I. Krankheiten der Leber.

A. Anatomische Vorbemerkungen.

Von F. STROEBE-Berlin.

In den ersten Tagen des postembryonalen Lebens erhält die Leber ihre Läppchenstruktur. Unter dem positiven Druck im Pfortader- sowie Leberarteriengebiet und unter

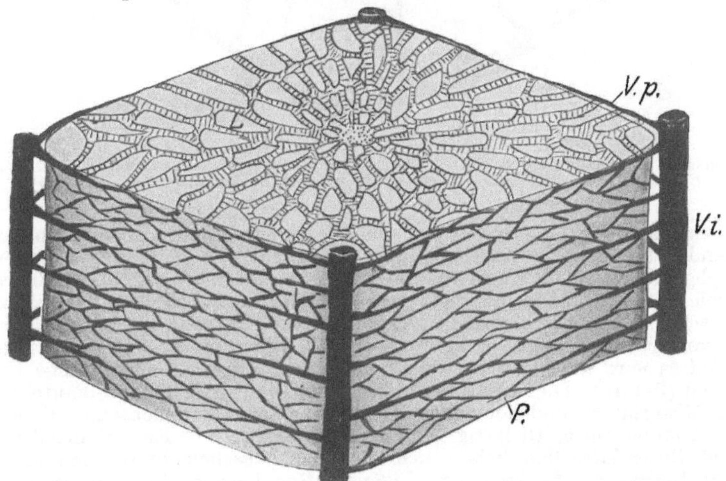

Abb. 1. Schema der Gefäßverteilung in einem Läppchenabschnitt *Vp.* Vasa septalia. (Nach PFUHL.)

der ansaugenden Kraft in den Lebervenen ordnet sich das epitheliale Parenchym (Leberepithelzellen) zum Leberläppchen als eine nicht nur morphologisch, sondern auch mechanisch wohl begründete Einheit (PFUHL). Die Läppchen sind doppelt so lang wie breit, in ihrer Mitte findet sich die Zentralvene. Durch spärliches Bindegewebe sind beim Menschen die Läppchen voneinander getrennt (GLISSONsche Kapsel). Wegen der reichlichen Blutversorgung wird die Grenze zwischen zwei Läppchen als vasculäre Grenzscheide (Septum vasculare) bezeichnet. In ihr verlaufen die flächenhaften Ausbreitungen der Pfortader- und Arterienzweige (Vasa septalia) und der Gallengänge (septale Gallengänge). Die Capillaren der Leberarterie treten hier nicht mit den Pfortaderästen in Beziehung, eine sog. „innere Wurzel der Pfortader" wird nach neueren Untersuchungen abgelehnt (AUNAP). Aus den Venulae und Arteriolae septales entspringen die Läppchencapillaren, sie bilden ein dichtes, engmaschiges Netz und führen ihr Blut in die Zentralvene ab (s. Abb. 1).

Mehrere Läppchen treten beim Menschen zu Sammelläppchen zusammen, es fehlt dann an der Seite der Zentralvene die Grenzscheide, mehrere Zentralvenen vereinigen sich zu Sammelvenen. Von der Gefäßläppchenstruktur der Leber gehen heute als Grundstruktur die meisten Betrachtungen aus, andere Einteilungen, wie Galleläppchen oder Pfortadereinheiten (Löffler), haben sich nicht durchgesetzt. Die Sammelläppchen werden also von der Grenzscheide aus mit Blut versorgt und aus ihnen entspringt durch Zusammenfluß der Zentralnerven das abführende Lebervenensystem.

Die schematische Zeichnung macht klar (Abb. 2), daß die beiden venösen Systeme mit zwei mächtigen Bäumen verglichen werden können, deren Zweige sich in regelmäßiger Weise von entgegengesetzter Richtung durchflechten (Moon).

Radiär zur Läppchenachse, d. h. zur Zentralvene sind die Leberzellen in Balken angeordnet. Zwischen 2 Leberzellbalken verläuft ein Galleröhrchen als zwischenzellige Sekretcapillare ohne eigenes Epithel (s. Anatomische Vorbemerkung bei Krankheiten der Gallenwege, S. 1325), ein Leberzellbalken tritt außen mit einem oder mehreren Blutgefäßen in

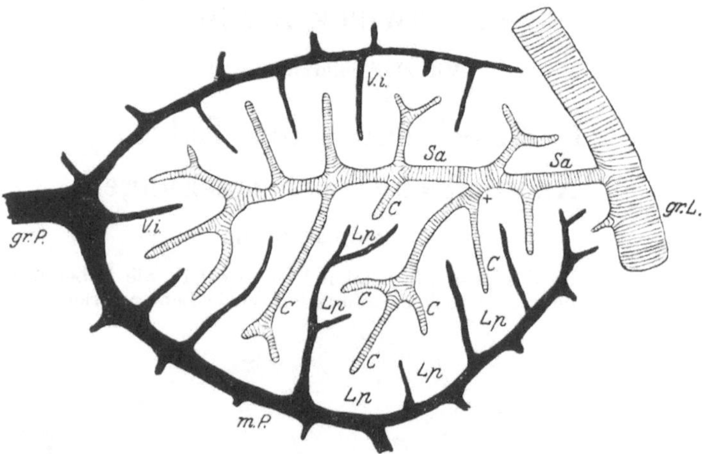

Abb. 2. Schema eines Sammelläppchens. *gr. P.* größerer Pfortaderast, *V. i.* Vena interlobularis, *Lp* Läppchen, *C* Zentralvene, *Sa* Sammelvene, *gr. L.* größere Lebervene. (Nach Pfuhl.)

Berührung, zwischen den Leberzellen und den Blutcapillarwänden ist ein capillärer Spaltraum vorhanden (Disseschen Raum), der nach Ansicht von Eppinger mit dem eigentlichen Lymphgefäßsystem nichts zu tun hat und von Pfuhl als sog. pericapilläre Lymphscheide bezeichnet wird. Die Abhebung der Capillarwand von den Leberzellbalken ist an pathologischem Sektionsmaterial fast stets nachweisbar, in guten, nicht geschrumpften Präparaten von frischen normalen Lebern liegt die Blutcapillare unmittelbar den Leberzellen an, und es wird deswegen bezweifelt, daß die Spalträume als ständige Einrichtung anzusehen sind (Pfuhl). Die Capillarwandung besteht aus einem Grundhäutchenschlauch, der sich aus Gitterfasern und homogener Grundsubstanz zusammensetzt. Diesem Gitterfasergerüst ist innen ein epithelartig gebildetes Syncytium aus Reticulumzellen angefügt. Unter diesen Reticulumzellen heben sich die Kupfferschen Sternzellen als Strukturelemente mit besonderen funktionellen Eigenschaften hervor. Sie sind typische Histiocyten, haben amöboide Beweglichkeit und besitzen Speicherungsfähigkeit. Ihre Form verändert sich je nach ihrem Funktionszustande, sie sind frei schwebend im Capillarraum mittels ihrer Ausläufer aufgehängt und können allseitig vom Blut umspült sein. Sie werden als Zuträgerzellen für die Leberzellen bezeichnet (Pfuhl). Rössle nimmt an, daß räumliche Beziehungen der Sternzellen zu den Galleröhrchen bestehen, dann müßten die Fortsätze dieser Reticulumzellen unter Voraussetzung des oben geschilderten Strukturaufbaues durch das Grundhäutchen der Capillare zwischen den Leberzellen zu den Galleröhrchen hindurchragen. Das Schema von Eppinger (s. Abb. 3) läßt die Lagebeziehung von Galleröhrchen (schwarz in der Mitte zwischen den Leberzellbalken), Leberzellen und Blutcapillaren erkennen. Diese Elemente sind für die Leberfunktion als zusammengehörig zu betrachten und nur aus ihrer ungestörten Zusammenarbeit erwächst die volle Leistungsfähigkeit des Organes. Wenn sich auch nicht wie bei der Niere anatomisch eine eng verbundene, einheitliche Grundstruktur hervorhebt (Nephron = Glomerulus mit Bowmannscher Kapsel und zugehörigem Tubulus), so hat doch Rössle für die drei wichtigen Strukturelemente in der Leber (Leberepithelien, Gallen- und Blutcapillaren) den Ausdruck

Hepaton geprägt und damit in für die Klinik fruchtbarer Weise den Funktionszusammenhang zwischen epithelialem und mesenchymalem Parenchym in der Leber betont.

Wegen der Möglichkeit einer physiologischen Bedeutung muß auf das Vorkommen größerer Muskelbündel von sphincterartiger Anordnung an den großen Lebervenen nahe dem Austritt aus dem Organ hingewiesen werden. Solche Drosselvenen sind histologisch beim Kaninchen (STARK) und Hund (MAUTNER und PICK) nachgewiesen, sie fehlen bei der Maus und Ratte (STARK). Zur Erklärung der Kreislaufvorgänge beim anaphylaktischen Shock des Hundes ist von MAUTNER und PICK eine Zusammenziehung dieser Venen (Lebersperrtheorie) angenommen worden, was von GANTER und SCHRETZENMAYR sowie LENZ bestritten wird. In das Lumen vorspringende muskuläre Elemente kommen beim Menschen nicht vor, doch wird beim Menschen eine, wenn auch nur ganz schwache Drosselung des Blutumlaufes durch Kontraktion der großen Lebervenen für möglich gehalten (POPPER, ELIAS und FELLER).

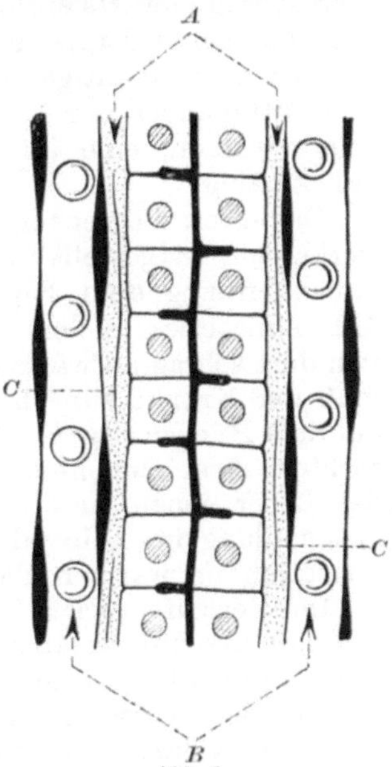

Lymphgefäße innerhalb der Leber lassen sich mit Sicherheit in der vasculären Grenzscheide nachweisen. Die Frage, ob es intralobuläre Lymphgefäße gibt, ist oben bei Beschreibung der DISSEschen Räume berührt worden, die ja auch als pericapilläre Lymphscheiden bezeichnet werden. Wegen der großen Bedeutung der zahlreichen Lymphgefäße in der Leber für den Stoffaustausch wären hier klare anatomische Vorstellungen sehr erwünscht. Im periportalen Bindegewebe finden sich neben den Pfortaderästen, Arterien und Gallengängen stets Lymphgefäße, ihr Abflußgebiet liegt nach dem Leberhilus zu. Eine besondere Bearbeitung haben die Lymphgefäße der Leberkapsel kürzlich durch HASS erfahren. In der Leberkonvexität liegt ein dichtes, schwammartiges Netz mit Abfluß zum Zwerchfell hin, von der Unterfläche und auch von der Gallenblase strömt die in der Leberkapsel fließende Lymphe zu den Lymphdrüsen um die Leberpforte, von dort bestehen bemerkenswerterweise Verbindungen bis zur Duodenalwand und zur Pankreaskapsel. Die Vereinigung der Leberkapsellymphgefäße mit tiefen Lymphwegen ist nach HASS nicht zahlreich, ebenso besteht keine Beziehung zu den DISSEschen Räumen.

Abb. 3. Schematische Darstellung eines Lebertrabekels. *A* DISSEscher Raum; *B* Blutcapillare; *C* Gitterfaser. (Nach EPPINGER.)

An den Verzweigungen der Leberarterie, der Pfortader und der größeren Gallengänge finden sich zwischen den Leberläppchen gröbere Nervenbündel. Feine Nervenfasern begleiten in der vasculären Grenzscheide die Gefäße, intralobulär sind Leberzellen, Capillarwände und auch KUPFFERsche Sternzellen von einem feinen Nervenfasernetz umsponnen (RIEGELE). Über die Funktion dieser dem Sympathicus und Parasympathicus entstammen den Nerven ist nicht viel bekannt (vasomotorische oder sekretorische Funktion?). Die Splanchnicusdurchschneidung hat eine zweiphasische Reaktion an den Läppchencapillaren erst Ischämie, dann Hyperämie zur Folge (KLINK).

B. Lage- und Größenbestimmung der Leber.

Von F. STROEBE-Berlin.

Ein großer Teil der Leber liegt in der Wölbung des rechten Zwerchfelles. Das Organ ist also in seinem oberen Teil in der Projektion auf die vordere Brustwand von Lunge überdeckt. Da eine zuverlässige Größenbestimmung nur durch Feststellung der absoluten Leberdämpfung möglich und somit nur der Leberbezirk sicher erfaßbar ist, welcher unmittelbar der Brust- und Bauchwand anliegt, entgeht der in der Zwerchfellkuppe liegende Anteil der Perkussion. Um sich ein Bild von der tatsächlichen Leberlage und -größe zu machen, muß man sich immer an diese räumliche Beziehung der oberen Fläche der Leber zur Zwerchfellwölbung erinnern.

Die obere Begrenzung der absoluten Leberdämpfung fällt mit der unteren Lungengrenze zusammen. Also ist zunächst der Stand des Zwerchfelles festzulegen. Steht das Zwerchfell etwa infolge eines Lungenemphysemes tief, so rückt auch die Leber herunter, umgekehrt kann bei Hochdrängung des Zwerchfelles infolge Ascites oder Meteorismus ein großer Teil der Leber in dem stark gewölbten Zwerchfell sich verbergen, wobei das Organ sich oft nach hinten verkantet. Die absolute obere Leberdämpfung verläuft vom rechten Sternalrand schräg abwärts entlang der sechsten Rippe, erreicht in der rechten Axillarlinie die achte Rippe und endet hinten am elften Brustwirbeldornfortsatz. Wenn ein rechtsseitiger Pleuraerguß oder eine Infiltration des rechten Unter- und Mittellappen der Lungen besteht, kann diese Linie nicht einwandfrei festgelegt werden, eine Zuhilfenahme der Röntgendurchleuchtung ist dann oft zweckmäßig.

Die untere Begrenzungslinie wird ebenfalls als absolute Dämpfung mit leiser Perkussion festgestellt und dann palpatorisch kontrolliert. Sie verläuft rechts außen entlang dem Rippenbogen bis zur Medioclavicularlinie, liegt in der Mittellinie etwa in der Mitte zwischen Schwertfortsatz und Nabel und steigt von dort schräg aufwärts an bis zur Herzspitze. Während dieser Untersuchung muß der Kranke zunächst mit möglichst entspannter Bauchmuskulatur ruhig auf dem Rücken liegen. Dann ist es notwendig, linke Seitenlage mit erhobenem rechtem Arm einnehmen zu lassen, um die seitliche und hintere Projektion der Leber genau zu ermitteln. Bei erschwerter Beurteilung infolge Wasseransammlung im Leib oder Magen- und Darmblähung bringt gelegentlich die Palpation im warmen Bad sicheren Aufschluß.

Im Verlaufe vieler Lebererkrankungen ist die fortlaufende Lebergrößenbestimmung zweckmäßig. Um einen zahlenmäßigen Vergleich am gleichen Patienten als Unterlage zu haben, empfiehlt KOBRAK an folgenden vier Stellen den Abstand zwischen der absoluten oberen und unteren Begrenzungslinie zu messen und dazu den Kranken erst in Rückenlage und dann in linker Seitenlage zu untersuchen. Die Höhe des Dämpfungsbezirkes wird gemessen: 1. in der Mitte zwischen rechter Sternallinie und Mamillarlinie, 2. in der Mitte zwischen Mamillarlinie und vorderer Axillarlinie, 3. in der Axillarlinie, 4. in der Mitte zwischen hinterer Axillarlinie und Rückenmittellinie. Allerdings umfaßt diese Methode nur den rechten Leberlappen, sie ist also unbedingt durch die Beachtung des oft vornehmlich oder allein erkrankten linken Lappens zu ergänzen, wozu die Größe des TRAUBEschen Raumes festgestellt werden muß.

Die Leberpalpation gibt ferner Auskunft über die Härte der Leber. Das normale Organ ist eben bei tiefer Einatmung unter dem Zwerchfell zu fühlen, oft auch nicht sicher zu tasten. Jeder deutliche Befund bedeutet eine Verhärtung der Leber. Die Beschaffenheit des Randes (scharf, stumpf, unregelmäßig) muß besonders beachtet werden, ebenso ist eine genaue Beurteilung der Leberoberfläche (glatt, höckerig, Einkerbungen) notwendig.

C. Physiologie und funktionelle Pathologie der Leber[1].

Von H. SCHWIEGK-Berlin.

1. Einleitung.

Die Untersuchungen der letzten Jahrzehnte haben in immer steigendem Maße die Bedeutung der Leber für fast alle Stoffwechselvorgänge des menschlichen Körpers aufgezeigt. Es gibt eigentlich keinen Stoffwechselprozeß im menschlichen Organismus, der nicht bei Erkrankungen der Leber mehr oder minder tiefgreifende Änderungen aufweist. Eine vollständige Darstellung der

[1] Die Bearbeitung erfolgte zum Teil unter Verwendung von Literatur, die mir von Herrn STROEBE zur Verfügung gestellt wurde.

Physiologie und funktionellen Pathologie der Leber müßte daher eigentlich sämtliche Gebiete des Stoffwechsels umfassen. Es braucht nicht besonders betont zu werden, daß das im Rahmen dieses Handbuches nicht möglich ist. Es ist aber auch andererseits nicht möglich, diese Fragen unbehandelt zu lassen, denn auch die klinische Betrachtung der Leberkrankheiten hat sich von Jahr zu Jahr mehr auf die Untersuchung der Stoffwechselvorgänge in der Leber konzentriert. Es sind zahlreiche Funktionsproben der Leber ausgearbeitet worden, die einen Einblick in die Stoffwechselfunktionen des kranken Organs gewährleisten und damit auch die Erkennung klinisch nicht manifester Lebererkrankungen ermöglichen sollen. Zum Verständnis dieser Leberfunktionsproben und ihrer theoretischen Fundierung ist eine kurze Darstellung der Physiologie und funktionellen Pathologie der Leber unerläßlich.

Für die Kenntnis dieser Fragen sind sowohl von Physiologen wie von klinischen Untersuchern wichtige Beiträge geliefert worden. Die grundlegenden Versuche an Tieren nach Leberexstirpation, nach Teilresektionen der Leber, nach Anlegung der ECKschen Fistel und bei experimentellen Leberschädigungen werden zuerst dargestellt, da sie zum Verständnis der späteren Ausführungen notwendig sind und wichtige Aufschlüsse über die verschiedenen Teilfunktionen der Leber geliefert haben. Daran schließt sich die Darstellung der Teilfunktionen der Leber, also des Gallenstoffwechsels, der Rolle der Leber im Kohlehydrat-, Fett- und Eiweißstoffwechsel, im Wasser-, Mineral- und Vitaminhaushalt, ferner der entgiftenden Funktionen und des Farbstoffausscheidungsvermögens der Leber. Auf jedem Teilgebiet sind Funktionsprüfungen ausgearbeitet worden, die jeweils im Anschluß an die physiologischen Ausführungen über die Partialfunktionen der Leber geschildert werden. Im Schlußkapitel folgen kritische Betrachtungen über die Anwendbarkeit und die Grenzen der einzelnen Leberfunktionsproben.

Die außerordentliche Fülle der vorliegenden Einzelarbeiten macht ihre auch nur einigermaßen vollständige Zitierung aus Raummangel unmöglich. Es werden daher in der Hauptsache die neueren Arbeiten angeführt, die mit modernen und vervollkommneten Methoden ausgeführt sind, da sie für die wissenschaftliche Weiterarbeit auf diesen Gebieten wichtig sind. Für die zum Teil sehr aufschlußreichen und verdienstvollen älteren Arbeiten wird auf die älteren Zusammenstellungen verwiesen.

2. Die Grundversuche über die Physiologie und funktionelle Pathologie der Leber.

a) Die Durchblutung der Leber.

Die Leber ist neben der Lunge das einzige Organ des Körpers, das zweierlei Blut verschiedener Zusammensetzung erhält. Einmal sauerstoffgesättigtes Arterienblut aus der A. hepatica und außerdem zum Teil reduziertes Blut aus der Pfortader, das durch die Darmpassage Stoffe enthält, die als Nährstoffe, Giftstoffe oder auch Hormone von der Leber verarbeitet werden müssen. Der Anteil der beiden Gefäßgebiete an der Blutversorgung der Leber ist mit verschiedenen Methoden gemessen worden. BURTON-OPITZ fand bei Messung mit der blutigen Stromuhr den Anteil der A. hepatica mit 30% der Gesamtdurchblutung, BARCROFT und SHORE bei Abklemmung der V. portae 39%; MACLEOD und PEARCE bestimmten den Ausfluß aus der Leber vor und nach Abklemmung der A. hepatica und berechneten so deren Anteil auf 26—32%, SCHWIEGK fand bei Messungen mit der REINschen Stromuhr 20—25%, GRAB, JANSSEN und REIN 12—22%. Die näheren Bedingungen der Leberdurchblutung und des Pfortaderkreislaufs sind von SCHWIEGK untersucht worden. Die arteriovenöse

Sauerstoffdifferenz zwischen Leberarterien- und -venenblut beträgt im Durchschnitt 50%, zwischen Pfortader- und Lebervenenblut 20%, so daß bei Berücksichtigung der durchströmenden Blutmengen die Leberarterie 40—45%, die Pfortader 55—60% des O_2-Bedarfs der Leber decken würde. Zwischen beiden Gefäßgebieten bestehen Wechselbeziehungen in der Art, daß Zunahme der Durchblutung in einem Gefäß Abnahme der Durchblutung in dem anderen zur Folge hat. Bei Abklemmung der Pfortader nimmt die Leberarteriendurchblutung zu und umgekehrt. Hypophysin vermindert durch Verengerung des Splanchnicusgebietes die Pfortaderdurchblutung; die Durchblutung der A. hepatica nimmt hierbei kompensatorisch zu. Die Zufuhr sauerstoffreichen Blutes durch die Leberarterie scheint für die Leber unentbehrlich zu sein. Unterbindung der Leberarterie führt zum Entstehen von Lebernekrosen (NARATH, FISCHLER) oder zur Zerstörung des gesamten Leberparenchyms (LIVIERATO, VAGLIANO und DERVENAGA). Die Unterbindung der Pfortader bei gleichzeitiger Ableitung des Pfortaderblutes in die Vena cava inf. (ECKsche Fistel) hat zwar eine gewisse Schädigung der Leberfunktionen, aber keine Zerstörung des Leberparenchyms zur Folge. Die Durchblutung der A. hepatica und der Pfortader verhalten sich bei verschiedenen Belastungen der Leber verschieden. Steigerung der Gallensekretion durch Decholin hat eine starke Zunahme der Leberarteriendurchblutung zur Folge, die Pfortaderdurchblutung verhält sich wechselnd. Nach Injektion von Traubenzucker oder Milchsäure nimmt ebenfalls die Leberarteriendurchblutung stark zu. Im Gegensatz dazu betreffen die Veränderungen der Leberdurchblutung bei der chemischen Wärmeregulation besonders die Pfortader. Bei Abkühlung des Versuchstiers nimmt die Pforaderdurchblutung zu, bei Erwärmung nimmt sie ab. Im künstlichen Fieber nach Injektion von Tetranaphthylamin nimmt sowohl die Pfortader- wie die Leberarteriendurchblutung stark zu. Bei diesen Untersuchungen scheint es von besonderem Interesse zu sein, daß die Funktionssteigerung des Organs in irgendeiner Hinsicht immer mit Zunahme der Leberarteriendurchblutung verbunden ist. Die Folgen veränderter Durchblutung auf die Leber kann man auch an Tieren mit ECKscher Fistel und umgekehrter ECKscher Fistel beobachten. Bei der ECKschen Fistel wird die Leber ausschließlich von der Leberarterie versorgt, die nach FISCHLER hierbei keine Vergrößerung und Erweiterung erkennen läßt. Die Leber wird kleiner, derber und fein granuliert, mikroskopisch sind die Leberzellen kleiner, das Bindegewebe tritt stärker hervor, an einzelnen Stellen sind die Leberzellen vollständig durch Fettgewebe ersetzt. Bei der umgekehrten ECKschen Fistel, wo das gesamte Blut der unteren Körperhälfte mit durch die Pfortader geleitet wird, ist die Leber größer und schwerer als normal, die Leberzellen sind vergrößert und enthalten häufig besonders reichlich Glykogen (FISCHLER). Wenn es auch wohl nicht richtig wäre, diese Veränderungen allein auf die veränderte Durchblutung zu beziehen, so spielt sie hierbei doch sicher eine gewichtige Rolle. Neue Versuche von MANN und MAGATH haben es in Frage gestellt, ob diese Veränderungen der Leber bei der ECKschen Fistel auf die Verminderung der Leberdurchblutung zurückzuführen sind. Sie glauben, daß es sich um eine Schädigung des Darmes handelt, in den bei der ECKschen Fistel die respiratorischen Druckschwankungen der V. cava inferior fortgeleitet werden (näheres s. Kapitel über die ECKsche Fistel). Es sei an dieser Stelle erwähnt, daß auch bei der Therapie des Leberzellschadens an eine ausreichende Durchblutung der Leber gedacht werden sollte. Injektionen von Dextrose, Decholin, Auflegen von Kataplasmen auf die Lebergegend, alles Mittel, die sich in der Therapie des Leberschadens bewährt haben, steigern nach den tierexperimentellen Untersuchungen von SCHWIEGK besonders die Durchblutung der Leberarterie, führen also zu einer besseren O_2-Versorgung des Organs; ähnlich wirkt sicher die Leberdiathermie. Bei den guten Erfolgen der hyperämisierenden Behandlung der Herz- und Nierenerkrankungen sollte auch bei der Behandlung der Lebererkrankungen an die Bedeutung der Leberdurchblutung gedacht werden.

Der große Sauerstoffbedarf der Leber und das komplizierte Wechselspiel zwischen Leberarterien- und Pfortaderdurchblutung gestalten Versuche mit künstlicher Durchblutung am überlebenden Organ außerordentlich schwierig, wenn man Ergebnisse erhalten will, die den physiologischen Verhältnissen entsprechen. Man muß berücksichtigen, daß die meisten funktionellen Aufgaben an die Leber von seiten der Pfortader herantreten; der hierbei auftretende vermehrte O_2-Bedarf muß von der Leberarterie her befriedigt werden. Die Durchblutung der beiden Gefäße muß unter verschiedenem Druck erfolgen. EMBDEN und Mitarbeiter, ISAAC haben unter Berücksichtigung dieser Momente sehr interessante Ergebnisse bei ihren Untersuchungen an der künstlich durchströmten Leber erhalten können. Die genauesten Einhaltungen der physiologischen Bedingungen ist BAUER, DALE, POULSSON und RICHARDS in ihren Versuchen gelungen. (Dort Literatur über ältere Arbeiten.) Mit dieser Methode konnte ISAAC die Umwandlung von Lävulose in Dextrose in der Leber, EMBDEN, SCHMITZ und WITTENBERG die synthetische Zuckerbildung in der Leber aus Dioxyaceton und d-l-Glycerinaldehyd, EMBDEN und AMALGIA die Bildung von Aceton in der Leber nachweisen. Es bleibt hierbei jedoch zu berücksichtigen, daß die Ausschaltung des Nervensystems, der humoralen und osmotischen Regulationen, der Sekretion der endokrinen Drüsen (Pankreas) und der besonderen Assimilations- und Resorptionsbedingungen des Magendarmkanals Rückschlüsse auf das Verhalten im intakten Organismus sehr erschweren. Es ist nach diesen Ausführungen wohl einleuchtend, daß auch Versuche, wichtige Leberfunktionen an Gewebeschnitten oder Gewebebrei in vitro nachzuweisen, hinsichtlich der Anwendbarkeit auf physiologische Verhältnisse mit großer Vorsicht zu betrachten sind, soweit es sich nicht einfach um den Nachweis von Fermenten und Enzymen in der Leber handelt. Von KREBS und Mitarbeitern konnten mit dieser Methode sehr wichtige Ergebnisse über die Harnstoffbildung in der Leber erzielt werden.

Eine Besonderheit des Leberkreislaufs ist der sogenannte Sperrmechanismus der Lebervenen. Bei Durchblutungsversuchen an der isolierten Leber des Hundes tritt nach Histamininjektion sowie nach Erzeugung eines anaphylaktischen Shocks eine Drosselung der Durchblutung bei Zunahme des Lebervolumens ein. Wird die Leber in umgekehrter Richtung durchblutet, so nimmt nach Histamin die Durchblutung ebenfalls ab, die Leber wird aber kleiner. MAUTNER und PICK haben aus diesen Versuchen auf das Vorliegen eines Sperrmechanismus an den Lebervenen geschlossen. Es konnten auch histologisch an den Lebervenen des Hundes Muskelwülste nachgewiesen werden, die eine derartige Verengerung des Lumens bewirken können (AREY und SIMONDS, POPPER). MAUTNER und PICK hatten zunächst angenommen, daß der Blutdruckabfall im anaphylaktischen und Histaminshock auf diese Drosselung des venösen Zuflusses zum Herzen zurückzuführen sei. Spätere Untersuchungen haben gezeigt, daß der Histaminshock auch ohne Leber zustande kommt. Ausschlaggebend kann daher dieser Sperrmechanismus für den Kreislaufkollaps nicht sein. An der Verengerung der Lebervenen des Hundes durch Histamin und der Erweiterung durch Adrenalin ist aber nach den bestätigenden Versuchen von BAUER, DALE, POULSSON und RICHARDS nicht zu zweifeln. Bei der Katze sind glatte Muskeln an den Lebervenen nur spärlich vorhanden. Beim Menschen sind sie ebenfalls wesentlich schwächer ausgebildet, so daß eine wesentliche Bedeutung dieses Sperrmechanismus für den Leberkreislauf des Menschen nicht anzunehmen ist.

b) Die Leberexstirpation.

Den zugleich einfachsten und sichersten Weg, die Funktionen eines Organs zu untersuchen, bietet dessen operative Entfernung und das Studium der darauf eintretenden Ausfallserscheinungen. Diese Methode hat bei der Erforschung der Funktion der endokrinen Drüsen die größten Erfolge gezeitigt und ist auch schon frühzeitig bei der Leber versucht worden. Zur Erforschung der Bilirubinbildung haben JOHANNES MÜLLER, später KUNDE, MOLESCHOTT, MINKOWSKI, STERN, MAKINO beim Frosch die Exstirpation der Leber durchgeführt. Die Tiere können ohne Leber bis 21 Tage am Leben bleiben, jedoch sind für die meisten Fragen der Leberphysiologie des Menschen Untersuchungen am Frosch nicht geeignet. Die Leberexstirpation beim Warmblüter bot zunächst außerordentliche Schwierigkeiten. Wird bei der Leberexstirpation die Pfortader unterbunden, so tritt der Tod des Versuchstieres nach kurzer Zeit ein. Günstige anatomische Verhältnisse liegen lediglich bei den Vögeln vor, wo eine Gefäßverbindung zwischen Vena portae und Nierenvene (Vena Jacobsonii) den Abfluß des Pfortaderblutes über die Nierenvene ermöglicht. Nachdem zunächst STERN eine Unterbindung sämtlicher Lebergefäße ausgeführt hatte, um die Leber aus dem allgemeinen Kreislauf auszuschalten, haben MINKOWSKI und NAUNYN an Hühnern, Enten und Gänsen die Leberexstirpation durchgeführt. Da sie bei den leberlosen Tieren eine Anhäufung von Gallenfarbstoff nicht nachweisen konnten, auch nicht nach Vergiftung mit Arsenwasserstoff, kamen sie zu dem Schluß, daß die Leber nicht als Ausscheidungsorgan, sondern als alleiniges Bildungsorgan des Gallenfarbstoffes angesehen werden müsse. Die Lebensdauer dieser leberlosen Tiere war zu kurz, um größere Stoffwechselversuche auszuführen, daher wurden immer wieder Versuche angestellt, auch beim Säugetier die Leber auszuschalten (WHIPPLE und HOOPER, FISCHLER und GRAFE, RETZLAFF, RICH). Einen wirklichen Erfolg hinsichtlich der Lebensdauer der Versuchstiere hatten jedoch erst MANN und MAGATH aufzuweisen. Sollten die Tiere längere Zeit am Leben bleiben, so kam es darauf an, vor der eigentlichen Leberentfernung die Ausbildung eines Kollateralkreislaufs zwischen oberer Hohlvene einerseits und unterer Hohlvene und Pfortader andererseits anzuregen, so daß nach der Leberexstirpation und dem Verschluß der Pfortader und der unteren Hohlvene das gesamte Blut der unteren Körperhälfte und der Baucheingeweide durch die obere Hohlvene abfließen konnte.

In der ersten Voroperation wird eine sog. umgekehrte ECKsche Fistel angelegt, d. h. eine Anastomose zwischen Pfortader und unterer Hohlvene hergestellt und die untere Hohlvene unterbunden. Das gesamte Blut der unteren Körperhälfte fließt jetzt durch die Pfortader und die Leber und veranlaßt infolge der Überfüllung des Pfortaderkreislaufs eine weitgehende Kollateralbildung zwischen Pfortaderästen und Gefäßen der oberen Hohlvene. Wenn nach 4 Wochen die Pfortader unterbunden wird, kann deren gesamtes Blut durch die erweiterten Kollateralen in die obere Hohlvene abfließen. In einer dritten Operation kann jetzt die Leber entfernt werden, ohne daß die Durchblutung der unteren Extremitäten und der Baucheingeweide gefährdet wird.

Die von MANN und MAGATH operierten Hunde konnten bis 56 Stunden am Leben erhalten werden. Diese Zeit reichte aus, um die wichtigsten Probleme des Leberstoffwechsels einer entscheidenden Klärung zuzuführen. In den ersten Stunden nach dem Erwachen aus der Narkose bieten die Tiere keine Besonderheiten, sie laufen umher und nehmen auch Flüssigkeit zu sich. Etwa 3 bis 8 Stunden nach der Leberexstirpation entwickelt sich eine starke Erniedrigung des Blutzuckers, die sich in Muskelschwäche und plötzlich auftretenden Krämpfen äußert, ein Bild, das dem des hypoglykämischen Shocks vollkommen gleicht. Diese Erscheinungen sind durch wiederholte oder fortlaufende intravenöse Injektionen von Traubenzucker zu beseitigen. Andere Kohlehydrate oder Kohlehydratbildner wie Rohrzucker, Galaktose, Lactose, Inulin, Milchsäure, Glycerin,

Dihydroaceton, Brenztraubensäure, Acetessigsäure sind wirkungslos auf das hypoglykämische Zustandsbild. Durch spätere Untersuchungen wurde festgestellt (BOLLMANN und MANN, GRIFFITHS und WATERS), daß auch Lävulose die Lebensdauer der hepatektomierten Hunde bis zu 24 Stunden verlängert. Es ist hierzu jedoch eine größere Menge Fructose als Dextrose notwendig. Werden Magen und Darm ebenfalls exstirpiert, so hat Fructose keine lebensverlängernde Wirkung mehr. Neben der Leber hat offenbar nur das Magendarmepithel die Fähigkeit, Lävulose in Dextrose überzuführen. Außerdem können die hypoglykämischen Symptome noch durch Mannose, Maltose, Dextrin und Glykogen beseitigt werden, da sie zu einer Erhöhung des Traubenzuckergehalts des Blutes führen. Galaktose wird nach intravenöser Zufuhr beim leberlosen Hund zu 50—60% ausgeschieden, während beim Normaltier nur 10—30% im Urin erscheinen. Der Glucosegehalt des Blutes vermindert sich nach der Galaktoseinjektion, die Krampfzustände werden durch Galaktose nicht zum Verschwinden gebracht (BOLLMANN, MANN und POWER). Durch Überschwemmung mit Traubenzucker kann der Tod des Versuchstieres in dieser ersten Phase nach der Leberentfernung immer wieder verhindert werden. Die hierzu notwendige Traubenzuckermenge beträgt etwa 0,5—0,75 g Traubenzucker pro Kilogramm und Stunde, wenn eine normale Blutzuckerhöhe erreicht werden soll. Sinkt der Blutzucker auf einen Wert von 10—30 mg-%, so treten die hypoglykämischen Krampferscheinungen auf. Bei Überschüttung mit Traubenzucker werden etwa 0,6—1,0 g pro Kilogramm und Stunde maximal verwertet, während das Normaltier unter denselben Umständen 2 g retinieren kann.

Aus diesen Versuchen konnte geschlossen werden, daß die Leber nicht nur für die Aufrechterhaltung des normalen Bluzuckerspiegels unentbehrlich ist, sondern auch, daß sie das einzige Organ des Körpers ist, das in hinreichender Menge Traubenzucker liefern und aus anderen Kohlehydraten und Nichtkohlehydraten Traubenzucker bilden kann. Daß der Blutzuckerabfall beim leberlosen Hund nicht etwa auf eine vermehrte Insulinwirkung zurückzuführen ist, geht daraus hervor, daß auch die vorher oder gleichzeitig durchgeführte Exstirpation des Pankreas den Blutzuckerabfall nicht verhindert und die Lebensdauer der Tiere eher noch verkürzt. Insulin führt auch beim leberlosen Hund zum Blutzuckerabfall, greift also peripher an. Adrenalin bewirkt beim leberlosen Hund nicht eine Blutzuckersteigerung wie beim Normaltier, da ihm sein Angriffspunkt, das Leberglykogen, entzogen ist (BOLLMANN, MANN und MAGATH). Das Muskelglykogen zeigt beim leberlosen Hund eine Abnahme in 2 Stunden um 0,10%, in 5 Stunden um 0,21%, in 8 Stunden um 0,31%. Ein vollständiger Verlust des Muskelglykogens tritt nicht ein. Nach einigen Stunden entwickelt sich dann trotz des künstlich hochgehaltenen Blutzuckerspiegels bei den leberlosen Tieren ein komatöser Zustand, der durch keine Mittel zu beseitigen ist und unter den Zeichen der vertieften oder der CHEYNE-STOKESschen Atmung zum Tode führt.

In dieser 2. Phase nach der Leberexstirpation, die unter Symptomen zum Tode führt, die Ähnlichkeit mit denen bei der akuten gelben Leberatrophie des Menschen haben, treten nun bei künstlich hochgehaltenem Blutzucker auch Stoffwechselveränderungen auf, die außerhalb des Kohlehydratstoffwechsels liegen. Der Aminosäurengehalt des Blutes steigt an, der Harnstoffgehalt des Blutes und des Urins sinkt ab, ebenso nach einer kurzdauernden Steigerung der Ammoniakgehalt des Urins (MANN und MAGATH, FRANKE, TOCZYSKI und LANKOSZ). Daraus ist der Schluß zu ziehen, daß der Eiweißabbau bis zu den Aminosäuren weitergeht, daß aber die Desaminierung der Aminosäuren schwer gestört ist. Nach Injektion von Aminosäuren bleibt der Aminosäurenspiegel des Blutes und der Gewebe hoch, die Ammoniakausscheidung im Urin nimmt nicht zu. Auch der Harnstoffgehalt des Blutes und des Urins sinkt nach der Leberexstirpation. Also auch die Harnstoffsynthese muß vorwiegend an die Leber gebunden sein. Daher ist Injektion von Ammoniak beim leberlosen Tier bereits in wesentlich kleineren Dosen tödlich als beim Normaltier. Beiderseitige Exstirpation der Nieren führt beim Normaltier zu einem Ansteigen des Rest-N auf das 3—4fache innerhalb 12 Stunden. Bei gleichzeitiger Leberentfernung steigt der Rest-N wegen der fehlenden Harnstoffbildung jedoch nicht an.

Der Harnsäuregehalt des Blutes und des Urins zeigt dagegen beim leberlosen Hund eine Zunahme. Der Abbau der Purinkörper bis zur Harnsäure geht also auch ohne Leber vor sich. Die hierzu notwendigen, von der Leber gebildeten Fermente finden sich in genügender Menge auch in anderen Organen. Injizierte Harnsäure wird in unveränderter Menge ausgeschieden. Während beim Menschen die Harnsäure das Endprodukt des Purinstoffwechsels ist, wird bei den anderen Säugetieren die Harnsäure durch die Uricolyse in Allantoin umgewandelt. Diese Allantoinbildung ist beim leberlosen Hund ebenfalls aufgehoben, der Allantoingehalt des Urins sinkt daher ab, der Harnsäurespiegel steigt an. Bei den Vögeln ist jedoch die Harnsäure Endprodukt nicht nur des Purinkörper-, sondern auch des Eiweißstoffwechsels. Nach Leberexstirpation bei der Gans (MINKOWSKI) fällt der Harnsäurespiegel im Blut rapid ab, der Ammoniakgehalt nimmt zu. Die Harnsäureausscheidung beträgt nur noch 3—4% des Gesamt-N im Urin, was ungefähr der Harnsäureausscheidung des normalen Menschen gleichkommt. Diese Menge entspricht offenbar der Harnsäurebildung aus Purinkörpern, die auch ohne Leber ungestört vor sich geht, während die Harnsäuresynthese aus Ammoniak in der Leber stattfindet und nach Leberexstirpation beim Vogel aufhört.

Der unaufhaltsame Tod der Versuchstiere ist nach MCMASTER und DRURY jedoch nicht auf die Anhäufung von toxischen Stoffwechselprodukten im Blut zurückzuführen. Bei Durchführung eines gekreuzten Kreislaufs einer leberlosen und einer normalen Ratte geht die leberlose Ratte bald zugrunde, während das Normaltier nicht wesentlich geschädigt wird. Die Plasmaeiweißkörper zeigen häufig eine Veränderung in dem Sinne, daß das Globulin zunimmt und Albumin und Fibrinogen abnehmen. Untersuchungen über den Grundumsatz und den respiratorischen Quotienten sind am leberlosen Tier wegen der auftretenden Krämpfe bzw. der häufig notwendigen Traubenzuckerinjektionen nur mit Vorsicht zu bewerten. Nach der Hepatektomie steigt der respiratorische Quotient an, was darauf hinweist, daß mehr Traubenzucker verbrannt wird, wohl weil die Energielieferung durch Eiweiß vermindert ist. Nach Injektion von Glucose nimmt der respiratorische Quotient sowie die ganze Wärmeproduktion zu; es ist also anzunehmen, daß wenigstens ein Teil der injizierten Glucose auch wirklich verbrannt wird. Die spezifisch-dynamische Wirkung des Traubenzuckers ist gesteigert, die der Aminosäuren vollkommen verschwunden. Die Gallensäuren werden nach der Leberentfernung nicht mehr gebildet. Injizierte Gallensäuren werden quantitativ ausgeschieden. Die Leber scheint daher das einzige Organ sowohl zur Bildung wie zur Zerstörung der Gallensäuren zu sein.

Eines der interessantesten Probleme der Leberphysiologie, das seit den Untersuchungen von JOHANNES MÜLLER am leberlosen Frosch immer wieder bearbeitet und diskutiert worden ist, ist die Frage nach dem Ort der Entstehung des Bilirubins. Da diese Frage in einem besonderen Kapitel ausführlich behandelt wird, soll sie hier nur insoweit erörtert werden, wie die Versuche am leberlosen Hund wesentlich Neues gebracht haben. JOHANNES MÜLLER hatte nach Leberexstirpation beim Frosch keine Vermehrung des Bilirubins im Serum feststellen können (GMELINsche Probe) und daraus geschlossen, daß die Leber der Ort der Bilirubinbildung ist und nicht nur das Exkretionsorgan für das anderorts gebildete Bilirubin. Diese Ansicht wurde befestigt durch die Versuche von MIN-

KOWSKI und NAUNYN an der leberlosen Gans. Nach der Leberexstirpation stieg das Bilirubin im Blut nicht an, nach Arsenwasserstoffvergiftung trat nicht, wie beim Normaltier, eine Vermehrung der Gallenfarbstoffe im Harn auf. Im Gegensatz zu diesen Befunden zeigten die Versuche von MANN und MAGATH, daß mehrere Stunden nach der Leberexstirpation eine Gelbfärbung des Serums bei den Versuchhunden eintritt, die auch alle Bilirubinreaktionen gibt. Die HIJMANNS V. D. BERGHsche Reaktion (BOLLMANN und MANN) ist indirekt bzw. verzögert. War schon vor der Leberexstirpation infolge einer Gallengangsunterbindung direkt positiv reagierendes Bilirubin im Serum, so bleibt es nach der Leberexstirpation unverändert. ENDERLEN, THANNHAUSER und JENKE konnten jedoch zeigen, daß in dem gelbgefärbten Serum außer Bilirubin noch ein anderer Farbstoff nachweisbar war, den er Xanthorubin nannte und dessen Herkunft unbekannt ist. Jedenfalls läßt es sich nach den Versuchen nicht leugnen, daß auch im leberlosen Organismus eine Bilirubinbildung möglich ist. Diese anhepatische Bilirubinbildung kann wesentlich verstärkt werden, wenn man den Tieren hämolysiertes Blut intravenös injiziert. Der Bilirubinspiegel kann dann bis zu 2,75 mg-% ansteigen (TANIGUCHI); diese Menge würde genügen, um einen echten Ikterus zu erzeugen. Dagegen wird der Toluylendiamin- und Phenylhydrazinikterus durch die Leberexstirpation praktisch vollständig verhindert (ROSENTHAL, LICHT und MELCHIOR). EPPINGER macht allerdings hiergegen den Einwand, daß Toluylendiamin erst in der Leber zu einer ikterogenen Substanz umgewandelt wird, im leberlosen Organismus also nicht wirksam werden kann. Jedenfalls ist durch die Versuche an den leberlosen Hunden festgestellt, daß Bilirubin auch außerhalb der Leber gebildet werden kann. Die Möglichkeit der extrahepatischen Bilirubinbildung ist ja auch durch den Nachweis von Bilirubin in alten Hämatomen sichergestellt. Es bleibt jedoch noch die Frage offen, welche Bedeutung mengenmäßig die extrahepatische Bilirubinbildung neben der Bilirubinbildung in der Leber einnimmt (s. Kapitel Bilirubinbildung).

Die Cholesterinzusammensetzung des Blutes wird durch die Leberexstirpation nicht gesetzmäßig verändert (ROSENTHAL, LICHT und MELCHIOR). Häufig zeigt sich eine geringe Abnahme des Cholesterins. Aceton und Acetessigsäure zeigen beim leberlosen Tier nur einen geringen Anstieg im Blut; dagegen ist die Oxybuttersäure im Blut stark vermehrt (FRANKE und MALCZYNSKI). MANN und MAGATH haben sich auch mit der Frage der entgiftenden Funktion der Leber beschäftigt; die von ihnen untersuchte Kupplung von Phenol, Guajakol, Benzoesäure, Salicylsäure ging auch am leberlosen Hund unverändert vonstatten.

Fassen wir noch einmal zusammen, was die Versuche am leberlosen Hund an neuen Erkenntnissen über die Leberpathologie ergeben haben: 1. Die Leber ist zur Erhaltung des Blutzuckerspiegels absolut notwendig, nach Entfernung der Leber können andere Stoffe als Traubenzucker nicht den Traubenzuckerbedarf des Organismus in ausreichender Weise befriedigen. Glykogen, Lävulose, Mannose, Maltose, Dextrin erhöhen auch am leberlosen Tier den Glucosegehalt des Blutes. 2. Die Leber ist das Hauptorgan für die Desaminierung der Aminosäuren und die Harnstoffbildung. 3. Die Harnsäurebildung geht auch im leberlosen Organismus ungestört vor sich. Die Umwandlung der Harnsäure in Allantoin bleibt aus. 4. Bilirubin kann auch außerhalb der Leber gebildet werden. In jüngster Zeit ist die totale Leberexstirpation von MADDOCK und SVEDBERG nach der Methode von MANN und MAGATH auch bei Affen mit demselben Erfolg durchgeführt worden und hat eine vollständige Bestätigung der Stoffwechselversuche von MANN und MAGATH ergeben.

Es drängt sich hier die Frage auf, ob die schweren Stoffwechseländerungen, die wir nach der Leberexstirpation des Hundes beobachten, mit denen in

Beziehung zu setzen sind, die wir bei den schwersten Zuständen der Leberinsuffizienz, der akuten Leberatrophie (Hepatargie) sehen. Der rapide Abfall des Blutzuckers nach der Leberexstirpation wird bei der Hepatargie des Menschen nicht beobachtet. Der Nüchternblutzucker ist zwar häufig bis auf 55—65 mg-% erniedrigt (s. Kapitel Hepatargie), aber es werden auch Fälle mit normalem und sogar erhöhtem Blutzucker gefunden. Die häufige Vermehrung der Aminosäuren im Serum und im Harn, die erst gesteigerte, dann absinkende N-Ausscheidung im Harn würden den Veränderungen beim leberlosen Hund ähneln. Die leberlosen Tiere sterben, wenn man den Exitus während der hypoglykämischen Krämpfe durch Traubenzuckerzufuhr verhindert, im tiefen Koma, wie es auch bei der Hepatargie beobachtet wird. Es besteht also zweifellos eine gewisse Ähnlichkeit zwischen den beiden Bildern. Die Unterschiede der beiden Krankheitsbilder erklären sich wahrscheinlich einmal dadurch, daß bei der Hepatargie fast nie eine so plötzliche totale Ausschaltung des gesamten Leberparenchyms eintritt wie bei der Leberexstirpation. Wir sehen auch immer wieder Ansätze zur Regeneration selbst bei schwersten Schädigungen des Lebergewebes, so daß wahrscheinlich die Leber bis zu einem gewissen Grade immer noch als Kohlehydratspeicher fungieren kann. Zweitens kommt bei der Hepatargie noch ein Moment dazu, was MANN und MAGATH gerade bei ihren Versuchen vermeiden konnten, nämlich der autolytische Zerfall des Lebergewebes, dessen schädigende Einwirkungen auf den Gesamtorganismus bei der Hepatargie noch berücksichtigt werden müssen.

c) Verminderung des Leberparenchyms durch Teilresektion der Leber.

So großartig die Forschungsergebnisse bei vollkommener Ausschaltung der Leber waren, so gering waren die Stoffwechseländerungen, die bei Teilresektionen der Leber gefunden wurden. Hierbei konnte die außerordentliche Regenerationsfähigkeit der Leber festgestellt werden. BOLLMANN und MANN weisen in launiger Weise darauf hin, daß schon den Griechen die große Regenerationskraft der Leber bekannt war, wie die Sage vom gefesselten Prometheus beweist, dem der Adler des Zeus jeden Tag ein Stück seiner Leber entfernte. BRUES, DRURY und BRUES haben bei Ratten 70% des Leberparenchyms entfernt und eine außerordentlich schnelle Regeneration zur vorherigen Größe festgestellt. PONFIK hat bei Hunden und Kaninchen $^2/_3$ der Leber entfernt. Nach durchschnittlich 6 Wochen hat sich die Leber bereits wieder zu ihrer ursprünglichen Größe regeneriert. MANN und BOLLMANN sowie FISHBACK haben die Funktions- und Regenerationsfähigkeit der experimentell verkleinerten Leber genau untersucht. Sie konnten 80% der Leber operativ entfernen, ohne daß das Leben der Tiere gefährdet wurde. Der intakte Leberlappen, der in den ersten Tagen ödematös und offenbar durch die Operation geschädigt ist, ist der Ausgangspunkt einer lebhaften Regeneration, die besonders von der Läppchenperipherie ausgeht. Die Stümpfe der exstirpierten Lappen zeigen keine Regeneration, sondern gehen zugrunde. Wird die Teilresektion ein zweites oder drittes Mal wiederholt, so zeigt die Leber immer wieder die gleiche Regenerationsfähigkeit. So konnte bei einem Hunde durch wiederholte Resektionen eine größere Menge Lebergewebe entfernt werden, als vorher vorhanden war, und zwar mit dem Erfolg, daß die regenerierte Leber zum Schluß größer war als zu Anfang.

Bei Tieren, deren Leber auf 20% reduziert worden ist, lassen sich — abgesehen von den ersten Tagen nach der Operation — Störungen im Intermediärstoffwechsel praktisch überhaupt nicht nachweisen. Glucose-, Lävulose- und Galaktosebelastung und die Prüfung der Insulinresistenz verlief normal. Die Harnstoffbildung und -ausscheidung ist nicht verändert, der Gehalt der Aminosäuren im Blut nicht vermehrt, die Ammoniakausscheidung normal. Merkwürdigerweise führt die intravenöse Injektion von Glykokoll und Alanin zu Herzunregelmäßigkeiten, Atemstörungen und Kollaps, obwohl die chemischen Proben im Blut und Urin keine Abweichungen zeigen. Die Harnsäureausscheidung ist etwas vermehrt, aber nicht so stark wie bei völliger Ausschaltung der Leber. Plasmaeiweißkörper, Hämoglobin und Erythrocyten zeigen keine Veränderungen. Die schnelle Regeneration des Leberrestes läßt sich beseitigen durch Anlegung einer ECKschen Fistel, durch Unterbindung des Gallenganges oder durch Erzeugung einer Cirrhose mit Tetrachlorkohlenstoff. Die Tiere müssen allerdings mit einer kohlehydratreichen und fleischarmen Kost ernährt werden; mit Fleisch oder Fleischextrakt gefütterte Tiere gehen bald zugrunde. Bei den Tieren mit ECKscher Fistel und Reduktion des Lebergewebes lassen sich Abweichungen im Intermediärstoffwechsel nachweisen (s. Kapitel ECKsche Fistel). Hierfür ist jedoch die Leberschädigung durch die ECKsche Fistel verantwortlich zu machen.

Aus diesen Versuchen geht hervor, daß etwa $^1/_5$ des Leberparenchyms genügt, um den Intermediärstoffwechsel der Leber aufrecht zu erhalten. Es erscheint daher verständlich, daß bei der Durchsetzung der Leber mit Carcinommetastasen unsere üblichen Leberfunktionsproben so häufig negativ ausfallen. Selbst die geringen Reste des *normalen* Leberparenchyms reichen hier aus, um die Leistungen zu erfüllen, die unsere Belastungsproben von der Leber verlangen. Weiterhin gewinnt man einen Eindruck von der Bedeutung der Regenerationsfähigkeit der Leber für die Leberpathologie. Selbst bei der schwer geschädigten Cirrhoseleber sieht man immer wieder Ansätze zur Regeneration, die allerdings meist in den Anfängen stecken bleiben. Es ist sehr interessant, daß nach den Versuchen von MANN und BOLLMANN gerade die toxische Schädigung, die Durchblutungsstörung des Pfortaderkreislaufes und die Behinderung des Gallenabflusses die Regenerationsfähigkeit der Leber beeinträchtigen, also alles Momente, wie sie bei der Lebercirrhose des Menschen häufig zusammenkommen.

d) Die ECKsche Fistel.

Die Kenntnisse der Leberfunktionen haben durch die Versuche mit der ECKschen Fistel eine wichtige Ergänzung erfahren. Der baltische Chirurg v. ECK hatte 1877 versucht, bei Patienten mit Pfortaderthrombose durch Anlegung einer Gefäßanastomose zwischen Vena cava inferior und Vena portae den gestauten Pfortaderkreislauf zu entlasten. Wenn diese Operation aus verschiedenen Gründen auch keine praktische Bedeutung gewinnen konnte, so hat sie doch PAWLOW und seinem Mitarbeiterkreis (HAHN, MASSEN, NENCKI und PAWLOW) zu interessanten Versuchen über die Funktion der Leber Veranlassung gegeben. Leitet man bei gleichzeitigem Verschluß der Pfortader durch eine Gefäßanastomose das Pfortaderblut in die untere Hohlvene, so wird die Leber nur noch durch die Leberarterie mit Blut versorgt. Das aus den Baucheingeweiden kommende, mit resorbierten Nahrungsstoffen usw. beladene Blut umgeht also zunächst die Leber, kommt sofort in den großen Kreislauf und wird allmählich nach Verdünnung mit dem Gesamtblut durch die Leberarterie der Leber wieder zugeleitet. Diese Versuchsanordnung bietet verschiedene experimentelle Möglichkeiten. Werden im Darm Stoffe resorbiert, die erst nach Passage durch die Leber für den Organismus ungiftig oder verwertbar sind, so müssen sich bei Tieren mit ECKscher Fistel im Intermediärstoffwechsel bestimmte Abweichungen von der Norm finden lassen. Zweitens kann man damit rechnen, daß ein Organ, dessen Hauptzuflußgefäß gedrosselt wird, auch eine allgemeine Drosselung seiner Funktionen erfährt. Man hatte so die

Möglichkeit, aus der Unterfunktion des Organs und den daraus resultierenden Stoffwechseländerungen Schlüsse auf die normale Funktion zu ziehen. Von diesen Erwägungen ausgehend, haben im Anschluß an die Untersuchungen von PAWLOW eine Reihe von Forschern, besonders FISCHLER und Mitarbeiter versucht, an Tieren mit der ECKschen Fistel Aufschlüsse über die normale Leberfunktion zu gewinnen. Tatsächlich sind hieraus Ergebnisse gewonnen worden, die später durch die exaktere Versuchsanordnung mit Totalexstirpation der Leber bestätigt wurden. Andererseits hat sich aber gezeigt, daß sich eine Drosselung der Leberfunktion bei der ECKschen Fistel nur für ganz bestimmte Stoffwechselvorgänge nachweisen läßt. Es ist schon berichtet worden, daß bei den Tieren mit ECKscher Fistel die Leber kleiner wird, daß auch die einzelne Leberzelle sich verkleinert und daß Fettgewebsinseln in der Leber und Vermehrungen des Bindegewebes auftreten. Die Annahme FISCHLERS, daß durch Unterbindung der Pfortader die Leberdurchblutung auf $^1/_{10}$ herabgesetzt wird, trifft jedoch nicht zu. Nach den neueren Untersuchungen mit der exakten Methode der REINschen Stromuhr (REIN, SCHWIEGK) ist der Anteil der Leberarterie an der Durchblutung des Organs mindestens 20%. Bei Abklemmung der Pfortader steigt die Leberarteriendurchblutung nachweisbar an. Bei der Schnelligkeit des Blutumlaufes muß also das in die Cava geleitete Pfortaderblut ziemlich schnell auch auf dem Wege über die Leberarterie in die Leber gelangen. Legt man eine sogenannte umgekehrte ECKsche Fistel an, wobei das Blut der Vena cava in die Pfortader gelietet wird, so kommt es zu einer Vergrößerung der Leber und der einzelnen Leberzellen mit besonderem Glykogenreichtum der Zellen. FISCHLER nimmt auf Grund seiner Versuche an, daß hierbei eine allgemeine Steigerung der Leberfunktionen erreicht wird. Aus der Gegenüberstellung der Ergebnisse bei Hunden mit ECKscher Fistel — gedrosselte Leberfunktion nach FISCHLER — und bei Hunden mit umgekehrter ECKscher Fistel — gesteigerte Leberfunktion nach FISCHLER — sind sehr interessante Einblicke in die Leberfunktionen gewonnen worden, wenn auch die oben genannten Einwände nicht vergessen werden dürfen.

1. Eiweißstoffwechsel. Da beim Hund mit ECKscher Fistel am ausgesprochensten die Veränderungen am Eiweißstoffwechsel sind, sollen sie zuerst besprochen werden.

GOEBEL glaubt beim Hunde mit ECKscher Fistel eine Störung der Harnstoffsynthese nachweisen zu können. KNUTTI, ERICKSON und MADDEN schließen aus ihren Versuchen auf eine Beteiligung der Leber an der Bildung des Plasmaeiweißes. JÜRGENS und GEBHARDT fanden den Albumin/Globulin-Quotienten im Plasma verändert.

Werden die Tiere ausschließlich mit großen Fleischmengen ernährt, die sie sonst ja ausgezeichnet vertragen, so gehen sie ein, nachdem sich ein als Fleischintoxikation bezeichnetes Krankheitsbild entwickelt hat (HAHN, MASSEN, NENCKI und PAWLOW; Lit. bei FISCHLER). Sie werden stumpfsinnig oder auch reizbar, verlieren die Freßlust, werden amaurotisch, ataktisch, bekommen tonisch-klonische Krämpfe und gehen in einem komatösen Zustand zugrunde. Übermäßige Fett- oder Kohlehydratnahrung wird gut vertragen. Im Gehirn befinden sich bei der Fleischintoxikation Degenerationen der Ganglienzellen in der Rinde, zuweilen eine Meningoencephalomyelitis (POLLAK, KIRSCHBAUM, KRAUSPE und GEBHARDT). Es wurden auch Degenerationen im Linsenkern beschrieben (WILLEMI) und man versuchte so Beziehungen zur WILSONschen Krankheit herzustellen, die ja mit Linsenkerndegenerationen und Lebercirrhose einhergeht. Diese Annahme konnte jedoch nicht bestätigt werden (KLEINSCHMIDT, KRAUSPE und GEBHARDT), so daß eine Analogie zwischen WILSONscher Krankheit und den Befunden bei Hunden mit ECKscher Fistel jetzt abgelehnt werden muß.

Es ist bisher noch nicht möglich, genau anzugeben, welche Stoffe beim Hund mit Eckscher Fistel für das Zustandekommen der Fleischintoxikation verantwortlich zu machen sind. Der Gehalt des Blutes an Aminosäuren ist während der Fleischintoxikation nicht regelmäßig höher als sonst bei diesen Tieren, auch die sonstigen nachweisbaren Zwischenprodukte des Eiweißstoffwechsels zeigen keine wesentlichen Abweichungen. Fischler, der dieses Zustandsbild besonders genau untersucht hat, kommt zu dem Schluß, daß eine ungenügende Verbrennung zu Beginn des Eiweißabbaues sowie die Bildung stark alkalischer Produkte die plausibelste Erklärung für die Fleischintoxikation bieten. Mongnid fand bei der Fleischintoxikation vermehrte NH_3-Mengen im Blut. Die Fleischintoxikation kommt dann besonders leicht zustande, wenn die Leber noch durch andersartige Schädigungen (Glykogenmangel durch Phlorrhizin u. a.) betroffen worden ist. Jedenfalls geht aus den Versuchen hervor, daß für den normalen Eiweißstoffwechsel die Erhaltung des Pfortaderkreislaufes von besonderer Bedeutung ist, sei es, daß die vom Darm resorbierten Eiweißabbauprodukte beim Eintritt in den allgemeinen Kreislauf unter Umgehung der Leber direkt toxisch wirken oder daß die durch Anlegung einer Eckschen Fistel geschädigte Leber nicht mehr imstande ist, ihre Aufgaben im Eiweißstoffwechsel normal zu vollziehen. Für die letzte Auffassung spricht, daß im Zustand der Fleischintoxikation auch der Kohlehydrat- und Cholesterinstoffwechsel Störungen aufweist (Gebhardt und Fricke). Sehr interessant ist die Feststellung, daß Tiere mit Eckscher Fistel, wenn sie nach der Operation mit Eiweiß sensibilisiert werden, bei der Reinjektion keinen anaphylaktischen Shock bekommen (Denecke). Werden die Tiere vor der Operation sensibilisiert, so bekommen sie nur einen leichten anaphylaktischen Shock. Bei umgekehrter Eckscher Fistel tritt bei Injektion des Antigens in eine Vene der hinteren Extremitäten — so daß das Antigen direkt in die Leber gelangt — ein sehr schwerer anaphylaktischer Shock auf, ein leichterer, wenn in eine Vene der Vorderextremität injiziert wird, also das Antigen erst den ganzen Körperkreislauf passiert. Fischler hat daraus geschlossen, daß die Leber eine wichtige Rolle bei der Sensibilisierung gegen artfremdes Eiweiß spielt.

Die Harnsäureausscheidung bei Hunden mit Eckscher Fistel ist vermehrt, die Allantoinausscheidung vermindert. Die urikolytische Funktion der Leber ist offenbar geschädigt (s. Kapitel 2b, S. 1112).

2. Der Kohlehydratstoffwechsel zeigt bei Hunden mit Eckscher Fistel bei normaler Ernährung keine Störungen. Fischler hat daraus den Schluß gezogen, daß für die Verwertung des resorbierten Traubenzuckers im Körper die Einschaltung der Leber nicht notwendig ist. Der Glykogengehalt der Leber ist vermindert.

3. Fettstoffwechsel. Das Serum der Hunde mit Eckscher Fistel zeigt bei der Fettresorption im Darm keine oder nur sehr geringe Trübung, obwohl die Fettresorption nicht vermindert ist. Aceton im Harn tritt bei diesen Tieren auch im Hungerzustand nicht auf, erst bei gleichzeitiger Phlorrhizinvergiftung; die hierbei ausgeschiedenen Mengen von Aceton, Acetessigsäure und β-Oxybuttersäure sind aber weit geringer als beim Normaltier unter Phlorrhizinvergiftung. Sehr groß werden dagegen die ausgeschiedenen Mengen dieser Substanzen bei Tieren mit umgekehrter Eckscher Fistel, denen Fischler eine Steigerung der Leberfunktionen zuspricht. Fischler schließt daraus, daß die Leber ein Ort, vielleicht *der* Ort der Bildung dieser Ketonkörper ist. Kesztyns und Martin haben die Blutfette nach Olivenölzufuhr beim Hund mit Eckscher Fistel untersucht. Die beim Normaltier eintretende hypolipämische Phase bleibt aus, die Cholesterinwerte bleiben gleich. Sie nehmen daher an, daß die Elimination der Neutralfette und die Cholesterinestersynthese gestört ist. Die

Gallensäureausscheidung ist beim Hund mit Eckscher Fistel vermindert (Smith und Whipple).

4. Giftempfindlichkeit. Die Umleitung des Pfortaderblutes bei der Eckschen Fistel verändert auch die Empfindlichkeit der Tiere gegen endogene und exogene Gifte bei peroraler Zufuhr. Gifte, die z. B. auf das Zentralnervensystem wirken, aber von der Leber gespeichert werden (Strychnin) haben beim Tier mit Eckscher Fistel eine wesentlich stärkere Wirkung, da sie vom Darm sofort in den allgemeinen Kreislauf kommen. Andere Gifte, wie Phosphor, Toluylendiamin, die die Leber selbst schädigen, wirken beim Eck-Tier weniger toxisch, weil sie nach peroraler Zufuhr zum Teil schon in den anderen Geweben reteniert werden, bevor sie in die Leber gelangen. Die Entgiftung der an Schwefelsäure und Glykoronsäure gepaarten Darmfäulnisprodukte und die Ausscheidung der Ätherschwefelsäuren ist anscheinend nicht gestört. Zufuhr von Kresol und Methylindol steigert prompt die Ausscheidung der Ätherschwefelsäuren, jedoch wirkt Kresol beim Hund mit Eckscher Fistel in Mengen tödlich, die das Normaltier ohne Störungen verträgt. Ob hier normalerweise bei der Passage durch die Leber eine Entgiftung erfolgt oder lediglich eine Retention, läßt sich nicht entscheiden.

Der Wert der Untersuchungen an Hunden mit Eckscher Fistel für die Leberpathologie ist durch neue Versuche von Bollman und Mann in Frage gestellt worden. Sie bestätigen, daß bei Tieren mit Eckscher Fistel — besonders im Zustand der Fleischintoxikation — starke Verkleinerung des Organs (bis zur Hälfte) eintritt, daß die Läppchen atrophieren und eine zentrale Verfettung aufweisen. Dieselben Veränderungen konnten sie jedoch beobachten bei Hunden, bei denen eine Anastomose zwischen Vena cava und Pfortader angelegt war und die Vena cava unterhalb der Anastomose unterbunden wurde, während die Pfortader offen blieb. Die Veränderungen traten nicht auf, wenn die Pfortader und die Vena cava inferior oberhalb der Anastomose unterbunden wurde, bzw. die Erscheinungen bildeten sich zurück, wenn nach der Anlegung der Eckschen Fistel die Vena cava inferior oberhalb der Anastomose ligiert wurde. Das Auftreten der Leberschädigung und der Fleischintoxikation wird beschleunigt, wenn nach Anlegen der Eckschen Fistel die Vena cava inferior unterhalb der Nierenvenen unterbunden wird. Sie gaben hierfür zwei Erklärungen, die sie selbst als nicht ganz befriedigend bezeichnen. Es wäre möglich, daß die respiratorischen Druckschwankungen in der Vena cava inferior sich bei der Eckschen Fistel in die Pfortader fortsetzen und zu Zirkulationsstörungen im Darm führen, die das Auftreten toxischer Substanzen veranlassen. Die respiratorischen Druckschwankungen in der Pfortader müssen dann durch eine Unterbindung der Vena cava oberhalb der Anastomose — bei genügender Ausbildung von Kollateralen — beseitigt, bei Unterbindung unterhalb der Anastomosen verstärkt werden. Die zweite Erklärung nimmt an, daß bei Unterbindung der Vena cava inferior oberhalb der Anastomose starke respiratorische Druckschwankungen in den Lebervenen auftreten und so die Durchblutung der Leber begünstigen. Beide Momente können auch zusammenwirken. Sie sehen eine Bestätigung ihrer Ansicht in der Tatsache, daß die Fleischintoxikation bei Tieren mit Eckscher Fistel prompt durch Darmspülungen beseitigt werden kann. Bei der Beurteilung der Leberfunktion am Eckschen Hund ist daher nach ihrer Ansicht große Zurückhaltung notwendig.

e) Experimentelle Leberschädigungen.

Die Versuche mit Ausschaltung der Leber, Verminderung des Leberparenchyms, „Drosselung der Leberfunktion mittels der Eckschen Fistel“, haben eine wesentliche Ergänzung erfahren durch die Untersuchungen an der experimentell geschädigten Leber. Der Schädigung der Leberzellen durch Gifte lag die Absicht zugrunde, ähnliche morphologische Schädigungen zu erzeugen, wie wir sie aus der Leberpathologie des Menschen kennen. Tatsächlich gelingt es, durch Auswahl verschiedener Gifte im Tierexperiment Leberveränderungen hervorzurufen — Glykogenarmut, Leberverfettung, seröse Entzündung, akute gelbe Leberatrophie, Lebercirrhose — die sowohl morphologisch als auch in ihrem Verlauf mit den menschlichen Erkrankungen große Ähnlichkeit besitzen. Die Zahl der Gifte, die geeignet sind, Leberschädigungen zu erzeugen, ist außerordentlich groß. Ausgehend von den beim Menschen beobachteten Leberschädigungen durch Phosphor, Chloroform, Pilzgifte usw., sind eine große Zahl von organischen und anorganischen Stoffen verwandt worden, um die Funktionen der geschädigten Leber zu untersuchen. Es ist aus Platzmangel unmöglich und entspricht nicht dem Zweck dieser physiologischen Vorbemerkungen, alle, besonders die älteren Untersuchungen zu erwähnen. Es soll aus jeder Gruppe von experimentellen Vergiftungen ein Beispiel gewählt werden, das durch neuere, besonders kritische Untersuchungen gesichert ist (eingehende Literatur bei MOON, EPPINGER, BOLLMAN und MANN, FISCHLER).

α) Hunger und Phlorrhizinvergiftung. Einfluß der einseitigen Ernährung.

Die Leber als Speicherungsorgan, insbesondere für Kohlehydrate und Fett, zeigt schon in normalem Zustande starke Schwankungen im Glykogen- und Fettgehalt, die von dem Zeitpunkt und der Art der Nahrungsaufnahme sowie von gewissen rhythmischen Schwankungen der Lebertätigkeit abhängig sind (FORSGREN). Bei länger dauerndem Hunger tritt eine starke Verminderung des Glykogengehalts bei gleichzeitiger Zunahme des Fettgehalts der Leber ein. Zahlreiche Untersuchungen haben gezeigt, daß die glykogenarme Hungerleber bei Mensch und Tier als nicht voll leistungsfähig angesehen werden muß. Im Hunger nimmt die Urobilinausscheidung im Harn zu (HILDEBRANDT, ADLER), was neuerdings auch bei lange durchgeführten Fastenkuren festgestellt werden konnte. Größere Eiweißzufuhr nach Fastenkuren kann einen schweren Kollapszustand hervorrufen. Die glykogenarme Hungerleber ist besonders empfindlich gegen Tetrachlorkohlenstoff und Alkoholvergiftung (BOLLMAN und MANN). Die extremsten Formen der Glykogenverarmung der Leber werden bei der Verabfolgung von Phlorrhizin beim hungernden Tier gesehen. Infolge der starken Kohlehydratverluste durch die Nieren kann der Blutzucker — besonders bei gleichzeitigem Bestehen einer ECKschen Fistel — fast auf 0 absinken (FISCHLER). Neben den Erscheinungen des hypoglykämischen Shocks findet man ein starkes Absinken der Harnstoff- und Ammoniakausscheidung im Urin in ähnlicher Weise wie beim leberlosen Tier. Offenbar ist hierbei sowohl die Desaminierung der Aminosäuren wie die Harnstoffsynthese, die ja beide wesentlich von der Leber abhängen, schwer gestört. Für die Leberschädigung durch Hunger und Phlorrhizin ist die Glykogenverarmung als maßgebend anzusehen. Durch rechtzeitige Zufuhr von Traubenzucker kann die normale Leberfunktion wiederhergestellt werden. Ganz allgemein kann man sagen, daß bei Versuchen mit experimenteller Schädigung der Leber (ECKsche Fistel, Choledochusunterbindung, Vergiftungen), die Tiere am längsten erhalten werden, wenn sie eine kohlehydratreiche Nahrung erhalten. Überwiegende Fleischkost führt beim ECK-Hund zum tödlichen Bild der Fleischintoxikation. Hiermit stimmen auch die klinischen Beobachtungen bei Leberschädigungen vollkommen überein. Durch intravenöse Injektion von Traubenzucker kann der Glykogengehalt der normalen Leber bis über 20% gesteigert werden. Hierdurch wird offenbar die Ausscheidung des Bilirubins gehemmt, es kann zur Bilirubinämie und Ikterus kommen.

Die außerordentlich wichtige Frage des Zusammenhanges zwischen Leberfunktion und Ernährung ist neuerdings von BOLLMANN und MANN eingehend am Hund untersucht worden.

Tabelle 1. Verhältnis von Lebergewicht zu Körpergewicht und Zusammensetzung der Leber des Hundes bei verschiedenen Diäten. [Aus BOLLMANN u. MANN: „Physiologie der geschädigten Leber". Erg. Physiol. 38 (1936).]

Diät	Lebergewicht / Körpergewicht		Gehalt der Leber an					
			Fett		Glykogen		Wasser	
	niedrig	hoch	niedrig	hoch	niedrig	hoch	niedrig	hoch
Gemischte Kost	1,8	3,3	1,6	5,2	0,82	7,09	68,4	74,6
Standard-Kost	2,2	2,8	1,8	2,8	4,73	6,74	73,2	76,2
Fleischkost	3,1	4,4	2,3	3,1	2,26	5,90	70,2	72,7
Kohlehydratkost	4,4	4,6	1,7	2,3	7,12	11,05	71,8	73,2
Fettkost	4,1	7,5	23,4	52,2	0,07	2,32	35,6	57,4
Hunger	2,5	3,4	5,2	15,7	0,29	2.10	65,8	73,6

Die Spalten niedrig und hoch geben die Grenzwerte der Bestimmungen an.

Schon beim gesunden Hund ist die chemische Zusammensetzung der Leber außerordentlich von der Ernährung abhängig. Tabelle 1 zeigt die Veränderung von Gewicht, Fett-, Glykogen- und Wassergehalt der Leber bei Durchführung einseitiger Kostformen durch 30 Tage. Die verschiedene Widerstandsfähigkeit der Leber in Abhängigkeit von der Ernährung tritt besonders bei experimentellen Leberschädigungen hervor. Bei Unterbindung des Gallenganges bleiben die Hunde 1 Jahr am Leben, wenn sie eine kohlehydratreiche Kost erhalten. Bei ausschließlicher Fleischnahrung gehen sie im Verlauf einer Woche zugrunde, wenn die Unterbindung bereits 2—3 Monate besteht. Erhalten die Tiere nur 1—2 Tage reine Fleischkost, so entwickelt sich häufig ein Ascites, oft schon 24 Stunden nach der Fleischmahlzeit. Wird wieder fleischfreie Kost gegeben, so geht der Ascites wieder zurück. Bei Wiederholung dieses Versuches werden die zur Erzeugung des Ascites notwendigen Fleischmengen immer kleiner und die Rückbildung der Flüssigkeitsansammlung dauert immer länger. Wahrscheinlich sind hierfür die wasserlöslichen nichteiweißartigen Extraktivstoffe des Fleisches maßgebend. Bei der Vergiftung mit Tetrachlorkohlenstoff und Chloräthan in kleinen Dosen tritt keine Schädigung ein, wenn die Leber glykogenreich war; wohl aber, wenn der Fettgehalt der Leber hoch war. In einer Versuchsserie wurde ein Teil der Tiere fettreich, ein zweiter eiweißreich und der Rest mit einer kohlehydratreichen gemischten Diät ernährt, und alle mit der gleichen Menge Tetrachlorkohlenstoff vergiftet. Nach 4 Wochen waren alle fettreich ernährten Tiere tot. Nach 3 Monaten hatten die eiweißreichernährten Tiere Ascites oder waren gestorben. Die übrigen waren in guter Verfassung, obwohl autoptisch alle Tiere Zeichen der Lebercirrhose boten. Auch durch Alkohol konnten bei fettreich ernährten Tieren schwerere Veränderungen erzielt werden als bei normaler Kost. War der Glykogengehalt der Leber doppelt so hoch wie normal, so war die Alkoholwirkung deutlich herabgesetzt. Kohlehydratreiche Ernährung vor einer Leberoperation und Traubenzuckerinjektion nach der Operation führte zu einer erheblichen Senkung der Operationssterblichkeit der Tiere.

β) Vergiftung mit Toluylendiamin und Phenylhydrazin.

Eine große Rolle in der Lehre von den Bildungsstätten des Bilirubins hat die Vergiftung der Versuchstiere mit Toluylendiamin gespielt, die zum Auftreten von Hämolyse und Ikterus führt. Aus dem Auftreten von Leberverfettung und der prompten direkten Bilirubinreaktion im Serum muß angenommen werden, daß der Toluylendiamin neben dem vermehrten Blutzerfall und dem dadurch bedingten hämolytischen Ikterus auch zu einer direkten Leberschädigung führt (näheres s. Kapitel Bilirubinentstehung). WOLFF fand eine verminderte Galaktosetoleranz nach Toluylendiaminvergiftung und bestätigte so das Vorliegen einer Leberschädigung. Die Bildung der Gallensäuren ist dagegen nach MCGOWAN, BOLLMANN und MANN im Gegensatz zu anderen schweren Lebervergiftungen nicht wesentlich gestört. Phenylhydrazin ähnelt in seinem Wirkungsmechanismus dem Toluylendiamin, nur daß die hämolytische Komponente noch ausgesprochener ist als die hepatotoxische.

γ) Vergiftung mit Allyl- und Pyrrolderivaten.

Bei Infektionskrankheiten, Nahrungsmittelvergiftungen, Schlafmittelvergiftungen, beim Icterus simplex, beim Morbus Basedow u. a. wurden von Pathologen, insbesondere RÖSSLE, Veränderungen an der Leber festgestellt, die RÖSSLE als seröse Entzündung bezeichnete. Sie bestehen in dem Auftreten einer eiweißhaltigen Flüssigkeit in den Gewebsspalten der Leber, die zwischen Leberzellen und Blutgefäßen liegen und als DISSEsche Räume bezeichnet werden. Die eiweißhaltige Flüssigkeit stammt, wie die Verminderung der Blutmenge zeigt (EPPINGER), aus dem Blutplasma. Die DISSEschen Räume sind in diesen Fällen durch die eiweißreiche Flüssigkeit erweitert, die Capillarwände zeigen eine Verdickung. Diese seröse Entzündung, die sich auch an anderen Organen findet, wird von RÖSSLE als erstes Anfangsstadium der Lebercirrhose angesehen. EPPINGER ist es nun gelungen, dieses Bild der serösen Entzündung im Tierexperiment durch Verabfolgung von Allyl- und Pyrrolderivaten per os oder durch Injektion zu erzeugen. Wird einem Hunde Allylformiat verabfolgt, so zeigt die Leber — in ausgedehntem Maße auch der Magen — eine Vergrößerung und ein Ödem, das sich auch auf die Gallenblase erstreckt. Die histologische Untersuchung ergibt jene Verbreiterung der DISSEschen Räume, die mit einer eiweißhaltigen Flüssigkeit gefüllt sind. Später zeigt sich eine Verdickung der Capillarwände. Im weiteren Verlauf werden die Leberzellen aus ihrem Zellgefüge herausgedrängt und nekrotisch (II. Stadium). Schließlich werden auch die Blutcapillaren zerstört, so daß das Blut in direkte Berührung mit den zerfallenden Leberzellen kommt (III. Stadium).

Das I. Stadium der serösen Entzündung kann sich bei Aufhören der Schädigung vollkommen wieder zurückbilden. Ähnliche Veränderungen können auch durch Pyrrolderivate erzeugt werden. Man erhält hierbei ein Bild, das der akuten Leberatrophie sehr ähnlich ist. Während bei der Allylformiatvergiftung besonders die Läppchenperipherie geschädigt wird, sind bei der Pyrrolvergiftung vorwiegend die zentralen Abschnitte befallen. Das Studium der Leberschädigungen durch Allyl- und Pyrrolderivate ist deshalb so interessant, weil sie eine weitgehende Ähnlichkeit mit den Leberveränderungen bei akuten Infektionskrankheiten, Verbrennungen, bestimmten Kampfgasvergiftungen, beim Morbus Basedow und beim Leberzellschaden verschiedenster Grade (akute ikterische Hepatopathie, akute gelbe Leberatrophie, beginnende Lebercirrhose) haben, wobei alle Übergänge zwischen leichten und schwersten Formen gefunden werden. Die weiteren Untersuchungen über die Auswirkungen der serösen Entzündung an der Leber durch EPPINGER und Mitarbeiter haben ergeben, daß das normale elektrische Potentialgefälle zwischen Blut und Leberzellen vermindert oder aufgehoben wird, wodurch wichtige, dem Stoffaustausch dienende Kräfte ausgeschaltet werden. Gleichzeitig wird beobachtet, daß Kalium aus den Geweben in die Blutbahn austritt und Natrium aus dem Plasma aufgenommen wird. Da das Kalium für die normale Glykogenbildung und den Wasserhaushalt der Leber wichtig ist, bedeutet die Transmineralisation eine weitere schwere Parenchymschädigung zu der durch die Verbreiterung der Gewebsspalten, die Verdickung und Zerstörung der Capillaren bedingten Störung im Stoffaustausch zwischen Leberzelle und Blut. Ohne Wert auf die Bezeichnung seröse „Entzündung" für diesen Vorgang zu legen, kommt EPPINGER auf Grund seiner Untersuchungen zu dem Schluß, daß diese Veränderungen von großer Bedeutung für das Verständnis der Parenchymerkrankungen der Leber sind. Diese Auffassung ist jedoch nicht unwidersprochen geblieben (FISCHER-WASELS, RIBBERT u. a.).

Im weiteren Verlauf der Vergiftung kommt es nach EPPINGER zu einer ausgedehnten Neubildung von periportalem Bindegewebe mit Gallengangswucherungen und Abtrennung von Läppchenteilen. Es kommt jedoch nicht zu dem typischen insulären Umbau des Leberparenchyms, wie wir es bei der menschlichen Cirrhose sehen. EPPINGER sagt daher selbst, daß die Leberveränderungen zwar der RÖSSLEschen Definition der Lebercirrhose entsprechen — chronischer Entzündungsprozeß, der mit Parenchymverlust und Regenerationsbildung einhergeht — nicht aber der weitergehenden Definition von MOON, MANN, GHON, die auch den Umbau des Läppchengefüges als Charakteristikum der Lebercirrhose fordern (s. nächsten Absatz).

δ) Tetrachlorkohlenstoff.

Die zahlreichen Versuche, eine echte LAENNECsche Cirrhose im Tierexperiment zu erzeugen, sind lange erfolglos geblieben. Die Untersuchungen an dem hierzu häufig verwandten Kaninchen sind mit besonderer Vorsicht zu bewerten, da bei diesem Versuchstiere schon spontan eine durch Coccidiosis bedingte chronische Hepatitis vorkommt (Literatur bei RÖSSLE, MOON, EPPINGER). Es ist sehr leicht, bei Kaninchen durch organische und anorganische Gifte eine Fibrose der Leber zu erzeugen, die jedoch eine völlige Übereinstimmung mit dem Bild der LAENNECschen Cirrhose, insbesondere den typischen insulären Umbau vermissen läßt. Es sei hier erwähnt, daß Alkohol allein in keinem Tierversuch imstande war, eine echte Cirrhose zu erzeugen. Aus den Tierversuchen ergab sich, daß folgende Stoffe geeignet sind, Leberveränderungen zu erzeugen, die der strengen begrifflichen Definition der Lebercirrhose standhalten: Phosphor + Alkohol, Manganchlorid + Phenylhydrazin, Teerstoffe, bakterielle Infektionen und Tetrachlorkohlenstoff (MOON).

Nachdem GARDNER, LAMSON und WING, ALBOT und VAN DER SCHUEREN mit Tetrachlorkohlenstoff ausgedehnte Nekrosen mit Regenerationsvorgängen und Fibrose der Leber erzeugt hatten, ist es MANN und BOLLMANN gelungen, an Hunden durch chronische Verabfolgung dieses Giftes typische cirrhotische Veränderungen der Leber hervorzurufen. Da sie nicht nur die morphologischen Veränderungen der Leber genau beschrieben haben, sondern auch eingehende Stoffwechseluntersuchungen bei den Versuchstieren ausgeführt haben, wie es bei keinen der anderen Untersuchungen über experimentelle Cirrhose geschehen ist, sollen ihre Ergebnisse in extenso geschildert werden.

Tetrachlorkohlenstoff kann den Versuchstieren durch die Atmungsluft, per os oder per injectionem zugeführt werden. Immer werden prinzipiell die gleichen Veränderungen an der Leber erzielt. Bei der einmaligen akuten Vergiftung werden die Tiere nach 10—20 Stunden schläfrig, freßunlustig, erbrechen;

dann treten Muskelzuckungen und allgemeine Krämpfe, schließlich der Tod im Koma ein. Überstehen die Tiere die Vergiftung, so verhalten sie sich nach 5—6 Tagen wieder normal. Während der Vergiftung steigt der Blutzucker, um nach 2—3 Tagen in eine Hypoglykämie umzuschlagen. Die maximale Glucosetoleranz bleibt normal bis kurz vor dem Exitus. Der Milchsäuregehalt des Blutes und des Urins ist gesteigert, die Toleranz für intravenös injizierte Milchsäure vermindert, die Galaktoseausscheidung nach Belastung ist gegenüber der Norm vermehrt. Der Harnstoffspiegel des Blutes ist gesteigert, ebenso der Harnsäurespiegel im Blut und Urin. Die Toleranz für injizierte Harnsäure ist vermindert. Nach dem 1. Tag tritt eine Gelbsucht mit Bilirubinvermehrung im Blut, in den Geweben und im Urin auf. Im Urin finden sich geringe Mengen von Gallensäuren. Farbstoffe wie Phenoltetrachlorphenolphthalein, Bromsulfalein und Bengalrot werden retiniert. Der Guanidingehalt des Blutes ist vermehrt, die Alkalireserve herabgesetzt. Kreatinin, Cholesterin, Chloride, Phosphate und Calcium zeigen keine Änderung. Die Autoren weisen jedoch darauf hin, daß die Schwere der Stoffwechselveränderungen nicht immer mit der Intensität der mikroskopisch sichtbaren Leberschädigung übereinstimmt. Die zentralen Läppchenabschnitte zeigen unscharfe Zellgrenzen und pyknotische Kerne. Kleine Blutungen und Ansammlungen von Leukocyten, Lymphocyten und Histiocyten treten auf. Nach einigen Tagen sind die nekrotischen Zellen durch normale ersetzt; die Gitterstruktur ist noch nach Monaten verändert. Wird etwa 2—5mal wöchentlich Tetrachlorkohlenstoff gegeben, so entwickelt sich im Laufe von etwa 2—6 Monaten eine typische LAENNECsche Cirrhose, wie aus den der Arbeit beigegebenen Mikrophotogrammen ersichtlich ist, mit grober und feiner Körnelung der Leber, typischem insulärem Umbau des Leberparenchyms, Bindegewebs- und Gallengangswucherungen und dem typischen Nebeneinander von destruktiven und reparativen Prozessen. Der Bilirubingehalt des Blutes ist dauernd erhöht und allmählich entwickelt sich ein Kollateralkreislauf und ein Ascites, besonders bei Ernährung mit Fleisch. Wird die Zufuhr von Tetrachlorkohlenstoff abgesetzt, so erholen sich die Tiere in wenigen Wochen. Einige Monate später ist nur noch die starke Ausbildung von Kollateralen sowie die Granulierung der Leber und die Zerstörung des normalen Läppchengefüges nachweisbar. Bilirubinämie und Ascites sind verschwunden, alle Funktionsproben der Leber sind wieder normal. Mit dem Aufhören der Schädigung verschwinden auch die Stoffwechselstörungen. Das restierende Parenchym reicht also offenbar aus, um die Stoffwechselaufgaben der Leber zu bewältigen. Lediglich die narbigen Veränderungen der Leber und die dadurch bedingte Behinderung des Pfortaderkreislaufes bleibt bestehen. Es darf uns also nicht wundern, wenn wir auch in der menschlichen Pathologie in einem erheblichen Prozentsatz der Fälle von Lebercirrhose Störungen im Verlauf des intermediären Stoffwechsels und der Funktionsproben vermissen.

3. Der Gallenstoffwechsel.

a) Sekretion, Menge und Zusammensetzung der Galle.

Das Studium der normalen Gallensekretion wird erschwert durch die Unmöglichkeit, reine Galle durch längere Zeit ohne Anwendung tief in den ganzen Stoffwechsel eingreifender Operationen zu gewinnen. Bei der Duodenalsondierung erhält man ein Gemisch von Lebergalle, Blasengalle, Duodenalsekret und Pankreassaft, und zwar nur einen unbekannten Bruchteil der tatsächlich sezernierten Menge. Bei der Anlegung einer Gallenfistel kann man wohl reine Galle gewinnen, aber deren Zusammensetzung entfernt sich nach kurzer Zeit immer mehr von den physiologischen Werten, denn ein großer Teil der Gallenbestandteile, besonders die Gallensäuren, das Cholesterin, die Abbauprodukte des

Bilirubins, das Wasser und die Salze werden normalerweise im Darm resorbiert und wieder in die Galle ausgeschieden, so daß der Ausfall dieses „enterohepatischen Kreislaufs“ zu einer erheblichen Änderung der Zusammensetzung der Fistelgalle führt. Die Galle ist nicht nur ein Exkret zur Beseitigung von Abfallprodukten, sondern in erster Hinsicht ein wichtiges Sekret besonders für den normalen Ablauf der Resorption im Darm.

Nach älteren Auffassungen erfolgt die Sekretion der Galle kontinuierlich. FORSGREN, JORES haben dagegen eine rhythmische Tätigkeit der Leberzellen hinsichtlich der Gallensekretion festgestellt. KOSTER, SHAPIRO und LERNER haben an Gallenfisteln festgestellt, daß während des Wachens die Sekretion größer ist als im Schlaf. Eine weitere Periodizität wird in die Gallenausscheidung in den Darm durch die Tätigkeit der Gallenblase gebracht. Im Ruhezustand ist der Sphincter Oddi geschlossen, so daß die Galle in die Gallenblase fließt, wo sie durch Resorption von Wasser, Salzen, Cholesterin, Gallensäuren, vielleicht auch Bilirubin auf das 5—10fache eingedickt wird. Treten Nahrungsstoffe in das Duodenum über oder werden künstliche Reize angewandt, so kann eine Kontraktion der Gallenblase bei gleichzeitiger Erschlaffung des Sphincter Oddi erfolgen, so daß Leber und Blasengalle in das Duodenum übertritt. Nach BRUGSCH bezeichnet man die eigentliche Sekretion der Galle als Cholerese, die Austreibung der Galle als Cholekinese oder Cholagogie.

Die täglich sezernierte Gallenmenge beim Menschen wird auf 500—1100 ccm mit etwa 16—35 g fester Substanz (BRUGSCH und HORSTERS) 660—700 ccm (FOX) geschätzt, die tägliche Pankreassaftsekretion soll 400—800 ccm betragen (GLÄSSNER). Vergleicht man diese Werte mit der durchschnittlichen Harnmenge von 1200—1500 ccm und etwa 60 g fester Substanz, so erscheint die Beteiligung der Leber an der Ausscheidung von Wasser und festen Substanzen sehr beträchtlich. Es muß aber berücksichtigt werden, daß der größte Teil des Wassers und ein großer Teil der festen Bestandteile der Galle wieder im Darm resorbiert wird, so daß man dies nicht als eine endgültige Ausscheidung wie bei der Niere betrachten kann. In der Galle werden mehr alkalische, im Harn meist mehr saure Valenzen ausgeschieden. HORSTERS spricht daher der Galle eine wichtige Rolle in der Regulation des Säurebasengleichgewichts zu. Nahrungszufuhr, besonders von Fleisch und Fett, steigert die Gallensekretion, Hungern und Dursten setzt die sezernierte Gallenmenge stark herab (BALTACEANU und VASILIOU), ebenso nimmt beim Gallenfistelhund die Gallensekretion bei Arbeit stark ab, auch Zuckergaben per os in größeren Mengen soll den Gallenfluß herabsetzen (SCHWARZ).

Die Zusammensetzung der normalen Galle ist oft eingehend untersucht worden. Die Tabelle von BRUGSCH und HORSTERS gibt eine Übersicht auf Grund eingehender Analysen.

Der biologisch wichtigste Bestandteil sind zweifellos die Gallensäuren, die in der Galle hauptsächlich als Alkalisalze der gepaarten Gallensäuren, in geringer Menge als freie Gallensäuren vorhanden sind. Sie sind von großer Bedeutung für die Resorption der Fette, Lipoide, Sterine und wahrscheinlich auch anderer wasserunlöslicher Substanzen. Die Gallensäuren wirken anscheinend auch auf die Darmperistaltik fördernd. Die Färbung der Galle ist bestimmt durch den Gehalt an Bilirubin. Neben Bilirubin findet sich, besonders in der infizierten Galle, Biliverdin, ein Oxydationsprodukt des Bilirubins, das von LEMBERG als Zwischenstufe im Hämoglobinabbau zu Bilirubin angesehen wird. In geringen Mengen ist Urobilinogen und Urobilin vorhanden, vermehrt unter pathologischen Bedingungen (bestimmte Ikterusformen, bakterielle Infektion der Gallenwege). Bei gewissen Leberschädigungen finden sich auch Porphyrine in der Galle, ebenso bei der Porphyrinurie. Funktionen des Gallenfarbstoffes und

Tabelle 2. Vergleichende Übersicht der Gallenausscheidung beim Menschen.
[Aus HORSTERS: Physiologie und Pathologie der Galle. Erg. Physiol. **34** (1932).]

	Ausscheidung innerhalb 24 Stunden		Bemerkungen
	1. durch die Galle (Lebergalle)	2. durch den Harn	
Menge	600—1000 ccm	1200—1500 ccm	70 kg schwerer
Spez. Gewicht	1008—1016	1012—1030	gesunder Mensch
Trockengehalt	16,3—35,2 g	55—70 g	
p_H	6,52—7,89*	5,24—5,51**	*OKADA: Mittel: 7,8
Nucleoalbumin	Spuren	0,8—1,6 g	**HÖBER
Mucin + Farbstoff	2,76—9,1 g (1 g Mucin)	etwa 2,0 g	
Eiweiß	⌀	⌀	***
Gallensaure Alkalien	2,6—18,2 g***	178—7,6‰	9,04—18,24, HAMMARSTEN
Taurocholat	0,6—3,0 g	(GIORDANO)	2,08—3,034, ,,
Glykocholat	2,04—16,1 g	⌀	6,27—16,1, ,,
Cholesterin	0,48—1,6 g	⌀	0,63—1,6, ,,
Fette und Lipoide	0,22—0,96 g	⌀	
Harnstoff		25—35 g	.
Eisen	0,4 bis 12—115 mg	0,5—11,0 mg	(YOUNG, DOMINICI, REICH)
Kalk	80—100 mg	90—180 mg	(GILLERT, OHTA)
Lösliche Salze	6,7—8,07 g	etwa 20,0 g	
Unlösliche Salze	0,21—0,49 g	etwa 5,0 g	

seiner Derivate im Darm sind noch unbekannt. Cholesterin findet sich in der Galle vorwiegend in freier Form, in geringer Menge als Cholesterinester (RIEGEL, RAVDIN und ROSE). Die physiologische Bedeutung des Cholesterins wird im Aufbau der Zellmembranen und in der Entgiftung körperfremder Stoffe vermutet. Ferner finden sich noch in der Galle Phosphatide, Fettsäuren, Ätherschwefelsäuren, Glykuronsäuren, Harnsäure, Harnstoff, Albumine und Vitamine in geringer Menge. Mucine stammen aus den Schleimdrüsen der abführenden Harnwege und wirken unter anderem als Schutzkolloide für die übersättigte Lösung einzelner Gallenbestandteile. Die wichtigsten anorganischen Bestandteile sind Eisen als Abfallprodukt des Hämoglobinstoffwechsels, ferner Natrium, Calcium, Phosphor, in geringen Mengen Kalium, das bei Leberschädigung vermehrt ausgeschieden wird. Die Reaktion der Galle ist meist leicht alkalisch. Die Konzentrationsänderungen der einzelnen Gallenbestandteile werden in den diesbezüglichen Kapiteln abgehandelt.

Eine besondere Eindickung der Galle findet sich bei Krankheiten mit vermehrtem Blutzerfall. Besonders arm an Gallenbestandteilen ist die sog. „weiße Galle". Hiermit ist nicht gemeint die Galle, die sich bei Cysticusverschluß im Hydrops vesicae felleae findet, wobei die festen Substanzen und der Gallenfarbstoff von den Gallenwegen rückresorbiert worden sind, sondern um ein seltenes Vorkommnis, das bei Cholangitis, Choledochusverschluß und schweren Leberschädigungen beobachtet wurde, wobei ein besonderer Mangel an Gallenfarbstoffen, Gallensäuren und Cholesterin festgestellt werden kann (MELCHIOR, ARONSOHN). Selten wird auch eine Hypercholorrhöe bei Gallenfisteln beobachtet, die zu Wasserverarmung des Körpers und zu Hypochlorämie führen kann (MELCHIOR). Die Gallensekretion hängt auch von der Leberdurchblutung ab. Nach Unterbindung der Pfortader hört der Gallenfluß auf (ROGER). Umgekehrt ist Steigerung der Gallensekretion durch Choleretica mit Zunahme der Leberarteriendurchblutung verbunden (SCHWIEGK).

Hinsichtlich des Wirkungsmechanismus kann man zwei Arten von Choleretica unterscheiden (CHABROL und CHARONNAT): direkte und indirekte Choleretica. Die direkten Choleretica wirken auch bei intravenöser Anwendung auf die

Leberzellen selbst sekretionssteigernd. Hierher gehören die gallensauren Salze, das Atophan, gewisse Phenolabkömmlinge, besonders die Salicylsäure, Histamin, ölsaures Natrium, die Drogen von gewissen Compositae und Labiatae, von Curcuma, schwarzem Rettich usw., deren wirksame Stoffe meist aromatische Säuren sind. Demgegenüber stehen die indirekt wirkenden Choleretica, die nur per os, und zwar durch Anregung der Secretinbildung im Darm zur Wirkung kommen; dazu gehören das Magnesiumsulfat, die verdünnte Salzsäure und die galletreibenden Nahrungsstoffe. Von den Nahrungsstoffen wirken besonders Fleisch und Fett choleretisch. Die stärkste galletreibende Wirkung entfalten die Gallensäuren sowohl bei peroraler wie bei intravenöser Anwendung, mit besonderer Zunahme der Gallensäureausscheidung in der Galle. Nach intravenöser Salyrganinjektion erhält man eine Steigerung der Gallenmenge und der Trockensubstanz der Galle (ISOBE). Pilocarpin und Cholin vermehren die Gallenmenge und vermindern die festen Bestandteile; Atropin und Adrenalin wirken umgekehrt (ISOBE). Atophanyl und Salicylsäure steigern die Sekretion einer substanzarmen Galle. Coffein und Harnstoff steigern die Ausscheidung von Wasser und von festen Bestandteilen, Histamin bewirkt eine wasserreiche Sekretion (ISOBE).)

b) Die Gallenfarbstoffe.

α) Chemie des Bilirubins, seiner Vorstufen und seiner Umwandlungsprodukte.

Die Gallenfarbstoffe werden sämtlich aus dem Hämoglobin des Blutes gebildet. Zum Verständnis dieser Umbildung ist eine Darstellung der chemischen Struktur des Hämoglobins, seiner Vorstufen und Umwandlungsprodukte notwendig, deren Kenntnis wir überwiegend den Untersuchungen von HANS FISCHER verdanken. Wir folgen hier im wesentlichen der sehr instruktiven Darstellung der Verhältnisse von LEHNARTZ. Da eine Anzahl der wahrscheinlich vorhandenen Zwischenstufen noch nicht bekannt ist, und da bisher als einheitlich aufgefaßte Körper offenbar in verschiedenen Modifikationen auftreten können, wird die im folgenden gegebene Darstellung in Zukunft noch einige Abwandlungen erfahren.

Bei vorsichtiger Spaltung des Hämoglobins ohne Denaturierung erhält man den eisenhaltigen Farbstoffanteil, jetzt Protohäm genannt, und den Eiweißstoff Globin. Das Protohäm ist bei allen Hämoglobinarten der verschiedenen Tiere identisch, das Globin dagegen, dessen Aufbau noch nicht bekannt ist, bedingt die unterschiedlichen Eigenschaften der verschiedenen Hämoglobinarten. Der Aufbau des Häm ist jetzt genau bekannt. Es kann auch synthetisch hergestellt werden.

Die kleinste Einheit aller dieser Farbstoffe ist das Pyrrol, ein N-haltiger, heterocyclischer Ring.

```
HC — CH
 ‖    ‖
 C    C
  \  /
   NH
```

Pyrrol.

Fügt man 4 Pyrrolkerne unter Bindung mit 4 Methingruppen (— CH =) zu einem Ring zusammen, so erhält man das Porphin, den Grundkörper des Blutfarbstoffes.

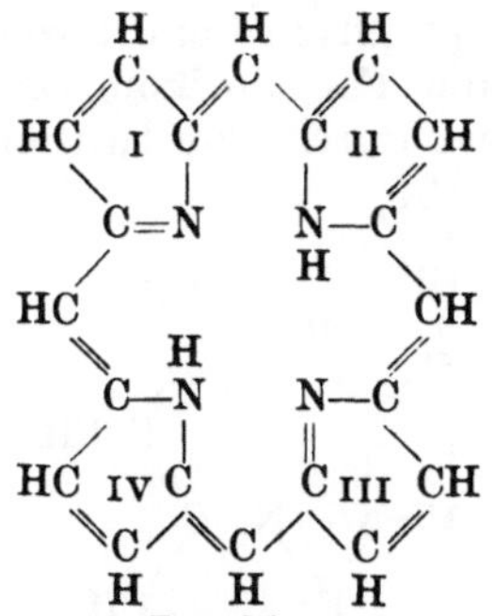

```
        H       H       H
        C       C       C
   HC   I  C        C  II  CH
           C=N      N—C
                    H
   HC                      CH
           H
           C—N      N—C
   HC  IV  C        C  III  CH
        C       C       C
        H       H       H
```

Porphin.

Werden 8 von den H-Atomen des Porphins durch Methyl-(CH_3) und Äthylgruppen (C_2H_5) ersetzt, so kommt man zu den Ätioporphyrinen. Je nach der Reihenfolge, in der diese Gruppen eingeführt werden, erhält man 4 Ätioporphyrine, die sämtlich von H. FISCHER synthetisch dargestellt sind. Für den Aufbau des Hämoglobinmoleküls kommt jedoch nur das Ätioporphyrin III in Frage, das folgende Konstitution besitzt (1. 3. 5. 8 — Tetramethyl, 2. 4. 6. 7 Tetraäthylporphin).

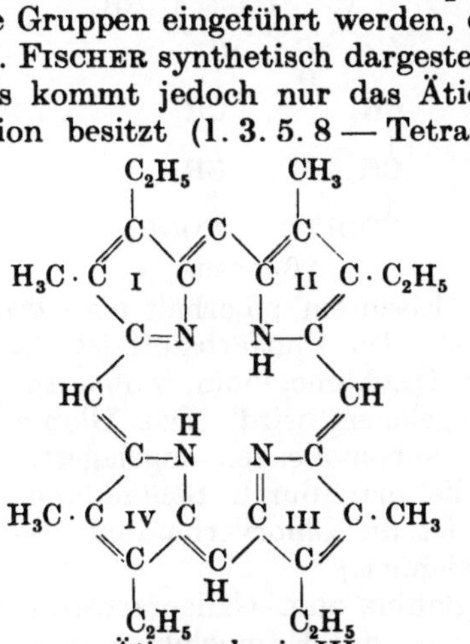

```
            C2H5          CH3
             C      C      C
   H3C·C  I  C            C  II  C·C2H5
             C=N      N—C
                      H
   HC                        CH
             H
             C—N      N—C
   H3C·C IV  C            C  III  C·CH3
             C      C      C
                    H
            C2H5          C2H5
```

Ätioporphyrin III.

Wird nun am Pyrrolkern I und II die gesättigte Äthylgruppe durch die ungesättigte Vinylgruppe (— CH = CH_2) und am Pyrrolkern III und IV die Äthylgruppe durch einen Proprionsäurerest (— CH_2 — CH_2 — COOH) ersetzt, so kommt man zum Protoporphyrin.

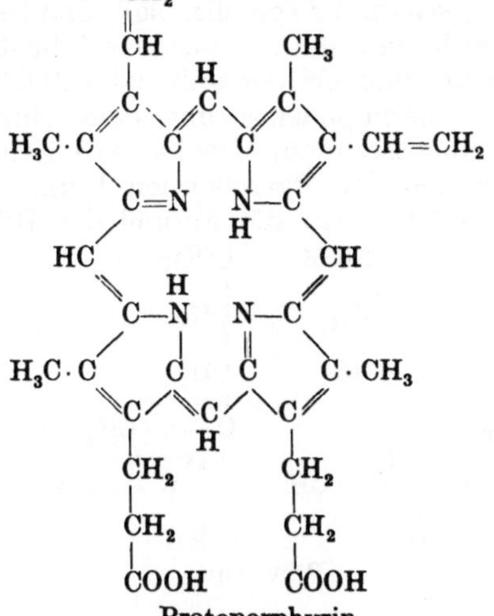

```
            CH2
            ||
            CH             CH3
                   H
            C      C       C
   H3C·C      C         C      C·CH=CH2
             C=N      N—C
                      H
   HC                        CH
             H
             C—N      N—C
   H3C·C      C         C      C·CH3
            C      C       C
                   H
            CH2            CH2
            CH2            CH2
            COOH           COOH
```

Protoporphyrin.

Führt man in das Protoporphyrin ein zweiwertiges Eisenatom ein, so erhält man das Protohäm, die Farbstoffkomponente des Hämoglobins. Die Bindung des Eisenatoms findet durch Substitution zweier NH-Gruppen statt.

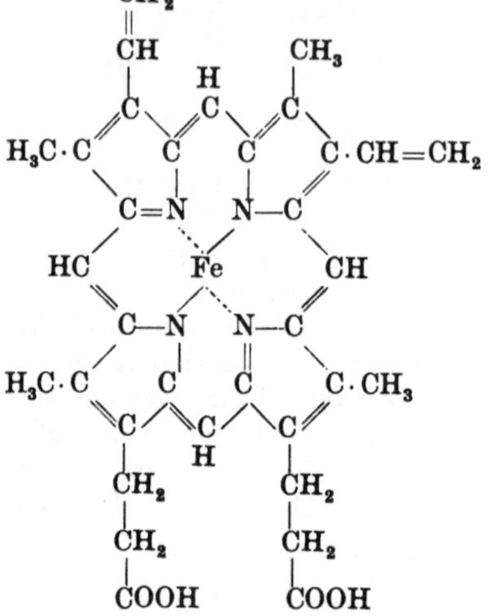

```
             CH2
             ||
             CH             CH3
             |       H      |
             C       C      C
           //  \   //  \  //  \
     H3C·C        C        C       C·CH=CH2
          \       |        |      //
           C  =  N        N  —  C
          /        ··   /        \
       HC             Fe           CH
          \\        /  ··        //
           C  —  N        N  —  C
          /       |       ||      \
     H3C·C        C        C       C·CH3
          \\    /  \\    /  \    //
             C        C        C
             |        H        |
             CH2               CH2
             |                 |
             CH2               CH2
             |                 |
             COOH              COOH
```

Protohäm.

Führt man dreiwertiges Eisen ein, so erhält man Protohämin, von dem sich das Methämoglobin ableitet. Im Blutfarbstoff ist das Eisen in zweiwertiger Form vorhanden, auch im Oxyhämoglobin, wobei an das zentrale Eisenatom ein Molekül Sauerstoff angelagert wird. Das Globin wird ebenfalls an das zentrale Eisenatom durch Nebenvalenzen angelagert. (Die früher als Hämin bezeichnete Verbindung, die man durch Behandlung des Blutfarbstoffes mit NaCl und Eisessig erhält, ist die Chlorverbindung des Protohämins und wird jetzt als Chlorhämin bezeichnet.)

Der Abbau des Hämoglobins zum Gallenfarbstoff geht nun in der Weise vor sich, daß der Porphinring des Hämoglobins zwischen den Pyrrolringen I und II unter oxydativer Abspaltung der Methingruppe gesprengt wird, so daß unter Verlust des Eisens und des Globins ein grüner Farbstoff entsteht, das Biliverdin. Nach den Untersuchungen von LEMBERG und WYNDHAM sind fast alle Organe imstande, unter anaeroben und aeroben Verhältnissen Biliverdin in Bilirubin umzuwandeln, was dafür sprechen soll, daß bei der Bilirubinbildung im Körper zunächst Biliverdin gebildet und dieses in Bilirubin umgewandelt wird. Andere Autoren nehmen an, daß bei der anhepatocellulären Bildung des Bilirubins zunächst die Globinkomponente mit dem Bilirubin in Verbindung bleibt (s. Kapitel Bilirubinentstehung). Denkt man sich den Protoporphyrinring in dieser Weise zwischen den Pyrrolkernen I und II gespalten und nun als Kette dargestellt, so erhält man die Formel des Biliverdins.

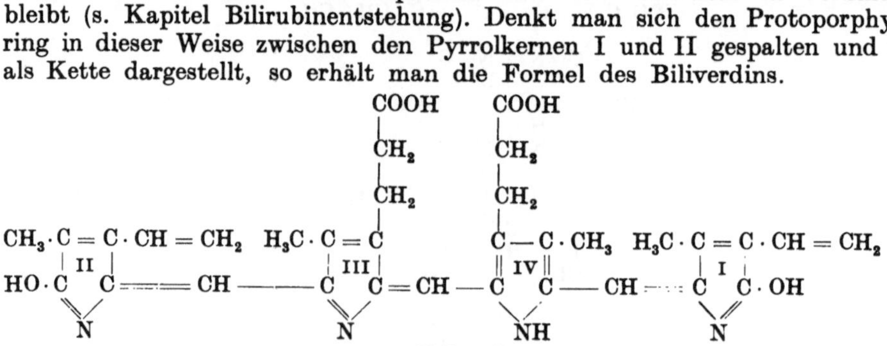

```
                                   COOH        COOH
                                   |           |
                                   CH2         CH2
                                   |           |
                                   CH2         CH2
                                   |           |
CH3·C = C·CH = CH2      H3C·C = C              C — C·CH3   H3C·C = C·CH = CH2
    |  II |                 | III |            || IV ||         |  I  |
HO·C      C ===== CH ————— C      C = CH — C      C — CH ==== C      C·OH
    \\   /                  \\   /           \    /            \   //
      N                       N                NH                N
```

Biliverdin.

Der genauere Gang dieser Umwandlung ist augenblicklich noch Gegenstand eingehender Untersuchungen (H. FISCHER, LEMBERG).

Biliverdin bildet sich unter Aufnahme von 2 H und Vereinigung der OH-Gruppe mit der Vinylgruppe an Ring I zu einem hydrierten Furanring zu Bilirubin um.

```
                                COOH       COOH
                                 |          |
                                CH2        CH2
                                 |          |
                                CH2        CH2
                                 |          |
H3C·C = C·CH = CH2   H3C·C — C          C — C·CH3   H3C·C = C — CH2
    | II |                ‖ III ‖        ‖ IV ‖          |  I |   |
HO·C    C ═══ CH ─────── C     C — CH2 — C     C ── CH ══ C    C   CH2
    \\  /                  \   /           \   /            \\  / \  /
     N                      NH               NH               N    O
```

Bilirubin.

Bilirubin und das in alten Hämatomen auftretende Hämatoidin sind identische Körper (H. FISCHER). Bei der Reduktion des Bilirubins durch die Darmbakterien entsteht Mesobilirubin, wobei durch Aufnahme von 4 H-Atomen die Vinyl- in Äthylgruppen umgewandelt werden.

```
                                COOH       COOH
                                 |          |
                                CH2        CH2
                                 |          |
                                CH2        CH2
                                 |          |
H3C·C = C·C2H5   H3C·C — C          C — C·CH3   H3C·C = C·C2H5
    |     |           ‖     ‖        ‖     ‖          |     |
HO·C     C ══ CH ── C     C — CH2 — C     C ── CH ══ C     C·OH
    \\  /              \   /           \   /            \   //
     N                  NH               NH               N
```

Mesobilirubin.

Bei noch weitergehenden Reduktionen im Darm entsteht unter Aufnahme von 4 H-Atomen Mesobilirubinogen = Urobilinogen.

```
                                COOH       COOH
                                 |          |
                                CH2        CH2
                                 |          |
                                CH2        CH2
                                 |          |
H3C·C — C·C2H5   H3C·C — C          C — C·CH3   H3C·C — C·C2H5
    ‖     ‖           ‖     ‖        ‖     ‖          ‖     ‖
HO·C     C ── CH2 ── C     C — CH2 — C     C ── CH2 ── C     C·OH
    \   /              \   /           \   /            \   /
     NH                 NH               NH               NH
```

Mesobilirubinogen = Urobilinogen.

WATSON glaubt, daß im Urin und Stuhl zwei verschiedene Urobilinogene A und B vorliegen.

Durch Zutritt von Luftsauerstoff wird Urobilinogen in Urobilin verwandelt, das früher für identisch mit Mesobilirubin gehalten wurde. Es enthält jedoch 2 H-Atome mehr als das Mesobilirubin.

```
                                COOH       COOH
                                 |          |
                                CH2        CH2
                                 |          |
                                CH2        CH2
                                 |          |
H3C·C — C·C2H5   H3C·C — C          C = C·CH3   H3C·C — C·C2H5
    ‖     ‖           ‖     ‖        |     |          ‖     ‖
HO·C     C ── CH2 ── C     C — CH = C     C ── CH2 ── C     C·OH
    \   /              \   /           \   //           \   /
     NH                 NH               N                NH
```

Urobilin.

Stercobilin, das die braune Färbung des Stuhles bedingt, wurde früher für identisch mit Urobilin gehalten. Man nimmt jetzt jedoch an, daß es noch 4 H-Atome mehr enthält als Urobilin. Ferner ist im Stuhl noch das chemisch nicht genau bekannte Kopronegrin als Abbauprodukt des Blutfarbstoffes nachzuweisen. Eine Besprechung der Chemie der für die Leberfunktionen interessanten Porphyrine würde hier zu weit führen (s. S. 1152).

β) Über den Ort der Bilirubinentstehung.

Das Problem der Bildungsstätte des Gallenfarbstoffes ist in seiner historischen Entwicklung mit der Fülle geistreicher Versuchsanordnungen und dem ständigen Wechsel der Lehrmeinungen eines der reizvollsten Kapitel der Physiologie. Trotzdem soll, um den Umfang dieser physiologischen Einleitung nicht zu sehr zu vergrößern, hier darauf verzichtet werden, die mühselige Forscherarbeit in zeitlicher Folge zu schildern, die Schritt für Schritt diese Frage seiner Lösung näher gebracht hat. Es sollen nur die wichtigsten Ergebnisse und Arbeiten besprochen werden. (Erschöpfende Darstellung bei LEPEHNE.)

Schon JOHANNES MÜLLER beschäftigte sich mit der Frage: Dient die Leber nur der Ausscheidung des an anderen Stellen des Körpers gebildeten Bilirubins oder ist die Leber — und nur sie allein — der Bildungsort des Gallenfarbstoffes. Auf Grund seiner bereits erwähnten Versuche am Frosch nach Leberexstirpation kam er zu der Anschauung, daß Bilirubin nur in der Leber entsteht. Die Meinung erfuhr später durch die Versuche von NAUNYN und MINKOWSKI eine neue Stütze, die an der leberlosen Gans durch Arsenwasserstoff keine Gallenfarbstoffbildung erreichen konnten. Die Ansicht, daß auch ohne die Leber Bilirubin im Körper gebildet werden könne, ist zuerst von VIRCHOW geäußert worden, der in alten Hämatomen Krystalle nachweisen konnte, die die GMELINsche Bilirubinprobe zeigten. Wenn er ihnen den Namen Hämatoidin gab, so aus dem Grunde, weil er die Identität der beiden Farbstoffe damals nicht beweisen konnte. Nachdem zahlreiche Untersucher mit den aus alten Blutergüssen gewonnenen Hämatoidinkrystallen typische Bilirubinreaktionen auslösen konnten (JAFFE, HOPPE-SEYLER, SALKOWSKI, NAUNYN, HIJMANS, V. D. BERGH, MCNEE, MAKINO, KURISHITA, RICH und BUMSTEAD), gelang HANS FISCHER 1923 der sichere chemische Beweis, daß Hämatoidin und Bilirubin identische Körper sind. Es ist damit also sichergestellt, daß auch außerhalb der Leber Bilirubin gebildet werden kann.

Dieses in Blutergüssen vorhandene Bilirubin tritt im allgemeinen nicht in meßbarer Menge in das Blutserum und die Körpergewebe über. BAUER und SPIEGEL berichten allerdings über einen Patienten mit traumatischem Hämothorax und einem Bilirubinspiegel von 1,9 B.E. Ähnliche Beobachtungen bei großen Blutergüssen und bei Gehirnblutungen konnten LEPEHNE, S. NEUMANN, SOEJIMA und WILDER, EPPINGER berichten. Die in diesen Fällen beobachtete Gelbfärbung der Haut scheint aber zum Teil auch durch Hämatin bedingt zu sein.

Die Befunde fanden ihre weitere Bestätigung in Versuchen am leberlosen Hund von MANN und MAGATH, die zeigen konnten, daß nach Entfernung der Leber im Serum und in den Geweben ein gelber Farbstoff auftritt, der alle Bilirubinreaktionen zeigt. ENDERLEN, THANNHAUSER und JENKE führten den Beweis, daß die Gelbfärbung des Serums beim leberlosen Hund noch durch einen zweiten Farbstoff verstärkt wird, der nicht Bilirubin ist und den sie Xanthorubin nannten. Einen ähnlichen Farbstoff konnten sie im Serum beim hämolytischen Ikterus nachweisen. DUESBERG vermutet, daß es sich bei diesem Farbstoff um Hämatin handelt. Injiziert man dem leberlosen Tier Hämoglobin, so nimmt der Bilirubingehalt des Serums weiter zu, bis zu Werten von 2,5 mg-%.

Es ergab sich nun die Frage, ob die Bildung von Bilirubin aus Hämoglobin an die Gegenwart von Zellen gebunden ist oder ob diese Umwandlung extracellulär humoral vor sich geht. LESCHKE konnte durch Zusatz von zellfreiem Liquor zu Erythrocyten Bilirubinbildung in vitro erzielen. BRUGSCH und POLLAK glaubten durch Behandlung von Hämoglobin mit Brenzcatechin einen Farbstoff mit Bilirubineigenschaften zu erhalten. SOEJIMA und H. v. CZIKE desgleichen im Citratblut. Für eine extracelluläre Bilirubinbildung sprechen auch die Bilirubinbefunde in allen Blutergüssen, wo das Bilirubin meist zentral inmitten des nekrotischen Gewebes gelegen ist, während Hämosiderin in den lebenden Zellen der Randzone gefunden wird. NEUMANN glaubt daher, daß das Bilirubin im zirkulierenden Blut außerhalb der Gewebszellen entstände. ASCHOFF hat von Anfang an den Standpunkt vertreten, daß Bilirubin bei verschiedenen Tieren verschieden, bald im strömenden Blut, bald in Gewebszellen, nur nicht in den Leberzellen gebildet wird, während EPPINGER der Anschauung ist, daß Bilirubinbildung ohne Mitwirkung von lebenden Zellen nicht entsteht. Neuerdings setzt sich DUESBERG auf Grund von Hämoglobinbelastungsversuchen in Peritonealergüssen für eine Bilirubinbildung außerhalb der Zellen ein. Er konnte innerhalb der Peritonealhöhle eine tägliche Bilirubinbildung von 50—100 mg nachweisen und kommt zu dem Schluß, daß die Bildung des Gallenfarbstoffes sowohl innerhalb der Blutbahn als auch in anderen Orten stattfindet, die keine direkte vasale Verbindung mit der Leber besitzen. Nach seiner Ansicht ist die Bilirubinbildung ubiquitär und nicht an ein bestimmtes Organ örtlich gebunden. Auch dem Reticuloendothel schreibt er nur eine fakultative Bedeutung bei der Bilirubinbildung zu.

Welche außerhalb der Leber gelegenen Organe und Zellen des Körpers sind nun imstande, Bilirubin zu bilden? Hierbei lenkte sich die Aufmerksamkeit zunächst auf die Milz. PUGLIESE hatte 1899 beobachtet, daß der Bilirubingehalt der Fistelgalle nach Milzexstirpation absinkt. BANTI stellte fest, daß der Ikterus bei Toluylendiaminvergiftung nach Milzexstirpation ausbleibt oder erst nach höheren Dosen auftritt. Beide Experimentalbefunde sind von mehreren Seiten teils bestätigt, teils bestritten worden. EPPINGER kam daher zu der Schlußfolgerung, daß der wechselnde Funktionszustand der Milz für den Wechsel der Ergebnisse verantwortlich zu machen sei. Aus der Klinik ist der Einfluß der Milzexstirpation auf die verschiedenen Formen des hämolytischen Ikterus bekannt. Für die Frage der Bilirubinbildung in der Milz sind diese Beobachtungen jedoch nicht von maßgeblicher Bedeutung, da ja die Milzexstirpation den Blutzerfall und so die Entstehung des Bildungsmaterials des Gallenfarbstoffes vermindert. Beweisend für die Bilirubinbildung in der Milz sind aber die Untersuchungen des Bilirubingehaltes im Milzvenen- und -arterienblut. HIJMANS V. D. BERGH wies bei Fällen von hämolytischem Ikterus nach, daß das Milzvenenblut mehr Bilirubin enthält als das Milzarterienblut, ebenso bei Tieren mit Phenylhydrazinvergiftung (bestätigt von LESCHKE, NAEGELI, KAZNELSON, GREENE und CONNER, MAKINO). An der überlebenden künstlich durchströmten Milz konnten ERNST und SZAPPANYOS nach $1^1/_2$ Stunden 0,2—0,8 mg-% Bilirubin in dem vorher bilirubinfreien Blut nachweisen (bestätigt durch KOMORI und IWAO). In 4 Stunden wurden 3 mg Bilirubin gebildet, also etwa $^1/_7$ der Gesamtproduktion an Bilirubin eines gleichgroßen Hundes. In anderen Organen konnten sie keine Bilirubinbildung nachweisen. Die Einwände von LAUDA, RETZLAFF und V. D. BERGH gegen diese Versuche werden widerlegt durch die Versuche von SHEARD, BALDES, MANN und BOLLMANN an der Milz in situ, die mit besonders empfindlichen Methoden stets mehr Bilirubin in der Milzvene als in der Milzarterie nachweisen konnten. Auch im Blut der Vena jugularis und femoralis wurde von den Autoren mehr Bilirubin gefunden als in der entsprechenden

Arterie, was sie auf die Tätigkeit des Knochenmarkes bezogen. An den Muskeln, der Niere, dem Darm und der Haut wurden dagegen keine Differenzen gefunden. Bei vermehrtem Blutzerfall kann aber auch innerhalb der Extremitätengefäße Bilirubin gebildet werden. Bei paroxysmaler Kältehämoglobinurie haben JONES und JONES sowie OPPENHEIMER in der abgeschnürten, gekühlten Extremität eine Anreicherung des Blutserums an Bilirubin nach $^1/_2$ Stunde feststellen können. Es darf also als gesichert gelten, daß beim normalen Tier in der Milz und im Knochenmark, wahrscheinlich unter besonderen Bedingungen auch in den Blutgefäßen des übrigen Körpers Bilirubin gebildet wird.

Die Schätzung der Menge des anhepatisch gebildeten Bilirubins ist nicht einfach. ERNST und SZAPPANYOS haben den Anteil des in der Milz gebildeten Bilirubins auf $^1/_7$ der Gesamtproduktion des Hundes berechnet (LEPEHNE). MAKINO hat nach seinen Versuchen am leberlosen Hund angenommen, daß die anhepatisch gebildete Bilirubinmenge etwa $^1/_3$—$^1/_5$ der Gesamtmenge ausmacht. Wird den leberlosen Tieren hämolysiertes Blut injiziert, so wird die Bilirubinbildung wesentlich verstärkt. Nach den Untersuchungen von MANN und MAGATH werden Bilirubinwerte von 1,5 mg-%, nach MELCHIOR, ROSENTHAL und LICHT sogar Werte von 2,7 mg-% erreicht; da bei einer Erhöhung der Bilirubinkonzentration im Serum über 2 mg-% der Farbstoff in die Gewebe übertritt, kann also durch extrahepatische Bilirubinbildung bei vermehrtem Blutzerfall ein echter Ikterus erzeugt werden. Gegenüber diesen Befunden, die die extrahepatische Bilirubinbildung viel bedeutender erscheinen lassen, als man bisher annahm, machten ROSENTHAL und Mitarbeiter den Einwand, daß möglicherweise nach der Leberexstirpation Milz und Knochenmark kompensatorisch eine vermehrte Funktion aufweisen und daß hieraus Schlüsse auf die Bilirubinbildung unter normalen Verhältnissen nicht möglich sind.

Es ergibt sich nun die Frage, welche außerhalb der Leber gelegenen Zellen imstande sind, Bilirubin zu bilden. Schon NAUNYN und MINKOWSKI war es bei ihren Versuchen mit Arsenwasserstoffvergiftung bei Vögeln aufgefallen, daß in der Wand der Lebercapillaren Zellen sichtbar wurden, die zerfallende rote Blutkörperchen, Hämoglobinklumpen sowie grünlich-rötlich gefärbte Einlagerungen enthielten. Ähnliche Zellen fanden sie in der Milz und im Knochenmark. Sie nahmen an, da es sich bei diesen Einlagerungen um Biliverdin handele, das von den Zellen aus den zerfallenden Erythrocyten gebildet sei. Diese sog. KUPFFERschen Sternzellen haben in der Folgezeit allergrößtes Interesse gefunden. Eine ihrer wichtigsten Eigenschaften ist die der Phagocytose. Sie nehmen nicht nur körperfremde Stoffe aus der Blutbahn auf, wie injizierte Farbstoffe, kolloidal gelöste Partikel, Lipoide, Fett, Metalle, Bakterien, sondern auch körpereigene Stoffe wie zerfallende Blutkörperchen usw. Sie finden sich in besonders reichlichem Maße in der Milz, dem Knochenmark, der Nebenniere, aber auch in geringerer Anzahl über das gesamte Capillarsystem verteilt. Es war daher naheliegend, in diesen Zellen, in denen phagocytierte Erythrocyten und Abbauprodukte des Blutfarbstoffes, insbesondere Hämosiderin, nachweisbar waren, den Bildungsort des extrahepatischen Bilirubins zu sehen. Die ASCHOFFsche Schule (McNEE) hat diesen Gedanken weitgehend ausgebaut. ASCHOFF hat sämtliche Sternzellen oder Reticuloendothelien des Körpers zu einer großen funktionellen Einheit, dem reticuloendothelialen System zusammengefaßt (s. a. S. 1183).

Über den Nachweis von Bilirubin oder anderen Blutabbauprodukten in den Reticulumzellen besteht eine äußerst umfangreiche Literatur. Bilirubin selbst ist in den Zellen nur sehr schwer nachweisbar, da die Identifizierung des gelbgrünen Pigmentes, das bei vermehrtem Blutzerfall in den Sternzellen und gelegentlich auch in den Leberzellen auftritt, als Bilirubin oder Biliverdin sehr schwierig ist. Es ist jedoch sehr wahrscheinlich, daß das von NAUNYN und MINKOWSKI, MCNEE, EPPINGER, FORSGREN, KODAMA, KLOTZ und SIMPSON u. a. in den Sternzellen der Leber gefundene grüne Pigment wirklich Gallenfarbstoff ist. In den außerhalb der Leber gelegenen Sternzellen ist Bilirubin nur sehr selten gefunden worden. Hämosiderin und eine diffuse Durchtränkung mit Eisen kann dagegen bei den KUPFFERschen Sternzellen inner- und außerhalb der Leber bei vermehrtem Blutzerfall häufig gefunden werden, obwohl die Menge des histologisch nachgewiesenen Eisens nicht immer in Übereinstimmung mit der Stärke des Blutzerfalls steht (LUBARSCH). Der gleichzeitige Befund von zerfallenden Blutkörperchen, Eisen und grünem Pigment macht es aber doch sehr wahrscheinlich, daß diese Stoffe aus den zerfallenden Blutkörperchen in den Zellen selbst gebildet worden sind, wenngleich immer der Einwand möglich ist, daß die Farbstoffe von den Sternzellen aus der Blutbahn phagocytiert worden sind. Da nun die Möglichkeit der extrahepatischen Bildung des Bilirubins erwiesen ist, besonders für die Milz und das Knochenmark, und da gerade hier die KUPFFERschen Sternzellen besonders häufig vorhanden sind, muß es als sehr wahrscheinlich angesehen werden, daß sie tatsächlich die Fähigkeit zur Bildung von Bilirubin besitzen. Man müßte also annehmen, daß sowohl die Reticuloendothelien wie die Leberzellen Bilirubin bilden können. Diese Auffassung hat das Unbefriedigende, daß man zwei Zellarten von verschiedener entwicklungsgeschichtlicher Abstammung und von ganz verschiedenem Bau die gleiche spezifische Funktion zuerkennen müßte. Daher ist die Frage aufgetaucht, ob nicht auch in der Leber die KUPFFERschen Sternzellen die eigentlichen Bilirubinbildner sind und ob nicht die Leberparenchymzellen lediglich die Aufgabe haben, das ihnen von den Sternzellen gelieferte Bilirubin auszuscheiden.

LEPEHNE hat zu dieser Frage den interessanten Versuch gemacht, die KUPFFERschen Sternzellen isoliert zu schädigen und dann den Verlauf der Bilirubinausscheidung und der Ikterusentstehung zu untersuchen. Nach Injektion von kolloidalem Silber bei Tauben füllen sich die KUPFFERschen Sternzellen mit Silber; werden die Tiere nun mit Toluylendiamin vergiftet, so ist in den Sternzellen kein Pigment und kein Zerfall von Blutkörperchen nachzuweisen, die Vermehrung der Gallenfarbstoffe im Urin blieb in einem Teil der Fälle aus. EPPINGER machte ähnliche Versuche mit Injektion von kolloidalem Eisen bei Hunden, das in den KUPFFERschen Sternzellen abgelagert wird; nach Toluylendiaminvergiftung blieb die Anämie und Bilirubinämie aus. Es war also anzunehmen, daß es zu einer „Blockade" des reticuloendothelialen Systems hinsichtlich der bilirubinbildenden Funktion gekommen war.

Diese Befunde wären für die Frage der Bilirubinentstehung außerordentlich wichtig, wenn ihre Bedeutung durch Nachuntersucher nicht wesentlich eingeschränkt worden wäre. Bei den Tieren mit Blockierung des reticuloendothelialen Systems tritt der Ikterus infolge Gallengangsverschluß genau so auf wie bei Normaltieren (ROSENTHAL und MELCHIOR). Das gleiche ist beim Toluylendiaminikterus der Hunde der Fall (KODAMA). Die Bilirubinausscheidung bei Gallenfistelhunden wird nicht vermindert (PETROFF). Man muß also bei diesen Versuchen entweder annehmen, daß die KUPFFERschen Sternzellen nicht die einzigen Bilirubinbildner sind oder daß die Blockade nicht vollständig war. Andere Versuche haben auch gezeigt, daß das Reticuloendothel eine außerordentliche Erholungs- und Regenerationsfähigkeit besitzt und daß die vollständige Ausschaltung nur bedingt und kurzfristig ist. Die Frage, ob auch die Leberzellen oder nur die Sternzellen der Leber Bilirubin bilden, war so nicht zu entscheiden. Sehr bedeutungsvoll für diese Frage scheint die Tatsache, daß Metastasen von Leberzellcarcinomen, in denen keine KUPFFERschen Sternzellen nachweisbar sind, Bilirubin bilden. Hiergegen ist der Einwand gemacht worden, daß einmal Endothelzellen immer vorhanden sind und daß diese Carcinomzellen ja im Blut kreisendes Bilirubin anreichern und ausscheiden könnten. ASCHOFF lehnt es daher ab, daß aus diesen Befunden die Bilirubinbildung in den Leberzellen gefolgert werden könne.

Die Entscheidung, ob nun die Leberzellen oder die KUPFFERschen Sternzellen der Leber die eigentlichen Bilirubinbildner sind, ist bei den engen anatomischen Beziehungen beider Zellarten außerordentlich schwierig zu fällen. Fest steht, daß Anhaltspunkte für eine Verarbeitung von Hämoglobin (Phagocytose zerfallender Erythrocyten, Auftreten eisenfreier und eisenhaltiger Pigmente) häufig in den KUPFFERschen Sternzellen, sehr selten in den Parenchymzellen der Leber zu erheben sind.

Es ist noch eine Möglichkeit zu erwähnen, die zur Unterscheidung des hepatocellulär und anhepatocellulär gebildeten Bilirubins führen könnte, nämlich die Diazoreaktion nach HIJMANS v. D. BERGH. Das in der Galle vorhandene Bilirubin sowie das Serumbilirubin nach Choledochusverschluß und beim Leberzellschaden gibt die direkte Reaktion, während das Bilirubin im Serum des Gesunden, in den Hämatomen, sowie das des leberlosen Hundes und beim hämolytischen Ikterus die indirekte Reaktion gibt, d. h. erst nach Zusatz von Alkohol. v. D. BERGH hat angenommen, daß das indirekt reagierende Bilirubin, das ja auch nicht in den Harn übertritt und nach seiner Ansicht noch an einen Eiweißkörper gebunden ist, extrahepatisch gebildet ist, während das Bilirubin, das die Leberzellen passiert hat, die direkte Reaktion gibt. Zu ähnlichen Ergebnissen kommt DUESBERG. Während bei der Darmfäulnis und außerhalb des Körpers nach Anwendung von Chemikalien der Blutfarbstoff in Hämatin und Globin zerfällt, kommt es beim physiologischen Hämoglobinabbau zunächst nicht zu einer Abspaltung des Eiweißkörpers, sondern das Bilirubin bleibt noch an den Globinanteil gebunden. Erst bei der Ausscheidung des Bilirubins durch die Leber wird der Eiweißanteil abgetrennt, ebenso durch Fällung mit Alkohol bei der BERGschen Probe. ADLER und STRAUSS führen dagegen den verschiedenen Ausfall der Diazoprobe auf die Zusammensetzung der Kolloide des Blutserums zurück. So soll der Albumin-Globulinquotient, der Gehalt des Serums an gallensauren Salzen und Lipoiden dafür maßgebend sein, ob das Bilirubin im Serum die direkte oder die indirekte Reaktion gibt (s. a. S. 1136). Solange diese Frage nicht restlos geklärt ist, kann aus dem Ausfall der Reaktion auch kein sicherer Schluß auf den Ort der Bilirubinentstehung gezogen werden. Nimmt man an, daß es sich um zwei verschiedene Modifikationen des Bilirubins handelt, so würden sich folgende Verhältnisse ergeben: Das indirekt reagierende chloroformunlösliche, schwer dialysierbare Bilirubin wird extrahepatocellulär, etwa von den Reticuloendothelien, gebildet und von den Leberzellen in das direkt reagierende chloroformlösliche, leicht dialysierbare Bilirubin umgewandelt und in die Galle ausgeschieden. Infolge fehlender Ausscheidung steigt es beim leberlosen Hund im Serum an, ebenso bei vermehrtem Blutzerfall. Unterbleibt die Ausscheidung durch die Leberzellen in die Gallenwege infolge Choledochusverschluß, Zerstörung der Leberzellstruktur, so tritt das direkt reagierende Bilirubin ins Blut über, gibt die direkte Reaktion des Serums und wird durch die Nieren ausgeschieden. Damit ist jedoch nicht ausgeschlossen, daß auch die Leberzelle selbst ein direkt reagierendes Bilirubin bildet.

Aus den angeführten Untersuchungen über den Ort der Bilirubinentstehung — deren Aufzählung auch nicht im entferntesten vollständig ist — geht hervor, daß über viele Fragen keine restlose Klarheit erzielt werden konnte. Als feststehend kann jetzt angenommen werden, daß die alte Auffassung von NAUNYN und MINKOWSKI, daß alles Bilirubin von den Leberzellen selbst gebildet wird, unrichtig ist. Es handelt sich nur noch um die Frage, ob das gesamte Bilirubin außerhalb der Leberzellen gebildet und nur von den Leberzellen ausgeschieden wird, oder ob es neben dem extrahepatocellulären auch ein von den Leberzellen selbst gebildetes Bilirubin gibt. Je nach der Bewertung der einzelnen Befunde kommen die Untersucher dieser Probleme daher zu verschiedenen Auffassungen. ASCHOFF nimmt den Standpunkt ein, daß das gesamte Bilirubin entweder im Blute selbst oder in den Reticuloendothelien gebildet und nur von der Leber ausgeschieden wird. Auch DUESBERG nimmt eine ubiquitäre Bilirubinbildung im Körper an. EPPINGER, ebenso MANN, nehmen denselben Standpunkt ein mit dem Unterschied, daß sie eine Bilirubinbildung im Blute selbst für unwahrscheinlich halten und lediglich die Reticuloendothelien als Bilirubinbildner anerkennen wollen. ROSENTHAL als Schüler von MINKOWSKI muß die Möglichkeit der extrahepatischen Bilirubinbildung anerkennen, hält sie aber für quantitativ unbedeutend neben der hepatocellulären Bilirubinentstehung. LEPEHNE nimmt an, „daß das Blutbilirubin in der Norm extrahepatocellulär in den Reticuloendothelien oder im Blut entstanden ist, das Gallenbilirubin teils aus dem Blutbilirubin stammt, zum mehr oder weniger großen Teil hepatocellulär gebildet ist". Nach dem heutigen Stand der Forschung kann keine dieser Auffassungen mit Sicherheit widerlegt werden.

γ) Bilirubingehalt der Körperflüssigkeiten und seine Bedeutung als Leberfunktionsprobe.

Bei sehr vielen Lebererkrankungen, auch solchen, die ohne einen an der Haut und den Schleimhäuten sichtbaren Ikterus verlaufen, findet sich eine Vermehrung des **Bilirubingehaltes im Serum.** Da leichtere Gelbfärbung des Serums auch durch andere endogene und exogene Farbstoffe erzeugt sein kann (Carotin, Luteine) ist es in jedem Falle, wenigstens bei geringgradigen Verfärbungen, notwendig, das Bilirubin im Serum als solches zu identifizieren. Die von MEULENGRACHT ausgearbeitete Methode, die Gelbfärbung des Serums einfach colorimetrisch mit einer Kaliumbichromatlösung zu vergleichen, muß als nicht ausreichend bezeichnet werden, zumal da bei niedrigem Bilirubingehalt die erhaltenen Werte ungenau sind. Eine zweite Gruppe von Methoden beruht auf dem Auftreten einer grünen Färbung bei Oxydation des Bilirubins zu Biliverdin. Sie haben keine praktische Bedeutung neben der von HIJMANS V. D. BERGH ausgearbeiteten Bestimmungsmethode des Serumbilirubins, die auf der Überführung des Bilirubins in einen Azofarbstoff beruht. Nach Kupplung mit einem Diazoniumsatz gibt das Azobilirubin in neutraler Lösung eine rote, in saurer Lösung eine blauviolette Färbung. Die ursprünglich von HIJMANS V. D. BERGH angegebene Methode ist sowohl von ihm wie von anderen Untersuchern mehrmals modifiziert worden, um sowohl die Genauigkeit der Bestimmung bei niedrigen Werten wie Bilirubinverluste durch die Eiweißfällung bei höheren Konzentrationen zu vermeiden. Auch hierbei hat sich die Einführung der Spektrophotometrie bewährt, so daß jetzt hinreichend genaue Messungen des Bilirubingehaltes im Serum möglich sind.

Qualitativer Nachweis von Bilirubin im Serum mit der direkten und indirekten Methode nach HIJMANS V. D. BERGH:

In 3 kleine Reagensgläser gibt man 0,25 ccm des zu untersuchenden Serums und fügt in die beiden ersten 0,2 ccm Diazoreagens. Bei Vorhandensein von „direktem" Bilirubin tritt innerhalb $^1/_2$ Minute Rotfärbung auf. (LEPEHNE unterscheidet die prompte Reaktion, die sofort auftritt, die zweiphasisch prompte, die im Laufe von 1—3 Minuten noch an Intensität zunimmt, die zweiphasisch verzögerte, die sofort nur eine Spur von Rotfärbung aufweist und erst nach 1—3 Minuten an Intensität zunimmt, und die verzögerte Reaktion, die erst nach 1—3 Minuten einsetzt.)

Zur Ausführung der „indirekten Reaktion" fügt man in das 2. Röhrchen noch 0,5 ccm 96%igen Alkohol hinzu. Beim Normalserum tritt nur eine Spur von rötlichvioletter

Verfärbung auf, während bei reichlichem Vorhandensein von indirektem Bilirubin die Farbe sehr intensiv wird. Negative direkte und positive indirekte Reaktion beweist das Vorhandensein von „indirektem" Bilirubin.

Bei der quantitativen Bestimmung nach HIJMANS V. D. BERGH werden direktes und indirektes Bilirubin zusammen als „indirektes" bestimmt. Man fügt zu 0,5 ccm Serum 1 ccm 96%igen Alkohol und zentrifugiert. Zu 1 ccm der überstehenden Flüssigkeit kommen noch 0,5 ccm 96%iger Alkohol und 0,25 ccm Diazoreagens in das Röhrchen des AUTENRIETH-Colorimeters. Als Vergleichslösung dient eine Eisenrhodanidlösung oder bequemer ein im Handel zu beziehender Farbkeil. Die Ablesung erfolgt nach 2—3 Minuten, die Berechnung nach einer Tabelle unter Berücksichtigung der Verdünnung auf $^1/_5$. Bei sehr hohem Bilirubingehalt muß das Serum vorher mit Kochsalzlösung verdünnt werden. Herstellung des Diazoreagens: Man stellt es jedesmal frisch her aus 5 ccm der Lösung I und 2 Tropfen der Lösung II. Lösung I: Sulfanilsäure 0,15, Acid. Hydrochlor. (spez. Gew. 1,15), 1,5, Aqua dest. ad 100,0. Lösung II: 0,5%ige Natriumnitritlösung. Die alte Originalmethode ist für klinische Zwecke völlig ausreichend. Für wissenschaftliche Untersuchungen sind neuerdings besonders exakte, aber auch dafür kompliziertere Methoden angegeben worden.

Über spektrophotometrische Methoden s. bei SHEARD, BALDES, MANN und BOLLMANN, DAVIS und SHEARD, PETER, MALLOY und EVELYN, CUTTEN, EMERSON und WODDROFF, RAHIER, GIORDANO und EAGER. Modifikationen der Diazoreaktion bei THANNHAUSER und ANDERSEN, COLANGIULI und FRANZINI, LOCASCIO, CHABROL, CHARONNAT und BUSSON, FIESSINGER, GAJDOS, LEFEBORE und GARON, WELTMANN und JOST. Die neueren Methoden ermöglichen zum Teil die getrennte quantitative Bestimmung des direkten und indirekten Bilirubins im Serum. Bilirubinbestimmung im Urin bei GODFRIED, NAUMANN, HOITINK.

HIJMANS V. D. BERGH hatte bereits beobachtet, daß seine Reaktion bei verschiedenen bilirubinhaltigen Seren gewisse Besonderheiten im Verlauf der Reaktion zeigte. Bei dem Serum von Patienten mit Icterus catarrhalis oder Stauungsikterus tritt die Färbung sofort oder nach wenigen Minuten auf, während das bilirubinhaltige Serum von Patienten mit hämolytischem Ikterus oder perniziöser Anämie erst nach Zusatz von Alkohol die Farbreaktion gab. Die Reaktion nach Alkoholzusatz — die indirekte Reaktion — gab auch das Serum gesunder Menschen, ferner das in alten Blutergüssen vorhandene Bilirubin, während das Bilirubin der Galle die direkte Reaktion zeigt. FEIGL und QUERNER sowie LEPEHNE konnten bei der direkten Reaktion noch weitere Unterschiede beobachten: 1. Die prompte Reaktion mit maximaler Farbintensität nach 10—30 Sekunden, die verzögerte Reaktion, die erst nach 1—3 Minuten ihre Höhe erreicht und die diphasische Reaktion mit promptem Beginn und allmählicher Zunahme der Farbintensität. Die verzögerte Reaktion fand sich bei den Erkrankungen, die sonst die indirekte Reaktion gaben, dem hämolytischen Ikterus, dem Icterus neonatorum und der perniziösen Anämie, also Krankheitsbildern, die mit vermehrtem Blutzerfall bei gesunder oder nur wenig geschädigter Leber einhergehen.

Es entstand nun die Frage, ob es sich bei der direkten und indirekten Reaktion um zwei verschiedene Bilirubinarten handeln könne. Das Bilirubin der direkten Reaktion ist unlöslich in Chloroform, leicht dialysabel durch Kollodiumsäckchen, leicht oxydabel zu Biliverdin und tritt vom Serum in den Urin über; das indirekte Bilirubin ist schwerer oxydabel, schwer dialysierbar, chloroformlöslich und wird von der Niere nicht in den Urin ausgeschieden. Nach dem chemischen Aufbau müssen aber beide Bilirubinarten als identisch bezeichnet werden. Für die beobachteten Unterschiede wurden verschiedene Gründe als Erklärung herangezogen. THANNHAUSER vermutete einen Unterschied in der Teilchengröße des direkten und indirekten Bilirubins. FEIGL und QUERNER, ROSENTHAL und HOLZER nahmen an, daß das indirekte Bilirubin noch an Eiweiß oder Lipoide gebunden sei. ADLER und STRAUSS konnten zeigen, daß die Kolloide des Blutserums für den Ausfall der Reaktion wichtig sind. Bei normalem Globulingehalt des Serums verläuft die Reaktion indirekt, bei erniedrigtem Globulingehalt direkt. Da bei Schädigung der Leber durch einen Icterus catarrhalis oder durch Gallenstauung die Globuline des Serums vermindert sind, sollte hierdurch der verschiedene Ausfall der Reaktion bedingt sein. Auch durch Zufügung anderer Stoffe zum Serum, die die Viscosität und den Quellungsdruck herabsetzen, wie Coffein, Gallensäuren, Harnstoff, kann die indirekte in die direkte Reaktion umgewandelt werden. Somit wurde der verschiedene Reaktionsverlauf durch die chemisch-physikalische Beschaffenheit des Serums erklärt. Die Anhänger der extrahepatocellulären Bilirubinentstehung (HIJMANS V. D. BERGH, LEPEHNE, EPPINGER, ASCHOFF) gaben diesen Versuchen jedoch eine andere Deutung. Das indirekt reagierende Bilirubin, das sich beim Normalen, bei vermehrtem Blutzerfall und intakter Leber und in alten Blutergüssen findet, soll das anhepatocellulär gebildete Bilirubin sein. Nach Ausscheidung durch die Leberzellen in die Gallencapillaren oder bei Leberschädigung und Gallenstauung in das Blut und die Lymphe soll das indirekte Bilirubin in das direkte umgewandelt werden. Für diese Umwandlung des Bilirubins durch die Leberzellen sprechen einmal die Versuche von MANN und BOLLMANN beim leberlosen Hund. Das Bilirubin, das sich beim leberlosen Hund in Blut und Geweben ansammelt, gibt die indirekte oder verzögerte Reaktion. Wird vor der Exstirpation der Gallengang unterbunden, so daß sich im Blut direkt reagierendes Bilirubin anhäuft, so nimmt nach der Leberexstirpation das direkte Bilirubin nicht weiter zu, sondern lediglich das indirekt reagierende Bilirubin. Auch folgende Befunde von BARRON, sowie BARRON und BUMSTEAD werden von ASCHOFF und EPPINGER in ähnlicher Weise gedeutet: Unterbindet man bei nephrektomierten Tieren den Choledochus, so tritt nach 1 Stunde in der Lymphe des Ductus thoracicus indirektes Bilirubin auf, nach $1^1/_2$ Stunden im Blut. Nach $2^1/_2$ Stunden wird die Reaktion im Ductus thoracicus diphasisch, nach $2^3/_4$ Stunden auch im Blutserum. $4^1/_2$ Stunden nach dem Gallengangsverschluß zeigen Lymphe und Blut die direkte Reaktion. Nach ASCHOFF wird zunächst das von den Sternzellen gebildete Bilirubin in die Lymphe geleitet, da es von den Leberzellen nicht mehr in genügender Weise aufgenommen werden kann. Erst einige Stunden später tritt das in der Leber umgewandelte Bilirubin mit direkter Reaktion in die Lymphe über, da der Abfluß in den Choledochus behindert ist. Diese Versuche sprechen nicht dafür, daß lediglich der Globulingehalt des Serums für den Ausfall der Reaktion maßgebend ist, denn so kurze Zeit nach der Gallengangsunterbindung sind im Serum noch keine wesentlichen Verschiebungen im Globulingehalt aufgetreten, so daß die Auffassung von STRAUSS und ADLER wohl kaum zutreffen kann. Eher könnte mit BARRON an die Wirkung oberflächenaktiver Substanzen (Gallensäuren, Cholesterin) gedacht werden. Aber das indirekt reagierende Bilirubin des hämolytischen Ikterus nimmt auch nach Zusatz von Gallensäuren und Cholesterin keine direkte Reaktion an. FIESSINGER, NOËL und BÁRDOŠ konnten bei gleichzeitigem quantitativem Nachweis des direkten und indirekten Bilirubins im Serum mit neuen Methoden nachweisen, daß auch beim hepatocellulären Ikterus immer indirekt reagierendes neben direkt reagierendem Bilirubin vorhanden ist. Der Quotient direktes zu indirektem Bilirubin ist am kleinsten beim hämolytischen Ikterus, stark erhöht bei parenchymatösem und Stauungsikterus. Es wäre schwer verständlich, warum im selben Serum ein Teil des Bilirubins die direkte, ein anderer die indirekte Reaktion geben sollte, wenn hierfür nur die Beschaffenheit des Serums maßgebend sein sollte und nicht auch chemisch-physikalische Zustandsänderungen am Bilirubin selbst. Dadurch wird keineswegs ausgeschlossen, daß auch in vitro durch verschiedenartige Zusätze das direkte in das indirekte Bilirubin umgeführt werden kann und umgekehrt. Nach FIESSINGER, NOËL und BÁRDOŠ haben auch die Gewebe die Fähigkeit, in ihnen abgelagertes Bilirubin aus der direkten Form in die indirekte überzuführen. Durch die Ausschwemmung dieses indirekt reagierenden Bilirubins aus den Geweben wird beim abklingenden Stauungsikterus die diphasische und indirekte Bilirubinreaktion im Blutserum erklärt. Krystallisiertes Bilirubin gibt übrigens auch die indirekte Diazoreaktion (s. a. S. 1134).

Ganz unabhängig von der theoretischen Erklärung der beiden Bilirubinarten ist deren große Bedeutung für die Differentialdiagnose der verschiedenen Ikterusformen. Die HIJMANS V. D. BERGHsche Probe verläuft indirekt positiv beim hämolytischen Ikterus, der perniziösen Anämie, dem Icterus neonatorum, der Stauungsleber, beim Vorhandensein größerer hämorrhagischer Exsudate, bei vielen Infektionskrankheiten, besonders der Pneumonie, Malaria, Scharlach. Die direkte positive Probe gibt der sog. Icterus catarrhalis (akute ikterische Hepatopathie), der Ikterus bei gelber Leberatrophie, Lues, Salvarsan-, Phosphor- und Chloroformvergiftung, bei Cholangitis, Sepsis und besonders bei Behinderung des Gallenabflusses (Gallenkolik, Choledochusverschluß). In Ausnahmefällen findet sich auch beim parenchymatösen und Stauungsikterus (SCHIFF und ELIASBERG) nur eine indirekte Reaktion. Bei nur wenig erhöhten Bilirubinwerten im Blut im Anfang und beim Abklingen des parenchymatösen und Stauungsikterus, ebenso bei den splenomegalären Cirrhosen findet sich nicht selten eine indirekte oder diphasische Reaktion, für deren Erklärung auf die erwähnten Versuche von FIESSINGER und BARRON hingewiesen wird. Auch beim hämolytischen Ikterus findet sich gelegentlich eine direkte Diazoprobe im Serum, einmal wenn eine Leberschädigung aufgetreten ist und dann im Anschluß an die Splenektomie, vielleicht auch hier bedingt durch eine Narkoseschädigung der Leber.

Der normale Bilirubingehalt des Serums ist meist unter 0,6 mg-% mit geringen Schwankungen unter dem Einfluß von Hunger und Ernährung. Sowohl im Hungerzustand wie kurz nach einer Mahlzeit pflegt der Bilirubingehalt des Serums geringgradig anzusteigen. ASCHOFF, HIJMANS V. D. BERGH, LEPEHNE führen den normalen Bilirubingehalt des Blutes auf die extrahepatische Bilirubinbildung zurück. RETZLAFF hat angenommen, daß es sich hierbei um aus dem Darm rückresorbiertes Bilirubin handelt. Es gibt Menschen, die ohne jedes Zeichen einer Erkrankung dauernd einen etwas erhöhten Bilirubinspiegel im Blut besitzen. Diese physiologische Hyperbilirubinurie kann auch familiär auftreten. Beim Neugeborenen ist eine Hyperbilirubinurie die Regel; sie kann sich gelegentlich zum Icterus neonatorum verstärken. Auch in der Schwangerschaft findet man in 30—50% der Fälle einen erhöhten Bilirubinspiegel.

Erreicht der Bilirubinspiegel 2 mg-%, so tritt der Farbstoff in die Gewebe und, wenn es sich um direkt reagierendes Bilirubin handelt, in den Harn über. Es gibt jedoch auch Menschen mit etwas höherem Bilirubinspiegel, bei denen keine Gelbfärbung der Haut und der Schleimhäute zu beobachten ist. Die Affinität der Gewebe zum Bilirubin ist keineswegs gleich. Besonders die elastinreichen Gewebe nehmen schnell und reichlich Farbstoff auf. Haut, Bindehäute der Augen, weicher Gaumen, Gefäßintima, Herzklappen und das Ligamentum nuchae zeigen meist eine besonders deutliche Gelbfärbung beim Ikterus, während die Cornea, die Muskulatur, die Nieren und das Nervengewebe blaß bleiben. Bei länger bestehendem Ikterus kann es auch zu körnigen Bilirubinablagerungen in der Haut kommen. In den Speichel, die Tränen, den Liquor, den Magen- und Pankreassaft tritt Bilirubin selbst bei hochgradiger Anhäufung im Blut nicht über. Seltene entgegengesetzte Befunde wurden bei Entzündungen der betreffenden Organe beobachtet. Offenbar verbessert die Entzündung die Zellpermeabilität für Bilirubin in den betreffenden Organen. Wahrscheinlich ist auf ähnliche Vorgänge die Gelbfärbung der Histaminquaddel beim latenten Ikterus zurückzuführen (KLEIN). Beim schweren Parenchymikterus und beim vollständigen Gallengangsverschluß kann der Gallenfarbstoffgehalt des Serums bis auf 30 mg-% und mehr ansteigen. Auch beim hämolytischen Ikterus sind

Werte bis 9 mg-% an indirekt reagierendem Bilirubin gefunden worden, ohne daß Bilirubin im Harn erschien (ROSENTHAL). Nach FIESSINGER und VARELA ist auch beim parenchymatösen Ikterus immer indirekt reagierendes Bilirubin in proportionalen Mengen vorhanden (etwa $^1/_{20}$ des Gesamtbilirubins).

Im **Urin** des Normalen ist Bilirubin nur mit besonders empfindlichen Proben (NAUMANN, GODFRIED) nachzuweisen. Die tägliche Bilirubinausscheidung beträgt etwa 5 mg (NAUMANN). Stärkerer Bilirubingehalt ist ohne weiteres an der Braunfärbung und an dem gelben Schüttelschaum erkennbar. Geringere Grade der Bilirubinurie werden noch mit der GMELINschen Salpetersäureprobe und noch besser der empfindlichen ROSINschen Reaktion mit verdünnter Jodtinktur erfaßt. Die Methylenblauprobe scheint weniger zuverlässig zu sein, die von WEISS angegebene Diazoprobe ist sehr empfindlich, aber umständlicher. Zur quantitativen Bestimmung sind die Methoden von NAUMANN und GODFRIED sowie von ADLER und HOESCH verwendbar.

Es ist schon darauf hingewiesen worden, daß eine deutliche, mit gröberen Methoden nachweisbare Bilirubinurie auftritt, wenn der Blutbilirubinspiegel etwa 2 mg-% erreicht hat. Indirekt reagierendes Bilirubin tritt nicht in den Harn über, daher ist der Harn beim hämolytischen Ikterus und bei der perniziösen Anämie frei von Bilirubin. Beim hämolytischen Ikterus wird eine Bilirubinurie nur beobachtet, wenn auch eine direkte Reaktion im Serum vorhanden ist, d. h. bei gleichzeitig bestehender Leberschädignug und nach der Splenektomie. Bilirubin ist natürlich auch nicht im Urin vorhanden bei den nichtikterischen Gelbfärbungen der Haut durch Trypaflavin und Pikrinsäure. Beim Icterus neonatorum ist der Harn hell und enthält, ebenso wie das Nierengewebe, krystallinisches Bilirubin.

Bilirubin im Duodenalsaft. Zur Bilirubinbestimmung im Duodenalsaft verwendet man die MEULENGRACHTsche Methode des Farbvergleiches einer Kaliumbichromatlösung nach Acetonfällung nach FORSTER; weniger geeignet ist die etwas modifizierte HIJMANS v. D. BERGHsche Methode. Am zuverlässigsten für wissenschaftliche Untersuchungen ist der spektrophotometrische Nachweis. Infolge der gelegentlichen Beimengung von Biliverdin und anderen Farbstoffen in der Galle ergeben die verschiedenen Bestimmungsmethoden nicht übereinstimmende Werte. Der normale Bilirubinspiegel des Duodenalsaftes (A-Galle) beträgt nach LEPEHNE, BETH, STRAUSS und HAHN u. a. etwa 5 mg-%. Nach STRISOWER und HETÉNYI 20—30 mg-%. Mit den letzteren Werten stimmen auch unsere Untersuchungen überein (STROEBE, KALK). Nach Ölinjektion in das Duodenum oder Hypophysininjektion subcutan (B-Galle) steigt der Bilirubingehalt infolge der Entleerung der Blasengalle beim Normalen bis über 100 mg-% an, wobei der Farbumschlag meist ziemlich plötzlich erfolgt. Fehlender Gallenblasenreflex spricht für eine Erkrankung der Gallenblase, sei es, daß es sich um eine Dyskinesie, eine Entzündung oder eine Lithiasis handelt. (Näheres siehe bei KALK und im Kapitel Gallenblase.) Bei exstirpierter Gallenblase kann sich 4 bis 6 Wochen nach der Operation wieder eine geringgradige Vermehrung des Gallenfarbstoffes nach Öl oder Hypophysin einstellen, da die Gallenwege nach Entfernung der Gallenblase die Fähigkeit zur Eindickung der Galle gewinnen. Vermehrung des Bilirubingehaltes (Pleiochromie) in der A-Galle über 30 mg-% bis zu sehr hohen Werten findet sich bei Erkrankungen mit vermehrtem Blutzerfall, vor allem beim hämolytischen Ikterus, häufig bei der perniziösen Anämie, zeitweise bei der Polyglobulie und bei den splenomegalen Cirrhosen, auch gelegentlich beim abklingenden Parenchymikterus. Verminderung des Farbstoffgehaltes zeigt der unvollständige Choledochusverschluß durch Stein oder Tumor sowie häufig, aber nicht immer, der parenchymatöse Ikterus. Beim vollständigen Choledochusverschluß fehlt natürlich Bilirubin im Duodenalsaft vollständig, gelegentlich auch auf der Höhe des parenchymatösen Ikterus. Offenbar kann bei lange bestehendem schweren Ikterus Bilirubin durch die Darmwandcapillaren in den Darm übertreten und trotz vollständigen Abschlusses des Choledochus zur positiven Urobilinogenprobe im Urin führen (s. a. S. 1143).

Bilirubin im Stuhl. Der Bilirubinnachweis im Stuhl kann mit der GMELINschen Probe, der SCHMIDTschen Sublimatprobe, der GRIGAULTschen Eisenchloridreaktion und mittels Trichloressigsäure nach ADLERSBERG und PORGES geführt werden. Der Stuhl beim Icterus catarrhalis kann häufig trotz anscheinender Farblosigkeit der Stühle eine positive Bilirubinreaktion geben. Im übrigen tritt der Nachweis des Bilirubins im Stuhl in der Bedeutung weit zurück hinter der Untersuchung des Duodenalsaftes.

δ) Bilirubinbelastungsprobe.

Während die Bildungsstätte des Bilirubins noch Gegenstand wissenschaftlicher Diskussion ist, unterliegt es keinem Zweifel, daß die Leberzelle die Hauptausscheidungsstätte des Bilirubins ist. Bei normalem oder nur wenig erhöhtem Bilirubingehalt des Serums ist die Ausscheidung durch die Nieren praktisch zu vernachlässigen (normale Bilirubinausscheidung im Urin pro Tag 5 mg; Nierenschwelle für deutliche Bilirubinausscheidung bei etwa 2 mg-% im Serum). Zur Prüfung der Bilirubinausscheidungsfähigkeit der Leberzelle haben v. BERGMANN und EILBOTT eine Bilirubinbelastungsprobe angegeben. Es werden 50 mg krystallisiertes Bilirubin (HOMBURG) in 10 ccm $NaCO_3$ 5% in der Hitze gelöst, steril filtriert und intravenös injiziert. Der Serumbilirubinspiegel wird hierdurch um etwa 1,3 mg-% (STROEBE) erhöht. Es wird bestimmt der ursprünglich vorhandene Bilirubinspiegel, die Zunahme 5 Minuten nach der Injektion und die Erhöhung, die nach 4 Stunden noch im Serum nachweisbar ist. Die nach 4 Stunden noch vorhandene Bilirubinerhöhung wird in Prozent des Zuwachses nach der Injektion ausgedrückt. Beim Normalen beträgt diese Erhöhung nach 4 Stunden höchstens 15% des Gesamtanstieges. Bei Leberschädigungen verschiedenster Art ist nach 4 Stunden noch ein wesentlich höherer Prozentsatz im Blut vorhanden.

Gegen diese Funktionsprobe ist der Einwand erhoben worden, daß das injizierte Bilirubin, das übrigens die indirekte Diazoreaktion gibt, nicht nur von der Leber ausgeschieden, sondern auch von den Körpergeweben, speziell im Reticuloendothel gespeichert wird und daß dadurch ein unkontrollierbarer Fehler entsteht. ROSENTHAL und LILLIE sowie STROEBE haben die Ausscheidung des injizierten Bilirubins nach Blockade des Reticuloendothels untersucht und konnten keine Verschiedenheiten feststellen. Beweisend sind Ergebnisse von DRAGSTEDT und MILLS, die beim Hund mit Gallengangsunterbindung nachwiesen, daß der Bilirubinspiegel nach Bilirubininjektion fast nicht absinkt. Die Leber muß also Hauptausscheidungsorgan für das injizierte Bilirubin sein. VAN DE VELDE hat im Tierversuch starke Abhängigkeit des Ausfalls der Belastungsprobe von der Ernährung und dem Säurebasengleichgewicht festgestellt. Auch FUGE hat auf Grund seiner Untersuchungen an schwangeren Frauen Einwände gegen die Methode gemacht. Demgegenüber haben doch mehrere Autoren gerade in den letzten Jahren auf die Brauchbarkeit und große Empfindlichkeit der Probe hingewiesen, so VILARDELL, BRÖCKNER und MORTENSEN, SOFFER und PAULSON, DRAGSTEDT und MILLS, CAMPELL und SOFFER, STRASSER (ältere Untersuchungen von BOSHAMER, STAUB, JEZLER, HARROP und BARRON). Die Bilirubinbelastungsprobe eignet sich besonders zur Feststellung der latenten Hepatopathie nach Intoxikationen (Narkose) bei Infektionskrankheiten. Nach dem Abklingen eines Icterus catarrhalis läßt sich häufig noch eine Störung der Bilirubinausscheidung nachweisen, wenn die sonstigen Symptome des Leberzellschadens vollständig verschwunden sind, ferner bei der Lebercirrhose und der Cholecystitis, wenn eine Lebervergrößerung vorhanden war. Auch beim M. Basedow und beim schweren Diabetes mellitus weist der Ausfall der Funktionsprobe häufig auf eine Zellschädigung hin.

Die Bilirubinbelastungsprobe hat den Vorteil, daß eine physiologische Funktion der Leberzelle, nämlich die Bilirubinausscheidung, geprüft wird, deren Störung (Ikterus) das praktisch wichtigste Kennzeichen des Leberzellschadens ist. Leider ist die Probe nur bei nichtikterischen Patienten ausführbar, also wenn das Serumbilirubin unter 2 mg-% beträgt. Sie gehört nach dem Urteil der meisten Untersucher zu den empfindlichsten Leberfunktionsproben.

ε) Urobilinogen und Urobilin. Nachweis, Stoffwechsel und diagnostische Bedeutung.

Durch Reduktion des Bilirubins erhält man, wie schon vorher ausgeführt wurde, den Farbstoff Mesobilirubin, durch weitere Reduktion das farblose Chromogen Mesobilirubin = Urobilinogen. Durch Oxydation des Urobilinogens, z. B. mit Jodtinktur, LUGOLscher Lösung oder Luftsauerstoff entsteht Urobilin, das nicht, wie früher angenommen wurde, mit Mesobilirubin identisch ist. Urobilin und Urobilinogen sind normalerweise im Stuhl und Urin nachzuweisen. Wird das Untersuchungsmaterial längere Zeit an der Luft stehengelassen, so kann das enthaltene Urobilinogen vollständig in Urobilin übergeführt sein. Der Nachweis von Urobilinogen im Harn wird allgemein mit dem EHRLICHschen Aldehydreagens (Paradimethylamidobenzaldehyd, 2% in salzsaurer Lösung) geführt. Bei Zusatz einiger Tropfen Reagens zu 2—3 ccm Urin tritt eine Rotfärbung auf, die sich im Laufe einiger Minuten verstärkt. Erwärmen des Urins beschleunigt und verstärkt die Reaktion; die Urobilinogenmengen im Urin des Normalen sind so gering, daß erst beim Erwärmen eine schwache Rotfärbung auftritt. Diese Farbreaktion wird von verschiedenen Pyrrolderivaten gegeben, insbesondere Porphyrinen, Indol, Skatol. Daher ist sie im Stuhl erst nach Extraktion des Indols und Skatols mit Petroläther verwendbar. Auch bei der Anwendung der Aldehydprobe im Urin und Duodenalsaft muß die Anwesenheit von Porphyrinen ausgeschlossen werden. Die übliche klinische Methode zum Nachweis des Urobilins im Harn ist die SCHLESINGERsche Zinkacetatprobe (10% Zinkacetat in absolutem Alkohol). Urin und Reagens werden zu gleichen Teilen vermischt und filtriert. Bei Anwesenheit von Urobilin tritt eine grünliche Fluorescenz auf. FIESSINGER, ZUCKERKANDL und VARAY weisen darauf hin, daß bei Ikterischen die Zinkacetatprobe gelegentlich negativ und erst nach Fällung des Urobilins mit Bariumhydrat nach A. MÜLLER positiv wird. (Wichtig bei der Differentialdiagnose des vollständigen Choledochusverschlusses.) Enthält der Urin viel Bilirubin, so ist es zweckmäßig, dieses erst durch 10%ige Calciumchloridlösung auszufüllen. Gelegentlich geben ikterische Harne auf Zusatz von Aldehydreagens eine Grünfärbung. Diese „grüne Benzaldehydprobe" beruht auf der Oxydation von Bilirubin zu Biliverdin, die bei Anwesenheit von Nitriten im Urin nach Zusatz des EHRLICHschen Reagens eintritt (HOESCH, EPPINGER). Die Nitrite entstehen besonders bei einer Colibacillose der Harnwege. Man kann die grüne Benzaldehydreaktion sogar zum Nachweis der Nitrite benützen, indem man dem zu untersuchenden bilirubinfreien Harn etwas Bilirubin, als Ammoniumsalz gelöst, zusetzt (A. MÜLLER).

Der quantitative Nachweis des Urobilins im Harn begegnet noch großen Schwierigkeiten. Nach DOMINICI und OLIVA sind alle verwendeten Methoden ungenau. Bei den meisten Methoden wird zunächst das Urobilinogen in Urobilin übergeführt (z. B. durch Jodlösung). ADLER verdünnt dann mit 10%iger alkoholischer Zinkacetatlösung solange, bis keine Fluorescenz mehr auftritt. Ähnliche Methoden haben PETER, HANSEN, HERZFELD und PINCUSSEN angegeben. CHARNAS führt das Urobilinogen in Urobilin über, extrahiert mit Äther und wendet die Spektrophotometrie an. Nach NAUMANN und ROYER ist gegenwärtig am besten die Modifikation von WATSON der TERWENschen Methode. Da Urobilin und Urobilinogen die gleiche pathognomonische Bedeutung haben und es nur von der Bestimmungsmethode abhängt, ob beide zusammen als Chromogen oder als Farbstoff bestimmt werden, ist in den folgenden Ausführungen Urobilin und Urobilinogen als gleichsinnig zu werten.

Im Stuhl wird Urobilinogen nach Extraktion von Indol und Skatol durch Petroläther nachgewiesen. Zum Urobilinnachweis extrahiert man den Stuhl mit salzsaurem Alkohol, filtriert und untersucht das Filtrat auf Fluorescenz mit Zinkacetat. Zur quantitativen Bestimmung wird nach ADLER der Stuhl mit Petroläther extrahiert, einige Tropfen Jodtinktur zur Oxydation des Urobilinogens zugesetzt und ähnlich wie beim Urin mit Zinkacetatlösung solange verdünnt, bis keine Fluorescenz mehr nachweisbar ist. Die Methode von NAUMANN scheint bessere Ausbeute zu geben als die anderen Methoden. Bei der Anwendung der Benzaldehydreaktion zum Urobilinogennachweis im Duodenalsaft ist zu berücksichtigen, daß in der Galle bei Leberkrankheiten gelegentlich auch Porphyrine ausgeschieden werden, die ebenfalls eine Rotfärbung mit dem EHRLICHschen Reagens geben. (Methodik siehe bei ROYER, DASSEN und MARTINEZ sowie CASTEX und GARCIA, zusammenfassende Literatur bei ROYER.)

Der Urobilin- und Urobilinogennachweis im Blut bot bis vor kurzem große methodische Schwierigkeiten. WELTMANN und LÖWENSTEIN überschichten das Serum vorsichtig mit SCHLESINGERschem bzw. EHRLICHschem Reagens. Urobilinogen kann im Serum nach Ätherextraktion wegen der Unempfindlichkeit der Methode nur nachgewiesen werden, wenn der Urobilinogengehalt stark erhöht ist (HEILMEYER, FARMER-LOEB). Aber die Aldehydreaktion im Serum ist mehr ein Tryptophan- als ein Urobilinogennachweis (ADLER, HILGENFELD). Eine Fluorescenz nach Zusatz von Zinkacetat erhält man auch bei Anwesenheit von Bilirubin und besonders Lactoflavin, so daß diese Probe wegen mangelnder Spezifität im Serum nicht geeignet erscheint. Sehr empfindlich und genau ist die Anwendung der Spektrometrie zum Nachweis des Urobilins nach HEILMEYER und OHLIG, mit der noch Konzentrationen von 0,01 mg-% nachgewiesen werden können.

Die quantitativen Angaben über den Urobilinogen- und Urobilingehalt der Körperflüssigkeiten, soweit sie älteren Arbeiten entstammen, sind nach den Ausführungen über die Methodik mit Vorsicht zu bewerten. Im folgenden sollen einige neue Untersuchungen angeführt werden. Schon beim Gesunden schwankt die Menge des ausgeschiedenen Urobilins in Abhängigkeit von der zugeführten Kost, in stärkerem Maße beim Leberkranken. Bei Fastenkuren ist die Urobilinogenmenge im Urin vermehrt. FORSGREN hat auch für die Urobilinogenbildung und -resorption einen Tagesrhythmus festgestellt. Die Menge des täglich ausgeschiedenen Urobilinogens wird von einzelnen Untersuchern je nach verwendeter Methodik verschieden angegeben (ADLER etwa 0,2—0,3 g, EPPINGER und CHARNAS 0,15 g, JACOBS und SCHEFFER etwa 0,1 g). Die tägliche Urobilinogenausscheidung im Urin beim Normalen schwankt zwischen 0—4 mg, im Stuhl zwischen 100 und 250 mg (WATSON). WATSON ist auch der Ansicht, daß im Urin und Kot zwei verschiedene Urobilinogene, A und B, ausgeschieden werden. Die tägliche Urobilinogenausscheidung im Urin beträgt nach ADLER 20—25 mg, im Stuhl 200—300 mg. Bei Leberschädigung steigt die Urobilinogenausscheidung im Urin auf 4—200 mg (WATSON). Erhöhte Werte finden sich auch bei Fieber, Perniciosa, Hodgkin, Leukämie (Näheres s. u.).

Nach vielen widersprechenden Ergebnissen über die Urobilinwerte *im Blut* scheinen die spektrophotometrischen Untersuchungen von HEILMEYER und OHLIG erwiesen zu haben, daß das Blut von Gesunden frei von Urobilin ist bzw. daß die Menge jedenfalls unter 0,01 mg-% liegt. Bei Lebererkrankungen und besonders bei Stauungsleber werden Urobilinkonzentrationen bis 0,46 mg-% beobachtet. Ähnliche Befunde hatten schon WELTMANN und LÖWENSTEIN erhoben, die deutliche Urobilinämie bei dekompensierten Herzkranken, bei Cholelithiasis mit Urobilinurie und bei der Pneumonie nachweisen konnten. Der Icterus catarrhalis zeigte zu Beginn und beim Abklingen negativen Urobilinbefund im Serum. OLIVA und MASSIMELLO fanden Urobilin im Serum vermehrt bei Icterus catarrhalis, Herzfehlern, perniziöser Anämie und Diabetes. Hier sind noch ausgedehnte Untersuchungen mit exakten Methoden notwendig. WATSON hat neuerdings eine Urobilinbelastungsprobe angegeben. 50 mg rekrystallisiertes Urobilin wird in alkalischem verdünntem Alkohol gelöst und intravenös injiziert. Beim Normalen werden nur sehr geringe Mengen hiervon im Urin ausgeschieden, etwa 2—5 mg, da offenbar die Hauptmenge von der Leber retiniert wird. Bei Lebererkrankungen können dagegen weit größere Mengen, bis zu 32 mg, im Urin wiedergefunden werden. Diese Versuche bringen wiederum einen Beweis für die Auffassung, daß die geschädigte Leber nicht imstande ist, das vom Blut zugeführte Urobilin zu retinieren und umzubauen.

Im *Duodenalsaft* ist Urobilinogen in der Norm nur in geringen Mengen vorhanden. ROYER, DASSEN und MARTINEZ geben als Durchschnittswert 1,92 mg-‰ an. Bei leichter Leberschädigung soll der Wert höher sein, bei schwerer Leberschädigung absinken. Nach EPPINGER wird Urobilinogen im Duodenalsaft nicht selten bei Cholecystitis, Cholangitis, Icterus catarrhalis und Lebercirrhose vermehrt gefunden.

Für die Bildung des Urobilinogens und Urobilins hat sich gegenüber verschiedenen anderen Theorien die Auffassung von F. v. MÜLLER von der enteralen Bildung durchgesetzt. Sie gründet sich auf die Beobachtung, daß bei vollständigem Choledochusverschluß Urobilinogen wieder im Stuhl noch im Harn noch im Blut (WELTMANN und LÖWENSTEIN) vorhanden ist. Erhält das Tier oder der Mensch mit Gallengangsverschluß Galle per os, so ist Urobilin wieder im Stuhl und im Harn nachweisbar. Bei Zusatz von Darminhalt zu Bilirubin entsteht auch in vitro Urobilinogen. Dieser Versuch ist später von zahlreichen Untersuchern (ELMANN und MCMASTER, FROMHOLDT und NERSESSOFF, MEYER und HEINELT u. a.) in verschiedenen Modifikationen immer wieder bestätigt worden. Bei länger bestehendem hochgradigem Ikterus infolge Gallenverschluß kann allerdings Bilirubin offenbar durch die Darmgefäße in den Darm übertreten und zum Auftreten geringer Urobilinmengen im Stuhl und Urin führen. So erklären sich auch wohl die Versuche von FISCHLER und OTTENSOOSER, die nach komplettem Gallengangsverschluß und Parenchymschädigung der Leber die Aldehydprobe im Urin positiv fanden. Das mit der Galle in den Darm ausgeschiedene Bilirubin wird durch die Darmbakterien zu Mesobilirubin und weiter zu Urobilinogen reduziert und zum Teil mit dem Stuhl ausgeschieden. Ein Teil des Urobilinogens wird jedoch im Darm wieder resorbiert (Nachweis von Urobilin im Pfortaderblut durch BLANKENHORN), aber zum größten Teil durch die Leber abgefangen. Da der Urobilinogengehalt der Galle aber nur gering ist, wird das Urobilinogen in der Leber wahrscheinlich auch umgewandelt, vielleicht zu Bilirubin oder zum Aufbau von Hämoglobin verwendet (FISCHLER und ADLER, BRUGSCH-RETZLAFF). Sichere Anhaltspunkte für das Schicksal des Urobilinogens in der Leber sind jedoch nicht vorhanden. Bei Zusatz von Leberbrei zu Urobilinogen in vitro verschwindet die Urobilinogenreaktion (FELIX und MOEBUS). Eine geringe Menge des vom Darm in das Blut resorbierten Urobilinogens wird im Urin ausgeschieden und gibt beim Normalen die positive Aldehydprobe nach Erwärmen des Urins.

Dieser normale Kreislauf des Urobilinogens kann nun durch verschiedene Faktoren gestört werden:

1. Es wird zu wenig oder zuviel Bilirubin in den Darm entleert. Beim totalen Gallengangsverschluß und bei schwerem hepatocellulärem Ikterus, bei der akuten gelben Leberatrophie kann die Bilirubinausscheidung in den Darm vollständig aufhören. Dann verschwindet auch das Urobilinogen im Stuhl, im Blut und im Urin. Tritt nach einem solchen Zustand wieder Urobilinogen im Harn auf, so ist der Verschluß nicht mehr vollständig, bzw. die Leberschädigung hat sich gebessert und es wird wieder Galle in den Darm entleert. Allerdings kann auch bei lange bestehendem Verschlußikterus ein Übertritt von Bilirubin aus den Darmgefäßen in den Darm erfolgen und eine positive Urobilinogenprobe bilden. Ist die Bilirubinausscheidung in den Darm infolge gesteigerten Blutzerfalles vermehrt, so steigt die Urobilinogenmenge im Stuhl an, gleichzeitig wird aber auch die im Darm resorbierte Urobilinogenmenge so groß, daß die Leber nicht mehr imstande ist, den Farbstoff in genügender Menge abzufangen, so daß vermehrt Urobilinogen in den Harn übertritt. Dies ist der Fall bei den verschiedenen Formen des hämolytischen Ikterus, bei Anaemia perniciosa, bei Phenylhydrazinvergiftung. WATSON ist auf Grund seiner Versuche jedoch zu der Ansicht gekommen, daß die normale Leber auch bei vermehrtem Blutzerfall immer imstande ist, das gesamte ihr zufließende Urobilinogen zu verarbeiten. Kommt es zu einer stärkeren Urobilinogenurie, so ist immer eine Leberschädigung anzunehmen (s. unten). Beim hämolytischen Ikterus ist auch häufig infolge des vermehrten Angebots an die Leber der Urobilinogengehalt des Duodenalsaftes erhöht.

2. Die Leber ist, bei normaler Bilirubinausscheidung in den Darm, infolge einer Schädigung nicht imstande, das aus dem Darm resorbierte Urobilinogen abzufangen, so daß es in vermehrter Menge in den Harn ausgeschieden wird. Diese Urobilinurie als Ausdruck eines Leberzellschadens ist nun in der Tat selbst bei den leichtesten Leberschädigungen mit einer Regelmäßigkeit nachzuweisen, daß dadurch der Wert des Urobilinurins als Funktionsprüfung der Leber infolge der großen Empfindlichkeit der Reaktion schon wieder fast in Frage gestellt ist. Bei den meisten fieberhaften Erkrankungen, selbst bei einer leichten Angina, besonders bei der Pneumonie, bei Tuberkulose, Scharlach, bei der Enteritis finden wir eine deutliche Urobilinurie, ebenso nach Narkosen, Alkoholintoxikation, beim Morbus Basedow und anderen Vergiftungen, so gut wie immer bei der akuten ikterischen Hepatopathie (hepatocellulärem Ikterus), wenigstens zu Beginn und im Abklingen, bei der Lebercirrhose, der Cholangitis, der Leberlues und bei der Stauungsleber.

Auch das vermehrte Auftreten von Urobilinogen im Duodenalsaft bei der akuten ikterischen Hepatopathie und bei der Lebercirrhose spricht dafür, daß die Leber nicht imstande ist, das zugeführte Urobilinogen umzuwandeln, so daß es in der Galle vermehrt ausgeschieden wird.

Die Störung der Leberfunktion in bezug auf Retention und Verarbeitung des Urobilinogens wird auch in dem veränderten Verhältnis von Harnurobilin zum Stuhlurobilin erkennbar. Während beim Gesunden im Kot etwa 10—30mal soviel Urobilin ausgeschieden wird wie im Urin, kann bei der geschädigten Leber die Urobilinmenge im Harn so groß werden wie im Stuhl (ADLER und SACHS). Beim hämolytischen Ikterus und der perniziösen Anämie nimmt die Urobilinausscheidung im Stuhl stärker zu als im Urin, so daß der Quotient Harnurobilin zu Stuhlurobilin $^1/_{10}$ bis $^1/_{80}$ beträgt.

Bei den infektiösen Gallengangserkrankungen tritt auch vielleicht schon innerhalb der Gallenwege durch die Bakterientätigkeit eine Urobilinogenbildung ein. Beim Gallenfistelhund findet man nicht selten eine Urobilinogenurie, wohl weil fast immer hierbei eine Infektion der Gallenwege vorliegt (Fischler, Jenke und Thannhauser). So findet man auch bei der Cholelithiasis und Cholecystitis nicht selten Urobilinogen im Duodenalsaft, was entweder auf die bakterielle Infektion der Galle oder auf den Leberzellschaden zurückzuführen ist.

3. Die Urobilinausscheidung im Urin kann schließlich auch durch eine Nierenschädigung beeinflußt werden. Bei der Amyloidniere und bei der Schrumpfniere fehlt nicht selten die normale Urobilinogenmenge im Urin infolge einer allgemeinen Herabsetzung der Ausscheidungsfähigkeit der Niere (Oliva und Massimello).

Es soll nicht verschwiegen werden, daß einige Autoren die Urobilinogenurie bei der Leberschädigung nicht nur damit erklären zu können glauben, daß die Leber das ihr zugeführte Urobilinogen mangelhaft retiniert und verarbeitet, sondern daß sie eine Urobilinogenbildung in der geschädigten Leber selbst annehmen. Hierfür sollen einmal die Befunde von vermehrtem Urobilinogen in der Galle bei Ikterus, Cholecystitis und beim Gallenfistelhund (Fischler) sprechen, ferner der Urobilinogengehalt der Blasengalle bei Neugeborenen, die noch einen sterilen Darminhalt besitzen. Adler nimmt an, daß beim Ikterus innerhalb der Leber, speziell in den Kupfferschen Sternzellen, das angestaute Bilirubin in das ungiftige und leichter diffusible Urobilinogen umgewandelt wird, um den Organismus vor einer Überschwemmung mit Bilirubin zu schützen. Eine zwingende Beweiskraft ist diesen Versuchen und Anschauungen jedoch nicht zuzusprechen.

c) Die Gallensäuren.

α) Chemie und Stoffwechsel der Gallensäuren.

In der Galle finden sich als außerordentlich wichtiges Sekret der Leber für die Darmresorption die Gallensäuren in Form der gepaarten Gallensäuren. In geringen Mengen (1,0%) sind auch freie Gallensäuren in der Galle festgestellt worden (Doubilet und Colp, Horsters). Sie sind gepaart entweder an die Aminosäure Glykokoll oder an Taurin, ein Abkömmling des Cysteins und werden danach als Glykocholsäuren und Taurocholsäuren bezeichnet. Wieland und Windaus haben den Aufbau der Gallensäuren geklärt. Die in der menschlichen Galle vorkommenden Gallensäuren leiten sich ab von der Cholansäure durch Ersatz der CH_2-Gruppen im Ringsystem durch 1—3 Alkoholgruppen. Die Cholsäure ist 3. 7. 12. Trioxycholansäure, die Desoxycholsäure 3. 12. Dioxycholansäure. Daneben kommt in geringen Mengen Lithocholsäure = 3 Monooxycholansäure vor.

Cholansäure. Cholsäure. Desoxycholsäure.

Bei der Bindung von Glykokoll und Taurin tritt deren Aminogruppe mit der COOH-Gruppe der Gallensäuren unter Wasserabspaltung in Verbindung. Der chemische Aufbau der Gallensäuren ist sehr ähnlich dem des Cholesterins, doch scheint eine Umbildung von Cholesterin in Gallensäuren und umgekehrt im Organismus nicht vorzukommen. Auch das Ergosterin, die Sexualhormone, das Nebennierenrindenhormon, das Vitamin D und die Digitalisglykoside zeigen eine Ähnlichkeit der chemischen Struktur mit den Gallensäuren.

Die gepaarten Gallensäuren gelangen in der Galle als Alkalisalze zur Ausscheidung. Die Menge der täglich ausgeschiedenen Gallensäuren ist nicht sicher zu ermitteln, da bei der Duodenalsondierung die Gallenausscheidung nicht quantitativ erfaßt wird und da bei Anlegung einer Gallenfistel die Menge der ausgeschiedenen Gallensäuren stark abnimmt. BRUGSCH und HORSTERS haben die Gesamtmenge der täglichen Ausscheidung an gallensauren Alkalien auf 2,6—18,2 g bestimmt, wobei das Glykocholat das Taurocholat überwiegt. Im Hunger sinkt die ausgeschiedene Gallensäurenmenge ab, nach Nahrungszufuhr, besonders von Eigelb, Fett und Fleisch, steigt sie an, ebenso nach Zufuhr von Gallensäuren per os und intravenös. Auch die Eiweißbaustoffe, die Aminosäuren, insbesondere die Asparaginsäure (SCHINDEL), das Thyrosin und Cystin (JENKE) steigern, per os zugeführt, die Gallensäuresekretion der Leber.

Nach den Untersuchungen am leberlosen Hund (BOLLMANN und MANN siehe dort) ist wahrscheinlich die Leber die einzige Stelle des Körpers, wo Gallensäuren gebildet und zerstört werden, wobei es noch unbekannt ist, ob hierfür die Leberzellen oder die KUPFFERschen Sternzellen maßgebend sind.

Da die in der Galle ausgeschiedenen Gallensäurenmengen erheblich größer sind als die in der Nahrung zugeführten Sterine, muß die Leber die Fähigkeit haben, Gallensäuren synthetisch aus anderen noch unbekannten Stoffen zu bilden (JENKE). Von den in den Darm ausgeschiedenen Gallensäuren wird die Hauptmenge, mindestens $^2/_3$, wieder resorbiert (SCHIFF). Der Rest erscheint im Stuhl, wo durch Bakterienwirkung zum größten Teil das Glykokoll und Taurin abgespalten wird (FRANKEL).

Die große biologische Bedeutung der Gallensäuren besteht in der Mitwirkung bei der Resorption des Nahrungsfettes. Die Gallensäuren bilden mit den vorhandenen freien Fettsäuren Choleinsäuren, die wasserlöslich sind und eine geringe Oberflächenspannung besitzen (VERZAR). Hierdurch werden die Neutralfette emulgiert und für die Lipase angreifbar, die sie in Glycerin und freie Fettsäuren spaltet. Die wasserunlöslichen Fettsäuren werden dann als wasserlösliche Choleinsäuren von der Darmwand resorbiert. In den Epithelien der Darmwand zerfallen die Choleinsäuren wieder; die Gallensäuren werden der Leber zugeführt und in die Galle ausgeschieden, die Fettsäuren in den Darmepithelien mit Glycerin zu Neutralfetten synthetisiert und überwiegend durch die Chylusgefäße in den Ductus thoracicus geleitet. Ebenso werden das Cholesterin, das Vitamin D und andere Sterine durch Anlagerung an Gallensäuren resorptionsfähig. Nach der Ansicht von VERZAR sollen die Fette, ähnlich wie die Kohlehydrate vor der Resorption im Darm eine Phosphorylierung erfahren. Durch diesen enterohepatischen Kreislauf der Gallensäuren wird der größte Teil der in der Galle ausgeschiedenen Gallensäuren dem Körper erhalten. Wird bei Gallengangsverschluß oder bei schwerem Ikterus keine Galle und also auch keine Gallensäure in den Darm entleert, so enthalten die Stühle reichlich Neutralfett und Fettsäuren. Die Gallensäuren steigern ausgesprochen die Gallensekretion, hierbei wird besonders die Ausscheidung von Gallensäuren und Bilirubin gesteigert. Auch die Nierensekretion wird angeregt und die Chlorausscheidung vermehrt. Die Gallensäuren haben anscheinend einen sehr weitgehenden Einfluß auf den Kohlehydratstoffwechsel, die Bildung des Leberglykogens, den Calciumstoffwechsel und die Gewebsoxydationen, wie moderne japanische Arbeiten dargelegt haben.

β) Gallensäurenbestimmung zur Funktionsprobe der Leber.

Die Untersuchung des Gallensäurestoffwechsels, besonders für klinische Zwecke, ist außerordentlich erschwert durch die Ungenauigkeit der technisch einfachen und die Umständlichkeit der genauen Bestimmungsmethoden. Eine große Zahl der älteren Untersuchungen scheidet daher auch als unzuverlässig aus.

Eine große Zahl der Untersuchungsmethoden beruht auf der gasometrischen Bestimmung des Aminosäuren-N der Gallensäurepaarlinge. Anschließend an FOSTER und HOOPER haben ROSENTHAL und FALKENHAUSEN sowie ROSENTHAL und WISLICKI diese Methode brauchbar ausgearbeitet. Sie beruht auf der Voraussetzung, daß die Gallensäuren in den Körperflüssigkeiten nur gepaart vorkommen, was nach JENKE nicht zutrifft. Die Bestimmung des S des Taurins leidet an derselben Einschränkung. Die colorimetrischen Methoden nach PETTENKOFER (Furfurol) und ihre Modifikationen (Vanillin, Rhamnose) können nicht als spezifisch für Gallensäuren angesehen werden, da auch das Cholesterin mitreagiert. Die Verwendung der hämolytischen Wirkung der Gallensäuren gibt auch keine sicher verwertbaren Werte. Die polarimetrische Messung nach THANNHAUSER und JENKE scheint nur für die Galle verwendbar zu sein. Die klinisch viel verwandte Messung der Oberflächenspannung wird nicht nur durch Gallensäuren, sondern auch durch viele andere organische Substanzen beeinflußt. Die Fluorescenzreaktion der Gallensäuren mit konzentrierter Schwefelsäure (RAUE) wird ebenfalls durch andere Substanzen gegeben, die bei der Aufarbeitung der Materialien nicht genügend abgetrennt werden können. JENKE hat nun neuerdings zwei spektrophotometrische Bestimmungsmethoden angegeben, die anscheinend sehr spezifisch, hoch empfindlich nicht allzu kompliziert durchführbar sind. Wenn sich die Brauchbarkeit der Methode bestätigen sollte, so wäre jetzt die Möglichkeit vorhanden, die Gallensäuren im Blut, Galle, Harn und Stuhl quantitativ für klinische Zwecke genau zu erfassen. (Kritik der älteren Methode bei ROSENTHAL, der neueren bei JENKE. Wichtigste neuere Bestimmungsmethoden bei SCOTT, DOUBILET, COTTET und MION, LICHTMANN.) Die immer noch übliche HAYsche Schwefelblumenmethode zum Gallensäurennachweis im Urin spricht nur bei stark positivem Ausfall für die Anwesenheit von Gallensäuren; negativer Ausfall besagt nichts. Die mit modernen Methoden ausgeführten Gallensäurenbestimmungen haben folgende Ergebnisse gezeitigt:

Relativ leicht durchführbar ist die Gallensäurebestimmung im *Duodenalsaft* (ROSENTHAL und FALKENHAUSEN, ROSENTHAL und ZINNER, DOUBILET). Im normalen Duodenalsaft beträgt die Konzentration der Gallensäuren 0,15—1,2%. Ähnliche Zahlen haben TIGERSTEDT, HAMMARSTEN, OERUM angegeben. In der B-Galle (Duodenalsaft nach Hypophysininjektion) sind die Werte 3,3—4,3%, was einer Eindickung auf das 5—10fache entsprechen würde. Hierbei ist zu berücksichtigen, daß die Gallensäuren von der Gallenblasenschleimhaut, besonders beim Vorliegen einer Entzündung, zum Teil resorbiert werden (ROSENTHAL und LICHT). Bei unvollständigem und totalem Choledochusverschluß ist der Gallensäuregehalt des Duodenalsaftes verringert, nach Beseitigung des Hindernisses kommt die Gallensäuresekretion erst langsam wieder in Gang (BREUSCH und JOHNSTON). Beim hepatocellulären Ikterus sind die Gallensäuren meist vermindert (LIFSCHITZ). Da auch im Blut keine Steigerung der Gallensäurewerte eintritt, muß angenommen werden, daß die Gallensäurebildung in der Leber abgenommen hat. Das stimmt gut überein mit den Befunden von WHIPPLE und SMITH bei Hunden mit Chloroformvergiftung; auch beim Hund mit ECKscher Fistel sinkt die Gallensäureausscheidung der Leber ab. Der diagnostische Wert der Bestimmung der Gallensäuren im Duodenalsaft ist praktisch sehr begrenzt. Die wichtigste Differentialdiagnose — Parenchymikterus oder Stauungsikterus — wird hierdurch nicht erleichtert, denn bei beiden Krankheitsbildern pflegen die Gallensäurenwerte im Duodenalsaft erniedrigt zu sein.

Im normalen Blut sind praktisch keine Gallensäuren vorhanden, jedenfalls weniger als 0,1 mg-% (JENKE, SCOTT). Ältere Untersuchungen geben 1—4 mg-% an (LICHTMANN). Beim Stauungsikterus steigen die Gallensäurenwerte im Blut an, im weiteren Verlauf kommt es jedoch wieder zu einem Absinken der Werte, beim hepatocellulären Ikterus finden sich besonders niedrige Werte. Die Gallensäurebestimmung im Blut kann also für die Differentialdiagnose des Ikterus wertvoll sein, da mechanischer und hepatocellulärer Ikterus wenigstens im Beginn der Erkrankung entgegengesetzte Werte ergeben. Wenn sich die Zuverlässigkeit der neueren Gallensäurebestimmungsmethoden im Blut bestätigt, wäre diesen Untersuchungen größte Aufmerksamkeit zuzuwenden.

Die Gallensäuremengen im Stuhl werden von JENKE auf 1—20 mg-% angegeben. Auch HERZFELD und HAEMMERLI konnten nur selten im Stuhl Gallensäuren nachweisen. PAPENKORT fand Mengen von 20—730 mg als Tagesausscheidung. Der niedrige Gehalt des Stuhles an Gallensäuren beruht auf der weitgehenden Rückresorption im Darmtraktus, der Rest wird wahrscheinlich durch Bakterienwirkung aufgespalten. Eine Bedeutung für die Differentialdiagnose des Ikterus hat die Gallensäurebestimmung im Stuhl nicht.

Die Versuche von BOLLMANN und MANN haben gezeigt, daß beim leberlosen Hund die gesamte injizierte Gallensäuremenge im Harn erscheint. Daß beim Normalen die Gallensäurekonzentration im Harn sehr gering ist — nach den neuesten Untersuchungen von WILKEN mit spektrophotographischen Methoden weit unter 1 mg-% — erklärt sich wohl daher, daß beim Normalen auch die Blutkonzentration sehr gering ist, so daß die Nierenschwelle für Gallensäuren nicht überschritten wird. Die meisten Untersucher stimmen darin überein, daß beim mechanischen Ikterus die Gallensäuren im Harn vermehrt sind; hierbei findet sich ja auch eine Erhöhung des Blutgallensäurespiegels. Das Verhalten beim hepatocellulären Ikterus ist nach den älteren Untersuchungen wechselnd. Diese Frage muß noch einmal mit genauen modernen Methoden durchuntersucht werden.

d) Cholesterin.

α) Chemie und Stoffwechsel des Cholesterins.

Cholesterin ist ein regelmäßiger Bestandteil der Galle und schon im 18. Jahrhundert von CONRADI als Bestandteil der Gallensteine entdeckt worden. Es gehört zur Gruppe der Sterine, die sämtlich hochmolekuläre, sekundäre, einwertige Alkohole sind. Der Grundkörper, von dem sich die Sterine wie die Gallensäuren, Sexualhormone, Nebennierenrindenhormone, das Ergosterin und das Vitamin D ableiten, ist nach den Untersuchungen von WINDAUS und seiner Schule ein völlig hydrierter Phenanthrenring, dem ein Pentan als vierter Ring angelagert ist. Die Unterschiede in den einzelnen Sterinen bestehen hauptsächlich in der Art der Seitenkette und dem Auftreten von Doppelbindungen.

Cholesterin findet sich in der Galle in freier Form, im Blut, den Zellen und Körperflüssigkeiten teils frei, teils an der sekundären Alkoholgruppe verestert mit höheren Fettsäuren. Die Gallensteine bestehen zum Teil ganz aus Cholesterin, die Nebennieren, das Nervengewebe und die Haut enthalten ebenfalls größere Mengen von Cholesterin. Die Veresterung des Cholesterins ist auch in vitro bei Zusatz von Palmitin-, Stearin- und Oleinsäure in Gegenwart von Pankreaspulver und Gallensalzen möglich (NEDWEDSKI).

```
                                  CH3                        CH3
                                   |                          |
                                   CH — CH2 — CH2 — CH2 — CH
                     H2   CH3  |                          |
                      C         C                          CH3
                    /   \    /    \
                H2C       C   H    CH2
           H2    |        |          |
            C  CH3 CH     CH ——— CH2
          /   \   |   /   \    /
     H2C        C          CH
  H   |         |          |
    \ C         C          CH2
  HO /  \ C  /  \\ C  /
          H2       H
```

Cholesterin

Die täglich in der Galle ausgeschiedene Menge beträgt nach BRUGSCH und HORSTERS 0,48—1,6 g, nach THANNHAUSER 0,1—0,5 g. Es wird zum großen Teil bereits im Dünndarm wieder resorbiert; die Hauptausscheidung des Cholesterins erfolgt jedoch wahrscheinlich erst im Dickdarm. (BEUMER und HEPNER, SCHALLY, HEINLEIN). Hier soll auch in der Hauptsache das per os und per injektionem zugeführte Cholesterin ausgeschieden werden. Im Darm wird es durch die Darmbakterien zu Koprosterin reduziert und ausgeschieden. Die physiologische Bedeutung des Cholesterins scheint in der Beteiligung am Aufbau der Zellmembranen und vielleicht in der Entgiftung von körperfremden Stoffen zu bestehen. Der Körper muß die Fähigkeit besitzen, Cholesterin aus anderen Stoffen zu synthetisieren, denn bei cholesterinfreier Ernährung nimmt der Cholesteringehalt des Körpers von jungen Hunden in 4 Wochen auf das mehrfache zu (BEUMER). Die Ausfuhr kann im Tierversuch durch längere Zeit größer sein als die Zufuhr. Das im Körper vorhandene Cholesterin stammt zum größten Teil nicht direkt aus der Nahrung, sondern wird wahrscheinlich aus ungesättigten Fettsäuren synthetisiert (BROSE, MINOVICI). Die Resorption des Cholesterins im Darmkanal erfolgt nach Bindung an Gallensäuren ähnlich wie bei den Fetten, doch wird auch Cholesterin bei fehlender Galle resorbiert.

Die pflanzlichen Sterine als Quelle des im Körper vorhandenen Cholesterins scheiden schon deshalb aus, weil sie im Darm nicht resorbierbar sind (SCHÖNHEIMER). Cholesterin und seine Ester sind wasserunlöslich, dagegen löslich in Fetten, Lipoiden und Gallensäuren. Der Cholesteringehalt der Galle zeigt geringgradige Schwankungen im Zusammenhang mit der Nahrungsaufnahme. Das mit der Nahrung zugeführte Cholesterin wird keineswegs vollständig in der Galle ausgeschieden (ARNDT und MÜLLER), ebensowenig das intravenös injizierte Cholesterin (STERN). Im Hunger sinkt der Cholesteringehalt ab, nach Darreichung von Gallensäuren wird er erheblich gesteigert, ebenso nach Zufuhr stark cholesterinhaltiger Öllösungen. Der Cholesteringehalt der Fistelgalle wird mit 0,003—0,097% angegeben. Im Pankreassaft und in der Galle hat THANNHAUSER ein cholesterinspaltendes Ferment gefunden.

β) Cholesterinbestimmung zur Funktionsprüfung der Leber.

Von besonderem Interesse für die Leberpathologie sind die Beziehungen zwischen Leber und Cholesterinstoffwechsel. Während sich das Cholesterin in der Galle in freier Form befindet (THANNHAUSER, RIEGEL, RAVDIN und ROSE fanden auch Cholesterinester), ist es im Blut und in den Geweben zum Teil verestert an höherwertige Fettsäuren. Der Prozentsatz des veresterten Cholesterins, der beim Normalen und auch bei andersartigen Erkrankungen ziemlich konstant ist, erfährt bei Leberkrankheiten hochgradige Veränderungen, die differentialdiagnostisch bedeutungsvoll sind.

Die Angaben über den Cholesteringehalt des Blutes schwanken je nach den Bestimmungsmethoden. Für die Bestimmung des Cholesterins und seiner Ester im Blut wurden anfangs die colorimetrischen Methoden verwandt, die auf der Farbreaktion von LIEBERMANN-BURCHARDT beruhen. Ihr Vorzug der relativ einfachen Ausführbarkeit wird kompensiert durch die Ungenauigkeit der Methode. Hinreichend zuverlässig sind lediglich die Verfahren, die sich auf der Fällbarkeit des Cholesterins durch Digitonin aufbauen (WINDAUS). Während die ursprüngliche Vorschrift von WINDAUS große Mengen benötigt, stehen jetzt mehrere zuverlässige Mikromethoden zur Verfügung. MANCKE hat eine gravimetrische Mikromethode ausgearbeitet, eine ähnliche vereinfachte stammt von KUSUI. MÜHLBOCK und KAUFMANN haben eine nephelometrische Bestimmung angegeben. Einfacher und genau ist die Anwendung des Stufenphotometers von Zeiß, nach MÜHLBOCK und KRÖNER, wodurch die Bestimmung des Cholesterins und seiner Ester in 0,5 ccm Serum ermöglicht wird. Die Brauchbarkeit der Methode haben STROEBE und FUGE bestätigt. (Neueste methodische Angaben über Cholesterinbestimmung siehe bei SCHOENHEIMER und SPERRY, GÖRTZ, KAMLET, KATSURA, HATAKAYAMA und TAJIMA, MIYAMORI, JENDRASSIK und BOKRÉTÁS, SHAPIRO, LERNER und POSEN, YASUDA, SOBEL, DREKTER und NATELSON, SUNDERMAN und RAZEK, SMITH und MARBLE, OBERMER und MILTON.) Die Normalwerte nach MÜHLBOCK im Serum schwanken zwischen 120—200 mg-%, meist zwischen 150—180 mg-%, verestert sind hiervon etwa 70%. Bei alternden Personen werden Werte bis 260 mg-% beobachtet. Im Gesamtblut sind die Cholesterinmengen geringer, und da die roten Blutkörperchen nur freies Cholesterin enthalten, beträgt der Estergehalt 43—48% (STROEBE: Gesamtblut 140—190 mg-%, 40—50% verestert). Die Cholesterinverfütterungsversuche bei Tieren sind uneinheitlich verlaufen. FRÖHLING findet im Gegensatz zu BÜRGER und HABS keine alimentäre Beeinflussung des Blutcholesterins beim Normalen, allenfalls bei schwer geschädigter Leber. BARREDA hat nach peroraler Zufuhr von in Öl gelöstem Cholesterin keine Veränderungen des Blutcholesterins, bei Leberkranken Absinken der Esterwerte festgestellt. Injektion von Cholesterin steigert den Blutcholesterinspiegel für etwa 1 Stunde, ebenso den Cholesteringehalt der Galle (MARAÑÓN, COLLAZA, TORRES und RODA). Erhöhung der Cholesterinwerte werden beobachtet bei der Schwangerschaft, chronischer Nephritis, Lipoidnephrose, beim essentiellen Hypertonus, bei der Atheromatose, beim Arthritismus, Erniedrigung bei schweren Infektionskrankheiten, M. Basedow, ulceröser Colitis, Sprue, schweren Durchfällen, perniziöser Anämie (EPSTEIN und GREENSPAN). BOEKELMAN und MÜHLBOCK fanden beim Uteruscarcinom der Frau niedrige Cholesterinwerte ohne Veränderung des Esterprozentsatzes. VOSS fand bei Krebskranken niedrigen Cholesterinspiegel, dagegen vermehrtes Cholesterin mit Verminderung der Ester bei Leber- und Pankreascarcinom. Injektion von Leberpräparaten bei Lipoidnephrose senkt denCholesterinspiegel (SCHALLY). Bei der Lipoidnephrose wird Cholesterin auch im Urin ausgeschieden (WICHERT, POSPELOFF und JAKOWLEWA). Milzexstirpation steigert den Cholesterinspiegel des Blutes (CHABROL).

Die Versuche an leberlosen Hunden haben keine Aufklärung über die Rolle der Leber im Cholesterinstoffwechsel gebracht. BOLLMANN und MANN finden keine wesentlichen Änderungen im Blutcholesterin, allenfalls eine geringe Abnahme, THANNHAUSER dagegen eine geringe Zunahme. Auch bei chronischer Tetrachlorkohlenstoffvergiftung des Hundes ändern sich die Cholesterinwerte nicht deutlich (BOLLMANN und MANN). Nach der Angabe von EPPINGER sinken bei chronischer Chloroformdarreichung die Esterwerte im Blut, ebenso nach Phosphorvergiftung

(KAMEI, LAROCHE, GRIGAUT und COSTES). Bei lebergeschädigten Tieren führt Cholesterinbelastung zu weiterem Estersturz. Einheitlich wird gefunden, daß bei experimentellem Gallengangsverschluß das Gesamtcholesterin im Blut ansteigt, ohne daß sich der Blutgehalt der Ester wesentlich ändert. Bei den Leberkrankheiten des Menschen sind durch die Untersuchungen der letzten Jahre übereinstimmende Befunde erzielt worden. Beim Parenchymschaden der Leber sinken die Cholesterinesterwerte im Blut ab, besonders stark bei der schwersten Form, der akuten gelben Leberatrophie, während die Gesamtcholesterinwerte häufig nicht charakteristisch verändert sind. Häufig tritt eine Senkung des Gesamtcholesterins ein, jedoch finden sich auch, besonders im Anfang, normale und erhöhte Werte. Dieser „Estersturz", zuerst von BÜRGER und BEUMER beschrieben, dann von STERN und SUCHANTKE, FEIGL, THANNHAUSER und SCHABER, EPPINGER, ADLER, WENDT, MANCKE, EPSTEIN, STROEBE, EPSTEIN und GREENSPAN, WILKINSON, MELNOTTE, LAROCHE, GRIGAUT und COSTES, KUSUI, KAMEI bestätigt, darf als ein sicheres Zeichen des Leberzellschadens betrachtet werden. Die Esterwerte sinken beim Parenchymikterus von 40 bis 50% auf 10—40% ab. Bei Rückgang des Leberzellschadens steigen die Esterwerte wieder an und übersteigen dann häufig den Normalwert. Die Lebercirrhose zeigt je nach dem Funktionszustand der erhaltenen Leberzellen, niedrige bis normale Esterwerte. Im Gegensatz dazu ist beim mechanischen Ikterus das Gesamtcholesterin im Blut vermehrt, besonders bei hochsitzendem Gallengangsverschluß. Der Blutgehalt an verestertem Cholesterin ist hierbei nicht vermindert, er sinkt erst bei längerdauerndem Verschluß ab (8—14 Tage), wenn ein Parenchymschaden der Leber infolge der Gallenstauung hinzutritt. Da jedoch das Gesamtcholesterin vermehrt ist, resultiert auch hier eine relative Verminderung des Prozentsatzes des veresterten Cholesterins vom Gesamtcholesterin. Auch bei der Cholecystitis finden sich häufig erhöhte Cholesterinwerte (HAYASHI). Der hämolytische Ikterus hat meist einen normalen oder niedrigen Cholesterinspiegel, der Prozentsatz des veresterten Cholesterins ist nicht herabgesetzt. Die Cholesterinbestimmung im Blut hat ihren besonderen Wert bei der Differentialdiagnose des mechanischen und des Parenchymikterus der Leber, wenn die Untersuchung im Beginn des Ikterus ausgeführt wird. In späteren Stadien wird durch das Hinzutreten des Leberzellschadens beim mechanischen Ikterus das Bild verwischt. Über die Beziehungen des Cholesterins zu den Gesamtlipoiden im Blut s. Kap. Fettstoffwechsel S. 1168.

Nach diesen Versuchen scheint eine besondere Funktion der gesunden Leberzelle die Cholesterinestersynthese zu sein (THANNHAUSER und SCHABER), denn bei allen Zuständen der Leberzellschädigung finden wir einen verminderten Gehalt an Cholesterinestern im Blut. Der Cholesteringehalt des Duodenalsaftes zeigt ebenfalls Veränderungen bei Leber- und Gallenwegserkrankungen (Methodik zur Bestimmung des Cholesterins in der Galle siehe RIEGEL und ROSE). Der Normalwert schwankt nach älteren Angaben von STRAUSS und HAHN zwischen Spuren und 160 mg-%, von ROSENTHAL und v. FALKENHAUSEN zwischen 7—62 mg-%. ALLODI hat den Cholesteringehalt der A-Galle im Duodenalsaft mit durchschnittlich 30 mg-%, der B-Galle mit 60—70% angegeben. Häufig findet sich ein gegensätzliches quantitatives Verhalten zwischen Blut- und Gallencholesterin, so bei Nephrosen, beim Diabetes und in der Gravidität, wo das Gallencholesterin vermindert ist, aber meist nicht bei Lebererkrankungen. Beim Gallengangsverschluß nimmt das Gallencholesterin ab, das Blutcholesterin zu (WILKINSON). Beim hämolytischen Ikterus finden sich niedrige Gesamtwerte im Blut, hohe in der Galle (KUSOMOTO, KING und MEDAK). ELIAS und SCHMIDT stellten das Fehlen des Cholesterins im Duodenalsaft bei Kindern mit Icterus catarrhalis fest. Ähnliche Befunde wurden auch beim Erwachsenen erhoben

(ALLODI). Bei der Cholecystopathie stellte GOLBER erhöhte, ALLODI verminderte Cholesterinwerte in Leber- und Blasengalle bei der Duodenalsondierung fest. Auch CATTANEO, MORACCHINI und MAESTRI fanden erhöhte Werte bei Cholecystitis und Cholelithiasis.

Im Harn tritt Cholesterin nur in sehr geringen Mengen auf (tägliche Ausscheidung 0,75—1 mg [BUTENANDT und DANNENBAUM]), vermehrt ist die Ausscheidung bei Lipoidnephrose; für die Leberpathologie hat diese Frage keine Bedeutung. Die Cholesterinbestimmung im Stuhl (Methodik bei SCHÖNHEIMER) hat bisher keine Bedeutung für die Leberpathologie.

e) Porphyrine.

In den letzten Jahren haben die Porphyrine gesteigertes Interesse erfahren, nachdem ihre chemische Zusammensetzung durch die Untersuchungen von H. FISCHER weitgehend geklärt worden ist. Sie gehören teilweise zu den Zwischenprodukten des Hämoglobinstoffwechsels und werden auch in der Galle ausgeschieden. Die Beziehungen des Porphyrinstoffwechsels zur Leber sind dagegen noch wenig geklärt. Da jedoch in den letzten Jahren einzelne Tatsachen bekannt geworden sind, sei hier kurz darauf eingegangen.

Die Porphyrine leiten sich durch Carboxylierung von den Ätioporphyrinen ab, deren es nach FISCHER 4 gibt. Ausgehend vom Ätioporphyrin 3 kommt man sowohl zum Blutfarbstoff wie auch zum Protoporphyrin und zum Uro- und Koproporphyrin 3. Diese Porphyrine hängen also wahrscheinlich mit dem Auf- und Abbau des Blutfarbstoffes zusammen. Außerdem werden im Stuhl und Harn Uroporphyrin 1 und Koproporphyrin 1 ausgeschieden. Wegen des andersartigen sterischen Aufbaus ist nicht anzunehmen, daß diese Porphyrine etwas mit dem normalen Hämoglobinstoffwechsel zu tun haben.

Nach den Untersuchungen von HIJMANS V. D. BERGH ist es wahrscheinlich, daß die Leber Protoporphyrin in Koproporphyrin umzuwandeln vermag. Dagegen ist für die Annahme VANOTTIS, daß in der Leber Porphyrin III in Bilirubin umgewandelt wird, noch keine genügende Stütze vorhanden. Unter normalen Umständen werden $^2/_3$ der Porphyrine mit dem Stuhl, $^1/_3$ mit dem Urin ausgeschieden. Bei Leberschädigungen (Icterus catarrhalis, Lebercirrhose, Malaria, Salvarsanikterus) steigt der Porphyringehalt des Urins an (BRUGSCH, DOBRINER). Es wird vermutet, daß die Ausscheidungsfähigkeit der geschädigten Leber für die Porphyrine vermindert ist.

Diese Auffassung erfährt durch die Versuche von EPPINGER eine neue Stütze, der Hämoglobin per os Leberkranken verabfolgte und einen beträchtlichen Anstieg der Porphyrinausscheidung im Urin feststellte. Nach seiner Ansicht wird das im Darm gebildete und resorbierte Porphyrin von der kranken Leber nicht retiniert, sondern gelangt in den großen Kreislauf und wird in der Niere ausgeschieden. Über die Beziehungen des Porphyrinstoffwechsels zur Leber müssen noch weitere Untersuchungen angestellt werden. Im übrigen wird auf die diesbezüglichen Übersichtsreferate verwiesen (H. FISCHER, DUESBERG).

f) Andere organische Bestandteile der Galle.

Neben den Gallensäuren, den Gallenfarbstoffen und dem Cholesterin spielen andere organische Stoffe in der Galle nur eine untergeordnete Rolle. Von Eiweißkörpern findet sich in der Hundegalle ein Nucleoprotein in der Menge von etwa 1‰ (AMATO). Nach KRAUSE sind im normalen Duodenalsaft keine koagulierbaren Eiweißkörper vorhanden. Bei Leberschädigung nimmt der Eiweißgehalt der Galle zu (BRAUER, PILZECKER). LANG fand bei Phosphorvergiftung Fibrinogen.

Beim Menschen wurde im Duodenalsaft Eiweißvermehrung gefunden bei Icterus catarrhalis (RAUE), Cholangitis, luischem Ikterus, perniziöser Anämie, Lebercirrhose (STRISOWER, KRAUSE). Nach DELOCH und RAUE sollen dagegen Cirrhosen, Leberlues, Lebermetastasen und Stauungsleber keine Albuminocholie zeigen. Diagnostische Bedeutung kommt diesen Befunden nicht zu.

Die in der Galle enthaltenen Mucine und Mucoide stammen vorwiegend aus den extrahepatischen Gallenwegen, die Schleimdrüsen enthalten; aber auch die Hepaticusgalle soll nach HAMMARSTEN echtes Mucin enthalten. Die Mucine verhindern wahrscheinlich als Schutzkolloide die Ausfällung der in übersättigter Lösung befindlichen Gallenbestandteile (Cholesterin). Ferner finden sich in der Galle in geringen Mengen Fettsäuren, Ätherschwefelsäuren, gepaarte Glykuronsäure, Phosphatide, Ergosterin (?), Harnstoff, Harnsäure. Bei der Urämie steigt der Gehalt der durch Natriumwolframat nicht fällbaren stickstoffhaltigen Bestandteile an (LUCKE, DÜTTMANN, BOECKELMANN, ALLODI, CIONIIE, ROBECCHI). Besonders der Harnstoff ist bei der Urämie vermehrt (CHABROL und CHARONNAT). — An Fermenten wird in der Galle ein oxydatisches, peroxydatisches und ein cholesterinspaltendes gefunden.

g) Anorganische Bestandteile der Galle.

Von den anorganischen Bestandteilen der Galle verdient das Eisen besonderes Interesse, da es zusammen mit dem Bilirubin als Endprodukt des Hämoglobinstoffwechsels betrachtet werden kann. Nach EPPINGER, der die Eisenausscheidung im Duodenalsaft, im Harn und Stuhl untersucht hat, wird keineswegs das ganze, der Bilirubinbildung entsprechende Eisen ausgeschieden. sondern nur etwa $^1/_{10}$—$^1/_{15}$. Besonders zäh wird das Eisen festgehalten bei der perniziösen Anämie, dem hämolytischen Ikterus, der Polycythämie und der Hämochromatose, während im Verhältnis zum Bilirubin hohe Eisenwerte im Duodenalsaft beim Icterus catarrhalis, bei den Cirrhosen und der aplastischen Anämie zu finden sind. Nach seiner Ansicht büßt vielleicht bei Parenchymschädigung die Leber die Fähigkeit ein, das Eisen zurückzuhalten.

Von anderen organischen Substanzen wird Calcium und Natrium in nennenswerten Mengen ausgeschieden, Kalium ist in der Galle nur in geringen Mengen vorhanden. Bei Leberschädigungen kann die Na- und Ca-Menge geringer werden, die K- und Cl-Menge ansteigen (MINIBECK). Dies entspricht EPPINGERs Beobachtungen über die „Transmineralisation" bei der serösen Entzündung der Leber. Die Konzentrierung in der Blasengalle soll sich nicht auf Na, Ca, K, Cl, Ph erstrecken (MINIBECK). Nach RIEGEL, KARVIN, JOHNSTON und MORRISON sollen in der Gallenblase mit dem Wasser auch Cloride und Bicarbonate resorbiert werden. Nach peroraler Gabe von Gallensäuren soll die P- und Ca-Ausscheidung in der Galle zunehmen (KAWADA). ALLODI, MOLFESE und DONEGANI haben einzelne Mineralien im Duodenalsaft bestimmt. In der A-Galle finden sich Ca 1,09—4,9 mg-%, K 22,7—50,4 mg-%, Cl 213—380 mg-%, P 1,25—8,3 mg-%; in der B-Galle Ca 4,45—4,75 mg-%, K 30,17—53,08 mg-%. Bei Cholelithiasis und Cholecystitis sind die Ca-Werte bis auf 11,6—16,2 mg-% gesteigert; K kann bis zu 97 mg-% ansteigen.

h) Mikroorganismen der Galle.

Normalerweise ist die Galle steril. Im Blut kreisende Mikroorganismen können aber in die Galle ausgeschieden werden. Besonders bekannt ist dieses Vorkommnis beim Typhus. Auch andere Bakterien wie Streptokokken, Colibacillen finden sich gelegentlich in den völlig normal erscheinenden Gallenwegen. Nach KUNZ und POPPER wird die Durchlässigkeit der Lebercapillaren für Mikroorganismen durch eine Leberschädigung im Sinne der serösen Entzündung erhöht. Bei Kaninchen mit Gallenfistel werden intravenös injizierte Keime nur dann in die Galle ausgeschieden, wenn durch Allylformiat oder Histamin eine Lebercapillarschädigung erzeugt worden ist. Bei Injektion großer Bakterienmengen kann die Leber auch ohne vorherige Schädigung für die Keime passabel werden. Auch vom Duodenum her können Keime in die Gallenwege wandern. Dies ist sicher der übliche Weg bei Lamblieninfektion der Gallenwege und bei den Gallenwegsinfektionen im Gefolge einer Achylia gastrica (s. Kap. Erkrankungen der Gallenwege).

i) Funktionsprüfung des Gallenstoffwechsels mittels der Duodenalsonde.

Im Duodenalsaft gewinnen wir ein Gemisch von Galle, Pankreassaft und Dünndarmsekret. Schlüsse aus der Beschaffenheit des Duodenalsaftes auf die Zusammensetzung der Galle sind daher nur begrenzt zulässig. Insbesondere sind die quantitativen Bestimmungen der verschiedenen Gallenbestandteile mit einem unbekannten Fehler behaftet. Dagegen gestattet die qualitative Duodenalsaftuntersuchung oft wichtige differentialdiagnostische Schlüsse.

Zur Untersuchung verwendet man die EINHORNsche Duodenalsonde aus röntgenkontrastgebendem Gummi mit kleiner Olive. Die Sonde wird durch den Mund oder die Nase eingeführt und bis zur ersten Marke (45 cm) geschluckt. Dann läßt man den Patienten umhergehen und die Sonde bis zur Marke 2 wandern (60 cm). Jetzt liegt die Olive im allgemeinen vor dem Pylorus. Man legt den Patienten nun auf die rechte Seite mit hochgelegtem Becken, was auch durch Unterlegen von Klötzen unter die unteren Bettpfosten erreicht werden kann und läßt die Sonde bis zur 3. Marke (75 cm) weiterwandern. Liegt die Sonde im Duodenum, so soll gelblicher alkalischer Duodenalsaft fließen. Es darf jedoch nicht vergessen werden, daß besonders bei Störungen der Magensekretion, auch der Duodenalsaft neutral oder leicht sauer sein kann (p_H 6,7—8,83) (DIENST und DOERING). Meist liegt jedoch bei Fließen von saurem Sekret die Sonde noch im Magen. Man kontrolliert vor dem Röntgenschirm, ob die Sonde sich im Magen aufgerollt hat und deshalb nicht weiter wandert; durch geeignetes Weitermassieren der Sonde vor dem Röntgenschirm kann man häufig den Eintritt in das Duodenum erreichen. Bei Entleerungsbehinderung durch Hyperacidität empfiehlt es sich, einige Kubikzentimeter Natriumbicarbonatlösung durch den Schlauch zu injizieren. Wenn bei totalem Choledochusverschluß der Duodenalsaft ungefärbt ist, ist die Beurteilung schwierig, ob die Sonde wirklich im Duodenum liegt. Dann muß man die Röntgenkontrolle, oder wenn dies nicht möglich ist, die Bestimmung der Pankreasfermente im fraglichen Duodenalsaft heranziehen. Liegt die Sonde im Duodenum, läßt man den Duodenalsaft durch Heberwirkung in tiefgestellte Reagensgläser fließen, die alle 5 Minuten gewechselt werden. Zur Erzielung einer Gallenblasenkontraktion werden 2 ccm Hypophysin intramuskulär injiziert oder 40 ccm 40%iges Magnesiumsulfat bzw. 20 ccm körperwarmes Olivenöl intraduodenal. Der Ölreflex scheint am promptesten zu wirken. Die Hypophysinkontraktion der Gallenblase hat jedoch den Vorteil, daß der Duodenalsaft nicht durch Magnesiumsulfat oder Öl verunreinigt wird.

Die diagnostischen Schlüsse, die aus dem Verhalten des Duodenalsaftes und seiner Bestandteile zu ziehen sind, werden bei den diesbezüglichen Kapiteln besprochen (Bilirubin, Cholesterin, Gallensäuren, Urobilin). Das Sediment der Blasen- und Lebergalle wird im Kapitel Gallenblase abgehandelt, ebenso die einzelnen Modifikationen des Gallenblasenreflexes.

4. Leber und Kohlehydratstoffwechsel.

An dem gesamten Stoffwechsel der Kohlehydrate, von der Resorption der Zucker bis zu ihrer Verbrennung, ist die Leber maßgebend beteiligt. Es braucht nicht besonders betont zu werden, daß eine auch nur annähernd vollständige Darstellung der diesbezüglichen Untersuchungen und Probleme den Rahmen der vorliegenden Arbeit weit überschreiten würde. Es sollen daher nur folgende Fragen behandelt werden, die für das Verständnis der funktionellen Pathologie und der Funktionsproben der Leber unbedingt notwendig sind. Dies sind a) die Resorption der Kohlehydrate und deren Verarbeitung durch die Leber; b) Der Glykogengehalt der Leber und seine Veränderungen. Zum Schluß werden die klinischen Funktionsprüfungen der Leber in bezug auf den Kohlehydratstoffwechsel dargestellt.

a) Die Resorption der Kohlehydrate und deren Verarbeitung durch die Leber.

Die in der Nahrung zugeführten Polysaccharide (Stärke und Glykogen) werden durch die α- und β-Amylase der Verdauungssäfte in das Disacharid Maltose aufgespalten, die Maltose durch die Maltase in zwei Moleküle Glykose, der Milchzucker durch die Laktase in Galaktose und Glucose, der Rohrzucker durch die Saccharase (Invertin) in Glucose und Lävulose zerlegt. Die anderen Zucker und Polysaccharide haben für den Menschen geringe physiologische Bedeutung. Die Resorption der Monosaccharide Glucose, Lävulose und Galaktose durch die Darmepithelien erfolgt nicht einfach nach den Gesetzen der Diffusion und Osmose, wie z. B. die der Pentosen, sondern, wie aus den Untersuchungen von MAGEE und REID, sowie besonders von VERZAR und seiner Schule hervorgeht, nach Bildung von Phosphorsäureestern unter Mitwirkung der Phosphatasen der Darmschleimhaut. Hierdurch wird die Resorption so beschleunigt, daß schon in der ersten Minute nach Einführung von Glucose in den Dünndarm der Blutzuckerspiegel ansteigt. Wird die Phosphorylierung der Zucker durch Monojodessigsäure (VERZAR) oder Phlorrhizin (LUNDSGAARD) gehemmt, so wird auch die Resorption erheblich verzögert.

Ein weiterer wichtiger Faktor ist die Umwandlung von Glucose in das osmotisch unwirksame Glykogen in der Darmschleimhaut (VERZAR). Diese Auffassung hat eine Stütze erfahren durch die Untersuchungen von LONDON und ENTIN, KOTSCHNEFF, SCHWARZ und POKROWSKAJA, STAUB und GOLANDAS, die nach Glucosezufuhr ein Ansteigen des Glykogengehalts des Blutes nachweisen konnten (normal 9 mg-% im Blut). Nach den Untersuchungen von BOLLMANN und MANN, VERZAR und MCDOUGALL haben die Darmepithelien auch die Fähigkeit, Lävulose zum Teil in Glucose umzuwandeln.

Die resorbierten Monosaccharide werden vom Pfortaderblut aufgenommen und der Leber zugeführt. Beim Durchgang durch die Leber wird ein Teil des Zuckers retiniert. Der Glucosegehalt des Pfortaderblutes, der im Nüchternzustand etwa 85 mg-% beträgt, kann während der Glucoseresorption bis auf 400 mg-% ansteigen. Das Lebervenenblut, das im Nüchternzustand etwa 8 mg-% Glucose mehr enthält als das arterielle Blut, zeigt während der Glucoseresorption einen Anstieg um etwa 40 mg-%. Ein Teil der resorbierten Glucose passiert also zunächst die Leber und führt zu einem Anstieg des Blutzuckers im allgemeinen Kreislauf. Ebenso verhält es sich mit der Lävulose und Galaktose.

Aus den Untersuchungen von MANN und MAGATH u. a. am leberlosen Hund geht hervor, daß nicht nur die Leber, sondern auch die anderen Gewebe imstande sind, Glucose direkt ohne vorherige Passage durch die Leber zu verwerten. Beim leberlosen Hund beseitigt intravenöse Glucoseinjektion die im ersten

Stadium auftretenden hypoglykämischen Symptome vollkommen. Lävulose führt am leberlosen Hund nach Exstirpation des Darmtraktes nicht mehr zu einer Erhöhung des Glucosegehalts des Blutes und zur Beseitigung der hypoglykämischen Erscheinungen. Die Leber und die Darmepithelien sind offenbar die einzigen Organe des Körpers, die imstande sind, Lävulose in Glucose überzuführen. Galaktose führt nach Entfernung der Leber überhaupt nicht mehr zu einer Steigerung des Glucosegehalts des Blutes; es muß also angenommen werden, daß nur die Leber Galaktose in Glucose überführen kann.

Nach 2—3 Stunden ist beim Normalen die Lävulose (nach Zufuhr von 50 g) und die Galaktose (nach Zufuhr von 40 g) wieder verschwunden. In den Urin werden beim Gesunden unter diesen Bedingungen nicht mehr als 0,7 g Lävulose oder 2—3 g Galaktose ausgeschieden. Die Leberfunktionsproben mittels Glucose, Lävulose und Galaktose beruhen auf der Annahme, daß die erkrankte Leber nicht mehr imstande ist, die zugeführten Zuckermengen so schnell und ausgiebig aus dem Blute aufzunehmen und zu verarbeiten wie die gesunde.

Für den Verlauf der Blutzuckerkurve und die Ausscheidung in den Harn ist bei Zufuhr dieser Kohlehydrate auch die Verweildauer im Magen und die Resorptionsgeschwindigkeit im Darm zu berücksichtigen. Verzögerung der Magenentleerung führt zu Verzögerung der Resorption, Abflachung der Blutzuckerkurve und evtl. einer verminderten, aber längerdauernden Ausscheidung im Urin (Cori, Horne, McDougall und Magee, Bauer, Pollak, Meyer). Auch direkte Verzögerung der Resorption im Darm, z. B. bei Lebercirrhose mit Ascites (Sprue) ist natürlich von Einfluß. Dies ist bei der Ausführung von Zuckerbelastungsproben immer zu berücksichtigen. Die Nierenschwelle für Lävulose und Galaktose liegt niedriger als für Glucose.

Das schnelle Ansteigen der Blutzuckerwerte nach peroraler Zufuhr von Glucose haben einige Autoren zu der Annahme veranlaßt, daß die erste Phase des Blutzuckeranstiegs nicht auf die Resorption des Zuckers, sondern auf eine reflektorische Zuckerausschüttung aus der Leber infolge einer vom Dünndarm ausgehenden Reizwirkung hin erfolgt. Diese „Reiztheorie der alimentären Hyperglykämie“ ist besonders von Eisner und Forster, Kronenberger und Radt, Barrenscheen, Doleschall und Popper, Rosenthal, Umber, vertreten worden. Die Nachuntersuchungen haben jedoch keinen sicheren Beweis dafür erbracht, daß die „Resorptionstheorie“ nicht zur Erklärung der alimentären Hyperglykämie ausreicht. Besonders beweisend für die Resorptionstheorie erscheinen die Befunde von Oppel, daß bei Zufuhr von Saccharose sich die Glucose- und Lävulosekurve im Blut gleichlaufend verhält, was nicht der Fall sein dürfte, wenn eine initiale Glucoseausschüttung in der Leber erfolgt wäre. Auch Meythaler und Seefisch, sowie Ernst und Magassy, Hukui, stützen die Resorptionstheorie durch den Nachweis der sehr schnell erfolgenden Resorption der Zucker aus dem Darm. Ist der Zucker ins Blut übergetreten, so können verschiedene Einflüsse (Insulin, Adrenalin usw.) modifizierend auf die Blutzuckerkurve einwirken.

b) Der Glykogengehalt der Leber und seine Veränderungen.

Die resorbierten Zucker werden also zunächst in Glucose umgewandelt und dann in der Leber zum größten Teil als Glykogen gestapelt. Die Umwandlung in Glykogen findet nicht sofort statt. Das Maximum der Glykogenbildung in der Leber nach Traubenzuckerzufuhr wird erst nach 3 Stunden erreicht. Durch intravenöse Glucoseinjektionen kann der Glykogengehalt der Leber bis auf 20% des feuchten Gewichts gesteigert werden.

Glykogen ist ein Polysaccharid, das bei Behandlung mit α-Amylase in Maltose, diese durch Maltase in 2 Moleküle Glucose zerlegt wird. Über die Struktur des Glykogenmoleküls haben wir noch keine sicheren Anschauungen. Nach den Untersuchungen von STAUDINGER gehört das Glykogen zu den hochpolymeren Stoffen; 12—18 Glucosemoleküle sind zu Ketten vereinigt, die ein dreidimensionales Netzwerk von noch nicht bekannter Anordnung und Größe bilden. Beim Aufbau des Glykogenmakromoleküls ist offenbar auch die Phosphorsäure beteiligt.

Sehr wichtige Kenntnisse über das Leberglykogen verdanken wir bereits seinem Entdecker CLAUDE BERNARD (1854). Er wies als erster nach, daß die Leber auch aus anderen Nährstoffen als Kohlehydraten Glykogen bilden kann, er stellte den Glykogenzerfall in Glucose und mit dem Zuckerstich auch die nervöse Beeinflußbarkeit des Kohlehydratstoffwechsels fest. Seitdem hat sich eine außerordentlich umfangreiche Literatur über das Leberglykogen entwickelt.

Von besonderem Interesse für alle Versuche über den Glykogengehalt der Leber sind die Befunde von FORSGREN und seiner Schule über die rhythmischen Tagesschwankungen der Glykogenmengen in der Leber. Bei Kaninchen, denen dauernd Nahrung zur Verfügung steht, schwankt der Glykogengehalt der Leber zwischen 1,3 und 13% je nach der Tageszeit. Es findet sich ein ausgesprochenes Maximum um 2 Uhr, ein weniger ausgesprochenes um 16 Uhr, sowie ein Minimum um 10 und 20 Uhr. Ähnliche Befunde wurden bei weißen Mäusen erhoben (JORPES, WILANDER und AGREN). Es zeigt sich ferner ein Alternieren der assimilatorischen und sekretorischen Funktionen der Leber. Der niedrigste Glykogengehalt wurde gefunden, wenn die Gallensekretion auf dem Höhepunkt war. Diese spontanen rhythmischen Schwankungen sind bisher noch nicht in genügender Weise bei den Untersuchungen der einzelnen Autoren über den Glykogengehalt der Leber unter verschiedenen Umständen berücksichtigt worden.

Der Hauptverbraucher des Traubenzuckers im Organismus ist die quergestreifte Muskulatur. Der Traubenzucker ist der Treibstoff für den Muskel wie das Benzin für den Automotor. Die Leber ist der Benzintank des Organismus (BRENTANO). Nach Leberexstirpation sinkt der Blutzucker unaufhaltsam ab, da der Tank ausgeschaltet ist. Wird Traubenzucker intravenös injiziert, so sind zunächst Störungen des Kohlehydratstoffwechsels nicht nachzuweisen.

Will man die Veränderungen des Leberglykogens unter verschiedenen Verhältnissen verstehen, so muß man in erster Hinsicht den Funktionszustand des Muskels berücksichtigen. Bei maximaler Arbeit können die Glykogenvorräte der Leber fast vollkommen erschöpft werden. Stehen keine Kohlehydrate zur Glykogenbildung mehr zur Verfügung, so gewinnt die Glykoneogenie, die Glykogenbildung aus Nichtkohlehydraten, erhöhte Bedeutung. Die bei der Muskelarbeit ins Blut abgegebene Milchsäure wird ebenfalls in der Leber zu Glykogen resynthetisiert. Hierbei wird, ähnlich wie im Muskel, ein dem MEYERHOF-Quotienten entsprechender Teil ($^1/_3$—$^1/_6$) verbrannt und der Rest resynthetisiert. Bei Leberschädigungen ist diese Fähigkeit zur Resynthese der Milchsäure vermindert. EMBDEN, SCHMITZ und WITTENBERG stellen an der künstlich durchströmten Leber fest, daß die Leber aus Dioxyaceton Dextrose und aus d-l-Glycerinaldehyd d-Sorbose bilden kann. Die Möglichkeit zur Bildung von Leberglykogen aus Aminosäuren wurde besonders am pankreasdiabetischen Hund geprüft. Die Umwandlung in Leberglykogen wurde nachgewiesen für Alanin, Glykokoll, Aminobuttersäure, Serin, Cystin, Asparaginsäure, Glutaminsäure, Oxyglutaminsäure, Protin, Arginin, Ornithin, vielleicht auch Valin und Histidin. Während die Glykoneogenie aus Eiweiß sichergestellt ist, ist die Zuckerbildung aus Fett nicht sicher erwiesen, obwohl manche Tatsachen dafür sprechen. Glycerin kann von der Leber zweifellos in Kohlehydrat umgewandelt werden.

Das Leberglykogen ist stark neurohumoralen Beeinflussungen zugänglich. Den ersten Hinweis nervöser Beeinflußbarkeit bot der Zuckerstich CLAUDE BERNARDS. Inzwischen ist geklärt worden, daß der Reiz über den Sympathicus verläuft und erst auf dem Umwege über eine Adrenalinausschüttung wirksam wird. Auch bei völlig denervierter Leber ist der Zuckerstich wirksam (JARISCH). Aber auch bei völliger Denervierung der Nebennieren kann eine Hyperglykämie beim Zuckerstich eintreten. Wahrscheinlich gehen direkte sympathische Fasern zur Leber und lösen direkt am Erfolgsorgan eine Adrenalinentstehung aus. Die Hauptwirkung geht jedoch über die Nebennieren. Auch vom Hypothalamus aus kann Glykosurie erzeugt werden (ASCHNER), ebenso vom Kleinhirn aus (HILLER u. a.). Nach SPIEGEL ist jedoch nicht anzunehmen, daß es sich hier um bestimmte „Stoffwechselzentren" handelt, sondern die Wirkungen sind auf die Verletzung durchziehender Nervenfasern zurückzuführen.

Die Blutzuckersteigerung nach Adrenalininjektion ist ebenfalls auf eine Glykogenmobilisation in der Leber zurückzuführen. Am leberlosen Tier steigert Adrenalin den Blutzucker nicht (MANN und MAGATH). Das Ausmaß der Blutzuckersteigerung nach Adrenalin hängt vom Glykogengehalt der Leber und dem hormonalen Gleichgewicht ab. Bei schwerer experimenteller Leberschädigung durch Phosphor (FRANKE und ISAAC), bei der Glykogenspeicherkrankheit, beim M. Addison ist der Blutzuckeranstieg nach Adrenalininjektion stark vermindert. Klarer werden die Zusammenhänge der Adrenalinwirkung erst, wenn man wie CORI und BRENTANO gleichzeitig den Glykogengehalt der Leber und der Muskulatur, den Blutzucker- und den Milchsäurespiegel im Blut nach Adrenalininjektion verfolgt. Adrenalin bewirkt zunächst eine Glykogenspaltung in der Leber mit Abgabe von Traubenzucker ins Blut, außerdem aber einen Glykogenzerfall in der Muskulatur, wobei das Muskelglykogen in Milchsäure gespalten und an das Blut abgegeben wird. Die Blutmilchsäure wird zum Teil durch die Nieren ausgeschieden, zum anderen Teil aber in der Leber zu Glykogen resynthetisiert. Nach 3 Stunden ist der Milchsäure- und Zuckerspiegel im Blut wieder normal, der Muskel fast glykogenfrei und der Glykogengehalt der Leber beträchtlich höher als vorher. Adrenalin führt also schließlich zu einer Verschiebung des Glykogens aus der Muskulatur in die Leber. SACHS konnte allerdings nach Adrenalin keine Zunahme des Leberglykogens feststellen. DAOUD und GOHAR sahen nach Insulin sowohl wie nach Adrenalin eine Abnahme des Glykogens in Leber und Muskel. Bei den starken spontanen Schwankungen des Leberglykogens können hierbei jedoch nur Untersuchungen mit besonders exakter Versuchsanordnung verwendet werden.

Von besonderem Interesse für den Kohlehydratstoffwechsel der Leber ist das Insulin. Hier bestehen noch viele Gegensätze zwischen experimenteller Forschung und klinischen Auffassungen. Beim pankreaslosen Hund steigt der Blutzucker an und das Leberglykogen kann fast vollständig verschwinden. Beim menschlichen Diabetes wird dagegen selbst im schwersten Koma noch Glykogen in der Leber gefunden. Zur Erklärung des Wirkungsmechanismus des Insulins sind zahllose Untersuchungen angestellt worden, die im wesentlichen zu zwei Theorien geführt haben. Die erste erklärt die Glykoseüberschwemmung des Blutes bei Insulinmangel durch eine mangelhafte Zuckerverbrennung, die zweite durch die fehlende Fähigkeit zur Glykogenfixation. Wahrscheinlich wirken beide Faktoren zusammen. Der Glykogenmangel der Leber beim pankreasdiabetischen Hund kann durch Insulin behoben werden. Von großem klinischen Interesse ist die Frage, ob auch dann, wenn kein Insulinmangel vorliegt, der Glykogengehalt der Leber durch Insulin vermehrt werden kann, wie es von RICHTER, UMBER, LICHTWITZ, EPPINGER u. a. behauptet worden ist. (Literatur bis 1930 bei GEELMUYDEN). Dagegen sehen STAUB und LEDEBUR den Hauptangriff des Insulins in der quergestreiften Muskulatur. Das Muskelglykogen wird nach Insulin vermehrt auf Kosten des Leberglykogens, das eine Abnahme zeigt. Ähnliche Ergebnisse erzielten BEST, DALE, HOET und MARKS. In jüngster Zeit hat BRENTANO diese Frage beim Kaninchen unter besonders exakten Versuchsbedingungen nachgeprüft und festgestellt, daß bei Fütterung von 10 g Traubenzucker pro Kilogramm Körpergewicht und gleichzeitiger Zufuhr von Insulin in wechselnden Mengen das Muskelglykogen zunimmt, das Leberglykogen abnimmt.

Prozentuelle Veränderungen des Muskel- und Leberglykogens nach Zufuhr von 10 g Traubenzucker und wechselnder Mengen Insulin beim Kaninchen nach BRENTANO.

E Insulin pro 1 g Zucker	Muskelglykogen %	Leberglykogen %
0,01	+ 4,3	— 8,8
0,05	+ 24,1	— 1,9
0,1	+ 30,7	— 31,7
0,25	+ 35,7	— 18,8
0,5	+ 37,8	— 19,7
1,0	+ 10,1	— 33,5

Aus dieser Tabelle geht hervor, daß sowohl kleinste wie größere Mengen Insulin beim normalen Tier nie zu einer Zunahme des Leberglykogens führen. Bei einem nicht durch Insulinmangel bedingten Leberglykogenmangel wird man also nicht damit rechnen können, durch Insulinzufuhr eine Glykogenzunahme der Leber zu erzielen.

Eine starke Vermehrung des Leberglykogens mit verminderter Abbaufähigkeit findet sich bei der Glykogenspeicherkrankheit. Eine ähnliche Glykogenspeicherung kann man erzielen, wenn man im Tierexperiment das Blut der V. pancreaticoduodenalis unter Umgehung der Leber in die Vena cava leitet (MEYTHALER-STAHNKE).

Auch die Hypophyse hat wichtige Beziehungen zum Kohlehydratstoffwechsel der Leber. Injektion von Pituitrin, Orasthin, Pitressin, sowie von Vorderlappenpräparaten führen zu Hyperglykämie und Glykogenmobilisation. HOUSSAY und seine Mitarbeiter konnten zeigen, daß der experimentelle Pankreasdiabetes durch Hypophysenentfernung gebessert wird und daß der Vorderlappenextrakt die hypoglykämische Wirkung des Insulins aufhebt. Hypophysenlose Tiere sind gegenüber Insulin überempfindlich. LUCKE hat ein kontrainsuläres Hormon im Hypophysenvorderlappen nachgewiesen. Nach CAHANE soll der Hypophysenstich zur Abnahme des Leberglykogens führen.

Wichtig sind die Beziehungen zwischen Schilddrüse und Leberglykogen. Zufuhr von Schilddrüsenhormon führt zu vollständigem Glykogenschwund in der Leber mit Verlust der Glykogenaufbaufähigkeit auch bei intravenöser Injektion von Glykose und anderen Zuckern. Beim M. Basedow ist das Leberglykogen häufig stark vermindert. Die Gründe für dieses Verhalten sind noch nicht sicher bekannt. ABELIN glaubt, daß wegen der gesteigerten Oxydationen der Zucker in der Leber nicht erst polymerisiert wird, CRAMER, daß eine abnorm schnelle Verzuckerung des Glykogens eintritt. Es ist auch zu berücksichtigen, daß beim hyperthyreotischen Organismus mit großer Wahrscheinlichkeit die Adrenalinempfindlichkeit und die Adrenalinproduktion gesteigert ist.

Die Beziehungen der Nebennierenrinde zum Kohlehydratstoffwechsel und Leberglykogen sind erst in den letzten Jahren eingehender erforscht worden. Bei nebennierenlosen Tieren sinkt der Blutzucker sowie das Leber- und Muskelglykogen stark ab (Literatur bei THADDEA), die Blutmilchsäure steigt an; die Blutzucker- und Milchsäurezunahme im Blut nach Adrenalininjektion ist bei nebennierenlosen Tieren wesentlich geringer als bei Normaltieren. Nach Injektion von Traubenzuker und von Milchsäure sinkt der Gehalt des Blutes an diesen Substanzen nicht so schnell ab wie beim Normaltier, sondern bleibt lange Zeit hoch. Sämtliche Veränderungen werden durch Zufuhr von Nebennierenrindenhormon wieder ausgeglichen. Auf welche Weise das Rindenhormon in den Kohlehydratstoffwechsel eingreift, ist noch unbekannt.

Über den Einfluß der Ernährung auf das Leberglykogen ist schon im Kapitel „Experimentelle Leberschädigungen“ eingegangen worden. Im Hungerzustand nimmt das Leberglykogen ab, noch stärker bei Phlorrhizinvergiftung. Gleichzeitig nimmt der Fettgehalt der Leber zu. Ein ähnliches Verhalten wird bei überreichlicher Fettnahrung und bei den experimentellen Vergiftungen, besonders der Phosphor, Chloroform- und Tetrachlorkohlenstoffvergiftung beobachtet (s. d.). Es hat sich gezeigt, daß die glykogenarme Leber gegen Schädigungen verschiedenster Art besonders empfindlich ist (S. 1120). Reichliche Kohlehydraternährung erhöht den Glykogengehalt der Leber und macht die Leber widerstandsfähiger gegen Vergiftungen. Auch beim Menschen ist die Abnahme des Leberglykogens nach Narkosen (besonders Chloroform), Infektionen, Vergiftungen, beim Parenchymikterus usw. eins der wichtigsten Symptome der Leberschädigung. Auch beim M. Basedow ist das Leberglykogen meist stark vermindert, allerdings ist hierbei meist keine Zunahme des Fettgehalts zu beobachten. Über die Ursache des Glykogenschwundes bei den Parenchymschädigungen ist nichts Sicheres bekannt. Eppinger möchte annehmen, daß es sich um ein Erstickungssymptom infolge der Parmeabilitätsstörungen bei der serösen Entzündung handelt. Rosenfeld hat den Glykogenschwund durch gesteigerte Oxydationen zu erklären versucht.

Eine wichtige praktische Konsequenz aus diesen Befunden ist, daß man bei Leberparenchymschäden immer versuchen soll, durch eine kohlehydratreiche Ernährung den Glykogenbestand der Leber zu vergrößern. Die kohlehydratreiche Diät hat auch zweifellos bei den tierexperimentellen und menschlichen Leberschädigungen ausgezeichnete Erfolge erzielt. Ob Insulin imstande ist, den Glykogengehalt der geschädigten Leber zu verbessern, ist nach den erwähnten Untersuchungen von Cori und Brentano zweifelhaft. Bei dem nicht durch Insulinmangel bedingten Glykogenschwund hat Brentano im Tierexperiment durch Insulin keine Vermehrung des Glykogens erzielen können; größere Insulindosen führen im Gegenteil zu einem ausgesprochenen Glykogenschwund der Leber. Die von Umber, Richter, Eppinger empfohlene Insulintherapie des schweren Parenchymschadens wird, wenn man ihr eine günstige Wirkung zusprechen will, nicht auf eine Vermehrung des Leberglykogens zu beziehen sein. Merkwürdigerweise kann bei Hunden, bei denen durch überreichliche Traubenzuckerzufuhr eine Glykogenmast der Leber erzielt worden ist, der Bilirubingehalt des Serums stark zunehmen (Bollmann und Mann). Wahrscheinlich ist dies auf den von Forsgren gezeigten Antagonismus von Glykogenfixation und Bilirubinausscheidung der Leberzellen zurückzuführen.

c) Leberfunktionsproben im Gebiet des Kohlehydratstoffwechsels.

α) Dextrosebelastungsprobe (Insulin).

Da die geschädigte Leber eine verminderte Fähigkeit zur Glykogenanhäufung zeigt, war es naheliegend, nach Störungen bei Belastung mit Dextrose zu suchen. Hierbei ist zu berücksichtigen, daß der Traubenzucker von allen Organen, auch ohne Leberbeteiligung, direkt verwendet werden kann. Die Traubenzuckerbelastung ist also überhaupt keine Prüfung der Leberfunktion im engeren Sinne, sondern ein Hinweis auf die Dextroseverwertung im Gesamtorganismus. Die Veränderung des Blutzuckers nach 100 g Traubenzucker per os ist zuerst von Baudouin bei Leberkranken untersucht worden (Literatur bei Isaac). Später haben zahlreiche Autoren Blutzuckerkurven durch mehrere Stunden nach Zufuhr von Dextrose ausgeführt. Die Höhe des Anstiegs ist schon bei Normalen sehr wechselnd, aber nach 2—2½ Stunden ist der Blutzucker zur

Norm oder darunter abgefallen. Bei Leberkranken findet sich dagegen häufig nach $2^1/_2$ Stunden noch ein erhöhter Blutzuckerwert. Es ist jedoch nicht möglich, hieraus erhebliche diagnostische Schlüsse zu ziehen, da ähnliche Kurven beim M. Basedow und besonders beim Diabetes mellitus gefunden werden. Die Blutzuckerkurve nach Dextrosebelastung ist also nicht als eigentliche Leberfunktionsprobe zu verwerten.

ALTHAUSEN und MANCKE haben eine kombinierte Belastungsprobe mit Glucose, Insulin und Wasser vorgeschlagen. Der Patient erhält 20 E Insulin, 20 Minuten danach 50 g Glucose in 500 ccm Wasser und anschließend noch 1 Liter Wasser zu trinken. Der Blutzucker wird vor der Insulininjektion, dann $^1/_2$, 1 und 3 Stunden nach der Glucosezufuhr bestimmt. Beim Normalen steigt der Blutzucker nach $^1/_2$ Stunde um 20—40 mg-% an und hat nach 3 Stunden wieder den Ausgangswert erreicht. Bei Parenchymschädigungen der Leber finden sich zwei pathologische Kurvenformen: 1. eine Steigerung des Blutzuckers über die Norm mit nachfolgender Hypoglykämie oder 2. eine sofort einsetzende Hypoglykämie, die unter 70 mg-% herabgeht, während beim Normalen die Blutzuckersenkung nie mehr als 20 mg-% unter den Ausgangswert beträgt. Die Probe soll besonders bei Frühformen der Lebercirrhose häufiger positive Ausschläge geben als die Galaktoseprobe. Nachprüfungen haben aber ergeben, daß auch bei Gesunden „pathologische Kurven" gefunden werden können, so daß die diagnostische Zuverlässigkeit angezweifelt werden muß (MINGECO, FULDE, JÁKI, GSELL). Es scheint aber nach einigen Autoren doch, daß besonders die Lebercirrhose relativ häufig eine pathologische Blutzuckerkurve auch im Initialstadium bei der Glucose-Wasser-Insulinbelastung zeigt.

Die Insulintoleranz bei Leberkranken haben BOLLER und ÜBERRACK bestimmt. Sie kommen zu dem Ergebnis, daß bei einer ausgesprochenen Parenchymschädigung der Leber die Insulintoleranz weit über der Norm liegt und als Leberfunktionsprobe verwendet werden kann. Es sei hier ferner erwähnt, daß auch die Blutzuckerkurve nach Adrenalininjektion als Leberfunktionsprobe verwendet worden ist. Aus der Höhe der Blutzuckerkurve soll man indirekt auf die vorhandenen Glykogenreserven der Leber schließen können (KUGELMANN, BRENTANO, LOEPER und VESPI, FUCCI). Ähnliches wird auch von der Galaktoseprobe behauptet (s. S. 1163).

β) Lävuloseprobe.

Von STRAUSS ist die Lävuloseprobe in die Diagnostik der Leberkrankheiten eingeführt worden. Lävulose wird außer von der Leber nur noch von den Darmepithelien in Dextrose übergeführt und damit für den Organismus zum Aufbau von Glykogen verwertbar. Der Ausfall der Lävuloseprobe ist demzufolge schon rein theoretisch wesentlich spezifischer für Lebererkrankungen als die Dextroseprobe. Man gibt morgens nüchtern 100 g Lävulose in 300 ccm Tee und untersucht den Urin der nächsten 12 Stunden in einzelnen Portionen. Beim Normalen werden nicht mehr als 0,7 Lävulose im Urin ausgeschieden. Der Nachweis von Zucker im Urin kann mit der Nylanderprobe geführt werden, die Identifizierung als Lävulose durch die SELIWANOFFsche Reaktion geschehen.

Zusatz der halben Mengen von 25%iger Salzsäure und einiger Körnchen Resorcin. Bei Vorhandensein von Lävulose tritt nach Erhitzen eine Rotfärbung und ein brauner Niederschlag auf, der sich in Alkohol mit roter Farbe löst. Der quantitative Nachweis geschieht polarimetrisch. Lävulose dreht stärker links als Dextrose rechts. Multiplikation der Zahl des auf Dextrose eingestellten Polarimeters mit 0,57.

Positiver Ausfall der Probe in einem großen Prozentsatz der Fälle bei Icterus catarrhalis, Icterus lueticus, Lebercirrhose, weniger häufig bei mechanischem Ikterus, aber auch bei Schwangerschaft, Infektionskrankheiten, chronischer Nephritis (FRANKE). Die Häufigkeit des positiven Ausfalls bei einzelnen Autoren schwankt. Eine verläßliche Unterscheidung von mechanischem und Parenchymikterus ist nicht möglich. Negativ ist die Probe beim hämolytischen Ikterus und der perniziösen Anämie, sowie der unkomplizierten Cholelithiasis (ältere Literatur bei ISAAC). Der Versuch von HOHLWEG, durch Verwendung abgestufter Lävulosemengen (25, 50, 75, 100 g) weiterzukommen, hat keine wesentliche Verbesserung gebracht.

Die Unmöglichkeit, mit Hilfe der Lävulosurie die einzelnen Leberschädigungen zu unterscheiden, hat zu dem Versuch geführt, die Lävulosekurve im Blut nach Lävulosebelastung zu bestimmen (ISAAC). Man gibt hierzu nur 50 g Lävulose per os und kontrolliert den Blutspiegel durch $2^1/_2$ Stunden. Die Steigerung des Gesamtblutzuckers ergibt wesentlich niedrigere Werte als bei der Dextrosebelastung. Dies ist auf die schlechtere Resorbierbarkeit der Lävulose (gelegentlich daher Durchfälle), die niedrige Nierenschwelle für Lävulose und ihre schnellere Verbrennung im Organismus zurückzuführen, die sich in einem schnell einsetzenden und stärkeren Anstieg des RQ. äußert.

Bestimmt man die Gesamtreduktion des Blutes, so steigt beim Normalen der Blutzucker nicht über 30 mg-% an und ist nach $2^1/_2$ Stunden wieder zur Norm abgefallen (Literatur bei STROEBE, siehe auch BÜTTNER und NEUHAUS).

Bei Leberkranken wird ein höherer Anstieg und verzögerter Abfall beobachtet, besonders ausgesprochen beim Parenchymikterus, beim luischen Salvarsanikterus, weniger deutlich beim mechanischen Ikterus; die Lebercirrhose verhält sich wechselnd. Auch bei der latenten Hepatopathie kann die Probe positiv sein (STROEBE).

Bei den neueren Untersuchungen wird die Lävulose meist getrennt von der Dextrose im Blut bestimmt. Eine einfache Methode zur Bestimmung der Lävulose im Blut wird von STÖHR angegeben. Beim Normalen tritt nach Lävulosebelastung nicht mehr als 6—15 mg-% Lävulose im Blut auf (STEINITZ). ISAAC gibt Werte von 20—40 mg-% als pathologisch an. Nach 2—3 Stunden ist die Lävulose in der Norm aus dem Blut vollständig verschwunden. Die Dextrosekurve im Blut zeigt beim Normalen nach Lävulosebelastung häufig eine Senkung; bei Leberschädigung steigt sie dagegen an. Nach STEINITZ beobachtet man bei akuten Parenchymerkrankungen steilen Anstieg der Lävulosekurve auf hohe Werte und schnellen Abfall, bei chronischen Erkrankungen langsamen Anstieg auf normale oder wenig erhöhte Werte mit verlangsamter Rückkehr zur Norm. Verwertbar ist auch das Verhalten des RQ und des Milchsäurespiegels nach Lävulosebelastung (60 g); der bei Gesunden nach 15 Minuten eintretende Anstieg der CO_2-Ausscheidung und der Milchsäureanstieg im Blut ist bei Leberkranken verzögert. Da Lävulose ein ziemlich teures Präparat ist, kann man auch die Belastung mit Saccharose vornehmen (STEINITZ), die ja bei der Resorption in Dextrose und Lävulose gespalten wird. Die Blutlävulose steigt nach Saccharosebelastung nach 30—60 Minuten in der Norm auf 6 bis 8 mg-%, bei geschädigter Leber dagegen auf 20 mg-%. JIDA injiziert eine 25%ige Lävuloselösung intravenös und verfolgt den Lävulosegehalt des Blutes alle 15—20 Minuten, um durch die Resorption im Darm bedingte Veränderungen auszuschalten. Zusammenfassend ist über die verschiedenen Formen der Lävuloseprobe zu sagen, daß sie häufig bei diffusen Parenchymschädigungen positiv sind, daß aber eine Differenzierung der verschiedenen Formen der Leberschädigung nicht einigermaßen sicher möglich ist.

γ) Galaktoseproben.

Durch die Untersuchungen am leberlosen Hund ist sichergestellt, daß Galaktose nur von der Leber in Dextrose umgewandelt und für den Organismus verwertbar gemacht wird (s. Kap. 2b, S. 1111). 1906 hatte schon BAUER die Beobachtung gemacht, daß 40 g Galaktose vom normalen Menschen fast vollständig verwertet wird, während der Leberkranke größere Mengen im Urin ausscheidet. Der Patient erhält morgens nüchtern 40 g Galaktose in 300 ccm Tee. Der Urin wird in 4 Stundenportionen durch 12 Stunden gesammelt. Die qualitative Untersuchung auf Galaktose erfolgt mittels der NYLANDERschen Probe, die quantitative des stark rechtsdrehenden Zuckers mittels des Polarimeters, dessen Prozentzahl bei Eichung für Dextrose mit 0,62 multipliziert wird. Eine für den praktischen Arzt anwendbare Bestimmungsmethode hat VOIGT empfohlen.

Der Gesunde scheidet nicht mehr als 3 g Galaktose aus, während bei Icterus catarrhalis und Lebercirrhose 6—10 g gefunden werden können. Bei Lebertumoren, circumscripten Lebererkrankungen und beim Ikterus durch Steinverschluß und Tumoren des Choledochus — wenigstens in der ersten Zeit — wird keine Galaktosevermehrung im Urin festgestellt. Die Galaktoseprobe ist also einmal theoretisch gut fundiert und gibt zweitens die Möglichkeit, diffuse von circumscripten Leberschädigungen, den mechanischen vom Parenchymikterus zu trennen und zeigt auch in einem relativ großen Prozentsatz der Lebercirrhosen einen positiven Ausfall. (Ältere Literatur bei WOLF, ISAAC.)

Bei Stauungsleber, Cholelithiasis, hämolytischem Ikterus, Metastasenleber ist die Galaktoseprobe meist negativ. Bei chronischem Alkoholismus ist die Probe nach BÜCHLER in 80% positiv. Nach Alkoholgenuß kann auch bei Gesunden die Galaktoseprobe positiv werden. Bei Leberkranken hat dagegen vorheriger Alkoholgenuß keinen Einfluß auf den Ausfall der Untersuchung (BAUER und WOZASEK, s. auch WAGNER). Gelegentlich fällt aber auch bei klinisch sicherem Leberzellschaden die Probe negativ aus. Fettreiche Ernährung kann auch beim Normalen gelegentlich eine pathologische Galaktoseprobe ergeben. Man denke hierbei an die Glykogenverarmung der Leber bei überwiegender Fettkost. Kohlehydratkost kann den Ausfall der Probe verbessern (BLÖCH, BLÖCH und WEISZ), ebenso gleichzeitige Dextrosegabe (BODANSKI, SCHRUMPF, WELTMANN). Es wird daher von den genannten Autoren angenommen, daß der Ausfall der Probe vom Gehalt der Leber an Glykogen abhängt. Das wäre dann eine interessante indirekte Prüfung der Leber auf ihren Glykogengehalt. Die Galaktoseprobe ist wohl die heute am meisten verwendete Leberfunktionsprobe. Die außerordentlich zahlreichen Nachuntersuchungen haben jedoch auch Versager ergeben. Am sichersten ist der Ausfall beim Icterus simplex und bei der akuten gelben Leberatrophie. EPPINGER hatte in 50 Fällen von Icterus catarrhalis 49 positive Ergebnisse, bei toxischem Ikterus von 15 Fällen 14, während beim mechanischen Ikterus von 20 Fällen kein einziger eine positive Reaktion zeigte. ROSENTHAL hat bei gewöhnlichem Stauungsikterus nur in 6% positive Proben gehabt. ROSENBERG fand alle 16 Fälle von Verschlußikterus negativ, beim Parenchymikterus in 7 von 12 Fällen positive Galaktoseprobe. Andere Autoren erzielten schlechtere Ergebnisse (HOCHHEIM und MISSKE), aber der differentialdiagnostische Wert der Probe für die Unterscheidung des mechanischen und des Parenchymikterus ist doch immer wieder bestätigt worden. Beim länger bestehenden Verschlußikterus wird die Galaktoseprobe infolge des hinzutretenden Leberschadens jedoch nicht selten positiv.

Wesentlich ungünstiger sind die Ergebnisse bei der Lebercirrhose. ROSENTHAL fand bei schwerer Cirrhose noch 50% Versager. HERMANN sah bei 28 autoptisch sichergestellten Cirrhosen 21mal negativen Ausfall. NETOUSEK spricht von 60% Versagern, ähnliche Befunde hatten noch MANCKE, HOCHHEIM u. a. Es ist dies nicht weiter verwunderlich, denn bei der Cirrhose wechseln Reparation und Destruktion in bunter Folge, so daß auch bei einer ausgesprochenen Cirrhose beim Fehlen eines frischen Schubes das vorhandene intakte Parenchym ausreichen kann, um die Galaktoseverwertung durchzuführen.

Es ist nun von verschiedenen Seiten versucht worden, die Empfindlichkeit der BAUERschen Probe durch bestimmte Modifikationen zu erhöhen. FIESSINGER, THIEBAUT und DIERYCK haben die Konzentration der ausgeschiedenen Galaktose im Urin in den Vordergrund gestellt. Es wird 40 g Galaktose in 200 ccm Wasser gegeben und der Harn nach 2, 4, 10 und 24 Stunden auf Harnmenge, Galaktosekonzentration und Galaktosemenge untersucht. Der Gesunde scheidet in der ersten Zweistundenportion nicht mehr als 0,6%, in der zweiten nur 0,1—0,2% oder garnichts aus. Die ausgeschiedene Menge in den beiden ersten Urinportionen bleibt unter 1,5 g; die beiden letzten Urinportionen sind frei von Galaktose. Die Galaktose im Urin wird mit FEHLINGscher Lösung titriert. Die Gesamtausscheidung ist in den pathologischen Fällen erhöht, bleibt aber häufig unter 3,0 g. Akute ikterische Erkrankungen scheiden in den ersten Portionen höhere Prozentsätze aus, die Cirrhose zeigt dagegen Galaktoseausscheidung in allen Portionen. ZADEK-TIETZE und GEBERT, sowie NETOUSEK, fanden mit dieser Modifikation 10—16% bessere Ergebnisse. Beim mechanischen Ikterus gibt die Methode normale Werte (CHIRAY und ALBOT).

BAUER selbst hat auch darauf hingewiesen, daß bei Cirrhosen mit Ascites die Galaktoseausscheidung sich über den ganzen Tag hinziehen kann und unter diesen Umständen auch dann als pathologisch zu werten ist, wenn die Gesamtausscheidung unter 3 g bleibt. POLLAK hat eine weitere Modifikation in der Weise eingeführt, daß die Galaktose in einem Liter Tee gelöst wird, so daß gleichzeitig ein Wasserversuch durchgeführt wird. Der Gesunde zeigt hier Galaktosekonzentrationen bis 0,7%, Gesamtausscheidung bis 1,2 g im Urin, die bereits in den ersten $1^1/_2$ Stunden erfolgt. Akute Ikterusformen ergaben verminderte Wasserausscheidung mit Galaktosurie über 3 g, abklingende Parenchymschäden normalen Wasserversuch und positive Galaktosurie. Cirrhosen protrohierte Galaktoseausschwemmung, wobei Konzentration und Gesamtmenge innerhalb der Norm bleiben. 13 klinisch sichergestellte Cirrhosen gaben alle einen positiven Ausfall der Probe.

Es ist, ähnlich wie bei Dextrose- und Lävulosebelastung, versucht worden, den Blutzuckerspiegel nach Galaktosezufuhr zur Beurteilung der Leberfunktion heranzuziehen (BODE; ältere Literatur bei ISAAC). Bessere Ergebnisse erhält man bei Bestimmung der Blutgalaktosekurve (Methodik bei GOTTLIEB und HANSEN, SCHRUMPF, HARDING and GRANT). NISSEN fand die Blutgalaktosekurve erhöht bei Hepatitis, aber nicht verlängert, ebenso KOSTERLITZ. Er hält die alte BAUERsche Probe für besser als die Blutgalaktosekurve, entgegengesetzt urteilen MORACCHINI und COSSU.

Bei intravenöser Galaktosebelastung (20 ccm 40%) werden bei akuten und chronischen Leberparenchymschäden niedrige Blutzuckerwerte und ein verzögertes Maximum festgestellt (POLLAK, s. auch BUDAK, HITZENBERGER und FANTL).

δ) Milchsäure.

Die Leber ist imstande, sowohl Milchsäure zu bilden wie zu zerstören. Bei der künstlichen Durchblutung einer glykogenreichen Leber wird Milchsäure in großen Mengen abgegeben. Auch aus zugesetztem Traubenzucker und Alanin wird Milchsäure gebildet. Umgekehrt ist die Leber das wichtigste Organ für die Beseitigung der Milchsäure. Beim leberlosen Hund häuft sich Milchsäure im Blut an. Die von der Muskulatur, besonders während der Arbeit und unter Sauerstoffmangel ans Blut abgegebene Milchsäure wird in der Leber wieder zu Glykogen aufgebaut. Nimmt man an, daß die Resynthesefähigkeit der Leber für Milchsäure bei Parenchymschädigungen gestört ist, so wird die Erhöhung des Milchsäurespiegels im Blut (normal 7—13 mg-%) beim Parenchymikterus

(Adler und Lange, Beckmann, Schumacher, Oppenheimer, Dresel und Himmelweit) verständlich. Da jedoch die Milchsäure im Blut auch bei anderen Erkrankungen vermehrt sein kann, können daraus keine sicheren Schlüsse gezogen werden.

Milchsäurebelastungsversuche sind von verschiedenen Untersuchern durchgeführt worden. Dietrich und Zeyen haben den GU nach Injektion von Na-Lactat untersucht und bei Leberkranken eine mangelhafte Milchsäuresynthese, d. h. vermehrte Verbrennung festgestellt. Der RQ sinkt nicht wie bei Gesunden ab, sondern steigt an (Pelliciotti).

Die Bestimmung des Blutmilchsäurespiegels nach intravenöser Injektion von Milchsäure ergibt einen stärkeren Anstieg und eine verzögerte Rückkehr zur Norm bei Leberkranken (Pelliciotti, Kaiser und Marius, Soffer, Dantes und Sobotka, Hartmann und Senn u. a.). Auch nach Adrenalininjektion findet sich bei Leberkranken ein höherer und längerdauernder Anstieg der Blutmilchsäure als in der Norm. Nach körperlicher Arbeit soll allerdings die Blutmilchsäure bei Leberkranken nicht ansteigen (Oppenheimer). Sichere differentialdiagnostische Schlüsse für die Unterscheidung einzelner Leberkrankheiten konnten bisher aus diesen Untersuchungen nicht gewonnen werden.

ε) Dioxyaceton.

Embden, Schmitz und Wittenberg stellten fest, daß die isolierte künstlich durchströmte Leber Dioxyaceton in Dextrose umzuwandeln vermag. Wachstein hat die Belastung mit Dioxyaceton zur Leberfunktionsprüfung verwendet. Nach 40 g Dioxyaceton steigt der Dioxyacetongehalt im Blut gewöhnlich bis 8 mg-%, nie mehr als bis 30 mg-% an, bei Herzkranken auf 30—46 mg-%, bei Leberkranken auf 40—89 mg-%. Die Verweildauer im Blut ist bei Leberkranken verlängert, die Ausscheidung im Urin vermehrt. Cirrhosen sollen hochpathologische Kurven geben.

5. Leber und Fettstoffwechsel.

a) Chemie, Resorption, Verteilung und Abbau der Fette.

Die in der Nahrung vorhandenen Neutralfette sind Glycerinester der Fettsäuren. Je nachdem, ob ein, zwei oder alle drei Alkoholgruppen des Glycerins verestert sind, spricht man von Mono-, Di- oder Triglyceriden. Aus der großen homologen Reihe der Fettsäuren kommen fast ausnahmslos in den Nahrungsstoffen nur die Fettsäuren mit einer geraden Zahl von C-Atomen, und überwiegend die mit 16 und 18 C-Atomen vor, und zwar die Palmitinsäure mit 16 und die Stearinsäure mit 18 Kohlenstoffatomen. Neben diesen gesättigten Fettsäuren finden sich auch ungesättigte, die eine oder mehrere Doppelbindungen enthalten. Die häufigste hiervon ist die Ölsäure mit 18 C-Atomen und einer Doppelbindung zwischen dem 9. und 10. C-Atom.

Die Nahrungsfette sind Gemische von Neutralfetten, die gesättigte und ungesättigte Fettsäuren enthalten; ihr Schmelzpunkt liegt um so niedriger, je mehr ungesättigte und niedermolekuläre gesättigte Fettsäuren sie enthalten. Die ungesättigten Fettsäuren sind imstande, die Doppelbindung mit Halogenen, z. B. Jod, abzusättigen. Die Menge von Jod, die von 100 g Fett aufgenommen wird, bezeichnet man als Jodzahl; sie ist ein Charakteristikum für die Menge der vorhandenen ungesättigten Fettsäuren.

Die Resorption der wasserunlöslichen Fette im Darm geschieht überwiegend nach dem Choleinsäureprinzip (Wieland) mit Hilfe der Gallensäuren. Die Gallensäuren bilden mit den schon vorhandenen freien Fettsäuren Choleinsäuren, die wasserlöslich sind und eine geringe Oberflächenspannung besitzen. Hierdurch werden die Neutralfette emulgiert und für die Lipase des Darmfettes angreifbar, die sie in Glycerin und freie Fettsäuren spaltet. Die Fettsäuren werden dann als Choleinsäuren von der Darmwand resorbiert. Hier zerfallen sie wieder in Fettsäuren und Gallensäuren; die Fettsäuren werden dann, vielleicht unter Bildung von Phosphatiden, mit Glycerin wieder zu Fettsäuren aufgebaut und durch die Chylusgefäße abtransportiert. Nach den Angiostomieversuchen (NEDWEDSKI) ist es wahrscheinlich, daß ein Teil der Fette auch durch die Pfortader abgeführt wird. Der Hauptteil der Fette passiert also zunächst nicht die Leber und wird wahrscheinlich in den Organen als Depotfett abgelagert. Der Organismus ist auch imstande, Fett aus Kohlehydrat und Eiweiß zu bilden; der umgekehrte Weg der Kohlehydratbildung aus Fett ist wahrscheinlich möglich, aber noch nicht sicher erwiesen. Während das Depotfett in der Peripherie von der Fettart der Nahrung beeinflußt wird, ist das Organfett in seiner Zusammensetzung spezifischer und konstanter und enthält mehr Lipoide und ungesättigte Fette als das Depotfett. Das Organfett besteht zum großen Teil aus Phosphatiden. Die Phosphatide leiten sich ab von der Glycerinphosphorsäure, an deren zwei freie OH-Gruppen verschiedene Fettsäuren, je eine gesättigte und eine ungesättigte, verestert sind, während die eine der beiden freien Säuregruppen der Phosphorsäure mit der Base Colamin oder Cholin verbunden sind. Die wichtigsten Phosphatide sind die Lecithine, Kephaline und Sphyngomyeline. Die Phosphatide zeichnen sich infolge des Reichtums an ungesättigten Fettsäuren durch große chemische Aktivität aus, andererseits sind sie durch ihren komplizierten Aufbau sehr spezifische Körper, so daß es verständlich erscheint, daß sie in dem konstanten „Organfett" eine quantitativ bedeutende Rolle spielen (s. KENNAWAY und LEATHES, HARTLEY). Die Phosphatide quellen mit Wasser auf und bilden kolloidale Lösungen. Sie sind auch die Transporteure eines Teils der resorbierten Fette.

Beim Abbau der Neutralfette wird der Glycerinbestandteil wahrscheinlich in Glykogen oder Milchsäure übergeführt und entsprechend weiter verwertet. Die Fettsäuren werden nach dem von KNOOP entdeckten Prinzip der β-Oxydation unter jedesmaliger Abspaltung von Essigsäure schrittweise um zwei C-Atome verkürzt, bis die Fettsäure mit vier C-Atomen, die Buttersäure, entsteht. Nach neueren Untersuchungen ist es wahrscheinlich, daß die Oxydation auch gleichzeitig an der $\delta - \zeta$ und auch an der ω-Stelle einsetzen kann.

CH_3		CH_3		CH_3		CH_3
CH_2	⟶	CHOH	⟶	C = O	⟶	C = O
CH_2		CH_2		CH_2		CH_3
COOH		COOH		COOH		
Buttersäure		β-Oxybuttersäure		Acetessigsäure		Aceton.

Die β-Oxydation der Buttersäure führt zur Bildung der β-Oxybuttersäure und der Acetessigsäure. Der Abbau der Fettsäuren bis zur β-Oxybuttersäure und Acetessigsäure ist nach den bisherigen Untersuchungen nur in der Leber möglich. Dagegen findet die weitere Verbrennung vorwiegend in den anderen Geweben und besonders in der Muskulatur und in den Nieren statt (SNAPPER und GRÜNBAUM, SNAPPER, GRÜNBAUM und NEUBERG, KÜHNAU, CLERC). Der weitere Weg ist noch nicht ganz klargestellt. Möglich ist die hydrolytische Aufspaltung der Acetessigsäure zu Essigsäure, für deren Oxydation mehrere Wege möglich sind, deren Diskussion hier zu weit führen würde. Möglich ist auch, daß aus Acetessigsäure und Methylglyoxal, einem Zwischenprodukt des Kohlehydratstoffwechsels, Ketol synthetisiert wird. Damit wäre die Brücke zu den Kohlehydraten geschlagen.

Für die Oxydation der β-Oxybuttersäure und Acetessigsäure im Organismus ist offenbar die Gegenwart von Kohlehydraten oder ihrer Spaltprodukte notwendig. Fehlen diese, wie in der glykogenarmen Leber, oder sind sie nicht verwertbar, wie bei Insulinmangel, so werden die Ketonkörper nicht verbrannt und erscheinen in vermehrter Menge und zum Teil als Aceton im Serum und werden im Urin ausgeschieden. Für den Ketonkörperstoffwechsel sind also zwei Faktoren maßgebend: einmal die Bildung der Ketonkörper in der Leber und zweitens die Zerstörung besonders in der Muskulatur, ferner in den Nieren, der Lunge, worauf besonders BRENTANO hingewiesen hat (s. dort Literatur). Störungen im Ketonkörperstoffwechsel, besonders die Vermehrung der Ketonkörper im Blut, darf man also keinesfalls ohne weiteres auf eine Störung der Lebertätigkeit beziehen. Nach den Untersuchungen von BRENTANO ist hierfür vielmehr in den meisten Fällen ein pathologischer Glykogenzerfall in der Muskulatur verantwortlich zu machen, der sich durch eine Kreatinurie anzeigt.

Besonderes Interesse findet in letzter Zeit eine andere Möglichkeit des Fettsäureabbaues, auf die zuerst LEATHES hingewiesen hat; LEATHES hat angenommen, daß in der Leber in der ersten Phase des Abbaues die gesättigten Fettsäuren dehydriert, d. h. in ungesättigte Fettsäuren umgewandelt werden. Nach Fettfütterung steigt die Jodzahl des Leberfettes, d. h. die prozentuale Menge der ungesättigten Fettsäuren, an (BEREND), ebenso nach längerem Hungern, wenn das Gewebsfett mobilisiert wird (BEST, HERSHAYA und HUNTSMANN). Auch HOLLAND und HINSBERG glauben, daß die ungesättigte Linolsäure nicht nach dem Prinzip der β-Oxydation abgebaut wird. Nach Ansicht von HINSBERG und HOLLAND sind die ungesättigten Fettsäuren Bindeglieder zwischen Fett- und Kohlehydratstoffwechsel. Ein interessanter Hinweis darauf ist die Feststellung von HOLLAND, HINSBERG, KOHLS und NICKEL, daß durch Zufuhr von Lecithin, das reich an ungesättigten Fettsäuren ist, der diabetische Blutzucker stark gesenkt werden kann.

Zusammenfassend ist über die normale Funktion der Leber im Stoffwechsel folgendes zu sagen: Die Resorption der Fette geschieht unter Mitwirkung der von der Leber produzierten Gallensäuren. Der Abbau der hochmolekularen Fettsäuren bis zu den Ketonkörpern geschieht offenbar ausschließlich in der Leber, sei es auf dem Wege der β-Oxydation oder innerhalb des Phosphatidmoleküls nach primärer Umwandlung in ungesättigte Fettsäuren. Die Verbrennung der Ketonkörper (β-Oxybuttersäure und Acetessigsäure) geschieht überwiegend in der Muskulatur und in der Niere, nur zum kleinen Teil in der Leber selbst. Zur Verbrennung der Ketonkörper ist die Anwesenheit von Glucose und deren Spaltprodukten notwendig. Die Leber ist nur in geringem Maße Depotorgan für das Fett und in der Hauptsache Umschlagsstelle beim Abbau der Fettsäuren.

b) Anteil der Leber am Fettstoffwechsel unter normalen und pathologischen Bedingungen. Funktionsprüfungen des Fettstoffwechsels.

Über den Fettgehalt der Leber unter verschiedenen Bedingungen ist schon in anderen Kapiteln berichtet worden (Kohlehydratstoffwechsel, experimentelle Leberschädigungen). Immer dann, wenn eine Glykogenverarmung der Leber eintritt, steigt der Gehalt der Leber an Fett, so bei reichlicher Fett- und Cholesterinernährung, nach Phlorrhizinvergiftung, in ausgedehntem Maße bei Phosphor-, Chloroform- und Tetrachlorkohlenstoffvergiftung. Sowohl nach längerem Fasten wie bei reichlicher Fettfütterung nimmt die Menge der ungesättigten Fettsäuren in der Leber zu. Ähnlich wie vom Leberglykogen sind auch rhythmische Tagesschwankungen im Fettgehalt und in der Fettverteilung der Leber von HOLMGREN gezeigt worden. Es handelt sich bei Leberverfettungen um eine Fettwanderung aus den peripheren Depots in die Leber. Allgemein erklärte man sich dies so, daß bei Glykogenmangel in der Leber die Fette im Stoffwechsel an die Stelle der Kohlehydrate treten (ROSENFELD). Vielleicht findet hier auf dem Umweg über die Phosphatide eine Umwandlung in Kohlehydrate statt. BEST konnte zeigen, daß sich die alimentäre Leberverfettung bei Fütterung von Cholin, einem Bestandteil des Lecithins, schnell wieder zurückbildet.

Auch Hormone beeinflussen den Fettgehalt der Leber. Schilddrüsenhormon vermindert den Glykogen- und Fettgehalt der Leber, auch Insulin und Adrenalin bringen das Leberfett zum Schwinden. Das Fettstoffwechselhormon des Hypophysenvorderlappens steigert den Fettgehalt der Leber (ANSELMINO, HOFFMANN und RHODEN). Verfütterung von Pankreas verhindert das Entstehen einer Leberverfettung beim pankreaslosen Hund (KAPLAN und CHAIKOFF) und bringt das vermehrt angehäufte Leberfett zum Schwinden (PROHASKA, DRAGSTEDT und HARMS, MACKAY).

Besonderes Interesse hat in den letzten Jahren der Gehalt des Blutes an den verschiedenen Bestandteilen des intermediären Fettstoffwechsels (Neutralfette, Phosphatide, ungesättigte Fettsäuren, Ketonkörper) bei verschiedenen Leberschädigungen gefunden. Nach einer Fettmahlzeit tritt beim Gesunden eine Lipämie mit Vermehrung der Neutralfette und Lipoide im Blut ein, BÜRGER und HABS haben eine Probekost von 100 g Olivenöl und 5 g Cholesterin verabfolgt und beim Gesunden immer einen Anstieg der Gesamtlipoide festgestellt (bestätigt von WENDT, HIRSCH u. a.). Bei der Lebercirrhose bleibt diese Steigerung aus, was auf Störungen der Resorption im Darm infolge der chronischen Gastroenteritis zurückgeführt wird (BÜRGER und HABS, WENDT, HIRSCH). Beim Ikterus ist die Steigerung des Fettgehalts chemisch nachweisbar, obwohl eine sichtbare Lipämie des Serums ausbleiben kann (latente Lipämie) (LEMIÉRE, BRULÉ und WEIL, BÜRGER u. a.). Nach Belastung mit Olivenöl allein bleibt bei Leberkranken die beim Normalen zu findende Steigerung des Cholesterins aus (LEITES und GOLBITZ-KATSCHAN).

Beim Ikterus sind die Gesamtlipoide im Serum stark vermehrt (BÜRGER, FEIGL, HEINLEIN). Die einzelnen Fettfraktionen sind neuerdings von STROEBE im Nüchternblut von Leberkranken untersucht worden. Die Gesamtlipoide (Neutralfett, Lecithin, Cholesterin) betragen beim Normalen etwa 600 mg-%. Sie sind besonders stark vermehrt beim mechanischen Ikterus (über 1000 mg-%), weniger stark beim hepatocellulären Ikterus (von 12 Fällen 7mal). An der Erhöhung des Gesamtlipoids sind neben dem freien Cholesterin die Fettsäuren, das Lecithin und der Lipoidphosphor beteiligt. Besonders das Lecithin und der Lipoidphosphor sind immer erhöht. Niedrige Werte des Gesamtlipoidkomplexes im Beginn des Ikterus deuten auf cirrhotische Veränderungen hin.

Verhalten der Gesamtlipoide und des prozentuellen Anteils der Fette, Phosphatide und des Cholesterins bei Lebererkrankungen nach STROEBE.

	Gesamtlipoide in mg-%	Einzelne Fraktionen in % der Gesamtlipoide			
		Neutralfett	Lecithin	Cholesterinfettsäureester	freies Cholesterin
Mechanischer Ikterus	hoch	wechselnd	stets hoch	stets niedrig	hoch
Hepatocellulärer Ikterus	überwiegend hoch	wechselnd	stets hoch	stets niedrig	hoch
Lebercirrhose	stets niedrig	überwiegend niedrig	stets hoch	überwiegend niedrig	stets hoch

Grundsätzliche Unterschiede zwischen mechanischem und hepatocellulärem Ikterus bestehen nicht. Nach Ansicht von STROEBE handelt es sich bei diesen

Veränderungen keineswegs um eine Retentionslipämie, sondern um eine Veränderung des intermediären Fettumsatzes. Vermehrung der Gesamtlipoide findet sich übrigens auch bei anderen Zuständen (Hunger, Schwangerschaft, Hypertension); hierbei ist aber die prozentuale Zusammensetzung der einzelnen Fraktionen meist nicht verändert. (Über die Veränderungen des Cholesterins im Blut s. Kap. 3 d, S. 1149.)

Wachstein hat mit einer von Rappaport und Wachstein angegebenen Methode die ungesättigten Fettsäuren im Blut von Leberkranken bestimmt. Die Normalzahl beträgt 170—345 mg-%; beim mechanischen und hepatocellulären Ikterus ist der Gehalt an ungesättigten Fettsäuren immer stark erhöht, nicht dagegen bei der Lebercirrhose. Daß diese Steigerung nicht nur auf der Erhöhung der Gesamtlipoide beruht, beweist die Bestimmung der Jodzahl, die beim Normalen 109, beim mechanischen Ikterus 104, beim hepatocellulären Ikterus 133,5 beträgt. Beim hepatocellulären Ikterus sind also prozentual mehr ungesättigte Fettsäuren im Serum als beim mechanischen Ikterus. Wachstein schließt aus seinen Versuchen, daß die geschädigte Leber entweder mehr als die gesunde den von Leathes angenommenen Abbauweg der Fettsäuren durch Dehydrierung einschlägt oder daß sie den weiteren Abbau der ungesättigten Fettsäuren nicht bewerkstelligen kann. Leblanc und Grigaut glaubten im Gegensatz dazu eine Verminderung der ungesättigten Fettsäuren bei Leberschädigung feststellen zu können.

Jones und Fish sahen bei Normalen nach Adrenalininjektion Erhöhung der Blutfettsäuren; bei Cirrhosen mit schlechter Prognose blieb die Erhöhung aus. Nachlas, Lyman, Tidwell und Holt haben intravenös emulgiertes Fett injiziert und bei geschädigter Leber ein verlangsamtes Absinken des Fettes im Blut festgestellt.

Über das Verhalten der Ketonkörper im Serum des Leberkranken liegen einander widersprechende Befunde vor. Ältere Auffassungen sahen in der Leber den Hauptzerstörungsort der Ketonkörper. Nach den neueren Untersuchungen müssen wir annehmen, daß die Leber wohl der alleinige Bildungsort der Ketonkörper ist, daß die Beseitigung der Ketonkörper aber hauptsächlich in der Muskulatur, in der Niere und in der Lunge erfolgt. Vermehrtes Auftreten von Ketonkörpern im Blut kann also durch vermehrte Bildung oder aber durch verringerte Zerstörung bedingt sein. Der normale Gehalt des Blutes an Ketonkörpern, bestimmt als β-Oxybuttersäure, beträgt maximal 5,5 mg-%, an Aceton 2,0 mg-%. Hyperketonämie findet sich im Hunger, nach Narkosen, bei Infektionskrankheiten, bei Eklampsie, Diabetes, M. Basedow und in einem Prozentsatz von Leberkranken. Neben älteren einzelnen Befunden über Acetonurie bei akuter gelber Leberatrophie stellen Seelig, Kugelmann, Scherk, Herlitzka und Oliva, Blöch, eine zeitweilig beträchtliche Erhöhung der Ketonkörper im Blut fest. Auch Stroebe konnte diesen Befund beim Hund nach Phosphorvergiftung und beim Menschen im Leberkoma, bei der Lebercirrhose und bei Infektionskrankheiten bestätigen. Die Ketonämie wird mit dem Glykogenmangel der Leber in Zusammenhang gebracht. Andere Autoren behaupten jedoch genau das Gegenteil, nämlich, daß Leberkranke weniger zu Ketose neigen als Gesunde (Clerc, Staub und Clerc). Brentano weist darauf hin, daß gerade bei den schwersten Leberschädigungen oft besonders niedrige Werte gefunden werden. Er führt die Ketose auf einen abnormen Glykogenzerfall in der *Muskulatur* zurück, der immer mit einer Ketose und Kreatinurie einhergeht. Ein pathologischer Glykogenzerfall in der Muskulatur wird durch verschiedene Schädigungen (Infekte, Narkosen, Adrenalininjektion, Schwangerschaft, Diabetes) erzeugt. Brentano führt also in jedem Falle, auch bei den Leberkrankheiten, die verschiedentlich gefundene Hyperketonämie auf eine Störung der

Ketonbeseitigung in der Peripherie zurück. Er nimmt sogar an, daß gesteigerte Ketonbildung der Ausdruck einer funktionstüchtigen Leber ist und daß die Schädigung der ketonbildenden Funktion der Leber sich in abnorm niedrigen Werten für Aceton und β-Oxybuttersäure im Blut äußert. GHERARDINI beobachtete bei Leberkranken Anstieg der Ketonkörper im Blut nach Adrenalininjektion, aber nicht bei schwerster Leberinsuffizienz. CANNAVÓ und CAPIZZI haben 20 g Stearinsäure in Fleischbrühe verabfolgt und hierbei beim Normalen keine Beeinflussung der Ketonkörper festgestellt. Bei Leberkranken findet man eine deutliche Erhöhung der Ketonkörper, besonders der β-Oxybuttersäure im Harn. Neuerdings haben MIKULICICH und MARKEES bei experimenteller Leberschädigung Verminderung der Katogenese festgestellt.

Man hat auch geglaubt, aus der Menge und Art der im Serum nachweisbaren Lipasen Schlüsse auf die Leberfunktion ziehen zu können. Im Speichel, Magensaft, Darmsaft und Pankreassaft und in den betreffenden Organen finden sich Fermente, die Neutralfette in Fettsäuren und Glycerin zu spalten vermögen. Da die Wirkung der einzelnen Lipasen oder Esterasen sehr von der Art der Begleitsubstanzen abhängt, ist über ihre Spezifität noch kein sicheres Urteil zu gewinnen. RONA und MICHAELIS haben gefunden, daß die Leberlipase gegen Chinin resistent ist, während die Pankreaslipase durch Chinin zerstört wird. Bei Leberschädigungen soll die Leberlipase vermehrt ins Blut übertreten. Nach Injektion reiner Pankreaslipase beobachtet man eine Anreicherung der Lipase in der Leber, die nun jedoch die Eigenschaften der Leberlipase aufweist (Virtanen). Die klinischen Nachprüfungen haben ergeben, daß Veränderungen der chininresistenten Lipase im Serum sich auch bei Erkrankungen findet, die nichts mit der Leber zu tun haben (auch die Lipase der Niere ist chininresistent), so daß diagnostische Schlüsse aus dem Verhalten der Leberlipase fraglich erscheinen (FIESSINGER, NOËL, ALBEAUX-FERNET und GAJDOS, MCCLURE und HUNTSINGER, CASSANO). In neueren Untersuchungen haben FIESSINGER, NOËL und GAJDOS, festgestellt, daß der Lipasegehalt des Blutes bei Leberinsuffizienz um 50% und mehr absinkt (s. auch LEDERER). Sie glauben, bei Lebercirrhose durch Lipaseinjektionen Besserungen erzielen zu können. Eine wesentliche Bereicherung der Diagnostik haben die Lipasebestimmungen nicht ergeben (ROSENTHAL, EPPINGER).

Die Veränderungen des Cholesterins und seine Ester im Blut bei Leberkranken werden im Kapitel 3 d Cholesterin dargestellt.

6. Leber und Eiweißstoffwechsel.

a) Eiweißresorption und Eiweißstoffwechsel.

Die Eiweißstoffe der Nahrung werden mit Hilfe der eiweißspaltenden Fermente im Magen-Darmkanal bis zu den Aminosäuren und Polypeptiden abgebaut und sicher größtenteils als Aminosäuren resorbiert. Die betreffenden Fermente sind das Pepsin, Trypsin, Erepsin oder vielmehr Fermentgemische, die unter diesen Namen zusammengefaßt werden. Sie bewirken sämtlich Aufspaltung der Peptidverbindung und unterscheiden sich im wesentlichen durch die Wirkungsbedingungen, die Art des Substrats, auf die sie einwirken und den Umfang der Aufspaltung. Die Aminosäuren werden resorbiert und durch die Pfortader in die Leber weitergeleitet. Ein Teil wird hier retiniert, ein anderer Teil wohl gleich zum Aufbau des spezifischen Organeiweißes in die Organe weitergeführt. Es findet zunächst eine Zunahme des Aminostickstoffes in allen Organen, besonders auch in der Leber (VAN SLYKE) statt; über den weiteren Aufbau zum spezifischen Organeiweiß ist wenig bekannt. Ein Teil der Aminosäuren muß mit der Nahrung zugeführt werden, ein anderer Teil kann vom Organismus selbst synthetisiert werden. Die Synthese von einigen Aminosäuren aus den betreffenden Ketosäuren in der Leber ist von EMBDEN, SCHMITZ, KONDO und FELLUCO, KNOOP u. a. bewiesen worden (Tyrosin, Phenylalanin, Norleucin, Alanin, Glutaminsäure, Asparaginsäure).

Der Abbau der körpereigenen Eiweißkörper geschieht mit Hilfe der Gewebsproteasen, vornehmlich des Kathepsins, das in allen Zellen, besonders reichlich in der Leber, vorhanden ist, und das die Aufspaltung der Eiweißkörper zu Aminosäuren bewirkt. Andere Abbauwege sind möglich, aber nicht sicher bewiesen. Den Abbau der Aminosäuren hat EMBDEN an der durchströmten Leber studiert. Die Versuche haben ergeben, daß die Aminosäuren zunächst desaminiert und dekarboxydiert werden, so daß die um ein C-Atom ärmere Fettsäure entsteht. Die Fettsäuren werden dann nach dem Prinzip der β-Oxydation weiter abgebaut. Die Desaminierung von Aminosäuren erfolgt nach KREBS in der Niere und in der Leber, in geringen Mengen auch in den anderen Geweben. Ein weiterer Weg für den Abbau der Aminosäuren ist die Bildung der primären Amine durch Dekarboxylierung der Iminosäuren. So kann man aus Tyrosin mit Pankreas und Nierengewebe Tyramin erhalten. Es ist sicher, daß der Körper Eiweiß in Kohlehydrate zu verwandeln vermag. Versuche an der isolierten durchströmten Leber haben auch hier die Möglichkeiten aufgedeckt. Aus Alanin wird Milchsäure, aus Arginin Bernsteinsäure, aus Asparaginsäure Oxalessigsäure, alles Substanzen, die einen Aufbau zu Kohlehydraten möglich machen. Aus diesen Beziehungen geht die Bedeutung der Leber für den Abbau der Aminosäuren hervor. Sie wird unterstrichen durch die Befunde von MANN am leberlosen Hund: Der Aminosäurengehalt des Blutes und der Gewebe steigt nach Entfernung der Leber an. Injizierte Aminosäuren verschwinden nicht aus dem Blut. Während also der Eiweißabbau bis zu Aminosäuren in die Gewebe zu verlegen ist, geht der Abbau der Aminosäuren selbst hauptsächlich in der Leber vonstatten. THANNHAUSER ist allerdings auf Grund der Arbeiten seiner Schüler KREBS und von NASH und BENEDICK der Ansicht, daß die Niere ebenfalls eine wichtige Rolle in der Desaminierung spielt; das im Urin ausgeschiedene Ammoniak soll in der Hauptsache aus dem in der Niere abgespaltenen NH_3 stammen und der Aufrechterhaltung des Säurebasengleichgewichts dienen. Daß auch beim leberlosen Hund noch Aminosäuren desaminiert werden, schließt er aus dem Ansteigen des Blutammoniaks nach Entfernung der Leber.

Über den Mechanismus der Harnstoffsynthese im Körper war man lange im Zweifel. Es ist kein Anhalt dafür vorhanden, daß sie nach der Art der WÖHLERschen Harnstoffsynthese über cyansaures Ammonium verläuft. SCHMIEDEBERG nahm an, daß aus NH_3 carbaminsaures Ammonium entstände, das sich durch Wasserabspaltung in Harnstoff umlagere. KREBS und HENSELEIT konnten zeigen, daß in Ammoniumbicarbonat suspendierte Leberschnitte in vitro Harnstoff bilden und daß Zufügen kleinster Mengen Ornithin genügt, um die Harnstoffproduktion gewaltig ansteigen zu lassen. Das Ornithin wird hierbei nicht verbraucht und wirkt also als chemischer Katalysator. Er konnte zeigen, daß Ornithin + NH_3 + CO_2 Citrullin + Wasser bildet. Citrullin + NH_3 bildet Arginin. Arginin zerfällt dann unter Mitwirkung der in allen Geweben vorhandenen, aber in der Leber besonders reichlichen Arginase, unter Wasseranlagerung in Ornithin und Harnstoff. Ornithin ist also am Ende der Reaktion in gleicher Menge vorhanden wie zu Anfang. Der außerordentlich reiche Gehalt der Arginase in der Leber macht diese zum Hauptort der Harnstoffbildung. LONDON bestreitet auf Grund seiner Angiostomieversuche allerdings diesen Weg der Harnstoffbildung, ebenso GORTER. Bei leberlosen Hunden hört die Harnstoffbildung nahezu vollkommen auf (MANN und MAGATH). Bei den Vögeln, bei denen kein Harnstoff gebildet wird und Harnsäure das Endprodukt des Aminostoffwechsels ist, enthält die Leber nur ganz geringe Mengen von Arginase.

Auch an der künstlich durchströmten Leber konnten FIESSINGER, BENARD, HERBAIN und DERNER Harnstoffbildung nachweisen. FIESSINGER fand nach Hepatektomie allerdings keine Abnahme des Harnstoffes im Blut.

Von den synthetischen Funktionen der Leber im Eiweißstoffwechsel ist einigermaßen Sicheres nur über die Fibrinogenbildung bekannt. NOLF zeigte, daß Frösche nach Auffüllung mit defibriniertem Blut Fibrinogen neu bilden, nicht aber, wenn die Leber exstirpiert ist. Ähnliches kann man am Herz-Lungen-Leberpräparat des Warmblüters beobachten. Beim leberlosen Hund konnten WILLIAMSON, HECK und MANN Abnahme des Albumin- und Fibrinogengehalts im Plasma feststellen, während das Globulin ansteigt; die Gerinnungszeit wird etwas verlängert. ROSENTHAL, LICHT und MELCHIOR führen die Verzögerung der Blutgerinnung auf den Fibrinogenmangel des Blutes zurück. Es spielen hierbei jedoch auch Änderungen im Fermentsystem der Blutgerinnung eine bedeutende Rolle (FRANK und HARTMANN, HARTMANN). Wahrscheinlich ist neben der Leber auch das Knochenmark und die Milz zu Fibrinogenbildung befähigt. Nach JÜRGENS kann bei leberlosen Tieren die Fibrinogen- und Globulinbildung auch außerhalb der Leber vor sich gehen. Neuerdings wird auf Grund von Tuscheinjektionsversuchen das Reticuloendothel als Bildungsstätte des Fibrinogens angenommen (HELD und BEHR, CAMPELLONE, LEZLER und PAULICZKY).

Eindeutige Änderungen im cellulären Blutbild werden nach Leberexstirpation während der kurzen Lebensdauer der Tiere nicht beobachtet.

Auf dem Reichtum der Leber an eiweißspaltenden Fermenten beruht die Autolyse der steril aufbewahrten Leber. Hierbei werden die Eiweißkörper bis zu den Aminosäuren aufgespalten und auch zum Teil desaminiert. Besonders schnell erfolgt die Autolyse bei der Phosphorleber. Es sei daran erinnert, daß auch bei der akuten gelben Leberatrophie eine intravitale Autolyse des Lebereiweißes angenommen wird, die für das Auftreten von Aminosäuren im Harn mit verantwortlich gemacht wird.

b) Funktionelle Pathologie und Funktionsproben der Leber im Eiweißstoffwechsel.

α) Aminosäuren.

Da der Abbau der Aminosäuren hauptsächlich in der Leber erfolgt, hat man bei Leberschädigungen nach Veränderungen im Aminosäurestoffwechsel gesucht. Bei einer Schädigung der Desaminierungsfunktion der Leber müßte man einen Anstieg der Aminosäuren im Blut und Harn erwarten. Die hierüber existierende umfangreiche ältere Literatur findet sich bei ISAAC, LEPEHNE.

Der im Urin ausgeschiedene Aminostickstoff im Harn beim Normalen beträgt 1—3% des Gesamt-N; die absolute Menge schwankt zwischen 0,05—0,35 g, nach neueren Untersuchungen von KÄMMERER und HELLMANN beträgt sie unter 0,4 g. Bei Leberkranken finden sich höhere prozentuale und absolute Werte. Die Ausscheidung kann 5 g pro die bei der akuten gelben Leberatrophie betragen. Bei Lebertumoren kann sie 3,7%, bei Ikterus bis 4,6%, bei Lebercirrhose bis 6,6% des Gesamt-N im Urin ausmachen (FALK und SAXL). Ähnliche Ergebnisse konnten MASUDA, FREY, GLÄSSNER, LABBÉ und BITH, ZANDRÉN erzielen. Auch die Amyloidleber und die Fettleber zeigen erhöhte Ausscheidungen. Es ist auch von verschiedenen Seiten versucht worden, aus dem Verhältnis von Amino-N, Harnstoff-N und Gesamt-N, unter Berücksichtigung des P_H, Formeln aufzustellen, die Aufschluß über die Leberfunktion geben sollten (MAILLARD, FIESSINGER, CRISTOL, PUECH und TRIVAS). Wesentliche Vorteile gegenüber der einfachen Prozentbestimmung bieten diese zum Teil komplizierten Formeln nicht.

Bei der akuten gelben Leberatrophie hat schon FRERICHS krystallisiertes Leucin und Tyrosin mikroskopisch im Harn nachweisen können; dies ist jedoch nicht regelmäßig der Fall. Man muß sich auch vor der Verwechslung mit Hämatoidinnadeln und Krystallen aus harnsaurem Ammonium vorsehen. Nach allgemeiner Auffassung stammen diese Aminosäuren aus dem autolytisch zerfallenden Lebergewebe. GÉRONNE glaubt die Krystalle auch beim Icterus catarrhalis und beim Choledochusverschluß gefunden zu haben. Wenn man sicher gehen will, muß der Nachweis chemisch geliefert werden.

Die sog. MILLONsche Probe im Harn als Tyrosinreagens sollte nach EPPINGER eine qualitative Probe für ausgeschiedene Aminosäuren sein. Es ist jedoch zu beachten, daß das Millonreagens eine Rotfärbung mit verschiedenen Oxyphenolen gibt (FÜRTH und SCHOLL), die auch im Harn von Leberkranken auftreten.

Zu zwei Teilen eiweißfreien Harns setzt man ein Teil MILLONsches Reagens und kocht auf. Bei positiver Reaktion Rotfärbung und Bildung eines roten Niederschlages, der abfiltriert werden kann. Das MILLONsche Reagens wird hergestellt durch Auflösen von ein Gewichtsteil metallischen Quecksilbers in zwei Gewichtsteilen Salpetersäure (spez. Gewicht 1,42) und nachträglichem Auffüllen mit dem doppelten Volumen Wasser.

Relativ häufig ist die Probe positiv bei akuter gelber Leberatrophie, ferner im Endstadium bei Lebercirrhose und im Coma hepaticum. Bei Icterus simplex soll positiver Ausfall für einen erheblichen Parenchymschaden sprechen.

MANCKE und KATENKAMP haben die Oxyphenylderivate im Harn bei Leberkranken nach einer durch drei Tage durchgeführten eiweißfreien Ernährung nach der Methode GRACE MEDES quantitativ bestimmt und als Tyrosin berechnet. Die Normalkonzentration im Harn beträgt pro die 5—30 mg-%. Bei leichtem Icterus catarrhalis sind die Werte nicht regelmäßig erhöht, bei schwerem betragen sie 20—62 mg-%, bei Coma hepaticum und akuter gelber Leberatrophie 50—243 mg-%, bei Metastasenleber 15—60 mg-%, bei Gallengangsentzündungen 10—68 mg-%, bei Lebercirrhose 39—125 mg-%.

Es ist auch schon frühzeitig versucht worden, die Aminosäurenausscheidung nach Belastung mit Aminosäuren zu untersuchen (GLÄSSNER, LABBÉ und BITH). Hierbei wurden vermehrte Ausscheidung der betreffenden Aminosäuren (Alanin, Glykokoll, Leucin, Asparaginsäure) bei Fettleber, Leberlues, Icterus catarrhalis und Cirrhosen in wechselndem Ausmaß gefunden (FALK und SAXL, MASUDA, EPPINGER u. a.).

In neuerer Zeit hat MANCKE die Amino-N-Ausscheidung nach Belastung mit Gelatine untersucht, da die reinen Aminosäuren recht teuer sind. Er ernährt drei Tage eiweißarm und gibt abends 1 Liter Flüssigkeit. Am nächsten Morgen erhält der Patient 50 g Gelatine in $^1/_2$ Liter Wasser mit Geschmackskorrigentien. Der Urin wird in 3 Vier-Stunden-Portionen und einer Zwölf-Stunden-Portion, ebenso auch der Urin der drei Vortage, gesammelt und nach FOLIN untersucht. Die Hauptmenge wird in der ersten Portion ausgeschieden. Beim Icterus catarrhalis findet man meist eine Steigerung der Aminosäurenausscheidung in der ersten Portion bis auf das Vierfache, bei Cirrhosen eine verzögerte Ausscheidung. KÄMMERER und HELLMANN bezeichnen es als pathologisch, wenn im Vorversuch mehr als 400 mg, im Belastungsversuch mehr als 600 mg ausgeschieden werden oder wenn die Werte in den vier einzelnen Portionen mehr als 250, 180, 100, 80 mg betragen. GNEITING, WAGNER und GNEITING bestätigen den Wert der Probe, OLIVA und PESCARMONA äußern sich zurückhaltender.

GOTTLIEB sowie D'IGNAZIO haben Belastungen mit Pepton durchgeführt, COLOMBO die Schwefelausscheidung nach peroraler Gabe von Cystin untersucht.

Der Aminosäurengehalt im Blut kann mittels Formoltitration, der FOLINschen colorimetrischen und der gasometrischen Methode nach VAN SLYKE untersucht werden. Die älteren Untersucher (Literatur bei ISAAC) haben übereinstimmend gefunden, daß bei Leberkranken, besonders bei schwerem Ikterus, akuter gelber Leberatrophie und Lebercirrhose, der Aminosäurengehalt erhöht ist. In neuerer Zeit haben BECHER und HERRMANN den freien und gebundenen Amino-N im Blut bei Lebererkrankungen untersucht und häufig eine Erhöhung beider Werte gefunden (normal 6,3 mg-% freier und 2,4 mg-% gebundener Amino-N), besonders bei der akuten gelben Leberatrophie, aber weniger stark auch bei Icterus simplex und Lebercirrhose (ebenso HOESCH und SIEVERT).

Intravenös injizierte Aminosäuren verschwinden ziemlich schnell aus dem Blut (30 Minuten), da sie offenbar nicht nur von der Leber, sondern auch von den anderen Geweben abgefangen werden. Beim Kaninchen mit experimenteller Leberschädigung hat MICHEL nach Glykokollinjektion einen verzögerten Abfall der Blutkurve beobachtet. BUFANO hat beim Menschen 10 ccm einer 12%igen Glykokollösung injiziert und verlangsamten Abfall der Blutkurve bei Leberschädigungen, bei schweren Störungen sogar noch weiteren Anstieg beobachtet. Er schließt daraus, daß die Aminosäure von der Leber nicht desaminiert und von den übrigen Geweben nicht aufgenommen wird (bestätigt von CACCURI und CHARIELLO). HOESCH und SIEVERT fanden nach intravenöser Injektion von 10 ccm 10%iger Glykokollösung, daß beim Normalen der freie Amino-N nach 20 Minuten zur Norm abgesunken ist, während der gebundene Amino-N zunächst absinkt, nach 20 Minuten aber um 90—100% gesteigert ist. Der Harnstoffspiegel nimmt ebenfalls zu. Bei Leberschädigung hält der Anstieg des freien Amino-N zwei Stunden an, der gebundene sinkt ab, der Harnstoff steigt nicht an. Die Desaminierung und die Harnstoffbildung ist also vermindert.

Nach oraler Zufuhr von Gelatine sah GNEITING ebenfalls verzögerten Abfall des Amino-N im Blut.

β) Harnstoff.

Wegen der wichtigen Rolle der Leber für die Harnstoffbildung hat man auch nach Störungen der Harnstoffbildung und -ausscheidung bei Leberkrankheiten gesucht. Es muß hierbei an die Bedeutung des Harnstoffs und des Ammoniaks im Säurebasengleichgewicht erinnert werden. Bei übermäßiger Säureproduktion im Körper wird mehr NH_3 zur Säurebindung verwandt und auch im Urin ausgeschieden; dementsprechend tritt die Harnstoffbildung und Ausscheidung zurück.

FISKE und KARSNER konnten auch an der Leber der phosphorvergifteten Katze noch Harnstoffbildung nachweisen. So konnten auch WEINTRAUD, RUMPF und KLEINE bei Leberkranken nachweisen, daß zugeführte Ammoniumsalze ungestört im Harnstoff umgesetzt werden. HETÉNYI fand allerdings Verzögerungen. Bei der akuten gelben Leberatrophie kann der Harnstoffgehalt des Urins von normal 85—88% auf 50—66% herabgehen unter gleichzeitiger Zunahme des Ammoniaks; auch GOURIOU und DAVULAS finden den Harnstoff im Blut bei Leberkrankheiten vermindert; hierbei ist jedoch an die Folgen der Azidose zu denken. Diagnostisch verwertbare Ergebnisse für die Lebererkrankungen sind durch die Harnstoffbestimmungen nicht erzielt worden (s. auch Ammoniak).

γ) Ammoniak.

Beim Ammoniak ist ebenso wie beim Harnstoff an seine Bedeutung im Säurebasenhaushalt zu denken. Bei der akuten gelben Leberatrophie steigt der Ammoniakgehalt des Urins an, was sicher zum großen Teil auf die Azidose zurückzuführen ist. In neuerer Zeit ist der Gehalt des Blutes an Ammoniak bei Leberkranken untersucht worden. LAZZARO fand eine Steigerung des Blutammoniaks (normal 0,02—0,056 mg-%) beim Icterus catarrhalis und bei Cirrhosen, allerdings auch beim Emphysem und bei Herzkranken. BURCHI fand nach Verabfolgung von 10 g Ammoniumsalzen das Blutammoniak bei Leberkranken wesentlich höher als bei Gesunden. COULAERT und DEVILLER gaben 5 g Ammoniumchlorid und fanden bei Normalen nicht mehr als 0,05 mg-% im Blut, bei LAENNECschen Cirrhosen stieg dagegen der Ammoniakspiegel schon nach 20 Minuten auf 0,2—0,3 mg-% für mehrere Stunden an. Daraus wäre auf eine Störung der Harnstoffbildung zu schließen. KOHN und STEIN sahen nach intravenöser Glykollinjektion verzögerten und verlängerten Anstieg des Ammoniaks im Blut. KIRK konnte keine schwereren Störungen im Ammoniakstoffwechsel in Beziehung zu den Leberkrankheiten feststellen.

δ) Harnsäure.

Die Versuche mit Leberexstirpation haben hier grundlegende Unterschiede zwischen dem Menschen, den anderen Säugetieren und den Vögeln aufgedeckt. Beim Menschen und beim Schimpansen ist der Harnstoff das hauptsächlichste Endprodukt des Eiweißstoffwechsels, die Harnsäure das des Purinstoffwechsels. Bei den übrigen Säugern wird ebenfalls Harnstoff ausgeschieden, die ohne Mitwirkung der Leber gebildete Harnsäure aber in der Leber in Allantoin umgewandelt. Bei den Vögeln ist die Harnsäure das alleinige Endprodukt des Eiweißstoffwechsels; die Synthese der Harnsäure aus Harnstoff und Ammoniak findet in der Leber statt, der fermentative Abbau der Purinkörper im ganzen Organismus. (Siehe Kapitel Leberexstirpation.) Es ist daher schwierig, Tierversuche über die Rolle der Leber im Purinstoffwechsel auf den Menschen zu übertragen.

Die vom Menschen ausgeschiedene Harnsäure setzt sich zusammen aus einem exogenen Anteil, der den Purinkörpern der Nahrung entstammt und einem endogenen Anteil, der auf den ständigen Mauserungsprozeß der Zellen und die hierbei freiwerdenden Purinkörper der Kernsubstanzen zurückgeführt wird. Außerdem findet mit größter Wahrscheinlichkeit auch eine Synthese des Purinrings im Organismus statt, da auch nach längerer purinfreier Ernährung die endogene Harnsäureausscheidung nicht abnimmt. Die ganz überwiegende Menge der Harnsäure wird im Urin, geringe Mengen im Schweiß, Spuren in der Galle und im Darm ausgeschieden.

Störungen im Purinstoffwechsel bei Leberkranken sind verschiedentlich beschrieben worden. (Ältere Literatur bei ULLMANN.) CASSANO stellte eine Vermehrung der Harnsäure im Blut bei Leberkranken fest, ebenso SCHERK bei Parenchymikterus und Cirrhosen. Auch CHROMETZKA fand bei der Mehrzahl der Fälle von Hepatitis, subakuter gelber Leberatrophie, Cirrhosen erhebliche Steigerungen der Bluthamsäure, ohne daß Nierenschädigungen vorlagen. Es ist wohl anzunehmen, daß der vermehrte Kernzerfall bei den schweren Lebererkrankungen in ähnlicher Weise wie bei der Leukämie usw. hierfür maßgeblich verantwortlich ist. CHROMETZKA spricht der Leber auch eine wichtige Rolle in der Pathogenese der Gicht zu.

ε) Guanidin, Kreatin.

ELLSWORTH hat den Guanidingehalt bei Normalen und bei Leberkranken untersucht. Der Normalspiegel von 0,37—0,58 mg-% ist erhöht bei Cirrhosen, besonders stark beim Arsenikterus; beim cholostatischen und hämolytischen Ikterus finden sich normale Werte. HIRAI konnte Ansteigen des Blutguanidins bei experimentellen Leberschädigungen nachweisen, MARCOLONGO auch im Beginn bei Lebererkrankungen. In späteren Stadien fand er eine Hypoguanidinämie.

Der Kreatingehalt des Blutes ist nach MANN und MAGATH beim leberlosen Hund nicht verändert. Bei experimentellen und klinischen Leberschädigungen wurde von den einen Autoren Verminderungen (MELLANBY, RUBINATO, LEFMAN), von anderen keine wesentlichen Änderungen gesehen (POSSELT, SCAFFIDI, ISHIHARA zit. nach ISAAC). Nach BRENTANO hat die Kreatinurie nichts mit einer Leberschädigung zu tun, sondern ist auf einen pathologischen Glykogenzerfall in der Muskulatur zurückzuführen.

ζ) Plasmaeiweißkörper.

Das Gesamteiweiß des Plasmas ist von verschiedenen Untersuchern bei diffusen Lebererkrankungen vermindert gefunden worden. KAUNITZ fand, daß der Serumeiweißgehalt bei schwerer Leberschädigung absinkt, bedingt durch die Abwanderung des Eiweißes bei der serösen Entzündung in die DISSEschen Räume. Auch MESSINA fand das Gesamtprotein vermindert bei Lebercirrhose, ebenso MYERS, KEEFER und GRINNAN. Diese Eiweißabnahme betrifft besonders den Albuminanteil, während das Globulin bei Leberschädigungen manchmal absolut, sehr häufig relativ vermehrt ist. Der Albumin-Globulin-Quotient ist daher kleiner als normal. Dies wird besonders häufig bei der Lebercirrhose festgestellt (PENETTI, MAGGIO, MESSINA, LAZARRO und GULLINI, MYERS, KEEFER und GRINNAN, KAUNITZ). Diese Änderung in der Zusammensetzung der Serumproteine ist auch von Bedeutung für den Ausfall der Labilitätsreaktionen des Serums (Senkungsgeschwindigkeit, TAKATA-Reaktion, WELTMANNsche Serumkoagulation), wenn auch hierbei vielleicht das Auftreten qualitativ veränderter Eiweißkörper sowie eine Änderung in der Zusammensetzung der übrigen Serumbestandteile eine Rolle spielt.

Besonderes Interesse hat man dem Fibrinogengehalt des Plasmas zugewandt, da man der Leber eine besondere Rolle bei der Bildung des Fibrinogens zugesprochen hat (siehe Abschnitt 6a). Verminderungen des Blutfibrinogens sind festgestellt worden bei der Phosphorvergiftung (JACOBY, DOYEN, WHIPPLE zit. nach ISAAC), besonders ausgesprochen bei der akuten gelben Leberatrophie (ISAAC und KRIEGER, HIEGE). Beim Icterus simplex und der Lebercirrhose sind die Befunde wechselnd, so daß sichere Schlüsse aus dem Verhalten des Blutfibrinogens nicht gezogen werden können. LIAN, FACQUET und TRUMUSAN glauben, daß der Fibrinogengehalt des Blutes eine Unterscheidung zwischen mechanischem und hepatocellulärem Ikterus gestattet. Abnahme des Fibrinogens während einer Lebererkrankung spricht für eine Zunahme der Leberschädigung. Nach GEILL soll beim Ikterus ein Fibrinogengehalt unter 0,5% für Parenchymerkrankung der Leber sprechen, über 0,5% für Cholecystitis und Carcinom. Nach ROSENTHAL und EPPINGER besteht jedoch kein Zusammenhang zwischen Schwere der Parenchymerkrankung und Blutfibrinogen.

Ein fester Zusammenhang zwischen dem Auftreten der sog. „cholämischen“ Blutungen und der Verminderung des Blutfibrinogens ist nicht vorhanden. Blutungen können auch dann auftreten, wenn der Fibrinogengehalt nicht vermindert ist. Wahrscheinlich handelt es sich um die Ausschüttung gerinnungshemmender Substanzen aus der Leber.

η) Blutsenkungsgeschwindigkeit.

ABDERHALDEN hat als erster darauf hingewiesen, daß beim Icterus catarrhalis nicht selten eine Verlangsamung der Senkungsgeschwindigkeit beobachtet wird. Diese Beobachtung wurde mehrfach bestätigt (MURAKAMI und TANIGUCHI, POPPER und KREINDLER, HOLZWEISSIG). KLOPSTOCK und STEINBRING haben die Fibrinogenverminderung im Blut hierfür verantwortlich gemacht.

Katz und Radt konnten zeigen, daß Zusatz einer Spur von glykocholsaurem Natrium zu Blut in vitro eine ausgesprochene Senkungsverlangsamung hervorruft. Neben der Fibrinogenverminderung, die ja keineswegs regelmäßig beim Icterus catarrhalis vorhanden ist, kann also wahrscheinlich auf eine Zunahme der Gallensäuren im Blut die Senkungsgeschwindigkeit beeinflussen. Als weitere wichtige Faktoren kommen in Frage die Veränderung des Albumin-Globulinquotienten im Serum sowie des Cholesteringehaltes. Verlangsamung der Senkungsgeschwindigkeit wird außer beim Icterus catarrhalis auch in einigen Fällen von Lebercirrhose beobachtet. Überwiegen jedoch entzündliche Veränderungen bzw. Zerfallserscheinungen wie beim syphilitischen Ikterus, bei akuter gelber Leberatrophie, bei Cholangitis usw., so wird meist eine Senkungsbeschleunigung festgestellt. Sichere diagnostische Schlüsse lassen sich also aus dem Verhalten der Senkungsreaktion für die Diagnose der Lebererkrankungen nicht gewinnen.

ϑ) Takata-Reaktion.

1925 hat Takata eine Flockungsreaktion im Serum zur Diagnostik der Lungenentzündung angegeben, die von Takata und Ara auch für die Liquordiagnostik ausgebaut wurde. 1929 haben Staub und Jezler die Reaktion, die sich in der Diagnostik der Pneumonie nicht bewährt hatte, in die Diagnostik der Leberkrankheiten eingeführt.

Die inzwischen von Jezler modifizierte Reaktion im Serum wird folgendermaßen ausgeführt: Eine Reihe von 8 kleinen Reagensgläsern wird mit je 1 ccm 0,9%iger NaCl-Lösung beschickt. In das erste Röhrchen wird 1 ccm Serum gegeben, nach Durchmischung 1 ccm abpipettiert und in das nächste gefüllt und so fort, so daß Verdünnungen des Serums von 1 : 2 bis 1 : 256 entstehen. In jedes Röhrchen kommt 0,25 ccm einer 10%igen Sodalösung und 0,3 ccm frisch hergestelltes Takata-Reagens; dieses besteht aus gleichen Teilen einer 0,5%igen Sublimatlösung und 0,02%igen wäßerigen Fuchsinlösung. Durch Einwirkung des kohlensauren Natrons auf die Sublimatlösung entsteht eine kolloidale Lösung von Quecksilberoxyd, die bei mangelnden Schutzkolloiden ausflockt. Die Ablesung geschieht nach 5 Stunden. Trübungen werden nicht bewertet. Bei Normalen erhält man keine Flockung oder nur eine leichte Flockung bei 1/32 oder 1/64. Wenn in mindestens 3 Gläsern Flockung eingetreten ist und die Flockung bei 1 : 32 oder stärkeren Verdünnungen zu beobachten ist, ist die Probe als positiv zu bezeichnen.

Von einigen Autoren sind unwesentliche Modifikationen eingeführt worden. Oefelen bewertet nicht nur die makroskopische Flockung, sondern auch eintretende Trübungen, was Jezler als Überwertung der Empfindlichkeit zurückweist. Von Ginkel hat den Fuchsinzusatz weggelassen, da die Reaktion dadurch nicht verändert wird. Diesem Verfahren haben sich Schindel und Barth, Crane, Hahn angeschlossen. Jezler ist jedoch der Ansicht, daß die Flockung bei Fuchsinzusatz günstiger ausfällt.

Über den Mechanismus der Flockungsreaktion ist noch keine vollständige Einigkeit erzielt. Staub und Jezler hatten angenommen, daß sowohl die qualitativen wie quantitativen Eiweißveränderungen des Serums für den Ausfall maßgebend sei. Jezler und die meisten Nachuntersucher konnten feststellen, daß bei positivem Ausfall in vielen Fällen eine Zunahme der Globuline und Abnahme der Albumine im Serum nachweisbar war, jedoch keineswegs immer. Insbesondere war bei gewissen Erkrankungen anderer Organe, die auch zu einer entsprechenden Veränderung der Bluteiweißkörper führen, die Reaktion negativ (Ginkel, Lazzaro, Zadek, Tietze und Gebert, Skouge). Immerhin scheint die Verminderung des Albumin-Globulinquotienten in der Mehrzahl der Fälle nachweisbar zu sein (Ucko, Hahn). Bei positiver T.R. ist immer Tryptophan im Serum vermehrt, was auf erhöhten Globulingehalt hinweist. Der bei der Flockung entstehende Niederschlag besteht aus einer komplexen Quecksilberverbindung und Eiweiß, das wahrscheinlich zu den Globulinen gehört. Schindel hat angenommen, daß die Anwesenheit niederer Fettsäuren eine Rolle spielt, was von Ucko widerlegt wurde, auch eine Vermehrung des Blutammoniaks (Oefelen) spielt wohl keine Rolle (Staub und

JEZLER). MANCKE und SOMMER haben eine abgestufte T.R. empfohlen. Sicher ist wohl, daß die Albumine als Schutzkolloide wirken und daß ihre Verminderung die Ausfüllung begünstigen. Ferner ist nach GLASS maßgebend der Gehalt an bestimmten Euglobulinen, die sich im Serum des betreffenden Kranken finden. WUHRMANN und LEUTHARDT nehmen die Anwesenheit von Eiweißkörpern an, die sich wie das Fibrinogen durch konzentrierte Phosphatlösungen aussalzen lassen und die sich auch bei Lungentuberkulose, Lymphogranuloma inguinale, Lebercirrhose, Myelom, Retikulosen im Serum findet. Nach RECHT modifizieren auch Lipoide die Reaktion. Wahrscheinlich ist also sowohl die Abnahme der Albumine, die Zunahme der Globuline, das Auftreten der den Euglobulinen nahestehenden Eiweißkörper in komplexer Weise für den positiven Ausfall von Bedeutung.

Die klinischen Untersuchungen haben ergeben, daß die Flockung positiv ist in hohem Grade bei Lebercirrhosen und akuter Glomerulonephritis, weniger häufig bei Icterus catarrhalis, Stauungsleber und Lungentuberkulose. Nach der Statistik von JEZLER war bei autoptisch kontrollierten Fällen positive Reaktion bei Lebercirrhose (auch perikarditischer) in 74 von 90 Fällen, bei Carcinomatose der Leber in 2 von 16, bei Cholangitis in 4 von 6, bei subakuter gelber Leberatrophie in 3 von 3, bei perikarditischer Cirrhose in 2 von 2 Fällen, bei Myodegeneratio und Herzfehlern in 12 von 58 Fällen. Bei Lungentuberkulose war die Reaktion in 10 von 71 Fällen positiv, wobei immer auch Leberveränderungen gefunden wurden. SCHINDEL und BARTH fanden bei Cirrhosen 85% positive Fälle, bei Stauungsleber und Hepatitis 18%; SCHREUDER fand von 15 Cirrhosen nur einen Fall negativ, SKOUGE alle Cirrhosen positiv. (Weitere Literatur siehe bei TAKATA, JEZLER, SCHINDEL, OLIVA und PESOARMONA, MANZONI HAFSTRÖM, CARR und FOOTE.) Etwas weniger günstige Resultate erzielte MAGATH. v. BERGMANN äußert sich ebenfalls zurückhaltend. PASCHEDAG und PÜSCHEL fanden auch positive Reaktion in der zweiten Periode des kindlichen Scharlachs.

Zusammenfassend kann gesagt werden, daß bei der überwiegenden Zahl der Lebercirrhosen die Reaktion positiv ausfällt, ebenso bei der akuten Nephritis, weniger häufig beim Lebercarcinom, bei der Stauungsleber, bei den akuten Lebererkrankungen, aber auch in einer kleinen Zahl von Lungentuberkulosen, Endokarditis, Leukämie, Myelomen, Retikulosen und anderen Erkrankungen. Sie ist auch bei Cirrhosen, besonders im Anfang, nicht selten negativ. In Zusammenhang mit den anderen Leberfunktionsprüfungen und den klinischen Befunden ist sie also durchaus verwertbar, wenn sie auch keineswegs eine spezifische Probe darstellt.

ι) Die WELTMANNsche Serumkoagulation.

WELTMANN hat 1930 entdeckt, daß 50fach verdünntes Serum erst nach Zusatz minimaler Mengen eines Elektrolyten die durch die Verdünnung verlorengegangene Hitzekoagulabilität wieder erhält. Als Elektrolyten verwendet WELTMANN Calciumchlorid in Lösung von 1—0,1 ‰. Die Menge der Elektrolyten, die eben noch grobe, sedimentierende Koagulation hervorruft, ist bei gewissen Erkrankungen anders als beim Normalen.

Von einer 5% igen $CaCl_2$-Stammlösung werden 0,1, 0,2, 0,3, 0,35, 0,4, 0,5, 0,6, 0,7, 0,8, 0,9 und 1 ccm mit je 100 ccm redestillierten Wassers verdünnt. Von jeder dieser verschiedenen Calciumlösungen werden 5 ccm in ein Reagensgläschen gefüllt, und 0,1 ccm blutfreies nicht hämolytisches Serum zugeführt. Nach Umschütteln kommen die Gläschen 15 Minuten in das kochende Wasserbad. Dann erfolgt die Ablesung. Die Koagulation wird als positiv angesehen, wenn ein deutlicher Bodensatz nachweisbar ist. HAVAS hat eine entsprechende Mikromethode ausgearbeitet, bei der die Mengen auf 1/10 verringert werden. TEUFL hat die Technik außerordentlich vereinfacht, so daß nur 1 Reagensglas und eine haltbare Elektrolytlösung verwendet wird. Ob sie immer dasselbe leistet wie die Originalmethode, muß noch untersucht werden.

Der verschiedenartige Ausfall der Serumkoagulation ist wahrscheinlich bedingt durch quantitative oder auch qualitative Änderungen der Serumeiweißkörper. Der Mechanismus ist noch weit weniger geklärt als der der TAKATA-Reaktion.

Bei normalem Serum findet man eine Koagulation bis zum sechsten Röhrchen, maximal bis zum siebenten, also den Calciumkonzentrationen 0,1—0,04‰. Zeigen weniger Röhrchen eine Koagulation, so spricht man von einer Verkürzung, werden noch weitere Verdünnungen koaguliert, so spricht man von einer Verlängerung des Koagulationsbandes.

Nach den Ausführungen WELTMANNs und den sehr gründlichen Nachprüfungen von TEUFL findet sich Verkürzung des Koagulationsbandes bei exsudativen entzündlichen Prozessen und bei Nephrosen, Verlängerung bei chronisch-entzündlichen fibrösen Prozessen, ferner vor allem bei Lebercirrhose, Parenchymschädigungen der Leber und bei Erkrankungen mit Blutzerfall. Auch Nekrosen und zerfallende Tumoren führen zu einer Verkürzung des Koagulationsbandes. Eingehende Untersuchungen über Serumkoagulation bei Leberkranken im Vergleich mit der Galaktoseprobe hat WELTMANN angestellt.

Man sieht, es handelt sich um eine ganz unspezifische Reaktion, ähnlich wie bei der Senkungsgeschwindigkeit. Die starke Verlängerung des Koagulationsbandes, die sich besonders bei Lebercirrhose und akuter gelber Leberatrophie findet, kann Veranlassung geben, sie in Zweifelsfällen mit zu Rate zu ziehen. Verlängerung des Koagulationsbandes findet sich aber auch bei cirrhotischer Lungentuberkulose, wie überhaupt die WELTMANNsche Serumkoagulation bei der Diagnostik der Lungentuberkulose wesentlich mehr Eingang gefunden hat als in der Leberpathologie.

ϰ) Hämoklastische Krise.

WIDAL und Mitarbeiter haben 1920 eine Leberfunktionsprobe angegeben, die sowohl durch die Einfachheit der Ausführung wie durch die theoretische Begründung allgemeines Interesse erregt hat. Gibt man einem gesunden, nüchternen Menschen 200 ccm Milch, so soll nach 30—60 Minuten eine Leukocytose und eine geringe Blutdrucksteigerung auftreten, während Leberkranke mit einer Leukopenie und relativer Lymphocytose, Blutdrucksenkung um 20—30 mm Hg, Abnahme des Refraktionswertes, Zunahme der Gerinnungsfähigkeit des Blutes reagieren. Erklärt wurde diese Reaktion dadurch, daß die geschädigte Leber die ihr aus dem Darm zufließenden Peptone und Albumosen nicht zurückhalten kann, so daß sie in den allgemeinen Kreislauf übertreten und die beschriebenen Veränderungen nach Art eines Peptonshocks oder anaphylaktischen Shocks auslösen.

Es hat wohl keine andere Leberfunktionsprobe so eingehende Nachuntersuchungen erfahren, wie die vorliegende. Diese Nachuntersuchungen haben einwandfrei ergeben, 1. daß die theoretischen Grundlagen der Reaktion nicht zutreffen, 2. daß sie für Lebererkrankungen nicht spezifisch ist, 3. daß sie mit den klinischen Befunden häufig nicht in Einklang zu bringen ist. Da die WIDALsche Probe heute allgemein aufgegeben worden ist, soll auf das umfangreiche vorliegende Beweismaterial gegen die Zuverlässigkeit der hämoklastischen Krise nicht eingegangen werden. Es wird hierfür auf die älteren Zusammenstellungen verwiesen (ISAAC, LEPEHNE).

7. Einfluß der Leber auf den Wasserhaushalt.

a) Einfluß der Leber auf den normalen Wasserhaushalt.

Das im Darm resorbierte Wasser gelangt mit dem Pfortaderblut zum größten Teil zunächst in die Leber. COHNHEIM und LICHTHEIM zeigten, daß die Leber nach großen Salz- und Wasserinfusionen stark geschwollen ist. Nach ENGELS nimmt das Lebergewicht unter diesen Bedingungen um 9% seines Gewichtes zu. Auch MARX konnte röntgenologisch nach peroraler Flüssigkeitszufuhr bei Hunden eine Zunahme des Lebervolumens nachweisen. (Ähnliche Ergebnisse BARBARO-FORLEO und RIBONI, sowie von KORÁNYI bei Kindern.) MAUTNER und PICK haben angenommen, daß Verengerung der Lebervenen im Sinne ihres „Sperrmechanismus" (s. Kap. 2) zu einer vermehrten Auspressung von Wasser aus der Blutbahn in die Lymphwege führt. Versuche an der künstlich durchströmten Leber von DEMOOR haben gezeigt, daß hyper- und hypotonische Kochsalzlösungen in der Leber im Sinne der Normotonie verändert werden. Ähnliche Versuche hat BECKMANN angestellt. Injektion von 20 ccm einer 0,15%igen $NaCO_3$-Lösung in die Jugularvene führt zu einer Verdünnung des Blutes, während Injektion der gleichen Lösung in die Pfortader nur geringe und kurzdauernde Veränderungen hervorruft. Das Chlor- und Bicarbonation wird von der Leber zurückgehalten, während Ca- und P-Salze die Leber unverändert passieren. WOLLHEIM stellte nach Injektion von KCl in die Pfortader eine Eindickung, nach Injektion von $CaCl_2$ eine Verdünnung des Lebervenenblutes fest. Bei Hunden mit ECKscher Fistel findet man nach peroraler Wasserzufuhr eine stark beschleunigte und vermehrte Diurese, während bei der umgekehrten ECKschen Fistel das Gegenteil eintritt (PICK). Nach Leberexstirpation tritt eine starke Hemmung der Diurese ein (MANN und MAGATH). Injektion isotonischer Kochsalzlösungen führt zu einer langanhaltenden Hydrämie, während diese bei normalen Tieren nach 30 Minuten ausgeglichen ist (LAMSON und ROCA). Neben den mechanischen und osmotischen Einflüssen der Leber auf den Wasserstoffwechsel spielen nach MOLITOR und PICK, PICK und WAGNER, KUNZ und MOLITOR, ADLERSBERG, auch hormonale Einflüsse eine Rolle. Die Leber soll diuretisch wirkende Hormone produzieren. Es konnten aus Leber sowohl diuresehemmende als auch diuresefördernde Stoffe gewonnen werden (GLAUBACH und MOLITOR). Der Rückgang der Urinsekretion in der Nacht soll nach FORSGREN und GERRITZEN u. a. mit der rhythmischen Funktion der Leber in Zusammenhang stehen. In der Nacht überwiegt die assimilatorische Funktion der Leber, die mit Wasserretention einhergeht.

Aus diesen Untersuchungen geht hervor, daß die Leber offenbar auch Beziehungen zur Regulation des Wasserstoffwechsels hat.

Auch die Wirkung der Diuretica Coffein und Salyrgan hat wichtige Beziehungen zur Leber. Nach Ableitung der Galle durch eine Gallenfistel verschwindet die diuretische Wirkung des Salyrgans, die erst wiederkehrt, wenn Gallensäuren zugeführt werden (CLAUSSEN). Die Wirkung des Salyrgans wird durch gleichzeitige Decholininjektion verstärkt.

b) Störungen des Wasserstoffwechsels bei Lebererkrankungen.

Seit den ersten Beobachtungen von GILBERT und LEREBOUILLET über verzögerte Harnausscheidung bei Leberkranken sind zahlreiche Untersuchungen über den Wasserstoffwechsel bei experimentellen und klinischen Leberschädigungen angestellt worden. Bei Leberkranken, besonders auch schon in den Frühformen der Lebercirrhose findet sich eine Nykturie (GILBERT und LEREBOUILLET, JERVELL). Bei Ausführung des Wasserversuches ist die Ausscheidung verzögert und unvollständig. (Trinkenlassen von 1500 ccm Wasser und halbstündliche Kontrolle der Urinausscheidung über 4 Stunden) (Adler, Beutel und Heinemann, Marx, Adlersberg). Beim mechanischen Ikterus ist eine Störung der Wasserausscheidung nur vorhanden, wenn ein Parenchymschaden nach Ausfall der Galaktoseprobe vermutet werden kann. Beim Icterus catarrhalis zeigen die leichten Fälle keine Störungen, gelegentlich überschießende Reaktion, von den schweren Fällen der größere Teil jedoch starke Verzögerung und Verringerung der Wasserausscheidung (Adlersberg). Beutel und Heinemann sowie Marx konnten zeigen, daß der Bilirubingehalt des Serums beim Parenchymikterus während der Wasserbelastung in vielen Fällen zunimmt. Dementsprechend bleibt auch die Blutverdünnung nach peroraler Wasserzufuhr längere Zeit bestehen (Adler, Kiss, Beutel und Heinemann, Rapoport, Marx), ebenso nach intravenöser Wasserzufuhr (Landau und Pap). Paul und v. Végh fanden den Ausfall des Wasserversuchs in Übereinstimmung mit dem klinischen Befund. Während der Entwicklung und auf der Höhe des Parenchymschadens der Leber deutliche Wasserretention, beim Abklingen der Leberschädigung überschießende Wasserausscheidung. An phosphorvergifteten Hunden konnte Adlersberg in den Frühstadien eine überschießende Wasserausscheidung, in den späteren Stadien eine ausgesprochene Wasserretention nachweisen.

Auch die Resorption der intraduodenalen Kochsalzquaddel nach McClure und Aldrich zeigt Veränderungen im Zusammenhang mit Leberschädigungen. Bei tierexperimentellen Leberschädigungen durch Phosphor und im anaphylaktischen Shock ist die Resorptionszeit verkürzt (Fröhlich und Zak, Adlersberg, Nishida). Denselben Befund haben Baar und Benedict, Adlersberg und Paul, Paul und v. Végh beim Parenchymikterus erhoben.

Auch die Anwendung diuretisch wirkender Pharmaca zeigt den vermehrten Wassergehalt der Gewebe bei Leberschädigungen. Pollitzer und Stolz haben nach Injektion von 2 ccm Novasurol bei Ikteruskranken eine 2—3mal so große Diurese beobachtet wie bei Gesunden, ebenso Weiss. Diathermie der Lebergegend bewirkt bei mit Wasserretention einhergehenden Fällen von Icterus catarrhalis eine Steigerung der Diurese, die 100% betragen kann (Adlersberg, Wirz), ebenso wirkt ein Capsicumpflaster auf die Headschen Hautzonen der Leber (Adlersberg). Interessant ist in diesem Zusammenhang auch die diuretische Wirkung der Gallensäuren, besonders bei Herzkranken mit Leberstauung und bei Lebercirrhosen. Gelegentlich ist auch bei Lebercirrhosen und bei Stauungsleber ein günstiger Einfluß von Leberextrakten auf die Diurese beobachtet worden (Adlersberg).

Auf den Einfluß der Ernährung auf die Entstehung des Ascites bei der experimentellen Lebercirrhose haben Bollmann und Mann hingewiesen. Eiweißreiche Ernährung führt nach kurzer Zeit zur Bildung eines Ascites, der sich wieder zurückbildet, wenn die Kost wieder auf Kohlehydrate umgestellt wird.

Aus den Untersuchungen über den Wasserstoffwechsel bei Leberkranken geht hervor, daß sich bei Parenchymschädigungen der Leber häufig eine Wasserretention im Organismus und eine vermehrte Wasseravidität der Gewebe nachweisen läßt. Als Nachweis kann der Volhardsche Wasserversuch und die intradermale Kochsalzquaddel dienen. Wichtige differentialdiagnostische Schlüsse sind jedoch aus diesen Untersuchungen nicht zu ziehen. Zur Erklärung der vermehrten Wasserretention bei Leberkranken ist einmal der vermehrte Plasmaaustritt in die Gewebe im Gefolge der serösen Entzündung herangezogen worden. Ferner wird an den Ausfall der diuretisch wirkenden Leberhormone gedacht (Loeper und Siguier). Außerdem spielen für den Wasserstoffwechsel auch die Veränderungen der Plasmaeiweißkörper (s. Kap. 6) und des Mineralhaushalts (s. Kap. 8) eine Rolle (Baumel und Serre).

8. Leber und Mineralstoffwechsel.

Die Beziehungen der Leber zum Mineralstoffwechsel sind noch ziemlich unklar. Die wichtige Rolle der Leber im Eisenstoffwechsel ist unbestritten. Nach Exstirpation der Milz steigt der Eisengehalt der Leber beträchtlich an (TOMINAGA). EPPINGER hat Eisenbilanzversuche bei Leberkranken angestellt und gefunden, daß bei Parenchymschädigungen der Leber dieses Organ offenbar die Fähigkeit einbüßt, Eisen zurückzuhalten, so daß es zu einer vermehrten Ausscheidung von Eisen im Verhältnis zum Bilirubin kommt. Auch der Kupfergehalt der Leber hat im Zusammenhang mit der Blutbildung vermehrtes Interesse gefunden. HINSBERG und GOCKEL konnten allerdings keinen Unterschied im Kupfergehalt von gesunden und kranken Lebern nachweisen. Nach HAUROWITZ und HERKEL ist er bei Cirrhosen vermehrt.

Im Haushalt der Alkalien und Erdalkalien spielt die Leber nach PICK eine wichtige Rolle. BECKMANN stellte fest, daß die Leber Na, Chlor und Bicarbonation zurückhält, nicht aber Ca, K und P. SHIGEMI fand bei Leberdurchspülung eine Abnahme des Ca- und Mg-Gehalts. Bei schweren Parenchymschädigungen verliert die Leber die Fähigkeit zur Retention dieser Stoffe. Es hat also den Anschein, als ob die Leber im Mineralhaushalt einen regulierenden Einfluß ausübt.

v. VÉGH hat Kochsalzbelastungen bei Gesunden und Leberkranken ausgeführt und eine Retention des Kochsalzes beim Parenchymikterus festgestellt, die er zur Ödembereitschaft der Leberkranken in Beziehung setzt. SIEDECK und ZUCKERKANDL haben die Chlor- und Natriumausscheidung im Urin untersucht und festgestellt, daß der Na/Cl-Quotient unter gewissen Kautelen beim Normalen stets 1 ist, während beim Parenchymikterus die Na-Ausscheidung relativ abnimmt, der Quotient Na/Cl also kleiner als 1 wird. Mit dem Abklingen des Ikterus kommt es zu einer Umkehr der Verhältnisse und einer vermehrten Ausschwemmung von Natrium. Nach TOMISAWA nimmt bei Leberparenchymerkrankungen der Ca- und Mg-Gehalt des Serums ab. SCHMIDT und BASSE fanden im Coma hepaticum den Natriumgehalt des Serums und der Erythrocyten erhöht, die Alkalireserven herabgesetzt, bei den Cirrhosen soll die Alkalireserve normal sein, der K-Gehalt der Erythrocyten aber vermindert. Im allgemeinen findet man bei Parenchymerkrankungen der Leber eine acidotische Stoffwechselrichtung, zum Teil bedingt durch den erhöhten Milchsäure- und Aminosäuregehalt des Blutes (STRAUB, ELEK). Das anorganische Blutphosphat ist bei Lebercirrhose erniedrigt (LABBÉ). Die Abnahme des anorganischen Phosphors im Blut nach Glucoseinjektion soll dagegen bei Leberkranken ausbleiben (STOÏCESCO und SCHWARTZ). Neuerdings haben BANSI und STRECKER die NaCl-Ausscheidung und den Na/Cl-Quotienten im Harn bei Leberkranken untersucht. Auch sie fanden eine Verminderung der Na- und Cl-Ausscheidung und Absinken des Na/Cl-Quotienten bis auf verschwindend kleine Werte bei Lebercirrhosen und bei der Metastasenleber. Während beim katarrhalischen Ikterus bis zur Höhe der Krankheit eine Verminderung des Quotienten bis auf 0,5 beobachtet wird und mit Rückbildung der Veränderungen der Wert über 1 anzusteigen pflegt, sind beim Verschlußikterus normale Werte mit etwas ausgesprocheneren Schwankungen die Regel.

EPPINGER hat über die Ursache der Störungen im Elektrolythaushalt bei Leberschädigungen interessante Beobachtungen angestellt. In der Norm ist das Blutplasma reich an Natrium-, arm an Kaliumionen, während in den Parenchymzellen umgekehrte Verhältnisse vorliegen. Diese Unterschiede werden aufrecht erhalten durch die „gerichtete Permeabilität“ der Zellmembran. Bei der serösen Entzündung, die EPPINGER als pathologisch-anatomische Grundlage des Parenchymikterus und Anfangsstadium der Lebercirrhose auffaßt, geht diese Eigenschaft der Zellmembran zum Teil verloren, es tritt Na in die Zelle ein und K sowie PO_4 heraus ins Plasma. Der Eintritt von quellungsförderndem Na in die Gewebezelle führt zu der Schwellung der Leber, die bei der serösen Entzündung nie vermißt wird (s. auch Kap. 2e γ). Im übrigen bedarf der Mineralhaushalt bei Störungen der Leberfunktion noch weiterer Untersuchungen.

9. Leberfunktionen und reticuloendotheliales System.

Es ist schon in der anatomischen Einleitung geschildert worden, daß in der Leber neben den eigentlichen Parenchymzellen gewisse mesenchymale Elemente vorhanden sind, die sog. KUPFFERschen Sternzellen, die die Innenwand der Blutcapillaren auskleiden und die sich durch bestimmte Eigenschaften, z. B. amöboide Bewegung, Speicherungsvermögen für viele Substanzen auszeichnen. Auch in anderen Organen, besonders im Knochenmark, in der Milz und den Nebennieren finden sich in größerer Menge Zellen, die morphologisch und funktionell mit den KUPFFERschen Sternzellen die größte Ähnlichkeit besitzen. ASCHOFF hat die Gesamtheit dieser Zellen im Organismus zu dem Begriff des „reticuloendothelialen Systems" zusammengefaßt. Die vorliegenden Untersuchungen lassen vermuten, daß sie auch für die Funktionen der Leber eine große Bedeutung besitzen. Es ist nicht möglich, auf die hier vorliegende außerordentlich umfangreiche Literatur einzugehen. Zusammenfassende Darstellungen finden sich bei EPPINGER, ASCHOFF sowie bei BÖRNER-PATZELT, GÖDEL und STAUDENATH.

In den vorstehenden Kapiteln ist an entsprechender Stelle auf die Bedeutung der KUPFFERschen Sternzellen für die einzelnen Leberfunktionen eingegangen worden. Es soll daher nur eine kurze Übersicht über die wichtigsten Eigenschaften dieser Zellen gegeben werden.

Die auffallendste Eigenschaft der Reticuloendothelien besteht in ihrer Fähigkeit, gewisse Farbstoffe, kolloidal gelöste Substanzen und celluläre Elemente in sich aufzunehmen. Eine große Anzahl von sog. sauren, besser anodischen Farbstoffen wird in diesen Zellen gespeichert, wenn man sie durch intravenöse Injektion in die Blutbahn bringt. Das gleiche gilt von kolloidalen Metallhydrosolen und von kolloidalen Produkten des intermediären Stoffwechsels, besonders von Lipoiden, Bilirubin und Pigment. Außerdem findet man speziell bei gewissen Erkrankungen phagocytierte Erythrocyten, Leukocyten und Mikroorganismen (Bakterien, Protozoen).

Es ist von verschiedenen Seiten versucht worden, durch Anreicherung mit Farbstoffen und Metallhydrosolen eine „Blockade" des reticuloendothelialen Systems zu erreichen. Nach Injektion von Kollargol, Eisenzucker (LEPEHNE, EPPINGER u. a.) findet man die KUPFFERschen Sternzellen angefüllt mit den betreffenden Substanzen, so daß die Vermutung gerechtfertigt erscheint, daß die Zellfunktion hierunter leiden muß. Leider haben sich diese Hypothesen nur zum geringen Teil bestätigt. Selbst bei gleichzeitiger Mehrfachspeicherung mit verschiedenen derartigen Stoffen sind Funktionsstörungen der Zellen nur in beschränktem Maße nachweisbar. Dies ist offenbar zurückzuführen einmal darauf, daß nicht alle Zellen gleichmäßig betroffen sind und ferner darauf, daß dem Reticuloendothel eine außerordentliche Regenerationskraft innewohnt. Außerdem scheinen geringe Imprägnationen eher zu einer Funktionssteigerung der KUPFFERschen Sternzellen zu führen.

Die Rolle der Reticuloendothelien bei der Bilirubinbildung ist in dem diesbezüglichen Kapitel eingehend geschildert worden. Es sei nur erwähnt, daß eine Zahl von Forschern im Anschluß an die Untersuchungen von ASCHOFF,

McNee, Lepehne und besonders von Eppinger, die Reticuloendothelien für die Bildungsstätte des Bilirubins ansehen und die Leberzellen nur als Ausscheidungsort des Gallenfarbstoffes gelten lassen wollen.

In Zusammenhang mit dem Zerfall des Blutfarbstoffes und der Bilirubinbildung steht die Eisenablagerung in den Reticuloendothelien; obwohl keine quantitativen Beziehungen zwischen Blutzerfall und der sog. Hämosiderosis besteht. Am ausgesprochensten findet sich die Eisenspeicherung bei der perniziösen Anämie, der Arsenwasserstoff- und Toluylendiaminvergiftung, der Malaria usw. Es gibt aber auch Hämosiderose ohne stark vermehrten Blutzerfall und andererseits stark gesteigerte Blutmauserung ohne erhebliche Eisenablagerung in den Reticuloendothelien.

Zahlreiche ältere Arbeiten haben darauf hingewiesen, daß Reticuloendothelien die Fähigkeit besitzen, Lipoide und Fette zu speichern. Nach Verfütterung von Cholesterin und Neutralfett beim Kaninchen konnte Anitschkow eine starke Fettspeicherung in den Reticuloendothelien und Kupfferschen Sternzellen nachweisen. Nach Milzexstirpation nimmt der Cholesteringehalt des Blutes zu (Eppinger). Nach der Leberexstirpation zeigt sich häufig eine geringe Senkung des Cholesterinspiegels, der Anteil der Ester wird nicht verändert (Rosenthal, Lich und Melchior). Genaues über die Bedeutung der Kupfferschen Sternzellen im Lipoidstoffwechsel ist jedoch nicht bekannt. Auch hinsichtlich des Eiweiß- und Kohlehydratstoffwechsels bestehen nur Vermutungen. Saxl und Donath haben den Wasserstoffwechsel nach Blockade des Reticuloendothels mittels Kollargol untersucht; sichere Schlüsse konnten jedoch hieraus nicht gezogen werden. Sehr wichtig ist dagegen die Rolle der Reticuloendothelien für die Abwehrmaßnahmen im Organismus bei Infekten und für die Immunkörperbildung. Bakterien und Protozoen werden von den Reticuloendothelien und den Kupfferschen Sternzellen phagocytiert. Auch für die Bereitung der Serumantikörper — Hämolysine, Agglutinine, Präcipitine — sind die Reticuloendothelien von Bedeutung. Näheres hierüber findet sich in den oben genannten zusammenfassenden Arbeiten.

Wenn wir uns fragen, was wir sicher über die Beziehungen der Leberfunktionen zum reticuloendothelialen System wissen, so müssen wir zugeben, daß das meiste noch hypothetisch ist. Die engen anatomischen Beziehungen zwischen Kupfferschen Sternzellen und Leberparenchym erschweren außerordentlich die Beurteilung, welche Funktionen der einen und welche der anderen Zellart zuzuschreiben sind. Ihre große Bedeutung für die Pathologie zahlreicher Leberkrankheiten steht jedoch außer Zweifel.

10. Entgiftende Funktion der Leber.

Eine Reihe von Untersuchungsbefunden weisen darauf hin, daß die Leber die Fähigkeit besitzt, gewisse endogene und exogene Giftstoffe unschädlich zu machen. Es ist bekannt, daß einige Alkaloide in der Leber absorbiert werden, so daß ihre Wirksamkeit auf das Zentralnervensystem abgeschwächt wird; ähnlich verhält es sich mit einigen Schwermetallen (s. Kap. 2d). Andere toxische Substanzen können durch Paarung an gewisse Stoffwechselprodukte (Glykuronsäure, Schwefelsäure, Glykokoll, Harnstoff, Cystin) in ungiftige Substanzen umgewandelt und dann in den Urin ausgeschieden werden. So werden die Darmfäulnisprodukte Skatol, Indol, Phenol und Kresol, Hydrochinon, Brenzkatechin an Schwefelsäure und die ersteren auch in geringen Mengen an Glykuronsäure gebunden, Salicylsäure, Menthol, Campher, Guajacol mit Glykuronsäure gepaart, Benzoesäure mit Glykokoll als Hippursäure ausgeschieden (Bunge und Schmiedeberg). Es ist noch nicht sichergestellt, in welchem Umfang die Leber an diesen

Synthesen beteiligt ist. Weder die Versuche an Hunden mit ECKscher Fistel, noch die Untersuchungen am leberlosen Hund haben hier eine eindeutige Klärung gebracht. MANN und MAGATH erklären, daß sie keine eindeutigen Beweise für eine entgiftende Funktion der Leber erhalten haben. Dies liegt im wesentlichen daran, daß neben der Leber sich noch andere Organe an der Entgiftung beteiligen, so besonders die Niere. EMBDEN und GLÄSSNER konnten an der künstlich durchströmten Leber die Bildung von Phenolschwefelsäure nachweisen, aber auch Niere, Lunge und in unbedeutendem Maße auch die Muskulatur sind dazu befähigt. Auch die Bindung von Indoxyl, Phenol, Kresol an Glykuronsäure findet in der Leber, wahrscheinlich aber auch in anderen Organen statt. Die Synthese der Hippursäure aus Benzoesäure und Glykokoll findet beim Hund überwiegend in der Niere, beim Kaninchen ausschließlich in der Leber (FRIEDMANN, QUICK), beim Menschen angeblich vorwiegend in der Leber statt (QUICK). Die Verwendung der entgiftenden Funktionen der Leber für Funktionsproben ist daher von vornherein mit dem Nachteil behaftet, daß sich auch andere Organe in bisher beim Menschen nicht bekanntem Maße an der Entgiftung beteiligen. Japanische Autoren (SATO, SHIBATA, HORIUTI, TAKAMATSU, KIMURA, JOSHIDA u. a.) haben in zahlreichen Untersuchungen den Einfluß eines aus der Leber gewonnenen entgiftenden Hormons Yakriton auf Vergiftungen, Infektionen, Avitaminosen untersucht.

a) Indol, Phenol, Kresol, Guajacol.

Das bei der Eiweißfäulnis aus Tryptophan im Darm entstehende *Indol* wird wahrscheinlich vorwiegend in der Leber zu Indoxyl oxydiert und im Urin an Schwefelsäure gepaart als Indican (indoxylschwefelsaures Kalium) ausgeschieden. Bei vermehrter Darmfäulnis (Enteritis, Ileus) wird es in stärkerem Umfang gebildet und im Urin ausgeschieden, bei Niereninsuffizienz wird es dagegen im Blut retiniert und kann dort nachgewiesen werden. Der Nachweis im Urin wird geführt durch Abspaltung des Indoxyls mittels Salzsäure und Oxydation mit Chlorkalk oder Eisenchlorid zu Indigoblau und Indigorot (OBERMEYERsche Probe). Die Menge des im Harn erscheinenden Indicans ist also bei intakter Niere im wesentlichen von der Indolbildung im Darm abhängig. Die von BARTON vorgeschlagene Verwendung der Indicanausscheidung im Harn als Leberfunktionsprobe ist daher nicht berechtigt (LAROCHE). Auch nach peroraler Zufuhr von Indol sind keine sicheren Ergebnisse über die Leberfunktion zu erhalten (OLIVET). Die Resorption des Indols im Darm ist zu stark abhängig vom Zustand der Darmschleimhaut (CASTEX und STEINGART).

PELKAN und WHIPPLE haben festgestellt, daß bei tierexperimentellen Leberschädigungen nach Zufuhr von Phenol und Kresol die Ätherschwefelsäureausscheidung stark vermindert ist. ACHARD und CODOUNIS haben daraufhin die Ausscheidung des *Phenols* nach Belastung untersucht und festgestellt, daß in der Norm $^1/_3$ im Stuhl, $^2/_3$ im Harn ausgeschieden wird. Die Resorption und damit die Ausscheidung im Urin ist im wesentlichen abhängig von der Schnelligkeit der Darmpassage. WHIPPLE hat bei Leberkranken *p-Kresol* verabfolgt und eine verminderte Ätherschwefelsäureausscheidung gefunden. Wegen der Giftigkeit des Kresols hat HÄNDEL *Guajacol* (0,6 g in Kapseln) verwendet, dessen Ausscheidung nach Paarung an Schwefelsäure in hohem Grade bei akuter gelber Leberatrophie, in geringerem Maße bei der Cirrhose und beim Icterus simplex vermindert ist, nicht aber bei Stauungsikterus, Stauungsleber, Metastasenleber. Hierbei sind jedoch auch etwaige Resorptionsstörungen im Darm zu berücksichtigen. Diese Funktionsproben sind daher in der Folgezeit kaum noch angewandt worden, da erhebliche diagnostische Schlüsse nicht gewonnen werden konnten.

b) Hippursäuresynthese nach Zufuhr von Benzoesäure.

Größere Beachtung hat die Hippursäureausscheidung nach Zufuhr von Benzoesäure gefunden. DELPRAT und WHIPPLE hatten bei lebergeschädigten Hunden eine verminderte Hippursäurebildung festgestellt. QUICK und COOPER haben beim Menschen 5,9 g Nabenzoat in 30 ccm Wasser verabfolgt und den Harn der nächsten 4 Stunden untersucht; normalerweise erscheinen hiervon innerhalb dieser Zeit 3—3,5 g im Harn. Bei Icterus catarrhalis und Lebercirrhose finden sich konstant niedrigere Werte, bei Stauungsikterus dagegen nicht. KOHLSTAEDT und HELMER sind der Ansicht, daß die Probe die Frühdiagnose einer Schädigung der entgiftenden Leberfunktion gestattet. ADLERSBERG und MINIBECK kommen in Nachuntersuchungen zu dem Ergebnis, daß die Probe nicht differentialdiagnostisch verwertbar ist und lediglich für die Beurteilung des Verlaufes der Leberschädigung einen Anhalt bietet, da auch bei Kranken mit mechanischem Verschluß der Gallenwege, Stauungsleber, Anämie, konsumierenden Erkrankungen die Hippursäureausscheidung vermindert ist.

c) Salicylsäure.

ROCH hat Natrium salicylicum verabfolgt, das an Glykuronsäure gebunden im Harn ausgeschieden wird, und konnte bei gesunden Versuchspersonen keine freie Salicylsäure im Harn mit der Eisenchloridprobe nachweisen. Bei Leberschädigung ist die Synthese gestört, so daß nach Eisenchloridzusatz Violettfärbung auftritt. Neuere Nachuntersuchungen fehlen.

d) Campher und Menthol.

v. STEJSKAL und GRÜNWALD haben die Campherglykuronsäuresynthese bei Gesunden und Leberkranken untersucht. Nach Zufuhr von 2 g Campher per os werden in den nächsten 24 Stunden 5,2—6,6 g Campherglykuronsäure ausgeschieden. Bei Icterus catarrhalis und Lebercirrhose kann diese Menge bis auf $^1/_3$ vermindert sein. CHIRAY und CAILLE, sowie HECHT und NOBEL haben die Brauchbarkeit bestätigt. FREY, SCHMID, HÄNDEL u. a. kamen nicht zu befriedigenden Ergebnissen. SCHMID hat die Verwendung des Menthols und die Bestimmung des entsprechenden Glykuronsäurepaarlings im Urin empfohlen. NASARIJANZ gibt neuerdings 5 g Menthol und findet bei Normalen 38—78% im Harn wieder. Bei Leberkranken liegt die Ausscheidung unter 38%.

e) Trypanocidie.

Es sei hier noch auf eine Funktionsprobe hingewiesen, die auf der Gegenwart trypanocider Substanzen im normalen menschlichen Serum beruht. Injektion von menschlichem Serum verhindert das Angehen von Trypanosomeninfektionen bei der Maus. Bei diffusen Lebererkrankungen verliert das Serum diese Eigenschaft. ROSENTHAL und seine Schüler haben diese Eigenschaft des Serums zu einer Leberfunktionsprobe ausgebaut, die jedoch gegenwärtig nicht mehr verwendet wird.

11. Farbstoffausscheidung durch die Leber (Chromodiagnostik).

Zahlreiche Farbstoffe werden durch die Leber in die Galle ausgeschieden. Da sich bei Leberschädigungen eine Verminderung dieser Fähigkeiten nachweisen läßt, bietet sich hier die Möglichkeit für eine Gruppe von Funktionsprüfungen der Leber, die man unter dem Namen „Chromodiagnostik“ zusammengefaßt hat. Bei fast allen diesen Farbstoffen ist es noch strittig, ob für die Elimination die Parenchymzellen oder die KUPFFERschen Sternzellen die Hauptrolle spielen. Die Ergebnisse sind also als rein empirisch zu betrachten. Bei den Farbstoffproben kann entweder die Ausscheidung durch die Galle, die Retention im Blut oder als deren Folge die vermehrte bzw. verzögerte Ausscheidung im Urin als Kennzeichen herangezogen werden.

a) Methylenblau.

ROSENTHAL und V. FALKENHAUSEN haben 5 ccm einer 2% igen Methylenblaulösung intravenös injiziert und mittels der Duodenalsonde die Ausscheidung der Leukobase in der Galle kontrolliert. Nach Kochen des mit Bleiacetat gefällten Duodenalsaftes mit Essigsäure tritt wieder die Farbe hervor. Bei den verschiedenen Ikterusformen sowie bei den Cirrhosen und bei Cholangitis tritt die Ausscheidung schneller auf als bei Gesunden, nämlich bereits nach 15—30 Minuten, im Gegensatz zu 55—95 Minuten beim Gesunden. (Bestätigt von DÜTTMANN, Ablehnung der Probe von HAMID.) Die Probe bietet insofern einen Gegensatz zu allen anderen Farbstoffproben, als bei diesen die Ausscheidung der Farbstoffe bei Leberkranken verzögert gefunden wird. Wesentliche differentialdiagnostische Schlüsse können aus dem Ausfall dieser Probe nicht gewonnen werden. ROCH verabfolgte 2 mg Methylenblau per os und stellte die Farbausscheidung im Urin fest. Bei Lebergesunden soll der Farbstoff vollständig retiniert werden, während bei Leberschädigung Blaufärbung des Urins beobachtet wird. Die Nachuntersucher sind zu verschiedenen Ergebnissen gekommen. BABALIANTZ, SYSTLANOFF hielten die Probe für wertvoll, KIRCH und MASLOWSKI sowie COHN erhielten auch bei Gesunden positive Ausschläge und Fehlen der Ausscheidung bei Leberkranken. Die Verzögerung der Methylenblauausscheidung im Urin bei Nierenerkrankungen ist bekannt; als Leberfunktionsprobe wird sie wohl kaum noch angewandt.

b) Indigocarmin.

LEPEHNE hat das Indigocarmin als Leberfunktionsprobe angewendet. 2 ccm einer 1% igen Lösung werden intravenös injiziert und der Duodenalsaft mittels der Duodenalsonde in Abständen von 5 Minuten aufgefangen. Der Beginn der Farbstoffausscheidung wird registriert, der an dem Auftreten einer grünen Farbe erkennbar wird. Bei Normalen erscheint der Farbstoff nach 15—60 Minuten in der Galle (LEPEHNE, HATIÉGANU, HESSE und WÖRNER, EINHORN und LAPORTE), bei Icterus catarrhalis, Choledochusverschluß ist der Beginn der Ausscheidung auf 60—180 Minuten verzögert oder fehlt ganz, geringere Verzögerung findet sich bei Lebercarcinose, Lebercirrhose, Stauungsleber, chronischer Cholangitis. Bei hämolytischem Ikterus, Anaemia perniciosa, leichter Cholangitis und Stauungsleber, Cholecystitis und Cholelithiasis ist die Ausscheidung normal. Die Probe ist also geeignet zur Feststellung eines erheblichen Leberzellschadens, aber nicht zur Differentialdiagnose des mechanischen und des Parenchymikterus.

c) Azorubin S.

Während Methylenblau und Indigocarmin sowohl durch die Leber wie durch die Niere ausgeschieden werden, wird das Azorubin S ganz überwiegend durch die Leber eliminiert. FENSTERMANN, TADA und NAKASHIMA legen eine Duodenalsonde und injizieren 4 ccm einer 1% igen Azorubinlösung intravenös. 5 Minuten später werden 40 ccm einer 25% igen $MgSO_4$-Lösung ins Duodenum injiziert. 15—20 Minuten danach beginnt die Ausscheidung des roten Farbstoffes in die Galle. Auch die Ausscheidung im Urin kann beurteilt werden (FENSTERMANN). EPPINGER hat die Methode nachgeprüft und kommt zu folgenden Ergebnissen: Beim Choledochusverschluß fehlt natürlich die

Farbstoffausscheidung; bei Parenchymschädigungen der Leber, besonders beim Icterus catarrhalis bleibt die Farbstoffausscheidung mehrere Stunden aus. Die Probe hat sich nach EPPINGER auch bei anikterischen Leberschädigungen besonders bewährt. Mit Besserung der Parenchymschädigung wird die Zeit zwischen Injektion und Auftreten des Farbstoffes in der Galle immer kürzer. Schädigungen durch den Farbstoff wurden nie gesehen..

d) Tetrachlorphenolphthalein, Tetrajodphenolphthalein, Tetrabromphenolphthalein (Bromsulfalein).

Da das Phenolphthalein zum größten Teil in die Galle ausgeschieden wird, hat man auch die Halogensubstituierten des Phenolphthaleins zur Chromodiagnostik verwendet. *Das Tetrachlorphenolphthalein* wurde wohl als erstes Mittel überhaupt zur Chromodiagnostik angewandt (ABEL und ROWNTREE, ROWNTREE, HURWITZ und BLOOMFIELD). Es wird nach intravenöser Injektion beim Gesunden nicht im Urin, sondern nur in der Galle ausgeschieden und kann im Stuhl oder im Duodenalsaft nachgewiesen werden. Beim Lebergesunden erscheinen 30—50% im Stuhl, bei geschädigter Leber nur 6—14%. Auch im Duodenalsaft kann die Verzögerung und Verminderung der Ausscheidung bei Leberkranken nachgewiesen werden (Literatur bei ISAAC). Die Probe wird in dieser Form wohl nicht mehr verwendet.

Eine wesentliche Vereinfachung wurde in die Untersuchungstechnik von ROSENTHAL (Baltimore) eingeführt, der das Verschwinden des Tetrachlorphenolphthaleins aus dem Blut untersuchte. Nach intravenöser Injektion ist bereits nach 40—60 Minuten kein Farbstoff im Blut mehr nachweisbar, während bei Leberkranken, insbesondere bei Icterus catarrhalis, nach 1 Stunde noch erhebliche Mengen im Blut vorhanden sind, desgleichen bei Verschlußikterus. Die Brauchbarkeit der Probe wird jedoch dadurch beschränkt, daß verschiedentlich Zunahme der Leberschädigung nach Anwendung des Farbstoffes beobachtet wurde.

CUTLER hat in ähnlicher Weise die Retention des *Tetrajodphenolphthaleins* bei Leberkranken verfolgt. MARKOVITS fand bei chronischen Alkoholisten die Ausscheidung des Farbstoffes verlängert.

Wegen der schlechten Verträglichkeit des Tetrachlorphenolphthaleins hat es ROSENTHAL später durch *Tetrabromphenolphthalein (Bromsulfalein)* ersetzt. Dieser Farbstoff bietet außerdem den Vorteil, daß er noch vollständiger durch die Galle ausgeschieden wird als das Tetrachlorphenolphthalein, daß die Ausscheidung schneller geht und daß nur kleinere Farbstoffmengen benötigt werden.

Man injiziert 2 mg pro Kilogramm Körpergewicht in der 5% igen sterilen käuflichen Lösung im Lauf von 1 Minute. 30 Minuten später werden 4—5 ccm am anderen Arm entnommen. Zu dem Serum werden 1—2 Tropfen 10% iger Natronlauge hinzugesetzt, um die Farbe hervortreten zu lassen. Für die Vergleichslösung löst man 4 mg Bromsulfalein in 100 ccm Wasser, das mit 0,25 ccm 10% iger Natronlauge alkalisiert ist. Diese Vergleichslösung wird mit 100% bezeichnet und hiervon absteigende Verdünnungen um je 10% hergestellt. Da ROSENTHAL annimmt, daß das Blut $^1/_{20}$ des Körpergewichts ausmacht, und da 2 mg pro Kilogramm injiziert worden sind, so soll die Vergleichslösung mit 4 mg Bromsulfalein auf 100 ccm denselben Farbstoffgehalt haben wie das Blut unmittelbar nach der Injektion, ihr Farbstoffgehalt wird also mit 100% bezeichnet. 5 Minuten nach der Injektion sollen beim Normalen noch 20—50% des Farbstoffes im Serum nachweisbar sein, nach 30 Minuten ist der Farbstoff bis auf unmeßbare Spuren vollständig verschwunden. Bei leberlosen Tieren hat der Farbstoffgehalt nach 30 Minuten überhaupt nicht abgenommen.

Die Nachprüfung dieser in Amerika sehr verbreiteten Methode durch SCHRUMPF hat ergeben, daß nach 30 Minuten bei Normalen 0%, bei Herzinsuffizienz 12%, bei Leberkrankheiten 22% des Farbstoffes noch im Blut nachweisbar ist. DA RIN und LAMURAGLIA fanden bei Gesunden 0—5%, bei Leberkranken 5—100%, wobei besonders der Icterus catarrhalis sehr empfindlich reagiert. Im Harn erscheinen beim Gesunden 0—1,5% der injizierten Farbmenge, bei Leberkranken mehr. In der Galle beginnt die Ausscheidung nach $^1/_2$ Stunde und ist bei Leberkranken verzögert. Auch BLOMSTRÖM und SANDSTRÖM erzielten gute Resultate. LOEB fand die Probe positiv bei Icterus catarrhalis und Stauungsikterus, dagegen häufig negativ bei Lebercirrhosen.

e) Bengalrot.

DELPRAT, EPSTEIN und KERR haben das Bengalrot (Dijodtetrachlorfluorescein) in die Chromodiagnostik eingeführt. Bengalrot soll angeblich nur von der Leber eliminiert werden. Ein Nachteil sind seine photosensibilisierenden Eigenschaften. Der Patient darf nach der Injektion des Farbstoffes nicht dem Sonnenlicht ausgesetzt werden. In vitro führt Bengalrot bei Belichtung zur Hämolyse der Erythrocyten. Die Ausführung der Probe ist mehrfach modifiziert worden. Im folgenden wird die Modifikation von FIESSINGER und WALTER beschrieben.

Man stellt eine 2%ige Lösung von reinem Bengalrot her (FIESSINGER verwendet das Tetrajodbengalrot), füllt in sterile Ampullen ab und erhitzt eine halbe Stunde im Autoklaven im strömenden Dampf. Von dieser Lösung, die mehrere Monate haltbar ist, wenn sie im Dunkeln aufbewahrt wird, injiziert man 1,5 mg Farbstoff pro Kilogramm Körpergewicht, nachdem man vorher eine Blutabnahme gemacht hat. Nach 45 Minuten wird wieder eine Blutabnahme von 8 ccm mittels einer Spritze ausgeführt, die 2 ccm einer 2%igen Kaliumoxalatlösung enthält. Das Blut wird $^1/_2$ Stunde zentrifugiert, das Blutkörperchenvolumen am Zentrifugierröhrchen abgelesen. Die klare überstehende Flüssigkeit wird gegen eine Verdünnungsreihe von Bengalrot colorimetriert, die die Konzentrationen von 1—25 mg pro Liter in 15 zugeschmolzenen Röhrchen enthält. Das Plasma der vor der Injektion entnommenen Blutprobe wird vor die Farbstoffverdünnung gesetzt, um die Serumeigenfarbe auszugleichen. Es wird dann noch die für das Blut notwendige Umrechnung vorgenommen, indem die Farbstoffzahl, d. h. die Anzahl der mg pro Liter multipliziert wird mit

$$\frac{10\text{ ccm} - \text{Volumen der Roten}}{8\text{ ccm}}.$$

Da die Blutmenge des Menschen mit $^1/_{13}$ seines Körpergewichts angenommen wird und pro Kilogramm 1,5 mg injiziert worden sind, so kann das Blut maximal 20 mg pro Liter enthalten. Bei vollständigem Gallengangsverschluß findet sich meist ein Wert von 15—20. Die Werte unter 3 finden sich bei Gesunden und bei leichtesten Leberschädigungen. Ein Wert über 3 zeigt immer eine Leberschädigung an, obwohl andere Proben noch negativ sein können. Bei Werten von 6—9 sind auch die anderen Funktionsproben meist positiv. Über 9 liegt immer ein sehr schwerer Leberschaden mit schlechter Prognose vor.

Die Originalmethode sieht Abnahme der Blutproben 2 Minuten und 8 Minuten nach der Farbstoffinjektion vor, wobei der Farbstoffgehalt der 2-Minuten-Probe gleich 100 gesetzt wird. Nach 8 Minuten sind normalerweise 40—60% des ersten Wertes vorhanden. Höhere Werte bei Ikterus durch Stauung und Parenchymschaden, Lebercirrhose, Metastasenleber. ALTHAUSEN, BISKIND und KERR haben die Bengalrotkonzentration spektroskopisch bestimmt und dadurch Störungen durch ikterische Verfärbung des Serums ausgeschaltet.

Die bisherigen Nachuntersucher berichten über günstige Erfolge dieser Probe. ROYER hat im Tierexperiment den Farbstoffgehalt der Pfortader und der Lebervenen nach Bengalrotinjektion untersucht und bei der geschädigten Leber eine geringere Fähigkeit zur Farbstoffabsorption festgestellt. STOWE, PARKER, DELPRAT und WEEKS haben positiven Ausfall bei Eklampsie, Hyperemesis, bei Lebercirrhose und Leberkarzinose festgestellt (s. auch RAO, MINUCCI, DEMOLE und SCICLOUNOFF, GIORDANO und EAGER).

f) Kongorot.

Während es sich bei den bisher besprochenen Farbstoffen um krystalloide Lösungen handelt, stellt das Kongorot einen grob dispersen Farbstoff dar, der sich in kolloider Form löst. Bei den besonderen Beziehungen der Reticuloendothelien zur Absorption kolloider Stoffe aus dem Blut, haben BENNHOLD sowie ADLER und REIMANN an eine Prüfung dieses Systems gedacht, als sie den Farbstoff in die Chromodiagnostik einführten. Kongorot (10—12 ccm der 1% igen Lösung i. v.) verschwindet offenbar bei Lebererkrankungen langsamer aus dem Blut, aber auch bei septischen Erkrankungen, dekompensierten Herzerkrankungen und nach Milzexstirpation (Nachuntersuchungen von PASCHKIS). Nach SCHELLONG ist der Ausfall der Probe abhängig sowohl vom Funktionszustand des reticuloendothelialen Systems als auch der Leberzellen, ferner von einer etwa vorhandenen Gallenstauung, also als Leberfunktionsprobe nicht geeignet. RICCIOTTI injiziert 0,01 pro Kilogramm Körpergewicht. Der Retentionsindex bei Normalen beträgt 45—60% und kann bei Lebererkrankungen bis 100% ansteigen; auffallend hoch ist er beim M. Banti, beim Icterus infectiosus und beim Retentionsikterus, normal bei Cirrhosen und Lebertumoren. KOYAMA fand die Probe positiv bei Parenchymerkrankungen der Leber. Sie scheint nach allem nicht als Leberfunktionsprobe geeignet zu sein.

g) Santonin.

Ein besonderer Ausscheidungsmodus liegt beim Santonin vor, das von der Leber in Oxysantonin verwandelt und im Urin und in der Galle ausgeschieden wird; nach Zusatz von NaOH nimmt der Harn eine rote Farbe an, die gegen eine Eosinlösung colorimetriert werden kann.

MOUKHTTAR und DJÉVAT geben morgens nüchtern 0,02 Santonin und sammeln den Urin in Stundenportionen. Zu 3 ccm Urin wird 2 ccm 15%ige Natronlauge gegeben. Es werden 6 Eosinvergleichslösungen hergestellt: 5 ccm 1%ige alkoholische Eosinlösung werden mit 5 ccm Wasser verdünnt. Hiervon werden in Röhrchen VI—IV je 25, 15, 5 Tropfen auf 5 ccm Wasser gegeben. Von einer Verdünnung von 5 Tropfen der 5% igen Eosinlösung auf 5 ccm Wasser werden in Gläschen III—I 50, 10 und 3 Tropfen gegeben. Beim Normalen beginnt die Santoninausscheidung im Urin am Ende der ersten Stunde, erreicht sein Maximum, dem Röhrchen II—III entsprechend, etwa nach 4 Stunden und sinkt bis zur 7. und 9. Stunde ab. Bei Lebererkrankungen wird das Maximum entweder rascher erreicht und bleibt längere Zeit hindurch bestehen oder es liegt höher, ferner ist die Ausscheidungsdauer verlängert.

EPPINGER hält die Probe für besonders verwendbar bei Lebercirrhose, wo die Ausscheidungskurve ein langgezogenes Plateau bildet. Die Brauchbarkeit der Probe wird auch von VANUCCI und FERRARI, sowie FERNÁNDEZ, bestätigt. GARRIÉRE, MARTIN und DUFOSSÉ halten sie für unzuverlässig, da sie auch bei Gesunden positiv sein kann.

h) Fuchsin S.

1927 hat BAROK Fuchsin S zur Chromodiagnostik empfohlen und festgestellt, daß bei gesunder Leber nach peroraler Zufuhr (1 g) in 5% iger Lösung reichlich Fuchsin im Harn erscheint, während die Ausscheidung bei Icterus catarrhalis und bei akuter gelber Leberatrophie vermindert ist. Die Ergebnisse bei Lebercirrhose sind wechselnd. Die Ausscheidung beim mechanischen Icterus ist verzögert, erreicht aber eine normale Farbintensität im Harn. Neuere Untersuchungen über die Brauchbarkeit dieses Farbstoffes liegen nicht vor.

i) Bilirubin.

Die Bilirubinbelastungsprobe nach v. BERGMANN-EILBOTT wird im Kapitel Gallenstoffwechsel besprochen.

12. Kritik und Grenzen der Leberfunktionsprüfungen.

Wenn wir uns nun nach Besprechung der einzelnen Leberfunktionsprüfungen die Frage vorlegen, welchen Wert sie für die Diagnose und Prognose der Leberkrankheiten besitzen, so muß darauf hingewiesen werden, daß gerade die besten Kenner der Leberkrankheiten sich recht pessimistisch über den klinischen Wert der Leberfunktionsproben geäußert haben. MANN erklärt, daß keine der bekannten Leberfunktionsprüfungen in der Lage sei, auch nur annähernd den Grad einer Leberschädigung oder Parenchymverminderung anzugeben. Auch EPPINGER betont besonders bei den Funktionsproben des Eiweißstoffwechsels die Diskrepanz zwischen den großen Erwartungen des Forschers, der im physiologisch-chemischen Laboratorium gearbeitet hat, und der armseligen Ausbeute, wenn er die dort gewonnenen Erfahrungen in der Diagnose am Krankenbett verwerten will. SAHLI spricht von den „sogenannten" Leberfunktionsproben. v. BERGMANN führt aus, daß „der Ausbau der Leberfunktionsproben unser Wissen um die intermediären Abläufe und die funktionellen Zusammenhänge des Leberstoffwechsels leider nur bescheiden gefördert hat. Ob aus dem Resultat einzelner Funktionsproben sich einst ein verbesserter Schluß auf den biologischen Zustand des Organs ziehen lassen wird, ist mir nicht wahrscheinlicher geworden." Optimistischer ist FIESSINGER, der für die Leberfunktionsproben in der Klinik einen ebenso breiten Raum fordert, wie für die Nierenfunktionsproben. „Ohne vollkommen zu sein, können diese Untersuchungsmethoden wichtige Dienste leisten. Sie ersetzen nicht die Klinik, die immer den ersten Platz einnimmt, aber sie sind ein nützliches und oft unentbehrliches Hilfsmittel."

Die Skepsis dieser Forscher, die die umfassendsten Kenntnisse auf diesem Gebiet besitzen, muß zu großer Zurückhaltung in der Bewertung der Leberfunktionsproben veranlassen. Sicher kann aus der Überbewertung zahlenmäßiger Laboratoriumsergebnisse eine falsche Beurteilung des tatsächlichen Krankheitszustandes entstehen. Aber dasselbe ist schließlich auch von den Funktionsprüfungen des Kreislaufs, der Atmung, der Niere, des Pankreas zu sagen. Eine Funktionsprüfung bietet immer nur einen winzigen Ausschnitt aus der ungeheuren Fülle der Leberfunktionen. Deshalb wird sich heute kein Untersucher mehr auf die Anwendung einer einzigen Funktionsprobe beschränken, sondern möglichst viele Proben versuchen, um ein vielseitiges Bild des Funktionszustandes der Leber zu erhalten. Man muß sich dabei darüber klar sein, daß man immer nur ein Momentbild erhält, und daß keine Leberfunktionsprobe eine Aussage über die Prognose der Krankheit gestattet. Carcinommetastasen in der Leber — mit absolut schlechter Prognose — können noch soviel Parenchym intakt lassen, daß alle Funktionsproben negativ ausfallen. Es ist ja aus den Versuchen von BOLLMAN und MANN bekannt, daß $^1/_5$ des Leberparenchyms ausreicht, um alle Belastungsversuche der Leber zu bewältigen. Auch bei der Lebercirrhose, wo neben den destruktiven Prozessen durch die außerordentliche Regenerationskraft der Leber ständig neues Parenchym gebildet wird, ist der häufig negative Ausfall zahlreicher Funktionsproben überraschend. Die schwersten Störungen im Leberstoffwechsel zeigt meist der sogenannte Icterus catarrhalis, die akute ikterische Hepatopathie nach STROEBE, obwohl die Prognose dieser Erkrankung in den meisten Fällen doch gutartig ist. Durch eine leichte, aber diffuse Erkrankung sämtlicher Leberzellen wird die Funktion offenbar mehr beeinträchtigt als durch die schwere Destruktion einzelner Leberabschnitte, die noch einen genügenden Teil normal funktionierenden Lebergewebes intakt läßt.

Bei den meisten Lebererkrankungen ist ja auch keineswegs nur die Leber beteiligt. Wir finden Veränderungen des Kreislaufes, der Nierentätigkeit, der Milz und des Pankreas, die keineswegs immer nur Folgen der Leberschädigung, sondern häufig gleichgeordnete Krankheitsprozesse sind. Wenn man daher ein solches komplexes Krankheitsbild nach dem Ausfall einer Leberfunktionsprobe beurteilen wollte, so wäre das dasselbe, wie wenn man, um einen Vergleich von A. BIER zu brauchen, ein Gewitter mit dem Fernrohr betrachten würde.

Wenn man sich aber frei macht von der Überwertung der Laboratoriumsmethoden gegenüber dem klinischen Gesamtbild und der Pseudoexaktheit der Zahl im biologischen Geschehen, so kann man doch aus der Anwendung der Leberfunktionsproben im Einzelfalle häufig wichtige diagnostische Schlüsse ziehen. Die hauptsächlichste Bedeutung der Leberfunktionsproben liegt in der Abgrenzung folgender Krankheitsbilder: 1. hämolytische Ikterusformen, 2. Erkennung der latenten Hepatopathien, 3. Differentialdiagnose des mechanischen und des Parenchymikterus, 4. Frühdiagnose der Lebercirrhose. Hierüber wird im Kapitel „Differentialdiagnose des Ikterus" Näheres berichtet.

Die Anwendbarkeit der in den vorstehenden Kapiteln angeführten Leberfunktionsproben erfährt eine gewisse Begrenzung durch die rein technischen Schwierigkeiten ihrer Ausführung. So erfordert die Bestimmung der Gallensäuren, wenn sie zuverlässig sein soll, ferner der Nachweis der Fette und Lipoide, der Aminosäuren, des Harnstoffes und mehrerer anderer Stoffe im Blut und im Harn ein gut eingearbeitetes chemisches Laboratorium. Immer mehr setzt sich die Anwendung der spektrophotometrischen Methoden durch, die ebenfalls eine spezielle Einrichtung und Erfahrung auf diesem Gebiet benötigen. Durch diese Schwierigkeiten fällt ein Teil dieser Funktionsprüfungen für den praktischen Arzt und auch für weniger vollständig eingerichtete Krankenhäuser aus. Deshalb muß noch einmal kurz die Frage behandelt werden, welche Funktionsproben der Leber ohne allzugroße Hilfsmittel durchführbar sind, um eine ausreichende Beurteilung der Leberfunktion zu ermöglichen.

Der Nachweis des Urobilins, des Urobilinogens und des Bilirubins im Harn ist mit den in der Klinik üblichen Methoden hinreichend genau durchführbar, ebenso ist die qualitative und die quantitative Bilirubinbestimmung im Serum und im Duodenalsaft in jedem Falle notwendig und ohne große Hilfsmittel auszuführen. Der früher viel geführte Nachweis der Gallensäuren im Urin und im Duodenalsaft mit den alten Methoden, die auf der Veränderung der Oberflächenspannung oder auf Farbreaktionen beruhen, ist zu ungenau, um zuverlässig verwertbare Resultate zu ergeben, dagegen sind von den neuen, allerdings komplizierten, quantitativen Bestimmungsmethoden im Serum und im Urin noch wichtige Aufschlüsse zu erhoffen. Die differentialdiagnostisch wichtige Untersuchung des Cholesterins und seiner Ester mit exakten Methoden ist leider auch dem chemischen Laboratorium vorbehalten. Die Lipasebestimmungen haben die großen an sie geknüpften Erwartungen nicht gerechtfertigt.

Der mikroskopische Nachweis von Tyrosin und Leucin im Harn ist einfach und bedeutungsvoll für die Diagnose der akuten gelben Leberatrophie. Die Millonsche Probe im Harn ist trotz ihrer Vieldeutigkeit wertvoll und bei schwerem Ikterus immer zu empfehlen. Die anderen Funktionsproben des Eiweißstoffwechsels rechtfertigen nicht immer die Mühe, die sie notwendig machen.

Die wichtigsten Funktionsproben sind immer noch die des Kohlehydratstoffwechsels, insbesondere die Galaktoseprobe von Bauer in der Modifikation von Fiessinger, wobei auch die Ausscheidungszeit und die Konzentration im Urin berücksichtigt wird. Sie erfordert nur das in jedem Laboratorium vorhandene Polarimeter. Auch die Blutzuckerbestimmung nach Lävulose- oder Galaktosebelastung ist mit einfachen Mitteln durchführbar und aufschlußreich, besonders für die Diagnose der latenten Hepatopathie. Die Bestimmung der Lävulose und Galaktose im Blut ist komplizierter und bleibt wohl der Klinik vorbehalten. Die kombinierte Insulin-Glucose-Wasserbelastung von Althausen und Mancke bietet keine methodischen Schwierigkeiten und wird von verschiedenen Seiten für die Frühdiagnose der Lebercirrhose empfohlen.

Auf dem Gebiet der Chromodiagnostik wird der Wert der einfach durchführbaren Bilirubinbelastungsprobe immer wieder bestätigt. Im Ausland wird die Bromsulphaleinprobe (Amerika) und die Bengalrotprobe (Frankreich) sehr viel verwendet, ist einfach und anscheinend diagnostisch wertvoll, auch die Funktionsprüfung mit Azorubin S scheint nach neueren Untersuchungen lohnend zu sein. Von den unspezifischen Serumreaktionen hat die TAKATA-Reaktion trotz mancher Einwände besonders für die Diagnose der Lebercirrhose zahreiche Anhänger. Die WIDALsche hämoklastische Krise wird dagegen kaum noch angewandt.

Da bei Leberschädigungen die einzelnen Partialfunktionen meist nicht gleichmäßig stark verändert sind, empfiehlt sich immer die Durchführung mehrerer Funktionsproben, um ein möglichst vielseitiges Bild von dem Funktionszustand der Leber zu erhalten. In jedem Falle ist die Untersuchung auf Urobilinogen, Urobilin, Bilirubin im Harn, die MILLONsche Probe und der mikroskopische Nachweis von Leucin und Tyrosin, sowie der qualitative Nachweis von Bilirubin im Blut durchzuführen. Ferner wird man die Galaktosebelastungsprobe, eventuell die Blutzuckerkurve nach Lävulose, sowie eine Farbstoffbelastungsprobe (Bilirubin, Bromsulfalein, Bengalrot) anwenden. Fügt man noch die TAKATA-Reaktion hinzu, so hat man mit einfachen klinischen Mitteln eine Übersicht der wichtigsten Funktionsprüfungen der Leber und kann sich, selbst bei großer Zurückhaltung in der Beurteilung, in den meisten Fällen ein Bild davon machen, ob die Leberfunktionen gestört sind oder nicht. Wenn man sich freihält von allem Dogmatismus und von den Funktionsprüfungen der Leber nicht mehr verlangt als von den Funktionsproben der anderen Organe, wird man in den meisten Fällen einen richtigen Einblick in die funktionelle Pathologie dieses wichtigsten Stoffwechselorgans erhalten.

13. Die Beziehung einiger Vitamine zur Leberfunktion.

Von F. STROEBE-Berlin.

Wenn aus dem großen Kapitel der Vitaminwirkungen im folgenden die Beziehung zum Leberstoffwechsel herausgegriffen werden, so dürfen dabei nicht die allgemeinen Gesichtspunkte über die Entstehungsmöglichkeit von Vitaminmangelerscheinungen außer acht gelassen werden. Schon lange wurde auf die Notwendigkeit genügender Vitaminzufuhr für den Gesunden hingewiesen, einem erhöhten Bedarf bei Krankheiten oder auch bei besonderen Kostformen wird erst in letzter Zeit Aufmerksamkeit geschenkt. Ist die Quantität der Vitamine gedeckt, was ja bei durchschnittlicher Ernährung auch bei erschwerten Bedingungen der Fall sein wird, dann muß die Resorption vom Darm aus und eine etwaige Umwandlung von Vitaminvorräten zum eigentlichen Wirkstoff gesichert sein. Gerade bei dem letzteren intermediären Vorgang spielt die Leber eine große Rolle, sie dient außerdem als Speicherorgan für Vitamine, also müssen die Bedingungen zur Haftung und wiederum zur Abgabe der Vitamine nach ihrer Resorption oder Bildung gegeben sein. So liegen abseits von der Frage der Zufuhr viele Störungsmöglichkeiten im Verwendungsstoffwechsel der vitaminhaltigen Nahrung offen, die bei den klinisch wichtigen, leichteren Avitaminosen bedacht werden müssen.

Unter den zahlreichen, in ihrer Wirkungsweise und zum Teil auch chemischen Struktur bekannten Vitaminen steht das Vitamin A (antixerophthalmisches oder fettlösliches Wachstumsvitamin) in engster Beziehung zur Leberfunktion. Alle oben genannten Möglichkeiten, eine Hypovitaminose hervorzurufen, kommen dabei zur Geltung. Das Vitamin A wird beim Menschen vornehmlich in der Leber aus dem Carotin, das als gelber Farbstoff (ein Kohlenwasserstoff mit 40 C-Atomen) besonders in den Möhren bekannt ist, durch Spaltung in der Mitte des Moleküls und Anlagerung von Wasser gebildet mit Hilfe eines Fermentes, das Carotinase genannt wird. Der fertige Wirkstoff wird in der Leber gestapelt und von hier aus auf andere Organe verteilt. Schon in der fetalen Leber sind beträchtliche Mengen aufgehäuft (GAETHGENS, NEUWEILER), im Gegensatz zum Erwachsenen findet sich hier kein Carotin (WENDT). Die Leber des Neugeborenen ist arm an Vitamin A (WENDT, DEBRÉ und BASSON). Eine Störung der Umwandlungsfunktion der Leber tritt im Stadium der vollen avitaminotischen Störung ein, es kann dann nicht mehr das Vitamin aus dem Carotin gebildet, wohl aber der fertige Wirkstoff gespeichert und verwertet werden (Tierversuche von SCHNEIDER und WIDMANN). Das gleiche gilt für schilddrüsenlose Meerschweinchen, bei denen die Umlagerung und Stapelfähigkeit für Vitamin A schwer geschädigt ist (WIDMANN und SCHNEIDER), ebenso sollen schilddrüsenlose, milchgebende Ziegen als Zeichen der Umwandlungslösung statt weißer eine gelbe Milch ausscheiden. Dagegen ist bei der experimentellen tödlichen Phosphorvergiftung der A-Gehalt der Leber nicht verändert, parenteral (!) zugeführtes Vitamin wird in der Leber wiedergefunden (LASCH). Weitere Umwandlungsstörungen sind bei langdauernder Aufnahme großer Mengen carotinhaltiger Nahrungsstoffe (Gemüse, Eier, Butter, Milch) bekannt. Der gelbe Farbstoff lagert sich in der Haut und den Schleimhäuten ab, vor einer Verwechslung dieser Gelbfärbung der Haut (Xanthosis) mit einem Ikterus schützt die Beachtung der Lokalisation der Gelbfärbung: bei der Xanthosis sind im Gegensatz zum Ikterus Fußsohlen und Handflächen meist stark gelb, aber nicht die Skleren. Wenn auch bei Gesunden nach Überfütterung mit Carotin diese Gelbfärbung auftreten kann, so muß doch immer die Möglichkeit einer Leberschädigung bedacht werden. Eine größere Rolle spielt beim Menschen offenbar die Resorptionsstörung der Carotine. Die Aufsaugung im Darm geht nur in Anwesenheit von Neutralfett vor sich, Galle jedoch scheint nicht unbedingt notwendig. Da sehr viele Lebererkrankungen, besonders die ikterischen Formen mit Fettresorptionsstörungen einhergehen, sind hier Mangelerscheinungen von seiten des fettlöslichen Vitamin A durchaus gegeben, zumal wenn bei längerer Dauer der Erkrankung der Vorrat im Körper mehr und mehr sinkt bzw. aufgebraucht wird. So läßt sich bei Okklusionsikterus nachweisen, daß die beim Gesunden stets nach einer gewissen Latenzzeit durch Zugabe von Möhrenpreßsaft zu erzielenden Carotinämie ausbleibt und das Carotin ungenutzt im Stuhl zu Verlust geht (KAUFFMANN und VON DRIGALSKI). Bei Tumormetastasen der Leber und manchen Formen des vollständigen Gallengangverschlusses erscheint das Vitamin im Harn (BOLLER und BRUNNER). Die Lebercirrhose zeigt einen auffallend niedrigen Carotin-Vitamin-A-Gehalt des Blutes (WENDT), das cirrhotische Organ selbst ist ebenfalls arm an Vitamin A (WOLFF), wofür offenbar die Resorptionsstörung infolge der die Cirrhose begleitenden Enteritis verantwortlich gemacht werden muß. Bei der akuten Leberatrophie ist der Wirkstoff in der Leber gefunden (BREUSCH und SCALABRINO). Die Speicherungsfähigkeit für Vitamin A hängt nach Tierversuchen vom Zustand der Sternzellen in der Leber ab, Blockierung der Reticuloendothelien vermindert den Vitamin A-Gehalt (LASCH und ROLLER, WENDT und KÖNIG). Biologisch wichtig und klinisch beachtenswert ist der oben schon berührte Zusammenhang zwischen Vitamin A und Schilddrüsenfunktion, ein klares Beispiel für die enge Beziehung zwischen Vitaminen und Hormonen. Bekannt war schon länger, daß Leberfunktionsstörungen bei Basedowkranken häufig sind (s. S. 1311) und die Leber einen geringen Gehalt an Glykogen aufweist. Auf die histologischen Veränderungen der Leber bei Thyreotoxikosen hat kürzlich RÖSSLE aufmerksam gemacht. Bei der menschlichen Schilddrüsenüberfunktion ist das Vitamin A im Blut stark erniedrigt. Aus tierexperimentellen Befunden bei thyreogener Leberschädigung muß geschlossen werden, daß der Umsatz und Verbrauch des Vitamins stark erhöht und daraus der unternormale Vitamin A- und Carotingehalt im Blut und in der Leber zu verstehen ist (SCHNEIDER und WIDMANN). Störungen der Resorption oder der Umwandlung von Carotin oder der Speicherung von Vitamin A liegen nicht vor, sondern es besteht ein erhöhter Bedarf des thyreotoxischen Organismus. Beim MYXÖDEM hingegen läßt sich eine Umlagerungsstörung nachweisen (WENDT). Das Thyroxin ist ein Antagonist des Vitamin A, es hebt die Wachstumswirkung des Vitamin auf und verhindert seine Leberspeicherung. SCHNEIDER und WIDMANN geben auf Grund von Tierexperimenten folgendes Schema für die Beziehung zwischen Schilddrüsenfunktion und Vitamin A-Umsatz:

Tätigkeitszustand der Schilddrüse	Gehalt der Leber bei gleichbleibender peroraler Zufuhr von Carotin		
	Carotin	Vitamin A	Ursache
Athyreose	+	—	Verlust der Umlagerungsfähigkeit
Euthyreose . . .	+	+	Normale Umlagerungs- und Speicherfähigkeit
Hyperthyreose . .	+	—	Stark erhöhter Umsatz mit Verbrauch des Stapelvorrats

Ähnlich wie andere Substanzen greift das Vitamin A in biochemische Vorgänge ein. Die Oxydationsgröße, d. h. die Sauerstoffaufnahme pro Milligramm Substanz und pro Stunde berechnet, ist bei hochwertigen Vitamin A-Präparaten sehr groß (v. EULER und AHLSTRÖM), im Fett- und Lipoidstoffwechsel sowie im Zuckerstoffwechsel hat der Stoff eine oxydationskatalytische Wirkung sowie Beziehungen zum Leberglykogen (BAUEREISEN). Ein Ort solcher Beeinflussungen wird die Leber sein, wo so reichlich Fette und Kohlehydrate umgesetzt werden. Ferner wird dem Wirkstoff ein regulierender Einfluß auf den Cholesterinstoffwechsel zugeschrieben (WENDT, LASCH). Bei der experimentellen Überdosierung kommt es zu Fettspeicherung in der Leber (DOMAGH und v. DOBENEK). Der Mangel an Vitamin A zieht ein Absinken des Cholesterins im Blut und in der Leber nach sich (COLLAZO und Mitarbeiter, MC-COORD und LUCE-CLAUSEN).

Die Beobachtung von Tierversuchen, daß bei A-Hypovitaminose die Bildung von Gallensteinen und auch Steinen in den Harnwegen gefunden wird, hat noch keine sichere Beziehung zur menschlichen Pathologie. Als Mittel zur Leberfunktionsprüfung ist Carotin unbrauchbar (CLARK, ROBINSON und SCHIFF).

Der Vitamin A-Mangel ist bei Lebererkrankungen am besten an einem Frühsympton der A-Hypovitaminose, der Nachtblindheit, zu erkennen. Wir kennen in unserer Klinik eine Kranke mit Lebercirrhose ohne deutliche Pfortaderstauung, aber seit mehreren Jahren wechselnd starkem Ikterus. Kürzlich klagte die Patientin darüber, daß sie nachts nicht mehr gut sehen könnte. Eine praktisch ausreichende Prüfung auf Nachtblindheit kann mit einer einfachen Vorrichtung (Vorsetzen eines dunklen Glases bestimmter Färbung und besondere Lesetafel) durchgeführt werden. Auffallende Rauheit und Trockenheit der Haut sowie Neigung zu Entzündungen (Haut, Schleimhäute) sind weitere Frühsymptome des A-Mangels.

Für die Therapie steht das Vitamin A in Tropfenform (3mal täglich 10 bis 30 Tropfen) oder bei schweren Fettresorptionsstörungen als Injektion (täglich 0,5 bis 1 ccm) unter der Bezeichnung Vogan (Merck) zur Verfügung. Das Präparat Detavit (Merck und I.G. Farben) enthält Vitamin A und D.

Mit fortschreitender chemischer und biologischer Erkenntnis ist das Vitamin B, von dem als Mangelkrankheit die Beriberi schon lange bekannt ist, in verschiedene Wirkungsfaktoren zerlegt worden, die nicht immer einheitlich mit B_2 bis B_7 bezeichnet werden, wodurch besonders bei B_2 leicht Unklarheiten in der Nomenklatur entstehen. Das antineuritische Vitamin B_1 ist besonders reichlich in Leber, Herzmuskel, Niere, Gehirn und Skeletmuskulatur vorhanden. In diesem Zusammenhang interessiert seine Beziehung zum Kohlehydratstoffwechsel in der Leber. Während die Zuckerumsatzstörung unter B-Mangel für das Herz und das Gehirn biochemisch klar zu sein scheint — es tritt eine Hemmung des Glucoseabbaues beim Herzen auf der Milchsäurestufe, beim Gehirn bei der Brenztraubensäure ein —, sind die Beziehungen zum Leberglykogen noch nicht festgelegt. Bei dem klassischen Versuchtstier für die Beriberi, der Taube, fanden ABDERHALDEN und WERTHEIMER im Stadium der Krämpfe besonders bei Glucosezufuhr hohe Glykogenwerte in Leber, Herz und Skeletmuskulatur und schlossen darauf auf eine Hemmung der Zuckerverbrennung. In der menschlichen Leberpathologie sind zwei Gesichtspunkte bezüglich des Vitamin B wichtig. Mit der Steigerung der Zufuhr von Kohlehydraten steigt auch der Bedarf an B_1. Kohlehydratreiche Kost ist vielfach als „Leberschutztherapie" empfohlen worden, doch sie verliert ihren Sinn, wenn nicht dabei solche kohlehydrathaltigen Nährstoffe gereicht werden, die durch ihren Reichtum an B_1 (Hefe, Reiskleie, Haselnüsse, Walnüsse) den erhöhten Bedarf decken und so den Zuckerumsatz erleichtern. Bei hepatischer Hypoglykämie soll der Wirkstoff den Blutzucker steigern (MONAUNI). Weiterhin sind bei Lebercirrhosen neuritische Symptome auch außerhalb einer Alkoholneuritis besonders bei Pigmentcirrhosen (MANKE) nicht selten. Hier muß bei Parästhesien und Muskelschwäche an die unmittelbare Beziehung zum antineuritischen Vitamin gedacht werden. Für die Therapie sind die meisten Hefepräparate (Levurinose, Cenovis, Vitox) geeignet, das krystallisierte Präparat Betaxin kommt als Injektion wegen seines hohen Preises nicht in Betracht, das synthetische Präparat Betabion ist jetzt so billig geworden, daß breiterer Anwendungsmöglichkeit nichts im Wege steht.

Die Beziehungen des Vitamin B_2-Komplexes, der aus dem Vitamin B_2 im engeren Sinne (Lactoflavin), dem Pellagraschutzstoff (B_6) genannt oder P-P-Faktor (pellagrapräventive Faktoren) und dem Anämiefaktor besteht, sind zur Leberfunktion nicht so eng wie beim Vitamin A. Das Lactoflavin, in seiner chemischen Konstitution bekannt und synthetisch dargestellt, ist in jeder Zelle des Pflanzen- und Tierreiches vorhanden, und hat überragende Bedeutung im Stoffwechsel bei oxydativen Prozessen. Als Phosphorsäureester an einem hochmolekularen Eiweißkörper gebunden, wird es als gelbes Atmungsferment bezeichnet, seine biochemische Wirkung besteht in der Übertragung des Sauerstoffes der Luft direkt auf verbrennbare Stoffe. Die normale Leber enthält in der Trockensubstanz 1% gelbes Atmungsferment, der höchste Gehalt an B_2-Komplex wurde in Leber und Niere gefunden (GYÖRGY, KUHN und WAGNER-JAUREGG). Das chemisch unbekannte Vitamin B_6 entfaltet in noch unklarer Weise seine Wirkung im Schwefelstoffwechsel. In der Leber sind höchste Werte des schwefelhaltigen Glutathion enthalten, das bei der Rattenpellagra vermindert sein soll. Ein Bestandteil des Glutathion ist das Cystein, eine schwefelhaltige Aminosäure, und es besteht die Möglichkeit, daß im Eiweißstoffwechsel der Leber das Vitamin zu dem oxydoreduktiven System Cystin $\leftrightarrows$ Cystein Beziehung hat. Ferner ist auffallend, daß THANNHAUSER bei menschlicher Pellagra nach Zuckerbelastung eine „diabetische Blutzuckerkurve" fand, allerdings war die Pellagra mit endokrinen Störungen (Magerkeit) vergesellschaftet, so daß nicht ohne weiteres daraus eine Vitaminbeziehung zum Kohlehydratstoffwechsel gefolgert werden kann. Bemerkenswert wegen einer Leberschädigung ist der Bericht von vier sporadischen Pellagrafällen in Basel (MEYER), von denen drei Alkoholiker waren. Leberinsuffizienz bei Pellagra beschreiben SLATINEANU und Mitarbeiter.

Für den dritten, beim Menschen wesentlichen, im Vitamin B_2 enthaltenen Stoff, den Anämiefaktor, ist die Leber das größte Speicherorgan. Dieser Wirkungsstoff stellt einen Teil des Antiperniciosaprinzipes dar, den äußeren Faktor nach CASTLE oder Hämogen nach REIMANN, er ist die unwirksame Vorstufe des bei der perniziösen Anämie wirksamen Leberstoffes und beeinflußt erst zusammen mit dem aus der Magenschleimhaut stammenden inneren Faktor die Blutbildung (REIMANN und FRITSCH).

Unter den vielfachen Mangelerscheinungen des B_2-Komplexes kommen als Folge von Leber-Gallenblasenerkrankungen megalocytäre Anämien und wohl seltener Pellagraveränderung der Haut vor, wobei an eine mangelhafte Resorption des genügend zugeführten Vitamins gedacht werden muß. Besonders die Anämien bei Lebercirrhose haben oft große Ähnlichkeit mit der perniziösen Anämie (FELLINGER und KLIMA). Neben der Anämie gehört auch die Glossitis zu den B_2-Mangelerscheinungen. Pellagröse Hautveränderungen in leichter Form (Hyperkeratosen) könnten bei chronischen Durchfällen als sekundäre Pellagra bei Leberstörungen vorkommen. Für die Therapie dieser Anämieformen oder Hauterscheinungen sind Hefepräparate (Vitox, Cenovis) angezeigt, bei Pellagra wird Frischfleisch besonders empfohlen, wenn parenterale Behandlung notwendig ist, kommen Leberextrakte in Frage.

Die Bedeutung des Vitamin C (antiskorbutisches Vitamin, chemisch Ascorbinsäure) für die Leberfunktion liegt in der großen biochemischen Wirkung dieses Stoffes. Die Ascorbinsäure ist ein äußerst starkes Reduktionsmittel, denn es können leicht aus Wasser zwei OH-Gruppen angelagert werden und der aus dem Wasser zurückbleibende H_2 wirkt reduzierend. Andererseits ist die oxydierte Stufe des Vitamins selbst wiederum leicht reduzierbar, die hohe Bedeutung des Vitamin C für chemische Vorgänge in der Zelle liegt gerade in der Resersibilität der Reduktion und Oxydation. Außer der Nebenniere ist die Leber ein Speicher für C-Vitamin, so sinkt ihr Gehalt beim experimentellen Meerschweinchenskorbut (DEMOLE und IPPEN), ferner ist das thyreotrope Hormon der Hypophyse von Einfluß auf den Vitamin-C-Gehalt der Leber (LOESER und TRIKOJUS). Die Ascorbinsäure fördert die Glykogensynthese (ALTENBURG), senkt den Blutzucker beim gesunden Menschen (nicht beim Diabetiker) und verstärkt die Insulinwirkung (STEPP, SCHRÖDER und ALTENBURG). Außerdem tritt das Vitamin C als Aktivator eiweißspaltender Fermente auf, so fördert es nur bei Anwesenheit von Kupfer die Arginase (EDELBACHER und LEUTHARDT), was für die Harnstoffbildung in der Leber von Wichtigkeit ist, und beschleunigt nur in Gegenwart von Eisen die vom Papain bewirkte Gelatinehydrolyse (MOSCHMANN und HELPERT). Hinsichtlich des Fettstoffwechsels hat dieser Wirkstoff eine wesentliche Arbeit an der Oxydation der Fettsäuren in der Leber (QUARTAL, HIRSCH und WHEALTEY), in vitro ist seine anregende Wirkung als Oxydationskatalysator bei der Autoxydation ungesättigter Fettsäuren nachweisbar (HOLTZ). Ascorbinsäure hemmt die Diazoreaktion im Blut und Harn (LAUERSEN und SAUERBRUCH).

Die C-Hypovitaminose kann sich bei zu lange und zu streng eingehaltener Diät (Mangel an frischen Gemüsen und Obst), z. B. Cholangitis durch Haut- oder Zahnfleischblutungen bemerkbar machen, die bei ikterischen Erkrankungen auch im Verein mit sog. cholämischer Blutung auftreten können. Durch Zufuhr von Citronen- oder Apfelsinensaft bzw. der synthetischen Präparate (Cebion, Cantan, Redoxon) kann Besserung erreicht werden (SCHRÖDER). Allerdings ist wegen der Art der Anwendung (oral oder subcutan) und der Menge zu beachten, daß bestimmte Darmbakterien (Bact. coli) das Vitamin C zerstören können (STEPP und SCHRÖDER). Die Möglichkeit der Anwesenheit von Coli im Magen ist bei Achylia gastrica immer gegeben und diese Störung der Magenfunktion ist ja so häufig bei Lebererkrankungen. Ein starker diuretischer Effekt (in 14 Tagen 1000 mg Cantan i. v.) wurde kürzlich neben dem blutungsstillenden Vermögen bei hypertrophischer Lebercirrhose beschrieben (HENKEL, SPENGLER).

Es ergibt sich für die Vitamine A, B und C, daß Mangelerscheinungen bei Leber- und Gallenblasenerkrankungen auftreten können. Hier handelt es sich allerdings nicht um die großen Krankheitsbilder des vollständigen Fehlens dieser Stoffe, sondern um das sehr weite Gebiet gering ausgeprägter Hypovitaminose. Ihre Entstehung ist meist nicht auf ungenügende Zufuhr durchschnittlicher Mengen zurückzuführen, die maßgebenden Faktoren sind erhöhter Bedarf, Störung der Bildung, Speicherung und Resorption. Außer der Vitaminwirkung im engeren Sinne ist die Beeinflussung biochemischer Vorgänge in der Leber von hervorragender Bedeutung.

D. Pathologie und Therapie der Leberkrankheiten.

Allgemeiner Teil.

1. Die Pathogenese des Ikterus.

Von H. SCHWIEGK-Berlin.

Ikterus, die Gelbfärbung der Haut und der Schleimhäute, ist in erster Hinsicht ein Symptom, dessen Auftreten immer in Beziehung zur Leber steht, das aber keineswegs immer eine primäre Lebererkrankung in sich schließt. Die biologische Grundlage dieses Symptoms ist die Anhäufung von Bilirubin in den Geweben, der stets eine Vermehrung des Gallenfarbstoffes im Blut vorangeht. Auftreten von Bilirubin in circumscripten Körperpartien, z. B. im Anschluß an Blutungen, ist ebensowenig ein Ikterus wie die Gelbfärbung der Haut nach Zufuhr gewisser gelber Farbstoffe wie Pikrinsäure, Trypaflavin, Fluorescein. Auch die bei manchen Menschen auftretende Gelbfärbung des Fettgewebes an Hand- und Fußtellern sowie im Gesicht nach reichlicher Gemüseernährung, die durch Carotine bedingt ist, hat natürlich nichts mit dem Ikterus zu tun. Relativ häufig pflegt sie als Xanthosis diabetica vorzukommen.

Die bei Resorption großer Blutergüsse im Körper auftretende schmutzigbraune Hautfärbung soll durch Hämatin bedingt sein. Auch im Harn ist in diesen Fällen reichlich Hämatin nachweisbar.

Bei gewissen Ikterusformen wird im Harn kein Gallenfarbstoff, dagegen sehr reichlich Urobilin gefunden. Früher wurden diese Ikterusarten von einigen Autoren als Urobilinikterus bezeichnet. Die Gelbfärbung der Haut ist jedoch auch hierbei immer durch Bilirubin bedingt. Die Vermehrung des Gallenfarbstoffes im Blut ist also das sichere Kennzeichen eines Ikterus. Da die Gelbfärbung der Haut im allgemeinen erst eintritt, wenn der Bilirubinspiegel des Serums 2 mg-% erreicht hat, spricht man bei einer Bilirubinvermehrung im Serum ohne sichtbare Gelbfärbung von einem latenten Ikterus.

Die Pathogenese des Ikterus ist keineswegs einheitlich. Schon ARETÄUS unterscheidet zwischen der von der Leber und der von der Milz ausgehenden Gelbsucht. Diese alten Vorstellungen haben durch die moderne Forschung eine überraschende Bestätigung erfahren. Die historische Entwicklung der Kenntnisse über die Pathogenese des Ikterus ist eines der interessantesten Kapitel der inneren Medizin. Es muß jedoch aus Raummangel auf diese Darstellung verzichtet werden; es soll lediglich der gegenwärtige Stand dieses Problems geschildert werden.

Das Schlagwort von NAUNYN und MINKOWSKI „ohne Leber kein Ikterus“ ist ein heftig umkämpfter Streitpunkt der Forschung geworden. Zu unrecht deshalb, weil mit dem wissenschaftlichen Streit um die Pathogenese des Ikterus die Frage nach dem Bildungsort des Bilirubins verknüpft worden ist. Während wir auch heute noch in der Klinik anerkennen können, daß ohne Leberbeteiligung kein Ikterus entsteht, darf es als feststehend betrachtet werden, daß Bilirubinbildung im Organismus auch ohne die Leber möglich ist. Die Frage der Bilirubinentstehung und der Ikterusentstehung sind daher zwei verschiedene Probleme, die unabhängig voneinander behandelt werden müssen. Bezüglich der Bilirubinentstehung sei auf das betreffende Kapitel verwiesen.

Da der Ikterus durch eine Bilirubinvermehrung gekennzeichnet ist, ist der Ikterus in jedem Falle zurückzuführen auf ein Mißverhältnis von Bilirubinbildung und Bilirubinausscheidung, sei es, daß die Bilirubinbildung vermehrt ist, oder daß die Bilirubinausscheidung vermindert ist, oder daß, wie in sehr vielen Fällen, beide Vorgänge sich kombinieren. Aus der Erfahrung hat sich ergeben, daß für eine verminderte Ausscheidung hauptsächlich zwei Gründe verantwortlich zu machen sind: Ein grobmechanisches Hindernis für den Abfluß in den Gallenwegen und eine toxisch-infektiöse Schädigung des Leberparenchyms, die ebenfalls mit einer Verminderung der Gallenausscheidung und einem Übertritt des Gallenfarbstoffes ins Blut einhergeht. Vermehrung der Bilirubinbildung finden wir bei gewissen Erkrankungen mit vermehrtem Blutzerfall, der zu einer Steigerung des Bilirubingehaltes im Serum und auch der Bilirubinausscheidung führt, die jedoch nicht ausreichend ist, um den Bilirubinspiegel des Blutes normal zu halten. Diese drei pathogenetischen Möglichkeiten der Ikterusentstehung finden sich praktisch nun sehr häufig, vielleicht sogar in den meisten Fällen, nicht rein, sondern in wechselnder Kombination. Aus Gründen der Übersichtlichkeit werden wir zunächst den mechanischen Ikterus, dann den Parenchymikterus und endlich den Blutzerfallikterus besprechen; zum Schluß soll dargelegt werden, welche Rolle nach unseren heutigen Kenntnissen diese Faktoren in der Pathogenese der klinischen Ikterusformen spielen. Eine eingehende Darstellung der Pathogenese der einzelnen Ikterusformen findet sich in den betreffenden Kapiteln der speziellen Pathologie der Leber und der Gallenwege.

Es sei noch kurz auf einen Begriff hingewiesen, der in der französischen Medizin eine große Rolle gespielt hat, den Icterus dissociatus (BRULÉ). Man verstand darunter einen Ikterus, bei dem es zu einer Retention des Gallenfarbstoffes aber nicht der anderen Gallenbestandteile kommt, vornehmlich der Gallensäuren. Bei diesen Formen würde man also eine Vermehrung des Bilirubins im Blut und Harn, aber keine Vermehrung der Gallensäuren finden. Diese Untersuchungen stützen sich auf Gallensäurebestimmungen, die auf der Anwendung der Oberflächenaktivität und gewisser Farbreaktionen der Gallensäuren beruhen, Methoden, deren Unzuverlässigkeit erwiesen ist. Diese Frage muß daher noch mit zuverlässigen Methoden durchuntersucht werden (s. Kapitel Gallensäuren, S. 1147). Auf das Verhalten der Gallensäuren soll daher bei der Behandlung der Pathogenese des Ikterus nicht eingegangen werden. Auch die Untersuchung eines anderen Gallenbestandteils, des Cholesterins, hat zur Klärung der Pathogenese des Ikterus nicht viel beigetragen (s. Kapitel Cholesterin, S. 1149).

a) Der mechanische Ikterus.

Werden die Ausführungsgänge der Leber durch ein grobmechanisches Hindernis (Unterbindung, Stein, Tumor, Kompression von außen) verlegt, so tritt nach relativ kurzer Zeit eine Gelbfärbung des Serums auf. Steigt der Bilirubingehalt des Serums über 2 mg-%, so tritt eine Gelbfärbung der Gewebe, besonders der elastinreichen Gewebe wie Bindehaut, weicher Gaumen, Gefäßintima, Herzklappen, Lig. nuchae ein, gleichzeitig steigt der normalerweise ganz geringfügige Bilirubingehalt des Urins an, so daß er eine bierbraune Farbe erhält und die üblichen Bilirubinreaktionen zeigt.

Die dem zugrunde liegenden pathologisch-anatomischen Vorgänge in der Leber sind verschiedentlich untersucht und besonders von EPPINGER dargestellt worden. Nach Unterbindung des Choledochus erweitern sich durch die Gallenstauung die intrahepatisch gelegenen Gallencapillaren und zeigen vermehrte Schlängelung und Ausbuchtungen. Hierdurch drängen sie die trennenden Leberzellbalken auseinander und kommen in direkte Berührung mit den Lymphräumen. Bei länger bestehendem Verschluß kann man kleine Einrisse der Gallencapillaren und direkte Kommunikation zwischen den Gallencapillaren und den DISSEschen Räumen nachweisen. Erreichen diese Veränderungen einen höheren Grad, so kommt es zu einer Auseinanderdrängung einzelner Leberzellen und zu Leberzellnekrosen. Die Gallenstauung führt also schließlich zum Entstehen von Parenchymschädigungen der Leber.

Verfolgt man den Bilirubingehalt der Lymphe des Ductus thoracicus und des Serums, so findet man eine Stunde nach Unterbindung des Gallengangs einen Anstieg von indirekt reagierendem Bilirubin in der Ductus thoracicus-Lymphe; nach $1^1/_2$ Stunden erscheint auch indirektes Bilirubin im Serum. Nach $2^1/_2$ Stunden gibt die Lymphe eine indirekte zweiphasische Reaktion, nach $2^3/_4$ Stunden auch das Blutserum. $4^1/_2$ Stunden nach der Gallengangsunterbindung ist die direkte Reaktion in Blut und Lymphe positiv. Aus diesen Befunden geht also hervor, daß zunächst der Bilirubingehalt der Lymphe ansteigt, dann der des Blutes, und zwar tritt zuerst indirekt reagierendes Bilirubin, schließlich direkt reagierendes Bilirubin auf. Es ist aber keineswegs so, daß das Bilirubin nur auf dem Weg über die Lymphe in den allgemeinen Kreislauf kommt, denn durch Unterbindung des Ductus thoracicus wird das Auftreten der Gelbsucht zwar kurze Zeit hinausgeschoben, aber nicht verhindert. Stellt man sich auf den wahrscheinlich richtigen Standpunkt, daß das indirekte Bilirubin anhepatocellulär gebildet ist, so wäre anzunehmen, daß nach der Gallengangsunterbindung die Leberzelle zunächst nicht mehr das anhepatocellulär gebildete Bilirubin zur Ausscheidung aufnimmt, so daß es in die Lymphe übertritt, und daß dann auch das Bilirubin, das von der Leberzelle gebildet wird oder wenigstens die Leberzelle passiert hat, an die Lymphe abgegeben wird.

Für die Erklärung des Übertritts von Gallenfarbstoff ins Blut beim mechanischen Ikterus sind nun verschiedene Erklärungen herangezogen worden. Die einfachste, rein mechanische Erklärung gibt EPPINGER. Durch die Drucksteigerung in den Gallencapillaren und die Annäherung der Gallencapillaren an die Lymphräume kommt es zunächst zu einer Diffusion des Gallenfarbstoffes, nach Einreißen der Gallencapillaren zu einem direkten Übertritt in die Lymphräume. MINKOWSKI und seine Schule (ROSENTHAL) halten eine rein mechanische Erklärung nicht für ausreichend. Sie weisen darauf hin, daß auch bei der rein mechanischen Stauung sehr bald Parenchymschädigungen der Leberzellen nachweisbar sind und greifen auf eine Theorie zurück, die MINKOWSKI auch zur Erklärung des parenchymatösen und hämolytischen Ikterus angewendet hat. Nach seiner Auffassung ist die normale Leberzelle imstande, nach beiden Seiten, sowohl in das Blut wie in die Gallenwege, Substanzen auszuscheiden; so werden das Bilirubin und die Gallensäuren in die Gallencapillaren, der Traubenzucker in das Blut abgegeben. Ähnlich wie die geschädigte Niere Eiweiß in den Harn übertreten läßt, gibt auch die geschädigte Leberzelle Bilirubin in das Blut ab.

Diese Funktionsstörung nennt er Parapedese und versteht darunter eine Störung der normalen Semipermeabilität der Zellenmembran. In ähnlichem Sinne hat PICK von einer Paracholie gesprochen. Gegen diese Auffassung ist jedoch einzuwenden, daß gerade im Beginn des mechanischen Ikterus klinische Zeichen einer Leberschädigung, besonders auch auf Grund der Funktionsproben vermißt werden. Im weiteren Verlauf gibt das Auftreten der Einrisse in den Gallencapillaren eine ausreichende Erklärung für die Pathogenese des Ikterus. Erst nach längerem Bestand treten die Zellnekrosen und die Destruktion des Leberparenchyms hervor; erst jetzt weist auch häufig der Ausfall der Leberfunktionsproben auf das Auftreten einer Parenchymschädigung hin.

b) Der nicht grobmechanische, hepatocelluläre Ikterus.

Die relativ leicht verständliche Erklärbarkeit des Ikterus beim Vorliegen eines mechanischen Hindernisses in den Gallenwegen war der Grund, auch bei den anderen Ikterusformen nach einer mechanischen Ursache zu suchen. Da in diesen Fällen ein grobes Hindernis in den Gallenwegen nicht zu finden ist, wurde von VIRCHOW die entzündliche Schwellung der Choledochusschleimhaut und der „berühmte" Schleimpfropf in der Papilla Vateri als mechanische Ursache des Icterus catarrhalis angesehen, obwohl in den allermeisten dieser Fälle bei der Obduktion der Choledochus infolge „kadaveröser Veränderung" absolut durchgängig war. Diese Deutung des Icterus catarrhalis hat unter der Autorität VIRCHOWS die Vorstellung zahlreicher Kliniker bis nach dem Weltkriege beherrscht. Aber schon MINKOWSKI ist von dieser Deutung mit seiner Theorie der Parapedese abgerückt. Er nahm an, daß die Schädigung der Parenchymzelle dazu führt, daß das Bilirubin nicht wie unter normalen Verhältnissen in die Gallencapillaren, sondern in die Lymphe und das Blut abgesondert wird (s. S. 1200). NAUNYN hat einen anderen Weg eingeschlagen. Er nahm an, daß bei den Ikterusfällen ohne mechanisches Hindernis eine Infektion der feinsten Gallenwege vorliege, die entweder von den Mikroorganismen der Gallenwege selbst ausgehe oder als hämatogener Infekt (bei Typhus, Pneumonie, Sepsis) aufzufassen sei und die er als Cholangie oder Cholangiolie bezeichnete. Eine solche Cholangie oder Cholangiolie nahm er sogar zur Erklärung des Phosphor- und Toluylendiaminikterus an. Später hat UMBER der Cholangie für die Pathogenese des Ikterus eine maßgebende Rolle zugeschrieben. Unbefriedigend blieb, daß sehr häufig pathologisch-anatomisch eine entzündliche Veränderung der Gallenwege in diesen Fällen nicht nachweisbar war. Eine andere Möglichkeit der mechanischen Erklärung schien zunächst das Auffinden der Gallenthromben in den feinen Gallengängen zu bieten (EPPINGER), nicht nur beim Verschlußikterus, sondern auch beim sog. Icterus catarrhalis, bei der akuten gelben Leberatrophie und den pleiochromen Ikterusformen. Inzwischen sind diese Gallenthromben als pathogenetisch bedeutungslose Gerinnungsprozesse der pathologich veränderten Galle erkannt worden und EPPINGER selbst schreibt ihnen keine maßgebende Bedeutung mehr für die Entstehung des Ikterus zu.

Eine weitgehende Klärung dieser Fragen konnte nun EPPINGER 1918 dadurch bringen, daß er die Möglichkeit hatte, Fälle von gutartigem katarrhalischen Ikterus, die an Kriegsverletzungen gestorben waren, einer eingehenden histologischen Untersuchung zu unterziehen. Es fanden sich keinerlei Zeichen einer mechanischen Stauung, weder der „Schleimpfropf" noch eine erhebliche Schleimhautschwellung oder eine auffallend dickflüssige Galle war nachweisbar. Dagegen zeigten sich schwere Veränderungen des Leberparenchyms, die EPPINGER als Destruktion des Leberparenchyms bezeichnet hat. Besonders im Zentrum der

Leberläppchen ist die Balkenstruktur aufgehoben, das Zellgefüge ist gelockert, es finden sich Detritusmassen an Stelle der Leberzellen. Die Leber ist ödematös, die DISSEschen Räume sind mit einer eiweißreichen Flüssigkeit erfüllt. Die Gallencapillaren reichen bis zu den Lymphräumen und Blutcapillaren heran und zeigen stellenweise Kommunikationen mit ihnen. Die Pathogenese des Ikterus bei diesen Krankheitsformen würde sich nach EPPINGER so erklären, daß infolge primärer Schädigung sich die Leberzellen aus dem Trabekelverbande lösen und so die Gallencapillaren freilegen, die teils durch Diffusion, teils durch direkte Kommunikation ihren Inhalt an die DISSEschen Räume und das Blut abgeben können. Die Befunde sind deshalb von besonderem Interesse, weil sich ähnliche Bilder auch bei den anderen nicht mechanischen Ikterusformen ergeben und weil fließende Übergänge zur akuten gelben Atrophie gefunden wurden, bei der die Destruktion des Parenchyms mit Zellnekrosen, Aufhebung der Balkenstruktur und Blutaustritten noch höhere Grade erreicht. Hypothesen nach Art der Paracholie und Parapedese sind nach EPPINGER zur Erklärung der Pathogenese des Ikterus hier nicht notwendig.

c) Der hämolytische Ikterus.

1900 hat MINKOWSKI auf ein mit Ikterus einhergehendes Krankheitsbild hingewiesen, das sich in wichtigen Symptomen von den bisher beschriebenen Gelbsuchtsformen unterscheidet. Etwa gleichzeitig berichtete HAYEM über ähnliche Fälle. Ohne auf die sich hierüber entwickelnde Literatur eingehen zu wollen, seien nur die Besonderheiten dieser Gelbsuchtsform aufgeführt. 1. Die Bilirubinausscheidung in der Galle ist nicht wie beim mechanischen Ikterus und häufig auch beim hepatocellulären Ikterus herabgesetzt, sondern ausgesprochen gegenüber der Norm gesteigert, es wird eine dickflüssige, farbstoffreiche Galle entleert. Die Leberzellen zeigen keine erheblichen pathologischen Veränderungen. Die KUPFFERschen Sternzellen enthalten reichlich Eisen und phagocytierte rote Blutkörperchen. Die Gallencapillaren sind nicht selten erweitert und weisen in einem Teil der Fälle Gallenthromben auf. Die Milz ist stark vergrößert und enthält große Mengen von Erythrocyten in der Pulpa. 2. Das Bilirubin im Serum ist vermehrt und zeigt die indirekte Reaktion. Im Harn erscheint kein Bilirubin. 3. Die Erythrocyten sind häufig mikrocytär und weisen eine verminderte Resistenz gegen hypotonische Lösungen auf. 4. Operative Entfernung der Milz beseitigt sehr häufig den Ikterus. 5. Es fehlen die Zeichen und Symptome einer Leberschädigung. Es kann daher als feststehend betrachtet werden, daß bei diesem Krankheitsbild ein abnorm starker Blutzerfall vorliegt, an dem die Milz maßgebend beteiligt ist, während die Leber ihrer Aufgabe der Elimination der Schlacken in vermehrtem Maße nachkommt, ohne sie allerdings vollständig bewältigen zu können. Es findet sich also eine vermehrte Bilirubinbildung und auch eine gesteigerte Ausscheidung; trotzdem kommt es zu einem Mißverhältnis von Bildung und Ausscheidung, worauf ja das Auftreten des Ikterus hinweist.

Wenn man daran denkt, daß in den Versuchen mit Teilresektion der Leber $^1/_5$ des Parenchyms ausreicht, um die ganze Bilirubinmenge zu eliminieren, muß man sich die Frage vorlegen, warum die Leber beim hämolytischen Ikterus nicht in der Lage ist, das Mehrangebot zu bewältigen. HAYEM griff zur Erklärung dieser Tatsache auf Anschauungen von STADELMANN zurück, die dieser beim Arsen- und Toluylendiaminikterus entwickelt hatte. Auch hier handelt es sich um eine gesteigerte Hämolyse. Die hierbei gebildete dickflüssige Galle soll aber nicht imstande sein, die Gallencapillaren in genügender Menge zu passieren, so daß es zu mechanischer Gallenabflußbehinderung komme. Einen sehr interessanten Erklärungsversuch gibt RICH. Er schreibt der Sauerstoffversorgung der Leberzelle eine wichtige Rolle für die Funktion der Leberzelle zu. Nach seiner Auffassung ist die Leberzelle, wenn sie unter Sauerstoffmangel steht, nicht mehr imstande, den von den reticuloendothelialen Zellen im Übermaß gelieferten Gallenfarbstoff vollständig auszuscheiden. Tatsächlich ist der Ikterus beim hämolytischen Ikterus häufig um so stärker, je anämischer der Patient ist. Umgekehrt ist die Anämie auch ein Hinweis darauf, daß der Blutzerfall besonders stark ist und damit das Angebot von Blutfarbstoff. Aber auch die Versuche von SCHWIEGK über die Zusammenhänge von Leberdurchblutung und Cholerese weisen darauf hin, daß bei der Gallensekretion und der Bilirubinausscheidung eine besonders große Sauerstoffmenge benötigt wird. Es hat also den Anschein, daß auch ein vermehrter Blutzerfall nur dann zu einer erheblichen Bilirubinerhöhung im Serum und zu einer sichtbaren Gelbsucht führt, wenn die Ausscheidungsfähigkeit der Leber für Bilirubin geschädigt ist.

d) Zusammenwirken verschiedener pathogenetischer Faktoren bei einzelnen Ikterusformen.

Wenn die in den vorstehenden Abschnitten geschilderten pathogenetischen Faktoren bei einzelnen Ikterusformen auch selbständig eine Rolle spielen können, so findet man doch in zahlreichen Fällen von Ikterus das Zusammenwirken mehrerer dieser Faktoren. Es ist schon darauf hingewiesen worden, daß beim Ikterus durch Verschluß der Gallenwege sehr bald eine Schädigung des Leberparenchyms einzutreten pflegt, die nun ihrerseits mit den typischen Folgen in Erscheinung tritt. Dies äußert sich in den Beschwerden, dem klinischen Bild und dem Ausfall der Funktionsproben. Auch beim hepatocellulären Ikterus, darauf hat EPPINGER besonders hingewiesen, finden sich nicht selten Zeichen des vermehrten Blutzerfalles, so daß neben dem direkten Bilirubin auch das indirekt reagierende im Blut vermehrt ist. Dies ist der Fall bei zahlreichen Infektionskrankheiten und Vergiftungen. Beim Icterus infectiosus WEILL steht die schwere Parenchymschädigung der Leber im Vordergrund; dementsprechend findet sich meist direkt reagierendes Bilirubin im Serum. Die Galle ist in schweren Stadien meist hell, doch nicht acholisch. Es finden sich aber auch in den Reticuloendothelien phagocytierte Erythrocyten und rotes hyperplastisches Knochenmark, so daß LEPEHNE auf die Beteiligung eines hämolytischen Faktors hingewiesen hat (PICK, SCHITTENHELM).

Beim Ikterus im Verlauf einer Pneumonie ist neben Parenchymnekrosen häufig auch eine vermehrte Bilirubinausscheidung im Duodenalsaft nachzuweisen (EPPINGER). Im Blut findet sich häufig direktes und indirektes Bilirubin. EPPINGER glaubt, daß die Erythrocyten in der Lunge bei der roten Hepatisation so verändert werden, daß sie dann von den KUPFFERschen Sternzellen phagocytiert und aufgelöst werden. Daher schreibt er dem Ikterus bei der Pneumonie, wie auch CAVAZZO, sowohl eine hepatische wie eine hämolytische Genese zu.

Die geringgradige Gelbsucht bei der Malaria zeigt häufig den hämolytischen Typ (Pleiochromie der Galle, Vermehrung des indirekten Bilirubins im Blut), bedingt durch den von den Plasmodien hervorgerufenen Erythrocytenzerfall. Bei schwereren Formen lassen sich auch direktes Bilirubin sowie andere Zeichen der Parenchymschädigung nachweisen.

Beim septischen Ikterus überwiegt meist die schwere Destruktion des Leberparenchyms. Die häufig auftretende Anämie weist neben anderen Momenten auch auf hämolytische Faktoren hin.

Die gelegentlich auftretende Gelbsucht beim M. Basedow ist auf die schweren Parenchymveränderungen zurückzuführen, die besonders RÖSSLE beschrieben hat. Meist verläuft jedoch die Leberschädigung beim Basedow anikterisch. Auch der Icterus gravidarum, der hauptsächlich hepatocellulär bedingt ist, weist nicht selten eine hämolytische Komponente auf.

Der Ikterus bei Herzfehlern und besonders bei durch Mitralfehlern bedingten Lungeninfarkten trägt die Zeichen eines vermehrten Blutzerfalls (Pleiochromie, Vermehrung besonders des indirekten Bilirubins im Serum). Daß das vermehrt gebildete Bilirubin nicht von der Leber ausreichend ausgeschieden wird, ist auf die Leberveränderungen zurückzuführen, die sich bei Stauung finden und die vielleicht auch nach EPPINGER auf das Freiwerden von Pyrrolen zurückzuführen sind, von denen er nachgewiesen hat, daß sie zu schweren Parenchymstörungen führen können.

Bei der Lebercirrhose kombinieren sich häufig mechanische Faktoren, Parenchymschädigungen und hämolytische Einflüsse, wobei im allgemeinen die Parenchymschädigung überwiegen dürfte. Eine starke hämolytische Komponente findet sich bei den von EPPINGER beschriebenen splenomegalen Cirrhosen. Hier kann durch eine Milzexstirpation der Ikterus gelegentlich beseitigt werden. Ähnlich verhält es sich bei dem durch Vergiftung hervorgerufenen Ikterus. Der Ikterus bei Intoxikation mit Phenylhydrazin, Toluylendiamin, Arsenwasserstoff ist sowohl hämolytisch wie hepatotoxisch bedingt, worauf schon verschiedentlich hingewiesen wurde. In der Reihenfolge der aufgeführten Gifte nimmt der Anteil der Parenchymschädigung an der Genese des Ikterus zu.

Auch für die Phosphor- und Pilzvergiftung nimmt EPPINGER das Zusammenspiel mehrerer pathogenetischer Faktoren an.

Die angeführten Beispiele, die nur stichwortartig und hinweisend gebracht werden konnten, zeigen, daß eine Vielheit von pathogenetischen Faktoren zu dem anscheinend einheitlichen Bilde des Ikterus führen können. Der Ikterus ist immer nur Symptom. Welche pathogenetischen Faktoren im Einzelfalle hinter diesem Symptom verborgen sind, muß erst eine eingehende Analyse zeigen, die bei der speziellen Pathologie des Ikterus besprochen wird.

2. Die Differentialdiagnose des Ikterus.

Von F. STROEBE-Berlin.

Jeder Arzt, mag er sich auch eingehend mit Leber- und Gallenwegserkrankungen befaßt haben, wird bekennen müssen, daß die Differentialdiagnose der Gelbsucht ihn immer wieder vor schwierige, ja mitunter kaum lösbare Aufgaben stellt. Es reihen sich zwangsläufig viele Fragen aneinander, wenn eine präzise Diagnostik der Ikterusform verlangt wird. Fehlschlüsse scheinen hier oft unvermeidbar. Das Rüstzeug für die Diagnostik setzt sich aus der eingehenden Aufnahme der Vorgeschichte, besonders wegen früherer Gelbsucht und Oberbauchschmerzen, dem Palpationsbefund von Leber, Gallenblase und Milz, der funktionellen Leberdiagnostik mit Galaktosebelastung und MILLONscher Probe im Harn, der Untersuchung des Stuhles und Harnes auf Bilirubin und Urobilinkörper, der Serumbilirubinbestimmung und der Blutsenkung zusammen. Trotzdem die Ergebnisse mancher komplizierter Untersuchungsmethodik, die ein chemisches Laboratorium erfordert und sicher unsere Kenntnisse über pathologische Leberfunktion vertieft, in den folgenden Kapiteln spezieller Leberpathologie angeführt sind (siehe z. B. S. 1272), so halte ich es doch für zweckmäßig, eine Klärung der jeweils in Frage stehenden diagnostischen Situation mit möglichst einfachen oben angeführten Mitteln anzustreben. Es muß auch deswegen mit großer Schlichtheit zu Werke gegangen werden, da es sich oft um akute Entscheidungen handelt und dem Kranken anstrengende und langdauernde Untersuchungsverfahren nicht zugemutet werden können.

Unter den drei im Abschnitt über die Pathogenese des Ikterus ausführlich abgehandelten Arten der Gelbsucht ist am Krankenbett zunächst zu trennen, ob ein hämolytischer, auf vermehrter Blutzerstörung beruhender Ikterus oder ein mit der Leber und den Gallenwegen allein zusammenhängender Ikterus (hepatocellulärer bzw. Verschlußikterus) vorliegt. Diese erste Frage läßt sich wohl stets eindeutig und leicht beantworten. Der typische hämolytische Ikterus in seiner familiären oder kongenitalen Form bietet meist ein leichtes Krankheitsbild, plus ictérique que malade heißt es in der französischen Literatur, die Kennzeichen sind: Milztumor, starke Urobilin- und Urobilinogenreaktion im Harn. Das Bilirubin und die Gallensäuren werden im Gegensatz zum hepatischen oder mechanischen Ikterus im Harn nicht angetroffen. Der Stuhl ist infolge der pleiochromen Galle recht dunkel gefärbt, es gibt also hier keine Hypo- bzw. Acholie des Stuhles wie bei den anderen beiden Gelbsuchtarten. Die Diagnose des hämolytischen Ikterus ist zu ergänzen durch die Feststellung der verminderten Resistenz der roten Blutkörperchen gegen Kochsalz im ikterischen Stadium dieser Erkrankung und durch die Größenbestimmung der Erythrocyten (Mikrocyten) sowie durch die Reticulocytenzählung (erhöhte Werte). Nur bei der Frage des hämolytischen Ikterus hat es Sinn, die qualitative Diazoreaktion im Serum nach Hijmans van den Bergh (s. S. 1135) zu prüfen. Die direkte Reaktion ist negativ bzw. stark verzögert, dagegen gibt das Serum des hepatocellulären und des mechanischen Ikterus die prompte direkte Reaktion. Ein Beispiel für den hämolytischen Ikterus siehe folgende Tabelle.

Tabelle.

Nr.	Krankheitsbezeichnung	Krankheitstag	Serumbilirubin	Harn				Stuhl	Galaktosebelastung	Blutsenkung
				Bilirubin	Urobilin	Urobilinogen	Millon			
1	Hämolytischer Ikterus Gu. 32 J.	wechselnde Gelbsucht seit 1926	2,65 direkt negativ	∅	+	++	∅	dunkel	2,8 g	1 Std. 37 Min.
2	„Icterus simplex“ Drog. 27 J.	14 29	4,1 0,6	+ ∅	++ ∅	++ ∅	∅ ∅	hell dunkel	24 g negativ	6 Std.
3	Leberatrophie Lüs. 50 J.	9	9,1	(+)	+	+	++	hell		15 Min.
4	Cholelithiasis Lenz. 45 J.	4 10	4,0	+ +	+ +	+ +	∅ ∅	hell hell	 Spur	39 Min.
5	Krebs der Gallenwege Lis. 71 J.	7. Woche	15,0	++	∅	∅	∅	kalkweiß	negativ	1 Std. 15 Min.
6	Krebs der Gallenwege und Gallensteine Bau. 60 J.	7. Woche 12. Woche	7,0 3,9	++ +	∅ +	∅ +	∅ ∅	kalkweiß hell	0,76 g	40 Min.

Fall 1. Kräftiger 32jähriger Mann, gelbe Skleren seit 1925. Hautikterus seit 1926, nie Oberbauchbeschwerden, kein Hautjucken, Urin oft rötlich gefärbt, fühlt sich nicht krank. In der eigenen Familie und in der Aszendenz keine Gelbsucht. Leber etwas vergrößert, glatt, Milz glatt, reicht bis zur Mittellinie und bis zum Nabel. Blutbild: Hb 78%, Erythrocyten 3,8 Millionen, Leukocyten 5600, Reticulocyten 14%, Serumbilirubin 2,65 mg-% direkte Reaktion im Serum nach 60 Sekunden negativ. Resistenz der roten Blutkörperchen gegen Kochsalz: beginnende Hämolyse bei 0,6%, vollständige Hämolyse bei 0,46%.

Nach Ausschluß eines hämolytischen Ikterus lautet die zweite schon viel schwierigere Frage: hepatocellulärer oder mechanischer Ikterus? Für den hepatocellulären Ikterus ist das dyspeptische Vorstadium bezeichnend. Es kann sich mit leichter Übelkeit, Appetitlosigkeit, Durchfallsneigung und mehr oder weniger deutlichem Druck im Oberbauch auf 8 Tage und mehr erstrecken, auch leichte krampfartige Schmerzen von der Mitte nach rechts ziehend können angegeben werden, doch es fehlt die wirklich große, stürmisch hereinbrechende Kolik wie bei den meisten Steinanfällen. Die Leber ist deutlich vergrößert, ein leichter, nicht sehr harter Milztumor ist oft zu fühlen. Bis zum dritten Lebensjahrzehnt ist der sog. Icterus simplex besonders häufig. Für diese Frage, ob ein hepatocellulärer oder mechanischer Ikterus vorliegt, muß die funktionelle Leberdiagnostik herangezogen werden. Mag man auch sonst dem Wert der Funktionsproben skeptisch gegenüberstehen, so wird man doch von ihnen gerade für diese Entscheidung wertvolle Hilfe erwarten dürfen, allerdings sagt nur der positive Nachweis einer Funktionsstörung etwas Sicheres. Die Galaktosebelastung (s. S. 1162) hat sich am brauchbarsten erwiesen und ist ohne großen Aufwand an chemischer Analysenarbeit leicht durchführbar. Die Harnausscheidung von 3 g Zucker (als Galaktose berechnet) nach 40 g Galaktose per os ist als pathologisch anzusehen. Der Nachweis vermehrter Aminosäureausscheidung im Harn gelingt einfach qualitativ mit der MILLONschen Probe, sie zeigt die besonders schwere Leberinsuffizienz an und warnt wegen drohendem Leberzusammenbruch vor ungerechtfertigtem und aussichtslosem operativen Eingriff. Die Blutsenkung ist im Gegensatz zum mechanischen Ikterus bei dem unkomplizierten Parenchymikterus oft langsam. In der Tabelle zeigt das zweite Beispiel eine sichere akute ikterische Hepatopathie am 24. und 29. Krankheitstag:

Drö.: 28 Jahre alt, dyspeptisches Vorstadium von 8 Tagen, dann Gelbsucht. Am 14. Krankheitstage heller Stuhl, mäßig hohes Serumbilirubin, sehr hohe Galaktoseausscheidung. Am 29. Krankheitstag sind alle Erscheinungen geschwunden.

Eine schwere Leberdegeneration lag in Beispiel 3 vor:

Lüs.: 52 Jahre alt, männlich, pyknischer Habitus, Beginn der Erkrankung mit Übelkeit, Erbrechen, Magendruck. Keine Kolik. Am 5. Krankheitstage Gelbsucht, am 7. Tage vorübergehende Anurie (hepatogene Anurie!) am 9. Tag Verwirrtheitszustände, starker Hautikterus. Ausgesprochener Meteorismus erschwert die Beurteilung der Lebergröße. MILLONsche Probe: tiefe Rotfärbung, Rest-N im Serum: 224 mg-%. Am 11. Krankheitstage Exitus. Sektion: subakute Leberdegeneration, Gallenwege ohne mechanisches Hindernis.

Der Nachweis vermehrter Galaktoseausscheidung oder positiver MILLONscher Reaktion im Harn gestattet allerdings keinen Rückschluß auf die Art der hepatocellulären Schädigung. Sowohl die gewöhnliche akute ikterische Hepatopathie wie die Leberlues im sekundären Stadium, Salvarsanikterus, WEILsche Krankheit und der Ikterus bei Lebercirrhose ergeben diese Ausfälle der Leberfunktion. Für die Galaktoseprobe muß betont werden, daß nach sehr lang anhaltendem mechanischem Ikterus auch eine Leberzellschädigung derart resultieren kann, daß die angebotene Zuckerart nicht zur Genüge verarbeitet wird.

Die Gegenüberstellung der Ausscheidung des Gallenfarbstoffes und seiner Abkömmlinge im Stuhl und Urin kann, wie die Tabelle S. 1205 zeigt, nicht unbedingt als differentialdiagnostisches Unterscheidungsmerkmal für hepatocellulären oder mechanischen Ikterus verwendet werden. Denn auch aus Gründen der Leberzellschädigung versiegt gelegentlich die Gallesekretion zum Darm hin vollständig, und damit verschwinden die Urobilinkörper aus dem Harn. Doch dauert dieses Stadium beim Leberzellikterus nur wenige Tage oder ist überhaupt nicht vorhanden, so daß auf der Höhe eines parenchymatösen Ikterus meist Bilirubin, Urobilin und Urobilinogen vorhanden sind, zu Beginn und beim Abklingen der Leberschädigung ist die stark vermehrte Urobilinausscheidung typisch.

Ist die differentialdiagnostische Frage zugunsten eines mechanischen Ikterus geklärt, so ist als letztes zu beantworten: Benigner oder maligner Verschluß der Gallenwege. Die Entscheidung, ob Stein oder Tumor, macht häufig die allermeisten, ja gelegentlich unüberbrückbare Schwierigkeiten. Zunächst ist die sorgsame Aufnahme der Vorgeschichte von entscheidender Bedeutung. Die große Kolik verbunden mit Übelkeit und Erbrechen ist ein eindeutiges Symptom einer Steinkrankheit, bei leichteren Attacken weist Frösteln oder sogar Fieberanstieg auf eine frühere Cholecystopathie hin. Allerdings kommen auch beim malignen Gallenwegsverschluß mit Lebermetastasen subfebrile Temperaturen vor, auch remittierendes Fieber. Frühere leichte Oberbauchschmerzen ohne Gelbsucht oder häufiger sog. Magendruck lassen nach leichten Schmerzen mit nachfolgender Gelbsucht meist mit Recht eine Steinkrankheit vermuten. Infolge chronischer Entzündung der Gallenblase bei der Steinkrankheit kann man häufig nach einem Schmerzanfall nur eine Verhärtung in der druckschmerzhaften Gallenblasengegend tasten. Im Gegensatz zum malignen Gallenwegsverschluß wird ein Wechsel zwischen komplettem und inkomplettem Ikterus als typisch angegeben. Sind nämlich Steine bei der Kolik in den Choledochus vorgedrungen, so umschließt sie ein Spasmus der Choledochusmuskulatur von wechselnder Stärke oder die Konkremente können sich gleichzeitig mit ihren scharfen Kanten tief in die Choledochusmuskulatur einbohren. Damit kann immer wieder gelegentlich für gewisse Zeit Galle an den Steinen vorbeifließen, dann ist der Stuhl hellbraun gefärbt und der stets bilirubinhaltige Harn enthält auch wieder Urobilin und Urobilinogen. Die Galaktoseprobe fällt in den ersten Wochen nach der Steinkolik negativ aus, Aminosäuren werden nicht vermehrt ausgeschieden, die Blutsenkung kann unverändert oder beschleunigt sein, während sie bei hepatocellulärem Ikterus häufig ausgesprochen langsam ist. Dringt ein größerer Stein bis dicht vor die Papilla Vateri vor, so ist komplette Acholie des Stuhles die Folge. Fall 4 der Tabelle ist als Beispiel für inkompletten Steinikterus gewählt:

Lenz., 45 Jahre alt, seit 1930 gehäufte Koliken im Oberbauch mit Erbrechen, Fieber und Gelbsucht. Im Juni 1938 erneute heftige Kolik ohne Fieber. 4 Tage danach starker Ikterus mit noch urobilinhaltigen Stühlen. Am 10. Krankheitstag hat die Gelbsucht nachgelassen, Galaktoseprobe negativ. Operation am 20. Krankheitstage in noch leicht ikterischem Zustande ergibt Choledochussteine.

Der symptomlos einsetzende, oft nur von Hautjucken begleitete Ikterus im 4. Lebensjahrzehnt oder später ist stets auf malignen Gallenwegsverschluß höchst verdächtig. Körperliche und geistige Leistungsherabsetzung sowie Gewichtsabnahme können der Gelbsucht einige Wochen vorausgehen. Der Ikterus nimmt auffallend schnell zu und die Stühle werden sehr bald völlig acholisch. Dauerndes hohes Serumbilirubin und starke Bilirubinausscheidung im Harn bei fehlender Urobilinurie und beschleunigte Blutsenkung sind die typischen Zeichen des malignen Verschlusses, wohingegen beim benignen Verschluß das Serumbilirubin nicht so hoch ansteigt und der Stuhl nicht völlig acholisch sein muß. (Ausnahme fest eingeklemmter Stein an der Papilla Vateri.)

Ein Beispiel für den malignen Gallenwegsverschluß:

Lis., 71 Jahre alt, vor 6 Wochen Beginn einer Gelbsucht ohne Schmerzen, anfangs noch leidliches Allgemeinbefinden, in der 7. Woche der Erkrankung plötzlicher Verfall, sehr hohes Serumbilirubin und vollständige Acholie der Stühle. Im Epigastrium tastet man eine kleine, höckerige Vorwölbung in der Leber. Tod in der 9. Krankheitswoche.

Eine schmerzlose und prallgefüllte Gallenblase ist wohl nur im Beginn eines malignen Gallenwegsverschlusses gelegentlich tastbar (Courvoisiersches Zeichen siehe S. 1371), höckerige Beschaffenheit der Leber oder wulstartiger Leberrand sind meist eindeutig als Lebermetastasen im fortgeschrittenen Stadium zu erkennen.

Aber keineswegs ist der komplette Ikterus unbedingt mit den Geschwülsten der extrahepatischen Gallenwege verbunden, auch hier kann erst der Ikterus inkomplett sein oder der für den Steinverschluß oben als typisch beschriebener

Wechsel zwischen komplettem und inkomplettem Ikterus auftreten, so im Falle 6 der beigegebenen Tabelle:

Bau., 60 Jahre alt, vor 34 Jahren langdauernde Gelbsucht, keine näheren Angaben möglich, November 1937 Blähungsbeschwerden, Erbrechen, einige Tage später Gelbsucht, Hautjucken, Appetitlosigkeit, keine Koliken. Setzt die Arbeit trotz anhaltendem leichtem Ikterus fort. Mitte Januar 1938 erneutes Erbrechen. Deswegen Krankenhausaufnahme in der 7. Woche der Gelbsucht. Vollständige Acholie des Stuhles, große Knoten in der Gallenblasengegend tastbar. In der 12. Woche unvollständiger Ikterus. Exitus in der 14. Woche. Sektion: Kleiner zerfallender Krebs am Fundus der Gallenblase mit Fortwuchern in der Choledochus und Gallensteine in der Gallenblase.

Sehr schwierig wird die Entscheidung, wenn der Verdacht aufkommt, es habe sich bei einem bekannten Gallensteinleiden ein Gallenblasenkrebs entwickelt. Die genaue Betastung der Leberoberfläche, des Leberrandes und der Gallenblasengegend läßt Vorwölbungen oder Unebenheiten erkennen, nach einer oft nur leichten Steinkolik wird die Gelbsucht schnell vollständig oder sie tritt überhaupt gerade hier nicht selten ohne Schmerzanfall auf.

Beim Abschluß der Besprechung der *Differentialdiagnose* zwischen benignem und malignem Gallenwegsverschluß muß entschieden betont werden, daß es auch einen schmerzlosen Steinverschluß gibt. Diese Tatsache kann das ganze differentialdiagnostische Gebäude zwischen Tumor und Steinverschluß vollständig über den Haufen werfen, daher soll man in zweifelhaften Fällen lieber rechtzeitig zur Probelaparatomie schreiten, um nicht bei der Sektion nach wochen- oder monatelanger Gelbsucht von einem Steinverschluß überrascht zu werden, wo zu einem früheren Zeitpunkt die lebensrettende Operation glatt möglich gewesen wäre. Gerade das Vorkommen eines schmerzlosen Steinverschlusses weist auf die Schwierigkeiten in der Differentialdiagnose ikterischer Zustände hin.

Literatur siehe bei MATTHES-CURSCHMANN, NAEGELI, LAUDA.

3. Leber und Allergie.

Von F. STROEBE-Berlin.

Die Beziehung der Leber zur Allergie und zu dem Sonderfall der Allergie, dem anaphylaktischen Shock, ist durch tierexperimentelle Tatsachen begründet. Nach Anlegung einer ECKschen Fistel beim sensibilisierten Hund bleibt bei der Reinjektion der Shock aus, der Peptonshock tritt zwar nach Umleitung des Leberblutes ein, fällt aber schwächer aus und die Erholung fehlt (MANWARING und Mitarbeiter). Es gelingt jedoch nicht durch Transfusion des Blutes eines sensibilisierten Tieres auf ein normergisches Tier beim letzteren den Shock auszulösen, sondern es ist dazu die Einschaltung der Leber des sensibilisierten Organismus in den Kreislauf des unbehandelten Tieres notwendig. Daraus wird abgeleitet, daß beim Shock eine der wirksamen Komponenten ein Leberanaphylatoxin sei (MANWARING). Auch nach Leberschädigung durch Phosphor fällt der anaphylaktische Shock milder aus (PAUL und ROTH). Wird zum Tierversuch eine Tierart gewählt, bei der die Leber das wesentliche Shockorgan ist, so sind hier die makroskopischen und histologischen Zeichen der allergischen Veränderung sehr deutlich (WEATHERFORD). Die mächtige Lebervergrößerung z. B. beim Hund wird auf aktive Capillarerweiterung und ausgedehntes perivasculäres Ödem (MANWARING) bezogen. MAUTNER und PICK sehen eine muskuläre Lebervenensperre als den primären Vorgang an, da sie wulstartige Vorwölbungen glatter Muskulatur in den großen Venenstämmen beim Hund nachweisen konnten.

Da sich allergische Vorgänge beim Menschen durch eine besondere Entzündungsform, für die der Zeitfaktor und die celluläre Reaktion bezeichnend sind (RÖSSLE, MASUGI), und durch die Krampfbereitschaft der glatten Muskulatur auszeichnen, so könnten die Leber mit ihrem weit verzweigten Capillarsystem und die extrahepatischen Gallengänge wegen ihres Reichtums an glatter Muskulatur prinzipiell geeignete Orte zur Manifestation allergischen Reaktion sein. Der Weg der Sensibilisierung vom Magen-Darmkanal ist sicher für die nutritive Allergie möglich (FUNK, ADELSBERGER und MUNTER), doch ist mindestens zur Resorptionsförderung des Allergens eine Zustandsänderung der Darmschleimhaut notwendig, wie im Tierversuch die enterale Sensibilisierung erst nach Zugabe von Alkohol oder Galle gelingt (HAJOS). Als Allergen kann alles wirken, was eßbar ist. Die nutritiv allergische Reaktion erfolgt meist nicht sofort nach Aufnahme des Stoffes, es vergehen 3—5 oder 8—12 Stunden.

Außerdem ist es möglich, daß im Zwischenstoffwechsel vorzugsweise in der Leber Stoffe auftreten, die zur Antikörperbildung Anlaß geben. Wir denken dabei nicht an das Entstehen neuer Substanzen, sondern es bleibt vielleicht der Ab- oder Aufbau auf einer gewissen Stufe stehen, etwa wie beim Diabetes der Fettsäureabbau auf der Kette mit vier C-Atomen beharrt. Falls ein sicherer Weg gezeigt werden könnte, solche „endogenen Allergene" nachzuweisen, wäre nach unserer Meinung ein Fortschritt möglich.

Wenn die Meinung vertreten wird, daß allergische Reaktionen der Leber bei Menschen sicher sehr häufig sind (HENSCHEN), so bedarf jedoch die Diagnose einer allergischen Cholecystopathie oder eines allergischen „Icterus catarrhalis" ganz fester Voraussetzungen (siehe Allergiereferat von BERGER, SCHMIDT, KALBFLEISCH [1]. Die Vorgeschichte muß allergische Manifestationen wie Hautjucken, Ekzem, Migräne, Asthma oder Colitis aufweisen, die Entziehungs- und Belastungsprobe mit dem angeschuldigten Allergen ist mit entsprechendem Ausfall zu fordern, der oben betonte zeitliche Zusammenhang bei der alimentären Allergie muß gewahrt bleiben. Eine Eosinophilie im Anfall kann als Stütze dienen, die aber gerade bei Leber-Gallenwegeerkrankungen meist vermißt wird (HETENYI), was auch wir im Gegensatz zu FODOR und KUNOS bestätigen können. Unter den klinischen Symptomen kann die Plötzlichkeit und Heftigkeit einer Gallenkolik besonders hervorstechend sein (SINGER), auch tritt auffallender Meteorismus ein, ferner schwillt die Leber sehr akut plötzlich an (Schwellungskrisen der Leber nach HENSCHEN). Aber es gibt ebensowenig ein charakteristisches Krankheitsbild allergischer Leber-Gallenwegserkrankungen, wie es eine für Allergie beweisende Funktionsprobe der Leber geben kann. Die positive Urobilinogenreaktion im Asthmaanfall (HAJOS), die positive Bilirubinbelastungsprobe beim Ekzem oder QUINCKE-Ödem (F. STROEBE), der fehlende Blutkochsalzanstieg bei Urticaria, Asthma und QUINCKE-Ödem (PAUL und v. VEGH) und der verzögerte Anstieg der alimentären Blutzuckerkurve als Zeichen allergischer Diathese (SPIRO, VAN NIEKERK) können immer nur soviel sagen, daß die Leberleistung bei allergischen Reaktionen verändert ist, aber niemals kann hiermit ein kausaler Zusammenhang bewiesen werden. Ob die Hautteste wirklich hier weiter helfen können, muß trotz der vielen darauf verwendeten Mühe unsicher erscheinen, jedenfalls sagen sie nur etwas aus, wenn Herstellung der Extrakte und Ausführung der Intracutanprobe in erfahrener Hand liegt (BERGER und HANSEN). Ihre Spezifität muß oft in Zweifel gezogen werden, wenn z. B. 96% alimentärer Allergiker auf wässeriges, histaminfreies Extrakt von Kalbsleber eine positive Probe geben sollen (GUTMANN und ROTHENHEIM).

Bei der Vermutung allergischer Manifestationen an Leber und Gallenwegen ist für die Behandlung im akuten Anfall an Sympatol zu denken, die antiallergische Diät nach FUNK — sie enthält allerdings sehr viele Einschränkungen —

[1] BERGER, SCHMIDT u. KALBFLEISCH: Zbl. Path. 68, Erg.-H. (1937).

kann verordnet werden. Die Propeptane nach URBACH sollen nützlich sein (v. EISELSBERG) und Leberpräparate (GUTMANN und ROTENEIM, SCHMIDT), die kurgemäße Anwendung von Mineralwässern wird besonders betont (KÄMMERER).

Im ganzen steht die an sich gut begründete Auffassung der Bedeutung der Leber für allergische Vorgänge in ihrer klinischen Auswirkung für die Erkrankungen der Leber- und Gallenwege noch stark in den ersten Anfängen, gute kasuistische Mitteilungen finden sich bereits (v. EISELSBERG, SINGER, URBACH, ANDINA, v. VEGH), aber es bleibt der Zukunft vorbehalten, die Allergielehre in der Klinik davor zu bewahren, zu einem Raritätenkabinett amüsanter klinischer Anektoden zu werden.

4. Allgemeine Therapie der Lebererkrankungen.

Von F. STROEBE-Berlin.

Da es nicht selten Familien gibt, in denen Lebererkrankungen gehäuft auftreten, sollte eine vorbeugende Beratung von einem guten Hausarzt nicht vergessen werden. Auf eine möglichst geregelte Lebensweise mit einem gewissen Gleichmaß zwischen geistiger und körperlicher Arbeit sowie Ruhe und Schlaf soll man dringen. Dauernde besondere Belastungen des Organismus durch zu vieles Essen oder chronischen Alkoholmißbrauch sind zu vermeiden, auch einseitige Ernährungsformen, besonders Überfütterung mit Eiweiß und Fett sind zu verhüten, ausschließliche strenge Rohkost scheint als vorbeugende Maßnahme nicht dringend notwendig, dagegen sind Rohkostzulagen unbedingt anzustreben. Zu lange Zwischenräume zwischen den einzelnen Mahlzeiten erschöpfen den Glykogenvorrat der Leber, deshalb sind öftere dafür aber kleinere Mahlzeiten nützlich. Körperliche Arbeit und Sport können durch tiefe Atmung den Gallefluß fördern und den Kohlehydratumsatz in der Leber steigern, wenn ein ausreichender Glykogenvorrat vorhanden ist.

Die *diätetische Behandlung* der Lebererkrankungen geht allgemein von der Vorstellung aus, daß eine gut mit Glykogen gefüllte Leber der Ausdruck eines gesunden und voll leistungsfähigen Organes ist. Diese Ansicht wird durch die pathologisch-anatomische Beobachtung gestützt, die bei fast allen Leberschädigungen einen Mangel an diesem Polysaccharid zeigt (eine Ausnahme die Glykogenspeicherkrankheit). Setzt man auch bei einer geschädigten Leberzelle die Bildung und Stapelfähigkeit von Glykogen unter reichlichem Kohlehydratangebot voraus, so wird dadurch die Fettwanderung zur Leber verhütet und somit eine Parenchymschutztherapie der Leber (UMBER) getrieben. In tierexperimentellen Untersuchungen unter verschiedenen Ernährungsformen ist die Widerstandskraft der Leber gegen verschiedene Gifte, z. B. Phosphor, bei Kohlehydratfütterung erhöht (F. STROEBE), dagegen nicht gegen alkalisches Salvarsan (Lit. s. bei SCHIFRIN). Vom gesamten Calorienbedarf sollen bei der Ernährung Leberkranker nach THANNHAUSER 70% durch Kohlehydrat gedeckt werden. Sie können in Form von Zwieback, Brot, Reis, Gries, Mondamin, Kartoffelbrei, Schleimsuppen und Gemüsen gereicht werden, auch als Traubenzucker (Dextropur, Maizena) oder Lävulose (SCHOLL und STEINER). FUNK empfiehlt 3mal täglich 50 g Zucker in 200 ccm Wasser mit Frischfruchtzusatz und einem Teelöffel entbitterter Bierhefe (Vitamin B!) je 2 Stunden vor den Hauptmahlzeiten und nennt den Zucker „Digitalis für die Leber“. Die Kohlehydratkost soll Zulagen von Obst, Kompott und Rohsalaten enthalten, auch das Einschalten von Obst- und Gemüsetagen wie beim Diabetiker ist nützlich (DEINDL, BRUGSCH). Der Eiweißgehalt der Kost soll knapp mit 0,9 g pro Kilogramm Körpergewicht bemessen werden, nicht nur um die desamidierende

Leistung der Leber nicht stark zu beanspruchen, sondern um die der Leber allein zukommende Funktion der Harnstoffsynthese zu schonen, wodurch jedem Überschuß an Ammoniak im Blut vorgebeugt ist (THANNHAUSER). Fleisch muß deswegen besonders bei schweren Störungen ganz verboten werden (LAUDA), Eier, Milch und Joghurt sind zu bevorzugen, das in den Kohlehydraten enthaltene vegetabile Eiweiß ist zu berechnen. Das vegetabile Eiweiß verdient auch deswegen den Vorzug, da es im Gegensatz zu Fleisch durch Ablagerung einem autolytischen Prozeß, bei dem Amine entstehen können, nicht ausgesetzt ist (THANNHAUSER). Allgemein wird eine fettarme Kost für richtig gehalten,

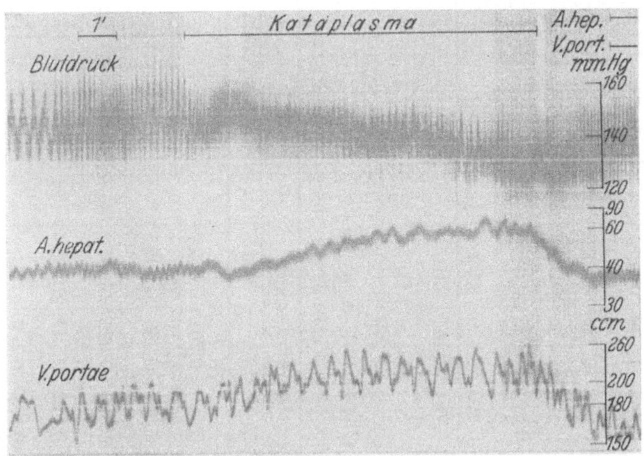

Abb. 4. Blutdruck, Durchblutung der Art. hepatica und Vena portae. Zwischen den beiden Lichtmarken wird ein heißes Kataplasma auf die Lebergegend gelegt. Am Ende des Versuchs ist die Registriertrommel etwas langsamer gelaufen. Am rechten Rand Eichkurven der Durchblutung der A. hepatica (oben) und der Pfortader (unten).

nur SALOMON verordnet wegen Furcht vor Unterernährung sogar bis 200 g Fett am Tag. Bei der häufigen Störung der Fettresorption ist beim ikterischen Kranken die Fettarmut sicher angebracht. Ob tierisches oder pflanzliches Fett gegeben werden soll, spielt bei den mit Hypercholesterinämie einhergehenden Leberschäden (mechanischer Ikterus, manche Hepatosen) eine Rolle. Die Pflanzencholesterine werden nicht resorbiert und sind deswegen hier am Platze, allerdings sinkt dann der Vitaminwert der Nahrung (s. unter Lipoidosen S. 1309) Im ganzen ist also eine knappe Ernährung in kleinen, aber häufigen Mahlzeiten unter starker Betonung der Kohlehydrate und Zurückstellen von Eiweiß und Fett mit dem Ziel der Schonung der Leberfunktion gut begründet. THANNHAUSER stellt folgende zwei Berechnungen auf (s. Tabellen S. 1212).

Aus dem häufigen Zusammentreffen von Leberschädigung (Fettleber, cirrhotische Fettleber) und chronischen Alkoholabusus ist die Folgerung zu ziehen, daß bei jeder akuten und chronischen Leberkrankheit die völlige Abstinenz gefordert werden muß. Nach Ablauf eines akuten Krankheitszustandes wie akute ikterische Hepatopathie ist Enthaltsamkeit für mehrere Monate notwendig, bei rezidivierenden wie Cholecystopathien mit Ikterus muß vor jedem, wenn auch nur gelegentlichem Übermaß gewarnt werden. Jedenfalls ist Alkoholgenuß bei nüchternem Magen schädlich, minderwertige alkoholische Getränke oder verschnittene Weine bringen besondere Gefahr.

Neben der Diätetik hat als wichtigste Maßnahme die *Wärmehandlung* stets zu treten. Sie bezweckt eine Hyperämie der Leber, hierdurch können entzündliche Infiltrate zur Resorption gebracht werden, gleichzeitig wird auch eine

Tabelle. Leberdiät für Akut-Kranke (bettlägerige Patienten).
CHO 400, P 40, F 18 (14 tierisches Fett). Geschlecht männl. Normalgewicht 70 kg.

Nahrung	g	Haushaltmasse	Gramm			Mineralien-Gramm			Vitamin						Überschuß	
			CHO	P	F	Ca	P	Fe	A	B	C	D	E	G	Säuren	Basen
Schwarzbrot	90	3 Schnitten	48	9		0,045	0,196	0,0021	+	+				+	6	
Kartoffeln	200	1 großer	36	6		0,026	0,116	0,0018	+	+	+			+		14,4
Haferflocken, Reis	60	2 kleine Teller	40	10	4	0,042	0,238	0,0022	+	+				+	7,2	
Zucker, Fruchtgelee, Traubenzucker	120	8 Suppenlöffel	120													
Grünes Gemüse und Salat	400	4 kleine Teller	16	4		0,166	0,157	0,0038	++	++	++			+		46,8
Obst [1]	900	9 Portionen	129			0,221	0,227	0,0046	++	++	++			+		46,5
Butter	5	1 Teelöffel			4	0,001	0,001		++							
Milch	240	2 Tassen	12	8	10	0,293	0,230	0,0006	++	+		+		++		4,3
Gesamtgewicht in Gramm			403	37	18	0,794	1,165	0,0151							13,2	112,0
			1927 Calorien													

[1] Durchschnittswert.

Tabelle. Leberdiät für Chronisch-Kranke.
CHO 400, P 60, F 70 (38 tierisches Fett). Geschlecht männl. Normalgewicht 70 kg.

Nahrung	g	Haushaltmasse	Gramm			Mineralien-Gramm			Vitamin						Überschuß	
			CHO	P	F	Ca	P	Fe	A	B	C	D	E	G	Säuren	Basen
Schwarzbrot	120	4 Schnitten	64	12		0,060	0,262	0,0028	+	+				+	8	
Kartoffeln	200	3 große	38	6		0,026	0,116	0,0018	+	+	+			+		14,4
Haferflocken, Reis	60	2 kleine Teller	40	10	4	0,042	0,238	0,0022	+	+				+	7,2	
Zucker, Fruchtgelee, Traubenzucker	90	6 Suppenlöffel	90													
Bohnen, Erbsen	30	2 Suppenlöffel	18	7		0,005	0,065	0,0010	++	++	+	+		+		5,0
Grünes Gemüse und Salat	400	4 kleine Teller	16	4		0,166	0,157	0,0038	++	++	++		+	+		46,8
Obst [1]	800	8 Portionen	111			0,172	0,167	0,0038	++	++	++		+	+		43,8
Pflanzenöl oder Pflanzenmargarine	30	2 Suppenlöffel			30											
Milch	480	2 Tassen	24	16	20	0,586	0,460	0,0012	++	+		+		++		8,6
Butter	15	1 Suppenlöffel			13	0,003	0,003		++							
Ei	50	1 Stück		6	5	0,033	0,090	0,0015	+	+		+		+	5,5	
Gesamtgewicht in Gramm			401	61	72	1,093	1,558	0,0181							20,7	118,6
			2496 Calorien													

[1] Durchschnittswert.

Steigerung der Cholorese erreicht. Die vermehrte Durchblutung konnte im Tierversuch mit der REINschen Stromuhr von SCHWIEGK exakt nachgewiesen werden (s. Abb. 4).

Die einfachste Form ist der feuchte und heiße Leibwickel mit aufgelegter Gummi- oder Blechwärmflasche oder mit Gummituch geschütztem elektrischem Heizkissen. Moorpackungen nach der Karlsbader Vorschrift oder Leinsamenumschläge halten die Wärme sehr lange. Bei bettlägerigen Kranken ist die Verordnung so heiß wie möglich täglich 2mal nach einer Mahlzeit regelmäßig durchzuführen, die Leichtkranken sollen sie abends im Bett befolgen. In Krankenanstalten werden zu dem gleichen Zweck Diathermie- oder Kurzwellenapparate mit großem Erfolg verwendet (FRISCH und LASCH, HALBACH, GOLDGRUBER). Im Tierversuch ist mit der Leberdiathermie eine Steigerung der Bilirubinkonzentration am phosphorvergifteten Hund und eine diuretische Wirkung am Kaninchen beobachtet (JACOBY, WIRZ). Bei bedrohlichen Zuständen von Leberinsuffizienz soll ein Versuch mit der in der Tiefe wirkenden elektrisch erzeugten Wärme nicht versäumt werden.

Die Unregelmäßigkeiten der *Stuhlentleerung* müssen therapeutisch stets beachtet werden. Gegen die Obstipation wirkt die cellulosereiche Kohlehydratkost. Schwarzbrot oder Müsli nach BIRCHER-BENNER können außerdem helfen, Karlsbader Mühlbrunn oder einfaches Karlsbader Salz (s. Therapie der Cholecystopathien S. 1364) leisten oft auf die Dauer bessere Dienste als drastische Abführmittel. Bei Durchfallsneigung ist an den bei Leberkranken so häufigen Mangel an Magensalzsäure und die dadurch bedingten achylischen Diarrhöen zu denken.

Die *Duodenalsondierung* hat nicht nur diagnostischen Wert zur Prüfung der Gallenblasenfunktion, sondern die Ableitung des Duodenalsekretes durch die Sonde für mehrere Stunden verbunden mit Duodenalspülungen mit 5—30% Magnesiumsulfat, unterbricht den enterohepatischen Kreislauf und kann so toxische Stoffe vor ihrer Rückresorption entfernen (HECKMANN). Es werden wöchentlich 2—3 Sondierungen empfohlen, dabei kann die Sonde bis zu 4 Stunden im Duodenum belassen werden, es können dann bis 400 ccm Sekret abfließen (CHIRAY und MATTEI-SEMIDEI). Bei chronischem hepatocellulärem Ikterus oder drohender Leberinsuffizienz ist dieses Verfahren zweckmäßig, wenn es ohne zu große Anstrengung für den Kranken gelingt, die Sonde durch den Pylorus zu bringen.

Bei der medikamentösen Behandlung scheint die Frage, ob neben der kohlehydratreichen Kost *Insulin* gegeben werden soll, nicht geklärt. Die von RICHTER angegebene Insulin-Traubenzuckertherapie hat viele Fürsprecher gefunden (EPPINGER, UMBER, BURESCH, BRUGSCH, GORNSTEIN und SCHWARZMANN, DIENST), LABBÉ und ZAMFIR sowie BÜTTNER sagen keinen Erfolg, LAUDA ist zurückhaltend. Die Voraussetzung zu einer erfolgreichen Insulinbehandlung wäre, daß auch im nichtdiabetischen Organismus das zusätzlich gegebene Insulin glykogenanreichernd wirkt. Das wird von klinischer Seite häufig als selbstverständlich angenommen, wobei z. B. von THANNHAUSER betont wird, daß durch Insulin die im intermediären Stoffwechsel aus Eiweißbausteinen sich vollziehende Kohlehydratneubildung (Glykoneogenie) verringert würde. Auf Grund von Versuchen am Normaltier wird aber neuerdings betont, daß Insulin eine Zunahme des Muskelglykogens und gleichzeitige Glykogenolyse in der Leber mit Glykogenverarmung hervorriefe (v. LEDEBUR). Jedenfalls sind große Insulindosen bei dem mangelhaften Leberglykogenvorrat des Leberkranken unbedingt zu vermeiden und einer Insulinbehandlung ohne Kohlehydratzufuhr, wie SACHS sie empfiehlt, kann unter keinen Umständen zugestimmt werden. Kleine Insulindosen (täglich 2mal 3—5 Einheiten) können wohl ohne Schaden vor der Mahlzeit gegeben werden, die zusätzlich verabreichten Zuckermengen sollen jeweils 40—50 g nicht übersteigen, weil sonst durch den Kohlehydratreiz außerdem eine größere endogene Insulinproduktion wachgerufen wird (KUGELMANN). Überzeugende Erfolge, die wesentlich dem Insulin zu verdanken wären, habe ich bei schwerer Leberinsuffizienz nicht gesehen.

Außer dem Pankreashormon können in der Therapie von anderen Inkreten Thyreoidin und Nebennierenrindenextrakt verwandt werden. Im Tierexperiment regt das Schilddrüsenhormon die Leberregeneration an. Doch ist vor großen Dosen wegen der glykogenolytischen Wirkung entschieden zu warnen. EPPINGER empfahl kürzlich den sog. Icterus katarrhalis mit Cortin zu behandeln (Dosis nicht vermerkt). Innerhalb kurzer Zeit soll der Ikterus zurückgehen, wobei merkwürdigerweise unter Cortin die alimentäre Galaktosurie verstärkt wird. PRIBRAM glaubt durch „passive Leberzellgymnastik" eine celluläre Leistungssteigerung so zu erreichen, daß er abwechselnd das assimilatorische Insulin mit dem dissimilatorischen Thyroxin verordnet. Er schreibt vor, 2 Tage lang je 20 ccm Traubenzucker 40% mit 8 Einheiten Insulin intravenös und 2 Tage je 1 ccm 1‰ Thyroxin intramuskulär zu geben und diesen Turnus 3—6 Wochen fortzusetzen.

Wegen gestörter Darmresorption oder Störungen des Vitaminumsatzes im intermediären Leberstoffwechsel genügen bei Leberkranken die in der kohlehydratreichen Nahrung einschließlich der Rohkostzulage enthaltenen *Vitamine* oft nicht (s. Abschnitt über die Beziehung einiger Vitamine zur Leberfunktion). Schon im gesunden Organismus ist z. B. bei einseitiger Kohlehydratkost ein Mehrbedarf an Vitamin B zur vollständigen Verwertung der Kohlehydrate notwendig, bei ikterischen Kranken kann der Mangel an Vitamin A Nachtblindheit hervorrufen, bei sog. cholämischen Blutungen spielt ein Vitamin C-Defizit mit. Hefepräparate (Levurinose, Cenovis, Vitox) sind zweckmäßig für den erforderlichen Vitamin B-Bedarf, als Injektion kommt das Vitamin B_1 (Betaxin, Betabion) in Betracht. Da der Vitamin A-Mangel meist seine Ursache in der Darmresorptionsstörung hat, muß das Präparat parenteral (täglich 1 ccm Vogan intramuskulär) gegeben werden. Bei starken Haut- und Schleimhautblutungen ist ein Versuch mit großen Dosen Vitamin C intravenös (1 g Cebion, Cantan, Redoxon) zu machen.

Die zur Therapie der perniziösen Anämie nützlichen *Leberpräparate* können von günstigem Einfluß auf entzündliche Lebererkrankungen sein, auch wenn keine Anämie vorliegt (MILBRANDT, GROEN, SCHÖNDUBE, BRUGSCH, v. BERGMANN). Auch diuretische Wirkung bei Ascites wird dem Leberextrakt zugeschrieben (HUEBER).

Recht umstritten und undurchsichtig in der Art ihrer Wirkungsweise ist das aus Extrakt von Leberparenchym, Gallenblasenschleimhaut, Drüsen der extrahepatischen Gallenwege und Nervenplexus zusammengesetzte Organpräparat Cholotonon (LUETKENS und GEHRKE). Der 12%ige Gehalt an Gallensäuren soll galletreibend wirken (BUETTNER). Gute Erfolge bei akuter ikterischer Hepatopathie und Cholangitis sahen LEBERMANN, REICHE und LESCHKE, die Wirksamkeit wird von STERN und LAUDA nicht bestätigt.

Gegen Leberverfettung soll Doryl (Diäthylcholin) 2—3mal 0,001 g per os oder $^1/_4$ mg als Injektion wirksam sein. Bei drohender Leberinsuffizienz empfiehlt MORAWITZ eine Lecithinemulsion:

Lecithin (Witte) 20,0
Vitellum ovi unius I
Aq. dest. ad 100,0
Benzaldehyd gtt I
M. F. emuls. 3mal tgl. 1 Eßl.

Die cholekinetischen und choloretischen Mittel sind bei der Therapie der Cholecystopathien eingehend besprochen.

Nicht immer gelingt es allein durch äußere Mittel das lästige *Hautjucken* bei manchen auch nicht gelbsüchtigen Leberkranken entscheidend zu beeinflussen. Als innerliche Mittel sind Kalomel, Decholin oder Kalium aceticum nach SAUER (Liq. Kal. acet. 30,0 Aq. dest. ad 200,0 3mal täglich 1 Eßlöffel) anzuwenden. Vorübergehende Erleichterung bringen protrahierte lauwarme Bäder mit Zusatz von Speiseessig (1 Liter auf ein Vollbad) oder Balnacid, ferner Abreibungen mit 1% Epicarinspiritus oder mit einer Citronenscheibe, auch Einreiben der Haut mit Salicyl-Menthol- oder Anästhesinsalbe. Die Nachtruhe muß durch ausreichende Dosis von Schlafmitteln gesichert werden, auch größere Mengen von Pyramidon oder Antipyrin wirken beruhigend (MONCORPS).

Spezieller Teil.

Von F. STROEBE-Berlin.

5. Lebererkrankungen bei akuten Infektionskrankheiten und Allgemeininfektionen.

Aus verschiedenen Gründen bedarf die Lebertätigkeit im Ablauf von Infektionskrankheiten besonderer Beachtung. Die Abwehrleistungen bei akuten Infekten sind an das im Körper weitverbreitete reticuloendotheliale System gebunden (NEUFELD und MEYER), einen funktionell besonderen und in seiner Ausdehnung recht beträchtlichen Teil davon bilden die KUPFFERschen Sternzellen in der Leber; diese Zellen mesodermaler Herkunft gehören zu dem aktiven Mesenchym (SIEGMUND), die Reaktionserscheinungen an ihnen werden zur Immunkörperbildung in Beziehung gebracht. Sehen wir ferner mit ROESSLE in der Entzündung eine gesteigerte Verdauungstätigkeit des Bindegewebe-Blutgefäßorganes, so kann die Leber mit ihrem weitverzweigten Bindegewebs- und Capillarnetz bei jeglichen Allgemeininfektionen ein bedeutungsvoller Reaktionsort sein; sie dient auch unmittelbar zum Abfangen von Keimen, wie experimentell nachgewiesen ist (NORITA). Schließlich bleibt auch das epitheliale Parenchym von den Folgen des Entzündungsvorganges nicht verschont. Denn im Fieber ist ein wesentlicher Ort der vermehrten Wärmebildung die Leber, in der eine Steigerung der Oxydationen vor sich geht, sie hat auch beim Gesunden große Bedeutung für die chemische Wärmeregulation. Wir haben also mit einer „ganz anders funktionierenden Leber des infizierten und fiebernden Menschen (KREHL)" zu rechnen. Der Kliniker hat deshalb das Recht, am Krankenbett z. B. bei einer Sepsis, bei Scharlach, Diphtherie, Endokarditis, Erysipel, Typhus oder Gonorrhöe von einer Hepatitis mit Hepatose zu sprechen und die oft zu wenig beachtete Pflicht, die Leberleistung im Laufe eines akuten Infektes besonders zu berücksichtigen. Als klinische Erscheinung ist schon jede leichte Vergrößerung und Schmerzempfindlichkeit des Organes zu werten, besonders bei guten Kreislaufverhältnissen (KOBRAK). Die subtilere funktionelle Leberdiagnostik vermag aufzuzeigen, wie mehrere Partialfunktionen (Kohlehydratassimilation, Fettsäureabbau, exkretorische Funktion für Bilirubin) gleichzeitig gestört sein können und nach Ablauf sich wieder herstellen (ELKELES und HEYMANN; STROEBE; TALLERMANN; PETERS, HEINICKE und L'ESPINE). Als Beispiel führen wir eine Untersuchungsreihe von VOGT aus unserer Klinik an (s. nachstehende Tabelle).

Ähnliche Untersuchungen an 50 Kranken mit verschiedenen Infektionskrankheiten hat später BRÖCHNER-MORTENSEN unternommen. Er fand in 49 Fällen eine Vermehrung des Urobilins im Harn, in 22 Fällen eine Vermehrung

Tabelle.

Nr.	Name und Alter	Diagnose	Zeit	Blutzucker vor und nach Lävulosebelastung							Ketonkörperspiegel im Blut in mg %		Bilirubinbelastung		Gallenfarbstoffe im Urin	
				Nüchtern-Blutzucker	30′	45′	75′	105′	135′	Steigerung in mg	Aceton	β-Oxy-Buttersäure	Endogenes Bilirubin in mg %	Zuwachswert in %	Urobilinogen	Urobilin
						nach der Belastung										
1	Fr. Sp. 15 Jahre	Erysipel	Im Fieber	100,0	117,5	133,5	128	134,5	136,5	36	2,4	4,75	0,69	18	+	+
			Entfiebert	102,5	97,5	101,5	102,5	97,0	99,0	0	2,1	5,25	0,61	6	—	—
2	M. L. 45 Jahre	„	Im Fieber	98,0	114,0	133,0	168,5	187,5	156,5	83	3,4	9,8	0,56	19,6	+	+
			Entfiebert	88,0	105,0	103,0	100,0	—	—	17	2,3	5,3	0,54	7,6	—	—
3	K. Lehm. 58 Jahre	„	Im Fieber	84,5	118,0	124,0	136,0	141,0	126,0	57	1,89	6,0	0,70	24	+	+
			Entfiebert	97,0	98,5	104,0	106,0	100,0	99,0	9	2,3	6,1	0,51	9,6	—	—
4	K. K. 43 Jahre	„	Im Fieber	106,0	116,5	127,5	131,5	133,0	128,5	27	1,58	6,62	0,72	18	+	+
			Entfiebert	97,0	98,5	125,5	114,0	106,0	99,5	27	2,1	5,2	0,59	8,3	—	—
5	P. Sch. 17 Jahre	Scharlach	Im Fieber	81,0	139,0	136,5	126,0	125,0	103,0	50	2,04	5,62	0,67	11,8	+	+
			Entfiebert	95,0	107,0	110,5	104,0	100,0	102,5	15	1,24	2,75	0,59	7	—	—
6	A. B. 32 Jahre	„	Im Fieber	102,5	150,5	186,5	156,5	152,0	153,5	84	3,12	7,25	0,63	13,6	+	+
			Entfiebert	98,0	100,5	106,0	100,0	101,5	100,0	8	—	—	0,54	3,5	—	—
7	W. Zen. 22 Jahre	Angina	Im Fieber	102,0	104,0	116,0	125,0	118,0	117,5	23	—	—	0,51	12,4	+	+
			Entfiebert	98,0	99,5	103,5	100,5	98,5	99,0	5	—	—	0,49	1,4	—	—
8	O. Schr. 22 Jahre	Masern	Im Fieber	104,0	110,5	123,0	138,5	128,5	130,0	34	3,17	9,22	0,70	13,5	+	+
			Entfiebert	100,0	102,0	108,5	108,0	106,0	105,5	8	1,94	3,87	0,57	7,5	—	—
9	Ch. Buch. 40 Jahre	Typhus	Im Fieber	99,5	120,5	142,5	168,5	170,5	159,0	71	3,37	6,50	0,68	25,7	+	+
			Entfiebert	96,0	98,5	104,5	112,0	106,0	101,5	16	2,56	—	0,59	9,5	—	—
10	K. Menz. 19 Jahre	Scharlach	Im Fieber	109,0	114,5	117,0	115,0	117,5	116,5	8	—	—	0,45	9,6	+	+
			Entfiebert	102,0	108,0	107,0	106,5	107,5	106,0	6	—	—	0,51	9,1	—	—
11	A. D. 19 Jahre	Diphtherie	Im Fieber	103,5	111,0	137,5	145,0	159,0	132,6	56	2,66	7,87	0,67	12	+	+
			Entfiebert	92,7	106,0	117,0	123,0	118,0	93,0	31	1,53	3,75	0,53	6	—	—

der chininresistenter Lipase, in 13 Fällen eine verzögerte Eliminierung des intravenös eingespritzten Bilirubins aus dem Serum, die Galaktoseprobe war auffallenderweise stets negativ.

Besonderes Interesse hat der *Kohlehydratstoffwechsel* gefunden. Eine Hypoglykämie konnte etwa am 15. Krankheitstage beim Typhus abdominalis festgestellt werden (KASSATKIN). Eine leichte Hyperglykämie im akuten Stadium der Diphtherie (RITTERSKAMP, BREMS), jedoch keine Veränderung des Nüchternblutzuckers beim Scharlach. Die Blutzuckerkurve nach Kohlehydratbelastung zeigt einen hohen Anstieg und verlangsamten Abfall bei Parotitis epidemica (MOMMSEN und MAYER), Scharlach (VAN CREVELD), Diphtherie (BREMS), Impfmalaria (HÜBSCH). Galaktosurie bzw. Lävulosurie fand sich bei Scharlach (W. SCHMIDT), Typhus (TSCHILOW), Tonsillenerkrankungen (KOSTYAL). Bei verschiedensten Infektionskrankheiten soll die Blutmilchsäure stark ansteigen (LIVERANI). Ferner ergibt die Chromodiagnostik mit körperfremden Farbstoffen pathologische Resultate (Kongorot, Phenoltetrachlorphthalein, Bromsulfalein). Nur wird die Frage verschieden beantwortet, wie weit für den Ausfall das gesamte reticuloendotheliale System (WILENSKI, HERLITZ) oder die KUPFFERschen Sternzellen und Leberzellen (ADLER und REIMANN, REIMANN, ADLER und EILER) oder nur die Leberzellen allein (PASCHKIS, FIESINGER, NOEL und WALTER) verantwortlich sind. Nach SCHELLONG sind alle Teile des „Hepaton", also Blutcapillare, Leberzelle und Gallencapillare an der Elimination des Farbstoffes aus dem Serum beteiligt.

Eine leichte *Gelbsucht* kommt bei Sepsis häufig vor (BINGOLD), seltener bei Scharlach (SCHOTTMÜLLER), Typhus oder Banginfektion (SCHIERBACH und WURM), ferner bei komplizierter Gonorrhöe unter gleichzeitiger Vaccinationstherapie (gonotoxischer Ikterus nach POPPER und WIEDMANN, FULDE), nach Diphtherie (VALERIO). Gelegentlich beherrscht die Leberfunktionsstörung das Krankheitsbild, und es kommt zur akuten Leberatrophie z. B. nach grippeartiger Erkrankung (CHABROL und BUSSON), nach gonorrhoischer Epididymitis (CHWALA), bei Paratyphus (TIETZE) oder nach Typhus (HÖLSCHER). Unter einer Zusammenstellung von 69 Leberatrophien bei Kindern bis zu 14 Jahren ist 13mal eine Infektionskrankheit unmittelbar vorausgegangen (H. MÜLLER).

Die mehr oder minder veränderte Lebertätigkeit beim akuten Infekt gewinnt klinisch dann besondere Bedeutung, wenn schon ein vorher nicht mehr voll funktionstüchtiges Organ betroffen wird. Bei Organdisposition infolge früher durchgemachter Leberschädigung (z. B. akute ikterische Hepatopathie, Alkohol, Lues) kann ein scheinbar zunächst harmloser Infekt, sei es nur eine Angina oder eine Grippe, zum Leberzusammenbruch führen, besonders bei älteren Patienten. Wir sahen einen Patienten mit vorher kompensierter Lebercirrhose nach einem Erysipel und einer Phlegmone am Hals, die bereits in Abheilung begriffen war, im Leberkoma sterben:

44 Jahre alter Kellner macht im August 1928 zum ersten Male ein leichtes Gesichtserysipel durch. Leber etwas vergrößert. Milz nicht zu tasten, Bilirubin im Serum 0,72 mg-%, Bilirubinbelastung nach Ablauf der Krankheit keine vermehrte Retention. Im September 1929 erneutes Gesichtserysipel, hohes, 10 Tage anhaltendes Fieber, Phlegmone am Hals. Leber zu Beginn der zweiten Erkrankung vergrößert und sehr hart, Milz tastbar. 7 Tage nach der Entfieberung Ikterus, der ständig zunimmt, Bilirubin im Serum 5,2 mg-%. Die Ketonkörper im Blute steigen auf 9,25 mg-% β-Oxybuttersäure, während Aceton niedrig bleibt. Starke Unruhe wechselt mit Somnolenz, Traubenzucker-Insulintherapie. Exitus am 22. Krankheitstage. Sektion: LAENNECsche Cirrhose mit feinkörniger Granulierung der Leberoberfläche sowie mit außergewöhnlich zahlreichen regeneratorischen Herden unter hochgradigem Umbau des Leberparenchyms.

Im gleichen Sinne ist Vorsicht bei der *Impfmalaria* geboten, die, wie auch die spontane Malaria (ZAUN, RUGE) eine starke Beanspruchung der Leberfunktion zur Folge hat (MATERNA, WAGNER-JAUREGG, MUSGER, SEYFARTH).

Eine dauernde Verschlechterung der Stoffwechsellage hat folgender Patient davongetragen:

Ein 39jähriger Patient mit reichlichem Alkoholgenuß in der Anamnese kommt mit einem mittelschweren Gesichtserysipel in die Klinik, Fieber 6 Tage lang nicht über 38,8°; Leber vergrößert, glatt, Milz deutlich palpabel, kein Ascites, keine Kreislaufschwäche. Am 10. Tage nach der Entfieberung beginnt die langsame Entwicklung eines mäßigen Ascites, Leber und Milz bleiben groß. Bei späterer Nachuntersuchung stets leichter Ascites, Bilirubin im Serum 1,08 mg-%, Bilirubinbelastung (nach v. BERGMANN-EILBOTT) + 58%.

Wenn auch im allgemeinen diese Leberstörungen vollständig ausheilen, kann doch gelegentlich die Grundlage zu einem chronischen Leberleiden durch einen einmaligen Infekt oder durch gehäufte akute Infekte gelegt werden, so daß es zur allmählichen Entwicklung einer chronischen Leberentzündung bis zur manifesten Lebercirrhose kommt. Allerdings konnten wir bisher nach einem akuten Infekt nur einmal mit der Bilirubinbelastungsprobe (v. BERGMANN-EILBOTT) nach einem zugleich mit Nephritis komplizierten Scharlach in der 6. Krankheitswoche noch eine verzögerte Bilirubinelimination (Bilirubinspiegel 1,1 mg-%, Bilirubinprobe + 41%) nachweisen. BINGEL hat Lebercirrhosen im Kindesalter nach Scarlatina beschrieben und die Häufung von Infekten fällt bei mancher Vorgeschichte von Lebercirrhosen auf.

Zur *Erkennung* der Leberschädigung führt am leichtesten die bei akuten und chronischen Infekten so außerordentlich häufige Vermehrung der Urobilinkörperausscheidung im Harn (HILDEBRAND, TSCHILOW, SARNIGHAUSEN). Die obige Tabelle über den Ablauf der Leberfunktionsstörungen zeigt, daß nicht die Art des Erregers maßgebend für die Entstehung der Leberfunktionsstörung sein kann. Um welche Art von Bakterien auch immer es sich handelt, stets wird der Nachweis veränderter Lebertätigkeit im akuten fieberhaften Infekt in einem nicht geringen Teil der Erkrankungen möglich sein. Die Schwere der Infektion, nicht immer die Höhe des Fiebers, ist maßgebend für die Größe des nachweisbaren Leberausfalles. Ob die Bakterien selbst auf hämatogenem Wege in das Lebergewebe eindringen und dort die reaktiven Veränderungen hervorrufen, ist nicht für alle Infektionskrankheiten bewiesen; so werden z. B. in der Typhusleber nur selten Bacillen gefunden. Deshalb nimmt man häufig eine Toxinwirkung der Bakterien an und führt also die Leberveränderungen auf toxische Einwirkungen zurück, wie BITTORF und v. FALKENHAUSEN für die Leberschwellung gastrointestinalen Ursprungs. Das mag zum gewissen Teil auch zutreffen, doch möchten wir demgegenüber besonders stark betonen, daß wir auch im abakteriellen Fieber nach Milchinjektionen die gleichen Leberfunktionsstörungen z. B. mit der Bilirubinbelastung nachweisen konnten (s. Tabelle S. 1219). Ja, es scheint nicht einmal eine Temperatursteigerung notwendig zu sein, um den veränderten Leberzustand hervorzurufen, eine kräftige, ein ausgedehntes Hauterythem hervorrufende Höhensonnenbestrahlung genügt schon, die Retention des eingespritzten Bilirubins zu veranlassen. Das gemeinsame im infektiösen und nichtinfektiösen Fieber, sowie bei der künstlichen Hautverbrennung ist der gesteigerte Eiweißzerfall, die Leber wird mit Eiweißabbauprodukten überflutet, ihre Tätigkeit ist durch die allgemeine Eiweißzerfalltoxikose (H. PFEIFFER) im akuten Infekt über das gewöhnliche Maß beansprucht. Dabei kommen eben nicht nur Bakterientoxine in Betracht, sondern aus den Zerfallsprodukten körpereigenen Gewebes entstehen giftig wirkende Substanzen, die zum Teil unvollständig abgebaute Eiweißspaltprodukte sein mögen. Auf Veranlassung von FR. KAUFFMANN, der die Eiweißzerfallstoxikose als Entstehungsbedingung für die hämatogene Gastritis besonders betont, hat KNITTEL im Tierexperiment nach Papajotininjektion, Vorbehandlung durch Terpentinabsceß oder Höhensonnenbestrahlung die Leber mikroskopisch untersucht. Er fand ausgedehnte Verfettung und zum Teil auch herdförmige Zell-

Tabelle. Bilirubinbelastung vor und nach der Milchinjektion.

Nr.	Name	Diagnose		Im Fieber		Entfiebert	
				Endogenes Bilirubin in mg-%	Relativer Zuwachswert in %	Endogenes Bilirubin in mg-%	Relativer Zuwachswert in %
1	Kun.	Chron. Arthritis . .	19. 10.	—	—	0,78	+ 3
			24. 10.	0,87	+ 24	—	—
			31. 10.	—	—	0,71	+ 12
2	Somm.	Ischias	8. 11.	—	—	0,58	+ 11
			11. 11.	0,56	+ 23	—	—
			18. 11.	—	—	0,50	+ 4
3	Woy.	Ischias	20. 12.	—	—	—	+ 13
			22. 12.	—	+ 13	—	—
4	Wod.	Ischias	6. 11.	0,91	+ 31	—	—
			27. 11.	—	—	0,74	+ 12

nekrosen, brachte somit den anatomischen Nachweis von Leberzellveränderungen unter Bedingungen, bei denen Bakterien und ihre Gifte und auch artfremdes Eiweiß keine Rolle spielen. Ferner haben FISCHLER und HJÄRRE in ihren experimentellen Untersuchungen über die Entstehungsbedingungen der zentralen Läppchennekrose auf die Eiweißüberschwemmung der Leber besonders hingewiesen. Bei sensibilisierten Tieren (protrahierte Eiweißinjektionen) gelang es bei gleichzeitigem Kohlehydratmangel leicht, ausgedehnte Lebernekrosen zu erzielen. Für die Aufklärung des Narkosespättodes besonders nach Operationen in der Bauchhöhle sind für FISCHLER diese beiden Gesichtspunkte, Kohlehydratmangel und Eiweißüberschwemmung, für die Entstehung des Leberzusammenbruches maßgebend. Der Körper wird gleichsam gegen die eigenen Eiweißzerfallsprodukte im Ablauf einer gewissen Zeit sensibilisiert, die Leber gegen die Einwirkung der eigenen Fermente schutzlos, was die Zellnekrosen zur Folge hat. An dieser Stelle sei nochmals auf den oben beschriebenen Fall von Leberkoma nach Erysipel bei gleichzeitiger Lebercirrhose hingewiesen. Erst 7 Tage nach der Entfieberung — ein Zeitabstand wie bei einer Serumkrankheit nach einer vorangegangenen Injektion artfremden Serums (vgl. L. HESS: Ikterus als zweite Krankheit) — beginnt der Leberzusammenbruch. Es ist so, als ob diese schon durch die Cirrhose geschädigte Leber mit der Verarbeitung der durch die Streptokokkeninfektion angehäuften Eiweißzerfallsprodukte nicht fertig würde und dieser übermäßigen Beanspruchung unterliegt. Auch bei einem anderen Kranken mit beginnender Lebercirrhose trat die Verschlechterung des Leberzustandes (Ascites) erst 10 Tage nach Ablauf eines durch ein Erysipel bedingten Fieberstadiums auf. Experimentelle Untersuchungen und klinische Beobachtungen machen es also wahrscheinlich, daß im akuten Infekt die Störung der Leberfunktion zum Teil mit dem vermehrten Eiweißzerfall in Verbindung steht. Diese Betrachtungsweise legt es nahe, daß allergische Phänomene für das Zustandekommen der Leberschädigungen eine Rolle spielen. SCHOTTMÜLLER und FAHR haben diese Möglichkeit für die Hepatitis und Cholecystitis bei Scharlach erwogen. Durch die Scharlacherkrankung wird eine besondere Reaktionslage des Organismus geschaffen, in der dann durch die begleitende Streptokokkeninfektion Gewebsveränderungen hervorgerufen werden, wie sie bei der Anaphylaxie vorkommen.

Entsprechend den intermediären Leberstoffwechselstörungen führen wir das Auftreten eines latenten oder manifesten Ikterus wesentlich auf eine Destruktion des epithelialen Leberparenchyms zurück, wobei gleichzeitig ein mechanisches Moment infolge Verstopfung der Gallencapillaren durch Gallenzylinder (SCHOTT-

MÜLLER und BINGOLD) von geringerer Bedeutung erscheint. Ein septisch-toxischer Ikterus hämatogener Form (JOCHMANN) kommt wohl nur bei schwersten Allgemeininfektionen mit letalem Ausgang, z. B. bei Gasbrandsepsis vor.

Pathologische Anatomie. Für die häufigen in Heilung übergehenden, aber doch klinisch wesentlichen Leberveränderungen bei Allgemeininfektionen fehlen uns verständlicherweise die anatomischen Unterlagen. Nur aus den schwersten letalen Formen können wir Rückschlüsse ziehen. Unter den anatomisch diffusen Erkrankungsarten ist klinisch die seröse Hepatitis sicher von großer Bedeutung, das akut entzündliche toxische Leberödem (RÖSSLE) mit Schwellung der Leberzellen und Capillarendothelien, sowie Abhebung der Capillarwände von den Leberzellen kann der anatomische Ausdruck einer funktionell festgelegten Störung sein. Die verschiedenen cellulären Veränderungen an den Endothelien, das Auftreten von Granulocyten und Lymphocyten, von Leberverfettung und Lebernekrosen (LANDÉ) sind von DIETRICH in Beziehung zur verminderten, gesteigerten und erschöpften Reaktionsfähigkeit gesetzt. Auch diese Untersuchungen lassen nicht die Art des Erregers, sondern den Abwehrzustand des Organes als das wesentliche Moment erkennen. Außer diesen diffusen Leberveränderungen sind herdförmige Erkrankungen in Form lymphatischer Zellanhäufungen im periportalen Bindegewebe und vereinzelte Leberzellnekrosen (POSSELT, SCHWARZ, KAHLSTORF, JAFFÉ, LÜTHY, KETTLER u. a.) die Regel. Jedoch müssen die verschiedenen Zellreaktionen im periportalen Bindegewebe mit besonderer Vorsicht beurteilt werden (KAHLSTORF) und können gerade wegen ihrer Häufigkeit (nach ASCHOFF bei wahllos ausgesuchten 200 Leberfällen unter Fortlassung der einfachen parenchymatösen Hepatopathien in 55%) nicht als irgend ein spezifischer Prozeß gelten.

Therapie. Die diätetische Behandlung mit dem Ziele, das unter besonders erschwerten Bedingungen arbeitende Organ zu entlasten, steht im Vordergrund. Leicht assimilierbare und schon möglichst weit aufgespaltene Nahrungsstoffe sollen der Leber angeboten werden, Kohlehydrate und jegliche Zuckerarten sind deswegen zu bevorzugen, bei unüberwindlicher Appetitlosigkeit helfen Zuckertropfklistiere oder intravenöse Zuckerinfusionen. Mit leicht verträglichen Fetten (Rahm, Sahne, Butter) muß die Calorienzufuhr auf der notwendigen Höhe gehalten werden, damit ein Hungerzustand, der sich an der Leber als glykogenverarmte Hungerleber schädlich auswirkt, unter allen Umständen vermieden wird, auch wenn der Darmkanal bevorzugter Sitz der Allgemeininfektion, z. B. bei Typhus ist. Größere und konzentrierte Dosen von Alkohol sind unbedingt zu vermeiden, besonders bei fehlender Alkoholgewöhnung, denn wir kennen ja die Leberschädigung nach dem akuten Rauschzustand, wir sind deshalb aus guten Gründen Gegner der Alkoholtherapie bei septischen Erkrankungen. Im übrigen sei auf den Abschnitt der allgemeinen Therapie verwiesen.

6. Leberabsceß.

Die sog. primären Leberabscesse nach Verletzungen oder die Vereiterung traumatischer Hämatome gehören in das Gebiet der Chirurgie. Ebenfalls um eine Art von primären Leberabsceß handelt es sich, wenn der Arzt durch ein Pleuraempyem die gesunde Leber punktiert und sie auf diese Weise infiziert (EPPINGER). Die metastatische Verschleppung pyogener Kokken oder infizierter Thromben spielt für die Entstehung solitärer oder multipler Leberabscesse die Hauptrolle. Dabei steht die Pfortader als Quellgebiet an erster Stelle: Dickdarm, besonders der Wurmfortsatz, Milz, Bauchspeicheldrüse, Dünndarm, Magen (Ulcus pepticum perforatum) und Gallenblase können die primären Eiterungen enthalten. Bei Vorhandensein besonderer Anastomosen, mit dem Pfortaderkreislauf kann auch eine puerpurale Endomtritis die Ursache sein, selbst retrograder Transport durch die Lebervenen z. B. nach Otitis media, Hirnabsceß, Tonsilitis mit Jugularvenenthrombose muß anerkannt werden (RÖSSLE), dagegen spielt der arterielle Weg keine bedeutende Rolle. Nicht selten wird die Quelle auch bei der Sektion nicht gefunden (z. B. ZERRAHN). Die Leberabscesse zeigen oft eine bunte Bakterienflora, doch ist es auffallend, daß bei Darmtuberkulose oder einheimischer Dysenterie fast nie eitrige Leberherde gefunden werden. Auch beim Typhus sind sie offenbar selten, ich kann mich aus persönlicher Erfahrung während der Typhusepidemie in Hannover im Herbst 1926 nicht an typhöse Leberabscesse erinnern (Sektionen). In den Tropen ist der Leberabsceß nach Amöbenruhr häufig.

Besondere Vorgänge führen zur Entstehung des cholangitischen Leberabscesses. Bei mechanischer Behinderung des Gallenabflusses bildet die gestaute Galle einen guten Nährboden für allerlei Keime, die Infektion ergreift ascendierend die kleinen intrahepatischen Gallengänge, dort entstehen meist kleinere Abscesse um die Gallenwege. Auch von einem Empyem der Gallenblase steigt die Entzündung nicht selten auf, eine unmittelbare Verbindung zwischen Gallenblase oder Ductus cysticus und der Leber ist mitunter durch akzessorische in die Gallenblase, bzw. Ductus cysticus einmündende Gallengänge (Ductus hepatocystici gegeben (RÖSSLE). Ferner kann die Dyskinesie der extrahepatischen Gallenwege dem Haften einer Infektion Vorschub leisten.

Das klinische Bild zeigt besonders bei länger bestehenden Abscessen ausgesprochen septische Züge. Hohe plötzliche Fieberanstiege und Schüttelfröste befallen längere Zeit hindurch die meist stark abgemagerten Kranken. Der Ursprungsherd z. B. nicht operierte akute Appendicitis kann schon mehrere Wochen abgeheilt sein. Die Leber ist groß und druckempfindlich, das rechte Zwerchfell steht hoch, wodurch sich eine Atelektase im rechten Unterlappen ausbilden kann, auch eine exsudative Pleuritis kommt dort vor. Bei ausgedehnteren Eiteransammlungen fühlt man eine ödematöse Durchtränkung an der seitlichen Bauchwand oder über den unteren Rippen. Der rechte Leberlappen ist als Sitz des Abscesses ganz besonders bevorzugt (z. B. ROTHENBERG und LINDER unter 24 Fällen nur der rechte Lappen). Eine Hyperleukocytose ist vorhanden, später eine sekundäre Anämie. Zu besonderen Komplikationen geben die subphrenischen oder subhepatischen Abscesse Anlaß, RÖSSLE nennt sie peritoneale Eiterabsackungen, sie können in die Pleura, den Herzbeutel oder in den freien Bauchraum durchbrechen.

Zur Erleichterung der oft schwierigen Diagnose empfehlen FIESSINGER und Mitarbeiter nach gleichzeitiger Injektion von einem spezifisch leichteren und schwereren Jodöl (Lipiodol) Röntgenaufnahmen der Leber in verschiedenen Körperlagen.

Die Behandlung besteht nach Möglichkeit in der Öffnung der Abscesse. Ihr Erfolg ist oft zweifelhaft.

7. Leberlues.

a) Lebererkrankungen im Frühstadium der Syphilis.

α) Klinische Erscheinungen und Verlaufsarten. Im Frühstadium der Lues können bei scheinbar völlig lebergesunden Kranken, die keinerlei subektiv als Lebersymptome zu deutende Klagen vorbringen, mehr oder weniger deutliche Abweichungen in der Leberfunktion nachgewiesen werden. Ohne Hautikterus ist das Bilirubin im Serum oft erhöht (GERRAD), im Stadium der Generalisation der Lues fanden KIRSCH und FREUNDLICH positive Urobilin- bzw. Urobilinogenprobe im Harn unter 58 Fällen 31 mal. Die exkretorische Fähigkeit der Leber für Farbstoffe kann gestört sein (S. M. ROSENTHAL, BIBERSTEIN und SCHOLZ-SADEBECK) und auch der Kohlehydratstoffwechsel verläuft unter Belastungsproben gelegentlich abnorm. NEUGEBAUER wies unter 45 Fällen mittels der peroralen Galaktoseprobe 15mal eine 3 g übersteigende Harnausscheidung nach, KLEEBERG unter 21 Patienten mit unbehandelter Sekundärlues 3mal (negativer Ausfall der Probe nach Beendigung der Kur). Ähnliche Ergebnisse erzielte SAMBERGER mit Lävulose, und diesen Resultaten entsprechend kommt eine alimentäre Hyperglykämie nach Zuckerbelastung von höherem Anstieg als bei gesundem Zustande (TACHAU, MACKENZIE). Die Leber bietet bei diesen Syphilitikern im Frühstadium keinen Tastbefund, weder ihre Größe noch ihre Härte ist verändert, trotzdem zeigt die spezielle auf die Leber gerichtete Untersuchung, daß hier eine auch für den Kranken latente Hepatopathie vorliegt, und der mit der Verantwortung der ersten Behandlung belastete Arzt wird im Frühstadium der Lues ein weiteres Fortschreiten dieses schlummernden Leberleidens verhüten können, wenn ein kundiger Blick ihn von den Hauterscheinungen hinweg in die Tiefe nach der Leber führt. Die einfache Harnuntersuchung auf Urobilin ist hier eine wertvolle Handhabe. BITTORF betont ausdrücklich, daß sich bei frischer Lues, besonders im Stadium der Generalisation, oft Zeichen einer Leberschädigung finden, die klinisch nicht in Erscheinung treten.

Dieses prämorbile, jedoch stoffwechselmäßig bereits erfaßbare Stadium, über dessen Häufigkeit wir nur ungenügend unterrichtet sind und bei dessen weiterer Bearbeitung die gleichzeitige Erfassung möglichst zahlreicher Partialfunktionen der Leber das Ziel sein muß, bildet die Grundlage für die manifeste Lebererkrankung im Frühstadium der Syphilis, in ihrer ikterischen Form leicht kenntlich als

Icterus syphiliticus praecox, in Deutschland zuerst von LASCH 1894 beschrieben. Die klinischen Beobachtungen aus der Zeit vor der Salvarsanbehandlung sowie die vollständig ohne Berührung mit Salvarsan später beschriebenen Krankheitsfälle bilden die alleinige wertvolle Grundlage für die Beurteilung dieses Krankheitsbildes. Die Gelbsucht tritt meist mit Ausbruch der Sekundärerscheinungen (z. B. Hautexanthem) auf oder bei Bestehen des Primäraffektes und bei noch seronegativem Blutbefund; sogar schon vor dem Primäraffekt soll der Ikterus das erste Zeichen einer frischen luischen Infektion sein können (MICHAEL). Dieser Ikterus hat nach BITTORF eine auffallende orange-grünliche Färbung. Der Stuhl ist zu Beginn der Erkrankung acholisch, im Harn findet sich Bilirubin mit oder ohne gleichzeitiger Urobilin- bzw. Urobilinogenreaktion. Das Bilirubin im Blutserum ist selbstverständlich erhöht. Die Krankheit dauert durchschnittlich 4 Wochen (MICHAEL). Die übrigen klinischen Erscheinungen stehen dem als Icterus parenchymatosus bezeichneten Krankheitsbilde sehr nahe — es sei auf die eingehende spätere Erörterung verwiesen — für differentialdiagnostische Erwägungen ist bemerkenswert, daß dyspeptische Erscheinungen zu Beginn selten sind, ferner Hautjucken und Pulsverlangsamung oft fehlen, desgleichen ein Milztumor. Die Blutkörperchensenkungsgeschwindigkeit ist im Gegensatz zum Icterus simplex beschleunigt (LINZEMEIER, BITTORF, LOEB, ADLER, KLOPSTOCK).

Die Ausfälle in der Leberfunktion im ikterischen Stadium außerhalb des Gallenfarbstoffwechsels werden gegen das einleitend beschriebene Vorstadium deutlicher, sind auch verständlicherweise eingehender untersucht. Bei der Prüfung des Kohlehydratstoffwechsels fanden nach Glucosebelastung TACHAU und nach Galaktose LÖWENBERG, NAUENBERG und NOAH einen abnormen Ablauf der Blutzuckerkurve, vermehrte Harnausscheidung von Galaktose WÖRNER und REISS, REISS und JEHN, ADLER und LANGE, von Lävulose NOBL,

Wörner und Reiss, Samberger. Die Milchsäure im Blut kann vermehrt sein (Adler und Lange). Besonders bemerkenswert erscheint, daß Störungen im Eiweißstoffwechsel kenntlich an der Ausscheidung von Leucin und Tyrosin im Harn (Buschke, Michael, Geronne, Birnbaum) beschrieben sind. Unter den Abweichungen im Fettstoffwechsel heben Adler und Lemmel besonders die Hypercholesterinämie hervor.

Diese ikterische Hepatopathie, eben wegen des hervorstechenden Symptoms der Gelbfärbung jedem als Icterus syphiliticus praecox geläufig, ist sicherlich nicht die alleinige oder gar die häufigste Art der Leberschädigung im Sekundärstadium der Lues. Gerade bei dieser Grundkrankheit haben wir mit einer großen Schar latent ikterischer oder anikterischer Hepatopathien zu rechnen. Sie entgehen sicher außerordentlich häufig auch sorgfältiger ärztlicher Beobachtung, da sie als latente Krankheitsbilder ohne besonders charakteristische Symptome — siehe die Ausführungen über latente Hepatopathien — unerkannt und schleichend verlaufen (Stroebe) und nur die Wa.R das Grundleiden aufdecken kann. Für die Dermatologen, die heutzutage fast ausschließlich die Frühsyphilis behandeln, erscheint die Kenntnis der latenten Hepatopathien im Sekundärstadium ausgesprochen wertvoll, und die richtige Beurteilung von leichten „Magenbeschwerden oder Oberbauchdruck" dringend notwendig. Die verschiedenen Möglichkeiten im weiteren Ablauf dieses Krankheitsbildes liefern den Beweis für die Wichtigkeit der Erkennung der ersten Krankheitsform. Zwar ist sicher, daß der weitaus größte Teil dieser luischen Hepatopathien im Sekundärstadium ausheilt, sei es spontan oder unter einer spezifischen Behandlung. Die ikterische Form dauert etwa 4 Wochen, bei der latent ikterischen oder anikterischen Form geht eine etwa deutliche Leberschwellung langsam zurück, das Urobilin verschwindet aus dem Harn, die Ergebnisse der funktionellen Diagnostik zeigen die Besserung des Leberzustandes an, und der sichtliche Fortschritt im Allgemeinbefinden (z. B. Gewichtszunahme) überzeugt auch den Kranken von der Heilung. Jedoch sind noch zwei andere Ausgänge möglich: Leberatrophie im Sekundärstadium und die sich langsam entwickelnde Lebercirrhose des Spätstadiums.

Es steht fest, daß luische Infektion allein (ohne Salvarsanbehandlung) im Sekundärstadium oder bei Rezidiven des Sekundärstadiums zur Leberatrophie führen kann. Aus statistischen Zusammenstellungen leitet Bittorf eine recht erhebliche ursächliche Bedeutung der Lues als Entstehungsursache der akuten Atrophie ab, z. B. stellt Herxheimer 69 Fälle zusammen, davon erkennt Heinrichsdorff nur 48 Fälle als „luische Spontanatrophie" an. Doch müssen wohl immer besondere Umstände außer der Syphilis — über die Bedeutung des Salvarsans siehe später — zusammentreffen, daß entweder ziemlich akut das schwere Krankheitsbild entsteht oder sich langsam aus einem zunächst als harmlos gedeuteten Icterus syphiliticus die Atrophie entwickelt. Eine sorgfältig aufgenommene Vorgeschichte fördert meist frühere Leberschäden zutage. Es können „Icterus simplex", Gallenblasenerkrankungen mit Leberbeteiligung, Cholangitis oder schwere andere Infektionskrankheiten auch längere Zeit, selbst Jahre, vorausgegangen sein und ein disponiertes Organ hinterlassen haben. Schlechter allgemeiner Ernährungszustand beim Ausbruch der Krankheit — die Häufigkeit der Leberatrophie überhaupt und besonders unter den Luespatienten in den Jahren großer wirtschaftlicher Not (1919—1921) ist ein markantes Beispiel — ja das einfache Hungern aus Appetitmangel während des Gelbseins wirken fördernd auf den Fortschritt des Leberleidens; früheres oft nur mäßiges Potatorium, auch ein wiederholter Alkoholabusus nach der Infektion oder eine gleichzeitige Gravidität können zum Leberzusammenbruch führen.

Das klinische Bild und die Störungen der Leberfunktion unterscheiden sich in keiner Weise von der Leberatrophie aus anderen Ursachen (s. dort). Oft deckt die Wa.R. erst das Vorhandensein der spezifischen Infektion auf. Die gesamte Krankheitsdauer erstreckt sich auf wenige Tage, meist jedoch 3 bis 6 Wochen bis zu dem so häufig tödlichen Ausgang. Ganz reine Krankheitsfälle sind entsprechend der obigen Auffassung nicht sehr häufig, u. a. von JACOBY, FEX, EICKE, LIPPMANN-WULF, CHATAGNON beschrieben. STÜMPKE mißt dreimaligen Salvarsangaben bei schon vorher bestehendem deutlichem Ikterus keine Bedeutung bei, ERASMI beobachtete nach einem Partus eine Atrophie bei Syphilis (Krankheitsdauer 6 Wochen, Lebergewicht 965 g). Aber auch sichere Heilungen sind bekannt (TIETZE nach Choledochusdrainage). Die Kranken gesunden langsam trotz schwerer cerebraler Erscheinungen und längerer Bewußtseinstrübung (SENATOR, BUSCHKE und ZERNICKE, BOUSQUET und PETZES). Ferner rettete EHRMANN einen schweren mit Somnolenz und Ascites einhergehenden Fall mit Lues in der Vorgeschichte und negativen Wa. im Blut durch große Joddosen innerhalb von 3 Wochen. UMBER erreichte einen auffallend schnellen Rückgang bei klarem Sensorium und Nachweis von Leucin und Tyrosin im Harn nach 0,4 g Salvarsan (Ulcus durum 3 Wochen vorher, Wa.R. positiv). Über die weitere Entwicklung des Leberzustandes nach geheiltem Icterus gravis bei Lues sind nur wenige klinische Beschreibungen vorhanden, da hierzu jahrelange Beobachtung notwendig ist. Doch einzelne pathologisch-anatomische Befunde weisen darauf hin, daß aus der akuten Leberatrophie eine großknotige Leber mit reichlicher Bindegewebsentwicklung entstehen kann (MARCHAND). So sah STRAUSS einen Kranken $4^1/_2$ Monate nach Feststellung einer mit Salvarsan behandelten Lues im hepatischen Koma enden, dessen höckrige Leber (Gewicht 1314 g) mit harten Knoten das Bild einer „älteren akuten Leberatrophie mit starker Bindegewebsvermehrung“ bot. Damit ist die Brücke zur Cirrhose, der anderen Möglichkeit einer Defektheilung nach Hepatopathie im Frühstadium der Syphilis gegeben. Dazu wird es nicht immer notwendig sein, daß ein klinisch besonders schwerer Ikterus vorangegangen ist, die Entwicklung der Cirrhose aus der ankterischen oder latent ikterischen Hepatopathie des Sekundärstadiums kann Jahre in Anspruch nehmen, ohne daß es wohl immer zu tertiärluischen Erscheinungen in der Leber kommen muß. Ein markantes Beispiel bringt MIASSNIKOW:

28jähriger Pat. 1915 syphilitische Infektion. Salvarsankur. Nach Beendigung salvarsansyphilitische Hepatitis mit Gelbsucht. Auch nach Rückgang des Ikterus bleibt die Leber vergrößert und verhärtet. Milztumor. 1916 wieder schwache Gelbsucht. In den folgenden Jahren verschiedene Jod- und Hg-Kuren. 1919 starker Ascites, nach Ablassen harte, verkleinerte Leber tastbar, Gelbsucht, Aminacidurie, Tachykardie und Atemnot. Sektion: Atrophische Lebercirrhose (frische annuläre Lebercirrhose, stark ausgesprochene Veränderung der Leberzellen, Hypertrophie der KUPFFERschen Zellen).

Wenn wir auch der Meinung sind, daß, wie oben betont, die Mehrzahl der Fälle von Icterus syphiliticus praecox auch schwererer Art in Dauerheilung übergehen, so bedürfen diese Kranken doch noch recht lange Zeit umsichtiger ärztlicher Aufsicht wegen der Möglichkeit der Entwicklung eines chronischen Leberleidens. Die Beurteilung der rein syphilitischen Natur dieser Lebercirrhosen wird durch etwa leberschädigenden Einfluß der Behandlung besonders durch Salvarsan erschwert, wie auch bei dem oben zitierten Fall. Doch eigene Beobachtungen, wie auch die von BUSCHKE und LANGE zeigen, daß eine Lebervergrößerung nach Ikterus bei Frühsyphilis noch längere Zeit fortbestehen kann.

β) Pathogenese. Der Betrachtung der Pathogenese der Lebersyphilis im Frühstadium muß die beachtenswerte Tatsache vorangestellt werden, daß ganz im Gegensatz zur kongenitalen Neugeborenensyphilis bei der erworbenen Syphilis des Erwachsenen der Nachweis von Spirochäten in der Leber weder bei den leichteren Formen noch bei der Atrophie im Sekundärstadium gelungen ist. Auch die Verimpfung von Organbrei einer luischen Atrophie auf Affen war nicht von einer spezifischen Infektion des Versuchstieres gefolgt (FISCHER). Ebenso blieb die Suche nach Spirochäten in Organstückchen, die durch Leberpunktion am Lebenden gewonnen waren (FUSS und WELTMANN) ohne jeden Erfolg. Demnach handelt es sich also um eine Leberschädigung, durch die Toxine der Spirochäten (BUSCHKE, HERXHEIMER, FUSS und WELTMANN u. a.), wenn man nicht schließen will, daß die Erreger frühzeitig im Lebergewebe zugrunde gehen. CITRON spricht von lipoidophilen Endotoxinen der Spirochäten und toxolipoiden Verbindungen in der Leber. Daß auch hier wie bei hochfieberhaften Infektionskrankheiten Zerfallsprodukte des körpereigenen Eiweißes neben den spezifischen Toxinen eine Rolle spielen, bleibt zunächst eine Annahme, für die chemische Unterlagen fehlen. Der Angriffspunkt des schädigenden Agens liegt einerseits sicher am epithelialen Parenchym, wie aus den Störungen im Eiweiß- und Kohlehydratstoffwechsel geschlossen werden muß. Auch die so häufige Urobilinurie deutet auf die Unfähigkeit der Leberzellen hin, die vom Darm aufgenommenen Urobilinkörper in Bilirubin umzuwandeln. Ferner zeigt ein latenter Ikterus, und deutlicher sichtbar ein Hautikterus, die Störung der exkretorischen Fähigkeit der Leberzellen für Bilirubin in eindeutiger Weise. Es erscheint uns dabei nicht richtig, die ikterischen Hepatopathien (Icterus syphiliticus praecox), bei denen die Störung einer Partialfunktion, nämlich die des Gallenfarbstoffwechsels, besonders ins Auge springt, von den anikterischen oder latent ikterischen Hepatopathien in pathogenetischer Hinsicht grundsätzlich abzutrennen.

Für die Entstehung eines latenten oder manifesten Ikterus müssen mechanische Momente zurücktreten, wenn auch Schwellungen gummös veränderter Lymphdrüsen des Ductus cysticus und der Porta hepatis (QUINCKE) oder ein syphilitisches Enanthem der Gallengänge (HUBLER) beobachtet wurde. Es handelt sich wesentlich um einen parenchymatösen Ikterus. Die syphilitisch-toxische Schädigung kann solche Ausdehnung und Virulenz annehmen, daß es zum ausgedehnten Zerfall des Lebergewebes (Leberatrophie) kommt und der Einwirkung dieser hochgradigen Giftwirkung die sonst so kräftige Regenerationsfähigkeit des Lebergewebes unterliegt. Das Fortschreiten der Massennekrose wird weiter unterhalten durch die der Leber selbst eigenen Fermente, die Autolyse des Organes führt zur vollständigen Leberinsuffizienz. Ob allerdings allein durch das Luestoxin dieser Zerstörungsprozeß in Gang gesetzt werden kann, ist nicht immer zu bejahen. Oft führt erst ein Zusammentreffen mehrerer hepatotroper Noxen zu diesem meist tödlichen Leberzusammenbruch. Deshalb sind scheinbare Begleitumstände, wie schlechter Ernährungszustand mit glykogenarmer Hungerleber, leichte Fettleber durch Alkoholmißbrauch, „Schwangerschaftsleber“ und Salvarsan — ausführlich siehe später — in pathogenetischer Hinsicht von entscheidender Wichtigkeit.

Daß außer den epithelialen Veränderungen entzündliche Prozesse, also Reaktionen am Gefäßbindegewebsapparat, besonders an den KUPFFERschen Sternzellen, vorhanden sind, lehren einzelne frühzeitige pathologisch-anatomische Beobachtungen. In funktioneller Hinsicht weist der pathologische Ausfall der Farbstoffproben, z. B. mit Kongorot oder Bromsulfalein, auf die gestörte Tätigkeit des mesenchymalen Parenchyms hin. Es ist also das „Hepaton“ als ganzes, die Leberzelle und die Gefäß- wie Gallengangscapillaren von der Schädigung ergriffen. Somit reihen sich die Erkrankungen unter den Begriff der Hepatitis mit Hepatose nach RÖSSLE ein.

γ) Pathologische Anatomie. Entsprechend der klinischen Auffassung, daß die Lebersyphilis des Frühstadiums zumeist in Heilung übergeht, was vom pathologisch-anatomischen Standpunkt von GRUBER, der bei Aortenlues nur

0,3% spezifische Lebererkrankungen fand, betont wird, ist es verständlich, daß nur anatomische Einzelfälle über die morphologischen Leberveränderungen Aufklärung geben können. Die Reaktion des Lebergewebes auf die syphilitische Infektion ist je nach dem Zustande des Organes und der Reaktionslage des Gesamtorganismus eine verschiedene. Zum Teil sind ausgebildete Lebergummen schon 3 Monate nach der Infektion (Drühe, Axel Key) und interacinös gelegene milliare Gummen kurz nach Ausbruch der Roseola (Hausmann) beschrieben, oder es kommt zum Leberödem mit ungleich starker Infiltration von Lymphocyten und Plasmazellen im Stützgewebe (Gruber, Babes und Mironescu). Reaktionen mehr produktiven Charakters mit reichlich eosinophilen Leukocyten im Zwischengewebe, allerdings bei gleichzeitiger Salvarsandermatitis beschreibt Stockenius. Sektionsbefunde über leichte oder schwere ikterische Hepatopathien (Icterus syphiliticus praecox) liegen offenbar nicht vor. Der anatomische Nachweis, der bei der Besprechung der Pathogenese hier abgeleiteten Schädigung des epithelialen Parenchyms steht also aus. Das morphologische Bild der luischen Atrophie unterscheidet sich in keiner Weise von den Atrophien aus anderer Ursache (Herxheimer), weshalb sich an dieser Stelle eine ausführliche Beschreibung erübrigt. Es sei nur hervorgehoben, daß es sich meist um das subakute Krankheitsstadium handelt, indem schon wieder deutliche Regenerationserscheinungen in der verkleinerten, zu Beginn der Erkrankung durch die Massennekrosen des epithelialen Parenchyms zerstörten Leber eingesetzt haben. Häufig ist der linke Lappen schwerer befallen als der rechte. Auch das Ausheilungsstadium der Atrophie in Form der grobknotigen Cirrhose bietet in histologischer Hinsicht nichts Abweichendes von den übrigen Arten dieser Cirrhose.

b) Lebererkrankungen im Spätstadium der Syphilis.

α) Klinische Erscheinungen und Verlaufsarten. Die tertiärluischen Prozesse in der Leber können je nach Ausbreitung und Art des anatomischen Bildes unter verschiedenartigen und vielgestaltigen Erscheinungen verlaufen; denn es kommt sowohl zu diffusen Erkrankungen des gesamten Organs (interstitielle Hepatitis) wie offenbar häufiger zu herdförmigen Knotenbildungen (Gummi) an mehreren Stellen (z. B. Antić). Meist sind beide Formen gleichzeitig vorhanden. Ähnlich wie bei der Frühsyphilis sind wir auch im späteren Verlauf über die Häufigkeit der Leberlues überhaupt nur ungenügend unterrichtet. So zählt z. B. Schrumpf unter 4280 Syphilitikern 428 (9,67%) eine Beteiligung der inneren Organe, davon in 8,45% Leberlues, was aus der Gesamtzahl berechnet 0,8% beträgt. Die Leber ist stets verhärtet, deshalb der Palpation gut zugänglich, sie kann vergrößert oder verkleinert sein, ihre Oberfläche ist meist uneben und höckerig, Vorwölbungen verschiedenster Größe lassen sich oft leicht abtasten, tiefe Einkerbungen sind nicht selten. Je nach Beteiligung des Serosaüberzuges ist das Organ druckempfindlich oder spontan schmerzhaft, gelegentlich hört man Reiben als Ausdruck einer trockenen Perihepatitis. Die Erkrankungen reihen sich meist in den klinischen Sammelbegriff der Lebercirrhose ein, sei es, daß es sich um das Anfangsstadium oder um die ausgeprägte Form dieses Leidens handelt. Dabei kommt es nur seltener zur Ausbildung eines großen Ascites, der häufige Punktionen notwendig macht, somit sind auch die Zeichen portaler Stauung und ihre Folgeerscheinungen, z. B. Blutungen aus erweiterten und zerrissenen Kollateralvenen weniger häufig. Kleinere Wasseransammlungen, die sich zurückbilden, kommen eher vor. C. Gerhardt sah unter 23 syphilitischen Cirrhosen 12mal Ascites. Ein Milztumor wird in jedem Stadium fast niemals vermißt (Schlesinger, R. Bauer). Bei diesem chronischen, sich über Jahre und Jahrzehnte hinziehenden Leiden, bei dem Perioden völliger Kompensation der Organfunktion mit solchen mehr oder weniger deutlicher Leistungsschwäche wechseln können, treten ikterische Schübe häufig auf. Weniger das mechanische Moment (Bittorf), die Einengung der intrahepatischen Gallenwege durch Bindegewebswucherung oder der Druck gummös veränderter Lymphknoten an der Leberpforte scheint uns maßgebend für die Entstehung der Gelbsucht als eine Schädigung der Leberzellen selbst auf toxischer Grundlage. Es wird sich also hier wie bei der Frühsyphilis meist um einen hepatocellulären Ikterus handeln mit allen Folgeerscheinungen im intermediären Leberstoffwechsel wie bei der akuten ikterischen Hepatopathie, z. B.:

H. J., 57 Jahre, 1911 Lues. 7 Kuren mit Salvarsan und Hg. 1930 ziehende und stechende Schmerzen im Oberbauch. Erbrechen. Verdacht auf Fleischvergiftung. Wa.R. positiv. Bismogenolkur. 1932 Leber vergrößert, hart, glatt. Rand stumpf. Kein Milztumor. Wiederholung der Bismogenolkur. Nach der 2. Injektion Gelbsucht. Die Kur wird am 27. Krankheitstage fortgesetzt und gut vertragen. Den Ablauf der Leberfunktionsstörung in verschiedenen zu gleichem Zeitpunkt untersuchten Partialfunktionen bei diesem Kranken (Serumbilirubin, Blutcholesterin, Fettsäuren im Blut, Kohlehydratverwertung) zeigt nebenstehende Tabelle (eigene Beobachtung).

Bemerkenswert ist zu Beginn das absolute Fehlen der Cholesterinester im Blut, die hohen Fettsäurewerte und die ausgesprochene Verwertungsstörung für Lävulose. Bis auf die Urobilinogenurie gleichen sich alle Störungen wieder aus. Die Leber bleibt etwas vergrößert und verhärtet.

Tabelle. Ablauf der Leberfunktionsstörung bei ikterischer Hepatopathie wegen tertiärer Lues.

Krankheitstag	Serumbilirubin mg-%	Serumcholesterin mg-%				Fettsäuren mg-%	Blutzuckerkurve nach 50 g Lävulose							Harn		
		Gesamt	freies	Ester	% verestert		vorher	½	1	1½	2	2½	größte Steigerung	Bilirubin	Urobilin	Urobilinogen
16.	—	126	126	Θ	Θ	585	94	136	140	142	124	112	48	++	Θ	Θ
19.	8,2	172	110	62	36	486	—	—	—	—	—	—	—	++	Θ	Θ
23.	4,4	151	115	36	23	586	—	—	—	—	—	—	—	+	+	+
31.	1,2	163	63	100	61	417	97	121	139	128	118	105	42	+	++	++
44.	0,58	161	66	95	59	412	112	133	144	142	127	113	32	Θ	+	+
58.	0,59	159	68	91	57	326	106	127	129	120	118	112	23	Θ	Θ	+
Normalwerte	bis 1,0	150—180			65	300—400							30	Θ	Θ	Θ

Zwei *Symptome* sind bei der Leberspätsyphilis besonders beachtenswert: Fieber und Koliken. Das Fieber, schon lange als Zeichen der Lebersyphilis bekannt (Bäumler, Schlesinger) kann unter verschiedensten Formen auftreten (Antić). Gelegentliche geringere oder höhere Temperatursteigerungen, kommen vor, chronisch remittierendes und intermittierendes Fieber tritt auf, plötzliche heftige Steigerungen der Körperwärme, einsetzend mit Schüttelfrost wie ein Malariaanfall, sind beobachtet. Gerade bei unklaren Fieberzuständen ist die Möglichkeit einer Lebersyphilis stets zu erwägen, auch wenn der Tastbefund an der Leber selbst nicht groß ist und ein Milztumor „als chronisch infektiös" erklärt scheint. Die Entstehung des Fiebers ist nach Schlesinger nicht einheitlich, die Toxine der Spirochäten sollen lokale Entzündungen oder direkte Reizung des Wärmezentrums in der Medulla hervorrufen. G. Klemperer betont die Auffassung des Resorptionsfiebers aus zerfallenen Gummen.

Große Schwierigkeiten in diagnostischer Beziehung können heftige Schmerzanfälle im rechten

Oberbauch bereiten, die in ihrem Ablauf und übrigen Erscheinungen — Leberschwellung, Erbrechen, Ausstrahlung in die rechte Schulter, Fieber — einer echten Gallensteinkolik vollständig gleichen. Tatsächlich kann es sich dabei neben einer Leberlues um eine spezifische Erkrankung einer steinfreien Gallenblase handeln (Riedel). Bei diesen „Leberkoliken" muß an ein akutes Ödem auf toxischer Grundlage zumeist gedacht werden, als dessen Folge die Kapselspannung des plötzlich vergrößerten Organes die Schmerzen verursacht. Auch Störungen in der Gallenexkretion aus den intra- und extrahepatischen Gallenwegen sind möglich, sie mögen besonders bei der cholecystitischen Form spastischer Natur sein.

Je nach den verschiedenen Verlaufsarten werden die diffuse interstitielle Hepatitis mit gleichmäßiger Vergrößerung der Leber, die cholangitisch-cholecystitische Form, die peritonitische Form, die atrophisch-syphilitische Cirrhose und die grobknotige Lebersyphilis unterschieden (Bittorf, Schlesinger). Die letztere Form kommt am häufigsten zur Beobachtung. Zu Beginn bestehen die deutlich tastbaren, in Ein- oder Mehrzahl verhandenen Knoten aus Gummibildungen, spezifisch-luischen Granulationsgeschwülsten. Die Bevorzugung des linken Leberlappens wird zum Teil hervorgehoben, dafür ein Beispiel eigener Beobachtung.

Lor., 62 Jahre. 1895 (?) luische Infektion. 1917 Leberschwellung unklarer Ursache. 1930 Druckbeschwerden im Oberbauch. Man fühlt eine ziemlich harte, kugelige, nicht ganz scharf abgrenzbare Vorwölbung im linken Leberlappen. Zunächst Verdacht auf Carcinommetastasen, besonders wegen starker Abmagerung. Wa.R. Blut +. Deswegen Jod-Wismutbehandlung, später jährlich mehrere Jodkuren. 1932 ist an Stelle der Vorwölbung nur noch eine Verhärtung des linken Leberlappens zu tasten. Wohlbefinden. Wa.R. Blut +.

Im weiteren Verlaufe tritt Schrumpfung der Knoten durch Narbenbildung ein und außerdem wird das Organ gleichzeitig von herdförmiger interstitieller Gewebswucherung durchsetzt, so daß schließlich das typische Bild des Hepar lobatum entsteht. Die Leber nimmt eine unregelmäßige, durch vielfache tiefe Einschnürungen geteilte Gestalt an. Zwischen den scharf abgesetzten Vertiefungen fühlt man grobe Knoten und Höcker. Der Leberrand ist stumpf, häufig unregelmäßig verdickt.

Die *Störungen* der Leberfunktion sind bei der *tertiären Lues* des Erwachsenen durchaus wechselnd. Es kann nicht merkwürdig erscheinen, daß oft negative Ergebnisse auch bei Belastungsproben erzielt worden sind, denn es handelt sich ja häufig nur um herdförmige Erkrankungen, so daß reichlich voll leistungsfähiges Parenchym zur Kompensation zur Verfügung steht. Alimentäre Galaktosurie wurde häufig gefunden (R. Bauer, Schlesinger, Blatt, Wörner und Reiss, Löwenberg, Nauenberg und Noah), vermehrte Ausscheidung von Lävulose nach peroraler Belastung (Hubert, Brugsch, negative Resultate von Frey), die exkretorische Fähigkeit für Farbstoffe kann gestört sein (Blatt, Bieberstein und Scholz-Sadebeck, O'Leary, Green und Rowntree), vermehrte Aminosäureausscheidung nach Glykokollbelastung fand Derra. Bei einem über 3 Jahre beobachteten Kranken sahen wir schließlich eine fast vollständige Kompensation des Leberzustandes eintreten.

G. Lam., 49 Jahre. 1902 luische Infektion. Hg-Schmierkur. 1912 Salvarsankur. 1927 2 Wismutkuren, 1928 Jodkur. Seit 1927 starkes Druckgefühl in der Lebergegend, Völlegefühl, Anfang 1928 wird der Leib stärker. 1929 Leber hart, deutlich vergrößert, ausgesprochen höckerig. Milz nicht sicher vergrößert. Ascites. Harn: Urobilin stark +. Serumbilirubin 0,45 mg-%. Nach 2 ccm Salyrgan i. m. 2,5 Liter Harn. Behandlung mit Jod. 1930 leichter Ascites. Meteorismus. Serumbilirubin 0,97 mg-%. Bilirubinbelastung + 37%. Pathologische Blutzuckerkurve nach Lävulosebelastung. Fortsetzung der Jodbehandlung, strenges Alkoholverbot, eiweißarme Kost. Mitte 1932: L. hat sehr solide, fast vollständig vegetarisch gelebt. Fühlt sich wohl. Kein Ascites. Kein Meteorismus. Leber hart, vergrößert, 3 tiefe, lange Einkerbungen fühlbar, dazwischen grobe Höcker. Milz nicht zu tasten. Harn: Urobilin und Urobilinogen schwach +. Serumbilirubin 0,41 mg-%. Bilirubinbelastung + 25%. Blutzuckerkurve nach 50 g Lävulose per os jetzt normal.

β) Differentialdiagnose. Bei dem vielgestaltigen klinischen Bilde der Spätlues sind Irrtümer nicht selten. Die Wa.R. im Blut oder etwa im Ascites kann recht häufig negativ ausfallen und damit zu Unrecht die Annahme einer spezifischen Erkrankung verdrängen. Bei fieberhafter Spätlues soll sie meist positiv sein (SCHLESINGER). Bei jeder Lebererkrankung, auch bei der gewöhnlichen Cirrhose", sollte die Anstellung der Wa.R. nie unterlassen werden. Außer eingehender anamnestischer Befragung sind Zeichen syphilitischer Erkrankungen an anderen Organen (Nerven und Gefäßsystem) für die Diagnose sehr wesentlich. Die Verwechslung mit metastatischen Lebertumoren oder primärem Lebersarkom ist wegen der Knotenbildung verständlich; die häufigen Schmerzanfälle führen zur falschen Annahme einer Cholelithiasis und das oft unerklärbar erscheinende Fieber lenkt auf andere infektiöse Prozesse ab. Gelegentlich kann die Situation durch einen therapeutischen Versuch mit Jod geklärt werden.

γ) Pathologische Anatomie. Die Bemerkung von GRUBER, daß heute in den pathologischen Instituten wenigstens in deutschen Ländern der Befund von eindeutig luischer Lebererkrankung bei Erwachsenen vor allem von nachweisbar gummösen Veränderungen als recht seltenes Vorkommnis gebucht wird, steht im Gegensatz zu der klinischen Häufigkeit der Leberspätlues und hat seine Berechtigung nur in dem auch von GRUBER gegebenen Hinweis der häufigen restlosen Ausheilung des Leberprozesses. Der Nachweis der Spirochäten gelingt wie bei der Frühsyphilis des Erwachsenen auch hier in den Infiltraten und Gummibildungen nicht. Nur an den beiden Reaktionsformen auf die Einwirkung der frühzeitig zugrunde gehenden Erreger und der Toxine der Spirochäten läßt sich die Lues histologisch nachweisen. Davon hat die eine Reaktionsart, die Bindegewebsneubildung, keine für Syphilis besonders kennzeichnenden Merkmale, nur der Sitz ist nach HERXHEIMER etwas begrenzter und umschriebener. Besonders die fertige Narbenbildung ist uncharakteristisch. Es sei hier nochmals hervorgehoben, daß die gewöhnliche atrophische Cirrhose sich auf luischer Grundlage entwickeln kann. Zwischen dieser Bindegewebswucherung finden sich häufig Gummata, denn um Mischformen interstitieller und gummöser Hepatitis handelt es sich gewöhnlich bei der Spätlues. Die Gummata von Stecknadelkopf- bis Faustgröße vorkommend stellen als spezifische Zellansammlungen besonders von Spindelzellen, Epitheloidzellen, Granulationszellen, Leukocyten, Plasmazellen und auch Riesenzellen vom LANGERHANSschen Typus (HERXHEIMER) die luische Ätiologie klar. Sie schmelzen oft sehr schnell vom Zentrum aus nekrotisch erweichend ein und werden durch Bindegewebe ersetzt. Besondere Bedeutung haben die Gefäßveränderungen in der Leber. Nicht nur ihre mechanische Verengerung durch umwachsendes Bindegewebe hemmt den Blutumlauf, sondern es kommt auch zu primären Veränderungen der Pfortader in Form von Wucherung der Intima, Degeneration der Muskulatur und Thrombenbildung. Auch an den Lebervenen können ähnliche Veränderungen vorhanden sein (Endophlebitis hepatica obliterans).

c) Lues congenita tarda hepatis.

Bei der kongenitalen Syphilis erkrankt die Leber mit großer Regelmäßigkeit und ist eine der wichtigsten Fundstätten für die Spirochaeta pallida bei syphilitischen Neugeborenen (u. a. PAUL SCHNEIDER). Im Rahmen dieser Abhandlung interessieren die im Pubertätsalter und später auftretenden Lebererscheinungen der fetal erworbenen Syphilis. Sie sind Folgen der „Feuersteinleber" (interstitielle Hepatitis) und der Miliarsyphilome (KAUFMANN) in der Leber der Neugeborenen. Andere Zeichen kongenitaler Lues erleichtern häufig die Diagnose:

So., 19 Jahre. Mit 8 Jahren plötzlich erblindet. Behandlung mit Spritzen und Einreibungen in die Haut. Nach 1 Jahr Besserung, kommt wegen Bronchopneumonie in die Klinik: HUTCHINSONsche Zähne Periostverdickung am linken Unterschenkel. Keratitis und Chorioretinitis peripherica beiderseits. Leber vergrößert, hart, glatt. Leberfunktionsprüfungen: Serumbilirubin 0,34 mg-%, Bilirubinversuch + 23%. Blutzuckerkurve nach Lävulosebelastung pathologisch. Serumcholesterin: freies Cholesterin 46 mg-%, Cholesterinester 74 mg-%, Gesamtcholesterin 120 mg-% (verestert 61%). Harnurobilin positiv.

Es handelt sich hier um die große glatte Leber, also eine Erscheinungsform, wie sie auch bei der erworbenen Lues des Erwachsenen im tertiären Stadium auftritt. Die übrigen dort beschriebenen Verlaufsformen (knotige Leber, atrophische Cirrhose, cholangitische Form) kommen gleichfalls vor (BITTORF, PETERSEN). Die Lebensdauer der Patienten ist beschränkt (ZUMBUSCH), wenn nicht frühzeitig Erkennung und Behandlung ein Fortschreiten verhindert, aber auch dann überleben von 100 Lebendgeborenen nur 41 das 14. Lebensjahr (NASSAU), der oben beschriebene Fall, der das 19. Lebensjahr überschritten hat, gehört zu den Ausnahmen. Bei dem Auftreten plötzlicher Teerstühle zwischen dem 10. und 12. Lebensjahr ist stets eine sorgfältige Untersuchung von Leber und Milz notwendig, um im gegebenen Falle der fälschlichen Annahme einer Ulcusblutung zu entgehen. Ein von mir beobachteter Kranker starb an einer „Magenblutung" und erst die Sektion deckte eine Lebercirrhose im atrophischen Stadium auf.

Wer., 16 Jahre. Sektionsbericht (Prof. H. STROEBE, Pathologisches Institut des Städtischen Krankenhauses Hannover): Leber klein, von ausgesprochener Schokoladenfarbe, an ihrer unteren hinteren Fläche ist sie stark gelappt. Die durch Narbenfurchung getrennten Lappen haben ziemlich glatte Oberfläche. Die Acinuszeichnung ist verwischt, das Bindegewebe vermehrt. An der Übergangsstelle der Lebervene in die Vena cava inf. findet sich eine derbe, gelblich gefärbte Rippe, die das Lumen der Lebervene stark einengt. Vor dieser Striktur sind die Lebervenen stark erweitert.

Oesophagusschleimhaut sehr blaß, von der Mitte des Oesophagus ab hinab in die Kardia schimmern weite Varicen durch die Schleimhaut hindurch. Sie sind blutleer, so daß auf Druck sich nirgends aus den Venen Blut entleert. Ein Varix zeigt eine stecknadelkopfgroße, runde Perforation nach dem Lumen des Oesophagus hin. Die Schleimhaut des Magens ist geschwollen, stark rot verfärbt. In der Nähe der Kardia und des Pylorus multiple stecknadelkopf- und erbsengroße Schleimhautdefekte mit rot-gelbem Grund. Der ganze Magen selbst ist ausgefüllt von flüssigem Blut und Blutkoagula. Die Schleimhaut des gesamten Darmtractus ebenfalls rot bis rotbraun verfärbt. Stellenweise finden sich punktförmige Blutungen. Der ganze Darm ist mit Blut gefüllt.

Bei kongenitaler Syphilis kommt gelegentlich akute Leberatrophie vor und man wird es heute nicht mehr wie REICHMANN als sehr kühn bezeichnen, dieser eine ätiologische Bedeutung beizumessen (JACOBSON, DE JONGH). Die sekundäre Entwicklung einer Atrophie aus einer atrophischen Cirrhose haben KLEWITZ und LEPEHNE bei einem 15jährigen Mädchen, deren jüngere Schwester gleichfalls an Leberatrophie gestorben war, ausführlich mitgeteilt. Eine anfangs harmlos erscheinende Gelbsucht führte am 16. Krankheitstage unter Bewußtseinstrübungen zum Tode. Leucin wurde im Harn nachgewiesen, die anfangs vergrößerte Leber hatte sich in den letzten Krankheitstagen verkleinert. Das histologische Bild zeigte neben dem Umbau der Leber völlige Dissoziation der Leberzellen. Wa.R. im Leichenblut positiv.

d) Leber, Lues, Salvarsan.

Ein großes Schrifttum (zuletzt von KERL, RUGE, FULDER und HARTUNG zusammengestellt), sehr viel Mühe und — es möchte fast scheinen — manch überflüssige Polemik ist auf dieses Problem, dessen Wichtigkeit allerdings nicht unterschätzt werden darf, verwandt. Die Meinungsverschiedenheiten — in der Umfrage von BRANDENBURG im Jahre 1921 in allen Schattierungen zu finden — haben ihre Ursache zum Teil in der schweren Vergleichbarkeit des Materials, da Zeitumstände (Hungerjahre!) örtliche Bedingtheit und Form der antisyphilitischen Kuren (Kombinationskuren) und Dosierung wie Art des verwendeten Salvarsans so außerordentlich schwankend sind. Deshalb kann statistischer Betrachtungsweise nur ein sehr relativer Wert zugemessen werden, ja selbst aus der Zusammenstellung eines einheitlichen großen Materials (Marinestatistik) ist es RUGE nicht gelungen, restlose Klärung in das Problem des sog. Salvarsanikterus zu bringen. Schon die Angaben über die Häufigkeit der Gelbsucht bei Frühsyphilis vor der Salvarsanära schwanken sehr stark (WERNER 0,37%, FUSS und WELTMANN 1,5%, ENGEL-REIMERS 2%, SAGER 0,37% bei unbehandelten Fällen) und erst recht während oder nach einer Salvarsankur. So zählt RUGE unter 3400 mit Salvarsan behandelten Luetikern 697 Gelbsuchtsfälle (19,3%), FRIEDMANN nur 3%, TZANCK und CACHIN bei 12 765 antisyphilitischer Behandlung 843 Ikterusfälle. Nach einer großen Zusammenstellung von WILE und SAMS trat vor der Behandlung in 0,18%, nach der Behandlung mit Arsphenamin in 1,35% Gelbsucht auf. In der Kölner Salvarsanstatistik kommen auf 5000 Injektionen 1 Ikterus. Als in den Jahren 1919—1925 mit einer Zunahme der Morbidität an parenchymatösem Ikterus und an Leberatrophie überhaupt auch gleichzeitig die Zahlen des „Salvarsanikterus" emporschnellen, wurde dieser Gegenstand besonders eifrig diskutiert (s. Referat von ARNDT über Salvarsanfragen und die Aussprache darüber in der Berliner medizinischen Gesellschaft). Eine Übersicht von RUGE gibt die zahlenmäßige Unterlage.

Tabelle. Statistik über die Häufigkeit einfacher Gelbsucht und Salvarsangelbsucht. (Nach RUGE.)

Jahreszahl		Leberatrophie
1873/74—1913/14	a) 1550 Fälle bei 845 207 Mann = 1,83‰	2 Fälle
	b) 12 „ „ 845 207 „ = 0,014‰	0 „
1914/15—1917/18	a) 1648 „ „ 974 808 „ = 0,52‰	7 „
	b) 512 „ „ 974 808 „ = 1,46‰	1 „
1920—1929	a) 1632 „ „ 146 369 „ = 11,15‰	2 „
	b) 610 „ „ 146 369 „ = 4,17‰	8 „

a) = einfache Gelbsucht, b) = Salvarsangelbsucht.

BUSCHKE und LANGER bringen gleichfalls Zahlen über die Häufigkeit der Gelbsucht in den Jahren 1919—1925 und betonen, daß die Zunahme in den Jahren 1920—1923 bei den Krankenhauspatienten (bessere Ernährung!) weniger deutlich ist.

Eine kritische Betrachtung des Zusammenhanges zwischen Leberschädigung und Salvarsanbehandlung ist von drei feststehenden Voraussetzungen aus möglich. Die Häufigkeit einer latenten oder manifesten Hepatopathie bei Syphilis wurde in den vorigen Abschnitten ausführlich besprochen. Wir haben damit zu rechnen, daß die Mehrzahl der Luetiker eine für besondere Beanspruchungen nicht voll leistungsfähige Leber besitzen, eine Organdisposition ist also gegeben. Die Krankheitserscheinungen nach Salvarsan beziehen sich wesentlich auf ikterische Hepatopathien aller Grade. Zweitens ist sicher Gelbsucht bei Salvarsanbehandlung ohne Lues bei — vermutlich — gesunder Leber beobachtet worden, allerdings handelt es sich dabei meist um einen Spätikterus leichten Grades (JENSEN, PULVERMACHER, ZIMMERN, GOLAY, RUGE), nur BRAUER sah 1 Tag nach Salvarsaninjektion wegen Lichen ruber Gelbsucht auftreten. Einen schweren, tödlich endenden Fall ohne Lues beschreibt RUGE, allerdings bei einem schweren Potator. Unter diesen Gelbsuchtsfällen ohne Lues sind die Malariakranken nicht beweisend, da auch diese Infektionskrankheit häufig eine Leberschädigung setzt, ferner ist bei ZIMMERN beachtenswert, daß ein Kranker mit Herpes zoster schon 2mal einen Ikterus gehabt hatte und dann nach Salvarsantherapie wiederum gelb wurde. Auffallend ist die Häufung der Gelbsuchtsfälle bei Salvarsanbehandlung ohne Lues in der Marinestatistik von RUGE (52 Fälle, davon 3 Malaria), während die übrigen obengenannten Autoren zusammen nur 10 Fälle verzeichnen. Drittens steht fest, daß der Leber als entgiftendes Organ nach der Salvarsaninjektion eine besondere Rolle zukommt. Ob nun das Salvarsanmolekül als Ganzes, seine Arsenkomponente oder der Benzolkern als toxisches Moment zu werten ist, bleibt unentschieden, nur der chemische Nachweis von Arsen in der Leber ist durchführbar. Mithin erscheint der Einwand gegen die Verfechter des reinen Salvarsanikterus, die übrigens sehr in der Minderzahl sind, nicht stichhaltig, daß das Bild der Arsenvergiftung (Trockenheit im Mund, Fieber, Durchfall, erst später gelegentlich Ikterus) ein anderes sei, denn es handelt sich ja hier um eine Salvarsanvergiftung. Wir werden also nur dann, wenn gleichzeitig auch andere Zeichen einer Salvarsanschädigung (Dermatitis, Encephalitis, angioneurotische Symptome) auftreten, das Mittel mit der Hauptschuld belasten können. Deshalb ist es dringend notwendig, während der Salvarsankur auf Überempfindlichkeitszeichen zu achten und besonders während der ambulanten Behandlung nach Schweißausbrüchen, Fieber, Frösteln und Gewichtsabnahme zu fragen.

Die beiden häufigsten Erscheinungsformen der Hepatopathie im Laufe der Salvarsanbehandlung sind der sog. Früh- und der Spätikterus. Im ersteren Falle tritt zu Beginn der Injektionsbehandlung der Ikterus auf, die Erkrankuug kann alle Grade von einfacher flüchtiger Gelbsucht bis zu ihrer schweren Form, der Leberatrophie, annehmen. Bei dieser als JARISCH-HERXHEIMERsche Reaktion aufzufassenden Gelbsucht wird dem Salvarsan meist ein mehr oder minder großer Anteil zugeschoben; BUSCHKE und LANGER sprechen von einem unbedingt wesentlichen Faktor, ZIELER sieht nur auslösendes, nicht ein ursächliches Moment im Salvarsan, STÜMPKE und BRÜCKMANN betonen das Salvarsan deswegen besonders, da bereits 2 Stunden nach 0,6 g Salvarsan ein mäßiger Ikterus aufgetreten ist. Im folgenden Falle glauben auch wir, das Salvarsan als das wesentlich schädigende Agens ansehen zu müssen:

Ba., 27 Jahre alt. Januar 1931 Nierenentzündung (Hämaturie und Zylinder). April 1931 wegen seronegativen Primäraffektes mit 4,9 g Salvarsan behandelt. Nur nach der ersten Salvarsaninjektion Temperatursteigerung, später gut vertragen. 5 Tage nach der letzten Injektion Gelbsucht. Das anfänglich leichte Krankheitsbild verschlechtert sich am 14. Tage. Erbrechen, vollständige Appetitlosigkeit. Die Gallensekretion hat aufgehört, Stuhl acholisch. Aus dem Harn sind die Urobilinkörper verschwunden. Ausgesprochener Cholesterinestersturz und Störung der Kohlehydratassimilation (siehe Tabelle S. 1233). Am Ende der 4. Krankheitswoche ist die Blutzuckerkurve nach 50 g Lävulose per os wieder normal, doch besteht noch ein latenter Ikterus, Lebervergrößerung und Urobilinurie. Die Nachuntersuchung nach $^1/_4$ Jahr zeigt noch eine veränderte Gallensekretion, denn bei der Duodenalsondierung entleert sich nach Öl trotz freier extrahepatischer Gallenwege (positive Cholecystographie und Kontraktion der Gallenblase nach Eigelb) keine konzentrierte Galle, außerdem starke Urobilinurie. 1 Jahr nach Beginn der Krankheit ist die Leber etwas hart, nicht vergrößert. Harn, Duodenalsondierung und Kohlehydratbelastung normal, nur der Bilirubinversuch ergibt eine deutlich verzögerte Ausscheidung nach intravenöser Bilirubininjektion. November 1932 sind die geprüften Leberfunktionen normal, der Patient noch vollständig beschwerdefrei, Leber nicht mehr vergrößert.

Da bei diesem Kranken nur Salvarsan bei nie positiver Wa.R. gegeben wurde und nach der ersten Injektion eine Fieberreaktion auftrat, halten wir den Salvarsanikterus für gegeben. Vielleicht war die Ausscheidung des Salvarsans infolge der kurz vorher durchgemachten Nephritis gehemmt, wenn auch die Funktionsproben der Niere vollständig normal ausfielen.

Die tödlich endenden Erkrankungen an Leberatrophie nach Frühikterus bei Salvarsanbehandlung haben verständlicherweise besondere Bedenken erregt. HEINRICHSDORFF bezeichnet sie als Salvarsanatrophie, gibt besondere anatomische Kennzeichen im Gegensatz zu HERXHEIMER dafür an und weist auf die Häufung der Fälle seit Einführung des Salvarsans hin (bis 1911 sichere luische Atrophien 43, in den ersten zwölf Jahren der Salvarsanbehandlung zusammen 44). Auch die Tatsache, daß bei tertiärer Lues ein Ikterus oder eine Leberatrophie (GOTTRON) auftritt, veranlaßt ARNDT von Salvarsanvergiftung und Salvarsantodesfällen zu sprechen. Da wir mit HERXHEIMER der Auffassung sind, daß die akute bzw. subakute Leberatrophie keine ätiologisch einheitliche Erkrankung, sondern eine Reaktionsform aus komplexen Ursachen (s. späteren Abschnitt über Leberatrophie) darstellt, müssen wir auch für das Salvarsan die Möglichkeit eines zu diesem schweren Krankheitsbilde führenden Faktors zugeben und stimmen KERL in seinem Urteil, daß die akute gelbe Leberatrophie mit Salvarsan oder seiner Arsenkomponente in keinen Zusammenhang zu bringen sei, nicht zu.

Am häufigsten tritt die Gelbsucht als Spätikterus — zuerst von REHDER und BECKMANN beschrieben — 4 Wochen bis zu 5 Monaten nach der Kur auf, nach RUGE in $^4/_5$ der Fälle. Zum Teil sind diese Spätfälle als Monorezidiv der Leber (Hepatorezidiv MILIAN, ZIELER, BIRNBAUM) oder nach BUSCHKE als syphilotoxischer Ikterus zu deuten und stehen dann nicht in irgendeiner Beziehung zur vorhergegangenen Therapie. Da aber, wie oben erwähnt, bei nicht syphilitischen Erkrankungen die Gelbsucht meistens längere Zeit nach Abschluß der Behandlung auftritt, wird auch das Salvarsan unter der Voraussetzung einer Krankheitsbereitschaft der Leber durch die Syphilis als Hilfsursache angesehen (REHDER und BECKMANN, PULVERMACHER, FUSS und WELTMANN GUTMANN).

Tabelle. Ablauf der Leberfunktionsstörung bei Salvarsanikterus.

Krankheitstag	Serumbilirubin mg-%	Cholesterin mg-% im Gesamtblut				Blutzuckerkurve nach Lävulose (50 g per os)						Bilirubin mg-%		Harn			Bilirubinversuch
		Gesamt	freies	Ester	Ester %	vorher	1/2	1	1 1/2	2	2 1/2	Lebergalle vor Öl	Blasengalle nach Öl	Bilirubin	Urobilin	Urobilinogen	
Juli 1931 4.	—	—	—	—	—	88	133	119	108	103	92	—	—	⊖	+	+	—
7.	8,2	—	—	—	—	—	—	—	—	—	—	—	—	+	++	+	—
14.	10,9	173	149	24	14	73	124	120	100	82	78	—	—	++	⊖	⊖	—
22.	5,5	194	144	50	25	—	—	—	—	—	—	4,3	45	(+)	+	++	—
29.	1,0	—	—	—	—	86	112	119	101	84	77	—	—	⊖	+	+	—
Oktober 1931	0,72	—	—	—	—	84	112	114	98	93	93	20	35	⊖	+	++	+ 14%
Juni 1932	0,45	—	—	—	—	92	118	101	94	101	92	22	234	⊖	⊖	⊖	+ 20%
November 1932	0,25	Serumcholesterin 187	64	123	65	96	128	124	112	96	105	24	132	⊖	⊖	⊖	+ 15%
Normalwerte	bis 1,0	150—180	—	—	65	—	—	—	—	—	—	um 30	über 100	—	—	—	bis + 15%

Tabelle. Therapeutische Beeinflussung der Leberfunktion

Nr.	Name und Alter	Vorgeschichte	Zeit der Nachuntersuchung und Wa.R.	Lebergröße	Blut- vorher	$^1/_2$ Std.
1	Grab., 39. J. Lues II	Januar 1929 Primäraffekt. Wa.R. negativ. Salvarsan-Hg-Kur. Juni 1929 Leberrezidiv mit Ikterus. Wa.R. positiv. Hg- und Jodkur. November 1929 Solitärpapel auf der Brust. Jod-Wismutkuren: Oktober 1929, Oktober 1930, Juli 1931	Dezember 1929 Wa.R. negativ	Θ	74	113
			Februar 1930 Wa.R. negativ	Θ	79	107
			Oktober 1930 Wa.R. negativ	Θ	93	128
			Oktober 1931 Wa.R. negativ	Θ	83	103
2	Schäd., 25 J. Lues II	Infektion 1928. 1929 Ikterus bei Lues und Salvarsanbehandlung. Nephrose. Jod-Wismutkuren: Juli 1929 November 1930 August 1931	August 1930 Wa.R. positiv	Θ	86	107
			Oktober 1930 Wa.R. unregelmäßig	Θ	90	138
			Juli 1931 Wa.R. unregelmäßig	Θ	77	116
3	Meiß., 61 J. Lues III	Infektion unbekannt. 1914, 1927 und im Juni 1929 Gelbsucht. Juli 1929 Ulcus am Gaumen. Wa.R. positiv. Jod-Wismutkuren: 1. August 1929 2. Februar 1930 3. Juli 1930 4. Januar 1931 5. August 1931	November 1929 Wa.R. positiv	+	92	109
			Juni 1930	+	110	137
			Januar 1931 Wa.R. positiv	Θ	96	121
			Juli 1931 Wa.R. negativ	Θ	92	117
			November 1931 Wa.R. positiv	Θ	85	122
			Juni 1932 Wa.R. positiv	Θ	106	132
4	Hutt., 47 J. Lues III	Zeitpunkt der Infektion unbekannt. 1920 Ikterus Jod-Wismutkuren: 1. August 1930 2. Januar 1931 3. Juli 1931	Juli 1930 Wa.R. positiv	+	101	131
			Oktober 1930	(+)	92	117
			Januar 1931 Wa.R. positiv	Θ	98	123
			November 1931 Wa.R. positiv	Θ	91	104
5	Lor., 62 J. Lebergumma	1895 luische Infektion (?). 1917 Leberschwellung. Januar 1930 Jod-Wismutkuren. Stomatitis, deswegen später nur Jodbehandlung	Januar 1930 Vergrößerungdes l. Leberlappens Wa.R. positiv	+	93	113
			Januar 1931 Wa.R. positiv	+	105	121
			Oktober 1931 Wa.R. positiv	+	104	130
			April 1932 Wa.R. positiv	Θ	—	—

Die diagnostische Entscheidung im Einzelfall, ob und welcher Zusammenhang zwischen Hepatopathie und Salvarsankur besteht, ist oft sehr schwierig. Die Wa.R. im Blut hilft bei ikterischem Serum deshalb nicht unbedingt weiter, da hier unspezifische Komplementbindungsreaktionen vorkommen. Gleichzeitig auftretende syphilitische Erscheinungen an anderen Organen (Haut, Nervensystem) oder Zeichen anderer schlechter Verträglichkeit des Salvarsans können klärend nach der einen oder anderen Seite wirken. Die Möglichkeit, daß es sich um einen interkurrenten parenchymatösen Ikterus handelt, muß natürlich stets bei luischen Hepatopathien durch Jod-Wismutbehandlung.

zuckerkurve nach Lävulose					Bilirubinprobe		Harn	
1 Std.	1½ Std.	2 Std.	2½ Std.	Größter Anstieg	Endogenes Bilirubin mg-%	Zuwachs in %	Urobilin	Urobilinogen
126	120	104	84	52	0,97	+ 46	+	+
112	88	94	84	33	1,04	+ 64	+	+
118	102	104	109	35	0,95	+ 38	⊖	⊖
111	101	92	88	28	1,06	+ 33	+	⊖
105	110	85	91	24	0,49	+ 25	⊖	⊖
133	112	107	91	48	0,60	+ 20	+	⊖
123	99	91	81	46	0,36	+ 16	+	+
157	150	150	126	65	1,30	+ 47	+	+
147	144	156	146	46	—	—	+	+
138	142	138	—	46	1,16	+ 58	+	⊖
138	138	128	128	46	0,78	+ 29	(+)	⊖
120	118	102	98	37	0,96	± 0	(+)	⊖
115	117	110	108	26	0,55	—	+	+
140	127	107	105	39	0,70	+ 34	⊖	⊖
119	114	110	107	28	0,38	—	⊖	⊖
126	131	121	102	33	0,65	+ 5	⊖	⊖
107	106	100	91	16	0,73	+ 18	⊖	⊖
120	116	116	112	27	0,85	+ 21	+	+
121	124	117	115	19	0,74	+ 16	(+)	+
132	126	128	109	28	0,54	+ 7	(+)	⊖
—	—	—	—	—	—	—	⊖	⊖

erwogen werden, und gewisse differentialdiagnostische Hinweise sind beim Icterus syphiliticus praecox gegeben worden. In dieser Beziehung geht RUGE so weit, daß er alle Gelbsuchtsfälle salvarsanbehandelter Luetiker wie überhaupt den sog. Icterus simplex auf eine noch unbekannte infektiöse Ursache (epidemischer Ikterus) zurückführt unter Betonung der vorausgegangenen Belastung der Leber durch Syphilis und Salvarsan.

Die Funktionsstörungen der Leber während und nach einer Salvarsanbehandlung haben gegenüber anderen Hepatopathien nichts Charakteristisches.

Es ist somit von der funktionellen Leberdiagnostik keine Klärung des Problemes „Leber, Lues, Salvarsan" zu erwarten, da das Organ in einheitlicher Weise auf verschiedene Noxen reagiert. Wesentlicher erscheint, daß unmittelbar nach einer Salvarsaninjektion Veränderungen in der Leberleistung nachgewiesen werden können. Erhöhung des Bilirubinspiegels im Blut fand ZIELER, Schwankungen in der Tageskurve des Bilirubins wiesen SATKE und THUMS nach, ferner Abnahme der Oberflächenspannung im Urin (LEWIN) und Auftreten von Leberlipasen im Blut (KARTAMISCHEW). Beachtenswert sind die jüngst erschienenen Untersuchungen von RAHM, da hier gleichzeitig mehrere Partialfunktionen der Leber während der Salvarsanbehandlung geprüft sind mit dem Ergebnis, daß die Salvarsanbehandlung nicht von schädigendem Einfluß sei.

Wenn aus dieser kurzen Besprechung der sehr komplizierten Frage Leber-Lues-Salvarsan die Möglichkeit einer Salvarsanschädigung resultiert, so darf damit keineswegs ein abweisendes Urteil gegen die Salvarsantherapie überhaupt verbunden werden, denn dazu sind zahlenmäßig die Schädigungen zu gering (auf 5000 Injektionen 1 Ikterus) und ihr Zusammenhang mit der Therapie zu problematisch. Eine vorsichtig geleitete Salvarsantherapie wird stets das erfolgreiche Mittel gegen die Erscheinungen florider Syphilis bleiben.

e) Therapie der Leberlues.

Die in der allgemeinen Therapie der Lebererkrankungen auseinandergesetzten Gesichtspunkte müssen bei der Leberlues weitgehende Berücksichtigung finden. Außerdem ist eine spezifische Behandlung in jedem Falle angezeigt, wenn eine Lebererkrankung bei frischer oder Jahrzehnte zurückliegender Lues vorliegt. Die Wahl des Mittels muß dem gegebenen Falle angepaßt werden. Da im vorigen Abschnitt zugegeben wurde, daß Salvarsan eine toxische Erkrankung des Organes hervorrufen kann, muß mit der Anwendung dieses Mittels besonders vorsichtig und unter strenger Beachtung jeglicher Zeichen schlechter Verträglichkeit vorgegangen werden. Bezüglich der Verschlechterung der Leberfunktionen ist eine frisch auftretende oder in Zunahme begriffene Ausscheidung von Urobilinkörpern im Harn ein Warnungssignal. Die erste Salvarsandosis soll klein gewählt werden (0,075 g nach BITTORF), die Steigerung bis 0,3 oder 0,45 g Neosalvarsan langsam sein, die Gesamtmenge von 3—4 g auf etwa 8 Wochen verteilt werden. Das Mittel verbietet sich selbstverständlich beim Salvarsanikterus, auch bei ikterischen Hepatopathien oder bei der luischen „Spontanatrophie" möchten wir lieber davon abraten, wenn auch UMBER einmal auffallend schnellen Rückgang schwerer Lebererscheinungen nach Injektion von 0,4 g Salvarsan beobachtet hat. Wesentlich ungefährlicher und zugleich von sicherer Wirksamkeit ist die Behandlung mit Jod, Quecksilber und Wismut. Wir ziehen die Kombination von Jod und Wismut vor. Je nach Verträglichkeit von Jod — cave thyreotische Konstitution — wird am besten die perorale Medikation größerer Dosen angewendet, entweder als Solutio Kali jodat. 1—3 g täglich oder in Tablettenform, z. B. Dijodyl. Die Zahl und Größe der Wismutinjektionen sind nicht zu klein zu wählen: unter Beachtung einer Stomatitis und deutlicher Eiweißreaktion im Harn, wöchentlich 2 Injektionen von 1—2 ccm Bismogenol, im ganzen 15—30 ccm. Ein nachhaltiger Nutzen der Jod-Wismuttherapie kann nur dann erreicht werden, wenn die einzelne Kur auf 8—10 Wochen ausgedehnt wird und jährlich zwei Behandlungsserien konsequent mindestens 2 Jahre lang streng durchgeführt werden. Nicht eindringlich genug kann der Arzt auf die Notwendigkeit der Wiederholungskur seine Patienten hinweisen. Dabei soll der leitende Gesichtspunkt für die Zahl der Kuren nicht der Ausfall der Wa.R. sein, sondern das Ziel ist, die gestörte Leberfunktion durch spezifische Behandlung zu beseitigen.

In eindeutiger Weise zeigt die folgende Tabelle eigener Beobachtungen, wie alle oder wenigstens ein Teil der gestörten Partialfunktionen im Laufe längerer Behandlung zur Norm zurückkehren. So ist es im Falle 3 gelungen, nach 5 Jod-Wismutkuren im Laufe von $2^1/_2$ Jahren die Störung der Kohlehydratassimilation und der Bilirubinexkretion zu beseitigen und auch zeitweise die Urobilinkörper aus dem Harn zum Verschwinden zu bringen. Der Kranke kam im schlechten Allgemeinzustande subikterisch aussehend in die Behandlung, war nach der zweiten Kur in seinem Beruf als Beamter wieder vollständig arbeitsfähig, hat beträchtlich an Gewicht zugenommen und ist jetzt völlig beschwerdefrei. Im ersten Falle der Tabelle wurde die spezifische Behandlung trotz negativer Wa.R. im Blut wiederholt durchgeführt, da sowohl die Beschwerden des Patienten (s. Abschnitt latente Hepatopathien), wie die Störung im Kohlehydrat- und Gallenfarbstoffwechsel bei nicht vergrößerter und nicht verhärteter Leber auf den Restzustand nach einem Leberrezidiv hinwiesen. Die Behandlung erreichte nur eine Wiederherstellung der Kohlehydratassimilation, die Störung im Gallenfarbstoffwechsel blieb. Zur Behandlung von Salvarsannebenwirkungen wird die Einspritzung eines Leberpräparates (z. B. jeder 2. Tag je 3,3 ccm Hepatrat, s. FULST und FELLNER) empfohlen.

Im ganzen muß die Therapie der Leberlues, wenn sie längere Zeit in mehreren Kuren durchgeführt wird, als durchaus dankbar und erfolgreich angesehen werden.

8. Tuberkulose der Leber.

Klinische Erscheinungsformen und Veränderungen der Leberleistung. Im Gegensatz zu zahlreichen und ausführlichen pathologisch-anatomischen Beschreibungen der Lebertuberkulose (z. B. GRUBER, GUILLERY) berücksichtigt die Klinik recht wenig diese Leberveränderung. Mit Recht insofern, als Lebertuberkulose als selbständige Erkrankung weit außerhalb des Bereiches häufiger Erkrankungen liegt, aber auch zu Unrecht, denn es ist sicher, daß die Leberleistung im Laufe akut progredienter oder chronischer Tuberkulose besonders der Lunge verändert ist. Mögen auch G. LIEBERMEISTER, JAGIC, LEURET und AUBURTIN die Leberschädigung durch Tuberkulose in ihrer Häufigkeit überschätzen, so wird gerade in Spezialabteilungen für tuberkulöse Lungenerkrankungen das Blickfeld häufig nicht über die Lunge hinaus erweitert. Dabei sei zugegeben, daß die Leber zwar für Tuberkulose ein exponiertes (hämatogene Infektion durch Arteria hepatica und Vena portae, lymphogen vom Darm aus, selbst lymphogene retrograde Infektion von einem thorakalen Herd), aber nicht ein disponiertes Organ (RÖSSLE) ist. Feine disseminierte miliare tuberkulöse Aussaat in der Leber sind klinischer Beobachtung nicht zugänglich, erst Konglomerattuberkel von größerem Ausmaß können gelegentlich geschwulstartige, tastbare Veränderungen der Leberoberfläche hervorrufen, auch durch Einschmelzung zu Absceßbildungen führen (GERLACH, FEDOR KRAUSE). Doch kommt es gewiß nicht selten auf Grund miliarer Aussaaten zu einer interstitiellen Hepatitis. Diese, also auf Ansiedlung von Tuberkelbacillen in der GLISSONschen Scheide beruhende spezifische Leberentzündung kann oft nur zu vorübergehender Veränderung der Leberleistung führen, sie ist ein rückbildungsfähiger Vorgang. Andererseits ist sichergestellt, daß in seltenen Fällen daraus eine echte tuberkulöse Lebercirrhose im engsten Sinne entsteht, wobei die anatomische Forderung erfüllt ist, daß die Narbenbildung in räumlicher und genetischer Beziehung zu tuberkulösen Granulomen steht (RÖSSLE). Die Form der Lebercirrhose kann verschieden sein, meist der LAENNECsche Typ (HÄSSELBARTH), seltener die hypertrophische Form (ISAAC) oder eine Fettcirrhose (KIRCH). Bei Kindern mit Ascites ist die Möglichkeit einer Lebercirrhose auf tuberkulöser Basis zu erwägen (Frank). Wenn andere Zeichen aktiver Tuberkulose vorhanden sind, wird man sich auch beim Erwachsenen gelegentlich zur Diagnose einer tuberkulösen Lebercirrhose entschließen, z. B. bei folgender eigener Beobachtung:

Wasch., 48 Jahre. 1902 Hauttuberkulose am rechten Daumen und Unterarm. 1916 Rezidiv am rechten Unterarm, zugleich Geschwürsbildung am linken Fuß. 1925 Oberbauchbeschwerden. 1931 Leberschwellung. Befund 1932: Lupus verucosis am linken Fuß. Leber vergrößert, im Bereich des linken Lappens deutliche Vorwölbung, kein Ascites. Blutzuckerkurve nach Galaktose per os normal. Bilirubinbelastung normal. Harnurobilin positiv, kein sicherer Milztumor. Wa.R. negativ. Kein Alkoholabusus. Laparoskopie (Prof. Kalk, II. Med. Klinik): Leber vergrößert, durch flache Furchen geteilt, ohne daß eine absolut gleichmäßige Höckerung zustande kommt. Farbe auffallend dunkelbraun (ungewöhnlicher Befund), auf dem Leberüberzug zahlreiche hirsekorngroße, weiß-graue Knötchen (Tuberkel).

Die Entwicklung einer subakuten Leberatrophie mit knotiger Hyperplasie gehört zu den Ausnahmen (Wegerle). Außer den tuberkulösen Granulomen und ihren Folgeerscheinungen kommen als Zeichen toxischer Einwirkung seltener Leberamyloid, aber recht häufig eine Fettleber vor (Landau unter 62 Sektionen in 4%, Schürmann unter 50 Fällen von Fütterungstuberkulose bei Säuglingen 18 mal stärkere Verfettung). Wenn auch vorwiegend am Ende stark progredienter exsudativer Lungentuberkulosen die schwersten Grade der degenerativen Fettinfiltration gefunden werden, so müssen wir die leichteren, reversiblen Formen der Fettleber mit den dyspeptischen Beschwerden der Phthisiker in Verbindung bringen. Je nach dem Ausmaß der toxischen Einwirkung auf das epitheliale Parenchym nimmt die Fettinfiltration wechselnde und verschieden schwere Formen an. Die Giftwirkung ist als tuberkulös toxisch anzusehen, aber ebenso wesentlich sind die unspezifischen Zersetzungsprodukte des körpereigenen Eiweißzerfalls besonders während der Fieberperiode bei Lungentuberkulosen ein schädigendes Agens für die Leber (s. Abschnitt über die Pathogenese der Leberschädigungen bei Infektionskrankheiten). In diesem Stadium bedarf eine latente Hepatopathie besonders der Beachtung und sollte bei jeglichen Ernährungsexperimenten in die Überlegung einbezogen werden. Das Organ ist oft vergrößert, von glatter Oberfläche, nicht hart und meist nicht druckempfindlich. Ascites kommt nicht vor. Kürzlich haben sich Berger, Riml und Hausbrandt eingehend mit der Frage einer Hepatitis serosa mit tuberkulöser Ätiologie beschäftigt. Ihre kritische Darstellung an Hand von 3 Fällen: 1. Ikterus „catarrhalis“ bei tuberkulösem Gelenkrheumatismus, 2. ikterische hypertrophische Lebercirrhose, 3. Provokation eines Ikterus „catarrhalis“ durch Tuberkulineinreibung bei rheumatischen Mitralklappenfehlern läßt den Zusammenhang zwischen tuberkulöser Infektion und Leberveränderung entschieden wahrscheinlich erscheinen und spornt dazu an, weitere Nachforschungen in diesem Sinne anzustellen.

Wenn auch gerade bei der Lebertuberkulose kein großes Zutrauen besteht, Funktionsstörungen einwandfrei nachzuweisen (Molnar), so glauben wir doch nicht, daß feinere Prüfungen der Leberfunktion erst gegen Ende des Lebens pathologisch ausfallen (Grafe). Für den Nachweis der Urobilinkörper im Harn weist Landau mit Recht darauf hin, die qualitative und einmalige Untersuchung sei nicht zulässig. Gerade seine fortlaufenden Beobachtungen an demselben Kranken, leichte und schwere Lungentuberkulose, stützen die Auffassung, daß Schwankungen in der Lebertätigkeit häufig sind. Die Urobilinurie von ihm quantitativ ausgewertet, kann mit der Besserung des Allgemeinbefindens schwinden, allerdings darf daraus nicht eine allgemeine Prognose aufgebaut werden, denn es gibt gewiß schwere Lungentuberkulosen ohne Urobilinurie (Drabkina). Weiterhin ist der Kohlehydratstoffwechsel mit Belastungsproben untersucht: Lävulosurie bei exsudativen Lungenphthisen fanden Barat und Wagner, negative Ergebnisse hatte Landau, Veränderungen im Ablauf der

Blutzuckerkurve nach Traubenzucker per os sahen Warnecke, Rabuschin, Hecht und Bonem, Serio, Mettenheim. Das Serumbilirubin kann vermindert sein (Barat und Wagner, Warnecke, Bauer und Spiegel), doch ist bei schwerer Allgemeininfektion durch Veränderung der Serumeiweißkörper (vgl. stark beschleunigte Senkung) die Haftung des Farbstoffes vermindert, ohne daß daraus eine Veränderung der Leberleistung zu folgern wäre. Derselbe Gesichtspunkt ist bei Bilirubinbelastungen zu beachten, denn Warnecke fand unter 12 schwerkranken Lungentuberkulosen nur 2mal eine verzögerte Ausscheidung des eingespritzten Bilirubins aus dem Serum. Für die Verminderung des Gesamtcholesterins macht Warnecke nicht die Leberfunktion verantwortlich, sondern wertet sie als Zeichen schlechter immunbiologischer Abwehrkraft (Wirta).

9. Lymphogranulomatose der Leber.

Unter den vielfältigen Ausbreitungsarten der Lymphogranulomatose muß hier die abdominelle Form betont werden. Sie ist nicht gerade selten, unter 50 Fällen wurde 15mal eine vorwiegende Beteiligung von Leber und Milz beobachtet (Bibus). Die Leber ist hart, glatt und vergrößert, sie kommt als einzig erkranktes Organ in äußerst seltenen Fällen vor (Coranini, Pfennigwerth). Schmerzen im Oberbauch, Druckgefühl in der Magengegend und auch Erbrechen weisen auf die Leberschwellung hin. Das *Erkennen* der Krankheit wird durch das Fieber, welches bei der abdominellen Form immer vorhanden ist, erleichtert, die Temperatur verläuft in der üblichen Weise in einzelnen Schüben mit größeren Zwischenräumen, wie auch sonst bei der Lymphogranulomatose mit peripheren Drüsenschwellungen. Urobilin findet sich im Harn vermehrt, eine Gelbsucht kann aus zwei Gründen auftreten: Das periportal angeordnete Granulationsgewebe drückt größere und kleinere intrahepatisch gelegene Gallengänge ab (Coranini, Kretz) oder häufiger die Lymphknoten am Leberhilus umwachsen die Ducti hepatici und den Ductus choledochus. Dann ist Ascites bei gleichzeitiger Pfortadereinengung möglich. Außer der Leber kann auch das Skelet allein erkrankt sein (Herscher). Bei gleichzeitiger Milz- und Leberschwellung (hepatolienale Form) erweckt neben dem Fieber und Abmagerung das Hautjucken den Verdacht auf Hodgkinsches Granulom. Die Zahl und die Zusammensetzung der weißen Blutzellen ist wie sonst bei diesen Leiden starken Schwankungen unterworfen, je nach Fieber oder vorübergehenden Stillständen. Oft wird Leukopenie mit Lymphopenie beobachtet (Straube, Bibus), Eosinophilie ist nicht unbedingt für die abdominelle Form typisch, von Bibus nur 4mal nachgewiesen unter 15 Fällen. Die Lebensdauer der Kranken mit Lebergranulomatose wird auf 2 Monate bis zu 5 Jahren angegeben.

Die Diagnose einer hepatolienalen Form der Lymphogranulomatose wird bei Fehlen jeglicher peripheren Drüsenschwellung stets große Schwierigkeiten bereiten, eine Verwechslung mit großknotiger Tuberkulose oder Lymphadenose ist möglich.

Anatomisch zeigt die Leber weiße bis gelbliche Knoten und Streifen (Gruber, Sternberg, Rössle). Die Beziehung des Granulationsgewebes zu den Gallengängen und zur Pfortader gibt zu Komplikationen wie mechanischer Ikterus und Ascites Anlaß. Der histologische Aufbau zeigt in der Leber das wechselvolle Bild wie auch in den Lymphdrüsen. Tuberkulose und Lymphogranulomatose kommen gleichzeitig in der Leber vor.

Bei der Therapie muß diätetisch die Leber berücksichtigt werden, sonst kommt Arsen, Pyramidon und Röntgenbestrahlung in Frage.

10. Lebercirrhose.

a) Begriffbestimmung und Einteilung der Cirrhose.

Mehr denn je scheint es im Laufe der Entwicklung von Leberkrankheiten nötig, gerade den Begriff der Cirrhose möglichst scharf und umschreiben zu fassen, da uns die Cirrhose in der speziellen Nosologie viel zu oft als Diagnose verwandt zu werden scheint und damit der Begriff ins Unbestimmte zu verschwimmen droht. Zwar werden wir uns nicht mehr an die Bedeutung des Wortes Cirrhose im philologischen Sinne abgeleitet von *κιῤῥός* gleich gelb, wie ihn zuerst LAENNEC 1819 geprägt hat, halten können, sondern der irrtümlichen (z. B. EWALD), aber im Laufe der Zeit allgemein üblichen Ableitung von *σκιῤῥός* gleich hart, gemeint infolge Bindegewebsvermehrung, nachgeben müssen, wenn damit auch nur ein kleinster Teil vom Wesen der Krankheit zum Ausdruck kommt. Wesentlich ist, daß die Lebercirrhose hier unter den Leberentzündungen abgehandelt wird als unspezifisch chronische Leberentzündung, wobei gleich hervorgehoben sei, daß es sich bei dem Vollbild der Cirrhose um die Ausgänge verschiedenster chronischer Leberentzündungen handelt. Damit ist unter Betonung des Wortes Entzündung ein histologischer Begriff zugrunde gelegt, der schon eine gewisse Einschränkung in der allgemeinen Diagnostik fordert und ganz bestimmte anatomische Merkmale voraussetzt, worin wir den Anschauungen von RÖSSLE folgen werden. Mithin soll alles das, was in diesem noch ausführlich darzustellenden Sinne nicht zur Cirrhose gehört, hier nicht abgehandelt werden, wie kardiale Cirrhosen, die eben keine eigentlichen Cirrhosen sind, daher besser Stauungsinduration genannt werden, ferner die knotige Hyperplasie nach akuter Atrophie. Außerdem sind klinische und anatomische Gründe uns maßgebend, den Begriff der BANTIschen Krankheit, bei der die Milzveränderung nichts Spezifisches darstellt (DÜRR, VEIL) und den so häufig gebrauchten Ausdruck der HANOTschen Cirrhose, der eine starke Verwirrung im Schrifttum hervorgerufen hat, endgültig fallen zu lassen, womit wir in Übereinstimmung mit RÖSSLE, ROSENTHAL und zum Teil EPPINGER uns befinden, wenn auch von französischer Seite neuerdings die Sonderstellung wieder betont wird (MAY, ALBOT und DEBRAY). So in der Definition auf die pathologische Anatomie gestützt, wird der Kliniker allerdings bei der Einteilung der Cirrhosen nicht überall den Pathologen, der aus mikroskopischer Betrachtung viele Unterformen (RÖSSLE) herauslesen kann, folgen können, etwa eine Fettcirrhose wäre nur mit gewisser Wahrscheinlichkeit aus der Anamnese (chronischer Alkoholismus) zu schließen und für die pigmentierte Cirrhose gibt es nur Anhaltspunkte am Krankenbett, wenn auch die Haut verfärbt ist oder eine Störung im Blutstoffwechsel nachweisbar wäre. Auch einer Einteilung, die atrophische und hypertrophische Formen in den Vordergrund stellt, möchten wir deshalb nicht das Wort reden, da ein morphologischer Begriff ohne scharfe Abgrenzungsmöglichkeit am Krankenbett vorgeschoben wird und die Größe eines Organes nichts über seine Leistung aussagen kann. Gewiß wäre der Kliniker glücklich, wenn er in der Erkenntnis der Funktionsstörungen der Leber im einzelnen so weit fortgeschritten wäre, daß er sie in einem Einteilungsprinzip festhalten könnte. Denn eine ätiologische Klassifikation wird allgemein in der Weltliteratur als unmöglich bezeichnet, doch läßt sich der Gedanke der Leberstoffwechselstörungen bei der Cirrhose wenigstens soweit anwenden, ob die Leber allein erkrankt ist oder noch andere Organstörungen wesentlich mitbestimmend in das Krankheitsbild eingreifen. So sprechen VILLARET und JUSTIN-BEZANCON (1929) von Cirrhosis associées (syndromes hepato-spleniques, syndromes hépato-striés) und EPPINGER wählt den Ausdruck splenomegale Cirrhosen unter den hepatolienalen Erkrankungen, wobei leider der so wesentliche und ergänzende Untertitel seiner Monographie

(1920): Pathologie der Wechselbeziehung zwischen Milz, Leber *und* Knochenmark, in Fortfall kommt. RÖSSLE (1930) meint, man könne wohl von reinen, auf die Leber beschränkten Cirrhosen und von syndromatischen Lebercirrhosen, Körpererkrankungen mit Beteiligung der Leber sprechen und ROSENTHAL (1930) teilt in lokalisierte idiopathische Cirrhosen, symptomatische lokalisierte Cirrhosen und assoziierte bzw. systematisierte Cirrhosen ein. EPPINGER gibt in seinem eben erschienenen Lehrbuch folgende Einteilung:

1. Cirrhosen mit vorwiegender Beteiligung der Leber:
   - a) große Leber { ohne Ikterus / mit parenchymatösem Ikterus
   - b) mittelgroße Leber { ohne Ikterus / mit parenchymatösem Ikterus
   - c) kleine Leber { ohne Ikterus / mit parenchymatösem Ikterus.
2. Cirrhosen mit Beteiligung der Leber und Milz:
   - a) starke Beteiligung der Leber — geringe Beteiligung der Milz
   - b) starke Beteiligung der Leber + starke Beteiligung der Milz
     1. mit hämolytischem Ikterus
     2. ohne hämolytischem Ikterus
   - c) geringe Beteiligung der Leber + starke Beteiligung der Milz
     1. mit hämolytischem Ikterus
     2. ohne hämolytischem Ikterus.
3. Cirrhosen mit Beteiligung von Leber, Milz und Peritoneum (Ascites).
4. Cirrhosen mit Beteiligung von Leber, Milz, Peritoneum und Pankreas.

Ohne auf andere Einteilungen in letzter Zeit (z. B. ROLLESTON und McNEE, 1929) einzugehen, stellen wir unsere Einteilung hier voran, um in der folgenden Darstellung richtig verstanden zu werden.

1. Lebercirrhose mit alleiniger bzw. vorwiegender Störung des Leberstoffwechsels.

a) LAENNECsche Cirrhose in atrophischer und hypertrophischer Form.

b) Cholangene Cirrhose.

2. Gleichzeitige Störung des Leber- und Blutstoffwechsels mit Lebercirrhose.

a) Splenomegale Cirrhose.

b) Hämochromatose und Bronzediabetes.

3. Störung des Leberstoffwechsels und zentral-nervöser Regulation mit Lebercirrhose (Morbus Wilson).

Wenn RÖSSLE von seiner Einteilung sagt, sie befriedigt durchaus nicht, so schließen wir uns für unser Schema ebenfalls diesem Urteil voll an. Denn in keinem Kapitel der Lebererkrankungen kommt auch am Krankenbett das Fließende der Übergänge zwischen einzelnen extremen Formen so gut zum Ausdruck, wie bei der Cirrhose, und so muß jede Einteilung etwas gezwungenes an sich haben.

b) Ätiologische Faktoren (äußere und innere Bedingungen).

Eine einheitliche Ursache der Lebercirrhose gibt es nicht, darüber sind sich alle Autoren der Weltliteratur einig, es wird eine Vielheit von Leberschädigungen aufzuzählen sein, aus ihr kann jede für sich allein, oder, was uns besonders häufig erscheint, ein Zusammentreffen mehrerer solcher Faktoren schließlich zu der eigentümlichen Art chronischer Leberentzündungen, wie sie die Cirrhose darstellt, führen. Bei den folgenden Ausführungen haben wir wesentlich die LAENNECsche Cirrhose im Auge, doch gelten sie auch für die zweite große Gruppe der Cirrhosen in Verbindung mit Störung des Blutstoffwechsels (s. dort). In den vorangegangenen Kapiteln ist bei der Besprechung der Prognose irgendeines Leberschadens häufig, ja fast regelmäßig das Wort Cirrhose gefallen. Wir knüpfen an das bei den akuten Infektionsfolgen der Leber Gesagte an und wiederholen kurz, daß einmalige oder gehäufte Infekte die Grundlage zur Cirrhoseentwicklung geben können. Dabei scheinen uns nicht nur die Bakterien und ihre Toxine als Giftschaden wirksam, sondern Produkte des körpereigenen Eiweißzerfalles in anderen Organen entstanden, der Leber zugeführt oder in der Leber selbst entstanden, rufen den Entzündungsprozeß hervor. Wenn auch von mancher Seite vor der Überschätzung von Infektionskrankheiten als cirrhogene Ursache gewarnt wird (RÖSSLE, ROSENTHAL) und die Angabe von C. SEITZ, daß 33% der kindlichen Cirrhosen im Anschluß an Infektionen auftreten, ziemlich hoch erscheint, so glauben wir doch nach Durchsicht unserer Krankengeschichten, daß auf die Häufung akuter Infekte, wobei nicht nur die sog. kindlichen Infektionskrankheiten, sondern auch banale Infekte, wie hochfieberhafte Anginen oder Grippe, ferner die Appendicitis (s. bei HARTWIG, Fall 4) zu berücksichtigen sind, in der Vorgeschichte der großen Zahl „ätiologisch unbekannter" Cirrhosen mehr geachtet werden sollte. Daß auch chronische Infektionskrankheiten, wie Lues (RÖSSLE, EPPINGER, CHABROL und Mitarbeiter, LETULLE und BERGERON, SCHUMACHER) und Tuberkulose neben dem Ausgang in interstitielle Hepatitis für die echte Cirrhose in Betracht kommen, war früher schon erwähnt. Dazu gehört auch die Malaria (Cirrhose paludéenne der Franzosen), die Amöbendysenterie (YENIKOMSHIAN, LANGER), die BANGsche Krankheit (MARKOFF). Von den unbelebten Giften ist am meisten über den Alkohol gestritten und geschrieben worden. Sieht man statistisch die Sache von seiten der Cirrhose an, so wird fast durchgehend ein Prozentsatz von 50—60% für die Alkoholätiologie angegeben (SIMMONDS 60%, EWALD 57%, ROCK und WOHLERS unter 413 Cirrhosen 56%, NAUNYN unter 170 Cirrhosen 108 Potatoren). Andererseits nimmt man den chronischen Alkoholmißbrauch zur Grundlage, so lauten die Zahlen: unter 250 Whiskysäufern 6 Fälle von Cirrhose (FORMAD, zit. nach LUBARSCH), unter 151 alkoholischen Psychosen 22 = 14,6% (JAGIC), unter 305 chronischen Schnapstrinkern 298 Fettlebern und 11 Cirrhosen (FAHR). Aus der letzten Zahl geht mit Deutlichkeit hervor, daß die Trunksucht „sozusagen als Durchschnittswirkung" (RÖSSLE) eine Fettleber bzw. eine indurierte Fettleber zur Folge hat (ORTH, LUBARSCH). Die zunächst erstaunlich erscheinende Verschiedenheit in dem Ergebnis dieser beiden Arten statistischer Betrachtung hat ihre Ursache einmal in der verschiedenartigen Definition des subjektiv schwankenden Begriffes des Alkoholabusus und ferner in dem später noch ausführlich zu besprechenden konstitutionellen Faktor. Wir zitieren zunächst nur den klassischen Satz von RÖSSLE: „Daß bis ins hohe Alter gesoffen werden kann, ohne daß die Leber schrumpft, ist eine der Binsenwahrheiten, welche von den Gegnern der Abstinenz immer wieder vorgeführt wird." Jedoch ist es für den Kliniker über allen Zweifel erhaben, daß Alkoholmißbrauch eine Cirrhose hervorruft, auch ohne die statistisch festgelegte Tatsache, daß nach dem Kriege die Häufigkeit bei uns (W. GOTTSTEIN, zit. bei UMBER) und in Amerika nach Einführung der Prohibition (UMBER) abgenommen hat. Nur das Wie bleibt ungeklärt. Ist es der Alkohol selbst — die geringeren Qualitäten (Fusel) sind sicher besonders schädlich, ferner lassen sich im Rauschzustande funktionelle Leberstörungen nachweisen (v. BERGMANN und EILBOT, SIVO, EGEDY und ERDÖS) — sind es Begleitstoffe in den berauschenden Getränken, wird eine Blutschädigung hervorgerufen (NAUNYN, ALBRECHT, KRETZ), ist die Inhalation schädlich oder spielen diese häufigen Magen-Darmstörungen der Alkoholiker entscheidend mit? Die experimentelle Pathologie hat die Fülle der Fragen nicht zu lösen vermocht, ja nicht einmal die klinisch gesicherte Tatsache der Entstehungsmöglichkeit durch Alkohol ist im Tierexperiment hinreichend gestützt. Da die Frühformen der Cirrhose in jüngeren Jahren so äußerst selten zufällig vom Pathologen gesehen werden, meint RÖSSLE[1], daß man zuerst mit einer vorläufig nicht faßbaren Sensibilisierung der Leber zu rechnen habe, nach deren Eintritt alle möglichen Schädigungen (infektiöse Gifte, Darmgifte) den von selbst weiterschreitenden Krankheitsprozeß auslösen. Also wird auch hier einer aus mehreren Noxen kombinierten Entstehung das Wort geredet.

Auf die Möglichkeit gastro-enterogener Entstehung ist mehrfach hingewiesen worden. Infolge Störung der Darmtätigkeit werden Gärungs- und Fäulnisprodukte durch die Pfortader der Leber zugeleitet als das schädliche Agens angesehen (HOPPE, SEILER).

Dabei ist keineswegs nur an infektiöse Darmkatarrhe (KLIENEBERGER) zu denken, sondern Gärungs- und Fäulnisdyspepsien werden beschuldigt (le foi des dyspeptiques BOIX, zit. nach POGGENFOHL). Keineswegs aber darf so weit gegangen werden, stets eine primäre Erkrankung des Pankreas (ascendierender Katarrh im Ausführungsgang) anzunehmen und aus der sich ergebenden Funktionsstörung dieses Organes — der Beweis häufiger Pankreasstörungen bei reinen Cirrhosen fehlt — die Dyspepsie abzuleiten (POGGENFOHL) oder histologische Magenveränderungen (Vermehrung der acidophilen Zellen und der hyalinen Körper, sowie des interstitiellen Bindegewebes) in gegensätzlicher Betrachtung zum Herzfehlermagen als ein Symptom von Veränderungen im Quellgebiet der Pfortader zu betrachten und gleichzeitig in Beziehung zu Blutkrankheiten (z. B. Leukämie) zu bringen (BLEICHRÖDER). Auffallend ist die rein hypothetische Auffassung des Holländers DE RAADT, das Darmammoniak sei das Cirrhosegift. Gestützt auf die Erfahrung in Niederländisch-Ostindien, wo die Leberschrumpfung ohne Alkoholgenuß viel verbreiteter ist als in Europa (BONNE, KOUWENAAR, MÜLLTR und VOSS), beschuldigt er die dortige eiweißarme vegetarische Kost mit ihrem größeren Umsatz an Darmammoniak zur Regulierung des Säure-Basengleichgewichtes als ursächlichen Faktor — vgl. den höheren Gehalt an Ammoniak im Portalblut des Kaninchens gegenüber dem fleischfressenden Hund. Auch der Alkoholismus soll zum größeren Umsatz von Darmammoniak führen. Wie dem auch sei, jedenfalls ist der Gedanke bei gastro-entestinaler Entstehungsmöglichkeit richtig, daß jede Veränderung der Schleimhaut, sei sie bedingt wodurch auch immer, eine Änderung der Resorptionsverhältnisse zur Folge hat, die körperfremden oder noch nicht in normaler Weise abgebauten Stoffen den Übertritt ins Portalblut gestattet. Im Zusammenhang hiermit steht, daß einmalige oder besonders wiederholte akute ikterische Hepatopathie im engeren Sinne (sog. Icterus simplex), mag man ihn als primären epithelialen Schaden oder als Cholangie (hämatogen oder entorogen) auffassen, dann zur Cirrhose führen kann, wenn gleichzeitig auch das mesenchymale Parenchym erkrankt. EPPINGER gibt sogar 12—14% dieser Erkrankung unter den Cirrhosen an, das gleiche betonen v. BERGMANN, KLIENEBERGER, UMBER, HARTWIG, CZERNECKI. Die cholangene (billiäre Cirrhose) wird später besonders besprochen (s. S. 1252).

In letzter Zeit ist an Schwermetallvergiftung ursächlich gedacht worden, besonders das Kupfer wegen der Verwendung als Kochgeschirr oder zur Kupferung der Weine (ASZKANAZI) ist näher untersucht worden. CZERNECKI beschreibt 2 Cirrhosen bei Metallarbeitern, die viel mit Kupfer beschäftigt waren. Aus Analysen über den Kupfergehalt des cirrhotischen Organes beim Menschen geht aber keineswegs eindeutig ein erhöhter Metallgehalt, weder für die LAENNECsche noch für die Pigmentcirrhosen hervor, auch sind die Schwankungen in der normalen Leber offenbar groß oder verschiedene Methodik der chemischen

[1] RÖSSLE: Med. Klin. **1931**, 1732.

Analyse gibt unterschiedliche Resultate (HIJMANS, HINSBERG und GOCHEL, GERLACH, ZALKA). Die erfolgreichen Tierexperimente der Amerikaner (MALLORY; MALLORY und PARKER, HALL und MACKAY, HALL und BUTH, ANDRIANOFF) werden von HÄRTEL, SCHINDEL, KLEINMANN und ULRICH nicht bestätigt. Ob es sich nur um vermehrte Stapelung von Kupfer handelt (MEYENBURG und ROBERT, GERLACH) oder ob das Metall eine Funktion beim Wachstum und Vermehrung von Gewebe — ein bestechender Gedanke von HERKEL — ausübt (die Leber von Schwangeren und Neugeborenen enthält nach HERKEL und KLEINMANN die vielfache Menge der Normalen), muß die Zukunft klären, ebenso die offenbar doch vorhandene Beziehung zur Hämochromatose. Von anderen Metallen könnte an Mangan — von RAO in Pigmentcirrhosen nicht gefunden — und an Blei (BORK) gedacht werden. Ferner liegen für Chloroform, Arsen, alleinige Wirkung des Salvarsans und Phosphor keine sicheren Beweise für die menschliche Cirrhose vor, desgleichen nicht für Tabak (LICKINT).

Mehr als auf allen anderen Gebieten der Lebererkrankungen spielt gerade bei der Cirrhose die *konstitutionelle Disposition* eine überragende Rolle. Warum erkranken z. B. unter der Menge chronischer Alkoholisten nur ein kleiner Teil an Leberschrumpfung? Wir haben oben diese Frage schon berührt. Eine eindeutige Antwort kann uns die Konstitutionspathologie bisher nicht geben. Gewiß fällt auf, daß unter den Cirrhotikern häufig sich besonders kräftige Männer vom digestiven oder digestiv-muskulösem Typ (RÖSSLE) befinden, von bindegewebiger Diathese wird gesprochen (CHVOSTEK) oder von Organschwäche der Leber. Auf die Beziehung zu den Drüsen der inneren Sekretion ist vielfach hingewiesen worden (BARRELET), doch bleibt post oder propter sehr fragwürdig, besonders die Abhängigkeit zu den Genitaldrüsen wird gesucht, zur Hypoplasie oder Atrophie mit unentwickelten oder später stark zurückentwickelten sekundären Geschlechtsmerkmalen (v. NEUSSER, FLECKSEDER, CHVOSTEK, PAGLIANO), zur Pubertät (BISCHOFF und BRÜHL) oder zur physiologischen Rückbildung der Generationsorgane zwischen 4. und 5. Lebensjahrzehnt im Sinne von PIRQUETS „Allergie der Lebensalter". Sicher ist die Cirrhose jenseits der 40er Jahre am häufigsten manifest, und jenseits von 70 Jahren äußerst selten. Einflüsse von der Epiphyse oder Hypophyse werden von DOLZIGER angenommen, von STERNBERG abgelehnt. Für die Regenerationsschwäche der Leber wird auf die Unterfunktion der Schilddrüse, gestützt auf die klinische Beobachtung einer verkleinerten Thyreoidea und die anregende Wirkung von Schilddrüsenextrakten auf das Leberwachstum im Tierversuch aufmerksam gemacht (EPPINGER). Jedoch entspricht nach RÖSSLE die Hypoplasie der Schilddrüse einfach nicht den Tatsachen, wenn auch zugegeben wird, daß bei schwerer Thyreohypoplasie Lebercirrhose häufig sei und auch Leberfunktionsstörungen beim Morbus Basedow fast die Regel sind (eigene Beobachtung, ASSMANN, WEGELIN, s. S. 1311). Auch die Beobachtungen über das familiäre Auftreten der Erkrankung, allerdings nur in derselben Generation bei Geschwistern (OPITZ, BOGAERT und SCHERER, F. PARKES WEBER, ROSENFELD, HALERTSMA, WEGENER, FRISCH, OSLER, UMBER beschreibt ein Zwillingspaar mit Cirrhose und Lues, GROSGURIN ein Ehepaar) haben die Frage der konstitutionellen Disposition nicht weitergebracht.

Fast wesentlicher als das konstitutionelle Moment scheint uns der Zustand, in dem das Lebergewebe von dem cirrhogenen Gift getroffen wird (v. BERGMANN). Sicher ist nicht gleichgültig, ob ein Schnaps nach reichlicher Mahlzeit, wenn gleichzeitig Kohlehydrate der Leber zuströmen, getrunken wird oder auf eine glykogenarme Hungerleber trifft. Die Reaktion des Lebergewebes auf jeglichen Giftschaden wird je nach seinem Zustande (Ruhe, Tätigkeit, Menge der Blutzufuhr) und seiner Funktionstüchtigkeit eine verschiedene sein. Chronische Überlastung durch Völlerei führt ebenso zur gesteigerten Empfindlichkeit wie Hunger. Ebenso ist an Überlastungen durch Störungen in anderen Organen, z. B. vermehrten Blutzerfall oder gesteigerten Ruhe- und Arbeitsumsatz wie bei Thyreotoxikose oder Insulinmangel beim Pankreasdiabetes zu denken.

c) Experimentelle Lebercirrhose.

Bis in die jüngste Zeit stehen die vielfachen Bemühungen, durch die verschiedensten Agenzien beim Tier eine Cirrhose hervorzurufen, nicht im Verhältnis zu den erzielten Ergebnissen. Gewiß sind mannigfache Leberveränderungen erzeugt worden, aber echte Cirrhosen nur recht selten. Zusammenstellungen über das Schrifttum, recht umfangreiche, finden sich bei RÖSSLE, MOON und EPPINGER. Legt man für die anatomische Begriffsbestimmung der Cirrhose einen strengen Maßstab an (s. folgenden Abschnitt über die formale Genese), so konnten bisher mit Phosphor und gleichzeitigen Alkoholgaben, mit Manganchlorid und Phenylhydrazin zusammen, mit Tetrachlorkohlenstoff, Teer, bakterieller Infektion positive Resultate erzielt werden. In eindrucksvoller Weise ist es EPPINGER kürzlich gelungen, mit Allylverbindungen und Pyrrol Veränderungen beim Hund

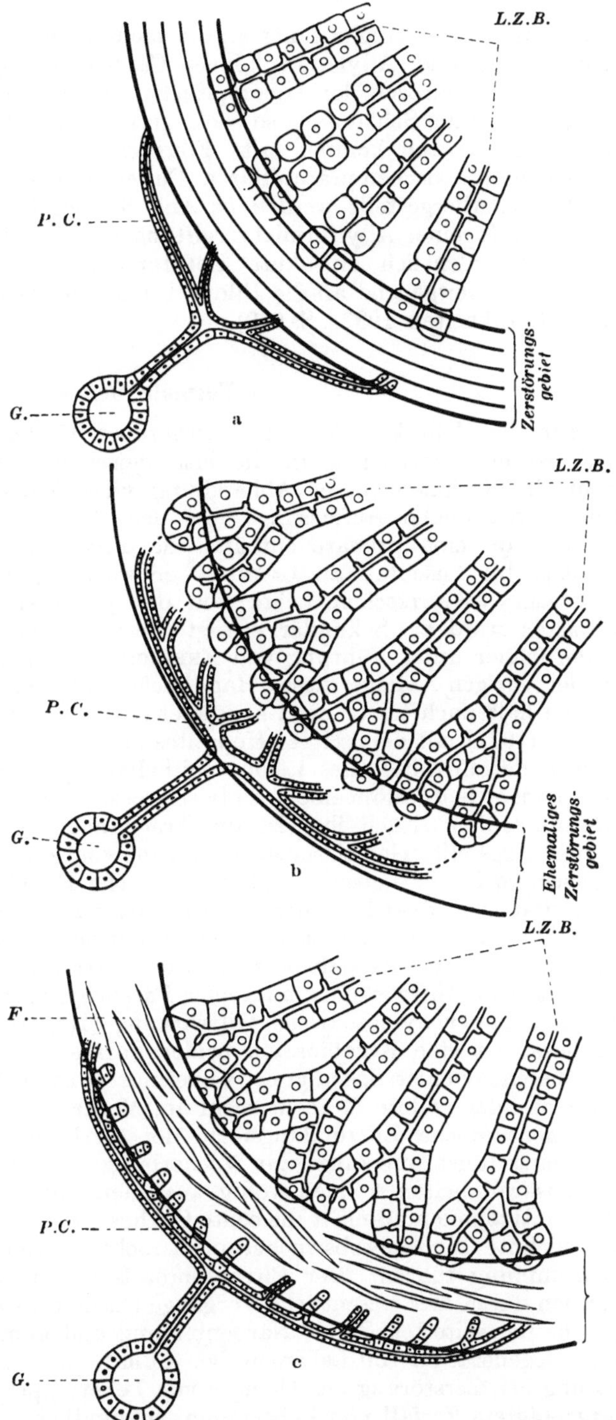

Abb. 5a—c. Cirrhosebildung nach chronischer Allylformiatvergiftung (Hund) in schematischer Darstellung. a Stadium der peripheren Zerstörung; b Stadium der Regeneration; c Stadium der Fibrillenbildung. *G.* Gallengang; *P. C.* präcapillarer Gallengang; *L.Z.B.* Leberzellbalken; *F.* Fibrillen.

mit weitgehender Angleichung an die menschliche Cirrhose hervorzurufen. Mit Allylformiat und Allylamin können Capillarschädigung (Plasmaaustritt) und gleichzeitig Nekrosen der Leberepithelien an der Läppchenperipherie erzeugt werden, wird die Schädigung so weit getrieben, daß es zur Capillarzerreißung mit Blutaustritten kommt, tritt Fibrillenbildung ein und der gestörte Zusammenhang zwischen präcapillaren Gallengängen und Gallencapillaren kann nicht wiederhergestellt werden (s. Abb. 5 nach EPPINGER). So sah EPPINGER im Verlaufe einer Allylformiatvergiftung auf dem Umwege über ein Stadium, das außerordentlich an akute Leberatrophie erinnert, Veränderungen entstehen, die weitgehend an die Bilder bei der menschlichen Cirrhose gemahnen (Leberkrankheiten 1937. S. 569).

d) Formale Genese.

Für den Kliniker, der den Cirrhosebegriff möglichst umschrieben fassen will, ist eine Vertiefung in die histologischen Vorgänge unabweisbar, auch wenn im Rahmen dieser Abhandlung viele Einzelheiten fortfallen müssen. Die ursprüngliche Auffassung von der Art der Cirrhoseentstehung, daß es sich um eine primäre entzündliche Bindegewebswucherung handele, wie sie sich im Anschluß an LAENNEC entwickelte, ist um 1919 zugunsten der ACKERMANN-KRETZschen Lehre von der primären epithelialen Degeneration verlassen worden. Sekundär erfolgt hiernach die Cirrhose. Die Klinik war schon früher unter Führung von FRERICHS (1861) dieser Meinung beigetreten. In der vorigen Auflage dieses Handbuches folgt ihr UMBER. Die französische Schule hält auch heute noch an dieser Ansicht fest, wie die Monographie von ALBOT (1931) mit dem Titel „Hepatites et Cirrhoses“ zeigt. Dort heißt es bezüglich der Cirrhose: Les lésions épitheliales y sont constantes, précedent et déterminent le développement de la sclerose. Wir folgen heute der Ansicht von RÖSSLE (1931). Nach ihm ist die Frage nach dem primären Angriffspunkt unrichtig gestellt. Gemäß seiner Auffassung vom epithelialen und mesenchymalen Parenchym in der Leber — vgl. anatomische Einleitung — kommt es je nach Intensität und Spezifität der Giftwirkung zu verschiedener Lokalisation der Giftschädigung in histologisch und funktionell verschiedenartigen Gewebsstrukturen. Dabei handelt es sich in den extremen Fällen um eine spezifisch-epitheliotrope Giftwirkung mit reiner Parenchymdegeneration (Hepatose) oder um eine mesenchymotoxische Giftwirkung (Hepatitis). Die Hauptmasse der Cirrhosen ist eine Kombination beider Formen mit gleichzeitiger epithelialer und mesenchymaler Schädigung, wobei nur je nach Abstufung der Giftwirkung das eine oder andere Moment mehr im Vordergrund steht. Daraus resultiert die eigentümliche Entzündungsform der Cirrhose, denn nicht jeder Epithel-untergang führt unbedingt zur Vernarbung — Lebernekrosen z. B. nach Infektionskrankheiten können völlig ausheilen und aus der Massennekrose der akuten Atrophie muß nicht die echte Cirrhose folgen — und andererseits müssen ausgedehnte Bindegewebswucherungen nicht zu Epithelschwund und narbiger Schrumpfung führen. Der Cirrhoseprozeß ist jedoch nach RÖSSLE für alle Formen durch drei wesentliche Vorgänge charakterisiert: Untergang von Lebergewebe im weitesten Sinne, Narbenbildung und kompensatorische Hyperplasie bzw. Regeneration von Lebergewebe. LUBARSCH stimmt im ganzen dieser Auffassung bei, Zerstörung des Gefüges von Leberläppchen mit mehr oder weniger ausgeprägtem Zerfall von Leberzellen, entzündliche Wucherung des inter- und intralobulären Bindegewebes, Neubildungsvorgänge an Leberzellen und Gallengängen sind ihm das Wesentliche. MOON setzt noch die Änderung im baulichen Muster (Umbau des Lebergefüges) als wesentliches hinzu. Ein maßgebender

Grund, sich der Auffassung von RÖSSLE anzuschließen, ist, daß wir gleichzeitig eine Stütze für die auf klinischer Beobachtung beruhende Einteilung der Cirrhosen gewinnen und so leichter die Cirrhose im Rahmen einer Systemerkrankung verstehen. Hier herrscht die mesenchymotrope Giftwirkung vor, die Capillaren und das Bindegewebe werden gleichzeitig in Leber, Milz, Knochenmark und anderen Organen geschädigt, und dazu gesellt sich noch die spezifische Schädigung des funktionell-spezifischen reticuloendothelialen Apparates, gleichfalls zum Mesenchym gehörig, aber in seiner Ausbreitung weit über die KUPFFERschen Sternzellen der Leber hinausreichend. So sind formal diejenigen Cirrhoseformen zu erklären, bei denen klinisch zuweilen die Leberfunktionsstörung zurücktritt, dagegen die Schädigung der gesamten Blutstoffwechselorgane (große Milz, rotes Knochenmark, Hämosiderose, Hämochromatose der verschiedensten Organe) neben der Leberschädigung besonders ins Auge springt.

Die Wege, auf denen das schädliche Agens der Leber zugetragen wird, gehen hämatogen durch die Arteria hepatica oder die Pfortader, der bei der intestinalen Entstehungsmöglichkeit die Hauptrolle zufällt. Doch sollte man neben letzterer häufig allein nur betonter Zuführungsmöglichkeit eine Gifteinschwemmung aus dem großen Körperkreislauf durch die Arteria hepatica nicht aus dem Gesichtsfeld verlieren. Wieweit Lymphbahnen in Betracht kommen — sehr dichtes Netz in der Kapsel, Anastomosen zu den Lymphbahnen in den Interlobärräumen und um die vasculären Grenzscheiden — ist unsicher. Endlich ist der ascendierende Weg durch die extrahepatischen Gallenwege für die Entstehung der cholangenen Cirrhose wesentlich und auch die Ausscheidung von den Leberzellen nach den Gallenwegen zu, z. B. von Bakterien.

Der Transport des cirrhogenen Giftes ist keineswegs ein gleichmäßiger, das ganze Organ vollständig durchdringender. Die häufige Bevorzugung eines ganzen Lappens und der sicher als herdförmig anzunehmende Beginn der Erkrankung beruhen auf verschiedenen Strombahnen, die von dem rechten oder linken Pfortaderast vornehmlich gespeist werden, und auf der wechselnden capillären Durchblutung je nach dem Funktionszustande des Organes.

Einige histologische Einzelheiten seien kurz erwähnt: Das Narbengewebe geht von der GLISSONschen Scheide aus, auch die Capillarwandzellen können sich zu Bindegewebe umwandeln (fibroplastische Tätigkeit der Gefäßendothelien nach RÖSSLE), oder die Fibrillen entstehen in dem ins Gewebe übergetretenen Plasma infolge chemisch-physikalischer Vorgänge. Die Gitterfasern sind vermehrt und verstärkt, sie wandeln sich in fibrilläres Bindegewebe um. Die elastischen Fasern nehmen zu.

Für die histologischen Einzelvorgänge, die sich bei der Cirrhoseentstehung abspielen, werden von EPPINGER die verschiedenen Stadien der serösen Entzündung herangezogen. Wir haben bei der akuten ikterischen Hepatopathie diese besondere Entzündungsform eingehend geschildert und im vorigen Abschnitt die hierauf sich beziehenden experimentellen Ergebnisse erwähnt. Sie sind der Anlaß, auch für die Entstehung der menschlichen Cirrhose der serösen Entzündung eine wesentliche Rolle zuzuerkennen.

e) Pathogenese der Begleiterscheinungen.

Infolge der Erschwerung des Blutumlaufes in der cirrhotischen Leber (vgl. die Injektionspräparate von SCAFFIDI) wird häufig ein ausgedehnter Kollateralkreislauf ausgebildet, wozu bereits präformierte oder neugebildete Wege benutzt werden. Besonders die oberflächlichen und tiefen Venen um und oberhalb des Nabels erfahren eine mächtige Erweiterung und werden in der Bauchhaut als mächtig geschlängelte Gebilde sichtbar (Caput medusae).

Die verschlossene embryonale Nabelvene wird wieder durchgängig, durch die Vena epigastrica superior, V. mamaria interna, V. coronaria ventriculi sin. und V. oesophageae entstehen Verbindungen zur Vena cava superior, ferner durch die V. epigastrica inferior, V. mesentrica und Venae haemorrhoidales zur V. cava inferior. In diesen hepatofugalen Kollateralen (L. PICK) fließt das Blut unter Umgehung der Leber den Hohlvenen zu; also ein mit noch nicht vollständig verarbeiteten Nahrungsstoffen beladenes und nicht „völlig entgiftetes“ Blut wird unmittelbar dem Herzen und dann nach Arterialisierung in der Lunge dem Körperkreislauf zugeführt, eine Tatsache, im Experiment einer partiellen ECKschen Fistel gleichbar, die für den Gesamtorganismus nicht ohne Folgen bleiben kann. Der häufigste Ableitunsgweg durch die Speiseröhre oder Magenvenen (MANDEL und MARCUS) birgt die Gefahr tödlicher Blutung aus geplatzten Varixknoten in sich. Daß es bei Cirrhotikern oft zur Ausbildung von Hämorrhoiden kommt, wird von ROSENTHAL bestritten.

In die Einteilung der Cirrhosen in reine Leberorganerkrankungen und syndromatische Cirrhosen wird eine Lücke gerissen durch die große Häufigkeit des Milztumors bei allen Formen. Denn diese Milzschwellung ist nur selten allein durch Stauung infolge des erschwerten Abflusses venösen Blutes zur Pfortader hin bedingt, sondern dieselben mesenchymalen Vorgänge, wie in der Leber, spielen sich auch in diesem Organ ab und sind den Leberveränderungen als koordinär zu betrachten — durch dieselbe Schädlichkeit bedingt (EPPINGER, MINKOWSKI, RÖSSLE). Die Meinung, daß der Milztumor auf eine kompensatorische Arbeitshypertrophie zurückzuführen sei (HARTWIG, GRAWITZ) wird heute abgelehnt. Neben Stauungsblutüberfüllung kommt es zur periarteriellen Fibrose (LUBARSCH, DÜRR), Schwellung der Sinusendothelien, zur sog. Fibroadenie und starken Lipoid- und Eisenablagerung in den Pulpareticumzellen und im perivasculären Gewebe der Bälkchen. Bei den splenomegalen Cirrhosen erfahren diese Veränderungen eine großartige Ausbreitung, periarterielle Blutungen infolge Wandrisse in den Arterien (EPPINGER) sind die Regel, aus ihnen entsteht die periarterielle Fibrose mit und ohne Pigmentierung (RÖSSLE) und es kann zur Kalkimprägnation kommen, ferner auch hier zur Hyperplasie und Hypertrophie der Gitterfasern, also im ganzen das Bild einer hypertrophischen Splenitis, häufig mit Perisplenitis.

Die blut- und capillarschädigende Giftwirkung findet ihren Ausdruck im Knochenmark, dessen Veränderung (rotes Knochenmark) für das Verstehen der syndromatischen Cirrhosen vor allem der splenomegalen Formen wichtig ist, wenn auch jedes klinische Hilfsmittel der Diagnostik hier versagt, außer Knochenmarkpunktion (DÖHNERT und TISCHENDORF).

Der Ascites, eine häufige, besonders bei der atrophischen Cirrhoseform fast regelmäßige Begleiterscheinung, ist nur zum Teil rein mechanisch bedingt: infolge der Verengerung des Capillargebietes tritt freie Flüssigkeit in die Bauchhöhle über wie ein Ödem bei venöser Stauung an den Extremitäten infolge Rückflußbehinderung des Blutes zum rechten Herzen. Neben der portalen Hypertension ist eine Schädigung der Pfortadercapillaren in Rechnung zu setzen, sie lassen eiweißreiche Flüssigkeit passieren (EPPINGER). Gleichzeitig wirkt als bedeutender pathogenetischer Faktor die durch die Cirrhose gestörte wasserregulatorische Funktion der Leber (PICK und MOLITOR) mit, denn Leberkranke neigen zur Wasserretention bis zur Anurie. Auch die Störung im Proteingleichgewicht des Blutes (Verminderung des onkotischen Druckes) wird als Ursache angenommen (IVERSEN) und so der Ascites als hepatisches Ödem bezeichnet (ABRAMI). Eine seröse Peritonitis bedingt durch Tuberkulose oder rein toxisch durch Diffusion cirrhogener Gifte (RÖSSLE) kann zum ständigen Anwachsen der Wasseransammlung führen, und schließlich muß stets an komplizierende Kreislaufinsuffizienz bei länger bestehender Cirrhose gedacht werden.

Die Gelbsucht ist eine außerordentlich häufige Erscheinung bei jeglicher Cirrhose, RÖSSLE sah sie unter 100 Cirrhosen 54mal. Die Klinik wird sagen dürfen, daß jeder Kranke im Laufe seines chronisch schleichenden Leidens zum mindesten einmal subikterisch gewesen ist, ja häufig zeitweilig deutlich ikterische Hautfärbung zeigt. Sehen wir von Komplikationen der extrahepatischen Gallenwege ab (s. cholangene Cirrhosen), so fassen die meisten Autoren (EPPINGER, MINKOWSKI, v. BERGMANN, FISSINGER, NOEL und ALBOT) den Ikterus als ein Zeichen epithelialer Leberzellschädigung auf, wobei nach BRUGSCH der zentrale Abschnitt des Läppchens ergriffen sein muß. Bei den splenomegalen Cirrhosen ist neben der hepatocellulären Ursache sicher noch eine hämolytische Komponente vorhanden. Bei der Analyse des Ikterus sieht man die sich überschneidende verschiedenartige Entstehungsursache der Cirrhosen besonders deutlich, er kann z. B. cholostatisch und zugleich hepatocellulär bedingt sein oder parenchymatös und hämolytisch, eine sichere Entscheidung am Krankenbett ist oft schwierig (L. HESS).

f) Klinik der Lebercirrhosen.

α) Lebercirrhose mit alleiniger bzw. vorwiegender Störung des Leberstoffwechsels.

LAENNECsche Cirrhose in atrophischer und hypertrophischer Form. Nach allgemeiner Übereinstimmung wird das klinische Vollbild der LAENNECschen Cirrhose im mittleren und höheren Lebensalter etwa zwischen dem 5. bis 7. Lebensjahrzehnt beobachtet. Männer werden mindestens doppelt so oft als Frauen nach vielen Statistiken (z. B. BROCK und WOHLERS) von der Krankheit befallen. Wir gehen von den Symptomen des ausgebildeten Krankheitsfalles aus: An einem schmutziggrauen oder leicht gelblichen Hautkolorit sind viele Cirrhotiker sofort zu erkennen, besonders wenn gleichzeitig ein Kontrast zwischen dem mageren Oberkörper und einer starken Vorwölbung des Leibes besteht. Diese Hautfarbe muß keineswegs durch Gallenfarbstoff bedingt sein, sie kann auch von Hämosiderin herrühren, findet sich aber auch dann häufig, wenn anatomisch keine pigmentierte Leber vorliegt. Infolge der Abmagerung bedingt durch Resorptionsstörungen im Darmkanal, Leberinsuffizienz und wohl auch durch Blutzufuhr aus dem hepatofugalen Kollateralkreislauf (s. S. 1247) ist das Unterhautfettgewebe stark geschwunden, die Wangen sind eingefallen, die Rippen treten deutlich hervor. Die Gesichtsfarbe ist durch kleine Capillarerweiterungen ohne Cyanose gelegentlich etwas blaurötlich verfärbt. In den mehr oder weniger gespannten Bauchdecken, deren Vorwölbung sich über die Ebene des Brustbeines häufig erhebt, sieht man Venenzeichnungen von verschieden starkem Ausmaß, feine bläuliche Streifen bis zu stark geschlängelten dicken Strängen, meist oberhalb des Nabels oder an den seitlichen Bauchwänden (s. über Kollateralkreislauf S. 1247). Der typanitische Klopfschall über der Mitte der Leibesvorwölbung zeigt den stets vorhandenen Meteorismus an. Der Gasansammlung folgt (eine französische Regel sagt: erst der Wind und dann der Regen) die freie Flüssigkeitsansammlung in der Bauchhöhle, etwa bei 55% aller Cirrhosen in Mengen bis zu 15 Liter oder sogar mehr vorhanden. Der im allgemeinen nicht hämorrhagische, hellgelbe, selten chylöse oder cholesterinhaltige (BONORINO und Mitarbeiter) Ascites hat als Transudat ein spezifisches Gewicht von 1012—1014, $^1/_2$—$1^1/_2$% Albumen, enthält im Zentrifugat Serosa-Endothelien und lymphoide Zellen, bei entzündlicher Komponente steigt das spezifische Gewicht und die RIVALTAsche

Probe wird positiv (Essigsäure fällt einen mucinähnlichen Eiweißkörper, Serosamucin nach UMBER, aus). Sind trotz des Meteorismus und Ascites oder nach Beseitigung derselben günstige Verhältnisse für die Untersuchung der Leber vorhanden, so gebe man über die Größe des Organes nur mit größter Vorsicht nach dem Ergebnis der perkussorischen und palpatorischen Lebergrenzen unter Berücksichtigung des Zwerchfellstandes und der Brustkorbform (weite untere Thoraxappertur) ein Urteil ab. Nicht ganz selten ist im gegebenen Falle der pathologische Anatom nach Wägung des Organes und Größenmessung anderer Meinung. Grundsätzlich kann die Leber bei der LAENNECschen Cirrhose, der „reinen Organcirrhose" groß oder klein sein. Die höckerige Oberfläche ist nur bei stärkerer Buckelung der palpierenden Hand zugänglich. Der grobe, plumpe, mitunter stark eingekerbte Rand und die stärkere Wölbung in der Oberfläche sind sowohl der atrophischen wie der hypertrophischen Form eigen. Der gleiche Giftschaden, z. B. Alkohol, führt einmal zu besonders narbiger Schrumpfung mit starkem Parenchymschwund und nur geringen regeneratorischen Prozessen an den Leberzellen, das andere Mal unter Erhaltung oder sogar besonders kräftiger Regeneration des epithelialen Parenchyms bei mäßig ausgeprägter Narbenbildung, zu demselben anatomischen Bild, dem Umbau des Lebergewebes der fertigen Cirrhose. Damit ist begründet, daß alle Übergänge es im Größenverhältnis geben kann, ja eine LAENNECsche Cirrhose kann ein Organ „von normaler Größe und normalem Gewicht" sein. Die Klinik interessiert nur, was das noch vorhandene von der Krankheit verschonte, das beschädigte oder das wieder regenerierte Lebergewebe zusammen leistet, ob dieses in einer vergrößerten oder verkleinerten Leber steht, ist gleichgültig. RÖSSLE fand unter 85 genauer charakterisierten Cirrhosen 36 atrophische und 41 hypertrophische LAENNECsche Cirrhosen und ist der Meinung, daß die hypertrophische Form sich in einer bereits vorher vergrößerten Leber vorzugsweise Fettleber entwickelt. Die Hypertrophie kann ein Vorstadium der Atrophie sein (MINKOWSKI, EPPINGER, STERNBERG, RÖSSLE). Der exakte Beweis ist nur bei langer Beobachtung zu führen. EWALD sah die Schrumpfung unter 230 Cirrhosen 7mal, UMBER weist auf die frühzeitige Verkleinerung des linken Leberlappens hin.

Eine palpable Milz, da sie verhärtet ist und zugleich auch meist vergrößert, ist sehr oft vorhanden, wenn auch die Zahlen je nach der Untersuchungstechnik schwanken (EWALD unter 230 Fällen nur 98mal = 42,6%, EPPINGER 86%, FRERICHS 50%, RÖSSLE unter 92 Fällen 67mal über 200 g). Über die Wichtigkeit des Milzbefundes ist in der pathogenetischen Besprechung ausführlich hingewiesen worden, zum mindesten eine Stauungsmilz ist bei der LAENNECschen Cirrhose sehr häufig.

Leichte ikterische Verfärbung der Haut und Skleren ist bei der LAENNECschen Cirrhose oft zu verzeichnen, eine ausgesprochene Gelbsucht weist auf besonderen hepatocellulären Schaden, meist nur vorübergehender Natur hin (Verlaufsdauer wie bei der einfachen Gelbsucht von 4—6 Wochen). Liegen keine Komplikationen von seiten der intra- oder extrahepatischen Gallenwege vor, so gehört dauernde oder häufig rezidivierende Gelbsucht nicht zu dieser Cirrhoseform.

Die Genitalfunktion ist etwa in $^1/_4$ der Fälle gestört, die Potenz beim Mann nimmt frühzeitig ab, Menstruationsschwäche soll bei der Frau auftreten. Die Rückbildung der sekundären Geschlechtsmerkmale (Fehlen der Achselhaare, spärliche Schambehaarung mit gerader oberer Grenze beim Mann, auch Gynäkomastie, BERGONZI, PAULA) ist auch nach eigener Beobachtung sehr häufig. Auf eine kleine Schilddrüse macht CHVOSTEK aufmerksam, doch ist die Atrophie von anatomischer Seite nicht bestätigt.

Zeichen hämorrhagischer Diathese auf Gefäßwandschädigung und hepatischer Insuffizienz (BOLLMANN, JESSE und MANN) beruhend, kommen bei der LAENNECschen Cirrhose in Form von Zahnfleischblutungen und kleinen Petechien an den Extremitäten gelegentlich vor, wenn sie auch vornehmlich den splenomegalen Cirrhosen vorbehalten sind. Eine Anämie, abgesehen von Blutungsanämien aus Oesophagusvaricen, besteht hier im allgemeinen nicht, jedoch öfter bei splenomegalen Cirrhosen (s. S. 1255). Vergrößerung der roten Blutkörperchen wird beschrieben (GAMMA) und auf Parallelen zur perniziösen Anämie aufmerksam gemacht (FELLINGER und KLIMA). Polycythämie (ULHORN), Leukopenie kommt häufig vor, oft Mononucelose mit grober azurophiler Granulation (MASSINA). Die Globulinwerte im Serum sind erhöht, der Albumin-Globulinquotient ist vermindert (SIVO, EGEDY und ERDÖS).

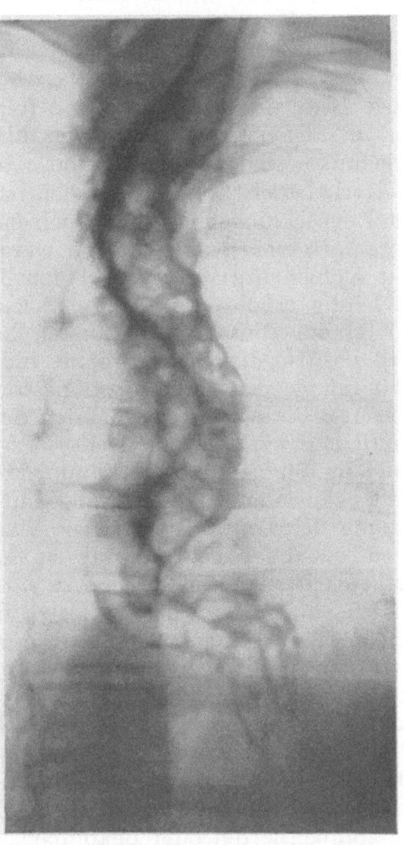

Abb. 6. Fast den ganzen Oesophagus einnehmende dicke, sich schlängelnde Wülste und Knollen — Varicen —, zwischen denen der Kontrastbrei in schmalen Rillen sich im Schleimhautrelief des Röntgenbildes darstellt.

Die Säuresekretion des Magens ist besonders bei den Alkoholikern fast stets herabgesetzt (Vorsicht bei der Ausheberung wegen der Gefahr der Oesophagusvaricenblutung). Die rötliche Farbe des meist spärlichen Urins mit hohem spezifischen Gewicht zeigt den vermehrten Gehalt an Urobilinkörpern, Gallenfarbstoff und Zucker finden sich nicht, positive Eiweißreaktion nur bei Stauungsniere oder ungewöhnlicher Nierenkomplikation. Der Stuhl kann infolge verminderter Gallensekretion hell sein (BRUGSCH, LANGEN), ist meist gut gefärbt (EWALD, UMBER). Unregelmäßige Erhöhung der Körpertemperatur sind bei der Cirrhose durchaus nicht selten (begleitende Cholangitis ?).

Auf die subjektiven Beschwerden des Kranken in dem klinisch so außerordentlich wichtigen Frühstadium der Cirrhose gehen wir an diesem Ort nicht ein, sondern verweisen auf die Abschnitte über latente Hepatopathie und Fettleber. In fortgeschrittenen Stadien leidet der Kranke unter dyspeptischen Beschwerden, Appetitmangel und Folgen des Ascites. Infolge stärkerer Wasseransammlung im Leib tritt ein lästiges Spannungsgefühl auf das Zwerchfell, wird stark hochgedrängt, die an sich durch häufige Kombination mit Lungenemphysem schon erschwerte Atmung ist weiter behindert und die Herzarbeit erschwert, so daß es häufig zur Kreislaufinsuffizienz kommt (Hydrothorax besonders rechts, Ödeme an den unteren Extremitäten und am Scrotum infolge mechanischer Strombehinderung in den großen Venen durch den Ascites und periphere Kreislaufschwäche). Quälendes Hautjucken auch bei nichtikterischen Kranken verhindert oft die Nachtruhe. Dumpfes Schmerzgefühl im Oberbauch, lokalisierte Schmerzen in der Gallenblasengegend, ja zuweilen krampfartige bis zur echten Kolik sich steigernde Attacken kommen nicht selten vor. Kapselspannungen oder intrahepatisches Odem können offenbar diese Schmerzen hervorrufen, denn keineswegs ist damit immer eine Cholangitis cirrhotica (NAUNYN, UMBER) verbunden, geschweige denn ein Konkrement in den äußeren Gallenwegen.

Aus den geschilderten Symptomen, so verschiedenartig sie auch in der Zusammenstellung im Einzelfalle sind, wird die Diagnose des Vollbildes der Cirrhose kaum je zu verfehlen sein. In zweifelhaften Fällen ist die Laparoskopie ein erfolgreiches, den Kranken durchaus schonendes Hilfsmittel (KALK, MORAWITZ und MANCKE).

Alle Methoden, Störungen des intermediären Stoffwechsels der Leber nachzuweisen, sind bei der Lebercirrhose versucht worden. Es müßte hier eine lange Liste dieser Bemühungen folgen, sie würde aber nur eine Wiederholung der im allgemeinen Teil aufgezählten Leberfunktionsprüfungen bringen. Die Ergebnisse sind bei der Cirrhose sehr wechselnd, denn große Schwankungen in der Leberleistung machen sich im Laufe der langen Krankheitsdauer je nach der Entwicklungsphase und auch nach Art der Cirrhose bemerkbar. Bei einem stark fortgeschrittenen Leiden werden sich im Gallenfarbstoff-, Eiweiß-, Fett- und Kohlehydratstoffwechsel deutliche Ausfälle finden. Das Serum-Bilirubin ist häufig erhöht, der Aminostickstoff (HOESCH und SIEBERT) und das Ammoniak im Blut (FULD) können hoch sein, die MILLONsche Probe im Harn wird positiv, die Gesamtlipoide im Blut sind niedrig, die alimentäre Lipämie fehlt infolge der Fettresorptionsstörung im Darm (BÜRGER und WINTERSEEL, WENDT), die Verminderung der Serumlipase soll mit dem Grade der Leberinsuffizienz parallel gehen (FIESSINGER und Mitarbeiter), der Neutralschwefel steigt im Blut an (VILLARET und Mitarbeiter). Die Galaktoseprobe fällt häufig positiv aus und die Belastung mit Farbstoffen gibt regelmäßig eine Herabsetzung der Leberleistung. Die TAKATA-Reaktion soll bei regelmäßigem positiven Ausfall einen irreparabelen Schaden anzeigen (EPPINGER). Auch bei der fortgeschrittenen Cirrhose ist es notwendig, mehrere Partialfunktionen nebeneinander zu prüfen (MJASSNIKOW), da nicht alle intermediären Leberleistungen gleichmäßig beeinträchtigt sein müssen (WALTHER). Die Diagnose der fortgeschrittenen Cirrhose wird im wesentlichen immer der genauen Befragung und Untersuchung des Kranken vorbehalten sein, hier bedürfen wir für das praktisch ärztliche Handeln keiner Funktionsprüfung. Ganz anders aber steht es mit der beginnenden Lebercirrhose oder bei der Entscheidung der bedeutsamen Frage, ob es sich bei noch wenig ausgeprägtem klinischen Befunde um ein stationäres oder progredientes Leiden handelt. Hier sollten die Begriffe der kompensierten oder dekompensierten Cirrhose noch mehr Eingang finden, bei der Dekompensation könnte fernerhin getrennt werden, ob sie sich mehr im intermediären Stoffwechsel (epitheliale Dekompensation) oder im Leberkreislauf (portale Dekompensation) abspielt. Die positive Urobilin- und Urobilinogenreaktion im Harn bleibt hier die einfachste und wertvollste Diagnose als Frühdiagnostikum (FISCHLER), besonders wenn sie häufig im Nüchternurin zu finden ist. Außerdem soll die Bestimmung des Serumbilirubins, eine Farbstoffbelastung und die Galaktoseprobe mit herangezogen werden.

Pathologische Anatomie ist in den für den Kliniker wesentlichen Punkten bei der Besprechung über die formale Genese angeführt. Auf die eingehende Darstellung von RÖSSLE im Handbuch der speziellen pathologischen Anatomie und Histologie (HENKE-LUBARSCH, Bd. 5, Teil I) sei nochmals verwiesen, ferner auf RABL.

Cholangene Cirrhosen. *Ätiologie und Pathogenese.* Die Überschneidung der verschiedenen Entstehungsmöglichkeiten einer Cirrhose im einzelnen Falle und die fließenden Übergänge einer Form in die andere, so daß selbst für den Pathologen es oft schwer ist, die Grundform zu erkennen, wird bei der cholangenen Cirrhose besonders deutlich. Denn in einer LAENNECschen Cirrhose sind selbst Ursachen gegeben (z. B. chemanische Behinderung des Gallenabflusses durch Narbenschrumpfung), die zur cholangenen Cirrhose führen können. Nur in diesem Sinne könnte man von einer sekundären cholangenen Cirrhose sprechen (MINKOWSKI), im übrigen scheint es uns sicher, daß die Krankheit an den Gallenwegen und ihrer mesenchymalen Umkleidung beginnen kann. Unter den Ursachen wäre zuerst eine grobmechanische Verlegung der großen, besonders extrahepatischen Gallenwege (cholostatische Cirrhose) zu denken. Wir wissen, daß sich beim Neugeborenen infolge angeborener Atresie der Gallenwege eine Cirrhose entwickeln kann (SIMMOND). Doch scheint beim Erwachsenen die Lebensdauer nach plötzlichem, vollständigem Verschluß der Gallenwege, etwa Steinverschluß, zu kurz, als daß es zur Entwicklung einer echten Cirrhose kommen könnte. Läßt aber ein Stein oder ein Tumor vom Pankreaskopf, von der Papilla Vateri oder vom Choledochus selbst ausgehend noch längere Zeit eine gewisse Gallenmenge hindurchfließen — es kommt dann nicht zum vollständigen Ikterus —, oder behindert eine divertikelartige Ausstülpung am Choledochus (KAFFLER) nur zeitweilig den Gallestrom, so wird eher im Laufe längerer Monate die eigentümliche chronische Leberentzündung entstehen. Die aseptisch gestaute Galle selbst wäre dann das Gift, das zur Cirrhose führt, auch der Druck, der infolge der Stauung mächtig erweiterten intrahepatischen Gallenwege mag mitspielen. Wenn auch diese Möglichkeit der reinen cholostatischen Cirrhose zugegeben wird (MINKOWSKI, FISSINGER und ALBERT, RÖSSLE, dagegen von NAUNYN abgelehnt), so ist es doch ein allgemein gültiges Gesetz, daß in dem verschlossenen oder eingeengten Kanalsystem sehr leicht eine Infektion hinzukommt. Die Galle ist überhaupt ein Ausscheidungsweg für Bakterien, es gibt eine reine Bakteriocholie z. B. beim Typhus ohne anatomisch oder klinisch feststellbare Beteiligung der Gallenwege. Es werden also die rein cholostatischen Fälle sehr selten sein, wir bevorzugen deshalb die Bezeichnung cholangene Cirrhose statt biliäre Cirrhose. Meist wirkt also die Kombination von Stauung und Infekt. Das führt zur Betrachtung der zweiten Form der infektiösen cholangitischen Cirrhose, die sehr häufig sich auch ohne Stauung in den Gallenwegen entwickelt. Drei Wege stehen als Eintrittspforte für die Infektion offen (LA MANNA): hämatogene oder Ausscheidungscholangitis, intracanaliculär von der Papilla Vateri aufsteigende Cholangitis mit und ohne Beteiligung der Gallenblase, und schließlich nennt RÖSSLE noch den Übergang einer Infektion bei Pylephlebitis von der Vena portae zu den Gallengängen innerhalb der GLISSONschen Scheide. Die Erreger sind häufig Coli, ferner Enterokokken, Streptokokken (SIEGMUND) und Paratyphus (FRÄNKEL). Klinisch ist durchaus denkbar, daß mehrere Bakteriengruppen und verschiedene Infektionswege gleichzeitig beteiligt sind. Ist einmal eine ascendierende Colicholangitis dagewesen, dann wird es leichter, bei einer schweren Streptokokkenangina oder bei einem Typhus zu einer Ausscheidungscholangitis kommen und so kann schließlich die Cirrhose entstehen, denn nicht jede Cholangitis führt zwangsmäßig zur Cirrhose. Innerhalb des Kanalsystems der intrahepatischen Gallenwege kann sich die Cholangitis von den feinsten präcapillaren Gallengängen bis zu den gröberen in der GLISSONschen Scheide gelegenen Gallenwegen abspielen. Ob die Klinik berechtigt ist, noch eine dritte Form der cholangenen Cirrhosen abzugrenzen, wie RÖSSLE es tut, eine cholangiolitische, die am Übergang der präcapillaren Gallengänge zu den wandlungslosen Gallencapillaren (Nomenklatur nach ASCHOFF) entsteht, scheint fraglich. Wir stehen hier an der Grenze zwischen Störung der epithelialen Leberzelltätigkeit (hepatocellulärer Ikterus) und Störung im Gallengangsystem. Auch für eine cholangiotoxische

Entstehungsform, wie sie im Tierexperiment von FINDLAY und RAO mit Mangansalzen gefunden, von RÖSSLE nur zum Teil bestätigt wurde, gibt es klinisch keinen Beweis. Eine Manganvermehrung findet sich in der menschlichen Cirrhose nicht (RAO).

Klinische Symptome. In Ergänzung der Klinik der LAENNECschen Cirrhose ist zu sagen, daß die Leber häufig vergrößert ist, hart mit stumpfem Rand. Ascites kann fehlen (ROSNTHAL, UMBER), kommt oft erst im terminalen Stadium vor. Einen Milztumor wird man bei der cholangitischen Form selten vermissen (Infektionsmilz). Gelbsucht ist in allen Graden ihrer Abstufung möglich, mithin wechselt die Farbe der Faeces und der Gehalt des Urines an Bilirubin und Urobilinkörpern. Die cholangitische Cirrhose zeichnet sich durch eine besonders in einzelnen Schüben ablaufende Entwicklung aus. Neue Krankheitsetappen werden häufig von Schmerzen im Oberbauch, die sich zum Krampfanfall auch ohne mechanisches Hindernis in den großen Gallenwegen (NAUNYN) steigern, und von hohem Fieber eingeleitet. Schwankungen in der Körperwärme, auch lange Zeiten subfebriler Temperaturen sind charakteristisch für die cholangitische Cirrhose. Nach Duodenalsondierung kann der Bakteriengehalt der Galle (Blasen- und Lebergalle) untersucht werden, im Gallensediment ist vermehrter Leukocyten- und Epitheliengehalt wichtig. Besondere chemische Eigenarten der Galle außer der Armut an Farbstoff und Cholesterin kennen wir nicht. Nebenbei sei hier eine lehrreiche Statistik von RÖSSLE über das Zusammentreffen von Gallenblasenerkrankungen und Lebercirrhose überhaupt erwähnt. Er fand in 100 Fällen:

Cholecystitis ohne Steine	2 mal
Cholecystitis mit Steinen	16 mal
Steine ohne Wandentzündung	7 mal
Gallengrieß ohne Wandentzündung . . .	6 mal

Außerdem werden bei Lebercirrhose, besonders bei Pigmentcirrhosen kupferhaltige Gallensteine gefunden (ASZKANAZI, ASCHOFF).

Pathologische Anatomie. In der großen, grünen oder nach jahrelangem Verlauf kleinen Leber (SIEGMUND) ist die Beziehung der entzündlichen Infiltrate zu den Gallenwegen meist nachweisbar. Schwellung und Desquamation der Gallengänge, Gallenzylinder und Neubildung von Gallengängen gehören zur cholangitischen Cirrhose. Ikterische Nekrosen der Leberzellen, fleckförmig über das Organ verteilt, ergänzen das Bild. Intrahepatische Steinbildung kommt vor.

β) Gleichzeitige Störung des Leber- und Blutstoffwechsels mit Lebercirrhose.

Splenomegale Cirrhosen. Der Begriff der splenomegalen Cirrhose soll darauf hindeuten (s. S. 1240), daß wir hier nicht mit der organozentrischen Betrachtungsweise der Leber allein auskommen, sondern gleichzeitig Störungen im Blutstoffwechsel vorhanden sind. In reiner Form ist diese Cirrhose selten, Mischbilder zur LAENNECschen Cirrhose kommen jedoch sehr häufig vor. Der Ausdruck pigmentierte (hämosiderotische) oder angiohämatotoxische Cirrhose (RÖSSLE) deckt sich fast völlig mit dem der splenomegalen Cirrhose.

Bei dieser umfassenden Cirrhosekrankheit sind vornehmlich die Milz, Leber, Lymphdrüsen (besonders die portalen) und das Knochenmark befallen. Die stark hervortretende Veränderung am mesenchymalen Gewebe ist das verbindende Glied, und in ihm sind besonders die Capillaren mit ihren spezifischen Reticuloendothelien erkrankt. Als experimentelles Musterbeispiel stellt RÖSSLE die von GYE und PURDY am Kaninchen gefundene Hyperplasie der Endothelien in der Leber nach intravenöser Zufuhr von kolloidalem Silicium hin. Gleichzeitig liegt auch eine Blutschädigung vor, denn klinisch wie anatomisch finden sich Zeichen gestörten Hämoglobinstoffwechsels, es müssen also hier neben der epithelialen Leberstörung Capillarstörungen und Störungen im Blutwechsel zusammenkommen, damit eine syndromatische Cirrhose entsteht, denn etwa hämolytischer Ikterus oder perniziöse Anämie allein machen in der Regel keine Cirrhose. Der anatomische Beweis für den veränderten Blutwechsel, vornehmlich des vermehrten Blutabbaues ist die Ablagerung von eisenhaltigem Pigment, Hämosiderin. Der Ort der Ablagerung sind die obengenannten Organe, die Ausbreitung kann sehr verschieden sein, einmal mehr im Reticuloendothel der Pulpa oder in den Sinusendothelien der Milz oder in verschiedener Stärke in den Zellen, Sternzellen oder Narben der Leber. Es muß auch an den Transport des Pigmentes im Laufe der Krankheit gedacht werden. Einzelheiten über den Entstehungsort des Pigmentes sind unklar, nur seine Abstammung aus dem Blut steht fest, überhaupt ist uns ja die nähere Kenntnis über den Blutwechsel (Aufbau und Abbau) in seinen Feinheiten völlig verschlossen, vielleicht kann klinisch die jetzt angebahnte Forschung über die Porphyrine hier weiter helfen. Mit QUINCKE nimmt man an, daß gelöstes Hämoglobin den Zellen zugeführt wird, wo es zur Hämosiderose kommt, außerdem finden sich Erythrocyten und ihre Trümmer in den Sternzellen und Leberzellen (RÖSSLE). Rotes Knochenmark, Hypertrophie des erythropoetischen Organes, wird hier oft gefunden und ist als Kompensationserscheinung bei vermehrtem Blutzerfall zu deuten. Unter den Milzveränderungen (s. formale Genese) nehmen die periarteriellen Blutungen ein besonderes Ausmaß an. Aus diesen anatomischen Beobachtungen zusammen mit den noch zu nennenden klinischen Erscheinungen (Anämie, Pleiochromie) ist der Schluß zu ziehen, daß der Ikterus bei splenomegalen Cirrhosen kombiniert hepatocellulärer und hämolytischer Natur sein muß. Die Leber ist bei diesen splenomegalen Cirrhosen stets vergrößert und hat häufig das granulierte Aussehen der LAENNECschen Form. Die Krankheitsdauer zieht sich über viele Jahre bis zu 2 Jahrzehnten (ROSENTHAL) hin.

Klinische Erscheinungen (s. bei BRANDBERG). Zu der im Einzelfall nicht leichten, aber therapeutisch wesentlichen Erfassung ist es zweckmäßig, sich an die 3 Gruppen von EPPINGER zu halten:

1. Leber- und Milzvergrößerung, starker Ikterus (chronisch durch Jahre hindurch), Anämie.
2. Geringer oder erst im Endstadium auftretender Ikterus, besonders großer Milztumor gegenüber der Lebervergrößerung.
3. Ikterus und schwere Anämie, Milz- und Lebervergrößerung.

Die Blutarmut kann den Charakter einer sekundären Anämie haben, 3mal verzeichnet EPPINGER ein hyperchromes Blutbild (Fall 36, 43 und 47 seiner Monographie 1921), es wurde später häufiger mit Vermehrung der Reticulocyten gefunden (FELLINGER und KLIMA). Anisocytose und Polychromasie finden sich im Ausstrich, häufiger Wechsel des Blutbildes ohne Schleimhautblutungen wird verzeichnet. Die Resistenz der roten Blutkörperchen ist nicht verändert (EPPINGER, VILLARET, BESANÇON und EVEN). Auch echte hämolytische Anämie mit Hämatin im Serum kommt vor (V. D. BERGH und KAMERLING). Bei der Duodenalsondierung fließt zähe, auffallend dunkle Leber- und Blasengalle ab, wie beim hämolytischen Ikterus oder der perniziösen Anämie, also ist der Stuhl oft besonders dunkel gefärbt bei gleichzeitigem Ikterus, ein wesentliches diagnostisches Zeichen. Im Urin sind große Mengen von Urobilinkörpern nachweisbar, meist kein Bilirubin. Zeichen gröberer Pfortaderstauung kommen im allgemeinen nicht vor, mithin auch kein Ascites. Die häufige, oft schwere hämorrhagische Diathese (Nasenbluten, Zahnfleischblutungen) ist Folge der Lebererkrankung und oft gleichzeitiger Thrombocytopenie. Über Schmerzen im rechten Oberbauch klagen die Kranken häufig, Koliken wie beim Steinanfall sind gar nicht selten, die Feststellung der deutlichen Milzvergrößerung kann die Fehldiagnose einer Cholelithiasis verhüten. Das Hautjucken plagt diese Patienten oft am meisten.

Hämochromatose und Bronzediabetes. Es ist hier deswegen nicht der Ort. die Hämochromatose, über die ein sehr großes Schrifttum vorliegt, vollständig zu besprechen, da nur ein Teil dieser seltenen Erkrankung mit Lebercirrhose einhergeht. Die letzte Statistik (Bork) zählt unter 111 Fällen (91 Männer, 9 Frauen) 86mal Lebercirrhose, 55mal Diabetes und 47mal gleichzeitig Cirrhose und Diabetes. Die Lebercirrhose bei Hämochromatose ist nach Rössle eine typische Abart der pigmentierten Cirrhosen. Schon v. Recklinghausen, der dieser Krankheit den Namen gab (1899), hatte erkannt, daß es sich um zwei Arten von Pigmentablagerung handelt, um eisenhaltiges Pigment (Hämosiderin) und ein eisenfreies Pigment, von ihm Hämofuscin genannt. Eine großartige, überall im Körper verbreitete Pigmentierung, die eine rotbraune Färbung vieler Organe schon makroskopisch hervorruft, gehört zu der Eigentümlichkeit dieser Erkrankung. Hämosiderin findet sich in den Epithelien der drüsigen Organe (Leber, Pankreas, Speicheldrüsen, Schleimdrüsen, Schilddrüse, Hypophyse, Magen, seltener Darmepithelien und Hoden, spärlich in den Nieren) in den Endothelien aller Blutgefäße, also auch im Reticulum der Milzpulpa und den Sinusendothelien der Milz, und im Knochenmark, ferner in der quergestreiften Muskulatur und im Herzen. Chemische Analyse der Leber ergibt eine erstaunliche Eisenmenge, normal 0,05% in der Trockensubstanz, bei Hämochromatose 0,6% (Hueck), bei Bronzediabetes 7,6% (Anschütz) und 7,1% (Hess und Zurhelle). Das eisenfreie Pigment hat seine Ablagerungsstätte in der glatten Muskulatur (Milz- und Lymphdrüsentrabekel, Darm, Gefäße, Prostata, Samenblasen) und in dem Bindegewebsgerüst der Gefäße, der Haut und anderer Organe[1]. Unklarheiten über den Ort der Bildung des Pigmentes herrschen auch hier wie bei der Hämosiderose allein. Rössle lehnt eine Verschleppung fertigen Pigmentes auch aus der Leber ab, glaubt an eine Zufuhr pigmentliefernden Abbauproduktes des Blutes aus dem strömenden Blut. Damit ist zugleich gesagt, daß das Pigment aus dem Blut stammt, was für Hämosiderin als feststehende Tatsache gilt. Das Hämofuscin soll nach Hueck aus Lipoidsubstanzen aus Zellzerfall, wie aus dem Blut stammen und wird mit dem Abnutzungspigment Lipofuscin gleichgestellt. Neben der Störung im Blutwechsel legt Rössle großen Wert auf die Capillarschädigung, die zu besonders starken Blutaustritten aus der Gefäßbahn in Leber und Pankreas führt. Lubarsch nimmt auf Grund einer sehr großen Erfahrung (30 anatomisch untersuchte Fälle!) eine doppelte Stoffwechselstörung an, des Eisenstoffwechsels und des Eiweißstoffwechsels (braunes Pigment ist eine proteinogene, zur Melaningruppe gehörende Substanz). Von entscheidender Bedeutung für das Wesen der Krankheit ist, daß keine Anämie oder Zeichen gesteigerten Blutzerfalles bestehen, was um so auffallender ist, da ja Hämosiderose schlechthin damit in Zusammenhang gebracht wird. Bork zählt in 21 Fällen 18 normale Blutbilder, Eppinger sah keine auffällige Anämie, fand die Galle nicht farbstoffreich und keinen erhöhten Eisengehalt der Galle. Deshalb nimmt Eppinger eine Systemerkrankung an, „bei der neben anderen Schädigungen auch die endothelialen Elemente die Fähigkeit verloren haben, das freigewordene Eisenmolekül dem Organismus so verfügbar zu machen, wie sie es scheinbar unter physiologischen Bedingungen zu tun gewohnt sind (hepatolienale Erkrankungen, S. 493)". In dieser Gedankenrichtung geht Eppinger noch einen Schritt weiter und handelt jetzt die Hämochromatose unter den Speicherkrankheiten ab. Er glaubt annehmen zu müssen, daß es sich um das Zusammentreffen zweier

[1] Näheres s. bei Rössle: Handbuch der speziellen Pathologie, Bd. 5, S. 416.

krankhafter Prozesse handelt, nämlich um eine Cirrhose und eine Stoffwechselstörung, wobei ein Übermaß von eisen- und vielleicht auch nicht eisenhaltigem Pigment gebildet wird, das sich besonders deshalb in vielen Organen anhäuft, weil auch die physiologische Ausscheidung des Pigmentes durch die Cirrhose gelitten hat (Lehrbuch der Leberkrankheiten, S. 434). GUYE spricht von mangelhafter Assimilation des Nahrungseisens, die Annahme von KÜHL, daß der eisenfreie Anteil des Hämoglobin nicht zu Bilirubin, sondern zu Hämatoporphyrin umgewandelt wird, muß mit den jetzt zur Verfügung stehenden Porphyrinbestimmungsmethoden nachgeprüft werden. Eine Insuffizienz der Zellen, aufgenommenes Pigment zu entfernen, nehmen LUBARSCH, STRÄTER und LABBÉ, BOULIN und PETRESCO an. Ursächliche Beziehung zwischen Pigmentierung und Lebercirrhose wird verschieden gedeutet, HESS und ZURHELLE nehmen zwei nebeneinander und unabhängig voneinander ablaufende Prozesse auf gemeinsamer Ursache an. Nach ANSCHÜTZ, LUBARSCH, BORK und UNGEHEUER sind Pigment oder seine Vorstufen das cirrhogene Gift, was von RÖSSLE deswegen bestritten wird, da nicht in allen Organen, z. B. nicht in den Speicheldrüsen als Folge der Pigmentierung eine der Lebercirrhose gleichgeartete chronische sklerosierende Entzündung mit Parenchymzerfall auftritt. Wohl gilt das allerdings für das Pankreas, der häufige Diabetes (Bronzediabetes) hat in der Cirrhose der Bauchspeicheldrüsen seine Ursache, wobei von NAUNYN allerdings auch hepatogene Faktoren betont werden, denn der Bronzediabetes ist mit Lebercirrhose verknüpft (LABBÉ und Mitarbeiter). Im übrigen gelten als ursächliche Faktoren die der Lebercirrhose überhaupt. BORK zählt 38mal Alkoholabusus, 15mal Magen-Darmstörungen (davon 4mal mit Alkohol), 6mal Nicotinabusus, 2mal Bleivergiftung. Bei einer eigenen Beobachtung (Bronzediabetes mit Lebercirrhose) lag eine luische Infektion vor.

Klinische Erscheinungen. Die eigentümliche Veränderung der Hautfarbe, ein braungelbes oder blaugraues Kolorit, fällt bei ausgesprochenen Krankheitsbildern sofort auf, sie beginnt meist im Gesicht, ist am Genitale und den Extremitäten sehr deutlich, doch kommen auch Fälle ohne Hautpigment vor (HELLER: 32 typische Fälle, weitere 10 ohne Hautpigment, zuletzt BORK: unter 111 Fällen 53mal braune Haut). Die Farbe kann größeren Schwankungen im Laufe des chronischen Leidens unterworfen sein. Bei Hautpigmentierung sollen die Haare frühzeitig ausfallen. Haut- und Schleimhautblutungen scheinen trotz widersprechender Beobachtungen nicht häufig zu sein. Ergreift die Erkrankung auch das Pankreas in stärkerem Maße, so tritt Zucker im Harn auf, das Syndrom Hautverfärbung, Glykosurie und Leber-Milzvergrößerung wird Bronzediabetes genannt. Ikterus kommt nicht selten vor. Die Leber ist groß und glatt, Pfortaderstauung und Ascites fehlen meist, Milztumor ist stets vorhanden. Im Blutbild finden sich keine wesentlichen Veränderungen, gleichzeitige perniziöse Anämie oder Leukämie (BORK) sind sehr seltene Ausnahmen. Hämoglobinurie beobachteten HESS und ZURHELLE, EPPINGER wies einmal Hämatoporphyrin im Harn nach. Störungen an den peripheren Nerven kommen bei Pigmentcirrhosen gelegentlich vor. MANCKE beobachtete das Fehlen der Patellar- und Achillessehnenreflexe ohne Störung der oberflächlichen und der tiefen Sensibilität, ferner Neuralgien. Darunter fanden sich 3 Cirrhosen mit Diabetes.

γ) Störung des Leberstoffwechsels und zentral-nervöser Regulation mit Lebercirrhose (Morbus WILSON, WESTPHAL-STRÜMPELL Pseudosklerose).

Störung des Leberstoffwechsels und *zentralnervöser Regulation mit Lebercirrhose* (Morbus WILSON), die durchaus seltene, seit der Beschreibung von WILSON

(1912) allgemein bekannte Krankheit — LÜTHY stellt 1931 aus dem Schrifttum 120 Fälle zusammen — beansprucht wegen der Zusammenordnung von Leber- und Gehirnerkrankung besondere Aufmerksamkeit. Sie tritt ausgesprochen familiär auf, kommt auch hereditär (z. B. SIEDHOFF) vor und wird nach KEHRER recessiv vererbt. Der Beginn liegt oft im Kindesalter. RAUH findet 1931 im Schrifttum 61 kindliche Fälle. Die Krankheit kann sich über viele Jahrzehnte hinziehen (LÜTHY: ältester Patient von 68 Jahren von WERTHEMANN beschrieben). In Deutschland wird sie relativ am häufigsten beobachtet. Es handelt sich um eine echte Cirrhose (RÖSSLE) von LAENNECschem Typ, die Leber ist klein, zeigt grobe Höcker. Histologisch fällt reichhaltige Gefäßneubildung auf, die jedoch nichts Spezifisches für diese Erkrankungsform darstellt (RÖSSLE). Milztumor ist vorhanden. Ikterus tritt vorübergehend gelegentlich auf, besteht jedoch nicht chronisch, wird im prämorbiden Stadium oft verzeichnet. In einzelnen Fällen zeigen die Kranken eine blaugraue Verfärbung der Haut, die als Argyrose, nicht medikamentös bedingt, gedeutet wird (RUMPEL, LÜTHY). KUISPERS sah eine Kombination mit Hämochromatose (Bronzediabetes). Besondere Aufmerksamkeit hat die bräunlich-gelbe Verfärbung der Cornea (KAYSER-FLEISCHER RING) erregt. Unter 16 Fällen mit Hautpigment ist sie nach LÜTHY 14mal beobachtet. Die Ursache ist nach A. VOGT auf Grund färberischer und chemischer Analyse eine Silberablagerung, was von GERLACH und ROHRSCHNEIDER bestritten wird. Aus dem gleichen Grunde erscheint, wegen Pigmentierung der Elastica chorioideae der Augenhintergrund „bleigrau". Diese Befunde haben Anlaß zur Organanalyse auf Metalle gegeben (RUMPEL, HAUROWITZ, LÜTHY).

Tabelle

Nr.	Name	Alter	Endogenes Bilirubin mg-%	Bilirubinbelastung	Urin		Leber
					Urobilin	Urobilinogen	
1	M. T., Herr	42	0,57 0,62 0,74	13. 9. 1926 + 62% 11. 11. 1926 + 42% 2. 1. 1927 + 52%	+	+	palpabel
2	F. K., Herr	54	0,62	+ 22,3%	+	+	nicht palbapel
2a	A. K., Tochter	23	0,90	+ 12,5%	+	+	nicht palpabel
2b	M. K., Sohn	25	0,46	+ 15,5%	—	—	nicht palpabel

In der Familie des Patienten M. T. (Fall 1) ist die WILSONsche Krankheit familiär erblich, und zwar ist das Leiden sicher bekannt bei dem Vater und dem Großvater. Der Kranke selbst hatte vor etwa 3 Jahren einen Ikterus durchgemacht und im Anschluß an diese Gelbsucht entwickelte sich langsam eine ganz schwere Form des Morbus Wilson. Im September 1926, bei der ersten Untersuchung, fand sich eine ausgesprochene Verzögerung der Bilirubinausscheidung, die bei den Nachuntersuchungen im November 1926 und Januar 1927 ebenfalls bestätigt wurde.

Die Hirnveränderungen in den Stammganglien beziehen sich auf Erweiterung, Blutung und Cystenbildung und betreffen besonders das Putamen (Einzelheiten s. bei LÜTHY, v. LEHOCZKY, SCHERER, RICHER, GARDBERG, COSTA). Die von WILSON ursprünglich beschriebene Hirnaffektion ist nach SPIELMEYER mit der Pseudosklerose (WESTPHAL, STRÜMPELL) wesensgleich. Wir betrachten deshalb hier WILSONsche Krankheit und die Pseudosklerose mit Lebercirrhose zusammen. Aus der Hirnschädigung leiten sich die zum Krankheitsbild gehörigen Störungen im extrapyramidalen System ab: Tremor der Hände, Rigidität der Muskulatur, die bei Bewegung zunimmt, Maskengesicht, Speichelfluß. Also das bekannte Bild des Parkinsonismus. Das Ausmaß dieser lentikulären

Störung kann zu verschiedenen Krankheitszeiten stark wechseln. Die Rigidität der Muskulatur nimmt im höheren Alter ab. Ferner ist Torsionsspasmus beobachtet (BOGAERT und WILLOX), Sprachstörungen sowie Sprachlähmungen und Schlucklähmung kommen vor. LÜTHY teilt die Krankheit nach dem Verlauf in drei Stadien ein: 1. vorwiegende Leberaffektion, zuweilen Cornealring, 2. Lebersymptomatologie tritt zurück, nervöse Symptome, 3. im hohen Alter tritt der Rigor zurück. Daraus geht hervor, daß sich LÜTHY auf Grund einer eigenen Beobachtung wie der Literatur der ursprünglichen Ansicht von WILSON, daß die Leber das zuerst erkrankte Organ sei, anschließt, wie auch SCHMINCKE, POLLAK, SCHAEFFER, SCHOTT, SJÖVALL und WALLGREN. Es besteht auch die umgekehrte Annahme erst Gehirn, dann Leber (BOENHEIM, HAUG, CURSCHMANN) oder die der gegenseitigen Unabhängigkeit als koordinierte Erkrankungen (LOEVY). Wir schließen uns auf Grund einer Beobachtung aus unserer Klinik der ersten Ansicht an, denn mit der Bilirubinbelastungsprobe konnte festgestellt werden, daß die Kinder des einen Patienten einen deutlichen Ausfall der Leberfunktion zeigten, ohne sich überhaupt krank zu fühlen oder irgendwelche Symptome für eine hepato-lentikuläre Erkrankung zu bieten.

Nebenbei sei erwähnt, daß auch bei anderen striären Symptomen (arteriosklerotische Muskelstarre, genuine Paralysis agitans, postencephalitischer Parkinsonismus), Leberfunktionsstörungen ohne Cirrhose vorkommen (SIEDHOFF, HESS und GOLDSTEIN, JOO, D'ANTONA und CORBINI, OUTEIRINO, ELEIZEGNI und JASO, ADLERSBERG und FRIEDMANN). Weiterhin sind an Leberstoffwechselstörung die häufige, wenn auch wechselnde Urobilinurie und positive Zuckerbelastungsproben bekannt. Die Ursache der Erkrankung ist fraglich, die Hypothesen für die Entstehung der Lebercirrhose müssen herangezogen werden. Verständlicherweise wurde wegen des familiären und hereditären Vorkommens eine fetale Entwicklungsstörung der Leber (RUMPEL) oder kongenitale Minderwertigkeit von Leber und Gehirn (HALL) beschuldigt. Eine besondere Empfindlichkeit für endogene und exogene Gifte könnte anzunehmen sein. RÖSSLE spricht von einer chemischen Mißbildung des Stoffwechsels, die zu abnormen, für Leber und extrapyramidales System giftigen Produkten führt. An die nervösen Ausfallserscheinungen (Amaurose, Ataxie) bei Hunden mit ECKscher Fistel unter der Bedingung der reichlichen Fleischfütterung (Fleischintoxikation nach FISCHLER) sei hier erinnert.

Ein in Heilung übergegangener Fall extrapyramidaler Störung nach Icterus gravis ist von RÓSA beschrieben.

g) Krankheitsdauer und Prognose der Cirrhosen.

Die Lebercirrhosen aller Formen sind ein mehr oder minder chronisches, sich über Jahre oder Jahrzehnte hinziehendes Leiden. Wir halten es gemäß unserer Begriffsbestimmung für unrichtig, von akuten Cirrhosen zu sprechen und sehen in den z. B. von REICHE so bezeichneten Krankheitsbildern nur das akute Schlußstadium eines tatsächlich schon lange in Entwicklung begriffenen Leberleidens. Sicher können die Cirrhosen sehr lange symptomlos verlaufen (Beispiele bei HARTWIG), bis schließlich ein solches Maß der Funktionsschädigung erreicht wird, daß dagegen die Kompensationsleistung des Organes nicht mehr ausreicht. Sind häufige Ascitespunktionen notwendig, wird die Lebensdauer meist eingeschränkt, CHAPMANN, SMELL und ROWNTREE sahen 74 Patienten die erste Punktion um etwa 16 Monate überleben. Sonst ist besonders im Frühstadium die Prognose des Leidens keineswegs schlecht, jeder Arzt wird langdauernde Stillstände beobachten können. Zeiten körperlichen Wohlbefindens wechseln mit solchen leichterer oder schwerer Leberdekompensation ab, wie überhaupt die Cirrhose eine Krankheit in vielen Perioden ist. Der Ascites kann spontan oder nach wenigen Punktionen vollständig verschwinden. Selbstverständlich bleibt bei vorübergehendem oder endgültigem Stillstand das verhärtete oder vergrößerte Organ bestehen, eine Mahnung zur vernünftigen Lebensweise für jeden Kranken, denn Narbengewebe ist irreversibel, doch die Leistung des Organes kann vollständig ausgeglichen sein. Bei der chologenen Cirrhose wird die Prognose wesentlich von der Beseitigung der Stauung und der Cholangitis abhängig sein, bei den splenomegalen Cirrhosen von dem Grade der Blutschädigung. Außerordentlich gefährdet ist der Cirrhotiker bei Eintritt jeglicher bakterieller Infektion. Ein Erysipel (Weissberger, eigene Beobachtung, s. S. 1218) oder eine Pneumonie, ja selbst eine scheinbar harmlose Grippe oder eine Angina, ferner Gastroenteritis können einen bis dahin kompensierten Leberstoffwechsel so aus dem Gleichgewicht bringen, daß tödliche Hepatargie folgt. Es ist immer noch nicht zum allgemeinen ärztlichen Bewußtsein gelangt, daß hierin ein Cirrhotiker einem Diabetiker völlig gleicht! Die Infekte stehen mit an erster Stelle in der Häufigkeit der Todesursachen bei Cirrhosen (26% nach Blumenau unter 126 makroskopisch erkennbaren Cirrhosen). Der Verlauf kann durch jegliche hepatotrope Gifte ungüstig beeinflußt werden. Man gebe deshalb kein Arsen (Salvarsan) oder Phosphorlebertran, da das cirrhotische Organ auch auf sog. Minimaldosen empfindlich sein kann, lasse nur in dringenden Fällen in Äthernarkose operieren, vermeide Chloroform (Brunner) und Avertin. Als Todesursache droht sonst bei schwerer portaler Dekompensation die Blutung aus Oesophagus- oder Magenvaricen, ferner Kreislaufinsuffizienz und Tuberkulose. Ein reiner Lebertod ist nach Rössle selten (15mal = 11% unter 126 Fällen bei Blumenau).

h) Behandlung der Lebercirrhosen.

Die durchaus nicht ungünstige, besonders im Frühstadium gute Prognose vieler Cirrhosen (Umber, Morawitz und Mancke, eigene Beobachtungen) mit Aussicht auf Remissionen für lange Zeit zwingt notwendigerweise zu einer zielbewußten, auf lange Sicht eingestellten Behandlung, die doch dem Kranken Arbeit und Lebensfreude ermöglicht. Jeder therapeutische Nihilismus ist hier nicht am Platze. Zunächst ist an die Grundsätze der diätetischen Therapie, wie sie im allgemeinen Abschnitt ausführlich dargestellt sind, zu denken. Eiweißbeschränkung (50—60 g pro die) und Kohlehydratreichtum muß der überall angenommene Leitsatz sein, dem nur de Raadt auf Grund seiner Hypothese vom Darmammoniak widerspricht, mit dem Vorschlag einer animalischen Kost. Wir haben vom Gegenteil nämlich, einer vegetabilen Kost, recht Gutes gesehen, ja sogar von dem im allgemeinen nicht zu empfehlenden Extrem der reinen vegetarischen Kost bzw. Rohkost mit Eierzulage. Theoretisch scheint es uns verständlich, die sichergestellte Reizwirkung des Eiweißes auf das erkrankte Organ möglichst einzuschränken. Dabei soll andererseits mit Kohlehydraten und Fetten keine Überladung getrieben werden. Eine knappe, wenig gewürzte Kost, dem Calorienbedürfnis je nach dem Maß der körperlichen Anstrengungen angepaßt, scheint dem Kranken besonders förderlich. Es gelten hier dieselben Grundsätze wie beim Diabetiker, nur daß eben der relative Kohlehydratreichtum im Gegensatz zu der noch vielfach üblichen Diabetestherapie bevorzugt werden muß. Obstsäfte oder Traubensaft sind wegen ihres Kohlehydrat- und Vitaminreichtumes wichtig, ein Zusatz von 20 g Natriumphosphat (Na_2HPO_4) pro die wird empfohlen (Horsters). Mineralwasserkuren (Bittersalz und Glaubersalzwässer) können zweckmäßig die diätetische Therapie durch Anregung der Gallensekretion und durch Stuhlregelung ergänzen, die Säuresekretion des Magens muß entsprechend der jeweiligen Abweichung (meist Achylie) beeinflußt werden. Insulin-Kohlehydratkuren können für einige Wochen auch wiederholt durchgeführt werden. Überhaupt scheint es wesentlich, daß der Cirrhotiker zu einer vernünftigen und geregelten Lebensweise von seinem Arzt erzogen wird, wobei auf ein Gleichmaß zwischen körperlicher und geistiger Anstrengung unter möglichster Vermeidung besonderer Erregungen und auf ausreichenden Schlaf sowie kurze Ruhe nach dem Essen zu achten ist. Liegt einer der bekannten Giftfaktoren vor, so ist er mit allen Mitteln zu bekämpfen. Alkohol ist auf alle Fälle — auch bei fehlender Alkoholanamnese — und in jeder Form zu verbieten. Wir beobachteten z. B. seit 5 Jahren einen Patienten (große Leber und Milz, beginnender Ascites), der nach erfolgreicher Entziehungskur in Bethel ein vollständig stationäres Krankheitsbild jetzt ohne Pfortaderstauung bietet. Hier liegt ein großes, erfolgversprechendes Feld ärztlicher Beratungstätigkeit vor, das nicht ernst genug genommen werden kann, so schwierig auch im Einzelfalle die dauernde Abstinenz zu erreichen sein wird. Bei luischer Infektion sind Jod und Wismut zu bevorzugen und die Wiederholung der Kuren nach den Grundsätzen anzusetzen, wie wir sie bei der Besprechung der syphilitischen Hepatitis (s. S. 1236) ausführlich mit Beispielen begründet haben. Die Suche nach anderen Infektionsquellen (Nasennebenhöhlen, Tonsillen, Zahngranulome, Harnwege, Prostata, weibliche Adnexe, Darmkatarrhe) soll nie unterlassen werden und ihre Beseitigung muß angestrebt werden. Das gilt besonders für die intra- und extrahepatischen Gallenwege. Sie sind nicht nur bei der cholangenen Cirrhose miterkrankt, sondern Cholangitis tritt überhaupt als Komplikation oder koordinierter Faktor bei jeglicher Cirrhose auf. Also sind die bei der Cholangitis zu besprechenden antibakteriellen Mittel und Duodenalspülungen anzuwenden, bei schon fertiger Cirrhose wird man eine Operation an den extrahepatischen Gallenwegen nur bei sicherer mechanischer Stauung und beim Empyem der Gallenblase anraten. Bei einfach chronisch entzündlicher Cholecystitis wird die Entfernung der Gallenblase wegen der intrahepatischen Infektion keinen Erfolg haben. Man vergesse hier die Leberextrakte nicht, von denen wir selbst günstiges sagen, was auch von französischen Autoren bestätigt wird, ebenso die Goldpräparate (Solganal). Ob die Schilddrüsentherapie zur Anregung der Regenerationsvorgänge in der Leber (Vorsicht mit großen Dosen, wegen Glykogenverarmung der Leber!) günstig wirkt, darüber liegen keine sicheren Beobachtungen vor.

Die Behandlung des *Ascites* ist oft schwierig. Diuretica (Harnstoff, Coffein, Theobromin, Species diuretica, Nephrisan) sowie drastische Abführmittel haben oft nur geringe oder schnell vorübergehende Wirkung, am besten bewährt sich Salyrgan (1—2 cmm intravenös, intramuskulär oder intraabdominell, NONNENBRUCH) in mehrfachen Dosen hintereinander (Urinkontrolle auf Eiweiß, Vorsicht bei Durchfällen wegen Quecksilbercolitis), auch zuweilen Gallensäuren intravenös (DECHOLIN). Eine kurze, starke Ansäuerung des Organismus (Ammoniumchlorid 5—10 g tgl. 3—4 Tage lang, nach Pause evtl. Wiederholung) soll günstig auf die Diurese wirken (CHAPMANN, SNELL und ROWNTREE). Frühzeitige und oft wiederholte Ascitespunktion werden angeraten (MINKOWSKI, EWALD, ROSENTHAL) unter Berücksichtigung des Kräftezustandes des Kranken (UMBER). Die Erleichterung für den Patienten nach Ablassen der Bauchwassersucht ist oft erstaunlich, Atembeschwerden werden behoben, der Kreislauf wird entlastet, der Appetit stellt sich wieder ein. Zur Begünstigung des hepatofugalen Kollateralkreislaufs hat TALMA die operative Verbindung des Netzes mit der vorderen Bauchwand angegeben (Omentofixation). Diese Operation und ihre Modifikationen haben nur dann einen Sinn, wenn noch eine einigermaßen leistungsfähige Leber vorhanden ist. Deshalb soll sie unbedingt frühzeitig und bei jüngeren Kranken ausgeführt werden, vielleicht sogar häufiger als zur Zeit üblich ist (DEBUCK).

Bei Oesophagusvaricen (Nachweis durch Blutungen oder im Röntgenbild) ist die operative Unterbindung oder Thrombosierung der erweiterten Venen versucht worden (CHAPMANN, SNELL und ROWNTREE).

Die Frage der *Milzexstirpation,* eine oft schwierige Operation wegen Verwachsungen und zahlreicher Hilusgefäße ist nur bei splenomegalen Cirrhosen mit Ikterus, hämorrhagischer Diathese (Thrombopenie) und Anämie zu überlegen (BRANDBERG). Bei sicherer Diagnose soll man mit dem Eingriff nicht zögern (ROSENTHAL, CZERNECKI). Ein großes Caput Medusae ist deswegen nach EPPINGER eine Gegenindikation, da Kollateralen durch die offenen Nabelvenen unterbunden werden müssen. Wenn auch nur ein Glied aus der Kausalkette dieser Cirrhoseformen entfernt wird, so hat doch die rechtzeitige Operation günstige Resultate für längere Zeit (Beispiele bei EPPINGER).

Bei hepatolentikulärer Degeneration (WILSON-WESTPHAL-STRÜMPELL) sind neben der Cirrhosebehandlung alle Mittel gegen die Muskelstarre und den Tremor (Atropin, Skopolamin, Bulbokapnin) unbedingt zu geben.

11. Epidemische ikterische Hepatopathien.

a) Hepatitis epidemica (unbekannte Ursache).

Es kann keinem Zweifel unterliegen, daß es eine endemisch und epidemisch auftretende Lebererkrankung mit mehr oder weniger deutlicher Gelbsucht gibt. Von diesen epidemischen ikterischen Hepatopathien ist das von WEIL beschriebene Krankheitsbild (s. folgenden Abschnitt) scharf zu trennen, der WEILschen Krankheit behalten wir den nun einmal eingebürgerten Namen Icterus infectiosus vor. Hier sind die meist leichteren Epidemien gemeint, wie sie in Massenquatieren oder in Familien auftreten. So kamen in Frankfurt a. M. immer wieder aus derselben Kaserne ikterische Patienten zu uns, so daß wir jedem „gelben Schutzpolizisten“ mit Sicherheit zusagen konnten, wo sein Quartier liegt. Auch während des Krieges sind solche Epidemien, die sicher nichts mit WEILscher Krankheit zu tun haben, beobachtet worden (BRUGSCH und SCHÜRER, ARZT, BENCZUR, SCHITTENHELM). Die Erkrankung ergreift vorwiegend jugendliche Personen, oft Schulkinder (EHRSTROEM, BEYREIS, DEN HARTOG) oder Studenten einer Korporation (WEITZ). Derartige Epidemien sind über die ganze Welt verbreitet, schon 1890 gab HENNING eine Übersicht über Ikterusepidemien in Europa, wir kennen sie in letzter Zeit aus Schweden — in Gotenburg besteht Meldepflicht für die Bezirksärzte — durch LINDSTEDT und WALLGREN, aus Amerika durch BLUMER und FINDLAY, DUNLOP und BROWN. Das gehäufte Auftreten ist jahreszeitlich meist an die Wintermonate November-Januar gebunden (WALLGREN, RUGE, BLUMER, ICKERT, FINDLAY). Wenn auch die Übertragbarkeit der Erkrankung durch zuverlässige Beobachtungen, insbesondere durch LINDSTEDT, sichergestellt ist, so ist die Art der Übertragung unsicher. Jedenfalls handelt es sich nicht um eine stark kontagiöse Krankheit, die Verbreitung durch Tröpfcheninfektion wird erwogen (WALLGREN, FINDLAY), es werden Insekten (BENCZUR), Nahrungsmittel (BRUGSCH und SCHÜRER, ANDERSEN) als Vermittler angenommen oder Beziehungen zu klimatischen Einflüssen gesucht (RUGE).

Die *Inkubationszeit* ist bisher nur in wenigen Fällen zuverlässig festgestellt, da nicht oft die Möglichkeit innerhalb von Kinderheimen, Schulen und Kasernen gegeben ist, das Intervall zwischen Exposition und Erkrankung mit Sicherheit festzustellen. Aus 9 Fällen errechnet WALLGREN eine Inkubationszeit von mindestens 7—14 Tagen, längstens 29—39 Tage, LINDSTEDT und SELANDER geben 2—4 Wochen an, FINDLAY 3—5 Wochen, ICKERT dagegen nur 6 Tage oder ein Vielfaches davon.

Der *Erreger* dieser Infektionskrankheit ist unbekannt, darüber sind sich alle Autoren einig, insbesondere sind im Tierversuch niemals Gelbsucht oder Spirochäten (BEYREIS, ICKERT) nachgewiesen, auch ist die Übertragung auf andere Versuchstiere nicht gelungen. Über 6 tageweise auftretende Gewichtsverluste bei den Meerschweinchen nach intraperitonealer Injektion von Blut frisch erkrankter Menschen berichtet ICKERT. In ätiologischer Beziehung besteht also kein Zusammenhang mit WEILscher Krankheit. RUGE bezeichnet auf Grund seiner Beobachtungen bei der Marine als mutmaßlichen Erreger die Typhus-Coligruppe, dagegen fanden BRUGSCH und SCHÜRER bei 100 Urinuntersuchungen nie Paratyphusbacillen. Neben ausgesprochener epidemischer Verbreitung kommen auch sporadische Fälle vor, die in ihrem Verlaufe dasselbe Bild bieten. Darauf gründet sich die Ansicht, daß überhaupt der sog. Icterus catarrhalis nichts anderes sei als eine infektiöse Hepatitis unbekannten Ursprungs (WALLGREN, RUGE). Da bisher jedoch die Unterlagen für eine solche Anschauung nicht breit genug erscheinen, halten wir eine kurze getrennte Besprechung der Hepatitis epidemica unter Hinweis auf das spätere Kapitel über die akuten ikterischen Hepatopathien für berechtigt.

Klinische Erscheinungen. Mit einem leicht fieberhaften Initialstadium unter allgemeinen Symptomen, wie Mattigkeit, Kopfschmerzen, Appetitlosigkeit, auch unter Beteiligung der Respirationsorgane, Schnupfen und Halsschmerzen (BLUMER und FINDLAY) setzt die Krankheit allmählich ein. Es können dann einige Tage scheinbarer Gesundheit folgen (LINDSTEDT), doch kommt es bald unter Verschlimmerung der ursprünglichen Beschwerden und Hinzukommen gastrointestinaler Erscheinungen (Erbrechen, Druckgefühl im Oberbauch oder Durchfälle) zum Hautikterus. Die Temperatur ist dann meistens nur wenig erhöht, von unregelmäßigem Typus, die leichten Steigerungen dauern nur wenige Tage oder sollen sich in Perioden von 5—7 Tagen wiederholen (ICKERT). Fieber kann auch vollständig fehlen (BEYREIS, ICKERT). Ein Continua von 5—6 Tagen gibt nur FRANZ MÜLLER an, allerdings bei einer Epidemie unter Luetikern, bei denen 28—81 Tage zuvor eine Salvarsankur abgeschlossen war. Die genaue Beachtung des Fieberverlaufes von den frühesten Krankheitserscheinungen an erscheint wesentlich für die Einreihung, besonders der sporadischen Fälle, unter die epidemische Hepatitis.

Die Leber ist fast regelmäßig leicht geschwollen, oft druckempfindlich. In mehr als der Hälfte der Fälle findet sich ein Milztumor (BRUGSCH und SCHÜRER), seltener nach FINDLAY und ICKERT. Keine Milzschwellung fand BENCZUR.

Hautjucken ist selten, eine mäßige Bradykardie kommt vor, auch Anzeichen leichter Hämorrhagischer Diathese.

Im Urin findet sich außer Gallenfarbstoff und Urobilinkörpern im allgemeinen kein Eiweiß, ein wesentliches Unterscheidungsmerkmal zur WEILschen Krankheit.

Das Blutbild zeigt zu Beginn der Erkrankung eine offenbar meist schnell vorübergehende leichte Leukocytose (RUGE, BEYREIS), der dann eine Leukopenie mit ausgesprochener Vermehrung der Lymphocyten (BRUGSCH und SCHÜRER, FINDLAY) folgt. Die Blutsenkung ist zu Beginn verlangsamt (SELANDER).

Einzelheiten über den intermediären Leberstoffwechsel außer positiver Galaktoseprobe (BEYREIS) sind nicht bekannt. Der Ikterus ist durch die Schädigung des Leberparenchyms bedingt (s. Einzelheiten im Kapitel akute ikterische Hepatopathien).

Die *Prognose* muß angesichts der in einzelnen Epidemien sehr hohen Erkrankungszahlen als durchaus günstig bezeichnet werden. Die vollständige Wiederherstellung der Leberfunktion ist die Regel. Doch kommen einzelne Fälle akuter Leberatrophie mit tödlichem Ausgang vor (LINDSTEDT, SCHITTEN-

HELM, WALLGREN). Ungewöhnlich und offenbar einzigartig ist das epidemische Auftreten der akuten Leberatrophie in Schweden im Jahre 1927, wie sie in der ausführlichen und wertvollen Monographie von BERGSTRAND beschrieben ist. Der Autor ist der Meinung, daß es sich um ein Krankheitsbild sui generis handelt, hervorgerufen durch ein spezifisches Agens mit Häufung in gewissen Monaten, also um eine Infektionskrankheit. Auch der Übergang in Lebercirrhose ist möglich, wie folgende Beobachtung zeigt:

Ein 14jähriger Knabe machte 2mal in demselben Jahre einen Ikterus durch und starb infolge Oesophagusvaricenblutung bei grobknotiger Lebercirrhose.

Pathologische Anatomie. Die sehr spärlichen Obduktionsbefunde, soweit sie sich nicht auf Leberatrophie beziehen, decken Leberzellnekrosen und Rundzelleninfiltration auf, auch Gallengangsproliferationen. Der Befund von WALLGREN über ein ganzes Paket stark angeschwollener Drüsen an der Verzweigungsstelle der Gallenwege von dem Ausmaße, daß eine mechanische Behinderung des Gallenabflusses möglich war, gleicht dem, was EPPINGER als Angina im Bereich der Papilla Vateri beschrieben hat.

Behandlung. Da eine spezifische Therapie nicht in Betracht kommt, sind die Richtlinien der allgemeinen Lebertherapie geltend. Nach unseren Erfahrungen wirken häufigere Duodenalspülungen besonders günstig.

b) WEILsche Krankheit.

Im Rahmen der Abhandlung über spezifische Infektionsfolgen in der Leber muß die WEILsche Krankheit (Icterus infectiosus) deswegen erwähnt werden, da sie nach gehäuftem Auftreten auf der deutschen Westfront im Weltkriege auch jetzt noch in unseren Breiten vorkommt, so in Deutschland (UHLENHUTH und ZIMMERMANN, KRAUSE und WILKEN, ZIMMERMANN), in Wien (LAINER, FLECKSEDER), in der Schweiz (GSELL), in Schweden (MALMGREN), in Griechenland (PETZETAKIS), in Dänemark (ZUELZER), dagegen seltener in Amerika (JEGHER und Mitarbeiter, MULHOLLAND). Doch muß davor gewarnt werden, daß jedes epidemische Auftreten von Gelbsucht mit dem im Jahre 1886 von WEIL beschriebenen Krankheitsbilde gleichzusetzen ist, wogegen auch der Autor selbst sich wendet. Hier wird wesentlich auf die Bedeutung der Leber im Krankheitsbild, dessen ausführliche Schilderung sich im ersten Band dieses Handbuches findet, Bezug genommen.

Ätiologie. Der Erreger der Krankheit ist eine Spirochäte, genannt Spirochaeta icterogenes (UHLENHUTH und FROMME), Spirochaeta nodosa (HÜBENER und REITER), Leptospira icterohaemorrhagica (INADA und Mitarbeiter). Es kommen verschiedene Typen vor (SCHLOSSBERGER, GRILLO und SCHEELE). Der Erreger ist unter bestimmten Bedingungen züchtbar (ZIMMERMANN). Die Ansteckung erfolgt in Sumpfgräben, an seichten Flußufern, in Badeanstalten, verwahrlosten Kasernen bei Verletzung der Haut oder Schleimhäute oder durch Verschlucken von Wasser. Als Überträger kommen Ratten, in deren Urin die menschenpathogenen Spirochäten nachweisbar sind, in Betracht, vielleicht auch Schweine (SANDER) und Hunde (UHLENHUTH und ZIMMERMANN, DHONT, KLARENBEEK, SCHÜFFNER und VOET). BAERMANN und ZUELZER sind der Meinung, daß eine für Tier und Menschen primär infektiöse und mit der echten WEILschen Spirochäte identische Spirochäte im Wasser vorkommt, jedoch gibt UHLENHUTH nur die Entwicklung der WEIL-Spirochäte aus der ubiquitären Wasserspirochäte unter im einzelnen noch unbekannten Bedingungen zu, von denen die Rattenpassage in erster Linie zu nennen ist. Für die in letzter Zeit beobachteten Badeepidemien (KOERNER 1925, HEGLER und JACOBSTHAL 1927) ist das wichtig, ebenso für das Auftreten bei bestimmten

Berufsgruppen (ALSTON und BROWN). Die Erkrankung häuft sich in den Sommermonaten, doch besteht keine strenge jahreszeitliche Beziehung (SCHITTENHELM).

Symptomatologie und Verlauf. Nach einer Inkubationszeit von 5—7 Tagen (HÜBNER, GÖBEL, KÖRNER, HEGLER), von 9 Tagen nach einer Laboratoriumsinfektion (UHLENHUTH und ZIMMERMANN) höchstens 15 Tagen, meist akut mit heftigem Schüttelfrost und starker Beeinträchtigung des Allgemeinbefindens einsetzend, beginnt die erste Fieberperiode von 7—11 Tage Dauer (Hauptfieber nach GUDZENT), die nach steilem Anstieg im allgemeinen staffelförmig abfällt. Charakteristisch zu Beginn sind heftige Glieder- und Muskelschmerzen, vor allem in der Wadenmuskulatur und Eiweißausscheidung im Urin bei geringer Harnmenge, ohne sichtbare Ödeme. Herpes labialis, Rötung der Rachenschleimhaut und Augenbindehaut (GROSS und MAGNUS-ALSLEBEN, UHLENHUTH), flüchtige Erytheme der Haut, auch Exantheme (STRASBURGER) und Hautblutungen (HEGLER) kommen vor. Zeichen kardiovasculärer Insuffizienz bleiben nicht aus. Meist bei abfallendem Fieber tritt dann am 3.—5. Krankheitstage (GUDZENT, BAERMANN und SMITS), ausnahmsweise am 9. Tage (STRASBURGER) ein mehr oder weniger deutlicher Hautikterus auf, der 8—14 Tage anhält. Ohne daß der Ikterus in seiner Intensität oder in seinem Ablauf wesentlich beeinträchtigt wird, folgt auf die erste Fieberperiode nach einer fieberfreien Zwischenzeit von 4—8 Tagen eine zweite, meist schwächere Fieberperiode, staffelförmig an- und absteigend von 2—20 Tagen Dauer (Nachfieber, GUDZENT), an die sich dann seltener ein oder mehrere leichte, wellenförmige Fieberrückfälle anschließen können. Selbstverständlich kommen von diesem typischen in drei Hauptabschnitte gegliederten Fieberverlauf (Haupt- oder Anfangsfieber, fieberfreie Zwischenzeit, Nachfieber) mannigfache Variationen in der mehr oder weniger deutlichen Ausprägung der einzelnen Perioden oder in Fortfall der Fieberrückfälle besonders bei kurzfristigen Erkrankungen (BAERMANN und SMITS) vor. Unter den Abweichungen vom typischen Krankheitsbild verdienen die Fälle ohne sichtbaren Ikterus besondere Beachtung. Ihr Vorkommen ist durch den Spirochätennachweis bei Laboratoriumsinfektionen (GOEBEL, ADAMSKI) sichergestellt, auch bei Spontanerkrankung ist innerhalb der Epidemien der Spirochätennachweis bei Fällen ohne Gelbsucht geführt (KOERNER, HAUCK, VAN GELDERN). Klinische Beobachtungen sprechen ebenfalls für diese Tatsache (HECKER und OTTO, STRASBURGER). Ob hier ein latenter Ikterus vorliegt oder inwieweit andere, nicht den Gallenfarbstoffwechsel betreffende Partialfunktionen der Leber wesentlich mehr als sonst bei Infektionskrankheiten gestört sind, ist nicht bekannt. Urobilinurie wird auch ohne Gelbsucht verzeichnet.

Spontane kolikartige Schmerzempfindung im rechten Oberbauch scheinen äußerst selten zu sein, eine Verwechslung mit Cholelithiasis, die zu einer Operation Anlaß gab, beschreiben TREMBUR und SCHALLERT zu Beginn der zweiten Fieberperiode. Die Leber ist unabhängig vom Grade der Gelbsucht etwas vergrößert, in der Hälfte der Fälle nach STRASBURGER, regelmäßige, sehr ausgesprochene Druckempfindlichkeit wird von HILGERMANN, HAUCK und GUDZENT im Gegensatz zu STRASBURGER und SCHITTENHELM betont. Abweichend von der ursprünglichen Beschreibung von WEIL wird eine tastbare Milzschwellung meistens vermißt. Angesichts der widersprechenden Angaben über den Milztumor (STRASSBURGER, Palpationsbefund nur in $^1/_5$ der Fälle, SCHÜRER 50%) kann die Milzvergrößerung nicht mehr zu den charakteristischen Symptomen gerechnet werden, sie ist auch im Tierversuch nicht vorhanden (UHLENHUTH und FROMME). Ausfallserscheinungen von seiten des Nervensystemes (Meningitis, Polyneuritis) werden selten beobachtet (HEGLER, IVOSTEN, TETZNER). 1927 wurde an unserer Klinik zuletzt eine WEILsche Krankheit vom 10. Erkrankungstage ab behandelt, deren Fieber offenbar in 3 Schüben verlief, von denen der erste nach heftigem Beginn mit Schüttelfrost und Erbrechen nicht in der Klinik beobachtet wurde.

Die Untersuchungen über Störungen des intermediären Leberstoffwechsels sind recht spärlich. Nach Belastung mit 200 g Traubenzucker per os trat bei 6 Patienten keine Glykosurie auf (GUDZENT), dagegen fand THÖRNER während des Fieberrückfalles in 10% der Fälle eine spontane leichte Glykosurie. Die von GUDZENT beobachtete leichte Hyperglykämie wird als Störung im Kohlehydratstoffwechsel gewertet. Aceton oder Acetessigsäure im Urin als Zeichen gestörten Fettsäureabbaues kam nicht vor (GUDZENT). Eine beträchtliche Vermehrung des Ammoniaks im Harn (GUDZENT) entweder wegen verminderter Harnstoffbildung oder als Neutralisationsvorgang gegen vermehrte Säurebildung deutet zum Teil auf gestörten Eiweißstoffwechsel hin. Zugleich fand sich eine beträchtliche Steigerung der N-Ausfuhr im Harn wegen des erheblichen Eiweißzerfalles im ganzen Körper und Azotämie (GEORGOPULOS). STRASBURGER isolierte aus dem Harn ein Krystallisationsprodukt, das makroskopisch wie mikroskopisch wie Tyrosinnadeln aussah, jedoch keine Reaktion mit Naphthalinsulfochlorid (Aminosäurereagens) gab. Störungen in der exkretorischen Funktion konnten unter 6 leichteren Fällen mit leichtem Ikterus nach Injektion von Tetrachlorphenolphthalein 2mal festgestellt werden (BAERMANN und SMITS). Die Veränderungen im Gallenfarbstoffwechsel sind außer durch den sichtbaren Ikterus durch Ausscheidung von Bilirubin im Harn, sowie von Urobilinogen und Urobilin stets nachweisbar. Dabei ist bemerkenswert, daß trotz des Haut- und Harnikterus eine völlige Entfärbung der Faeces nur selten und dann oft recht kurzdauernd (KLIENEBERGER) beobachtet wurde, ja auffallend dunkle, nicht etwa durch Blutbeimengung gefärbte Entleerungen kommen im ikterischen Stadium vor (BAERMANN und SMITS, STRASBURGER). Das im Serum angereicherte Bilirubin gab mit der Diazoreaktion nach HIJMANS V. D. BERGH eine verzögerte indirekte und wohl auch direkte Probe (BAERMANN und SMITS), nach 2 Beobachtungen von THILL eine positive direkte Reaktion. Schließlich ist die Resistenz der roten Blutkörperchen gegen hypertonische Kochsalzlösungen nicht herabgesetzt, sondern eher etwas über der Norm (MAGNUS-ALSLEBEN, STRASBURGER).

Pathologische Anatomie der Leber und Milz. Wie nicht selten bei klinisch gesicherten Lebererkrankungen sind die anatomischen Veränderungen der Leber bei WEILscher Krankheit oft geringfügig, in ganzen wenig beständig (GRUBER, LUBARSCH) und halten sich im Rahmen dessen, was sonst als Infektionsfolgen in der Leber vorkommt. Alle Sektionsbefunde verzeichnen einen allgemeinen Ikterus, der aber seiner Schwere nach in keinem Verhältnis zur Parenchymerkrankung steht, so fand JOANNIDES bei hochgradigem Ikterus eine anatomisch fast normale Leber, dagegen GARNIER und REILLY bei geringem Ikterus ausgedehnte Parenchymveränderungen. Das nur wenig vergrößerte Organ ist glatt, meist fest, nur selten schlaff, von wechselnder ikterischer Verfärbung mit gut erhaltener Läppchenzeichnung. Mikroskopisch sieht man eine Quellung und Auftreibung der Zellkerne und ein pericapilläres Ödem mit deutlichem Hervortreten der pericapillären Lymphräume und Lockerung des Gefüges der Leberzellen (BEITZKE, PICK). Mehrkernige Leberzellen (HERXHEIMER, OBERNDORFER) oder eine große Anzahl von Kernteilungsfiguren (HART) werden öfters beobachtet. Darüber hinaus kann es aber auch zur zentralen Läppchennekrose und zum körnigen Zerfall der Leberzellen kommen (PICK, FAHR, HENKE), so daß das histologische Bild der genuinen gelben bzw. roten Leberatrophie vollständig gleicht (LUBARSCH), während makroskopisch die Leber dabei nur wenig reduziert ist. Im interlobären Bindegewebe häufen sich kleinzellige Infiltrate periportal und um die Gallengänge. LEPEHNE, der eine verhältnismäßig große Anzahl von Lebern untersucht hat, sah außerdem erweiterte und geschlängelte Gallencapillaren mit reichlich gallig gefärbten Massen, wohl Gallenzylindern, angefüllt und in den Kupfferzellen Phagocytose von roten Blutkörperchen. Noch weit deutlicher ist der letzte Befund in den Reticulumzellen, Pulpazellen und Sinusendothelien der Milz (LEPEHNE, KANEKO und BEITZKE) erhoben worden. Dort liegen zahlreiche kleine und kleinste Trümmer von roten Blutkörperchen neben wenig veränderten Erythrocyten, und gerade der Nachweis des ausgedehnten Zerfalles des Blutkörperchen gewinnt für die Erklärung des Ikterus besondere Bedeutung.

Pathogenese des Ikterus. Über die Pathogenese des Ikterus sind die Ansichten geteilt, je nachdem, welcher Gesichtspunkt, Stoffwechselstörung der Leber oder anatomischer Leber- und Milzbefund, in den Vordergrund gestellt wird (BUSCH, OKA). Keineswegs handelt es sich um einen mechanischen Stauungsikterus, denn die großen Gallenwege wurden bei allen Sektionen bis auf die vereinzelten Befunde von OBERNDORFER durchgängig gefunden. Der Operationsbefund bei irrtümlicher Annahme eines Gallensteinleidens (TREMBUR und SCHALLERT) lautet:

Leber vergrößert, dunkelbraun, Gallenblase von regelrechter Größe und Füllung. Beim Cysticus an seiner Einmündung in den Choledochus geringes subseröses Ödem. Schon ein mäßiger Druck auf die Gallenblase entleert die Galle ohne jedes Hindernis.

Für einen hämatogenen Ikterus würde die geringe Entfärbung der Faeces und ihre gelegentliche Pleiochromie sprechen. Eine gesteigerte Hämolyse ist durch die häufige Anämie sichergestellt, jedoch fehlt die Herabsetzung der Resistenz der roten Blutkörperchen gegen Kochsalzlösung und der entsprechende Ausfall der Diazoreaktion im Serum — bisher allerdings noch wenig untersucht — für den typischen hämolytischen Ikterus. Gestützt scheint die Auffassung der vermehrten Bilirubinbildung durch die anatomischen Befunde am reticuloendothelialen System in Leber und Milz. Demgegenüber muß aber die Veränderung an den Leberzellen selbst von einfacher ödematöser Quellung bis zur wirklichen Nekrose, also entzündliche und degenerative Parenchymschädigung und ihre im intermediären Leberstoffwechsel zum Ausdruck kommenden Folgen besonders betont werden. Für beide Ansichten müssen durch klinische und anatomische Forschung die Unterlagen noch verbreitert werden, der vermittelnde Standpunkt, daß es sich um einen hämato-hepatogenen Ikterus handelt (BEITZKE, PICK, SCHITTENHELM), hat zunächst sehr vieles für sich.

Diagnose. Die Diagnose — in typischen Fällen wohl kaum zu verfehlen — muß durch den Tierversuch bestätigt werden. Man schickt 5—10 ccm (in sterilem Kölbchen durchschütteln mit Glasperlen) defibriniertes Blut an ein geeignetes Laboratorium ein. Der Spirochätennachweis aus dem menschlichen Blut im Tierversuch gelingt frühestens am 3. Tage der Krankheit, meist bis zum 5. Tage, und ist höchstens bis zum 8. Tage aussichtsreich. Der dazu notwendige Meerschweinchenversuch dürfte frühestens am 5. Tage nach intraperitonealer Verimpfung positiv ausfallen (UHLENHUTH und FROMME). Aussichtsreich ist ferner die sehr umständliche und zeitraubende Agglutinationsprobe nach SCHÜFFNER. Einfacher ist die Komplementbindungsreaktion im Serum mit hochempfindlichen und weitgehend spezifischem Antigen aus WEIL-Spirochäten nach GAEHTGENS. Vom 8. Krankheitstag an können im Urin des erkrankten Menschen Agglutinine und Lysine bis zu einem Titer von 250 nachgewiesen werden (VAN DER HOEDEN).

In differentialdiagnostischer Hinsicht muß die Bedeutung des Tierversuches deswegen besonders hervorgehoben werden, weil „die wenigsten Häufungen von fieberhaftem Ikterus, die der vielgerufene Arzt in Stadt und Land zu Gesicht bekommt, etwas mit WEILscher Krankheit zu tun haben (STRICKER)“ und

„Ikterus, Fieber, Milztumor und Nephritis noch keine WEILsche Krankheit sind (STRASBURGER)". Die scharfe Abgrenzung gegen epidemisch oder sporadisch auftretende Fälle von anderem infektiösen Ikterus ist dringend notwendig. Dazu ist als diagnostische Ergänzung, zumal für die abortiven Formen der Erkrankung, der Spirochätennachweis aus dem Blut zu Beginn der Erkrankung oder später aus dem Harn unumgänglich. Als weiteres differentialdiagnostisches Merkmal gegen Typhus, Grippe und sog. Icterus catarrhalis sei nur auf die Hyperleukocytose verwiesen. Gegenüber der Verwechslung mit Pylephlebitis oder Cholangitis schützt das Fehlen der Schüttelfröste bei der WEILschen Krankheit (SCHOTTMÜLLER).

Die Prognose der Krankheit in Mitteleuropa ist im allgemeinen günstig. Von 296 Fällen, die während des Krieges von deutschen Autoren veröffentlicht wurden, starben immerhin im ganzen 22 = 7,4% (SCHÜRER). Ungünstigere Erfahrungen sind in letzter Zeit in Freiburg und Umgebung mit einer Mortalität von 20%, in Holland von 25%, in Japan sogar über 40% gemacht worden. Die Todesursache ist Urämie, Leberkoma oder Kreislaufinsuffizienz. Nach KOERNER kann die Leberschwellung längere Zeit nach der Entfieberung anhalten, und BEITZKE sieht in der WEILschen Krankheit die Möglichkeit zur Entwicklung einer Lebercirrhose.

Für die *Therapie* sind die allgemeinen Gesichtspunkte der Schonungstherapie für die Leber maßgebend. Rekonvaleszentenserum wird empfohlen mit einem Antikörpertiter von möglichst nicht unter 1 : 20 000 (ZIMMERMANN und ARJONA). Von chemotherapeutischen Mitteln wirkt im Tierversuch Bismuto-Yatren A der Behringwerke (UHLENHUTH und FROMME) und Pallacid-Natriumtribismutyltartarat (UHLENHUTH und ZIMMERMANN).

c) Das Gelbfieber.

Das Gelbfieber — eine ausschließlich tropische, früher als verheerende Seuche weitverbreitete Infektionskrankheit — kommt in Deutschland nicht vor, da der Überträger des Virus, eine Stechmücke (Stegomyia fasciata, Aedes egypti) in unserem Klima nicht leben kann. Der Erreger ist unbekannt, die von NOGUCHI gefundene Leptospira icteroides hat sich als identisch mit dem Erreger der WEILschen Krankheit erwiesen (SCHÜFFNER, REGENDANZ, UHLENHUTH und FROMME, MIQUEL, KONTO und ROCHA LIMA; die Züchtung eines Virus in vitro bei Gegenwart lebender Zellen sei gelungen (HAAGEN). Auch dem von KUCZYNSKI gefundenen Bacillus hepatodystrophicans kommt keine ursächliche Bedeutung zu (SCHÜFFNER, MANTEUFFEL und HERZBERG). Die Krankheit, die stets mit schweren, eigentümlichen Leberveränderungen — Verfettung und Nekrose — einhergeht, wird hier nur aus einem Gesichtspunkt erwähnt, der von allgemein pathologischem Standpunkt von Interesse ist. Das Gelbfieber zerfällt in zwei verschiedene Krankheitsabschnitte: die akute, mit hohem Fieber einhergehende, 2—3 Tage dauernde Infektion, während derer das Virus im Blute kreist, und ein zweites, viel gefährlicheres und schwereres Krankheitsstadium, die reine Vergiftungserkrankung (W. H. HOFFMANN, HAGEN, WERNER). Die Gelbsucht tritt gewöhnlich am 3. Tage auf, zugleich sind hohe Eiweißgehalte des Urines und Schleimhautblutungen (Lippen, Zahnfleisch, Magen) charakteristisch. Auf unmittelbare Giftwirkung des Virus ist die schwere Verfettung und ausgedehnte Nekrosenbildung in der Leber und auch in der Niere zurückzuführen. Im zweiten Abschnitt, in dem das Virus nicht mehr nachweisbar ist, handelt es sich um eine Proteinvergiftung, wie etwa beim anaphylaktischen Shock (W. H. HOFFMANN). Aus dem Zerfall des Körpergewebes, besonders aus Leber und Milz, stammen die Stoffwechselprodukte, welche das schwere Krankheitsbild im zweiten Abschnitt hervorrufen. Der körpereigene Eiweißzerfall ist die Quelle der giftigen Substanzen, eine biologisch sehr bemerkenswerte Tatsache.

Klinische Beschreibung einer Laboratoriumsinfektion, s. bei BERRY und KITCHEN.

12. Die akute ikterische Hepatopathie.

Begriffsbestimmung. Mit der viel gebrauchten Bezeichnung Icterus catarrhalis oder Icterus simplex verbindet jeder Arzt eine feste Vorstellung über ein ihm sehr geläufiges Krankheitsbild. Man begegnet deswegen der Gefahr unverständlich zu sein, wenn ein althergebrachter und gut eingebürgerter Name geändert wird. Trotzdem erscheint es notwendig, diesen Schritt zu tun, da der alte Name durch neue pathogenetische Vorstellungen unrichtig geworden ist, ja sogar der allgemeinen Verbreitung neuer Ansicht im Wege steht. EPPINGER (Lehrbuch 1937) wählt den Ausweg, daß er vom sogenannten Icterus catarrhalis — die akute interstitielle Hepatitis mit Ikterus — spricht und teilt in eine parenchymatöse Form, eine periacinöse oder cholangitische und in die „Angina im Bereich der Papilla Vateri" ein. ADLER unterscheidet in ähnlicher Weise 1. Icterus catarrhalis degenerativer Natur (Hepatopathie), 2. Icterus catarrhalis cholangischer Genese, 3. Hepatose. UMBER führt den Namen cholangiogene Hepatose ein, GÉRONNE sagt Hepatosis, LEPEHNE spricht von Hepatitis acuta icterica oder akuter Hepatie mit Gelbsucht, ASCHOFF ordnet die Krankheit unter die parenchymatösen Hepatitiden als Icterus infectiosus simplex ein. Fast überall sehen wir das Bedürfnis, das Beiwort catarrhalis oder simplex abzuschaffen oder durch Zusätze abzuändern und Ikterus als Hauptwort möglichst fallen zu lassen. Da bei der Auflösung des alten Begriffes, der einen Sammelbegriff ätiologisch und pathogenetisch verschiedener Formen mit mehr oder wenig deutlicher Gelbsucht einhergehender Lebererkrankungen darstellt, im einzelnen Falle noch nicht mit Sicherheit eine Einordnung nach den neu gewonnenen Gesichtspunkten vornehmen können, wie im folgenden auszuführen ist, wählen wir in Verlegenheit um eine präzise Namengebung, da uns obige Vorschläge nur für bestimmte, aber nicht immer sicher erkennbare Formen der Erkrankung zusagen, den allgemein gehaltenen Ausdruck: Akute ikterische Hepatopathie. Dagegen läßt sich gewiß einwenden, daß auch eine durch Steinverschluß, Spirochäten oder Phosphorvergiftung bedingte Gelbsucht diesen Namen verdient und es ist daher der Vorwurf nicht ausgeblieben, daß diese Krankheitsbezeichnung den Blick für spezielle Diagnostik trübe. Aber es gilt doch zunächst einmal einen allgemein als untauglich anerkannten Ausdruck zu ersetzen, und zwar in einem Stadium der Entwicklung, wo die spezielle Rubrizierung des Einzelfalles noch durchaus unsicher ist. Deshalb wählen wir den allgemein gehaltenen Ausdruck, eine Zwischenlösung, bis fortschreitende Erkenntnis uns die ersehnte scharfe und sinngemäße Präzisierung für die spezielle Nosologie bringt.

Disposition zur Erkrankung. Vorwiegend jugendliche Menschen in beiden Geschlechtern gleichmäßig (BONDI und KÖNIG) werden von der Krankheit betroffen, das bevorzugte Alter ist das 2.—3. Lebensjahrzehnt (BAUER). Wir zählten unter 36 Fällen 24 unter 31 Jahren. Ob daraus auf eine Infektionskrankheit mit nachfolgender Immunität geschlossen werden darf, erscheint zweifelhaft, zumal Rückfälle sicher beobachtet werden, z. B. nach HETÉNYI unter 200 Erkrankungen 28 Rezidive. Abgesehen vom Genuß verdorbener Speisen können besondere Ernährungseinflüsse die Krankheit auslösen, fettreiche Festessen oder alkoholreiche Geburtstagsfeiern gehen zuweilen voraus, wobei die ungewohnte plötzliche Belastung der Leber bei sonst einfacher oder sogar kärglicher Lebensweise das disponierende Moment abgibt. Längere Unterernährung oder Hungerzustand macht die Leber für jegliche Schädigung, so auch für die akute ikterische Hepatopathie empfindlicher. Den Icterus menstrualis

(Blau, Chvostek) rechnen wir gleichfalls zu diesem Krankheitsbild, wobei wir in den besonderen Umstellungen der Leberfunktion während der prägraviden Phase (s. Zusammenstellung von Mühlbock) die Vorbereitung zum Haften der Erkrankung sehen. Daß Infektionskrankheiten einige Zeit vorausgehen können, ist im Abschnitt über die Infektionsfolgen schon erwähnt, über den eigentümlichen Zeitabstand von etwa 7 Tagen bis zum Ausbruch der Gelbsucht wird noch bei der Pathogenese die Rede sein.

Ob jahreszeitliche Häufungen vorkommen, ist nicht sicher bekannt. Doch scheint uns vom engen Kreis der Klinikaufnahmen gesehen, daß die Sommermonate bevorzugt sind.

Klinische Erscheinungen. Ein Vorstadium dyspeptischer Art mit Appetitlosigkeit, Übelkeit, zuweilen bis zum Erbrechen gesteigert, eröffnet plötzlich oder auch allmählich die Krankheit. Allgemeine Symptome, wie Kopfschmerzen, Müdigkeit, Unlust und Verstimmtheit gesellen sich hinzu. Sehr bald werden die Beschwerden von den Kranken auf den Oberbauch lokalisiert, Klagen über Magendruck oder Schweregefühl im rechten Oberbauch sind die Regel. Schwere, ausgesprochene Schmerzanfälle kolikartiger Natur fehlen fast immer, doch sind auch solche beobachtet — nach Umber sogar in $^1/_4$ der Fälle — ein die Diagnose sehr erschwerendes und leicht zu Irrtümern führendes Moment. Der Stuhl ist, besonders am 1. Tag, durchfällig, viel seltener verhalten. In diesem Stadium gehen die Kranken meist ihrer Arbeit nach, erst bei zunehmendem Krankheitsgefühl kommen sie etwa am 4. Tage zum Arzt. Oft wird erst hier entdeckt, daß eine leichte Gelbfärbung der Skleren und der Haut besteht, die Grenze zwischen hartem und weichem Gaumen ist wegen der stärkeren ikterischen Verfärbung des weichen Gaumens (Neuda) deutlich sichtbar. Viele Kranke geben bei Vertiefung der Anamnese an, daß sie ihre „Magen-Darmverstimmung“ auf den Genuß verdorbener Speisen zurückführen. Die genaue Analyse des jeweiligen Diätfehlers ist sehr wesentlich, einschließlich der leider nur selten noch möglichen chemischen Untersuchung der angeschuldigten Nahrungsmittel. Denn es muß die Möglichkeit erwogen werden, daß die vom Kranken als Folgen eines „Diätfehlers“ geschilderten Erscheinungen die Symptome einer beginnenden Lebererkrankung sind, ohne daß wirklich verdorbene Speisen genossen wurden. Allerdings soll nicht geleugnet werden, daß z. B. Fischkonserven häufig mit Recht als Ursache des Diätfehlers genannt werden, besonders wenn mehrere Personen gleichzeitig erkrankt sind.

Die Gelbsucht nimmt in vielen Fällen dieser sehr häufigen, vielleicht sogar häufigsten Lebererkrankung, keine stärkeren Grade an, es verschwindet die subikterische Verfärbung der Schleimhäute sehr schnell. Es muß betont werden, daß es nicht selten Krankheitsbilder dieser Vorgeschichte auch mit anderen noch zu erwähnenden Symptomen gibt ohne sichtbare Gelbsucht (vgl. Bittorf und v. Falkenhausen über toxische Leberschwellung gastro-intestinalen Ursprungs). Das entspricht unserer Auffassung vom Ikterus bei Lebererkrankungen im allgemeinen, wir sehen in ihm nur ein Symptom, das allerdings nach Kraus zum führenden wird mit sichtbarem Hinweis auf die gestörte Leberfunktion, sind aber keineswegs geneigt, den Ikterus in den Mittelpunkt des Krankheitsgeschehens zu stellen. In anderen Fällen nimmt die Störung im Gallenfarbstoffwechsel in den ersten 10—14 Tagen zu, die Haut wird tiefgelb, der Gehalt an Bilirubin im Serum steigt bis um 10 mg-%, nach H. v. d. Bergh berechnet, und es kann zum vollständigen Versiegen der Gallensekretion nach dem Darm kommen. Wir sehen dann bei der Duodenalsondierung ein fast farbloses Dünndarmsekret abfließen, die durch die Sonde eingeführten Reizmittel zur Förderung des Lebergallenflusses oder zur Kontraktionsanregung der Gallenblase sind ohne Erfolg. Die Gallenblase ist also auf der Höhe des Ikterus wenig mit farbstoffarmem Sekret angefüllt oder wird sogar leer angetroffen. Entsprechend der mangelhaften Belieferung des Darmes mit Gallenfarbstoff nimmt der Stuhl eine hellbraune Farbe an, die bis zur vollständigen Acholie gesteigert werden kann, wenn die Farbstoffsekretion der Leber vollständig unterbrochen ist. Die kalkweißen Stühle haben einen penetranten Geruch, enthalten Fettsäure, manchmal auch Neutralfett.

Der Urin ist schon vom frühen Beginn an auch im nicht ikterischen Stadium dunkel gefärbt infolge des vermehrten Gehaltes an Urobilinkörpern, er enthält häufig gleichzeitig Bilirubin, ja, wenn die Gallensekretion nach dem Darm aufhört, finden wir nur Bilirubin darin, die EHRLICHsche Aldehydreaktion wird negativ. Wesentlich ist, daß Gallensäuren im Harn vermehrt ausgeschieden werden. Albuminurie schwereren Grades, Cylindrurie und Hämaturie gehören nicht zu diesem Krankheitsbild.

Die Leber ist fast immer deutlich vergrößert (nach BONDI und KÖNIG allerdings nur in 6,1%), nimmt bei längerer Dauer der Gelbsucht eine derbe Konsistenz an, sie ist mehr oder weniger druckempfindlich, zuweilen besonders in der Gallenblasengegend, jedoch ohne daß eine vergrößerte Gallenblase zu tasten ist. Bei täglicher Untersuchung der Leber fallen Schwankungen in der Größe des Organes auf (EPPINGER, RETZLAFF, ZUELZER, eigene Beobachtungen), meist ohne sichere Beziehungen zum Krankheitsverlauf. Bei sehr schweren Erkrankungen kann es gelegentlich zu vorübergehendem Ascites kommen (R. BAUER, EPPINGER).

Eine weiche, nur wenig vergrößerte Milz wird oft getastet, bei rechter Seitenlage ist der vordere Milzpol der palpierenden Hand zugänglich.

Leichte subfebrile Temperaturen in den ersten Tagen der Erkrankung sind keine Seltenheit. Wir zählen sie unter 36 Fällen 16mal. Längere Zeit sich hinziehendes Fieber über 38° gehört zu den Ausnahmen, im Gegenteil werden im weiteren Verlauf bei Verschlechterung des Zustandes eher subnormale Temperaturen beobachtet.

Die Einwirkung auf das kardiovasculäre System macht sich sehr häufig in einer ausgesprochenen Bradykardie mit 60—75 Pulsen in der Minute geltend. Die Pulsverlangsamung nimmt oft bis zur Höhe der Gelbsucht zu, jedoch scheint keine sichere Beziehung zur Schwere der Leberfunktionsstörung zu bestehen, denn Bradykardie ist oft bei leichteren Erkrankungen sehr ausgesprochen und überdauert zuweilen das ikterische Stadium längere Zeit. Eine deutliche Tachykardie andererseits muß entweder als Vorbote einer ernsteren Wendung des Leberzustandes oder als Zeichen einer Komplikation gedeutet werden. Im allgemeinen kommen Zeichen schwerer Kreislaufinsuffizienz nicht vor. Der Blutdruck ist meist niedrig eingestellt (EPPINGER, DANIEL), die zirkulierende Blutmenge ist verringert (EPPINGER, WOLLHEIM).

Ein lästiges Hautjucken plagt oft die Kranken erheblich und verhindert besonders die Nachtruhe.

Die Salzsäuresekretion des Magens ist während des akuten Stadiums häufig herabgesetzt, freie Salzsäure kann sogar fehlen, die Achylie verschwindet nach Ablauf der Erkrankung (WIDELS und BRINK, SCHWARTZ und KRINSKY).

Das rote Blutbild zeigt oft eine Vermehrung der Erythrocyten (EPPINGER, CZONICZER und MOLNAR, WEIGELT, KENT und RUBEL, SCHERNHARDT, MALAMOS), der Durchmesser der roten Blutkörperchen kann vergrößert sein (SCHULTEN und MALAMOS), die Resistenz der roten Blutkörperchen gegen hypertonische Kochsalzlösung ist erhöht (SCHILLING). Wesentlich ist die sehr häufige Verminderung der weißen Blutkörperchen (GEILL, EPPINGER, UMBER, WEIGELT, JACOB, KIRSTEN und PAPENHORT). Die Zahl der Leukocyten sinkt oft unter 6000, eine Kernverschiebung unter den neutrophilen Leukocyten kommt nicht vor (SCHILLING), die

Verminderung der Leukocyten ist von einer Lymphocytose begleitet. Die Leukopenie mit Lymphocytose und Monocytose (KLEIN und SVENTMIKOLGI) ist ein wichtiges Symptom für diese Form der ikterischen Hepatopathien. JACOB hat festgestellt, daß die Leukocytose nach Adrenalin fehlt wie bei Typhus, Influenza und schwerer Sepsis (toxische Hemmung der Knochenmarksfunktion),Blutungszeit und Blutgerinnungszeit werden meistens nicht verändert gefunden (SCHULTZ SCHÄFFER, FRANK, NEL PETREN), bei lange bestehender Gelbsucht kann es zur Verzögerung der Blutgerinnung kommen (LEE und WHITE, KIRSTEN und PAPENHORT). Haut- oder Schleimhautblutungen, über deren komplexe Natur bei der Leberatrophie ausführlich gesprochen wird, sind selten.

Im Blut-Eiweißbild kann eine Fibrinogenverminderung gefunden werden HOLZWEISSIG, ISAAC-KRÜGER und HIEGER, STEINBRINK, OPITZ,MAC LLSS) und eine Globulinvermehrung (STEINBRINK, FILLINSKI). Der Gesamteiweißgehalt des Serums ist trotz der Vermehrung der Erythrocytenzahl unverändert, was von EPPINGER als Plasmaaustritt ähnlich wie beim Histaminkollaps gedeutet wird (KAUNITZ). Die Senkungsgeschwindigkeit der roten Blutkörperchen ist oft verlangsamt (SCHLESINGER, LEFKOWITZ, eigene Beobachtungen).

Jeder Veränderung von seiten des *Nervensystems* und vor allem des psychischen Verhaltens des Patienten muß besondere Beachtung geschenkt werden. Im allgemeinen wird man keine Ausfallserscheinungen an Haut und Sehnenreflexen finden. Die Stimmungslage ist eher etwas gedrückt und mißmutig. Das Hinzutreten apathischer Zustände, vermehrter Schläfrigkeit, von Bewußtseinstrübungen oder motorischer Unruhe ist ein sehr ernstes Zeichen, denn jede geringe frühzeitig entdeckte Veränderung der Persönlichkeit kann oft als feinerer und sicherer Indicator für einen kommenden Leberzusammenbruch gewertet werden als manche Leberfunktionsprüfung.

Störungen der Leberfunktion. Die akute ikterische Hepatopathie gehört zu den Lebererkrankungen, die am häufigsten Gegenstand der Leberfunktionsprüfung sind. Aus der kaum übersehbaren Literatur sind in tabellarischer Form einige wesentliche Ergebnisse zusammengestellt. Nur die Prüfung mehrerer Partialfunktionen in möglichst gedrängter Reihenfolge in demselben Krankheitsstadium, die weitere Beobachtung solcher Funktionsstörungen während des Ablaufs der Krankheit und endlich das Auffinden von Reststörungen können weitere Klarheit über das Ausmaß und die Art der Leberschädigung bringen.

A. Bildung der Galle und Verarbeitung der Gallenbestandteile.

I. Gallenfarbstoff im Blut (H. v. D. BERGH, MEULENGRACHT, HEILMEYER und KREBS, THANNHAUSER und ANDRESEN); im Harn (quantitativ FRANKE, ADLER und MEYER); in der Duodenalgalle (STRISOWER, KALK und SCHÖNDUBE, FELSENREICH und SATKE).

II. Urobilinogen und Urobilin im Blut (LOEB, HEILMEYER); im Harn (ADLER und TÜTZER, WELTMANN und TEUCHERT); in der Duodenalgalle (STRISOWER).

III. Gallensäuren im Blut (KILLIAN); im Harn (LEPEHNE, ROSENTHAL und WISLICKI, BORCHARDT); in der Duodenalgalle (ROSENTHAL und ZINNER).

IV. Albuminocholie (RAUE, FRANK und SCHOUR, JÜNGER, DELOCH, negativer Befund STRISOWER).

B. Kohlehydratstoffwechsel.

Ausscheidung von über 3 g Galaktose im Harn nach 40 g Galaktose per os: R. BAUER, EPPINGER, BONDI und KÖNIG, MORAWITZ und MANCKE, WÖRNER, WELTMANN, BLÖCH, NEUGEBAUER, POLACK, FIESINGER, THIEBAUT und DIERYK, SCHIFF und SENIAR.

Ausscheidung von Lävulose im Harn nach 100 bzw. 50 g Lävulose per os: H. STRAUSS, v. SABATOWSKI, HOHLWEG, LEPEHNE, bestritten von HETENYI wegen der Nierenfaktors.

Niedriger Nüchternblutzucker: MEULENGRACHT, ADLER, STROEBE, CAMMIDGE, v. CREFELD, NADLER, STEINBRINCK und MÜNCH, geringe Erhöhung nach HETENYI.

Erhöhung und Verzögerung der Blutzuckerkurve (Gesamtreduktion des Blutes:

1. nach 100 bzw. 50 g Lävulose per os: ISAAC, HEINICKE und PETERS, ANDREW, BÜTTNER und NEUHAUS, ELMER und SCHEPS, GRAFE, SCHIROKAUER, HETENYI, STROEBE;

2. nach 40 g Galaktose per os: ELMER und SCHEPS, KAHLER und MACHOLD, JETZLER, KÄHLER, BLÖCH und WEISS, BAUER und WOSAZEK, BODE;

3. Doppelbelastung mit je 50 g Dextrose: RAAB und STRAUBER.

Lävulosämie nach Lävulosebelastung: v. CREFELD und LADENIUS, ANDREW und BARANOW.

Galaktosämie nach Galaktosebelastung: MACHOLD.

Verzögerte und niedrige Blutzuckerkurve nach intravenöser Galaktoseinjektion: POLLAK.

Niedrige Adrenalinblutzuckerkurve: KUGELMANN, SUCKDORFF.

Fehlen der sog. initialen Insulinhyperglykämie: BLÖCH, TIETZE, ZADEK und GEBERT.

Insulin-Glykose-Wasserbelastung: ALTENHAUSEN und MAHNKE.

Erhöhung der Milchsäure im Blut: ADLER und LANGE, BECKMANN, SCHUMACHER, OPPENHEIMER, DRESEL und HIMMELWEIT.

C. Fettstoffwechsel.

Hohe Ketonkörperwerte im Nüchternblut, besonders für β-Oxybuttersäure bei kohlehydratreicher Kost: SEELIG, STROEBE, BLÖCH, SCHERK.

Steigerung der Ketonkörper im Blut nach Hungern über das gewöhnliche Maß: BLÖCH.

Geringe Ketonkörperbildung nach Belastung mit Buttersäure und Adrenalin: BRENTANO.

Bei Hunger und Durst geringe Aceton- und verhältnismäßig hohe β-Oxybuttersäureausscheidung im Harn: CLERC.

Keine Steigerung der Ketonurie nach peroraler Belastung mit Aceton und β-Oxybuttersäure: SCHERK.

Vermehrung des Gesamtfettes im Blut: KOCH und WESTPHAL, BÜRGER, LEPPIN. Eigene Untersuchungen. Niedrige alimentäre Lipämie: LEPPIN, PRIBRAM.

Verminderung der Cholesterinester im Blut: BÜRGER und BEUMER, STERN und SUCHANTKE, FEIGL, THANNHAUSER und SCHABER, EPPINGER, ADLER und LEMMEL, WENDT, MANCKE, STROEBE, EPSTEIN, MJASSNIKOW und TSCHILIPENKO.

Erhöhung des Lipoidphosphors: STROEBE, LABBÉ und Mitarbeiter.

D. Eiweißstoffwechsel.

Spontane Hyperaminacidurie: EPPINGER, MANCKE und ROHR.

Hyperaminacidurie nach Belastung mit Aminosäuren: GLAESSNER, EPPINGER, DERRA, LABBÉ und BITH, MANCKE und ROHR, KÄMMERER und HELLMANN.

Erhöhung der Aminosäuren im Blut: DERRA, nicht gefunden von FALKENHAUSEN, STROEBE.

Erhöhung der Aminosäuren im Blut nach Belastung: PASCHKIS, BUFANO.

Spontane Hyperimidazolurie, sowie nach Belastung mit Histidin oder Imidazolmilchsäure: KAUFFMANN und ENGEL.

Vermehrung der Harnsäureausscheidung: NEUGEBAUER, BONDI.

Erhöhung der Ammoniakausscheidung nach Harnstoffbelastung: SEELIG.

Rhodan im Speichel, Harn und Blutserum, Belastung mit Acetonitril: SCHECHTER.

Positive Xanthoproteinreaktion im Serum: HOESCH.

E. Entgiftende Funktion.

Verminderung der Glucuronsäuren im Harn: SAUER, nach Belastung mit Campheröl: STEJSKAL und GRÜNWALD.

Herabsetzung der Ätherschwefelsäurenbildung nach Guajakol: HÄNDEL.

Carbonurie nach Mentholbelastung: VOIT und WENDT.

F. Mineralhaushalt.

Herabsetzung des Natrium-Chlor-Quotienten im Harn: ZUCKERKANDL.

G. Wasserhaushalt.

Hemmung der Diurese im Wasserversuch nach $1^1/_2$ Liter Wasser: ADLER, BRÜLL.

Vermehrte Wasserausscheidung nach Salyrgan intravenös: WEISS.

Stärkere und länger anhaltende Hydrämie nach Wasserzufuhr: EPPINGER, ADLER, dagegen Hydrämie keineswegs gesetzmäßig nach FEJER und HETENYI.

Unter dieser großen Zahl der aufgefundenen Funktionsstörungen sind mit dieser akuten ikterischen Hepatopathie am sichersten verbunden: positive direkte Reaktion auf Bilirubin im Blutserum nach H. v. D. BERGH, Ausscheidung von Gallensäuren im Harn, positive Galaktosurie nach Galaktosebelastung, gesteigerter und gleichzeitig verzögerter Ablauf der Blutzuckerkurve nach Galaktose- oder Lävulosebelastung, Verminderung der Cholesterinester im Blut bei niedrigem normalem oder wenig erhöhtem Gesamtcholesterin, Hyperamin-

Tabelle. Ablauf der Störung im Gallenfarbstoffwechsel während akuter ikterischer Hepatopathie.

Name	Krankheitstag	Serumbilirubin mg-%	Bilirubin mg-%		Harn		
			Lebergalle	Gallenblasengalle	Bilirubin	Urobilin	Urobilinogen
Mühl., 29 Jahre	10.	7,8	10	108	++	++	++
	14.	—	9	114	+	+	+
	17.	3,2	13	162	(+)	+	+
	24.	—	19	270	Θ	++	++
	29.	1,5	13	77	Θ	Θ	+
	38.	1,1	9	72	Θ	Θ	+
Thom., 32 Jahre	31.	13,4	7	158	+	+	+
	36.	8,0	42	334	(+)	+	+
	40.	2,8	—	—	Θ	++	+
	47.	1,7	24	175	Θ	+	+
	52.	0,6	10	90	Θ	+	+
Normalwerte		bis 1,0	bis 30	um 100	Θ	Θ	Θ

acidurie nach Belastung mit Aminosäuren. Das sind führende stoffwechselmäßige Symptome, deren Erhebung in jedem klinischen Laboratorium möglich ist. Sie sind bereits in den ersten Krankheitstagen nachweisbar. Die aufgezählten Partialfunktionen können gleichzeitig gestört sein oder in beliebiger Zusammenstellung frühzeitig den Leberfunktionsschaden anzeigen.

Verlauf. Die Erkrankung dauert im allgemeinen um 4 Wochen. Dann ist häufig vollständige Genesung noch nicht erreicht, Unvermögen auch nur geringere körperliche Leistungen zu vollbringen, bleibt noch einige Zeit bestehen. Längere Krankheitsdauer über 28 Tage hinaus darf kein Anlaß sein, von einer gut begründeten Ansicht eines nicht mechanischen, also hepatocellulären Ikterus abzuweichen und etwa zu einem chirurgischen Eingriff zu schreiten. In einer Zusammenstellung von Bondi über 45 Fälle finden sich 12 mit einer Krankheitsdauer über 50 Tage. Das akute ikterische Stadium ist im allgemeinen nach 14 Tagen abgelaufen, dann verschwindet zunächst die krasse Gelbfärbung sehr schnell, ein subikterischer Rest bleibt länger. Der Ablauf der Erkrankung läßt sich am leichtesten am Serumbilirubinspiegel erkennen, wenn auch normaler Bilirubingehalt keineswegs ungestörte Leberfunktion bedeutet. Rückfälle zeigen sich meist durch Erhöhung des Serumbilirubins an. Schwankungen im Gehalt des Harnes an Bilirubin und Urobilinkörpern in der 2. und 3. Woche sind sehr häufig, die Duodenalgalle färbt sich bei Rückgang des Ikterus stärker (Kalk und Schöndube), eine Periode tiefdunkler Galle mit hohem Farbstoffgehalt bei gleichzeitiger starker Urobilinurie deutet nach Beseitigung der Lebersperre auf den Abtransport des in den Geweben abgelagerten Bilirubins hin (s. obige Tabelle). Die übrigen Leberfunktionsstörungen gehen mehr oder weniger schnell zurück, wir geben aus eigener Erfahrung für Cholesterin, Lävuloseverwertung, Fettsäuren und Gesamtlipoide mit einzelnen Teilfraktionen einige Beispiele, die den Ablauf der Störung an Reihenbeobachtungen an demselben Kranken zeigen.

Für die Störung im Eiweißstoffwechsel (Aminosäureausscheidung im Harn) entnehmen wir Beispiele der Arbeit von Mancke und Rohr.

Prognose. Die überwiegende Zahl der Erkrankungen heilt vollständig aus, durch die der Leber eigene starke Regenerationskraft kommt es zur vollständigen Wiederherstellung der Leberfunktion, z. B. 4 Wochen nach Ablauf der Erkrankung bei Fall 1 der Tabelle S. 1275 oben. Jedoch hat die systematische Nachuntersuchung dieser Kranken, wie wir sie seit einigen Jahren an unserer Klinik durchgeführt haben, gezeigt, daß nicht nur ein langes Rekonvaleszenzstadium, wie

Tabelle. Ablauf von Leberstoffwechselstörungen während akuter ikterischer Hepatopathie.

Nr.	Name und Alter	Klinische Daten	Krankheitstag	Serumbilirubin mg-%	Cholesterin in mg-% im Gesamtblut				Blutzucker nach Lävulose							Harn		
					Gesamt	freies	Ester	verestert	vorher	1/2 Std.	1 Std.	1 1/2 Std.	2 Std.	2 1/2 Std.	Größte Steigerung	Bilirubin	Urobilinogen	Urobilin
		Normalwert im Gesamtblut		bis 1,0	140—190	70—110	56—80	40—50	—	—	—	—	—	—	30	—	—	—
1	Aich., 24 J.	Leichte Erkrankung. Früher Heufieber. Nesselsucht. Hg-Überempfindlichkeit	12	4,7	184	146	38	20	100	149	163	163	154	143	63	Θ	++	++
			24	0,5	169	115	54	31	98	127	143	151	130	111	53	Θ	(+)	(+)
			4 Woch. später	—	160	100	60	37	102	105	104	104	104	104	3	Θ	Θ	Θ
2	Hoff., 18 J.	Schwere Erkrankung. Subfebril	18	6,6	199	181	18	9	96	137	137	122	112	110	41	+	Θ	Θ
			23	2,2	206	159	47	22	—	—	—	—	—	—	—	Θ	++	+
			37	—	203	120	83	40	—	—	—	—	—	—	—	Θ	+	+
			46	8,8	210	115	95	45	105	118	144	104	90	114	39	Θ	Θ	Θ
3	Ens., 35 J.	Schwere Erkrankung. Subfebril	10	3,0	144	114	30	20	94	117	137	152	145	124	58	+	++	++
			19	13,0	143	143	10	6	—	—	—	—	—	—	—	++	Θ	Θ
			33	2,6	198	152	46	23	99	114	120	129	136	136	37	Θ	++	++
			41	0,7	—	—	—	—	—	—	—	—	—	—	—	Θ	+	+

Tabelle. Ablauf von Leberstoffwechselstörungen während akuter ikterischer Hepatopathie.

Name und Alter	Krankheitstag	Serumbilirubin mg-%	Serumcholesterin mg-%				Fettsäuren mg-%	Blutzuckerkurve nach 50 g Lävulose per os							Harn		
			Gesamt	freies	Ester	verestert %		vorher	1/2 Std.	1 Std.	1 1/2 Std.	2 Std.	2 1/2 Std.	Größte Steigerung	Bilirubin	Urobilinogen	Urobilin
Normalwerte	—	bis 1,0	150—180	—	—	65	300—400	—	—	—	—	—	—	30	—	—	—
Hub., 23 J.	5.	4,8	120	68	52	43	373	93	130	130	111	102	99	37	+	+	+
	15.	8,3	155	102	53	34	464	—	—	—	—	—	—	—	+	+	+
	49.	0,4	177	57	120	67	291	—	—	—	—	—	—	—	Θ	+	+
	61.	0,5	—	—	—	—	—	92	105	96	98	98	98	13	Θ	Θ	+
Muc., 24 J.	10.	6,9	178	88	90	50	647	98	130	122	121	107	109	32	+	Θ	Θ
	14.	6,0	—	—	—	—	608	—	—	—	—	—	—	—	+	+	+
	55.	0,7	181	55	126	69	469	—	—	—	—	—	—	—	Θ	+	+

oben schon erwähnt, folgen kann, sondern daß die subtileren Funktionsproben der Leber noch Monate oder Jahre hindurch Ausfälle der Leberfunktion erweisen können. Darüber soll im Abschnitt über latente Hepatopathien ausführlich gesprochen werden. Es bleibt gelegentlich eine etwas verhärtete Leber zurück, Urobilinkörper im Harn sind vermehrt, Belastungsproben mit Bilirubin oder Kohlehydraten fallen pathologisch aus. Wir erkennen aus den Klagen der Kranken und den stoffwechselmäßigen Unterlagen ein Fortbestehen oder sogar schleichendes Fortschreiten des Leberleidens und sehen darin den Übergang zur Lebercirrhose. Es besteht für uns kein Zweifel — wir stimmen darin EPPINGER, UMBER, ADLER, MORAWITZ und MANCKE völlig bei — daß in der akuten ikterischen Hepatopathie die Grundlage zur allmählichen Fortentwicklung eines chronischen Leberleidens gegeben sein kann, dessen Endpunkt die typische Lebercirrhose ist. Zu dieser Ansicht ist man prospektiv durch Nachuntersuchungen in größeren Zeitabständen wie retrospektiv aus der Vorgeschichte mancher Lebercirrhosen berechtigt. Viel seltener wird eine anfangs harmlos erscheinende Gelbsucht im Laufe von Wochen zu einem sog. Icterus gravis werden (TROISIER, ALBOT und NETTER) und in das Stadium der subakuten Leberatrophie übergehen, die meist tödlich endet, wenn auch hier Ausheilung als grobknotige Cirrhose beobachtet ist. Wie schon mehrfach in früheren Kapiteln bei anderen Lebererkrankungen betont, sehen wir auch von der akuten ikterischen Hepatopathie aus die Möglichkeit des Ausganges in Cirrhose als Defektheilung und in Atrophie.

Pathogenese und Ätiologie. Die Auffassungen über die Pathogenese der akuten ikterischen Hepatopathie stehen in engem Zusammenhang mit der Wandlung der Ansichten über das Entstehen einer Gelbsucht überhaupt. Die historische Entwicklung beginnt bei RUDOLF VIRCHOW (1865) mit der Beschreibung jenes berühmten Schleimpfropfes in der Portio intestinalis ductus choledochi als Ausdruck eines Katarrhes nur in diesem kleinen Abschnitt des großen Gallenganges. Diese lange herrschende Lehre ist heute abgetan, NAUNYN nennt 1911 den Schleimpfropf eine Reliquie aus alter, frommer Zeit. Abgelöst wurde diese Ansicht durch zwei sich zuweilen bekämpfende Richtungen, die aber heute viel Gemeinsames besitzen. Die eine beginnt mit MINKOWSKI (Internistenkongreß 1892); er gab einer besonderen Funktionsstörung der Leberzellen zuerst bestimmten Ausdruck, sprach später von der Parapedese der Galle (1904). Die Gelbsucht ist durch eine falsche Sekretionsrichtung fertig gebildeter Galle bedingt. MINKOWSKI schreibt: „Die besondere Eigenschaft der Leberzelle, vermöge deren sie vermag, gewisse Stoffe nach den Gallenwegen, andere nach den Blutgefäßen oder Lymphwegen zu leiten, also den Gallenfarbstoff nach den Gallenwegen, Zucker und Harnstoff nach dem Blute hin auszuscheiden, ist offenbar an die normale Ernährung und normale Funktion der Zelle selbst gebunden. Störungen dieser Funktion können auch ohne mechanische Behinderung des Gallenabflusses einen Übertritt von Gallebestandteilen ins Blut zur Folge haben." Im ähnlichen Sinne sind LIEBERMEISTER mit der Lehre vom akatektischen Ikterus (1893) und PICK mit der Auffassung von der Paracholie (1894) zu nennen. In prägnanter Weise hat dann EPPINGER (Internistenkongreß 1922) die primäre Leberzellschädigung auf Grund seiner klinischen und anatomischen Studien herausgearbeitet und spricht vom Ikterus infolge Destruktion des Leberparenchyms oder von akuter destruierender Hepatitis mit Ikterus. Dadurch, daß sich „im Raume zwischen Gallencapillaren und Blutcapillaren Trümmer von Zellen" befinden und an der Stelle der epithelialen Parenchymschädigung aus eingerissenen und eröffneten Gallencapillaren eine Verbindung zwischen den sonst örtlich durch die Leberzellbalken getrennten Gallengangssystem und Blut-Lymphgefäßsystem hergestellt wird, entsteht die

Tabelle. Durchschnitts- und Grenzwerte der Menge und Konzentration des ausgeschiedenen Amino-N nach Wasser- und Gelatinebelastung bei stoffwechselgesunden und leberkranken Patienten. (Nach MANCKE und ROHR.)

Diagnose	Gesamt-Amino-N in mg			Amino-N in mg-%				
	Vortag	Wasserbelastung	Gelatinebelastung	Vortag Tageskonzentration	Wasserbelastung		Gelatinebelastung	
	Tagesmengen im Durchschnitt				Tageskonzentration	Maximale Konzentration in den ersten 8 Std.	Tageskonzentration	Maximale Konzentration in den ersten 8 Std.
Normalfälle	322 (11[1]) (187—605)	511 (4) (344—717)	548 (7) (400—969)	24,7 (17,3—31,8)	24,3 (22,4—26,4)	23,7 (20,6—25,0)	28,1 (21,0—35,7)	28,3 (17,9—40,4)
Icterus catarrhalis gravis	482 (11) (275—935)	568 (2) (350—786)	964 (9) (519—1720)	36,1 (23,6—33,0)	35,2 (34,6—35,8)	48,3 (42,2—54,4)	51,0 (37,0—84,0)	79,8 (52,0—94,5)
Icterus catarrhalis levis	396 (23) (224—655)	489 (4) (333—615)	524 (19) (264—1114)	26,1 (16,7—44,0)	20,5 (18,3—22,0)	21,9 (15,4—27,4)	32,8 (21,1—42,8)	48,6 (22,5—67,5)

[1] Anzahl der Fälle.

Tabelle. Ablauf der Gesamtlipoidveränderung und der einzelnen Fraktionen bei hepatocellulärem Ikterus (Serumwerte in mg auf 100 ccm). Eigene Untersuchungen.

Nr.		Krankheitstag	Serumbilirubin	Gesamtlipoide	Fettsäuren	Neutralfett	Lecithin	Lipoidphosphor	Cholesterin				in % der Gesamtlipoide			
									Gesamt	freies	verestert	% verestert	Neutralfett	Lecithin	Cholesterinfettsäureester	freies Cholesterin
1	Rei., 30 J., männl.	24	2,5	1042	716	386	430	16,5	183	120	63	34	38	42	10	11
		27	1,8	703	412	126	318	12,2	193	98	95	49	18	45	23	14
		32	0,8	841	516	174	354	13,6	216	76	140	65	21	42	28	9
2	Fra., 29 J., weibl.	10	2,5	641	254	59	347	13,4	184	110	74	40	9	54	20	17
		13	1,0	507	277	31	243	9,3	160	54	106	66	6	48	35	11
		20	0,5	508	316	114	218	8,4	122	44	78	63	22	43	26	9
		27	0,3	540	331	85	267	10,3	130	45	85	65	16	49	27	8
	Normal	—	0,8	606	350	118	234	9	175	61	114	65	19	39	32	10

Gelbsucht. Diese Auffassung hat jetzt weitgehende Anerkennung gefunden (v. BERGMANN, SCHITTENHELM) in wechselnder Ausdrucksweise als hepatocellulärer Ikterus (LUBARSCH, MORAWITZ und MANCKE) oder hepatischer Ikterus (KRAUS, RETZLAFF). Es kommt also auf die Erkrankung des epithelialen Leberparenchyms an. Historische Gerechtigkeit verlangt die Erwähnung von AUFRECHT, der 1881 bei Beschreibung zweier Fälle von WEILscher Krankheit bereits von akuter Parenchymatose sprach. Die andere Richtung wurzelnd in NAUNYN legt auf den Infekt der Gallenwege besonderen Wert und hat sich mit dem vielfach mißverstandenen Ausdruck der Cholangie, der das ganze System der Gallenwege von der Papilla Vateri bis zum Ursprung der Gallencapillaren an der Leberzelle umfaßt, zu eigen gemacht. NAUNYNs Schüler UMBER schreibt in der vorigen Auflage dieses Handbuches: „Das klinische Bild der enterogenen Cholangie, wie sie der früher sog. katarrhalische Ikterus darstellt, reiht sich ohne weiteres in den symptomatologischen Rahmen der Cholangic überhaupt ein.“ Beide Autoren betonen, daß die Cholangie ein klinischer Begriff ist, dem nicht unbedingt morphologisch erkennbare Veränderungen an den Gallenwegen zugrunde liegen müssen und zu dem auch nicht unbedingt die Gelbsucht gehört. Auf dem Infekt der steinfreien intra- und extrahepatischen Gallengänge — hämatogen oder meist ascendierend enterogen bedingt — liegt das Schwergewicht, bestimmte Affinitäten zwischen Krankheitserregern und gewissen Geweben des menschlichen Organismus — hier also den Gallenwegen — spielen für die Entstehung eine Rolle (E. FRÄNKEL). Die experimentellen Grundlagen hierfür (WEINTRAUT unter NAUNYN, UMBER und HEINE, FRÄNKEL) sollen näher bei der Besprechung der Cholangitis auseinandergesetzt werden, bezüglich des hier in Frage stehenden Krankheitsbildes wendet ASCHOFF gegen diese Beweisführung mit Recht ein, daß Unterbindung oder Stenosierung der großen Gallenwege bei den Experimenten vorgenommen wurde, sie gerade aber fehlt bei dieser akuten ikterischen Hepatopathie. Wenn UMBER jüngst (Internistenkongreß 1932) auch daran festhält, „daß ein großer Teil der Fälle von Icterus simplex oder sog. Icterus catarrhalis zu dieser Gruppe der cholangischen Infekte gehört, die in die Leber ascendiert sind“, so stimmt er doch jetzt klar in einem wesentlichen Punkte den Vertretern der anderen Erklärungsmöglichkeit zu mit dem Satz: „Dieser cholangiogene Ikterus ist meiner Überzeugung nach ein hepatocellulärer Ikterus, nicht etwa ein Stauungsikterus durch mechanische Erschwerung des Gallenabflußes in entzündlich geschwollene Cholangien, wie man früher annahm. Ein hepatocellulärer Ikterus kann sich selbstverständlich auch ohne vorangegangenen cholangischen Infekt entwickeln, im Sinne MINKOWSKIs.“ Also herrscht Einigkeit über die Art der Entstehung des Ikterus, er ist endgültig als hepatocelluläre Störung — Störung am epithelialen Parenchym der Leber im Sinne RÖSSLEs — anerkannt. Nur über den primären Angriffspunkt des schädigenden Agens herrscht offenbar geteilte Meinung, UMBER spricht von cholangiogener Hepatose, und nach EPPINGER beginnt die Störung primär an den Leberepithelien selbst (parenchymatöser Ikterus vom Typus der Hepatose). Wiederum wird auch von EPPINGER[1] eine interstitielle Form des sog. Icterus catarrhalis (Hepatitis) beschrieben mit cellulären Anhäufungen entlang der feinsten Gallenwege und in Beziehung zur Cholangie NAUNYNs gebracht. Ferner erkennen LEPEHNE, STRÜMPELL, ADLER, FELSENREICH und SATKE u. a. die Möglichkeit cholangiogener Entstehung an, nur sind nach diesen Autoren derartige Fälle in der Minderzahl, was auch unserer eigenen Ansicht entspricht. Es besteht also schließlich nur eine Meinungsverschiedenheit über die Häufigkeit der primär epithelialen und der cholangiogenen Erkrankung.

[1] NAUNYN: Klin. Wschr. **1929 I**, 679.

Welcher Weg kann dazu führen, diese beiden Formen zu trennen? Offenbar nicht der der Leberfunktionsprüfung, denn die Gelbsucht ist ja stets hepatocellulär bedingt, es sei denn, daß sich das Ausmaß der intermediären Störungen und der Zeitpunkt ihres Auftretens unterscheidet. Hier nähert sich die cholangische Form dem mechanischen Ikterus, der zu Beginn keine Abweichung des Leberstoffwechsels zeigt, so fehlt die alimentäre Galaktosurie auch beim cholangenen Ikterus (EPPINGER, ADLER). Die oben als führende stoffwechselmäßige Symptome bezeichneten Ausfallserscheinungen können vielleicht verspätet oder nur in geringerer Stärke auftreten, dann wird allerdings die Unterscheidung zu leichteren Formen der rein epithelialen Schädigung schwierig, zumal es keine Funktionsprüfung der Cholangien geben kann. Bleibt also die Beobachtung am Krankenbett als das Entscheidende übrig, es wären bestimmte Symptome aus den oben zusammen beschriebenen klinischen Erscheinungen herauszulesen, etwa so, daß längeres und höheres Fieber, recht deutlicher Milztumor und besondere Druckempfindlichkeit der Leber- und Gallenblasengegend, vielleicht auch Senkungsbeschleunigung der roten Blutkörperchen und bakteriologischer Befund in der Leber- und Gallenblasengalle eher für eine cholangene Form sprechen, während nur kurze subfebrile Temperaturen, mäßig stark vergrößerte, glatte Leber und geringer oder fehlender Milztumor auf die primär epitheliale Form zu beziehen sind. Ob auch die Anamnese Aufklärung bringen kann, je nach Schwere und Dauer der gastrointestinalen Störung (FELSENREICH und SATKE), muß künftige Beobachtung zeigen.

Als dritte, außerordentlich seltene Form der akuten, ikterischen Hepatopathie beschreibt EPPINGER die Angina im Bereich der Papilla Vateri. Denn er hat bei einer Sektion ähnlich wie TOELG-NEUSSER und RYSKA eine Schwellung der Papillengegend von so mächtiger Intensität gefunden, „daß es von den erweiterten Gallenwegen aus fast unmöglich war, die Passage ins Duodenum frei zu bekommen“. So stark war die entzündliche Veränderung des in die Schleimhaut eingelagerten adenoiden Gewebes im Verlauf der Portio intestinalis des großen Gallengangs und der Gallengang selbst außerdem mit Detritusmassen angefüllt, also ein mechanisches Hindernis, wir werden zum Schluß der pathogenetischen Betrachtung wieder an unseren Ausgangspunkt — VIRCHOWS Schleimpfropf genannt — erinnert.

Neuerdings sieht EPPINGER (Die Leberkrankheiten, 1937) die Entstehungsweise der drei Formen des sog. Icterus catarrhalis unter einem einheitlichen Gesichtspunkt. Er mißt der serösen Entzündung eine maßgebende Rolle für die Pathogenese zu. Im ersten Stadium dieser besonderen Entzündungsform — wobei nicht der Hauptwert auf den Begriff „Entzündung“, sondern auf den Vorgang gelegt werden soll — kommt es zum Plasmaaustritt aus den Capillaren (Erweiterung der DISSEschen Räume), es folgt die Dissoziation einzelner Leberzellen bis zur Nekrose größerer Bezirke, dann kommt es zur vollständigen Zerstörung der Capillarwand mit direkter Berührung von Leberzellen mit dem Blut und schließlich zur Auflösung der Leberstruktur, in „Blutseen“ liegt ein Gemenge aus Erythrocyten, Leberzellen und KUPFFERschen Sternzellen durcheinander. Im Tierexperiment sind die histologischen Merkmale dieser Entzündungsform durch Vergiftung mit Allylformiat und Pyrrolen von EPPINGER und seinen Schülern (POPPER) studiert. Entsprechend dieser Vorstellung wird der sog. Icterus catarrhalis als seröse Hepatitis bezeichnet, die aber nach pathologisch-anatomischen Untersuchungen auch außerhalb des sog. Icterus catarrhalis oft gefunden wird (HEINEMANN). Der Prozeß kann einmal vorwiegend das Zentrum (parenchymatöse Form), das andere Mal den periacinösen Raum erfassen (periacinöse oder cholangitische Form). Vermutlich ist auch die dritte Form, bei der wir einen Schwellungsprozeß an der Einmündungsstelle des Ductus choledochus annehmen, nichts anderes als der Ausdruck eines Plasmaaustrittes, der bald mehr die Papillengegend, bald mehr den Pankreaskopf erfaßt, schreibt EPPINGER (s. sein Lehrbuch, S. 303). Eine Stütze für die Auffassung des Icterus catarrhalis als seröse Entzündung wird in der Beobachtung beim Menschen gesehen, daß nur bei dieser Gelbsuchtsform die Galaktoseausscheidung im Urin nach Histamininjektion steigt und sich zu Beginn der Erkrankung oft eine Bluteindickung ohne Veränderung des Bluteiweißgehaltes findet (FALTITSCHEK).

Im engsten Zusammenhange mit diesen pathogenetischen Betrachtungen steht die Frage der Ätiologie, die ungeklärt ist. Bei der Hepatitis epidemica wurde erwähnt, daß schwedische Forscher und bei uns vor allem RUGE auf Grund seiner großen Erfahrung bei der Marine die akute ikterische Hepatopathie als sporadischen Fall einer spezifischen oder wenigstens gruppenspezifischen Infektionskrankheit betrachten. Nach WALLGREN dürfte es sich nicht um eine Spirochätose, sondern um ein Ultravirus handeln, welches für gewöhnliche Versuchstiere nicht pathogen ist. RUGE denkt an die Typhus-Coli-Gruppe, HASSMANN nimmt einen Übergang von Coli in Paracoli an. Paratyphus wird gelegentlich im Harn oder im Stuhl gefunden. Abgesehen von diesem ungeklärten Zusammenhang der sporadischen und epidemischen Fälle hat die Annahme einer bakteriellen Infektion viele Anhänger (ASCHOFF, EPPINGER, BRULÉ, UMBER, NEUGEBAUER u. a.). Dabei wird es sich seltener um direkte Ansiedlungen von Bakterien in der Leber handeln, sondern die Bakterientoxine sind die eigentliche Noxe. Andererseits wird die infektiöse Ätiologie stark bestritten. Dyspepsieerzeugende bzw. ikterogene Stoffe auf fermentativem Wege in der Außenwelt entstanden und mit der Nahrung zugeführt, sollen die Ursache sein (TH. BRUGSCH), ein Vergleich vieler Züge des klinischen Bildes mit Nahrungsmittelvergiftungen wird von EPPINGER betont. Auf die Bedeutung körpereigener Eiweißzerfallsprodukte hatten wir bereits bei der Besprechung der Leberschäden bei Infektionskrankheiten hingewiesen und dort auf den Zeitpunkt des Auftretens der Gelbsucht 7 Tage nach einem akuten Infekt an Hand von zwei Beispielen aufmerksam gemacht. In diesem Zusammenhang ist die allerdings noch wenig gestützte Hypothese von HETENYI reizvoll, ob es sich um eine anaphylaktische Reaktion bei der akuten ikterischen Hepatopathie handeln könnte. Dafür scheinen ihm die — sonst offenbar wenig bekannte — ausgesprochene Neigung zu Rezidiven (unter 200 Kranken hatten 28 schon einmal die Erkrankung durchgemacht) gelegentlich Gelenkschmerzen, Nesselausschläge und die positive hämoklasische Krise nach WIDAL zu sprechen. Allerdings gibt HETENYI selbst zu, daß die fehlende Eosinophilie und das seltene Zusammentreffen mit anderen allergischen Krankheiten gegen seine Annahme spricht. Doch scheint uns die Betonung endogener Faktoren an dieser Anschauungsweise besonders wertvoll.

Pathologische Anatomie. Wenn auch die histologischen Befunde über akute ikterische Hepatopathie äußerst spärlich sind, so bilden sie doch eine wertvolle Unterlage für die oben entwickelten pathogenetischen Auffassungen. Jeder Einzelbefund — Probeexcision bei Laparotomie oder Sektionsbefund — ist wichtig, denn es liegt hier ein ausgesprochenes morphologisches Bedürfnis der Klinik vor. Am häufigsten sind Veränderungen des epithelialen Parenchyms, zuerst einwandfrei von EPPINGER beschrieben, später von ADLER und LEMMEL, HOFFMANN, SIEGMUND, von amerikanischen Autoren in der gemeinsamen Arbeit von HEYD, KILLIAN und KLEMPERER, von SCHRUMPF und von HURST und SIMPSON. Die Abbildungen aus der amerikanischen Arbeit und von SCHRUMPF zeigen am klarsten, daß es sich um Leberzellnekrosen, meist herdförmig angeordnet, handelt, allerdings sahen ADLER und LEMMEL in der dritten

Woche einer gewöhnlichen Gelbsucht (plötzlicher Tod nach Lumbalpunktion) das Bild einer subakuten Leberatrophie, die nicht zu unterscheiden war von sonst beobachteten Befunden bei im Koma gestorbenen Patienten. Je nach Alter des Falles finden sich verschieden weit fortgeschrittene reparative Prozesse bis zur Bildung herdförmiger Narben, die mitunter zum Bilde der echten Lebercirrhose überleiten (persönliche Mitteilung von Prof. SIEGMUND, Stuttgart). ASCHOFF gibt jüngst (Internistenkongreß 1932) folgende Zusammenstellung:

Icterus catarrhalis. (Nach ASCHOFF.)

Unter 20 Fällen von klinischem Icterus catarrhalis (16 von EPPINGER, 2 von STERNBERG, 2 aus Freiburg) fand sich:

10mal parenchymatöse Hepatitis ohne Fieber (darunter ein sicherer Fall von WEIL)	= 50%	80% ohne stärkeres Fieber
3mal eine interstitiell-parenchymatöse Hepatitis (ohne Fieber)	= 15%	
3mal Cirrhosen (ohne Fieber)	= 15%	
3mal descendierende Infektion (mit Fieber)	= 15%	20% mit stärkerem Fieber
1mal fragliche ascendierende Infektion (mit Fieber)	= 5%	

Anmerkung. Wenn man umgekehrt versucht, die in der Literatur vorliegenden Fälle von Cholangie (folgen Literaturangaben) soweit das überhaupt möglich, auf ihre Zugehörigkeit zu den Krankheitsbildern hin zu ordnen, so würden sich hier etwa folgende Zahlen ergeben:

16 Fälle von Hepatitis parenchymatosa (Ict. inf. simpl.), zum Teil mit auf die Gallenwege übergreifenden Veränderungen oder bereits mit Cirrhose.
10 Fälle von hämat. descend. präcap. Cholangie, zum Teil bereits cirrhotisch.
4 Fälle von ascend. präcap. Cholangie, zum Teil bereits cirrhotisch.

Hieraus geht hervor, daß die cholangiogene Form mit der Erkrankung der präcapillaren Gallengänge viel seltener ist. EPPINGER hat sie als interstitielle Erkrankung beschrieben und RÖSSLE[1] fand bei einem 67jährigen Patienten aus unserer Klinik (Tod an Apoplexie bei Hypertension), der 7 Wochen vor dem Tode eine etwa 4 Wochen dauernde Gelbsucht von Art der akuten ikterischen Hepatopathie durchgemacht hatte, einen Ikterus nach Art eines Stauungsikterus (Gallenzylinder!) noch in Resten in der Leber und an den feineren Gallengängen der etwas übermäßig leukocytenreichen GLISSONschen Kapseln (Oxydasereaktion) gewisse Störungen und Unregelmäßigkeiten in ihrem Epithelbesatz. Dieser Fall bei einem älteren Menschen kann aber wohl kaum als typische akute ikterische Hepatopathie gelten. Kleinzellige Infiltration im Leberpunktionsmaterial von zwei unkomplizierten Fällen beschreibt W. H. SCHULTZE.

Therapie. In jedem Stadium der Erkrankung muß mit diätetischer Behandlung vorgegangen werden, die Schonungstherapie der Leber bezweckt, die Anforderungen an die inneren Stoffwechselleistungen in dem erkrankten Organ auf ein möglichst geringes Maß zu beschränken (s. allgemeine Therapie). Darüber hinaus können je nach der ätiologischen Wahrscheinlichkeit des Einzelfalles weitere Gesichtspunkte maßgebend sein. Steht in den ersten Tagen die alimentäre Intoxikation im Vordergrund, so wird man trotz schon vorhandener Durchfälle ruhig nochmals Abführmittel (salinische Laxantien, Antrachinonderivate) geben, um noch nicht resorbierte Giftstoffe beschleunigt aus dem Darmkanal zu entfernen. EPPINGER empfiehlt zur Coupierung der Krankheit im Beginn eine drastische Kur mit Calomel, je nach Alter und Körperverfassung einmal 0,2—0,5 g, bei Obstipation in Kombination mit 0,25 g Istizin oder 0,05—0,1 g Podophyllin, oder in späteren Tagen 3mal 0,03 g Calomel 3 Tage hindurch. Anschließend können leichte Adstringentien gegeben werden (Tanalbin, Bismut),

[1] RÖSSLE: Diskussionsbemerkung. Med. Klin. **1931 II**, 1733.

doch soll stets für leichten Stuhlgang gesorgt werden, wozu regelmäßige morgendliche Verabreichung von Karlsbader Salz während der ganzen Krankheitsdauer nützlich erscheint. Die Mineralwässer haben auch gleichzeitig eine hier sehr zweckmäßige choleretische und cholokinetische Wirkung auf die Leber und Gallenwege. Nach gründlicher Darmreinigung ist Tierkohle als Adsorbens für Giftstoffe von Vorteil. Bei der häufigen Subacidität im ikterischen Stadium ist Salzsäure in möglichst konzentrierter Form angezeigt, neben der appetitanregenden Wirkung verhindert sie das üppige Wachstum einer Bakterienflora in den oberen Dünndarmabschnitten. Unter Voraussetzung einer epithelialen Parenchymschädigung können Gallensäurepräparate (s. Tabelle S. 1363) zwecks Anregung der Lebersekretion gegeben werden, allerdings warnen ADLER und JULIUS BAUER vor DECHOLIN, da die Leberzellfunktion hinsichtlich der Verwertung von Galaktose (vermehrte Galaktosurie nach DECHOLIN) behindert sei. Milder in der gleichen Richtung wirken Duodenalspülungen, die besonders bei langanhaltender akuter Hepatopathie jeden 2.—3. Tag bis zur Wiederkehr deutlicher Gallensekretion in den Darm nicht unterlassen werden sollten. Nachdem der Sondenknopf im Duodenum liegt, ist zweckmäßig das Sekret einige Zeit abfließen zu lassen. Dann wird, wie bei der Magenspülung, eine Waschung des Duodenum mit Magnesiumsulfat vorgenommen und zum Schluß 40—60 ccm einer 20% igen Magnesiumsulfatlösung im Duodenum zurückgelassen (u. a. BRULÉ und Mitarbeiter). Ferner ist die Anwendung von Insulin als sog. Parenchymschutztherapie zu erwägen, sie wird vielfach empfohlen (RICHTER, UMBER, EPPINGER, GORNSTEIN und SCHWARZMANN u. a.), ihr Nutzen bestritten von LABBÉ und ZAMFIR. Uns scheint zwar eine Besserung des Allgemeinbefindens erreicht zu werden, aber eine Abkürzung der Krankheitsdauer ist nicht ersichtlich, wenn alternierende Behandlung mit bzw. ohne Insulin ohne Auswahl der Fälle als Vergleich durchgeführt wird. Da theoretisch die Möglichkeit besteht, durch Insulin und Traubenzucker eine Anlagerung von Glykogen auch in der erkrankten Leber zu erzielen, raten wir besonders in schweren Fällen zur Insulinbehandlung zu greifen mit dem Gedanken, einer Leberatrophie vorzubeugen, wenn auch die strikte Beweißführung, daß eine Atrophie dann tatsächlich verhindert wurde, niemals möglich erscheint. Die Dosierung des Insulins muß besonders vorsichtig gewählt werden, es gibt keine alleinige Insulintherapie der Lebererkrankungen, sondern nur die kombinierte Insulin-Kohlehydrat-Therapie. Wir pflegen nicht über 2mal täglich 5—10 Einheiten hinauszugehen und halten den Vorschlag von EPPINGER 3—4mal täglich 10—20 Einheiten für die allgemeine Praxis wegen der Gefahr der Überdosierung im Verhältnis zu den zugeführten Kohlehydraten für zu gewagt.

Bei der cholangiogenen Form der Erkrankung sind die an den intrahepatischen Gallengängen wirksamen Medikamente (Choleretica und Desinfeciencia) zu verordnen.

Die Organotherapie mit Cholotonon wird jetzt mehrfach empfohlen (z. B. LESCHKE, STERN, LEBERMANN).

Warme Packungen auf die Lebergegend sollen nicht unterlassen werden, da tatsächlich eine Durchblutungssteigerung des Organes, wie SCHWIEGK bei uns tierexperimentell nachweisen konnte, erreicht wird. Manche bevorzugen Diathermie (GOLDGRUBER, FRISCH und LASCH) oder Kurzwellen.

Gegen den Juckreiz wird neuerdings Kalium aceticum, 2,5 g per os, empfohlen (SAUER).

Wenn eine Fehldiagnose zur Laparotomie geführt hat, so erscheint eine Gallendrainage bis zum Abklingen des Ikterus nicht ungünstig zu wirken (HABERER). Selbstverständlich verbietet sich jede andere Operation an den extrahepatischen Gallenwegen.

Zum Schluß sei nachdrücklich betont, daß die Behandlung der Kranken nach Überstehen des akuten Stadiums der Gelbsucht, nicht abgeschlossen ist. Die diätetische Behandlung muß weitere Wochen durchgeführt werden (Bevorzugung der Kohlehydrate, Alkoholverbot), und zwar prinzipiell und nicht nur dann, wenn wir mit der Leberfunktionsprüfung noch eine Reststörung aufdecken können. Die Entwicklung mancher in ihrer Entstehung oft so unklaren Cirrhose kann damit verhütet werden.

13. Hepatargie.

Begriffsbestimmung. Die allgemein unter dem Namen „akute gelbe Leberatrophie" bekannte Krankheit bildet den Prototyp der schwersten, oft tödlich endenden Form eines Leberleidens. Die vom Pathologen Rokitansky (1842) gewählte Krankheitsbezeichnung akute gelbe Atrophie wird die heutige Klinik nur mit großer Einschränkung anwenden, ebenso den Ausdruck des Kliniker Frerichs (1858) der akuten Leberatrophie. Denn „gelb" ist die Leber nur in den seltenen, äußerst rapid ablaufenden Fällen, ferner kennen wir jetzt eine große Anzahl subakuter oder chronischer Krankheitsbilder als Endpunkt in der Entwicklungsreihe mannigfacher Leberstörungen, die zu diesem Kapitel zu rechnen sind. Schließlich steht für die heutige Klinik nicht die Atrophie des Organes — ein morphologischer Begriff — im Vordergrund, sondern das funktionelle Versagen als intermediäres Stoffwechselorgan, wodurch der Verlauf der Krankheit bestimmt wird. Auf den Grad der durch die Leberzelldegeneration verursachten Leistungsschwäche kommt es an — auch eine atrophische Leber z. B. bei einer Cirrhose kann vollständig funktionstüchtig sein — deshalb sprechen wir lieber von Leberinsuffizienz, Leberdekompensation, Hepatodystrophie (Herxheimer) oder von Hepatolyse (Ehrmann) und bevorzugen besonders Hepatargie (abgeleitet von ἡ ἀργία = ἀεργία die Untätigkeit) oder vom Coma hepaticum, um klinisch-funktionelle Gesichtspunkte in den Vordergrund zu rücken.

Verlaufsarten. Dem ausgesprochen hepatargischen Zustande geht ein Vorläuferstadium voraus, das unter den verschiedensten Krankheitsbildern beginnend schließlich in die gleichen klinischen Erscheinungen der schwersten Leberdekompensation einmündet. Auf diese Tatsache legen wir mit Rücksicht auf die später zu vertretende Ansicht über die Ätiologie und Pathogenese der Erkrankung besonderen Wert und beginnen deshalb mit der Darstellung der verschiedenen Verlaufsarten, wobei uns zunächst die Krankheitsgeschichte bis zum Ausbruch der völligen Dekompensation der Leber wesentlich erscheint. Schon in den früheren Abschnitten wurde öfters, z. B. bei den Infektionsfolgen der Leber, bei der Leberlues und bei der akuten ikterischen Hepatopathie in engerem Sinne auf die Möglichkeit des Ausganges in sog. Leberatrophie hingewiesen. 4 Beispiele mögen nochmals diese Tatsache beleuchten:

Fall 1 (eigene Beobachtung). 50jähr. Mann, früher nie ernstlich krank gewesen. Beginn der jetzigen Erkrankung mit einfacher „Gelbsucht". Erbrechen und Hautjucken. Am 14. Krankheitstage leicht benommen, am folgenden Tage bewußtlos mit hochgradigem Ikterus in die Klinik eingewiesen. Leib etwas aufgetrieben, Leber und Milz nicht sicher zu tasten. Trotz Insulin-Traubenzuckertherapie und Kreislaufmitteln keine Änderung des Zustandes. Exitus am 16. Krankheitstage. Sektion: Subakute Leberatrophie (Pathologisches Institut der Charitè).

Fall 2 (eigene Beobachtung). 64jähr. Frau, 1931 im Juni Magenbeschwerden, später Gelbsucht ohne wesentliche Schmerzen. Um Weihnachten 1931 wiederum Gelbsucht mit leichten ziehenden Schmerzen unterhalb des rechten Rippenbogens; keine Koliken. Im Laufe des folgenden Sommers bemerkte Pat. eine Vorwölbung im rechten Oberbauch, die allmählich größer geworden sei und druckempfindlich wurde. Oktober 1932 plötzliche Gelbsucht ohne Schmerzen. Am 11. Krankheitstag Einlieferung in die Klinik: Hochgradiger Hautikterus, starker Meteorismus, Leber offenbar vergrößert und hart, kein Milztumor.

Leichte Druckempfindlichkeit im rechten Oberbauch. Nach 2 Tagen starke motorische Unruhe, krampfartige Zuckungen, Pat. stöhnt laut, dann komatöser Zustand. Exitus am 14. Krankheitstage. Sektion (Pathologisches Institut der Charitè): Rezidivierte, im ganzen chronisch verlaufende gelbe Leberatrophie mit starker Schrumpfung des Organes und kleinen, frischen, akuten Nekrosen.

Fall 3 (zitiert nach WEGERLE). 10jähr. Knabe, am 4. Krankheitstage operiert wegen diffuser eitriger Peritonitis nach perforierter Appendicitis. Am 8. Krankheitstage sehr unruhig, kein Hautikterus. Exitus. Sektion: Leber fast safrangelb, totale Nekrose der intermediären Zone, weniger in der Peripherie der Läppchen, Gallengangpoliferation.

Fall 4 (zit. nach ANTIĆ). 50jähr. Mann. 1 Jahr lang krank. Status: Cirrhosis hepatis Laennec mit Ascites und Ödemen. Aortitis mit relativer Insuffizienz der Aortenklappen. Wa.R. positiv im Blut und Abdominalpunktat. Subikterus. Somnolenter Zustand mit cerebralen Symptomen und Delirien dauerte etwa 20 Tage, zwischendurch öfters Remissionen mit normalem psychischen Zustande. Zuletzt 3 Tage tiefes Koma, dann Exitus. Es handelte sich um eine subakute Atrophie der cirrhotischen Leber.

Der erste Fall entspricht in seiner Verlaufsart den klassischen Beschreibungen der „akuten Leberatrophie“. Oft kann vor dem Sichtbarwerden der Gelbsucht ein kurzes dyspeptisches Vorstadium auftreten, ihm schließen sich dann Erscheinungen an, wie sie im vorigen Abschnitt bei der akuten ikterischen Hepatopathie geschildert wurden und dann endet die Krankheit im komatösen Zustande, der im ganzen eine Steigerung der Symptome der einfachen Gelbsucht darstellt. BERGSTRAND gibt aus seiner reichen Erfahrung folgendes Schema als Darstellung des gewöhnlichsten durchschnittlichen Verlaufes einer „akuten Leberatrophie“:

Präikterisches Stadium	Ikterisches Stadium	
5 Tage	35 Tage	Exitus

Eine strenge Einteilung in akute, subakute, subchronische und chronische Formen mit Angabe verschiedener Zeitdauer für jedes Stadium, wie sie HERXHEIMER und SEYFFARTH durchführen, verwischt sich für den Kliniker, der den ganzen Ablauf übersieht und oft nicht nur ein einmaliges, sich etwa in 3 Wochen abspielendes Krankheitsbild überblickt, sondern einen bunten Wechsel von Krankheit und Gesundheit über längere Zeit beobachtet, in dem Zeiten gestörter Leberfunktion mit vollkommen kompensierter Leistung des Organes abwechseln, und schließlich der Endzustand im Koma eintritt, wie es das obige Beispiel 2 zeigt. Wieder entnehmen wir BERGSTRAND zwei Beispiele ähnlichen Verlaufs:

Müde und matt, aber kein Ikterus	Ikterus	Kein Ikterus	Ikterus
150 Tage	20 Tage	70 Tage	60 Tage Exitus

Ikterus	Gesund	Ikterus	Rel. gesund	Im Jahre 1925 jedoch Darmblutung	
15 Tage März 1921	60 Tage April—Mai 1921	150 Tage Juni—November 1921	1922	1925	1928 Exitus

Außer diesem mit häufigen Ikterusschüben einhergehenden Krankheitsverlauf kann auch die chronische Leberentzündung, die Cirrhose, in die Hepatargie übergehen, wofür wir ein Beispiel mit gleichzeitiger Syphilis gewählt haben (s. oben Fall 4). Die äußerst stürmisch ablaufenden Krankheitsbilder sind recht selten (s. oben Fall 3). Sie gleichen in ihrem plötzlichen Ausbruche einem schwersten Vergiftungszustande mit cerebralen Symptomen. Hier kommt es, wie auch unser Beispiel zeigt, gelegentlich nicht zur Ausbildung eines Hautikterus, und doch zeigt die Leber auf dem Sektionstisch die typische Massennekrose. Es spricht also das Fehlen des Hautikterus nicht unbedingt gegen die schwerste Form der Leberinsuffizienz. Auch bei sehr langsamem, sich über Jahre mit diffusen Magenbeschwerden hinziehenden Verlauf kann der Tod an Hepatargie eintreten, ohne daß je eine Gelbsucht auftritt, wofür BERGSTRAND Beispiele bringt.

Keineswegs darf durch diese 4 Beispiele der Eindruck erweckt werden, als ob es sich bei der Hepatargie stets um ein tödliches Leiden handelt. Von pathologisch-anatomischer Seite ist die Ausheilung als grobknotige Cirrhose (MARCHAND) beschrieben und von den Klinikern hat UMBER zuerst 1919 einen Fall geheilter Leberatrophie mitgeteilt, gestützt auf das mikroskopische Ergebnis einer Probeexcision bei einer Laparotomie. Derartige Beobachtungen haben sich dann gehäuft (R. BAUER, BRAUN, BRÜTT, HUBER und KAUSCH, KLEIN und SZENTMIKILYI, RAUTENBERG, RÖMER, STRAUSS, SCHLESINGER, TIETZE, UMBER 1926, RUPILIUS und MÜLLER). Nach Ablauf einer schweren ikterischen Erkrankung mit Benommenheit oder Unruhe bleibt eine verhärtete oft höckerige Leber zurück, die vollständig funktionstüchtig sein kann. Der Palpationsbefund ist offenbar einem luischen Hepar lobatum vergleichbar nach der Beschreibung von STRAUSS und SCHLESINGER. Da schon 6 Wochen nach Krankheitsbeginn dieses Narbenstadium tastbar sein kann, wurde auch die Möglichkeit einer akuten Cirrhose (u. a. CHIRAY und Mitarbeiter) erwogen, eine Tatsache, die wieder die Schwierigkeit der Krankheitsbezeichnung in der speziellen Nosologie — akute Cirrhose oder Ausheilungsstadium (Stadium vollendeter Reparation) nach Hepatargie — zeigt. Jedoch sollte in der klinischen Diagnostik der ausgeheilten Fälle von sog. Leberatrophie besonders sorgfältig verfahren werden, nicht jeder schwere oder langdauernde Ikterus ist eine „Leberatrophie“. Zur Diagnose der Hepatargie gehören ganz bestimmte klinische wie chemische Ausfallserscheinungen.

Klinische Erscheinungen. Die Krankheit befällt nach deutschen und englischen (ROLLESTON und MCNEE) Autoren vorwiegend jüngere Generationen, HERXHEIMER zählt 140 Fälle unter 30 Jahren und 20 Fälle über 40 Jahren. BERGSTRAND jedoch gibt das Durchschnittsalter zwischen $44^1/_2$ und $46^1/_2$ Jahren an. Das weibliche Geschlecht ist in allen Zusammenstellungen bevorzugt. Auch bei Kindern ist die Erkrankung nicht selten (WEGERLE, HANS MÜLLER).

Viele Kranke klagen über ein dumpfes Schmerzgefühl in der Mitte des Oberbauches oder unterhalb des rechten Rippenbogens, auch von leichten, krampfartigen Zusammenziehungen hört man nicht selten. Selbst eine Steigerung bis zu kolikartigen Schmerzen kann vorkommen (UMBER, EHRMANN, TILLGREN, eigene Beobachtung), die wegen des Verdachtes auf mechanischen Gallengangsverschluß Anlaß zur Laparotomie geben. Im folgenden sind nur die Symptome der schwersten Leberinsuffizienz beschrieben. Das Vorläuferstadium, besonders die akute ikterische Hepatopathie, Leberlues oder Lebercirrhose usw. ist in den betreffenden Abschnitten bereits abgehandelt. Der hepatargische Zustand ist in erster Linie gekennzeichnet durch nervöse Symptome. Hochgradige Erregungszustände mit heftigem Schreien oder Stöhnen und lautem Zähneknirschen können den Beginn der schwersten Leberinsuffizienz anzeigen. Die Patienten sind oft nur mit Mühe im Bett zu halten und laufen unruhig, unverständliche Worte vor sich hinmurmelnd, im Zimmer umher. Nie werde ich vergessen, wie ich ein kräftiges, junges Mädchen in diesem Zustande mit weitaufgerissenen Augen und verstörtem Blick abends auf dem Vorplatz in der Klinik antraf. Diese Verwirrtheitszustände geben nicht selten Anlaß zur Einlieferung in eine psychiatrische Klinik und begründen den französischen Ausdruck „folie hèpatique“. BERGSTRAND notiert von einem Kranken: Er spuckt um sich, schlägt, beißt, schreit. Diese motorischen Reizerscheinungen beziehen sich vorwiegend auf die extrapyramidalen Bahnen, Krämpfe einzelner

Muskelgruppen oder allgemeine an Epilepsie erinnernde Konvulsionen werden beobachtet. Die Pupillen sind etwas erweitert, die Lichtreaktion ist erhalten, Haut- und Sehnenreflexe überall auslösbar, eher gesteigert, zuweilen kommt ein positiver Babinski oder ein Fußklonus vor, die Sensibilität scheint vollständig intakt. Auf dieses mehr oder weniger deutlich ausgeprägte Erregungsstadium mit Delirien folgt oft plötzlich eine Schlafsucht mit großer Atmung, wie im diabetischen Koma. Tief bewußtlos mit verfallenen Gesichtszügen liegen die Kranken oft mehrere Tage völlig bewußtlos da, ein süßlicher, aromatischer Geruch der Atemluft — zuerst von UMBER als Foetor hepaticus beschrieben — ist charakteristisch (EPPINGER, BERGSTRAND, ANTIĆ). Außer leichter Unruhe sind gerade apathische Zustände oder depressive Stimmung — wir haben es bei der akuten ikterischen Hepatopathie besonders betont — ein frühes Zeichen der drohenden Hepatargie, zunehmende Unlust, vorübergehende Trübung des Bewußtseins oder vermehrtes Schlafbedürfnis verlangen bei einem ikterischen Kranken stets besondere Aufmerksamkeit, damit der rechtzeitige Versuch, ein tödliches Koma abzuwenden, nicht unterlassen wird.

Im *Liquor cerebrospinalis* kann eine Vermehrung der Polypeptide gefunden werden (FISSINGER, NOEL, MICHAUX und HERBAIN), nach ANTIĆ ist der Stickstoffgehalt und Zellgehalt nicht verändert, bei intakten Blutgefäßen sind Bilirubin und Gallensäure im Lumbalpunktat nicht nachweisbar (BORCHARDT).

Der *Hautikterus* ist bei der Hepatargie in seinem Ausmaße gewissem Wechsel unterworfen, er kann an- und abschwellen (TILLGREN). Im allgemeinen wird man eine ausgesprochene Gelbfärbung nicht vermissen (BARCHASCH, doch haben wir oben bewußt ein Beispiel ohne sichtbaren Ikterus angeführt, subikterische Kranke sind nicht selten. Im komatösen Zustande nimmt oft das Serumbilirubin ab (LEPEHNE, STRÜMPELL, RETZLAFF, eigene Beobachtung). So kann auch die Gallenblasengalle entweder farblos bis dünngelb (BRAUN) oder hochgestellt (HERXHEIMER, LEPEHNE) gefunden werden. Bei Duodenalsondierung kurz vor Ausbruch der Leberdekompensation sah BERGSTRAND reichlich Leukocyten in der Lebergalle. Ebenso sind die Faeces mehr oder weniger acholisch, doch niemals völlig farbstofffrei, nach LEPEHNE sogar meist gefärbt. Im Harn ist meist Bilirubin vorhanden, stets Gallensäuren, wechselnde Mengen von Urobilin und Urobilinogen. Auf eine besondere Form der Aldehydreaktion, die grüne Urobilinogenreaktion, hat UMBER zuerst aufmerksam gemacht, ihr Wesen ist nicht geklärt (Umwandlungen von Bilirubin zu Biliverdin nach EPPINGER und HÖSCH, Harnstoffreaktion nach WELTMANN, TILLGREN). Ferner zeigt der Harn meist eine schwache Eiweißreaktion, wenige hyaline und granulierte Zylinder sind im Sediment.

Die Leber ist besonders im ikterischen Vorstadium vergrößert, in ihrer Konsistenz vermehrt, ihre Oberfläche glatt, sie ist leicht druckempfindlich. Im komatösen Zustande kann es zu einer rasch zunehmenden Verkleinerung des Organes kommen, der untere durch die Palpation zugängliche Leberrand rückt dem Rippenbogen immer näher, schließlich bleibt nur eine schmale, perkussorisch feststellbare Leberdämpfung unterhalb des rechten Zwerchfelles, und mit der palpierenden Hand hat man das Gefühl „der Leere im rechten Hypochondrium“ (STRÜMPELL).

Eine *Milzvergrößerung* gehört nicht unbedingt zu dem Krankheitsbilde, EHRMANN fand sie in der Hälfte der Fälle, LEPEHNE häufiger, jedenfalls ist die Milzschwellung nie sehr erheblich (STRÜMPELL).

Die Streitfrage, ob ein Ascites vorkommt, ist jetzt dahin entschieden, daß nach längerer Krankheitsdauer mit dazwischen liegenden Remissionen häufig ein Transsudat (oft trübe, Leukocyten und Lymphocyten enthaltend, spez. Gewicht 1005—1015) auftritt (SIMMONDS, FRÄNKEL, FAHR, LEPEHNE, STRAUSS,

MINKOWSKI, UMBER). Die akuten Verlaufsarten lassen meist eine klinisch nachweisbare Wasseransammlung im Bauch vermissen.

Zeichen schwerer *hämorrhagischer Diathese* sind bei ikterischen Kranken als Zeichen fortschreitender Leberinsuffizienz in Verbindung mit allgemeiner infektiöser oder toxischer Gefäßwandstörung zu werten. Wenn auch Nasenbluten bei einfacher Gelbsucht öfters vorkommt, so sind Hämatemesis, Melaena und Hautblutungen ernstere Zeichen, aber sie sind keineswegs regelmäßig mit der Hepatargie vergesellschaftet (EPPinger, STRÜMPELL, FRANK, eigene Beobachtung). Die Blutgerinnungszeit kann verzögert sein (EHRMANN). Das Salzplasma gerinnt auf Zusatz von Eidotter (Probe nach WOOLDRIDGE NOLF) verlangsamt wie bei Hämophilie (W. SCHULTZ und SCHÄFFER), die Blutungszeit dagegen ist normal oder nur wenig verlängert. Der gleichzeitige Fibrinogenmangel spielt für die Gerinnungsverzögerung wahrscheinlich keine entscheidende Rolle (MORAWITZ und BIERICH, SCHULTZ und SCHEFFER, HARTMANN), das Fehlen oder ein zu lockeres Gefüge des Plättchenthrombus bei numerisch ausreichender Plättchenzahl ist nach FRANK das Entscheidende bei der hepatischen Pseudohämophilie.

Eine Vermehrung der *Leukocyten* kommt, wenn auch nicht regelmäßig, so doch öfters vor als bei leichter Leberinsuffizienz (EHRMANN, KLEIN, SZENTMIKALYI). In den polynucleären Leukocyten finden sich Vakuolen, die färberisch sich als Cholesterinester erweisen (WEIGELT, SCHILLING). Die Leukocytose geht mit relativer Lymphopenie einher. Eine Zunahme der roten Blutkörperchen ist beobachtet, auf die Schwankungen in der Zahl der Erythrocyten macht BERGSTRAND aufmerksam, der in 45 Fällen 28mal sekundäre Anämien beobachtet hat.

Die *Blutkörperchensenkungsgeschwindigkeit* kann stark verlangsamt sein (BLOMSTROEM, TILLGREN, eigene Beobachtung), ihre Steigerung deutet auf besondere Komplikation hin, z. B. Bronchopneumonie oder Pankreasnekrose nach BERGSTRAND.

Das *cardiovasculäre System* ist bei der Hepatargie stark in Mitleidenschaft gezogen. Die sonst bei Ikterus so häufige Bradykardie fehlt, die Steigerung der Pulszahl ist ein prognostisch schlechtes Zeichen; TILLGREN gibt 80 Pulse in der Minute als Grenzzahl zwischen benignen und malignen Fällen an.

Abweichungen in der Körperwärme sind meistens nicht vorhanden, nur leichte subfebrile Temperaturen. Sub finem vitae kommt es häufig zu ganz hohem Anstieg, der 41° erreichen kann.

Hautjucken scheint seltener als bei leichteren Ikterusformen vorzukommen. Hautausschläge mit Ähnlichkeit allergischer Hautreaktion, auch masernähnliche Exantheme sah BERGSTRAND.

Störungen der Leberfunktion. Die bei der akuten ikterischen Hepatopathie zusammengestellten Störungen einzelner Partialfunktionen erfahren bei der Hepatargie eine mächtige Steigerung oder nehmen einen besonderen Verlauf.

Die Bildung des *Gallenfarbstoffes* kann infolge fortschreitender Leberdekompensation abnehmen, was sich in der Senkung des anfangs erhöhten Serumbilirubinspiegels ausdrückt, ohne daß gleichzeitig eine vermehrte Gallensekretion in den Darm (deutliche Färbung des Stuhles oder stark positive Urobilinprobe im Harn) einsetzt. Das Serum gibt prompte direkte Reaktion nach v. D. BERGH, LEPEHNE, FEIGEL und QUERNER). Die Gallensäuren bleiben im Serum und Harn stark erhöht (LEPEHNE, BORCHARDT).

Kohlehydratstoffwechsel. Besonders niedriger Nüchternblutzucker zwischen 56 und 66 mg-% (ELEK und GOLDGRUBER, EHRMANN, HÖSCH, UMBER, STROEBE, ROTH). Alimentäre Lävulosurie nach Lävulose per os (BERGSTRAND), dagegen Ausbleiben der alimentären Galaktosurie nach Galaktose per os in 3 Fällen (ZADEK, TIETZE und GEBERT). Flache Blutzuckerkurve nach Galaktose per os oder intravenös (POLLAK). Hoher Anstieg des Blutzuckers und Ausbleiben des Rückgangs zum Ausgangswert innerhalb von $2^1/_2$ Stunden nach Lävulose per os (STROEBE). Abweichende Blutzuckerkurve bei Insulin-Glucose-Wasserbelastung (ALTENHAUSEN und MANOKE).

Fettstoffwechsel. Geringe oder fehlende Erhöhung der Ketonkörper im Blut (STROEBE, SCHERK, zum Teil erhöhte Blutketonwerte SEELIG, sowie HERLITZKA und OLIVA), fortschreitende Verminderung des Gesamtcholesterins und Sinken der Cholesterinester im Blut (BÜRGER und BEUMER, THANNHAUSER und SCHABER, ADLER und LEMMEL, MANCKE, STROEBE, HÖSCH). Abnahme des Blutlecithins (HÖSCH).

Eiweißstoffwechsel. Erhöhung des Rest-N im Blut (ROTH). Gesteigerte, dann absinkende N-Ausscheidung im Harn. Erhöhung der Aminosäuren im Blut (NEUBERG und RICHTER, FEIGEL und LUCE, UMBER, STROEBE, HÖSCH) und im Harn (UMBER, EPPINGER, BECHER und HERMANN). Alimentäre Hyperaminacidurie (MANCKE und ROHR), Leucin und Tyrosin im Harnsediment. Vermehrte Ammoniakausscheidung im Harn (UMBER, EPPINGER). Vermehrung des Kreatinins im Harn (UMBER, FEIGEL und LUCE). Erhöhung des Xanthoproteinwertes im Blut (HÖSCH).

Entgiftende Funktion. Steigerung der Gesamt-Kohlenstoffausfuhr im Harn nach Mentholbelastung (VOIT und WENDT).

Exkretorische Funktion. Bromsulfaleinprobe positiv (BERGSTRAND, progressive Steigerung in malignen Fällen nach TILLGREN).

Ferner kann die *Alkalireserve im Venenblutplasma* herabgesetzt sein (ADLER und JABLONSKI, HÖSCH). Nach STRAUB keine wesentliche Änderung.

In einem Fall fand BIELSCHOWSKY an unserer Klinik eine echte Acidose im Arterienblut: 37,8 Volumen-% Alkalireserve bei 40 mm-Hg p_H reguliert 7,25.

Nach IMMHÄUSER steigt der Rest-Kohlenstoff, chininresistente Lipasen finden sich im Serum (UMBER). Eine Blutanalyse bei Hepatargie (eigene Beobachtung) hatte folgendes Ergebnis:

Tabelle.

Nr.	Name	Krankheit	Datum	Aceton mg-%	β-Oxybuttersäure mg-%	Amino-N mg-%	Rest-N mg-%	Serumbilirubin mg-%	Blutzucker mg-%
1	Klie.	Akute Leberatrophie (Sektion)	24. 5.	1,63	4,24	9,6	39,2	16,0	—
			26. 5.	1,33	7,12	17,9	58,8	13,6	111
			27. 5.	(Exitus)					
2	Brich.	Akute Leberatrophie (Sektion)	16. 5.	2,71	7,25	—	22,4	8,6	66
			17. 5.	(Exitus)					
3	Thiele	Akute Leberatrophie (Sektion)	5. 11.	1,28	5,6	10,8	—	—	—

Kürzlich konnten wir eine erhebliche Verminderung des Gesamtcholesterins und einen Estersturz am 12. Krankheitstage (1 Tag ante exitum) feststellen: Gesamtcholesterin 78 mg-%, freies Cholesterin 71 mg-%, verestertes Cholesterin 7 mg-% (also 8% vom Gesamtcholesterin), Gesamtfettsäuren 269 mg-% (normal 350 mg-%). Chemische Analysen können nur dann von Nutzen sein für die Diagnostik und Therapie der Hepatargie, wenn fortlaufende, womöglich tägliche Untersuchungen (z. B. Cholesterin oder Xanthoproteinwert im Blut, Aminosäuren im Harn und Blut, Oberflächenspannung des Serums) durchgeführt werden. In Anlehnung an die Ausführungen über die akute ikterische Hepatopathie möchten wir hier den Cholesterinestersturz und die Vermehrung der Aminosäuren im Blut als führende Stoffwechselsymptome bezeichnen.

Aus Reihenuntersuchungen besteht die Möglichkeit, daß aus der stetigen Veränderung der Resultate nach der Seite fortschreitende Verminderung der Leberleistung das Herannahen des Leberzusammenbruches frühzeitig erkannt wird, eine Diagnose, die im allgemeinen der sorgfältigen klinischen Beobachtung vorbehalten bleiben muß.

Chemische Untersuchungen des Leichenorganes haben eine relativ starke Zunahme der löslichen Stickstoffsubstanzen (HOPPE-SEYLER) und der Fette (BEUMER, BREUSCH und SCALABRINO), einen ziemlich niedrigen Gehalt an Gesamtkohlehydrat (0,35—0,47%) und nur Spuren von Glykogen (POPPER und WOCACEK) ergeben. Hämolytisch wirkende, ungesättigte Fettsäuren konnten JOANNOWICZ und PICK sowie HERMANN und STERN aus der Leber extrahieren, alkohollösliche Hämolysine fand JACOBI.

Ätiologie und Pathogenese. Positive Blutkulturen intra vitam (v. KAHLDEN) oder Bakterienbefunde im Leichenorgan (H. STROEBE), vor deren Überwertung aber ausdrücklich gewarnt werden muß (REICHMANN), haben zu der Auffassung geführt, daß es sich um eine infektiöse bzw. infektiös-toxische Erkrankung handele. Einzelne Beobachtungen, daß sich an akute Infekte, wie Gonorrhöe (CHWALA), grippeartige Erkrankung (CHABROL und BUSSON), Ruhr (HART), Osteomyelitis (MEDER), ferner Typhus, Erysipel, Sepsis, unbehandelte Lues (ANTIĆ) die Leberinsuffizienz anschließen kann, zeigen, daß es sich keineswegs um eine bestimmte Bakterienart oder ein bestimmtes Toxin in jedem Fall handeln muß. Allerdings spricht das epidemische Auftreten von Gelbsuchtsfällen, die dann zum Teil in akuten Leberzusammenbruch endeten (FRERICHS, MEDER) wieder für die Möglichkeit einer spezifischen Infektion. Und so kommt BERGSTRAND in seiner umfassenden Studie über das epidemische Auftreten der Leberatrophie in Schweden im Jahre 1927 (97 Fälle) zu dem Schluß, daß es sich um eine Krankheit sui generis, hervorgerufen durch ein spezifisches Agens, handeln müsse, möglicherweise eine Streptokokkeninfektion (in 20 Fällen konstant ein Streptococcus vom Viridanstyp im Darm).

Von anderer Seite wird mehr Wert gelegt auf eine alimentäre Intoxikation (STRAUSS) oder auf eine Autointoxikation auf dem Weg der Pfortader an die Leber herangetragen (EWALD). EPPINGER hält die Bildung atypischer Verdauungsprodukte unter dem Einfluß einer pathologischen Darmflora oder die Resorption von Giften (exogen entstanden nach Art der Wurstgifte) für möglich. Daß unbelebte Gifte, wie Arsen bzw. Salvarsan, Phosphor, Chloroform, Chloral, Tetrachlorethan (HERXHEIMER), Acetylin-Tetrachlorid (SCHIEBLER) und Pilzgifte den völligen Leberzusammenbruch als ausgesprochene hepatocelluläre Noxen hervorrufen können, ist durch vielfache Beobachtung am Menschen sichergestellt (s. Kapitel über toxische Hepatosen) und im Tierexperiment zu reproduzieren, allerdings nur unter bestimmten Bedingungen. Es ergibt sich zumeist aus den überaus zahlreichen Mitteilungen von Einzelfällen und unserer bisherigen Darstellung ohne Zwang, daß ein ätiologisch einheitliches Krankheitsbild nicht vorliegt, sondern eine besonders schwere Form der Leberschädigung verursacht durch verschiedenste Noxen. Die Hepatargie ist eine Resultante von der Art und Dauer der schädlichen Einwirkung und der Reaktion des Lebergewebes, wohl auch gleichzeitig des Herzens, der Niere und der Muskulatur. Es handelt sich also um einen klinischen Sammelbegriff, bei dem das Versagen des Leberchemismus im Vordergrund des klinischen Bildes steht. Bei jeder Leberaffektion besteht an sich die Möglichkeit des Überganges in den Zustand der schwersten Insuffizienz, in fast jedem Kapitel dieser gesamten Darstellung ist bei der Besprechung der Prognose von der völligen Leberdekompensation die Rede, so bei langdauerndem Stauungsikterus, bei hochgradiger Durchsetzung der Leber mit Carcinomknoten, bei der Lebercirrhose, bei Infektionsschäden der Leber (u. a. Lues, Malaria, Cholangitis) und bei der sog. einfachen Gelbsucht. Auch stumpfes Bauchtrauma (BERGEL, PETER) und Schußverletzung (MÜLLER und MANDEL) können der Anlaß sein. Die Frage, wann und wodurch letzten Endes die Hepatargie im Laufe einer Leberstörung ausgelöst wird, muß oft unbeantwortet bleiben. Ist etwa eine akute ikterische Hepatopathie schon vom ersten Krankheitstage an in ihrem Verlauf festgelegt, daß sie im Koma enden wird? Ein beständiger Faktor, der bei den verschiedenen Vorläuferstadien sich schließlich noch hinzugesellt, fehlt. Es fällt in vielen Vorgeschichten auf, daß nicht nur eine einmalige Leberschädigung vorliegt, sondern das Zusammentreffen wiederholter und auch verschiedenartiger hepatotroper Noxen, etwa Alkohol und Lues, Schwangerschaft und früher durchgemachte Cholecystopathie mit Leberbeteiligung, Lebercirrhose und akuter Infekt (Angina, Grippe, Typhus), rezidivierende akute ikterische Hepatopathie im engeren Sinne und in kurzen Abständen wiederholte Narkosen, führt schließlich im Laufe längerer Krankheitsentwicklung, dann allerdings oft plötzlich einsetzend zum Coma hepaticum. Auch psychische Traumen sollen als ungünstig wirkendes Moment nicht unerwähnt bleiben. Als gemeinsames Bindeglied nimmt allerdings BENEKE eine spastische Ischämie bedingt durch nervösen Reiz vom Ganglion coeliacum oder den Gefäßzentren der Medulla oblongata und des Rückenmarkes oder reflektorisch ausgelöst vom Leberparenchym aus auf das lokale Gefäßsystem an. In der Auffassung, daß es sich nicht um ein ätiologisch einheitliches Krankheitsbild, sondern um verschiedene Entstehungsmöglichkeiten handelt, sind sich heute die meisten Forscher einig (MINKOWSKY, EPPINGER, HERXHEIMER u. a.).

Das Wesen des Krankheitsprozesses ist charakterisiert durch die Massennekrose des epithelialen Parenchyms. Die sonst so außerordentlich große Regenerationskraft der Leber erliegt der ungestümen Gewalt der zusammentreffenden Noxen, die nekrotischen Zellen werden nicht mehr beseitigt, ihre Zerfallsprodukte und die in der Leber normalerweise vorhandenen Fermente (auch das Pankreasferment?) wirken wiederum in der gleichen Richtung fortdauernder Protoplasmazerstörung, die Autolyse des Organes schreitet ungehemmt fort, soweit nicht die doch immer vorhandene Neubildung von Lebergewebe oder ein Rest noch funktionstüchtiger Zellen eine gewisse lebensnotwendige Leistungsfähigkeit als intermediäres Stoffwechselorgan über eine kritische Zeit hin garantiert. EPPINGER spricht dem Plasmaübertritt als Folge einer schweren Capillarschädigung die größte Bedeutung für die Entstehung zu (s. Lehrbuch der Leberkrankheiten, S. 353. 1937). Es handelt sich um den schwersten Grad der serösen Entzündung (POPPER), von deren leichteren Stadien bei der akuten ikterischen Hepatopathie die Rede war (s. S. 1279). Wenn wir in schweren Fällen für alle Partialfunktionen der Leber Funktionsschäden nachweisen können, so erscheint uns dabei nicht ein besonderer Ausfall maßgebend für den weiteren Ablauf. Die Glykogenarmut der Leber wird vielfach nach der Ansicht von UMBER als ein besonders disponierendes Moment angesehen, wozu die Häufung der Leberdekompensation in den Hungerjahren 1920—21 (LUBARSCH, HERXHEIMER, UMBER, STRÜMPELL, KÜTTNER, HOESCH, LEPEHNE, BITTORF, Widerspruch von PLEHN) als Beweis herangezogen und die Hepatargie in Vergleich zur glykopriven Intoxikation von FISCHLER am ECKschen Hund gesetzt wurde. Doch ist der Glykogenmangel nur ein eben anatomisch leicht und schon frühzeitig faßbarer Ausdruck geschwächter Funktion im Kohlehydrataufbau. Mit ihm gleichzeitig ist auch der Eiweiß- und Fettstoffwechsel in seinem regulären Ablauf gestört und die entgiftende Funktion des Organes arbeitet nur ungenügend fort. Eben die Vielheit der Fehlleistungen und die Beharrung auf Zwischenstufen im chemischen Auf- und Abbau sind dem Wesen des hepatargischen Zustandes eigentümlich (s. Zusammenstellung über die Störungen der Leberfunktion, S. 1287).

Pathologische Anatomie. Aus dem Handbuch von HENKE-LUBARSCH zitieren wir wörtlich eine kurze, makroskopischen und mikroskopischen Befund umfassende Schilderung von HAUSER:

Das typische Bild besteht makroskopisch in einer ganz beträchtlichen Verkleinerung der Leber, deren Ränder schwarz sind und deren Kapsel fein gefältelt, runzelig ist. Die Konsistenz ist je nach dem vorliegenden Stadium verschieden. Die Leber ist bald zäh oder zähelastisch, bald elastisch weich, bald endlich schlaff und welk (E. FRÄNKEL). Das Gewicht, in der Regel herabgesetzt, schwankt in weiten Grenzen. In akuten Fällen ist stets eine mehr oder weniger diffuse Gelbfärbung, die auf Trübung und Verfettung der noch vorhandenen Leberzellen zurückzuführen ist, während gleichzeitig auftretender Ikterus einen mehr ockergelben Farbton bewirkt, zu erkennen. Der nunmehr einsetzende Verfall der mit Fett und Galle beladenen Leberzellen führt schließlich zu ausgesprochenen Detritusmassen. Dieser Vorgang bedingt die erwähnte Größen- und Konsistenzänderung. Es treten rasch zunehmende, sich vergrößernde und zusammenfließende rote Herde auf, die völligem Parenchymschwund eventuell feinstem Detritus entsprechen. Nach Resorption der Zerfallsmassen durch den Lymphstrom bleibt schließlich das den Farbton bestimmende blutreiche, eventuell auch von Blutungen durchsetzte Leberstroma übrig. Solche Stellen erscheinen eingesunken. Das Bild der gelben Atrophie ist in das der subakuten fleckigen, schließlich roten Atrophie übergegangen. Das letztgenannte Bild bevorzugt graduell in der Regel den linken Leberlappen. Eine Läppchenzeichnung ist nicht mehr erkennbar. Gleichzeitig setzt eine entzündliche Infiltration ein, die bei länger sich hinziehenden Fällen mit regenerativen Vorgängen, Gallengangswucherungen, Leberzellgeneration, eventuell bis zur knotigen Hyperplasie verbunden ist. Cirrhotische Veränderungen können das Bild beschließen.

Weitere Einzelheiten über die Art der Gallengangswucherung oder der Sproßbildung von den Gallengängen (HERXHEIMER, STOCKTON und KIMBALL), über den zentralen oder peripheren Beginn der Läppchennekrose, über den Unterschied zwischen operativ entnommenen Leberstückchen und dem Leichenorgan (UMBER, FRÄNKEL, HAUSER) interessieren in diesem Zusammenhang weniger. Eine auffallende Cholesterinverfettung hat BEUMER beschrieben. Wesentlich ist für den Kliniker die Leberzellregeneration bis zur knotigen Hyperplasie. Letztere ist der Ausdruck des kräftigen Aufbaues neuen Gewebes mit Funktionstüchtigkeit (Glykogenablagerung nach KIMURA), in dem sich aber wiederum der nekrotische Zerfall ausbreiten kann. Solche kleinen und größeren, buckligen Vorwölbungen, zuerst von MARCHAND beschrieben, entstehen nur im Anschluß an noch vorhandene Reste von Leberzellen, zugleich in Verbindung mit Gallengangswucherung (HESS, ORTH, HERXHEIMER, HANSER). Derartige höckerige Erhebungen im Lebergewebe kennt der Pathologe aber nicht nur nach längerer Krankheitsdauer an sog. typischer Leberatrophie, sondern sie kommen ebenfalls bei Lebercirrhose, Stauungsatrophien und septischen Erkrankungen vor, eben solchen Zuständen, in deren Entwicklungsreihe das Coma hepaticum liegt. Für den Kliniker sind sie eine wichtige Stütze für die Annahme, daß hier einmal das epitheliale Parenchym in größerem Umfange nekrotisch zerfallen war, womit schwere klinische Erscheinungen in Beziehung gesetzt werden dürfen, auch dann, wenn sie längere Zeit zurückliegen und die knotige Hyperplasie nur als Nebenbefund bei der Sektion registriert wird. Zellnekrosen in größerem Umfange und Regeneration am epithelialen Parenchym sind somit die anatomische Grundlage der Hepatargie. An den übrigen Organen sind als wesentliche Befunde zu erheben: Blutreiche, vergrößerte Milz mit Eisenpigment, zuweilen rotes Knochenmark (EPPINGER), fleckförmige Verfettung des Herzmuskels, intensive Verfettung der Niere (H. STROEBE, MAYER), kleine Nekrosen im Pankreas und oft in der Schilddrüse (EPPINGER), degenerative Veränderungen im Gehirn (v. LEHOCZKY). Nähere Angaben über den Zustand der Muskulatur wären dem Kliniker sehr erwünscht.

Differentialdiagnose. Bei einem bewußtlosen Kranken, dessen Anamnese unbekannt ist, wird ein leichtes ikterisches Hautkolorit und gewiß eine ausgesprochene Gelbsucht den Verdacht einer Leberinsuffizienz erwecken. Man überlege ferner in Richtung des Coma uraemicum oder diabeticum. Die eventuell nach Katheterisieren vorzunehmende Harnuntersuchung wird Aufschluß über einen Diabetes bringen, denn hohe Glykosurie und größere Mengen von Aceton und Acetessigsäure mehr als ein einfacher Hungerzustand bedingt, gehören nicht zur Hepatargie, dagegen positive Gallenfarbstoffreaktion und vermehrtes Urobilinogen, sowie positive MILLONsche Probe (Aminosäurereagens) und Leucin oder Tyrosinkrystalle im Sediment. Nicht immer leicht wird eine Urämie sich sicher ausschließen lassen, zumal Kombinationen beider Komaformen besonders bei der Lebercirrhose nicht selten sind. Der Befund einer Herzhypertrophie auch bei abgesunkenem Blutdruck infolge Kreislaufinsuffizienz spricht für eine Blutdruckkrankheit mit ihren Beteiligungen, ein heller Harn nach längerer Nahrungskarrenz lenkt den Verdacht in gleicher Richtung. Von den allerdings längere Zeit beanspruchenden Blutuntersuchungen ist nach HOESCH das Verhältnis Harnstoff zu Aminosäuren zu entscheiden. Beim Coma hepaticum ist der Xanthoproteinwert erhöht. Die Größe der Leber ist zunächst als differentialdiagnostisches Hilfsmittel schwierig zu verwenden, ihre trotz etwaigem Meteorismus feststellbare Verkleinerung kann allerdings entscheidend sein.

Therapie. Von dem resignierenden Standpunkt EWALDS (1913) „die Therapie ist machtlos" können wir heute mit Recht abrücken. Jedenfalls soll ein energischer Versuch leichtzuverarbeitende Kohlehydrate an die Leber heranzubringen und ihre Assimilation zu fördern, niemals unterlassen werden. Die täglich mehrmals wiederholte intravenöse Zufuhr von Dextrose (100—300 ccm in 20—40%iger Lösung) oder Lävulose (100 ccm 20%ig) ist das Mittel der Wahl, vielleicht noch wirksamer als intravenöse Dauertropfinfusion, die mehrere Tage lang in Gang gehalten werden muß (für 24 Stunden 1000 ccm 5%ige Dextrose in physiologischer Kochsalzlösung). Nach ausgiebiger Darmspülung — gleichfalls als therapeutisches Hilfsmittel zu werten — sind Traubenzuckerklistiere angezeigt. Kleine protahierte Insulindosen, aber nur in Verbindung mit der Kohlehydrattherapie, können nützlich sein. Sehr erregte Kranke bedürfen Beruhigungsmittel (Scopolamin). Auch eine Lumbalpunktion kann in Anwendung gebracht werden. Bei drohendem, komatösem Zustand soll eine Magnesiumsulfatspülung mittels Duodenalsonde nicht unterlassen werden. Die dringend notwendige Kreislauftherapie (herzwirksame und periphere Mittel) versteht sich von selbst. Ist infolge diagnostischen Irrtums eine Laparotomie vorgenommen, soll eine Hepaticusdrainage angelegt werden (BURESCH, TIETZE). Über die auf Veranlassung von EPPINGER gelegentlich ausgeführte Milzexstirpation scheinen weitere Erfahrungen zu fehlen. Mit dem Gedanken der Anregung der Leberregeneration wird Thyreoidin empfohlen (EPPINGER, LEPEHNE).

14. Latente Hepatopathien.

Nicht ein verschwommener Begriff ist uns die latente Hepatopathie, sondern von beiden Beobachtungen am Krankenbett, die durchaus zum Alltag ärztlicher Tätigkeit gehören, daß sozusagen plötzlich eine Lebercirrhose fertig da ist und daß die Kranken nach einer akuten ikterischen Hepatopathie im engeren Sinne sich nur sehr allmählich erholen, ist von v. BERGMANN ausgegangen, als er es für eine Aufgabe der Klinik betrachtete, „die lavierten latenten Leberzustände zu erschließen (1927)". Damit sollte gewiß nichts prinzipiell Neues gesagt werden, nur das Bestreben, mit den Methoden heutiger Subtildiagnostik ein nach allgemeiner Erfahrung weites Krankheitsbild zu erschließen, war leitend, den Ausdruck latente Hepatopathie zu prägen. Wir verstehen darunter das uns klinisch am frühesten zugängliche Stadium einer Lebererkrankung, man möchte für die Cirrhose fast sagen, das früheste Frühstadium der Cirrhose, denn vom Frühstadium oder dem Vorläuferstadium war schon immer die Rede. Also der allererste Beginn einer Lebererkrankung interessiert uns hier, nicht nur für die Cirrhose, sicher macht auch der Kranke mit akuter ikterischer Hepatopathie im engeren Sinne ein oft langes Krankheitsstadium durch, bis die Gelbsucht die Diagnose offenbart. Ferner gehört in dieses Gebiet die Suche nach Restzuständen früherer Lebererkrankungen, ebenso wie es das Denken an frühere Nierenerkrankungen jedem Arzt zur Selbstverständlichkeit geworden ist. Der Restschaden, zunächst also nicht ins Auge springend, kann auf Grund früherer primärer Lebererkrankung oder Miterkrankung der Leber bei Allgemeinerkrankungen oder leberferner Organerkrankungen zurückgeblieben sein. Einer latenten Hepatopathie kann also ein akutes Krankheitsstadium der Leber oder anderer Organe mit Rückwirkung auf die Leber vorangehen oder sie entwickelt sich langsam und schleichend, ohne daß ihr Beginn sich durch ein besonderes Ereignis deutlich hervorhebt, oder sie besteht im Rahmen einer anderen chronischen Erkrankung (Fettsucht, Bluterkrankung, Diabetes, Gicht, Carcinom). Die beiden Hauptstützen der subtilen Diagnostik sind hier die Vorgeschichte, zu deren sorgfältige Aufnahme zielbewußtes Fragen des Arztes und ruhiges Anhören der Beschwerden des Kranken gehört, und das Ergebnis der Funktionsproben der Leber, während der Untersuchungsbefund am Kranken zurücktritt.

Aus der *Vorgeschichte* erfahren wir sehr häufig, daß eine Gelbsucht überstanden wurde. Die Ursache des Ikterus nach Verlaufsdauer und Beschwerdeart näher zu ergründen, ist wesentlich, um Klarheit über eine Parenchymerkrankung der Leber oder eine Störung in den extrahepatischen Gallenwegen (wie oft ist hier beides kombiniert, beim Ulcus duodeni an die Einbeziehung der Gallenwege zu denken, s. KALK und SIEBERT) oder einen hämolytischen Ikterus zu erhalten. Von Darmkatarrhen ohne Gelbsucht (Gastroenteritis, Colitis) werden wir oft hören (BITTORF und v. FALKENHAUSEN, GUTZEIT und WENDT, HEIMBERGER). Über den Ablauf der sog. kindlichen Infektionskrankheiten (WOLFF), über chronische Infekte und sog. fokale Infektionen muß man sich nach Möglichkeit genau unterrichten lassen, die Frage nach hepatotropen Giften (Alkohol, Blei, Lues) darf nicht unterlassen werden, wobei der Beruf des Kranken und besondere Lebensgewohnheiten zu berücksichtigen sind. Hier haben ferner chirurgische Erkrankungen wegen der Häufigkeit und verschiedenen Verträglichkeit von Narkosen (Chloroform, Avertin) besondere Bedeutung. Schließlich wirken bestimmte Medikamente chronisch oder öfters in großen Dosen gebraucht (Arsen, Salvarsan, Atophan, Arkanol, Thyreoidin, Phosphor) auf ein empfindliches Organ sicher leberschädigend. Bei der Frau sind Zahl und schnelle Aufeinanderfolge ausgetragener und nichtausgetragener Schwangerschaften (Abortivmittel!) und besonders Schwangerschaftstoxikosen (F. STROEBE) wesentlich.

Symptomenbild. Die Kranken haben oft eine trockene, glanzlose Haut und eine mattgelbe Farbe des Gesichtes, man glaubt auf einen latenten Ikterus schließen zu müssen, ohne immer eine Erhöhung des Serumbilirubinspiegels über 1 mg zu finden. Sie erinnern in ihrer Farbe an das, was von den französischen Autoren als „Teint bilieux“ beschrieben worden ist. Dazu kommt gelegentlich eine leicht bräunliche Pigmentierung mit mehr oder weniger ausgesprochener Ausdehnung von kleinen Naevi pigmentosi. Bei der fertigen Lebercirrhose, nicht nur bei ihrer ausgesprochenen hämochromatotischen Form, ist ja eine Anhäufung von eisenfreiem und eisenhaltigem Pigment besonders an den Schläfen und um die Augenlider nicht selten.

Die subjektiven Beschwerden der Kranken sind häufig recht unbestimmt. Klagen über Kopfschmerzen und gedrückte Stimmung — man denke an die Bedeutung des Wortes Melancholie — werden oft vorgebracht. Alkoholische Getränke, wenn auch früher recht beliebt, meidet der Kranke gelegentlich spontan. Jedem Untersucher werden Anklänge an gastritische Beschwerden oder versteckte Gallenwegserkrankungen auffallen.

Diagnose. Vorgeschichte, Beschwerdekomplex und das wenig ergiebige Resultat der Untersuchung erinnern an das oder überkreuzen sich mit dem, was als Vorläuferstadium der Cirrhose oder Frühdiagnose der beginnenden Lebercirrhose (MORAWITZ und MANCKE) beschrieben ist, doch fällt da meist eine schon palpable Leber auf. Der Begriff der latenten Hepatopathie bezieht sich jedoch nicht nur auf die enge Grenze der Cirrhosis incipiens, wie oben auseinandergesetzt, sondern umfaßt jegliche schwerfaßbare Leberstörung (F. STROEBE, KALK). Ähnliche Beobachtungen sind von A. ADLER, CARRIÉ, GLÉNARD, ANTONELLI gemacht.

Die weitere diagnostische Stütze ist die Untersuchung des intermediären Leberstoffwechsels, um die sich hier ACHELIS, KALK, STAUB und F. STROEBE bemüht haben. Mehrere Partialfunktionen müssen geprüft werden, wozu am besten Belastungsproben heranzuziehen sind (s. Abschnitt Leberfunktionsproben). Zweckmäßig sind folgende Untersuchungen:

A. Gallenfarbstoffwechsel. Quantitative und qualitative Bilirubinbestimmung nach H. v. D. BERGH. Liegt ein latenter Ikterus (Serumbilirubin über 1 mg ohne Hautikterus) vor, ist die Erkennung leicht. Harnurobilin ist nicht immer vorhanden. Urobilinogen in der Galle. Verminderung oder Vermehrung des Gallenfarbstoffes in der Galle (KALK, RUHBAUM und MATHEJA).

B. Kohlehydratstoffwechsel. Ablauf der Hyperglykämie und Höhe der Zuckerausscheidung im Urin nach peroraler Belastung mit Galaktose oder Lävulose. Insulin-Glykose-Wasserbelastung nach ALTENHAUSEN.

C. Eiweißstoffwechsel. Gelatinebelastung nach MANCKE.

D. Exkretorische Funktion. Bromsulphaleinprobe nach S. M. ROSENTHAL. Bilirubinbelastungsprobe nach v. BERGMANN.

Die Frage nach der weiteren *Entwicklung* einer latenten Hepatopathie kann nur auf Grund längerer, ja jahrelanger Beobachtung entschieden werden. Der Zustand ist keineswegs als stabil anzusehen. Viele dieser leichten Störungen werden vollständig ausheilen und keinerlei Schädigung hinterlassen. Wirkt jedoch die hepatrope Noxe fort, so ist der Übergang zur Cirrhose gegeben, es stellt sich im Laufe der Zeit eine deutliche Lebervergrößerung und -verhärtung ein, die dyspeptischen Beschwerden nehmen heftigere Grade an (z. B. Meteorismus). Ein Verlauf in einzelnen Schüben wird dann besonders zum Ausdruck kommen, wenn etwa nach einer akuten ikterischen Hepatopathie im engeren Sinne ein leichter Restzustand geblieben ist (ERSTATIEW) und jetzt eine andersartige Giftschädigung wie ein Alkoholabusus oder ein akuter Infekt das disponierte Organ trifft oder gar später nochmals eine Gelbsucht folgt.

Den anatomischen Nachweis des klinisch und stoffwechselmäßig hier beschriebenen Krankheitsbildes müssen wir aus naheliegenden Gründen schuldig bleiben. Wie können annehmen, daß es sich zum Teil um Fettlebern handelt, z. B. bei Alkoholikern oder Fleischern (TALLENBERG). Intraacinöse entzündliche Herde können sich besonders im Frühstadium der Lues entwickeln, ödematöse Schwellung des gesamten Organes wird nicht selten sein. Ob auch einzelne vielleicht centroacinös gelegene Leberzellnekrosen vorkommen, muß dahingestellt bleiben. Bei weiterem Fortschreiten wird eine leichte periacinöse Bindegewebswucherung einsetzen.

Die Bedeutung der latenten Hepatopathie reicht weit über das engere Fachgebiet der inneren Medizin hinaus, ja die Kenntnis dieser leichten Leberstörungen scheint gegenüber anderen manifesten Organerkrankungen sehr viel wichtiger und sollte deswegen zum Allgemeingut ärztlichen Denkens werden, da hier die sichere Möglichkeit besteht, einen Schaden auszuheilen oder der weiteren Verschlimmerung erfolgreich entgegenzuarbeiten. Ein Dermatologe muß wissen, daß die Salvarsandosierung in diesen Fällen vorsichtig zu wählen ist (s. Kapitel Leberlues, S. 1230) oder besser unterbleibt, der Chirurg muß bei der Auswahl seiner Narkosemittel vorsichtig sein, Chloroform (BRUNNER, FELLINGER und POPPER) und Avertin (ANSCHÜTZ, SPECHT und TIEMANN) vermeiden, der Gynäkologe darf bei einer einfachen Schwangerschaftsglykosurie die Kohlehydrate nicht entziehen, weil sonst daraus eine ikterische Schwangerschaftstoxikose wird, ein Lungentuberkulosespezialist soll keine Diätvorschrift mit starker Eiweißbelastung geben, wenn viel Urobilin im Harn vorhanden ist, und der Internist darf dem Gelenkkranken das Atophan nicht zu beliebigem Gebrauch überlassen, da sonst beim disponierten Organ Gelbsucht und Hepatargie drohen (Literatur darüber s. Fettleber). Die Beispiele ließen sich noch in das Vielfache vermehren.

Damit sind die Gesichtspunkte für die Behandlung klar, sie ist mehr eine Prophylaxe gegen das, was kommen kann, und ist deswegen bei Berücksichtigung der allgemein gültigen Vorschriften für Lebererkrankungen um so erfreulicher und erfolgreicher.

15. Fettleber und Leberschaden bei Vergiftungen.

Die Fettleber gehört sicher zu den sehr häufigen Erscheinungen, deren Bedeutung weit über eine isolierte Organerkrankung hinausgeht, da sie nur in engem Zusammenhang mit dem Stoffwechselgeschehen der Fettdepots (Unterhautzellgewebe, Mesenterium usw.) und wahrscheinlich der Muskulatur zu verstehen ist. Dem meist reversiblen Vorgang der Verfettung sollte klinisch mehr Beachtung geschenkt werden. Die Fettleber kann als Zwischenstadium von der latenten Hepatopathie zur Cirrhose bezeichnet werden (v. BERGMANN), wobei aber keineswegs gesagt ist, daß aus jeder Fettleber eine Cirrhose werden muß.

Die häufigste Leberveränderung bei Infektionskrankheiten und Allgemeininfektionen (s. S. 1215) ist die Fettleber. So fand SCHÜRMANN bei der Fütterungstuberkulose (Lübecker Säuglinge) in 50 Fällen 18mal eine stärkere Verfettung, darunter 11mal eine ausgesprochene Safranleber. Im Fieber steigt der Fettgehalt der Leber (APT und WEYL). Häufige Darmkatarrhe unspezifischer Art und wohl auch gelegentlich ein Ulcus duodeni oder ventriculi können zur Fettleber führen oder doch mit ihr einhergehen. Bei Krebskachekien und Bluterkrankung ist sie nicht selten. Wie bei der Cirrhose schon betont, ist die typische Leberveränderung der Gewohnheitstrinker die Fettleber. Bei besonderer Disposition führt Überernährung mit Kohlehydraten (Bier!) und Fetten zur Mastfettleber, bei der allgemeinen Fettsucht auf endokriner Grundlage wird die Abhängigkeit der Leberverfettung von den inneren Drüsen, besonders der Hypophyse und Keimdrüsen und dem Nervensystem als biologisch wichtige Tatsache deutlich (RAAB, WERTHEIMER, KRAUS).

Der Fettgehalt der Leber ist unter physiologischen Bedingungen je nach der Leistungsphase des Organes und dem Zeitpunkt der letzten Nahrungsaufnahme durchaus wechselnd, was die Beurteilung einer als pathologisch anzusprechenden Verfettung so außerordentlich erschwert. Die Frage, warum es zur übermäßigen Anhäufung von Fett kommt, wurde zuerst mit der Herabsetzung der Oxydationsvorgänge beantwortet. Dieser Oxydationshemmungstheorie widersprach ROSENFELD auf Grund zahlreicher Tierversuche wegen der Beobachtung, daß eine Fettleber glykogenarm ist und das Fett aus seinen Depots zu der Leber eben unter Voraussetzung der Glykogenarmut wandert. Die infiltrative Verfettung infolge Fettwanderung hat verbreitete Anerkennung gefunden, eine Umwandlung des Zelleiweißes in Fett wird allgemein abgelehnt. Gestützt wird die ROSENFELDsche Theorie dadurch, daß im Tierversuch die Fettleber durch Kohlehydratzufuhr, also Glykogenbildner, verhindert werden kann (ROSENFELD, HIRZ, RETTIG, F. STROEBE), besonders durch Glucose, Lävulose, Saccharose, Amylum und bemerkenswerterweise auch durch Fleisch (ROSENFELD). Die Glykogenarmut der Fettleber bedeutet also nicht, daß eine Unfähigkeit zur Assimilation von Kohlehydraten (Glykogenie und Glykoneogenie) vorhanden ist, sondern nur den Mangel an Kohlehydraten, der nur ein relativer sein kann, da der Blutzucker nur bei den allerschwersten Formen der Vergiftung sinkt (FRANK und ISAAK), wobei neben der Verfettung gleichzeitig ausgedehnte Lebernekrosen die schwere Degeneration des Organes anzeigen. LOEWI meinte, die Milchsäurevermehrung im Harn bei der Fettleber sei das Zeichen vermehrten Glykogenabbaues, während NEUBAUER, FRANK und ISAAK, BECKMANN daraus den Schluß einer Aufbaustörung ziehen. Neues Licht in die Entstehungsweise aber keineswegs eine vollständige Klärung bringen die experimentellen Ergebnisse von MEIER und THOENES an isolierten Fettleberstückchen, untersucht in der WARBURGschen Apparatur. Sie haben folgende wesentliche Beobachtungen gemacht:

1. Die Atmung der Fettlebern (nach Phosphor und Chloroformeinwirkung) ist im Durchschnitt mindestens um 50% erhöht. Der respiratorische Quotient ist niedrig und liegt an der unteren Grenze der Norm.

2. Bei Zusatz von Traubenzucker zur RINGER-Lösung ist eine Beeinflussung des O_2-Verbrauches und des respiratorischen Quotienten nicht feststellbar. Eine aerobe Glykolyse tritt, falls keine Nekrosen in der Leber vorhanden sind, nicht auf.

3. Die Fettleberzelle zeigt keine stärkere Milchsäurebildung aus Kohlehydrat als die normale Zelle.

4. Die Synthese von Kohlehydrat aus Milchsäure scheint in der Fettleberzelle nicht wesentlich gestört zu sein.

MEIER und THOENES ziehen daraus den Schluß, daß der Sitz der Kohlehydratstoffwechselstörung nicht allein in der Leber, sondern auch in anderen Organen, besonders der Muskulatur zu suchen sei. Wieweit man solche biologisch sehr interessanten Versuchsergebnisse an der isolierten Zelle auf den Gesamtorganismus übertragen darf, ist eine prinzipielle, aber vielleicht falsch gestellte Frage. Jedoch ist der Gesichtspunkt, daß extrahepatische Faktoren, z. B. Muskulatur, bei der Fettleber des Menschen eine entscheidende Rolle spielen, sicher richtig.

Die Leberveränderungen nach verschiedenen Intoxikationen beziehen sich sehr häufig auf degenerative Fettinfiltrationen. Die Möglichkeit, daß bestimmte Stoffe auch Arzneimittel bei Überdosierung oder unzweckmäßiger Anwendung zur Fettleber führen, ist sehr groß, man kann die Fettleber deswegen auch als Vergiftungsleber bezeichnen.

Die Stoffe der klassischen experimentellen Leberpathologie, Phenylhydracin und Toluylendiamin, spielen in der menschlichen Pathologie keine Rolle. Schädigungen durch Arsenwasserstoff werden in der chemischen Industrie gelegentlich beobachtet (EPPINGER, LÖNING). Nach Einatmen von Arsenwasserstoff kommt es zur Cyanose und Gelbsucht, Leber und Milz schwellen an, es tritt Anämie und starke Eiweißausscheidung im Urin hinzu.

Der früher als Abortivum und zu Suicidversuchen viel verwandte *Phosphor* ist heute nicht mehr modern. Phosphor ist das im Tierversuch oft gebrauchte, angeblich spezifische Lebergift, mit dessen Hilfe z. B. der Verfettungsvorgang

(Frank und Isaak), die Bedingungen des Zustandekommens einer Ketonämie (F. Stroebe) und das Verschwinden injizierter Milchsäure aus dem Blut (Beckmann und Mirsalis) genauer studiert wurden. Solche Versuche sollten heute gleichzeitig das Verhalten der Muskulatur berücksichtigen, denn die Querverbindungen im Kohlehydrat- und Fettstoffwechsel zwischen Leber und Muskulatur sind sehr enge und Phosphor setzt regelmäßig auch Muskelschädigungen.

Bei Menschen ist die akute Vergiftung zunächst durch starke Schmerzen im Oberbauch, Erbrechen und ausgesprochene motorische Unruhe gekennzeichnet, etwa nach 8 Tagen schwillt die Leber an und es kommt zur Gelbsucht, der Harn enthält schon vorher Urobilinkörper.

Verschiedene *Pilze* enthalten ausgesprochene hepatotrope Stoffe. Die Verwechslung der eßbaren und ungiftigen Morchel- — Speisemorchel (Morchella esculenta) und Spitzmorchel (Helvella conica) — mit der giftigen Lorchel (Helvella esculenta) oder des Champignons mit dem sehr giftigem Knollenblätterschwamm (Amanita phalloides) hat schon in manchen Familien zu gehäuften, ja tödlichen Erkrankungen geführt. Das Gift der Lorchel geht in das Kochwasser über, deshalb muß immer wieder mit Nachdruck für die Zubereitung jedes Pilzgerichtes betont werden, daß die Pilze 2 Minuten lang in siedendem Wasser zu halten sind und das Brühwasser sorgfältig als unverwendbar abzugießen ist. Ein Verstoß gegen diese Regel führt immer wieder zu vermeidbaren Unglücksfällen. Unter allgemeinen Vergiftungssymptomen mit Übelkeit, Durchfällen und heftigen Schmerzen im Leib beginnt etwa 5 Stunden nach Genuß des Pilzgerichtes die Erkrankung (Umber, Metzer, Nissen, Treupel und Rehorn). Bei schwerer hämorrhagischer Gastroenteritis stellen sich wegen des starken Wasser-Salzverlustes Wadenkrämpfe ein. Mit diesen Symptomen kann in leichteren Fällen die Krankheit ihren Abschluß finden, eine längere Rekonvaleszenz mit Appetitlosigkeit und Müdigkeit folgt oft. Häufig beginnt jedoch am 3. Tage oder auch noch später am 5. bis 7. Tag ein zweites Krankheitsstadium mit Leberschwellung, deutlicher Urobilinurie und Gelbsucht. Hämorrhagische Diathese und Anämie (Jagic und Lipiner) können hinzutreten, der Übergang des zunächst harmlos erscheinenden Ikterus in Leberatrophie ist möglich (Landé und Stahr). Schlechter Ernährungszustand disponiert besonders zur Erkrankung (Unger). Pharmakologisch ist aus der Lorchel die Helvellasäure als blutzerstörendes Gift bekannt (Manger), doch bestehen zwischen dem menschlichen Vergiftungsbild und dem Tierexperiment weitgehende Unterschiede, denn die hämolytische Wirkung ist bei Menschen keineswegs regelmäßig vorhanden (Landé), die Helvellasäure wird als ein Gift für das Zentralnervensystem und besonders für das Atemzentrum bezeichnet (Gudzeit). Wahrscheinlich enthalten die giftigen Pilze mehrere für den Menschen toxische Substanzen, die bei der Zubereitung entweder in den Pilzen zurückbleiben oder in das Kochwasser übergehen.

Einige *Narkosemittel* können besonders bei schon geschädigter Leber giftig für das Organ sein (Takane). Schon 1895 wurde die fettige Leberdegeneration nach Laparotomien (Thiercelin und Jogle, zit. nach Hauser) beschrieben. Das heute nur noch wenig verwendete Chloroform ist eine ausgesprochene hepatotrope Substanz. Leberschwellung nach Chloroformnarkosen sind häufig, das Serumbilirubin ist fast regelmäßig erhöht (Fellinger und Popper), 2 bis 3 Tage nach der Anwendung kann leichte Gelbsucht auftreten, deren Übergang in Leberatrophie beobachtet ist. Vor dem zur Darmnarkose viel gebräuchlichen Avertin (Tribromäthylalkohol) muß ebenfalls bei Leber- und Gallenblasenerkrankungen und Morbus Basedow (Nell) nachdrücklich gewarnt werden (Anschütz, Specht und Tiemann, Sebening, Kakocasvili, Lundt). Die

Substanz ruft im Tierversuch eine ausgesprochene Fettleber hervor (HEINECKE, WAELSCH und SELGE), dieselbe Veränderung kann bei Menschen eintreten mit tödlichem Ausgang (HEINICKE, RÜTZ, SCHLEY, gegenteilige Meinung von DIENZ). Auch der Mißbrauch von Opiaten und der chronische Gebrauch von Schlafmitteln in hohen Dosen (HAUG) kann leichte reversible Leberschädigung zur Folge haben, wofür tierexperimentelle Anhaltspunkte vorhanden sind (ANTON und BERNHARD).

Eine große Anzahl von Medikamenten zur Beförderung des Gallenflusses, der Harnsäureausscheidung oder zur Entzündungsbekämpfung enthalten Chinolincarbonsäure, so Atophan, Atophanyl, Novatophan, Arcanol, Leukotropin, Artamin, Iriphan, Radiophan, Opolen, Finarthrin, Ikterosan. Besonders um die leberschädliche Wirkung des Atophans ist ein großes Schrifttum in Deutschland (siehe bei BECKERMANN) und im Auslande (CHABROL und Mitarbeiter, WILLCOX, SHERWOOD, BLOCK und ROSENBERG, LICHTMANN) entstanden. STRAUB führt eine amerikanische Statistik an, wonach bei 107 Vergiftungsfällen 49 Todesfälle nachgewiesen werden. In Deutschland berichten über ein tödliches Coma hepaticum BECKERMANN, HABS, HÖGLER, FRASER, KÖHNE. Die schmerzlindernde Wirkung des Mittels veranlaßt manche Gelenkkranke unbesorgt Atophan über lange Zeit in großen Dosen zu nehmen, bis plötzlich ein Ikterus den medikamentös gesetzten Leberschaden offenbart (EIMER, SCHITTENHELM, HEGLER). Jeder Arzt sollte bei längerer Anwendung auf die Urobilinogenurie als erstes Zeichen einer Leberschädigung achten und das sicher oft zweckmäßige Mittel in einzelnen Stößen nicht über 2 g für die Dauer von 2—3 Tagen verordnen und eine Pause von 8—10 Tagen einführen (WEISSMANN). Schon die oft geklagten „Magenschmerzen“ oder die Übelkeit nach wenigen Tabletten müssen als Lebersymptome angesehen werden. Der Chinolinring bildet nitrobenzol- und nitrophenolähnliche Verbindungen, die ausgesprochen lebertoxisch sind.

Nach *Yatren* (Jodchinolinsulfosäure) ist gelegentlich bei intravenöser Anwendung akute Leberatrophie (ZIELER und BIRNBAUM, DYKERHOFF) oder nach oraler Gabe deutliche Urobilinurie (WOLFF) beobachtet worden.

Zur röntgenologischen Darstellung von Leber und Milz kann *Thoriumdioxyd* (Thorotrast der Fa. Heyden) verwendet werden. Das Mittel wird im reticuloendothelialen System gespeichert und bleibt monatelang dort abgelagert. Im Tierversuch sind degenerative Veränderungen der Leber (ANDERS und LEITNER, ANGERMANN und OVERHOF, HUGUENIN und Mitarbeiter, RANDERATH und SCHLESINGER) und Lymphknotennekrose (NÄGELI und LAUCHE) nachgewiesen. BÜCHNER hält die Schädigung des reticuloendothelialen Systems für unvermeidbar. Zur Prüfung der Milzfunktion ist das Mittel im Tierversuch von NÄGELI und SCANZONI, BAUMANN und SCHILLING sowie KÖNIG und WEBER verwendet. Beim Menschen ist der Nachweis von Krebsmetastasen, Leberechinococcus, Leberabscessen und Lebercirrhose röntgenologisch nach intravenöser Einspritzung von Thorium versucht worden (KADRNKA, RATTI, HELD und MEISE, VORA-LOPEZ und THORBECK, VOLICER). Aber bald ließen sich wegen der Leberschädigung warnende Stimmen hören (POPPE und SCHOLL, BEUTEL). Das Mittel darf intravenös bei Menschen nicht angewendet werden, es besteht ja auch keine dringende diagnostische Notwendigkeit für die Röntgendarstellung der Leber, ein Stoff, der nur sehr schwer wieder aus dem Körper entfernt werden kann und ein so wichtiges Organsystem wie die Reticuloendothelien von Leber, Milz und Knochenmark dauernd belastet, muß als diagnostisches Mittel abgelehnt werden. Der Verwendung für die Darstellung von Hohlorganen steht nichts im Wege (ANDERS).

In der Gewerbemedizin sind Leberschädigungen bei chronischen Metallvergiftungen von besonderer Bedeutung. Oft handelt es sich um die Einwirkung von Metalldämpfen (TALLENBERG). Das Blei ist als Lebergift schon lange bekannt. Der grauweißen Gesichtsfarbe bei Bleikranken, sog. Bleikolorid, liegt zunächst keine Serumbilirubinerhöhung zugrunde, erst bei mehr gelblichem Aussehen steigt der Gallenfarbstoff im Blut (LEWIN). Der Ikterus wird gleichzeitig als hämolytisch und hepatisch bedingt angesehen (LEWIN, ZADEK). Leber- und Milzschwellung sowie unbestimmte Beschwerden im Oberbauch finden sich nicht selten bei Metallgießern (BOHNENKAMP und LINNEVEH, ADLER, SCHREZENMAYR, PERNICE). Störungen der Zuckerassimilation und des Gallenfarbstoffwechsels konnten frühzeitig nachgewiesen werden (FELLINGER), auch im Tierexperiment ergibt sich eine Schädigung des Kohlehydratstoffwechsels (SCHMIDT, KEHL). Ähnliches gilt für Quecksilber- und Zinkdämpfe (CHROMETZKA).

Die klinischen Erscheinungen der nicht durch akute Vergiftung hervorgerufenen Fettleber schließen sich sehr eng an das an, was im Abschnitt über latente Hepatopathien gesagt ist und deshalb nicht wiederholt werden soll (s. S. 1293). Dieselben Beschwerden steigern sich oft beträchtlich, dyspeptische Erscheinungen sind heftiger, der Meteorismus wird stärker, Abgang schleimiger Stühle, wie EWALD meint, infolge gewisser Behinderung des Pfortaderkreislaufes, kommt zur Beobachtung. Man darf also keineswegs behaupten, es gäbe keine Klinik der Fettleber. Schmerzen im rechten Oberbauch wird man auf die starke Volumenzunahme des Organes mit Kapselspannung zu beziehen haben, Kopfschmerzen, Erbrechen und Schwindel kann man als hepatogen bezeichnen. Die Leber ist vergrößert und glatt, bei gleichzeitiger Fettsucht ist das Urteil des Palpationsbefundes recht erschwert, Milztumor und Ascites fehlen. Die Gallenproduktion kann vermindert sein, mithin sind die Stühle hell (EWALD).

Der *Verlauf*, abhängig von der Dauer der Giftwirkung und besonders dem Zustande, in dem sich das Organ befindet, ist oft ein durchaus gutartiger, die Lebervergrößerung bildet sich zurück, beim chronischen Alkoholiker wird jedoch die Leber härter (indurierte Fettleber) und schließlich ist der Übergang in echte Cirrhose oder Hepatargie möglich.

Die Abweichung im Leberstoffwechsel ist bei den milderen Formen oft nur gering, die Urobilinvermehrung im Harn nur schwach, EWALD fand nie eine positive Urobilinogenreaktion. Latenter Ikterus (Serumbilirubin über 1 mg-%) kommt häufiger vor, die Galaktoseprobe kann positiv sein (THIEBAUT und DIERYCK), der Eiweißstoffwechsel zeigt keine besonderen Abweichungen.

Pathologische Anatomie. Ablagerung bzw. Sichtbarwerden von Neutralfetten, Fettsäuren, Cholesterin und Cholesterinester, Phosphatiden und Cerobrosiden kennzeichnet „die Anarchie im Ablauf des Fettstoffwechsels (PETRI)“. Die Leberepithelzellen, Sternzellen, Epithelien der Gallengänge, auch die Kerne der Leberzellen, seltener das interlobuläre Bindegewebe und die Gefäßwände sind in wechselndem Ausmaße mit Fett vollgepfropft. Dabei können die Arten der obengenannten Fette und Lipoide in verschiedener Weise auf die Zellgruppen (Leberzellen und KUPFFERsche Sternzellen) verteilt sein (IWANTSCHEFF). Auch die chemische Analyse des verfetteten Organes ergibt nicht immer das gleiche Verhältnis an Fetten und Lipoiden (GUBSER). Je nach dem, ob eine einfache Fettinfiltration oder das fortgeschrittene Stadium der degenerativen Verfettung vorliegt, kommen schlechte Färbbarkeit der Kerne, vereinzelte kleinste zentral- oder in der intermediären Zone gelegene Leberzellnekrosen hinzu. Zur Vermehrung des Bindegewebes führt vor allen Dingen der chronische Alkoholabusus und die Blutstauung infolge Kreislaufstörungen. Zunahme der epithelialen Schädigungen und gleichzeitiger mesenchymaler Reaktionen leiten zur echten Cirrhose über, Auftreten von Massennekrosen zur sog. Leberatrophie.

Makroskopisch ist das vergrößerte Organ von hellgelber oder schmutziggelber Farbe und weicher, teigiger Konsistenz, die Läppchenzeichnung ist verwaschen.

Therapie. Unter den Gesichtspunkten der allgemeinen Lebertherapie (s. S. 1210) ist vor allem Dingen der Mangel an Glykogen zu bedenken, woraus sich die Notwendigkeit der Zuführung von Kohlehydraten ergibt. Bei den akuten Pilzvergiftungen ist ausgiebig die intravenöse Traubenzuckertherapie anzuwenden, deren „zauberhafte Wirkung" (BLANK) schon vor der Insulinära bekannt war. Das Bestreben, die etwa verfettende Noxe zu entfernen, ist selbstverständlich, wozu die üblichen Maßnahmen der Vergiftungstherapie (Magenspülung, Abführmittel, Tierkohle, Coramin) dringend angezeigt sind. Bei der Fettsuchtsfettleber wird man auf die Beschränkung der Nahrungszufuhr im ganzen Wert legen müssen, das Fett einschränken, jedoch sind zu steile und zu schnelle Gewichtsstürze zu vermeiden. Diätetische Behandlung der Fettsucht nach besonderem Schema verbunden mit Mineralwasserkuren an einem Badeort können nützlich sein, doch gilt hier, wenn der Kranke wieder in seine gewohnte Umgebung und Lebensweise zurückkehrt, die alte Volksweisheit, von Busch in den Abenteuern des Junggesellen Knopp in die trefflichen Worte gekleidet: „Wieder schwinden vierzehn Tage, wieder sitzt er auf der Waage, autsch, nun ist ja offenbar: alles wieder, wie es war."

16. Glykogenspeicherkrankheit.

Im Jahre 1929 beschrieb v. GIERCKE anatomisch zum ersten Male bei einem 8- und einem 5jährigen Kinde eine ungewöhnliche Glykogenanhäufung in Leber und Niere und bezeichnet die Krankheit als Hepato-Nephromegalia glycogenica (Glykogenspeicherkrankheit der Leber und Nieren). In der Folgezeit sind klinisch 26 weitere Fälle beschrieben worden (LOESCHKE, BIEDERMANN und HERTZ, BISCHOFF, v. CREVELD, EXQUACHET, SCHALL, UNSHELM, WARNER, WORSTER-DROUGHT und WEBER, THOENES, SMITH und O'FLYNN, WARNER, ELLIS, FABER, KING, WILDER, RAUH und DELSON, HARNAPP, SUNDAL[1]). Die Krankheit hat vielleicht zu dem vor v. GIERCKE beschriebenen hepatischen Infantilismus PFAUNDLERs Beziehung und frühere Beobachtungen von GOETTCHE, WAGNER und PARNAS, SNAPPER gehören hierher. Sektionsbefunde stammen außer von v. GIERCKE von KIMMELSTIEL, POMPE, PUTSCHAR, FABER, SMITH und O'FLYNN, HUMPHREYS und KATO. Trotzdem es sich also um eine seltene, nur bei Kindern bisher beobachtete Leberveränderung handelt, soll sie doch hier erwähnt werden, da sie in prinzipieller Hinsicht für das Verstehen von Stoffwechselveränderungen in der Leberzelle von außerordentlich großer Bedeutung erscheint.

Die Krankheit besteht wahrscheinlich von Geburt an, wird in den ersten Lebenswochen und Monaten oder im frühen Kindesalter entdeckt. Sie scheint hinsichtlich der Leberveränderung an sich gutartig zu sein und nimmt einen langsamen Verlauf, (der älteste Fall von GIERKE ein 15jähriges Mädchen) so konnten WORSTER-DROUGHT und WEBER einen über 10 Jahre beobachteten Fall berichten, bei dem sich im 22. Lebensjahr die Krankheit fast vollständig zurückgebildet hatte. Beide Geschlechter werden ungefähr gleichmäßig betroffen, das Leiden kommt bei Geschwistern vor (UNSHELM, EXQUACHET).

Symptome. Bei geistig völlig normal entwickelten Kindern, die gelegentlich etwas zart und im Wachstum zurückgeblieben sind, tritt eine Anschwellung des Leibes auf. Sie ist durch eine Vergrößerung der Leber von leichter Hypertrophie bis zu ganz immenser Volumenzunahme bedingt. Ascites, Ikterus,

[1] Siehe zusammenfassende Darstellung von RICHARD WAGNER. Erg. inn. Med. **53** (1937).

Blutungen, Milztumor und Ödeme gehören im allgemeinen nicht zu dem Krankheitsbilde. Bisweilen sehen die Kinder für kurze Zeit verfallen aus (BISCHOFF), zeitweiliger Bewußtseinsverlust ist beobachtet (THOENES) oder es kommt zu Anfällen von großer Atmung (LOESCHKE) oder von Erbrechen (v. CREVELD). Solche Zustände können durch Kohlehydratzufuhr sofort beseitigt werden, ja manche Kinder haben eine Vorliebe für Brot (v. CREVELD) oder verlangen von sich aus nach Kartoffeln (BEUMER und LOESCHKE). Riecht die Atemluft nach Aceton (BEUMER und LOESCHKE), so ist damit ein wichtiger Hinweis für die Diagnose gegeben, denn der Harn enthält fast ständig und unabhängig von der Nahrungsaufnahme Aceton, jedoch kein oder nur Spuren von Zucker und kein Urobilin. Wesentlich ist ferner, daß der Nüchternblutzucker sehr niedrig ist (BEUMER und LOESCHKE, BIEDERMANN und HERTZ, v. CREVELD, SCHALL, UNSHELM, WARNER, HARNAPP), ausgesprochene Hypoglykämie um 50 mg-% ist nicht selten, sie ist neben der Lebervergrößerung und Ketonurie unter den einfachen diagnostischen Feststellungen das dritte pathognomonische Hauptsymptom. Im Blutbild kommt eine ausgesprochene Leukocytose mit Lymphocytose vor (BEUMER und LOESCHKE, UNSHELM). Als Zeichen gestörter innerer Sekretion wird abnorme Fettverteilung (SCHALL, BIEDERMANN und HERTZ, v. CREVELD), die an Dystrophia adiposogenitalis erinnert, Zwergwuchs (BIEDERMANN und HERTZ) und Andeutung von Infantilismus (v. CREVELD) beobachtet. Der Grundumsatz ist stark erhöht (HERTZ, SCHALL), nach Kohlehydratzufuhr steigt der respiratorische Quotient verspätet an (SCHALL). Manche Kinder sind für Infekte jeglicher Art besonders empfänglich (HARNAPP), Rachenaffektion und Bronchopneumonie sind die unmittelbaren Todesursachen. Zusammentreffen mit Rachitis ist nicht selten.

Pathologische Anatomie. v. GIERCKE entdeckte, daß die Leber große Mengen von Glykogen enthält. Er fand in den aufgetriebenen Leberzellen einer 2000 g schweren Leber, deren Normalgewicht 734 g wäre, mit BESTscher Carminfärbung trotz längerer Fixierung in Formalin eine lebhafte Rotfärbung des Plasmas und auch der Zellkerne, was später von KIMMELSTIEL, PUTSCHAR und UNSHELM sowie durch Probeexcisionen (LOESCHKE, SCHALL, HARNAPP) bestätigt wurde. Das interlobuläre Bindegewebe ist vermehrt (v. GIERCKE, UNSHELM) und dringt bis in die Lobuli ein (KIMMELSTIEL). Die Beteiligung der übrigen Organe an der Glykogenspeicherkrankheit ist sehr verschieden bei den einzelnen Beobachtungen. Während bei v. GIERCKE nur noch die Nieren stark betroffen sind, beschreibt PUTSCHAR eine „idiopathische Herzhypertrophie“ bei einem 4 Monate alten Kinde infolge ungewöhnlich starker Glykogenanhäufung bei nur leicht vergrößerter, stark glykogenhaltiger Leber. Große Mengen von Glykogen findet KIMMELSTIEL in den Ganglienzellen des Hirnmarkes und in der quergestreiften Muskulatur, wie in der Herzmuskulatur, ohne wesentliche Anreicherung in den Nieren. Auf die histologischen Einzelheiten soll hier nicht eingegangen werden.

Stoffwechseluntersuchungen. Kohlehydratstoffwechsel: Fehlende Glykosurie nach Belastung mit Glucose, Lävulose oder Galaktose (v. CREVELD, BIEDERMANN und HERTZ, BEUMER und LOESCHKE, SCHALL, THOENES). Bei niedrigem Nüchternblutzucker sehr starkes Ansteigen und verlangsamter Abfall der Blutzuckerkurve nach Zuckerbelastung (BIEDERMANN und HERTZ, LOESCHKE, SCHALL, THOENES, HARNAPP). Steiler Abfall des Blutzuckers nach 2 Einheiten Insulin subcutan (BEUMER und LOESCHKE, BIEDERMANN und HERTZ). Insulin-Glucose-Wasserbelastung nach ALTENHAUSEN und MANCKE ist normal (BIEDERMANN und HERTZ). Nach subcutaner Adrenalininjektion steigt der Blutzucker nicht an (v. CREVELD, EXQUACHET, BEUMER und LOESCHKE, HERTZ, WARNER) bei erhaltener Kreislaufwirkung (SCHALL), dagegen deutlicher Anstieg (HARNAPP, RAUH und ZELSON). Glykogengehalt des Blutes auf 13—25 mg-% (normal als Glucose berechnet 10 mg-%) erhöht (v. CREVELD, HERTZ, LOESCHKE, SCHÖNHEIMER). Ungestörter Abbau des Eigenglykogen im Blut bei 24stündiger steriler Autolyse (BEUMER und LOESCHKE, gegenteilige Meinung von SCHÖNHEIMER). Im Harn keine größeren Glykogenmengen (v. CREVELD). Störung der Veresterungsfähigkeit mit Phosphorsäure im Versuch nach BARRENSCHEEN (BIEDERMANN und HERTZ, v. CREVELD).

Untersuchungen auf diastatisches Ferment im Blut und Urin: Urin stark erhöht (BEUMER und LOESCHKE, HERTZ, UNSHELM), etwas vermehrte Ausscheidung nach HARNAPP, die Urindiastase baut Glykogen ab (UNSHELM), Blutdiastase gering herabgesetzt (BEUMER und LOESCHKE), Leichenplasma enthält auf Glykogen wirksame Diastase (UNSHELM).

Eiweißstoffwechsel. Keine vermehrte Amino-N-Ausscheidung im Harn nach Gelatinebelastung, Stickstoffhaushalt nicht gestört, Kreatin-Kreatininausscheidung in der Nähe der Maximalwerte (HERTZ).

Fettstoffwechsel. Ketonurie (BIEDERMANN und HERTZ, BEUMER und LOESCHKE, SCHALL, UNSHELM), morgens am stärksten (Rohleder). Erhöhung des Gesamtfettes und des Cholesterins (BEUMER und LOESCHKE, v. CREVELD, BISCHOFF, HARNAPP). Verstärkte alimentäre Lipämie (BEUMER und LOESCHKE). Serumcholesterin 600 mg-% (BEUMER).

Chemische Leberuntersuchung. Schon v. GIERCKE war aufgefallen, daß das Glykogen sich in der Leichenleber außerordentlich lange hält. Die mangelnde Glykogenolyse bei Aufbewahrung ist dann von SCHÖNHEIMER, dem v. GIERCKE das Material zwecks chemischer Aufarbeitung zur Verfügung stellte, bestätigt worden, ferner von UNSHELM und KIMMELSTIEL. Auch im sterilen Leberbrei findet keine Glykogenspaltung statt. Durch chemische Analyse ist der abgelagerte Stoff tatsächlich als das Polysaccharit Glykogen identifiziert worden (SCHÖNHEIMER, UNSHELM). Das aus den Organen isolierte Glykogen wird von anderer menschlicher Leber in kürzester Zeit hydrolisiert (SCHÖNHEIMER), auch die Vermischung einer glykogenotischen Leber mit Leberbrei eines anderen menschlichen Organes beweist die Abbaufähigkeit des glykogenotischen Leberglykogens (UNSHELM), dagegen konnte UNSHELM nach Vermischung der zerkleinerten glykogenotischen Leber mit sicher amylasehaltigem Blut keine deutliche Hydrolyse des Glykogens nachweisen. Also war es notwendig, die Leber selbst auf Amylase zu untersuchen. UNSHELM fand nach der Methode von EULER und SOANBERG beträchtlich höhere Amylasewerte in der glykogenotischen Leber als in einer Vergleichsuntersuchung, also der glykogenotische Leberbrei baut zugesetzte Stärke ab, wobei allerdings UNSHELM hervorhebt, daß bei diesen Fermentversuchen eine Veränderung des im Organismus herrschenden Milieus vorgenommen werden mußte.

Erklärung der Stoffwechselstörung. Wenn auch nicht alle klinischen und chemischen Beobachtungen am Menschen und alle chemischen Untersuchungen am Leichenmaterial ganz übereinstimmen, so sind doch Erklärungsversuche gemacht worden, die gewiß keine völlige Lösung dieser meist über mehrere Organe verbreiteten Kohlehydratstoffwechselstörung (Glykogenose in Leber, Nieren, Gehirn, Herz und quergestreiften Muskeln) sein können. Am Kranken steht der Stoffwechsel — darin liegt die allgemein-biologisch große Bedeutung der Glykogenose — trotz strotzend mit Glykogen gefüllter Leber im Zeichen des chronischen Zuckermangels! Die geringe Menge des zirkulierenden Zuckers (niedriger Nüchternblutzucker), Ketonurie, Lipämie und die starke Insulinempfindlichkeit weisen darauf hin. Trotzdem wird angebotener Zucker, insbesondere Traubenzucker, wie die Zuckerbelastungskurven zeigen, nur zögernd verwendet, ein Teil wird offenbar langsam verbrannt, was aus der Verringerung oder dem Schwinden der Ketonurie geschlossen werden kann. Man könnte annehmen, ein großer Teil geht durch Polymerisierung verloren (HERTZ, LOESCHKE). Dafür aber die am Kohlehydratstoffwechsel mittelbar beteiligten Hormone Adrenalin und Insulin (LINNEWEH) verantwortlich zu machen, ist deswegen nicht angängig, da trotz fehlender Mobilisationsmöglichkeit des Leberglykogens durch Adrenalin (fehlende Hyperglykämie) weitere Zeichen für Nebennierenunterfunktion klinisch und anatomisch nicht vorhanden sind, und ferner der Hyperinsulinismus, der klinisch zwar einige verwandte Züge zeigt, keine Ketonurie aufweist (HARNAPP) und mit Adrenalin sich beseitigen läßt. Es kann sich also einmal um eine Störung im Fermentsystem innerhalb der Leberzelle handeln, die das Gleichgewicht zwischen Aufbau und Abbau verändert hat. Dabei muß betont werden, daß es sich nicht um einen einfachen Mangel an glykogenspaltendem Ferment handelt, denn die Blut-, Urin- und Organuntersuchungen sprechen dagegen, wenn auch die Zustandsformen der gefundenen Amylasen noch näher untersucht werden müssen (HERTZ). Mit der Vorstellung von LESSER, daß Ferment und Substrat räumlich in der Zelle getrennt sind, könnte daran gedacht werden, daß eine abnorme Adsorption des Fermentes vorliegt, wodurch das Zusammentreten von Ferment und Substrat verhindert wird. Dagegen spricht allerdings die ungestörte Amylasewirkung der glykogenotischen Leber auf zugesetzte Stärke, wobei allerdings UNSHELM bei seinen eigenen Untersuchungen auf die Möglichkeit einer Fehlerquelle durch Milieuänderung hinweist. Es bleibt also die größte Wahrscheinlichkeit dafür, daß sich das Glykogen in einem Zustande der Unangreifbarkeit für das diastatische Ferment befindet. Ein abwegiges Polymerisationsprodukt könnte vorliegen (KIMMELSTIEL) oder eine abnorme adsorptive oder chemische Bindung des Glykogens an das Zelleiweiß (UNSHELM). Von einer mechanisch bedingten Insuffizienz der Leberzellen durch die unphysiologische Anhäufung von Glykogen spricht JUNKERSDORF in Analogie zur Fettmast und HERTZ meint sogar in einer kurzen Mitteilung, alle Ansichten könnten zwanglos aus einem Gesichtspunkt, der Tätigkeitsschwäche des Hypophysenvorderlappens und vielleicht des zugehörigen mesencephalen Gebietes erklärt werden, was von ERBEN bezweifelt wird.

Die *Therapie* muß die notwendige Kohlehydratzufuhr bei dem Mangel an zirkulierendem Zucker sichern, wenn auch hierdurch eine vermehrte Speicherung von Glykogen verursacht werden sollte. Fettarme Ernährung scheint zweckmäßig.

17. Lipoidosen der Leber.

Die Lipoidosen verdienen aus verschiedenen Gründen im Rahmen der Lebererkrankung besonderes Interesse; einmal ist die Leber eines der Speicherorgane, in denen Fettanhäufung stattfindet, und ferner handelt es sich um ausgesprochene Krankheitszustände, von denen es sich leichtere Spielarten geben wird, zu deren Verständnis uns gerade die extremen Störungen verhelfen. Schließlich können wir durch Erforschung der Lipoidstoffwechselstörung zur Erweiterung unserer lückenhaften Kenntnisse des normalen intermediären Lipoidstoffwechsels kommen. Zunächst allerdings steht bei diesen Erkrankungen die Forschung noch im Stadium der präparativen Aufarbeitung der Organe und des Blutes, wozu die schwierige, einzelne Lipoidfraktionen erfassende Analyse unbedingt notwendig ist. Daraus ergeben sich zunächst hypothetische Schlüsse über etwaige Phosphorylierungsstörungen und über die Beteiligung von Fermentsystemen (Phosphatasen), Vitaminen (A und B) und Hormonen (Nebennierenrinde). Hemmend für das rasche Fortschreiten in Kenntnis dieser Lipoidosen wirkt ferner die Seltenheit solcher Krankheitszustände. Zusammenfassende Darstellungen bringen BÜRGER, EPSTEIN, THANNHAUSER, LETTERER WAGNER. BÜRGER wählt folgendes Einteilungsprinzip, dem die Art des gespeicherten Lipoids zugrunde liegt:

1. Zerebrosidzellige Lipoidose (Morbus [GAUCHER).
2. Phosphatidzellige Lipoidose (NIEMANN-PICKsche Erkrankung).
3. Primäre essentielle Xanthomatosen mit bevorzugter Beteiligung des Cholesterins und seiner Ester:
   A. Primäre essentielle Xanthomatosen mit vorwiegend ossuärer Lokalisation (Typus SCHÜLLER-CHRISTIAN-Hand).
   B. Primäre essentielle Xanthomatosen mit vorwiegend cutaner Lokalisation:
      a) Lipoidgicht (Xanthoma tuberosum),
      b) atypische Formen extracelluläre Cholesterinose, Lipoidproteinose (URBACH),
      c) Psoriasis als Lipoidose.
   C. Primäre essentielle Xanthomatosen mit vorwiegend visceraler Lokalisation:
      a) hepatische Xanthomatosen (hepato-splenomegale Lipoidose),
      b) Xanthomatosen mit vorwiegend laryngealer und pulmonaler Lokalisation,
      c) Xanthomatosen mit vorwiegender Beteiligung des Endokards und der großen Gefäße.
4. Sekundäre Xanthomatosen:
   a) die diabetische Xanthomatose,
   b) die ikterische Xanthomatose.

Unter den Cholesterinlipoidosen ist jüngst noch eine besondere Form mit Beteiligung des Zentralnervensystems (Ataxie, Sprachstörung, Muskelatrophie) von BOGAERT und SCHERER sowie EPPSTEIN und LORENZ beschrieben worden.

a) Morbus Gaucher.

Der Morbus Gaucher ist eine seltene Erkrankung. Mangels eigener Beobachtungen stützt sich die Beschreibung auf die zusammenfassenden Arbeiten von L. PICK (1926), HOFFMANN und MAKLER (1929), sowie REISS und CATO (1932), R. WAGNER (1937). REISS und CATO zählten im ganzen 113 Krankenberichte. Spätere Beschreibungen finden sich bei WORTH, ULLRICH, HENNINGER, HALLOS, HORSLEY und Mitarbeiter, FLEISCHMANN und KLIMA, ZEHNDER. Es handelt sich um eine familiäre Erkrankung, das Vorkommen in zwei Generationen ist nur bei FLEISCHMANN und KLIMA verzeichnet.

Der Morbus Gaucher tritt in zwei Verlaufsformen auf. Als akut sich entwickelnde Säuglingskrankheit (Hepatosplenomegalie und Nervenerscheinungen) und in einer äußerst chronischen Form bei Erwachsenen, bei denen eine durchschnittliche Krankheitsdauer von $19^1/_2$ Jahren gezählt wird.

Symptome: Die Haut beim Morbus Gaucher zeigt besonders an den belichteten Teilen eine gelblich-braune, zuweilen bronzene und an subikterus erinnernde Farbe. Die Schleimhäute sind von Pigment frei. Ähnlich einer Pinquecula findet sich in der Lidspalte eine keilförmige, bräunlich-gelbe Verdickung. Bei Säuglingen und kleinen Kindern fehlt die Veränderung der Hautfarbe. Das erste Krankheitszeichen ist der Milztumor. Das Anschwellen dieses Organes verursacht Druckbeschwerden im linken Oberbauch und Verdrängungserscheinungen an den anliegenden Organen, denn die harte, glatte Milz kann infolge des riesigen Wachstums die ganze linke Bauchseite ausfüllen. Die Entzündung der Milzkapsel macht Schmerzen. Demgegenüber tritt die harte Leberschwellung für das subjektive Krankheitsgefühl zurück, doch kann auch sie erhebliche Ausmaße erreichen bis zur Crista iliaca. Die Oberfläche ist meist glatt, kann einzelne kompensatorisch-hypertrophische Buckel zeigen. Ascites ist nicht vorhanden. Die äußeren Lymphdrüsen schwellen nicht über Erbsen-

und Bohnengröße an, aber die thorakalen und intraabdominellen vergrößern sich stärker. Im Blutbild findet sich frühzeitig eine Leukopenie mit verschiedenem Differentialblutbild, später entwickelt sich hypochrome Anämie und hämorrhagische Diathese mit Thrombopenie. Veränderungen am Skeletsystem können so in den Vordergrund treten (Knochenauftreibung, Spontanfrakturen, Gibbus), daß PICK eine ossale Form des Morbus Gaucher besonders beschreibt. Schmerzen im Hüft- und Kniegelenk, sowie Schwierigkeiten beim Gehen lenken den Verdacht auf die Knochenbeteiligung, das Röntgenbild der Knochen zeigt eine eigentümliche Fleckung (Rarefikation und Verdichtung), glatte Oberfläche, kolbige Auftreibung z. B. des distalen Femorendes und das Fehlen regenerativer Knochenneubildung (PICK, REISS und CATO). Zu diesen Krankheitserscheinungen an Leber, Milz, Lymphdrüsen und Knochenmark kommen im Säuglings- und Kindesalter neurologische Erscheinungen hinzu, die als „progressive Dekortikation (OBERLING und WORINGER)“ bezeichnet worden sind und den Verdacht einer Hirnblutung oder hämorrhagischen Encephalitis (REISS und CATO) erwecken können. Nackensteifigkeit, Spasmen der Extremitäten, lebhafte Muskel- und Sehnenreflexe ohne Babinski oder Oppenheim, Sehstörungen sind die wesentlichen Zeichen.

Die Blutuntersuchung auf Fettstoffe hat bisher keine einheitlichen Resultate gefördert (EPSTEIN, FLEISCHHACKER und KLIMA, ZEHNDER).

Die *Diagnose* kann durch histologische Untersuchung des Milz- oder besser Sternalmarkpunktates (z. B. FLEISCHHACKER und KLIMA, ZEHNDER) und nach Excision vergrößerter Lymphdrüsen, sowie durch das Röntgenbild der Knochen, besonders des Oberschenkels, gestellt werden.

Pathologische Anatomie (ANTONOW, HAMPERL, PICK, EPSTEIN, GRUBER). Die Vergrößerung der befallenen Organe ist bedingt durch Einlagerung oder Wucherung sog. Gaucherzellen, eigentümliche große, epithelartige Zellen mit ziemlich großem Kern. Diese merkwürdige Zellform findet sich in der Leber im Läppchenzentrum, wie im periportalen Bindegewebe. Ihre Herkunft ist umstritten. EPSTEIN hält sie für umgewandelte Reticuloendothelien des hämopoetischen und lymphatischen Systemes, nach HAMPERL sind die Mutterzellen im adventitiellen Bereich (Pericyten) zu suchen, nicht in dem Endothel der Capillaren und nicht in den KUPFFERschen Sternzellen. PICK faßt die Erkrankung nicht einseitig als retikuläre oder reticuloendotheliale auf, sondern es sind vorwiegend die Reticulumzellen, in zweiter Linie bindgewebige Adventitialzellen oder überhaupt Bindegewebszellen (Klasmatocyten) unter Ausschluß von Endothelien befallen. LETTERER spricht von Speicherungshistiocytomatose. Die Gaucherzellen werden in Leber, Milz, Lymphknoten und Knochenmark gefunden, neuerdings auch in der Niere (HORSLEY und Mitarbeiter) und Lunge (MYERS).

Über das *Wesen der Krankheit* hat die chemische Analyse von Leber und Milz einige Aufklärung gebracht. In den Gaucherzellen findet sich ein Lipoid der Cerebrosidgruppe, das Cerasin gespeichert (EPSTEIN, LIEB, WORTH, ZEHNDER, THIERFELDER und KLENK). Der Sterin- und Phosphatidgehalt der Milz ist gegenüber einem gesunden Organ herabgesetzt, dagegen beträgt der Cerasingehalt 8—10 g für 100 g Milztrockenpulver (MAI). Die Cerebroside sind nach THANNHAUSER Galaktoside von Ceramiden, die durch Glucosidbildung aus Ceramiden, die in der normalen Leber vorkommen, entstehen. Das Ceramin wird wahrscheinlich zum Gehirn transportiert und dort zu anderen Cerebrosiden weiter differenziert (TROPP). Bei Morbus Gaucher ist das Verhältnis der Ceramide zu Cerebrosiden zugunsten der Cerebroside verschoben, sie werden wahrscheinlich normal gebildet, aber nicht weiter verwendet, sondern gespeichert. NAEGELI spricht von einer Mutation der reticuloendothelialen Zellen, die zur veränderten Stoffwechselfunktion führt.

Als *Behandlung* kommt die Milzexstirpation in Frage, über die gute Erfolge berichtet werden (A. W. FISCHER, BRUGSCH und GROSS, HENNINGER, HALLOS, EPPINGER). Allerdings ist damit die Stoffwechselkrankheit keineswegs beseitigt, es kann eine weitere Ausbreitung auf das Skeletsystem statthaben oder die neurologischen Erscheinungen, die als Lipoidmangel im Gehirn gedeutet werden, treten doch auf (REISS und CATO). Deshalb bleibt die Anzeigestellung für den häufig schweren Eingriff der Entfernung des großen Milztumors wesentlich dem Stadium der deutlichen Anämie, ausgedehnter hämorrhagischer Diathese oder mechanischer Störung durch die Milzschwellung vorbehalten. Die Ausschaltung derjenigen Nahrungsmittel, die Cerebroside enthalten, wird zur Verhinderung der Speicherkrankheit empfohlen (EPPINGER).

b) Phosphatidzellige Lipoidose.

(NIEMANN-PICKsche Erkrankung.)

Diese seltene Erkrankung ist zuerst von NIEMANN im Jahre 1914 beschrieben, in ihrem Wesen auf Grund eigener Beobachtungen von PICK (1926) erkannt und zuletzt von BAUMANN, KLENK und SCHEIDEGGER (1936) zusammenfassend dargestellt (27 Fälle der Weltliteratur). Sie befällt im einfach recessiven Erbgang (SLOME) Säuglinge, meist jüdischer Rasse (Ausnahme bei ESPINOS und Mitarbeiter, LETTERER)) und nimmt einen rapiden Verlauf. Das älteste Kind wurde 27 Monate. Die schlecht gedeihenden Kinder zeigen infolge mächtiger Anschwellung von Leber und Milz sowie leichten Ascites einen starken Leibesumfang, die peripheren Lymphdrüsen sind deutlich vergrößert, die Haut nimmt eine blaßbräunliche oder gräulich-gelbe Farbe an. Außer leichter sekundärer Anämie sind die Veränderungen im Blutbild unterschiedlich. Das Blut kann lipämisch sein, die Zahlen über die einzelnen Fettfraktionen des Blutes sind uneinheitlich, das Gallencholesterin soll stark erhöht sein. Hinsichtlich des Stickstoff-Stoffwechsels zeigen sich nur die Besonderheiten eines nicht wachsenden dystrophischen Säuglings, der Kohlehydratstoffwechsel verläuft auch nach Belastung normal, die Mineralbilanz deckt eine starke Na-Retention und eine stark negative K-Bilanz auf, der prozentuale Anteil der Perspiratio insensibilis an der Gesamtflüssigkeitsausfuhr ist sehr hoch (70% statt 36—38%), In ihrer geistigen Entwicklung bleiben die Kinder zurück, die Krankheit kommt zusammen mit amaurotischer Idiotie vor, dann findet sich am Augenhintergrund ein kirschroter Fleck in der Maculagegend mit perimaculärer weißer Verfärbung (TAY-SACHSscher Fleck).

Pathologische Anatomie und Chemie. Von ausgedehnten Ablagerungen an Fettsubstanzen sind nicht nur die Zellen des reticuloendothelialen Apparates ergriffen, sondern auch in den Elementen aller anderen Körpergewebe glatte und quergestreifte Muskulatur, Ganglien und Gliazellen (HÖRA), ja selbst in den Epithelien der parenchymatösen Organe finden sich maulbeerartig angeordnete, dicht gestellte Tropfen, die positive Neutralfett- und Lipoidreaktionen geben (sog. Pickzellen). Das Hauptspeicherungsphosphatid erweist sich nach KLENK sowie TROPP und ECKARDT als Sphingomyelin und findet sich in der Milz um 18—25% (normal bis 2,5%) und in der Leber zwischen 18 und 23,8% (normal bis 4,9%). Weitere Analysen haben SOBOTTA und EPSTEIN durchgeführt. Durch intravenöse Injektion von Sphingomyelin beim Kaninchen konnten BEUMER und GRUBER eine Speicherung in der Milz, Leber und Knochenmark erzielen.

Pathogenese. Dieser merkwürdige Organbefund hat zu verschiedenen Hypothesen Anlaß gegeben. PICK deutet ihn als primäre Stoffwechselstörung, die zu

Überladung des Blutes und der Gewebe mit Lipoidsubstanzen, insbesondere mit Phosphatiden führt. Das Überangebot phosphatidreicher Fettstoffe bringt die Histiocyten und Reticulumzellen zur Vergrößerung und Vermehrung (LETTERER). EPSTEIN spricht von einer Störung im Lipoidgleichgewicht. Die durch Lipasespaltung in der Leber frei werdenden Fettsäuren werden nicht zur Cholesterinveresterung, sondern zum Aufbau der Phosphatide verbraucht. Die Phosphatide ihrerseits schädigen die Zellen und verursachen damit konstante Abnahme der fettsäurespaltenden Lipasen. BAUMANN legt den größten Wert auf die unterschiedliche Zusammensetzung der Sphingomyelingemische im Gehirn (nur Stearinsäure enthaltend) einerseits und in Leber und Milz (eindeutig anderes Sphingomyelingemisch nach KLENK) andererseits, und spricht daher von einer intermediär-cellulären Dysfunktion in den einzelnen Organen. Ob hier nur eine fermentative Störung z. B. der für die Phosphorylierung streng spezifischen Phosphotasen oder eine übergeordnete hormonale Fehlsteuerung (Nebennierenrinde ?) vorliegt, bleibt unentschieden (TROPP).

Eine wirksame Behandlung gibt es nicht, sie wäre in diätetischer oder hormonaler Richtung zu suchen.

c) Cholesterinzellige Lipoidosen.

Unter den primären essentiellen Xanthomatosen unterscheidet BÜRGER 3 verschiedene Arten: 1. Vorwiegend ossuäre Lokalisation (Typus Hand-Schüller-Christian). 2. Vorwiegend cutane Lokalisation. 3. Vorwiegend viscerale Lokalisation.

Die seltene HAND-SCHÜLLER-CHRISTIANsche Erkrankung — Verfasser sah den von HÖFER beschriebenen Fall — ist durch die nicht immer vollständige Symptomentrias, Schädeldefekte (xanthomatöse Entkalkungsherde), Exophthalmus infolge xanthomatöser Wucherungen der knöchernen Orbitawand, und Diabetes insipidus ausgezeichnet (zusammenfassende Darstellungen bei ATKINSON, BÜRGER, CHIARI, HENSCHEL, RIETSCHEL, SCHNEIDER, THANNHAUSER, WAGNER). Die ersten Krankheitserscheinungen treten zwischen dem 2. und 7. Lebensjahr auf, doch kann die Erkrankung erst in der Pubertät oder später zur Entwicklung kommen. Die Lebensdauer reicht bei chronischem Verlauf bis zum 38.. sogar 69. Jahre, es werden Rückgänge beobachtet. Die begleitende viscerale Xanthomatose macht selten klinische Erscheinungen, gelegentlich wird Milz- und Lebervergrößerung verzeichnet, nach einer Zusammenstellung von BÜRGER sind unter 48 Fällen 11mal Lebervergrößerung und 12mal Milzvergrößerung gefunden worden. Starkes Wachstum des Granulationsgewebes in periportalem Bereich kann zu mechanischer Behinderung des Galleabflusses und damit zum Ikterus führen. Das Cholesterin im Blut ist stark vermehrt (238—630 mg-%), wahrscheinlich sind die Cholesterinester besonders stark angereichert (RAEDER), doch fehlen noch genügend Analysen der einzelnen Lipoidfraktionen, die zum Verständnis dieser eigentümlichen Störung im Fettstoffwechsel dringend notwendig sind.

HÖFER bringt folgende Blutfettwerte: Gesamtfettsäuren 1153 mg %, Cholesterin 283 mg %. Die chemische Analyse der xanthomatösen Einlagerungen in der Dura mata ergab ein Verhältnis von Cholesterinester zu freiem Cholesterin wie 4,7 : 1, während vergleichsweise in einer gesunden Milz das Verhältnis 1 : 2 ist.

Histologisch findet sich ein Granulom mit Cholesterineinlagerung. LETTERER tritt nachdrücklich für die primäre Granulomnatur der Erkrankung ein, eine Granulomatose mit der Eigentümlichkeit Cholesterin und Cholesterinester zu speichen. Das neugebildete Gewebe wächst in die Knochen ein und ruft hier röntgenologisch gut nachweisbare Zerstörungen der Knochenstruktur besonders am Schädel (sog. Landkartenschädel) hervor. Die näheren Beziehungen zwischen reticulo-histiocytärer Zellneubildung, Granulombildung und Cholesterinspiegelerhöhung im Blut sind noch ungeklärt (LETTERER).

Für die vorwiegend cutanen Xanthomatosen sind die gelben erhabenen Einlagerungen in der Haut des Gesichtes, am Rumpf, über dem Gesäß und an den Streckseiten der Extremitäten charakteristisch. An den Gelenkkapseln und Sehnenscheiden können sich gleichartige Knötchen finden. Histologisch bestehen diese papulösen Gebilde aus Schaumzellen (sog. Xanthomzellen) und Granulationsgewebe, das bei längerem Bestehen der Knoten offenbar zunimmt. Bei einem 29jährigen Kranken mit Xanthomknoten an den Sehnenscheiden beider Hände und beider Ellenbogen sowie taubeneigroßen Tumoren zwischen Achillessehne und Calcaneus fand SCHÖNHEIMER 50 mg-% freies Cholesterin und 802 mg-% Estercholesterin im Blut. Es war also die exzessive Cholesterinvermehrung ganz wesentlich durch die Esterzunahme bedingt.

Auszug aus der Tabelle von EPSTEIN [Virchows Arch. **298** (1937)].

Ausgangsmaterial	Freies Cholesterin auf 100 g Trockenpulver	Estercholesterin auf 100 g Trockenpulver	Freies Cholesterin zu Estercholesterin
Sehnenknoten nach operativer Entfernung, frisch getrocknet (BOGAERT und SCHERER 1936)	15,83	0,38	41,6:1
Morbus SCHÜLLEG-CHRISTIAN. Einlagerungsmassen der Dura mater, Fall Chiari I. (EPSTEIN und LORENZ)	3,23	15,35	1:4,75
Morbus SCHÜLLER-CHRISTIAN. Knochenmarksknoten. Chemisch EPSTEIN und LORENZ	2,2	21,9	1:9,95
Extracelluläre Cholesterinose. Hautknochen Fall Urbach. Chemisch EPSTEIN und LORENZ	2,51	0,8	3:1
Normalmilzgemisch (EPSTEIN und LORENZ)	0,62	0,29	2,1:1

Als wesentliche Merkmale der dritten Form bezeichnet BÜRGER Dauerlipoidämie, Leber- und Milzschwellung, Heiserkeit, tumorartige Haut- und Schleimhautveränderungen. Unter diesen hepato-splenomegalen Lipoidosen kommen sowohl Krankheitszustände mit fortgeschrittener Leberveränderung (cirrhotischer Umbau) vor (CHVOSTEK, SCHILLING), wie mäßig starke oder geringfügige Lebervergrößerungen (BÜRGER und GRÜTZ, BÜRGER, SCHRADE und LANDERS). Die Hautveränderungen sind nicht unbedingt erforderlich, so rechnet BÜRGER einen von OPITZ beschriebenen Fall von exzessiver Lipämie ohne Xanthome ebenfalls zu dieser Gruppe. Das Serumfett erreicht sehr hohe Werte, auf 1000 ccm 94,76—22,02 g, statt 5—7 g normal, die verschiedenen Fraktionen bei 58,720 g Gesamtfett verteilen sich in einem von BÜRGER und GRÜTZ beschriebenen Fall folgendermaßen:

Gesamtcholesterin	25,750 g
Freies Cholesterin	14,440 g
Estercholesterin	11,310 g
Lipoidphosphor	1,218 g
Phosphatide	30,450 g

Es gelingt heute nicht, eine einheitliche Erklärung der cholesterinzelligen Lipoidosen zu geben. Die Analysen der verschiedenen Lipoidfraktionen in den Geweben und Körperflüssigkeiten sowie Belastungs- und Bilanzversuche führten zu keiner klaren Deutung. Die Tabelle von EPSTEIN zeigt (s. Tabelle S. 1308), wie verschieden das Verhältnis Cholesterin zu Estercholesterin in den Gewebseinlagerungen bei den einzelnen Formen ist, und deutet zugleich auf die Notwendigkeit hin, auch bei den Blutuntersuchungen zwischen Cholesterinämien und Cholesterinesterämien zu unterscheiden. THANNHAUSER stellt als Ursache die Cholesterinstoffwechselstörungen in den Vordergrund und betont wegen des Ausfalles der Bilanzversuche von SCHÖNHEIMER und SCHILLING, daß eine Ausscheidungsstörung für Cholesterin vorliegt. Ob das Cholesterin als freies Cholesterin oder als verestertes Cholesterin im Blute kreist, hängt nach THANNHAUSER lediglich von der Leberfunktion ab, ist sie durch xanthomatöse Veränderung stark in Mitleidenschaft gezogen, so kommt es zur Esterverminderung entsprechend dem Estersturz bei hepatischem Ikterus. Die Belastungsversuche von BÜRGER ergaben eine verzögerte und verschlechterte Fett- und Cholesterinresorption und das Ausbleiben der alimentären Hypercholesterinämie. Diese Versuchsanordnung hält THANNHAUSER wegen der zu geringen Ausschläge bei den Blutcholesterinkurven als ungeeignet, um Rückschlüsse auf den Cholesterinstoffwechsel zu ziehen. Neben der Fettstoffwechselstörung ist ein Absinken des Blutzuckerspiegels öfters gefunden worden, was von BÜRGER als Zeichen der Umwandlung von Kohlehydrat in Fett gedeutet wird. Bei den Formen mit Verminderung des Estercholesterins unterbleibt nach einer Annahme von EPSTEIN infolge einer funktionellen, nicht anatomisch nachweisbaren Nebennierenrindenschädigung die Phosphorylierung der Lipoide und damit werden abnorme Quantitäten von freiem Cholesterin und Neutralfett gebildet. Nach Meinung der meisten Kliniker führt die Übersättigung des Blutes mit den Lipoiden zu einer Speicherung im reticuloendothelialen Apparat und damit zur Granulationsbildung. Jedoch wird von pathologisch-anatomischer Seite die Lipoidstoffwechselstörung nur als eine Teilerscheinung in dem Gesamtkomplex der krankhaften Veränderungen angesehen und besonders die HANDsche Erkrankung als Granulomatose mit Cholesterinsteatose bezeichnet (LETTERER).

Therapie der cholesterinzelligen Lipoidosen: Bemerkenswerte Erfolge sind mit cholesterinfreier Ernährung erzielt worden (GAAL, SCHRADE, SCHILLING, sowie BÜRGER, SCHRADE und LANDERS). Nicht nur die cutanen Knoten gehen zurück oder schwinden gänzlich, sondern auch die Leber- und Milzvergrößerung sind rückbildungsfähig und die Serumfettwerte sinken stets ab. Die Kost darf keine tierischen Sterine enthalten, es müssen Eier, Butter, Milch und Fleisch gemieden werden, nur Pflanzensterine sind mit der Pflanzenkost (Ernährungsschemata siehe bei THANNHAUSER und BÜRGER) zuzuführen, der Fettbedarf muß mit Öl und Margarine gedeckt werden. Eine gewisse Toleranz für Butter kann durch kleine Zulagen ermittelt werden. Die Diät muß notwendig lange Monate durchgeführt werden, jedes längere Abweichen bringt sichere Rückfälle. Eine Schädigung durch diese zu einseitige Ernährung droht dem Vitaminhaushalt, es wurden Erscheinungen von A-Hypovitaminosen beobachtet, offenbar wegen gesteigerten Bedarfes an Vitamin A bei dieser Pflanzenkost, es sind deswegen Zulagen von Carotin bzw. Vitamin A notwendig (SCHÖNHEIMER). Bei der HAND-SCHÜLLERschen Erkrankung wird Röntgenbestrahlung des Schädels empfohlen (GLAUNER).

18. Leberamyloid.

Die Amyloidose der Leber ist klinisch kein selbständiges Krankheitsbild. Im Zusammenhang mit anderen Erkrankungen, z. B. chronischen Eiterungen an Knochen oder Gelenken, bei Tuberkulose, Lues, Malaria, Leukämien, Lymphogranulomatose und Neoplasien kann es meist im Stadium schwerer Anämie und Kachexie zur Amyloidablagerung kommen, doch auch schon bei leichten Tuberkulosen und chronischer Arthritis (KOCH). Bei der sog. genuinen Amyloidose ist die Ursache unbekannt (STOEBER). Isolierte Amyloidosen der Leber gehören zu den größten Seltenheiten (EIGER), fast immer ist die Milz ebenfalls betroffen, ja nach der allgemeinen Häufigkeit steht die Leber nach Milz, Niere und Nebenniere erst an vierter Stelle.

Geringe Grade der Leberamyloidose sind klinischer Diagnostik nicht zugänglich. In fortgeschrittenen Fällen wird das Organ hart, seine Oberfläche ist glatt, der Rand stumpf, meist vergrößert sich das Organ immer mehr. Der linke Leberlappen kann vorzugsweise befallen sein. Ascites und Ikterus kommen in der Regel nicht vor. Über den Ausfall von Leberfunktionsprüfungen scheint im einzelnen nichts Näheres bekannt zu sein; nach EPPINGER ist die Funktion lange Zeit unversehrt. Gerade für das Leberamyloid ist die BENNHOLDsche Kongorotprobe diagnostisch wesentlich:

Injiziert man 10 ccm einer 1%igen Kongorotlösung intravenös, so verschwinden beim Gesunden in der Zeit von 4 Minuten nach der Injektion (erste Blutentnahme zur colorimetrischen Farbstoffbestimmung), bis 60 Minuten nach der Injektion (zweite Blutentnahme) 19,9% des Farbstoffes aus dem Blut. Bei Amyloid ist die Elimination auf 40—100% beschleunigt.

In den Nachkriegsjahren soll die Anzahl und Schwere der Fälle an Leberamyloid zugenommen haben (SCHRANK). Die Erscheinungen treten im Rahmen der obengenannten Krankheiten beim Menschen frühestens nach 4 Wochen auf (KRAWKOW), während es sich im Tierexperiment angeblich schon nach wenigen Minuten (DOMAGK), nach LETTERER innerhalb von 6 Tagen und bei den Serumpferden zuerst nach 8 Monaten (ARNDT, DÖRKEN) ablagert. Wesentlich ist die Feststellung von WALDSTRÖM, daß in der Leber des Menschen das Amyloid rückbildungsfähig ist, was auch für die Serumpferde gilt und an Laboratoriumstieren von KUCZYNSKI und MORGENSTERN beschrieben, dagegen von LETTERER und LEUPOLD bestritten wird.

Pathologische Anatomie (s. bei HANSER, LUBARSCH). In der glasigen, derben Leber (Speckleber) liegt das Amyloid in der Media der interacinösen Arterien, sowie im begleitenden Bindegewebe der Arterien, Zentralvenen und Pfortaderäste, ferner in der Umgebung der intraacinösen Capillaren zwischen Endothel und Leberzellbalken (DISSÉscher Baum). Die Leberzellen selbst und die Gallengänge bleiben frei von Amyloid, nur durch Druck und Verdrängung können sie atrophisch werden.

Chemische Analysen (HANSSEN, EPPINGER, KOSSEL und MAJEDA, ERNST, NEUBAUER, NEUBERG). Amyloid ist ein Hyalin (hochmolekularer, globulinartiger Eiweißkörper) mit typischen Beimengungen, von denen offenbar die Verschiedenheit der Farbreaktionen (Jod, Jodschwefelsäure, Methylviolett, Kongorot) abhängt, es wird als Emulsionskolloid im Gelzustande bezeichnet, im nativen, mechanisch aus den Organen entfernten Amyloid sind keine gepaarten Schwefelsäuren (z. B. Chondrointinschwefelsäure) vorhanden, dagegen sind die gesamten Amyloidorgane reich an Sulfatschwefel. BENEKE hält ein Lipoid für eine wesentliche Komponente der Eiweißmasse, was aber durch chemische Analyse noch zu beweisen ist. Wegen der Ergebnisse der analytischen Aufspaltung in die verschiedenen N-haltigen Substanzen sei auf die obengenannten Autoren verwiesen.

Zu dem noch keineswegs endgültig aufgeklärten *Wesen der Amyloidose* einige kurze Hinweise. Nach klinischer Beobachtung entsteht die Ablagerung unter Voraussetzung des Zerfalles großer Mengen von Körpereiweiß, offenbar wenn die Organe dem Eiweißabbau, in dem ja die Leber eine wesentliche Funktion hat, nicht mehr in normaler Weise nachkommen können (ERNST). Die experimentelle Medizin hat durch Organimplantation (LETTERER, JOSÉ CRUZ), durch parenteral zugeführte Eiweißkörper, wie Nutrose bzw. Casein (KUCZYNSKI, LETTERER, UCHINO), ferner mittels sog. Reizkörper (kolloidaler Schwefel, kolloidales Selen) und schließlich durch Ei-Milch-Käsediät Amyloidose hervorgerufen. Als großartigstes und pathogenetisch besonders wichtig erscheinendes Beispiel ist die Amyloidose der zur Gewinnung von antitoxischen Seren (z. B. Diphtherie, Tetanus, Scharlach) immunisierten Pferde (ARNDT, DÖRKEN). Der Leberschnitt zeigt hier die Aktivierung der mesenchymalen Zellen in Form von Gefäßendothelwucherungen, Venenknötchen und granulomartiger Herdreaktion. Das aktive Mesenchym, das als Ort der Antikörperbildung gilt, steht offenbar in Beziehung zur Amyloidbildung (DOMAGK, UCHINO). Die Reticuloendothelzellen können den Eiweißabbau nicht mehr bewältigen, so daß es zur Abscheidung der Substanz in den Gewebslücken (fermentativer Prozeß ?) kommt. Besonders LOESCHCKE sieht im Amyloid einen Spezialfall in der großen Reihe der Hyaline. Die Ablagerung „entsteht bei hoher Sensibilisierung so, daß durch lokale Eiterretension eine Überschwemmung des Blutes mit Antigen stattfindet“. Es überwiegt die Antigenbildung. Als Stütze für diese Auffassung einer Antigen-Antikörperreaktion kann der Nachweis eines Antikörpers im Serum amyloidkranker Menschen angesehen werden. Dem gegenüber sieht LETTERER in der Hyperglobulinose, d. h. in der vermehrten Abgabe von Globulinen aus den Zellen nach dem Gewebssaft und dem Blut die Grundlage für die Entstehung und LEUPOLD macht die Amyloidose von einem präformierten Eiweißkörper im Blut und dem Unvermögen der Organe, vermehrte Schwefelsäure zu entfernen, abhängig. Auch an eine Beziehung zur allergischen Reaktion wurde gedacht (STOEBER).

Die *Therapie* muß sich gegen die Grundkrankheit richten. Insbesondere müssen chronische Eiterungen, auch Knochensequester, wenn möglich, radikal entfernt werden. Denn es kommen Rückbildungen des Amyloids vor (EPPINGER, LABBÉ und Mitarbeiter, MORGENSTERN). Man könnte an schwefelarme Ernährung denken.

19. Leberveränderung bei endokrinen Erkrankungen.

Unsere Kenntnisse über die normal-physiologischen Beziehungen der endokrinen Drüsen zur Leberfunktion stützen sich wesentlich auf die experimentelle Forschung. Hier ist zwar ein gewisser Stand der Einsicht in die Regulierung besonders des Kohlehydratstoffwechsels erreicht, jedoch die Übertragung auf krankhaft veränderte Funktionen begegnet bei der vielseitigen Wechselbeziehung aller endokriner Drüsen untereinander großen, ja fast unüberwindbaren Schwierigkeiten. So ist unser Wissen über die Leberpathologie bei menschlichen endokrinen Störungen noch recht lückenhaft, wenn auch von hepato-endokrinen Syndromen die Rede ist (PARTUNIER und BERGETON). Unsere Kenntnisse beziehen sich wesentlich auf die Leberstörungen beim Morbus Basedow. Bei den manifesten hypophysären Erkrankungen (Akromegalie, Diabetes insipidus, hypophysäre Kachexie) sind sie recht gering, beim Pankreasdiabetes, der an anderer Stelle in diesem Handbuch ausführlich abgehandelt ist, gewiß mehr, bei Nebennierenstörungen wieder sehr dürftig. Damit engt sich die praktisch-klinische Bedeutung der Leberstörung bei endokrinen Erkrankungen zur Zeit noch stark ein. Jedoch ist auf diesem Gebiet von künftiger Bearbeitung noch manche Aufklärung zu erhoffen.

a) BASEDOWsche Krankheit.

Pathologische Anatomie. In der deutschen Literatur hat RÖSSLE zuerst sklerosierende Veränderungen bei längerer Krankheitsdauer beschrieben, unter der Leberkapsel ist eine Verödung des Gewebes anzutreffen, die makroskopisch an Runzelung und feinstreifiger Furchung der Leberoberfläche zu erkennen ist. Bei akuten Schüben der Hyperthyreose sind schwerere Veränderungen nachweisbar in Form von zentral-acinösen und perivenösen Nekrosen, die sogar, wie eine akute oder subakute Leberdegeneration aussehen können (HABAN). Herdförmige Veränderungen der Capillarenblutströmung und der Capillarwände führen zu einer serösen Hepatitis. Hier stimmt EPPINGER zu.

Klinische Erscheinungen. Die häufig vergrößerte Leber des Basedowkranken muß nicht nur Ausdruck des infolge der vermehrten Ausschüttung von Schilddrüsenhormon sehr angespannten Kreislaufes sein, sondern die Basedowleber ist nach EPPINGER fast als das klassische Beispiel eines Icterus sine ictero zu bezeichnen. Gelbsucht kann zwar gewiß als selbständige Erkrankung beim Morbus Basedow oder als Stauungsfolge entstehen, sie ist aber oft das Zeichen einer thyreotoxischen Leberschädigung. Besonders bei Schwerkranken ist uns die subikterische Färbung der Haut und Skleren aufgefallen, sie zeigt oft eine ernste Wendung im Krankheitsverlauf an, doch ist ihre Bedeutung nicht unbedingt infaust (ASSMANN, Lit. s. bei RETZLAFF). Bei tödlich verlaufendem Coma basedowicum ist stets ein Ikterus vorhanden.

Der Übergang der basedowischen Leberveränderungen in Cirrhose (ASSMANN ferner MARINE, GOODPASTEUERE, WELLER, BEAVER und PEMBERTON, zitiert bei MOON) oder subakute Leberatrophie (RAAB und TERPLAN) ist beobachtet.

Leberfunktionsproben geben vielfach pathologischen Ausschlag. Urobilin und Urobilinogen ist recht häufig vermehrt, intravenös eingespritztes Bilirubin verläßt langsamer wie in der Norm die Blutbahn (STROEBE). Der Ablauf der Blutzuckerkurve nach Traubenzuckergabe (KLOSE) oder nach Lävulose (KUGELMANN) ist verzögert, ferner fehlende initiale Insulinhyperglykämie (GIESE), verzögertes Verschwinden der Milchsäure aus dem Blut nach Arbeit (THADDEA und WALI), geringe capillar-venöse Differenz des Blutzuckers nach intravenöser Insulininjektion (KRAMER), Zuckerausscheidung nach Galaktose und Lävulosebelastung (STRAUSS, SCHRUMPF).

Art der intermediären Leberstörung. Die experimentelle Forschung hat den Beweis geliefert, daß die Leber bei Hyperthyreose glykogenarm bzw. glykogenfrei ist. Es liegt ein erhöhter Verbrauch des energieliefernden Kohlehydrates in den Organen vor, deshalb ist das Glykogendepot meistens schlecht gefüllt oder leer (KOTSCHNEFF und SCHLEPAKOFF, MEYTHALER, MAGER). Dieser Glykogenschwund läßt sich durch Insulin-Lävulosegabe aufhalten (KNITTEL). Bemerkenswert ist, daß der Fettgehalt der Leber beim hyperthyreotischen Tier trotz der Glykogenarmut nicht zunimmt (u. a. SCHNEIDER und WIDMANN). Die Glykogenabnahme ist aber nicht nur mit Thyroxin, sondern mit thyreotropem Hormon des Hypophysenvorderlappens ebenfalls zu erreichen (EITEL und LOESER sowie LOESER), auch die Blutzuckersteigerung (SILBERSTEIN und GOTTDENKER bestritten von LUCKE, HEYDEMANN und DUENSING). Ferner wird das Absinken des Blutnatriumgehaltes bei gleichbleibendem Chlor- und Kalkgehalt nach thyreotropem Hormon und Thyroxin mit der Leberschädigung in Verbindung gebracht, da die normale Leber Na — und Cl — speichere (WIDMANN und SCHNEIDER).

Der vielfach erprobten Behandlung des Morbus Basedow mit kohlehydratreicher Kost ist durch den Befund der an Glykogen verarmten Leber eine hinreichende Aufklärung gegeben.

b) Hypophyse.

Veränderungen im Kohlehydratstoffwechsel sind bei der Akromegalie bekannt. Echter Diabetes kommt in 40% der Erkrankungen vor, der Blutzuckeranstieg ist nach Zuckerbelastung aber oft gering (LUCKE). Leberverfettung kommt bei zerstörenden Prozessen im Hypophysenzwischenhirnsystem und bei Morbus Cushing vor (KRAUS).

Die diagnostische Bedeutung der Pituitrinhyperglykämie wird für hypophysäre Störungen für gering gehalten (ASCHNER und JASO ROLDAN). Die Auswertung der tierexperimentellen Kenntnisse über das kontrainsuläre Hormon der Hypophyse (HOUSSAY, LUCKE) für die Klinik stehen hinsichtlich der Leberfunktion noch aus. Das gonadotrope Hormon der Hypophyse regt die regenerativen Vorgänge einer geschädigten Leber bei jungen Tieren an. Deshalb wurde von FIESINGER und Mitarbeitern ein Behandlungsversuch mit diesem Hypophysenhormon vorgeschlagen.

c) Nebennierenrinde.

Das Hormon des Nebennierenmarkes Adrenalin greift in den Kohlehydratumsatz der Leber ein und mobilisiert das Leberglykogen. Darauf beruht die Blutzuckersteigerung bzw. Zuckerausscheidung im Harn nach Adrenalininjektion. Die experimentelle Nebennierenentfernung hat Hyperglykämie, Vermehrung der Blutmilchsäure und Schwund des Leber- und Muskelglykogens zur Folge. Neuere Erkenntnisse der letzten Jahre haben uns gelehrt, daß die Auswirkungen der Nebennierenexstirpation durch adrenalinfreie Auszüge der Nebenniere beseitigt werden können (Lit. s. bei THADDEA). Daraus hat sich die so erfolgreiche Behandlung des Morbus Addison mit Nebennierenrindenextrakt ergeben. Die Störungen im Kohlehydratstoffwechsel in Leber und Muskulatur werden durch dieses Hormon beseitigt, besonders erfolgreich ist die Behandlung in der Addisonkrise, wo die Störungen im Kohlehydratumsatz ihren Höhepunkt erreichen. THADDEA hat bei einem Kranken in der Addisonkrise, die infolge eines hepatocellulären Ikterus auftrat, den Absturz des Blutzuckerspiegels, die fehlende Adrenalin-Hyperglykämie, das lange Verweilen intravenös injizierten Zuckers im Blut, die verlangsamte Beseitigung intravenös gegebener Blutmilchsäure und die langanhaltende Vermehrung der Blutmilchsäure nach Arbeit ausführlich beschrieben. Die Erscheinungen haben ihre Ursache in einer Leberfunktionsstörung (v. BERGMANN). Beim Morbus Addison besteht eine Unfähigkeit zugeführten Zucker rasch zu verarbeiten und als Glykogen in der Leber zu deponieren sowie eine Störung der Resynthese von Milchsäure zu Kohlehydrat in der Leber. Als Folge der Kohlehydratstörung besteht in der Addisonkrise eine Vermehrung sämtlicher Lipoidfraktionen im Blut, nur das Neutralfett ist erniedrigt (STROEBE und THADDEA). Durch Zufuhr von großen Dosen wirksamen Nebennierenrindenhormons lassen sich diese Stoffwechselstörungen aufheben.

d) Weibliche Keimdrüsen. Schwangerschaftsleber.

Im Ablauf der zyklischen Tätigkeit der weiblichen Keimdrüsen kommen mancherlei Veränderungen im Stoffwechsel und in der Wirkungsart der anderen endokrinen Drüsen vor. Sie werden sicherlich zum Teil durch veränderte Ansprechbarkeit im vegetativen Nervensystem vermittelt und betreffen im intermediären Stoffwechsel wesentlich die Leber. Bei den aufzuzeigenden Stoffwechselveränderungen ist es nicht immer leicht zu entscheiden, ob sie unmittelbare Folge der wechselnden Ovarialtätigkeit sind oder ob z. B. während einer Schwangerschaft andere Erscheinungen auftreten, die dann erst eine Leberstörung bedingen.

Kurz vor den Menses und in den Tagen der Blutung kann eine Leververgrößerung auftreten (CHOVSTEK), deren Ursache nicht festliegt. Es könnte sich um Blutanschoppung im Organ infolge veränderter Zirkulationsverhältnisse oder vielleicht auch um ein Leberödem handeln. Während der Menstruation ist ferner das extrahepatische Gallensystem besonders leicht reizbar, vermehrte Beschwerden sind bei Frauen mit Cholecystopathie besonders häufig, selbst eine menstruelle Leberkolik mit Schulterschmerz, Erbrechen und flüchtigem Ikterus wird beschrieben (ALESSANDRINI). Die Veränderungen im Kohlehydratstoffwechsel der Leber sind am meisten mit wechselndem Ergebnis untersucht. Der Nüchternblutzucker ist im Prämenstrum und in den ersten Tagen der Menses erhöht und die alimentäre Hyperglykämie nach Dextrosebelastung ist höher als im Intermenstrum (BLOECH und BERGEL), die Toleranz gegen Galaktose soll erhöht sein (HOFFMANN).

Aus dem Ausbleiben der initialen Insulinhyperglykämie folgern KAUFMANN und MÜHLBOCK, daß der Vorrat der Leber an disponiblem Glykogen gering sei. Experimentell läßt sich durch Vorbehandlung mit Follikelhormon und Corpus luteum-Hormon in Leber und prägravider Uterusschleimhaut eine Glykogenspeicherung bei der Ratte erzielen (I. H. MÜLLER). Ein Absinken des Blutcholesterinspiegels wird während des Unwohlseins beobachtet, dieser menstruelle Cholesterinsturz betrifft wesentlich die Cholesterinester (KAUFMANN und MÜHLBOCK), es findet sich hier also eine Parallele zu den Cholesterinveränderungen bei parenchymatösem Ikterus. Urobilin im Harn (TSUCHYA, EPPINGER) und im Blut (EUFINGER und BADER) kann oft vermehrt gefunden werden. Die Bedeutung dieser Veränderungen im Leberchemismus des Kohlehydrat-Fett- und Gallenfarbstoffwechsels liegt wesentlich darin, daß durch diese zum Teil geringfügigen oder schnell vorübergehenden menstruellen Reaktionen eine Bereitschaft zu weiteren Störungen etwa Ausbruch einer akuten ikterischen Hepatopathie oder einer cholecystitischen Attacke geschaffen wird.

Viel umstritten ist das Ausmaß und die Bedeutung der Leberveränderungen in der Schwangerschaft. Sie wurden kürzlich in einem Referat von HEYNEMANN und von v. BERGMANN zusammengefaßt (Gynäkologenkongreß 1935). Folgende Zusammenstellung über Leberfunktionsprüfungen, die auf Vollständigkeit keinen Anspruch macht, soll die recht verschiedenen Ergebnisse während einer ungestörten Schwangerschaft zeigen, eine Trennung in erste und zweite Hälfte der Gravidität wäre hier stets notwendig.

1. Kohlehydratstoffwechsel. Nüchternhypoglykämie (TORRE BLANCO). Blutzucker normal (RYSER, BENTHIN). Verzögerter Staubeffekt bei wiederholter alimentärer Traubenzuckerbelastung (NÜRNBERGER). Keine deutliche Blutzuckersteigerung nach Lävulose (SCHIROKAUER, HETENY und LIEBMANN, GUGGISBERG, KREFELD und LADENIUS). Verzögerte Blutzuckerkurve nach Lävulosebelastung (STRECKER und GOTTSCHALK, DIETEL, KAUFMANN, NEU und KELLER). Negativer Ausfall der Galaktosebelastung (DIETEL, NÜRNBERGER). Fehlende initiale Insulinhyperglykämie (DIETEL, KAUFMANN). Abweichende Insulin-Glucose-Wasserbelastung (NÜRNBERGER, TORRE-BLANCO). Ansteigen der Blutmilchsäure bei Belastung (ANSELMINO und HOFFMANN). Fehlende Adrenalinhyperglykämie sub partu (WALTHARD). Vermehrte Milchsäure im Blut (TORRE BLANCO).

2. Fettstoffwechsel. Steigerung des Nüchternblutfettsäuregehaltes (BOKELMANN und BOCK). Protrahierte hyperketonämische Reaktion nach Fettbelastung (SCHMIDT und EFFKEMANN). Vermehrung der Acetonkörper im Blut und Harn (BOKELMANN, BOCK und ROTHER). Steigerung des Blutcholesteringehaltes (KÜRTEN, KAUFMANN und MÜHLBOCK). Negative Cholesterinbilanz wie bei gesunden nicht schwangeren Personen (KAUFMANN und MÜHLBOCK). Niedrige Gallencholesterinwerte (SCHÄFER).

3. Eiweißstoffwechsel. Verminderung der Desamidierung- und Harnstoffbildungsfähigkeit (BOKELMANN und SCHERINGER, BOTELLA-LLUSIA). Abweichende Gelatine-Wasserbelastung (NÜRNBERGER). Abweichende Glykokolbelastung (HEROLD).

4. Gallenstoffwechsel. Hoher Serumbilirubinspiegel, positive Urobilinurie (GOTTSCHALK, PIGEAUD und Mitarbeiter). Keine Urobilinogenurie (ROYER und BERTRAND, HUWER). Herabgesetzte Gallensäure in der Galle (RIEGEL und Mitarbeiter). Kein Eiweißgehalt in der Galle über die Norm (CSICY).

5. Farbstoffproben. Nach ROSENTHAL normal (KREBS und DIECKMANN). Kongorot verzögert (EUFINGER und BADER). Bilirubinbelastung verzögert (KAUFMANN, HOFBAUER, methodische Einwände bei FUGE).

6. Abnahme der Porphyrinausscheidung (CARRIÉ und HEROLD).

Alle diese Veränderungen bilden sich im Wochenbett schnell und meist restlos wieder zurück. Sie können als Zeichen vermehrter Ausschüttung von Glykogen und Verminderung der Oxydationsprozesse im Eiweißstoffwechsel zusammen mit Retention von Eiweiß infolge gesteigerten Bedarfes aufgefaßt werden. Die Bedeutung dieser Leberfunktionsveränderungen ist nur richtig zu erfassen, wenn sie im Hinblick auf andere gleichzeitige Umstellungen im schwangeren Organismus betrachtet werden. Diese betreffen z. B. das Zirkulationssystem (Veränderung des Herzmuskels, Vermehrung der zirkulierenden Blutmenge), den Blutbildungsapparat (Vermehrung der Erythrocyten und des Hämoglobins) und die endokrinen Drüsen (Schilddrüse, Hypophysenvorderlappen, Corpus luteum) sowie das vegetative Nervensystem. In diesen Rahmen fügt sich die Schwangerschaftsreaktion der Leber ein, das Organ paßt sich der gesamten veränderten Dynamik in der Schwangerschaft an, nur in diesem Sinne darf der von HOFBAUER geprägte Ausdruck „Schwangerschaftsleber" gebraucht werden, eine pathologische Leberfunktion liegt während einer normalen Schwangerschaft nicht vor. Auch diejenige Leberfunktionsprobe, die für einen Parenchymschaden besonders charakteristisch angesehen wird, nämlich die Galaktoseprobe, fällt nicht pathologisch aus.

Etwas anders liegen die Dinge bei gestörter Schwangerschaft mit Hyperemesis und Eklampsie. Bei langdauerndem Schwangerschaftserbrechen sind die Umstellungen der Leberfunktion oft beträchtlich gesteigert. Das Serumbilirubin steigt mit der Schwere der Erscheinungen immer mehr an (HEYNEMANN) bis zum deutlichen Hautikterus. Gelbsucht ist hier immer das Zeichen einer ernsthaften Leberstörung, die oft Schwangerschaftsunterbrechungen notwendig macht. Aceton, Oxybuttersäure und Ammoniak können vermehrt im Urin erscheinen, es besteht eine latente Azidose mit Vermehrung der Ketonkörper im Blut (BOKELMANN und BOCK), eine Störung der Kohlehydratverwertung (KESSLER), stark vermehrte Poryphyrinausscheidung (HEROLD, FIKENTSCHER) und verzögerte Farbstoffelimination aus dem Blut nach Kongorotinjektion (EUFINGER und BADER) oder Phenoltetrachlorphthalein (ROSENFIELD und SCHNEIDERS). Diesen Veränderungen wird eine ursächliche Bedeutung für das Zustandekommen der Hyperemesis von HEYNEMANN abgesprochen, sie sollen nur Folge der Nahrungsenthaltung und des Erbrechens sein. Das gilt sicher für den Wasser- und Chlorverlust (PAVANZO) und die schließlich auftretende Acetonurie als Zeichen des Kohlehydratmangels, aber manche klinische Erscheinungen bei Beginn einer Hyperemesis erinnern doch an ein Lebersyndrom (Appetitlosigkeit, Müdigkeit, Stimmungsveränderung).

Bei der Eklampsie sind erhöhte Milchsäurewerte im Blut (BOKELMANN), hohes Blutammoniak und Hyperaminacidämie (BOTELLA-LLUISA, HELLMUTH), Anstieg des Blutzuckers im Krampfstadium (BENTHIN), negative Takatareaktion gefunden worden. Die Schwangerschaftslipämie ist während der Eklampsie oft sehr ausgesprochen, doch ist die prozentuale Verteilung der einzelnen Lipoidfraktionen unverändert. Es fand sich insbesondere kein Cholesterinestersturz. Folgende Analysen verdanke ich Dr. MÜHLBOCK von der Charité-Frauenklinik, Berlin (s. Tabelle S. 1316).

Die Glykogenarmut der Eklampsieleber ist histologisch durch frühzeitig nach dem Tode vorgenommene Probeexcision von BOKELMANN und DIECKMANN nachgewiesen worden. In eigenen Untersuchungen mit der Prüfung verschiedener Partialfunktionen der Leber konnte gezeigt werden, daß nach überstandener Eklampsie eine latente Hepatopathie einen allgemeinen Schwächezustand erklären kann, was von DIETEL und POLLAK bestätigt wurde. HEYNEMANN glaubt nicht, daß diese Spätstörungen eine wesentliche Bedeutung für die Entstehung der Lebercirrhose haben. Für die Ursache der Eklampsie werden die Veränderungen im Leberchemismus als geringfügig angesehen (HEYNEMANN, FRANQUÉ), es gibt allerdings auch eine hepatogene Theorie der Eklampsie, nach der die geschädigte Leber den Abbau des Hypophysenhinterlappenhormones nicht durchführen kann (HOFBAUER, KLEINE).

Tabelle.

	Gesamtlipoide	Fettsäuren	Neutralfett	Lecithin	Lipoidphosphor	Cholesterin				in % der Gesamtlipoide			
						gesamt	freies	Ester	% verestert	Neutralfett	Lecithin	Cholesterinfettsäureester	freies Cholesterin
Gesunde Schwangere	1071	653	204	417	16,1	296	72	224	75	19	39	35	7
Gesunde Schwangere	1061	639	220	405	15,6	300	103	197	65	20	38	31	10
Eklampsie	1115	671	227	422	16,2	317	101	216	68	20	38	33	9
Eklampsie	1604	988	382	588	22,6	435	146	288	66	24	37	30	9
Gesunde Nichtschwangere	606	350	118	234	9	175	61	114	65	19	39	32	10

Abgesehen von der Leberbeteiligung bei Hyperemesis und Eklampsie gibt es noch einen Icterus gravidarum als selbständiges Krankheitsbild. Seine leichte Form kann ohne wesentliche Störung des Allgemeinbefindens viele Monate während der Gravidität anhalten, auch kehrt die Gelbsucht in einer späteren Gravidität gelegentlich wieder. Treten nach Beginn der Gelbsucht schwere Erscheinungen, wie häufiges Erbrechen, schnell fortschreitende Abmagerung, Benommenheit oder Erregungszustände auf, so ist der Übergang in akute Leberdegeneration möglich und damit die hepatocelluläre Natur der Gelbsucht bewiesen. Deswegen soll man bei jeder Gelbsucht während einer Schwangerschaft mit prognostischen Äußerungen vorsichtig sein und eine Behandlung nicht unterlassen, auch wenn man glaubt, einen hämolytischen Ikterus vor sich zu haben. Die Differentialdiagnose eines Ikterus in der Gravidität kann oft schwierig sein. Jede fieberhafte Komplikation (Pyelitis, Pankreatitis, Appendicitis) verläuft während einer Schwangerschaft besonders leicht mit einer Gelbsucht und eine Cholelithiasis kann oft atypisch in Erscheinung treten (SCHMIEDEN).

Pathologische Anatomie. Bei der Hyperemesis zeigt die Leber degenerative Fettinfiltration, insbesonders zentrale Verfettung. Auf gleichzeitige schwere Veränderungen im Corpus luteum weist FRANKL hin. Wenn auch nicht bei allen Todesfällen nach Eklampsie Leberveränderungen gefunden werden, so sind sie doch charakteristisch: ausgedehnte fibrinöse Thromben in den Capillaren mit nachfolgender Bildung hämorrhagischer und anämischer Nekrosen. Massennekrosen des epithelialen Leberparenchyms wie bei der akuten Leberdegeneration sind selten nach Hyperemesis oder Eklampsie beobachtet.

Behandlung. Die diätetische Vorschrift einer kohlehydratreichen und fettsowie eiweißarmen Kost steht für die leichten Fälle im Vordergrund. Bei bedrohlichen Zuständen ist die Traubenzuckerzufuhr (oral, rektal, intravenös) unbedingt angezeigt, dazu werden kleine Insulindosen von 5—15 Einheiten empfohlen (CAFFIER, KRISS, BOKELMANN, HEYNEMANN). Es muß dringend davor gewarnt werden, wegen der großen Gefahr tiefer Hypoglykämie Insulin ohne Kohlehydrate zu geben, wie SACHS es vorschreibt. Wegen der sicher häufigen Hypochlorämie ist die Zufuhr von Wasser und Kochsalz oft wichtiger wie die von Insulin und Traubenzucker (LIEGNER).

20. Kreislaufstörungen und Gefäßerkrankungen der Leber.

a) Stauungsleber.

Blutstauung in der Leber ist ein recht häufiges Vorkommnis. Bei jeglicher Ursache des Herzversagens, besonders bei der Leistungsschwäche des rechten Herzens (Mitralfehler, Emphysem, Kyphoskoliose, Pulmonalsklerose, Herzbeutelverwachsung) bleibt Blut in dem dem Herzen unmittelbar vorgelagerten Blutdepot der Leber liegen. Nicht nur das in der Leber stehenbleibende Blut hat die Anschoppung zur Folge, sondern es wird gleichzeitig eine effektive Vermehrung der Blutmenge (Pletora) wahrscheinlich infolge Sauerstoffmangels der Gewebe bei kardialer Insuffizienz angenommen (EPPINGER). Das führt zunächst zu der einfachen Stauungsleber, in der die Läppchenzeichnung durch die hyperämischen Capillaren und erweiterten Zentralvenen besonders gut zur Geltung kommt. Erst später treten je nach Dauer und Grad der Stauung degenerative Veränderungen am epithelialen Parenchym und Vermehrung von Bindegewebe hinzu. Die Leberzellen werden schmal, ihre Atrophie ist, besonders im Zentrum der Läppchen, deutlich, braunes Pigment lagert sich ab, die Gitterfasern nehmen zu. Das Bild kann einer gewöhnlichen Cirrhose ähneln, aber es findet sich keine Narbenbildung darin. Deshalb ist die Bezeichnung kardiale Cirrhose, wegen der von den sonstigen Cirrhoseformen gänzlich verschiedenen histologischen Struktur abzulehnen (RÖSSLE), dafür der Name atrophische Stauungsleber (GERLACH) oder chronische Stauungsatrophie mit cyanotischer Induration und Umbau (RÖSSLE) oder Muskatnußleber besser cyanotische Atrophie zu setzen. Dabei wird aber nicht in Abrede gestellt, daß es auch echte Stauungscirrhosen gibt. Nur genügt die Stauung allein nicht als ursächliches Moment; kommen etwa nach schweren Infekten zentrale Nekrose und Capillarzerreißungen mit Blutungen hinzu, so sind die Bedingungen zur wirklichen Cirrhose gegeben. Aber diese unterscheidet sich eben von der üblichen Stauungsinduration. Am besten fällt der viel gebrauchte Ausdruck „Cirrhose cardiaque“ fort, um jeglichem Irrtum aus dem Wege zu gehen. Hochgradige Verhärtungen der Leber mit Atrophie entwickeln sich nach Herzbeutelverwachsungen, besonders bei den Formen, wo gleichzeitig eine schwartige Mediastinitis und Pleuritis vorhanden ist („perikarditische Pseudolebercirrhose“, FRIEDL PICK). Dann ist, worauf EPPINGER besonders hinweist, die fördernde Tätigkeit des Zwerchfelles für die Blutentleerung der Leber stark gehemmt. Denn bei der Inspiration wird durch Zunahme des intraabdominellen Druckes der Blutstrom in der Vena cava gehemmt, aber in den Lebervenen herzwärts durch Wirkung des inspiratorisch allseitig um die Leber vergrößerten Druckes erleichtert.

Klinisches Bild. Durch die Größenzunahme ist die Leber leicht zu palpieren, ihr stumpfer Rand gleitet deutlich bei der Inspiration über die Finger. Ist sie auch schon besonders hart und leicht zu fühlen, so prüfe man genau den Zwerchfellstand, um nicht das Stadium einer atrophischen Stauungsleber bei Zwerchfelltiefstand zu übersehen. Das Druckgefühl im Oberbauch plagt die Kranken schon sehr frühzeitig, mitunter besonders nach der Nahrungsaufnahme. Starke Schmerzen können durch die Kapselspannung verursacht werden, ja es kommen schwere kolikartige Schmerzanfälle wie eine Gallensteinkolik vor (SIEBECK). Gerade die leichte Stauungsleber bei beginnender kardialer Insuffizienz wird gelegentlich übersehen oder falsch gedeutet, bei Cyanose des Gesichtes Venenstauung am Hals oder Dyspnoe ist kaum ein Irrtum möglich, nur der Ascites kann zur Verwechselung mit echter Cirrhose Anlaß geben. Leichte Gelbfärbung der Haut tritt gar nicht selten auf. Ihre mechanische Entstehung durch Druck der erweiterten Bluträume auf die Gallencapillaren zieht EPPINGER in Zweifel, sondern weist auf das Zusammentreffen eines stärkeren Ikterus bei Herzfehlern mit Lungeninfarkten hin und gibt folgende Erklärung: Treten Erythrocyten ins Lungenparenchym über, was vor allem beim Infarkt der Fall ist, so kommt es zu einem Zerfall oder wenigstens einer Andauung der roten Blutzellen; dort, wo es innerhalb der Lunge nicht bis zur Bildung von Bilirubin kommt, besorgen den Rest der Erythrocytenzerstörung die KUPFFERschen Sternzellen; jedenfalls wird der Leber reichlich Bilirubin angeboten. Da gleichzeitig im Lungeninfarkt das Hämin noch weiter abgebaut wird, wobei wahrscheinlich unter dem Einfluß von Mikroorganismen Pyrrole entstehen, so kommen auf diese Weise auch Substanzen in Frage, die ihrerseits das Lungenparenchym schädigen; der gesunden Leber wäre es bei einem Lungeninfarkt ein leichtes, die großen Mengen an angebotenem Bilirubin zu bewältigen, da es aber gleichzeitig auch zu einer Leberparenchymschädigung kommt, kann das Bilirubin nicht rasch genug aus dem Kreislauf verschwinden, was eben den Ikterus bedingt.

Gleichzeitig mit der Stauungsleber kann erstmalig eine Cholecystopathie auftreten oder eine zur Ruhe gekommene Gallenblasenentzündung flackert wieder auf (v. ZIMMERMANN-MEINZINGEN).

Über die durch Stauung und Induration geschädigte Leberfunktion gibt am leichtesten die Urobilinogenprobe im Harn Auskunft (JONAS). In der geringen und hochgestellten Harnmenge ist sie schon früh positiv. Ferner wurden, allerdings ohne sicheren Zusammenhang mit Schwere und Dauer der Stauung, länger anhaltende Hyperglykämie nach Lävulosebelastung (SCHWARZ und DIEBOLD), eine Störung der desamidierenden Funktion nach intravenöser Glykokolleinspritzung (ALCONA) und ein hoher Serumbilirubinspiegel (KISCH) gefunden. Die Verzögerung der Eliminierung intravenös eingespritzten Bilirubins nimmt mit der Schwere der Leberanschoppung zu (EILBOTT).

Therapie. Diätetische und medikamentöse Kreislaufbehandlung ist selbstverständlich. Unter Salyrgan sieht man zuweilen schnelle Verkleinerung der Leber. Blutegel über die vergrößerte Leber gesetzt sollen günstig wirken. Häufige Ascitespunktionen können notwendig sein (NIGST: ein Fall 250mal punktiert in 16 Jahren).

b) Pfortaderthrombose.

Klinische Bedeutung hat wesentlich die blande und putride Thrombose der Pfortader. Je nach dem Sitz wird die radikuläre, also im Verzweigungsgebiet am Dünn- und Dickdarm auftretende Thrombose, die trunculäre, den großen Pfortaderstamm betreffende und die terminal intrahepathisch sitzende Gefäßverstopfung unterschieden (JOSSELIN DE JONG, GOHRBANDT), schließlich noch die lienale Form, die Milzvenenthrombose. Die Entstehungsbedingungen sind in Sklerose des Gefäßes (WOHLWILL) Strömungsverlangsamung infolge Stauung oder mangelhafter Darmperistaltik (USADEL) oder in veränderter Blutzusammensetzung zu sehen, die zu Gerinnungsbeschleunigung führen kann (HAVLICZEK). Pankreaserkrankungen schaffen besonders häufig die Vorbedingungen (nach LIASSAUER unter 68 Fällen in 15%), ferner Gallensteine, Lues, atrophische Lebercirrhose und die Gangrän des Wurmfortsatzes.

Die *Diagnose* der akuten und chronischen Pfortaderthrombose am Krankenbett gehört zu den größten Schwierigkeiten. Eine hierbei fälschlich angenommene Appendicitis beschreibt RUSZYNSKI, Verwechslung mit einfacher Lebercirrhose ist leicht möglich. Ein plötzlich einsetztender und sich immer wieder schnell auffüllender Ascites, Milztumor, Blutungen aus venösen Kollateralbahnen (Oesophagus, Magen, Hämorrhoidalvenen), Durchfälle und schließlich die Venenerweiterungen an der Bauchhaut, das Caput medusae, sind die klinischen Symptome. Sie kommen wesentlich der trunkulären und der intrahepatischen Form zu (GRUBER). Die Leber wird klein gefunden. Zucker soll häufig im Harn auftreten (McNEE), die „Magenblutung“ ist oft das erste alarmierende

Zeichen. Bei der radikulären Thrombose stehen peritonitische Reizerscheinungen im Vordergrund. Sie werden durch Infarzierung des in seinem Blutabfluß gehemmten Darmabschnittes veranlaßt. Im Dickdarmabschnitt ist wegen der Möglichkeit von Anastomosen zur Vena cava inferior diese Durchblutungsstörung weniger gefährlich als im Dünndarm (WEBER).

Unter den interhepatischen Pfortaderthrombosen sondert EPPINGER als Morbus Baumgarten (Literatur s. bei EPPINGER) ein besonderes Krankheitsbild bei Jugendlichen ab, welches sich durch recht großen Milztumor und überaus starke Entwicklung des Caput medusae auszeichnet. Letztere ist bedingt durch das Offenbleiben der Vena umbilicalis nach der Geburt.

Therapie. Die vergrößerte Milz darf deshalb nicht entfernt werden, da starke Blutungen aus den erweiterten Kollateralvenen zu befürchten sind und die Unterbindung dieser Venenstämme den Selbstheilungsvorgang stört. Soweit überhaupt eine Aussicht auf Heilung besteht, muß die entlastende Ascitespunktion häufig ausgeführt werden. Dann kann gelegentlich die allmähliche Entwicklung der Verbindungswege zwischen Pfortaderkreislauf und den Venae cavae den am Pfortaderstamm gestoppten Blutstrom so umleiten, daß die Bauchwassersucht nicht wiederkehrt. Z. B. beschreibt RUPRECHT eine solche Selbstheilung nach traumatischer Pfortaderthrombose innerhalb von $4^1/_2$ Jahren nach 49 Bauchpunktionen.

c) Die eitrige Pfortaderentzündung.

Die Pylephlebitis tritt als metastatische Erkrankung, fortgeleitet von einer eitrigen Entzündung im Bauchraum auf. Ihr Ursprungsort ist am häufigsten die Appendicitis (42,2%), ferner vereiterte Hämorrhoidalknoten oder Dysenterie. Die Venenwandentzündung gibt zu Thrombosenbildung Anlaß, durch putride Embolie greift dann die Erkrankung auf die Leber über (s. Abschnitt über Leberabscesse). Das stürmische Krankheitsbild geht mit hohem Fieber, heftigen Schüttelfrösten, Leberschwellung und Zeichen beginnender Bauchfellentzündung einher. Hohe Leukocytenwerte im Blut zeigen den eitrigen Prozeß an, ein rechtsseitiges Pleuraempyem kann auftreten. Die Kranken verfallen meistens sehr schnell, der Tod in 1—2 Wochen ist unabwendbar (HENSCHEN).

d) Erkrankungen der Lebervenen.

Die kurzen, großen Lebervenen, von denen eine aus dem rechten Lappen, zwei größere aus dem linken Lappen sich zum Abfluß in die Vena cava inferior vereinigen und von denen außerdem 3—4 Venenäste aus dem SPIEGELschen Lappen unmittelbar in die untere Hohlvene einmünden, können der Sitz isolierter Veränderungen sein. Einschnürung der Venenwände infolge entzündlicher Veränderungen in ihrer Umgebung und Thrombosen bei primärer Wanderkrankung oder retrograder Embolie (BERK) behindern den Blutstrom. Eine eigentümliche produktive Entzündung der Venenwand, die sekundär zu thrombotischer Auflagerung führt, wird als Endophlebitis obliterans hepatica (SATKA) bezeichnet. Sie kann sich von den großen Venenstämmen in die intrahepatischen Gefäße fortsetzen. Wie groß für die menschliche Pathologie die Bedeutung des am Tier so gut nachweisbaren muskulären Drosselapparates (POPPER) ist, scheint noch nicht ganz geklärt, Veränderungen in der Venenweite, Erschlaffung wie Kontraktion durch gestörte Innervation an einer wirklich funktionstüchtigen, starken Muskelschicht könnten eine überragende Rolle für die Leber als Kreislauf- und Stoffwechselorgan spielen (L. HESS).

Klinische Erscheinungen. Ist der Blutabfluß am Ende des großen „Blutschwammes" gehemmt (eine normale Leber von 1500 g Gewicht enthält etwa

525 g Blut), so folgt daraus eine mächtige Vergrößerung der Leber. Bauchwassersucht würde sich bald einstellen und nach Punktion wieder schnell auffüllen, Durchfälle, auch mit Blut vermengt und Ödeme an den Beinen infolge Druck des Ascites auf die Vena cava inferior kommen hinzu. Die Milz schwillt an, Gelbsucht tritt auf, der spärliche Harn enthält reichlich Urobilinkörper. Die Leber soll im Gegensatz zur Stauungsleber bei kardialer Insuffizienz wenig schmerzhaft sein (EPPINGER).

Die Verwechslung dieses Leidens mit Stauungsleber oder Pfortaderthrombose ist leicht möglich, jedoch fehlen hier Stauungserscheinungen an den Halsvenen, der Venendruck ist niedrig, ferner ist bei Pfortaderthrombose die Leber oft klein.

Geringfügige Abflußbehinderung in den Lebervenen verläuft unbemerkt, die Verstopfung größerer Äste kann wie sonst bei der intrahepatischen Stauung oder Pfortaderthrombose durch Kollateralen ausgeglichen werden. Die plötzliche Thrombose des Lebervenenendstückes führt innerhalb weniger Tage zum Tode.

e) Aneurysma der Leberarterien.

Diese Erkrankung ist so außerordentlich selten, daß sie eigentlich aus dem Denken des Arztes am Krankenbett ausscheiden sollte, denn eine noch so auffallende Pulsation im Epigastricum ist niemals ein Aneurysma der Arteria hepatica. Ihr Sitz ist meist an der Leberpforte, sie sind daher der Palpation nicht zugänglich. Kolikartige Schmerzen im Oberbauch und vor allem plötzlicher Kollaps wegen Blutung aus dem in den Darm oder die freie Bauchhöhle durchgebrochenen Aneurysmasack können durch diese Veränderung hervorgerufen werden. Totaler Gallengangsverschluß tritt häufig auf. Die Ursache kann eine luische oder unspezifische Wanderkrankung sein (Literatur s. bei RIML).

21. Geschwülste der Leber.

a) Gutartige Geschwülste.

In klinischer Beziehung machen die an sich seltenen gutartigen Gewächse der Leber erst Erscheinungen, wenn sie erhebliche Größe erreicht haben. Dann führen sie zu Klagen über Spannungsgefühle im Leib und rufen Verbrennungssymptome an benachbarten Organen, wie Magen und Flexura hepatica hervor. Es werden gelegentlich Fibrome beobachtet, sie können beim Sitz im rechten Leberlappen zur Verwechslung mit einem Gallenblasenhydrops (KAPEL) führen; ferner kommen solitäre gestielte Adenome (LENORMANT), Kavernome (OLMER und PAILLAS) und Cystadenome mit großem Flüssigkeitsinhalt (ADLER) vor. Von letzteren zu unterscheiden sind die multiplen Lebercysten (sog. Cystenleber). Sie treten meist mit Cystennieren zusammen auf und können dann bei entsprechender Lebervergrößerung und Erscheinungen von Niereninsuffizienz diagnostisch vermutet werden (HERXHEIMER).

b) Bösartige Geschwülste.

Primärer Leberkrebs. Pathologsiche Anatomie. Wegen der allgemein pathologischen Bedeutung hat sich ein sehr ausgedehntes Schrifttum (s. HERXHEIMER) über den primären Leberkrebs angesammelt. Seine Häufigkeit bei uns ist nicht groß. Nach JUNGHANS 0,123% aller Sektionen, berechnet aus 31777 Leichenöffnungen, aus Japan werden dagegen 16 Fälle unter 545 Sektionen berichtet, allerdings in häufigem Zusammentreffen mit Distomum spatulatum (NAKAMURA). Die experimentelle Erzeugung des Leberkrebses mit Amidoazutoluol (SAZAKI und TOMIZO) ist beachtenswert. Ferner das gleichzeitige Zusammentreffen dieser

Leberentartung mit der Cirrhose. Fragt man hier, wie oft bei Leberkrebs sich eine Cirrhose findet, so ergibt sich die hohe Zahl von 85,4% (EGGEL), während umgekehrt unter allen Cirrhosen 3% (RÖSSLE) errechnet werden. Das atypische Wachstum geht entweder von den Leberepithelzellen oder den Gallengangsepithelien aus, ferner gibt es äußerst selten primäre Spindel- oder Rundzellensarkome, auch Lymphosarkome (z. B. STERNBERG, ferner primäre Melanosarkome. Die primären Lebertumoren setzen oft Metastasen in der Leber selbst oder an der Leberpforte, ferner häufig in den Lungen und Knochen.

Klinische Symptome. Das höhere Alter ist bevorzugt, doch ist das Wachstum der Leberentartung schon im Kindesalter mit besonders häufiger Schnelligkeit (PÉCLARD) möglich. Unbestimmte Beschwerden im Leib, Rückenschmerzen, Temperaturen und Abmagerung führen den Kranken zum Arzt. Das klinische Bild ähnelt im übrigen dem bei sekundärem Leberkrebs sehr (s. folgenden Abschnitt). Zur Diagnose des Melanosarkoms kann die THORMAEHLENsche Probe im Harn, Blaufärbung bei Zusatz von Nitroprussitnatrium, Kalilauge und Essigsäure oder die Melanogenprobe mit Eisenchlorid bzw. Chromsäure verhelfen.

Sekundärer Leberkrebs. Ungleich wichtiger gegenüber dem primären Leberkrebs ist die Leber als Ort metastatischer Tumoren; etwa in einem Viertel aller bösartigen Geschwülste weist die Leber Metastasen auf. Das Organ wird in Form einzelner oder mehrerer Knoten, die an Größe sehr verschieden sein können oder mit infiltrierendem diffusem Wachstum befallen. Die histologische Struktur gleicht innerhalb gewisser Grenzen dem primären Tumor. Das Wurzelgebiet der Pfortader bildet die Hauptquelle für die Metastasenbildung, beim Pankreascarcinom werden in 50,5%, beim Gallenblasencarcinom in 39,5%, beim Magencarcinom in 32% (KAUFMANN) die Krebszellen in die Leber verschleppt. Auch der Lymphweg, z. B. beim Pankreaskopfcarcinom wird von den Tumorzellen benutzt, ebenso gehen sie durch die Lungencapillaren hindurch und gelangen mit dem arteriellen Blutstrom in die Leber, so vom Brustkrebs oder Hautkrebs aus, so daß fast bei jedem, selbst ganz peripheren Krebsen, Lebermetastasen erwartet werden können (KAUFMANN).

Klinische Erscheinungen. Zunächst ohne wesentliche Schmerzen wird die Leber größer, gleichmäßig hart, oder es ragen an der Oberfläche grobe Höcker in Ein- oder Mehrzahl hervor. Am Leberrand tastet man oft stumpfe, steinharte, scharf abgesetzte Buckel. Gelegentlich wird zuerst der verhärtete linke Leberlappen unter dem linken Rippenbogen der palpierenden Hand zugänglich. Die Abnahme körperlicher und geistiger Leistungsfähigkeit fällt vielen Kranken frühzeitig auf, dagegen entgeht auch aufmerksamen Beobachtern das stetige Absinken des Körpergewichtes. Schwankungen in der Körpertemperatur rufen Unbehagen hervor. Ihre sorgfältige Beachtung ist für den Arzt außerordentlich wichtig, denn sowohl leichte abendliche Erhöhungen wie septische Fiebersteigerungen sind bei der Metastasenleber keine Seltenheit. Die Meinung, daß eine von Carcinomknoten durchsetzte Leber in ihrer Leistung stark herabgesetzt sein müsse, ist durchaus irrig. Die üblichen Funktionsproben, auch bei Belastungen mit Galaktose oder Animosäuren geben keine Ausfallserscheinungen, nur die Urobilinprobe im Harn ist häufig deutlich. Auch die Gelbsucht gehört nicht zum Bilde der gewöhnlichen Metastasenleber. Erst wenn in späterer Entwicklung Knoten oder infiltrierendes Krebswachstum die großen Gallengänge zusammenpressen oder Lymphdrüsenmetastasen an der Leberpforte den Abfluß aus den extrahepatischen Gallengängen verhindern, tritt der Ikterus ein. Aus der Beobachtung dieses Endstadiums rührt die den Kliniker falsch führende Lehre der Pathologen her, daß Gelbsucht bei Lebermetastasen so häufig sei. Auch Ascites, hell serös oder hämorrhagisch, selten infolge Einriß eines Lymphgefäßes fettig-milchig (chilös), gehört meist dem späteren Stadium an.

Aus allem ergibt sich, daß nach Feststellung eines noch operablen Magen- oder Dickdarmkrebses die dringende Frage, ob Lebermetastasen bestehen, oft klinisch unlösbar bleibt und nur die Laparotomie entscheidet.

Zu Irrtümern in der *Diagnose* Lebermetastasen, besonders bei nicht gefundenem Primärtumor, können einfache Stauungsleber, große Gallenblasen, Carcinome der Flexura hepatica oder des Magens, ferner die Leberlues (auch bei negativem Blut-Wa.) und erst recht die Lebercirrhose in ihrer großknotigen Form Anlaß geben. Die Meinung, ob in Zweifelsfällen zur Klärung die Probelaparotomie oder die Laparoskopie herangezogen werden sollen, ist geteilt. EPPINGER gibt dem Bauchschnitt den Vorzug, unsere eigenen recht ausgedehnten Erfahrungen mit der Laparoskopie (KALK) lassen dieses Verfahren als recht aussichtsreich und ungefährlich erscheinen. Es muß als ein Vorteil angesehen werden, wenn ein Eingriff bei einem Leberkranken ohne Allgemeinnarkose in Lokalanästhesie unter Pantopon möglich ist.

Über den weiteren *Verlauf* einmal festgestellter Lebermetastasen soll man sich keinen Täuschungen hingeben. Einen Arzt mit hochsitzendem Dickdarmcarcinom und durch Laparotomie festgestellten Lebermetastasen (deswegen am Primärtumor kein Eingriff vorgenommen) sah ich 2 Jahre seine Tätigkeit, wenn auch mit Einschränkungen, ausüben.

Bei der Aussichtslosigkeit jeglicher *Therapie* bei primärem oder sekundärem Leberkrebs darf der Arzt nicht in ein abweisendes Nichtstun verfallen, sondern muß unter Einsatz seiner ganzen ärztlichen Autorität dem Kranken die Hoffnung auf Besserung zu erhalten suchen. v. BERGMANN sagt darüber: Um so mehr sei man darauf bedacht, vorhandene Schmerzen rückhaltlos mit Opium und seinen Derivaten, vor allem Morphin, innerhalb des gesetzlich Zulässigen zu bekämpfen, wobei bei längerem Morphingebrauch es wegen der Morphiumgewöhnung erlaubt ist, die Maximaldosis erheblich zu überschreiten. Sind keine Schmerzen vorhanden, liegt die Pflicht des Arztes in der Richtung, den Glauben an eine Therapie bis zuletzt nicht zu erschüttern. Es empfiehlt sich dem Kranken etwa zu sagen: „daß die entzündliche Leberschwellung nur so zurückgehen kann, daß bei der Auflösung des Krankhaften giftige Stoffe ins Blut kommen, die seinen Körper angreifen werden, so daß er zunächst Kräfte verlieren wird und weiter abnehmen muß und erst nach dieser Auszehrung, welche therapeutisch beabsichtigt sei, der für ihn merkbare Fortschritt eintritt. Eine Kur von wenigstens einem Vierteljahr mit einem bestimmten (indifferenten) Medikament, als Medikation per os oder als Einreibungskur, werde um dieses Glaubens willen durchgeführt werden. Womöglich äußere man die schlechte Prognose nur gegen einen männlichen Angehörigen, auf dessen Festigkeit man sich verlassen kann, während der erfahrene Arzt die Versicherung des Kranken, er könne die volle Wahrheit vertragen, viel zu oft zu glauben geneigt ist. Die Ausnahmen von dieser Regel des absoluten Leugnens einer völlig infausten Prognose sind zu seltene, als daß sie als Therapie gelehrt werden dürften.

22. Parasiten der Leber. Echinokokken.

Die Echinokokkenkrankheit kommt vorwiegend in Süddeutschland (POSSELT), Tirol, Schweiz, Rußland, Island (MAGNUSSON) und Ungarn (LORINCZ und Mitarbeiter) vor. Ihre Verbreitung ist von der Durchseuchung des Schlachtviehs (Schaf, Rind, Schwein) mit Finnen und von der Verbreitung des Hundebandwurmes abhängig. Die Taenia echinococcus ist ein dreigliedriger Bandwurm, das letzte Glied enthält die von einer Hülle umgebenen Embryonen. Diese gelangen durch Unsauberkeit beim Umgang mit Hunden oder durch von Hundekot verschmutzten Nahrungsmitteln in den menschlichen Darm, und von dort mit dem Pfortaderblut sehr schnell in die Leber. Hier ist ihre Entwicklung äußerst langsam, erst nach 5 Monaten haben sie eine Größe von 15—20 mm erreicht (W. Fischer), wachsen aber im Laufe vieler Jahre zu mächtigen Cysten mit vielen Litern Inhalt an. In der Leber kommen zwei verschiedene Formen vor, die vielleicht auf zwei Bandwurmarten zurückzuführen sind. Sie bilden beide Tochterblasen, der Echinococcus alveolaris wächst durch Ausstülpung der Wand, der Echinococcus cysticus (unilocularis) kann in der Leber platzen und so zur Ausstreuung der Tochterblasen in Leber, Netz und Bauchfell führen.

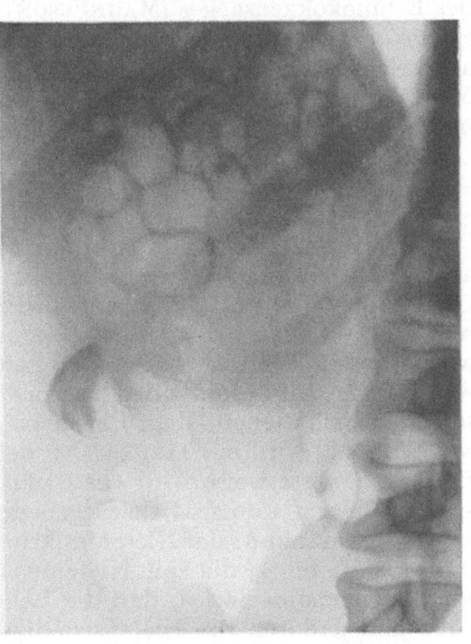

Abb. 7. Unilokulärer Echinococcus der Leber. Zahlreiche Tochter- und Enkelblasen.

Klinische Erscheinungen. Entsprechend dem langsamen Wachstum der Cysten können sie lange Zeit unbemerkt in der Leber ruhen. Gelegentlich fühlt der Kranke eine kugelige Vorwölbung in der Lebergegend, ohne zunächst unangenehme Sensationen davon zu haben. Erst Verdrängungserscheinungen an anderen Organen (Magen, Darm, Zwerchfell) durch das Wachstum der Blasen machen Spannungsgefühle, Unbehagen im Leib. Die Leber kann sich dann vergrößern, man fühlt Unebenheiten oder cystische Vorwölbungen. Heftigere Erscheinungen macht die Ruptur der Blasen, kolikartige Schmerzen treten auf, auch Symptome lokaler Peritonitis kommen hinzu. Letztere können besonders heftig und von hohem Fieber und Schüttelfrost begleitet sein, wenn es zur Vereiterung der Blasen kommt, eine wegen der Gefahr der allgemeinen Bauchfellentzündung lebensbedrohende Komplikation. Das Einwachsen der Tochterblasen in die größeren Gallenwege führt zur Gelbsucht, die beim alveolären Echinococcus besonders häufig sein soll (Posselt, Ortner und Karl). Kommunikationen der Blasen mit dem Duodenum oder Magen (Heydemann) sowie Einengung des Blutstromes in der Vena cava inferior (Schmieta) und den Lebervenen mit anschließendem Ascites und Ausbildung eines Caput medusae (Paul) kommen vor. Subphrenisch an der Leberoberfläche gelegene Cysten machen die Erscheinungen einer Pleuritis diaphragmatica, können in die Pleurahöhle durchbrechen und zum Empyem führen. Die Cystenflüssigkeit hat ein spezifisches Gewicht von 1009—1015, enthält etwa 0,75% Kochsalz, Innosit, Bernsteinsäure, wenig Eiweiß (Hosemann).

Die Diagnose kann durch Komplementablenkungsreaktion nach Weinberg-Ghedini und durch Intracutanprobe nach Botteri (Injektion von 0,1—0,3 ccm mit Chloroform versetzter Cystenflüssigkeit, bei positivem Ausfall starke Rötung) erleichtert werden. Der negative Ausfall dieser Reaktionen spricht nicht gegen das Vorhandensein von Echinokokken, denn nach dem Absterben des Parasiten können diese Proben negativ werden. Ebenso verhält es sich mit der Eosinophilie; sie erreicht zuweilen bis 50% der weißen Blutzellen. Die röntgenologische Darstellung der Cysten kann mit der einfachen Leeraufnahme nach gründlicher

Entleerung des Darmes von Kot und Luft gelingen, bei Kalkeinlagerungen in die Cystenwand ist sie leicht (ASSMANN, PREUSCHOFF, BERNER und MEYTHALER, WESTERKAMP). Die Röntgenkontrolle der Lunge sollte in zweifelhaften Fällen wegen des gelegentlichen gleichzeitigen Vorkommens von Leber- und Lungenechinokokken nicht unterlassen werden.

Behandlung. Das Absterben des Parasiten hat häufig die Selbstheilung (30% nach HOSEMANN) mit Verkalkung der Cystenwand zur Folge. Bei Beschwerden kommt nur eine operative Therapie in Betracht, sie besteht in Resektion des erkrankten Leberlappens oder möglichst unversehrter Extraktion des Echinokokkensackes (MAGNUSSON). Die Punktion der Cysten wird allgemein als gefährlich wegen Sekundärinfektion oder Ausstreuung von Tochterblasen angesehen, wenn auch einzelne Heilungen danach berichtet werden (z. B. HILLEL-YOFÉ). In hygienischer Beziehung gilt der Kampf dem finnigen Schlachtvieh und den mit den Bandwürmern verseuchten Hunden.

23. Die Hepatonephritis.

In der französischen Literatur wird in den letzten Jahren die Hepatonephritis ausführlich behandelt (VAGUE, DÉROT, DÉROT und DÉROT-PICQUET, CASTAIGNE, OLMER und VAGUE). Eine ausführliche Zusammenstellung über die hepatorenalen Störungen gab kürzlich ÜBELHÖR. Als Ausgangspunkt der Betrachtung wird meist die WEILsche Krankheit gewählt. Auch andere Infektionskrankheiten wie maligne Diphtherie oder Typhus, gelten als ursächliche Momente. Ferner sollen Intoxikationen (Blei, Phosphor, Quecksilber) das Krankheitsbild hervorrufen, einmal wird ein Trauma der Leber angeschuldigt (HELWIG und SCHUTZ). Bemerkenswerterweise wird bestritten, daß die Überschwemmung mit Eiweißspaltprodukten infolge Leberdegeneration (akute Atrophie, Lebercirrhose) zu einer Einschränkung der Nierenfunktion oder zu morphologischen Veränderungen in der Niere führe, die eine Niereninsuffizienz vermuten ließe (KOCH), während sonst angenommen wird, daß die Leberstörung eine Polypeptidämie zur Folge habe und dadurch die Nierenschädigung veranlasse (z. B. PYTEL).

Klinische Erscheinungen. DÉROT unterscheidet eine einfache, eine hämorrhagische und eine hämolytische Hepatonephritis. Bei der ersten Gruppe tritt Fieber, Schüttelfrost, Gelbsucht und Nephritis mit Stickstofferhöhung und Hypochlorämie auf. Die zweite Form ist außerdem noch durch Hämorrhagien und nervöse Symptome ausgezeichnet. Methämoglobin und Hämatim im Serum kommen bei der hämolytischen Form vor. Es soll gewiß nicht bestritten werden, daß diese klinischen Syndrome bei WEILscher Krankheit, bei Gelbfieber und schwerer Sepsis häufig vorkommen. Aber es scheint uns zweifelhaft, daß außerhalb dieser Infektionskrankheiten die Annahme einer Hepatonephritis als selbständiges Krankheitsbild zu Recht besteht. Jedenfalls wären wir zur Zeit nicht in der Lage, ein klinisches Beispiel für eine einfache Hepatonephritis zu geben. Anders steht es mit den Nieren- und Wasserhaushaltsstörungen im Anschluß an Gallenblasenoperation (MEYTHALER). Hier kann man von einer sekundären Hepatonephritis sprechen. Nach anfänglicher Erholung des Kranken tritt am 6.—8. Tage Oligurie, Hämaturie und Ödem ein, der Tod kann am 10.—14. Tage an Leber- und Niereninsuffizienz erfolgen. Bei dieser hepatogenen Oligurie kann der Harnstoffspiegel im Blut normal oder sogar gelegentlich erniedrigt sein (NONNENBRUCH, WEISER, NONNENBRUCH und WEISER), dagegen ist dann der nicht Harnstoff-N (Residual-Stickstoff) durch Anstauung von Eiweißspaltprodukten erhöht.

Pathologische Anatomie. Es werden von VAGUE hyperplastische und degenerativ-nekrotische Veränderungen an Leber und Niere unterschieden und Beziehungen zur hyperergischen Entzündung angenommen (CORNIL und VAGUE).

Behandlung. Es muß die Höhe des Harnstoff- und Kochsalzspiegels im Blut besonders beachtet werden. Harnstofftherapie kann gelegentlich guten diuretischen Erfolg haben (Nonnenbruch und Weiser). Sonst sind die üblichen Maßnahmen wie bei schwerer Nieren- und Leberinsuffizienz anzuwenden.

II. Die Krankheiten der intra- und extrahepatischen Gallenwege.

A. Anatomische Vorbemerkungen.

Für das Verständnis der Gallenwegserkrankungen ist die Kenntnis des Aufbaues der Wandstruktur des gesamten Gallensystems notwendig. Der Grundriß eines Leberläppchens

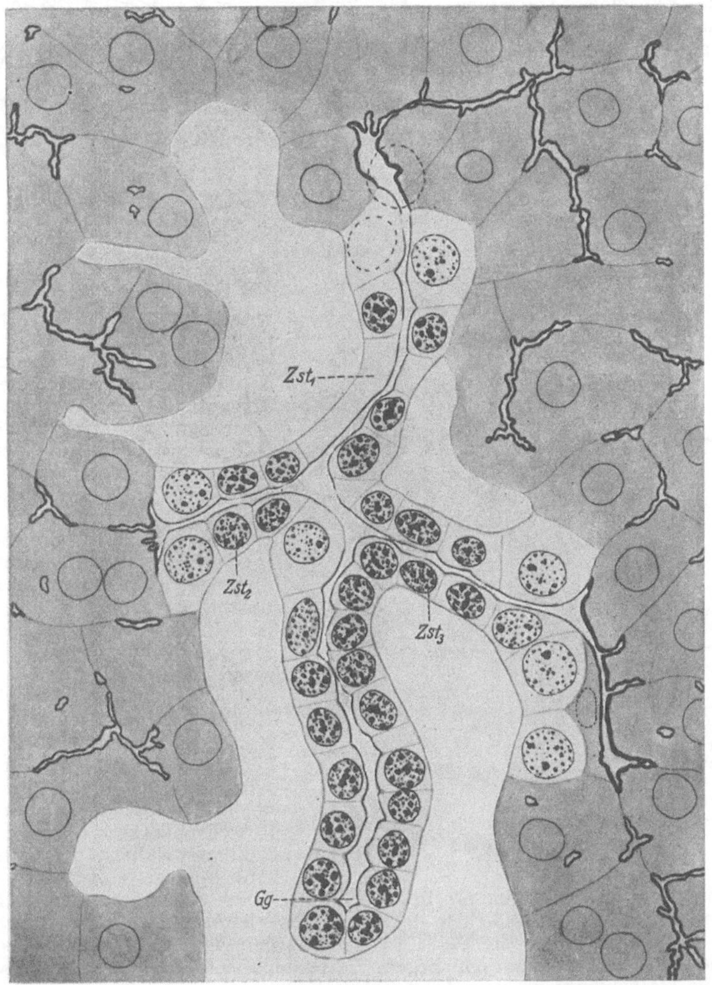

Abb. 8. 3 Zwischenstücke (*Zst.*) setzen sich zu einem kleinen Gallengang zusammen. Über *Zst*₁ eine schöne Ampulle. Aus der Leber eines 43jährigen Selbstmörders. Leber fixiert ³/₄ Std. p. m., histologisch normal. Halbschematisch, Bindegewebe weiß gelassen. (Nach Clara, 1930.)

ist so angelegt, daß Blutcapillaren und feinste Gallenwege stets durch Leberparenchymzellen getrennt sind, die Galle wird in einen von zwei Leberepithelien begrenzten Spalt abgesondert (s. Abb. 3, S. 1105). Verschiedenheiten in der Nomenklatur erschweren Übersicht und Vergleichsmöglichkeiten klinischer und anatomischer Arbeiten. Die Lücke zwischen den Leberzellbalken, in die zuerst die Galle gelangt, wird Galleröhrchen (LUBARSCH, LA MANNA) oder Gallencapillare (EPPINGER, ASCHOFF) genannt. Einigkeit herrscht darüber, daß die Galleröhrchen kein eigenes Epithel besitzen (Literatur s. bei RABL). Eine homogene Schicht, die dicker und widerstandsfähiger als das Ektoplasma der Leberzellen ist (HOLMER, PFUHL), begrenzt die Galleröhrchen. Da diese Wand auf jeden Fall nur von den Leberzellen geliefert sein kann, so ist es keine prinzipielle Frage, sondern nur eine Geschmackssache, ob man sie noch zu den Leberzellen rechnet oder als verdickten Abschnitt des Ektoplasmas oder eine zur selbständigen Wand gewordene Abscheidung der Leberzellen ansehen will, schreibt PFUHL. Intracelluläre Galleröhrchen, die wellenförmig innerhalb des Protoplasmas der Leberepithelzellen verlaufen, stellt neuerdings wieder LA MANNA dar. An der Läppchenperipherie beginnt das Gallenwegssystem, mit einem eigenen Epithel bekleidet. An dieser Übergangsstelle zwischen Galleröhrchen und den jetzt eigenes kubisches Epithel führenden Gallencapillaren (präcapillare Gallengänge nach ASCHOFF, Schalt- oder Zwischenstücke nach CLARA) findet sich eine ampulläre Erweiterung. Die histologische Darstellung des Ortes, wo die Lichtung eines Galleröhrchens in eine Gallencapillare mit einschichtigem Epithel übergeht, ist für die pathologische Anatomie wichtig, denn hier können sich erst die Zeichen einer selbständigen Cholangitis finden, doch sind die Möglichkeiten der histologischen Technik begrenzt. Die präcapillaren Gallengänge besitzen noch keine bindegewebige Hülle, sie treten an der Läppchengrenze miteinander in Verbindung, das Sekret sammelt sich in den größeren terminalen Gallenkanälchen (s. Abb. 9, nach ASCHOFF). Mit zunehmendem Querschnitt sieht man dann die Gallengänge zwischen den Acini mit den Gefäßen in der GLISSONschen Scheide deutlich liegen. Extrahepatisch vereinigen sich schließlich mehrere große Gallengänge zu dem Ductus hepaticus.

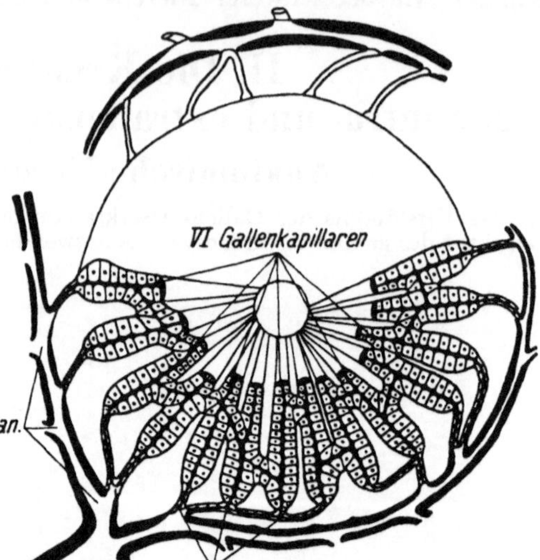

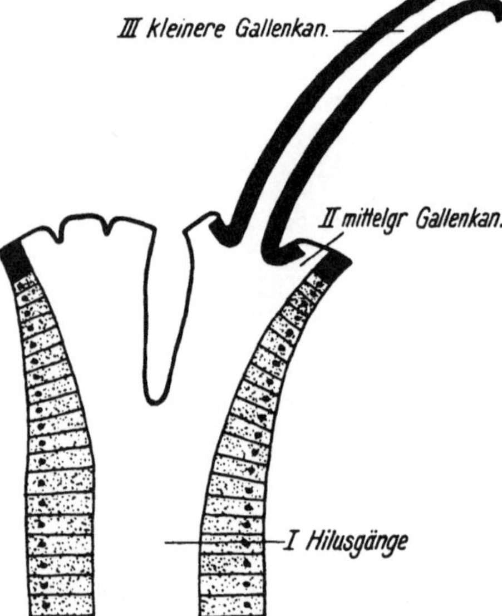

Abb. 9. (Nach ASCHOFF.)

Am extrahepatischen Gallensystem, bestehend aus Ductus hepaticus, Ductus cysticus, Gallenblase und Ductus choledochus (s. Abb. 10) muß besonders die Anordnung der glatten Muskulatur und der elastischen Fasern hervorgehoben werden. Die großen Gänge und der glatte Teil des Ductus cysticus sind Schläuche aus dichtgefügtem Bindegewebe mit reichlich elastischen Fasern, glatte Muskulatur kommt in geschlossenen Muskellagern nicht vor

(NUBOER), nimmt jedoch in Richtung auf das Duodenum an Menge zu (s. später). Zahlreiche Schleimdrüsen sind eingelagert, am Anfangsteil des Hepaticus beschreibt LÜTKENS noch besondere Portadrüsen.

Die verschiedenen Schichten der Gallenblasenwand werden nach PFUHL bezeichnet: 1. Epithel, 2. subepitheliale Schicht, 3. Fibromuscularis, 4. Submucosa, 5. Subserosa, 6. Serosa. Wegen der widerstreitenden Ansichten über die muskuläre Funktion der Gallenblase muß auf die aus starken Bindegewebsbündeln und eingelagerten Muskelplatten bestehende Fibromuscularis besonders hingewiesen werden. Die Muskulatur der Gallenblase ist eine Muscularis mucosae, sie verhält sich morphologisch anders wie die Tunica muscularis

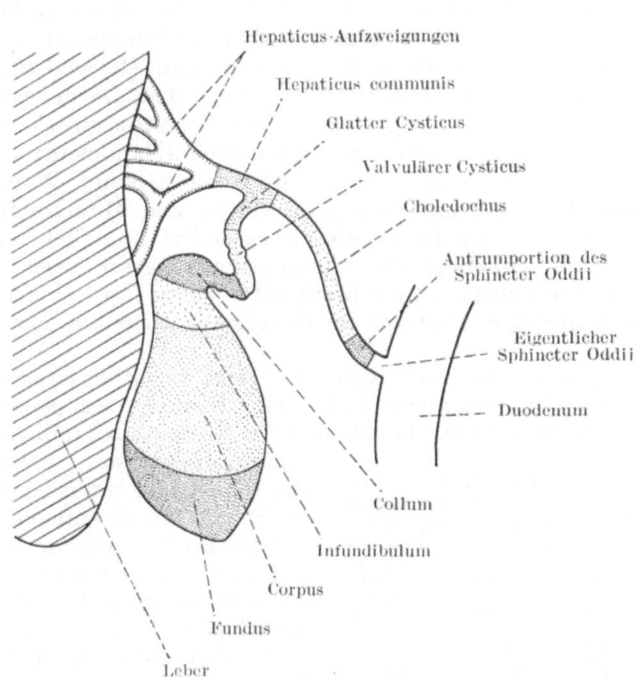

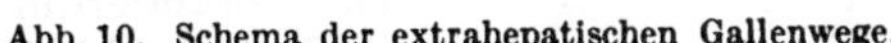
Abb. 10. Schema der extrahepatischen Gallenwege.

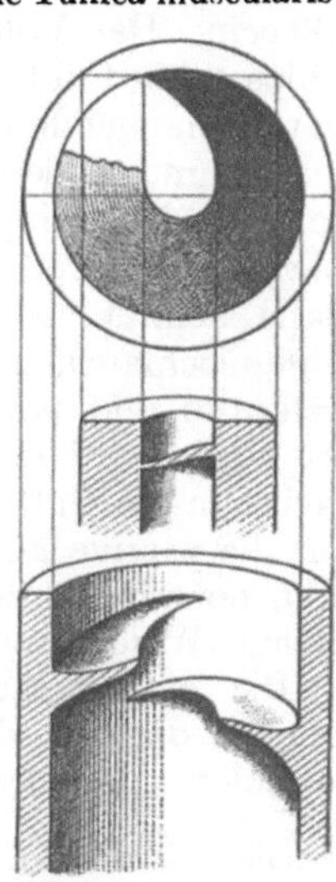
Abb. 11. Schematische Darstellung einer HEISTERschen Klappe. Querschnitt, lateraler und medianer Längsschnitt durch ein D. cysticus-Stück mit einer linksgewundenen, schräggestellten Klappe von maximaler, etwa $1^1/_4$ Spiraltouren umfassender Ausdehnung.

des Darmes, deshalb ist nach PFUHL auch zu erwarten, daß sie sich auf physiologische und pharmakologische Reize anders verhält wie der Darm. Am Fundus und Corpus ist die Muskulatur wesentlich längs angeordnet, im Collum finden sich stärkere Ringfasern, von LÜTKENS als Collum-Cysticus-Sphincter bezeichnet. In den valvulären Teil des Cysticus ragen halbmondförmige Klappen (Valvulae Heisteri) hinein, sie sitzen mit breiter Basis auf, sind oft schräg gestellt und haben einen freien Rand und zwei zipfelartige Fortsätze (s. Abb. 11, nach LÖHNER). Das Innenrelief der Gallenblase wird von hohen Längsfalten beherrscht, sie sind durch zahlreiche niedrige Quer- und Längsfalten miteinander verbunden. An dieser Faltenbildung nimmt nur die subepitheliale Schicht teil und auch bei stärkster Kontraktion wahrscheinlich nicht die Fibromuscularis. An manchen Stellen senkt sich ein epithelbekleideter Spalt bis in die Fibromuscularis ein, diese LUSCHKAschen Gänge können sich unter pathologischen Verhältnissen buchtartig erweitern.

Am *duodenalen Endteil* des Ductus choledochus trifft man wieder auf eine eigentümliche Anordnung der Muskulatur: das Diverticulum Vateri wird durch eine Ringmuskulatur von 5—10 mm Breite (MATSUNO), dem Sphincter Oddi, gegen das Duodenum abgeschlossen. Dieses Muskelband ist von größeren Drüsen stellenweise unterbrochen. Leberwärts von diesem Ringmuskel, vergleichsweise Pylorulus von WESTPHAL genannt, sind stärkere Muskelbündel längs angeordnet in dem als Antrumportion des Sphincter Oddi bezeichneten Teil (s. Abb. 10). Hierdurch ist dem Sphincter Oddi nicht nur abschließende Funktion gegeben, sondern er wirkt auch als Ejaculationsmuskel für die Galle (WESTPHAL, NUBOER). Bevor der Ductus choledochus in das Duodenum mündet, geht er in etwa 90% durch das Pankreas.

Die Gallenblase ist außerordentlich reich mit Blut- und Lymphgefäßen versorgt, sie verlaufen zahlreich in der äußeren Schicht der Fibromuscularis. Die stattliche, aus dem

Ramus dexter der Arteria hepatica entspringende Arteria cystica ist das zuführende Gefäß, die Vena cystica führt das Blut zur Vena portae ab. Die Gefäße werden begleitet von einem dichten Nervengeflecht und vielen Ganglienzellen, es besteht eine gewisse Ähnlichkeit mit dem AUERBACHschen Plexus des Darmes.

B. Physiologische Einleitung.

Die Menge der von den Leberzellen sezernierten Galle beträgt täglich um 800 ccm. Das Volumen kann deswegen aus Messungen der Fistelgalle bei verschlossenem Choledochus nur schätzungsweise angegeben werden, da die in den Darm gelangende Galle normalerweise die Leberzelltätigkeit zur Galleproduktion anregt und außerdem durch den enterohepathischen Kreislauf (Leber-Darm-Portal- oder Lymphweg-Leber) gewisse Gallebestandteile aus dem Darm resorbiert werden und von neuem in die Galle gelangen. Der Sekretionsdruck der Galle bemißt sich nach Nahrungsaufnahme im Tierversuch (Manometer mit Gummischlauch durch die Papilla Vateri) durchschnittlich 210 mm Wasser (HIGGINS und MANN) oder 250—380 mm Wasser (IMANAGA und Mitarbeiter). Die Galle wird kontinuierlich von den Leberzellen abgesondert und fließt zunächst in die Gallenblase, da der Sphincter Oddi im allgemeinen geschlossen ist. Für die passive Füllung der Gallenblase ist ein bestimmter Tonus des Sphincter Oddi notwendig, der dem Ruhesekretionsdruck im Ductus hepaticus und choledochus Widerstand leistet.

Die extrahepatischen Gallenwege sind nicht nur ein Ableitungssystem, sondern die von den Leberzellen sezernierte Galle wird in ihnen weitgehend verändert. Das sezernierende Epithel der Gänge und die in ihnen befindlichen Gallengangsdrüsen liefern das schleimige, fadenziehende Mucin, ein zusammengesetztes Protein und mucinähnliches Nucleoalbumin. Diese Sekretion bedingt eine Zunahme an festen Bestandteilen. Eine weitere beträchtliche Veränderung geht mit der Galle in der Gallenblase vor sich. Eine wesentliche Funktion der Gallenblase ist die Kondensierung der Galle (v. BERGMANN). Vor allem durch Wasser- und Salzresorption (wahrscheinlich Chlor- und Phosphation) und Zugabe von Schleimstoffen wird die hellgelbe Lebergalle zu einer schwarzbraunen, zähen Flüssigkeit eingedickt (Neuere Analysen von HEINLEIN). Die Einengung kann bis auf das 18fache der Lebergalle gesteigert werden (SCHÖNDUBE, ROUS und MCMASTER, HOESCH). Die Trockensubstanz erhöht sich von 1—2% auf 14—20%. Die Kondensierung ist je nach Beschaffenheit der Lebergalle, Verweildauer in der Gallenblase und Funktionstüchtigkeit des Gallenblasenepithels stark verschieden. In der Tabelle nach HAMMARSTEN ist der Konzentrationsfaktor für die einzelnen Bestandteile errechnet. Gleichzeitig steigt der kolloidosmotische Druck der Gallenblasengalle (FREY). Die Chlorresorption ist vom intravesicalen Druck unabhängig (FREY). Bei dem Einigungsvorgang werden Bilirubin, Gallensäuren und Cholesterin in der Blasengalle stark angereichert. Kein einfacher chemisch-physikalischer Vorgang liegt dieser Kondensationsarbeit zugrunde, sondern aktiv resorbierende Kräfte steuern weitgehend die Konzentrations-

Tabelle. Konzentrationsverhältnisse von Leber- und Blasengalle nach HAMMARSTEN. (Lehrbuch der physiologischen Chemie, S. 349. 1922.)

Bestandteil	Lebergalle	Blasengalle	Konzentrationsfaktor
Wasser	971,40	834,70	—
Feste Stoffe	26,62	165,80	5,80
Mucin und Farbstoff	4,88	43,14	8,85
Gallensaure Alkalien	12,19	92,10	7,50
Cholesterin	1,24	9,28	7,50
Lecithin, Fett	1,00	6,02	6,00
Fettsäuren aus Seifen	1,20	10,87	9,00
Lösliche Salze	7,36	2,95	2,50
Unlösliche Salze	0,32	2,29	7,00

fähigkeit, sie steigt unter Vagusreiz und sinkt im allgemeinen unter Sympathicusreiz, was aus Tierversuchen von WESTPHAL, GLEICHMANN und SOIKA geschlossen wird. Bei der Annahme einer Eindickung um das 7- bis 10fache kann etwa $^1/_3$ der täglichen Gallenmenge in der Gallenblase gespeichert werden.

Über das weitere Schicksal der Gallenblasengalle sind drei Möglichkeiten zu erwägen: 1. der gesamte Blaseninhalt wird durch Resorption wieder der Leber zugeführt, 2. durch aktive Kontraktion der Gallenblasenmuskulatur entleert sich ihr Inhalt in das Duodenum, 3. eine passive Entleerung nach dem Duodenum zu findet durch Ansaugen vom Duodenum aus, Peristaltik des Duodenums, Atembewegung oder Bauchdeckendruck statt. Es handelt sich um die Erklärung, woher die dunkle Galle im Duodenum kommt und wie die grundlegende Beobachtung von LYON und MELTZER zu deuten sei, daß nach Einlegen einer Duodenalsonde zunächst helle Galle (Lebergalle oder A-Galle genannt), dann nach Magnesiumsulfateingießung dunkle Galle (B-Galle) und dann wieder hellere Galle (C-Galle) abfließt. Dieselbe Beobachtung machte STEPP bei Verwendung von Wittepepton und Öl, ferner KALK und SCHÖNDUBE nach Injektion von Hypophysenhinterlappenextrakt. Die von SWEET ursprünglich vertretene Meinung der völligen Rückresorption der Blasengalle ist von HALPERT aufgenommen und zuletzt von BLOND begründet worden. Die fehlende elektrische Reizbarkeit der Gallenblase, die Aufsaugung des Gallenblaseninhaltes bei Cysticusverschluß und gelegentliche Mitteilungen über den Abfluß dunkler, konzentrierter Galle nach Cholecystektomie (EINHORN) werden als Gründe angeführt, der Nahrungsreiz, besonders das Eigelb wirke auf die Leberzellen und die dann abgesonderte Lebergalle gebe den Impuls zu rascheren Rückresorption des Blaseninhaltes. Die cholecystographischen Beobachtungen werden als nicht stichhaltig für die aktive Motilität der Gallenblase abgelehnt, da durch den Farbstoff eine Entzündung der Gallenblase und damit eine verstärkte Resorption des Inhaltes hervorgerufen würde (BLOND). Das Ausbleiben eines elektrischen Reizeffektes an der Gallenblase liegt wahrscheinlich in der anatomischen Struktur begründet, die hinsichtlich der Anordnung der Muskellagen sich anders verhält wie Darm oder Harnblase (siehe anatomische Vorbemerkung). Gewiß muß eine gewisse Änderung der Konzentration des Sekretes auch den Leberzellen zugeschrieben werden, doch diese reicht nicht aus, um die Beschaffenheit der B-Galle zu erklären. KALK hat sich ausführlich mit den Gegengründen gegen die völlige Resorption des Gallenblaseninhaltes auseinandergesetzt.

Auf Grund von Tierversuchen (WINKELSTEIN, BANGOLEA und SUAREZ) und dem Ausbleiben einer Gallenblasenkontraktion beim narkotisierten Menschen nach Hypophyseninjektion bei eröffneter Bauchhöhle (HABERLAND) wird der Gallenblase ein passives Verhalten bei ihrer Entleerung zugeschrieben. HABERLAND spricht von melkenden Bewegungen des Duodenums, die aber aus anatomischen Gründen nach PFUHL nicht möglich sein sollen, und WINKELSTEIN, sowie GRAHAM und HAMRICH legen den wesentlichen Wert auf die Atembewegung. Respiratorische Druckschwankungen im Gallensystem sind von vielen Untersuchern aufgezeichnet, aber allein können sie das Erscheinen der B-Galle nicht erklären (KALK).

Gestützt auf die anatomische Untersuchung des Muskelsystems am Gallenblasenhals und am Sphincter Oddi und die vielfachen Beobachtungen am Gesunden und Kranken hat die Lehre von der aktiven Kontraktion der Gallenblase immer mehr Anerkennung gefunden (z. B. KALK, SCHÖNDUBE, WESTPHAL, v. BERGMANN, LÜTKENS, BOYDEN, EPPINGER).

Einige Tierversuche, die allerdings wegen Baucheröffnung, Narkoseeinfluß und andersartiger anatomischer Struktur der Gallenwege mit Vorsicht zu bewerten sind, seien als Hinweis für die aktive Kontraktion angeführt: Druckanstieg im Ductus cysticus nach Nahrungsaufnahme (McMASTER und ELMAN) oder nach Vagusreiz (WESTPHAL) auch bei Zwerchfellstillstand unter AUER-MELTZER-Atmung (WESTPHAL und SCHÖNDUBE). Durchströmungsversuche des Gallensystems (LÖHNER). Sichtbare Kontraktionen der Gallenblase, die allmählich gegen den Cysticus fortschritten, nach duodenaler Eingießung von Wittepepton, Magnesiumsulfat, Natriumsulfat, Karlsbader und Mergentheimer Salzlösungen und Öl (STEPP und DÜTTMANN), spontane Kontraktionen alle 40 bis 50 Sekunden (LOEPER und TAUZIN). Nach Scheinfütterung (Hunde mit Oesophagus-Magenfistel) Fehlen der Gallenblasenkontraktion (CRANDELL jr.), Ableitung der Aktionsströmung der Gallenblase (Elektro-Cholecystogramm) nach Nahrungsreiz (BAYER). Auch an der isolierten Gallenblase sind von vielen Untersuchern Kontraktionen registriert worden nach Pilocarpin, Physostigmin, Histamin, Secretin und an der gefüllten Gallenblase nach Hypophysin (Literatur siehe bei KALK, CHIRAY und PAVEL). Die Erregbarkeit eines Gallenblasenstreifens vom Menschen zeigten LÄWEN und LAUBE.

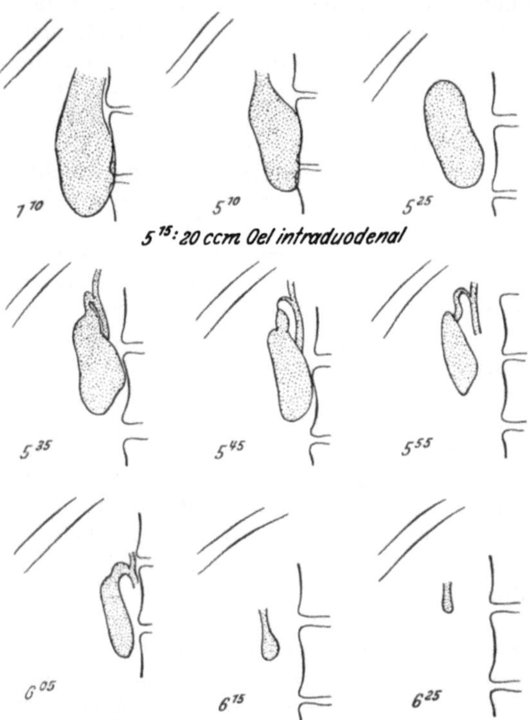

Abb. 12. Wechselnder Tonuszustand der Gallenblase unter cholokinetischer Einwirkung. (Nach SCHÖNDUBE.)

Als beweiskräftig beim Menschen können die Ergebnisse der Duodenalsondierung mit verschiedenen Reizmitteln und die Röntgendarstellung angesehen werden. Bei der Hypophysinprobe legt KALK Wert darauf, daß der Umschlag von heller Lebergalle zu dunkler Gallenblasengalle plötzlich erfolgt, während von anderer Seite nach Nahrungsreizen eine allmähliche Kontraktion und Tonuszunahme angenommen wird, die solange anhält, wie sich Nahrung im Duodenum befindet. Auch von der Art der Nahrung sind Dauer und Stärke des Entleerungsvorganges abhängig, Sahne-Eidottergemisch (BOYDEN), reine Eidotter (BRONNER) und Öl wirken am stärksten. In Selbstversuchen konnte STERN feststellen, daß nach Magnesiumsulfat, natürlichem Karlsbader Sprudel Versandwasser aus Karlsbad und nach SCHERINGs künstlichen Karlsbader Tabletten die Latenzzeit bis zum Erscheinen der B-Galle und die Dauer des Blasengallenflusses verschieden ist. Eine vollständige Entleerung der Gallenblase gibt es nicht, es bleibt immer „Restgalle" zurück, wie ja auch bei Operation oder Sektion nie eine leere Gallenblase gefunden wird. Die bilirubinreichste Galle erhält man mit der sogenannten Doppelsonde, wenn eine Sonde aus dem Magen das Sekret ableitet und eine zweite Sonde vor der Papilla Vateri liegend das reine Duodenalsekret zutage fördert (SCHÖNDUBE).

Die nachweisbare Verkleinerung des Gallenblasenschattens nach oraler oder intravenöser Cholecystographie (siehe Abb. 12, nach SCHÖNDUBE) ist zwar von ihrem Erfinder GRAHAM nicht auf eine aktive Kontraktion der Gallenblase zurückgeführt worden, doch ist diese Schrumpfung gerade mit denjenigen Mitteln zu erreichen (Hypophysin oder dem Cholinester Doryl nach GRÜNEIS), die auch am isolierten Organ einen Kontraktionseffekt hervorbringen. Verwendet man nach vorhergehender Gallenblasenfüllung zur Magendurchleuchtung Bariumbrei mit Eigelb vermischt, so läßt sich ebenfalls die Entleerung der Gallenblase nachweisen (z. B. BECKER). Eine ausführliche Studie haben BERARD und MALLET-GUY (1932) den Bewegungsvorgängen nach Lipoidolfüllung bei Cholecystomie beim Menschen gewidmet und mit Hilfe der Magnesiumsulfatprobe die Kontraktionsvorgänge im Röntgenbild dargestellt. Bei der Cholangiographie mit Thorotrast will man sogar Peristaltik am Choledochus (SARALEGUI) beobachtet haben, was jedoch höchstens für den Endteil des Choledochus (siehe anatomische Vorbemerkung) zutreffen könnte.

Die Bewegungen der Längs- und Ringmuskulatur am extrahepatischen Gallensystem werden vom vegetativen Nervensystem gesteuert. Im Tierversuch hat WESTPHAL die Muskelkontraktionen unter verschiedenen Bedingungen (Vagus- und Sympathicusreizung) untersucht (siehe Pathogenese der Dyskinesien). Damit ist sichergestellt, daß die Auslösung des sogenannten Gallenblasenreflexes auf dem Nervenweg erfolgen kann, die Aufhebung durch Gynergen (KOPPSTEIN und POPPER) und seine Beeinflußbarkeit durch suggerierte Affekte (WITTKOWER) sprechen ebenfalls dafür. Der alimentäre Reiz besonders mit Eiweiß und Fett ist der tägliche Erreger des Gallenaustrittes, den Humuralmechanismus hat SANDBLOM durch Versuche am angiostomierten Hund wahrscheinlich gemacht; SCHÖNDUBE legt unter Hinweis auf den Pituitrinreflex auf den hormonalen Vorgang nachdrücklichen Wert. Die Gallenblasenentleerung ist also durch verschiedene nervöse, chemische und humorale Wege gesichert, soweit diese nicht untereinander verkoppelt sind. Der Ort der Auslösung ist die Schleimhaut des oberen Duodenums, beim operierten Magen des oberen Jejunum (KALK und NISSEN).

C. Spezielle Pathologie.

1. Cholecystopathien.

a) Klinik der Cholecystopathien[1].

Als Cholecystopathie fasse ich unter dem Gesichtspunkt funktioneller Pathologie sämtliche Erkrankungen der extrahepathischen Gallenwege mit der Gallenblase als Mittelpunkt zusammen[2]. Dieser Begriff ist einerseits der Einsicht in die Grenzen biologischer Ordnungsmöglichkeiten und andererseits dem Wissen um das fließende der großen Krankheitsbilder entstanden. Aufgabe spezieller Nosologie ist es gleichwohl, jede Einzelheit bei einer Cholecystopathie zu ermitteln zu suchen, wenn sie auch stets sich bewußt sein muß, daß sie künstliche Scheidewände zieht und damit dem biologischen Geschehen Zwang antut. Dem Einzelfall gegenüber haben wir uns also klar zu werden, welche Rolle Stein, Entzündung, Stauung als Dyskinesie oder die Dyscholie als verändertes Lebersekret spielen. Es ist daher berechtigt, das Wesentliche an klinischen Symptomen dieser einzelnen Faktoren zu besprechen, die aber oft nur ein Teil des ganzen Krankheitsgeschehens sind.

Unter Dyskinesie ist eine Störung in der Zusammenarbeit zwischen Austreibungs- und Retentionsmechanismus an den extrahepatischen Gallenwegen zu verstehen. Mit obiger Auffassung der Cholecystopathien geben wir zu, daß

[1] Aus dem Abschnitt der Erkrankungen der Gallenwege von v. BERGMANN im Lehrbuch der inneren Medizin (Berlin: Julius Springer 1936) teilweise übernommen.

[2] BERGMANN, v.: Funktionelle Pathologie, S. 147. 1936.

eine reine Dyskinese als selbständiges Krankheitsbild zu den Seltenheiten gehört, also die reine Betriebsstörung des neuromuskulären Apparates. Aber die immerhin nicht so seltene Überraschung bei Operationen, daß ein sicher vermuteter Steinbefund nicht erhoben wurde, ja auch keine mit bloßem Auge sichtbare Entzündung, ferner die Beobachtung nach Cholecystektomien, wo der Kranke unbefriedigt vom Operationserfolg doch wieder den Arzt — dieses Mal häufig den Internisten — aufsucht, rechtfertigen die Betonung der Betriebsabweichung in diesem komplizierten Hohlmuskelsystem. Die Beschwerden der Kranken sind nicht scharf umrissen. Völlegefühl schon nach wenigen Bissen, bitteres Aufstoßen und ein leichter Schmerz im rechten Oberbauch mit Ausstrahlung in die rechte Schulter oder in den Rükken plagt sie. Selbst größere Schmerzen bei entzündungs- und steinfreien Wegen vom Charakter echter Koliken wird jeder erfahrene Arzt beobachtet haben, es sei nur vergleichsweise an die „Pseudo-Gallensteinkoliken" beim hämolytischen Ikterus erinnert. Eine Gelbsucht tritt nur selten auf (WESTPHAL, KALK, PAVEL), denn so heftig und so lange dauert die Dyskinesie als Stauungsmoment im allgemeinen nicht an, daß es darüber zu einer Anreicherung des Serumbilirubins und damit zur Hautverfärbung kommt. Die Körpertemperatur steigt gelegentlich etwas an. Die Diagnose der Dyskinesie muß notwendig ergänzt werden durch die Duodenalsonde und die Kontrastfüllung der Gallenblase. Zum mindesten eines dieser beiden Verfahren hat zu beweisen, daß der Ductus cysticus frei ist. Breite Erfahrung über die Entleerung der Gallenblase nach Pituitrininjektion, wozu unbedingt ein hochwirksames Hypophysenpräparat notwendig ist, bei richtig vor der Papille liegender Duodenalsonde (Röntgenkontrolle der Sonde!) haben zur Unterscheidung einer hypertonischen sowie einer hyperkinetischen und hypertonischen Dyskinesie geführt (SCHÖNDUBE, KALK, WESTPHAL).

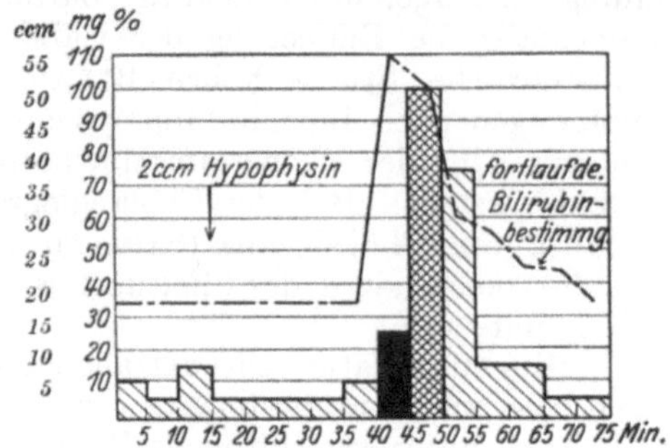

a Typ einer schwachen Hypophysinentleerung bei einer hypotonischen Gallenblase.

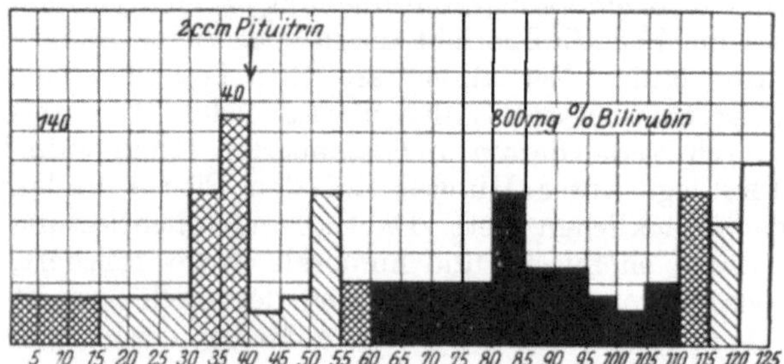

b Typ einer starken Pituitrinentleerung mit Spontankontraktion und kurzer Latenz bei einer hyperkinetischen Dyskinesie.

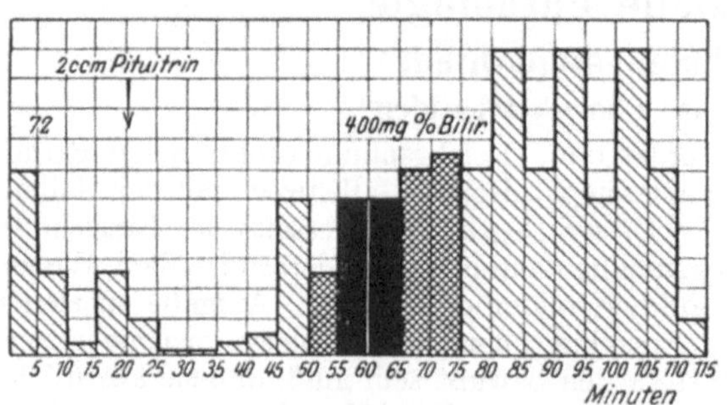

c Typ einer kräftigen Pituitrinentleerung mit langer Latenz bei einer hypertonischen Dyskinesie.

Abb. 13a—c nach SCHÖNDUBE: Z. klin. Med. **109** (1929).

Das Schema von SCHÖNDUBE veranschaulicht, daß bei der hypotonischen Dyskinesie die übliche Latenzzeit von 20 Minuten nach der Hypophysininjektion bis zur Entleerung der Gallenblase überschritten wird. Der Entleerungsversuch kann auch erfolglos bleiben, im Röntgenbild zeigt sich eine schlecht kontrastgefüllte und motilitätsarme Gallenblase, in der das Kontrastmittel auch nach drei Eigelb oft viele Stunden verweilt (s. Abb. 19, nach WESTPHAL S. 1344). Leichter faßbar und vielleicht auch häufiger ist die beschleunigte Entleerung der Gallenblase nach Pituitrin (hyperkinetische Dyskinesie). Schon der Reiz des Sondenknopfes genügt oft, dunklere Galle zu fördern, der Bilirubingehalt der Blasengalle nach Pituitrin ist oft besonders hoch. Unscharf dagegen ist die Abgrenzung einer hypertonischen Dyskinesie, wo nach langer Latenz reichliche Mengen dunkler Galle entleert werden sollen (s. Abb. 13). Die Warnung zur Zurückhaltung mit der Annahme einer reinen Dyskinesie (TALMAN, SCHRADER, EPPINGER) soll nochmals unterstrichen werden, sie bleibt nur für gewisse Fälle der Cholecystopathien — WESTPHAL schätzt 5—10% — vorbehalten nach eingehendem anamnestischem und klinischem Studium des Einzelfalles.

Der große, imponierende Anfall bei der *Gallensteinkrankheit* war früher Ausgangspunkt jeglicher Betrachtungen über die Gallenerkrankungen überhaupt. Mit der oben betonten Auffassung von den Geschehenskreisen der Cholecystopathien hat die Cholelithiasis, einst als Mittelpunkt der Gallenblasenerkrankungen gewertet, diese zentrale Stellung zu verlieren (v. BERGMANN[1]). Dabei soll nicht verkannt werden, daß die Häufigkeit von Gallensteinen tatsächlich außerordentlich groß ist. Sieht man die Statistiken der Pathologen durch, so ergibt sich die erstaunliche Zahl, daß etwa 10% aller Sektionen Steine aufweisen. Der Internist hat hierzu einschränkend zu bemerken, daß Gallensteinträger und Gallensteinkranke zusammenberechnet werden. Die Steinhäufigkeit nimmt vom 20. Lebensjahr ab steigend zu, erreicht um das 50. Jahr ihren Höhepunkt; so werden nach dem 40. Lebensjahr bei 10% aller Männer und bei 40% aller Frauen Gallensteine gefunden. Hier offenbart sich deutlich das Überwiegen des weiblichen Geschlechtes; für Mitteleuropa wird das Verhältnis Männer zu Frauen von 1 : 3 oder sogar 1 : 4 berechnet (ASCHOFF). Bei der späteren Besprechung der Steinentstehung wird diese Tatsache nochmals zu erörtern sein.

Die heftigsten, nicht mehr ertragbaren Schmerzen der Steinkolik, eine Empfindung, als wenn der ganze Leib zerrissen würde, können oft erst nach Abklingen etwa unter Morphium genau an die Stelle der Gallenblase lokalisiert werden. Der Kranke wirft sich im Bett hin und her, er liegt nicht ruhig wie meist beim Ulcusschmerz oder bei einer Perforation in die freie Bauchhöhle, die Ausstrahlung geht in die Schulter hinauf wie ein Phrenicusschmerz, in den rechten Arm hinein bis in die Fingerspitzen oder wird rechts hinten unten im Rücken manchmal noch schlimmer als im Bauch empfunden, es kommt nicht regelmäßig zu heftigem Erbrechen und die Temperatur steigt oft an, auch zu gewaltiger Höhe. Typisch ist gerade für die mechanische Steinkolik, am häufigsten durch den Ventilstein verursacht, daß der Schmerz in kürzester Zeit Minuten, ja weniger als 1 Minute aus völlig schmerzfreier Vorperiode auf maximale Höhe kommt, gelegentlich ebenso jäh nach Stunden oder nur Minuten abklingt. Meist freilich vollzieht sich das Abklingen langsamer wie das Einsetzen der Kolik, sie kann zum furchtbarsten subjektiven Schmerzerlebnis werden, fast ebenso heftige Koliken werden manchmal genau median epigastrisch empfunden. Nach diesen auch wildesten Koliken oft völlige Beschwerdefreiheit; nach

[1] BERGMANN, v.: Funktionelle Pathologie, 1936.

qualvoller Nacht geht der Kranke wie gewohnt morgens zur Arbeit. Jahre können vergehen, oft nur Monate, auch Stunden und die nächste Kolik setzt ein, keine Prodrome verraten etwa regelmäßig das Kommen des Zustandes: Maximalzustände, den Schmerzen nach beurteilt. Es kommen aber alle Variationen der Steinbeschwerde vor bis zu geringem Druckempfinden im Oberbauch oder leichten dyspeptischen Beschwerden, Appetitlosigkeit, Übelkeit, manchmal nur nach schwer verdaulichen Fetten — die Kolik nach einer Mayonnaise oder einem Schweinekotelett ist geradezu diagnostische Stütze — Fälle genug, bei denen nur die Neuralgie im rechten Ellbogen, Unterarm, Fälle, bei denen ein Pseudorheumatismus des rechten Schultergelenkes endlos behandelt wird oder eine Intercostalneuralgie rechts hinten unten oder vorn in der Lebergegend, etwa gar fälschlich eine Pleuritis diagnostiziert werden kann. Man kann die Schilderung der Steinkolik nicht von der der Cholecystitis abgrenzen, ist sie doch meist gleichzeitig vorhanden und auch die reine Gallenblasenentzündung ohne Steine gibt ein oft identisches Beschwerdebild. Je reiner ohne Prodrome und ohne Nachwehen mit rapidem Anfang und rapidem Ende eine Kolik in heftigster Form dabei afebril verläuft, um so wahrscheinlicher ist vorwiegend der Stein beteiligt, der sich in den Cysticushals hineindrängt, die Tenesmen des Hohlmuskels auslöst, um plötzlich wieder in den Fundus der Gallenblase zurückzufallen. So ist es gelegentlich nicht zu gewagt, den Ventilstein, der so oft ein Cholesterinsolitär ist, auf Grund des Beschwerdekomplexes anzunehmen.

Betrachten wir weiter die subjektive Symptomatologie der Cholecystopathien (v. BERGMANN: Krankheiten der Gallenwege. Lehrbuch der inneren Medizin, 3. Aufl. Berlin: Julius Springer 1936) und gehen wir, nachdem die große Kolik oben geschildert wurde, von jenen larvierten leichtesten Formen aus, so ist es zunächst eine Gruppe von Menschen mit scheinbaren oder wirklichen Magenbeschwerden. Ist doch bei der Cholecystopathie der Magen sehr oft mitbefallen, wohl aus gleichem Anlaß spielen in beiden Organen entzündliche Zustände wechselnder Intensität, in mehr oder weniger periodischen Abläufen. Es findet sich bei langer Dauer der Cholecystopathie sehr oft eine Achylia gastrica nicht selten auch refraktär gegen Histamin oder wenigstens subacide Werte, während meist bei weniger langer Dauer der Erkrankungen die subjektiven und objektiven Zeichen eines „Reizmagens" gefunden werden im Sinne einer superaciden Gastritis. So können gastritische Beschwerden, sowohl anacider und subacider Art, wie solche der Superacidität auch bei Normacidität: Appetitlosigkeit, achylische Diarrhöen, ebenso wie Beschwerden des „Acidismus" echte Magenbeschwerden werden auch bei Gallenblasenerkrankungen vorhanden sein. Wichtig erscheint ferner eine Neigung zum Aufstoßen, dem ein unbemerktes Luftschlucken vorausgeht, nicht etwa Gasentwicklung im Magen selbst. Es kann sich so in den Vordergrund drängen, daß das Bild der Aerophagie entsteht, oder es kommt dabei zum Hochkommen von Speisen, vor allem aber unter Steigerung der Nausea zum Erbrechen selbst, meist ein Erbrechen bei leerem Magen, auch gerade offenem Pylorus, so daß Duodenalinhalt, also galliges Erbrechen erscheint. Wie oft ist der Trugschluß des Patienten, er müsse „etwas an der Galle haben", denn er erbräche Galle, in diesem Sinn doch berechtigt. Ja, da auch Pylorusspasmen von der Cholecystopathie ausgelöst werden, sind sog. „Magenkrämpfe" nicht immer Fehldeutungen des Kranken, sondern objektiv richtige Beobachtungen, die der Patient bisweilen von seinen eigentlichen Gallenblasenbeschwerden präzis als zwei schmerzhafte Gegenden getrennt voneinander beschreibt. Sicher ist es aber, daß auch bei ganz normalem Magenbefunde, was Sekretion- und Motilitätsprüfung betrifft und auch nach dem Röntgenreliefbilde der Schleimhaut beurteilt, ohne jeden Anhalt für eine Gastritis am Antrum oder sonst wo am Magen, dyspeptische Beschwerden bestehen, periodisch und fast als einziges Zeichen der Cholecystopathie, die reflektorisch alle Grade von Appetitlosigkeit bis zum Brechen auslösen können. Man denke aber auch an eine begleitende latente Hepatopathie mit ihrem ähnlichen „dyspeptischen“ Symptomenkomplex. Im Gegensatz zur Ulcusbeschwerde werden schwer emulgierbare Fette gar nicht vertragen, Mayonnaise, fette Soßen, Blätterteig, Gerichte die in siedendem Fett zubereitet werden, auch die Sahne zum Kaffee oder Tee macht Beschwerden. Das beschränkt sich oft nur auf leichte Übelkeit, Druck nach dem Essen, auch jener Typus, daß Hunger vorhanden ist, aber die Lust zum Essen schnell verschwindet, wenn die Mahlzeit beginnt, und einer mehr oder weniger vollkommenen Appetitlosigkeit weicht, ist typisch. Manche verfallen in eine Angstdiät, die Erfahrung der nachfolgenden Beschwerde streicht immer mehr Gerichte aus dem Repertoir des Menüs und bizarre, selbst erfundene Diätverordnungen ersetzen den üblichen Speisezettel. Magerkeit resultiert, oft die Gewohnheit, nach jedem Essen einen Schnaps zu sich zu nehmen, der die Verdaulichkeit fetter Kostformen in der Tat verbessert. Es ist klar, daß, wenn die Beschwerden nicht über dieses Maß hinausgehen, die differentielle Diagnose gegenüber einer Gastritis ohne Cholecystopathie oft unmöglich ist, dagegen sollte man auf die „nervöse Dyspepsie“, auf den „Reizmagen ohne Gastritis“ (WESTPHAL, WESTPHAL und KUCKUCK) am besten gar nicht rekurrieren, sind diese Diagnosen mit ihrer Problematik doch in der überwiegenden Mehrzahl der Fälle Verlegenheitsdiagnosen. Andere Klagen beziehen sich auf den Darm oder werden vom Kranken, auch dem Arzt auf diesen bezogen, diarrhoische Zustände als Folgen der Achylie (gastrogene Diarrhöen) sind so gelegentlich indirekte Ausdrucksformen einer Cholecystopathie. Hartnäckige Obstipationen, zum Teil veranlaßt durch den peritonealen Reiz der Pericholecystitis im Sinn einer Bremsung der Darmperistaltik, Colonspasmen als Irradiationen vom Reizzustand der Gallenblase her. Weit häufiger freilich sind jene Colonspasmen Verlegenheitsdiagnosen ohne objektive Grundlage wie jene angeblichen Darmgärungen und Gasbildungen im Darm, die oft gar nicht bestehen oder nur Peristaltikabweichungen sind, Förderungen und Hemmungen durch entzündliche oder mechanische Gallenwegzustände bedingt, reflektorisch übertragen.

Unter den Schmerzempfindungen können solche bestehen, die die Abgrenzung gegenüber dem Ulcus namentlich des Duodenum zu einer der schwierigsten Aufgaben gestalten, es kommt wirklich zu einem „pylorischen Syndrom“ mit Spätschmerz, Hungerschmerz und Periodizität und doch besteht ein normales Bulbusbild, nicht einmal Entzündung der Duodenalschleimhaut oder eine Pelottenwirkung von der Gallenblase her braucht regelmäßig nachweisbar zu sein. Zwar kann einmal die Cholecystopathie mit einem Ulcus kombiniert sein, doch wohl nicht häufiger, als es der Wahrscheinlichkeit nach diesen zwei häufigen Krankheiten entspricht. Dazu finden sich bei Bulbusschrumpfung pericholecystische Adhäsionen, das Duodenum ist winklig geknickt bei gleichzeitiger Duodenitis (KALK und SIEBERT). Die Beschwerden äußern sich als leichtester dumpfer Druck, sei es in der Mediane, häufig aber doch nach rechts herüberziehend bis zu jenen, die mit Präzision in der Gallenblasengegend angegeben werden.

In der Skala der subjektiven Angaben folgen dann jene, die als Ausstrahlungen bei der klassischen Kolik oben geschildert wurden, gürtelförmig geht auf der rechten Seite bis zum Rücken neben die Wirbelsäule hin, oft entsprechend der Segmentinnervation nach hinten zu etwas ansteigend, oder der Schmerz strahlt seltener sagittal quer hindurch, er strahlt durch den Phrenicus oder zentripetalen Fasern des Vagus folgend in die rechte Halsseite oder die rechte Schulter hinein, den Arm, den Ellbogen bis in die Fingerspitzen der rechten Hand und kann dort überall isoliert auftreten ohne jenen Zusammenhang der Irradiation subjektiv zu dokumentieren. Von einem Gefühl der Aufgeblähtheit, meist objektiv nicht nachweisbar, im ganzen Oberbauch oder besonders rechtsseitig, weiter einem nur subjektiven Gefühl des Kranken eines verdickten rechten Rippenbogens, bis zum leichten Ziehen, erfahren wir nun von allen Graden wehenartiger Empfindungen bis zum schwersten Oberbauchschmerz, nicht immer typisch lokalisiert, aber selten mit der Tendenz zur Ausstrahlung nach unten hin, weit häufiger hinauf. Aus dem Gebiet des Larvierten sind wir hinaus, wenn die großen Koliken oder die deutlich in der Tiefe als wund empfundene Stelle uns angegeben wird, ja die Sensation bis zum Schmerz hinstrahlt bis zur rechten Mamille, während im großen Kolikanfall der Schmerz so diffus wird, daß, wie oben erwähnt, die Lokalisation dem Kranken zur Unmöglichkeit wird. Nicht selten in der Kolik geradezu stenokardische Zustände, selbst mit typischen Linksausstrahlungen, oft mag hier der Schmerz zur Blutdruckkrise PALs führen, dem Anfall von Blutdrucksteigerung, und diese wirkliche Stenokardie auslösen. Der Kolikzustand kann so gewaltig sein, daß Bauchdeckenspannung, Aufgetriebensein des Leibes resultiert, mächtiges Erbrechen, völlige Unmöglichkeit jeder Nahrungsaufnahme, kleiner frequenter Puls und Verfallenheit, so daß wir vor der ernsten Frage stehen einer Perforation und einer Peritonitis (s. später).

Alle diese Angaben von den geringsten bis zu den schwersten sind nicht nur als gegenwärtige, sondern bis zu weitliegender Vergangenheit im Leben bedeutungsvoll. Ihr Anfang während der Gravidität und im Puerperium charakteristisch (dyscholische Grundlage?), und doch erkennt man jetzt erst, wie häufig schon in der Kindheit die ersten oft atypischen Anfälle einsetzen, besonders bei hereditär schwer Belasteten, der Mensch mit dem von jeher schwachen Magen ist verdächtig. Charakteristisch die Angabe, daß nach langen Autotouren, scharfem Bergabgehen, sportlichen Betätigungen, auch Traumen auf den Oberbauch, das Leiden einsetzte. Noch typischer wie jene mechanischen Momente und die Angabe des Eintretens nach großen, namentlich fetten Mahlzeiten oder nach einem eiskalten Trunk (Bier, Sekt, Eiswasser usw.) ist das Auftreten und Rezidivieren nach febrilen Infekten: Jahre war Ruhe eingetreten, eine fieberhafte Streptokokkenangina, eine Grippe bringt von neuem die große oder auch nur kleine Beschwerde für kurze oder lange Zeit in Gang. Nebenhöhlenaffektionen, Nierenbeckenentzündungen, Gastroenteritiden, jedes febrile Allgemeingeschehen im Organismus kann den Prozeß der Cholecystopathie einleiten, namentlich aber auch das Rezidiv oder die Exacerbation hervorrufen, das sind meist unspezifische Reaktivierungen wie bei einer Reizkörperspritze und nicht etwa metastatische Bakterienverschleppungen.

Jeder Ikterus in der Anamnese ist wichtig. Auch wenn er ein absoluter war, schließe man nicht ohne weiteres auf einen schmerzlosen Steindurchmarsch mit vorübergehendem Verschluß des Choledochus. Uns häufen sich die Fälle, in dem die ikterische Hepatopathie mit ihrer Dyscholie als das Primäre erscheint, die Gallensteinbildung als Folge. Auch ein Subikterus, der vom Arzt beobachtet, eine vorher ungewisse Situation entscheidend klären kann, hat als subjektive Angabe Bedeutung, nie vergesse man aber, daß die Angabe gelblichen Aussehens des Laien oft nichts wie Blässe, bei welcher das braungelbliche Pigment der weißen Rasse deutlicher hervortritt, wie etwa bei einer Anämie oder einer schlechteren Durchblutung der Gesichtshaut. Endlich auffälliger Wechsel in der Farbe des Faeces nicht nur als Befund, sondern als Angabe des Kranken diagnostischen Wert besitzen, die „Poussées hepatiques“ oder „la crise bilieuse“ der Franzosen (CHIRAY et GEROLAMI) werden bei uns, wie mir scheint, unterwertet, denn Wechsel im Zufluß der Kondensgalle wird sich nicht als Ikterus, wohl aber bisweilen in den Faeces dokumentieren, und selbst ein Choledochusverschluß kürzerer Dauer führt nicht gleich zum cholostatischen Ikterus, wohl aber zu einem oder mehreren gallenfarbstoffarmen oder -freien Stühlen.

b) Die objektiven Symptome, (v. BERGMANN: Krankheiten der Gallenwege. Lehrbuch der inneren Medizin, 3. Aufl. Berlin: Julius Springer 1936) so dürftig sie nicht selten sind, haben als Ergänzung der subjektiven den Wert von der Vermutung zu mehr oder weniger großer Sicherheit zu führen. So wesentlich hierbei alle Grade des Ikterus sein können, immer noch wird die Tatsache, daß nie ein Ikterus vorhanden war, gegen eine Cholecystopathie verwendet. Man vergegenwärtige sich, daß eine entzündliche Verpflegung des Ductus cysticus oder ein Steinverschluß (siehe Verlaufsarten) nicht zu einem mechanischen Ikterus führen kann, so sind die Fälle, die niemals einen solchen gehabt haben, auch bei jahrzehntelangen Beschwerden, in der Mehrzahl. Und doch kommt ein Subikterus hier vor, er ist Ausdruck einer hepatocellulären Störung oder eines aufsteigenden cholangitischen Prozesses. Das Erscheinen beträchtlicher Mengen von Urobilinkörpern im Harn — die Aldehydprobe im abgekühlten Urin fällt stark rot aus — beweist die Leberstörung sehr häufig, auch wenn nur der monatelang nagende Schmerz in der Gallengegend vorhanden war, ohne große Attacke. Entsprechend dem Mangel an Bilirubin im Darm sieht der Stuhl heller aus, aber keineswegs kalkweiß, ebenso fehlt das Bilirubin im Harn. Belastungsproben der Leber haben gleichfalls erwiesen, daß zuweilen eine Leistungsschwäche des Organes vorliegt (RUFF), Veränderungen der Kohlehydratassimilation (STERN) und der Farbstoffausscheidung für Bilirubin (BOSHAMMER) und für Methylenblau (DÜTTMANN) konnten nachgewiesen werden. Die mit der *Duodenalsondierung* (EINHORN, STEPP, besondere Methoden von TWISS und PHILIPPS) zu gewinnenden Ergebnisse haben ihre besondere Bedeutung für die Dyskinesie (s. dort). Die nach Eingießung von Magnesiumsulfat, Öl oder nach Pitruitrin-Injektion in reichlicher Menge ablaufende dunkle Galle, sogenannte B-Galle, stammt in den allermeisten Fällen aus der Gallenblase, ist also Gallenblasegalle, doch kann sie auch aus einem erweiterten Choledochus, wie Beobachtungen nach Cholecystektomie zeigen, stammen, oder sie soll bei Cysticusverschluß das Reizprodukt der Leber, besonders nach Magnesiumsulfat sein können (EINHORN, BUSCHE). Ebenso beweist das Ausbleiben der B-Galle nicht unbedingt, daß der Ductus cysticus verschlossen ist (v. FRIEDRICH, CHABROL und CACHIN), für diese oft so wesentliche Frage muß die Cholecystographie als ergänzendes Verfahren herangezogen werden. Die nur mäßige Dunkelfärbung nach einem Reizmittel läßt besonders bei positiver Cholecystographie den Schluß auf eine infolge Wandentzündung schlecht konzentrationsfähige Gallenblase zu (KALK). In der B-Galle wird bei Wandentzündung die Urobilinogenreaktion positiv (MINIBECK). Es kann Eiweiß sog. Albuminocholie auftreten, die Chloridkonzentration steigt und die Gallensäuren nehmen ab (RIEGEL und Mitarbeiter). Während der Wert der Bestimmung des Verhältnisses der einzelnen Gallenbestandteile untereinander recht beschränkt ist (eigene Erfahrung, CHABROL und CACHIN), kann aus der mikroskopischen Betrachtung des Gallensedimentes sehr viel mehr abgelesen werden. Die charakteristischen Cholesterinkrystalle lenken den Verdacht auf Steine hin, noch wertvoller für den Nachweis einer Entzündung ist die Beimengung von reichlichen Leukocyten, abgeschilferten Epithelien und Bakterien (ROTHMANN-MANNHEIM, FRANK und SCHUR, TH. BRUGSCH, MIMIBECK). Über die Bedeutung der Bakteriolocholie soll später gesprochen werden (s. Pathogenese).

Aufgetriebenheit des Abdomens, besonders im Anfall, kann bestehen, häufiger die reflektorisch, nicht willkürlich bedingte Bauchdeckenspannung (visceromotorischer Reflex). Bei der Betastung ist oft die mäßige Lebervergrößerung und Induration entscheidend, gerade differentialldiagnostisch gegenüber einer Magenerkrankung, man greife tief unter den Rippenbogen oder suche von oben her den Leberrand zu umgreifen, palpiere oft, evtl. auch im heißen Bade (reflektorische Entspannung der Bauchdecken). Man vergesse nicht die Palpation in linker Seitenlage, bei erhobenem rechten Arm und tiefer Inspiration. Oft erweist sich die etwas vergrößerte Leber diffus empfindlich, geht doch eine leichte diffuse Hepatopathie fast regelmäßig geradezu als Begleiterscheinung mit einer Cholecystitis einher (s. oben). Seltener wird man die Gallenblase selber tasten, häufiger nur dort am rechten Rectusrand ausgesprochene Schmerzempfindlichkeit nachweisen, auch ohne einen Spontanschmerz. Oder man tastet die Gallenblase selbst als ganz unempfindliches bis zu einem ungemein schmerzhaften Organ, als „Resistenz“ oder als deutlichen kleinkugeligen Tumor bis zu einer Blase von enormer, etwa Kindskopfgröße und ist erstaunt, wie schnell der Wechsel in der Größe und Prallheit sich vollziehen kann. In anderen Fällen bleibt durch Jahre hindurch konstant der harte kugelige, cystische Tumor, ein Hydrops der Gallenblase, die dann längst außer Kommunikation mit dem übrigen Gallenwegssystem gesetzt ist, etwa durch einen kleinen Stein im Cysticus, der nicht mehr wankt und weicht, oder auch eine entzündliche, narbige, völlige Verschließung. Eine geschrumpfte Gallenblase, verborgen hinter der unteren Leberfläche, ist oft gar nicht oder als kleiner, runder Tumor zu tasten. Ist ein Verschlußikterus dabei, so spricht gerade jene kleine Gallenblase für die Benignität, während der langsam einsetzende Verschluß einer malignen Kompression am Ausgang des Choledochus die große, pralle Gallenblase hervorruft, das Zeichen von COURVOISIER nur bei Verschlußikterus gültig und nur als Häufigkeitsregel, nicht als eindeutiges Verhalten. Ausgezogen, oft die gegeschrumpfte Gallenblase versteckend, tasten wir einen Leberlappen, auf den der Chirurg RIEDEL besonders hinwies, manchmal fälschlich als Tastbefund einer Gallenblase angesehen, meist als Ausdruck pericholecystischer Prozesse doch auf die Cholecystopathie hinweisend (Verwechslung mit dem Hepar lobatum der Lues). Härte des Gallenblasentumors, Höckerigkeit lassen an ein Carcinom im Fundus der Gallenblase denken, das gerade in Steinblasen sich entwickelt, gröbere Leberbefunde an die Komplikationen, welche Cholangitis und bei absolutem Ikterus Cholestase in der Leber selbst bis zu den biliären Cirrhosen hin setzen. Atypische, auch gewaltige, schwer abgrenzbare Tastbefunde kann auf eine ausgedehnte Pericholecystitis oder eine gedeckte Perforation hinweisen.

Besondere Aufmerksamkeit verwende man stets auf die genaue Beobachtung der *Temperaturkurve*. Gegenüber den benignen Magenerkrankungen, die als Ulcus oder Gastritis so ungemein schwere differentialdiagnostische Aufgaben setzen, ist zu sagen, daß subfebrile Temperatur bei Schmerzen im Oberbauch oder milderen Beschwerden fast immer zugunsten der Cholecystopathie oder der Cholangitis sprechen. Aber auch Cholecystitiden und namentlich die reine Gallensteinkrankheit, natürlich erst recht die reine Dyskinesie verlaufen natürlich afebril. Dann gibt es entsprechend allen Entzündungsgraden der Gallenblasenwand und ihres Inhaltes hohe, malariaartige Fieberanstiege — auch ohne besondere Oberbauchbeschwerde — septische Temperaturen von wenigen Tagen, und schließlich kurze wie endlose Perioden subfebriler Temperaturen und solche, die nur als Bewegungstemperaturen auftreten. Gerade diese subfebrilen Zustände führen so oft bei den larvierten Fällen zur fälschlichen Annahme einer Phthise oder Endokarditis.

Von größter Bedeutung gerade für die larvierten Formen ist der geradezu *neurologische Befund*. Er steht in naher Beziehung zu den Schmerzangaben der Anamnese, kann aber auch nicht selten erhoben werden, wenn die subjektiven Empfindungen fehlen. Man prüfe genau im Sinne der sog. viscerosensorischen

Reflexe von LANGE und HEAD auf hyperästhetische und hyperalgetische Zonen im Bereich der Dorsalsegmente 7—11. Ja man kann beobachten, daß während einer Durchwanderung des Steines durch den Choledochus die Zone tiefer rückt, entsprechend der Zuordnung zur Papilla Vateri. Oft wird die Sensibilitätsänderung direkt über der Gallenblase liegen, manchmal entsprechend den „maximal points" neben der Wirbelsäule, ja die entsprechenden Wirbel können druckschmerzhaft sein. „Intercostalneuralgien" nicht als Krankheit für sich (gegen diese sei man überhaupt so skeptisch wie möglich), sondern als Tatsache veränderter sensorischer Qualitäten in der Gegend jener irritierten Zonen. Der Reiz geht vom erkrankten Organ durch zentripetale Fasern, die den sympathischen Nervenstämmen beigemischt sind, durch die Rami communicantes des

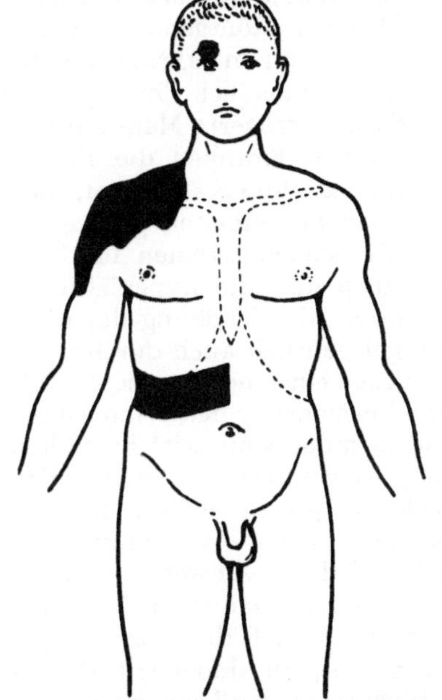

Abb. 14a. Hyperalgetische Zonen kurz nach einem Gallensteinanfall. Operation: Zwei Steine.

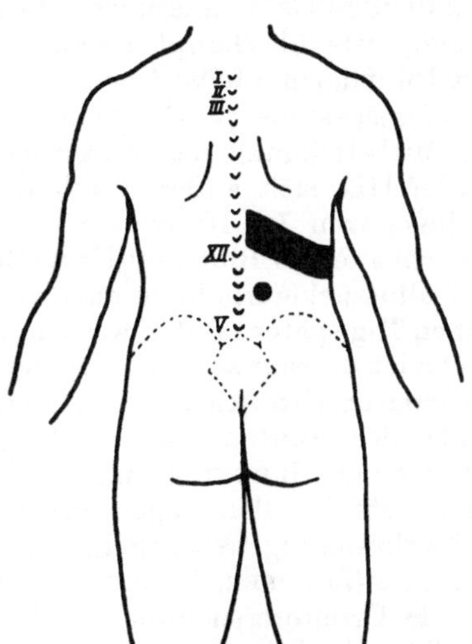

Abb. 14 b. Choledochusstein mit tiefem Schmerzpunkt.

Sympathicus zu den Spinalganglien, von dort die Sensibilität der Haut verändernd. Ja, selbst ein Herpes zoster kommt, wenn auch selten, in den betreffenden Gegenden vor als trophischer Reiz dieser Regionen (MANN). Bei sekundärer Pankreasbeteiligung liegen die Zonen links. Entsprechend den bei den Beschwerden beschriebenen Ausstrahlungen besteht oft Empfindlichkeit des Plexus brachialis unter der Clavikel rechts am Halse neben der Wirbelsäule Druckschmerz der Wurzeln, die zum Phrenicus, auch zum rechten Vagus Verbindungen haben, ferner Empfindlichkeit der Nervenstämme des rechten Armes, besonders im Ulnarisgebiet. Auch kann sich dort überall Hyperästhesie und Hyperalgesie der Haut finden, ebenfalls in radikulärer Ausbreitung, ja auch am Kopf rechterseits sind Sensibilitätsveränderungen im Trigeminusgebiet nicht ganz selten erwiesen als Schmerz, wie als Zonen (s. Abb. 14). Der Weg geht wohl so, daß der viscerale Vaguskern in Beziehung tritt zum benachbarten Trigeminuskern, ja auch zum Vestibulariskern. Es gibt einen „Vertigo e vesica fellea laesa", einen Schwindel bei Cholecystopathien, so daß es klar wird, daß auch manches vom Brechen und der Nausea beim Gallenblasenpatienten nicht peritoneales Symptom ist und nicht unmittelbare Irradiation, etwa als Axonreflex, sondern wie jene Störungen der Sensibilität und des Labyrinthes über die Medulla oblongata gehen, indem afferente Impulse durch zentripetale sensible Fasern im Vagusverlauf vom vegetativen Oblongatakern des Vagus umgesetzt werden, zum sog. Brechzentrum, im Sinne einer Erregung zentrifugaler Fasern des Magenvagus. Selbst der Zusammenhang zwischen echter Migräne und Cholecystopathien, den die französische medizinische Schule schon lange annimmt und der neuerdings bei uns Beachtung gefunden hat, wäre durch solche afferenten Impulse erklärbar, kann freilich im Sinne allergischer Reaktion auch humorale Deutungen erfahren (E. FRANK).

Die Symptome der die Cholecystopathien begleitenden *Gastritis* sind oben ausführlich beschrieben. Die Achylie überwiegt hier offenbar, KALK fand sie unter 200 Fällen bei Frauen in 16,7%, bei Männern in 34,9%. Entsprechend dem epigastrisch empfundenen Schmerz sahen wir bei der Röntgendurchleuchtung eine offenbar neural-irradiierte Pylorus- und Antrumkontraktion im Kolikanfall, SCHAARE beschrieb kürzlich den Canalisspasmus bei Cholecystopathie ohne eindeutige Gallenanamnese, damit hängt dann verzögerte Magenentleerung zusammen, wie überhaupt besonders bei ikterischen Kranken die Peristaltik auch im Dünndarm infolge Atonie gehemmt ist (GUTZEIT und KAHLBAUM, BAYER). Ein Jejunalspasmus (v. FRIEDRICH) dürfte zu den Seltenheiten gehören.

Die Mitbeteiligung des *Pankreas*, bei den Choledochussteinen bis zu 66% der Fälle, läßt sich außer durch den Schmerztyp und die hyperästhetischen Zonen links vom 7.—10. Brustwirbelsegment durch die Erhöhung des diastatischen Fermentes im Blut und Urin (DOBERER), gelegentlich auch durch vorübergehende Blutzuckererhöhung nachweisen. Am Tage eines heftigen Kolikanfalles oder einen Tag später fanden wir sehr häufig die Vermehrung der Urindiastase, sie verschwindet oft sehr schnell. Leukocytose mit Lymphopenie tritt besonders bei der sekundären Pankreatitis oft ein (HORSTERS). Gegenüber dem großen Krankheitsbilde der akuten Pankreasfettgewebsnekrose — in 69,8% liegt nach SCHMIEDEN und SEBENING eine Cholelethiasis dabei vor — ist uns die richtige Deutung nicht in allen Zügen charakteristischer Gallenbeschwerden als leichte Pankreaserkrankung wesentlich, eine häufige Begleiterscheinung bei den Cholecystopathien (ZOEPFER, NISSEN, SKOOG). Hier reicht auch die sehr häufig auszuführende Urinuntersuchung auf Diastase nicht aus, die duodenale Pankreasdiagnostik nach KATSCH, sowie BERGER und HARTMANN muß mit herangezogen werden. Stuhluntersuchungen auf Fett, Muskelfasern und Stärke führen bei diesen latenten Pankreatitiden nicht weiter, eher gelingt die Provokation des Schmerzes durch SCHMIDsche Probekost.

Die gleichzeitige Erkrankung der Gallenblase mit dem *Wurmfortsatz* wird in auffallend hohen Prozentzahlen (30—68%) angegeben, $^1/_3$ der Fälle von Cholecystitis ist nach LA MANNA von Appendixobliteration begleitet. DIEULAFAY glaubte hier ein selbständiges Krankheitsbild zu sehen und nannte es Cholecysto-Appendicitis (zit. nach LA MANNA). Oft wird von einer lymphogenen Ausbreitung des Infektes vom Appendix nach der Gallenblase gesprochen (IRGER-DRAGUN, SCHARF, LUETKENS und GEHRKE), oder die Erreger gelangen durch die appendikulären Venen und die Pfortader in die Galle und Gallenblase, wobei eine Hepatitis vermittelnd wirken soll. Wir haben keine Veranlassung, die innige Beziehung zwischen Gallenblase und Wurmfortsatz zu leugnen, doch scheint uns die klinische Bedeutung nicht sehr groß. Wir stimmen den anatomischen Bedenken von LA MANNA zu, ein unmittelbar ursächlicher Zusammenhang scheint hier nicht vorzulegen.

Verlaufsformen (v. BERGMANN: Krankheiten der Gallenwege. Lehrbuch der inneren Medizin, 3. Aufl. Berlin: Julius Springer 1936). 1. Die Gallensteinkolik äußert sich als „erfolgloser Anfall" in dem Sinne, daß der Stein nach dem Anfall in der Gallenblase verbleibt und den Weg in die Gallengänge nicht nimmt. Die tonische Kontraktion der Gallenblase schiebt ihn in den Hals, er versperrt der Blasengalle den Weg, die schmerzhaften Tenesmen treten ein, gefördert meist durch den entzündlichen Zustand der Blase, der oft der erste Anlaß ist zur erhöhten Reizbarkeit des Organs. Aber auch ohne Entzündung kann rein mechanisch es zu jenem Vordringen des Steines und zum Gallenblasenverschluß kommen. So werden wir die Entzündung die sich in Temperaturen, vermehrter Schmerzempfindlichkeit, Schmerzirridationen, Übelkeit und Erbrechen äußert, als den Ursachenkomplex ansehen, als einen

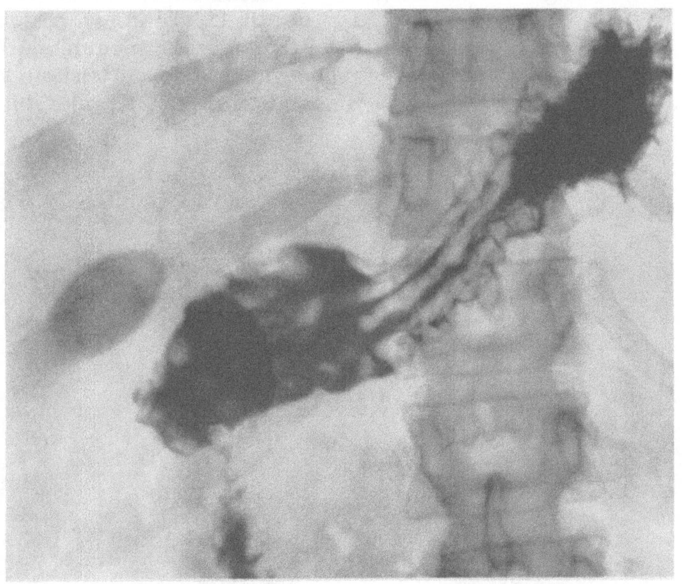

Abb. 15. Solitärstein (Leeraufnahme). Kontrastfüllung des Magens.

anderen den sog. Diätfehler, d. h. die Neigung zu intensiver Gallenblasenentleerung, z. B. auf eine große Fettmahlzeit, einen eiskalten Trunk hin. Der vermehrte und beschleunigte Gallenstrom treibt den Stein zum Halse vor, ähnlich wirken als andere mechanische Momente Erschütterungen der Gallenblasengegend, etwa nach langen Autofahrten auf schlechten Wegen und ähnliches. Endlich muß heute anerkannt werden, daß auch eine Affektsituation sich besonders an einem nicht mehr intakten Organ in vermehrter neuromuskulärer Ansprechbarkeit äußern wird (WITTKOWER). So ist es verständlich, daß ein Ärger, eine Aufregung eine Gallensteinkolik auslösen kann, ebenso wie eine Autofahrt, eine fette Mahlzeit, ein kalter Trunk oder eine frisch aufflackernde Entzündung.

Die eine Verlaufsform in solchen Fällen ist ein ventilartiges Verhalten des Steines: der Stein wird vorgetrieben durch jenen vermehrten Innendruck des Blaseninhaltes und fällt nach kürzerer oder längerer Zeit in den Fundus der Gallenblase zurück. Wir erwähnten schon, daß aus der Anamnese die Mechanik solcher „Ventilsteine" oft unzweifelhaft hervorgeht. Nicht selten handelt es sich dabei um einen kirschgroßen oder größeren Solitär, selbstverständlich ist aber ein ähnlicher Mechanismus auch bei einer Gallenblase möglich, die mit vielen, ja Hunderten von Steinen gefüllt ist (s. Abb. 15, 16 und 17).

Die zweite Verlaufsform ist die Einklemmung des Steines in den Gallenblasenhals oder den Cysticus selbst, die nicht zurückgehen will, entweder dauern die Koliken an, können sich unter heftigsten Schmerzen selbst bis zu 5 und mehr

Anfällen in 24 Stunden steigern, oder die Kolik hört auf, der Cysticus bleibt aber verschlossen. Meist sind es kleinere, manchmal gerade zackige Steine, die sich so festklemmen, in die entzündete Schleimhaut tief einbetten und weder vorwärts noch rückwärts können. Es entsteht das Bild des Hydrops der Gallenblase, eine vergrößerte, gelegentlich enorm große Gallenblase wird getastet, aus ihr wird oft das Bilirubin resorbiert, so daß sie einen wasserklaren oder getrübten Inhalt beherbergt („weiße Galle") und die entzündliche Exsudation, die manchmal gewaltige Vermehrung des Blaseninhaltes veranlaßt, allein die Blase füllt (LA MANNA). Diese entzündlichen Exsudate können erstaunlich schnell zurückgehen, oder es tritt ein stationärer Zustand ein, der Kranke bleibt Jahre

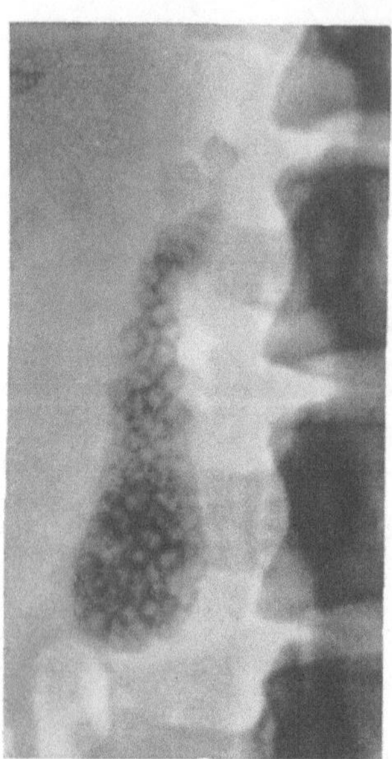

Abb. 16. Herde kleiner Steine (Leeraufnahme).

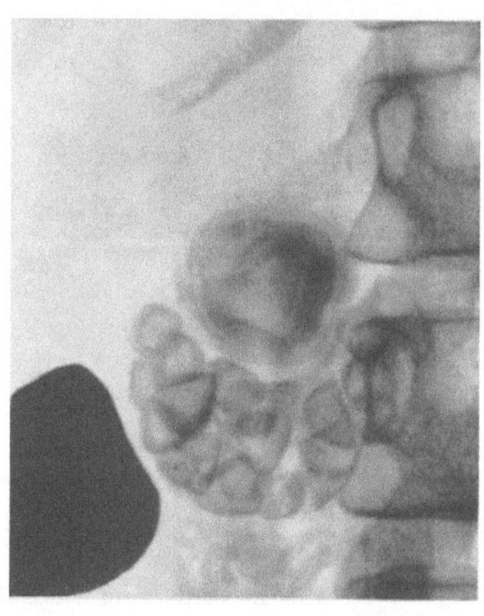

Abb. 17. Solitärstein und facettierte Steine (Leeraufnahme). Kontrastfüllung des Colon.

völlig beschwerdefrei, dauernd ist die prall gefüllte, birnenförmige Gallenblase in gleicher Größe und hart gespannt zu tasten. Ihre Ausschaltung ist kaum anders, als wenn eine Ligatur um den Cysticus gelegt wäre und flackern nicht neue Entzündungen in der Wand auf, ist eine Art Dauerheilung, freilich nie mit einer wirklichen Sicherheit, gegeben.

Als dritte Verlaufsform werden wir das Weiterwandern des Steines ansehen (s. Abb. 18); er kann in distalen Partien des Cysticus liegenbleiben, im Winkel zwischen Cysticus und Hepaticus, den Choledochus quasi von außen her meist nur partiell komprimieren, es kommt dann nur zu einem Subikterus, etwa mit aufsteigender Cholangitis oder der Stein wandert durch den Cysticus in den Choledochus weiter. Er kann überall sich festklemmen, am leichtesten aber dort, wo in der distalen Partie des Choledochus selbst oder in der Papilla Vateri eine teils anatomische, aber namentlich durch die Verstärkung der Muskelschicht funktionelle tonische Enge gegeben ist. Das führt im krassen Falle zur sog. „Choledochusincarceration". Es kommt oft zum absoluten Ikterus durch Obstruktion, es bleibt entweder bei der ersten sehr heftigen Kolik oder die weiteren Koliken suchen als vermehrte Tonuszustände auch des Hohlmuskels den Durchgang zu erzwingen. Die Bezeichnung „Incarceration" führt leicht zur Analogie mit der incarcerierten Hernie, bei der ja das sofortige Eingreifen absolut indiziert ist. Hier liegt es anders, denn die Erfahrung besagt, daß mit und ohne weitere Koliken unter Nachlaß des Sphinctertonus der Zustand noch ein „erfolgreicher Anfall" werden kann, indem die Faeces wieder gefärbt werden, das Bilirubin aus der Haut und dem Harn allmählich verschwindet und das vorher fehlende Urobilin im Harn sich von neuem zeigt. Schon stand die nicht unbedenkliche Choledochusoperation bevor, sie ist namentlich dank der heute möglichen „aktiven" internen Therapie in der Wartezeit (s. S. 1362 f.) dem Kranken erspart geblieben. Freilich sind die Steine, die so passieren, am häufisten die facettierten gemischten Steine aus Cholesterin und Bilirubinkalk, die selten singulär sind, so daß weitere ähnliche Anfälle bevorstehen. Die Steine können auch ohne jeden Ikterus passieren, denn es erfordert offenbar eine Sperre von 2—3 Tagen, ehe der cholostatische Ikterus auftritt. Zu sehr vernachlässigt ist im Gegensatz zu früher das Suchen von Steinen in den Faeces, das technisch in der Klinik mit der Apparatur, die an die Wasserleitung angeschlossen wird, so mühelos ist. Endlich gibt es einen Choledochusverschluß, der kein absoluter ist und auch der Ikterus ist es dann nicht. Ja, nach chirurgischen Statistiken führen die Hälfte der Choledochusincarcerationen überhaupt nicht zum Ikterus, Galle läuft am festsitzenden Stein genügend vorbei. Oft fühlt der Kranke deutlich, wie der Schmerz sich nach unten verschoben hat, er strahlt auch mehr nach unten aus, kann als ganz circumscript empfunden werden, entsprechend sind auch die HEADschen Zonen nun tiefer gelegen. Häufung weiterer Koliken berechtigt eher zur Hoffnung, daß der Stein noch geboren wird als Stille nach den Stürmen. Nach häufigen Steinpassagen ist der Choledochus oft gewaltig erweitert, wohl kaum mechanisch durch die Steine, wir denken eher an einen analogen Vorgang wie beim Kardiospasmus mit zugehöriger Oesophagusdilatation auf neuraler Grundlage. Die Steine fallen unbehindert durch den weiten Choledochus hindurch, ja es können Dutzende von Steinen entleert werden, also auch durch die Engen des Sphincter choledochi hindurchdringen, ohne daß wesentliche Koliken empfunden werden (s. Abb. 19, nach WESTPHAL und Mitarbeiter).

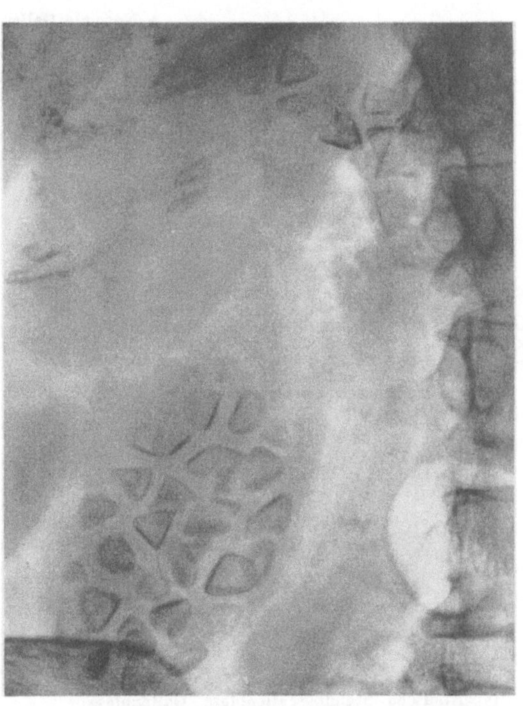

Abb. 18. Facettierte Steine in der Gallenblase und im Ductus choledochus (orale Füllung).

Gelangt aber ein ganz großer Stein in den Darm, oft geradezu ein Ausguß des ganzen Rauminhaltes der Gallenblase, so ist der Abgang auf natürlichem Wege vorstellbar, entzündliche Verklebungen zwischen Gallenblase und Duodenum haben sich gebildet, es kommt zur *Perforation des Steines* durch die Darmwand oder durch den Magen hindurch. Solche innere Fistelbildungen können sich im Anschluß an eine große Attacke entwickeln, aber oft entdeckt sie bei unbestimmter Vorgeschichte erst das Röntgenverfahren, wenn Bariumbrei durch den neuen Weg leberwärts dringt (z. B. POHLANDT). Solche gewaltsamen Durchtritte, auch wenn Steine mittlerer Größe sich durch die Papilla

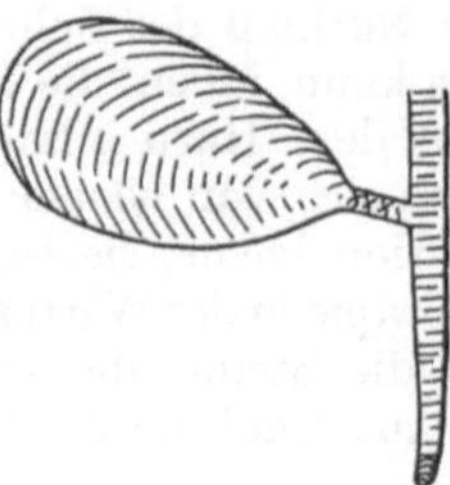

a Normale Gallenblase.

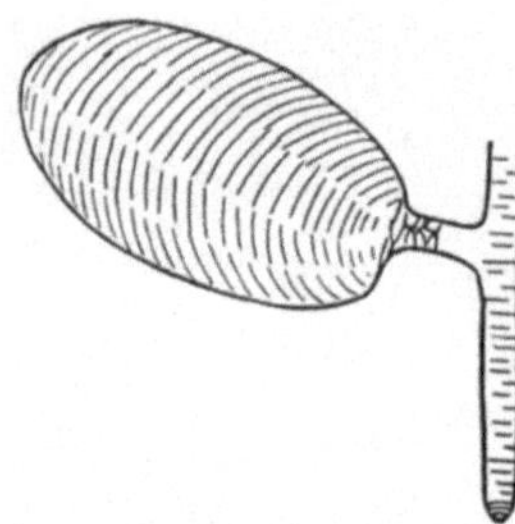

b Hypotonische Stauungsgallenblase. Gallenblase groß, schlaff, dunkelgrün; Collum ausgedehnt. Choledochus schmal, mittel- bis hellgrün, einzeln auch dunkelgrün; Sphincter schwach bis mäßig entwickelt.

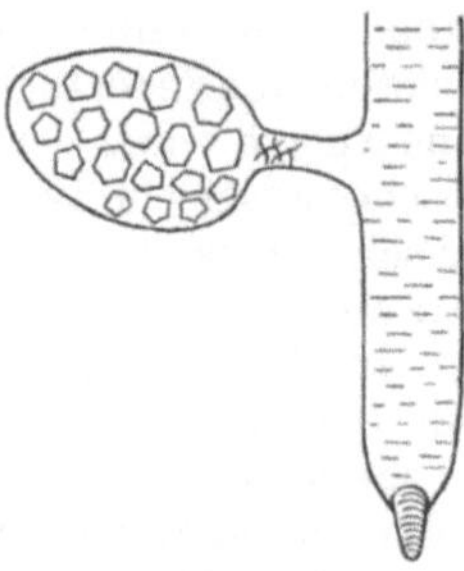

e Cholelithiasis mit teilweisem Ausfall der Blasenfunktion; Choledochus erweitert, mittelgrün; Sphincter deutlich abgesetzt, mäßig bis stark hypertrophisch.

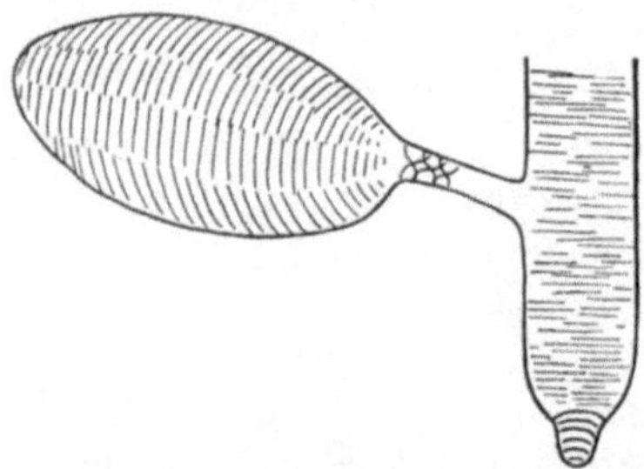

c Hypertonische Stauungsgallenblase. Gallenblase groß, mit guter Muskulatur, dunkelgrün, zum Teil Stippchenzeichnung; Choledochus erweitert, mittel- bis dunkelgrün; Sphincter deutlich abgesetzt, gut oder kräftig entwickelt.

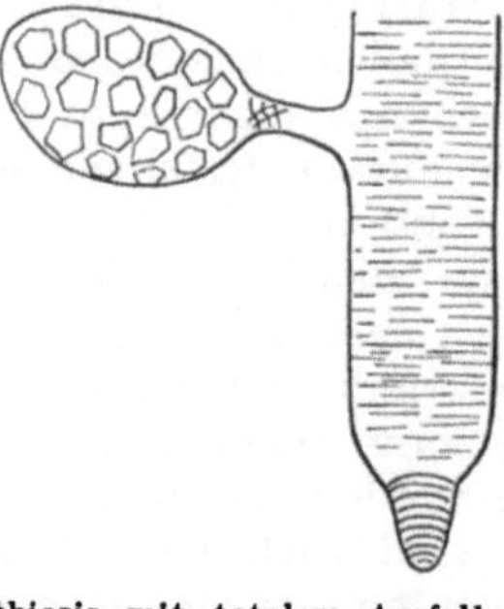

f Cholelithiasis mit totalem Ausfall der Gallenblasenfunktion; Choledochus stark erweitert, mittel bis dunkelgrün; Sphincter deutlich abgesetzt, stark hypertrophisch.

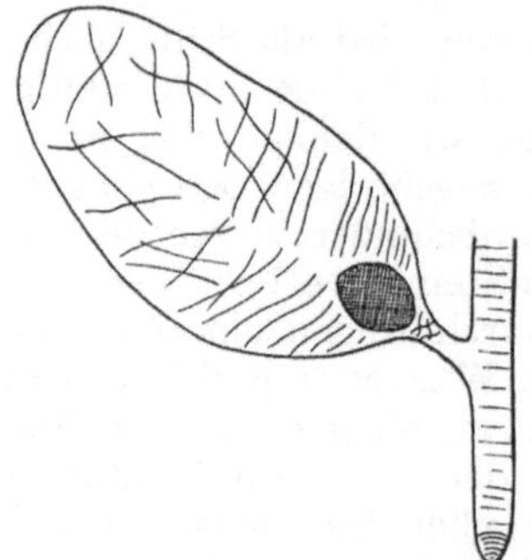

d Balkengallenblase mit Collumstein. Große, gedehnte Gallenblase mit hypertrophischer Entwicklung der Muskulatur, Entstehung von Trabekeln in der Gallenblase, Hervortreten der Ringmuskelbündel, starke Entwicklung der Collummuskulatur. Choledochus und Sphincter meist normal.

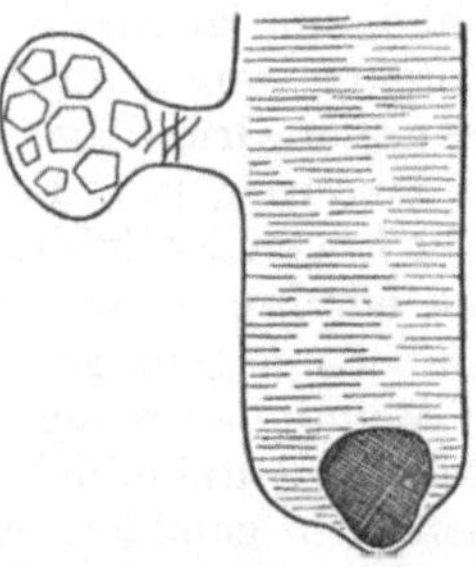

g Papillenstein mit vorgebuchtetem kräftigen oder hypertrophischen Sphincter, Choledochus sehr stark erweitert, je nach Ausfall der Gallenblase hell- bis dunkelgrün (Skizze gibt einen Fall mit Ausfall der Gallenblasenfunktion wieder).

Abb. 19a—g. Schematische Skizzen der verschiedenen Hauptformen der pathologischen Entwicklung der extrahepatischen Gallenwege nach WESTPHAL, GLEICHMANN und MANN.

Vateri zwängen, können zur einmaligen großen *Darmblutung* führen, seltener zu Bluterbrechen, so daß man fälschlich die Diagnose einer Ulcusblutung stellt. Daß ein großer Stein durch die Bauchwand entzündlich hindurcheitert, war den alten Ärzten geläufig, heute im operativen Zeitalter wurde es zur Rarität (KULENKAMP). Bei der Dünndarmpassage kann der Stein an der Plica duodenojejunalis oder häufiger im unteren Ileum (DUSCHL) stecken bleiben, der Darm zieht sich um den Fremdkörper zusammen, es besteht der bedrohliche *Gallensteinileus* (Mortalität 43%). Bei diesem zunächst reinem Obturationsileus ohne Ernährungsstörung des Darmes fehlt die allgemeine Auftreibung des Leibes, nur lokal ist meist die linke Bauchseite um den Nabel vorgewölbt (EPPINGER), aber Singultus und vor allem das rasch einsetzende fäkulente Erbrechen zeigen das Passagehindernis an. Dabei kann doch das Aussehen der Kranken noch relativ gut sein, auch die Pulsbeschleunigung setzt erst später ein (FINSTERER). Der röntgenologische Nachweis des eingeklemmten Steines kann gelingen (SÄFWENBERG).

2. Stellten wir in der Verlaufsschilderung bisher das Konkrement und seine Wanderung in den Vordergrund, so bedarf es noch einer gesonderten Besprechung der entzündlichen Komponente, also der Cholecystitis. Da zeigen die leichtesten Formen mit oder ohne Vorhandensein von Steinen nur die katarrhalische Schleimhauterkrankung (den „Stockschnupfen“), äußern sich als die oben geschilderten larvierten Cholecystopathien mit ihren dyspeptischen Erscheinungen mehr oder weniger diffusen Druckempfindungen. Übergänge zu schlimmeren Formen sieht man oft genug, zu erheblicheren Beschwerden, höheren Temperaturen, ja unter Cysticusschwellung zu kolikartigen Zuständen selbst mit cholangitischem Subikterus, so daß sie sich nicht mehr von Steinkoliken unterscheiden. Nicht nur fortschreitend, sondern auch primär akut einsetzend, wird die Gallenblasenwand im ganzen befallen, die tieferen Schichten werden in Mitleidenschaft gezogen, ja der Serosaüberzug ist als lokale Peritonitis mitbefallen, und eine schwerste, tief-düster rote, entzündlich verdickte, leicht zerreißende Gallenblase erscheint dem Operateur mit trübem Serosaüberzug, Fibrinauflagerungen, ja ein mehr oder weniger abgegrenztes, auch ikterisches Exsudat in der Umgebung, als dessen Folge sich schwielige Verdickungen, ausgedehnte flächenartige Adhärenzen mit der Nachbarschaft entwickeln können. Meist werden diese Prozesse verknüpft sein mit Cholelithiasis, ein trübes, entzündliches Exsudat, zellreich und in ihm einzelne oder zahllose Konkremente meist bei Absperrung des Cysticus. Freiheit der anderen extrahepatischen Wege oder auch diese schwer entzündlich verändert, verdickt, evtl. angefüllt auch mit zahlreichen Steinen oder mit einem Detritus wie ausgemauert, voll unregelmäßiger fester, mehr oder weniger pigmentreicher Bröckel. Man sieht fließend Übergänge von diesem Zustandsbild vom leichtesten Katarrh bis zur Gangrän, ja Perforation der Gallenblase auch mit multiplen Abscessen in der Gallenblasenwand und in der Nachbarschaft des Leberbetts, in der Leber selbst, weiter alle cholangitischen Komplikationen, herdförmige Nekrosen in der Leber. Oft aber hebt sich ein Bild abgegrenzt heraus als Empyem der Gallenblase. Meist ist der Gallenblasenhals verschlossen durch Stein, auch durch Entzündung und die Gallenblase enthält dünnflüssigen bis zu dickrahmigen Eiter, der nicht selten steril ist, auch bakteritisch zersetzt, jauchig stinkend sein kann, während die verdickte Gallenblasenwand sonst nicht einmal allzu schwere Entzündungszustände aufzuweisen braucht. Hohe Temperaturen, auch Schüttelfröste wie bei jenen anderen schwersten Formen, hohe Leukocytenwerte verraten das Empyem, wie es auch sekundär aus dem Hydrops entsteht. Aber nicht immer ist Eiterfieber vorhanden, subfebrile Temperaturen, fehlende Leukocytose können das Empyem zu einem larvierten machen, so sehr kann der Prozeß abgeschlossen vom Gesamtorganismus verlaufen.

Die Skizzierung dieser Verlaufsformen zeigt das Fließende in den Übergängen, in den Kombinationen von Cholecystitis und Cholelithiasis so sehr auf, weil ein wirkliches Ordnen in Kategorien, wie von uns schon oft betont, der Klinik nicht förderlich ist. Für die Entscheidung unseres Handels muß mit Nachdruck betont werden, daß so oft gar kein Parallelismus zwischen den klinischen Erscheinungen und der Schwere des anatomischen Zustandes besteht, die Analogie mit der Appendicitis ist in bezug auf diese Inkongruenz groß und dies ist auch das ernsteste Argument dafür, daß die Chirurgie, die es für die Appendicitis so restlos durchgesetzt hat, auch gegenüber den Gallenblasenerkrankungen von seiten vieler Chirurgen von „Frühoperation" spricht. Steht man doch oft in der Tat trotz sorgfältigster klinischer Analyse vor schlimmen Überraschungen in dem Sinne, daß nach Eröffnung der Bauchhöhle sich der Zustand als viel hochgradiger erweist, als es auch eine klinisch genaue Durchuntersuchung hatte erwarten lassen. Im Abschnitt der Therapie wird auszuführen sein, daß trotzdem die Formel der Frühoperation als eine zu einfache nicht anwendbar ist. Neben den Komplikationen von seiten des Pankreas und der Leber und dem Gallensteinileus sind noch zu erwähnen die konkomittierende *Pleuritis* und der *subphrenische Absceß*, erstere fast immer als klare, seröse Exsudation, befällt im Anschluß an einen heftigeren infektiösen Cholecystitisanfall ganz vorwiegend die rechte Pleura, der „Wetterwinkel der Leber" nach Eppinger. Die ganz vereinzelten Fälle linksseitiger Pleuritis nach Anfällen scheinen vorwiegend bei Pankreasbeteiligung vorzukommen. Durchwanderungen von Bakterien auf dem Lymphwege auf der Leberoberfläche durch die mikroskopischen Stomata des Zwerchfells sind der wahrscheinlichste Weg dorthin. Eine ähnliche Fortwanderung von bakteriell infektiösem Material kann zum subphrenischen Absceß führen, ebenso wie — im Oberbauch als diffuser entzündlicher Tumor zu tasten — sich auch sonst namentlich bei gedeckter Perforation eines Steines eine circumscripte Entzündung bis zum abgegrenzten Absceß hin entwickeln kann. Ist jene relativ günstige, abdichtende Reaktionslage des Peritoneum nicht vorhanden, resultiert nach der Gallenblasenperforation die freie, so oft tödliche Peritonitis, die auch an die beim älteren Menschen so furchtbare Gangrän der Gallenblasenwand anschließen kann.

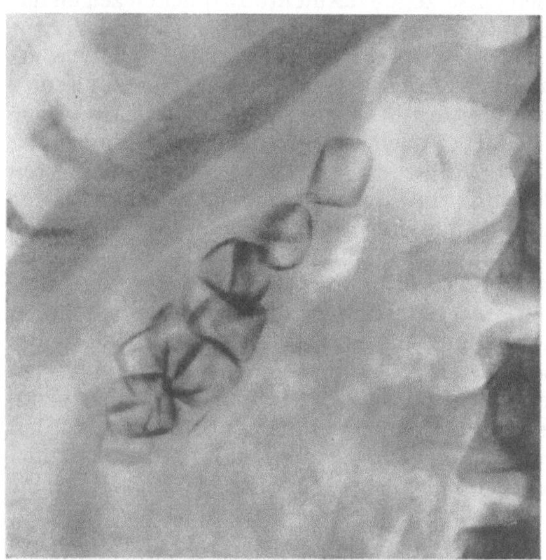

Abb. 20. Facettierte Steine nach oraler Gallenblasenfüllung.

Besondere Aufmerksamkeit hat immer die *perforationslose Gallenperitonitis* erregt. Durch Überfließen von Pankreassaft in die großen Gallenwege entstehen bei gleichzeitiger Stauung und Infektion Verdünnungsnekrosen in der Gallenblasenwand, die den Durchtritt von Keimen und Fermenten in die freie Bauchhöhle gestatten (Brakertz).

Kaum ist je eine Methode so schnell zum Rüstzeug klinischer Untersuchung geworden, wie die von Graham und Cole im Jahre 1924 eingeführte *röntgeno-*

logische Darstellung der Gallenblase nach intravenöser Einspritzung jodhaltiger Farbstoffe. Einen weiteren Fortschritt bedeutete die orale Darreichung des Mittels (SANDSTRÖM, NISSEN). Wenn auch die Injektionsmethode immer noch als zuverlässiger angesehen werden muß (HITZROT und PANDERGROSS, GREBE), so ist doch die orale Gabe (s. Abb. 20 und 21) wegen der geringeren Nebenerscheinungen und der Möglichkeit ambulanter Untersuchung zu bevorzugen (KIRKLIN, EISLER, KOMMERELL). Der unleugbare Nutzen beruht auf dem positiven Ausfall der Cholecystographie, also auf der Darstellung des Gallenblasenschattens oder sogar von Gallensteinen, die bis zu 70,8% (KIRKLIN) gelingen soll. Doch hängen gute Bilder von vielen Nebenumständen ab, ohne geeignete Vorbereitung des Kranken

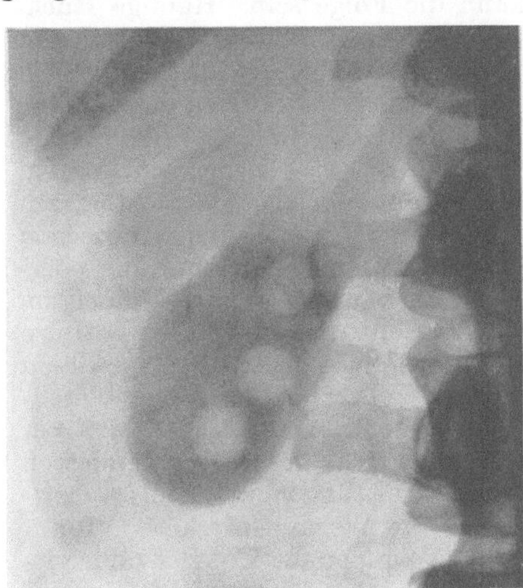

a

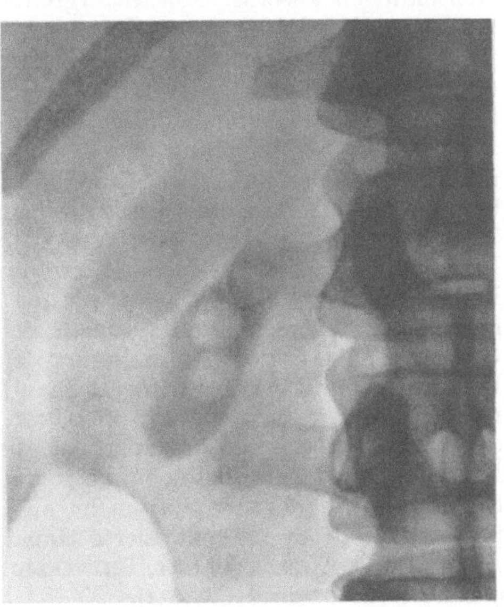

b

Abb. 21 a u. b. a Drei Steine nach oraler Gallenblasenfüllung. b Derselbe Fall wie a nach Eigelbmahlzeit. Verkleinerung des Gallenblasenschattens und Verlagerung der Steine.

und mangels einer geeigneten Apparatur sowie entsprechend geschultem Personal wird man nie zu befriedigenden Resultaten kommen. Der negative Ausfall der Cholecystographie wirft die weiteren Fragen auf, ob ein Fehlen der Gallenblase (angeboren oder operativ), ein Cysticusverschluß, gestörte Resorption des Kontrastmittels im Darm nach oraler Gabe oder eine Ausscheidungsstörung der Leber für den Farbstoff vorliegt. Andererseits muß anerkannt werden, daß ein Detailstudium mit gezielter Blendenaufnahme der abführenden Gallenwege (KOMMERELL), die Beobachtung des Tonuszustandes der Gallenblase (UNGAR) sowie des Konzentrationsvorganges des schattengebenden Farbstoffes (BERNSTEIN) für die Diagnostik im Einzelfall und für physiologische Fragen von größtem Nutzen ist. Nach gelungener Darstellung am nüchternen Kranken ist mit der BOYDENschen Eidottermahlzeit (3 Eidotter mit Milch und etwas Zucker) oder nach BRONNER nur mit 3 Eidottern die Entleerungsfähigkeit der Gallenblase zu prüfen und mit einer zweiten Aufnahme nach 1 Stunde die Verkleinerung des Schattens nachzuweisen (s. Abb. 21a und b). Hier ergänzt, wie oben schon gesagt, die Cholecystographie die Duodenalsondierung, das verzögerte oder beschleunigte Entleerungstempo kann auf eine Dyskinesie hinweisen, ein Steinschatten wird oft nach teilweiser Ausstoßung der mit Kontrastmitteln gemischten Galle deutlicher. Die Vortreibung eines Steines in den Hals der Gallenblase und die Passage durch den Choledochus, vielleicht sein Steckenbleiben in der Papilla Vateri ist der Darstellung unter günstigen Bedingungen zugänglich. Gewarnt werden muß jedoch vor den zu weit gehenden Schlüssen aus der Schattenintensität auf dem Röntgenbild auf die Funktionstätigkeit der Gallenblase.

b) Pathologische Anatomie der Cholecystitis.

Alle Formen der Entzündung können in der Gallenblasenwand gefunden werden. Der reine Oberflächenkatarrh steht gegenüber der serös-eitrigen Infiltration zurück, die sich vorzugsweise in den intramuskulären Schleimhauteinsenkungen ansetzt. Aus tiefergreifender Entzündung entsteht Wandulceration und Wandphlegmone. Die eitrige Einschmelzung dringt bis zur Serosa vor, eine Perforation nach Wandnekrose kann die Folge sein. Häufige Rückfälle katarrhalischer oder diphtherischer Entzündung führen zu netzartig-bindegewebigen Leisten, fibröser Verdickung der Wandschichten und schließlich zur starken Schrumpfung der Gallenblase, ein natürlicher Heilungsvorgang unter Verlust der Funktion. Infarkte in der Gallenblase gehören zu den Seltenheiten (MARK). Anatomische Einzelheiten der Cholecystitis siehe bei HANSER, ERSPAMER, KAUFMANN, ANDREWS). Sind die äußeren Wandschichten am Entzündungsprozeß stark beteiligt, dann entstehen Verwachsungen zwischen Leber und Gallenblase, sowie zwischen Gallenblase und Duodenum. Die oberflächlichen Leberschichten wandeln sich fibrös um, auch Abscesse können im Gallenblasenbett durch Fortleitung entstehen (SCHMIDTLING). Eine diffuse Leberbeteiligung ist bei chronischer Cholecystitis nicht selten nachgewiesen worden. Wenn auch die Probeexcision aus dem Leberrand bei Gallenblasenoperationen eine recht begrenzte diagnostische Bedeutung besitzen (METZLER, ENDERS), so dagen histologische Befunde aus makroskopisch unveränderten Stellen der Leberkonvexität mehr aus (TIETZE und WINKLER). Die im periportalen Bindegewebe lokalisierte Hepatitis zeigt den Weg zur Cirrhose (VIDARDELL und CORACHEN LLORT, CHIATELLINO und OSELLADORE, KOSTER und Mitarbeiter, ALBOT und CAROLI).

c) Ätiologie und Pathogenese der Cholecystopathien.

Die Dyskinesien gehören oft an den Anfang klinischer Pathogenese, weil sie reine Betriebsstörungen sein können, die sich erst sekundär anatomisch dokumentieren (v. BERGMANN [1]). Die Lehre von den Fehlleistungen im Bewegungsablauf an den extrahepatischen Gallenwegen hat ihre Wurzel in den Beobachtungen über die Wirkungen mechanischer Momente, zuerst von den Pathologen gemacht, später von SCHMIEDEN und ROHDE (1921) als Stauungsgallenblase in die Klinik eingeführt. Verlagerungen der Gallenblase und Abknickungen am Hals der Gallenblase traten später in den ausführlichen anatomischen Studien des Schweden BERG (1922) zurück, auf Veränderungen der Schleimsekretion in die Gallenblase und Gallengänge hinein (Mucostase und Cholestase) wird jetzt besonderer Wert gelegt, jedoch wird hier bereits auf die eigentümliche Anordnung der glatten Muskulatur an besonderen Stellen dieses Kanalsystemes (Gallenblasenhals, Choledochuseinmündung am Duodenum) hingewiesen und von einem funktionellen Widerstand im Sphincter Oddi gesprochen. Klar in ihrer Bedeutung erfaßt und durch eingehende tierexperimentelle Untersuchungen begründet, sind diese Bewegungsabläufe dann von WESTPHAL (1923) und später von LÜTKENS (1926). Durch diese Arbeiten ist ein starker Anstoß über die Bewertung und Tätigkeit der glatten Muskulatur an den Gallenwegen gegeben worden (z. B. NUBOER 1931), die widerstreitenden Meinungen sind von

[1] BERGMANN, v.: Funktionelle Pathologie, S. 150. 1936.

TALMAN (1931) zusammengestellt. Wesentlich erscheint, daß von SCHMIEDEN und NIESSEN die ursprünglich stark bewertete mechanische Abflußbehinderung jetzt (1933) gegenüber der größeren Bedeutung eines Spasmus am Sphincter Oddi zurückgestellt und der Name Cholepathia spastica geprägt wird. An gegenteiligen Meinungen jedoch fehlt es nicht, die dyskinetisch-funktionell bedingte Stauungsgallenblase im Sinne WESTPHALs spielt nach SCHRADER (1934) jedenfalls für den Patientenkreis eines Chirurgen keine Rolle, denn er konnte unter 25 steinlosen Gallenblasen ohne akute Cholecystitis nur zweimal keinen wesentlichen histologischen Befund erheben, sonst immer absteigende Lymphangitis und aufsteigende Infektion in der Wand der Gallenwege. WESTPHALs tierexperimentelle Feststellungen ergaben, daß bei schwacher Vagusreizung die Gallenblase sich kontrahiert, geringe Erweiterung des Choledochus, deutliche Öffnung an der Portio duodenalis choledochi (Antrum choledochi) und am isolierten Ringmuskel des Sphincter Oddi („Pylorulus" nach WESTPHAL) stattfindet. Wird der Vagus stark gereizt, tritt totaler oder partieller Spasmus an der Portio duodenalis choledochi und an dem Choledochussphincter sowie ausgesprochene Verengerung im Collum-Cysticus-Gebiet der Gallenblase bei langsamer Erweiterung der übrigen Gallenblase und des mittleren und oberen Choledochus ein. Auf Sympathicusreiz und Atropin erschlafft das Antrum choledochi völlig. Der isolierte Ringmuskel an der Papilla Vateri schließt sich. Für den normalen Funktionsablauf in diesem System sind Gallenblase, Antrum choledochi und Choledochussphincter die wesentlichen Teile nach WESTPHAL, während dem Collum cysticus-Sphincter nach LÜTKENS hierbei nicht die Tätigkeit eines eigentlichen Sphincter zuzuerkennen ist (WESTPHAL), sondern seine Bedeutung erst bei bereits vorhandener Entzündung oder Steinbildung wächst. Störungen in diesem komplizierten, vom vegetativen Nervensystem abhängigen Muskelspiel führen vor allem zu Abflußhemmungen aus der Gallenblase und dem Choledochus ins Duodenum, also zu rein dyskinetisch funktionellen Stauungsgallenblasen, sei es, daß es sich um die große, papierdünne, hypotonische Gallenblase (s. Abb. 19a—g nach WESTPHAL, S. 1344) mit spärlicher Muskulatur oder die Neigung zu spastischer Kontraktion, vor allem am Antrum choledochi und dem Sphinctermuskel (hypertonische Form) handelt.

Der Schmerz bei diesen entzündungs- und keimfreien Erkrankungen ist entweder als Dehnungsschmerz der Gallenblase oder als isolierter Spasmus am Sphincter Oddi (sympathicotroper Krampf) zu deuten (WESTPHAL). Neurohormonale Regulationsstörungen sind als Ursache dieser primär dyskinetischen Erkrankung anzusehen, man trifft sie oft bei Kranken mit labilem vegetativem Nervensystem; diese vegetativ Stigmatisierten finden sich häufiger beim weiblichen Geschlecht, die Dyskinese kann gelegentlich in der Schwangerschaft oder während der Menstruation auftreten, auch von der Psyche her ausgelöst werden (WITTKOWER, DOBREFF). Sie begleitet oft andere Krankheiten, z. B. das Ulcus duodeni, oder ist toxisch durch Alkohol, Blei oder Morphium (KALK) bedingt. Selbstverständlich tritt sie bei der Gallenblasenentzündung und bei Gallensteinen stark als pathogenetisches Moment in den Vordergrund, denn die zur Stauung führende Dyskinesie ist ja nur ein Teil, in den sich überschneidenden Geschehenskreisen der Cholecystopathien. Wegen der engen anatomischen Lagebeziehung des Ductus choledochus und des Pankreasausführungsganges (SCHMIEDEN und SEBENING) hat die dyskinetische Abflußstörung an der Papilla Vateri für das wechselseitige Überfließen von Galle in den Pankreasgang und umgekehrt von Pankreassaft in die Gallenwege besondere Bedeutung. Für das Entstehen der akuten Pankreasnekrose ist ja immer ein Zufluß von Galle in den Ductus Wirsungianus verantwortlich gemacht und experimentell bewiesen worden (v. BERGMANN und GULECKE). Daß auch ohne mechanische

Behinderung durch Gallensteine allein durch den spastischen Verschluß am Sphincter Oddi das schwere Bild der akuten Pankreasnekrose hervorgerufen werden kann, findet vielfache Anerkennung (SCHMIEDEN und SEBENING, STOCKER, LISCO). Tryptisches Ferment kann aber auch in den extrahepatischen Gallenwegen und in der Leber seine Wirksamkeit entfalten, wenn es in dieses Kanalsystem bei gemeinsamer Mündung von Gallen- und Pankreasgang nach der Leber zu fließt. Ob allein die Mischung von Galle und Pankreassaft eine autofermentative Schädigung an den extrahepatischen Gängen und in der Leber zur Folge hat, wie WESTPHAL meint, oder ob die Fermente erst nach Hinzutreten von Bakterien (HOESCH, BRAKERTS) oder einer Cholecystitis (POPPER) oder nach Störung der Gewebsernährung durch Einlagerung von serösem Exsudat zwischen Gewebe und Blutcapillaren (EPPINGER, LÖFFLER) zerstörend wirken, ist noch umstritten.

Mit großem Aufwand von Zeit und Mühe ist der Nachweis der Erreger einer *infektiösen* Cholecystopathie versucht worden. Die verschiedenen Kulturverfahren haben durchaus kein einheitliches Ergebnis gebracht, die positiven Resultate unterscheiden sich je nachdem, ob die Blasengalle bei Sektion oder Operation, ob zur Kultur die Gallenblasenwand oder ein Leberstückchen verwendet wurde. Bemerkenswerterweise gehen die Kulturen aus der Gallenblasenwand sehr viel häufiger an als aus der Blasengalle, so zählen REHFUSS und NELSON bei 2160 Cholecystektomien von der Blasengalle nur 30% positive Kulturen, von der Gallenblasenwand aber 45%, oder nach ANDREWS und HENRY waren von der Blasengalle 67% Kulturen steril, von der Gallenblasenwand nur 51%. Wohl alle Erreger sind einmal in den Gallenwegen gefunden worden (Literatur siehe bei POSSELT, VILLARDELL, LA MANNA), an erster Stelle stehen Bacterium Coli und Enterokokken. Dann folgen Streptokokken, Typhus (z. B. STROEBE), Paratyphus, Influenzabacillen, Bacillus Gärtner, Pneumokokken, selbst Gasbrand (FRAENKEL, MEISTER, OZAKI) kommt einmal vor. Anfügen möchten wir hier den Flagellaten *Lamblia* intestinalis, der gar nicht so selten in den Gallenwegen wächst und neben den zeitweilig recht heftigen Oberbauchbeschwerden sekundäre Anämie, Leberschwellung und leichten Ikterus hervorrufen kann (BEHNKE, FLOSSBACH, GOIA und SPARCHEZ, GRAMS, SCHEIDEL, RAUE, v. FRIEDRICH).

Von den möglichen Infektionswegen durch die Bakterien liegt es besonders nahe, die vom Darm *aufsteigende Infektion* in den Vordergrund zu stellen. Doch ist zu bedenken, daß unter normalen Verhältnissen der Duodenalinhalt steril ist oder wenigstens nur ganz wenige Keime enthält. Erst bei der Gastroenteritis und bei Hyp- oder Anacidität des Magens treten Bakterien in wesentlicher Zahl im obersten Dünndarmabschnitt auf. Dann sollen die von der unversehrten Dünndarmschleimhaut abgesonderten Hemmungsstoffe für Keime fehlen. Deswegen ist Beurteilung der bakteriologischen duodenalen Diagnostik nach positiver Kultur stets die Magensäuresekretion zu ermitteln, denn bei jeder Anacidität finden sich Keime im Duodenalsekret, so bei der perniziösen Anämie, ohne daß daraus der Schluß auf Bakteriocholie oder gar Cholangitis berechtigt sei. Erschwert wird die Bewertung keimhaltiger Duodenalgalle weiter dadurch, daß Cholecystopathie und Gastroenteritis so häufig zusammen vorhanden sind. LA MANNA vermißte die letztere unter 100 Fällen von Cholecystitis mit Lithiasis nur 17 mal.

Für die *hämatogene Infektion* der Gallenwege stehen zwei Möglichkeiten offen: auf der kurzen Bahn (LYON) gelangen die Keime mit dem Pfortaderblut in die Leber und müssen hier aus den Blutcapillaren durch die Leberzellen in die Gallencapillaren übertreten, und zweitens ist die Wanderung von den Chylusgefäßen durch den Ductus thoracicus und das Herz und damit in den arteriellen großen Kreislauf somit auch in die Arteria hepatica möglich (lange Bahn). Auf arteriellem Wege ist bei jeder Bakteriämie auch eine Infektion der Gallenblase durch die recht stattliche Arteria cystica und ihre Verzweigungen denkbar, und die obenerwähnten statistischen Erhebungen, daß gerade aus der Gallenblasenwand so oft Keime züchtbar sind, stützen wohl diese Meinung. Gegen die Bedeutung der hämatogenen Infektion ist eingewendet worden, daß die Leber sowohl ein Ausscheidungsorgan für Bakterien sei, wie ein wesentliches Organ im Abwehrkampf durch Vernichtung pathogener Keime. Demgegenüber steht z. B. die experimentelle Beobachtung von Dörr, daß nach Injektion von Typhusbacillen in die Blutbahn die Keime 8 Stunden später in der Galle zu finden sind, jedoch wird wiederum behauptet, daß die intakte Leber keine Erreger von der Blutbahn in die Galle übertreten ließe, sondern nur nach Leberschädigung (Popper und Genzner, Boit-Rauch und Stägemann) die Passage möglich sei. Jedenfalls bedingt die hämatogene Einschwemmung von Bakterien in die Galle noch keineswegs eine entzündliche Reaktion in den Cholangien, die blande Bakteriocholie ist der Bakteriurie vergleichbar. Schließlich muß die lymphogene Infektion noch in Betracht gezogen werden. Wichtige Lymphbahnen führen vom Duodenum zum Choledochus und zur Gallenblase, auch vom Wurmfortsatz zur Leberpforte.

Auf welchem Wege auch immer die Keime in die Galle gelangen mögen, das *Haften der Infektion* kommt erst durch ein zusätzliches Moment zustande. Daß aus der Bakteriocholie eine histologisch und klinisch faßbare Wanderkrankung des Gallensystemes wird, ist in erster Linie — darauf hat schon Naunyn hingewiesen — der Stauung zuzuschreiben. An Hand von Beobachtungen während der Hannoverschen Typhusepidemie 1936 konnte nochmals gezeigt werden, daß die Gallenstauung nach schon früher durchgemachten Cholecystopathien oder infolge dyskinetischer Vorgänge an den extrahepatischen Gallenwegen aus der typhösen Bakteriocholie erst die typhöse Cholecystopathie entstehen läßt (Stroebe). Aufwärts von der Stauung lassen sich anatomisch die schwersten Veränderungen nachweisen. Die Entzündung greift dann auf die größeren intrahepatischen Wege über, dringt aber selten bis zu den feineren Gallengängen vor (La Manna). Die Stauung kann durch verschiedenste Momente bedingt sein. Entzündliche Verklebungen am Gallenblasenhals oder Gallensteine eingeklemmt an den verschiedensten Orten in den extrahepatischen Gallenwegen können sie selbstverständlich veranlassen. In seltenen Fällen dringt einmal ein Spulwurm (Brüning, Pribram, Aiga) vom Duodenum aus in den Choledochus ein. Druck von außen durch entzündlich veränderte (Brulé und David) oder durch Carcinommetastasen vergrößerte Lymphdrüsen führen zur Abflußhemmung, die Bedeutung rein funktionell-dyskinetischer Stauung ist oben ausführlich besprochen worden. Nicht immer ist mit der Stauung allein die pathogenetische Frage nach Entstehung der Entzündung gelöst. Setzen wir den Fall, daß in einer bisher reaktionslosen Gallenblase ein auf metabolischem Wege entstandener reiner Pigmentstein in den Choledochus vorgetrieben, eine Abflußhemmung verursacht und jetzt auf ascendierendem Wege eine Infektion erfolgen soll, so muß ein Bakterieninhalt des sonst sterilen Duodenalsekretes vorausgesetzt werden. Dieser aber hat wiederum seine besonderen Entstehungsbedingungen (Gastroenteritis, Anacidität), wie oben ausgeführt wurde, die jetzt erfüllt sein müßten. Oder es müßte erwiesen sein, daß der Mangel an Galle im oberen Dünndarm erst die Umstände schafft, welche ein Hinaufwandern etwa von Colibakterien zum Duodenum ermöglichen. Nimmt man bei der entzündungsfreien Stauung eine hämatogene Infektion an und fordert für den Bakterienübertritt vom Blut in die Galle eine Schrankenstörung innerhalb der Leber, so müßte die letztere erst gesetzt werden, was allerdings infolge intrahepatischer

Gallenstauungen bald erfüllt sein könnte. Schließlich kann, wenn einmal ein entzündlicher Schub an den Gallenwegen abgelaufen ist, für diese häufigen Rückfälle nicht allein die Stauung maßgebend sein, sondern die örtliche entzündliche Gewebsdisposition wird in Wechselwirkung mit Zahl und Virulenz der Keime Ausmaß und Ablauf der entzündlichen Reaktionen bestimmen. Überschaut man also die Entstehungsbedingungen der Cholangitiden an den großen und kleinen Gallenwegen, so muß man sich bewußt bleiben, daß nur die Einbeziehung einer Vielheit von Faktoren uns das Verständnis für die Pathogenese näher bringen kann.

Dieselben klinischen Erscheinungen wie bei den entzündlichen Cholecystopathien können auch durch *toxische Wandschädigung* hervorgerufen werden. Im Tierexperiment lassen sich besondere Formen abakterieller Entzündung durch Tetrajodphenolphthalin, Goldsalze und Tetrachlorkohlenstoff erzielen (FIESINGER und ALBEAUX-FERNET). Dementsprechend wird die Ansicht vertreten, daß es auch bei Menschen eine endogen-toxische Cholecystitis gäbe, durch Stoffwechselprodukte veranlaßt, z. B. bei Gicht, Diabetes oder in der Schwangerschaft. Ebenso kann die seröse Entzündung der Gallenblase als toxische Fernwirkung oder durch niedrig abgebaute Gifte, die dem Histamin oder Allylformiad vergleichbar sind, entstehen (EPPINGER). Bei Besprechung der Dyskinesien hatten wir schon auf die Bedeutung des *Eindringens von Pankreassekret* in die Gallenwege hingewiesen. RITTER versucht sämtliche reaktiven Vorgänge vom Hydrops bis zur schwersten Eiterung durch aseptische Nekrose infolge Zufluß von Bauchspeicheldrüsensaft in die Gallenblase zu erklären. Da beim Hydrops oder der akuten Cholecystitis kein diastatisches Ferment — auf Trypsin wurde nicht untersucht — gefunden wurde, widerspricht POPPER dieser Entstehungsweise. Gewiß ist von einer Überwertung fermentativer Einwirkung zu warnen, aber die Möglichkeit muß zugegeben werden.

Die rasenden *Schmerzen* bei einer Gallenkolik lassen immer wieder die Frage nach ihrer Entstehung laut werden, ähnlich wie bei der Angina pectoris. Es ist nicht leicht sich vorzustellen, daß ein Krampf der glatten Muskulatur an der Gallenblase oder am Sphincter Oddi diese heftigen Sensationen hervorrufen soll, da mengenmäßig diese Muskelbildung nicht sehr stark sind. Sicher wird das Schmerzgefühl durch die den Anfall begleitende hyperperistaltische Bewegung am Magen und Dickdarm erhöht. Auch ein Zug am Mesenterium kann weiter dazu beitragen. Etwas klarer ist die Sachlage bei der infizierten Gallenblase. Hier sind nicht mechanische Momente maßgebend, sondern die Entzündung an sich ruft die Schmerzen hervor, die Erhöhung des osmotischen Druckes im Gewebe selbst ist die Ursache (PAYER, RITTER), nicht der Druck eines anwachsenden Exsudates.

Entstehung des mechanischen Ikterus (Resorptionsikterus, Stauungsikterus).

Es macht auf den ersten Blick keine Schwierigkeiten, sich auf Grundlage der feineren Anatomie des intrahepatischen Gallensystemes das Zustandekommen einer Gelbsucht infolge Abflußhemmung vorzustellen. Hat man bei einer Operation wegen Verschluß an der Papilla Vateri die mächtig erweiterte Gallenblase angefüllt mit dem gestauten Lebersekret oder bei einer Sektion das Hervorquellen der Galle aus den großen intrahepatischen Wegen besonders bei hochsitzendem Verschluß gesehen, so wird es leicht, die Erweiterung auch der feinsten Gallenwege infolge des offenbar trotz des Abflußhindernisses immer weiter sezernierten Lebersekretes und die damit verbundene Druckerhöhung in diesem Röhrensystem anzunehmen. Diese Meinung kann bewiesen werden durch die von EPPINGER angegebene färberische Darstellung der Gallencapillaren, man sieht die Erweiterung verbunden mit Schlängelung an den Gallenpapillaren und den präcapillaren Gallengängen (s. anatomische Vorbemerkung). Zu bedenken ist jetzt, daß Blutcapillarsystem und Gallencapillarsystem, letzteres bis zu den epithellosen Gallencapillaren (Galleröhrchen nach LUBARSCH, LA MANNA) zwischen den Leberzellen keine unmittelbare Verbindung haben, sondern durch die Leberzellbalken und durch die die Blutgefäße umgebenden Lymphräume getrennt sind. EPPINGER meint, es biete keine Schwierigkeiten, Einrisse an den Gallencapillaren nachzuweisen und so die Kommunikation zwischen Lymphe und Gallesystem zu beweisen. Die Tatsache, daß bei Unterbindung des Ductus choledochus am Tier, Bilirubin zuerst in der Lymphe des Ductus thoracicus und dann erst im Blut nachweisbar ist (D. GERHARDT, MACHIDA), stützt diese Meinung. Da allerdings nicht immer bei Menschen oder beim Tier (RABL) die Einrisse an den Gallencapillaren nachweisbar sind, macht HIYEDA einen Unterschied, ob der Stauungsikterus per rhexin oder per diapedesin erfolgt sei und weist gleichzeitig auf die verschiedene Art der Leberzellveränderungen — sog. Netznekrosen beim Kaninchen und Klarifikation der Leberzellen beim Hund — aufmerksam. Über den Ort, wo der Galleübertritt stattfindet, sind die Meinungen geteilt. EPPINGER verlegt ihn in den Bereich der Blut- und Gallencapillaren, OHNO sieht die schwächsten Stellen am Übergang der Gallecapillaren zu den präcapillaren Gallengängen, also an jener Stelle, wo zuerst ein selbständiges Epithel auftritt. Nehmen wir bei erweiterten Gallencapillaren oder präcapillaren Gallengängen einen Galleaustritt durch Diffusion oder Einriß an, so braucht zunächst das epitheliale Leberparenchym an diesem Prozeß nicht teilnehmen, gewiß werden die Leberzellen diffus vom Farbstoff durchtränkt und es finden sich auch körnige Ablagerungen von Pigment in ihnen. Aber bei längerer Dauer der Gallenstauung stellen sich degenerative Leberzellveränderungen, auch Nekrosen der Leberepithelien ein. Jetzt kommt der Zeitpunkt, wo wir auch klinisch Funktionsstörungen der Leber nachweisen können, die zu Beginn eines mechanischen Ikterus — es gilt das besonders für die Galaktoseprobe — nicht anzutreffen sind. Zum Resorptionsikterus gesellt sich nun ein Retentionsikterus, ein Ikterus infolge Leberzellschädigung (parenchymatöser Ikterus) hinzu. So wird auch im Tierversuch beim Unterbindungsikterus nach 2—5 Wochen die hämoklasische Krise positiv, der Zuckerstoffwechsel ist bereits nach 2 Tagen gestört. (ICHIYAMA). Die Empfindlichkeit der Leberzelle gegen Galle ist offenbar bei einzelnen Menschen wie bei den Tierarten verschieden, das körpereigene Produkt wird bei Stauung allmählich zum Gift. Mit diesen Erklärungsmöglichkeiten des mechanischen Ikterus erscheint es nicht zwingend, die Begriffe von Parapedese (MINKOWSKI) oder Paracholie (PICK) einzuführen (s. Pathogenese des Ikterus, S. 1201). Es wird also jetzt mit dem Blutstrom und der Lymphe das Bilirubin in den großen Kreislauf gebracht, bei seiner Anreicherung bis etwa 2 mg-% tritt keine Diffusion in das Gewebe ein, dieses Stadium nennt man latenten Ikterus, erst die weitere Erhöhung des Serumbilirubinspiegels bringt die ikterische Verfärbung der Haut mit sich. Es liegt offenbar nur eine Frage der Quantität vor, wann das Serumbilirubin wiederum durch die Lymphbahn aus dem Blut in das Gewebe kommt, allerdings werden die echten Sekrete (Schweiß, Tränen, Speichel, Liquor, Magen- und Pankreassaft) erst ikterisch, wenn eine entzündliche Veränderung an dem Sekretionsorgan das Capillarsystem beeinträchtigt hat (EPPINGER).

d) Entstehung der Gallensteine.

Die Entstehungsweise der Gallensteine beim Menschen ist ungeklärt. Diese allgemein anerkannte Tatsache erschwert eine übersichtliche Darstellung der verschiedenen, zum Teil völlig entgegengesetzten oder sich oft mit kleinen Unterschieden angleichenden Meinungen. Die Schwierigkeit des Problems wird dadurch erhöht, daß eine Unterstützung durch tierexperimentelle Forschung gerade hier wegen der verschiedenen chemischen Zusammensetzungen der Galle beim Menschen und den Laboratoriumstieren nicht zu weitgehend erwartet werden darf. Ferner kennen wir beim Menschen sehr wohl ausgewachsene Gallensteine, wissen auch einiges über ihr weiteres Schicksal, aber Zeit und Vorgang ihrer Geburt liegen im Dunkeln.

Ausgangspunkt jeglicher Betrachtung muß die Gallenflüssigkeit sein, denn wohl erst in ihrem fertigen Produkt — sei es nun von physiologischer oder abnormer Zusammensetzung — kommt es auf dem Wege von den Gallencapillaren bis zur Papilla Vateri zur Steinentstehung. Doch schon hier kommen die ersten Zweifel. AUFRECHT sieht die Anfänge bereits in den Leberzellen. Dann weiter die Frage: Wann ist die Galle ein fertiges Produkt? Ihre vielfache Veränderung nach der Sekretion aus den Leberzellen in den Kanälen und der Gallenblase durch Schleimzusatz und Eindickung infolge Resorptionsvorgängen läßt die Frage nicht einheitlich beantworten, sie ist eben an den verschiedenen Stellen, z. B. großen intrahepatischen Gallengängen, Gallenblase oder Choledochus ein ganz verschiedenes Produkt. Jetzt kommt noch hinzu, daß die Galle eine außerordentlich kompliziert zusammengesetzte Flüssigkeit ist, die einzelnen Bedingungen, warum sie normalerweise eine klare, gelbe, fadenziehende Beschaffenheit hat, können nur vermutungsweise angegeben werden. In diesem eigenartigen Mehrkörpersystem sind, wie EPPINGER aufzählt, folgende Teile enthalten: molekular disperse Elektrolyte, lyophile Kolloide in molekular-disperser (Proteine) und emulsoider Verteilung (Cholesterin), lyophobe Kolloide (Lecithin, Fette), hydrotrope Stoffe (Gallensäure und ihre Salze), hochmolekulare Farbstoffe (Bilirubin, Biliverdin, Urobilinogen). Eine Störung in der Stabilität dieser kolloidalen Lösung, darüber sind alle einer Meinung (NAUNYN, ASCHOFF, TURINOUNI, GERLACH, ROVSING, BRÜHL, LICHTWITZ, EPPINGER, sowie WESTPHAL und Mitarbeiter), gibt Anlaß zu Niederschlagsbildung, es gilt zu erforschen, wie Entmischungen des Kolloidsystemes zustande kommen können. Schon das verschiedene Aussehen und die wechselvolle chemische Zusammensetzung der Steine legt den Gedanken nahe, daß eine einheitliche Genese nicht zugrunde liegt. Vier Gesichtspunkte sind es, die einzeln oder in Kombination geltend gemacht werden: Stauung und Entzündung im Gallensystem, Stoffwechselstörung oder Beziehung zu krankhaften Veränderungen im Organismus.

Der Satz von NAUNYN: Ohne Gallenstauung keine Gallensteine findet immer noch weiteste Anerkennung. Die Frage, welcher Art die Stauung sein muß, wird verschieden beantwortet, sie kann ja grob mechanisch oder auch funktionell infolge Dyskinese bedingt sein. Da bei akutem Gallenwegsverschluß, etwa durch einen Tumor, so selten junge Gallensteine gefunden werden, ist auf die erschwerte Passage der Galle infolge vermehrter Funktion der einzelnen Muskelgruppen (Sphincter Oddi, sog. Collum-Cysticus-Sphincter) mehr Wert zu legen. Dazu kommt außerdem noch, wie WESTPHAL und Mitarbeiter aus ihren Beobachtungen am Menschen und aus Tierexperimenten schließen, ein Schwanken in der Resorptionsleistung der Gallenblase bei Tonusänderung im vegetativen Nervensystem hinzu. Unter Vagusreiz soll eine verstärkte Leistung, Hyperresorption, mit folgender Hyperkonzentration, unter Sympathicusreiz gegenteilig eine Hyperresorption mit Hypokonzentration der Blasengalle eintreten. Auch andere Eingriffe am vegetativen Nervensystem — die Entnervung der Leberarterie — beim Hund — haben Gebilde in der Gallenblase bestehend aus Pigment und Salzen ergeben (GAISSINSKY). Die Vorstellung der Stauung darf nicht so sein, daß Galle ohne Zufluß etwa lange Zeit in der Gallenblase steht und es dann zu Ausfällungen kommt, sondern die Vermischung „abgestandener" Galle mit frischem Lebersekret führt zu Störung des Kolloidgefüges. Denn die Dyskinesie ist kein Dauerzustand, sie ist vom wechselnden Funktionszustand des vegetativen Nervensystems abhängig, kann zu gewissen Zeiten, z. B. Gravidität, vermehrt auftreten. Der alleinigen Bedeutung der Stauung, insbesondere der Dyskinesie (PAVEL) ist vielfach widersprochen worden, es soll gleichzeitig die Infektion (LICHTWITZ, ASCHOFF) notwendig sein, jedenfalls für die Entstehung der so häufigen facettierten Cholesterin-Pigment-Kalksteine. Demgegenüber wird geltend gemacht, daß die Infektion erst Folge der Steinbildung sei, wogegen wiederum eingewendet werden kann, daß bei reinen Cholesterin- und Pigmentsteinen auch der mikroskopische Entzündungsnachweis der Gallenblasenwand oft nicht erbracht werden kann und daß sich in der Hälfte aller Fälle von Cholelithiasis im Gallenblaseninhalt keine Bakterien finden (ROVSING). Aus den obenerwähnten Tierversuchen von WESTPHAL ist hervorzuheben, daß sich unter 11 Versuchen 4mal ohne Bakterien deutliche Konkrementbildung zeigte. Wie dem auch sei, man kann sagen, daß Stauung und Infektion eine sehr häufige und sehr wirksame Vorbedingung für die Steinentstehung ist. Dabei muß das entzündliche Moment nicht sehr stark ausgeprägt sein; EPPINGER meint, die seröse Exsudation also das Anfangsstadium der serösen Entzündung genüge schon und könne den niemals richtig definierten Zustand der lithogenen Cholangie von NAUNYN ersetzen.

Die Ansicht einer Steinentstehung infolge Stoffwechselstörung wird mit Nachdruck von ASCHOFF, ferner von FLINT und KLEINSCHMIDT für den reinen Cholesterinstein vertreten. Das fast völlige Fehlen von Eiweiß und Kalk und der Mangel eines Steinkernes (von LICHTWITZ bestritten) sind neben der entzündungsfreien Gallenblase die Gründe für eine Sonderstellung dieser Steinart. Es wird für die metabolische Steinentstehung eine Galleproduktion der Leberzellen vorausgesetzt, die in ihrer Zusammensetzung bereits abnorm ist. Dasselbe gilt wohl auch, wenn neuerdings (BÜTTNER) und LEMMEL) auf die Beziehung zu krankhaften Veränderungen im Organismus (Lebercirrhose, Infekte, Icterus catarrhalis) hingewiesen wird. Man könnte also beides unter dem Begriff der Dyscholie — verändertes Leberzellsekret — zusammenfassen. Die Beweise hierfür sind dürftig (REINHOLD und Mitarbeiter), denn es müßte nachgewiesen werden, an welchem Teil des obengenannten Mehrkörpersystems eine Veränderung eingetreten ist. Die Vermutungen beziehen sich auf das Cholesterin und die Gallensäure. Einen Anhaltspunkt bietet, daß nach Hypercholesterinämie während der Schwangerschaft im Wochenbett mit der Duodenalgalle vermehrt Cholesterin ausgeschieden wird und der immer wieder betonte Zusammenhang zwischen Schwangerschaft und Gallensteinentstehung ist durch die Statistik der Mayo-Klinik gut begründet, wenn von 3075 Frauen, die wegen Cholelithiasis operiert wurden, 90% geboren hatten (zit. nach EPPINGER). Die französische Schule (CHAUFFARD) nimmt eine verminderte Bildung von Gallensäuren in der Leber an und versucht die Cholesterinausfällung aus Mangel an Lösungsmitteln zu erklären, denn die Gallensäuren sind das Lösungsmittel des Cholesterins. Die immer wieder beklagte Unzulänglichkeit der Methoden der Gallensäurebestimmung läßt zur Zeit keine Entscheidung zu. Auch die Untersuchung über den Calciumgehalt der Galle (z. B. nach CATTANEO erniedrigt, nach ASKANAZY meist hoch normal) bringen keine Klärung. Die metabolische Steinentstehung findet ihre Stütze in dem häufigen Zusammentreffen zwischen Fettsucht und Gallensteinen, das offenbar bei Frauen größer zu sein scheint, als es der Wahrscheinlichkeit entspricht. Allerdings fehlen genauere Statistiken. Für die diabetische Fettsucht ist es erwiesen (v. NOORDEN).

Die auffallende Verschiedenheit des Gallensteinvorkommens bei einzelnen Völkern legen einen Einfluß der Ernährung und damit also auch einen Stoffwechseleinfluß im weitesten Sinne nahe. So sind in Java auch bei den Javanerinnen — Hypercholesterinämie in der Schwangerschaft besteht auch dort — sehr selten Konkremente gefunden (POTTER VAN LOON), niedrige Zahlen werden aus Japan mit 4%, Rußland mit 2,2% (HESSE) und von den Negern berichtet, bei den eingeborenen Ägyptern sollen Gallensteine fehlen (DAY, zit. nach EPPINGER), in Amerika kommt man zu einer starken Häufigkeit von 32,5% (CRUMP, zit. nach EPPINGER). Die geographische Pathologie muß hier noch weiter wertvolle Aufschlüsse bringen, wenn ins Einzelne gehende Statistiken (Art der Steine, Geschlecht, Verteilung auf Frauen, die geboren haben und nicht geboren haben) geliefert werden.

Wenn also im ganzen gesehen für die Bedingungen der Steinentstehung einige Anhaltspunkte gut begründet sind, so ist der Vorgang an sich recht unklar. Es ist die Frage, ob die Sedimentbildung in der Galle, die in den Steinen nachweisbaren Steinkerne, ferner die Mikrolithen, also mikroskopisch kleine Gebilde mit der Struktur makroskopisch sichtbarer Gallensteine in irgendeinem Zusammenhang stehen. Wir sind weit davon entfernt, eine Entwicklungsreihe etwa aus scholligen Ausfällungen bis zu echten Steinen aufzustellen. Die Bedeutung der in gestauter Galle oder im Tierexperiment gefundenen bräunlichen Niederschläge für die Steinkerne wird bestritten (ASCHOFF). Doch ist das Zusammentreten von grünen, kugligen, weichen Ausfällungen zu größeren konkrementähnlichen Gebilden beobachtet (WESTPHAL, SCHRADER). Die Steinkerne, die sich in geringen Ausnahmen in allen Steinen finden (NAUNYN, LICHTWITZ) bestehen aus Bilirubin, Calcium und Gerüstsubstanz. In diese Gebilde wird sehr bald Cholesterin aufgenommen. Auch die in der Galle nachweisbaren Metalle (Kupfer, Zink, Mangan, Eisen) haben für die Steinkernbildung besondere Beachtung gefunden, so besonders für die reinen Pigmentsteine, die sich außer ihrem Gehalt an Bilirubinkalk durch Reichtum an Kupfer (ASCHOFF, EITEL, SCHRADER) auszeichnen. Umstritten ist die Rolle der Mikrolithen. Sie waren schon MECKEL V. HEMSBACH bekannt, sind von NEUMANN (1866) und später von ASKANAZI (1915 und 1929) eingehender beschrieben worden, ihre Bedeutung wurde von NEWMAN (1931) in Zweifel gezogen, kürzlich wieder von BÜTTNER und LEMMEL stark hervorgehoben. Sie kommen in Gallensteinfällen in 50% häufiger vor als bei anderen Sektionsfällen, die Ähnlichkeit ihres Aufbaus mit Pigmentkalksteinen soll erbracht sein und deshalb wird von einer prinzipiellen Möglichkeit einer Entstehung von Pigmentkalksteinen aus Mikrolithen gesprochen (LEMMEL und BÜTTNER), auch von Cholesterinpigmentkalksteinen (LEMMEL). Die Schwierigkeit der Beurteilung, ob sich Mikrolithen zu großen Gallensteinen auswachsen können, beruht zum Teil darauf, daß ein Stein kein ruhendes Gebilde ist, sondern mannigfache Veränderungen durch Eindringen und Auftreten verschiedener Gallebestandteile erfahren kann. So ist krystallographisch die Polyederform durch Entquellung (GOLDSCHMIDT) facettierter Gallensteine aus Kugelform erklärbar, weitere Entquellung führt nach BAUER zur Spaltbildung und schließlich zur Selbstzertrümmerung. Die Diffusion von Bilirubin von außen nach innen kann im Modellversuch wahrscheinlich gemacht werden (SWEET), das Eindringen von Cholesterin und die Apposition cholesterinreicher Schichten, ferner die Bilirubinkalkabwanderung wird ebenfalls angenommen (z. B. NAUNYN). Da Größe, Gestalt und chemische Zusammensetzung multipler Gallensteine so außerordentlich häufig übereinstimmend ist, liegt die Entstehung einer Herde von Steinen als einmaliger Vorgang nahe, mehrere Generationen kommen seltener vor (KLEINSCHMIDT). LICHTWITZ hat folgende Einteilung unter Berücksichtigung der Struktur und Zusammensetzung der Konkremente geschaffen:

1. Steinkerne, Bilirubinkalksteinchen.
2. Gallensteine, deren Struktur von mehreren Bestandteilen gebildet wird:
   a) facettierte Steine („Herdensteine“, gewöhnliche Gallensteine, Cholesterinpigmentkalksteine);
   b) große Steine, Tonnensteine, Riesensteine.
3. Steine, deren Struktur von einem Bestandteile vorherrschend bedingt wird:
   a) Radiäre Cholesterinsteine;
   b) Bilirubinkalksteine;
   c) Calciumcarbonatsteine;
   d) Eiweißsteine.
4. Kombinationssteine, gestreckte Steine.

Entstehungsweise und Art der Steine werden von EPPINGER in folgendem Schema zusammengefaßt:

A. Einheitssteine.

Stoffwechselstörung		Infektion	Stase
a) Radiärer Cholesterinstein entsteht in der Gallenblase, immer solitär, homogen gebaut	b) Reiner Pigmentstein, entsteht in der Gallenblase in Mehrzahl, homogen gebaut	Geschichteter Cholesterin-Pigment-Kalkstein, facettiert oder walzenförmig, entsteht in der Gallenblase meist in der Mehrzahl	Erdiger Pigmentkalkstein, entsteht nur in den Gallenwegen

B. Kombinationssteine.

e) Beschwerden nach Cholecystektomie.

Wieweit ein Kranker durch die Herausnahme der Gallenblase von seinen Beschwerden befreit werden kann, wird wesentlich davon abhängen, in welchem Umfange die Gallenblase allein Ursache des Leidens war und welche Folgen unmittelbar die Operation nach sich zieht. Es darf der Gesichtspunkt nicht aus dem Auge verloren werden, daß die Gallenblase nur ein Teil des in sich zusammenhängenden gesamten intra- und extrahepatischen Gallensystems ist, und damit oft in funktioneller Hinsicht nicht nur eine auf dieses Organ beschränkte Erkrankung vorliegt. Gewiß hängt viel von dem operativen Geschick des Chirurgen gerade bei der Cholecystektomie ab, es schwanken die statistischen Angaben über die Rezidivbeschwerden — vorsichtiger sollte man sagen Residualbeschwerden — stark, häufig werden 19—21% genannt (SCHÖNDUBE, LÖWENBERG, ROHDE, HOTZ), 32 bzw. 30% geben LIEK bzw. v. FRIEDRICH an, UMBER sogar 44,7%, während v. BERGMANN nur 7% und HINTZ nur 10% nennen. Als Ursache der Beschwerden kommen jetzt immer seltener vergessene Steine in Betracht, es darf die Schwierigkeit nach Choledochotomie wirklich auch jeden kleinsten facettierten Stein oder eckigen Pigmentstein entfernt zu haben, nicht verkannt werden. Dabei bleibt die Frage, ob Steine neu gebildet werden, meist offen, wenn auch zugegeben werden muß, daß nach der Operation infolge Stauung und Infektion die Vorbedingung zur Steinentstehung gegeben sind. Eine narbige Veränderung an der Stelle, wo der Ductus cysticus abgetragen wurde, hemmt gelegentlich den Gallefluß. Diese Narbenstenose muß nicht nur unmittelbare Folge der Operation sein, eine die Cholecystitis begleitende Wandentzündung des Choledochus kann mit bedingend wirken. Zahlenmäßig ein recht großes Kontingent stellen die Bewegungsstörungen des Choledochus dar, Ansprechbarkeit und Funktion der Längs- und Ringmuskulatur müssen sich ändern, nachdem aus dem feinabgestimmten Zusammenspiel zwischen Gallenblase, Antrum choledochi und Sphincter Oddi die Gallenblase herausgerissen ist. Der Choledochus dehnt sich etwa nach 30 Tagen (BONNET), hypertonisch-spastische sowie atonische Dyskinesie können den Abfluß der Galle unregelmäßig gestalten

(Floerken, Hosemann, Hueck, Ohly, Liek, Zander). Die Duodenalsondierung zeigt, daß sich zuerst ein Schub dunkler, im Choledochus angestauter Galle entleert oder daß ein gleichmäßiges Fließen des Sekretes infolge Sphincterinsuffizienz statthat (Schöndube, Tierversuche von Rost). Die Lehre von den Dyskinesien findet hier weitgehende Bestätigung. Natürlich kann, wie oben schon betont, bei einer hypertonischen Stauungsgallenblase ein weiter Choledochus oder eine Hypertrophie des Sphincter Oddi schon vor der Operation dagewesen sein. Durch passive Dehnung des Cysticusstumpfes oder aus dem zurückgebliebenen Gallenblasenhals kann sich eine Art neue Gallenblase entwickeln (Mirizzi). Abseits von den extrahepatischen Gallenwegen verursachen oft Hepatitis, intrahepatische Cholangitis oder Salzsäuremangel des Magens die sogenannten Rezidivbeschwerden. Ferner muß an Pankreatitis, Ulcus, Gastritis und Colitis differentialdiagnostisch gedacht werden.

Wenn einige Zeit nach der Operation über Druck im Oberbauch, Aufstoßen oder Neigung zu Durchfällen geklagt wird, wird man diese Symptome als unwesentliche Spätstörungen betrachten. Ernster müssen krampfartige Schmerzen und erst recht Gelbsucht und Fieber gewertet werden. Damit ist oft eine kaum zu lösende diagnostische Aufgabe gegeben. Daß echte große Kolikanfälle ohne grobmechanisches Hindernis vorkommen, wurde schon bei den Dyskinesien erwähnt. Nach der Entfernung der Gallenblase sind sie im Krampf des Sphincter Oddi begründet. Diese Rezidivkoliken sind unabhängig von der Art des früheren Gallenblasenleidens, ein bestimmtes Lebensalter ist nicht bevorzugt, sie treten nach Früh- wie nach Spätoperationen auf. Die Narbenstenose am Ductus choledochus führt regelmäßig zum Ikterus, aber auch die intrahepatische Cholangitis, auf die ein Milztumor hinweisen kann, Temperatursteigerungen sind das Zeichen der in den Gallenwegen aufsteigenden Infektion. Die Untersuchung des bei der Duodenalsondierung gewonnenen Gallensedimentes auf Leukocyten gibt Anhaltspunkte für die Entzündung, der Nachweis von Cholesterintafeln oder Lipoidtröpfchen macht Gallengangssteine wahrscheinlich. Die besonders schlechte Verträglichkeit von Fett fällt bei vielen Gallenblasenoperierten auf.

Die Duodenalspülung mit Magnesiumsulfat ist das wichtigste therapeutische Hilfsmittel. Spasmuslösende Mittel auch in Verbindung mit Barbitursäure (Bellargal, Pavyco) sind bei längerer Anwendung nützlich. Morphium, das den Krampf am Sphincter Oddi vermehrt, muß vermieden werden und bleibt nur der großen Kolik vorbehalten. Pribram empfiehlt ein Organpräparat Cholecysmon, desgleichen Kahler sowie Bimler. Mit einer zweiten Operation sei man äußerst zurückhaltend, nur häufige Gelbsucht und der Ausfluß aller obengenannter extrahepatischer Beschwerdemöglichkeiten können die Relaparatomie rechtfertigen, dann ist eine innere Gallenfistel nach Möglichkeit anzulegen (s. Therapie der Dyskinesien).

f) Differentialdiagnose und Prognose der Cholecystopathien.

Beschwerden im „Wetterwinkel des rechten Oberbauchs“ können auch den erfahrenen Arzt auf einen falschen diagnostischen Weg leiten. Einmal führt die akute cholecystitische Attacke zu Sensationen an den Nachbarorganen, andererseits können manche Erkrankungen der Nachbarorgane einen Cholelithiasisanfall vortäuschen und schließlich verursacht die Leber selbst „Pseudo-Gallensteinkoliken“.

Vom Kranken werden sehr häufig die Beschwerden von seiten des Magens in den Vordergrund gestellt. Der spastische Pyloruskrampf bedingt durch den viscero-visceralen Reflex von der Gallenblase aus und die beim Gallenblasenkranken so häufige subacide oder achylische Gastritis geben dazu verständliche Veranlassung. Auch wenn der Schmerz im rechten Oberbauch einige Zeit nach der Nahrungsaufnahme angegeben wird, denkt man leicht an ein Ulcus duodeni, doch fehlt gewöhnlich der täglich wiederkehrende Schmerz während einer gewissen Periode. Die sorgfältige Röntgenuntersuchung mit Aufmerksamkeit auf die Zeichen der Cholecystopathie (Verziehung des Duodenum zur Gallenblase, Eindellung des Bulbus duodeni durch eine vergrößerte Gallenblase, bei sonst negativem Befund am Magen und Zwölffingerdarm) schützt vor der fälschlichen Annahme einer Magenerkrankung. Bei der so häufigen Opstipation soll man stets bedenken, ob sie nicht nur ein Begleitsymptom der Cholecystopathie ist. Wie beim Magen können auf dem Wege des viscero-visceralen Reflexe spastische Kontraktionen des Dickdarmes vermittelt werden, die dann dem Kranken nur durch die Stuhlverhaltung veranlaßt zu sein scheint. Die Überlegungen bei unklaren Schmerzen im Kreuz, die oft zu Unrecht als Lumbago oder Arthritis der Lendenwirbelsäule bezeichnet werden, müssen ebenfalls die Gallenwege stets berücksichtigen.

Diejenigen Organe, die von sich aus das Syndrom einer Cholelithiasis vortäuschen können, sind Bauchspeicheldrüse, Wurmfortsatz, Niere und Herz. Der Schmerz bei der Pankreatitis zieht häufig auch nach rechts herüber und es muß sich nicht immer um die Kombination der Gallenwegs- und Pankreaserkrankung handeln. Auch der heftige große Steinfall bei der seltenen Erkrankung an Pankreassteinen kann einer Gallenblasenattacke äußerst ähnlich sein. Die Bestimmung der Harndiastase, die allerdings häufig auch 1—2 Tage nach einem Gallensteinanfall eine Vermehrung ergibt, in fortlaufender Untersuchung und das Fahnden auf Neutralfett im Stuhl bewahrt vor Verwechslung. Der akut entzündete, nach oben und hinten verlagerte Wurmfortsatz stellt den Arzt oft vor eine schwer lösbare differentialdiagnostische Aufgabe. Die Lokalisation des stärksten Schmerzes findet sich auch hierbei auf Druck am MAC-BURNEYschen Punkt und bei der Palpation strahlt der Schmerz nach der Gallenblasengegend aus. Das Fehlen einer leichten Leber- und Gallenblasenschwellung, die besondere Druckempfindlichkeit bei der rectalen Untersuchung und die vornehmliche Spannung im unteren rechten Rectusdrittel sprechen für die Appendicitis. Die Urobilinogenurie kann im hochfieberhaften Zustande nicht als untrügliches Gallenblasenzeichen verwendet werden. Vor die Frage: akuter Schub einer rechtsseitigen Pyelitis oder infizierter rechtsseitiger Nierenbecken- oder Harnleiterstein oder Cholelithiasisanfall ist man bei heftigen Schmerzen im rechten Oberbauch und rechts im Rücken mit gleichzeitigem Erbrechen und Fieber nicht selten gestellt. Irrtümer sind deswegen möglich, da das entsprechende Harnsediment (Leukocytenvermehrung oder Hämaturie) erst am nächsten oder gar übernächsten Tag erscheint. Der Hauptdruckschmerz sitzt bei den Nierenaffektionen hinten unterhalb der 12. Rippe oder seitlich in der hinteren Axillarlinie und nicht vorn am Gallenblasenpunkt. Die Ausstrahlung des Schmerzes beim Nierenstein zur Leistenbeuge oder zum Genitale hin kann als führendes Symptom für die Nephrolithiasis auftreten, das heftige Erbrechen lenkt fälschlicherweise die Aufmerksamkeit zu sehr auf die Gallenblase, allerdings kommen Gallen- und Nierensteine gleichzeitig vor. Endlich ist es vom Coronaranfall her bekannt, daß sein Schmerz im Oberbauch, wenn auch meist in der Mitte und seltener nach rechts lokalisiert wird. Bei vegetativ stark überempfindlichen Kranken macht R. SCHMIDT auf „Pseudo-Lithiasis" und „Akzidentelle Schmerzen" im Abdomen aufmerksam und führt sie auf Reizzustände am Plexus solaris in seiner Gesamtheit oder in bestimmten Provinzen desselben zurück.

Schließlich kann die Leber selbst als Stauungsleber, beim hämolytischen Ikterus, bei Lebercirrhose, luischen Gallenwegskrisen oder den seltenen Porphyrinopathien Anlaß zu Pseudo-Gallensteinkoliken geben. Die Herzuntersuchung und Blutdruckmessung, das Abtasten der Milzgröße, die Prüfung der Pupillen- und Patellarreflexe sowie die sehr stark positive Urobilinogenreaktion und das Nachdunkeln des Harnes bei gesteigerter Porphyrinausscheidung führen auf die richtige Diagnose.

Das Auftreten einer Gelbsucht einige Zeit nach einem ungeklärten Schmerzanfall engt wenigstens die ursächlichen Möglichkeiten sehr ein (LEPEHNE, LAUDA), doch bleibt die oft sehr schwierige Frage nach der Art des Ikterus (s. Differentialdiagnose des Ikterus, S. 1204).

Über die *Prognose* der Cholecystopathien schreibt v. BERGMANN folgendes: „Sie kann nicht generell gestellt werden, dafür ist die Variabilität im Verlauf eine gar zu große, aber nicht einmal individuell sind genauere Aussagen möglich. Oft ist es erstaunlich, daß selbst schwere, hochfieberhafte Cholecystitiden ganz schnell völlig zurückgehen, ja die starke Allgemeinreaktion bringt oft eine günstigere Verlaufsform zustande als jene schleichenden, matten Cholecystitiden, die durch Jahre hindurch fortbestehen, den Kranken ständig belästigen, aber nie zu großen Qualen führen. So ist auch eine schwere Gallenkolik, die sich wenige Male im Jahre, ja nur alle paar Jahre ereignet, bei der das entzündliche Moment fehlt oder stark zurücktritt und offenbar das mechanische mehr im Vordergrund steht, oft eine prognostisch günstigere Form. Kommt es doch vor, daß jemand im Leben ein paar solche Cholelithiasisanfälle hat und später dauernd gesund bleibt, also zum Gallensteinträger geworden ist. Dabei kann durch Schrumpfung die Gallenblase zu einem abgeschlossenen ungefährlichen Steinsack werden. Andererseits ist hervorzuheben, wie groß die Inkongruenz ist zwischen einem akuten, selbst subakuten entzündlichen Gallenblasenprozeß, wie ihn die Klinik beurteilt und der Schwere des anatomischen Bildes, das sich dem Chirurgen darstellt. Das umgekehrte Verhalten ist entschieden das seltenere, obwohl man noch immer einmal selbst vor einem völlig negativen anatomischen Befunde bei einer Operation steht, während erhebliche Koliken die Indikation zum Eingriff gaben". Die Möglichkeit einer späteren malignen Entartung einer chronischen entzündeten Gallenblase mit oder ohne Steinbildung kann prognostisch nur bei sicher nachgewiesener familiärer Disposition (KÖRNER) mit gehäuften Krebsleiden in der Aszendenz erwogen werden.

g) Therapie der Cholecystopathien.

Bei der diätetisch und medikamentös zu leitenden Therapie der Dyskinesien ist die Beachtung der konstitutionellen Eigenart (s. Pathogenese) oder der psychischen Verfassung des Kranken nicht zu vergessen. Ist die Bauchhöhle wegen vermeintlicher Gallensteine eröffnet worden, so ermuntere man die Chirurgen nicht, die Gallenblase zu entfernen, denn durch die Herausnahme der Gallenblase als Druckregulator und durch die mit der Operation notwendig verbundenen Schädigungen der Nervenbahnen bei Abtragung des Ductus cysticus wird oft nur eine weitere Verschlechterung erreicht. Bei sehr hartnäckigen Fällen kann eine Dehnung des Sphincter Oddi (SCHMIEDEN und NISSEN) vorgenommen werden oder eine Verbindung der Gallenblase mit dem Magen oder Duodenum, auch die Vereinigung der Gallenblase mit dem Choledochus ist vorgeschlagen (PRIBRAM). Die Angst vor aufsteigender Infektion nach einer inneren Fistel wird von EPPINGER als unberechtigt angesehen.

Die Therapie einer diagnostisch sichergestellten Gallenkolik verlangt subcutane Injektion von Opiumderivaten in ausreichender Dosis. Nur durch die cortical angreifenden schmerzstillenden Mittel kann der sich vor Schmerzen windende Kranke von seinen Qualen befreit werden. Man gebe bei einem kräftigen Kranken ruhig 0,03 g Morphium mur., jedenfalls nicht unter 0,02, von den übrigen Opiumderivaten sind die entsprechenden Dosen anzuwenden, also Pantopon 0,03—0,04, Laudanon 0,03—0,04, Dilaudid 0,002—0,004, Eukodal 0,02, Dilaudid-Scopolamin (0,002 bzw. 0,0003). Zweckmäßig ist, dieser Spritze $^1/_2$—1 mg Atropin sulf. zuzusetzen aus zwei Gründen: Die so häufige Brechneigung — an sich schon beim Gallensteinanfall vorhanden — wird durch das Opium, insbesondere durch Morphin, vermehrt und kann durch einen Vagusdämpfer herabgesetzt werden, ferner wirkt Atropin den spastischen Kontraktionen an den Gallenwegen entgegen. Ja, man versuche bei leichteren Schmerzattacken mit den Antispasmodica allein auszukommen. Es ist dann intravenöse Injektion von 1 mg Atropin oder 2 ccm Papavydrin (Papaverin-Eumydrin 0,07 in 8 ccm Traubenzucker langsam injizieren wegen Hitzegefühl) oder 0,03 bis 0,05 Papaverin hydrochlor. notwendig. Die Erlösung vom Schmerz bringt dem Kranken meist die Ruhe zu dem nach der aufregenden Kolik notwendigen Schlaf, doch ist es oft zweckmäßig, dann ein Barbitursäurepräparat vielleicht als Suppositorium zur Unterstützung des Schlafes zu geben unter Berücksichtigung des immer zu wiederholenden Satzes, daß das gegebenenfalls vorher angewandte Morphium kein Schlafmittel ist. Der akut Kranke gehört ins Bett, heiße, feuchte Umschläge um den Oberbauch (Prisnitz, Leinsamenpackung) erleichtern den Zustand, das Trinken von heißer Flüssigkeit (Pfefferminztee) wird geschätzt und auch ein heißes Bad empfohlen. Die paravertebrale Injektion zur Unterbrechung der schmerzleitenden Nervenbahnen wird wohl weniger häufig angewandt. Man kann 5 ccm einer $1^1/_2$%igen Novocain-Suprarenin-Lösung mit einer dünnen Nadel 5—6 cm rechts vom 9. Brustwirbeldornfortsatz in etwa 5 cm Tiefe einspritzen. Die Nahrungsenthaltsamkeit für einen halben oder ganzen Tag nach dem Anfall ist notwendig, für baldige Stuhlentleerung muß gesorgt werden. Klingt die Morphinwirkung ab oder erwacht der Kranke aus dem Schlaf, so ist im allgemeinen der Schmerz vorüber, gewiß bleibt eine gewisse Druckempfindlichkeit der Gallenblasengegend zurück, es kann sich auch eine große Kolik einmal wiederholen, doch muß bei jetzt dauerndem Spannungsgefühl im rechten Oberbauch mit weiteren Injektionen von Opiumderivaten deswegen unbedingt vorsichtig verfahren werden, weil sonst die Diagnose eines beginnenden Empyems oder einer Perforation zur Unmöglichkeit wird, wenn der Kranke über Ort und Heftigkeit seiner Schmerzen unter der Morphinwirkung nichts Sicheres anzugeben vermag.

Die Behandlung der chronischen Cholecystopathien stellt den Arzt oft vor schwierige Aufgaben, denn die Kranken mit den häufigen, aber nicht so sehr heftigen Beschwerden verlangen nach Änderung der Behandlungsmethoden und immer wieder nach anderen Mitteln. Es ist zweckmäßig, sich einen Plan für mehrere Wochen zurechtzulegen und diesen zunächst einmal nach Möglichkeit auch durchzuhalten. Dabei soll man sich grundsätzlich überlegen, ob die Leber und die extrahepatischen Gallenwege ruhiggestellt werden sollen oder ob ein vermehrter Gallefluß von der Leber her sowie öftere und ausgiebigere Entleerung der Gallenblase angestrebt wird. Gelegentlich kann man die aktive interne Therapie auch mit der konservativen ruhigstellenden vereinigen, doch sollte man sich stets über die Wirkungsweise und Angriffspunkte der verordneten Mittel klar sein, soweit unsere Kenntnis auf diesem Gebiet reicht. Schematische Regeln über den Anwendungsbereich dieser beiden Möglichkeiten des therapeutischen Handelns kann man nicht geben, die Persönlichkeit des Kranken und die möglichst genaue Vorstellung über den vorliegenden anatomischen Prozeß sowie über die Art der Funktionsstörung entscheiden darüber.

Die ruhigstellende Behandlungsart wird sich in erster Linie mit den krampflösenden Mitteln per os oder als Suppositorien beschäftigen. Es soll über den Nervus vagus oder unmittelbar an der glatten Muskulatur angreifend eine

Erschlaffung der Längs- und Ringmuskulatur an den gesamten extrahepatischen Gallenwegen erreicht werden, damit wird die Ansprechbarkeit auf alle Reize, Nahrungsreize sowie zentrale Reize, geringer und die Entleerung der Gallenblase also weniger ausgiebig. Es stehen dazu die in der Tabelle zusammengestellten Pharmaca zur Verfügung, die eifrige pharmazeutische Industrie bietet noch manches mehr an. Ihre Ergänzung durch die antineuralgischen Mittel, die nicht aus der Opiumreihe stammen (Cave Morphinismus bei chronischen Gallenblasenkranken) sowie durch Barbitursäurepräparate ist oft zweckmäßig (s. Tabelle). Diese Mittel müssen kurmäßig über etwa 4 Wochen angewandt werden, zu Beginn und zunächst oft auf 14 Tage wird Bettruhe oder körperliche Schonung notwendig sein, dann kann die Behandlung auch für körperlich schwer arbeitende Menschen oft ohne Aussetzen der Tätigkeit fortgeführt werden. Diesen Medikamenten ist die ruhigstellende und hyperämisierende Behandlung mit Kataplasmen, Diathermie oder Kurzwellen (s. darüber in der Allgemeinen Therapie, S. 1213) hinzuzufügen. Gerade in der ambulanten Behandlung soll streng darauf geachtet werden, daß zumindestens jeden Abend vor dem Einschlafen im Bett der möglichst heiße Umschlag mit pedantischer Sorgfalt und Regelmäßigkeit über 4 Wochen durchgeführt wird, was eigentlich jedem Menschen möglich sein sollte, denn die Mindestforderung dafür besteht in einem Handtuch, heißem Wasser und einem Wolltuch. Die diätetischen Vorschriften müssen im gleichen für die Gallenwege beruhigenden Sinne lauten und besondere Vorsicht mit fetten Speisen enthalten, nach Möglichkeit soll nur reine Butter in mäßigen Mengen genossen werden (s. Allgemeine Therapie, S. 1210). Von mancher Seite wird auf cholesterinarme Diät besonderer Wert gelegt, da sich hierdurch der Cholesteringehalt der Galle herabsetzen und sich das Verhältnis Cholesterin zu Lecithin in dem Sinne beeinflussen ließe, daß das Cholesterin weniger leicht ausfällt (Babarczy). Das gilt natürlich nur für das exogen zugeführte Cholesterin (in Leber, Thymus, Nieren, Lunge, Hirn und Eidotter reichlich vorhanden), die wesentliche im Körper gebildete Cholesterinmenge bleibt davon unbeeinflußt. Schließlich darf die Sorge für den täglichen Stuhlgang nie vergessen werden. Die ruhigstellende Behandlung ist einfach durchführbar, sie umschließt also Antispasmodica, Wärme, Diät und Obstipationsbekämpfung. Sie bringt für viele dyskinetische und leicht entzündliche Zustände vollen Erfolg, sie ist auch im akuten fieberhaften cholecystitischen Anfall unentbehrlich, wenn man hier nicht Anhänger der Frühoperation ist.

Die aktive interne Behandlung hat den Sinn, einen vermehrten Galleﬂuß von der Leber her anzuregen und für häufige und ausgiebige Gallenblasenentleerung zu sorgen. Durch kräftige Austreibung der Galle und lebhaften Galleﬂuß soll das System „gereinigt" werden. Entzündlicher Inhalt soll ausgeschwemmt und Gallesedimentierungen oder sogar kleine Steine sollen herausgepreßt werden. Dazu ist ein funktionstüchtiges Muskelsystem unbedingte Voraussetzung, eine Schrumpfblase, ein stark dilatierter Choledochus oder eine nach Steinpassage insuffiziente Papilla Vateri werden auf die Reize nicht antworten können, nur der Lebergalleﬂuß kann dann gesteigert werden. Zwei Gruppen von Arzneimitteln stehen zur Verfügung: Die Anregung der Gallesekretion der Leberzellen (Choleretica) und die Förderung der austreibenden Kräfte an den extrahepatischen Gallenwegen (Cholagoga, Cholecinetica oder Cholemotorica genannt). Die Choleretica — die am meisten untersuchten Vertreter sind die Gallensäuren und besonders die am Menschen anwendbare Dehydrocholsäure (Decholin) — vermehren die Menge der abﬂießenden Lebergalle. Dabei ist noch zu unterscheiden, ob eine Verdünnung der Galle mit Abnahme des Farbstoffgehaltes und mit quantitativ absolut gleichbleibenden, jedenfalls

Tabelle.

Choleretica	Cholagoga (Cholemotorica)	Antispasmodica	Antineuralgica	Antiphlogistica und Desinficientia
Fel tauri	Öle	Atropin	Opiumderivate	Chinin
Gallensäuren	Fette	Bellafolin	Morphin	Optochin
Decholin	Eidotter	Extr. Bella-	Pantopon	Salicylsäure
Bilival	Pepton	donnae	Laudanon	Urotropin
Felamin	Pituitrin	Bellergal	Dilaudid	Cylotropin
Degalol	Curcumen	Eumydrin	Eukodal	Choleval
Alloton	(Farbstoff aus	Papaverin	Codein	Trypoflavin
Agobilin	Temoe-Lavack)	Papavydrin	Paraçodin	Choleflavin
Cholaktol	Rettichsaft	Perparin	Veramon	Flavicid
Menthol	(Nigraphen,	Octin	Pyramidon	Rivanol
Podophyllin	Raphabil)	Eupaco	Novalgin	Solganal
Chologen	Bilimed	Scopolamin		Hepatrat
Temoebilin	(Lavandula	Barbitursäure-		
(Gesamtextrakt	spicca)	präparate		
aus Temoe-		Jucundal		
Lavack)				
Gujacolderivate				
Cholagilon				
Cholotonon				

im Prozentgehalt absinkenden spezifischen übrigen Bestandteilen oder eine Erhöhung der absoluten Ausscheidungsmenge mit ungefähr gleichem Prozentgehalt der gallespezifischen Stoffe auftritt. Die Leber kann offenbar nicht nur die Menge ihres wässerigen Sekretes (Verdünnungsfähigkeit) verändern, sondern in gewissen, aber nur sehr engen Grenzen auch die Konzentration steigern, jedoch ist die Konzentrationsbreite der Leberzellen sehr viel geringer als etwa der Niere.

Aus der tierexperimentellen Forschung sollen einige Beispiele angeführt werden: Erhebliche Vermehrung der Galle unter gleichzeitiger Verdünnung durch Decholin (ADLERSBERG und NOTHOVEN VAN GOOR, KALK und BRANISTEANU, NEUBAUER), desgleichen durch jodierte Salicylsäure (KAUFTEIL und RAPPAPORT), Guajacolderivate (CHABROL), Zichorieninfus (GRABE und HEIDE), das ätherische Öl p-Tolylmethylcarbinol aus der Droge Temoe-Lavack, (ROBBERS, GRABE), Dekokt aus Birkenknospen (PETROWA und RYSS). Aufgüsse von Zwiebeln und Artischocken sollen eine Zunahme der Menge, der Gallensäuren und eine geringe Erhöhung des Trockenrückstandes der Galle bringen (SCHINDEL). Als Cholagogum erwies sich der Farbstoff aus der Droge Temoe-Lavack, ferner Hanfsamenemulsion (PETROWA und RYSS). Ohne Wirkung blieb bemerkenswerterweise bei duodenaler Anwendung das Magnesiumsulfat (RYSS), was aber an der verwendeten Konzentration liegen kann, denn unter 5%iger Lösung ist es nicht wirksam. Ein Extrakt aus schwarzem Rettich blieb unwirksam (STADLER, SCHINDEL, PETROWA und RYSS). Für die Tierversuche ist die optische Sekretionsregistrierung nach ROBBERS und HAMPEL nützlich.

Die obige Tabelle zeigt einige aus der großen Zahl der empfohlenen Mittel, Dehydrocholsäure mit allerlei Zusätzen ist als Choleretieum am meisten beliebt. Eine genaue Prüfung der Choleretica am gallenblasenoperierten Menschen bei Drainage der Gallenwege wäre wünschenswert, es ist dabei allerdings der Zeitpunkt zu wählen, wenn sich die Leber vom Grundleiden und Operationsshock erholt hat. So wurde die Dehydrocholsäure von NEUBAUER untersucht. Mit der Duodenalsonde sind am Menschen eingehender erforscht, die verschiedenen Bestandteile der von GUTTENBERG und KOCH zuerst angegebenen Droge Temoe-Lavack (FRANQUELO, KALK und NISSEN, HENNING und KÜNZEL, CHRISTELEIT), günstige Erfahrungen mit dem darin enthaltenen Farbstoff berichten PHILIPP und VETTERLEIN. Uns hat sich das Präparat Temoebilin (Gesamtextrakt aus der Droge Temoe-Lavack mit Zusatz von Kamille, Pfefferminz und Kümmel) gut bewährt (KALK, SAMETINGER). Dem Cholagilon, einem Gemisch pflanzlicher Mittel (L. MÜLLER), dem Bilimed aus Lavendula spica (HÖFDING) und dem Rettichsaft (A. MÜLLER, SCHRADER, EIMER und HENDRICH) werden choloretische und cholagoge Wirkung zugesprochen. Die Trennung zwischen diesen beiden Wirkungsarten ist praktisch nicht immer durchführbar (LAUDA), auch nützt die pharmazeutische Industrie das breite Feld der Kombinationsmöglichkeiten reichlich aus, für den Menschen ist als Einzelwirkung die choloretische der Gallensäuren und die cholagoge des Pituitrins am sichersten. Vor den Mitteln aus Chilonincarbonsäure und seinen Derivaten muß nachdrücklich gewarnt werden, zwar gehört das Atophan zu den Choloretica, doch ist es bei geschädigter Leber ein zu starkes Zellgift (s. Abschnitt über Leberschaden bei Vergiftungen, S. 1296) deshalb stimmen wir allen bei, die Atophan, Ikterosan, Iktophysin und ähnliche Kombinationen aus der Liste der Leber-Gallenmittel streichen (LAUDA, EPPINGER, v. BERGMANN). Die von Laien oft propagierten Ölkuren (Haarlemer Öl) oder das Enatin von Helfenberg (DURAND) gehören zu den ausgesprochenen Cholagoga. Man kann reines Olivenöl (50 ccm mit Citronensaft) oder Oleum Arachidis, 1 Eßlöffel vor der Mahlzeit, geben. Gallensteine werden damit weder aufgelöst noch zertrümmert, im Stuhl finden sich dann häufig Kalkseifen, die dem Laien als abgegangene Gallensteine imponieren.

Zu dem Gebiet der aktiven internen Kur müssen unbedingt die Mineralwasserkuren gerechnet werden (HAUG, BALTACEANU). Jedem Badearzt und auch jedem erfahrenen Arzt, der häusliche Kuren wirklich streng genug durchführen läßt, sind die Badereaktionen auf Leber- und Gallenwege bekannt. Die deutschen Bäder Karlsbad, Kissingen, Mergentheim, Neuenahr, Bertrich, Orb und Pyrmont haben schon vielen Kranken geholfen, Weltruf besitzen Vichy und Monte Cattini. Patienten mit Anacidität sollen die Sulfatwässer (Karlsbad, Mergentheim) schlechter vertragen als die Kochsalzquellen in Kissingen und Vichy (UMBER, MORAWITZ). Die Wirkungsweise der Quellen ist keineswegs völlig geklärt. Das Sulfation steigert zwar die Lebersekretion (STRANSKY), aber erst in einer Dosis, die zehnmal größer ist als die übliche Dosis des Karlsbader Wassers. Im Tierversuch ist eine Förderung der Glykogenbildung durch Karlsbader Mineralwasser festgestellt (KERN und STRANSKY). In dem besonderen Mischungsverhältnis der verschiedenen Mineralien und der Ionisation der frischen Quelle liegt offenbar das Geheimnis, deshalb werden die häuslichen Karlsbader Kuren (SIMON) von manchen als sehr weniger erfolgreich bezeichnet (LAUDA), auch ist der Wert der künstlichen Karlsbader Tabletten der Firma Schering unentschieden. Bei den Badekuren darf man nicht vergessen, daß die meistens eingehaltene ruhige Lebensweise, diätetische Vorschriften und warme Packungen gleichzeitig den Erfolg verbürgen. Für die übliche häusliche Kur lasse man morgens zwei Becher Karlsbader Mühlbrunnen zu je 150 ccm in Abstand von $^1/_4$ Stunde so heiß wie möglich (38^0—55^0 R) langsam trinken und am Nachmittag noch ein drittes Glas. Dabei wird jetzt meist für die Gallenblasenkranken körperliche Ruhe verordnet, da diese aktive interne Therapie oft leichte Schmerzen verursacht. Die Worte, die Busch dem Junggesellen Knopp in den Mund legt:

Draußen wo die Blumen sprießen,
Karelsbader Salz genießen,
Und melodisch sich bewegen,
Ist ein rechter Himmelssegen

gelten mehr für die Obstipations- und Fettsuchtsbehandlung. Die stärksten choloretischen und cholagogen Effekte lassen sich mit Magnesiumsulfateingießung nach Einlegen einer Duodenalsonde erzielen (s. allgemeine Therapie, S. 1213).

Bei der Indikationsstellung zur aktiven internen Therapie überlege man sich, daß alle eben genannten Maßnahmen einen Aufruhr in den Leber- und Gallenwegen setzen. Die nicht mit Steinen komplizierte Cholangitis oder Cholecystitis sind daher ihr Feld, ein provozierter Steinanfall kann eine Fehldiagnose korrigieren. Die Abtreibungsversuche größerer Steine müssen aus anatomischen Gründen als aussichtslos abgelehnt werden, die Papilla Vateri ist für sie ein unnachgiebiges Hindernis, es staut sich dann die vermehrt sezernierte Galle hinter dem Stein, vermehrter Druck bis in die kleinsten Gallengänge der Leber hinauf wirkt schädigend auf die Leberzellen und die Möglichkeit der Infektion in dem mächtig angestauten Sekret ist erst recht gegeben. Dabei soll nicht geleugnet werden, daß kleine Steine, wenn auch einmal mit Verletzung der Papilla Vateri (WALZEL) in das Duodenum abgehen können, weshalb wir ruhig beim *inkompletten Steinverschluß*, da ja die Größe des Steines unbekannt bleibt, zum Abtreibungsversuch raten (gegenteilige Meinung vertritt z. B. LAUDA), wir konnten öfters mittels des zur Zeit wenig geübten Sieben des Stuhles, was durch die an die Wasserleitung anzuschließende Apparatur so einfach geworden ist, kleine facettierte Steine nachweisen. Die Mißerfolge beruhen entweder darauf, daß sich vor der Papille eine divertikelartige Ausstülpung gebildet hat, in der ein teilweise verschließender Stein sich festklemmt, oder daß entzündliche Wandzerstörung an Gallenblase und Choledochus die Austreibungsmuskulatur aufgebraucht hat. Selbstverständlich verbietet es sich, röntgenologisch in der Gallenblase nachgewiesene, ruhende kleine Steine durch aktives Handeln zum Abgehen zwingen zu wollen (v. BERGMANN). Auch beim *kompletten Steinverschluß* soll man zunächst (s. S. 1362) durch aktive Therapie versuchen, den augenblicklichen ikterischen Zustand zu beseitigen und sich beim Erfolg bewußt sein, daß nicht die Krankheit geheilt ist, sondern nur eine Komplikation beseitigt werden konnte, das Grundleiden kann doch ein operatives Vorgehen angezeigt erscheinen lassen, nur ist es dann zu einem für den Kranken viel günstigerem Zeitpunkt möglich.

Es ist zwar üblich, manchen Gallenwegsmitteln Desinficientia zuzusetzen, aber die tatsächliche Wirkung bezüglich der Keimabtötung muß als sehr fraglich hingestellt werden. Unter Hinweis auf die vielen vergeblichen Versuche, die Bakteriocholie bei Typhusbacillenträgern zu beseitigen, meint EPPINGER, Medikamente, die in der Galle erscheinen und sie desinfizieren, gibt es anscheinend nicht. So erscheint z. B. Salicylsäure in der Fistelgalle, Urotropin wird ebenfalls ausgeschieden (SPECHT) und als brauchbarstes Medikament zur Desinfektion bezeichnet (SCHÖNDUBE). Nach Tierversuchen üben Gallensäuren, Salicylsäure, Urotropin und Choleval keine bactericide Wirkung aus, das Wachstum von Staphylococcus aureus (der Fistelgalle nachträglich zugesetzt) wird nach intravenöser Einspritzung von Optochin, Flavicid und Rivanol gehemmt, Trypoflavin ist in dieser Versuchsanordnung nur gegen Coli wirksam (KAUFTHEIL und NEUBAUER). Danach wären mit Recht beim Menschen nur Optochin, Flavicid, Rivanol und Trypoflavin (5—10 ccm einer $1^1/_2$% igen Lösung intravenös) jeweils nach Kenntnis der Keimart zu verwenden. Es lassen sich aber nach eigener Erfahrung Erfolge z. B. mit Choleval nicht leugnen, gerade bei der akuten fieberhaften Cholecystitis, was allerdings nur mit der choloretischen Wirkung der darin enthaltenen Gallensäuren zusammenhängen könnte. Es erscheint dringend notwendig, daß Unklarheiten auf diesem Gebiet durch neue Versuche beseitigt werden. Der Nutzen von Solganal (Wirkung über das Reticuloendothel ?) und Hepatrat müssen zunächst als empirisch angesehen werden. Gegen die Infektion mit Lamblien wird Atebrin empfohlen (PORGES).

Ein anderer Weg, eine Bakteriocholie zu beseitigen, besteht darin, durch Veränderung der Reaktion der Galle einen ungünstigen Nährboden für die Bakterien zu schaffen, wie es für die Harnblasenentzündung üblich ist. Vegetarische Kost verschiebt die Reaktion der Lebergalle nach der alkalischen Seite und Fleischkost nach der sauren Seite, wie BRONNER durch Untersuchung nach Choledochusdrainage beim Menschen feststellen konnte. Ein weiterer Ausbau dieser Behandlungsart bei genauer Kenntnis des Wachstumsoptimum der Bakterien und der Reaktionsänderung der Galle durch Kostvorschrift und Medikamente erscheint lohnend. Allerdings besteht offenbar ein großer Unterschied in der Wasserstoffionenkonzentration der Lebergalle und der Blasengalle, letztere soll viel saurer sein.

Indikation zur Operation.

Mit nicht geringem Aufwand von Mühe und Rechenarbeit wird von chirurgischer Seite immer wieder versucht, die Operationsfrage statistisch zu lösen. Die große Sammelstatistik von ENDERLEN und HOTZ (1923) ergab eine Gesamtmortalität von 9,2%, BERNHARD (1932) zählt an großen Zahlen 9,9%. In der Aufteilung nach Altersklassen hat sich bei ENDERLEN und HOTZ die bemerkenswerte Tatsache ergeben, daß bei Gallensteinoperation zwischen 20 und 40 Jahren die Todesziffer 2—4%, zwischen 40 und 70 Jahren etwa 10,5% betrug. Notwendigerweise mußte sich die Statistik mit Einzelheiten wie Art der Krankheit und operativer Technik befassen, einige Zahlen der Mortalität seien genannt: bei Cholecystektomie ohne Choledochuseröffnung 5,3%, mit Choledochuseröffnung 13,7% (WALZEL), Cholecystektomien im Intervall 2,6%, bei akuter Cholecystititis 5,3% (FINSTERER), Cholecystektomien ohne Steine 1,8%, mit Steinen 2,4% (WALDEYER), Cholecystostomie 13,02% (DIETRICH), Operation bei Choledochusverschluß nur ausnahmsweise unter 10% (Literatur s. bei FINSTERER). Wir möchten die Meinung vertreten, daß, soweit überhaupt diese Frage einer statistischen Klärung zugänglich ist, eine gewisse Übersicht nunmehr besteht und weiteres Zahlenmaterial die Sache nicht fördert. Gewiß mag jeder Chirurg für sich in der Stille durch Zusammenstellungen sein operatives Geschick überprüfen, wie auch der Internist etwa bei der Pneumoniebehandlung sein therapeutisches Können zahlenmäßig zu erfassen sucht. Aber in Wirklichkeit sind diese Dinge wegen der Vielheit der beeinflussenden Faktoren gar nicht statistisch erfaßbar und erst recht ist kaum eine Statistik mit einer anderen zu vergleichen. Gerade bei den Gallenwegsoperationen sind für den Erfolg maßgebend: Alter, Dauer der Krankheit, Häufigkeit und Zeitabstände der Rückfälle, Zahl und Dauer früher durchgemachter Ikterusperioden, bisherige Komplikationen durch Fieber oder Bauchspeicheldrüsenentzündung, Zahl und Erfolg von internen Kuren und die Möglichkeit zu weiteren Kuren, das Temperament des Kranken und seine Einstellung zu seiner Krankheit, sein Beruf, sein Kräftezustand und die Leistungsfähigkeit von Herz, Lunge, Leber und Niere und schließlich noch die „Gesamtverfassung“ des operierenden Arztes und seiner Assistenten am Tage der Operation sowie die Einrichtung des Krankenhauses, alles wesentliche Dinge, sie lassen sich unmöglich in irgendein Schema einpressen. Es folgt also, daß nur sorgfältige Anamnese, möglichst genaue Untersuchung des kranken Menschen, Beurteilung seiner gesamten Lage und die persönliche Erfahrung des Arztes den Ausschlag geben. Man kann nicht schlechthin sagen, der Zustand der Leber beherrscht die Prognose (WALZEL) oder nicht so sehr das Alter entscheidet, wenn man die Äthernarkose ausschaltet, als der Zustand der Gallenblase (FINSTERER).

Immerhin gibt es unumstrittene absolute Indikationen zur Operation: schwerste akute Entzündung der Gallenblase mit Perforationsgefahr oder

Schüttelfrösten, Versagen mehrmaliger interner Kuren bei wiederholten Attacken mit länger dauernden Fieberperioden, der komplette Choledochusverschluß. Bei letzterem wird die Zeit des Abwartens verschieden angegeben: Bei Fieber sofort, auch sonst möglichst rasch (FINSTERER), ohne Fieber 10—14 Tage (LAUDA), 2 Wochen (NORDMANN, MELCHIOR), 2—3 Wochen (WILDEGANS, PORGES, GOLDHAHN, KIRSCHNER), 3—4 Wochen (v. BERGMANN, BRUGSCH), höchstens 4 bis 5 Wochen (EPPINGER). Jedenfalls soll man nicht lange Zeit mit erfolglosen Versuchen der Steinabtreibung vertrödeln und damit die vielfachen Gefahren des kompletten Gallengangsverschlusses (cholämische Blutung, Leberinsuffizienz, Pankreatitis, Störung der Resorption der Fette und fettlöslichen Vitamine[1] heraufbeschwören.

Über die relative Indikation zum Eingriff schreibt v. BERGMANN: Sie liegt einmal darin, daß nach dem 50. Jahr die Letalität jener Operationen erheblich erhöht ist (HOTZ), zweitens besteht sie nach der sozialen Seite, auch der charakterlichen des Kranken. Es gibt Menschen, denen es nicht nur untragbar ist, dauernd Beschwerden zu haben oder zu befürchten, deren Lebensglück schon leidet bei dauernder diätetischer Beschränkung. Einzelne große Koliken, namentlich ohne Fieber, veranlassen weniger zum Eingriff als ein dauerndes subfebriles Kranksein. Man wird in den meisten Fällen es mit 2—3 energischen Kuren in einem Krankenhaus, zu Hause oder einem Kurort versuchen, sind diese ganz erfolglos oder häufen sich die Beschwerden, soll man nicht zu spät zum Eingriff raten. Wie oft läßt inzwischen der entstandene Prozeß in der Leber sonst keinen günstigen Erfolg von Dauer mehr zu. Steht das entzündliche Moment mehr im Vordergrund, ist die Indikation eher gegeben als bei den oft harmloseren Formen, der mehr mechanischen Steinkoliken ohne Obstruktion. Ganz falsch ist es, die Indikation auf den Nachweis der Steine im Röntgenbild zu stellen, das beweisen die vielen gesunden Steinträger. Ja, große Steine, die nicht aus der Gallenblase heraus können, darf man eher darin belassen als die Herde kleiner Steine. Wieder ist es die entzündliche Komplikation, die für die Indikation das Wesentlichste ist. In jedem Falle hat es der Chirurg leichter, wenn er sich auf die Cholecystektomie beschränken kann, nicht den Choledochus spalten muß oder zur Hepaticusdrainage gezwungen ist. Einen reizlosen Hydrops mit Cysticusverschluß kann man mit ruhigem Gewissen oft bestehen lassen ohne zu operieren, nur wenn er in weitere Entzündung verfällt, ist auch da die Operation indiziert.

In letzter Zeit wird häufiger empfohlen, die erste akute Cholecystitis wie eine akute Appendicitis sofort dem Chirurgen zu überweisen (VELKER, LIEDBERG, FINSTERER). Wegen der doch nicht beträchtlichen Mortalität (s. obige Statistiken) kann man der ausgesprochenen Frühoperation nicht das Wort reden (v. BERGMANN), sondern wird entsprechend den oben gegebenen Linien bei relativer Indikation die Operation in jungen Jahren vorziehen. Den gleichen Standpunkt vertritt EPPINGER in seinen acht lesenswerten Absätzen über die Operationsindikation[2].

2. Die intrahepatische Cholangitis.

Pathologische Anatomie. Die innige Beziehung der feinsten intraacinösen Gallenwege zu den Leberzellbalken und die schwere Darstellbarkeit ihrer Wandstruktur erschweren die histologische Beurteilung. Bei der akuten Cholangiolitis (Cholangitis capillaris) wird Schädigung des Epithels, Einschmelzung der Wand und Erweiterung des Lumens beschrieben, bei den größeren Gallenwegen ist die

[1] Siehe Umfrage Med. Klin. **1933 II**, 1902.
[2] Siehe EPPINGER: Leberkrankheiten, S. 772. Wien: Julius Springer 1937.

Lichtung mit gelapptkernigen Leukocyten und Erythrocyten ausgefüllt, es finden sich Keime und fibrinoide Massen darin. Die uns klinisch häufig beschäftigende chronische Cholangitis ist durch Zellherde um die feineren Gallenwege ausgezeichnet. Es lassen sich Rundzellinfiltrate in der GLISSONschen Scheide nachweisen, die Wand der Gallenwege ist durch Bindegewebsfibrillen verdickt (Literatur s. bei ASCHOFF, AIELLO, FRAENKEL, LA MANNA, POSSELT, RÖSSLE, SIEGMUND).

Pathogenese. Unter reiner Cholangitis (1911) und später Cholangie (1919) wollte NAUNYN den Infekt der steinfreien Gallenwege verstanden haben, der Begriff umfaßt das ganze System der Gallenwege von den Gallencapillaren bis zum Diverticulum Vateri, die Gallenblase eingeschlossen. So sehr wir die Ansicht teilen, daß eine Cholecystitis oft nur eine Teilerscheinung der Erkrankung des gesamten Gallensystems ist und sich die Grenze zwischen einer Entzündung der extra- und intrahepatischen Gallenwege häufig verwischt, so muß doch im Einzelfall versucht werden, das Ausmaß der intrahepathischen Beteiligung zu bestimmen oder die schwierige Frage einer selbständigen intrahepatischen Cholangitis zu entscheiden. Deswegen trennen wir hier die intrahepatische Cholangitis ab, wenn auch ihre Sonderexistenz umstritten bleibt.

Hämatogen entstandene Entzündung im Wurzelgebiet des Gallengangssystems wird vielfach angenommen (NAUNYN, BITTORF, FRAENKEL, SIEGMUND, ST. KLEIN), jedoch die Häufigkeit der akuten hämatogenen primären Cholangitis bezweifelt[1]. Für die Leber werden besondere Schutzvorkehrungen angenommen, denn sonst wäre für sie die Gefahr einer Erkrankung bei jeder Bakterieämie viel größer. So fand AIELLO bei Infektionskrankheiten und Tuberkulose nur angedeutete Reaktionen an den Gallenwegen und LA MANNA im RÖSSLEschen Institut konnte sich unter etwa 100 Fällen verschiedenster Leber-Gallenwegserkrankungen ohne Cholecystitis nur 3mal von einer hämatogenen Cholangitis überzeugen. Auch BINGOLD hält eine Ausscheidungs-Cholangitis für ein außergewöhnliches Ereignis.

Die besonderen Bedingungen für die unbestritten häufige enterogene, also vom Darm durch den Choledochus aufsteigende Infektion sind im Abschnitt über die Pathogenese der Cholecystopathien eingehend kritisch besprochen. Die Cholangitis in ascendierender Richtung ergreift zunächst die weiten intrahepatischen Wege, nach der Tiefe zu nimmt die Entzündung im allgemeinen ab. Nach LA MANNA ist nur in sehr wenigen Fällen die Infektion auf die feinen Gallenwege beschränkt, während die großen intra- und extrahepatischen Gänge unversehrt sind.

Wie die Entstehungsursache auch sei, die Klinik muß an der intrahepatischen Cholangitis oder Cholangiolitis festhalten, also an den auch histologisch nachweisbaren Veränderungen der epithelführenden tiefen Gallengänge. Sie ist besonders bei aufsteigender Infektion für die prognostische Beurteilung von überragender Bedeutung. Ihr Fehlen oder Vorhandensein beeinflußt weitgehendst therapeutische Gesichtspunkte, am meisten die Frage der Operation bei chronischer Cholecystitis. Es wird dabei der Begriff der Cholangie, für den NAUNYN und UMBER ein anatomisches Substrat nicht fordern, am besten zurückgestellt. Zweckmäßig erscheint der Begriff der Cholangiolitis oder Cholangitis capillaris für die Veränderung der ersten Gallengänge mit eigener Struktur, für die größeren Gallengänge die Bezeichnung Cholangitis, während die Benennung Cholangiolosis (LA MANNA) für die Veränderung der Gallenröhrchen (s. anatomische Vorbemerkung) für klinische Zwecke nicht notwendig erscheint, da sie von dem Begriff der Hepatose nicht zu trennen ist.

---

[1] RÖSSLE: Handbuch der speziellen pathologischen Anatomie von HENKE u. LUBARSCH, Bd. 5, S. 276.

Klinisch zeichnet sich die Cholangitis durch verschiedenen Fieberverlauf aus. Lang hingezogene subfebrile Perioden können mit plötzlichen von Schüttelfrost begleiteten Temperaturanstiegen vergesellschaftet sein. Auch malariaähnliche Attacken mit fieberfreien Zwischentagen kommen vor.

Die Leber ist hart, druckempfindlich und vergrößert, lokalperitonitische Erscheinungen fehlen meist, selbst wenn bei ascendierender Infektion cholangitische Leberabscesse vorhanden sind (Melchior, Harnisch). Die Milz wird fühlbar. Das Blutbild kann Hyperlymphocytose (Naunyn) oder auch Leukopenie (Bittorf) zeigen. Für die Beurteilung der Ausdehnung einer Cholangitis ist das Auftreten des Ikterus wichtig. Er ist bei steinfreiem Infekt das Zeichen, daß von den Cholangien die Schädigung auf die Leberzellen übergegriffen hat, selbst Umber, der die Cholangie als Durchgangsetappe auf der Einfallsstraße eines leberwärts gleitenden Infektes der Gallenwege ansieht, lehnt eine mechanische Entstehung der Gelbsucht infolge entzündlich geschwollener Gallenwege ab, für ihn ist der „cholangiogene Ikterus ein hepatocellulärer Ikterus". Hier ist der Übergang zu gewissen Formen des sogenannten Icterus catarrhalis, wir stimmen La Manna durchaus zu, daß es keine Cholangiolitis ohne Hepatose und ohne akute seröse Hepatitis gibt. Der häufige Wechsel der Gelbsucht von leichter subikterischer Verfärbung bis zum stärksten Ikterus hängt eben von der Beteiligung des epithelialen Parenchyms der Leber ab, deshalb kann die Bilirubinerhöhung bei nicht zu tief in der Leber sitzender Cholangitis auch fehlen (Naunyn, Bittorf, La Manna).

Die subjektiven Symptome der Cholangitis beschränken sich oft auf ein lästiges Druckgefühl oder dauernde leichte Schmerzen im rechten Oberbauch, doch kommen große Kolikanfälle wie eine echte Steinkolik durchaus vor. Die körperliche und geistige Leistungsfähigkeit der Kranken nimmt gelegentlich schnell ab, Appetitlosigkeit und schlechte Stimmung drücken die Lebensfreude.

Die Berechtigung, eine Cholangitis lenta abzugrenzen — zuerst von Schottmüller 1921 beschrieben — wird in Zweifel gezogen (Lit. s. bei Harnisch, La Manna, Bingold). Entsprechend der Endokarditis lenta soll der schleichende Beginn, der langsame Krankheitsverlauf bei verhältnismäßig geringer Störung des Allgemeinbefindens, eine sekundäre Anämie und der Wechsel zwischen Fieberperioden und fieberfreien Intervallen bezeichnet sein. Diese Symptome allein sollen das Krankheitsbild abgrenzen von der gewöhnlichen chronischen Cholangitis, ein Nachweis des Streptococcus viridans wird nicht unbedingt gefordert.

Aus einer Cholangitis kann sich eine subakute Leberatrophie entwickeln (Umber), häufiger und gesicherter ist der Übergang in biliäre Cirrhose.

Die Diagnose einer Cholangitis muß wesentlich durch die Fieberbeobachtung und den Duodenalsondenbefund gestützt werden. Ein leukocytenreiches Gallensediment verstärkt den Verdacht, wenn selbstverständlich die Eiterkörperchen auch aus dem Choledochus oder der Gallenblase stammen können. Kritische Bewertung verlangt der Bakteriennachweis in der Galle (s. Pathogenese der Entzündung bei den Cholecystopathien). Die differentialdiagnostischen Schwierigkeiten gegenüber anderen Lebererkrankungen (Leberdegeneration, biliäre Cirrhose) können erheblich sein, die „Cholangitis ohne Ikterus" stellt sich später oft als Endokarditis, Sepsis oder schleichende Lungentuberkulose heraus.

Das Ziel der Behandlung muß eine Sanierung der Gallenwege durch antiinfektiöse Mittel z. B. Choleval, bei der chronischen Verlaufsform gelingt oft durch das Goldpräparat Solganal B per os in kleinen Dosen (Umstimmung der mesenchymalen Reaktion?) eine Besserung, auch Leberpräparate haben sich uns gelegentlich als günstig erwiesen.

3. Geschwülste der Gallenblase und der Gallenwege.

Gutartige Geschwülste an den extrahepatischen Gallenwegen gehören zu den Seltenheiten. Es kommen Fibrome und papilläre Fibroepitheliome vor, die oft nicht die Größe erreichen, daß sie wesentliche Beschwerden ihrem Träger verursachen. Im anderen Falle sind sie einer speziellen klinischen Diagnostik nicht zugänglich.

Sehr häufig sind die bösartigen Geschwülste an der Gallenblase. Es handelt sich hier meist um Zylinderzellencarcinome (Adenocarcinome) oder um Plattenepithelcarcinome. Sarkome gehören zu den größten Seltenheiten, jüngst wurden aus dem Schrifttum 23 Fälle zusammengestellt (LÖBER). Zu lebhaften Auseinandersetzungen hat das häufige gleichzeitige Vorkommen von Gallensteinen und Gallenblasenkrebs Anlaß gegeben. Die beiden statistischen Angaben bilden die Grundlage: in 80—90% aller primären Gallenblasenkrebse (KONJETZNY) finden sich gleichzeitig Gallensteine, bei der Gesamtheit aller Gallensteinfälle einschließlich der Cholesterin- und Pigmentsteine wird in 7% ein Gallenblasenkrebs gefunden (ASCHOFF). Deshalb ist es naheliegend, infolge der mit der Steinbildung so häufig verbundenen Cholecystitis eine heterotope Epithelwucherung anzunehmen und hier im Sinne der Reiztheorie Steinbildung und Entzündung als präcanceröse Erkrankung anzusehen (LUELSDORF, SEIDE und GELLER, GOTTSTEIN und STRAUSS). Gestützt wird diese Meinung durch die nicht seltene Beobachtung, daß in Narben und Wandschrumpfungen zwischen den Gallensteinen die Epithelmetaplasie beginnt. Auch ist entsprechend dem häufigeren Vorkommen der Gallensteine beim weiblichen Geschlecht der Gallenblasenkrebs bei der Frau viel häufiger als beim Mann (Verhältnis 4 : 1 nach LENTZE). Andererseits muß geltend gemacht werden, daß der Krebs der Gallenblase die Steinbildung durch Stauung und Infektion begünstigen könne. Schließlich werden Krebs und Steinbildung als voneinander unabhängig als Folge ein und derselben Ursache nämlich Veränderung der Galle — metabolisch oder infektiös — und entsprechender Reizung der Schleimhäute zurückgeführt (LOTZIN). Alle diese Meinungen kommen nicht umhin, Altersdisposition und erbliche Anlage für die Krebsentstehung als ganz wesentliche Faktoren zu betonen. Am ehesten wird man der Ansicht, Steine führten zum Krebs unter Voraussetzung der eben genannten Bedingungen beipflichten. Die Frage des inneren Zusammenhangs zwischen Cholelithiasis und Carcinom läßt sich nicht einfach statistisch lösen, die Art der Steinbildung will berücksichtigt sein und die Familienforschung muß auf breiter Basis Aufklärung über die Erbdisposition zum Krebs bei den zahlreichen Gallensteinträgern und Gallensteinkranken bringen, erst dann wird man in dieser vielbesprochenen Frage klarer sehen.

Das Gallenblasencarcinom beginnt häufig im Halsteil der Gallenblase, der Tumor schreitet dann infiltrierend fort oder führt zur Knotenbildung. Von der hinteren Gallenblasenwand kann er in die Leber einwachsen und hier infolge zerfallender Tumormassen zur Höhlenbildung Anlaß geben.

Die *Diagnose* eines Gallenblasencarcinoms kann nur dann fruchtbar für therapeutisches Handeln sein, wenn ein ausgesprochenes Früherkennen des Krebses gelingt. Fühlt man bereits deutlich einen harten, knolligen Tumor in der Gallenblasengegend, ist die Leber von tastbaren Metastasen durchsetzt oder bei einem ikterischen Kranken Bauchwassersucht infolge Kompression der Pfortader durch Lymphknotenmetastasen am Leberhilus deutlich, so ist die Zeit für die allein aussichtsreiche Behandlung, nämlich die chirurgische Entfernung des Tumors, verpaßt. Im Anfangsstadium sind die Beschwerden unbestimmt. Gewichtsabnahme oder Appetitmangel treten ein, eine Abneigung gegen Fleisch wird öfters angegeben. Subfebrile Temperaturen stellen sich oft ein und können fälschlicherweise als intrahepatische Cholangitis oder chronische Cholecystitis gedeutet werden. Als besonderes Warnungszeichen ist der schmerzlos auftretende Ikterus anzusehen, besonders dann, wenn eine Steinanamnese mit gehäuften Koliken vorliegt und jetzt oft nach längerer anfallsfreier Pause sich schleichend im vierten bis sechsten Lebensjahrzehnt die Gelbsucht einstellt. Die beschleunigte Blutkörperchensenkungsgeschwindigkeit bei Ikterus verstärkt den Verdacht auf Malignität, denn bei parenchymatösem Ikterus ist sie meist ausgesprochen verlangsamt. Kommt es bei bisher unbekanntem Gallenblasencarcinom zum Gallensteinanfall mit nachfolgender Gelbsucht, so ist die Frage nach der Ursache der Gelbsucht nur durch die Operation zu klären. Bauchwassersucht ist schließlich die nicht seltene Folge eines Gallenblasenkrebses. Sie kann durch Pfortaderthrombose infolge Übergreifen des in der Nachbarschaft wachsenden Tumors oder durch Aussaat auf das Peritoneum bedingt sein. Auch die Beeinträchtigung der Leberfunktion durch massenhafte Tumormetastasen oder chronischen Obstruktionsikterus begünstigt den Ascites.

Weniger häufig beginnt der Krebs an den großen Gallenwegen. Ein cirrhöser Tumor entwickelt sich am Choledochus leberwärts an der Teilungsstelle der Ducti hepatici oder es wächst ein zapfenförmiger Tumor meist Adenocarcinom in die Papilla Vateri. Bei den Geschwülsten der Gallenwege fehlen sehr oft die Metastasen. Die Ausdehnung des Primärtumors und die Wachstumstendenz ist nicht groß. Doch ist das Leben der Kranken durch die hier immer auftretende Gelbsucht mit ihren Folgeerscheinungen (Resorptionsstörung der Fette und fettlöslichen Vitamine, cholämische Blutung) bedroht.

Bei den Papillentumoren kann das COURVOISIERsche Zeichen die oft schwierige Differentialdiagnose des Ikterus entscheiden (s. Differentialdiagnose des Ikterus, S. 1207). Ist der Ductus cysticus frei, so füllt sich die Gallenblase bei verschlossener Papille mit Galle an und ist als elastischer gut abgrenzbarer großer Tumor leicht zu tasten. Beim Steinverschluß der Papille dagegen ist trotz der Gallenstauung bei freiem Ductus cysticus wegen der die Lithiasis begleitenden Cholecystitis die Ausdehnungsfähigkeit der Gallenblase geringer. Der Ikterus wird bei den Papillentumoren schnell komplett, es verschwindet das Urobilin aus dem Harn und tritt nicht wieder auf. Okkulte Blutungen sind beim Papillencarcinom nicht selten. Die Leberfunktionsprüfung mit Galaktose fällt zu Beginn der Gelbsucht meist negativ aus, doch kann sie ausnahmsweise schon nach 14 Tagen positiv werden (HESS und FALTITSCHEK).

Durch Übergreifen primärer Tumoren vom Magen oder Pankreas entstehen oft sekundäre Krebse an den Gallenwegen, seltener an der Gallenblase.

Bei unbestimmten Oberbauchbeschwerden, bei Abneigung besonders gegen Fett und Fleisch und Abnahme der körperlichen und geistigen Leistungsfähigkeit soll man im entsprechenden Alter an den Krebs der extrahepatischen Gallenwege denken. Differentialdiagnostisch ist die Beschaffenheit des Leberrandes und der Leberoberfläche wichtig, ein Milztumor oder der positive Ausfall von Leberbelastungsproben bei nichtikterischen Kranken spricht im allgemeinen gegen einen Krebs, am verdächtigsten bleibt stets der schmerzlos auftretende Ikterus (s. Abschnitt über Differentialdiagnose des Ikterus), wenn es auch sicher schmerzfreie Steineinklemmung im Ductus choledochus gibt. Die Operation sollte unbedingt in der 3. bis 4. Woche eines totalen Gallengangsverschlusses zur Klärung der Diagnose angeraten werden.

Da jegliche innere Behandlung und die Strahlentherapie völlig nutzlos sind, bleibt nur die chirurgische Entfernung. Sitz und Ausdehnung des Tumors entscheiden über den Erfolg. Hepaticusgewächse sind einer Operation nicht zugänglich, Cysticustumoren und Krebse der Papilla Vateri machen oft die schwierige Einpflanzung des großen Gallenganges in das Duodenum notwendig. Gelingt es beim ikterischen Kranken wenigstens durch eine innere Fistel (Choledochoduodenostomie oder Ähnliches) unter Zurücklassung des Tumors die Gelbsucht zu beheben, so tritt oft eine erhebliche Besserung des Allgemeinbefindens ein und der wieder gewonnene Lebensmut beim Kranken erleichtert zunächst dem Arzt seine hoffnungslose Aufgabe.

Literatur.

Krankheiten der Leber.

Anatomische Vorbemerkungen (STROEBE).

AUNAP: Verlauf der Arteria hepatica in der Leber. Z. mikrosk.-anat. Forsch. **25** (1931).

ELIAS u. FELLER: Stauungstypen bei Kreislaufstörungen. Wien u. Berlin: Julius Springer 1926.

GANTER u. SCHRETZENMAYR: Vorgänge im Kreislauf beim Shock. Klin. Wschr. **1931 I**, 484.

HASS: Virchows Arch. **297** (1936).

KLINK: Wirkungen der Splanchnicidurchschneidung, insbesondere die Enterococceninfektion der Leber. Z. exper. Med. **82** (1932).

LENAZ: Wasserstoffwechsel und Lebervenensperre. Klin. Wschr. **1926 I**, 411. — LÖFFLER: (1) Bau der Leberläppchen. Z. Anat. **84** (1927). — (2) Leberstudien I. Virchows Arch. **257** (1926); II. Virchows Arch. **265** (1927).

MAUTNER: (1) Der Einfluß der Leber auf Blutdruck und Schlagvolumen. Arch. exper. Path. **142**, 271 (1929). — (2) Klin. Wschr. **1931 II**, 1584. — MOON: Experimentelle Lebercirrhose usw. Klin. Wschr. **1934 II**, 1489, 1521.

PFUHL: Handbuch der mikroskopischen Anatomie, Bd. 5, Teil II. Berlin: Julius Springer 1932. — PICK, E. P.: Aussprache zum Vortrag von POPPER: Drosselvorrichtungen an Lebervenen. Klin. Wschr. **1931 II**, 1693. — POPPER: Über Drosselvorrichtungen an Lebervenen. Klin. Wschr. **1931 II**, 2129.

RIEGELE: Z. mikrosk.-anat. Forsch. **14** (1928).

STARK: (1) Über muskuläre Drosselvorrichtung in den Lebervenen einiger Nagetiere. Z. exper. Med. **93**, 600 (1934). — (2) Vorkommen von Sperrvorrichtungen in den Lebervenen des Kaninchens. Klin. Wschr. **1933 I**, 735.

Physiologie und funktionelle Pathologie der Leber (SCHWIEGK).

Benutzte zusammenfassende Darstellungen.

BERGMANN, G. v.: Funktionelle Pathologie, 2. Aufl. Berlin 1937. — BOLLMAN, JESSE L. u. FRANK C. MANN: The physiology of the impaired liver. Erg. Physiol. **38**, 445—492 (1936).

EPPINGER, HANS: Die Leberkrankheiten. Allgemeine und spezielle Pathologie und Therapie der Leber. Wien 1937. — EPPINGER, H., KAUNITZ u. POPPER: Die seröse Entzündung. Wien 1935.

FIESSINGER, NOËL et HENRI WALTER: Nouveaux procédés de l'exploration fonctionelle du foie. Paris 1934. — FISCHER, H. u. H. ORTH: Die Chemie des Pyrrols, Bd. 2, 1. Hälfte Leipzig 1937. — FISCHLER, FRANZ: Physiologie und Pathologie der Leber nach ihrem heutigen Stande. Berlin 1925. — FORSGREN, ERIK: Über die Rhythmik der Leberfunktion, des Stoffwechsels und des Schlafes. Sv. Läk.sällsk. Hdl. **61**, 1—56 (1935).

GHON: Lebercirrhose. Pathologische Anatomie, 2. Aufl., Bd. 7. Jena 1928.

HOLMGREN: Acta med. scand. (Stockh.), Suppl. **74** (1934). — HORSTERS, H.: Physiologie und Pathologie der Galle. Erg. Physiol. **34**, 494 (1932).

ISAAC, S.: Die klinischen Funktionsstörungen der Leber und ihre Diagnose. Erg. inn. Med. **27**, 423—506 (1925).

KÜHNAU: CARL OPPENHEIMERS Handbuch der Biochemie des Menschen und der Tiere, 2. Aufl., Erg.-Werk, Bd. 3, Erg. zu Bd. 7—9 des Hauptwerkes. Jena 1936.

LEHNARTZ, E.: Einführung in die chemische Physiologie, 2. Aufl. Berlin 1938. — LEPEHNE, G.: (1) Die Leberfunktionsprüfung, ihre Ergebnisse und ihre Methodik. Slg Abh. Verdgskrkh. 8, 1—118 (1929). — (2) Das Problem der Gallenfarbstoffbildung innerhalb und außerhalb der Leber. Leipzig 1930. — LETTRÉ, H. u. H. H. INHOFFEN: Über Sterine, Gallensäuren und verwandte Naturstoffe, Herzgifte, Hormone, Saponine und Vitamin D. Slg chem. u. chem.-techn. Vortr. (Stuttgart), N. F. **1936**, H. 29.

MANN, FRANK C. u. THOMAS B. MAGATH: Die Wirkungen der totalen Leberexstirpation. Erg. Physiol. **23**, 212—273 (1924). — MOON, V. H.: Experimentelle Lebercirrhose und ihre Beziehungen zur Ätiologie der menschlichen Cirrhose. Klin. Wschr. **1934 II**, 1489—1493, 1521—1524.

RÖSSLE, R.: Entzündungen der Leber. F. HENKE u. O. LUBARSCH' Handbuch der speziellen pathologischen Anatomie und Histologie. Bd. 5, Verdauungsdrüsen, Teil 1: Leber. Berlin 1930. — ROSENTHAL, FELIX: (1) Die Bedeutung der Leberexstirpation für Pathophysiologie und Klinik. Erg. inn. Med. **33**, 63—142 (1928). — (2) Krankheiten der Leber und der Gallenwege. Berlin 1934.

VERZÁR, F.: (1) Probleme und Ergebnisse auf dem Gebiete der Darmresorption. Erg. Physiol. **32**, 391—471 (1931). — (2) Absorption from the intestine. Assisted by E. J. MCDOUGALL. Monogr. on physiol. London, New York a. Toronto: C. Lovatt Evans 1936.

WENDT, H.: Die Fettresorption aus dem Darm und ihre Störungen. Erg. Physiol. 42, 213 (1932).

Die Grundversuche über die Physiologie und funktionelle Pathologie der Leber. (Leberdurchblutung, Leberexstirpation, Teilresektion der Leber, ECKsche Fistel, experimentelle Leberschädigungen.)

ADLER, A.: Über Urobilin. II. Die Urobilinurie des gesunden und kranken Organismus. Dtsch. Arch. klin. Med. 140, 302—322 (1922). — ALBOT, GUY: Les hépatites diffuses expérimentales. (Atrophie aiguë et cirrhose expérimentales.) Ann. d'Anat. path. 8, 437 bis 475 (1931). — AREY and SIMONDS: Anat. Rev. 18, 219 (1920).

BARCROFT, J. and L. E. SHOVE: The gaseous metabolism of the liver. Part. 1. In fasting and late digestion. J. of Physiol. 45, 296—306 (1912). — BAUER, W., H. H. DALE, L. T.POULSSON and D. W. RICHARDS: The control of circulation through the liver. J. of Physiol. 74, 343—375 (1932). — BOLLMAN, JESSE L. and FRANK C. MANN: (1) Changes in the excretion of uric acid produced by experimental hepatic insufficiency. Proc. Soc. exper. Biol. a. Med. 23, 685—687 (1926). — (2) The physiologie of the liver. XIX. The utilization of fructose following complete removal of the liver. Amer. J. Physiol. 96, 683 bis 695 (1931). — (3) Studies of the physiology of the liver. XXII. The VAN DEN BERGH reaction in the jaunaice following complete removal of the liver. Arch. Surg. 24, 675 bis 680 (1932). — (4) Alterations in hepatic function produced by experimental hepatic lesions. Ann. int. Med. 9, 617—624 (1935). — (5) The influence of the liver in the formation and destruction of bile salts. Amer. J. Physiol. 116, 214—224 (1936). — BOLLMANN, JESSE L., FRANK C. MANN and THOMAS B. MAGATH: Studies of the physiology of the liver. XII. Muscle glycogen following total removal of the liver. Amer. J. Physiol. 74, 238—248 (1925). — BOLLMAN, JESSE L., FRANK C. MANN and MARSCHELLE H. POWER: The utilization of galactose following complete removal of the liver. Amer. J. Physiol. 111, 483 bis 491 (1935). — BOLLMANN and MANN: The VAN DEN BERGH reaction in the jaundice following complete removal of the liver. Arch. Surg. 24, 675 (1932). — BOLLMAN, SHEARD and MANN: Surg. Clin. N. Amer. 6, 1257 (1926). — BRUES, AUSTIN M., DOUGLAS R. DRURY and MILDRED C. BRUES: A quantitative study of cell growth in regenerating liver. Arch. of Path. 22, 658—673 (1936). — BURTON-OPITZ: Pflügers Arch. 129, 209 (1909).

DENECKE, GERHARD: Über die Bedeutung der Leber für die anaphylaktische Reaktion beim Hunde. Z. Immun.forsch. 20, 501—520 (1914).

ECK, VON: Mil.-med. J. St. Petersburg 1877, Nr 132. — EMBDEN u. AMALGIA: Beitr. chem. Physiol. u. Path. 6, 59 (1940). — EMBDEN, GUSTAV, ERNST SCHMITZ u. MARIA WITTENBERG: Über synthetische Zuckerbildung in der künstlich durchströmten Leber. Hoppe-Seylers Z. 88, 210—245 (1913). — ENDERLEN, THANNHAUSER u. JENKE: Die Einwirkung der Leberexstirpation bei Hunden auf den Cholesterinstoffwechsel. Beobachtungen über ein gelbes Pigment im Blute nach Leberexstirpation (Xanthorubin). Naunyn-Schmiedebergs Arch. 120, 16—24 (1927). — EPPINGER, HANS: Die Leberkrankheiten. Allgemeine und spezielle Pathologie und Therapie der Leber. Wien 1937.

FISCHLER, F.: Physiologie und Pathologie der Leber nach ihrem heutigen Stande. Berlin 1925. — FISCHLER u. GRAFE: Dtsch. Arch. klin. Med. 108, 575 (1913). — FISHBACK. FREDERICK C.: A morphologic study of regeneration of the liver after partial removal, Arch. of Path. 7, 955—977 (1929). — FRANKE, M. et ST. MALCZYNSKI: (1) Corps cétoniques et hépatectomie chez le chien. C. r. Soc. Biol. Paris 118, 1604—1606 (1935). — (2) Lactacidémie après exstirpation du foie. C. r. Soc. Biol. Paris 118, 1607, 1608 (1935). — FRANKE, M., T. TOCZYSKI et J. LANKOSZ: L'hépatectomie et le taux des corps azoté dans le sang. C. r. Soc. Biol. Paris 119, 1209—1212 (1935).

GARDNER: Bull. Hopkins Hosp. 36, 107, 133 (1925). — GEBHARDT, F.: Über das Verhalten des Cholesterins und seiner Ester im Blut von ECK-Fistel-Hunden. Verh. dtsch. Ges. inn. Med. 1930, 550, 551. — GEBHARDT, F. u. G. FRICKE: (1) Untersuchungen am ECK-Fistel-Hund. II. Mitt. Blutzucker nach Glykosebelastung beim ECK-Fistel-Hund. Z. exper. Med. 74, 636—645 (1930). — (2) Untersuchungen am ECK-Fistel-Hund. III. Mitt. Über Auftreten von Anämie und Ascites bei ECK-Fistel-Hunden. Z. exper. Med. 77, 743 bis 749 (1931). — (3) Untersuchungen am ECK-Fistel-Hund. IV. Mitt. Zur Frage der Leberschädigung beim ECK-Fistel-Hund. Z. exper. Med. 77, 750—762 (1931). — GHON: Lebercirrhose. Pathologische Anatomie, 2. Aufl., Bd. 7. Jena 1928. — GOEBEL, F.: Leber und Stickstoffwechsel. Z. exper. Med. 96, 468—477 (1935). — GRAB, W., S. JANSSEN u. H. REIN: Die Leber als Blutdepot. Klin. Wschr. 1929 II, 1539. — GRIFFITHS, JEAN P. and E. T. WATERS: The utilization of fructose in the mammalian organism as shown by experiments on hepatectomized and eviscerated preparations. Amer. J. Physiol. 117, 134 —141 (1936).

HAHN, MASSEN, NENCKI u. PAWLOW: Naunyn-Schmiedebergs Arch. 32, 161 (1893). — HIGGINS, GEORGE M. and REUBEN M. ANDERSON: Experimental pathology of the liver. I. Restoration of the liver of the white rat following partial surgical removal. Arch. of

Path. 12, 186—202 (1931). — HILDEBRANDT: (1) Z. klin. Med. 59, 351 (1906). — (2) Z. klin. Med. 73, 189 (1911).

ISAAC, S.: Über die Umwandlung von Lävulose in Dextrose in der künstlich durchströmten Leber. Hoppe-Seylers Z. 89, 78—90 (1914).

JÜRGENS, R. u. F. GEBHARDT: Über die Eiweißkörper des Blutes bei experimenteller Leberschädigung durch die ECK-Fistel. Naunyn-Schmiedebergs Arch. 174, 532—543 (1934).

KESZTYÜS, L. u. J. MARTIN: Beiträge zum Fett- und Lipoidstoffwechsel von ECK-Fistel-Hunden. Biochem. Z. 289, 341—347 (1937). — KIRSCHBAUM, WALTER: (1) Über den Einfluß schwerer Leberschädigungen auf das Zentralnervensystem. I. Mitt. Gehirnbefunde bei akuter gelber Leberatrophie. Z. Neur. 77, 536—565 (1922). — (2) Über den Einfluß schwerer Leberschädigungen auf das Zentralnervensystem. II. Gehirnbefunde nach tierexperimentellen Leberschäden. I. Leberschädigungen nach Unterbringung der Arteria hepatica und nach Guanidinvergiftung. Z. Neur. 87, 50—83 (1923). — (3) Über den Einfluß schwerer Leberschädigungen auf das Zentralnervensystem. III. Mitt. Gehirnbefunde nach tierexperimentellen Leberschäden. II. Leberschädigungen nach ECKschen Fisteloperationen und Phosphorvergiftungen. Z. Neur. 88, 487—532 (1924). — KLEINSCHMIDT, K.: Zur Frage der Encephalitis bei Hunden mit ECKscher Fistel. Z. exper. Med. 54, 20—22 (1927). — KNUTTI, R. E., C. C. ERICKSON, S. C. MADDEN, P. E. REKERS and G. H. WHIPPLE: Liver function and blood plasma protein formation. Normal and Eck fistula dogs. J. of exper. Med. 65, 455—467 (1937). — KRAUSPE u. GEBHARDT: (1) Z. exper. Med. 73, 45. — (2) Z. exper. Med. 74, 636. — (3) Untersuchungen am ECK-Fistel-Hund. V. Mitt. Über Gehirnveränderungen bei ECK-Fistel-Hunden nach Fleischkost. Z. exper. Med. 93, 378—390 (1934). — KUNDE: Inaug.-Diss. Berlin 1850.

LAMSON, PAUL D. and RAYMOND WING: Early cirrhosis of the liver produced in dogs by carbon tetrachloride. J. of Pharmacol. 29, 191—202 (1926). — LIVIERATO, S., M. VAGLIANO et A. DERVENAGA: Sur la privation complète de la circulation artérielle du foie chez le chien. Ann. d'Anat. path. 12, 787—795 (1935).

MACLEOD and PEARCE: Amer. J. Physiol. 35, 87 (1914). — MAKINO, J.: Beiträge zur Frage der anhepatozellulären Gallenfarbstoffbildung. Beitr. path. Anat. 72, 808 (1924). — MANN, F. C.: (1) Studies in the physiology of the liver. I. Technic and general effects of removal. Amer. J. med. Sci. 161, 37—42 (1921). — (2) The effects of complete and of partial removal of the liver. Medicine 6, 419—511 (1927). — MANN u. MAGATH: Die Wirkungen der totalen Leberexstirpation. Erg. Physiol. 23, 212 (1924). — MAUTNER, HANS u. ERNST P. PICK: Über die durch Schockgifte erzeugten Zirkulationsstörungen. II. Das Verhalten der überlebenden Leber. Biochem. Z. 127, 72—93 (1922). — MCGOWAN, BOLLMANN and MANN: The bile acids in icterus produced by toluylendiamine. Zit. nach BOLLMANN und MANN. Erg. Physiol. 38, 445 (1936). — MCMASTER, PHILIP D. and D. R. DRURY: Irreversible character of the late changes after hepatectomy. J. of exper. Med. 60, 503 bis 513 (1934). — MINKOWSKI u. NAUNYN: Naunyn-Schmiedebergs Arch. 21 1 (1886). — MOLESCHOFF: Virchows Arch. 11, 479 (1852). — MOON, V. H.: Experimentelle Lebercirrhose und ihre Beziehungen zur Ätiologie der menschlichen Cirrhose. Klin. Wschr. 1934 II, 1489, 1521. — MÜLLER, JOHANNES: Lehrbuch der Physiologie, 1844.

NARATH: Dtsch. Z. Chir. 135, 1.

PONFIK: Virchows Arch. 138, 81 (1896). — POPPER, HANS: Über Drosselvorrichtungen an Lebervenen. Klin. Wschr. 1931 II, 2129—2131.

RETZLAFF, K.: Experimentelle und klinische Beiträge zur Pathologie des Ikterus. Z. exper. Med. 34, 133 (1923). — RICH, A. R.: (1) Experimental studies concerning the site of origin of bilirubin. Bull. Hopkins Hosp. 34, 321 (1923). — (2) On the extrahepatic formation of bile pigment. Bull. Hopkins Hosp. 36, 233 (1925). — RÖSSLE: Entzündungen der Leber. F. HENKE u. O. LUBARSCH' Handbuch der speziellen pathologischen Anatomie und Histologie, Bd. 5, Teil 1. Berlin 1930. — ROSENTHAL, F., H. LICHT u. E. MELCHIOR: Weitere Untersuchungen am leberlosen Säugetier. Naunyn-Schmiedebergs Arch. 115, 138 (1926).

SCHUEREN, G. VAN DER: Essai de production expérimentale de cirrhose à l'aide de divers agents. C. r. Soc. Biol. Paris 109, 982—984 (1932). — SCHWIEGK, H.: Untersuchungen über die Leberdurchblutung und den Pfortaderkreislauf. Naunyn-Schmiedebergs Arch. 168, 693—714 (1932). — SMITH, H. P. and G. H. WHIPPLE: Bile salt metabolism. IX. Eck fistula modifies bile salt output. J. of biol. Chem. 89, 739—751 (1930). — STERN: Naunyn-Schmiedebergs Arch. 19, 39 (1885).

TANIGUCHI: Naunyn Schmiedebergs Arch. 130, 37 (1928).

WHIPPLE, G. H. and C. W. HOOPER: Hematogenous and obstructive icterus. Experimental studies by means of the Eck fistula. J. of exper. Med. 17, 593 (1913). — WILLEMI, KARL: Die Veränderungen in der Hirnrinde und in den Stammganglien nach experimenteller Leberschädigung. Fol. neuropath. eston. 2, 109—143 (1924). — WOLFF, HERMAN J.: The physiologic action of toluylendiamin — and its relation to experimental jaundice. J. of Pharmacol. 50, 407—419 (1934).

Der Gallenstoffwechsel.

ADLER u. LANGE: Lit. bei STROEBE. — ADLER, A.: (1) Über Urobilin. I. Klinische Methode der (approximativ-) quantitativen Urobilinbestimmung in den Ausscheidungen des Körpers. Dtsch. Arch. klin. Med. 138, 309—320 (1922). — (2) Eine neue Methode der exakt-quantitativen Urobilinogen-(Mesobilirubinogen-)bestimmung in Harn und Stuhl. Dtsch. Arch. klin. Med. 154, 238—248 (1927). — (3) Neuere funktionelle Ikterusdiagnostik. Klin. Wschr. 1929 I, 700—704. — (4) Über Urobilin. II. Die Urobilinurie des gesunden und kranken Organismus. Dtsch. Arch. klin. Med. 140, 302—322 (1932). — ADLER, A. u. M. SACHS: Über Urobilin. IIIa. Die Urobilinausscheidung durch die Faeces nebst vergleichenden Untersuchungen über das Verhältnis der Urobilinmengen des Harnes und Stuhles und dessen Verwertbarkeit als Leberfunktionsprüfung. Z. exper. Med. 31, 370 bis 409 (1923). — ADLER, ERICH u. LEO STRAUSS: Beiträge zum Mechanismus der Bilirubinreaktion im Blutserum. I. Mitt. Physiologischer Teil. Z. exper. Med. 44, 1—8 (1924). — ADLERSBERG, D. u. O. PORGES: Über den Nachweis von Bilirubin und Urobilin in den Faeces mit Trichloressigsäure. Biochem. Z. 150, 348, 349 (1924). — ALLODI, A. u. F. BUA: Der Cholesteringehalt der Galle bei verschiedenen Erkrankungen der Leber und der Gallenwege. Giom. Accad. Med. Torino 98 II, 227—232 (1935). — ALLODI, A., A. CIONINI ed A. ROBECCHI: Sulla eliminazione di alcune scorie azotate con il succo gastrico e duodenale Arch. Sci. med. 60, 1—16 (1935). — ALLODI, A., R. MOLFESE e G. DONEGANI: Über den Anteil einzelner Mineralien in der Galle (Ca, K, Cl, P). Arch. ital. Mal. Appar. diger. 5, 87—127 (1936). — AMATO: Med. Z. 69, 333 (1900). — ARNDT, HANS-JOACHIM u. ERNST MÜLLER: Zur Kenntnis des Cholesterinstoffwechsels. Z. exper. Med. 54, 391—414 (1927). — ARONSOHN, HANS G.: Pathogenesis of „white bile". Proc. Soc. exper. Biol. a. Med. 32, 695—697 (1935). — ASCHOFF, LUDWIG: Über Gallenfarbstoffbildung und Gelbsucht. Klin. Wschr. 1932 II, 1620—1624.

BALTACEANU, G. et C. VASILIOU: La relation entre le débit biliaire et urinaire dans l'inanition. C. r. Soc. Biol. Paris 123, 846—848 (1936). — BANDOW, FRITZ: Über die optischen Messungen zur quantitativen Bestimmung der Gallensäuren. Verh. dtsch. Ges. inn. Med. 1937, 248—250. — BANG: Biochem. Z. 91 (1918). — BANTI: Fol. haemat. (Lpz.) 10, 33 (1910). — BANTI, GUIDO: Splénomégalie hémolytique anhémopoiétique; le rôle de la rate dans l'hémolyse. Semiane méd. 33, 313—323 (1913). — BARREDA, PEDRO: Über den diagnostischen Wert von Blutcholesterinbestimmungen nach peroraler Cholesterinbelastung. Klin. Wschr. 1934 I, 290—292. — BARRON, E. S. GUZMAN: Bilirubinemia. Medicine 10, 77—133 (1931). — BARRON, E. S. GUZMAN and JOHN H. BUMSTEAD: The pathogenesis of early obstructive jaundice. J. of exper. Med. 47, 999—1012 (1928). — BAUER u. SPIEGEL: Dtsch. Arch. klin. Med. 129, 17 (1919). — BETH, HERMANN: Pathologie der Gallensekretion. I. Eine neue Methode zur quantitativen Schätzung der Gallensäuren im Duodenalsaft. Wien. Arch. inn. Med. 2, 563—580 (1921). — BEUMER, H.: Zur Frage der cholämischen Lipämie und des Estersturzes. Jb. Kinderheilk. 146 (1935). — BEUMER, H. u. F. HEPNER: Über die Ausscheidungswege des Cholesterins. Z. exper. Med. 64, 787—797 (1929). — BEUMER, H. u. FR. LEHMANN: Über die Cholesterinbildung im Tierkörper. Z. exper. Med. 37, 274—280 (1923). — BLANKENHORN: J. of exper. Med. 37, 699 (1923). — BLOOR: (1) J. of biol. Chem. 22 (1915). — (2) J. of biol. Chem. 24 (1916). — (3) J. of biol. Chem. 25 (1916). — (4) J. of biol. Chem. 27 (1916). — (5) J. of biol. Chem. 29 (1917). — BOEKELMAN, A.-J.: Die Bestimmung des Stickstoffgehaltes der Galle als diagnostisches Hilfsmittel bei Erkrankung der Gallenblase. Klin. Wschr. 1928 I, 65—67. — BOLLMAN, JESSE L. and FRANK C. MANN: (1) Studies in the physiology of the liver. XXII. The VAN DEN BERGH reaction in the jaundice following complete removal of the liver. Arch. Surg. 24, 675—680 (1932). — (2) The physiology of the impaired liver. Erg. Physiol. 38, 445—492 (1936). — (3) The influence of the liver in the formation and destruction of bile salts. Amer. J. Physiol. 116, 214—224 (1936). — BOSHAMER, KURT: Toxische Wirkung der Diastase und Zellschädigung. Klin. Wschr. 1928 I, 978—980. — BRAUER: Münch. med. Wschr. 1901 II. — BREUSCH, F. u. C. G. JOHNSTON: Zum Verschwinden und Wiedererscheinen der Gallensäuren in der Galle bei vorübergehendem Choledochusverschluß. Klin. Wschr. 1934 II, 1856, 1857. — BRÖCHNER-MORTENSEN, KNUD: Über Bilirubinbelastung als Leberfunktionsprobe. Acta med. scand. (Stockh.) 85, 1—32 (1935). — BROSE, HENRY L.: The synthesis of cholesterol in living organisms. J. Canc. Res. Comm. Univ. Sydney 7, 134—136 (1936). — BRUGSCH u. HORSTERS: Siehe bei HORSTERS: Physiologie und Pathologie der Galle. Erg. Physiol. 34, 550 (1932). — BRUGSCH, THEODOR u. HANS HORSTERS: Cholerese und Choleretica. Klin. Wschr. 1923 II, 1538, 1539. — BRUGSCH, THEODOR u. ELSE POLLAK: Über die Umwandlung von Blutfarbstoff in Gallenfarbstoff. Biochem. Z. 147, 253, 254 (1924). — BRUGSCH, THEODOR u. KARL RETZLAFF: Blutzerfall, Galle und Urobilin. Zur Frage der Gallenfarbstoffbildung aus Blut. Z. exper. Path. u. Ther. 11, 508—525 (1912). — BÜRGER, M.: Das Cholesterinproblem in der inneren Medizin. Verh. dtsch. Ges. inn. Med. 1931, 186—205. — BÜRGER, M. u. BEUMER: Zur Lipoidchemie des Blutes. I. Über die Verteilung von Cholesterin, Cholesterinestern und Lecithin im Serum.

Berl. klin. Wschr. **1913 I**, 112—114. — Bürger, M. u. H. Habs: (1) Die alimentäre Hypercholesterinämie beim stoffwechselgesunden Menschen. Z. exper. Med. **56**, 640—647 (1927). — (2) Über Störungen der Cholesterin- und Fettresorption bei Lebercirrhose. Klin. Wschr. **1927 II**, 2125—2128. — (3) Über die Veresterung des Serumcholesterins bei Leberkrankheiten. Klin. Wschr. **1927 II**, 2221—2223. — Butenandt, Adolf u. Hans Dannenbaum: Über die Ausscheidung von Cholesterin im Harn. Hoppe-Seylers Z. **248**, 151—154 (1937).

Castex, Mariano R. y Andres Lopez Garcia: Das Urobilin im Duodenalinhalt. Arch. argent. Enferm. Apar. respirat. **10**, 8—34 (1934). — Cattaneo, Mario: Calcium und Cholesterin im Blut und in der Galle der Gallenblase bei Cholelithiasis und Cholecystitis. Z. exper. Med. **91**, 683—688 (1933). — Chabrol, Étienne: Les enseignements comparatifs du cholestérol et des sels biliaires. Presse méd. **1937 II**, 1579—1582. — Chabrol, Étienne, R. Charonnat et A. Busson: Le dosage des pigments biliaires du sang: La diazo-reaction limite. Presse méd. **1932 I**, 193—195. — Chabrol, Étienne, R. Charonnat, M. Maximin et Jean Cottet: La sécrétion biliaire dans l'urémie expérimentale. C. r. Soc. Biol. Paris **114**, 464—466 (1933). — Charnas: Biochem. Z. **20**, 401 (1909). — Chiray, M. et F. Thiébaut: Un nouveau procédé de dosage de la bilirubine sanguine par une méthode de Hijmans van den Bergh modifiée. Paris méd. **1929 I**, 490—493. — Colangiuli, A. e P. Franzini: Dosagio della bilirubina nei liquidi organici. Diagn. e Tecn. Labor. **7**, 169—176 (1936). — Conradi: Inaug.-Diss. Jena 1775. — Cottet, Jean et René-Jean Mion: Le dosage des acides biliaires dans le sang. Méthodes et résultats. Rev. méd.-chir. Mal. Foie etc. **10**, 212—240 (1935). — Cutten, Emerson and Woddroff: Arch. int. Med. **428** (1928). — Czike, A. von: Über Gallenfarbstoffbildung in vitro. Dtsch. Arch. klin. Med. **164**, 236—242 (1929).

Davis, George E. and Charles Sheard: The spectrophotometric investigation and determination of bilirubin. With a consideration of oxyhemoglobin and its effect on the estimation of bilirubin. J. Labor. a. clin. Med. **19**, 593—608 (1934). — Deloch, E.: Ergebnisse der Duodenalsondierung. I. Chemisch-physikalische und mikroskopische Untersuchungen des Duodenalinhaltes bei Erkrankungen des Duodenums, der Leber und der Gallenblase. Mitt. Grenzgeb. Med. u. Chir. **35**, 405 (1922). — Dienst u. Doering: Untersuchungen über die Wasserstoffionenkonzentration im Duodenalsaft. Klin. Wschr. **1935 II**, 1748—1750. — Dobriner, K.: Über Harnporphyrine bei Krankheiten. J. of biol. Chem. **113**, 9, 10 (1936). — Dobriner, K. u. W. Halsey Barker: Gesamtkoproporphyrin I-Ausscheidung bei perniziöser Anämie. Proc. Soc. exper. Biol. a. Med. **36**, 864—867 (1937). — Dobriner, K., W. Strain u. S. A. Localio: Quantitative Bestimmung von Koproporphyrin und die gesamte Koproporphyrin I-Ausscheidung bei Normalen. Proc. Soc. exper. Biol. a. Med. **36**, 752—754 (1937). — Dominici, Giorgio e Giuseppe Oliva: Studi sull'urobilina. II. Osservazioni critiche sui metodi di determinazione quantitativa. Arch. Sci. med. **59**, 565—578 (1935). — Doubilet, Henry: (1) Determination of cholic acid in bile and in duodenal drainage. Proc. Soc. exper. Biol. a. Med. **34**, 84—86 (1936). — (2) Differential quantitative analysis of bile acids in bile and in duodenal drainage. Proc. Soc. exper. Biol. a. Med. **34**, 86—88 (1936). — (3) Differential quantitative analysis of bile acids in bile and in duodenal drainage. J. of biol. Chem. **114**, 289—308 (1936). — Doubilet, Henry and Ralph Colp: Differential bile acid analysis in various pathological conditions. Proc. Soc. exper. Biol. a. Med. **34**, 326—329 (1936). — Dragstedt, Carl A. and Moore A. Mills: The removal of intravenously injected bilirubin from the blood stream in the dog. Amer. J. Physiol. **119**, 713—719 (1937). — Drekter, I. Y., Albert E. Sobel and Samuel Natelson: Fractionation of cholesterol in blood by precipitation as pyridine cholesteryl sulfate and cholesterol digitonide. J. of biol. Chem. **115**, 391—399 (1936). — Duesberg, Richard: (1) Über die biologischen Beziehungen des Hämoglobins zu Bilirubin und Hämatin bei normalen und pathologischen Zuständen des Menschen. Naunyn-Schmiedebergs Arch. **174**, 305—327 (1934). — (2) Über den Auf- und Abbau des Blutfarbstoffes. Klin. Wschr. **1938 II**, 1353—1359. — Düttmann, Gerhard: Untersuchungen über die Leberfunktion und die Duodenal- und Magensekretion bei Erkrankungen der Gallenwege. Bruns' Beitr. **129**, 507—536 (1923).

Elman, Robert and Philip D. McMaster: (1) Studies on urobilin physiology and pathology. J. of exper. Med. **41**, 503—512 (1925). — (2) Studies on urobilin physiology and pathology. IV. Urobilin and the damaged liver. J. of exper. Med. **42**, 99—122 (1925). — Eilbott, W.: Funktionsprüfung der Leber mittels Bilirubinbelastung. Z. klin. Med. **106**, 529—560 (1927). — Enderlen, E., S. J. Thannhauser u. M. Jenke: Die Einwirkung der Leberexstirpation bei Hunden auf den Cholesterinstoffwechsel. Beobachtungen über ein gelbes Pigment im Blute nach Leberexstirpation (Xanthorubin). Naunyn-Schmiedebergs Arch. **120**, 16—24 (1927). — Eppinger, Hans: Die Leberkrankheiten. Allgemeine und spezielle Pathologie und Therapie der Leber. Wien 1937. — Eppinger, H. u. D. Charnas: Was lehren uns quantitative Urobilinbestimmungen im Stuhl? Z. klin. Med. **78**, 387—398 (1913). — Eppinger, H. u. P. Walzel: Die Krankheiten der Leber mit Einschluß der hepatolienalen Affektionen. Leipzig 1926. — Epstein, E. and Greenspan: Die klinische Bedeutung des Cholesteringehalts des Blutes bei Leber- und Gallenblasenerkrankungen. Arch. int. Med. **89**, 860—890 (1936). — ERNST, Z. u. B. SZAPPANYOS: Untersuchungen über extrahepatogene Gallenfarbstoffbildung an überlebenden Organen. I. Mitt. Untersuchungen an überlebender Milz. Biochem. Z. **157**, 16—29 (1925).

FARMER-LOEB, L.: Über das Vorkommen von Urobilinogen im Blutserum. Biochem. Z. **244**, 426—430 (1932). — FEIGL: Biochem. Z. **86**, 118. — FEIGL u. QUERNER: Z. exper. Med. **9**, 153 (1919). — FELIX, K. u. H. MOEBUS: Das Verhalten von Urobilinogen in der Leber. Hoppe-Seylers Z. **236**, 230—236 (1935). — FIESSINGER, GAJDOS, LEFEBORE et GARON: J. Méd. franç. **1934**. — FIESSINGER, NOËL et G. BÁRDOŠ: La bilirubinémie dissimulée ou indirecte et la bilirubinémie franche ou directe en pathologie hépatique. Sang **10**, 912—919 (1936). — FIESSINGER, NOËL, F. ZUCKERKANDL et A. VARAY: Au Sujet de la recherche de l'urobiline dans les ictères. Bull. Soc. méd. Hôp. Paris, III. s. **53**, 1029, 1030 (1937). — FISCHER, HANS: (1) Konstitution der eiweißfreien Farbstoffkomponenten und ihrer Derivate (Chlorophyll). Handbuch der normalen und pathologischen Physiologie, Bd. 6, 1. Hälfte, S. 164—202. 1928. — (2) Verh. dtsch. Ges. inn. Med. **1** (1933). — FISCHER, H. u. H. ORTH: Die Chemie des Pyrrols, Bd. 2: Pyrrolfarbstoffe, 1. Hälfte: Porphyrine — Hämin — Bilirubin und ihre Abkömmlinge. Leipzig 1937. — FISCHLER: (1) Dtsch. med. Wschr. **1908 I**, 869. — (2) Physiologie und Pathologie der Leber. Berlin 1917. — FISCHLER u. GRAFE: Dtsch. Arch. klin. Med. **108**, 575 (1913). — FISCHLER, F. u. F. OTTENSOOSER: Zur Theorie der Urobilinentstehung. Ein Beitrag zur extraintestinalen Genese der Urobilinurie. Dtsch. Arch. klin. Med. **146**, 305—322 (1925). — FORSGREN, ERIK: (1) Über die rhythmische Funktion der Leber und ihre Bedeutung für den Kohlehydratstoffwechsel bei Diabetes und für die Insulinbehandlung. Klin. Wschr. **1929 I**, 1110—1113. — (2) 24-Stunden-Variationen der Gallensekretion. Skand. Arch. Physiol. (Berl. u. Lpz.) **59**, 217—225 (1930). — (3) Über die Beziehungen zwischen Schlaf und Leberfunktion. Skand. Arch. Physiol. (Berl. u. Lpz.) **60**, 299—310 (1930). — (4) Über die Rhythmik der Leberfunktion, des Stoffwechsels und des Schlafes. Sv. Läk.sällsk. Hdl. **61**, 1—56 (1935). — FORSGREN, ERIK, O. WILANDER, G. AGREN u. HJ. HOLMGREN: Über Glykogen- und Gallenbildung in der Leber. Skand. Arch. Physiol. (Berl. u. Lpz.) **55**, 144—161 (1929). — FOSTER and HOOPER: J. of biol. Chem. **38**, 354. — FOX, F. W.: The composition of human bile and its bearing upon sterol metabolism. Quart. J. Med. **21**, 107—121 (1927). — FRANKEL, MAX: The biological splitting of conjugated bile acids. Biochemic. J. **30**, 2111—2116 (1936). — FRÖHLING, WOLFGANG: Das Verhalten des Blutcholesterins nach Öl und Cholesterinbelastung beim gesunden und kranken Menschen. Arch. Verdgskrkh. **59**, 205 bis 219 (1936). — FROMHOLDT. G. u. N. NERSESSOFF: Beiträge zur Urobilinfrage. Mitt. 3. Naunyn-Schmiedebergs Arch. **11**, 400—403 (1912). — FUGE, KURT: (1) Die Beeinflussung des Estercholesterins durch Lumbalanästhesie, Ätherchloroformnarkose und Evipan. Z. Geburtsh. **106**, 429—437 (1933). — (2) Die Bilirubinbelastungsprobe der Leber bei der Hepatopathia gravidarum. Arch. Gynäk. **154**, 507 (1933).

GIORDANO, A. S. and DEANE EAGER: The quantitative estimation of bilirubin in the blood serum or plasma. Amer. J. clin. Path. **6**, 286—292 (1936). — GLÄSSNER: Z. physiol. Chem. **40**, 465 (1904). — GODFRIED, EMANUEL GERARD: Clinical tests for bilirubin in urine. Biochemic. J. **28**, 2056—2060 (1934). — GÖRTZ, SVEND: Die Gesamtcholesterinbestimmung in 0,1 ccm Gesamtblut, Serum oder Plasma, mit der Acetylchloridmethode. Erfahrungen und Abänderung der in der Biochem. Zeitschrift **273** 396 (1934) angegebenen Modifikation. Bibl. Laeg. (dän.) **129**, 1—16 (1937). — GÖRTZ, SVEND: Methode zur Bestimmung von Cholesterin in 0,1 ccm Totalblut mit empfindlichen stabilen Farbreaktionen. Biochem. Z. **273**, 396—412 (1934). — GOLBER, L. M.: Über den Gallenchemismus bei Schilddrüsenerkrankungen. (Zur Frage der Ätiologie der Gallensteindiathese.) Naunyn-Schmiedebergs Arch. **177**, 159—166 (1935). — GREENE, CARL, H. and H. MILTON CONNER: Diseases of the liver. V. A comparative Study of tests for hepatic function in certain diseases of the hematopoietic system. Arch. int. Med. **38**, 167—185 (1926).

HAMMERSTEN: Lehrbuch der physiologischen Chemie. München: J. F. Bergmann 1926. HANSEN: Zbl. inn. Med. **1920**, 123. — HARMS, HERMAN P., JOHN VAN PROHASKA and LESTER R. DRAGSTEDT: The relation of pancreatic juice to pancreatic diabetes. Amer. J. Physiol **117**, 160—165 (1936). — HARROP jr., GEORGE A. and E. S. GUZMAN BARRON: The excretion of intravenously injected bilirubin as a test of liver function. J. clin. Invest. **9**, 577—587 (1931). — HAYASHI, S.: Experimentelle Untersuchungen über den Cholesterinstoffwechsel. Fukuoka Acta med. **29**, Nr 11, deutsche Zusammenfassung S. 124 (1936). — HEILMEYER, LUDWIG: (1) Die spektrophotometrische Bestimmung des Urobilins und Urobilinogens mit besonderer Berücksichtigung der TERWENschen Methode, zugleich eine Kritik der quantitativen Urobilinbestimmung überhaupt. Z. exper. Med. **76**, 220—235 (1931). — (2) Medizinische Spektrophotometrie. Ausgewählte Methoden und neuere Untersuchungsergebnisse an Körperfarbstoffen und Körperflüssigkeiten. Jena 1933. — HEILMEYER, LUDWIG u. W. OHLIG: Über Urobilin im Blut. Klin. Wschr. **1936 II**, 1124—1126. — HENLEIN, H.: Die Rolle der Leber im Cholesterin- und Phosphatidstoffwechsel. Z. exper. Med. **91**, 638—682 (1933). — HERZFELD, EUGEN: Über eine einfache Urobilinbestimmungsmethode. Schweiz. med. Wschr. **1922 I**, 585, 586. — HERZFELD, E. u. A. HAEMMERLI: (1) Die Galle im Stoffwechsel. Eine neue quantitative Gallensäuren-Bestimmungsmethode. Schweiz. med. Wschr. **1924 I**, 141—145. — (2) Die Galle im Stoffwechsel. 2. Mitt. Schweiz. med. Wschr. **1925 I**, 142—149, 164—172. — HETÉNYI, GÉZA: Die Funktionsstörung der Leber mittels gleichzeitiger Bilirubinbestimmungen im Blutserum und in der Galle. Z. klin. Med. **95**, 469—490 (1922). — HIJMANS V. D. BERGH: Der Gallenfarbstoff im Blut. Leipzig u. Leyden 1918. — HOESCH, K.: (1) Über die sogenannte grüne Benzaldehydreaktion im Bilirubinharn. Klin. Wschr. **1922 II**, 2034, 2035. — (2) Eine neue Methode der Bilirubinbestimmung im Harn. Münch. med. Wschr. **1923 I**, 534. — HOITINK, A. W. J. H.: Eine einfache und empfindliche Reaktion auf Bilirubin im Urin. Nederl. Tijdschr. Geneesk. **1935**, 2928—2930. — HOPPE-SEYLER: Virchows Arch. **26**, 519 (1863). — HORSTERS, HANS: Physiologie und Pathologie der Galle. Erg. Physiol. **34**, 494—582 (1932).

ISAAC, S.: Die klinischen Funktionsstörungen der Leber und ihre Diagnose. Erg. inn. Med. **27**, 423—506 (1925). — ISOBE, HIROSHI: Beiträge zur Kenntnis der Gallensekretion. Nagoya J. med. Sci. **9**, 31—56 (1935).

JACOBS, E. u. W. SCHEFFER: Quantitative Urobilinogenbestimmungen im Stuhle. Z. exper. Med. **44**, 116—142 (1924). — JAFFE, M.: Virchows Arch. **23**, 192 (1862). — JENDRASSIK, L. u. A. BOKRÉTÁS: Biochemische Gravimetriemethoden. IV. Mitt. Mikrocholesterinbestimmung an der Torsionswaage. Biochem. Z. **274**, 367—371 (1934). — JENKE: Z. Biol. **65**, 17. — JENKE, MARTIN: (1) Über die Herkunft der Gallensäuren. I. Mitt. Methodik der Bestimmung der Gallensäuren, des Cholesterins und des übrigen Unverseifbaren in der Hundegalle. Naunyn-Schmiedebergs Arch. **130**, 280—291 (1928). — (2) Über den Stoffwechsel der Gallensäuren. Naunyn-Schmiedebergs Arch. **163**, 175—218 (1931). — (3) Zwei neue spektrochemische Verfahren zum Nachweis und zur quantitativen Bestimmung von Gallensäuren im Blut, Stuhl und Urin. Verh. dtsch. Ges. inn. Med. **1937**, 246 bis 248. — JEZLER, ADOLF: Beitrag zur funktionellen Leberdiagnostik. Z. klin. Med. **111**, 48—70 (1929). — JONES, CH. M. u. B. B. JONES: Arch. int. Med. **5**, 37 (1923). — JONES, HAROLD W. and ABRAHAM CANTAROW: A modification of the urea concentration text. Arch. int. Med. **38**, 581—589 (1926). — JORES, ARTHUR: Untersuchungen über die rhythmische Tätigkeit der menschlichen Leber. (Die 24-Stundenvariationen des Blutbilirubins, des Harnurobilinogens und des Harnfarbwertes. Z. klin. Med. **129**, 62—69 (1935).

KAMEI, KEISUKE: (1) Clinical and experimental studies on the metabolism of the cholesterol bodies. Rep. I. Studies on the behavior of the liver. 1. The Clinical and experimental studies on the amount of the cholesterol in the blood during the hepatic aisturbance and also on the amount of the cholesterol bodies contained in various organs. Jap. J. Gastroenterol. **9**, 77—88 (1937). — (2) Clinical and experimental studies on the metabolism of the cholesterol bodies. Rep. II. Studies on the behavior of the liver. 2. The load test of cholesterol and sodium oleate in normal and hepatic disturbed rabbits. Jap. J. Gastroenterol. **9**, 89—92 (1937). — (3) Clinical and experimental studies on the metabolism of the cholesterol bodies. Rep. III. Studies on the behavior of the liver. 3. Experiment by the intraportal injection of cholesterol or of oleic acid and irrigation of excised liver. Jap. J. Gastroenterol. **9**, 93—96 (1937). — KAMLET, JONAS: A simplified microdetermination of cholesterol in whole blood, serum and plasma. J. Labor. a. clin. Med. **19**, 883, 884 (1934). — KAPLAN, P. M.: Über den Einfluß der Arbeit auf die Gallenabsonderungsfunktion der Leber. Arb.physiol. 8, 695—704 (1935). — KATSURA, SHIGEHIRO, TATSUO HATAKEYAMA u. KICHIRO TAJIMA: Bemerkung zur Arbeit: Eine titrimetrische Bestimmungsmethode für kleine Mengen Phosphatide, freies Cholesterin, Cholesterinester, Neutralfette und Gesamtlipoide des Blutes, des Blutplasmas und der Blutkörperchen. Biochem. Z. **284**, 312 (1936). — KAWADA, YUTAKA: (1) Einfluß der Gallensäure auf die Salzausscheidung in der Lebergalle. II. Ausscheidung der Phosphorsäure durch Cholsäure bei Zufuhr von Glucose. Arb. med. Univ. Okayama **3**, 163—171 (1932). — (2) Einfluß der Gallensäure auf die Ammoniakausfuhr im Harn. J. of Biochem. **21**, 213—218 (1935). — KAZNELSON, PAUL: (1) Beitrag zur Entstehung des hämolytischen Ikterus. Wien. Arch. inn. Med. **1**, 563—574 (1920). — (2) Beobachtungen über paroxysmale Kältehämoglobinurie und Kälteikterus. Dtsch. Arch. klin. Med. **138**, 46—57 (1921). — KLEIN, O.: Über die Anreicherung von Bilirubin und intravenös injizierten Farbstoffen im Bereiche der durch intradermale Histamininjektion erzeugten Hautquaddeln. Med. Klin. **1931 I**, 625. — KLOTZ, OSKAR u. WINIFRED SIMPSON: Jaundice and the liver lesions in West African yellow fever. Amer. J. trop. Med. **7**, 271—278 (1927). — KODAMA, MAKOTO: Beiträge zur Pathogenese des Ikterus. Beitr. path. Anat. **73**, 187—250 (1925). — KOMORI, YUTAKA and CHUJI IWAO: Über die Bilirubinbildung der überlebenden normalen Milz. J. of Biochem. **8**, 195—204 (1927). — KOSTER, H., A. SHAPIRO and H. LERNER: On the rate of secretion of bile. Amer. J. Physiol. **115**, 23—26 (1936). — KRAUSE, JOHANNA: Über den Albumin- und Stickstoffgehalt im Duodenalsaft. Arch. Verdgskrkh. **56**, 141—148 (1934). — KUNDE: Inaug.-Diss. Berlin 1850. — KUNZ, HUBERT u. HANS POPPER: Zur Frage des Bakterienübertrittes aus der Blutbahn in die Lymphe. Z. klin. Med. **128**, 568—582 (1935). — KURISHITA: Über den Gallenfarbstoffgehalt in lokalen Blutungen im menschlichen Körper. Klin. Wschr. **1928 II**, 1914. — Kusui, Kenzo: Über das Verhalten des Cholesterins und seiner Ester im Blute bei verschiedenen Leberkrankheiten. J. of Biochem. **25**, 461—485 (1937).

Lang: Z. exper. Path. u. Ther. **3**, 473 (1904). — Laroche, Guy, A. Grigaut et Costes: Die Veränderungen der Beziehung des Estercholesterins zum Gesamtcholesterin bei Krankheiten. Presse méd. **1934 II**, 1417—1419. — Lauda, E.: Das Problem der Milzhämolyse. Kritische Betrachtungen vom Standpunkt der Physiologie, der experimentellen Pathologie und der Klinik. Erg. inn. Med. **34**, 1—110 (1928). — Lehnartz, E.: Einführung in die chemische Physiologie, 2. Aufl. Berlin 1938. — Lemberg, Rudolf and R. A. Wyndham: Reduction of biliverdin to bilirubin in tissues. Biochemic. J. **30**, 1147—1170 (1936). — Lepehne: Beitr. path. Anat. **64**, 55 (1917). — Lepehne, Georg: (1) Experimentelle Untersuchungen zum mechanischen und dynamischen Ikterus. Dtsch. Arch. klin. Med. **136**, 88—111 (1921). — (2) Über den Gallenfarbstoff in der Leichengalle und im Duodenalsaft. Dtsch. Arch. klin. Med. **137**, 78—90 (1921). — (3) Die Leberfunktionsprüfung, ihre Ergebnisse und ihre Methodik. Slg Abh. Verdgskrkh. **8**, 1—118 (1929). — (4) Das Problem der Gallenfarbstoffbildung innerhalb und außerhalb der Leber. Leipzig 1930. — Leschke, Erich: Über die Gelbfärbung (Xanthochromie) der Cerebrospinalflüssigkeit. Dtsch. med. Wschr. **1921 I**, 376, 377. — Lichtman, S. S.: The blood clearance and renal excretion of bile acids following the intravenous injection of cholic and desoxycholic acids. Amer. J. Physiol. **117**, 665—671 (1936). — Lifschitz, L. S.: Veränderungen des Gallencholesterins und der Gallensäuren bei einigen Lebererkrankungen. Wien. Arch. inn. Med. **29**, 259 bis 270 (1936). — Locascio, Roberto: Importanza pratica della nuova reazione bilirubinimetrica di Hijmans van den Bergh. Diagn. e Tecn. Labor. 8, 416—426 (1937). — Lubarsch: I. Henke u. O. Lubarsch' Handbuch der speziellen pathologischen Anatomie und Histologie, B. 1: Blut, Lymphknoten (1926); Teil 2: Milz, Knochenmark. Berlin 1927. — Lucke, Hans u. Joachim Frey: Die Größenordnung der Stickstoffausscheidung über die Gallenwege. Z. exper. Med. **86**, 1—11 (1933). — Lucke, H. u. G. Taaks: Die Stickstoffausscheidung in der Galle unter normalen und krankhaften Bedingungen. Z. exper. Med. **79**, 234 bis 242 (1931).

Makino, J.: Beiträge zur Frage der anhepatocellulären Gallenfarbstoffbildung. Beitr. path. Anat. **72**, 808—859 (1924). — Malloy, Helga Tait and Kenneth A. Evelyn: The determination of bilirubin with the photoelectric colorimeter. J. of biol. Chem. **119**, 481—490 (1937). — Mancke, Rudolf: Studien über den Cholesterinstoffwechsel. II. Mitt. Der Cholesteringehalt des Blutserums bei Leberkrankheiten. Dtsch. Arch. klin. Med. **170**, 358—368 (1931). — Mann, Frank C.: The extrahepatic formation of bilirubin. Erg. Physiol. **24**, 379—398 (1925). — Mann, Frank C., Jesse L. Bollman and Thomas B. Magath: Studies on the physiology of the liver. IX. The formation of bile pigment after total removal of the liver. Amer. J. Physiol. **69**, 393—409 (1924). — Mann, Frank C. u. Thomas B. Magath: Die Wirkungen der totalen Leberexstirpation. Erg. Physiol. **23**, 212—273 (1924). — Mann, Frank C., Charles Sheard, Jesse L. Bollman and Edward J. Baldes: (1) The site of the formation of bilirubin. Amer. J. Physiol. **74**, 497—510 (1925). — (2) The formation of bile pigment from hemoglobin. Amer. J. Physiol. **76**, 306—315 (1926). — (3) Studies on the physiology of the liver. XIII. The liver as a site of bilirubin formation. Amer. J. Physiol. **77**, 219—224 (1926). — Marañón, G., J. A. Collaza, Isabel Torres y E. Roda: Die Wirkung von Leberextrakten auf das Cholesterin und die Cholesterinausscheidung durch die Galle. An. Med. int. (span.) **3**, 843—857 (1934). — McNee, J. W.: (1) Gibt es einen echten hämatogenen Ikterus? Med. Klin. **1913 II**, 1125—1129. — (2) Experiments on haemolytic icterus. J. Pathol. **18**, 325—342 (1914). — Melchior: Presse méd. **135**, 1316. — Melchior, E., F. Rosenthal u. H. Licht: Untersuchungen am leberlosen Säugetier. I. Mitt. Die Bedeutung der Leber für die Gallenfarbstoffbildung beim Säugetier. Naunyn-Schmiedebergs Arch. **107**, 238—259 (1925). — (2) Der Ort der Gallenfarbstoffbildung. Klin. Wschr. **1926 I**, 537—541. — Melnotte, P.: Ikterus und Cholesterinämie. Paris méd. **1937 II**, 329—337. — Meulengracht, E.: Ein Bilirubincolorimeter behufs klinischer Bestimmung der Bilirubinmenge im Blute. Dtsch. Arch. klin. Med. **137**, 38—46 (1921). — Meyer, Ernst Christoph u. Heinrich Heinelt: Über den Einfluß des Galleflusses und der Nahrungsaufnahme auf den Bilirubingehalt des Blutes und die Urobilinogenausscheidung mit dem Urin. Dtsch. Arch. klin. Med. **142**, 94—109 (1923). — Minibeck, H.: Mineral- und Gallebestandteile des Duodenalsaftes bei Leberkrankheiten und anderen Erkrankungen. Z. klin. Med. **132**, 55—72 (1937). — Minkowski u. Naunyn: Naunyn-Schmiedebergs Arch. **21**, 1 (1886). — Minovici, Stefan: Contribution à l'étude de l'origine du cholésterol dans l'organisme animal. Bull. Soc. Chim. biol. Paris **17**, 369—395 (1935). — Miyamori: Sadaharu, Zur Cholesterinbestimmungsmethode nach Embden. Nagoya J. med. Sci. **8**, 135—137 (1935). — Moleschott: Virchows Arch. **11**, 479 (1852). — Moracchini, R. ed O. Maestri: Colesterinemia e colosterinocolia negli epatici; rapporti con la relazione del sangue e della bile. Clin. med. ital., N. s. **66**, 1037—1060 (1935). — Mühl-

BOCK, O. u. C. KAUFMANN: Über eine nephelometrische Mikro-Cholesterin-Bestimmung nach dem Digitoninprinzip. (Für klinische Untersuchungszwecke.) Klin. Wschr. **1932 I**, 284, 285. — MÜHLBOCK, O. u. W. KRÖNER: Eine einfache stufenphotometrische Mikrocholesterinbestimmungsmethode für klinische Zwecke. Klin. Wschr. **1935 II**, 1794, 1795. — MÜLLER, ARNO: Zur Natur der „grünen" Farbreaktion des Harnes mit Para-dimethylaminobenzoldehyd und die Bestimmung des Bilirubins und der Nitrite. Klin. Wschr. **1938 I**, 564—566. — MÜLLER, JOHANNES: Handbuch der Physiologie des Menschen, Bd. 1. 1844.

NAEGELI, O.: Blutkrankheiten und Blutdiagnostik, 5. Aufl. Berlin 1931. — NAUMANN, HANS NORBERT: (1) Studies on bile pigments. II. A new test for bilirubin in the urine and its use for detection of bilirubin in normale urine. Biochemic. J. **30**, 762—764 (1936). — (2) Studies on bile pigments. III. The quantitative determination of urobilin and urobilinogen in urine and faeces. Biochemic. J. **30**, 1021—1025 (1936). — NAUNYN u. MINKOWSKI: Arch. f. exper. Path. **21**, 1 (1886). — NEDWEDSKI, S. W.: Fermentative Estersynthese des Cholesterins. Hoppe-Seylers Z. **236**, 69—72 (1935). — NEUMANN, S.: Brit. med. J. **1928**, Nr 3523.

OBERMER, E. and R. MILTON: The estimation of cholesterol in blood. Supplementary notes on a method utilizung the Bernoulli reaction. J. Labor. a. clin. Med. **22**, 943—949 (1937). — OLIVA, GIUSEPPE e FRANCESCO MASSIMELLO: (1) Urobilinemia ed urobilinuria. Arch. Sci. med. **58**, 253—288 (1934). — (2) Sulla ritenzione urobilinemica nelle nefropatie. Arch. Sci. med. **59**, 467—484 (1935). — OPPENHEIMER: Hopkins Hosp. Bull. **1925**, 6.

PAPENKORT: Z. exper. Med. **93**, 247 (1934). — PAPENKORT, E.: Über den Einfluß der Fettbelastung auf Resorption und Ausscheidung der Gallensäuren beim Menschen. Z. exper. Med. **93**, 249—256 (1934). — PILZECKER: Hoppe-Seylers Z. **41**, 156 (1904). — PETER, J. R.: Gesamtfarbstoff und Bilirubin im normalen menschlichen Blutserum. (Ein Beitrag zur spektrophotometrischen Bestimmung der Serumfarbstoffe.) Biochem. Z. **262**, 432 bis 460 (1933). — PETROFF, I. R.: (1) Untersuchungen über die Ablagerung kolloider Substanzen in der Leber. Z. exper. Med. **35**, 219—229 (1923). — (2) Zur Frage nach der Speicherung des kolloidalen Silbers im reticuloendothelialen System. Z. exper. Med. **42**, 243 bis 246 (1924). — (3) Studien über Gallensekretion. V. Mitt. Gallensekretion bei einigen experimentell erzeugten pathologischen Zuständen. Z. exper. Med. **45**, 428—431 (1925). — PINCUSSEN, LUDWIG: Quantitative Schätzung des Urobilins. Dtsch. med. Wschr. **1922 II**, 1074, 1075. — PUGLIESE: Arch. f. Anat. u. Physiol. **1899**. — PUGLIESE, ANGELO: Neuer Beitrag zur Physiologie der Milz. Das Eisen der Galle und des Blutes bei entmilzten Tieren. Biochem. Z. **52**, 423—434 (1913).

RAHIER, CH.: Le dosage de la bilirubine par une méthode spectrophotométrique. C. r. Soc. Biol. Paris **101**, 1172—1174 (1929). — RAUE, F.: Über den Gallensäurestoffwechsel. I. Eine neue Methode zur quantitativen Schätzung der Gallensäuren. Z. klin. Med. **102**, 79—85 (1925). — RETZLAFF, KARL: (1) Experimentelle und klinische Beiträge zur Pathologie des Ikterus. Z. exper. Med. **34**, 133—196 (1923). — (2) Experimentelle und klinische Beiträge zur Lehre vom Ikterus. Verh. dtsch. Ges. inn. Med. **1936**, 60—63. — RICH, ARNOLD RICE: (1) Experimental studies concerning the site of origin of bilirubin. Bull. Hopkins Hosp. **34**, 321—329 (1923). — (2) On the extrahepatic formation of bile pigment. Bull. Hopkins Hosp. **36**, 233—247 (1925). — RICH, ARNOLD R. and JOHN H. BUMSTEAD: On the identity of haematoidin and bilirubin. Bull. Hopkins Hosp. **36**, 225—232 (1925). — RIEGEL, CECILIA, I. S. RAVDIN and HENRY J. ROSE: Presence of cholesterol in combined form in human bile. Proc. Soc. exper. Biol. a. Med. **35**, 94—97 (1936). — ROGER: Physiol. nonn. et. patholog. du foie. Paris 1922. — ROSENTHAL, SANFORD M. and RALPH D. LILLIE: Functional and histologic studies of the effect of fat ingestion upon the normal and damaged liver. Amer. J. Physiol. **97**, 131—141 (1931). — ROSENTHAL, F. u. M. Frhr. v. FALKENHAUSEN: Beiträge zur Physiologie und Pathologie der Gallensekretion. I. Mitt. Über eine quantitative Bestimmung der Gallensäuren in der menschlichen Duodenalgalle. Naunyn-Schmiedebergs Arch. **98**, 321 (1923). — ROSENTHAL, F. u. P. HOLZER: Beiträge zur Lehre von den mechanischen und dynamischen Ikterusformen. I. Mitt. Über die quantitativen Beziehungen von Bilirubin und Cholesterin im Blut bei den verschiedenen Ikterusformen. Dtsch. Arch. klin. Med. **135**, 257—280 (1921). — ROSENTHAL, F. u. H. LICHT: Die Resorption der Gallensäuren in der normalen und entzündeten Gallenblase. Klin. Wschr. **1928 II**, 1952—1954. — ROSENTHAL, F., H. LICHT u. E. MELCHIOR: (1) Weitere Untersuchungen am leberlosen Säugetier. Naunyn-Schmiedebergs Arch. **115**, 138—179 (1926). — (2) Die Bildungsstätten des Gallenfarbstoffes. Nach weiteren Untersuchungen am leberlosen Hund. Klin. Wschr. **1927 II**, 2076—2081. — ROSENTHAL, FELIX u. EDUARD MELCHIOR: Untersuchungen über die Topik der Gallenfarbstoffbildung. Naunyn-Schmiedebergs Arch. **94**, 28—51 (1922). — ROSENTHAL, F. u. L. WISHCKI: Über eine quantitative Bestimmung der Gallensäuren im Blut. Naunyn-Schmiedebergs Arch. **117**, 8—23 (1926). — ROSENTHAL, F. u. K. ZINNER: Über den Gallensäuregehalt der A- und B-Galle, zugleich ein Beitrag über die Konzentrations- und Resorptionsleistungen der Gallenblase. Z. exper.

Med. 78, 498—510 (1931). — ROSENTHAL, G.: Vergleichendes über die Methoden der Gallensäurebestimmung. Z. exper. Med. 74, 396—414 (1930). — ROYER: La méthode de Terwen pour le dosage de l'urobiline. C. r. Soc. Biol. Paris 117, 1240—1242 (1934). — ROYER, M.: Physiologie und Klinik des Urobilins. Klin. Wschr. 1935 I, 347—351. — ROYER, M., R. DASSEN y F. MARTINEZ: Vergleich der Urobilinwerte im Urin und Duodenalsaft beim Menschen. Rev. Soc. argent. Biol. (span.) 9, 52—56 (1933).

SCHALLY, A. O.: (1) Störungen und Regulation des Cholesterinstoffwechsels. Z. klin. Med. 128 (1935). — (2) Störungen und Regulation des Cholesterinstoffwechsels. III. Mitt. Der Einfluß von Leberextrakten auf den normalen Cholesterinstoffwechsel. Z. klin. Med. 129, 81—86 (1935). — (3) Leber und Cholesterinstoffwechsel. Med. Klin. 1935 II, 1368 bis 1371. — (4) Der Cholesterinstoffwechsel mit besonderer Berücksichtigung der Hypercholestrinämien. Erg. inn. Med. 50, 480—526 (1936). — SCHIFF: Pflügers Arch. 3, 594 (1870). — SCHIFF, ER. u. H. ELIASBERG: Beobachtungen über den Icterus simplex (cath.) bei Kindern. Zugleich ein Beitrag zur Frage der klinischen Bedeutung der direkten und indirekten Reaktion des Serumbilirubins. Klin. Wschr. 1922, II, 1891—1893. — SCHINDEL, LEO: Eiweißbausteine und Gallensäurebildung. Naunyn-Schmiedebergs Arch. 168, 38 bis 48 (1932). — SCHÖNHEIMER: Z. klin. Med. 123. — SCHÖNHEIMER, RUDOLF: Über die Bedeutung der Pflanzensterine für den tierischen Organismus. Hoppe-Seylers Z. 180, 1—5 (1929). — SCHOENHEIMER, RUDOLF: The presence of cholesterol in the feces. J. of biol. Chem. 105, 355—357 (1934). — SCHOENHEIMER, RUDOLF and WARREN M. SPERRY: A micromethod for the determination of free and combined cholesterol. J. of biol. Chem. 106, 745—760 (1934). — SCHWARZ, H.: Influence de l'administration de sucres sur la sécretion biliaire. C. r. Soc. Biol. Paris 116, 1137—1139 (1934). — SCHWIEGK, H.: Untersuchungen über die Leberdurchblutung und den Pfortaderkreislauf. Naunyn-Schmiedebergs Arch. 168, 693—714 (1932). — SCOTT, L. D.: A new colorimetric method for the determination of biliary acids in body fluids: With a note on their alleged presence in normal blood. J. Labor. a. clin. Med. 19, 523—539 (1934). — SHAPIRO, ARTHUR, HENRY LERNER and EDUA POSEN: A fixed color standard for cholesterol determinations. Proc. Soc. exper. Biol. a. Med. 32, 1300, 1301 (1935). — SHEARD, CHARLES, EDWARD J. BALDES, FRANK C. MANN and JESSE L. BOLLMAN: Spectrophotometric determinations of bilirubin. Amer. J. Physiol. 76, 577—855 (1926). — SMITH, H. P. and G. H. WHIPPLE: Bile salt metabolism IX. ECK fistula modifies bile salt output. J. of biol. Chem. 89, 739—751 (1930). — SMITH, RACHEL M. and ALEXANDER MARBLE: The colorimetric determination of free and combined cholesterol. J. of biol. Chem. 117, 673—684 (1937). — SOBEL, ALBERT E., I. Y. DREKTER and SAMUEL NATELSON: Estimation of small amounts of cholesterol as the pyridine cholesteryl sulfate. J. of biol. Chem. 115, 381—390 (1936). — SOEJIMA, R.: Über die extrahepatische Bilirubinbildung. Arch. klin. Chir. 149, 206—212 (1927). — SOFFER, LOUIS J. and MOSES PAULSON: (1) Residual hepatic damage in catarrhal jaundice as determined by the bilirubin excretion test. Arch. int. Med. 53, 809—813 (1934). — (2) Comparative advantages and further modification of the bilirubin excretion test for hepatic function. Amer. J. med. Sci. 192, 535—540 (1936). — SUNDERMAN, S. WILLIAM and JOSEPH RAZEK: Spectrophotometric studies of the color development in the analysis of sugar-by the Benedict method and of cholesterol by the LIEBERMANN-BURCHARD reaction. J. of biol. Chem. 118, 397—404 (1937). — STAUB, H.: Über funktionelle Leberdiagnostik. Schweiz. med. Wschr. 1929 I, 308—315. — STERN: Naunyn-Schmiedebergs Arch. 19, 39 (1885). — STERN, R. u. G. SUCHANTKE: Über die klinische Bedeutung des Cholesterins in der Galle und im Blutserum. III. Mitt. Das Gleichgewicht von Cholesterin und von Cholesterinester im Blutserum bei gestörter Leberfunktion. Naunyn-Schmiedebergs Arch. 115, 221—231 (1926). — STERN, RUDOLF: Über die klinische Bedeutung des Cholesterins in der Galle und im Blutserum. IV. Mitt. Die experimentelle Beeinflussung der Cholesterinkonzentration und des p_H in der Fistelgalle. Naunyn-Schmiedebergs Arch. 131, 221 bis 232 (1928). — STOLL, W.: Untersuchungen über den Cholesterinstoffwechsel. Verh. dtsch. Ges. inn. Med. 1937, 244—246. — STRASSER, ULRICH: Zur Bewertung der Bilirubinbelastungsprobe nach v. BERGMANN-EILBOTT. Wien. Arch. inn. Med. 31, 267—286 (1937). — STRAUSS, HERMANN u. LEO HAHN: (1)Über Urobilinurie und Urobilinämie. Zbl. inn. Med. 41, 193 bis 198 (1920). — (2) Über Urobilin im Duodenalsaft. Münch. med. Wschr. 1920 II, 1286 bis 1288. — STRAUSS, L. u. E. ADLER: Untersuchungen zum Mechanismus der Bilirubinreaktion im Serum bei Erkrankungen des Blutes und der Leber. Verh. dtsch. Ges. inn. Med. 1922, 81—84. — STRISOWER, RUDOLF: Beiträge zur Frage des Ikterus mit besonderer Berücksichtigung der Duodenalsaft- und Serumuntersuchung. Wien. Arch. inn. Med. 3, 153—226 (1921). — STROEBE, F.: (1) Die experimentellen Grundlagen der Bilirubinbelastungsprobe und ihr Anwendungsgebiet bei Leberschädigungen des Menschen. Z. klin. Med. 120, 95—111 (1932). — (2) Zur Cholesterinämie bei Lebercirrhose und hepatocellulärem Ikterus. Klin. Wschr. 1932 I, 636—639. — (3) Über die Gesamtlipoide des Serums und ihre einzelnen Fraktionen bei Lebererkrankungen. Verh. dtsch. Ges. inn. Med. 1935, 406—411.

TANIGUCHI: Naunyn-Schmiedebergs Arch. **130**, 37 (1928). — THANNHAUSER u. ANDERSEN: Dtsch. Arch. klin. Med. **137**, 178 (1921). — THANNHAUSER, S. J.: (1) Über die Bildung des Gallenfarbstoffes im menschlichen Organismus. Klin. Wschr. **1922 II**, 858 bis 861. — (2) Referat über den Cholesterinstoffwechsel. Zbl. Path. **36**, Erg.-H., 5—18 (1923). — (3) Über den Cholesterinstoffwechsel. Dtsch. Arch. klin. Med. **141**, 290—311 (1923). — (4) Lehrbuch des Stoffwechsels und der Stoffwechselkrankheiten. München 1929. — THANNHAUSER, S. J. u. HANS SCHABER: (1) Kann der tierische Organismus Cholesterin synthetisieren? Hoppe-Seylers Z. **127**, 278—280 (1923). — (2) Über die Beziehungen des Gleichgewichtes Cholesterin und Cholesterinester im Blut und Serum zur Leberfunktion. Klin. Wschr. **1926 I**, 252, 253. — TIGERSTEDT, ROBERT: Lehrbuch der Physiologie des Menschen. Leipzig 1923.

VANOTTI, A.: Porphyrine und Porphyrinkrankheiten. Berlin: Julius Springer 1937. — VARELA FUENTES, B. y C. VIANA: Die Kurven der direkten und indirekten Bilirubinämie beim katarrhalischen Ikterus. Arch. argent. Enferm. Apar. digest. **10**, 121—133 (1935). — VELDE, JEAN VAN DE: Remarques concernant l'épreuve de la courbe de bilirubinámie provoquée (dite de VON BERGMANN-EILBOTT). C. r. Soc. Biol. Paris **100**, 1059 bis 1062 (1929). — VERZÁR, F.: Absorption from the intestine. Monogr. on physiol. London, New York a. Toronto 1936. — VILARDELL, JACINTO: L'épreuve de EILBOTT et VON BERGMANN dans l'exploration fonctionelle du foie. Rev. méd.-chir. Mal. Foie etc. **6**, 321—343 (1931). — VIRCHOW: Virchows Arch. **1**, 379 (1847). — VOSS, GERTRUD DE: Über den Lipoidgehalt des Serums bei krebskranken und krebsfreien Menschen. Hoppe-Seylers Z. **205**, 20—24 (1932).

WATSON, CECIL JAMES: (1) The origin of natural crystalline urobilin (stercobilin). J. of biol. Chem. **114**, 47—57 (1936). — (2) Fate of parenterally administered crystalline urobilin; urobilin tolerance test of liver function. Proc. Soc. exper. Biol. a. Med. **34**, 377 bis 379 (1936). — (3) Studies of urobilinogen. II. Urobilinogen in the urine and feces of subjects without evidence of disease of the liver or biliary tract. Arch. int. Med. **59**, 196 bis 205 (1937). — (4) Studies of urobilinogen. III. The per diem excretion of urobilinogen in the common forms of jaundice and disease of the liver. Arch. int. Med. **59**, 206—231 (1937). — WEISS, M.: Neuere Harnuntersuchungsmethoden und ihre klinische Bedeutung. Erg. inn. Med. **22**, 139 (1922). — WELTMANN, O. u. F. JOST: Über die Absorption des Bilirubins an das Eiweiß, ihre Bestimmung und klinische Verwertung. Dtsch. Arch. klin. Med. **161**, 203—226 (1928). — WELTMANN, OSKAR u. WILFRIED LÖWENSTEIN: Über den Nachweis des Urobilins im Blute und in Körperflüssigkeiten. Wien. Arch. inn. Med. **6**, 587—608 (1923). — WENDT, H.: Über das Verhalten der Cholesterinester im Blutserum Leberkranker. Klin. Wschr. **1929 II**, 1215—1218. — WHIPPLE, G. H. and C. W. HOOPER: Hematogenous and obstructive icterus. Experimental studies by means of the ECK fistula. J. of exper. Med. **17**, 593—611 (1913). — WHIPPLE, G. H. and H. P. SMITH: Bile salt metabolism. VIII. Liver injury and liver stimulation. J. of biol. Chem. **89**, 727—738 (1930). — WICHERT, M., S. POSPELOFF u. A. JAKOWLEWA: Über den Cholesterinstoffwechsel. Z. klin. Med. **109**, 678—697 (1929). — WILDER: Wien. klin. Wschr. **1917 II**. — WILKEN, WILHELM: Lassen sich Gallensäuren im Urin Gesunder nachweisen? Klin. Wschr. **1937 II**, 1350, 1351. — WILKINSON, S. ALLEN: Cholesterol metabolism in jaundice. Amer. J. digest. Dis. a. Nutrit. **3**, 618—622 (1936).

YASUDA, MORIO: Further contributians to the micro determination of cholesterol. J. of Biochem. **24**, 429—442 (1936).

Leber und Kohlehydratstoffwechsel.

ADLER u. LANGE: Lit. b. STROEBE. — ALTHAUSEN, T. L. u. R. MANCKE: Kombinierte Leberfunktionsprüfung (Insulin-, Glykose- und Wasserbelastung.) Dtsch. Arch. klin. Med. **170**, 294—301 (1931). — ASCHNER, BERNHARD: (1) Über die Funktion der Hypophyse. Pflügers Arch. **146**, 1—146 (1912). — (2) Über das „Stoffwechsel- und Eingeweidezentrum im Zwischenhirn", seine Beziehung zur inneren Sekretion (Hypophyse, Zirbeldrüse) und zum Diabetes insipidus. Berl. klin. Wschr. **1916 I**, 772—775.

BARRENSCHEEN, H. K., FRIEDRICH DOLESCHALL u. LUDWIG POPPER: (1) Beiträge zum Problem des Blutzuckers. III. Mitt. Blutzucker- und Phosphorsäurekurve. 1. Methodik. Biochem. Z. **177**, 39—49 (1926). — (2) Beiträge zum Problem des Blutzuckers. IV. Mitt. Blutzucker- und Phosphorsäurekurve. 2. Glucose. Biochem. Z. **177**, 50—66 (1926). — (3) Beiträge zum Problem des Blutzuckers. V. Mitt. Blutzucker- und Phosphorsäurekurve. 3. Fructose und Galaktose. Biochem. Z. **177**, 67—75 (1926). — (4) Beiträge zum Problem des Blutzuckers. VI. Mitt. Blutzucker- und Phosphorsäurekurve. 4. Diabetes. Biochem. Z. **177**, 76—80 (1926). — BAUDOUIN: Étude sur quelques glycémies. Thèse de Paris **1908**. — BAUER: Dtsch. med. Wschr. **1908 II**, 1505. — BAUER, RICHARD: (1) Ikterus und Leberfunktion. Wien. Arch. inn. Med. **6**, 9—36 (1923). — (2) Die Galaktoseprobe bei Lebercirrhose. Bemerkungen zu der Arbeit von EUGEN HERMANN in Nr. 41 dieser Wochenschrift. Wien.

klin. Wschr. **1933 II**, 1453, 1454. — (3) Die kombinierte Wasser-Galaktosebelastung als neue Leberfunktionsprobe. Bemerkungen zu der gleichnamigen Arbeit von FRANZ POLLAK Jg. 1937, S. 1251 dieser Wochenschrift. Klin. Wschr. **1937 II**, 1434. — BAUER, RICHARD u. OSKAR WOZASEK: (1) Über den Wert der Blutzuckerkurven beim Versuch auf alimentäre Galaktosurie. Wien. Arch. inn. Med. **15**, 287—302 (1928). — (2) Alkohol und Leberfunktion. Wien. klin. Wschr. **1934 II**, 995—998. — BECKMANN, KURT: Die Funktionsprüfung der Leber. Zbl. inn. Med. **1933**, 737—754. — BLÖCH, JOSEF: Über Beziehungen im intermediären Eiweiß- und Kohlehydratstoffwechsel. I.—III. Mitt. Z. exper. Med. **74**, 439—448, 449—453, 454—457 (1930). — BLÖCH, JOSEF u. MARIA WEISZ: Erhöhung der Galaktosetoleranz bei Leberkranken durch Kohlehydratzufuhr. Z. klin. Med. **111**, 71—87 (1929). — BODANSKI: J. of biol. Chem. **56**, 387 (1923). — BODE, O. B.: Untersuchungen über die Bedeutung der Galaktoseprobe als Leberfunktionsprüfung. Dtsch. Arch. klin. Med. **170**, 165—175 (1931). — BOLLER, R. u. K. ÜBERRACK: Die Insulintoleranz bei Fällen von Ikterus. Klin. Wschr. **1932 I**, 671—673. — BOLLMAN, JESSE L. and FRANK C. MANN: The physiology of the liver. XIX. The utilisation of fructose following complete removal of the liver. Amer. J. Physiol. **96**, 683—695 (1931). — BRENTANO, C.: (1) Der Symptomenkomplex des Glykogenzerfalls in der Skeletmuskulatur. Verh. dtsch. Ges. inn. Med. **1935**, 441—443. — (2) Moderne Diabetesprobleme. Dtsch. med. Wschr. **1935 I**, 365—369, 409—414. — (3) Die Kohlenhydrate, „der Brennstoff des Lebens" — auch für den Diabetiker. Dtsch. med. Wschr. **1936 II**, 1409—1414. — (4) Die Glykogenbildung aus Traubenzucker während der Kreatinurie. Z. exper. Med. **98**, 677—691 (1936). — BUDAK, MILE: Leberfunktionsprüfung mittels intravenöser Galaktoselösung. Wien. Arch. inn. Med. **23**, 379, 380 (1933). — BÜCHLER, PAUL: Leberstoffwechselstörungen der Gewohnheitstrinker. Arch. f. Psychiatr. **81**, 280—292 (1927). — BÜTTNER, H. E. u. R. NEUHAUS: Der Verlauf der Blutzuckerkurve nach Lävulosebelastung und seine Bedeutung für die funktionelle Leberdiagnostik. Z. exper. Med. **79**, 770—776 (1931).

CAHANE, MARES: Influence de la piqûre infundibulaire, chez les rats sur la glycémie et le glycogène hépatique. C. r. Soc. Biol. Paris **125**, 192—194 (1937). — CHERRY, IAN S. and LATHAN A. CRANDELL jr.: The response of the liver to the oral administration of glucose. Amer. J. Physiol. **120**, 52—58 (1937). — CHIRAY, M. et G. ALBOT: L'épreuve des concentrations galactosuriques dans le diagnostic des ictères cholostatiques. Presse méd. **1936 II**, 1577—1580. — CORI, CARL F.: The fate of sugar in the animal body. I. The rate of absorption of hexoses and pentoses from the intestinal tract. J. of biol. Chem. **66**, 691—715 (1925).— CORI, CARL F. and GERTY T. CORI: (1) The fate of sugar in the animal body. VIII. The influence of insulin on the utilization of glucose, fructose, and dihydrooxyacetone. J. of biol. Chem. **76**, 755—795 (1928). — (2) The mechanism of epinephrine action. I. The influence of epinephrine on the carbohydrate metabolism of fastings rats, with a note on new formation of carbohydrates. J. of biol. Chem. **79**, 309—319 (1928). — COSSU, B.: Influsso della somminis trazione di glucosio sulla assimilazione di galathosio in epatici. Med. contemp. (Torino) **2**, 750—759 (1936). — CRAMER and KRAUSE: Proc. roy. Soc. Med. **86**, 550 (1913).

DAVUD, KAMEL M. and H. A. F. GOHAR: The correlation between the action of insulin and adrenalin upon the muscle and liver glycogen. J. of Physiol. **80**, 314—322 (1933). — DIETRICH, S. u. M. ZEYEN: Quantitative Untersuchungen über die Resynthese der Milchsäure beim Menschen. Z. klin. Med. **120**, 517—548 (1932). — DRESEL u. HIMMELWEIT: Lit. b. STROEBE.

EISNER, GEORG u. O. FORSTER: Zur alimentären Hyperglykämie und Glykosurie. Berl. klin. Wschr. **1921 I**, 839—842. — EMBDEN, GUSTAV, ERNST SCHMITZ u. MARIA WITTENBERG: Über synthetische Zuckerbildung in der künstlich durchströmten Leber. Hoppe-Seylers Z. **88**, 210—245 (1913). — EPPINGER: Verh. dtsch. Ges. Verdgskrkh. **1925**, 251. — EPPINGER, HANS: Die Leberkrankheiten. Allgemeine und spezielle Pathologie und Therapie der Leber. Wien 1937. — ERNST, Z. u. G. v. MAGASSY: Zum Mechanismus der alimentären Hyperglykämie. Z. exper. Med. **77**, 389—395 (1931).

FIESSINGER, NOËL, FRAÇOIS THIEBAUT et JOSEPH DIERYCK: L'épreuve de la galactosurie dans les ictères. Ann. Méd. **31**, 219—245 (1932). — FIESSINGER, NOËL et HENRI WALTER: Nouveaux procédés d'exploration fonctionnelle du foie. Paris 1934. — FIESSINGER, THIBAUT et DIERYCK: Presse méd. **1931**, 1051. — FORSGREN, ERIK: Über die Rhythmik der Leberfunktion, des Stoffwechsels und des Schlafes. Sv. Läk.sällsk. Hdl. **61**, 1—56 (1935). — FRANKL: Klin. Wschr. **1926 I**. — FUCCI, NICOLA: Studio sul comportamento della glicemia adrenalinica come prova di funzionalità epatica. Clin. med. ital., N. s. **63**, 664—688 (1932). — FULDE, WALTER: Wert und Methodik verschiedener Leberfunktionsprüfungen für Klinik und Praxis. Klin. Wschr. **1935 II**, 1201—1206.

GEELMUYDEN, H. CHR.: Über einige Fragen und Aufgaben der Diabetesforschung nebst Richtlinien einer stoffwechselphysiologischen Theorie des Diabetes mellitus. VI. Abhandl.: Über den intermediären Kohlehydratstoffwechsel des Organismus. Ein Epilog. Erg. Physiol. **30**, 1—125 (1930). — GOTTLIEB, ERIK: Einige Versuche zur Untersuchung der Leberfunktion durch Galaktose- und Aminosäurebelastung. Acta med. scand. (Stockh.)

82, 342—351 (1934). — GOTTLIEB u. HANSEN: Siehe bei NISSEN: Ugeskr. Laeg. (dän.) **1937**, 427. — GSELL, OTTO: Leberfunktionsprüfung durch Insulin-Glykose-Wasserbelastung. (Blutzuckerkurven bei Leberschädigung.) Dtsch. Arch. klin. Med. **176**, 532—543 (1934).

HARDING, VICTOR JOHN and GORDON A. GRANT: The estimation of galactose in blood and urine. J. of biol. Chem. **94**, 529—539 (1931). — HARTMANN, ALEXIS F. and MILTON J. E. SENN: Studies in the metabolism of sodium r-lactate. III. Response of human subjects with liver damage, disturbed water and mineral balance, and renal insuffiency to the intravenous injection of sodium r-lactate. J. clin. Invest. **11**, 345—355 (1932). — HERMANN, EUGEN: Die Galaktoseprobe bei Lebercirrhose. Wien. klin. Wschr. **1933 II**, 1230, 1231. — HILLER, FRIEDRICH: Über die nervöse Regulation des Blutzuckers von der Medulla oblongata aus. Verh. dtsch. Ges. inn. Med. **1929**, 179, 180, 183—187. — HITZENBERGER, KARL u. E. FANTL: Intravenöse Galaktosebelastung. Med. Klin. **1936 II**, 1017, 1018. — HOCHHEIM, WERNER u. BRUNO MISSKE: Über den Wert der alimentären Galaktosurie bei der Diagnose der Leberkrankheiten. Dtsch. Arch. klin. Med. **172**, 511—522 (1932). — HOHLWEG: Zur Funktionsprüfung der Leber. Münch. med. Wschr. **1913 II**, 2271—2275. — HORNE, E. A., E. J. MCDOUGALL and H. E. MAGEE: Influence of the autonomic nerves on alimentary hyperglycaemia and on the absorption of glucose. J. of Physiol. **80**, 48—64 (1933). — HOUSSAY: C. r. Soc. Biol. Paris **113**, 467 (1933). — HOUSSAY, B. A. et M. A. MAGENTA: Sensibilité des chiens hypophysectomisé à l'égard de l'insuline. C. r. Soc. Biol. Paris **92**, 822—824 (1925). — HUKUI, YOSIKATU: Über den Entstehungsmechanismus der alimentären Hyperglykämie. J. of Biochem. **22**, 447—496 (1935).

IIDA, YONEO: Study of the relations existing between the liver function and the metabolism of fructose. Rep. I.—IV. Jap. J. Gastroenterol. **6**, 61—93 (1934).

JÁKI, JULIUS: Die Leberfunktionsprüfung mit Insulin-Zucker-Wasserbelastung bei chirurgischen Erkrankungen. Arch. klin. Chir. **187**, 291—302 (1936). — JORPES, WILANDER u. AGREN: Zit. nach FORSGREN.

KAISER, MARIUS: C. r. Soc. Biol. Paris **118**, 207 (1935). — KOSTERLITZ: Zur Klinik der Leberkrankheiten. Med. Klin. **1931 II**, 1732. — KOSTERLITZ, H.: (1) Untersuchungen über die Verwertung der Galaktose in physiologischen und pathologischen Zuständen. V. Mitt. Über die Bedeutung der Galaktosämie und der Glucosämie nach oraler Galaktosebelastung für die funktionelle Leberdiagnostik. Z. exper. Med. **90**, 465—478 (1933). — (2) Über Glykogenbildung in der Leber ohne Insulin; zugleich ein Beitrag zur Theorie der Ersatzkohlehydrate. Naunyn-Schmiedebergs Arch. **173**, 159—172 (1933). — KOTSCHNEFF, N. P.: (1) Ergebnisse der Forschungen über den Stoffwechsel einzelner Organe mit Hilfe der Angiostomie. Klin. Wschr. **1933 II**, 1261—1266. — (2) Die Dynamik des Glykogenstoffwechsels nach Angiostomie-Versuchen. Z. exper. Med. **94**, 417—428 (1934). — KRONENBERGER, FRIEDRICH u. PAUL RADT: Über den Mechanismus der alimentären Hyperglykämie nach Versuchen mit Lävulosefütterung. Biochem. Z. **190**, 161—167 (1927).

LEDEBUR, V.: CARL OPPENHEIMERS Handbuch der Biochemie des Menschen und der Tiere, 2. Aufl., Erg.-Werk. Bd. 3; Erg. zu Bd. 7—9 des Hauptwerkes. Jena 1936. — LICHTWITZ, L.: Krankheiten des Stoffwechsels und der Ernährung. Lehrbuch der inneren Medizin, 2. Aufl., Bd. 1. 1934. — LONDON, E. S. u. J. B. ENTIN: Die hyperglykogenämische Kurve und ihre Abhängigkeit von der Milz. Hoppe-Seylers Z. **225**, 279—281 (1934). — LUNDSGAARD, EINAR: Hemmung von Esterifizierungsvorgängen als Ursache der Phlorrhizinwirkung. Biochem. Z. **264**, 209—220 (1933).

MAGEE, H. E. and E. REID: The absorption of glucose from the alimentary canal. J. of Physiol. **73**, 163—183 (1931). — MANCKE, RUDOLF: Beiträge zur funktionellen Leberdiagnostik. Arch. Verdgskrkh. **54**, 258—301 (1933). — MANN and MAGATH: Trans. Sect. Path. a. Physiol. Amer. med. Assoc. **1921**, 29. — MEYTHALER, FRIEDRICH: Die neurohormonale Regulation der Leber im Kohlehydratstoffwechsel. Klin. Wschr. **1934 I**, 753 bis 758. — MEYTHALER, F. u. H. SEEFISCH: (1) Untersuchungen über den Mechanismus der alimentären Hyperglykämie. I. Mitt. Blutzuckeruntersuchungen nach peroraler und intraduodenaler Glykosebelastung. Naunyn-Schmiedebergs Arch. **178**, 461—466 (1935). — (2) Untersuchungen über den Mechanismus der alimentären Hyperglykämie. II. Mitt. Experimentelle Untersuchungen über die Resorptionsgeschwindigkeit der Glykose im Dünndarm. Naunyn-Schmiedebergs Arch. **178**, 467—469 (1935). — MEYTHALER-STAHNKE: Zit. nach MEYTHALER. — MINGECO: Policlinico **40**, 22 (1933). — MORACCHINI, R. e BRUNO COSSU: Sulla galattosemia e galattosuria nelle usalattie epatiche. Arch. Sci. med. **59**, 31—88 (1935).

NISSEN, N. I.: Die Galaktosämie und Galaktosurie bei akuten Leberkrankheiten. Ugeskr. Laeg. (dän.) **1937**, 427—437.

OPPEL, W. W.: Zur Charakteristik der alimentären glykämischen Kurve. Über Veränderungen der glykämischen Kurve beim Durchlauf des Blutes durch die Gliedmaßen. Naunyn-Schmiedebergs Arch. **158**, 348—367 (1930). — OPPENHEIMER: Lit. bei STROEBE. — OPPENHEIMER, ALBERT: Stoffwechselstudien an Leberkranken. I. Mitt.: Kohlehydratstoffwechsel. Z. klin. Med. **107**, 467—475 (1928).

PELLICCIOTTI, RAFFAELE: Iperplatticemia e prova di carico dell'acido lattico negli epatici. Fol. med. (Napoli) **20**, 1314—1332 (1934). — POLLAK, FRANZ: Die kombinierte Wasser-Galaktose-Belastung als neue Leberfunktionsprobe. Ein Beitrag zur Diagnostik der Lebercirrhosen. Klin. Wschr. **1937 II**, 1251—1253. — POLLAK, STEPHAN: Beitrag zur Leberfunktionsprüfung mittels intravenöser Galaktoselösung. II. Teil. Wien. Arch. inn. Med. **22**, 317—320 (1932).

RICHTER, P. F.: Über Insulinbehandlung hepatargischer Zustände. Med. Klin. **1924 II**, 1381, 1382. — ROSENBERG: Naunyn-Schmiedebergs Arch. **93**, 54 (1921). — ROSENBERG, DAVID H.: The galactose and urobilinogen tests in the differential diagnosis of obstructive and intrahepatic jaundice. Ann. int. Med. **8**, 60—71 (1934). — ROSENTHAL: Cirrhose. Neue deutsche Klinik, Bd. **6**, S. 146. 1930.

SCHRUMPF, A.: Le microdosage du galactose dans le sang. C. r. Soc. Biol. Paris **109**, 105, 106 (1932). — SCHRUMPF, C. A. A.: Klinische Beiträge zur Prüfung der Leberfunktion bei verschiedenen Leiden. Z. klin. Med. **127**, 609—677 (1935). — SCHUMACHER: Lit. bei STROEBE. — SCHWARZ, L. S. u. G. N. POKROWSKAJA: Experimentell-klinische Untersuchungen über das Glykogen des menschlichen Blutes unter physiologischen und gewissen pathologischen Verhältnissen (Hepatitis, Diabetes mellitus). Z. exper. Med. **96**, 799—810 (1935). — SCHWIEGK, H.: Untersuchungen über die Leberdurchblutung und den Pfortaderkreislauf. Naunyn-Schmiedebergs Arch. **168**, 693—714 (1932). — SOFFER, LOUIS J., D. ALFRED DANTES and HARRY SOBOTKA: Sodium-d-lactate blood clearance as a test of liver function. Proc. Soc. exper. Biol. a. Med. **36**, 692—693 (1937). — STAUB, H.: Pankreas. A. BETHE, G. v. BERGMANN, G. EMBDEN und A. ELLINGERS Handbuch der normalen und pathologischen Physiologie, Bd. 16, 1. Hälfte. Berlin 1930. — STAUB, H. u. G. GOLANDAS: (1) Zur Pathologie des Blutglykogens. Anhang: Glykogen im Urin von Gesunden und Diabetikern. Schweiz. med. Wschr. **1935 II**, 823—826. — (2) Zur Physiologie des Blutglykogens. II. Pflügers Arch. **236**, 355—360 (1935). — STAUDINGER, H.: (1) Die hochmolekularen organischen Verbindungen. Berlin 1932. — (2) Zur Entwicklung der Chemie der Hochpolymeren. Berlin 1937. — STEINITZ, HERMANN: Die Fructosebelastung als Leberfunktionsprüfung. Acta med. scand. (Stockh.) **93**, 98—121 (1937). — STEINITZ, KURT: Die Verwendung von Saccharose zur Erkennung von Leberschäden und die Wirkung von Leberextrakten auf ihren gestörten Abbau. Acta med. scand. (Stockh.) **93**, 122—149 (1937). — STÖHR, RICHARD: Über eine einfache Methode zur Bestimmung der Fructose im Blut. Klin. Wschr. **1934 I**, 179. — STRAUSS, H.: Zur Funktionsprüfung der Leber. Dtsch. med. Wschr. **1913 II**, 1780—1783. — STROEBE, F.: Zur Klinik und Stoffwechselpathologie der latenten Hepatopathien. Z. klin. Med. **119**, 564—580 (1932).

THADDEA, SIGISMUND: Die Nebennierenrinde. Beiträge zur experimentellen und klinischen Pathologie. Leipzig 1936.

UMBER, F.: Erkrankungen der Leber und der Gallenwege. — Erkrankungen des Pankreas. G. v. BERGMANN u. R. STAEHELINS Handbuch der inneren Medizin, Bd. 3, Teil 2: Erkrankungen der Verdauungsorgane. II. Berlin 1926.

WACHSTEIN, M.: (1) Dioxyaceton und Leberfunktion. Z. klin. Med. **128**, 530—546 (1935). — (2) Dioxyaceton und Leberfunktion. Wien. med. Wschr. **1936 I**, 519. — WAGNER: Z. klin. Med. **41**, 1919. — WAGNER, FRITZ: Klinische Untersuchungen über die Bedeutung der verschiedenen Zuckerproben für die Beurteilung der Leberfunktion. Z. klin. Med. **80**, 174—199 (1914). — WELTMANN, OSKAR: (1) Über den Einfluß von Dextrose auf die alimentäre Galaktosurie. Wien. klin. Wschr. **1929 I**, 8—10. — (2) Zur Leberpathologie. Wien. klin. Wschr. **1930 II**, 1301—1306. — WOLF: Erg. inn. Med. **20** (1919).

ZADEK, ERNST, ALBRECHT TIETZE u. KARL GEBERT: Zur Wertung der Leberfunktionsprüfungen am Krankenbett. Klin. Wschr. **1933 I**, 60—62.

Leber und Fettstoffwechsel.

ANSELMINO, K. J., F. HOFFMANN u. E. RHODEN: Über Leberverfettung durch Behandlung mit dem Fettstoffwechselhormon des Hypophysenvorderlappens. Pflügers Arch. **237**, 515—516 (1936).

BEREND, N.: Der Einfluß verschiedener Nahrungsmittel auf die Menge der vierfach ungesättigten Säuren im Blute. Biochem. Z. **229**, 323—328 (1930). — BEST, C. H.: The rôle of the liver in the metabolism of carbohydrate and fat. I. Methods of approach to the problem. Lancet **1934 I**, 1155—1160. — BEST, C. H., J. M. HERSHAJU and M. E. HUNTSMAN: J. of Physiol. **75**, 56 (1932). — BEST, C. H. and M. ELINOR HUNTSMAN: The effect of choline on the liver fat of rats in various states of nutrition. J. of Physiol. **83**, 255—274 (1935). — BLÖCH, JOSEF: Intermediärer Kohlehydrat-Fett-Stoffwechsel bei Lebererkrankungen. Z. klin. Med. **117**, 210—220 (1931). — BRENTANO, CARLO: Beitrag zur Physiologie und Pathologie des Ketonkörperstoffwechsels. Z. klin. Med. **124**, 237—292 (1933). — BRENTANO, C. u. S. MARKEES: Exogene bzw. alimentäre Ketonkörperbildung aus Fettsäuren. Z. exper. Med. **99**, 498 (1936). — BÜRGER: Handbuch der allgemeinen Hämatologie, Bd. II/2. Wien u. Berlin 1934. — BÜRGER, M. u. H. HABS: Über Störungen der Cholesterin- und Fettresorption bei Lebercirrhose. Klin. Wschr. **1927 II**, 2125—2128.

CANNAVÓ, LETTERIO ed I. CAPIZZI: Chetonuria spontanea e da carico chetogeno negli epatopazienti. Diagn. e Tecn. Labor. **6**, 197—211 (1935). — CASSANO, C.: Il ricambio intermedio dei grassi con particolare riguardo agli epatopazienti. Variazioni orarie della lipemia. Arch. Pat. e Clin. med. **7**, 441—480 (1928). — CLERC, P.: Beitrag zur Ketonurie. Versuch zur Prüfung einer Partialfunktion der Leber. Z. klin. Med. **118**, 532—545 (1931).

FEIGL: Biochem. Z. **86**, 1 (1918). — FIESSINGER, NOËL, MICHEL ALBEAUX-FERNET et ALFRED GAJDOS: Contribution à l'étude des lipases du sérum. Ann. Méd. **34**, 101—135 (1933). — FIESSINGER, NOËL et ALFRED GAJDOS: La lipase hépatique en pathologie et en thérapeutique. Ann. Méd. **38**, 405—426 (1935).

GHERARDINI, G. e M. BRASI: La chetonemia spontanea e provocata nella insufficienza epatica. Arch. Fisiopat. lecc. **1**, 603—625 (1933).

HARTLEY: J. of Physiol. **38**, 353 (1900). — HEINLEIN, H.: Die Rolle der Leber im Cholesterin- und Phosphatidstoffwechsel. Z. exper. Med. **91**, 638—682 (1933). — HERLITZKA, LEONARDO e GIUSEPPE OLIVA: Chetonemia e lattacidemia nell'insufficienza epatica. Arch. Sci. med. **62**, 189—200 (1936). — HINSBERG, K. u. G. HOLLAND: Über die Autooxydation der ungesättigten Fettsäuren in Pufferlösung. Z. exper. Med. **94**, 471—484 (1934). — HIRSCH, A.: Über alimentäre Lipämie. Klin. Wschr. **1930 II**, 2062—2064. — HOLLAND, G. u. K. HINSBERG: Über die physiologische Bedeutung ungesättigter Fettsäuren und das Jodbindungsvermögen des Blutes. Z. exper. Med. **94**, 485—494 (1934). — HOLLAND, G., K. HINSBERG, G. KOHLS u. V. NICKEL: Die blutzuckersenkende Wirkung einer Eidotterfraktion. Z. exper. Med. **93**, 62—68 (1934). — HOLMGREN: Acta med. scand. (Stockh.), Suppl. **74** (1936).

JONES, CHESTER M. and JOSEPHINE W. FISH: Plasma fatty acids after adrenalin injection in normal subjects and in patients with liver disease: Prognostic significance. J. clin. Invest. **14**, 143—152 (1935).

KAPLAN, A. and I. L. CHAIKOFF: The effect of raw and autoclaved pancreas on the liver lipids of the completely depancreatized dog maintained with insulin. J. of biol. Chem. **119**, 435—449 (1937). — KÜHNAU: CARL OPPENHEIMERS Handbuch der Biochemie des Menschen und der Tiere, 2. Aufl., Erg.-Werk, Bd. 3. Jena 1936. — KUGELMANN, BERNHARD: Untersuchungen zur Fettsucht als ein Problem intermediärer Stoffwechselstörung. Z. klin. Med. **115**, 454—521 (1931).

LEDERER, J. A.: Un cas de cirrhose traitée par la lipase hépatique. Rev. belge Sci. méd. 8, 698—703 (1936). — LEITES, S.: Über Autoregulation des Fettstoffwechsels beim Menschen. Klin. Wschr. **1934 II**, 1056—1060. — LEITES, S. u. Z. GOLBITZ KATSCHAN: Alimentäre Cholesterinämie bei Lebererkrankungen. Z. exper. Med. **72**, 690—698 (1930).

MACKAY, EATON M.: The influence of a pancreas extract („fat metabolizing hormone") upon fat deposition in the liver on a low protein diet. Amer. J. Physiol. **119**, 783—786 (1937). — McCLURE, C. W. and MILDRED E. HUNTSINGER: Studies in fat metabolism. II. The character of blood lipids in hepatic disorders, including migraine. Arch. int. Med. **43**, 715—730 (1929). — MIKULICICH, G. u. S. MARKEES: Über das Verhalten des Ketonkörper bei experimenteller Leberschädigung. Z. exper. Med. **1938** (im Druck).

NACHLAS, ARTHUR, G. LYMAN DUFF, HERBERT C. TIDWELL and L. EMMETT HOLT jr.: Liver function as tasted by the lipemic curve after intravenous fat administration. J. clin. Invest. **15**, 143—151 (1936). — NEDWEDSKI, S. W.: Zur Kenntnis der Resorptionswege für Fett und Cholesterin nach Versuchen an angiostomierten Hunden. Pflügers Arch. **214**, 337—342 (1926).

PROHASKA, DRAGSTEDT u. HARMS: Amer. J. Physiol. **117**, 160 (1936).

RAPPAPORT, F. u. M. WACHSTEIN: (1) Vereinfachte Gesamtfettbestimmung im Blut und in den Organen. Z. exper. Med. **99**, 85—86 (1936). — (2) Bestimmung ungesättigter Fettsäuren im Blut und in den Organen. Z. exper. Med. **99**, 87—92 (1936). — RONA, PETER: Praktikum der physiologischen Chemie. Teil 1. Fermentmethoden, 2. Aufl. Berlin 1931. — ROSENFELD, GEORG: Die Schicksale des Fettes. Med. Klin. **1932 I**, 709—711. — ROSENTHAL, F.: Krankheiten der Leber und Gallenwege. Berlin 1934.

SCHERK, GERHARD: Über die Ketonkörperausscheidung bei Leberkranken. Z. exper. Med. **64**, 281—287 (1929). — SEELIG, S.: Zur Intermediärpathologie der Leber. Z. klin. Med. **110**, 176—183 (1929). — SNAPPER, I. u. A. GRÜNBAUM: (1) Über den Abbau der Diacetsäure bei der Leberdurchströmung. Biochem. Z. **181**, 418—424 (1927). — (2) Über den Abbau von Diacetsäure und β-Oxybuttersäure in den Muskeln. Biochem. Z. **201**, 464—472 (1928). — SNAPPER, I., A. GRÜNBAUM u. J. NEUBERG: Über die Rolle der Niere bei dem Abbau der β-Oxybuttersäure. Biochem. Z. **167**, 100—106 (1926). — STAUB, H. u. P. CLERC: Beitrag zur Ketonurie. Versuch zur Prüfung einer Partialfunktion der Leber. Klin. Wschr. **1931 II**, 2001, 2002. — STROEBE, F.: (1) Zur Klinik und Stoffwechselpathologie der latenten Hepatopathien. Z. klin. Med. **119**, 564—580 (1932). — (2) Über die Gesamtlipoide des

Serums und ihre einzelnen Fraktionen bei Lebererkrankungen. Verh. dtsch. Ges. inn. Med. **1935**, 406—411.

WACHSTEIN, M.: Gestörter Fettstoffwechsel bei Lebererkrankungen. Z. klin. Med. **131**, 625—647 (1937). — WENDT, H.: Über Störungen der Fettresorption bei Lebercirrhose und anderen Erkrankungen. Klin. Wschr. **1929 II**, 1566—1568.

Leber und Eiweißstoffwechsel.

BECHER, ERWIN u. ELFRIEDE HERRMANN: Der freie und gebundene Aminostickstoff im enteiweißten Blut und Gewebe unter normalen und pathologischen Verhältnissen. IV. Mitt. Der freie und gebundene Amino-N im enteiweißten Blut bei essentieller Hypertonie und Nierenkrankheiten. Dtsch. Arch. klin. Med. **173**, 23—43 (1932). — BENZINGER, TH. u. H. A. KREBS: Über die Harnsäuresynthese im Vogelorganismus. Klin. Wschr. **1933 II**, 1206—1208. — BUFANO, MICHELE: L'importanza della curva amminoacidemica de me proposta nell'indagine della funzionalità epatica. Clin. med. ital., N. s. **64**, 803—818 (1933). — BURCHI, ROMEO: Saggio della funzionalità epatica con lo studio della ammoniemia spontanea e provocata. Fol. chir. chim. et microscop. (Bologna) **1**, 3—35 (1926).

CACCURI, SCIPIONE et ALFONSO CHARIELLO: Sur im nouveau procédé d'exploration fonctionelle du foie: Le pouvoir désaminant du foie après l'injection de glycocolle. Arch. des Mal. Appar. digest. **24**, 840—872 (1934). — CAMPELLONE, P.: Die Rolle des Reticuloendothels bei der Bildung des Fibrinogens. Bemerkungen zu der gleichnamigen Arbeit von HELD und BEHR. Klin. Wschr. **1935 I**, 643, 644. — CARR, J. L. and F. S. FOOTE: TAKATA-ARA reaction in obstructive jaundice. Proc. Soc. exper. Biol. a. Med. **33**, 15—17 (1935). — CASSANO, CABALDO: Uricolisi ed uricopoiesi nelle epatopatei. Contributo alla conoscenza del ricamtio intermedio dei nucleoproteidi. Giorn. Clin. med. **9**, 513—545 (1928). — CHROMETZKA, FRIEDRICH: Der Purinstoffwechsel des Menschen. Erg. inn. Med. **44**, 538—591 (1932). — COLOMBO, FERDINANDO: Sulla possibilità di saggiare la funzionalità epatica con la somministrazione di cistina. Diagn. e Tecn. Labor. **3**, 925—930 (1932). — COULAERT, C. VAN et C. DEVILLER: Ammoniémie expérimentale après ingestion de chlorure d'ammonium chez l'homme à l'état normal et pathologique. C. r. Soc. Biol. Paris **111**, 50—52 (1932). — CRANE, MARTIN P.: A modified mercuric chlorid reaction (TAKATA-ARA) in cirrhosis and in neoplasms of the liver. Amer. J. med. Sci. **187**, 705—710 (1934). — CRISTOL, PULCH et PRIVAS: Zit. nach FIESSINGER u. WALTER.

ELLSWORTH, READ: Guanidine base concentration in blood of normal individuals and in patients with liver injury. Bull. Hopkins Hosp. **46**, 296—306.

FALK u. SAXL: Z. klin. Med. **73**, 131, 325 (1911). — FIESSINGER, NOËL, MAURICE, HERBAIN et RENÉ LANÇON: Évolution de la polypeptidémie après hépatectomie totale chez le chien. C. r. Soc. Biol. Paris **110**, 517, 518 (1932). — FIESSINGER, N. et H. WALTER: Nouveaux procédés d'exploration fonctionelle du foie. Paris 1934. — FISKE, CYRUS H. and HOWARD T. KARSNER: Urea formation in the liver. A study of the urea-forming function by perfusion with fluids containing (a) ammonium carbonate and (b) glycocoll. J. of biol. Chem. **16**, 399—417 (1913). — FOLIN, OTTO: A colorimetric determination of the aminoacid nitrogen in normal urine. J. of biol. Chem. **51**, 393—394 (1922). — FOLIN, OTTO and HILDING BERGLUND: The retention and distribution of amino-acids with expecial reference to the urea formation. J. of biol. Chem. **51**, 395—418 (1922). — FRANK, E. u. E. HARTMANN: Über das Wesen und die therapeutische Korrektur der hämophilen Gerinnungsstörung. Klin. Wschr. **1927 I**, 435—439. — FREY: Z. klin. Med. **72**, 383 (1911). — FÜRTH, OTTO u. RUDOLF SCHOLL: Über das Auftreten von Phenolderivaten im Harne und deren quantitative Auswertung auf Grund der MILLONschen Reaktion. Biochem. Z. **243**, 274 bis 291 (1931).

GEILL, TORBEN: Die differentialdiagnostische Bedeutung des Fibringehaltes im Blut bei Leber- und Gallenwegsleiden. Acta med. scand. (Stockh.), Suppl. **78**, 243—249 (1936). — GÉRONNE, A.: Zur Pathogenese einiger Formen des Ikterus. (Ein Beitrag zur Frage des Leucins und Tyrosins.) Klin. Wschr. **1922 I**, 828—832. — GINKEL, J. H. R. VAN: Die Reaktion von TAKATA-ARA bei Lebercirrhose. Nederl. Tijdschr. Geneesk. **1934**, 991—996. — GLÄSSNER: (1) Z. exper. Path. u. Ther. **4** (1907). — (2) Wien. med. Wschr. **1911 I**, 506. — GLASS, JERZY: Untersuchungen zum Mechanismus der TAKATA-Reaktion. Bemerkungen zur gleichnamigen Arbeit von H. UCKO in Jg. 1936, S. 1074 dieser Wochenschrift. Klin. Wschr. **1936 II**, 1489, 1490. — GNEITING, WERNER: Über intermediären Kohlehydrat-Eiweiß-Fett-Stoffwechsel in Beziehung zur Leberfunktion. Klin. Wschr. **1933 II**, 1807 bis 1810. — GORTER, A.: Die Harnstoffbildung in der Rattenleber. Acta brevia neerl. Physiol. etc. **7**, 44—46 (1937). — GOTTLIEB, ERIK: Einige Versuche zur Untersuchung der Leberfunktion durch Galaktose- und Aminosäurebelastung. Acta med. scand. (Stockh.) **82**, 342—351 (1934). — GOURIOU et DAVULAS: L'hypoazotémie, sa valeur symptômatique et pronostique importante dans l'insuffisance hépatique des éthyliques chroniques. Arch. Mèd. nav. **125**, 638—657 (1935).

HAFSTRÖM, TORSTEN G. SON: TAKATAS modifizierte Sublimatfuchsinreaktion am Blutserum als Diagnosticum bei Leberkrankheiten. Stockholm 1935. — HAHN, FRITZ: Zur Frage der TAKATA-Reaktion. Klin. Wschr. **1937 I**, 710—712. — HARTMANN, EUGEN: Über das Wesen der Blutgerinnungsstörung bei schwerer Erkrankung des Leberparenchyms. Klin. Wschr. **1927 II**, 1322—1324. — HELD, A. u. C. H. BEHR: Die Rolle des Reticuloendothels bei der Bildung des Fibrinogens. Klin. Wschr. **1934 II**, 1120. — HETÉNYI, GÉZA: Untersuchungen über die harnstoffbildende Tätigkeit der Leber bei Leberkranken. Dtsch. Arch. klin. Med. **138**, 193—199 (1922). — HIRAI, SUMIMARO: The significance of the liver in the metabolism of guanidine bodies. I. On the guanidine bodies in the blood in the case of hepatic disturbance experimentally provobed. Jap. J. Gastroenterol. **9**, 56—67 (1937). — HOESCH, K. u. CH. SIEVERT: Leberinsuffizienz und Aminosäurenstoffwechsel. Klin. Wschr. **1932 II**, 1357, 1358. — HOLZWEISSIG: Dtsch. med. Wschr. **1926 I**, 173.

D'IGNAZIO, CAMILLO: Aminoaciduria, ammoniuria ed indice di Werrien e Clogne nelle malattie epatiche. Arch. Fisiopat. ecc. **3**, 1—29 (1935). — ISAAC-KRIEGER, K. u. ANNA HIEGE: Der Fibrinogengehalt des Blutes bei Lebererkrankungen. Klin. Wschr. **1923**, 1067—1069. — ISHIHARA, HIROMU: Über die Stickstoffverteilung im Hundeharne bei subchronischer Phosphorvergiftung. Ein Beitrag zur funktionellen Diagnostik der Leberkrankheiten. Biochem. Z. **41**, 315—324 (1912).

JEZLER, A.: Die TAKATA-Reaktion als differentialdiagnostisches Mittel bei der Untersuchung von Punktionsflüssigkeiten, insbesondere Ascites. Schweiz. med. Wschr. **1930 I**, 52—54. — JEZLER, A. u. K. MEZEY: Tryptophanbestimmungen bei Leberkranken. Klin. Wschr. **1931 II**, 1296, 1297. — JEZLER, ADOLF: (1) Beitrag zur funktionellen Leberdiagnostik. Z. klin. Med. **111**, 48—70 (1929). — (2) Die TAKATAsche Kolloidreaktion in Serum und Körperflüssigkeiten und ihre Beziehungen zu Störungen des Eiweiß-Stoffwechsels der Leber. Z. klin. Med. **114**, 739—756 (1930). — (3) Klinische Erfahrungen mit der modifizierten TAKATA-Reaktion. Klin. Wschr. **1934 II**, 1276—1278. — JÜRGENS, R.: Über die Herkunft der Bluteiweißkörper. Verh. dtsch. Ges. Kreislaufforsch. **1934**, 42—48, 60—66.

KÄMMERER, H. u. K. HELLMANN: Über die klinische Brauchbarkeit der Leberfunktionsprüfung durch quantitative Bestimmung der Aminosäureausscheidung. Verh. dtsch. Ges. inn. Med. **1932**, 391—402. — KATZ u. RADT: Med. Klin. **1927 I**, 760. — KAUNITZ, HANS: Serumeiweißkörper bei Leberkrankheiten. Wien. klin. Wschr. **1935 II**, 1349—1352. — KIRK, ESBEN: Amino acid and ammonia metabolism in liver diseases. Acta med. scand. (Stockh.), Suppl. **77** (Copenhagen 1936). — KLOPSTOCK u. STEINBRING: (1) Med. Klin. **1923 II**, 1156. — (2) Dtsch. med. Wschr. **1924 II**, 1411. — KOHN, RICHARD u. LUDWIG STEIN: Über den Ablauf der Blutammoniakkurve nach intravenöser Glykokollbelastung bei Leberkrankheiten. Klin. Wschr. **1935 I**, 233—235. — KREBS, H. A.: Bemerkungen zu einer Arbeit von E. S. LONDON, A. K. ALEXANDRY und S. W. NEDWEDSKI: „Über die Harnstoffbildung in der Leber. Hoppe-Seylers Z. **230**, 278, 279 (1934). — KREBS, HANS ADOLF u. KURT HENSELEIT: Untersuchungen über die Harnstoffbildung im Tierkörper. Hoppe-Seylers Z. **210**, 33—66 (1932).

LABBÉ, MARCEL et HENRY BITH: L'amino-acidurie provoquée (épreuve d'ingestion de peptone) et le diagnostic de l'insuffisance hépatique. Bull. Soc. méd. Hôp. Paris **29**, 510—516 (1913). — LAZZARO, GIUSEPPE: (1) Reazione di TAKATA-ARA nel siero e leqúido ascitico dei malati di fegato. Policlinico, sez. med. **41**, 144—152 (1934). — (2) Il contenuto del sangue in ammoniaca nelle malattie del fegato. Arch. Fisiopat. ecc. **2**, 453—469 (1934). — LAZZARO, GIUSEPPE e CAMILLO GULLINI: Le proteine del plasma nelle malattie del fegato. Policlinico, sez. med. **41**, 701—720 (1934). — LAZZARO, GIUSEPPE e GAETANO MAROTTA: Prove di funzionalità epatica con carico di aminoacidi. Policlinico, sez. med. **42**, 379—388 (1935). — LEZLER u. PAULICZKY: Magy. orv. Arch. **34**, 512 (1935). — LIAN, C., SASSIER, J. FACQUET et P. FRUMUSAN: Valeur séméiologique du dosage pondéral de la fibrinémie dans les affections hépatiques. Bull. Soc. méd. Hôp. Paris, III. s. **52**, 603—610 (1936). — LONDON, E. S.: Antwort auf obige Bemerkungen von A. KREBS (Über die Harnstoffbildung in der Leber). Hoppe-Seylers Z. **230**, 279 (1934). — LONDON, E. S., A. K. ALEXANDRY u. S. W. NEDWEDSKI: Die Frage der Beteiligung des Ornithins, des Citrullins und des Arginins am normalen Prozeß der Harnstoffbildung in der Leber unter Anwendung der Angiostomie. Hoppe-Seylers Z. **227**, 233—241 (1934).

MAGATH, THOMAS B.: The TAKATA-ARA test of liver function. Amer. J. digest. Dis. a. Nutrit. **2**, 713—716 (1936). — MAGGIO, MICHELE: Le alterazioni delle frazioni proteiche del siero di sangue nelle cirrosi epatiche. Boll. Soc. med.-chir. Catania **2**, 774—776 (1934). — MANCKE u. KATENKAMP: Die MILLONsche Reaktion im Harn bei Leberkrankheiten. Klin. Wschr. **1936 I**, 502. — MANCKE, R. u. K. ROHR: Die Gelatinebelastung als klinische Leberfunktionsprüfung und ihre Beziehung zur modernen Leberdiagnostik. Dtsch. Arch. klin. Med. **172**, 260—280 (1931). — MANCKE, R. u. J. SOMMER: Die abgestufte TAKATA-Reaktion im Serum zur Diagnose von Leberkrankheiten. Münch. med. Wschr. **1936 II**, 1707—1711. — MANCKE, RUDOLF: Gelatinebelastung als klinische Leberfunktionsprüfung. Münch. med. Wschr. **1931 II**, 1430—1432. — MANZONI, GIOVANNI: La reazione di TAKATA nelle affezioni delle vie biliari extraepatiche. Riforma med. **1935**, 1508—1513. — MARCOLONGO, FERNANDO: La guanidina nelle affezioni del fegato. Arch. Sci. med. **59**, 429—466 (1935). — MASUDA: Z. exper. Path. u. Ther. **8**, 629 (1911). — MESSINA, RAFFAELE: Sul ricambio proteico in rapporto alla funzionalità epatica. Arch. Farmacol. sper. **58**, 280—304 (1934).— MICHEL, RENÉ: L'injection intraveineuse de glycocolle comme test hépatique. Rev. belge Sci. méd. **8**, 161—169 (1936). — MYERS, WALTER K., CHESTER S. KEEFER and ADELAIDE B. GRINNAN: Relation of plasma proteins to ascites and edema in cirrhosis of the liver. Arch. int. Med. **55**, 349—359 (1935).

NASH u. BENEDICK: Zit. nach THANNHAUSER: Klin. Wschr. **1933 I**, 49. — NOLF: Arch. internat. Physiol. **3**, 1 (1905).

OEFELEN, FELIX: Wirkungsmechanismus der Reaktion nach TAKATA-ARA und ihre praktische Bedeutung als Leberfunktionsprüfung. Klin. Wschr. **1935 I**, 56—58. — OLIVA, GIUSEPPE e MARCO PESCARMONA: (1) Sul metodo di esplorazione funzionale del fegato mediante il carico con gelatina. Arch. Sci. med. **57**, 1—49 (1933). — (2) Ulteriore contributo clinico-sperimentale alla reazione di TAKATA. Arch. Sci. med. **60**, 273—290 (1935).

PASCHEDAG, ELFRIEDE u. ERICH PÜSCHEL: Über die TAKATA-ARA-Reaktion im Blute scharlachkranker Kinder. Klin. Wschr. **1936 II**, 1680, 1681. — PENNETTI, G.: Le alterazioni proteiche del siero di sangue in corso di affezioni epatiche. Riforma med. **1935**, 859—864. — POPPER et KREINDLER: Bull. Soc. méd. Hôp. Bucarest **6**, 160 (1924).

RATHERY, FR. et MAURICE DÉROT: (1) Recherches cliniques sur la créatininémie dans les néphrites. Bull. Soc. méd. Hop. Paris, III. s. **48**, 709—714 (1932). — (2) Etudes sur le teaux sanguin de la créatinine en dehors des néphrites et notamment chez les hépatiques, les asystoliques et les diabétiques. Bull. Soc. méd. Hôp. Paris, III. s. **48**, 714—716 (1932). — ROSENTHAL, F., H. LICHT u. E. MELCHIOR: Weitere Untersuchungen am leberlosen Säugetier. Naunyn-Schmiedebergs Arch. **115**, 138—179 (1926).

SCHERK, GERHARD: Harnsäurestudien an Blut und Gewebssaft. Z. klin. Med. **111**, 167, 178 (1929). — SCHINDEL, LEO u. ERICH BARTH: Die Bedeutung der TAKATA-Reaktion für die Diagnose der Lebererkrankungen in ihrem Verhältnis zur Galaktose- und Bilirubinbelastung. Klin. Wschr. **1934 II**, 1329—1332, 1355—1359. — SCHREUDER, J. TH. R.: Der Mechanismus der TAKATA-ARA-Reaktion. Klin. Wschr. **1936 I**, 630—633. — SIEVERT, CHR.: Über den Aminosäurenstoffwechsel bei Leberinsuffizienz. Z. exper. Med. **95**, 532—541 (1935). — SKOUGE, ERLING: (1) Der Wert der TAKATA-ARA-Reaktion und der Koagulationsbandbestimmung bei Leberkrankheiten. Klin. Wschr. **1933 I**, 905—907. — (2) Beitrag zur Klinik latenter Lebererkrankungen, insbesondere Lebercirrhosen. Norsk. Mag. Laegevidensk. **94**, 393—411 (1933). — SLYKE, DONALD D. VAN: The fate of protein digestion products in the body. II. Determination of amino nitrogen in the tissues. J. biol. Chem. **16**, 187—195 (1913). — STAUB, H.: (1) Über funktionelle Leberdiagnostik. Schweiz. med. Wschr. **1929 I**, 308—315. — (2) Über beginnende Leberinsuffizienz. Dtsch. med. Wschr. **1931 II**, 2133—2137. — STAUB, H. u. A. JEZLER: Kolloidreaktionen im Serum. Beitrag zum Mechanismus der TAKATA-Reaktion. Klin. Wschr. **1935 II**, 1638—1641.

TAKATA: Über die TAKATA-Reaktion im Blut. Kobe. 1935. — TEUFL, ROBERT: (1) Der diagnostische Wert der Serumkoagulation nach WELTMANN. Wien. Arch. inn. Med. **28**, 305—320, 415—438 (1936). — (2) Der diagnostische Wert der Serumkoagulation nach WELTMANN. II. Mitt. Wien. Arch. inn. Med. **29**, 37—52, 297—314 (1936). — (3) Vereinfachte Technik der WELTMANNschen Serumkoagulation. Med. Klin. **1937 I**, 237—239. — THANNHAUSER, S. J.: Die chemischen Leistungen der normalen Leber für die Vorgänge des intermediären Stoffwechsels. Klin. Wschr. **1933 I**, 49—54.

UCKO, H.: (1) Réaction de précipitation par le mercure dans le sérum des hépatiques. C. r. Soc. Biol. Paris **118**, 534—536 (1935). — (2) Untersuchungen zum Mechanismus der TAKATA-Reaktion. (Leber- und Eiweißstoffwechsel.) Klin. Wschr. **1936 II**, 1074, 1075. — ULLMANN, HANS: Zur Frage der Harnsäureausscheidung im Urin bei Ikteruskranken. Z. exper. Med. **38**, 67—93 (1923).

WAGNER, SIEGFRIED u. WERNER GNEITING: Die Aminosäurebelastung als Leberfunktionsprüfung. Z. exper. Med. **93**, 786—792 (1934). — WELTMANN, OSKAR: (1) Über die Spiegelung exsudativ-entzündlicher und fibröser Vorgänge im Blutserum. Med. Klin. **1930 I**, 240—245. — (2) Zur Leberpathologie. Wien. klin. Wschr. **1930 II**, 1301—1306. — WELTMANN, O. u. B. SIEDER: Die Bedeutung des Koagulationsbandes (K. B.) für die Diagnose der Leberkrankheiten. Wien. Arch. inn. Med. **24**, 321—362 (1934). — WHIPPLE, G. H.: Fibrinogen. 1. An investigation concerning its origin and destruction in the body. Amer. J. Physiol. **33**, 50—69 (1914). — WIDAL, F., P. ABRAMI et N. JANCOVESCO: (1) L'épreuve de l'hémoclasie digestive dans l'étude de l'insuffisance hépatique. C. r. Acad. Sci. Paris **171**, 148—153 (1920). — (2) L'epreuve de l'hemoclasie digestive dans l'étude de l'insuffisance hepatique. Presse méd. **1920**, 893—899. — WILLIAMSON, CARL S., FRANK J. HECK and FRANK C. MANN: A study of fibrinogen following removal of the liver. Amer. J. Physiol. **59**, 487 (1922). — WUHRMANN, F. u. F. LEUTHARDT: TAKATA-Reaktion und Bluteiweißfraktionen. Klin. Wschr. **1938 I**, 409—412.

ZADEK, ERNST, ALBRECHT TIETZE u. KARL GEBERT: Zur Wertung der Leberfunktionsprüfungen am Krankenbett. Klin. Wschr. **1933 I**, 60—62. — ZANDRÉN, SVEN: Ein Beitrag zur Frage der Bedeutung der pathologischen Aminoacidurie. Z. klin. Med. **94**, 101—139 (1922).

Einfluß der Leber auf den Wasserstoffhaushalt.

ADLER, A.: Der Einfluß der Leber auf die Wasserausscheidung. Klin. Wschr. **1923 II**, 1980—1982. — ADLERSBERG, D.: (1) Zur Rolle der Leber im Wasserhaushalt. Klin. Wschr. **1934 I**, 393—399. — (2) Zur Rolle der Leber im Wasserhaushalt. Wien. Arch. inn. Med. **25**, 269—282, 401—462 (1934).

BARBARO-FORLEO, GIUSEPPE e STEFANO RIBONI: La composizione del sangue della porta e delle sovraepatiche in relazione alle attività del fegato nel ricambio idrico. Arch. Sci. med. **62**, 145—167 (1936). — BECKMANN: Med. Welt **1931**, 1485. — BECKMANN, KURT: (1) Leber und Mineralhaushalt. I. Mitt. Die Wasser- und Ionenabgabe der normalen Leber an das Hepaticablut. Z. exper. Med. **59**, 76—89 (1928). — (2) Leber und Mineralhaushalt. II. Mitt. Die Wasser- und Ionenabgabe der normalen Leber an das Blut, die Lymphe und die Galle. Dtsch. Arch. klin. Med. **160**, 63—84 (1928). — (3) Leber und Mineralhaushalt. IV. Mitt. Die Wasser- und Ionenabgabe der Leber an Blut, Lymphe und Galle nach Schädigungen des Leberparenchyms. Z. exper. Med. **66**, 702—717 (1929). — (4) Leber und Mineralhaushalt. V. Mitt. Die Wasser- und Ionenabgabe der Leber an das Blut bei Blockierung des Reticuloendothels und nach Cholesterinfütterung. Z. exper. Med. **67**, 175—186 (1929). — (5) Leber und Mineralhaushalt. Klin. Wschr. **1930 I**, 49—51. — BEUTEL, ALOIS u. JOSEFINE HEINEMANN: Über die Beeinflussung des Bilirubinspiegels im Blute bei Ikteruskranken durch Änderungen der Blutkonzentration. Z. klin. Med. **107**, 693—699 (1928). — BOLLMAN, JESSE L. and FRANK C. MANN: The physiology of the impaired liver. Erg. Physiol. **38**, 445—492 (1936).

CLAUSSEN, F.: Über die Diurese der Herzkranken. 1. Teil: Vom Wesen der Salyrgandiurese. Z. exper. Med. **83**, 231—280 (1932). — COHNHEIM u. LICHTHEIM: Virchows Arch. **69**, 106 (1877).

DEMOOR: Arch. internat. Physiol. **4**, 340 (1906).

ENGELS: Naunyn-Schmiedebergs Arch. **51**, 346 (1904).

FORSGREN, ERIK: Über Leberfunktion, Harnausscheidung und Wasserbelastungsproben. Acta med. scand. (Stockh.) **76**, 285—315 (1931). — FRÖHLICH, A., A. KLINGER u. E. ZAK: Über Fernwirkung von Leber und Nieren auf die Gewebe. I. Mitt. Naunyn-Schmiedebergs Arch. **164**, 105—117 (1932).

GERRITZEN, F.: Liver-diuresis. As the result of the rhythmic function of the liver. Acta med. cand. (Stockh.) **89**, 101—123 (1936). — GILBERT et LEREBOUILLET: C. r. Soc. Biol. Paris **53**, 276, 279 (1901). — GLAUBACH, S. u. D. MOLITOR: Arch. f. exper. Path. **132**, 31 (1928).

JERVELL, OTTO: Nykturie bei Lebererkrankungen und perniziöser Anämie. Acta med. scand. (Stockh.) **93**, 359—366 (1937).

KISS, JÓZSEF: Über die Veränderungen des Blutwassergehaltes auf Grund von Trockensubstanzbestimmungen bei Gesunden, Leberkranken und hypophysären Erkrankungen. Dtsch. Arch. klin. Med. **157**, 202—207 (1927). — KORÁNYI, A. VON: Grenzen und Methoden der therapeutischen Beeinflussung des Mineralstoffwechsels. Dtsch. med. Wschr. **1928 I**, 297—299, 342—345. — KORÁNYI, ALEXANDER BARON V.: Vorlesungen über funktionelle Pathologie und Therapie der Nierenkrankheiten. Berlin 1929. — KUNZ, HUBERT u. HANS MOLITOR: Über den Einfluß von Kreislaufstörungen in der Leber auf die Diurese. Naunyn-Schmiedebergs Arch. **121**, 342—357 (1927).

LAMSON, PAUL D. and JOHN ROCA: The liver as a blood concentrating organ. J. of Pharmacol. **17**, 481—497 (1921). — LANDAU, NELLY u. LUDWIG VON PAP: Über den Einfluß der Leber auf den Wasserhaushalt. Klin. Wschr. **1923 II**, 1399—1401. — LOEPER, M. et F. SIGUIER: Les oedèmes des hépatiques. Paris méd. **1936 II**, 345—350.

MARX, HELLMUT: Der Wasserhaushalt des gesunden und kranken Menschen. Berlin 1935. — MAUTNER, H.: (1) Klin. Wschr. **1924 II**, 2321, 2369. — (2) Wien. Arch. inn. Med. **7**, 251 (1924). — (3) Arch. f. exper. Path. **126**, 255 (1927). — MOLITOR, H. u. E. P. PICK: Die Bedeutung der Leber für die Diurese. Naunyn-Schmiedebergs Arch. **97**, 317—343 (1923).

NISHIDA, MITSUGI: Untersuchungen über den Einfluß der Leberschädigungen auf den Wasserhaushalt. Mitt. med. Akad. Kioto **18**, 246—258 (1936).

PAUL, B. u. PAUL V. VÉGH: Leberparenchym und Wasserhaushalt. Klin. Wschr. **1936 I**, 306—308. — PICK, E. P.: (1) Die Bedeutung der Leber für den Wasserhaushalt. Verh. dtsch. Ges. inn. Med. **1923**, 107, 108. — (2) Verh. Ges. Verdgskrkh. **1927**, 131. — PICK, ERNST P. u. RICHARD WAGNER: Über die hormonale Wirkung der Leber auf die Diurese. Wien. med. Wschr. **1923 I**, 695—699. — POLLITZER, HANS u. ERNST STOLZ: Über eine „Novasurolprobe“ zum Nachweis des Einflusses der Leber auf die Wasserausscheidung. Wien. Arch. inn. Med. **8**, 289—302 (1924).

RAPOPORT, M.: Die Wasserbelastung als diagnostische Funktionsprobe der Leber. Z. exper. Med. **79**, 87—95 (1931).

WEISS, VIKTOR: Über das Residualwasser der Leberkranken. Klin. Wschr. **1928 I**, 936—938. — WIRZ, HERMANN: Untersuchungen über den Einfluß der Leberdiathermie auf die Harnabsonderung. Z. exper. Med. **88**, 126—142 (1933). — WOLLHEIM, ERNST: Untersuchungen über lokale Veränderungen in der Blutzusammensetzung und Blutverteilung. I. Mitt. Alimentärer Reiz, Elektrolytverteilung und Wasserbewegung. Z. exper. Med. **52**, 508—524 (1926).

Leber und Mineralstoffwechsel.

ASHER, LEON: Beiträge zur Physiologie der Drüsen. Mitt. 75. TOMINAGA, YUZIORU: Untersuchung über den Eisenstoffwechsel in seiner Abhängigkeit von Milz und Ovarien. Biochem. Z. **156**, 418—425 (1925).

BANSI, H. W. u. G. STRECKER: Über das Verhalten des Na/Cl-Indexes im Harn Leberkranker und über seine Verwertung zur Diagnosen- und Prognosenstellung. Z. klin. Med. **134**, 410—428 (1938). — BECKMANN, KURT: (1) Leber und Mineralhaushalt. I. Mitt. Die Wasser- und Ionenabgabe der normalen Leber an das Hepaticablut. Z. exper. Med. **59**, 76—89 (1928). — (2) Leber und Mineralhaushalt. Klin. Wschr. **1930 I**, 45—51.

ELEK: Z. exper. Med. **48**, 141, 694 (1926). — EPPINGER, HANS: Die Leberkrankheiten. Berlin 1937.

HAUROWITZ, FELIX: Über eine Anomalie des Kupferstoffwechsels. Hoppe-Seylers Z. **190**, 72—74 (1930). — HERKEL, WALTER: Über die Bedeutung des Kupfers (Zinks und Mangans) in der Biologie und Pathologie. Beitr. path. Anat. **85**, 513—554 (1930). — HINSBERG, K. u. H. GOCKEL: Mikrocolorimetrische Kupferbestimmung in menschlichen Lebern mit Kryogenin. Biochem. Z. **289**, 57—66 (1936).

LABBÉ, MARCEL, M. FABRYKANT et C. ZAMFIR: Le phosphore sanguin dans quelques affections du foie. C. r. Soc. Biol. Paris **108**, 379, 380 (1931).

PICK: (1) Verh. Ges. Verdgskrkh. **1926**, 125, 171. — (2) Med. Welt **1931**, 1485.

SCHMITT, FRIDA u. WALTER BASSE: Elektrolytgehalt von Plasma und Erythrocyten bei Lebererkrankungen. Dtsch. Arch. klin. Med. **180**, 22—26 (1937). — SHIGEMI, HAYAO: Studies on the metabolism of inorganic salts and water in hepatic disturbances, III. 1. The metabolism of morganic salts. (3) Perfusion experiment of the exstirpated liver. Jap. J. Gastroenterol. **7**, 104—110 (1935). — SIEDECK: Über den Einfluß therapeutischer Maßnahmen auf den Na-, Cl- und K-Stoffwechsel. Klin. Wschr. **1936 II**, 1043. — STOÏCESCO, S. et L. SCHWARTZ: Recherches sur le phosphore inorganique du sang dans les hépatiques aiguës et chroniques. Effets des injections intraveineuses de glucose. Ann. Méd. **41**, 116—131 (1937). — STRAUB, H.: Störungen der physikalisch-chemischen Atmungsregulation. Erg. inn. Med. **25**, 1—191 (1924).

TOMISNAGA, SOJI: Untersuchungen über den Erdalkalispiegel und das sogenannte Koagulationsband des Blutserums bei Lebererkrankungen. Mitt. med. Akad. Kioto **16**, 1113—1120 (1936).

VÉGH, PAUL v.: Kochsalzbelastung bei Gesunden und Leberkranken. Klin. Wschr. **1935 I**, 459—461.

ZUCKERKANDL, FRITZ: Über das Verhältnis der Natrium- zur Chlorausscheidung im Harn. I. Mitt. Der Natrium-Chlor-Quotient. Klin. Wschr. **1935 I**, 567, 568.

Leberfunktionen und reticuloendotheliales System.

ANITSCHKOW: (1) Beitr. path. Anat. **57**, 201 (1914). — (2) Beitr. path. Anat. **59**, 306 (1924). — ASCHOFF: Erg. inn. Med. **26**, 1 (1924).

BOERNER-PATZELT, D., A. GOEDEL u. F. STANDENATH: Das Retikuloendothel. Leipzig 1925.

EPPINGER, H.: Hepatolienale Erkrankungen. Berlin 1920.

LEPEHNE: Beitr. path. Anat. **64**, 55 (1917).

MCNEE: (1) Med. Klin. **1913 II**. — (2) J. of Path. **18**, 325 (1914). — (3) Brit. med. J. **1924**.

ROSENTHAL, F., H. LICHT u. E. MELCHIOR: Weitere Untersuchungen am leberlosen Säugetier. Naunyn Schmiedebergs Arch. **115**, 138 (1926).

SAXL u. DONATH: Wien. klin. Wschr. **1924 I**, 635.

Entgiftende Funktion der Leber.

ACHARD et CODOUNIS: Bull. Acad. Méd. 4. Juni **1929**. — ADLERSBERG, D. u. H. MINIBECK: Ist die Hippursäureausscheidung nach Belastung mit Benzoesäure eine brauchbare Leberfunktionsprüfung? Z. klin. Med. **129**, 392—411 (1936). — ASANO, YUNKICHI:

(1) Untersuchungen über das entgiftende Hormon der Leber (Yakriton). LXV. Der Einfluß von Yakriton auf die Quecksilbernephritis. Tohoku J. exper. Med. **27**, 127—138 (1935). — (2) Untersuchungen über das entgiftende Hormon der Leber (Yakriton). LXXXIII. Cantharidinnephritis bei Personen mit verschiedener entgiftender Fähigkeit der Leber. Tohoku J. exper. Med. **29**, 169—175 (1936). — (3) Untersuchungen über das entgiftende Hormon der Leber (Yakriton) LXXXIV. Einfluß des Yakritons auf die Cantharidinnephritis. Tohoku J. exper. Med. **29**, 176—194 (1936). — ASANO, YUNKICHI and MITSURU HASEGAWA: Untersuchungen über das entgiftende Hormon der Leber (Yakriton). LXIV. Quecksilbernephritis bei Individuen mit unterschiedlicher Entgiftungsfähigkeit der Leber. Tohoku J. exper. Med. **27**, 95—98 (1935).

BUNGE u. SCHMIEDEBERG: Naunyn-Schmiedebergs Arch. **6**, 233 (1876).

CASTEX et STEINGART: Arch. des Mal. Appar. digest. **4**, No 3. — CHIRAY, M. et E. CAILLE: L'épreuve de la glycuronurie provoquée (méthode d'exploration fonctionnelle du foie). Bull. Soc. méd. Hôp. Paris **37**, 383—395 (1921).

DELPRAT, G. D. and G. H. WHIPPLE: Studies of liver function. Benzoate administration and hippurie acid synthesis. J. of biol. Chem. **49**, 229—246 (1921).

EMBDEN u. GLÄSSNER: Beitr. chem. Physiol. u. Path. **1**, 310 (1920).

FREY, SIGURD: Ein Versuch, die Gallensäuren im Serum Ikterischer quantitativ zu erfassen. Klin. Wschr. **1923 II**, 1837, 1838. — FRIEDMANN u. TACHAU: Biochem. Z. **35**, 88 (1911).

HÄNDEL, MARCEL: Klinisch-experimentelle Studien über die entgiftende Funktion der Leber. I. Mitt. Über Schwefelsäure- und Glucuronsäurepaarung bei Leberkranken. Z. exper. Med. **42**, 172—193 (1924). — HECHT, ADOLF F. u. EDMUND NOBEL: Zur Frage der Leberfunktionsprüfung im Kindesalter. Z. Kinderheilk. **34**, 42—59 (1922). — HORIUTI, ISSEI: (1) Untersuchungen über das entgiftende Hormon der Leber (Yakriton). LXXVII. Einfluß des Yakritons auf die Urobilinurie und 3. Mitt. über klinische Versuche zur Verhütung der Scharlachnephritis durch Yakriton. Tohoku J. exper. Med. **28**, 335—348 (1936). — (2) Untersuchungen über das entgiftende Hormon der Leber (Yakriton). LXXXI. Einfluß des Yakritons auf die Urobilinurie. Tohoku J. exper. Med. **29**, 51—66 (1936). — (3) Untersuchungen über das entgiftende Hormon der Leber (Yakriton) LXXXII. Vorläufige Mitteilung über den Einfluß des Yakritons auf Schlangengift. Tohoku J. exper. Med. **29**, 67—70 (1936).

KIMURA, JUN: Beziehungen zwischen B-Avitaminose und Blutplättchenzahl. Beziehungen zwischen dem Einfluß von Vitamin B und Yakriton auf die B-Avitaminose. Eine experimentelle Untersuchung. Tohoku J. exper. Med. **28**, 55—72 (1936). — KOCH: Thèse de Paris **1912**. Zit. nach EPPINGER. — KOHLSTAEDT, K. G. and O. M. HELMER: A study of the hippurie acid excretion as a test of hepatic function. Amer. J. digest. Dis. a. Nutrit. **3**, 459—466 (1936).

LAROCHE, GUY: Contribution à l'étude du rôle du foie dans le metabolism de l'indoxyle. Rev. méd.-chir. Mal. Foie etc. **9**, 91—104 (1934).

NASARIJANZ, B. A.: Die Synthese der gepaarten Menthol-Glucuronsäuren bei den verschiedenen krankhaften Zuständen der menschlichen Leber. Schweiz. med. Wschr. **1934 II**, 1090, 1091.

OLIVET, J.: Hat die Indicanbestimmung im Urin diagnostischen Wert? Klin. Wschr. **1928 II**, 2439, 2440.

QUICK, ARMAND J.: Clinical value of the test for hippuric acid in cases of disease of the liver. Arch. int. Med. **57**, 544—556 (1936). — QUICK, ARMAND J. and MARY A. COOPER: The synthesis of hippuric acid: A new test of liver function. Amer. J. med. Sci. **185**, 630 (1933).

PELKAN, K. F. and G. H. WHIPPLE: Studies of liver function. III. Phenol conjugation as influenced by liver injury and insufficiency. J. of biol. Chem. **50**, 513—526 (1922).

ROCH: Thèse de Paris **1912**. — ROSENTHAL, F. u. M. KRUEGER: Die klinische Bedeutung der trypanociden Serumsubstanz für die Serodiagnose der Leberinsuffizienz. I. Mitt. Berl. klin. Wschr. **1921 I**, 382—386.

SATO, AKIRA, MICHISHIRO YAMAGISHI, JUMPEI ABE and MATSUITI YOSHIDA: Untersuchungen über das entgiftende Hormon der Leber (Yakriton). 71. Mitt. Orientierende Versuche über die prophylaktische Wirkung des Yakritons bei der Scharlach-Nephritis. Tohoku J. exper. Med. **28**, 156—161 (1936). — SATO, AKIRA, MATUITI YOSHIDA, MORIE CHIBA and JUN KIMURA: Untersuchungen über das entgiftende Hormon der Leber (Yakriton). LXXV. Einfluß des Yakritons auf die Verhütung der Scharlach-Nephritis. Tohoku J. exper. Med. **28**, 322—326 (1936). — SCHMID, F.: (1) L'épreuve de la fonction hépatique par la glycuronurie provoquée. C. r. Soc. Biol. Paris **86**, 612—614 (1922). — (2) L'épreuve de la fonction hépatique par la glycuronurie provoquée. Ann. Méd. **13**, 328—358 (1923). — SHIBATA, RYOJI: (1) Untersuchungen über das entgiftende Hormon der Leber (Yakriton). LVIII. Der Einfluß von $^1/_5$ R.A.U. Yakriton auf das Blutbild einschließlich der Kernveränderungen. Tohoku J. exper. Med. **26**, 31—45 (1935). — (2) Untersuchungen über das entgiftende Hormon der Leber (Yakriton). LXI. Der Einfluß des Yakritons in Dosen von 1/2 R.A.U. auf das Blutbild einschließlich der Kernveränderungen. Tohoku J. exper. Med. **26**, 172—182 (1935). — (3) Untersuchungen über das entgiftende Hormon der Leber (Yakriton). LXII. Der Einfluß des Yakritons in Dosen von 1 R.A.U. auf das Blutbild einschließlich der Kernveränderungen. Tohoku J. exper. Med. **26**, 183—193 (1935). — (4) Untersuchungen über das entgiftende Hormon der Leber (Yakriton). LXIII. Der Einfluß einer vergleichsweise großen Menge Yakriton (2 R.A.U.) auf das Blutbild einschließlich der Kernveränderungen. Tohoku J. exper. Med. **26**, 470—481 (1935). — (5) Untersuchungen über das entgiftende Hormon der Leber (Yakriton). Verschiedenheiten im Verlauf einer Kaninchentuberkulose entsprechend der entgiftenden Fähigkeit der Leber. Tohoku J. exper. Med. **28**, 73—81 (1936). — (6) Untersuchungen über die entgiftenden Hormone der Leber LXX. Bericht über die Wirkung der Leberinsuffizienz auf den Verlauf und das Blutbild bei Kaninchentuberkulose. Tohoku J. exper. Med. **28**, 82—89 (1936). — (7) Untersuchungen über das entgiftende Hormon der Leber (Yakriton) 72. Mitt. Der Einfluß des Yakritons auf den Verlauf der Kaninchentuberkulose. Tohoku J. exper. Med. **28**, 162—171 (1936). — (8) Untersuchungen über das entgiftende Hormon der Leber (Yakriton). LXXIII. Verlauf und Blutbild der B-Avitaminose bei Kaninchen je nach der entgiftenden Fähigkeit ihrer Leber. Tohoku J. exper. Med. **28**, 172—190 (1936). — (9) Untersuchungen über das entgiftende Hormon der Leber (Yakriton). LXXVI. Einfluß des Yakritons auf Tuberkulin vom hämatologischen Standpunkt. Tohoku J. exper. Med. **28**, 327—334 (1936). — Shiraishi, Shingo: Untersuchungen über das entgiftende Hormon der Leber (Yakriton). LXXX. Mitt. Der Einfluß des Yakritons auf die Phenylhydrazinämie. Tohoku J. exper. Med. **28**, 467—478 (1936). — Stejskal, v. u. Grünwald: Wien. klin. Wschr. **1909 II**.

Takamatsu, Akira: (1) Untersuchungen über das entgiftende Hormon der Leber (Yakriton). LIX. Der Einfluß des Yakritons auf die hyperglykämische Wirksamkeit des Insulins. Tohoku J. exper. Med. **26**, 46—51 (1935). — (2) Untersuchungen über das entgiftende Hormon der Leber (Yakriton). LXXVIII. Beurteilung der individuellen Ammoniakentgiftungsfähigkeit der Leber durch Adrenalin. Klassifikation der Entgiftungsfähigkeit der Leber durch Yakriton und Adrenalin. Die Yakriton-Adrenalinmethode. Tohoku J. exper. Med. **28**, 349—356 (1936). — (3) Untersuchungen über das entgiftende Hormon der Leber (Yakriton). LXXIX. Mitt. Einfluß des Äthers auf das Yakriton. Tohoku J. exper. Med. **28**, 459—466 (1936).

Whipple, G. H.,: Fibrinogen. 1. An investigation concerning its origin and destruction in the body. Amer. J. Physiol. **33**, 50—69 (1914).

Yoshida, Matsuichi: Untersuchungen über das entgiftende Hormon der Leber (Yakriton). LX. Unterschiede in der Blutsenkungsgeschwindigkeit je nach den Unterschieden in der entgiftenden Fähigkeit der Leber. Tohoku J. exper. Med. **26**, 52—59 (1935).

Farbstoffausscheidung durch die Leber (Chromodiagnostik).

Abel and Rowntree: J. of Pharmacol. **1**, 231 (1910). — Adler, Hugo u. Fritz Reimann: Beitrag zur Funktionsprüfung des reticuloendothelialen Apparates. Z. exper. Med. **47**, 617—633 (1925). — Althausen, T. L., G. R. Biskind and William J. Kerr: The rose bengal test of hepatic function. J. Labor. a. clin. Med. **18**, 954—958 (1933).

Babaiantz: Thèse de Genève **1912**. — Barok, L. Georg: Eine neue und einfache Untersuchungsmethode der Leberfunktion. Med. Klin. **1927 II**, 1971—1973. — Bennhold, Hermann: Über die Ausscheidung intravenös einverleibten Kongorotes bei den verschiedensten Erkrankungen insbesondere bei Amyloidosis. Dtsch. Arch. klin. Med. **142**, 32—46 (1923). — Blomström, H. u. C. Sandström: L'examen de tetragnos par rapport aux épreuves de matières tinctoriales concernant l'ictère. Acta med. scand. (Stockh.), Suppl. **50**, 267—276 (1932). — Bollman, Jesse L. and Frank C. Mann: The physiology of the impaired liver. Erg. Physiol. **38**, 445—492 (1936).

Cohn, Hans Magnus: Über die Leberfunktionsprüfung durch perorale Verabreichung von Methylenblau. Klin. Wschr. **1922 II**, 2522, 2523. — Cutler, jr., Condict W.: The isoiodeikon liver function test as an index of postoperative morbidity in cholecystectomy Amer. J. Surg., N. s. **26**, 457—465 (1934).

Da Rin, O. e P. Lamuraglia: Die Bromsulfophtaleinprobe zur Untersuchung der Leberfunktion. Clin. med. ital., N. s. **64**, 171—193 (1933). — Delprat, G. D., N. N. Epstein and William J. Kerr: A new liver function test. The elimination of rose bengal when injected into the circulation of human subjects. Arch. int. Med. **34**, 533—541 (1924). — Demole, Michel-J. et François Sciclounoff: Influence des injections répétées de glucose sur la chromopexie hépatique. C. r. Soc. Biol. Paris **112**, 786, 787 (1933). — Düttmann, Gerhard: Untersuchungen über die Leberfunktion und die Duodenal- und Magensekretion bei Erkrankungen der Gallenwege. Bruns' Beitr. **129**, 507—536 (1923).

Einhorn, Max u. G. L. Laporte: Indigocarmin als Funktionsprüfung der Leber. Arch. Verdgskrkh. **32**, 1—6 (1923). — Eppinger, Hans: Die Leberkrankheiten. Berlin 1937.

FENSTERMANN, RUDOLF: Die Funktionsprüfung der Leber mit Azorubin S. Münch. med. Wschr. **1926 I**, 859—862. — FERNÁNDEZ, FIDEL: Die Santoninprobe zur Diagnose der Leberinsuffizienz. An. Med. int. **3**, 899—907 (1934). — FIESSINGER, NOËL et HENRY WALTER: Nouveaux procédés d'exploration fonctionelle du foie. Paris 1934. — FRANKE, ULRICH: Die Leberfunktionsprüfung mit Tetrachlorphenolphthalein. Klin. Wschr. **1926 I**, 15.

GARRIÈRE, G., P. MARTIN et A. DUFOSSÉ: L'épreuve à la santonine comme procédé d'exploration fonctionelle du foie. Arch. des Mal. Appar. digest. **26**, 121—137 (1936). — GIORDANO, A. S. and DANE EAGER: The rose bengal liver function test as adapted to the SHEARD-SANFORD photelometer. Amer. J. clin. Path. **5**, 417—247 (1935).

HAMID: Über Leberfunktionsprüfung durch Chromocholoskopie. Klin. Wschr. **1922 II**, 2332, 2333. — HATIÉGANU, JULES: Un nouveau procédé pour l'examen de la fonction sécrétoire du foie. Considérations sur la pathogénie de l'ictère. Ann. Méd. **10**, 400—415 (1921). — HESSE, ERICH u. LUDWIG WÖRNER: Vergleichende Leberfunktionsprüfungen. I. Mitt. Klin. Wschr. **1922 II**, 1156—1158.

KIRCH, A. u. HELENE MASLOWSKI: Über Leberfunktionsprüfung durch orale Zufuhr von Methylenblau. Med. Klin. **1923 I**, 245, 246. — KOYAMA, TATSUO: Über die Prüfung der Leberfunktion durch Kongorotbelastung. Tohoku J. exper. Med. **29**, 331—342 (1936).

LEPEHNE, GEORG: (1) Funktionsprüfungen der inneren Organe. Praxis der Leberfunktionsprüfung. Klin. Wschr. **1924 I**, 73—79. — (2) Die Leberfunktionsprüfung, ihre Ergebnisse und ihre Methodik. Slg Abh. Verdgskrkh. 8, 1—118 (1929). — LOEB, L. FARMER: Über die Funktionsprüfung der Leber mit Bromsulphalein. Z. exper. Med. **85**, 477—482 (1932).

MARKOVITS, GEORG: Leberfunktionsprüfungen mit Jodtetragnost bei Alkoholisten. Mschr. Psychiatr. **86**, 101—109 (1933). — MINUCCI DEL ROSSO, LUIGI: La funzionalità epatica, nell'occhusione intestinale acuta, studiata con il Rosa Bengala. Policlinico, sez. chir. **40**, 224—236 (1933). — MOUKHTTAR, AKIL et HADIDJÉ DJÉVAT: Épreuve à la santonine pour l'exploration de la fonction antitoxique du foie. Presse méd. **1933 II**, 1501 bis 1503.

PASCHKIS, KARL: Über die Leberfunktionsprüfung mit Farbstoffen. Mit Beiträgen zum Verhalten des reticuloendothelialen Systems. (Zugleich Mitteilung VI zur Biologie des reticuloendothelialen Apparates.) Z. exper. Med. **54**, 237—256 (1927).

RAO, M. V. RADHAKRISHNA: The clinical value of the Rose Bengal test for the determination of the total functional capacity of the liver. Indian J. med. Res. **20**, 1009—1032 (1933). — RICCIOTTI, DEL ZOPPO: La prova del rosso congo nella diverse forme di epatopatie. Policlinico, sez. prat. **1935**, 89—95. — ROCH: Bull. Soc. méd. Hôp. Paris, 28. Juni **1912**. — ROSENTHAL, SANFORD M.: The phenoltetrachlorphthalein test for hepatic function. J. amer. med. Assoc. **83**, 1049—1055 (1924). — ROSENTHAL, SANFORD M. and EDWIN C. WHITE: Clinical application of the bromsulphalein test for hepatic function. J. amer. med. Assoc. **84**, 1112—1114 (1925). — ROSENTHAL, F. u. M. Frhr. v. FALKENHAUSEN: Beiträge zu einer Chromodiagnostik der Leberfunktion. Klin. Wschr. **1922 I**, 832—835. — ROWNTREE, L. G., J. H. HURWITZ and A. L. BLOOMFIELD: Der Wert des Phenoltetrachlorphthalein für die Funktionsprüfung der Leber. Arch. Verdgskrkh. **19**, 751—753 (1913). — ROYER, M.: Absorption de la bilirubine, du rose de Bengale et du tétrabromophénolsulphnaphtaléine par le foie. C. r. Soc. Biol. Paris **120**, 809—812 (1935).

SCHELLONG: Funktionsprüfung der Leber oder des reticuloendothelialen Systems mit Farbstoffen? Med. Klin. **1926 II**, 1711—1713. — SCHELLONG, F.: Über die klinische Bewertung von Funktionsprüfungen der Leber, besonders auch von Störungen einzelner ihrer Teilfunktionen. Med. Klin. **1928 I**, 761—764. — SCHRUMPF, A.: Einige vergleichende Leberfunktionsuntersuchungen. Z. klin. Med. **116**, 449—465 (1931). — STOWE, W. PARKER, G. D. DELPRAT and ALANSON WEEKS: The rose bengal test of liver function. Amer. J. clin. Path. **3**, 55—60 (1933). — SYSTLANOFF: Thèse de Genève **1912**.

TADA, YOSHINORI and KOKICHI NAKASHIMA: A new dye for test of liver and biliary tract function with especial reference to its clinical use. J. amer. med. Assoc. **83**, 1292 bis 1296 (1924).

VANUCCI, FERDINANDO e GIUSEPPE FERRARI: Sul valore clinico di un nuovo metodo per l'explorazione della funzionalità epatica: La prova della santonina. Giorn. Clin. med. **15**, 1083—1092 (1934).

Die Beziehung einiger Vitamine zur Leberfunktion (STROEBE).

ABDERHALDEN u. WERTHEIMER: Pflügers Arch. **235**, 53 (1934).— ALTENBURG: Klin. Wschr. **1936 II**, 1129.

BAUEREISEN: Z. exper. Med. **103**, 145 (1938). — BOLLER u. BRUNNER: Klin. Wschr. **1937 I**, 861. — BREUSCH u. SCALABRINO: Z. exper. Med. **94** (1934).

CLARK, ROBINSON and SCHIFF: Über den Gebrauch von Carotin als Leberfunktionsprüfung. Amer. J. Physiol. **119** (1937). — COLLAZO u. BOSCH: Über den Fettgehalt des Blutes bei der Avitaminose. Biochem. Z. **141**, 370 (1923). — COLLAZO u. Mitarb.: (1) Das A-Vitamin und der Cholesterinstoffwechsel. Klin. Wschr. **1934 II**, 1678. — (2) Das Vitamin A und der Cholesterinstoffwechsel. III. An. Med. int. **3**, 523 (1934).

DEBRÉ u. BUSSON: (1) Über den Stoffwechsel des Vitamins A. Presse méd. **31** (1934). — (2) Das Vitamin A und die verschiedenen pathologischen Zustände beim Menschen. Presse méd. **39** (1934). — DEMOLE et IPPEN: Fixierung der Ascorbinsäure in den Nebennieren und der Leber skorbutischer Meerschweinchen. C. r. Soc. Biol. Paris **21** (1936). Ref. Kongreßzbl. inn. Med. **86**, 71. — DOMAGH u. v. DOBENEK: Histologische Befunde bei der Überdosierung mit Vitamin A-Konzentrat. Virchows Arch. **290** (1933).

EDELBACHER u. LEUTHARDT: Klin. Wschr. **1933 II**, 1843. — EULER, v., u. AHLSTRÖM: Hoppe-Seylers Z. **204**, 68 (1932). — EULER, v., u. Mitarb.: Helvet. chim. Acta **17**, 157 (1934).

FELLINGER u. KLIMA: Z. klin. Med. **126** (1924).

GAEHTGENS: (1) Carotin und Vitamin A in der fetalen Leber und im Fruchtwasser. Klin. Wschr. **1937**, 1073. — (2) Der Gehalt der Placenta an Carotin und Vitamin A. Klin. Wschr. **1937**, 1075. — GYÖRGY, KUHN u. WAGNER-JAUREGG: Verbreitung der Vitamine B_2 im Tierkörper. Hoppe-Seylers Z. **223**, 1934.

HENKEL: Diuretische Wirkung des Vitamin C bei Lebercirrhose. Münch. med. Wschr. **1936 II**, 1970. — HOLTZ: Ascorbinsäure als Oxydationskatalysator für ungesättigte Fettsäuren. Naunyn-Schmiedebergs Arch. **182**, 98 (1936).

KAUFFMANN u. VON DRIGALSKI: Untersuchungen über Carotin-Vitamin A im menschlichen Organismus. Klin. Wschr. **1933 I**, 306.

LASCH: (1) Vitamin A-Stoffwechsel und Leber bei experimenteller Phosphorvergiftung. Klin. Wschr. **1935**, 1070. — (2) Über die Wirkung des Vitamin A auf das Serumcholesterin beim Menschen. Klin. Wschr. **1934 II**, 1534. — LASCH u. ROLLER: Klin. Wschr. **1936 II**, 1636. — LAUERSEN u. SAUERBRUCH: Klin. Wschr. **1936 II**, 1137. — LOESER u. TRIKOJUS: Einfluß des thyreotropen Hormons der Hypophyse auf den C-Vitamingehalt der Nebennieren und der Leber von Meerschweinchen. Naunyn-Schmiedebergs Arch. **185**, 227 (1937).

MANCKE: Dtsch. Z. Nervenheilk. **125** (1932). — MASCHMANN u. HELPERT: Z. physiol. Chem. **223**, 127 (1934). — McCOORD and LUCE-CLAUSEN: Vitamin A-Speicherung in der Leber der Ratte. J. Nutrit. **7**, 557 (1934). — MEYER: (1) Sporadische Pellagra in Mitteleuropa. Klin. Wschr. **1932 I**. — (2) Über den Einfluß des Alkohols auf die Entstehung von B-Avitaminosen. Klin. Wschr. **1933 II**, 1811. — (3) Über das Vorkommen von B-Avitaminosen unter hiesigen Lebensbedingungen. Schweiz. med. Wschr. **1932 II**, 1242. — MONAUNI: (1) Vitamin B_1 und Kohlehydratstoffwechsel. I. Mitt. Z. klin. Med. **131** (1937). — (2) Vitamin B_1 und Kohlehydratstoffwechsel. II. Mitt. Z. klin. Med. **132**, 812 (1937).

NEUWEILER: Gehalt der fetalen und Neugeborenen-Leber an Vitamin A. Z. Vitaminforsch. **5** (1936).

QUESTEL, HIRSCH and WHEATLEY: Wirkung der Ascorbinsäure auf die Fettsäureoxydation in der Leber. Biochemic. J. **28** (1934). Ref. Kongreßzbl. inn. Med. **77**, 533 (1934).

REIMANN u. FRITSCH: Z. klin. Med. **126** (1934).

SCHNEIDER: Klinische und experimentelle Untersuchungen zum Problem des Kropfes und der Basedowkrankheit. Dtsch. Z. Chir. **242** (1934). — SCHNEIDER u. WIDMANN: (1) Über Beziehungen des Vitamin A und seiner Vorstufen zur Leberschädigung und zur Widerstandskraft gegenüber Infektionen. Klin. Wschr. **1934 II**, 1497. — (2) Die hepatohormonale Steuerung des Vitamin A-Umsatzes und die Ätiologie der Ostitis deformans Paget. Klin. Wschr. **1935 II**, 1786. — (3) Der Carotin- und Vitamin A-Spiegel im menschlichen Serum. Klin. Wschr. **1935 I**, 670. — SCHROEDER: Beziehungen der wichtigsten Vitamine zum Kh-Stoffwechsel. Z. exper. Med. **101**, 373 (1937). — SCHRÖDER: (1) Z. Vitaminforsch. **4**, 206 (1935). — (2) Vitamin C — Pferdeserum — Skorbut. Klin. Wschr. **1935 I**, 25. — SLATINEANU u. Mitarb.: Leberinsuffizienz bei Pellagra. C. r. Soc. Biol. Paris **116** (1934). Ref. Kongreßzbl. inn. Med. **77**, 537 (1934). — SPENGLER: Münch. med. Wschr. **1937 I**, 779. — STEPP u. Mitarb.: Vitamin C und Blutzucker. Klin. Wschr. **1935**, 933. — STEPP u. SCHROEDER: Das Schicksal des Vitamin C im Verdauungskanal. I. Über die Einwirkung von Darmbakterien auf Vitamin C. Klin. Wschr. **1935 I**, 147.

THANNHAUSER: (1) Ernährungsfragen. Schweiz. med. Wschr. **1935 I**, 269. — (2) Pellagra und endokrine Störung. Münch. med. Wschr. **1933 I**, 291.

WENDT: (1) Beiträge zur Kenntnis des Carotin- und Vitamin A-Stoffwechsels. Klin. Wschr. **1935 I**, 9. — (2) Über den Carotin-Vitamin A-Stoffwechsel des menschlichen Fetus. Klin. Wschr. **1936 I**, 222. — (3) Über Veränderungen im Carotin-Vitamin A-Haushalt beim Myxödem und bei Kretins. Münch. med. Wschr. **1935 II**, 1679. — (4) Hypercholesterinämie und Vitamin A. Dtsch. med. Wschr. **1936 II**, 1213. — (5) Mastkuren mit Vitamin A (Vogan). Münch. med. Wschr. **1936 I**, 808. — WENDT u. KÖNIG: Vitamin A und reticuloendotheliales System der Leber. Klin. Wschr. **1937 II**, 1253. — WOLFF, L. K.: Lancet **1932**, 617.

Allgemeine Pathologie und Therapie der Leberkrankheiten.

Die Differentialdiagnose des Ikterus (STROEBE).

HIJMANS VAN DEN BERGH: (1) Dtsch. med. Wschr. **1922 II.** — (2) Gallenfarbstoffe im Blut. Leipzig: Leyden 1918.

LAUDA: Wien. klin. Wschr. **1932 I.**

MATTHES-CURSCHMANN: Differentialdiagnose innerer Krankheiten, Berlin: Julius Springer 1934.

NAEGELI: Differentialdiagnose innerer Krankheiten. Leipzig: Thieme 1937.

Leber und Allergie (STROEBE).

ADELSBERGER u. MUNTER: Alimentäre Allergie. Slg. Abh. Verdgskrkh. **12**, H. 5 (1934). — ANDINA: Klin. Wschr. **1937 I**, 443.

BERGER u. HAUSEN: Klinische Studien über allergische Krankheiten. Dtsch. Arch. klin. Med. **177** (1935). — BERGER, SCHMIDT u. KALBFLEISCH: Allergie-Referat. Zbl. Path. **68**, Erg.-H. (1937).

EISELSBERG, v.: Klin. Wschr. **1933 I**, 1174.

FODOR u. KUNOS: Allergische Erscheinungen bei den Erkrankungen der Gallenwege. Arch. Verdgskrkh. **51**, 347 (1932). — FUNK: Nutritive Allergie. Berlin: S. Karger 1930.

GUTMANN u. ROTHENHEIM: Dtsch. med. Wschr. **1934 II**, 1788.

HAJOS: Z. klin. Med. **100**, 309 (1924). — HAJOS u. NEMETH: Z. exper. Med. **45**, 513 (1925). — HENSCHEN: Die Leber in der Chirurgie. Arch. klin. Chir. **173**, 556 (1932).

KÄMMERER: Unspezifische Allergiebehandlung und Leberschutz. Münch. med. Wschr. **1937 I**, 768.

MANWARING u. Mitarb.: Zbl. ges. inn. Med. **33** (1924); **39** (1925); **40/41** (1926). — MASUGI: Wesen der speziellen Vorgänge der Niere und Leber durch das Nephrotoxin bzw. Hepatotoxin. Beitr. path. Anat. **91**, 82 (1933).

NIERKERK, VAN: Z. exper. Med. **90**, 617 (1933).

PAUL u. ROTH: Z. exper. Med. **94**, 554 (1934). — PAUL u. v. VEGH: Klin. Wschr. **1935 I**, 503.

RÖSSLE: Allergie und Pathergie. Klin. Wschr. **1933 I**, 574.

SCHMIDT: Med. Klin. **1933 II**, 1616. — SINGER: Arch. Verdgskrkh. **42**, 322 (1928). — SPIRO: (1) Zum klinischen Nachweis der allergischen Diathese. Z. klin. Med. **122**, 711 (1932). — (2) Über typische Veränderung der alimentären Blutzuckerkurve bei allergischen Zuständen. Arch. Verdgskrkh. **53**, 32 (1933). — STROEBE, F.: Experimentelle Grundlagen der Bilirubinbelastungsprobe. Z. klin. Med. **120**, 95 (1932).

URBACH: Med. Klin. **1934 II**, 1683.

VÉGH, v.: Klin. Wschr. **1937 I**, 19.

WEATHERFORD: Einfluß des anaphylaktischen Shocks auf die Hundeleber. Amer. J. Path. **11** (1935). Ref. Kongreßzbl. inn. Med. **84**, 48.

Allgemeine Therapie der Lebererkrankungen (STROEBE).

BRUGSCH: Behandlung der chronischen Leberentzündung. Ther. Gegenw. **1936**, 481. — BUETTNER: Leberkoma und Insulin-Traubenzucker-Nachbehandlung. Arch. klin. Chir. **173**, 17 (1932). — BÜTTNER: Klin. Wschr. **1931 I.** — BURESCH: Klin. Wschr. **1932 II**, 1420.

CHIRAY et MATTEI-SEMIDEI: Die neuere Anwendung der Duodenalsondierung in der inneren Medizin. Presse méd. **1934 II**, 1457. Ref. Kongreßzbl. inn. Med. **78**, 308.

DEINDL: Dtsch. Arch. klin. Med. **176**, 311 (1934). — DIENST: Med. Welt **1934**, 512—515.

EPPINGER: Verh. dtsch. Ges. inn. Med. **1938**, 264.

FRISCH u. LASCH: Diathermiebehandlung der Leberkrankheiten. Acta med. scand. (Stockh.) **49** (1928). — FUNK: Arch. Verdgskrkh. **52**, 191 (1932).

GOLDGRUBER: Klin. Wschr. **1932 I**, 286. — GORNSTEIN u. SCHWARZMANN: Klinische Beobachtungen über die Insulin-Glykose-Therapie der Leberparenchymerkrankungen. Arch. des Mal. Appar. digest. **20** (1930). — GROEN: Nederl. Tidschr. Geneesk. **1935**, 1772.

HECKMANN: Klin. Wschr. **1934 I**, 760. — HUEBER: Med. Klin. **1932 II**, 1239.

JACOBY: Experimentelle Beeinflußbarkeit der Gallensekretion mit diätetischen und physikalischen Maßnahmen. Naunyn-Schmiedebergs Arch. **161**, 64 (1931).

KUGELMANN: Dtsch. med. Wschr. **1932 I**, 651.

LABBÉ et ZANFIR: (1) Leberinsuffizienzbehandlung mit Insulin und Glykose. Bull. Soc. méd. Hôp. Paris. III. s. **47**, 1628 (1911). — (2) Behandlung der Leberinsuffizienz mit Insulin und Glykose. Ann. Méd. **32**, 97 (1932). — LAUDA: Med. Klin. **1934 II**, 1286. — LEBERMANN: Organtherapie der Erkrankungen des Gallensystems. Ther. Gegenw. **72** (1931). — LEDEBUR, v.: OPPENHEIMS Handbuch der Biochemie. Erg.-Bd. — LESCHKE: Organotherapie (Cholotonon). Fortschr. Ther. **1931**, 441. — LUETKENS u. GEHRKE: Münch. med. Wschr. **1929**, 1035.

MILBRANDT: Z. exper. Med. **81** (1932). — MONCORPS: Münch. med. Wschr. **1936 II**, 1941.
PRIBRAM: Münch. med. Wschr. **1936 II**, 1993.
RICHTER: Med. Klin. **1924 II**, 1381.
SALOMON: Arch. Verdgskrkh. **53**, 145 (1933). — SAUER: Beiträge zum Problem der Kaliwirkung. I. u. II. Dtsch. Arch. klin. Med. **172** (1932). — SCHÖNDUBE: Recidivbeschwerden nach Gallenblasenoperationen. Chirurg **1935**, H. 11, 353. — SCHOLL u. STEINER: Med. Klin. **1932 I**, 864. — STERN: Ther. Gegenw. **72** (1931).
THANNHAUSER: Über die Kostverwertung bei Lebererkrankungen und die diätetische Behandlung der Krankheitszustände mit Hypercholesterinämie. Schweiz. med. Wschr. **1935 II**, 1177.
WIRZ: Z. exper. Med. **88**, 126 (1933).

Spezielle Pathologie der Leberkrankheiten (STROEBE).

Zusammenfassende Arbeiten.

BERGMANN, v., u. F. STROEBE (1) Krankheiten der Leber und Gallenwege. Lehrbuch der inneren Medizin, 3. Aufl. Berlin: Julius Springer 1936. — (2) Neuere Gesichtspunkte über Lebererkrankungen vom internen Standpunkte. Verh. Ges. Verdgskrkh. **1929**. — (3) Zur Klinik der Leberkrankheiten. Dtsch. med. Wschr. **1931 II**, — (4) Zur Cholangie und ihrer Behandlung. Ther. Gegenw. **1932**, H. 4. — (5) Therapeutische Folgerungen aus der Lehre der diffusen Hepatopathien. Ther. Gegenw. **1929**, Nr 12. — (6) Funktionelle Pathologie, Kap. IV. Berlin: Julius Springer 1936. — BRUGSCH, TH.: Erkrankungen der Leber. KRAUS-BRUGSCH' Spezielle Pathologie innerer Krankheiten, Bd. 6. 1923.
CARRIÉ: Les syndromes ictériques. Paris: Gaston Doin & Cie. 1930. — CHABROL: Les Ictères. Masson 1932.
EPPINGER: (1) KRAUS-BRUGSCH' Spezielle Pathologie und Therapie innerer Krankheiten, Bd. 6, Teil 2. — (2) Die hepatolienalen Erkrankungen. Berlin: Julius Springer 1920. — (3) Die Leberkrankheiten. Wien 1937. — (4) Ikterus. Neue deutsche Klinik, Bd. V. 1930. — EWALD: Die Leberkrankheiten. Leipzig 1913.
FRERICHS: Die Leberkrankheiten, 1858.
LEPEHNE: Die Erkrankungen der Leber und Gallenwege. Klin. Lehrkurse, Bd. 10. München: J. F. Lehmann 1930. — LOEPER: Les Hépatites. Masson 1937.
QUINCKE: Krankheiten der Leber. NOTHNAGEL' Handbuch der speziellen Pathologie und Therapie, Bd. 18. Wien 1899.
ROSENTHAL, F.: Krankheiten der Leber und der Gallenwege. Fachbücher für Ärzte, Bd. 16. Berlin: Julius Springer 1934. — RÖSSLE: Entzündungen der Leber. HENKE-LUBARSCH' Handbuch der speziellen pathologischen Anatomie und Histologie, Bd. V, Teil 1. Berlin: Julius Springer 1930.
UMBER: Leberkrankheiten. MOHR-STAEHELIN' Handbuch der inneren Medizin, 2. Aufl., Bd. 3. 1926.

Lebererkrankungen bei akuten Infektionskrankheiten und Allgemeininfektionen.

ADLER u. REIMANN: Z. exper. Med. **47** (1925).
BINGEL: Jb. Kinderheilk. **65** (1907). — BINGOLD: Verhalten der Leber und Gallenwege bei der Sepsis. Med. Klin. **1938 I**, 317, 362. — BITTORF u. v. FALKENHAUSEN: Dtsch. Arch. klin. Med. **135** (1921). — BREHMS: Klin. Wschr. **1932 I**, 895. — BRÖCHNER-MORTENSEN: (1) Acta med. scand. (Stockh.) **85** (1935). — (2) Untersuchungen der Leberfunktion bei akuten, fieberhaften Krankheiten. Ugeskr. Laeg. (dän). **1934**, 1136. Ref. Kongreßzbl. inn. Med. **78**, 449.
CREVELD, VAN: Nederl. Tijdschr. Geneesk. **75** (1931).
EILBOTT: Z. klin. Med. **106** (1927). — ELKELES u. HEYMANN: (1) Dtsch. Arch. klin. Med. **155**; **158**. — (2) Klin. Wschr. **1928**, 836.
FAHR: Klin. Wschr. **1931 I**, 20. — FIESSINGER, NOËL, u. WALTHER: Paris méd. **1931**, 513. — FISCHLER: Physiologie und Pathologie der Leber. Berlin: Julius Springer 1925. — FISCHLER u. HJÄRRE: Mitt. Grenzgeb. Med. u. Chir. **40** (1928). — FULDE: Klin. Wschr. **1933 II**, 1322.
HEINICKE u. PETERS: Klin. Wschr. **1930 II**, 1356. — HEYMANN: Z. Kinderheilk. **48** (1929). — HILDEBRAND: Münch. med. Wschr. **1910 II**, 2512. — HÖLSCHER: Münch. med. Wschr. **1891**. — HÜBSCH: Münch. med. Wschr. **1936 II**, 1467.
JAFFÉ: Virchows Arch. **228**, 366 (1920). — JOCHMANN u. HEGLER: Lehrbuch der Infektionskrankheiten. Berlin: Julius Springer 1924.
KAHLSTORF: Beitr. path. Anat. **78** (1927). — KASSATKIN: Wien. Arch. inn. Med. **24** (1933). — KAUFFMANN, FR.: (1) Entzündung und Körperverfassung. Klin. Wschr. **1928 II**, 1309. — (2) Die örtlich-entzündliche Reaktionsform als Ausdruck allergischer Zustände. Mitt. 1, 2 u. 3. Krkh.forsch. **2**, 372, 448; **3**, 263 (1926). — KETTLER: Rundzellenanhäufung

im periportalen Gewebe der Leber. Virchows Arch. **291** (1933). — KNITTEL: Veränderungen der Leber und Gallenblase als Folgen toxischen Eiweißzerfalles. Inaug.-Diss. Berlin 1929. — KOBRAK: Z. klin. Med. **125** (1933). — KOSTYÁL: Über Störungen des K-H-Stoffwechsels im Laufe von Tonsillarerkrankungen. I.—III. Mitt. Z. Kinderheilk. **50** (1930). — KREHL: Entstehung innerer Krankheiten. Pathologische Physiologie. Berlin: Julius Springer 1932.

LANDÉ: Frankf. Z. Path. **34** (1926). — LIVERANI: Ref. Kongreßzbl. inn. Med. **63**, 240. — LÜTHY: Virchows Arch. **254** (1925).

MATERNA: (1) Leberschädigung durch Impfmalaria. Wien. klin. Wschr. **1931 II**, 1331. — (2) Entgegnung zu WAGNER-JAUREGG. Wien. klin. Wschr. **1931 II**, 1372. — MOMMSEN u. MAYER: Z. Kinderheilk. **51** (1931). — MUSGER: Frage der Leberschädigung durch Impfmalaria. Arch. f. Dermat. **166** (1932).

NARITA: Z. exper. Med. **80** (1932).

PASCHKIS: Z. exper. Med. **54** (1927). — PFEIFFER, H.: Krkh.forsch. **1** (1925). — POPPER u. WIEDMANN: Z. klin. Med. **131** (1937). — POSSELT: Erg. Path. (2. Abt. 1913; 1. Abt. 1919) **25** (1931).

RITTERSKAMP: Z. exper. Med. **91** (1933). — RÖSSLE: HENKE-LUBARSCH' Handbuch der speziellen pathologischen Anatomie und Histologie, Bd. 5. — RUGE: Leberfunktion bei frischer Malaria. Arch. Schiffs- u. Tropenhyg. **39** (1935).

SARNIGHAUSEN: Med. Klin. **1920 II**, 1204. — SCHELLONG u. EISLER: Z. exper. Med. **58** (1928). — SCHLIERBACH u. WURM: Dtsch. med. Wschr. **1936 I**, 888. — SCHMIDT, W.: Dtsch. Arch. inn. Med. **100** (1910). — SCHOTTMÜLLER: Hepatitis und Cholecystitis als Scharlachkomplikation. Klin. Wschr. **1931 I**, 17. — SCHOTTMÜLLER u. BINGOLD: Handbuch der inneren Medizin, Bd. I/2. 1925. — SCHWARZ: Virchows Arch. **282** (1931). — SEYFARTH: Verh. dtsch. path. Ges. **1921**. — SIEGMUND: Münch. med. Wschr. **1925 I**, 639. — STROEBE: Z. klin. Med. **110** (1929); **120** (1932).

TSCHILOW: Wien. klin. Wschr. **1934 II**, 1450.

VALERIO: Diphtherie und spätauftretende Hepato-Nephrosen. Münch. med. Wschr. **1938**. — VOGT, H.: Leberschädigung bei Infektionskrankheiten. Inaug.-Diss. Berlin 1932.

WAGNER-JAUREGG: Bemerkungen zu den Leberschädigungen und Todesfällen nach Impfmalaria. Wien. klin. Wschr. **1931 II**, 1371. — WILENSKI: Z. exper. Med. **54** (1927).

ZANN: Das Verhalten der Leber bei Malaria. Arch. Schiffs- u. Tropenhyg. **39** (1935).

Leberabsceß.

EPPINGER: Leberkrankheiten. Wien: Julius Springer 1937.

FIESSINGER: Rev. méd.-chir. Mal. Foie etc. **11** (1936).

RÖSSLE: HENKE-LUBARSCH' Handbuch der speziellen pathologischen Anatomie und Histologie, Bd. 5/I, S. 258. — ROTHENBERG u. LINDER: Surg. etc. **59** (1934).

ZERRAHN: Klin. Wschr. **1934 II**, 1337.

Leberlues.

a) Lebererkrankungen im Frühstadium der Syphilis.

ADLER: Klin. Wschr. **1929 I**, 704. — ADLER u. LEMMEL: Dtsch. Arch. klin. Med. **158** (1928).

BABES u. MIRONESCU: Berl. klin. Wschr. **1906 II**, 1119. — BIBERSTEIN u. SCHOLZ-SADEBECK: Arch. f. Dermat. **153**, 753 (1927). — BIRNBAUM: Beiträge zur Klinik des sog. Salvarsanikterus. Arch. f. Dermat. **148** (1925). — BITTORF u. v. FALKENHAUSEN: Toxische Leberschwellung. Dtsch. Arch. klin. Med. **135** (1921). — BOUSQUET u. PETZES: Zit. nach BITTORF. BUSCHKE: Z. ärztl. Fortbildg **1924**, Nr 14.

CITRON: (1) Münch. med. Wschr. **1918 I**, 27. — (2) Med. Klin. **1919 I**, 86; **1922 I**, 459; **1931 II**, 1732.

EHRMANN: Berl. klin. Wschr. **1919 II**, 1195. — EICKE: Dermat. Wschr. **1921**, 905. — ERAMSKI: Ein Fall von akuter gelber Leberatrophie bei sekundärer Lues. Dermat. Z. **45** (1925).

FEX: Ref. Dermat. Wschr. **67**, 630 — FISCHER: Berl. klin. Wschr. **1908**, 905. — FUSS u. WELTMANN: Arch. f. Dermat. **140**, 247 (1922).

GERONNE: Zur Pathogenese einiger Ikterusformen. Klin. Wschr. **1922 I**, 828. — GERRARD: Brit. med. J. **1924**, Nr 3319, 224. — GRUBER: Arch. f. Dermat. **134** (1923).

HAUSMANN: Slg Abhdl. Verdgskrkh. (Halle) **1913**. — HEINRICHSDORFF: (1) Ein weiterer Beitrag zur Leberschädigung durch Salvarsan. Berl. klin. Wschr. **1913 II**, 2283. — (2) Zur Frage der Leberveränderung nach Salvarsan. Z. klin. Med. **76** (1922). — (3) Leber, Lues, Salvarsan. Virchows Arch. **240** (1923). — (4) Zur Histogenese des Ikterus. Virchows Arch. **248** (1924). — HERXHEIMER u. GERLACH: Beitr. path. Anat. **68** (1921). — HUBERT: in MEIROWSKY-PINKUS: Die Syphilis. Berlin 1923.

JACOBY: Hepatolyse bei Lues. Klin. Wschr. **1924 I**, 340.

KIRSCH: Zur Klinik der akuten und subakuten Leberatrophie. Wien. klin. Wschr. **1926 II**, 1512. — KIRSCH u. FREUNDLICH: Zur Frage der Leberschädigung. Arch. f. Dermat. **136** (1921). — KLEEBERG: Med. Klin. **1920 II**, 1162. — KLOPSTOCK: Med. Klin. **1923 II**, 1156.

LINZENMEIER: Münch. med. Wschr. **1923 II**. — LIPPMANN-WULF: Dermat. Wschr. **1921**, 905. — LOEB: Salvarsantod und Grippe. Arch. f. Dermat. **138** (1922). — LÖWENBERG, NAUENBERG u. NOAK: Klin. Wschr. **1927 I**, 445.

MACKENZIE: Brit. med. J. **1921**, Nr 3179, 945. — MARCHAND: Über Ausgang der akuten Leberatrophie in multiple knotige Cirrhose. Beitr. path. Anat. **17** (1895). — MEYROWSKI: Dtsch. med. Wschr. **1920 I**, 299, 447. — MICHAEL: (1) Der Ikterus syphiliticus praecox. Arch. f. Dermat. **120** (1914). — (2) Zur Klinik der akuten gelben Leberatrophie. Med. Klin. **1915 I**, 809. — (3) Ein Fall von akuter gelber Leberatrophie. Dermat. Z. **24**, 410 (1917).

NEUGEBAUER: Zur Pathogenese des catarrhalischen Ikterus. Wien. klin. Wschr. **1912 I**.

NOAH: Z. klin. Med. **104**, 150 (1926). — NOBL: Ref. Arch. f. Dermat. **119**, 18 (1914).

QUINCKE: (1) Krankheiten der Leber. NOTHNAGELs Handbuch, Bd. 18. Wien 1899. — (2) Lebersyphilis. XII. Kongreß inn. Med. 1893 u. Dtsch. Arch. klin. Med. **77**.

ROSENTHAL: (1) Die Pathogenese der verschiedenen Formen des Ikterus beim Menschen. Erg. Chir. **17** (1924). — (2) Über den sog. Salvarsanikterus. Ther. Gegenw. **12** (1926). — RUGE: 10 Jahre Gelbsucht in der Marine (Statistik, Zusammenhänge mit Syphilis und Salvarsan, Klinik, Epidemiologie). Erg. inn. Med. **41** (1931).

SAMBERGER: (1) Zur Pathogenese der syphilitischen Anämie und des syphilitischen Ikterus. Arch. f. Dermat. **67** (1903). — (2) Fol. haemat. (Lpz.) **1904**. — SENATOR: Über Ikterus und akute Leberatrophie bei Syphilis. XII. Kongreß inn. Med. 1893. — STOCKENIUS: Durch Betriebsunfall verschlimmerte Leberatrophie. Med. Klin. **1926 I**, 179. — STRAUSS: (1) Leberatrophie und Lebercirrhose. Dtsch. med. Wschr. **1920 I**. — (2) Leberatrophie mit Ascites. Berl. klin. Wschr. **1920 I**, 583. — STROEBE: Zur Klinik und Stoffwechselpathologie der latenten Hepatopathien. Z. klin. Med. **119** (1932). — STÜMPKE: Med. Klin. **1922 I**, 295. —

TACHAU: (1) Leberfunktionsuntersuchungen. Dermat. Z. **32**, 305 (1921). — (2) Zur Kritik des Salvarsanikterus. Dtsch. med. Wschr. **1921 I**, 677. — (3) Salvarsannebenwirkungen. Slg. Abh. Dermat. N. F. **1923**, H. 2.

UMBER: (1) Akute gelbe Leberatrophie durch Salvarsan geheilt. Münch. med. Wschr. **1911 II**, 2499. — (2) Geheilte subacute Leberatrophie. Med. Klin. **1926**, 1091.

WÖRNER u. REISS: Dtsch. med. Wschr. **1914**, 907.

b) Lebererkrankungen im Spätstadium der Syphilis.

BÄUMLER: Über das Verhalten der Körperwärme. Dtsch. Arch. klin. Med. **9** (1871/72). — BAUER, R.: Lues und innere Medizin. Leipzig u. Wien: Franz Deuticke 1910. — BIBERSTEIN u. SCHOLZ-SADEBECK: Prüfung der Leberfunktion bei Lues mit der S. M. ROSENTHALschen Methode. Arch. f. Dermat. **153**, 753 (1927). — BLATT: Vergleichende Leberfunktionsprüfung bei Syphilis. Dermat. Wschr. **1928 I**, 360. — BRUGSCH: (1) Erkrankungen der Leber. KRAUS-BRUGSCH' Spezielle Pathologie innerer Krankheiten, Bd. 6. 1923. — (2) Med. Klin. **1905 I**.

FREY, W.: Zur Diagnostik von Leberkrankheiten. Z. klin. Med. **72**, 383 (1911).

GERHARDT, C.: Berl. klin. Wschr. **1900**, **1046**. — GRUBER: (1) Zur Frage der toxischen Leberdystrophie. Münch. med. Wschr. **1922 II**, 1207. — (2) Die pathologische Anatomie der Lebersyphilis. Arch. f. Dermat. **143** (1923).

HERXHEIMER u. GERLACH: Über Leberatrophie und ihr Verhältnis zur Syphilis und Salvarsan. Beitr. path. Anat. **68** (1921). — HUBERT: Syphilis der Leber. MEIROWSKY-PINKUS: Die Syphilis. Berlin 1923.

KLEMPERER, G.: Fieber und Schüttelfröste mit Leberschwellung (ulcerierte Lebergummata?) geheilt durch Hg. Ther. Gegenw. **1903**, 41.

LÖWENBERG, NAUENBERG u. NOACK: Vergleichende Leberfunktionsprüfungen. Klin. Wschr. **1927 I**, 445.

NOAH: Beitrag zur Leberfunktionsprüfung mittels KH, besonders Galaktose und ihrer Einwirkung auf den Blutzuckerspiegel. Z. klin. Med. **104**, 150 (1926).

O'LEARY, PAUL, GREENS and ROWNTREE: Die verschiedenen Typen der Lebersyphilis und ihre Beziehung zu den Leberfunktionsprüfungen. Arch. int. Med. **44**, 155—193 (1929). Ref. Kongreßzbl. inn. Med. **55**, 427.

RIEDEL: Über fieberhaft verlaufende Lues der Gallenblase, der Gallengänge sowie der Leber. Mitt. Grenzgeb. Med. u. Chir. **14** (1905).

SCHLESINGER: (1) Geheilte gelbe Leberatrophie. Med. Klin. **1926 II**, 1245. — (2) Klinik der Lebersyphilis und des Salvarsanikterus. Wien. med. Wschr. **1925 II**, 1804. — (3) Zur Lehre von der Lebersyphilis der Erwachsenen. Dermat. Wschr. **1926 I**, 674. — SCHRUMPF: Die Häufigkeit der Syphilis in der inneren Medizin. Dtsch. med. Wschr. **1918 I**, 766.

WÖRNER u. REISS: Alimentäre Glucosurie und Laevulosurie. Dtsch. med. Wschr. **1914**, 907.

c) Lues congenita tarda hepatis.

ANTIC: Syphilis hepatis tarda. Arch. Verdgskrkh. **45**, 103 (1929).

BITTORF: Klinik der Lebersyphilis. Handbuch der Haut- und Geschlechtskrankheiten, Bd. 16, Teil 2. Berlin: Julius Springer. 1931.

DERRA: Aminosäure-Ausscheidung bei Leberkrankheiten, verglichen mit Cholesterin, Milchsäure und anderen Untersuchungen. Z. exper. Med. **57**, 657 (1927).

KAUFMANN: Lehrbuch der pathologischen Anatomie. De Gruyter & Co. 1931/32. — KLEWITZ u. LEPEHNE: Über Syphilis hereditaria tarda hepatis. Dtsch. med. Wschr. **1920 I**, 172.

LEPEHNE: Lebersyphilis. Münch. med. Wschr. **1929 II**, 1650.

NASSAU: Die angeborene Syphilis. Erg. inn. Med. **44** (1932).

PETERSEN: Tertiäre Lebersyphilis im Kindesalter und ihre Beziehung zur Lebercirrhose. Frankf. Z. Path. **43** (1932).

REICHMANN: Zur Ätiologie, Anatomie und Diagnose der akuten Leberatrophie. Münch. med. Wschr. **1908**, 959.

SCHNEIDER, PAUL: Disseminierte Lebernekrosen bei Kindern. Virchows Arch. **219** (1915).

ZUMBUSCH: Prognose der kongenitalen Syphilis. Handbuch der Haut- und Geschlechtskrankheiten, Bd. XIX. Berlin 1927.

d) Leber, Lues, Salvarsan.

Zusammenfassende Arbeiten:

FULDER: Zbl. Hautkrkh. **49**, 385.

HARTUNG: Klin. Wschr. **1936 II**, 1173.

KERL: Handbuch der Haut- und Geschlechtskrankheiten, Bd. 18. Berlin 1928.

RUGE: (1) Gelbsucht in ihrer ätiologischen Bedeutung. Klin. Wschr. **1925 II**, 1166. — (2) Ein Beitrag zur Gelbsuchtsfrage. Arch. f. Dermat. **149** (1925). — (3) Ein Beitrag zur Gelbsuchtsfrage. Z. klin. Med. **101** (1925.) — (4) Einige Beobachtungen über das Auftreten von Gelbsucht. (1642 Fälle in der Marine.) Z. klin. Med. **103** (1926). — (5) Die akute gelbe Leberatrophie und ihre Beziehung zu Syphilis und Salvarsan. Arch. f. Dermat. **153** (1927). — (6) 10 Jahre Gelbsucht in der Marine. Erg. inn. Med. **41** (1931).

Einzelarbeiten:

ARNDT: Med. Klin. **1922 I**, 231.

BIRNBAUM: Arch. f. Dermat. **145**; **148** (1924). — BRANDENBURG: Med. Klin. **1921 I**. — BRAUER: Dermat. Z. **19** (1912). — BUSCHKE u. LANGER: (1) Dtsch. med. Wschr. **1922 II**, 1168. — (2) Arch. Verdgskrkh. **37** (1926).

ENGEL-REIMERS: Über die visceralen Erkrankungen in der Frühperiode der Syphilis. Mschr. Dermat. **15**, 477 (1892).

FRIEDMANN: Dermat. Z. **1918**, Nr 26. — FUSS u. WELTMANN: Arch. f. Dermat. **140**, 247 (1922).

GOLAY: Arch. f. Dermat. **137** (1921). — GOTTRON: (1) Zbl. Hautkrkh. **2**, 157 (1921). — (2) Dermat. Z. **35**, 303; **36**, 225 (1922). — GUTMANN: Dermat. Z. **39** (1922).

HEINRICHSDORFF: Virchows Arch. **240** (1923). — HERXHEIMER: Berl. klin. Wschr. **1920 I**, 369.

JENSEN: Dermat. Wschr. **1919 I**, 505.

KARTAMISCHEW: Arch. f. Dermat. **147** (1924).

LANGER: Fixe Quecksilberdermatitis. Med. Klin. **1922 II**, 1390. — LEWIN: Arch. f. Dermat. **159** (1929).

MILIAN: (1) Paris méd. **11** (1921). — (2) Rev. franç. Dermat. **1** (1925); **4** (1928); **5** (1929).

PULVERMACHER: Dermat. Z. **1917**, 648; **1919**, 577.

RAHM: Würzburg. Abh. **27**, H. 11 (1932). — REHDER u. BECKMANN: Z. klin. Med. **84**, 234 (1917).

SAGER: Ref. Kongreßzbl. inn. Med. **88**, 135. — SATKE: Z. klin. Med. **114** (1930); **121** (1932). — STÜMPKE: Med. Klin. **1922 I**, 295. — STÜMPKE u. BRÜCKMANN: Berl. klin. Wschr. **1912 I**, 303.

TZANCK u. CACHIN: Presse méd. **1935**, 1345.

WILE and SAMS: Amer. J. med. Sci. **187**, 297. — WÖRNER: Die praktische Bedeutung der Galaktoseprobe. Med. Klin. **1919 II**, 1142.

ZIELER: Münch. med. Wschr. **1922 I**, 530; **1926 I**, 135. — ZIMMERN: Dermat. Z. **1919**, 138.

e) Therapie der Leberlues.

BITTORF: Klinik der Lebersyphilis. Handbuch der Haut- und Geschlechtskrankheiten, Bd. 16, Teil 2. Berlin: Julius Springer 1931.

FULST u. FELLNER: Behandlung von Salvarsannebenwirkungen mit Hepatrat. Dtsch. med. Wschr. **1933 II**, 1853.

UMBER: (1) Acute und subacute Leberatrophie. Klin. Wschr. **1922 II**. — (2) Umfrage über Salvarsan. Med. Klin. **1910**.

Tuberkulose der Leber.

BAUER u. SPIEGEL: Dtsch. Arch. klin. Med. **129** (1919). — BERGER, RIML u. HAUSBRANDT: Z. klin. Med. **129**, 637 (1936).

DRABKINA: (1) Beitr. Klin. Tbk. **87** (1935). — (2) Der Kohlehydratstoffwechsel bei Tuberkulösen. Beitr. Klin. Tbk. **85** (1934).

FRANK: Erg. inn. Med. **21** (1922).

GRUBER: HENKE-LUBARSCH's Handbuch der speziellen pathologischen Anatomie und Histologie, Bd. 5/I. 1930. — GUILLERY: Virchows Arch. **281** (1931); **286**, 604 (1932).

HÄSSELBARTH: Z. klin. Med. **124**, 525 (1933). — HECHT u. BONEM: Beitr. Klin. Tbk. **65** (1926/27).

ISAAC: Frankf. Z. Path. **2** (1908).

JAGIC: Wien. klin. Wschr. **1907 I**, 849.

KIRSCH: Virchows Arch. **219** (1918). — KRAUSE: Berl. klin. Wschr. **1912 I**, 667.

LANDAU: Beitr. Klin. Tbk. **61** (1925). — LEURET et AUBURTIN: Revue de la Tbc. **3**, No 5 (1922).

METTENHEIM: Med. Klin. **1934**, 1020. — MOLNAR: Leberfunktion bei Lungentuberkulose. Z. Tbk. **46**, 561 (1937).

RABUCHIN: Beitr. Klin. Tbk. **74** (1930).

SCHÜRMANN: Verh. dtsch. path. Ges. **1931**. — SERIO: Tubercolosi **21** (1929).

WARNECKE: Z. Tbk. **54** (1929); **56** (1930); **62** (1931). — WEGERLE: Frankf. Z. Path. **15** (1914). — WIRTA: Über das Vorkommen von Cholesterin und lipoidlöslichem Phosphor im Blut bei verschiedenen Tuberkuloseformen. Ref. Kongreßzbl. inn. Med. **77**, 658.

Lymphogranulomatose der Leber.

BIBUS: Med. Klin. **1936 II**, 1561.

CORONINI: Lymphogranulom. Beitr. path. Anat. **80** (1928).

GRUBER: Lymphogranulomatose. HENKE-LUBARSCH's Handbuch der speziellen pathologischen Anatomie und Histologie, Bd. 5, S. 604—611. 1929.

HERSCHER: HODGKINsche Erkrankung des Knochenmarkes und der Leber ohne nachweisbare Vergrößerung der Leber. Amer. J. Roentgenol. **35** (1936).

KRETZ: Fol. haemat. (Lpz.) **41** (1930).

PFENNIGWERTH: Frankf. Z. Path. **44** (1932).

RÖSSLE: Lymphogranulomatose. HENKE-LUBARSCH's Handbuch der speziellen pathologischen Anatomie und Histologie, Bd. 5, S. 471. 1929.

STERNBERG: Erg. Path. **30** (1936). — STRAUBE: Fol. haemat. (Lpz.) **44** (1931).

Lebercirrhose.

ABRAMI: Die großen Syndrome der Lebercirrhose. Ref. Kongreßzbl. inn. Med. **66**, 503. — ACKERMANN: Histogenese und Histologie der Lebercirrhose. Virchows Arch. **115** (1889). — ADLERSBERG u. FRIEDMANN: Veränderungen im Kohlehydratstoffwechsel bei Erkrankungen des Mittel-Zwischenhirnes. Z. exper. Med. **93** (1934). — ALBOT: Hepatites et Cirrhoses. Paris 1936. — ANDRIANOFF: Experimentelle Lebercirrhose, hervorgerufen durch kupferreiche Nahrung. Schweiz. med. Wschr. **1930 I**, 421. — ANSCHÜTZ: Dtsch. Arch. klin. Med. **62** (1899). — ASZKANAZY: (1) Konkremente nur mikroskopischer Art in der Galle bei Lebercirrhose. Rev. méd. Suisse rom. **35**, Nr. 10, 15, 16, 20 (1915). — (2) Bericht über II. Konferenz der internationalen Gesellschaft für geographische Pathologie. Utrecht 1934. — (3) Mikrolithen und Pigmentkalksteine. Verh. dtsch. path. Ges. **1929**, 87.

BARRELET: Les glandes à sécretion interne dans les cirrhoses hépatiques. Ann. d'Anat. path. **9**, Nr. 4 (1932). — BERGH, V. D. u. KAMERLING: Lebercirrhose mit hämolytischer Anämie und Hämatinämie. Ref. Kongreßzbl. inn. Med. **78**, 309. — BERGONZI: Virchows Arch. **293** (1934). — BISCHOFF u. BRÜLL: Z. Kinderheilk. **44** (1926). — BLEICHRÖDER: Virchows Arch. **177** (1904). — BLUMENAU: Arch. Verdgskrkh. **27** (1920). — BOENHEIM: Z. Neur. **60** (1920). — BOGAERT u. SCHERER: Familiäre Hämangiomatose Rendu-Osler und Lebercirrhose. Ann. Méd. **38** (1935). — BOGAERT et WILLCOX: Anatomisch-klinische Untersuchungen über die hepatolenticuläre Degeneration. (Portale Form der WILSONschen Krankheit.) Revue neur. **66** (1936). Ref. Kongreßzbl. inn. Med. **90**, 271. — BONNE, KOUWENAAR, MÜLLER u. VOSS: Lebercirrhose in Niederländisch-Indien. Geneesk. Tijdschr. Nederl.-Indië **7** (1931). — BONORINO u. Mitarb.: Lebercirrhose mit Cholesterinascites. Rev. sud-amer. Méd. **1**, 681. — BORK: Zur Lehre von der allgemeinen Hämochromatose. Virchows Arch. **269** (1928). — BRANDBERG: Untersuchungen über splenomegale Lebercirrhosen, sog. thrombophlebitische Milztumoren und chronisch infektiöse Milzvergrößerung.

Acta chir. scand. (Stockh.) **77**, Suppl.-Nr. 40. Kongreßzbl. inn. Med. **86** (1935). — BRUGSCH: Klin. Wschr. **1931 II**, 2237. — BRUGSCH u. GROSS: Mitt. Grenzgeb. Med. u. Chir. **43**, 64 (1932). — BRUNNER: Schweiz. med. Wschr. **1920 I**, Nr. 25. — BÜRGER u. WINTERSEEL: Über Störungen der Fett- und Cholesterinresorption und das Schicksal des Cholesterins im Darmkanal bei Kranken mit Lebercirrhose. Z. exper. Med. **66**, 463.

CHABROL, COTTET u. HAMBURGER: Ref. Kongreßzbl. inn. Med. **67**, 359. — CHAPMAN, SNELL u. ROWNTREE: Ref. Kongreßzbl. inn. Med. **63**, 712. — CHVOSTEK: Wien. klin. Wschr. **1922 I**. — COSTA: Pathologische Anatomie und Bedeutung der WILSONschen Krankheit im Rahmen der Lebercirrhose. Sperimentale **89** (1935). Ref. Kongreßzbl. inn. Med. **85**, 301. — CURSCHMANN: Gehirn und Leberkrankheiten. Med. Klin. **1934 I**, 458. — CZERNECKI: Beitrag zur Splenektomie bei Lebercirrhose. Dtsch. Arch. klin. Med. **173** (1932).

D'ANTONA u. CORBINI: (1) Kohlehydratstoffwechsel bei neurohypophysären Erkrankungen und postencephalitischem Parkinsonismus. Med. Klin. **1931 II**, 1177. — (2) Über den Kohlehydratstoffwechsel bei postencephalitischem Parkinsonismus. Arch. Sci. med. **55** (1931). Ref. Kongreßzbl. inn. Med. **66**, 159. — DEBUCH: Mitt. Grenzgeb. Med. u. Chir. **43**, 566 (1934). — DÖHNERT u. TISCHENDORF: Blutzellbild im Oberschenkel bei Lebercirrhose. Fol. haemat. (Lpz.) **58** (1937). — DÜRR: Beitr. path. Anat. **72** (1924).

EPPINGER: (1) Gallenkapillaren und Pathogenese des Ikterus. Beitr. path. Anat. **38** (1926). — (2) Zur Klinik der Lebercirrhose. Verh. Ges. Verdgskrkh. **1926**. — EPPINGER u. ARNSTEIN: Z. klin. Med. **74** (1912).

FAHR: Virchows Arch. **205** (1911). — FELLINGER u. KLIMA: (1) Untersuchungen über Anämien bei Lebercirrhose. Wien. klin. Wschr. **1933 II**, 1191. — (2) Lebercirrhose und Anämie. Z. klin. Med. **126**, 547 (1934). — FIESSINGER, NOËL, et ALBOT: Sur le développement et le groupement des cirrhoses. Ann. d'Anat. path. **6**, 895 (1929). Ref. Kongreßzbl. inn. Med. **56**, 490. — FIESSINGER, NOËL, u. GAJDOS: Leberfunktionsprüfungen bei fortgeschrittener Lebercirrhose. Münch. med. Wschr. **1937 II**, 1978. — FINDLAY: Brit. J. exper. Path. **5** (1924). — FISCHLER: Über Frühdiagnosen der Lebererkrankungen. Dtsch. med. Wschr. **1934 II**, 1167. — FLECKSEDER: Mitt. Ges. inn. Med. **9**, 196, Beil. 18 (1910). — FLEISCHER u. GERLACH: Klin. Wschr. **1934 I**, 255. — FRERICHS: Leberkrankheiten, 1861. — FRISCH: Wien. Arch. inn. Med. **1922**. — FULD: Über diagnostische Verwertbarkeit von Ammoniakbestimmungen im Blut. Klin. Wschr. **1933 II**, 1364.

GAMMA: Veränderungen der roten Blutkörperchen bei Lebererkrankungen. Klin. Wschr. **1933 I**, 348. — GARDBERG, MANUEL: Hepato-lenticuläre Degeneration. J. amer. med. Assoc. **100** (1933). — GERLACH: (1) Alkohol, Kupfer, Lebercirrhose. Schweiz. med. Wschr. **1935 I**, 194. — (2) Untersuchungen über den Kupfergehalt menschlicher Organe. Virchows Arch. **294** (1935). — (3) Über den Kupfergehalt menschlicher Organe in besonderen Fällen. Virchows Arch **295** (1935). — GERLACH u. ROHRSCHNEIDER: Besteht das Pigment des KAYSER-FLEISCHERschen Hornhautringes aus Silber? Klin. Wschr. **1934 I**, 48. — GOTTSTEIN, W.: Zit. bei UMBER (s. zusammenfassende Arb.). — GROSGURIN: Gleichzeitiges Auftreten einer gemischt alkoholisch-syphilitischen Lebercirrhose bei einem Ehepaar. Rev. méd. Suisse rom. **57** (1937). Ref. Kongreßzbl. inn. Med. **92**, 182. — GUYE: Pigmentcirrhose. Helvet. med. Acta **4** (1937). — GYE and PURDY: The poisons properties of colloidal silica. Brit. J. exper. Path. **5**, 238 (1924).

HALBERTSMA: Beitrag zur Klinik der Lebercirrhose beim Kinde. (Familiärer Fall.) Z. Kinderheilk. **53** (1932). — HALL: La dégénérescence hépatolenticulaire. Maladie de WILSON-Pseudosclerose. Paris: Masson & Cie. 1921. — HALL and MACKAY: (1) Bewirkt Kupfervergiftung Pigmentablagerung und Cirrhose der Leber. Proc. Soc. exper. Biol. a. Med. **28** (1930). Ref. Kongreßzbl. inn. Med. **62**, 317. — (2) Verursacht Kupfervergiftung Pigmentation und Cirrhose der Leber? Amer. J. Path. **7** (1931). — HALL and RUTT: Arch. of Path. **1928**, 6. — HAUG: Beitrag zur Frage der Leberfunktionsstörungen bei striären Erkrankungen. Mschr. Psychiatr. **89**, 320 (1934). — HAUROWITZ: Über eine Anomalie des Kupferstoffwechsels. Hoppe-Seylers Z. **190**, 72 (1930). — HELLER: Über Hautveränderungen beim Diabète broncé. Dtsch. med. Wschr. **1907 II**, 1216. — HERKEL: Über Bedeutung des Kupfers (Zinks und Mangans) in der Biologie und Pathologie. Beitr. path. Anat. **85** (1930). — HESS: (1) Über Ikterus bei atrophischer Lebercirrhose. Klin. Wschr. **1934 II**, 1238. — (2) Zur Diagnose der Cirrhosis carcinomatosa. Wien. klin. Wschr. **1934 II**, 1129. — HESS u. GOLDSTEIN: Leberfunktion im chronischen Stadium der Encephalitis epidemica. (Bemerkungen zu JOÓ.) Med. Klin. **1931 II**, 1461. — HESS u. ZURHELLE: Über Hämochromatose. Z. klin. Med. **57** (1905). — HIJMAN: Kupfergehalt bei Lebercirrhose. Acta néerl. Physiol. **2** (1932). Ref. Kongreßzbl. inn. Med. **68**, 63. — HINSBERG u. GOCKEL: Mikrocolorimetrische Kupferbestimmung in menschlichen Lebern mit Kryogenin. Biochem. Z. **289** (1936). — HOESCH u. SIEVERT: Leberinsuffizienz und Aminosäurenstoffwechsel. Klin. Wschr. **1933 II**, 1357. — HOPPE-SEYLER: (1) Über Zusammensetzung der Leber, besonders ihren Eiweißgehalt in Krankheiten. Hoppe-Seylers Z. **116** (1921). — (2) Hoppe-Seylers Z. **116**, 72 (1921). — HORSTERS: Bedeutung der Lebercirrhosen. Med. Klin. **1936 II**, 1689.

IVERSEN: (1) Untersuchungen über die Ascitespathogenese. Klin. Wschr. **1928 II**, 2001. — (2) Über Ascitespathogenese. Klin. Wschr. **1929 I**, 168. — JAGIC: (1) Klinik der Lebercirrhosen. Wien. klin. Wschr. **1909 II**. — (2) Klinische Beiträge zur Ätiologie und Pathogenese der Lebercirrhose. Wien. klin. Wschr. **1906 II**. — Joó: Untersuchungen der Leberfunktion im chronischen Stadium der Encephalitis epidemica. Med. Klin. **1931 I**.

KALK: Z. ärztl. Fortbildg **1930**, 620. — KEHRER: (1) Arch. f. Psychiatr. **91** (1930). — (2) Z. Neur. **129** (1930). — KLEINMANN: Zit. bei GERLACH. — KLIENEBERGER: Abdominaltyphus und Lebercirrhose. Zbl. inn. Med. **1923**, 129. — KRETZ: (1) Referat über Lebercirrhose. Verh. dtsch. path. Ges. **1904** (**1905/06**). — (2) Pathologie der Leber. Erg. Path. **8**, 2 (**1902** u. **1904**). — KÜHL: Untersuchungen über den Blutumsatz an einem Fall von allgemeiner Hämochromatose (Bronzediabetes). Dtsch. Arch. klin. Med. **144**, 331 (1924). — KUISPERS: Over Haemochromatosis and hepato-cerebrale degeneratic. Ref. Z. Neur. **128** (1932).

LABBÉ, BOULIN et PETRESCO: (1) Histologische Studie eines Falles von Pigmentcirrhose mit Diabetes und Infantilismus. Bull. Soc. méd. Hôp. Paris, III. s., **48** (1932). — (2) Bronzediabetes. Ann. Méd. **37**, 5—39 (1935). Ref. Kongreßzbl. inn. Med. **80**, 130. — LABBÉ, FABRYKANT et ZAMFIR: Blutphosphor. Arch. des Mal. Appar. digest. **22** (1932). Ref. Kongreßzbl. inn. Med. **66**, 416. — LA MANNA: (1) Zur Pathogenese der Cholangitiden. Virchows Arch. **298** (1936). — (2) Über die sog. Cholangitis lenta. Virchows Arch. **298** (1936). — (3) Beitrag zur Kenntnis der Beziehungen zwischen Hepatose und Gelbsucht. Virchows Arch. **300** (1937). — LANGEN: (1) Hepatitis und Cirrhose. Nederl. Tijdschr. Geneesk. **1935**, 1548. Ref. Kongreßzbl. inn. Med. **80**, 482. — (2) Leberacholie als akute Erscheinung. Ref. Kongreßzbl. inn. Med. **60**, 740. — LEHOCZKY, v.: Beiträge zur Pathogenese der WILSON-Pseudosklerose. Gruppe auf Grund von 2 Fällen. Arch. f. Psychiatr. **102** (1934). — LETULLE u. BERGERON: Zit. nach ANTIC. Arch. Verdgskrkh. **45** (1929). — LICKINT: Lebercirrhose und Tabak. Klin. Wschr. **1935 I**, 270. — LOEVY, HANSI: Über Zusammenhänge zwischen Striatum und Leber. Nervenarzt **4**, 653 (1931). — LUBARSCH: (1) Verh. path. Ges. **18** (1921); **20** (1925). — (2) Virchows Arch. **239** (1922). — LÜTHY: Über die hepato-lenticuläre Degeneration (WILSON-WESTPHAL-STRÜMPELL). Dtsch. Z. Nervenheilk. **127** (1931).

MALLORY: (1) Amer. J. med. Res. **42**, 461 (1921/22); **44**, 107 (1923/24). — (2) Amer. J. Path. **1**, 110 (1925). — MALLORY and PARKER jr.: (1) Mikrochemischer Nachweis von Kupfer bei Pigmentcirrhose. Amer. J. Path. **7** (1931). — (2) Experimentelle Kupfervergiftung. Amer. J. Path. **7** (1931). — MANCKE: Neuritis bei Pigmentcirrhose. Dtsch. Z. Nervenheilk. **125**, 279 (1932). — MANDEL u. MARCUS: Zur Behandlung von Varicenblutung bei Lebercirrhose durch Splenektomie. Z. klin. Med. **128** (1935). — MARKOFF: Leberschädigung bei BANGscher Krankheit. Zbl. inn. Med. **1937**, 993. — MASSINA: Blutbild bei Lebercirrhose mit besonderer Berücksichtigung der Monocytengranulation. Fol. haemat. (Lpz.) **46** (1932).— MAY, ALBOT et DEBRAY: Anatomisch-klinischer Bericht eines Falles von HANOTscher Krankheit. Presse méd. **1935**, 545. Ref. Kongreßzbl. inn. Med. **80**, 565. — MEYENBURG u. ROBERT: Über Lebercirrhose, insbesondere über ihre Häufigkeit und Ätiologie. Schweiz. med. Wschr. **1932**, Nr. 23. — MJASSNIKOW: (1) Funktionsstörungen der Leber bei chronischer Hepatitis (Lebercirrhose). Wien. Arch. inn. Med. **26** (1934). — (2) Über akute Hepatitis und Übergang in chronische (Cirrhose). Klin. Wschr. **1931 I**, 836. — MOON: Experimentelle Lebercirrhose und ihre Beziehungen zur Ätiologie der menschlichen Cirrhose. Klin. Wschr. **1934 II**, 1489, 1521. — MORAWITZ u. MANKE: Frühdiagnose der Lebercirrhose. Klin. Wschr. **1932 I**, 623.

NAUNYN: Lebercirrhosereferat. Verh. dtsch. path. Ges. **1904**, 59. — NEUSSER, v.: Lebercirrhose und Konstitution. Kongreß. f. inn. Med. **99** (1906). — NONNENBRUCH: Über intraabdominale Salyrgantherapie. Ther. Gegenw. **73**, 105 (1932).

OPITZ: Beitrag zur familiären Lebercirrhose. Jb. Kinderheilk. **144** (1935). — ORTH: Lehrbuch der speziellen Anatomie. Berlin 1887. — OSLER: Biliary cirrhosis of family type. Bull. Hopkins Hosp. **16** (1905). — OUTEIRINO, ELEIZEGUI et JASO: Leberfunktion und Kohlehydratstoffwechsel bei postencephalitischem Parkinsonismus. Ann. Méd. **39** (1931). Ref. Kongreßzbl. inn. Med. **65**, 614.

PAGLIANO: (1) Cirrhose de Hanot chez un enfant, infantilisme consécutif. Marseille méd. **51**, 156—161, 165 (1912). — (2) Ann. Méd. et Chir. Paris **16**, 205—209 (1921). — PAULA: Gynaekomastie und Lebercirrhose. Dtsch. Arch. klin. Med. **169**, 83 (1930). — POGGENPOHL: (1) Enterogene Entstehung der Lebercirrhose. Berl. klin. Wschr. **1909**. — (2) Zur Frage der Veränderungen des Pankreas bei Lebercirrhose. Virchows Arch. **196** (1909). — POLLAK: Jb. Psychiatr. **47** (1930).

RAADT, DE: Über die Ätiologie der Lebercirrhose. Z. klin. Med. **112** (1930). — RABL: Die Architektur der kleinknotigen Lebercirrhose. Virchows Arch. **294**, 603 (1935). — RAO: Beziehungen des Mangans zu Leberveränderungen. Beitr. path. Anat. **87** (1931). — RAUH: Progressive Lenticulardegeneration WILSONS, kindliche Fälle. Arch. Kinderheilk. **95** (1931). — RECKLINGHAUSEN, v.: Hämochromatose. Verslg Naturforsch. Heidelberg 1889. — REICHE, E.: Über akute Lebercirrhose. Dtsch. Arch. klin. Med. **151** (1926). —

Rock et Wohlers: Statistische Angaben über 431 Fälle von Cirrhose. Presse méd. **1931**, 1341. Ref. Kongreßzbl. inn. Med. **64**, 377. — Rósa: Ein genesener Fall von extrapyramidalem Symptomenkomplex mit vorangehender Lebererkrankung. Wien. klin. Wschr. **1934 I**, 558. — Rössle: (1) Classification des cirrhoses hépatiques. Ann. d'Anat. path. **6**, 875, 931 (1929). Ref. Kongreßzbl. inn. Med. **56**, 491. — (2) Veränderungen der Blutkapillaren der Leber und ihre Bedeutung für die Histogenese der Lebercirrhose. Virchows Arch. **188**, 484 (1907). — (3) Diskussionsbemerkung, s. Med. Klin. **1931 II**, 1732. — Rosenfeld: Über familiären Ikterus. Dtsch. med. Wschr. **1909 I**, 614. — Rumpel: Über das Wesen und die Bedeutung der Leberveränderungen und Pigmentierungen bei den damit verbundenen Fällen von Pseudosklerose (Westphal-Strümpell). Dtsch. Z. Nervenheilk. **49** (1913).

Scaffidi: Blutkreislauf der Leber bei der Morgagni-Laenneсschen Cirrhose. Clin. med. ital., N. s. **65** (1934). Ref. Kongreßzbl. inn. Med. **78**, 349. — Schaeffer: Leber und Nervensystem. Rev. méd.-chir. Mal. Foie etc. **10** (1935). Ref. Kongreßzbl. inn. Med. **84**, 160. — Scherer: Zur Frage der Beziehungen zwischen Leber und Gehirnveränderungen. Virchows Arch. **288** (1933). — Schindel: Chronische Kupfervergiftung und Kupffersche Sternzellen. Beitr. path. Anat. **87** (1931). — Schmincke: (1) Leberbefunde bei Wilsonscher Krankheit. Z. Neur. **57** (1920). — (2) Leberkrankheiten des Kindes. Brüning-Schwalbes Handbuch der Pathologie des Kindesalters, Bd. II. 1924. — Schönheimer u. Herkel: Über die Bedeutung des Kupfers für die Lebercirrhose. Klin. Wschr. **1930 II**, 1449. — Schott: Zur Kenntnis der Pseudosklerose Westphal-Wilson. Dtsch. Arch. klin. Med. **178**, 83 (1935). — Schumacher: Ursächliche Faktoren bei der Entstehung der Laennecschen Lebercirrhose mit besonderer Berücksichtigung der Lues. Ref. Kongreßzbl. inn. Med. **93**, 618. — Seitz, C.: Lebercirrhose bei Kindern. Handbuch der Kinderheilk., 3. Aufl., Bd. 3. 1924. — Siedhoff: Z. klin. Med. **118** (1931). — Simmonds: Virchows Arch. **207**, 360 (1912). — Sivo, Egedy u. Erdös: Alkohol und Lebercirrhose. Z. exper. Med. **84**, 459 (1932). — Sjövall u. Wallgren: Betrachtungen über die Degeneratio hepato-lenticularis und ihre Pathogenese. Acta psychiatr. (Københ.) **9** (1934). Ref. Kongreßzbl. inn. Med. **80**, 49. — Snell: Klinische Gesichtspunkte über portale Cirrhose. Ann. int. Med. **5** (1931). Ref. Kongreßzbl. inn. Med. **64**, 376. — Spielmeyer: Z. Neur. **57**, 312 (1920). — Sternberg: (1) Lebercirrhose. Verh. Ges. Verdgskrkh. Wien **1925**. — (2) Pathologische Anatomie der Lebercirrhose. Wien. med. Wschr. **1922 II**. — Sträter: Beiträge zur Lehre von der Hämochromatose. Virchows Arch. **218**.

Uhlhorn: Über Polycythämie bei Lebercirrhose. Klin. Wschr. **1932 II**, 2037. — Ungeheuer: Ein Fall von Bronzediabetes mit besonderer Berücksichtigung des Pigmentes. Virchows Arch. **216** (1914).

Veil: Welche Stellung muß der Bantischen Krankheit in der modernen klinischen Medizin zugewiesen werden. Dtsch. med. Wschr. **1932 I**, 580, 615. — Villaret, Justin-Besançon et Roger Even: (1) Pigmentcirrhose. Presse méd. **1932**, 672. Ref. Kongreßzbl. inn. Med. **66**, 718. — (2) Hämolyse bei Pigmentcirrhosen. Bull. Soc. méd. Hôp. Paris, III. s., **48** (1932). Ref. Kongreßzbl. inn. Med. **67**, 360. — Villaret et Justin-Besançon: Les cirrhoses du foie. Pathologie du foie. Nouveau Traité de Médécine, Tome 16. Paris 1928. — Villaret, Justin-Bezançon, Roger Even et Drilhon: Schwefelgehalt des Blutes bei den Cirrhosen, besonders Pigmentcirrhosen. Bull. Soc. méd. Hôp. Paris , III. s., **48** (1932). Ref. Kongreßzbl. inn. Med. **67**, 360. — Vogt, A.: Graefe-Sämisch' Handbuch der Augenheilkunde, 3. Aufl., S. 25. 1924.

Walther: Leberfunktionsprüfungen bei fortgeschrittener Lebercirrhose. Münch. med. Wschr. **1937 II**, 1978. — Weber, F. Parkes: Angeborene und familiäre Bereitschaft zur Entwicklung von Lebercirrhose. Lancet **1936 I**. Ref. Kongreßzbl. inn. Med. **85**, 376. — Wegelin: (1) Cu-Bestimmung. 1 Fall von Pigmentcirrhose. Verh. dtsch. path. Ges. **1929**, 97. — (2) Schrumpfniere und Alkohol. Schweiz. med. Wschr. **1931 II**, 1181. — Wegner: Über 2 Fälle von familiärer Hämochromatose. Z. klin. Med. **107** (1928). — Weissberger: Wien. klin. Wschr. **1894 II**. — Wendt: Über Störungen der Fettresorption bei Lebercirrhose und anderen Erkrankungen. Klin. Wschr. **1929 II**, 1566. — Werthemann: s. Lüthy. — Wilson: s. Lüthy.

Yenikomshian: Lebercirrhose im Libanon und in Syrien. J. amer. med. Assoc. **103** (1934). Ref. Kongreßzbl. inn. Med. **78**, 309.

Zalka: Untersuchungen über den Kupfergehalt bei Lebercirrhosen. Zbl. Path. **52**, Erg.-H. (1931).

Epidemische ikterische Hepatopathien.

a) Hepatitis epidemica (unbekannte Ursache).

Andersen: Ursache der Hepatitis epidemica. Acta med. scand. (Stockh.) **93** (1937). Ref. Kongreßzbl. inn. Med. **92**, 510. — Arzt: Wien. klin. Wschr. **1917 I**, 123, 189.

Benczur: Dtsch. med. Wschr. **1916 I**, 482. — Bergstrand: Acute und chronische gelbe Leberatrophie. Leipzig 1930. — Beyreis: Münch. med. Wschr. **1922**, 1044. —

BLUMER: (1) Trans. Assoc. amer. Physicians **38** (1923). — (2) J. amer. med. Assoc. **81** (1923). — BRUGSCH u. SCHÜRER: Berl. klin. Wschr. **1919 I**, 601.

DEN HARTOG: Eine Epidemie von Icterus catarrhalis. Ref. Kongreßzbl. inn. Med. **93**, 54.

EHRSTROEM: Acta med. scand. (Stockh.) **65** (1927).

FINDLAY, DUNLOP u. BROWN: Ref. Kongreßzbl. inn. Med. **63**, 216.

HENNIG: Slg klin. Vortr., N. F. **1890**, Nr 8.

ICKERT: Beitr. klin. Inf.krkh. **5** (1917).

LINDSTEDT: (1) Arch. inn. Med. **51** (1919). — (2) Münch. med. Wschr. **1923 I**, 170.

MÜLLER, FRANZ: Dtsch. med. Wschr. **1919 I**, 590.

RUGE: Erg. inn. Med. **41** (1931).

SCHITTENHELM: Münch. med. Wschr. **1921**, 930. — SELANDER: (1) Hepatitis epidemica. Kinderärztl. Prax. 8, 202, 250 (1937). — (2) Blutkörperchen-Senkungsgeschwindigkeit bei epidemischer Hepatitis. Acta med. scand. (Stockh.) **89** (1936). Ref. Kongreßzbl. inn. Med. **87**, 581.

WALLGREN: (1) Acta paediatr. (Stockh.) **9** (Suppl. **2**). — (2) Acta med. scand. (Stockh.), Suppl. **26** (1928). — (3) Med. Welt **1932**, 3. — WEITZ: Klin. Wschr. **1922 II**, 2021.

b) WEILsche Krankheit.

ADAMSKI: WEILsche Krankheit. Klin. Wschr. **1926 II**, 1615. — ALSTON and BROWN: Vorherrschen von WEILscher Krankheit bei bestimmten Berufen. Brit. med. J. **1935**, Nr 3894. Ref. Kongreßzbl. inn. Med. **83**, 14.

BAERMANN: Die kurzfristigen Spirochaetenfieber. Handbuch der pathogenen Mikroorganismen, 3. Aufl., Bd. VII, Teil 1. 1930. — BAERMANN u. SMITS: Diagnose, Klinik, Epidemiologie und Therapie der kurzfristigen WEILschen Erkrankung. Zbl. Bakter. Orig. **108**, 368 (1928). — BAERMANN u. ZUELZER: Die Einheitlichkeit aller tier- und menschenpathogenen Spirochaeten vom Typus der Sp. icterogenes. (1) Klin. Wschr. **1927 I**. — (2) Zbl. Bakter. I Orig. **105**, 345 (1928). — BEITZKE: Weil. Berl. klin. Wschr. **1916 I**, 188. — BUSCH: (1) Über die Ursache des Icterus bei der experimentellen WEILschen Krankheit. Beitr. path. Anat. **96** (1936). — (2) Zur pathologischen Anatomie der WEILschen Krankheit. Münch. med. Wschr. **1917 I**, 512. — Dtsch. med. Wschr. **1917 I**, 175.

DHONT, KLARENBEEK, SCHÜFFNER u. VOET: Die Leptospirosen beim Hund und die Bedeutung der Leptospira canicola. Nederl. Tijdschr. Geneesk. **1934**, 5197. Ref. Kongreßzbl. inn. Med. **80**, 381.

FAHR: Weil und akute Leberatrophie. Zbl. Path. **17**, Beih., 9. — FLECKSEDER: Zum Vorkommen von WEILscher Krankheit in Wien. Wien. Arch. inn. Med. **31** (1937).

GAEHTGENS: (1) Beitrag zur Serodiagnose der WEILschen Krankheit. Klin. Wschr. **1933 I**, 697. — (2) Weitere Beobachtungen über die serologische Diagnose der WEILschen Krankheit. Med. Welt **1934**, 825. — GARNIER u. REILLY: Weil. Zit. nach UHLENHUTH u. FROMME. — GEORGOPOULUS: Azotämie der WEILschen Krankheit und des Schwarzwasserfiebers. Dtsch. Arch. klin. Med. **175**, 60. — GÖBEL: Beiträge zur sog. WEILschen Krankheit. Med. Klin. **1916 I**, 381. — GROSS u. MAGNUS-ALSLEBEN: Zur Kenntnis des fieberhaften Icterus. Münch. med. Wschr. **1917 I**, 89. — GRUBER: Spezielle Infektionsfolgen der Leber. HENKE-LUBARSCH' Handbuch der speziellen pathologischen Anatomie und Histologie, Bd. V. 1930. — GSELL: WEILsche Krankheit in der Schweiz. Helvet. med. Acta **3** (1936).

HART: (1) Berl. klin. Wschr. **1917 I**. — (2) Münch. med. Wschr. **1917 II**, 1598. — HAUCK: Beitrag zur WEILschen Krankheit. Berl. klin. Wschr. **1917**, 909. — HECKER u. OTTO: Weil. (1) Veröff. Mil.san.wes. **1911**, H. 46. — (2) Dtsch. med. Wschr. **1911 I**, 820. — HEGLER: (1) WEILsche Krankheit. Neue dtsch. Klinik, Erg.-Bd. 2. 1934. — (2) Praktikum der wichtigsten Infektionskrankheiten. X. Mitt. Dtsch. med. Wschr. **1934 I**, 475. — (3) Über atypische Fälle von WEILscher Krankheit. Dtsch. Z. Chir. **248**, 190 (1936). — (4) JOCHMANNs Lehrbuch der Infektionskrankheiten. 1924. — HEGLER u. JAKOBSTHAL: Über WEILsche Krankheit. Zbl. inn. Med. **41** (1927). — HENKE: Weil. Kriegspath. Tagg Berlin 1916, S. 11. — HERXHEIMER: Weil. Berl. klin. Wschr. **1916 I**, 494. — HILGERMANN: Zur Kasuistik der WEILschen Krankheit. Dtsch. med. Wschr. **1917 I**, 172. — HOEDEN, VAN DER: Spezifische Antistoffe im Urin bei der WEILschen Krankheit. Nederl. Tijdschr. Geneesk. **1935**, 1943. Ref. Kongreßzbl. inn. Med. **81**, 15. — HÜBENER: Über die WEILsche Krankheit. Erg. inn. Med. **15**, 1 (1917).

INADA u. Mitarb.: Korresp.bl. Schweiz. Ärzte **1916**, Nr 32. — IOOSTEN: Polyneuritis und WEILsche Krankheit. Nederl. Tijdschr. Geneesk. **1936**, 1821. Ref. Kongreßzbl. inn. Med. **87**, 463.

JEGHERS u. Mitarb.: WEILsche Krankheit. Arch. f. Path. **20**, 447 (1935). — JOANNIDES: Sur un cas de spirochétose icterohémorrhagique. Grèce méd. **25**, 38 (1925). Ref. Zbl. Bakter. **77**, 406 (1924).

KANEKO: WEILsche Krankheit. Ricola-Verlag 1922. — KLIENEBERGER (1) Die WEILsche Krankheit. Berl. klin. Wschr. **1918 I**, 25. — (2) Blutmorphologie der WEILschen Krankheit. Dtsch. Arch. klin. Med. **127** (1918). — KOERNER: Über eine Epidemie von WEILscher Krankheit. Dtsch. med. Wschr. **1925 I,** 772. — KRAUSE u. WILKEN: Sporadisches Auftreten der WEILschen Krankheit. Klin. Wschr. **1934 I,** 132.

LAINER: Zum Vorkommen der WEILschen Krankheit in Wien. Med. Klin. **1936 I,** 53. — LEPEHNE: (1) WEILsche Krankheit. Beitr. path. Anat. **64,** 55 (1917). — (2) Med. Klin. **1918 I.** (3) Münch. med. Wschr. **1919 I,** 619. — (4) Beitr. path. Anat. **65,** 163 (1919). — (5) Erg. inn. Med. **20,** 221 (1921). — LUBARSCH: Weil. Erg. Path. **19, I** (1919).

MALMGREN: Über die WEILsche Krankheit und deren Vorkommen in Schweden. Nord. med. Tidskr. **1936,** 379. Ref. Kongreßzbl. inn. Med. **88,** 256. — MULHOLLAND: WEILsche Krankheit. Internat. Clin. **4,** Ser. 47 (1937). Ref. Kongreßzbl. inn. Med. **94,** 91.

OBERNDORFER: Weil. Münch. med. Wschr. **1918 II,** 1189. — OKA: Klin. Wschr. **1935 I,** 785.

PETZETAKIS: WEILsche Krankheit in Griechenland. Verh. 3. internat. Kongr. vergl. Path. Athen **2** (1936). — PICK: Zur Pathologie des infektiösen Ikterus. Berl. klin. Wschr. **1917 I.**

REITER u. RAMME: Beitrag zur Ätiologie der WEILschen Krankheit. Dtsch. med. Wschr. **1916 I,** 42.

SANDER: Zur Frage der Übertragung der WEILschen Krankheit durch Schweine. Arch. f. Hyg. **113** (1935). — SCHITTENHELM: WEILsche Krankheit. Handbuch der inneren Medizin, 1925. — SCHLOSSBERGER, GRILLO u. SCHEELE: Über das Vorkommen von Typen bei der Spirochaete der WEILschen Krankheit. Klin. Wschr. **1935 II,** 1133. — SCHOTTMÜLLER: Differentialdiagnose der WEILschen Krankheit. Dtsch. med. Wschr. **1933 I,** 715. — SCHÜFFNER: (1) Arch. Schiffs- u. Tropenhyg. **36,** 239 (1932). — (2) Beitrag zur Leptospirose der Ratten. Arch. Schiffs- u. Tropenhyg. **29,** Beih. 1, 333 (1925). — SCHÜRER: WEILsche Krankheit. KRAUS-BRUGSCH' Spezielle Pathologie und Therapie innerer Krankheiten, 1921. — STRASSBURGER u. THILL: Zur Klinik der WEILschen Krankheit. Klin. Wschr. **1929 I,** 30. — STRICKER: Die WEILsche Seuche. Handbuch der Tropenkrankheiten, Bd. IV. Leipzig 1926.

TETZNER: Serologisch sichergestellter Fall von WEILscher Krankheit (Typ Leptospira canicola — beim Menschen unter dem Bilde einer Meningitis). Klin. Wschr. **1938 I,** 500. — THÖRNER: Zur Klinik des Icterus infectiosus. Dtsch. med. Wschr. **1917,** 1071. — TREMBUR u. SCHALLERT: Zur Klinik der WEILschen Krankheit. Med. Klin. **1916 I,** 414.

UHLENHUTH: (1) Zur Epidemiologie, Diagnose, Therapie und Prophylaxe der WEILschen Krankheit. Med. Welt **1936,** 986, 1025, 1076. — (2) Zur Epidemiologie, Diagnose, Therapie und Prophylaxe der WEILschen Krankheit. Verh. 3. internat. Kongr. vergl. Path. **1,** Abt. Med. (1936). — UHLENHUTH u. FROMME: WEILsche Krankheit. Handbuch der pathogenen Mikroorganismen, 3. Aufl., Bd. VII, Teil 1. 1930. — UHLENHUTH u. ZIMMERMANN: (1) Beiträge zur Chemo-Serotherapie der WEILschen Krankheit. Med. Klin. **1935 I,** 375. — (2) Hunde als Träger der Spirochaeten vom WEIL-Typus. Dtsch. med. Wschr. **1936 I,** 891. — (3) Zur Frage der Verbreitung der WEILschen Krankheit in Deutschland. Dtsch. med. Wschr. **1933 I,** 800. — (4) Zur Epidemiologie und Therapie der WEILschen Krankheit. Zbl. Bakter. I Orig. **135,** Beil. (1935). — (5) Die weiße (zahme) Ratte als Überträgerin des Erregers der WEILschen Krankheit (Spirochaeta icterogenes). Dtsch. med. Wschr. **1933 II,** 1393. — (6) Über eine Laboratoriumsinfektion mit WEILscher Krankheit sowie über die Serumtherapie dieser Erkrankung. Med. Klin. **1934 I,** 464.

WEIL: (1) Dtsch. Arch. klin. Med. **39** (1886). — (2) Dtsch. med. Wschr. **1916 I.** — WILKEN: Über das sporadische Auftreten der WEILschen Erkrankung. Inaug.-Diss. Freiburg i. Br. 1934.

ZIMMERMANN: (1) Weitere Beobachtungen über Einzelfälle von WEILscher Krankheit. Med. Klin. **1934 I,** 224. — (2) Über die experimentelle Diagnose und Züchtung des Erregers der WEILschen Krankheit. Med. Klin. **1936 I,** 388. — ZIMMERMANN u. ARJONA: Serologischer Titer und Heilwert der Seren gegen WEILsche Krankheit. Z. Immun.forsch. **84** (1934). — ZUELZER: Biologie und Epidemiologie der WEILschen Krankheit mit besonderer Berücksichtigung von Dänemark. Acta path. scand. (København.) **12** (1935). Ref. Kongreßzbl. inn. Med. **84,** 377.

c) Das Gelbfieber.

BERRY and KITCHEN: Amer. J. trop. Med. **11** (1931).

HAAGEN: (1) Dtsch. med. Wschr. **1934,** 983. — (2) Arch. Schiffs- u. Tropenhyg. **41,** 188—194 (1937). — HOFFMANN, W. H.: (1) Klin. Wschr. **1925 I,** 632. — (2) Erg. Med. **17** (1931). — (3) Handbuch der pathologischen Mikroorganismen, 3. Aufl., Bd. VIII, Teil 1.

KUCZYNSKI: Der Erreger des Gelbfiebers. Berlin: Julius Springer 1929. — KUCZYNSKI u. HOHENADEL: (1) Klin. Wschr. **1929 I,** 9, 58. — (2) Zbl. Bakter. **117** (1930).

MANTEUFFEL u. HERZBERG: (1) Zbl. Bakter. **116** (1930); **117** (1930). — (2) Klin. Wschr. **1931 I,** 395. — MIQUEL, CONTO u. ROCHA LIMA: Handbuch der Tropenkrankheiten, 3. Aufl., Bd. 5/I. 1919.

REGENDANZ: Arch. Schiffs- u. Tropenhyg. **33** (1929).

SCHÜFFNER: Klin. Wschr. **1932 I**, 753.

UHLENHUTH u. FROMME: Handbuch der pathogenen Mikroorganismen, 3. Aufl., Bd. 7, Teil 1. 1930.

WERNER: Gelbfieber. Dtsch. med. Wschr. **1938 I**, 572.

Die akute ikterische Hepatopathie.

ADLER: (1) Klin. Wschr. **1929 I**, 700. — (2) Der sog. katarrhalische Ikterus, eine hepatocelluläre oder cholangene Lebererkrankung. Verh. dtsch. Ges. inn. Med. **1932**, 386. — ALTHAUSEN u. MANCKE: Kombinierte Leberfunktionsprüfung. Dtsch. Arch. klin. Med. **170** (1931). — ANDREW u. BARANOW: Zur Frage über den Mechanismus der alimentären Hyperglykämie. Ref. Kongreßzbl. inn. Med. **61**, 152. — ASCHOFF: Die Erkrankungen der steinfreien Gallenwege. Verh. dtsch. Ges. inn. Med. **1932**. — AUFRECHT: Akute Parenchymatose. Dtsch. Arch. klin. Med. **40** (1887).

BAUER, R.: (1) Wien. med. Wschr. **1906 I; 1906 II**. — (2) Wien. Arch. klin. Med. **6** (1923). — (3) Med. Klin. **1926 II**, 1558. — BAUER u. WOZASEK: Über den Wert der Blutzuckerkurven beim Versuch alimentärer Galaktosurie. Wien. Arch. inn. Med. **15**, 287 (1928). — BECKMANN: (1) Dtsch. Arch. klin. Med. **159** (1928). — (2) Zbl. inn. Med. **54**, 737 (1933). — BERGH, V. D., MÜLLER u. VERBECK: Dtsch. med. Wschr. **1930 II**, 1693. — BERGMANN, v.: (1) Zur Cholangie und ihrer Behandlung. Ther. Gegenw. **1932**, H. 4. — (2) Zur Klinik der Leberkrankheiten. Dtsch. med. Wschr. **1931 II**. — (3) Therapeutische Folgerungen aus der Lehre der diffusen Hepatopathien. Ther. Gegenw. **1929**, Nr 12. — BITTORF u. v. FALKENHAUSEN: Toxische Leberschwellung. Dtsch. Arch. klin. Med. **135**, 346 (1921). — BLÖCH: Über Beziehungen im intermediären Eiweiß- und Kohlehydratstoffwechsel. Mitt. I—III. (1) Z. klin. Med. **117** (1930). — (2) Z. exper. Med. **74** (1930). — BLÖCH u. WEISS: Erhöhung der Galaktosetoleranz bei Leberkrankheiten durch Kohlehydratzufuhr. Z. klin. Med. **111** (1929). — BODE: Untersuchung über die Bedeutung der Galaktoseprobe als Leberfunktionsprüfung. Dtsch. Arch. klin. Med. **170** (1931). — BONDI: Wien. med. Wschr. **1910 II**, 2618, 2703. — BONDI u. KÖNIG: Wien. med. Wschr. **1910 II**, 2618, 2703. — BONDI u. VOLK: Wien. klin. Wschr. **1919 I**. — BORCHARDT: (1) Über das Vorkommen von Gallensäuren beim Ikterus und dem Icterus dissociatus. Klin. Wschr. **1922**, 988. — (2) Weitere Beobachtungen und Erfahrungen über Gallensäuren bei Ikterus in Harn, Blut, Duodenalsaft und Liquor. Klin. Wschr. **1923 I**, 541. — BRENTANO: Beitrag zur Physiologie und Pathologie des Ketonkörperstoffwechsels. Z. klin. Med. **124** (1933). — BRÜLL: Wasserversuch bei Parenchym-Ikterus. Med. Klin. **1934 II**, 1493. — BRULÉ u. Mitarb.: Über einen klinischen Typ von prolongiertem Ikterus mit Hepato- und Splenomegalie, heilbar durch Duodenalspülungen. Presse méd. **1934**, 1173. — BUFANO: Eine neue Funktionsprüfung für die Leber: die Kurve des Aminosäuregehaltes im Blut. Fol. clin. et biol. (São Paulo) **2** (1930). Ref. Kongreßzbl. inn. Med. **61**, 31. — BÜRGER: (1) Erg. inn. Med. **34** (1928). — (2) Verh. dtsch. Ges. inn. Med. **1931**. — BÜRGER u. BEUMER: Berl. klin. Wschr. **1913 I**. — BÜTTNER u. NEUHAUS: Verlauf der Blutzuckerkurve nach Lävulosebelastung und seine Bedeutung für die funktionelle Leberdiagnostik. Z. exper. Med. **79** (1931).

CAMMIDGE: Chronische Hypoglykämie. Brit. med. J. **1930**, 3617. Ref. Kongreßzbl. inn. Med. **58**, 22. — CHVOSTEK: Wien. klin. Wschr. **1909 I**, 293. — CREFELD, v., u. LADENIUS: Lävulosämie und Lävulosurie bei Schwangeren, Leberkranken und Lebergesunden. Z. klin. Med. **107**, 328 (1928). — CZONICZER u. MOLNAR: Ikterus und Erythrocytenzahl. Z. exper. Med. **72**, 539 (1930).

DANIEL: Verh. dtsch. Ges. inn. Med. **1932**, 413. — DERRA: Aminosäuren-Ausscheidung bei Leberkranken, verglichen mit Cholesterin-, Milchsäure- und anderen Untersuchungen. Z. exper. Med. **57**, 657 (1927). —

ELMER u. SCHEPS: Vergleichende Untersuchungen über Galaktose und Lävuloseprüfungen der Leberfunktion. Lancet **1930**, 187. Ref. Kongreßzbl. inn. Med. **59**, 416. — EPPINGER: (1) Wien. klin. Wschr. **1908 I**. — (2) Zur Pathogenese des Icterus catarrhalis. Med. Klin. **1932 II**, 1379. — EPPINGER, HANS: Weitere Beiträge zur Pathogenese des Ikterus. Beitr. path. Anat. **32** (1903). — EPPINGER u. GUTMANN: Z. klin. Med. **78** (1913). — EPPINGER u. Mitarb.: Seröse Entzündung. Klin. Wschr. **1934 II**, 1105, 1137. — EPSTEIN: Arch. int. Med. **47** (1931).

FALTITSCHEK: Z. klin. Med. **128** (1935). — FEIGL: Biochem. Z. **86** (1918). — FEJER u. HETENYI: Stoffwechselstudien am Leberkranken. I. Über den Zuckerstoffwechsel der Leberkranken. Z. exper. Med. **42** (1924). — FELSENREICH u. SATKE: (1) Bedeutung des Bilirubins und seiner Derivate für die Beurteilung der Stärke der Leberfunktionsstörung bei Fällen von Icterus simplex. Arch. Verdgskrkh. **31** (1923). — (2) Zur Pathogenese des Icterus simplex. Arch. Verdgskrkh. **32**, 21 (1924). — FIESSINGER, DIERYCK u. THIEBAUT: Verhalten des Gewebes gegenüber rechtsdrehenden Monosacchariden. Ref. Kongreßzbl. inn. Med. **66**, 22. — FILLINSKI: Wien. klin. Wschr. **1925 II**, 1110 — FRANK: Pseudohaemophilia hepatica s. SCHITTENHELMS Krankheiten des Blutes, Bd. II. Berlin 1925. —

FRANKE: Quantitative Bestimmung von Bilirubin im Harn. Z. exper. Med. **79** (1931). — FRÄNKEL: Über Paratyphuserkrankungen besonders des Gallenapparates. Münch. med. Wschr. **1918 I**, 521. — FRISCH u. LASCH: Diathermiebehandlung der Leberkrankheiten. Acta med. scand. (Stockh.) **49** (1928).

GEILL: Studien über Ikterus. III. Über das weiße Blutbild bei Leber- und Gallenleiden speziell der akuten Hepatitis. Hosp.tid. (dän.) **1931 I**. Ref. Kongreßzbl. inn. Med. **61**, 229. — GLAESSNER: Über die Funktion der normalen und pathologischen Leber. (1) Z. exper. Path. u. Ther. **4** (1907). — (2) Wien. med. Wschr. **1911 I**, 506. — GOLDGRUBER: Diathermiebehandlung der Leberkrankheiten. Klin. Wschr. **1932 I**, 286. — GORNSTEIN u. SCHWARZMANN: Klinische Beobachtungen über die Insulin-Glykose-Therapie der Leberparenchymerkrankungen. Arch. des Mal. Appar. digest. **20** (1930).

HABERER, v.: (1) Med. Klin. **1932 I**, 425. — (2) Zur chirurgischen Therapie bei Icterus simplex. Dtsch. Z. Chir. **239**, 417 (1933). — HÄNDEL: Z. exper. Med. **43**, 172 (1924). — HASSMANN: Münch. med. Wschr. **1935 II**, 1520. — HEILMEYER: Die spektrophotometrische Bestimmung des Urobilins. Z. exper. Med. **76** (1931). — HEILMEYER u. KREBS: Über kristallisiertes Urobilin. Hoppe-Seylers Z. **288** (1934). — HEILMEYER u. OHLIG: Über Urobilin im Blut. Klin. Wschr. **1936 II**, 1124. — HEINEMANN: Zur Frage des Vorkommens einer serösen Hepatitis beim Menschen. Virchows Arch. **99** (1937). — HEINICKE u. PETERS: Funktionelle Leberdiagnostik. Klin. Wschr. **1930 II**, 1356. — HETÉNYI: (1) Kohlehydratstoffwechsel bei Leberkranken. Dtsch. med. Wschr. **1922 I**, 770; **1922 II**, 1200. — (2) Klin. Wschr. **1931 II**, 1770, 1818. — HEYD, KILLIAN u. KLEMPERER: Pathogenesis of jaundice. Surg. etc. **44**, 489 (1927). — HOESCH: Koma bei Leberkranken. Z. klin. Med. **117** (1931). — HOHLWEG: Münch. med. Wschr. **1913 II**. — HOLZWEISSIG: Der praktische Wert der Senkungsgeschwindigkeit bei inneren Erkrankungen. Münch. med. Wschr. **1926 I**. — HURST u. SIMPSON: Katarrhalischer Ikterus und kleine Lebernekrosen. Guy's Hosp. Rep. **84**, 173—185 (1934).

ISAAC: Die klinischen Funktionsstörungen der Leber und ihre Diagnose. Erg. inn. Med. **1925**, 424. — ISAAC-KRIEGER u. HIEGER: Der Fibrinogengehalt des Blutes bei Leberkrankheiten. Klin. Wschr. **1923**, 1067, 1457.

JACOB: Adrenalinreaktion der weißen Blutzellen und ihre Verwertung bei Ikterus. Dtsch. Arch. klin. Med. **171** (1931).

KÄHLER: Beiträge zur Leberfunktionsprüfung. Med. Klin. **1925 II**, 1295. — KAHLER u. MACHOLD: Wien. klin. Wschr. **1922 I**, 18. — KALK u. SCHÖNDUBE: (1) Über die Funktion der Gallenblase. Z. exper. Med. **53** (1926). — (2) Beiträge zur Motilität der Gallenwege. Klin. Wschr. **1925 II**. — KÄMMERER u. HELLMANN: Verh. dtsch. Ges. inn. Med. 1932, S. 391. KAUFFMANN u. ENGEL: Über Imidazolderivate im Harn Leberkranker. Z. klin. Med. **114**, H. 4/5 (1930). — KAUNITZ: Wien. klin. Wschr. **1935, 1349**. — KENT u. RUBEL: Über Veränderungen der Erythrocytenzahl bei Lebererkrankungen. Z. klin. Med. **128** (1935). — KILLIAN: Deutung chemischer Blut- und Harnanalysen bei Fällen mit Gelbsucht und Leberstörung. Ref. Kongreßzbl. inn. Med. **66**, 790. — KIRSTEN u. PAPENKORT: Blutbild und Blutzusammensetzung bei hepatischem Ikterus. Med. Klin. **1930 II**, 1855. — KLEIN u. SZENTMIHALYI: Die Veränderungen des qualitativen Blutbildes bei der Gelbsucht. Z. klin. Med. **124** (1933). — KOCH u. WESTPHAL: Über den gesamten Lipoidkomplex im Blut und in den Nebennieren bei inneren Erkrankungen besonders des Kreislaufes. Dtsch. Arch. klin. Med. **181** (1937). — KRAUS: Ikterus als führendes Symptom. Berl. klin. Wschr. **1921 I**, 725. — KREBS: Klin. Wschr. **1932 II**, 1745. — KUGELMANN: Klin. Wschr. **1929 I**, 264; **1930 II**, 1533.

LABBÉ u. BITH: (1) Aminosäureausscheidung nach Einführung von Pepton als Mittel zur Leberfunktionsprüfung. Kongreßzbl. inn. Med. **8**, 621 (1913). — (2) Die pathologische Aminosäureausscheidung. Kongreßzbl. inn. Med. **9**, 464 (1914). — LABBÉ, FABRYKANT et ZAMFIR: Blutphosphor bei einigen Lebererkrankungen. Arch. des Mal. Appar. digest. **22** (1932). — LABBÉ u. ZAMFIR: Leberinsuffizienzbehandlung mit Insulin und Glykose. Ref. Kongreßzbl. inn. Med. **65**, 232. — LEBERMANN: Organtherapie der Erkrankungen des Gallensystems. Ther. Gegenw. **72** (1931). — LEE and WHITE: A clinical study of the coagulation time of blood. Amer. J. med. Sci. **145** (1913). — LEPEHNE: Neuere Anschauungen über die Entstehung einiger Ikterusformen. Münch. med. Wschr. **1919 I**, 619. — LESCHKE: Organotherapie (Cholotanon). Fortschr. Ther. **1931**, 441. — LIEBERMEISTER: Zur Pathogenese des Ikterus. Dtsch. med. Wschr. **1893 I**. — LOEB: Vorkommen von Urobilinogen im Blutserum. Biochem. Z. **244** (1932). — LUBARSCH: Zur Entstehung der Gelbsucht. Berl. klin. Wschr. **1921 I**, 757.

MACHOLD: Galaktosämie nach Galaktoseverabreichung. Z. klin. Med. **115**, 244 (1931). — MACLESTER: Fibrinogenverminderung. Kongreßzbl. inn. Med. **29**, 89 (1923). MALAMOS: Das rote Blutbild bei Lebererkrankungen. Dtsch. Arch. klin. Med. **177** (1935). — MANCKE: Dtsch. Arch. klin. Med. **170** (1931). — MANCKE u. ROHR: Dtsch. Arch. klin.Med. **172**, 260 (1931). — MEULENGRACHT: (1) Blutzuckerkurve bei verschiedenen Formen von Ikterus. I. Hepatitis. Ref. Kongreßzbl. inn. Med. **60**, 532. — (2) Ein Bilirubincolorimeter behufs Bestimmung der Bilirubinmenge im Blut. Dtsch. Arch. klin. Med. **132** (1920);

137 (1921). — MEYER, B. WALTER u. JAHR: (1) Klin. Wschr. **1924 II**. — (2) Der Nachweis chininresistenter Lipasen im Serum und seine Bedeutung für die klinische Beurteilung von Lebererkrankungen. Mitt. Grenzgeb. Med. u. Chir. **38** (1924). — MINKOWSKI: Zur Pathogenese des Ikterus. Z. klin. Med. **55** (1904). — MJASSNIKOW u. TSCHILIPENKO: Studie zur Ikterusfrage bei akuten Lebererkrankungen. Z. klin. Med. **110** (1929).

NADLER: Hepatogene Hypoglykämie bei primärem Lebercarcinom. Ref. Kongreßzbl. inn. Med. **56**, 227. — NAUNYN: Mitt. Grenzgeb. Med. u. Chir. **31**, 537 (1919). — NELL: Über die Blutgerinnung bei Gesunden und Kranken. Inaug.-Diss. Berlin 1912. — NEUDA: Dtsch. med. Wschr. **1927 II**. — NEUGEBAUER: Pathogenese des Icterus catarrhalis. Wien. klin. Wschr. **1912**.

OPITZ u. FREI: Jb. Kinderheilk. **94**, 374 (1921). — OPPENHEIMER: Stoffwechselstudien an Leberkranken. Z. klin. Med. **107** (1928).

PASCHKIS: (1) Beitrag zur Kenntnis und Wertung der Blutzerstörung beim hämolytischen Ikterus. Z. klin. Med. **116** (1931). — (2) Choleretische Mittel und Galaktosetoleranz der Leber. Klin. Wschr. **1932 II**, 1418. — (3) Beziehungen des intermediären Eiweißstoffwechsels zum Kohlehydrathaushalt. I. Aminosäurehaushalt. Z. exper. Med. **81** (1932). — (4) II. Z. klin. Med. **119** (1932). — PETRÉN: Untersuchungen über die Blutgerinnung bei Ikterus. Bruns' Beitr. **120**, H. 3 (1920). — PICK, E.: Über Entstehung des Ikterus. Wien. klin. Wschr. **1894 I**; **1894 II**. — POLLAK: (1) Beitrag zur Leberfunktionsprüfung. II. Teil. Wien. Arch. inn. Med. **22** (1932). — (2) Beitrag zur Leberfunktionsprüfung mittels intravenöser Galaktoselösung. Wien. Arch. klin. Med. **21** (1931). — POPPER: (1) Über seröse Hepatitis. Wien. klin. Wschr. **1936 I**, 207. — (2) Über experimentelle Hepatitis. Virchows Arch. **298** (1937).

RAAB u. STRAUBER: Zuckerstoffwechsel der Leber beim Diabetes und beim Parenchymikterus. Z. klin. Med. **130** (1936). — RETZLAFF: Zur Lehre des Icterus catarrhalis. (1) Dtsch. med. Wschr. **1921 I**, 798. — (2) Berl. klin. Wschr. **1921 I**, 811, 1009. — (3) Verh. dtsch. Ges. inn. Med. **1922**. — RICHTER: Med. Klin. **1924 II**, 1381. — ROSENTHAL u. WISLICKI: Rf. Kongreßzbl. inn. Med. **60**, 593. — ROSENTHAL u. ZINNER: Diskussion zu Vortrag über Bildungsstätten des Gallenfarbstoffes. Klin. Wschr. **1932**, 1086. — RÖSSLE: Med. Klin. **1931 II**, 1732. — RUGE: 10 Jahre Gelbsucht in der Marine. Erg. inn. Med. **41** (1931). — RYSKA: Prag. med. Wschr. **1902 II**.

SABATOWSKI, v.: Wien. klin. Wschr. **1908 I**, 22. — SCHECHTER: Cyanstoffwechsel, I. Mitt.: Die Rolle der Leber im intermediären Cyanstoffwechsel. Z. klin. Med. **117**, 637 (1931). — SCHERK: Über die Ketonkörperausscheidung bei Leberkranken. Z. exper. Med. **64** (1929). — SCHERNHARDT: Ikterus und Blutkörperchenzahl. Klin. Wschr. **1937**, 920. — SCHIFF and SENIAR: Untersuchung von 100 Gelbsuchtfällen mit besonderer Berücksichtigung der Galaktoseprobe. J. amer. med. Assoc. **103** (1934). — SCHILLING: Ergänzungen zur Leberdiagnostik durch das Blutbild. Verh. dtsch. Ges. inn. Med. **1922**. — SCHIROKAUER: Z. klin. Med. **78** (1913). — SCHITTENHELM: Berl. klin. Wschr. **1921**, 1052. — SCHLESINGER: Verhalten der Senkungsgeschwindigkeit der roten Blutkörperchen bei den mit Ikterus einhergehenden Erkrankungen der Leber und Gallenwege. Münch. med. Wschr. **1931 I**, 432. — SCHRUMPF, A.: Un cas d'ictère „catarrhale“ avec biopsie. Ann. d'Anat. path. **9** (1932). — SCHULTEN u. MALAMOS: Veränderung der roten Blutkörperchen bei Lebererkrankungen. Klin. Wschr. **1932 II**, 1338. — SCHULTZ, W. u. SCHEFFER: Über Ikterus, Hämorrhagien und Blutkoagulation. Berl. klin. Wschr. **1921 I**, 789. — SCHULTZE, W. H.: Verh. dtsch. path. Ges. **1929**, 335. — SCHUR: Icterus catarrhalis. Wien. med. Wschr. **1935 I**, 253, 287. — SCHWARTZ u. KRINSKY: Hepatitis und Gastritis. Arch. des Mal. Appar. digest. **26** (1936). Ref. Kongreßzbl. inn. Med. **87**, 221. — SCHWIEGK: Untersuchungen über die Leberdurchblutung und den Pfortaderkreislauf. Arch. f. exper. Path. **168**, H. 5/6 (1932). — SEELIG: (1) Zur Intermediärpathologie der Leber. Dtsch. med. Wschr. **1929 I**. — (2) Z. klin. Med. **110**, H. 2 (1930). — STAUB u. CLERC: Beitrag zur Ketonurie. Klin. Wschr. **1931 II**, 2001. — STEINBRINCK: Über pathologische Kolloidstabilität, die Rechtsverschiebung des Bluteiweißbildes und ähnliches. Z. klin. Med. **100** (1924); **104** (1926). — STERN: Verlauf von Gallenwegserkrankungen ohne Organtherapie. Ther. Gegenw. **72** (1931). — STERN u. SUCHANTKE: Arch. f. exper. Path. **115** (1926). — STRAUSS, H.: Dtsch. med. Wschr. **1901 II**. — STRISOWER: Beiträge zur Frage des Ikterus mit besonderer Berücksichtigung der Duodenalsaft- und Serumuntersuchung. Wien. Arch. inn. Med. **3** (1922). — STROEBE, F.: (1) Zur Cholesterinämie bei Lebercirrhose und hepatocellulärem Ikterus. Klin. Wschr. **1932 I**, 636—639. — (2) Ketonämie bei Leberschädigungen. Z. klin. Med. **118** (1931). — (3) Die experimentellen Grundlagen der Bilirubinbelastungsprobe und ihr Anwendungsgebiet bei Leberschädigungen des Menschen. Z. klin. Med. **120** (1932). — SUCKDORFF: Adrenalin-Blutzuckerkurve bei akuter Hepatitis. Ref. Kongreßzbl. inn. Med. **58**, 285.

THANNHAUSER: Leistungen der Leber für die Vorgänge des intermediären Stoffwechsels. Klin. Wschr. **1933 I**, 49. — THANNHAUSER u. ANDRESEN: Methodik zur quantitativen Bilirubinbestimmung im menschlichen Serum. Dtsch. Arch. klin. Med. **137**, 179 (1921). —

THANNHAUSER u. SCHABER: Klin. Wschr. **1926 I**, 252. — TOELG-NEUSSER: Z. klin. Med. **7**, 321 (1884). — TROISIER, ALBOT et NETTER: Gewöhnlicher Ikterus mit tödlichem Ausgang. Bull. Soc. méd. Hôp. Paris, III. s. **54** (1938). Ref. Kongreßzbl. inn. Med. **94**, 492.

UMBER: (1) Erkrankungen der steinfreien Gallenwege und ihre Folgen. Verh. dtsch. Ges. inn. Med. **1932**, 82. — (2) Dtsch. med. Wschr. **1917 I**. — (3) Berl. klin. Wschr. **1920 I**, 125. — (4) Med. Klin. **1929 II**, 1578. — UMBER u. HEINE: Experimentelle Studien zur Cholangiefrage. (1) Arch. f. exper. Path. **103** (1924). — (2) Klin. Wschr. **1922 II**; **1923 I**.

VIRCHOW, RUDOLF: Virchows Arch. **32**, 117 (1864).

WEIGELT: Blutveränderungen bei Ikterus. Dtsch. med. Wschr. **1921 II**. — WEINTRAUT: Zit. bei UMBER u. HEINE. — WEISS: Zur Frage des Emotionsikterus. Berl. klin. Wschr. **1905 II**, 102. — WELTMANN: (1) Zur Leberpathologie. Wien. klin. Wschr. **1930 II**, 1301. — (2) Über den Einfluß von Dextrose auf die alimentäre Galaktosurie. Wien. klin. Wschr. **1929 I**, 8. — WELTMANN u. TEUCHERT: Wien. med. Wschr. **1922 I**, 18. — WENDT: Klin. Wschr. **1929 II**, 1566. — WICHELS u. BRINK: Gastritis. Z. klin. Med. **123** (1933). — WOLLHEIM: Zum Problem der Kompensation und Dekompensation des Kreislaufs. Dtsch. med. Wschr. **1930 I**. — WÖRNER: (1) Die praktische Bedeutung der Galaktoseprobe. Med. Klin. **1919 II**. — (2) Toleranz gegen Galaktose bei direkter Einführung in den Pfortaderkreislauf. Dtsch. Arch. klin. Med. **110** (1913).

ZADEK, TIETZE u. GEBERT: Zur Verwertung der Leberfunktionsprüfungen am Krankenbett. Klin. Wschr. **1933 I**, 60. — ZUCKERKANDL: Über das Verhältnis des Natriums zur Chlorausscheidung im Harn. Klin. Wschr. **1935 I**, 567.

Hepatargie.

ADLER u. JABLONSKI: Klin. Wschr. **1929 II**, 1099, 1124. — ADLER u. LEMMEL: Dtsch. Arch. klin. Med. **158** (1928). — ALTHAUSEN u. MANCKE: Kombinierte Leberfunktionsprüfung. Dtsch. Arch. klin. Med. **170** (1931). — ANTIĆ: Arch. Verdgskrkh. **42**, 20 (1928).

BARCHASCH: Zur Analyse des Icterus gravis. Arch. Verdgskrkh. **53**, 9 (1933). — BAUER, R.: Med. Klin. **1926 II**, 1558. — BECHER u. HERMANN: Freier und gebundener Amino-N im Blut. Dtsch. Arch. klin. Med. **171** (1931). — BENEKE: Hepatopathie und Arteriospasmus. Wien. klin. Wschr. **1932 I**, 66. — BERGEL: Gelbe Leberatrophie nach Unfall. Ärztl. Sachverst.ztg **41** (1935). — BERGSTRAND: Akute und chronische gelbe Leberatrophie. Leipzig 1930. — BEUMER: Über Cholesterinverfettung bei durch Typhus bedingter akuter gelber Leberatrophie. Jb. Kinderheilk. **145**, 265 (1935); **146** (1936). — BIELSCHOWSKY: Untersuchungen über das Säurebasengleichgewicht und die Ketonkörper im Blut bei Ikterus. Z. klin. Med. **114** (1930). — BLOMSTROEM: Acta med. scand. (Stockh.) **1928**, Suppl. — BRAUN: Klin. Wschr. **1922 II**, 2510. — BREUSCH u. SCALABRINO: Die quantitativen Verhältnisse der Leberlipoide. Z. exper. Med. **94**, 569 (1934). — BRULÉ et ALTENHAUSEN: Vergleichende Werte der Glykose und Galaktoseprobe bei Leberinsuffizienz. C. r. Soc. Biol. Paris **107** (1934). Ref. Kongreßzbl. inn. Med. **64**, 374. — BRÜTT: Mitt. Grenzgeb. Med. u. Chir. **36** (1923). — BURESCH: Insulin-Traubenzuckertherapie der subakuten Leberatrophie. Klin. Wschr. **1932 II**, 1420. — BURGER u. BEUMER: Berl. klin. Wschr. **1913 I**.

CHABROL: Gegenwärtige Auffassung des Icterus gravis mit akuter gelber Atrophie. Paris méd. **1932**, 440. — CHABROL u. BUSSON: Icterus gravis mit akuter Leberatrophie. Bull. Soc. méd. Hôp. Paris, III. s. **47**, 1568 (1931). — CHIRAY, ALBOT et BOUVRAIN: Der schwere langdauernde Ikterus cirrhotischen Ursprungs durch subakute Atrophie der Leber. Bull. Soc. méd. Hôp. Paris, III. s. **1**, 52 (1937). — CHWALA: Wien. klin. Wschr. **1931 I**, 176.

EHRMANN: Münch. med. Wschr. **1922 II**, 1457. — EHRMANN u. STERN: Berl. klin. Wschr. **1910 I**, 282. — ELEK u. GOLDGRUBER: Z. exper. Med. **45** (1925). — EWALD, C. A.: Die Leberkrankheiten. Leipzig 1913.

FEIGL: (1) Beobachtungen bei akuter gelber Leberatrophie. Biochem. Z. **86**; **89** (1918). — (2) Chemische Organuntersuchungen. Biochem. Z. **115**, 22 (1921). — (3) Über das Vorkommen und die Verteilung von Fetten und Lipoiden im menschlichen Blutplasma bei Ikterus und Cholämie. III. Biochem. Z. **90** (1918). — FEIGL u. LUCE: Neue Untersuchungen über akute gelbe Leberatrophie. I. Über den Rest-N des Blutes und seine Komponenten. Biochem. Z. **79**, 162 (1917). — FEIGL u. QUERNER: Bilirubinämie. Z. exper. Med. **9**, 153 (1919). — FIESSINGER u. Mitarb.: Nervöse Störungen bei der großen Leberinsuffizienz. Rev. Méd. **47** (1930). — FISCHLER: Physiologie und Pathologie der Leber, 2. Aufl. Berlin: Julius Springer 1925. — FRANK: Pseudohaemophilia hepatica. SCHITTENHELMs Krankheiten des Blutes, Bd. II. Berlin 1925.

HART: (1) Über die Beziehungen des Icterus infektiosus (WEIL) zur akuten gelben Atrophie und Cirrhose. Münch. med. Wschr. **1917 II**, 1598. — (2) Über die sog. akute und subakute gelbe Leberatrophie. Med. Klin. **1921 I**, 523, 554. — HARTMANN: Blutgerinnung bei schweren Blutstörungen. Klin. Wschr. **1927 II**, 1322. — HAUSER: HENKE-LUBARSCH' Handbuch der speziellen pathologischen Anatomie und Histologie, Bd. V. — HERLITZKA u. OLIVA: Ketonkörper und Milchsäure im Blut bei Leberinsuffizienz. Ref. Kongreßzbl. inn. Med. **88**, 617. — HERXHEIMER: (1) Beitr. path. Anat. **72**, 56; **93**, 68. — (2) Leberregeneration und Pseudotubuli. Schweiz. med. Wschr. **1935 I**, 177. — HESS: Über die bei der akuten gelben Leberatrophie auftretenden Regenerationsprozesse. Beitr. path. Anat. **56** (1913). — HOPPE-SEYLER: Chemische Zusammensetzung der Leber. Berl. klin. Wschr. **1921 II**, 1168. — HÖSCH: Koma bei Leberkranken. Z. klin. Med. **117** (1931). — HUBER u. KAUSCH: Berl. klin. Wschr. **1920 I**.

JACOBI: Berl. klin. Wschr. **1910 I**, 677. — JOANNOWICZ u. PICK: Berl. klin. Wschr. **1910**, 928.

KAHLDEN, v.: Münch. med. Wschr. **1897 II**. — KIMURA: Ein weiterer Fall von subakuter gelber Leberatrophie mit vorgeschrittener Regeneration, mit besonderer Berücksichtigung des Glykogenschwundes. Beitr. path. Anat. **58**, 211 (1914). — KLEIN u. SZENTMIHALYI: (1) Das Bilirubin und Blut-Liquor-Barriere. Dtsch. Arch. klin. Med. **173**, 234 (1932). — (2) Wien. klin. Wschr. **1932 I**, 520.

LEHOCZKY, v.: Arch. f. Psychiatr. **98**, 567 (1933). — LEPEHNE: Dtsch. med. Wschr. **1921 II**.

MANCKE: Dtsch. Arch. klin. Med. **170** (1931). — MANCKE u. ROHR: Dtsch. Arch. klin. Med. **172**, 260 (1931). — MARCHAND: Beitr. path. Anat. **17** (1895). — MAYER, EDM.: Virchows Arch. **236** (1922). — MCNEE and ROLLESTON: Diseases of the Liver. London 1929. — MEDER: Beitr. path. Anat. **17**, 143 (1895). — MINKOWSKI: Med. Klin. **1921 I**, 491. — MORAWITZ u. BIERICH: Über die Pathogenese der cholemischen Blutungen. Arch. f. exper. Path. **56**, 115. — MÜLLER, HANS: Z. exper. Path. u. Ther. **22**, 249 (1921). — MÜLLER, INEZ: Klin. Wschr. **1922 I**, 835. — MÜLLER u. MANDEL: Wien. klin. Wschr. **1935 II**, 1450.

NEUBERG u. RICHTER: Dtsch. med. Wschr. **1904 I**, 449.

ORTH: Berl. klin. Wschr. **1919 II**, 1195.

PETER: Über traumatische Ätiologie der Leberatrophie. Med. Welt **1937**, 170. — POLLAK: Erg. inn. Med. **23** (1923). — POPPER: Über seröse Hepatitis. (1) Wien. klin. Wschr. **1936 I**, 207. — (2) Z. klin. Med. **131** (1937). — POPPER u. WOZASEK: (1) Zur Kenntnis des Glykogengehaltes der Leichenleber. Wien. med. Wschr. **1929 I**, 456. — (2) Z. exper. Med. **77** (1931). — (3) Virchows Arch. **279** (1931).

RAUTENBERG: Pneumoperitoneale Röntgendiagnostik. Dtsch. med. Wschr. **1919 I**, 203. REICHMANN: Münch. med. Wschr. **1908**, 959. — RETZLAFF: (1) Dtsch. med. Wschr. **1921 I**, 798. — (2) Berl. klin. Wschr. **1921 I**, 811, 1009. — (3) Verh. dtsch. Ges. inn. Med. **1922**. — ROKITANSKY: Handbuch der pathologischen Anatomie, Bd. III. 1842. — RÖMER: Virchows Arch. **254**, 229 (1925). — ROTH: Beobachtungen bei Coma hepaticum. Helvet. med. Acta **4** (1937). — RUPILIUS u. MÜLLER: Arch. Kinderheilk. **93** (1931).

SCHERK: Z. exper. Med. **64** (1929). — SCHIBLER: Schweiz. med. Wschr. **1929**. — SCHILLING: Ergänzungen zur Leberdiagnostik durch das Blutbild. Verh. dtsch. Ges. inn. Med. **1922**. — SCHLESINGER: Münch. med. Wschr. **1926**, 1054. — SCHULTZ, W., u. SCHÄFFER: Über Icterus, Hämorrhagien und Blutkoagulation. Berl. klin. Wschr. **1921 I**, 789. — SEELIG: (1) Zur Intermediarpathologie der Leber. Z. klin. Med. **110** (1930). — (2) Dtsch. med. Wschr. **1929 I**. — SEYFARTH: (1) Leberatrophien. Zbl. Path. **31** (1921). — (2) Zur pathologischen Anatomie der Leberatrophien. Dtsch. med. Wschr. **1921 II**, 1222. — STOCHTON u. KIMBELL: Über die Frage der neugebildeten Gallengänge bei Choledochusunterbindung und ihre Beziehung zu den Leberzellen. Beitr. path. Anat. **93**, 279 (1934). — STRAUSS: Dtsch. med. Wschr. **1920 I**, 487. — STROEBE, F.: (1) Zur Cholesterinämie bei Lebercirrhose und hepatocellulärem Ikterus. Klin. Wschr. **1932 I**, 636. — (2) Ketonämie bei Leberschädigung. Z. klin. Med. **118** (1931). — (3) Die experimentellen Grundlagen der Bilirubinbelastungsprobe und ihr Anwendungsgebiet beim Menschen. Z. klin. Med. **120** (1932). — STROEBE, H.: Zur Kenntnis der sog. akuten Leberatrophie, ihrer Histiogenese. Beitr. path. Anat. **21** (1897). — STRÜMPELL: Dtsch. med. Wschr. **1921 II**, 1219.

THANNHAUSER u. SCHABER: Klin. Wschr. **1926 I**, 252. — TIETZE: Zbl. Chir. **1922**, 991. — TILLGREN: Über Prognose der akuten Hepatitis. Verh. dtsch. Ges. inn. Med. **1928**.

UMBER: (1) Diskussion zur Heilung subakuter Leberatrophie. Berl. klin. Wschr. **1919 II**, 1195. — (2) Zur Klinik der akuten Leberatrophie. Dtsch. med. Wschr. **1919 I**. — (3) Leberatrophie. Dtsch. med. Wschr. **1920 I**, 451. — (4) Klin. Wschr. **1922 II**, 1585. — (5) Med. Klin. **1922 I**, 389. — (6) Zur akuten Leberatrophie. Berl. klin. Wschr. **1921 I**, 125, 225. (7) Geheilte subakute Leberatrophie. Med. Klin. **1926**, 1091.

WEGERLE: Frankf. Z. Path. **15** (1914). — WEIGELT: Dtsch. med. Wschr. **1921 II**, 1221. WELTMANN: Zur Leberpathologie. Wien. klin. Wschr. **1930 II**, 1301.

ZADEK, TIETZE u. GEBERT: Zur Verwertung der Leberfunktionsprüfungen am Krankenbett. Klin. Wschr. **1933 I**, 60.

Latente Hepatopathien.

ACHELIS: Vorkommen und Bedeutung latenter Leberschädigung in der Chirurgie. Dtsch. Z. Chir. **207** (1927). — ADLER, A.: Funktionelle Ikterusdiagnostik. Klin. Wschr. **1929 I**, 704. — ANSCHÜTZ, SPECHT u. TIEMANN: Die Avertinnarkose in der Chirurgie. Berlin: Julius Springer 1930. — ANTONELLI: Über Leberinsuffizienz. Ref. Kongreßzbl. inn. Med. **60**, 383.

BERGMANN, v.: (1) Verh. Ges. Verdgskrkh. **1929**. — (2) Dtsch. med. Wschr. **1931 II**, 1965.

CARRIÉ: Les syndromes ictériques. Paris: Gaston Doin & Cie. 1930.

EWSTATIEW: Bleibende Leververgrößerung nach Icterus catarrhalis. Z. Kinderheilk. **33** (1922).

FELLINGER u. POPPER: Über latenten Ikterus nach Narkosen. Arch. klin. Chir. **172** (1932).

GLÉNARD: Hepatismus und Leberinsuffizienz. J. belge Gastroenterol. **4** (1936). Ref. Kongreßzbl. inn. Med. **88**, 356. — GUDZEIT u. WENDT: Verh. dtsch. Ges. inn. Med. **1930**, 602.

HEIMBERGER: Funktionelle Störungen bei enterogenen Leberschäden. Arch. Verdgskrkh. **57** (1933).

KALK: Klinische Untersuchungen über die Frage des latenten Leberschadens. Dtsch. med. Wschr. **1932 II**. — KALK u. SIEBERT: Ulcus duodeni und Gallenwege. Klin. Wschr. **1927 II**, 2313.

RUHBAUM u. MATHEJA: Leberfunktionsproben bei latenter Leberschädigung. Klin. Wschr. **1935 II**, 1568.

STAUB: Über beginnende Leberinsuffizienz. Dtsch. med. Wschr. **1931 II**, 2133. — STROEBE, F.: (1) Zur Klinik und Stoffwechselpathologie der latenten Hepatopathien. Z. klin. Med. **119** (1932). — (2) Spätstörungen nach Schwangerschaftstoxikose. Z. Geburtsh. **99** (1931). — (3) Latente Hepatopathie nach Schwangerschaftstoxikose. Klin. Wschr. **1932 I**, 495.

TALLENBERG: Leberfunktionsprüfung bei Fleischern. Arch. Gewerbepath. **7** (1936). Ref. Kongreßzbl. inn. Med. **88**, 553.

WOLFF: Beitrag zur Klinik der Hepatopathien im Kindesalter. Klin. Wschr. **1937 I**, 560.

Fettleber und Leberschaden bei Vergiftungen.

ADLER: Fortschr. Ther. **1927**. — ANDERS: Hepato-Lienographie mittels Thorotrast. Klin. Wschr. **1932 II**, 1312. — ANDERS u. LEITNER: Klin. Wschr. **1932**, 1097. — ANGERMANN u. OVERHOF: Z. exper. Med. **94**, 121 (1934). — ANSCHÜTZ, SPECHT u. TIEMANN: Die Avertinnarkose in der Chirurgie. Berlin: Julius Springer 1930. — ANTON u. BERNHARD: Zur Pathologie des Morphins. IV. Leberschädigung. Naunyn-Schmiedebergs Arch. **176** (1934). — APT u. WEYL: Zit. nach EWALD: Leberkrankheiten. Leipzig 1913.

BAUMANN u. SCHILLING: Klin. Wschr. **1932 I**, 201. — BECKERMANN: Akute gelbe Leberatrophie nach Atophanpräparaten. Münch. med. Wschr. **1937 I**, 414. — BECKMANN u. MIRSALIS: Arch. klin. Med. **159**, 129 (1928). — BERGMANN, v.: Zur Klinik der Leberkrankheiten. Dtsch. med. Wschr. **1931 II**. — BEUTEL: (1) Hepatolienographie. Med. Klin. **1932 I**, 112. — (2) Röntgenologische Darstellung von Leber und Milz mittels Thorotrast. Fortschr. Röntgenstr. **46** (1932). — BLANK: Münch. med. Wschr. **1920**, 1032. — BLOCK u. ROSENBERG: Cinchophenvergiftung. Amer. J. digest. a. Nutrit. **1** (1934). Ref. Kongreßzbl. inn. Med. **79**, 664. — BOHNENKAMP u. LINNEWEH: Dtsch. Arch. klin. Med. **175**, 157. — BÜCHNER: Klin. Wschr. **1932**, 1058.

CHABROL u. Mitarb.: Ikterus durch Phenylchinolincarbonsäure. Bull. Soc. méd. Hôp. Paris, III. s. **47**, 1541 (1931). Ref. Kongreßzbl. inn. Med. **65**, 164. — CHROMETZKA: Dtsch. Arch. klin. Med. **179**, 568 (1937).

DIENZ: Beitrag zur Kritik der Avertintodesfälle. Mschr. Geburtsh. **94** (1933). — DYKERHOFF: Über Leberschädigung durch Yatren. Münch. med. Wschr. **1935 II**, 1802.

EIMER: (1) Atophanvergiftung und ihre Behandlung. Klin. Wschr. **1931 II**, 1477. — (2) Atophanvergiftung und ihre Behandlung. Dtsch. med. Wschr. **1931 II**, 1663. — (3) Über Atophanschäden. Fortschr. Ther. **8**, 553 (1932). — EWALD: Leberkrankheiten. Leipzig 1913.

FELLINGER: (1) Über Leberschädigung bei Bleivergiftung. Arch. Gewerbepath. **7**, 414 (1936). — (2) Frühschäden der Leber bei Bleivergiftung. Klin. Wschr. **1934 II**, 1558. — FELLINGER u. POPPER: Über latenten Ikterus nach Narkosen. Arch. klin. Chir. **172** (1932). — FRANK u. ISAAC: Über das Wesen des gestörten Stoffwechsels bei der Phosphorverfettung. Arch. f. exper. Path. **64** (1911). — FRASER: Ein tödlich verlaufener Fall von subacuter gelber Leberatrophie nach Atophan. Brit. med. J. **1934**, Nr 3860. Ref. Kongreßzbl. inn. Med. **79**, 221.

GUBSER: Biochem. Z. **198**. — GUTZEIT: Dtsch. med. Wschr. **1929 II**, 1342.

HABS: Dtsch. med. Wschr. **1935 I**, 173. — HAUG: Mschr. Psychiatr. **89** (1934). — HEGLER: Klin. Wschr. **1932 I**, 174. — HEINICKE: Avertin und Leberschädigung. Zbl. Chir. **1929**, 3147. — HELD u. MEESE: Fortschr. Röntgenstr. **45** (1932). — HIRZ: Z. Biol. **42**, 187 (1913). — HÖGLER: Beitrag zur Kenntnis der Leberschädigung durch Atophan bzw. Arcanol. Wien. klin. Wschr. **1931 II**, 1246. — HUGUENIN u. Mitarb.: Die experimentellen Hepatitiden und Cirrhosen durch Thoriumdioxyd. C. r. Soc. Biol. Paris **108** (1931).

IMHÄUSER: Arch. f. exper. Path. **162**, 56 (1931). — IWANTSCHEFF: Z. klin. Med. **101**, 85 (1925).

Jagic u. Lipiner: Wien. klin. Wschr. **1918 II.**

Kadrnka: (1) L'Hépatosplénographie. J. de Radiol. **15** (1931). Ref. Kongreßzbl. inn. Med. **63**, 535. — (2) Rö-Darstellung des Milz- und Leberparenchyms mittels Thorotrast. Radiology **18** (1932). Ref. Kongreßzbl. inn. Med. **67**, 363. — (3) Hepatosplenographie. Fortschr. Röntgenstr. **44** (1931). — Köhne: Klin. Wschr. **1938 I**, 887. — König u. Weber: Klin. Wschr. **1931 II**, 2123. — Kokočašvili: Avertinnarkose in der Klinik und im Experiment. Ref. Z.org. Chir. **60**, 607 (1933). — Kraus: (1) Hirndruck und Leberverfettung. Virchows Arch. **300** (1937). — (2) Über Leberverfettung bei zerstörenden Prozessen im Hypophysenzwischenhirnsystem und bei M. Cushing. Frankf. Z. Path. **50** (1937).

Landé: Münch. med. Wschr. **1930 II**, 1615. — Lewin: Dtsch. med. Wschr. **1928 II**, 1450. — Lichtmann: Cinchophenoxydation der Leberzellfunktion. Arch. int. Med. **48** (1931). Ref. Kongreßzbl. inn. Med. **63**, 711. — Löning: (1) Anoxämie bei akuter Arsenwasserstoffvergiftung. Dtsch. Arch. klin. Med. **173** (1932). — (2) Klinischer Bericht über den Verlauf von 11 akuten AsH_3-Vergiftungen. Zbl. inn. Med. **1931**, 833. — Loewy: v. Noordens Handbuch der Pathologie des Stoffwechsels, Teil 2, S. 720. 1909. — Lundt: Avertinnarkose. Ref. Z.org. Chir. **62**, 366 (1933).

Manger: Med. Klin. **1930 I.** — Meier: Über den Stoffwechsel der Fettleber I und II. Arch. f. exper. Path. **169** (1933). — Metzer: Med. Welt **1930 II.**

Naegeli u. Lauche: (1) Befunde an Leber und Milz nach Thoriumdioxydsolinjektion. Klin. Wschr. **1932 II**, 2029. — (2) Über Thoriumdioxydspätschädigung in Lymphknoten, 3 Jahre nach i.v. Injektion. Klin. Wschr. **1933 II**, 1730. — (3) Histologische und röntgenologische Befunde an inneren Organen 5 Jahre nach i.v. Einspritzung von Thoriumdioxyd beim Hunde. Klin. Wschr. **1936 II**, 1436. — Naegeli u. Scanzoni: Darstellbarkeit der Milz im Röntgenbild. Klin. Wschr. **1932 I**, 200. — Nell: Über Avertinentgiftung. Zbl. Chir. **1933**, 781. — Neubauer: Arch. f. exper. Path. **61**, 387 (1909). — Nissen: Med. Klin. **1933 II**, 1208.

Pernice: Leber bei Blei- und Kombinationsvergiftung. Arch. Gewerbepath. **7** (1936). — Petri: (1) Pathologische Anatomie und Histologie der Vergiftungen. Henke-Lubarsch' Handbuch der speziellen pathologischen Anatomie und Histologie, Bd. 10. — (2) Das Verhalten der Fett- und Lipoidsubstanzen in der Leber bei Vergiftungen. Virchows Arch. **251** (1924). — Popper u. Scholl: Wien. klin. Wschr. **1932 I**, 363.

Raab: Das hormonal-nervöse Regulationssystem des Fettstoffwechsels. Z. exper. Med. **49** (1926). — Randerath: Anatomische Befunde nach intravenöser Thoriuminjektion. Klin. Wschr. **1932 I**, 144. — Randerath u. Schlesinger: Experimentelle Untersuchungen über die Wirkung des Thorotrast im Tierkörper. Z. exper. Med. **80** (1932). — Ratti: Zum Thema Hepatographie. Radiol. med. **23** (1936). Ref. Kongreßzbl. inn. Med. **86**, 83. — Rettig: Arch. f. exper. Path. **76** (1914). — Rosenfeld: (1) Die Verhütung der Leberverfettung. Z. klin. Med. **113**, 713 (1930). — (2) Die physiologische Leberverfettung und deren Verhütung. Arch. f. exper. Path. **166** (1932). — Rütz: Avertintodesfall. Dtsch. Z. Chir. **240**, 235 (1933).

Schittenhelm: Münch. med. Wschr. **1936 I**, 552. — Schley: Über pathologisch-anatomische Befunde bei Avertintoden. Zbl. Path., Sonderbd. **58** (Festschr. f. M. B. Schmidt). — Schmidt-Kehl: Münch. med. Wschr. **1933 II**, 2003. — Schretzenmayr: Dtsch. med. Wschr. **1933 II**, 1601. — Schürmann: Verh. dtsch. path. Ges. **1931.** — Sebening: Ref. Z.org. Chir. **61**, 566 (1933). — Sherwood u. Sherwood: Akute toxische Hepatitis durch Cinchophen bedingt. Arch. int. Med. **48** (1931). Ref. Kongreßzbl. inn. Med. **63**, 711. — Stahr: Über tödliche Lorchelvergiftung. Dtsch. med. Wschr. **1930**, 1993. — Straub: Vorsicht mit Atophan. Münch. med. Wschr. **1936 I**, 169. — Stroebe: Ketonämie bei Leberschädigungen. Z. klin. Med. **118** (1931).

Takane: Über den Einfluß verschiedener Narkosemittel auf die Leberfunktion. Arch. klin. Chir. **170**, 672 (1932). — Tallenberg: Z. klin. Med. **132** (1937). — Thiercelin u. Jogle: Zbl. Path. **6**, 91 (1895). — Treupel u. Rehorn: Dtsch. med. Wschr. **1920 I**, 509, 540.

Umber: (1) Vorsicht bei Morchelgenuß. Dtsch. med. Wschr. **1916 I.** — (2) Med. Klin. **1930**, 947. — Unger: Beitrag zur Kenntnis der Lorchelvergiftung. Med. Klin. **1931 I**, 14.

Vara-Lopez u. Thorbeck: Arch. klin. Chir. **169** (1932). — Volicer: Fortschr. Röntgenstr. **44** (1931).

Waelsch u. Selge: Naunyn-Schmiedebergs Arch. **161** (1931). — Weissmann: Beitrag zur Atophantherapie. Med. Klin. **1934 II**, 1700. — Wertheimer: Naunyn-Schmiedebergs Arch. **160** (1931). — Willcox: Toxic Jaundice. Lancet **1931**, 61. — Wolff: Zur Frage der Leberschädigung durch Yatren. Münch. med. Wschr. **1935 II**, 1966.

Zadek: Dtsch. med. Wschr. **1929 II**, 1336. — Zieler u. Birnbaum: Münch. med. Wschr. **1922 I**, 644.

Glykogenspeicherkrankheit.

Beumer: Cholesterinstoffwechsel bei der Glykogenspeicherkrankheit. Münch. med. Wschr. **1937**, 1007. — Beumer u. Loeschke: (1) Zum Stoffwechsel bei der Glykogenspeicherkrankheit. Klin. Wschr. **1932 II**, 1824. — (2) Zum Stoffwechsel und zur Differentialdiagnose der Glykogenspeicherkrankheit. Münch. med. Wschr. **1933 I**, 377. — BIEDERMANN u. HERTZ: (1) Z. Kinderheilk. **56**, 170 (1934). — (2) Der Einfluß von Adrenalin und Insulin auf den Kohlehydratstoffwechsel bei Glykogenspeicherkrankheit. Dtsch. Arch. klin. Med. **176** (1934). — (3) Verwertungsmöglichkeit genossenen Zuckers bei Glykogenspeicherkrankheit. Dtsch. Arch. klin. Med. **176**, 267 (1934). — BISCHOFF: Zum klinischen Bild der Glykogenspeicherkrankheit. Z. Kinderheilk. **52** (1932).

CREVELD, v.: (1) Rolle des Glykogens bei Organvergrößerung. Klin. Wschr. **1933 I**, 529. — (2) Chronische hepatogene Hypoglykämie im Kindesalter. Z. Kinderheilk. **52** (1932).

ELLIS: Proc. roy. Soc. Med. **28**, 833 (1935). — ELLIS and PAYNE: Glykogenkrankheit. Quart. J. Med., N. s. **5** (1936). Ref. Kongreßzbl. inn. Med. **86**, 74. — EXCHAQUET: Arch. Méd. Enf. **34** (1931).

FABER: Frankf. Z. Path. **47** (1935).

GIERCKE, v.: (1) Über Speicherungen und Speicherungskrankheiten. Med. Klin. **1931 I**, 576, 611. — (2) Über Glykogenspeicherkrankheit. Beitr. path. Anat. **99** (1937). — (3) Hepato-Nephromegalia glycogenica. Beitr. path. Anat. **82** (1929). — GOETTCHE: Mschr. Kinderheilk. **35** (1927).

HARNAPP: Zur Klinik der Hepatomegalien mit Kohlehydratstoffwechselstörungen. Mitt. I—III. Mschr. Kinderheilk. **66** (1936). — HERTZ: (1) Stoffwechseluntersuchungen bei Glykogenspeicherkrankheit. Z. Kinderheilk. **55** (1933). — (2) Z. Kinderheilk. **56** (1934). — (3) Fermentuntersuchungen bei Glykogenspeicherkrankheit. Klin. Wschr. **1933 II**, 1725. — (4) Zur Pathogenese der Glykogenspeicherkrankheit. Klin. Wschr. **1933 II**, 1144. — HERTZ u. JECKELN: Glykogenspeicherkrankheit unter dem klinischen Bilde des Myxödems. Z. Kinderheilk. **58** (1936). — HUMPHREYS and KATO: Glykogenspeicherkrankheit. Amer. J. Path. **10** (1934).

JUNKERSDORF: Glykogenspeicherungskrankheit. Klin. Wschr. **1933 I**, 899.

KIMMELSTIEL: Über Glykogenose. Beitr. path. Anat. **91**, 1 (1933). — KING: Proc. roy. Soc. Med. **28**, 150 (1935).

LOESCHKE: (1) Zur Klinik der Glykogenspeicherkrankheit. Z. Kinderheilk. **53**, 553 (1932). — (2) Zum Bilde der Glykogenspeicherungskrankheit der Leber. Klin. Wschr. **1933 I**, 126.

PFAUNDLER: Hepatischer Infantilismus. Z. Kinderheilk. **41**, 78 (1926). — POMPE: Zit. nach v. CREVELD. Klin. Wschr. **1933 I**, 529. — PUTSCHAR: Beitr. path. Anat. **90**, 222 (1932).

RAUH u. ZELSON: Amer. J. Dis. Childr. **47**, 808 (1934).

SCHALL: Münch. med. Wschr. **1932 II**, 2078. — SCHÖNHEIMER: Über eine eigenartige Störung des Kohlehydratstoffwechsels. Z. physiol. Chem. **182** (1929). — SMITH and O'FLYNN: Lancet **1933 I**, 297. — SNAPPER: Verh. dtsch. Ges. inn. Med. **1928**. — SUNDAL: Glykogenesis (v. GIERKE-Kr.). Acta paediatr. (Stockh.) **19** (1936). Ref. Kongreßzbl. inn. Med. **89**, 399.

THOENES: Mschr. Kinderheilk. **48**, 515 (1930).

UNSHELM: (1) Glykogenkrankheit. Jb. Kinderheilk. **137**, 257 (1932). — (2) Über die Glykogenkrankheit. Dtsch. med. Wschr. **1934 I**, 633.

WAGNER u. Mitarb.: (1) Biochem. Z. **127**, 55 (1922). — (2) Z. exper. Med. **25** (1921); **28** (1922); **38** (1923); **45** (1925). — WAGNER u. PARNAS: Z. exper. Med. **25** (1921). — WARNER, E. C.: Fall von Lebervergrößerung verursacht durch v. GIERKEsche Krankheit. Lancet **1933 I**, 1070. — WILDER: J. of Pediatr. **7**, 214 (1935). — WORSTER-DROUGHT u. PARKES-WEBER: Hepatomegalie und dauernde Ketonurie. Münch. med. Wschr. **1933 I**, 765.

Lipoidosen der Leber.

Zusammenfassende Arbeiten.

BOGAERT, SCHERER et EPSTEIN: La forme cérébrale de la cholestérinose généralisée. Paris: Masson & Cie. 1937. — BÜRGER: (1) Lipoidosen. Neue deutsche Klinik, Erg.-Bd. II. 1934. — (2) Klinik und Therapie der Lipoidosen. Ther. Gegenw. **76** (1935).

EPSTEIN: Lipoidosen. Erg. Path. **37** (1937).

LETTERER: Lipoidgranulomatose. Berlin: Julius Springer. 1934.

THANNHAUSER: Über Lipoidosen. Klin. Wschr. **1934 I**, 161.

WAGNER, R.: Speicherkrankheiten. Erg. inn. Med. **53** (1937).

a) Morbus Gaucher.

ANTONOW: Zur pathologischen Anatomie der GAUCHER-Krankheit. Frankf. Z. Path. **41** (1931).

EPSTEIN: (1) Zur Chemie der GAUCHERschen Krankheit und zur Frage der Lipoidzellenhyperplasie. Klin. Wschr. **1924 II**, 2194. — (2) Pathologie, Chemie und Systematik der Gaucherkrankheit. Wien. klin. Wschr. **1924 II**. — Virchows Arch. **258** (1925).

FISCHER, A. W.: Zur Pathologie und Chirurgie der GAUCHER-Krankheit. Indikation und Erfolgsaussichten der Splenektomie. Bruns' Beitr. **141** (1927). — FLEISCHHACKER und KLIMA: Münch. med. Wschr. **1936 II**, 2051.

HAMPERL: Über die pathologisch-anatomischen Veränderungen bei Morbus Gaucher im Säuglingsalter. Virchows Arch. **271** (1929). — HENNINGER: Arch. klin. Chir. **172**, 126 (1932). — HOFFMANN and MAKLER: Gaucher Disease. Amer. J. Dis. Childr. **38**, 775 (1929). — HOLLOS: Über Morbus Gaucher. Ref. Kongreßzbl. inn. Med. **79**, 459 (1935). — HORSLEY, BAKER and APPERLY: GAUCHERsche Krankheit mit spätem Beginn, Nierenveränderung und Riesenmilz. Amer. J. med. Sci. **190** (1935). Ref. Kongreßzbl. inn. Med. **83**, 538 (1936).

LIEB: Cerebrosidspeicherung bei Morbus Gaucher. Z. physiol. Chem. **140** (1924); **170** (1927).

MAI: Z. Kinderheilk. **55** (1933). — MEYERS: GAUCHERsche Krankheit der Lunge. Brit. med. J. **1937**, Nr 3991.

PICK, L.: (1) Der Morbus Gaucher und die ihm ähnlichen Erkrankungen. Erg. inn. Med. **29** (1926). — (2) Skeletform (ossäre Form) des Morbus Gaucher. Jena: Gustav Fischer. 1927.

REISS and KATO: Gauchers Disease. Amer. J. Dis. Childr. **43**, 365 (1932).

THIERFELDER u. KLENK: Die Chemie der Cerebroside und Phosphatide. Berlin: Julius Springer 1930. — TROPP: Klin. Wschr. **1936 I**, 562.

ULLRICH: Splenektomiefolgen beim Morbus Gaucher. Z. Kinderheilk. **55**, 1 (1933).

WORTH: Ein Fall von Morbus Gaucher. Brit. J. Radiol. **9** (1936). Ref. Kongreßzbl. inn. Med. **90**, 365.

ZEHNDER: Zum Problem des Morbus Gaucher. Klin. Wschr. **1937 I**, 553.

b) Phosphatidzellige Lipoidose.

BAUMANN: Zur Klinik und Pathogenese der NIEMANN-PICKschen Krankheit. Klin. Wschr. **1935 II**, 1743. — BAUMANN, KLENK u. SCHEIDEGGER: Die NIEMANN-PICKsche Krankheit. Erg. Path. **30** (1936). — BEUMER u. GRUBER: Versuche der experimentellen Erzeugung der NIEMANN-PICKschen Krankheit. Handbuch der Kinderheilkunde, Bd. 146. 1936.

EPSTEIN: (1) Phosphatid-Zellverfettung bei NIEMANN-PICKscher Krankheit. Klin. Wschr. **1933 I**, 56. — (2) Ursächliche Bedeutung der chemischen Veränderungen für Pathologie des Gehirns bei NIEMANN-PICKscher Krankheit und infantiler amaurotischer Idiotie. Virchows Arch. **284** (1932). — (3) Erwiderung zu SOBOTTA (NIEMANN-PICK). Klin. Wschr. **1932**, 1031. — EPSTEIN u. LORENZ: (1) Phosphatzellverfettung in Gehirn, Leber und Milz bei NIEMANN-PICKscher Krankheit. Hoppe-Seylers Z. **211**, 217 (1932). — (2) NIEMANN-PICKsche Krankheit. Wien. klin. Wschr. **1932 II**, 1606. — ESPINOS, URIBES u. VILAPLANA: Zum Studium der Histiocytomatose infolge Lipoidimpregnation (Typus NIEMANN-PICK). Ann. int. Med. **5** (1936). Ref. Kongreßzbl. inn. Med. **87**, 83.

KLENK: Über die Natur der Phosphatide und anderer Lipoide des Gehirnes und der Leber bei NIEMANN-PICKscher Krankheit. Hoppe Seylers Z. **235** (1935).

NIEMANN: Ein unbekanntes Krankheitsbild. Jb. Kinderheilk. **79**, 1 (1914).

PICK: Über die lipoidzellige Splenohepatomegalie Typus NIEMANN-PICK als Stoffwechselerkrankung. Med. Klin. **1927 II**, 1483.

SOBOTTA, EPSTEIN u. LICHTENSTEIN: Lipoidverteilung bei NIEMANN-PICKscher Krankheit. Klin. Wschr. **1932**, 1028.

TROPP: Beitrag zur Pathogenese der GAUCHERschen und NIEMANN-PICKschen Erkrankung. Klin. Wschr. **1936 I**, 562. — TROPP u. ECKARDT: (1) Sphingomyelin bei NIEMANN-PICKscher Krankheit. Hoppe-Seylers Z. **243** (1936). Ref. Kongreßzbl. inn. Med. **88**, 343. — (2) Gehirn-Sphingomyelin bei NIEMANN-PICKscher Krankheit. Hoppe-Seylers Z. **245** (1937).

c) Cholesterinzellige Lipoidosen.

ATKINSON: SCHÜLLER-CHRISTIANS disease. Brit. J. Childr. Dis. **34** (1937). Ref. Kongreßzbl. inn. Med. **91**, 537. — BOGAERT, LUDO VAN, H. SCHERER et EPSTEIN: Une forme cérébrale de la cholestérinose généralisée. Paris: Masson & Cie. 1937. — BÜRGER u. GRÜTZ: Hepatosplenomegale Lipoidose mit xanthomatösen Veränderungen in Haut und Schleimhaut. Arch. f. Dermat. **166** (1932). — BÜRGER, SCHRADE u. LANDERS: Die diätetische Beeinflussung des Stoffwechsels bei hepatosplenomegaler Lipoidose. Z. klin. Med. **132** (1937).

CHIARI: Über Veränderungen am Zentralnervensystem bei generalisierter Xanthomatose vom Typus SCHÜLLER-CHRISTIANS. Virchows Arch. **288** (1933). — CHVOSTEK: Xanthelasma und Ikterus. Z. klin. Med. **73** (1911).

EPSTEIN: (1) Eine neue Form einer allgemeinen Cholesterinlipoidose. Virchows Arch. **298**, 430 (1936). — (2) Gegenwärtiger Stand der Lehre vom Chemismus der Zellen und Gewebe in Beziehung zur Pathologie der allgemeinen Lipoidosen. Klin. Wschr. **1931 II**, 1601. — EPSTEIN u. LORENZ: Beiträge zur Pathologie und Pathochemie der cholesterinigen Lipoidose vom Typus BOGAERT-SCHERER. Klin. Wschr. **1937 II**, 1320.

GAAL: Untersuchungen über den Cholesterinstoffwechsel bei Xanthomatosis essentialis. Z. klin. Med. **113** (1930). — GLAUNER: Zur Röntgenbehandlung der HAND-SCHÜLLER-CHRISTIANschen Krankheit. Strahlenther. **60** (1937).

HENSCHEN: Über CHRISTIANS Syndrom und dessen Beziehungen zu allgemeinen Xanthomatosen. Acta paediatr. (Stockh.) **12**, Suppl. 6 (1931). — HÖFER: Beitrag zur Xanthomatose der Dura mater und der Schädelknochen. Klin. Wschr. **1930 II**, 1302.

LETTERER: (1) Lipoidchemische Untersuchung einer xanthösen Lymphogranulomatose in ihrer Beziehung zur HANDschen Krankheit. Klin. Wschr. **1934**, 1046. — (2) Ein weiterer Fall von CHRISTIAN-SCHÜLLERscher Erkrankung (Lipoidgranulomatose). Münch. med. Wschr. **1933 I**, 201. — (3) Über eine xanthomatöse Form der Lymphogranulomatose mit besonderer Beteiligung des Skeletes. Veröff. Gewerbe- u. Konstit.path. **8**, H. 4 (1934).

OPITZ: Zit. bei BÜRGER.

RAEDER: Über die Stoffwechselverhältnisse bei Lipoidose. Norsk. Mag. Laegevidensk. **97** (1936). Ref. Kongreßzbl. inn. Med. **85**, 462 (1936). — RIETSCHEL: Über Lipoidgranulomatose oder allgemeine granulomatöse Xanthomatose. Z. Kinderheilk. **54** (1932).

SCHILLING: Xanthelasma und Ikterus. Dtsch. med. Wschr. **1934**, 972. — SCHNEIDER: Das klinische Bild der SCHÜLLER-CHRISTIANschen Krankheit. Inaug.Diss. Freiburg i. Br. 1932. — SCHÖNHEIMER: Über eine Störung der Cholesterinausscheidung. Z. klin. Med. **123**, 749 (1933). — SCHRADE: Diätetische Beeinflussung des Stoffwechsels bei hepatosplenomegaler Lipoidose. Verh. Ges. Verdgskrkh. **1937**.

Leberamyloid.

ARNDT: (1) Über Amyloidose der Serumpferde. Arch. Tierheilk. **63**. — (2) Reticuloendothel und Amyloid. Verh. dtsch. path. Ges. **1931**.

BENEKE: Bemerkung über Amyloid (zu LUBARSCH). Verh. dtsch. path. Ges. **1930**.

CRUZ, JOSÉ: Über experimentelle Amyloiderzeugung durch Organüberpflanzung. Frankf. Z. Path. **41** (1931).

DOMAGK: (1) Untersuchung über die Bedeutung des R.E.S. für die Vernichtung von Infektionserregern und für die Entstehung des Amyloids. Virchows Arch. **253**, 594 (1924). — (2) Das Amyloid und seine Entstehung. Erg. inn. Med. **28** (1925). — DÖRKEN: Virchows Arch. **286** (1932).

EIGER: Zur Amyloidfrage. Zbl. Path. **11**, 607 (1900). — EPPINGER: Zur Chemie der amyloiden Entartung. Biochem. Z. **127**, 107 (1922). — ERNST: Degeneration, Nekrose und Amyloid. BETHES Handbuch der normalen und pathologischen Physiologie, Bd. V.

HANSER: HENKE-LUBARSCH' Handbuch der speziellen pathologischen Anatomie und Histologie, Bd. V. 1930. — HANSSEN: Ein Beitrag zur Chemie der amyloiden Entartung. Biochem. Z. **13**, 185 (1908).

KOCH: Münch. med. Wschr. **1937 I**, 401. — KOSSEL u. MAJEDA: Spaltungsprodukte des Amyloidproteins. Hoppe-Seylers Z. **58** (1909). — KRAWKOW: Arch. internat. Méd. expér. **1896**, 106. — KUCZYNSKI: Klin. Wschr. **1923 I**, 727; **1923 II** 2193.

LABBÉ u. Mitarb.: Studien über Leberamyloid. Ann. Méd. **37**, 40—61 (1935). Ref. Kongreßzbl. inn. Med. **80**, 129. — LETTERER: (1) Studien über Art und Entstehung des Amyloids. Beitr. path. Anat. **75**, 486 (1926). — (2) Beitrag zur experimentellen Amyloidforschung. Verh. dtsch. path. Ges. **1925**. — LEUPOLD: (1) Amyloid und Hyalin. Erg. Path. **21**, 120 (1925). — (2) Untersuchungen über die Mikrochemie und Genese des Amyloids. Beitr. path. Anat. **64**, 347 (1918). — LUBARSCH: (1) Zur Kenntnis der ungewöhnlichen Amyloidablagerungen. Virchows Arch. **271**, 867 (1929). — (2) Grundsätzliches zur Amyloidablagerung. Verh. dtsch. path. Ges. **25** (1930).

MORGENSTERN: Zur Frage der Amyloidose und Resorption. Virchows Arch. **259**, 698 (1926).

NEUBAUER: Intermediärer Eiweißstoffwechsel. Handbuch der normalen und pathologischen Physiologie, Bd. V, S. 748. — NEUBERG: Über Amyloid. Verh. dtsch. path. Ges. **1904**.

SCHRANK: Münch. med. Wschr. **1923 II**, 1227. — STOEBER: Betrachtungen über sog. genuine Amyloidose. Dtsch. Arch. klin. Med. **176** (1934).

UCHINO: Beziehungen des lymphatischen Apparates zur Nutrose. Beitrag zur experimentellen Amyloiderzeugung. Verh. dtsch. path. Ges. **1925**.

WALDSTRÖM: Leberamyloid. Acta chir. scand. (Stockh.) **63**, H. 6.

Leberveränderung bei endokrinen Erkrankungen.

a) BASEDOWsche Krankheit.

ASSMANN: Leber und Milz bei Morbus Basedow. Münch. med. Wschr. **1931 I**, 221.

BEAVER u. PEMBERTON: Zit. nach MOON.

EITEL u. LOESER: Hypophysenvorderlappen, Schilddrüse und Kohlehydratstoffwechsel. Naunyn-Schmiedebergs Arch. **167** (1932).

KLOSE: Die BASEDOWsche Krankheit. Erg. inn. Med. **10** (1912). — KNITTEL: Z. exper. Med. **76**, 362 (1931). — KOTSCHNEFF u. SCHLEPAKOFF: Z. exper. Med. **95**, 403 (1935). — KRAMER: Zur Prüfung des Kohlehydratstoffwechsels bei M. Basedowi. Z. klin. Med. **121**, 472 (1932). — KUGELMANN: Klin. Wschr. **1930 II**, 1533.

LOESER: (1) Schilddrüsenwirksame Substanz und Kohlehydratstoffwechsel der Leber. Klin. Wschr. **1934 I**, 389. — (2) Schilddrüsenwirksame Substanz des Hypophysenhinterlappens. I. u. III. Naunyn-Schmiedebergs Arch. **176** (1934).

MARINE: Zit. nach MOON. — MEYTHALER: Die neuro-hormonale Regulation der Leber im Kohlehydratstoffwechsel. Klin. Wschr. **1934 I**, 753. — MOON: Experimentelle Lebercirrhose und ihre Beziehung zur Ätiologie der menschlichen Cirrhose. Klin. Wschr. **1934 II**, 1489, 1521.

PARTURIER: Hepatoendokrine Symptome. Rev. méd.-chir. Mal. Foie etc. **9** (1934). Ref. Kongreßzbl. inn. Med. **78**, 527. — PARTURIER et BARGETON: Die hepato-endokrinen Syndrome. Rev. méd.-chir. Mal. Foie etc. **9**, 253—268 (1934). Ref. Kongreßzbl. inn. Med. **77**, 489. — PARTURIER et DELERNE: Leberpankreassyndrome. Rev. méd.-chir. Mal. Foie etc. **9**, 331—387 (1934). Ref. Kongreßzbl. inn. Med. **78**, 401.

RAAB u. TERPLAN: Morbus Basedow mit subakuter Leberatrophie. Med. Klin. **1923 II**, 1154. — RÖSSLE: (1) Über die Veränderungen der Leber bei der BASEDOWschen Krankheit und ihre Bedeutung für die Entstehung anderer Organsklerosen. Virchows Arch. **291** (1933). — (2) Über die Leber bei der BASEDOWschen Krankheit. Verh. 2. internat. Kropfkonf. Bern **1938**, 222f.

SCHNEIDER u. WIDMANN: Transmineralisation und thyreogene Leberschädigung. Z. exper. Med. **90** (1933). — SCHRUMPF: Ein klinischer Beitrag zur Untersuchung der Leberfunktion bei Thyreotoxikosen. Z. klin. Med. **129** (1935). — SILBERSTEIN u. GOTTDENKER: Klin. Wschr. **1934 II**, 1434. — STROEBE: Die experimentellen Grundlagen der Bilirubinbelastungsprobe und ihr Anwendungsgebiet bei Leberschädigungen des Menschen. Z. klin. Med. **120** (1932).

THADDEA u. WALY: Blutmilchsäureuntersuchungen bei Hyperthyreosen. Z. klin. Med. **124**, 15 (1933).

WELLER: Zit. nach MOON.

b) Hypophyse.

ASCHNER u. JASO-ROLDAN: Zur klinischen Bedeutung der Pituitrinhyperglykämie. Z. klin. Med. **121** (1932).

FIESSINGER, NOËL, MORICARD et LAUR: Versuch einer hormonalen Hepatopoese. Ann. Méd. **36** (1934). Ref. Kongreßzbl. inn. Med. **79**, 399.

KRAUS: (1) Hirndruck und Leberverfettung. Virchows Arch. **300** (1937). — (2) Über Leberverfettung bei zerstörenden Prozessen im Hypophysenzwischenhirnsystem und bei Morbus Cushing. Frankf. Z. Path. **50** (1937).

LUCKE: Kohlehydratstoffwechsel bei Erkrankungen des Hypophysenvorderlappens. Z. klin. Med. **122** (1932). — LUCKE, HEYDEMANN u. HECHLER: (1) Experimentelle Untersuchungen über ein spezielles auf den Kohlehydratstoffwechsel eingestelltes, dem Insulin entgegengesetztes Hormon des Hypophysenvorderlappens. Z. exper. Med. **88** (1933). — (2) Blutzuckerregulation bei isolierter Schädigung des Hypophysenvorderlappens. Z. exper. Med. **87**, 103 (1933). — LUCKE u. KRÖGER: VII. Einfluß des kontrainsulären Hormons auf den Glykogenbestand der Leber und den Milchsäurespiegel des Blutes. Z. exper. Med. **100**, 69 (1937).

c) Nebennierenrinde.

BERGMANN, v.: Funktion und Erkrankungen der Nebenniere. Verh. dtsch. Ges. inn. Med. **1938**, 161.

STROEBE u. THADDEA: Erscheint Klin. Wschr. **1938**.

THADDEA: (1) Die Nebennierenrinde. Leipzig: Georg Thieme 1936. — (2) Morbus Addison und Ikterus. Verh. Ges. Verdgskrkh. **1936**.

d) Weibliche Keimdrüsen. Schwangerschaftsleber.

ALESSANDRINI: Die menstruelle Leberkolik. Boll. Accad. med. Roma **60** (1934). Ref. Kongreßzbl. inn. Med. **78**, 350. — ANSELMINO u. HOFFMANN: Über den Milchsäureumsatz in der Schwangerschaft und seine Beziehung zur Leber- und Schilddrüsenfunktion. Klin. Wschr. **1930 II**, 1768.

BENTHIN: Über den Kohlehydratstoffwechsel in der Gravidität und bei Eklampsie. Mschr. Geburtsh. **37**, 307 (1913). — BERGMANN, v.: (1) Zur funktionellen Pathologie der Leber. Klin. Wschr. **1927 I**, 776. — (2) Leber und Gestation. Arch. Gynäk. **161**, 191 (1936). — BLOECH u. BERGEL: (1) Ovarieller Zyklus und Kohlehydratstoffwechsel. Wien. Arch. inn. Med. **24** (1933). — (2) Ovarieller Zyklus und Kohlehydratstoffwechsel. II. Dextrosebelastung. Wien. Arch. klin. Med. **26** (1935). — BOKELMANN: Blutmilchsäure bei der Gestationstoxikose.

Arch. Gynäk. **129**, 802 (1927). — BOKELMANN u. BOCK: (1) Gestationstoxikose und Acetonkörper. Z. Geburtsh. **91**. — (2) Zur Diagnose, Therapie und Prognose der Hyperemesis gravidarum auf Grund chemischer Analysen des Blutes und Harnes. Z. Geburtsh. **92**. — (3) Beitrag zum intermediären Fettstoffwechsel in der Schwangerschaft. II. Nahrungsfett und Blutfett. Arch. Gynäk. **158**, 503 (1934). — BOKELMANN u. DIECKMANN: Arch. Gynäk. **139** (1929). — BOKELMANN u. Mitarb.: Acetonkörpergehalt des Blutes während der Schwangerschaft und seine Beziehungen zur physiologischen Schwangerschaftsacidose. Z. Geburtsh. **89**. — BOKELMANN u. SCHERINGER: Z. Geburtsh. **98**, 10 (1930). — BOTELLA-LLUSIA: Arch. Gynäk. **161** (1936).

CAFFIER: Zbl. Gynäk. **1930**, Nr 12, 723. — CARRIÉ u. HEROLD: Porphyrinausscheidung in der normalen Schwangerschaft. Arch. Gynäk. **158**, 54 (1934). — CHVOSTEK: Wien. klin. Wschr. **1909 I**. — CREVELD, VAN, u. LADENIUS: (1) Lävulosämie und Lävulosurie bei Schwangeren, Leberkranken und Gesunden. Z. klin. Med. **107**, 328. — (2) Klin. Wschr. **1928 I**. — CSIZY: Albumincholie und Gravidität. Ref. Ber. Gynäk. **20**, 169.

DIETEL: (1) Zur Funktion der Leber in der Schwangerschaft. Arch. Gynäk. **161**, 242 (1936). — (2) Z. Geburtsh. **113** (1936). — DIETEL u. POLAK: Arch. Gynäk. **152**, 479 (1933).

EPPINGER: Hepato-lienale Erkrankungen. S. 166. Berlin 1920. — EUFINGER: Leberfunktion in der Schwangerschaft. II. Auftreten viscero-sensibler Lebergallenreflexe in der Schwangerschaft. Arch. Gynäk. **133**, 732 (1928). — EUFINGER u. BADER: (1) Zbl. Gynäk. **50**, 514. — (2) Die Leberfunktion in der Schwangerschaft. Arch. Gynäk. **133**, 720 (1928).

FIKENTSCHER: Z. Geburtsh. **111** (1935). — FRANKEL: Hyperemesis und endokrine Drüsen. Endokrinol. **7**, 167 (1930). FRANQUÉ: Med. Klin. **1930 I**. — FUGE: Arch. Gynäk. **154** (1933).

GOTTSCHALK: Z. exper. Med. **26**, 34 (1922). — GOTTSCHALK u. STRECKER: Klin. Wschr. **1922 II**, 2467. — GUGGISBERG: Ergebnisse der Blutzuckeruntersuchungen während der Gestationsvorgänge. Erg. Physiol. **24** (1925).

HELLMUTH: Arch. Gynäk. **130**, 585 (1927). — HEROLD: (1) Verhalten der Porphyrinausscheidung bei Hyperemesis gravidarum und ihre Beziehung zur Leberfunktion. Arch. Gynäk. **159**, 35 (1935). — (2) Über das Desaminierungs- und das Harnstoffbildungsvermögen der Leber in der physiologischen Schwangerschaft. Arch. Gynäk. **159**, 166 (1935). — HETENYI u. LIEBMANN: Klin. Wschr. **1922 II**, 1204. — HEYNEMANN: (1) Über Wesen und Behandlung der Hyperemesis gravidarum. Klin. Wschr. **1928 II**. — (2) Hyperemesis. Zbl. Gynäk. **1928**, 2418. — (3) Leber und Gestation. Arch. Gynäk. **161** (1936). — HOFBAUER: (1) Wesen und Behandlung der Graviditäts-Toxikosen. Klin. Wschr. **1933 I**, 369. — (2) Zbl. Gynäk. **1933**, 35. — HOFFMANN: Z. exper. Path. u. Ther. **16** (1914). — HUWER: Z. Geburtsh. **106**, 324 (1933).

KAUFMANN u. MÜHLBOCK: (1) Cholesterinbilanzen in der Schwangerschaft. Z. exper. Med. **89**, 200 (1933). — (2) Ovarialfunktion und Lipoidstoffwechsel. Arch. Gynäk. **134** (1928); **136** (1929); **139** (1929). — (3) Leberglykogen und menstrueller Zyklus. Klin. Wschr. **1930 II**, 1170. — KESSLER: Über diagnostische und prognostische Bedeutung von Galaktosedoppelbelastung bei pathologischer Schwangerschaft. Arch. Gynäk. **161**, 249 (1936). — KLEINE: Klin. Wschr. **1933 II**, 1893. — KREBS u. DIECKMANN: Vorläufige Mitteilung über die ROSENTHALsche Leberfunktionsprüfung in der Schwangerschaft. Amer. J. Obstetr. **1924**, Nr 7, 89. Ref. Ber. Gynäk. **4**, 472 (1924). — KRISS: Münch. med. Wschr. **1931 I**, 527. — KÜRTEN: Klin. Wschr. **1924 II**, 1216.

LIEGNER: Zbl. Gynäk. **1930**, 146.

MÜHLBOCK u. KAUFMANN: Z. exper. Med. **102**, 461 (1938). — MÜLLER, I. H.: Zur Frage der hormonalen Steuerung der Glykogenspeicherung im weiblichen Organismus. Endokrinol. **17** (1936).

NEU u. KELLER: Zur Funktion der Leber in der Gravidität. Mschr. Geburtsh. **1913**, Nr 38, 383. — NÜRNBERGER: (1) Spätstörungen nach Schwangerschaft, Geburt und Wochenbett. Arch. Gynäk. **153**, 1 (1933). — (2) Dtsch. med. Wschr. **1934, II** 1415.

PAVANZO: Kohlehydratstoffwechsel bei Hyperemesis gravidarum. Ref. Ber. Gynäk. **20**, 155. — PIGEAUD u. Mitarb.: Funktionstüchtigkeit der Leber bei der normalen, schwangeren Frau. Rev. méd.-chir. Mal Foie etc. **4**, 418 (1929).

RIEGEL u. Mitarb.: Studien über die Funktion der Gallenblase. XI. Zusammensetzung der Blasengalle während der Schwangerschaft. J. amer. med. Assoc. **105** (1935). Kongreßzbl. inn. Med. **85**, 479. — ROSENFIELD and SCHNEIDERS: Eine verbesserte Phenoltetrachlorphthaleinprobe zur Leberfunktionsprüfung bei Schwangerschaft und Schwangerschaftstoxikosen. J. amer. med. Assoc. **80** (1923). Ref. Ber. Gynäk. **1923 I**, 393. — RÖSSLE: Über die Leber bei BASEDOWscher Krankheit. Kropfkongreß Bern 1933. Bern: Hans Huber. — ROYER et BERTRAND: Urobilinurie während Schwangerschaft. Ref. Kongreßzbl. inn. Med. **56**, 338. — RYSER: Blutzucker während der Schwangerschaft, Geburt, im Wochenbett und bei Schwangerschaftstoxikosen. Dtsch. Arch. klin. Med. **118** (1916). Ref. Korresp.bl. Schweiz. Ärzte **22** (1917).

SACHS: Med. Klin. **1927 I.** — SCHÄFER: (1) Zur Physiologie der Gallenblase in Schwangerschaft, Geburt und Wochenbett. Klin. Wschr. **1932 I,** 700. — (2) Zur Physiologie und Pathologie der Gallenblase in Schwangerschaft, Geburt und Wochenbett. Fortschr. Röntgenstr. **47,** 42 (1933). — SCHAEFER: Zur Physiologie und Pathologie der Gallenblase in Schwangerschaft, Geburt und Wochenbett unter Berücksichtigung der Steinentstehung in dieser Periode. Arch. Gynäk. **150,** 696 (1932). — SCHIROKAUER: Berl. klin. Wschr. **1912 I,** 500. — SCHMIDT, BICKENBACH u. RUPP: Z. Geburtsh. **91** (1927). — SCHMIDT u. EFFKEMANN: Arch. Gynäk. **160,** 317 (1935). — SCHMIEDEN: Arch. Gynäk. **161** (1936). — STROEBE, F.: Latente Hepatopathie nach Schwangerschaftstoxikose. Klin. Wschr. **1932 I, 495.**

TORRE BLANCO: Einige Besonderheiten des Kohlehydratstoffwechsels in der Schwangerschaft in Verbindung mit Leberfunktion. Arch. Gynäk. **161,** 243 (1936). — TSUCHYA: Z. exper. Path u. Ther. **7,** 352 (1910).

WALTHARD: Arch. Gynäk. **116,** 98 (1922).

Kreislaufstörungen und Gefäßerkrankungen der Leber.

a) Stauungsleber.

ALZONA: Leberfunktion bei Herzkranken auf Grund der Kurve des Aminosäuregehaltes des Blutes. Minerva med. **1930,** 917. Ref. Kongreßzbl. inn. Med. **61,** 97.

BOLTON and BERNARDT: Pathologische Vorgänge in der Leber bei experimenteller venöser Stauung. J. of Path. **34** (1931). Ref. Kongreßzbl. inn. Med. **65,** 105.

EILBOTT: Z. klin. Med. **106** (1927).

GERLACH: Kreislaufstörungen der Leber. HENKE-LUBARSCH' Handbuch der speziellen pathologischen Anatomie und Histologie, Bd. V, S. 81.

JONAS: Klinische Beobachtungen über EHRLICHsche Aldehydreaktion bei Kreislaufstörungen. Wien. klin. Wschr. **1912 I.**

KASTERT: Experimentelle Erforschung des Leberkreislaufs an menschlichen Lebern. Virchows Arch. **294** (1935). — KISCH: Bilirubinspiegel des Blutserums Kreislaufinsuffizienter und seine Beeinflussung durch Hg-Diurese. Klin. Wschr. **1933 I,** 593.

LUND, STEWARD and LIEBER: Leberinfarkte. Amer. J. Path. **11,** 157 (1935). Ref. Kongreßzbl. inn. Med. **80,** 565.

NIGST: Fall von 250mal punktiertem Ascites bei PICKscher perikarditischer Pseudolebercirrhose. Schweiz. med. Wschr. **1934,** 966.

PAFFENHOLZ u. SCHÜRMEYER: Änderungen der Milz- und Lebergröße im Röntgenbild unter verschiedenen Kreislaufbedingungen. Klin. Wschr. **1931 II,** 2076. — PICK, FRIEDL.: Über chronische, unter dem Bilde der Lebercirrhose verlaufende Perikarditis (pericarditische Pseudolebercirrhose nebst Bemerkungen über die Zuckergußleber). Z, klin. Med. **29** (1896).

RÖSSLE: Stauungscirrhose. HENKE-LUBARSCH' Handbuch der speziellen pathologischen Anatomie und Histologie, Bd. V, S. 454.

SCHWARZ u. DIEBOLD: Klin. Wschr. **1931 II,** 1492. — SIEBECK: Die Beurteilung und Behandlung Herzkranker. München: J. F. Lehmann 1935.

VILLARET u. Mitarb.: Rolle der Leber im Kreislauf (Studium der Leber-Vasomotorik). Paris méd. **1935,** 455. Ref. Kongreßzbl. inn. Med. **81,** 272.

ZIMMERMANN-MEINZINGEN, V.: Zusammenhänge zwischen Gallenblase und Herzerkrankungen. Münch. med. Wschr. **1937 I,** 803.

b) Pfortaderthrombose.

EPPINGER: Die Erkrankungen der Pfortader (Morbus Baumgarten). Lehrbuch der Lebererkrankungen, S. 461. Wien 1937.

GOHRBANDT: Thrombosen und Thrombophlebitiden im Pfortaderkreislauf. Neue deutsche Klinik, Bd. 15, Erg.bd. 5, H. 5. — GRUBER: (1) Zur Kasuistik der Pfortaderthrombose. Mitt. Grenzgeb. Med. u. Chir. **25** (1913). — (2) Beiträge zur Pathologie der dauernden Pfortaderverstopfung. Dtsch. Arch. klin. Med. **122** (1917).

HAVLICZEK: Verh. dtsch. Ges. Kreislaufforsch. **7,** 195 (1934).

JOSSLIN DE JONG: Die Folgen der Thrombose im Gebiete des Pfortadersystems. Mitt. Grenzgeb. Med. u. Chir. **24** (1912).

LISSAUER: Beitrag zur Frage der Entwicklung der Pfortaderthrombose. Virchows Arch. **192** (1908).

MCNEE: Diseases of the Liver, 1929.

RUPPRECHT: Ein seltener in Heilung übergegangener Fall von traumatischer Pfortaderthrombose. Zbl. Chir. **1930,** 3118. — RUSZYNSKI: Thrombose der Pfortader und Mesenterialvenen als appendicitisches Krankheitsbild. Dtsch. Z. Chir. **239** (1933).

USADEL: Kreislaufstörungen bei der freien eitrigen Bauchfellentzündung. Arch. klin. Chir. **142** (1926).

WEBER: Histologische Untersuchungen der Pfortaderwurzel bei Lebercirrhose. Virchows Arch. 292 (1934). — WOHLWILL: Über Pfortadersklerose und Banti-ähnliche Erkrankungen. Virchows Arch. 254 (1925).

c) Die eitrige Pfortaderentzündung.

HENSCHEN: Die Leber in der Chirurgie. Arch. klin. Chir. 173.

d) Erkrankungen der Lebervenen.

BERK: Über Thrombose der Lebervenen nach umschriebener Thrombose im hepatischen Stück der unteren Hohlvene. Beitr. path. Anat. 90 (1932).
HESS, L.: Verschluß der V. hepatica und seine Bedeutung für die Pathogenese des terminalen Lungenödems. Klin. Wschr. 1931 II, 1850.
POPPER: Klin. Wschr. 1931 II, 2129.
SATKE: Endophlebitis obliterans hepatica. Dtsch. Arch. klin. Med. 165 (1929).

e) Aneurysma der Leberarterien.

RIML: Zur Unterscheidungsdiagnose des Leberarterienaneurysmas. Med. Klin. 1935, 974.

Geschwülste.

a) Gutartige Geschwülste.

ADLER: Operative Behandlung der Cystadenome der Leber. Zbl. Chir. 1936, 987.
HERXHEIMER: Lebergewächse. HENKE-LUBARSCH' Handbuch der speziellen pathologischen Anatomie und Histologie, Bd. V.
KAPEL: Ein operierter Fall von Leberfibrom. Zbl. Chir. 1936, 212.
LENORMANT, BERTRAND et PATEL: Solitäres gestieltes Adenom der Leber. Presse méd. 1934, Nr. 92. Ref. Zbl. Chir. 1936, 183.
OLMER et PAILLAS: Angiome der Leber. Rev. méd.-chir. Mal. Foie etc. 10 (1935). Ref. Kongreßzbl. inn. Med. 84, 159.

b) Bösartige Geschwülste.

BERGMANN, v.: Krankheiten der Leber und Gallenwege. Lehrbuch der inneren Medizin, 3. Aufl. 1936.
HERXHEIMER: Lebergewächse. HENKE-LUBARSCH' Handbuch der speziellen pathologischen Anatomie und Histologie, Bd. V.
JUNGHANNS: Z. Krebsforschg 29 (1929).
KALK: (1) Erfahrungen mit der Laparoskopie. Z. klin. Med. 111 (1929). — (2) Z. Krk.hauswes. 1935, H. 5. — KAUFMANN: Lehrbuch der pathologischen Anatomie.
NAKAMURA: Pathologisch-anatomische und statistische Untersuchungen über den primären Leberkrebs. Ref. Kongreßzbl. inn. Med. 88, 278.
PÉCLARD: Primärer Leberkrebs bei einem 14 Monate alten Kind. Zbl. Chir. 1936, 191.
RÖSSLE: Entzündungen der Leber. HENKE-LUBARSCH' Handbuch der speziellen pathologischen Anatomie und Histologie, Bd. V, Teil 1.
SAZAKI u. TOMIZO: Experimentelle Erzeugung des Lebercarcinoms durch Fütterung mit 0-Imidoazotoluol. Virchows Arch. 295 (1935). — STERNBERG: Über Lymphosarkomatose der Leber. Wien. med. Wschr. 1934 I, 417.

Parasiten der Leber. Echinokokken.

ASSMANN: Klinische Röntgendiagnostik innerer Erkrankungen. Berlin: F. C. W. Vogel 1934.
BERNER u. MEYTHALER: Röntgenologischer Nachweis der Perforationswege von Leber- und Milzechinococcen. Fortschr. Röntgenstr. 50 (1934).
FISCHER, W.: Tierische Parasiten der Leber und Gallenblase. HENKE-LUBARSCH' Handbuch der speziellen pathologischen Anatomie und Histologie, Bd. V.
HEYDEMANN: Über Echinococcus cysticus der Leber. Dtsch. Z. Chir. 238, 345 (1932). — HILLEL-YOFÉ: Leberechinococcus geheilt nach einer Probepunktion. Rév. Méd. trop. 23 (1931). Ref. Kongreßzbl. inn. Med. 65, 532. — HOSEMANN: Über die Echinokokkenflüssigkeit. Klin. Wschr. 1927 I, 259.
LORINCZ, BURGHOFFER u. BODROGI: Beitrag zur Echinococcenkrankheit in Ungarn. Zbl. Bakter. I Orig. 124 (1932).
MAGNUSSON: 214 Echinococcenoperationen. Arch. klin. Med. 100 (1913).
ORTNER u. KARL: Münch. med. Wschr. 1914 I.

PAUL: Dtsch. Arch. klin. Med. 168 (1930). — POSSELT: Echinococcenkrankheit. Neue deutsche Chirurgie, 1928. — PREUSCHOFF: Klinik und Röntgendiagnostik des vielkammerigen Echinococcus der Leber. Fortschr. Röntgenstr. 48 (1933).

SCHMIETA: Zur Lehre vom Echinococcus beim Menschen. Virchows Arch. 285 (1932).

WESTERKAMP: Zur Differentialdiagnose der Porzellangallenblase. Röntgenprax. 7, 751 (1935).

Hepatonephritis.

CORNIL et VAGUE: Die anatomischen Typen der akuten Hepatonephritiden. Rev. méd.-chir. Mal. Foie etc. 10 (1935). Ref. Kongreßzbl. inn. Med. 84, 130. — CASTAIGNE: Das akute hepatorenale Syndrom. Paris méd. 1937, 296. Ref. Kongreßzbl. inn. Med. 93, 190.

DÉROT: Hepatonephritiden. Paris méd. 1937, 457. Ref. Kongreßzbl. inn. Med. 92, 245. — DÉROT et DÉROT-PICQUEL: Les hépatonephrites. Paris: J. B. Baillière et fils 1937.

HELWIG and SCHUTZ: Ein weiterer Beitrag zu dem Leber-Nierensyndrom. J. Labor. a. clin. Med. 21 (1935). Ref. Kongreßzbl. inn. Med. 85, 34.

KOCH: Nierenfunktionsstörungen und Nierenveränderung bei Lebererkrankungen. Zbl. inn. Med. 53, 679 (1932).

MEYTHALER: Pathologische Physiologie chirurgischer Erkrankungen. Bearbeitet von: NAEGELI, 4. Aufl., Teil 1. Berlin: Julius Springer 1938.

NONNENBRUCH: (1) Neue Untersuchung zur Leberpathologie. Münch. med. Wschr. 1936 I, 629. — (2) Über das entzündliche Ödem der Niere und das hepatorenale Syndrom. Dtsch. med. Wschr. 1937 I, 7. — NONNENBRUCH u. WEISER: Über die Beziehungen des Residualstickstoffes zum Harnstoffstickstoff im Blutserum. Dtsch. Arch. klin. Med. 178, 239 (1936).

OLMER et VAGUE: Klinische Studien über die akuten Hepatonephritiden. Rev. méd.-chir. Mal. Foie etc. 10, 337 (1935). Ref. Kongreßzbl. inn. Med. 84, 130 (1936).

PYTEL: Zur Frage des hepato-renalen Syndroms. Arch. klin. Chir. 187 (1936).

ÜBELHÖR: Die hepatorenale Störung. Wien. klin. Wschr. 1937 I, 115, 155.

VAGUE: Les Hépatonephrites aigues. Paris: Masson & Cie. 1935.

WEISER: Hepatonephritis. Med. Klin. 1936 II, 1524.

Die Krankheiten der intra- und extrahepatischen Gallenwege.

Zusammenfassende Arbeiten.

BERGMANN, V.: (1) Die Cholecystopathien. Ref. Naturforscher- u. Ärzteverslg 1926. — (2) Dtsch. med. Wschr. 1926 II. — (3) Neuere Gesichtspunkte bei der Gallenblasenkrankheit. Jkurse ärztl. Fortbildg 1922, H. 3. — (4) Funktionelle Pathologie. Kap. V. Berlin: Julius Springer 1936. — BERGMANN, V., u. F. STROEBE: Die Krankheiten der Leber und Gallenwege. Lehrbuch der inneren Medizin, 3. Aufl. Berlin: Julius Springer 1936.

EPPINGER: Die Leberkrankheiten. Wien 1937.

KALK: Probleme und Ergebnisse der Gallenwegsdiagnostik. Z. klin. Med. 109 (1928).

Anatomische Vorbemerkungen.

ASCHOFF: Verh. dtsch. Ges. inn. Med. 1932.

CLARA: Z. mikrosk.-anat. Forsch. 20 (1930).

EPPINGER, HANS: Beitrag zur normalen und pathologischen Histologie der menschlichen Gallenkapillaren. Beitr. path. Anat. 31 (1902).

HOLMER: Histologische Untersuchungen über den Bau der Gallenkapillaren. (Beiträge zur Kenntnis der Leberzellfunktion.) Frankf. Z. Path. 37, 51 (1922).

LÖHNER: II. Über die funktionelle Bedeutung des Terminalspornes? Pflügers Arch. 212, 690 (1926). — LÖHNER u. Mitarb.: Über Gallen- und Gallenwegsstudien. Mitt. I—X. Pflügers Arch. 206 (1924) bis 238 (1937). — LÜTKENS: Aufbau und Funktion der extrahepatischen Gallenwege. Leipzig 1926.

MATSUNO: Über die Muskulatur des Ductus choledochus. Virchows Arch. 247 (1926).

NUBOER: (1) Studien über das extrahepatische Gallenwegssystem. Frankf. Z. Path. 41, 454 (1931). — (2) Altersveränderungen der extrahepatischen Gallenwege. Frankf. Z. Path. 24, 292 (1931).

PFUHL: (1) Handbuch der mikroskopischen Anatomie des Menschen, Bd. V. 1932. — (2) Beitrag zur physiologischen Anatomie der Gallenblase. Arch. klin. Chir. 147 (1927).

RABL: Z. mikrosk.-anat. Forsch. 23 (1930).

WESTPHAL: (1) Über Physiologie, Pathologie und Therapie der Bewegungsvorgänge in den extrahepatischen Gallenwegen. Klin. Wschr. 1924 II, 1105. — (2) Muskelfunktion, Nervensystem und Pathologie der Gallenwege. Z. klin. Med. 96 (1923).

Physiologische Einleitung.

BAYER: Über das Elektro-Cholecystogramm der Gallenblase bei Nahrungsreizen. Pflügers Arch. **238** (1937). — BECKER: Die tätige Gallenblase im Röntgenbild. Dtsch. med. Wschr. **1931 I**, 846. — BENGOLEA et SUAREZ: Der duodenale Faktor in der Entleerung der Gallenblase. Arch. des Mal. Appar. digest. **22** (1932). Ref. Kongreßzbl. inn. Med. **66**, 165. — BERARD et MALLET-GUY: Paris: Masson & Cie. 1932. — BLOND: Wandlungen in der Lehre von der Funktion der Gallenwege. Arch. klin. Chir. **170**, 597 (1932). — BOYDEN: (1) Anat. Rec. **30** (1925). — (2) Surg etc. **1928**, 30—41. — BRONNER: Bruns' Beitr. **142** (1927).

CHIRAY et GEROLAMI: La crise bilieuse. Presse méd. **1932**, 369. Ref. Kongreßzbl. inn. Med. **66**, 419. — CRANDELL jr.: Mechanismus der Kontraktion und Entleerung der Gallenblase. Arch. int. Med. **48** (1931). Ref. Kongreßzbl. inn. Med. **65**, 430.

EINHORN: Arch. Verdgskrkh. **53** (1933).

FREY: (1) Chlorresorption der Gallenblase und intravesicaler Druck. Z. exper. Med. **94**, 783 (1934). — (2) Kolloidosmotischer Druck der Galle und Chlorresorption der Gallenblase. Z. exper. Med. **95**, 13 (1935).

GRAHAM: (1) Brit. med. J. **1921**, Nr 3432, 671. — (2) Amer. J. med. Sci. **172**, 625 (1926). — GRÜNEIS: Doryl (MERCK) als Mittel zur Auslösung einer Gallenblasenkontraktion. Münch. med. Wschr. **1938 I**, 181.

HABERLAND: (1) Studien an den Gallenwegen. Arch. klin. Chir. **130** (1904); **139** (1926). — (2) Entleerungsmechanismus der Gallenwege. Münch. med. Wschr. **1926 II**, 1969. — HALPERT: (1) Med. Klin. **1924 I**, 408; **1924 II**, 1830. — (2) Bull. Hopkins Hosp. **40** (1927); **41** (1927). — HAMMARSTEN: Lehrbuch der physiologischen Chemie, 1922. — HAMRICH: Amer. J. med. Sci. **174**, 168 (1927). — HEINLEIN: Krkh.forsch. **9**, 185, 327 (1931). — HIGGINS u. MANN: Amer. J. Physiol. 78 (1926). — HOESCH: Beitrag zur Funktion der Gallenblase. Dtsch. Arch. klin. Med. **154** (1927).

IMANAGA, HARADA u. WAKAMATU: Experimentelle Untersuchungen über den Füllungsmechanismus der Gallenblase. Arch. klin. Chir. **188** (1937).

KALK: Probleme und Ergebnisse der Gallenwegsdiagnostik. Z. klin. Med. **109** (1928). — KALK u. SCHÖNDUBE: (1) Beitrag zur Motilität der Gallenblase. Klin. Wschr. **1924 II**, 2151. — (2) Beiträge zur Motilität der Gallenwege. Pituitrinprobe bei Icterus catarrhalis. Münch. med. Wschr. **1926 I**, 353.

LÄWEN u. LAUBE: Bruns' Beitr. **159** (1934). — LOEPER et TAUZIN: Experimentelle Untersuchungen über pharmacodynamische Einflüsse auf die Motilität der Gallenblase. Nutrition **1** (1931). — LYON: (1) N. Y. med. J. **1922**, 269. — (2) J. amer. med. Assoc. **73** (1919).

MCMASTER and ELMAN: J. of exper. Med. **44**, 173 (1926). — MELTZER: J. amer. med. Sci. **153**, 469 (1917).

ROUS and MCMASTER: J. of exper. Med. **34**, 47 (1926).

SANDBLOM: Funktion der menschlichen Gallenblase, untersucht mit Bluttransfusion und nach Magenoperation. Acta radiol. (Stockh.) **14** (1933). Ref. Kongreßzbl. inn. Med. **72**, 112. — SARALEGUI: Cholangiographien beim Studium der Gallenleiden. Fortschr. Röntgenstr. **52**, 571 (1935). — SCHÖNDUBE: Gallenblase und Hypophyse. Klin. Wschr. **1925 I**, 640. — STEPP: Über die Gewinnung von Gallenblaseninhalt mittels D-Sonde durch Einspritzung von Witte-Peptonlösung ins Duodenum. Z. klin. Med. **89**, 313 (1920). — STEPP u. DÜTTMANN: Klin. Wschr. **1923 II**, 1587. — STERN: (1) IV. Die experimentelle Beeinflussung der Cholkonzentration und des p_H in der Fistelgalle. Naunyn-Schmiedebergs Arch. **131** (1928). — (2) Selbstversuche über B-Gallenfluß nach $MgSO_4$, Karlsbader Sprudel, Versandwasser und SCHERINGS künstlichem Karlsbader. Med. Klin. **1931 II**, 1212. — SWEET: Amer. Surg. **90**, 939 (1929).

WESTPHAL, GLEICHMANN u. SOIKA: Tierexperimentelle Beobachtungen über nervös bedingte Resorptionsschwankungen mit teilweiser Berücksichtigung des Lebergallenflusses. Pflügers Arch. **227**, 204 (1931). — WESTPHAL u. SCHÖNDUBE: Einige Bemerkungen zur Physiologie der extrahepatischen Gallenwege. Klin. Wschr. **1927 II**, 2417. — WINKELSTEIN: Studien über die motorische Funktion der Gallenblase. Z. exper. Med. **34** (1923). — WITTKOWER: Über den Einfluß der Affekte auf den Gallenfluß. Klin. Wschr. **1928 II**, 2193.

Spezielle Pathologie der Gallenwege.

Klinik der Cholecystopathien.

ASCHOFF: Acta path. scand. (Stockh.) **5** (1928).

BAYER: Dünndarmatonie als diagnostisch verwertbares Symptom bei Erkrankungen des Leber-Gallen-Systems. Dtsch. med. Wschr. **1934 II**, 1270. — BERGER u. HARTMANN: Wien. Arch. inn. Med. **28** (1936). — BERGMANN, v., u. GULEKE: Münch. med. Wschr. **1910 II**. — BERNSTEIN: (1) Funktionelle Cholecystographie. Klin. Wschr. **1933 II**, 1966. — (2) Die Schichtung der Galle als Ausdruck muskulärer und resorptiver Funktion der Gallenblase. Fortschr. Röntgenstr. **49** (1934). — BOSHAMMER: Untersuchungen über die Einwirkung von Äthernarkosen auf die Leberfunktion. Klin. Wschr. **1928 I**, 445. — BRACKERTZ: (1) Gleichzeitiges Vorkommen von perforationsloser Gallen- und Bauchspeichelperitonitis ohne Erkrankung des Pankreas. Arch. klin. Chir. **168** (1932). — (2) Tierexperimentelle Untersuchungen an den extrahepatischen Gallenwegen. Dtsch. Z. Chir. **237** (1932); **243** (1934). — (3) Vergleichende pathologisch-anatomische Untersuchungen an den extrahepatischen Gallenwegen bei bakterieller Entzündung und bei Pankreasfermentschaden. Zbl. Path. 58 (1933). — (4) Gallenwegsveränderung bei bakterieller Infektion und ihre Folgeerscheinung. Chirurg 7 (1935). — Bronner: Bruns' Beitr. **142** (1927). — Brugsch, Th.: (1) Erg. Med. **21**. — (2) Die mikroskopische Diagnose aus dem Duodenal- bzw. Duodenalgallensediment. Med. Klin. **1933 I**, 527, 570. — Busche: Med. Klin. **1926 I**, 121.

Chabrol et Cachin: Klinische Untersuchungen über die Gallensekretion an Hand einer neuen Statistik von 300 D-Sondierungen. Kongreßzbl. inn. Med. **80**, 483.

Dieu-Lafay: Zit. nach La Manna. — Doberer: Erfahrungen mit der Wohlgemuthschen Diastaseprobe in der Erkennung akuter Oberbauchkrankheiten. Münch. med. Wschr. **1937 II**, 1721. — Duschl: Zur Pathogenese und Therapie des Gallensteinileus. Dtsch. Z. Chir. **240** (1933). — Düttmann: Bruns' Beitr. **129** (1923).

Einhorn: (1) Ist die dunkelbraune B-Galle immer Gallenblasengalle. Arch. Verdgskrkh. **73** (1933). — (2) Einiges zur Pathologie der Gallenblase. Arch. Verdgskrkh. **49**, 144 (1931). — Eisler: 10 Jahre Cholecystographie. Fortschr. Röntgenstr. **53** (1936).

Finsterer: Wann ist bei Erkrankungen der Gallenwege eine Operation angezeigt. Med. Klin. **1935 I**, 601, 639. — Frank, E.: Beziehungen zwischen Stoffwechsel und Migräne. Z. klin. Med. **132**, 623 (1937). — Frank u. Schur: Methoden, Ergebnisse und klinische Bedeutung der chemisch-morphologischen Untersuchung des Duodenalinhaltes. Arch. Verdgs-. krkh. **35** (1925). — Friedrich, v.: Durch Cholelithiasis verursachter isolierter Jejunalspasmus. Klin. Wschr. **1935 I**, 505.

Grebe: Mitt. Grenzgeb. Med. u. Chir. **42** (1931). — Gutzeit u. Kahlbaum: Über Darmmotilität beim Ikterus. Münch. med. Wschr. **1934**, 1095.

Hitzrot and Pendergrass: Orale und intravenöse Cholecystographie. Vergleichende Untersuchung an 100 Kranken. Amer. J. med. Sci. **183** (1932). Ref. Kongreßzbl. inn. Med. **68**, 63. — Horsters: Pankreasentzündung bei Erkrankung der Gallenwege. Med. Klin. **1936**, 1003.

Irger u. Dragun: Appendicitis und Cholecystitis. Arch. klin. Chir. **149**, 402 (1928).

Kalk: (1) Probleme und Ergebnisse der Gallenwegsdiagnostik. Z. klin. Med. **109** (1929). — (2) Die natürliche Regulierung der gestörten Leberfunktion und ihre Beeinflussung durch ärztliche Behandlung. Z. ärztl. Fortbildg **1936**, Nr 7. — Kalk u. Nissen: Cholecystographische Untersuchungen über die Gallenblasenfunktion bei operierten Mägen. Dtsch. med. Wschr. **1931 II**, 1232. — Kalk u. Schöndube: Über die Funktion der Gallenblase. Z. exper. Med. **53** (1926). — Kalk u. Siebert: Ulcus duodeni und Gallenwege. Klin. Wschr. **1927 II**, 2313. — Katsch: Klin. Wschr. **1925 I**, 7. — Kirklin: Cholecystographie. Ref. Kongreßzbl. inn. Med. **81**, 55. — Kommerell: (1) Choledochographie. Röntgenprax. 7 (1935). — (2) Neuere Gesichtspunkte beim Röntgenstudium der extrahepatischen Gallenwege. Fortschr. Röntgenstr. **53** (1936). — (3) Welche Anforderungen müssen heute an eine Röntgenuntersuchung der Gallenblase gestellt werden. Klin. Wschr. **1936 I**, 277. — (4) Schwimmende und schwebende Gallensteine. Klin. Wschr. **1936 I**, 743. — Koppstein u. Popper: Beitrag zur motorischen Innervation der menschlichen Gallenblase. Med. Klin. **1932 II**, 1242. — Kulenkamp: Spontane Gallensteinperforation nach außen. Dtsch. med. Wschr. **1921 II**, 1204.

La Manna: (1) Zur Pathogenese der Cholangitiden. Virchows Arch. **298**, H. 1 (1936). — (2) Über die sogenannte Cholangitis lenta. Virchows Arch. **298**, H. 2 (1936). — (3) Die Pathogenese der weißen Galle. Virchows Arch. **298**, H. 2 (1936). — Luetkens: Aufbau und Funktion der extrahepatischen Gallenwege. Leipzig 1936. — Luetkens u. Gehrke: Organtherapie der Leber-Gallenwegserkrankungen. Münch. med. Wschr. **1929**, 1035.

Mann: Über Herpes zoster und seine Beziehungen zu inneren Organen. Z. klin. Med. **118**, 630 (1931). — Minibeck: Mineral- und Gallebestandteile des Duodenalsaftes bei Lebererkrankungen und anderen Erkrankungen. Z. klin. Med. **132** (1937).

Nissen: (1) Über Störungen der äußeren Sekretion der Bauchspeicheldrüse. Dtsch. med. Wschr. **1933 II**, 1464. — (2) Erfahrungen mit der fraktionierten peroralen Cholecystographie. Dtsch. med. Wschr. **1932 I**, 208. — (3) Fortschritte der durch die Cholecystographie gegebenen Befunde von Morphologie und Funktion des Gallensystems. Dtsch. med. Wschr. **1933 II**, 1704.

Pavel: Über die durch Spasmen am Oddischen Sphinkter verursachten Ikterusfälle. Wien. klin. Wschr. **1934 II**, 1485. — Pohlandt: Gallenblasen-Magenfistel nach Steindurchbruch. Zugleich ein Beitrag zur feineren Röntgenanatomie der großen Gallenwege. Bruns' Beitr. **159** (1934).

RIEGEL u. Mitarb.: Zusammensetzung der Blasengalle. Kongreßzbl. inn. Med. 88, 132. — ROTHMANN-MANNHEIM: Mitt. Grenzgeb. Med. u. Chir. **33** (1921). — RUFF: Neue Gesichtspunkte zur Chirurgie des Gallensystems. Arch. klin. Chir. **148**, 675 (1927).

SÄFWENBERG: Röntgendiagnose von Gallensteinileus. Acta radiol. (Stockh.) **17** (1936). Ref. Kongreßzbl. inn. Med. 88, 279. — SANDSTRÖM: Acta radiol. (Stockh.) **10**, 271—290 (1929); **12**, 8—22 (1931). — SCHAARE: Canalisspasmus und Cholecystopathie. Z. klin. Med. **130**, 734. — SCHARF: Appendektomie als ätiologischer Faktor von Gallenerkrankungen. Med. Klin. **1934 II**, 1125. — SCHMIEDEN u. NIESSEN: Dyskinesie der Gallenwege und Chirurgie. Münch. med. Wschr. **1933 I**, 247. — SCHMIEDEN u. ROHDE: Arch. klin. Chir. **118**, 14 (1921). — SCHMIEDEN u. SEBENING: Chirurgie des Pankreas. Arch. klin. Chir. **148**, 319 (1927). — SCHÖNDUBE: Über Dysfunktionen stein- und entzündungsfreier Gallenblasen. Z. klin. Med. **109** (1928). — SCHRADER: Bruns' Beitr. **160**, 337 (1934). — SKOOG: Studien über akute Pankreatitiden. Lund 1930. — STEPP: Über die Gewinnung von Gallenblaseninhalt mittels Duodenalsonde durch Einspritzung von Witte-Peptonlösung ins Duodenum. Z. klin. Med. **89**, 313 (1920). — STERN: Blutzuckerkurven in frühen und späten Stadien von Gallenwegskrankheiten. Ther. Gegenw. **33**, 496 (1931).

TALMAN: Über die klinische Bedeutung der Stauungsgallenblase und dyskinetische Störungen in den Gallenwegen. Arch. klin. Chir. **166** (1931). — TIRISS u. PHILIPS: Kongreßzbl. inn. Med. **25**, 478.

UNGAR: Cholecystographie im Stehen und ihre diagnostische Bedeutung. Med. Klin. **1934 I**, 611.

WESTPHAL: (1) Die Motilität der Gallenwege und ihre Beziehungen zur Pathologie. Verh. 34. Kongreß dtsch. Ges. inn. Med. Wiesbaden **1922**. — (2) Muskelfunktion, Nervensystem und Pathologie der Gallenwege. Z. klin. Med. **96**, H. 1—3 (1923). — (3) Über Physiologie, Pathologie und Therapie der Bewegungsvorgänge der extrahepatischen Gallenwege. Klin. Wschr. **1924 I**, — (4) Reizmagen und peptische Ulcera. Zbl. Chir. **1934**, Nr 7. — (5) Z. klin. Med. **124**, 537 (1933). — WESTPHAL, GLEICHMANN u. MANN: (1) Gallenwegefunktion und Gallensteinleiden. Berlin: Julius Springer 1931. — (2) Z. klin. Med. **115** (1931). — WESTPHAL u. KUCKUCK: Reizmagen und peptische Ulcera, ihre Ätiologie und Therapie. Dtsch. med. Wschr. **1934 II**. — WITTKOWER: Über den Einfluß der Affekte auf den Gallenfluß. Klin. Wschr. **1928 II**, 2193.

ZOEPFER: Vorstufen der akuten Pankreasnekrose, zugleich ein Beitrag zur Zweckmäßigkeit der Frühoperation bei Gallensteinleiden. Klin. Wschr. **1922 II**, 1203.

Pathologische Anatomie der Cholecystitis.

ALBOT et CAROLI: Über die die chronischen Cholecystitiden begleitende Hepatitis. Ann. d'Anat. path. **8** (1931). Ref. Kongreßzbl. inn. Med. **62**, 403. — ANDREWS: Pathologische Veränderungen kranker Gallenblasen. Eine neue Einteilung. Arch. Surg. **31** (1935). Ref. Kongreßzbl. inn. Med. **84**, 111.

CHIATELLINO e OSELLADORE: Leberveränderungen im Verlaufe von Entzündungen und Steinbildungen in der Gallenblase. Arch. des Mal. Appar. digest. **3** (1934). Ref. Kongreßzbl. inn. Med. **79**, 628.

ENDERS: Beitr. path. Anat. **76** (1927). — ERSPAMER: Die enterochromaffinen Zellen der Gallenwege in normalen und pathologischen Zuständen. Virchows Arch. **297** (1936).

HANSER: HENKE-LUBARSCH' Handbuch der speziellen pathologischen Anatomie, Bd. V, Teil 2.

KAUFMANN: Lehrbuch der speziellen pathologischen Anatomie, 9. u. 10. Aufl. Berlin u. Leipzig 1931. — KOSTER, GOLDZIEHER u. COLLENS: Beziehung der Hepatitis zur chronischen Cholecystitis. Surg. etc. **50** (1930). Ref. Kongreßzbl. inn. Med. 58, 499.

MARK: Über Gallenblaseninfarkte. Virchows Arch. **295**, 645 (1935). — METZLER: Über pathologische Veränderungen am Leberrand. Arch. klin. Chir. **134** (1925).

SCHMIDTLING: Über die Veränderung des Gallenblasenbettes bei Cholelithiasis und Cholecystitis. Arch. klin. Chir. **149** (1928).

TIETZE u. WINKLER: Die Beteiligung des Leberparenchyms an der Gallensteinkrankheit. Arch. klin. Chir. **129** (1924).

VILARDELL y CORACHAN LLORT: Histologisches Studium der Leber (an bioptischen Proben) bei Cholecystitis und Ulcus. Rev. méd. Barcelona **17** (1932). Ref. Kongreßzbl. inn. Med. **67**, 284.

Ätiologie und Pathogenese der Cholecystopathien.

AIGA: Über Ascariden in den Gallenwegen. Arch. klin. Chir. 188 (1937). — ANDREWS and HENRY: Bakteriologie normaler und kranker Gallenblasen. Arch. int. Med. **56** (1935). Ref. Kongreßzbl. inn. Med. **85**, 34.

BEHNKE: Der Infekt des Menschen mit Lamblia intestinalis, seine Klinik und Therapie. Erg. inn. Med. **39** (1931). — BERG: (1) Acta chir. scand. (Stockh.) **1922**, Suppl. 2. — (2) Arch.

klin. Chir. **126**, 329 (1923). — BERGMANN, v., u. GULECKE: Zur Theorie der Pankreasvergiftungen. Münch. med. Wschr. **1910 II**. — BOIT-RAUCH u. STÄGEMANN: Über die Entstehung der Cholangitis und Cholangiolitis. Bruns' Beitr. **131**, 420 (1924). — BRACKERTZ: (1) Zbl. Path. **58** (1933). — (2) Dtsch. Z. Chir. **240** (1933). — BRÜNING: Eingeweidewürmer und deren extraenterales Vorkommen mit besonderer Berücksichtigung des Kindesalters. Münch. med. Wschr. **1933 II**, 1765. — BRULÉ et DAVID: Choledochusverschlüsse durch Lymphdrüsenerkrankungen. Presse méd. **1934**, 1049. Ref. Kongreßzbl. inn. Med. **77**, 47.

DOBREFF: Experimenteller Beitrag über affektive Beeinflussung der Gallenausscheidung. Z. exper. Med. **87**, 178 (1933). — DÖRR: Zbl. Bakter. **39** (1905).

FIESSINGER u. ALBEAUX-FERNET: Die toxischen Cholecystitiden. Presse méd. **1935**, 521. Ref. Kongreßzbl. inn. Med. **80**, 485. — FLOSSBACH: Zur Klinik der Lambliosis intestinalis. Dtsch. Z. Chir. **241** (1933). — FRAENKEL: Über Paratyphus-Erkrankungen besonders des Gallenapparates. Münch. med. Wschr. **1918 I**, 521. — FRIEDRICH, v.: Pathogenetische Bedeutung der Lamblia intestinalis. Klin. Wschr. **1938 I**, 605.

GOIA u. SPÂRCHEZ: Betrachtungen über Lambliasis der Leber und Gallengänge. Arch. Verdgskrkh. **54** (1934). — GRAMS: Beitrag zur Lamblienerkrankung. Klin. Wschr. **1934 II**, 1796.

HOESCH: Pankreas, Gallenwege und Leber. Z. klin. Med. **110**, 735 (1929).

KALK: (1) Probleme und Ergebnisse der Gallenwegsdiagnostik. Z. klin. Med. **109** (1929). — (2) Die natürliche Regulierung der gestörten Leberfunktion und ihre Beeinflussung durch ärztliche Behandlung. Z. ärztl. Fortbildg **1936**, Nr 7.

LA MANNA: (1) Zur Pathogenese der Cholangitiden. Virchows Arch. **298**, H. 1 (1936). — (2) Über die sog. Cholangitis lenta. Virchows Arch. **298**, H. 2 (1936). — LISCO: Die klinische Bedeutung der Dyskinesie der extrahepatischen Gallenwege, zugleich ein Beitrag zur Entstehung der akuten Pankreasnekrose. Inaug.-Diss. Berlin 1936. — LÜTKENS: Aufbau und Funktion der extrahepatischen Gallenwege. Leipzig 1926. — LYON: Non Surgical Drainage of the Bill Tract. Philadelphia 1932.

MEISTER: Gasbacilleninfektion der Gallenblase. Klin. Wschr. **1937**, 1044.

NAUNYN: Cholangie. (1) Dtsch. med. Wschr. **1911 II**, 2017. — (2) Über reine Cholangie. Mitt. Grenzgeb. Med. u. Chir. **29**, 621 (1917). — NUBOER: Studien über das extrahepatische Gallenwegssystem. Frankf. Z. Path. **41** (1931).

OZAKI: Über die anaeroben Bakterien in den Gallengängen bei Cholelithiasis. Ref. Kongreßzbl. inn. Med. **80**, 417.

POPPER: (1) Bedeutung des Eindringens von Pankreassaft in die Gallenwege. Bruns' Beitr. **164** (1936). — (2) Pankreassaft in den Gallenwegen. Arch. klin. Chir. **175**, 660 (1933). — (3) Die Pathogenese der akuten Pankreaserkrankung. Wien. klin. Wschr. **1934 I**, 295. — POPPER u. GERZNER: Über den Bakterienübertritt in die Galle. Z. klin. Med. **128** (1935). — POSSELT: Erg. Path. **22** (1928). — PRIBRAM: Dtsch. med. Wschr. **1919 I**.

RAUE: Bakterien und Parasiten des Duodenums. Dtsch. Arch. klin. Med. **143**, 141 (1923). — REHFUSS and NELSON: (1) Gallbladder diseases, 1935. — (2) Problem der Infektion bei Gallenblasenerkrankungen mit einem Bericht über die experimentelle Entstehung von Cholecystitis. Amer. J. digest. Dis. a. Nutrit. **1** (1935). Ref. Kongreßzbl. inn. Med. **80**, 205. — RITTER: (1) Entstehung der Gallenblasenentzündung. Bruns' Beitr. **163**, 130 (1936). — (2) Zur Entstehung des Schmerzes bei der Gallenblasenentzündung. Bruns' Beitr. **161** (1935).

SCHEIDEL: Med. Klin. **1935 I**, 485. — SCHMIEDEN u. NIESSEN: Dyskinesie der Gallenwege und Chirurgie. Münch. med. Wschr. **1933 I**, 247. — SCHMIEDEN u. ROHDE: Arch. klin. Chir. **118**, 14 (1921). — SCHMIEDEN u. SEVENING: Arch. klin. Chir. **148**, 319 (1927). — SCHRADER: Bruns' Beitr. **160**, 337 (1934). — STOCKER: Die Dyskinesie der Gallenwege als Wegbereiterin der akuten Pankreasnekrose. Dtsch. Z. Chir. **237**, 498 (1932). — STROEBE: Bakteriocholie und Cholecystitis bei typhösen Erkrankungen. Z. klin. Med. **110**, 685 (1929).

TALMANN: Über die klinische Bedeutung der Stauungsgallenblase und dyskinetischer Störungen in den Gallenwegen. Arch. klin. Chir. **166** (1931).

VILLARDELL: Pathogenese der Cholecystitis (Rolle der Hepatitis). Arch. Verdgskrkh. **51**, 207 (1932).

WESTPHAL: (1) Über Physiologie, Pathologie und Therapie der Bewegungsvorgänge in den extrahepatischen Gallenwegen. Klin. Wschr. **1924 II**, 1105. — (2) Muskelfunktion, Nervensystem und Pathologie der Gallenwege. Z. klin. Med. **96** (1923). — WESTPHAL, GLEICHMANN u. MANN: (1) Gallenwegefunktion und Gallensteinleiden. Berlin: Julius Springer 1931. — (2) Gallenwegefunktion und Gallensteinleiden. Z. klin. Med. **115** (1931). — WITTKOWER: Über den Einfluß der Affekte auf den Gallenfluß. Klin. Wschr. **1928 II**, 2193.

Entstehung des mechanischen Ikterus (Resorptionsikterus).

GERHARDT, D.: Verh. dtsch. Ges. inn. Med. **1897**.

HIYEDA: Experimentelle Studien über den Ikterus. Beitr. path. Anat. **73**, 541 (1925).

ICHIYAMA: Zur Frage der Erholung der Leberfunktion nach der operativen Behandlung des kompletten Gallenwegsverschlusses. Arch. klin. Chir. **181** (1934).

MACHIDA: Beitr. path. Anat. **72**, 808 (1924).

OHNO: Zur Frage der Pathogenese des Ikterus. Med. Klin. **1927 II**, 1639, 1685.

RABL: Zur Morphologie der Gallenwege in der Leber beim mechanischen Ikterus. Beitr. path. Anat. **86** (1931).

Entstehung der Gallensteine.

ASCHOFF: Gallensteine. Med. Klin. **1931**, Beih. 3. — ASCHOFF u. TORINOUMI: Woher stammt das Cholesterin der Gallensteine. Beitr. path. Anat. **72** (1924). — ASKANAZY: Konkremente nur mikroskopischer Art in Galle bei Lebercirrhose. Rev. méd. Suisse rom. **35**, Nr. 10, 15, 16, 20 (1915).

BAUER: Über Selbstzertrümmerung von Gallensteinen und Neubildung von Steinen auf Grundlage von Steintrümmern. Arch. klin. Chir. **165**, 53 (1931). — BRÜHL: Beiträge zur Frage der Entstehung und Entwicklung der Gallensteine. Beitr. path. Anat. **74** (1924). — BÜTTNER u. LEMMEL: Verhalten von Leber und Gallenblase beim Vorkommen von Mikrolithen in der Galle. Virchows Arch. **288** (1933).

CATTANEO: Calcium und Cholesterin im Blut und in der Galle der Gallenblase bei Cholelithiasis und Cholecystitis. Z. exper. Med. **91**, 683 (1933). — CHAUFFARD: C. r. Soc. Biol. Paris **74**, 1005 (1913). — CRUMP: Zit. nach EPPINGER.

DAY: Zit. nach EPPINGER.

EITEL: Zur Frage der Entstehung der reinen Pigmentgallensteine. Klin. Wschr. **1931 II**, 1905.

FLINT: Gallensteinprobleme. Lancet **1934**, 343. Ref. Kongreßzbl. inn. Med. **77**, 698.

GAISSINSKY: Das sympathische Nervensystem und seine Bedeutung für die Pathogenese der Gallensteine. Z. exper. Med. 88, 357 (1933). — GERLACH: (1) Zur Chemie der Konkremente. Zbl. Path. **60**, Erg.-Bd., 277, 289 (1934). — (2) Das Gallensteinpathogeneseproblem. Erg. inn. Med. **30**, 221 (1926). — GOLDSCHMIDT: Arch. f. exper. Path. **99** (1933).

HESSE: Beitr. klin. Chir. **89**, 611 (1914).

KLEINSCHMIDT: Über Entstehung und Bau der Gallensteine. Beitr. path. Anat. **72**, 128 (1924).

LEMMEL: (1) Über Gallensteinbildung vor dem dreißigsten Lebensjahr. Dtsch. Arch. klin. Med. **177** (1935). — (2) Gallensteinbildung als Folge einer parenchymatösen Hepatitis. Klin. Wschr. **1934 II**, 1124. — LEMMEL u. BÜTTNER: (1) Mikrolithen in der Galle. Beitr. path. Anat. **91**, 18 (1933). — (2) Genetische Beziehungen zwischen Mikrolithen und Gallensteinen insbesondere Pigmentkalksteinen. Dtsch. Arch. klin. Med. **174**, 641 (1933). — LICHTWITZ: Handbuch der normalen und pathologischen Physiologie, Bd. IV, S. 591. 1929. — LOON, VAN: Ein geographisch pathologischer Beitrag zur Gallensteinfrage. Ref. Kongreßzbl. inn. Med. **80**, 485.

MECKEL VON HEMSBACH: Microgeologie, 1856.

NAUNYN: (1) Gallensteine, ihre Entstehung und ihr Bau. Jena 1921. — (2) Versuch einer Übersicht und einer Ordnung der Gallensteine der Menschen. Jena 1924. — NEWMAN: Beitrag zum Studium der Gallenniederschlags- und -steinbildung. Beitr. path. Anat. **86**, 187 (1931). — NOORDEN, V.: Die Zuckerkrankheit. Berlin: Julius Springer. 1927.

PAVEL: Über die geringe Bedeutung der Stase für die Entstehung der Gallensteinerkrankung. Presse méd. **1935**, 1565. Ref. Kongreßzbl. inn. Med. **83**, 381.

REINHOLD, FERGUSON and HUNSBERGER: Zusammensetzung der menschlichen Blasengalle und ihre Beziehung zu den Gallensteinen. J. clin. Invest. **16** (1937). Ref. Kongreßzbl. inn. Med. **92**, 41. — ROVSING: Acta chir. scand. (Stockh.) **55**, 4 (1923).

SCHRADER: Beziehung der Gallensedimente zur Konkrementfrage. Beitr. path. Anat. **90**, 304 (1932). — SWEET: Gallensteinbildung. Ann. Surg. **101**, 624 (1935). Ref. Kongreßzbl. inn. Med. **80**, 1327.

TORINOUMI: Über den Bau und die formale Genese der Gallensteine. Mitt. Grenzgeb. Med. u. Chir. **37**, 385 (1924).

WESTPHAL, GLEICHMANN u. MANN: Gallenwegsfunktion und Gallensteinleiden. Z. klin. Med. **115**, 98—208 (1931).

Beschwerden nach Cholecystektomie.

BIMLER: Residualbeschwerden nach der Cholecystektomie. Münch. med. Wschr. **1937 II**, 1458.

FLOERKEN: Rückfälle nach Gallensteinoperation. Münch. med. Wschr. **1923 I**, 498. — FRIEDRICH, V.: Beschwerden nach der Cholecystektomie. Arch. Verdgskrkh. **57**, 251 (1935).

HOSEMANN: Zur Chirurgie der Gallenwege. Dtsch. Z. Chir. **192** (1925). — HUECK: Zur Frage der Kolikrezidive nach Cholecystektomie. Arch. klin. Chir. **146**, 255 (1927).

KAHLER: Klinische Erfahrungen mit Gallenblasenwandextrakt Cholezysmon. Dtsch. med. Wschr. **1938 I**, 604.

LIECK: Mißerfolge nach Gallensteinoperationen. Arch. klin. Chir. **128**, 118 (1924).

MIRIZZI: Dyskinesie und Gallenblasenregeneration. Dtsch. Z. Chir. **245**, 156 (1935).

OHLY: Beitrag zur Ursache und Therapie der nach Gallenblasenoperationen auftretenden Beschwerden. Arch. Verdgskrkh. **36**, 360.

PRIBRAM: (1) Die Cholecysto-Choledochostomie. Z. Chir. **34**, 2003 (1933). — (2) Die hepatischen Residualbeschwerden nach Gallenblasenoperation. Dtsch. med. Wschr. **1929 II**, 1768, 1801.

ROHDE: Münch. med. Wschr. **1920 I**. — ROST: Die funktionelle Bedeutung der Gallenblase. Experimentelle und anatomische Studien nach Cholecystektomie. Mitt. Grenzgeb. Med. u. Chir. **26** (1913).

SCHÖNDUBE: Recidivbeschwerden nach Gallenblasenoperation. Chirurg **7** (1935).

ZANDER: Zum Thema der Stauungsgallenblase und des Gallenkolikrezidivs. Münch. med. Wschr. **1923 II**, 1173.

Differentialdiagnose der Cholecystopathien.

BERGMANN, v.: Krankheiten der Gallenwege. Lehrbuch der inneren Medizin, 3. Aufl. Berlin: Julius Springer 1936.

KÖRNER: Familiäre Häufung der Gallenblasenerkrankungen. Zbl. Path. **66**, Erg.-H., 357 (1937).

LAUDA, E.: Differentialdiagnose und Therapie ikterischer Zustände. Wien. klin. Wschr. **1932 I**. — LEPEHNE: Zur Differentialdiagnose Cholelithiasis oder Tumor. Dtsch. med. Wschr. **1933**, 916.

SCHMIDT, R.: (1) Cholelithiasis. Med. Klin. **1930**, 991, 1029. — (2) Pseudo-Cholelithiasis und accidentelle Schmerzen im Abdomen. Klin. Wschr. **1932 I**, 545. — (3) Merksätze zur Klinik der Hepato-Pankreopathien. Med. Klin. **1936 I**, 409.

Therapie der Cholecystopathien.

ADLERSBERG u. NOOTHOVEN VAN GOOR: Arch. f. exper. Path. **134** (1928).

BABARCZY: Z. klin. Med. **133**, 656 (1938). — BALTACEANU: (1) Therapie der Leber- und Gallenwegserkrankungen mit besonderer Berücksichtigung der Balneotherapie. Karlsb. ärztl. Vortr. **15** (1936). — (2) BALTACEANU, ANGELESCU u. VASILIU: Die Wirkung von Octinum auf die Gallensekretion. Naunyn-Schmiedebergs Arch. **177**, 29 (1934). — BERNHARD: (1) Bedeutung der Lipase- und Diastasebestimmung für chirurgische Eingriffe an den Gallenwegen. Arch. klin. Chir. **173**, 14 (1932). — (2) Die Früh- und Spätergebnisse der Cholecystogastrostomie, Cholecystoduodeno-Choledochoduodenostomie bei 128 Fällen. Dtsch. Z. Chir. **242** (1934). — (3) Erfahrungen bei 1000 Choledochotomien und ihre Spätergebnisse. Dtsch. Z. Chir. **246**, 1 (1935). — BRONNER: Wasserstoffionenkonzentration der Galle. Klin. Wschr. **1933 II**, 1562. — BRUGSCH u. HORSTERS: Cholagoga und Cholagogie. I—III. Arch. f. exper. Path. **118**. — BRUGSCH, HORSTERS u. GILLERT: (1) Cholerese und Choleretica. I. Z. exper. Med. **38**, 367 (1923); II. **43**, 517 (1924); III. **43**, 716 (1924). — (2) Klin. Wschr. **1923**.

CHABROL, CHARONNAT et WAITZ: Choleretische Wirkung der Guajacolderivate. C. r. Soc. Biol. Paris **107** (1931). — CHRISTELEIT: Zur Temoebilin-Perparin-Therapie der Leber und Gallenwegserkrankungen. Fortschr. Ther. **1936**, 278.

DIETRICH: Ergebnisse nach Cholecystostomie. Chirurg **5**, 929 (1933). — DURAND: Über konservative Behandlung der Steinleiden. Dtsch. med. Wschr. **1934 I**, 288.

EIMER u. HENDRICH: Untersuchungen über die therapeutische Verwendbarkeit des Rettichsaftes. Med. Welt **1935**, 406.

FINSTERER: (1) Unmittelbare Erfolge und Dauerresultate der operativen Behandlung des Gallensteinleidens. Wien. klin. Wschr. **1935**, 911, 943, 966. — (2) Wann ist bei Erkrankungen der Gallenwege eine Operation angezeigt. Med. Klin. **1935 I**, 601, 639. — FRANQUELO: Untersuchungen über die Bestandteile der Curcuma (Temoelavac). Münch. med. Wschr. **1933 I**, 524.

GOLDHAHN: Gallensteine operieren? Münch. med. Wschr. **1936 II**, 1295. — GRABE: (1) Über die galletreibende Wirkung von Curcuma domestica. Naunyn-Schmiedebergs Arch. **176**, 673. — (2) Untersuchungen über die Resorption und Ausscheidung des Curcumens. Münch. med. Wschr. **1934 II**, 1982. — GRABE u. HEIDE: Über die galletreibende Wirkung von Cichorium intybus L. Klin. Wschr. **1935 I**, 22. — GUTTENBERG: Das Cholagogum Curcumen. Klin. Wschr. **1926 II**, 1998.

HAUG: Ther. Gegenw. **1936**, 209. — HENNING u. KÜNZEL: Münch. med. Wschr. **1934 II**, 1611. — HÖFDING: Dtsch. med. Wschr. **1936 I**, 721.

KALK: (1) Die natürliche Regulierung der gestörten Leberfunktion und ihre Beeinflussung durch ärztliche Behandlung. Z. ärztl. Fortbildg **1936**, Nr 7, 33. — (2) Behandlung der entzündlichen Gallenblasen- und Gallenwegserkrankungen. Ther. Gegenw. **1936**, H. 16. — KALK u. BRANISTEANU: Untersuchungen über die Wirkung einiger Parmaca auf den Gallenfluß. Naunyn-Schmiedebergs Arch. **166** (1932). — KALK u. NISSEN: (1) Untersuchungen über die Wirkung der Curcuma auf die Funktion der Leber und Gallenwege. Dtsch. med. Wschr. **1931 II**, 1613. — (2) Dtsch. med. Wschr. **1932 II**, 1718. — KAUFTEIL u. Mitarb.: (1) Experimenteller Beitrag zur Desinfektion der Gallenwege. Naunyn-Schmiedebergs Arch. **116** (1926). — (2) Jodierte Salicylsäure als Choleretieum. Klin. Wschr. **1932 I**, 810. — KERN u. STRANSKY: Naunyn-Schmiedebergs Arch. **185** (1937). — KOCH: Temoelavac. Münch. med. Wschr. **1927**, 972.

LAUDA: Behandlung der Leber und Gallenwegserkrankungen. Med. Klin. **1934 II**, 1286. — LIEDBERG: Klinische Studien über akute Cholecystitis. Acta chir. scand. (Stockh.) **79**, Suppl., 47.

MELCHIOR: Fortschr. Ther. **1932**, 680. — MORAWITZ: Münch. med. Wschr. **1933**, 995. — MÜLLER: (1) Wirkung des schwarzen Rettichs auf den Gallenfluß. Z. klin. Med. **127** (1934). — (2) Cholagilon bei Erkrankungen der Gallenblase und der Gallenwege. Dtsch. med. Wschr. **1934 I**, 406.

NEUBAUER: (1) Über Cholagoga und ihre Wirkung auf die Gallensekretion. Klin. Wschr. **1925**, 926. — (2) Über die cholagoge Wirkung der Dehydrocholsäure beim Menschen. Klin. Wschr. **1924 I**, 883. — (3) Beitrag zur Kenntnis der Gallensekretion. II. Biochem. Z. **130** (1922).

PETROWA u. RYSS: Über die Wirkung einiger Volksmittel auf die Ausscheidung und Sekretion der Galle. Z. exper. Med. **83**, 32 (1932). — PHILLIPP: Erfahrungen bei Behandlung der Leber-Gallenwegserkrankungen mit Curcumen. Med. Klin. **1936 I**, 360. — PORGES: Zur Symptomatologie und Therapie der Lambliasis. Med. Klin. **1938 I**, 580. — PRIBRAM: Über ein Verdauungshormon der Gallenblasenwand mit lipolytischer Aktivatorenwirkung (Cholezysmon). Münch. med. Wschr. **1935 II**, 1823.

ROBBERS: (1) Die galletreibende Wirkung der Curcuma. Münch. med. Wschr. **1936 II**, 1141. — (2) Über den Wirkungsmechanismus der einzelnen Bestandteile der Curcuma auf die Gallensekretion. Naunyn-Schmiedebergs Arch. **181**, 328 (1936). — ROBBERS u. HAMPEL: Ein einfaches Verfahren zur fortlaufenden optischen Registrierung der Sekretion. Pflügers Arch. **237**, 213 (1936).

SAMETINGER: Behandlung der Gallenblasenerkrankungen. Z. ärztl. Fortbildg **1935**, Nr 18. — SCHINDEL: Über pflanzliche Choleretica. Naunyn-Schmiedebergs Arch. **175** (1934). — SCHMIEDEN u. SEBENING: Arch. klin. Chir. **148**, 319 (1927). — SCHÖNDUBE: Möglichkeiten der Desinfektion der Gallenwege. Fortschr. Ther. 7, 481 (1931). — SCHRADER: (1) Die Anwendung des Rettichs in der inneren Medizin. Fortschr. Ther. **9**, 224 (1933). — (2) Bedeutung und Verwendungsmöglichkeit des schwarzen Rettichs in der inneren Medizin vor allem bei Erkrankungen der Leber-Gallenwege. Z. klin. Med. **121**, 194 (1932). — SIMON: Karlsbader Kur im Hause. Ihre Indikationen und ihre Technik, 2. Aufl. Berlin: Julius Springer 1936. — SPECHT: Verh. 49. Chir.-Kongreß **1925 I**, 137. — STADLER: Über Wirkungen des schwarzen Rettichs. Schweiz. med. Wschr. **1935 I**, 821.

VETTERLEIN: Erfahrungen mit Curcumen in der Therapie der Leber- und Gallenleiden. Dtsch. med. Wschr. **1935**, 964.

WALDEYER: Dtsch. med. Wschr. **1933 I**, 802. — WALZEL: Med. Klin. **1935**, 997. — WELCKER: 23 Jahre Gallenblasenchirurgie in Greifswald. Bruns' Beitr. **161** (1935).

Die intrahepatische Cholangitis.

AIELLO: Zur Frage der Häufigkeit der capillären Cholangitis. Arch. klin. Chir. **130**, 415 (1924). — ASCHOFF: Die Erkrankungen der steinfreien Gallenwege. Verh. dtsch. Ges. inn. Med. **1932**, 261.

BINGOLD: (1) Die septischen Erkrankungen. Wien u. Berlin: Urban & Schwarzenberg 1937. — (2) Vgl. Med. Klin. **1938**. — BITTORF: (1) Über akute und chronische (recidivierende) Cholangitis. Mitt. Grenzgeb. Med. u. Chir. **30** (1918). — (2) Über heilbare akute Hepatitis. Dtsch. Arch. klin. Med. **111**, 566 (1913).

FRAENKEL: Über Paratyphus-Erkrankungen besonders des Gallenapparates. Münch. med. Wschr. **1918 I**, 521.

HARNISCH: Über Cholangitis lenta. Dtsch. Arch. klin. Med. **176** (1934).

KLEIN, ST.: Primäre Cholangitis. Erg. Med. **6** (1925).

LA MANNA: (1) Häufigkeit und morphologische Kennzeichen der Cholangitiden. Virchows Arch. **296**, 240 (1935). — (2) Zur Pathogenese der Cholangitiden. Virchows Arch. **298** (1936). — (3) Über die sog. Cholangitis lenta. Virchows Arch. **298** (1936). — (4) Beitrag zur Kenntnis der Beziehungen zwischen Hepatose und Gelbsucht. Virchows Arch. **300** (1937).

MELCHIOR: Zur Kenntnis der miliaren cholangitischen Leberabscesse. Zbl. Chir. **1936**, 1646.

NAUNYN: (1) Cholangie. Dtsch. med. Wschr. **1911 II**, 2017. — (2) Über reine Cholangitis. Mitt. Grenzgeb. Med. u. Chir. **29**, 621 (1917). — (3) Über den Ikterus und seine Beziehung zu den Cholangien. Jena: Gustav Fischer 1919.

POSSELT: Beziehungen zwischen Leber, Gallenwegen und Infektionskrankheiten. Erg. Path. **17**, 2 (1915); **19**, 1 (1919).

RÖSSLE: Cholangitis. HENKE-LUBARSCH' Handbuch der speziellen pathologischen Anatomie und Histologie, Bd. V, Teil 1, S. 275, 276.

SCHOTTMÜLLER: Cholangitis lenta. Münch. med. Wschr. **1921 II**, 1667. — SIEGMUND: Selbständige intrahepatische Cholangitis. Beitr. path. Anat. **87**, 425 (1931).

UMBER: (1) Zur Diagnose und Behandlung der Krankheiten der tieferen Gallenwege. Dtsch. med. Wschr. **1929 II**, 2167. — (2) Berl. klin. Wschr. **1920 I**, 125. — UMBER u. HEINE: (1) Experimentelle Studien zur Cholangiefrage. Arch. f. exper. Path. **103**, 329 (1924). — (2) Klin. Wschr. **1923 I**.

Geschwülste der Gallenblase und der Gallenwege.

ASCHOFF: Die Gallensteine. Beih. zur Med. Klin. **1931 I**.

GOTTSTEIN u. STRAUSS: Steinbildung und Krebs in Gallenblase und Harnsystem. Bruns' Beitr. **154**, 94 (1931).

HESS u. FALTITSCHEK: Zur Klinik der extrahepatischen Gallenwegscarcinome. I. Carcinom des Ductus hepaticus. Z. klin. Med. **128** (1935).

KONJETZNY: Pathologische Anatomie und Physiologie der Gallenblasen- und Gallenwegserkrankung. Erg. Path. **14, II** (1911).

LENTZE: Gallensteine und Gallenblasencarcinome. Bruns' Beitr. **137** (1927). — LÖBER: Über Sarkome der Gallenblase. Inaug.-Diss. Hamburg 1933. — LOTZIN: Beziehungen der Gallensteine zum Krebs der extrahepatischen Gallenwege. Arch. klin. Chir. **139**, 525 (1926). — LUELSDORF: Die Beziehungen zwischen Steinkrankheit und Krebs der Gallenblase. Z. Krebsforsch. **24**, 395 (1927).

SEIDE u. GELLER: Beitrag zur Frage nach dem Zusammenhang von Gallensteinleiden und Krebs der Gallenblase. Arch. Verdgskrkh. **54**, 71 (1933).

Namenverzeichnis.

Die in *Schrägschrift* gedruckten Zahlen verweisen auf die Literaturverzeichnisse.

Sachverzeichnis.

Die halbfetten Ziffern verweisen auf die Seiten, auf denen der Gegenstand ausführlich behandelt ist.